Genetic Disorders and the Fetus
Diagnosis, Prevention, and Treatment

遗传疾病与胎儿
诊断·预防·治疗

8th Edition
原书第 8 版

原著　[美] Aubrey Milunsky

　　　[美] Jeff M. Milunsky

主审　刘　平　李　蓉

主译　乔　杰　赵扬玉　魏　瑷　闫丽盈

中国科学技术出版社
·北京·

图书在版编目（CIP）数据

遗传疾病与胎儿：诊断·预防·治疗：原书第 8 版 /（美）奥布里·米伦斯基（Aubrey Milunsky），
（美）杰夫·米伦斯基（Jeff M. Milunsky）原著；乔杰等主译 . — 北京：中国科学技术出版社，
2024.10

书名原文：Genetic Disorders and the Fetus: Diagnosis, Prevention, and Treatment, 8e
ISBN 978-7-5236-0610-0

Ⅰ . ①遗… Ⅱ . ①奥… ②杰… ③乔… Ⅲ . ①遗传病—胎前诊断 Ⅳ . ① R714.55

中国国家版本馆 CIP 数据核字 (2024) 第 071342 号

著作权合同登记号：01-2024-4168

策划编辑	靳　婷　延　锦	
责任编辑	靳　婷	
文字编辑	陈　雪	
装帧设计	佳木水轩	
责任印制	徐　飞	

出　　版	中国科学技术出版社	
发　　行	中国科学技术出版社有限公司	
地　　址	北京市海淀区中关村南大街 16 号	
邮　　编	100081	
发行电话	010-62173865	
传　　真	010-62179148	
网　　址	http://www.cspbooks.com.cn	

开　　本	889mm×1194mm　1/16	
字　　数	1438 千字	
印　　张	48.5	
版　　次	2024 年 10 月第 1 版	
印　　次	2024 年 10 月第 1 次印刷	
印　　刷	北京盛通印刷股份有限公司	
书　　号	ISBN 978-7-5236-0610-0/R·3238	
定　　价	498.00 元	

版权声明

译者名单

主　审　刘　平　李　蓉

主　译　乔　杰　赵扬玉　魏　璞　闫丽盈

副主译　原鹏波　朱小辉　王媛媛　孔　菲

译　者　（以姓氏笔画为序）

丁　灵　于富海　马陌尘　马聪聪　王　云　王　伟　王　楠　王　颖
王　静　王玉倩　王雨桐　王学举　王奥楠　王媛媛　孔　菲　孔思明
龙　川　卢　珊　卢永杰　田　浩　田　甜　田　婵　司曼飞　吕郑昕
吕嘉欣　朱小辉　乔　杰　任一昕　任妲妮　刘　平　刘　强　刘　颖
刘钰君　齐心童　闫一芳　闫丽盈　关　硕　安建婷　花凌月　严智强
李　烨　李　蓉　李　遥　李　嘉　李佳成　李佳欣　李璐瑶　杨　俊
杨　铭　杨婧祎　杨琪琪　吴奕璇　邱婉宁　宋　石　张　龑　张玉瑢
张春妤　张嘉琪　陈　伟　陈　希　陈　练　陈凤华　陈依东　邵敏杰
孟新璐　赵　越　赵扬玉　种轶文　姜　海　宫晓丽　祝费隐　贺麒龙
秦　萌　袁　鹏　袁一峰　原鹏波　顾珣可　徐凡清　徐晓楠　徐慧玉
高　晨　高雪峰　郭倩颖　郭健颖　黄　锦　黄娜娜　黄嘉琦　常　亮
常　笛　彭雨旸　蒋思博　智　旭　傅　郁　童　春　阔　瀛　翟　帆
魏　璞

学术秘书　丁　灵　徐凡清　吴奕璇　张嘉琪　李　遥　刘钰君

内容提要

　　本书引进自 WILEY 出版社，由国际知名的遗传学专家 Aubrey Milunsky 和 Jeff M. Milunsky 领衔编写，主要介绍了各种遗传疾病的理论基础及其对母儿的影响和临床治疗方法，同时对临床中的产前诊断、胚胎着床前遗传学检测及相关的分子生物学检测方法和原理进行了详细描述。

　　本书为全新第 8 版，不仅从组织器官的水平对染色体异常、神经管畸形、骨发育及结缔组织异常、糖代谢异常、氨基酸代谢异常、脂质代谢异常、免疫系统及造血功能异常等遗传疾病进行了阐述，还与时俱进地介绍了目前分子生物学领域的相关进展及其在医学领域取得的巨大成果及转化内容。相较上一版，新版本对各种代谢性疾病的诊断及治疗进行了更加全面且权威的介绍，涵盖了最新的学科进展，包括对各种遗传疾病分子基础理论的详细讲解，对血清学、影像学等各种检验检查标准的系统归纳，对产前诊断、胚胎着床前遗传学检测及其他新型诊断方法的细致描述，对各种遗传疾病的治疗及后续预防措施的完善总结，相信对读者学习梳理遗传疾病及相关专业知识大有裨益。

　　本书内容详尽，逻辑清楚，图文并茂，几乎涵盖了该领域当前的全部进展，可作为妇产科、儿科、遗传咨询及各疾病涉及相关科室的医师在各种遗传疾病学习和诊疗过程中的实用参考书。

补充说明　书中参考文献条目众多，为方便读者查阅，已将本书参考文献更新至网络，另附术语英汉对照表，读者可扫描右侧二维码，关注出版社医学官方微信"焦点医学"，后台回复"9787523606100"，即可获取。

主审简介

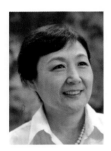

刘　平

主任医师，教授，硕士研究生导师。就职于北京大学第三医院，从事生殖医学工作近 40 年，是我国内地首例试管婴儿、首例冻融胚胎试管婴儿等技术研发的主要研制人员、开拓者和奠基人。近年来工作重点在于推动着床前胚胎遗传学诊断的临床实施、技术发展和全面质量管理。现担任中华医学会生殖医学分会副主任委员、实验室学组副组长、临床学组委员，"十三五"项目总负责人。

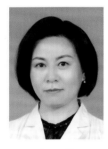

李　蓉

主任医师，教授，博士研究生导师。北京大学第三医院副院长、生殖医学中心主任，中国医师协会生殖医学专业委员会副主任委员兼总干事，亚太地区生殖医学学会副主席，中国医疗保健国际交流促进会生殖医学分会主任委员。国家杰出青年科学基金获得者，主持国家省部级基金 15 项；牵头 7 项前瞻性多中心临床研究；以通讯作者及第一作者身份在 *The New England Journal of Medicine*、*Nature* 等 SCI 期刊发表学术论文 72 篇；授权专利 26 项，10 项成果实现转化。

主译简介

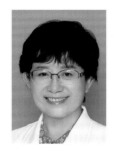

乔 杰

中国工程院院士，政协第十四届全国委员会委员，中国科学技术协会副主席，北京大学党委常务委员、常务副校长、医学部主任。美国人文与科学院外籍荣誉院士，英国皇家妇产科学院荣誉院士，发展中国家科学院院士。现任国家妇产疾病临床医学研究中心主任，国家产科专业医疗质量控制中心主任，女性生育力促进全国重点实验室主任，中华医学会副会长、中国女医师协会会长。

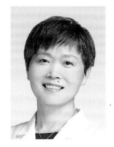

赵扬玉

主任医师，教授，博士研究生导师。北京大学第三医院妇产科主任，国家产科专业医疗质量控制中心副主任，国家医疗服务标准专业委员会委员，妇幼健康标准专业委员会委员，中华医学会围产医学分会副主任委员、妇产科分会委员，中华预防医学会出生缺陷预防与控制专业委员会副主任委员，中国妇幼保健协会高危妊娠管理专业委员会主任委员，中国女医师协会母胎医学专业委员会主任委员，北京医学会妇产科学分会副主任委员，北京医学会围产医学分会副主任委员，中国女医师协会妇产科专业委员会副主任委员。

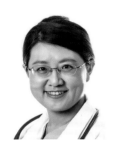

魏 瑗

主任医师，教授，博士研究生导师。北京大学第三医院产科主任，中国妇幼保健协会儿童脑科学与脑健康促进专业委员会副主任委员，中国优生科学协会环境与生育健康分会第二届专业委员会副主任委员，中国妇幼保健协会促进自然分娩专业委员会副主任委员，中国女医师协会母胎医学专业委员会第一届委员会副主任委员。

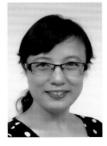

闫丽盈

副主任医师。北京大学第三医院妇产科副主任，辅助生殖教育部重点实验室副主任，北京医学会医学遗传学分会副主任委员，中国医疗保健国际交流促进会遗传与发育疾病学分会副主任委员，中国医师协会医学遗传医师分会第三届委员会委员，中国医药教育协会医学基因组学与生物信息学专业委员会副主任委员。获得国家自然科学基金"优秀青年""杰出青年"资助，主持国家重点研发项目、"863计划"课题等，研究方向为胚胎发育与遗传诊断。

中文版序

　　预防和减少出生缺陷是提高出生人口素质、推进健康中国建设的重要举措，是坚持以人为本、促进经济社会可持续发展的内在要求。根据我国"十四五"规划和 2035 年远景目标纲要，"共建共享　全民健康"是建设健康中国的战略主题，对医疗机构而言，需全面加强出生缺陷综合防诊治工作。目前，我国常见的单基因遗传病有遗传性耳聋、Duchenne 肌营养不良、地中海贫血、肝豆状核变性、苯丙酮尿症等。这些疾病严重影响患者的身心健康，大大降低其生活质量。

　　遗传学的重大进步不仅依赖于技术革新，更要关注医学伦理道德的坚守，以及面对技术进步所触发的更多思考与挑战。复杂多变的社会环境使得不良妊娠及出生缺陷数量不断增加，因此孕前、产前和围产期遗传咨询变得至关重要。目前，人类遗传学正处于学科发展的黄金时期，唯有通过对基础理论的不断突破、对技术方法的持续创新，以及对人文伦理的深入理解，才能真正揭示生命的奥秘及个体发育的规律。

　　本书汇聚多个国家的遗传与发育专家，结合自身医疗实践经验，凝练了遗传与胎儿疾病诊断、预防及治疗的相关进展等，为所有关注遗传疾病及胎儿健康的读者提供了宝贵的指导及建议。同时本书还对不同国家的产前诊断和胚胎植入前诊断的现行法律及公共政策进行了详细总结，深入探讨了产科领域职业责任与道德规范。相信本书的出版将会使更多的医学工作者受益。

译者前言

　　女性儿童健康反映了国家全民健康水平、生活质量和文明程度。我国始终高度重视女性儿童事业，妇幼健康工作取得了长足进步和显著成就。近 70 多年，各领域人士不断在女性儿童健康领域突破创新，在实现"健康中国 2030"和"联合国可持续发展目标"宏伟规划的道路上不断前行，向全球展示我国在保护女性儿童健康权益方面的成就和决心，为实现人类健康命运共同体、促进女性儿童健康发展做出积极贡献。

　　生育政策调整后，面对居高不下的出生缺陷发生风险，出生缺陷的防控成为重中之重。医疗领域应统筹推进婚前保健、孕前优生健康检查；加强产前筛查和诊断，努力让严重的出生缺陷尽可能少出生，争取做到早发现、早干预、早康复，尽可能减少致残现象的发生；加强科技攻关，通过孕前、妊娠早期、产前及出生后全链条的科技攻关创新，做到出生缺陷防控水平进一步提升。随着技术的发展，业界对遗传疾病的理论认识愈加深刻，面对当前人民日益增长的生育需求，产生了巨大的专业人士缺口，原本的专业认知水平也亟待提高。

　　本书由国际遗传学领域的权威专家 Aubrey Milunsky 和 Jeff M. Milunsky 主编，参编作者多达 60 余位，主要介绍了各种遗传疾病的理论基础及其对于母儿的影响和临床治疗方法。其内容详尽，逻辑清楚，图文并茂，几乎涵盖该领域当前的全部进展，可作为妇产科、儿科、遗传咨询及各疾病相关科室的医师在各种遗传疾病的学习和诊疗过程中的实用参考书。

　　由于学科发展日新月异，加之中外术语规范及语言表述习惯有所差异，书中提及的各种药品使用说明及治疗方法与建议，仅供学术探讨参考，国内同行开展实践工作时务必遵守我国法律法规及公序良俗。中文版中如有不妥之处，恳请各位读者予以指正。

　　感谢参与本书翻译出版工作的各位领导、同事、学生始终如一的大力支持，同时感谢出版社编辑人员为本书付出的努力！

原书前言

产前诊断要做到具有确定性和信赖感，不能给出没有把握或模棱两可的结果。50 多年前，当 Aubrey Milunsky 做出他的第一个产前遗传学诊断时，这一点尤为明显。"你确定吗？"这是当时那位患者问的第一句话，语气中充满了焦虑。这句话其实强调了对产前诊断准确性的迫切需求，因为在大多数情况下，一份产前诊断报告意味着最终结果。当时的产前诊断主要依赖于羊水穿刺检测结果，准确率在 99% 以上。无论是当时还是现在，很少有实验室的检测结果能与这种令人羡慕的准确率相提并论，而这个结果关系到极为重要的决策制订。当时，意义不明确的变异尚未收入遗传学的词典。

但如今，随着新近开发的、更具吸引力的无创技术出现，羊膜穿刺术和绒毛膜绒毛取样（chorionic villus sampling，CVS）的使用率急剧下降。出于方便和权宜之计的考虑，女性选择或只是被鼓励进行无创产前检测，她们通常很幸运地没有意识到，在通过羊膜穿刺术或 CVS 检出并经过权威讨论的染色体异常中，约有 50% 会被漏诊。鉴于目前的共识是所有女性都应接受这两种手术中的一种，因此需要关注这一问题。

同样，应对所有可能生下患有单基因疾病和已知致病性变异后代的女性进行告知，并为其提供胚胎着床前遗传学检测（preimplantation genetic testing，PGT）的选择。本书的作者们在 PGT 方面拥有丰富的经验，他们也都赞同这一建议。扩大携带者筛查应使 PGT 成为更常用的应对方案。不过，还是要仔细告知夫妇此类筛查的局限性。本版对所有事实数据、指南和建议进行了更新，将有助于医疗团队为所有患者提供最佳医疗服务。

如今的技术发展速度引人瞩目，产前诊断也发生了革命性变化。迄今为止，已发现与遗传病相关的 4331 个致病基因和 6739 个相关表型，而且这些致病基因和表型的数量还在不断增加。因此，鉴于所有科室的医生都会遇到可以进行分子诊断的遗传疾病，了解产前诊断或 PGT 就变得尤为重要。

随着技术的进步，人类有机会避免和预防诸多严重致残和致命遗传疾病的发生。这一进步也意味着所有科室的医生都有责任（也是不可避免的责任）去学习遗传疾病的新知识，并提供适当的检测或为患者转诊进行评估和遗传咨询。

据估计，未来 5 年内全世界将有 6000 多万人在进行 DNA 研究。扩大携带者筛查、母体血浆游离 DNA 测序、全外显子测序、二代测序、单细胞分子诊断和先进的胎儿成像技术，所有这些都是对当前成熟的产前诊断和 PGT 的补充。本书将对上述技术做全面介绍。但是，用于产前诊断的全基因组分析（即使是可行的）还有待技术的进一步发展。

染色体微阵列和全外显子组测序推动了产前诊断的更大应用范围，特别是在胎儿结构（包括骨骼）异常方面。鉴于超声波和磁共振成像的发展，书中有 3 个来自欧洲国家的作者做了专门介绍。

针对神经管缺陷的诊断，胎儿畸形扫描在很大程度上可以取代羊水甲胎蛋白检测。尽管如此，世界范围内神经管缺陷的高发使母体血清中甲胎蛋白筛查成为一项常规的重要检查。有作者对此进行了严格评估，对神经管缺陷的诊断及其后果，以及预防工作经常遭遇的失败都进行了详尽的分析介绍。

随着对常见性染色体非整倍体和一些罕见变异的了解不断增加，我们对所有这些疾病进行了最新总结，并提出了遗传咨询的具体建议。分子产前诊断现已成为常规手段，更新章节将对多种技术的优点和局限性，以及基于临床使用的注意事项和考虑因素做出具体介绍。

靶向 panel、全外显子测序等下一代测序技术的出现，为通过产前诊断来避免和预防遗传病提供了更多机会。这些广泛可行的技术不仅可用于先前诊断的儿童期发病的疾病，还能诊断成人期发病的疾病，包括心肌病、恶性肿瘤和神经系统疾病。

在本版中对各种代谢性疾病诊断和管理的进展做了全面且权威的更新，也详细补充了分子诊断学方面的深入进展，包括血红蛋白病、脆性 X 综合征、囊性纤维化、叶酸代谢紊乱和免疫缺陷疾病的分子诊断。

经过产前诊断而终止妊娠是一件既可悲又幸运的事情，也是一个艰难的决定。本书不仅充分讨论了终止妊娠的技术和并发症，对患者在妊娠期和围产期流产后的悲伤情绪管理，书中也给出了深入浅出的经验介绍。对于那些特殊孕妇（患有影响胎儿健康的遗传疾病和会将感染传播给胎儿）的护理和管理，主要集中讨论了诊断、预防、避免和治疗方面的内容。鉴于已知的胎源性成人疾病远不只高血压、肥胖症和糖尿病，还包括由母体妊娠环境诱发的表观遗传改变，因此胎儿健康具有双重重要性。本版对胎盘发育、结构、功能、遗传学和病理学对胎儿生长和发育的重要性进行了详尽阐述。利用造血干细胞移植进行的胎儿基因治疗也在稳步发展，而该领域的领军人也在书中的相关章节介绍了大胆创新的胎儿手术疗法。

虽然所有作者都承认分子遗传学在不断发展进步，但由于意义不确定的变异而得出不确定结果的情况并不少见。实验室的结论可能会因大量可能混淆解释的问题而进一步复杂化。这些常见问题包括正常变异或多态性的划分、难以确定变异的致病性、测序覆盖深度、高 GC 含量区域、嵌合体、DNA 污染、等位基因遗传模式、位点异质性及假阳性和假阴性结果。胎儿 DNA 分析中出现的偶然（次要）发现，都可能会引起父母的极大焦虑。

在这本著作中，对 16 个国家及地区有关产前诊断和 PGT 的现行法律和公共政策进行了详细的差异分析研究，特别是与新兴技术相关的准则。一位资深医疗律师在回顾错误出生和错误生命等侵权行为的重要原则时，重点讨论了参与生殖医学人员的潜在责任。产科领域的前辈们深入探讨了产科职业道德，即强调仁爱自主的伦理原则和把胎儿作为患者的伦理观念。

本书是有关产前诊断的重要资料库，并基于资深作者们在其各自领域的丰富经验，对既定知识和新知识进行了批判性分析和综合。此外，来自 9 个国家的公认国际专家也提供了广泛的国际视角，对所有关注通过产前诊断或 PGT 确保胎儿健康的读者来说，专家们提供的指导、见解和观点让本书成为不可或缺的宝贵资源。

书中参考文献丰富，循证指导充分，彰显了资深作者们毕生的经验和智慧。全书包含 150 余张表格、160 余张图片和 1 万余条参考文献，可帮助读者快速检索信息。

遗传学的重大技术进步使孕前、产前和围产期遗传咨询变得至关重要。尽管已经确立了基本原则和先决条件，但多种新技术的进步也带来了一系列新的挑战，对于这些挑战我们会结合大量参考资料进行详细讨论。目前我们正处于人类遗传学学科的黄金时代，通过新的发现和见解，许多严重和致命遗传病的诊断、预防和治疗有了更多的机会。

Aubrey Milunsky & Jeff M. Milunsky
Cambridge

致 谢

终于迎来了本书第 8 版，这也反映出在实现准确的产前和着床前诊断方面，我们取得了持续且显著的进步。*The Prenatal Diagnosis of Hereditary Disease* 为本书的第 1 版，大约在 50 年前由 Aubrey Milunsky 出版。对生物、技术、伦理和法律知识的提炼使本书内容增色不少，并丰富了后续版本的参考价值。这些资深撰稿人的智慧、洞察力、观点、专业技能、经验和知识使本书变得更有价值且更加权威。此外，本版的作者来自 9 个国家及地区，一定程度上扩展了国际视野。

人类遗传学、母胎医学和围产医学方面的专家在各章都提供了背景知识、最新信息、指导和专业知识。这些国际公认的权威作者甘愿花时间分享他们的知识、经验和智慧，对此我们深表感激。

我们也感谢已过世的朋友和同事们，他们是早期版本的专家撰稿人。我们怀着自豪和悲伤的心情缅怀他们，包括 Bruno Brambati 医学博士、David J. H. Brock 博士、Jacob A. Canick 博士、Louis Dalliaire 博士、Sherman Elias 医学博士、H. J. Evans 博士、John C. Fletcher 博士、Fredric Frigoletto 医学博士、Albert B. Gerbie 医学博士、Leonard A. Herzenberg 博士、George Hug 医学博士、Lillian Y. F. Hsu 医学博士、Mary Z. Pelias 法学博士、Arthur Robinson 医学博士、Richard H. Schwarz 医学博士、Margery W. Shaw 医学及法学博士、Irving Umansky 医学博士、Yury Verlinsky 博士和 Dorothy C. Wertz 博士。

如果有遗漏其他已过世的作者，我们深表遗憾及歉意。我们永远感谢所有那些杰出的医生和科学家。

Aubrey Milunsky 非常欣赏他的助手 Marina Nguyen 的完美工作与奉献精神。Jeff M. Milunsky 非常感谢他的助手 Emma Rebholz 在撰写和收稿时的认真、细致和耐心。

Aubrey Milunsky

Jeff M. Milunsky

献 词

谨以本书献给 Laura 和 Francia，感谢他们的爱、支持与理解。

"确保万无一失。"

——Shakespeare, *Macbeth*

目　录

第1章 孕前、产前和围产期的遗传咨询
Genetic Counseling: Preconception, Prenatal, and Perinatal

Aubrey Milunsky   Jeff M. Milunsky   著

乔杰 赵扬玉 魏瑷 闫丽盈 田甜 孔思明 王伟 李遥 傅郁 译

我们即将迎来新的时代：7000余种罕见单基因遗传病的致病基因及其突变位点将全部被发现[1]。当前，已有5673种遗传病的致病单基因及其突变被确证，从而实现了胚胎着床前遗传学检测和产前基因诊断[2]。利用染色体微阵列、全外显子组测序，甚至全基因组测序技术并结合胎儿影像学和无创性产前检测等技术取得的进展，使得越来越多的夫妇都可以避免或预防后代患有不可逆转、无法补救、致残或致死的单基因遗传病。所有医学专业人员都应让患者知晓这一关键信息。在当前的医疗实践中，着床前遗传学检测和产前诊断已经逐步在临床实施，医生需要明确相关遗传疾病的准确名称和家庭成员的基因检测报告以便准父母从现有选择中受益。

当前，已经有越来越多的夫妇接受针对已明确的成人遗传疾病相关致病基因突变位点进行的产前诊断。亨廷顿舞蹈症的产前诊断多年来一直处于领先水平，除此之外，对于成人显性遗传病，诸如乳腺癌和其他恶性肿瘤、额颞痴呆、神经退行性疾病和心肌病等的产前诊断需求也日益增加。遗传学方面取得的巨大进展为我们提供了充分的依据和参考。

鉴于遗传疾病对儿童和成人发病率和死亡率的严重影响，有生育异常后代风险的夫妇对于生育后代非常焦虑，希望通过孕前咨询了解他们所面临的风险和可供选择的策略。

一、遗传疾病和先天畸形的疾病负担

据保守估计，全球罕见疾病的人口患病率为3.5%～5.9%（其中71.9%～80.0%为遗传疾病），相当于在任何时刻，全球都有2.63亿～4.46亿人患病[3, 4]。印度的新生儿死亡数占世界的1/4（2013年估计为753 000人），其中约9%是先天畸形导致[5]。2013年的报道指出，全球每年约有790万婴儿出生时患有严重的先天畸形[6]。由于受到多种因素的影响，准确诊断先天畸形和遗传疾病并确定其发病率和患病率十分困难，当前认为新生儿患先天畸形的可能性为2%～10%[7]。框1–1列出了大多数已知的先天畸形或遗传性疾病的影响因素，这有助于解释为什么某些主要研究结论之间存在差异。然而，要在一项研究中解释所有潜在的混杂因素几乎是不可能的，没有任何一项研究能够解释几乎所有的因素。全球每12～16人中，就有1人受到已发现的7000多种罕见遗传病其中之一的影响[1]。按照全球总人口数76亿测算，估计有4.73亿人可能患有罕见疾病[1]。

目前，超过4331个具有特定表型的致病基因及其突变已经被发现，包括6739个具有已知分子基础的表型[2]。例如，严重智力障碍是主要由遗传因素导致的一类疾病[8, 9]，其全球患病率为0.5%～1.0%[10]。尽管在识别神经发育迟缓关联基因方面已取得进展，但目前仅在不到40%的病例中能够明确病因[11]。欧洲罕见病组织报道，大约30%的罕见病患者在5岁前死亡[12]。在美国，先天畸形、畸形和染色体异常也是导致婴儿死亡的主要原因——2013—2014年，在23 215例婴儿中，有4746例（20.4%）死于以上疾病。

框 1-1　影响估算新生儿先天畸形（CM）或遗传疾病发病率或患病率的因素

- 产前诊断超声和 MRI 专业知识的可用性和使用
- 诊断的准确性
- 诊断时的年龄
- 病例选择、偏倚和确定
- 先天性甲状腺功能减退
- 近亲婚配
- 主要和次要先天性疾病的定义
- 诊断性 DNA 分析
- 随访时间
- 发达国家或发展中国家的经济水平
- 环境毒素
- 家族史
- 发生率、包括和排除死产、胎儿死亡和选择性终止妊娠
- 某些传染病的发生频率
- 新发基因突变的频率
- 复发性自然流产史
- 体外受精
- 早产的发生率和严重程度
- 不孕
- 卵胞质内单精子注射
- 迟发的临床症状
- 产妇年龄
- 产妇酗酒
- 妊娠前糖尿病和妊娠糖尿病
- 产妇饮食
- 产妇癫痫、红斑狼疮和其他疾病
- 妊娠前 6 周发热或使用热水浴
- 母体叶酸增补
- 外祖母的年龄
- 孕妇肥胖
- 孕妇血清染色体异常筛查
- 孕妇吸烟
- 母体特异性易感基因
- 孕妇用药
- 死亡率下降
- 多胎妊娠率
- 尸检
- 无创产前筛查（使用无细胞胎儿 DNA 检测染色体异常和单基因遗传病）
- 有先天性异常或遗传疾病的父母
- 父亲年龄
- 既往生育患儿
- 既往孕妇免疫 / 接种史
- 季节
- 新生儿检查相关培训和专业知识
- 染色体分析的使用
- 染色体微阵列的使用
- 全外显子组测序的使用
- 全基因组测序的使用
- 死亡证明的使用
- 登记册数据的使用

二、遗传疾病和先天畸形的发病率和患病率

据估计，人类卵母细胞和精子的染色体非整倍体率分别为 25% 和 3%～4%[14, 15]，其中对卵母细胞非整倍体率评估结果差异很大（见第 2 章）。母亲年龄对非整倍体率的影响非常重要。25 岁、30 岁出头和 40 岁以上的女性卵母细胞非整倍体的发生率分别约为 5%、10%～25% 和 50%[15-19]。精子中非整倍体和结构性染色体异常发生率为 7%～14%[20]。因此，在受孕过程中约 1/13 的概率发生染色体异常[21]，约 50% 的妊娠早期自然流产与染色体异常有关[22]。一项研究显示，56.6% 的囊胚是非整倍体，在高龄女性的这些体外培养囊胚中，69.2% 存在嵌合现

象[23]。其他研究也报道了类似结果[24]。0.65% 的出生子代携带具有临床意义的染色体缺陷，另外 0.2% 的婴儿出生时携带影响生殖功能的染色体平衡异位（见第 11 章和第 13 章）。5.6%～11.5% 的死产和新生儿死亡由染色体缺陷导致[25]。

根据对西班牙 710 815 例活产婴儿的调查结果显示[27]，患有明显结构异常的先天畸形约占全部活产儿的 2%[26]，在利比里亚为 2.25%[28]，在印度为 2.03%[29]，在挪威为 2.53%[30]。德国美因茨出生缺陷登记处报道在 1990—1998 年的 30 940 例活产、死产和流产中，主要畸形发生率为 6.9%[31]。来自美国 12 个人口出生缺陷监测系统的数据集显示，在 1350 万活产婴儿（1999—2007 年）中，美国印第安人 / 阿拉斯加土著人 7 种先天畸形（包括无耳或小耳畸

形、唇裂、18 三体综合征、脑膨出、肢体复位缺陷）的发病率高于 50%[32]。影响先天畸形发生率 / 患病率的因素将在下文讨论。

超过 25 500 个关于遗传疾病和性状已经被收录[2]。根据加拿大 100 万连续活产数据估计，每1000 例中有 3.6 例患有单基因遗传病，包括常染色体显性遗传病（1.4/1000）、常染色体隐性遗传病（1.7/1000）和 X 连锁隐性遗传病（0.5/1000）[33]。图 1-1 显示了多个国家出生人口罕见单基因遗传病的基线发生率，突出了与近亲婚配对单基因遗传病的巨大影响[34]。多基因疾病发生率则为 46.4/1000（表 1-1）。一项针对父母为近亲婚配并患有常染色体隐性遗传病患者的研究表明，其基因组平均有 11% 为纯合突变[35]。每个患者有 20 个超过 3 cM 的纯合片段。

在所有出生的婴儿中，至少有 3%～4% 伴随重大先天缺陷、智力障碍或遗传疾病。考虑到迟发性遗传疾病，这一比例在 7—8 岁时将翻倍[36, 37]。如果考虑到所有的先天缺陷，Baird 等估计，7.9% 的活产在 25 岁左右患有某种类型的遗传障碍。然而这些估计值可能还偏低，一些未检测到的缺陷如二叶主动脉瓣在人群中发生率为 1%～2%[38]。二叶式主动脉瓣畸形是最常见的先天性心脏畸形，最终可能比所有其他先天性心脏缺陷造成更高的死亡率和发病率[39]，大约 27% 的人患有需要手术治疗的心血管并发症[40, 41]。二尖瓣脱垂影响了 2%～3% 的人群，涉及全球 1.76 亿人以上[42]。加拿大一项针对 107 559 例先天性心脏病患者的研究报道称，活产儿先心病发病率为 8.21/1000，成人的总发病率则上升为 13.11/1000[43]。该研究作者指出，当前成年人占先天性心脏病发病群体的 2/3。先天性心脏病或胎儿畸形风险增加相关因素的分类示例见框 1-1。亚特兰大一项包括了 398 140 例活产儿的研究（1998—2005 年）报道每 10 000 例新生儿中有 81.4 例患有先天性心脏病[44]，这与比利时报道的 111 225 例妊娠 26 周以上的活产和死产婴儿先天性心脏病的发生率 0.83% 相近（已排除染色体异常）[45]。一项 EUROCAT 注册研究发现，母亲肥胖和糖尿病患病率的增加可能导致了严重先天性心脏病（单心室、房室隔缺损和法洛四联症）患病率上升[46]。一项针对 8760 例自闭症谱系障碍患者和 26 280 例对照者的研究发现，自闭症增加了先天性心脏病发病风险［比值比（OR）=1.32］[47]。其中房间隔缺损和室间隔缺损最常见。

先天性缺陷的发生率 / 患病率直接受诊断时间和诊断方式的影响。Hoffman 和 Kaplan[48] 强调了出生后早期诊断、超声心动图的使用及先天性心脏病严重程度分层的重要性，并阐明了不同的研究先天性心脏缺陷发生率的差异——每 1000 例活产有4～50 例患儿。报道指出，每 1000 例活产儿中约有6 例患有中重度先天性心脏病，如果将潜在严重的二叶式主动脉瓣畸形包括在内，这一数字将上升到19/1000。他们指出，如果考虑到所有形式的先天性

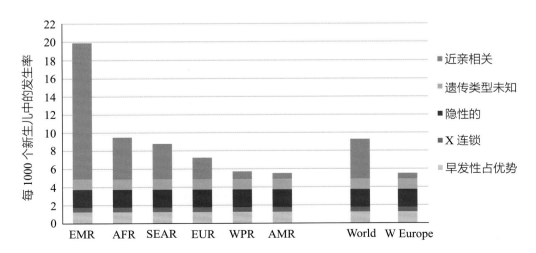

▲ 图 1-1　世界卫生组织（WHO）区域罕见单基因遗传病出生患病率总基线，突出了近亲婚配对单基因遗传病的巨大影响
引自 Blencowe et al.2018.[4]；经 Springer 许可重制

表 1-1　1952—1983 年 1 169 873 例新生儿患遗传疾病的概率 [34]		
分　类	每 100 万活产率	总出生率（%）
A		
显性	1395.4	0.14
隐性	1665.3	0.17
X 连锁	532.4	0.05
染色体	1845.4	0.18
多因素	46 582.6	4.64
遗传情况未知	1164.2	0.12
总计	53 175.3	5.32ᵃ
B		
所有先天异常 740—759ᵇ	52 808.2	5.28
有遗传病因学的先天异常（包含在 A 部分）	26 584.2	2.66
C		
A 部分的疾病和尚未包括的先天异常	79 399.3	7.94

a. 由于保留位数有限以及四舍五入原则，该率不是精确率；b. 国际分类的疾病编号

经 Elsevier 许可转载，引自 Blencowe et al. 2018.[34]

心脏病（包括微小的肌部室间隔缺损），发病率将增加到 75/1000。

新的基因组和基因检测技术，包括染色体微阵列、全外显子组测序、二代测序和全基因组测序，已经帮助阐明了越来越多先天性心脏病的病因 [49, 50]。已确定遗传机制的包括 3%～5% 的单基因遗传病，8%～10% 的染色体异常，3%～25% 的综合征型先天性心脏病基因拷贝数变异和 3%～10% 的单一型先天性心脏病基因拷贝数变异 [49, 51]。一项二代测序研究表明，8% 和 2% 的病例分别由新发常染色体显性和常染色体隐性致病性变异引起 [52]

在一项涉及 31 007 例女性的研究中发现，有 775 例妊娠期糖尿病患者与骶骨发育不全(OR=80.2)、前脑无裂畸形(OR=13.1)、肢体复位缺陷(OR=10.1)、内脏异位（OR=12.3）和严重先天性心脏缺陷（OR 为 10.5～14.9）在统计学上显著相关 [53]。

孕妇肥胖会增加胎儿先天畸形的风险 [54-65]。孕妇体重指数（body mass index，BMI）越大，胎儿患先天畸形风险越高，尤其是先天性心脏病（OR 为 2.06～3.5）[59, 60, 62, 65]。Block 等在一项人群病例对照研究中，排除了既往患有糖尿病的女性后，比较了肥胖女性与正常体重女性子代先天缺陷发生的风险 [66]。这项研究报道了妊娠期肥胖与胎儿脊柱裂（OR=3.5）、脐膨出（OR=3.3）、心脏缺陷（OR=2.0）和多发畸形（OR=2.0）存在的显著关联。瑞典的一项研究关注了 1 243 957 例单胎活产儿，发现其中 3.5% 至少有一种重大先天异常 [64]。该研究使用母亲的 BMI 来评估随着体重变化先天畸形的发生风险，其发现胎儿畸形的发生风险随着 BMI 增高从 3.5%（超重）增加到 4.7%（BMI≥40 kg/m²）。作者 [67, 68] 及其他研究 [69] 均提示妊娠期糖尿病或糖尿病前期是肥胖女性子代患先天畸形的原因之一，而孕前减重手术似乎不能降低先天畸形的风险 [61, 70-72]。叶酸补充可以降低但不能消除与糖尿病、肥胖相关的脊柱裂发病风险 [73, 74]（见第 10 章）。另外，体重过低的女性，可能由于吸烟和其他后天的暴露因素，

导致生育腹裂后代的风险增加 3.2 倍 [74-76]。一项针对 173 687 例畸形儿和 1170 例对照组的研究发现，在吸烟母亲的后代中，一系列重大先天畸形的优势比高达 1.5 [77]。过于年轻未产妇生下腹裂患儿的风险增加，尤其是 12—15 岁女性，生下腹裂患儿的风险增加了 4 倍以上 [78]。加利福尼亚州一项研究（1995—2012 年）报道，每 10 000 例活产就有 2.7 例患腹裂 [75]。

阿根廷国家先天畸形网络监测系统报道了 2009—2016 年对 1 663 610 例新生儿的调查结果，其中 702 例新生儿有肢体短缩畸形，其患病率为 4.22/10 000 [79]；在 15 094 例死产中，其患病率上升到 30.80/10 000。中国一项对发现新生儿重症监护病房 223 例新生儿死亡病例中，有 44 例（19.7%）患有遗传疾病 [80]。爱尔兰国家围产期流行病学中心在一项针对致命胎儿异常的研究中记录了 2638 例围产期死亡，其中 939 例（36%）患有先天畸形，在这之中 43% 属于染色体异常 [81]。同时在 36%（938 例中有 333 例）的病例中发现了一个以上的异常，在北美、加拿大和英国，遗传疾病负担严重，患遗传病人数占住院人数的 28%～40% [82-84]。先天畸形发生率很高，但有 60% 左右的先天畸形致病原因未明 [85, 86]。

众所周知，通过片剂或食物加强叶酸增补，可将神经管缺陷（neural tube defect，NTD）发病率降低 70% [87, 88]（见第 10 章）。加拿大的一项研究在 336 963 例女性中调查了叶酸对于开放性神经管缺陷患病率的影响，该项研究表明，在叶酸增补后，妊娠女性生育开放性神经管缺陷的患病率由 1.13/1000 降至 0.58/1000 [89]。

一项由亚特兰大都市先天性缺陷项目（Metropolitan Atlanta Congenital Defects Program）开展的基于人群的队列研究对 1989—1995 年出生的 264 392 例婴儿进行了先天畸形风险评估，发现早产儿（<37 周妊娠）先天畸形率为足月婴儿的 2 倍以上 [90]。1998—2007 年对体重在 401～1500g 的婴儿进行的一项前瞻性研究发现，这些极低体重儿中有 4.8% 存在先天畸形。这些胎儿平均胎龄为 28 周，平均出生体重为 1007g [91]。一项监测出生、死胎和胎儿畸形的单中心研究表明，在过去 41 年 289 365 例新生儿中，7020 例（2.4%）患有一种或多种先天畸形 [92]。众所周知，双胞胎先天畸形的发生率更高。英国一项针对 2329 对双胎妊娠（4658 例双胞胎）和 147 655 例单胎妊娠的研究显示，每 10 000 例双胞胎中有 405.8 例先天畸形，而每 10 000 例单胎中只有 238.2 例先天畸形［相对风险（RR）=1.7］[93]。据报道，单绒毛膜双胎畸形发生率（633.6/10 000）几乎是双绒毛膜双胎（343.7/10 000）的 2 倍（RR=1.8）。加州双胞胎登记处对 20 803 对双胞胎进行的一项研究发现，每 1000 例中就有 38 例出现某一畸形 [94]。

先天畸形的发生率也受父母是否存在这种缺陷的影响。挪威医疗出生登记处一项基于 486 207 例男性的队列研究显示，有 12 292 例（2.53%）出生时患有先天畸形 [95]，在这些本身有缺陷的男性的子代先天畸形发生率为 5.1%；而无先天畸形的男性的子代先天畸形发生率仅为 2.1%（RR=2.4）。种族因素也对心血管畸形的发生有影响。纽约州一项研究报道称 235 230 例婴儿中有 2303 例一出生就患有心血管畸形。非西班牙裔白种人（1.44%）的患病率高于非西班牙裔黑种人（1.28%）[96]。不同类型的先天缺陷明显存在种族差异 [97]。

先天性甲状腺功能减退使先天畸形发生风险至少增加 4 倍，这是影响先天畸形和神经发育异常发生率/患病率的一个因素 [98, 99]。法国一项针对 129 例先天性甲状腺功能减退婴儿的研究发现，15.5% 的婴儿有先天畸形，其中 9 例婴儿有先天性心脏病（6.9%）[100]。

研究表明服用抗惊厥药的癫痫患者，其后代罹患先天畸形的风险比未患癫痫的女性高 2.7 倍 [101]。Cochrane 癫痫组注册中心对 31 项孕妇服用抗惊厥药的研究进行 Meta 分析，发现抗惊厥药使先天畸形发病风险增高 2.01～5.69 倍，其中 5.69 对应药物为丙戊酸钠 [102]。

有研究报道辅助生殖技术（assisted reproductive technology，ART）会增加先天畸形的风险，但其他研究不支持这一结论 [103]。2018 年美国疾病预防控制中心（Centers for Disease Control and Prevention，CDC）利用 11 862 780 例活产（2011—2013 年）数据库，对 71 050 例接受 ART 的夫妇进行回顾性分析发现，通过 ART 受孕的婴儿先天畸形发生风险增加（77/10 000 vs. 25/10 000），OR=2.14 [103]。但其风险增加的原因是 ART 本身还是患者的遗传易感性，仍有待确定。

Lupo 等基于美国 1000 多万儿童登记系统，评估了癌症和先天畸形之间的关系。该研究指出，与没有先天畸形的儿童相比：①染色体异常的儿童（n=539 567）被诊断为癌症的可能性是正常人的

11.6 倍；②非染色体先天性异常的儿童在 18 岁之前患癌症的风险是正常人的 2.5 倍。

三、先天畸形与婴儿发病率和死亡率

2014 年，美国婴儿死亡的主要原因是先天畸形、残疾和染色体异常，占 4748 例婴儿死亡总数的 20.4%[13]。先天畸形的存活率主要取决于其严重程度或致死性。美国 CDC 评估了 13 三体综合征和 18 三体综合征婴儿的死亡率。该研究筛选出了 5515 例 13 三体综合征的婴儿和 8750 例 18 三体综合征的婴儿。13 三体综合征和 18 三体综合征的中位死亡年龄均为 10 天。有 13 三体综合征或 18 三体综合征的患儿存活至少 1 年的概率为 5.6%[105]。一项来自 18 个国家的国际注册研究（2019 年）显示，13 三体综合征和 18 三体综合征的患病率分别为 0.055‰和 0.107‰。在生命的第 1 周，13 三体综合征和 18 三体综合征患儿死亡率分别为 45% 和 42%，在第 1 年则分别为 87% 和 88%[106]。荷兰的一项研究指出，51% 的死产和 70% 的新生儿期死亡存在致命的先天畸形[107]。苏格兰的一项研究统计了 6153 例先天畸形婴儿到 5 岁时的存活率：染色体异常（48%）、神经管缺陷（72%）、呼吸系统异常（74%）、先天性心脏病（75%）、神经系统异常（77%）和唐氏综合征（84%）[108]。有先天缺陷的男性胎儿存活率为 84%，而没有先天缺陷的男性胎儿存活率为 97%[30]。Liu 等研究了加拿大、英格兰、威尔士和美国由先天畸形引起的胎儿和婴儿死亡的时间变化。这项研究指出，导致婴儿死亡率加速下降的主要因素是产前诊断和对畸形胎儿进行选择性流产。考虑到唐氏综合征的发病率，下面将进行更详细的讨论。

唐氏综合征

产前诊断和母体血清学染色体筛查也影响唐氏综合征的出生率。法国一项关于产前诊断在 21 年期间（1979—1999 年）对明确人群的影响的研究显示，唐氏综合征的出生率下降了 80%[110]。巴黎先天畸形登记处（2001—2005 年）的一份回顾性报道指出，"唐氏综合征的患病率随着时间的推移保持稳定（每 10 000 例活产中有 7.1 例）"[111]。苏格兰的一项研究旨在评估 1980—1996 年产前诊断对唐氏综合征的影响，该研究包括分娩和终止妊娠。研究

发现，因唐氏综合征而终止妊娠的比例从 29% 上升到 60%[112]。与此相反，荷兰儿科监测部门 2003 年报道唐氏综合征活产患病率为 16/10 000，超过了早期的报道，可能反映了高龄产妇生育后代唐氏综合征患病率[113]。在美国，2013 年报道的唐氏综合征患病率为 8.27/10 000 活产（总人数为 250 700）[114, 115]。在欧洲，2009—2012 年唐氏综合征活产患病率为 10.2/100 000[116]。日本的唐氏综合征活产患病率约为 22/10 000[117]。唐氏综合征患儿母亲的年龄占比中，35 岁以下的母亲占比要比 35 岁以上的母亲更高。有证据提示，过于年轻的母亲生育唐氏综合征后代的风险增加[118-121]，但在双胎妊娠中未发现此关联[122]。

唐氏综合征患儿的并发症和其他问题一直引起关注，其预期寿命也在不断延长。来自日本[123]、丹麦[124]、英国[125]、澳大利亚[126]、加拿大[127] 的多项研究强调了唐氏综合征患者预期寿命在增加。Baird 和 Sadovnick 等[127] 报道了一项对 1610 例唐氏综合征患者的大型研究，这些患者来自不列颠哥伦比亚省 1908—1981 年超过 150 万名的活产儿。他们构建了唐氏综合征和正常人群的生存曲线和寿命表（表 1–2）[128]。该研究显示，患有唐氏综合征的活产儿，分别有 44.4% 和 13.6% 能活到 60 岁和 68 岁，而普通人群中这一比例分别为 86.4% 和 78.4%。在一项报道中[129]，研究者分析了唐氏综合征的死亡原因，指出先天缺陷、心血管和呼吸系统疾病是其最重要的死因。一项英国人口流行病学研究指出，2011 年唐氏综合征的平均预期寿命为 58 岁[130]。

对唐氏综合征患者死亡率的进一步研究表明，35 岁以下的唐氏综合征患者与其他智力障碍患者死亡率几乎无差异。然而，35 岁以上唐氏综合征患者的死亡率每 6.4 年翻一倍，相比之下，其他智力障碍患者每 9.6 年死亡率才翻一倍[129]。此外，该研究的寿命表提示，1 岁时轻度 / 中度发育迟缓的唐氏综合征患者预期寿命为 55 岁，而 1 岁时重度发育迟缓的唐氏综合征患者预期寿命为 43 岁。

美国 CDC 的一项研究调查了 1983—1997 年出生的 17 897 例唐氏综合征患者的死亡登记系统[131]。该研究报道，唐氏综合征患者的中位死亡年龄从 1983 年的 25 岁增加到 1997 年的 49 岁（图 1–2）。

2009 年澳大利亚的一项研究发现，唐氏综合征患者 5 岁以上的存活率为 90%[132]。已知的众多并发症及阿尔茨海默病[133] 的早发给唐氏综合征[116, 133–149]

表 1-2　1908—1981 年唐氏综合征患者预期寿命（至 68 岁）		
年　龄	总　计	年龄间隔开始时的存活率（%）
5	1020	81.05
10	841	78.40
20	497	75.34
30	91	72.12
40	136	69.78
50	57	60.68
55	31	53.96
60	16	44.44
68	1	13.57

经 John Wiley and Sons 许可转载，引自 Baird, Sadovnick, 1989[127]

患者带来更为不利的影响。在 40 岁以上的唐氏综合征患者中，出现了更多的神经心理功能障碍和适应能力丧失[149]。在 60 岁时[139]，50%～70% 的唐氏综合征患者会患上阿尔茨海默病，其中 84% 会出现癫痫发作[136]。APOEε4 携带者和（或）有多种并发症的唐氏综合征患者患痴呆和死亡的风险增加[150]。法国一项研究发现，1979—1999 年的唐氏综合征患者死于泌尿系统癌症的风险降低到了 1/6。总体来讲，唐氏综合征患者实体肿瘤的发病率降低了[151]。

表 1-3 反映了唐氏综合征常见的并发症，其中一些是可以预期、监测、预防和治疗的[132-165]。EUROCAT 在 2000—2010 年进行了一项基于人群的注册登记研究，对 12 个国家的 7044 例活产婴儿进行了分析，该报道指出，43.6% 唐氏综合征新生儿患有先天性心脏病，15% 伴随另外一种先天畸形[152]。美国国家遗传咨询师协会发布了关于唐氏综合征产前和产后诊断咨询的重要指南[166]。

四、产前诊断的目标和宗旨

产前遗传诊断的基本理念是为有风险的夫妇提供保障，即使其后代发生遗传缺陷的风险非常高，也有机会选择性地生育不受累的孩子[167]。产前诊断的目标是降低不良妊娠的风险，并确保母婴健康。

美国生殖医学会（American Society for Reproductive Medicine，ASRM）和美国妇产科医师学会（American College of Obstetricians and Gynecologists，ACOG）均建议，女性应在育龄期进行多次孕前咨询[168]。根据目前产前诊断的指征，在研究的所有病例中，严重到需要父母选择流产的缺陷通常少于 5%。临床实践表明，当夫妇有 10%～25% 或更高的风险生下患有严重或致命疾病的孩子时，除非产前诊断可行，否则他们通常会避免妊娠。产前诊断技术的出现使这些高危夫妇生育健康婴儿成为可能。因此，产前诊断后出生的孩子数量远高于那些因发现严重胎儿异常而终止妊娠的胎儿数量。产前遗传学研究在西方社会几乎完全用于检测那些通常无法弥补的智力障碍和（或）无法补救的严重到致命的遗传缺陷。遗憾的是，目前除了神经管缺陷之外，在产前诊断筛选出胎儿可能的缺陷后通常只能选择流产，预防或治疗这一理想化的目标很少能够实现。然而，胚胎着床前遗传学检测技术为避免流产提供了重要选择（见第 2 章）。

所有担心后代遗传疾病风险的夫妇或个人都应该在妊娠前寻求遗传咨询。对于更常见的产前诊断指征［如已确认的携带者，无创产前筛查阳性结果（见第 6 章至第 8 章）或高龄产妇］，与患者沟通的产科医生应提供必要的信息[169, 170]。然而，一项研究发现，43.3% 因为高龄而接受羊膜腔穿刺的患者

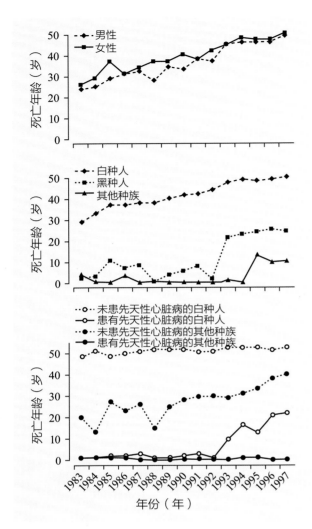

▲ 图 1-2　唐氏综合征患者死亡年龄中位数，按性别（上）、种族（中）、有无先天性心脏病的种族（下）划分
引自 Yang et al. 2002[131]

存在额外的、大部分未被识别的遗传风险，或者存在一种或多种遗传或先天性疾病的重大隐患[171]。无论是医疗机构的问卷调查还是有限的咨询都不可能诊断出其中的许多疾病。当前，患者能明白核心家系或大家系成员中确定的遗传病名称是至关重要的。目前至少有 6739 个单基因遗传病致病基因已被确定[2]，产前诊断或胚胎着床前遗传学检测可用于避免或预防此类疾病的发生。

五、遗传咨询的先决条件

遗传咨询是一个关于家庭内遗传疾病的发生和再发风险的沟通过程。这种咨询的目的是使咨询者尽可能完整地了解疾病和即将面临的问题，以及他们的所有选择及后续结局。咨询过程还旨在帮助这些家庭解决他们的困惑和问题，并协助和支持他们的决策。

个人成立家庭的权利不可侵犯。遗传咨询加强了这种生育自主权，这一过程既强调选择的自由，又审视可行的选择，从而丰富决策的过程。所有夫妇都有权知道他们生下患有遗传疾病的孩子的风险是否更高，以及有权知道哪些选择更适合他们的具体情况。医生和遗传咨询师有明确的责任和义务来传达这些信息，提供具体检测服务，或者推荐夫妇接受更多的专家意见。至少在美国，法律完全支持未来父母的知情权。

正如 Kessler[172] 简洁的陈述所言："遗传咨询师面对的患者通常充满不确定性、恐惧未来、痛苦和具有个人失败感"，因此，他们在"了解客户，让他们感到被理解，帮助他们感到更有希望、更有价值、更有能力处理他们的生活问题"方面面临着不同寻常的挑战和机遇。提供遗传咨询的医生和咨询师应清楚了解必要的先决条件、指导原则和潜在问题。

（一）疾病知识

咨询师需要对一般疾病及所提供咨询的疾病有全面的认知，这一点毋庸置疑，包括如何作出诊断和确诊、检测的准确性和局限性、重要并发症、复发风险、遗传模式、可用于携带者（及其检出率）的检测、疾病的异质性、对生活质量的影响、预后及死因。在一些情况下，了解治疗及其疗效也是必要的。而遗传相关研究的众多基因数据库中信息和数据的爆炸性增长给医生和遗传咨询师带来了巨大挑战。在可能的情况下，想要达到良好的效果，最好与遗传学家和团队进行合作。一个重要的例子是45 岁之前的突发性意外死亡的病例[173-175]。许多心律失常综合征和心肌病相关基因的发现使得相关疾病的"分子尸检"变得可行[176]。当无法从尸检中获得 DNA 时，可以从保留的组织块中获得用于分析的物质。病理学家越发认识到不使用防腐剂情况下采用冷冻技术保存组织（如肝脏）的重要性。

神经系统异常遗传检测存在挑战，由于发现了越来越多的神经发育相关基因及其致病性的变异位点，其对应的综合征或疾病的列表也在不断增

表 1-3 与唐氏综合征相关的缺陷和并发症			
缺陷或并发症	**患病率（%）**	**缺陷或并发症**	**患病率（%）**
神经系统		**内分泌 / 代谢**	
智力障碍	100	超重 / 肥胖	23～70
肌张力低下	100	甲状腺功能减退	50
阿尔茨海默病和痴呆	68～80	糖尿病	1.4～10.6
睡眠障碍	65	甲状腺功能亢进	1～3
自闭症	7～16	**眼 科**	
听力障碍 传导性耳聋	84	眼部疾病 [a]	80
听力障碍 感音神经性耳聋	2.7	白内障	17～29
听力障碍 混合性耳聋	7.8	圆锥角膜	8～10
癫痫	5～13	**血液学 / 肿瘤学**	
精神障碍	11～30	白血病	2～3（超过 20 倍）
多动症	34	睾丸癌	标准化发病率为 2.9
脑底动脉病（Moyamoya 病）	3.8	一过性骨髓增生性疾病	<10（20%～30% 的 AML 风险）
未知原因的退化	未知	腹膜后畸胎瘤	增多
心 脏		贫血	2.6～10.5
二尖瓣脱垂	57	**肌肉骨骼**	
先天性心脏病	44	寰枢椎不稳	10～30
主动脉瓣反流	17	骨关节炎 / 低骨密度	8～28
肺动脉高压	1.2～5.2	寰枢椎半脱位	1～2
呼吸系统		**牙 科**	
气道问题	>16	牙齿发育不全	54
免疫系统		正畸问题	约为全部
感染易感性	100	牙周病	约为全部
幼年期特发性关节炎	1.2	**皮肤科**	
胃肠道		化脓性汗腺炎	2
胃肠道先天缺陷	6	皮肤病	1.9～39.2
乳糜泻	5.4	**尿路**	
吞咽困难	55	尿路畸形	3.2

a. 包括斜视、眼球震颤、屈光不正、青光眼和晶状体混浊

加 [177, 178]，其中显著上升的数字一大部分来自新生变异体（ de novo variant）[179]。KBG 综合征是一个典型的例子，该综合征由 ANKRD11 基因的致病性变异引起，具有特征性畸形、上中切牙巨牙症、骨骼异常、身材矮小和智力障碍 [180]。

以 22q11 微缺失综合征为例的高度可变的表型及随着年龄增长而发生的变化使得这类疾病的家族史更加难以解释 [181-183]。

某些表型的出现可能是环境暴露或基因突变的结果，出生时是否存在缺血性脑病进一步增加了解释的复杂性 [184, 185]。小头畸形是多个已知单基因和病毒（如塞卡病毒）共同致病的典型例子（见第 34 章）[186-188]。人类孟德尔遗传线上数据库（Online Mendelian Inheritance in Man，OMIM）网站有 900 多条表型和近 800 个表达程度不一的小头畸形相关基因 [188]。

临床上常遇到的一项挑战是，确定表现为脑瘫的智力障碍的病因是大脑损伤（缺氧）还是遗传疾病 [184, 185]。典型的脑瘫样症状包括遗传性痉挛性截瘫、肌张力障碍和舞蹈运动障碍 [189]。已知有多个基因与脑瘫样症状相关 [189-191]。

医生或遗传咨询师对具有明显指征（如高龄产妇）的人群进行遗传咨询时，可能会进一步发现一种或多种并不熟悉的其他家族性疾病，这种情况需要进行专家会诊。英国全国机密调查患者结果和死亡机构统计了向非遗传学家进行遗传咨询的病例，发现在已知高遗传风险人群中，只有不到一半被转诊给医学遗传学家 [192]。该研究重点回顾了 12 093 个"遗传事件"，涉及可能可以避免的唐氏综合征、神经管缺陷、囊性纤维化、β 地中海贫血和多发性内分泌肿瘤。该研究表明，遗传咨询的临床记录往往由于咨询证据的缺乏而质量很差，这使得对于医疗记录的审查尤为困难。该研究强烈呼吁遗传咨询管理至少要像外科手术、药物记录和知情同意一样被详细记录。荷兰的一项研究评估了 643 名心脏病专家的知识水平、实践技能和其临床遗传学相关实践。在这些医生的自我评估报告中，其关于遗传诊断的知识水平很低，只有 38% 的人曾将患者转诊给临床遗传学家 [193]。其他医生也发现缺乏必要的知识和沟通技巧。鉴于遗传因素在所有专业中的重要性，这些问题可能会变得越来越严重，尤其是在家庭医学领域 [198, 199]。

在产前诊断发现胎儿有患严重的遗传疾病风险，遗传学家 / 遗传咨询师应该能够充分告知家庭预期的负担，并详细说明这种负担对该患儿、家庭、其他兄弟姐妹、家庭经济和婚姻关系的影响，以及选择继续妊娠其他方面的利弊。唐氏综合征的早期阿尔茨海默病和其他并发症，以及可能需要其兄弟姐妹承担的护理需求，在遗传咨询中都不应该被省略。此外，关于选择性流产的可行性、风险和收养可能性的确切细节都应告知患者（见第 32 章）。

（二）专业的遗传咨询能力

遗传咨询最好由获得认证的临床遗传学家和遗传顾问提供。在具有这类专业的国家，遗传咨询服务是由临床遗传学家（医生）和遗传咨询师组成的团队提供，他们与临床细胞遗传学家、生物化学和分子遗传学家协同工作。然而，对所有高龄产妇都提供这种形式的正式咨询是不切实际并且成本太高。产科医生有必要充分了解产前诊断的适应证并解释获取羊水或绒毛膜绒毛的技术和要求、研究的局限性、受咨询者后代出现染色体异常的风险、手术的风险，以及所有与异常胎儿选择性流产有关的事项 [200]。

Gordis 等 [201] 的研究表明产科医生管理风险患者并转诊进行基因筛查的方式与该医生的态度和受教育程度密切相关。在实践中，医生应该意识到遗传咨询过程中的细微差别和需要，包括关键的心理因素 [202]。也许最重要的是要求他们认识到自己对罕见遗传疾病认识的局限性，并对需要转诊的情况保持警惕。产科医生或家庭医生不需要对所有疾病都有广泛的了解，但他们应该能够认识到这种疾病可能是遗传的。对诉讼的担忧不应成为医生咨询或转诊的主要原因 [184, 203-205]。

（三）沟通能力

许多医生不是天生的沟通者，大多数没有接受过正规的教育和培训来提升他们的沟通技能。美国儿科学会认识到了这些不足，于是为医生们沟通技能的发展和教育提供了有价值的指导，并提出了具体的建议 [206]，其他机构也有类似的做法 [207, 208]。

成功进行遗传咨询的关键包括简单易懂的语言、足够的时间、对咨询者关心的态度及保持对他们的敏锐观察力。通过有意识的练习才能避免繁杂技术术语的使用[209]。需要做出决定的问题的提出方式[210]及表达的方式[211]都可能会影响患者的选择[212]。如下三个关键问题有益于咨询："您为什么来？""您最希望了解什么信息？""我是否回答了您所有的问题和担忧？"

虽然对于准确的风险概率的解释很重要，但患者往往更关注实际将产生的负担或疾病的严重程度。如何进行风险解释是一项需要掌握的技能。沟通过程的关键是患者的受教育水平、文化背景其至对翻译的需求（翻译者甚至可能会困扰一位优秀的顾问）。顾问必须选择合适的数字概率、相对风险、风险降低或简单的概率数字（1/100）或"几乎从不、可忽略、有时、经常"等表述[213]。显然，解释得越简单，信息越容易被理解。患者对风险的认识常常与咨询顾问有明显不同，这无可厚非。咨询过程的一个重要组成部分是时间。很难期望忙碌的医生在一个简短的会诊期间提供遗传咨询。这种仓促进行的遗传咨询必然会带来焦虑和误解。

（四）对于其他需求的了解

对于那些有可能生下患有严重遗传疾病的孩子的夫妇来说，产前诊断并不是唯一的选择。即使在产前可以诊断某种疾病的情况下，探索其他途径也是很重要的。那些已知是常染色体隐性遗传病携带者的准父母可能不知道精子或卵子捐献的可能性，或者可能不愿意提出这个问题。医生应该确定患者了解上述所有重要选择，以及了解领养、输精管切除术、输卵管结扎术、妊娠期间对母亲和（或）胎儿的治疗，以及其他辅助生殖技术（如卵胞质内单精子注射）[214]、经皮附睾穿刺取精术[215]和着床前遗传学检测等（见第2章）。

（五）同理心

同理心不仅体现了理解他人观点和情绪的能力，而且还体现了传达这种理解的能力[216, 217]。在遗传咨询过程中需要的不仅是传达特定疾病的风险数据。温暖、关怀、同情、理解和对人的状况的洞察是有效沟通的必要条件。我们应该认识到，在焦虑中，吸收信息和做出理性决策是困难的。同理心和敏感性使咨询师能够预测和回应咨询者未言明的恐惧和问题，这些品质使得咨询者获得最有益和最有价值的咨询体验。

例如，一对夫妇可能已经备孕了10年，终于成功后却遇到一个冷漠的医生，对他们关于羊膜腔穿刺术和选择性流产的担忧感到不耐烦。另一对夫妇可能因一种代谢性遗传疾病而失去了其唯一的孩子，他们可能正在寻求咨询帮助，以探讨在随后的妊娠中进行产前诊断或在产前诊断后进行治疗的可能性，如半乳糖血症。他们可能会想到过去在产前诊断中遇到的问题，或者可能意识到治疗结果的不确定性。更糟糕的是，长期不孕，最终妊娠却发现胎儿是非整倍体异常。

察觉准父母困境的敏感性是至关重要的前提条件，包括需要认识并解决他们通常未说出口的恐惧和焦虑。他们之前可能有过身体/智力缺陷的患儿，并经历过被歧视的遭遇，包括冒犯的询问、凝视和指指点点、贬低的言论和社交回避[219]。

除了具备咨询师的资格和专业知识外，成功有效咨询的关键因素是咨询师自己。富有同情心的态度、肢体语言、热情、礼貌、衣着、语调和个性都会对所提供咨询的可信度和接受度方面产生重要影响。有趣的是，咨询师很少意识到他们在咨询过程中也同时被咨询者评估。患者评估咨询师的知识和可信度，寻求咨询师经验丰富的证据并受此鼓舞，同时也会考虑咨询师的态度、肢体语言和其他非语言特征所提供的信息。在进行咨询时盯着电脑屏幕会传达出深深的冷漠感，也会让咨询者产生不信任感。

成为富有同情心的遗传顾问的基本先决条件包括以下几点。

1. 承认准父母所承受的负担，对其悲伤或损失表示同情（例如，前一个孩子患病；复发性流产；患病的父母已故；因患乳腺癌接受了乳房切除术和化学治疗而其女儿会面临风险的患者）。

2. 告诉患者自己已认识到他们所经历的痛苦，例如，反复流产后，多次进行体外受精（in vitro fertilization, IVF）后，最终成功妊娠但胎儿有缺陷。

3. 承认必要的付出和努力，包括夫妻可能不得不承受的压力，尽管有时会有内心的矛盾纠结。

4. 当面对父母某一方所患的同一疾病的产前诊断时，认识（并解释）在做决定时的心理困难（讨论自我消亡、自我形象、内疚和生存问题）。

5. 满足患者对希望和支持的需求，积极避免任何可能会破坏这些基本先决条件的轻率评论[172]。

善意的陈述常常以完全不同的方式被理解[206]。

不言而喻，同理心会使患者满意度更高，并且很可能与临床能力相关[220]。

（六）对父母的内疚感保持敏感

准父母在遗传咨询中往往会感到内疚。咨询师应预料到、认识到并直接处理这种情况。面对一个孕育着有可能有严重 X 连锁遗传病胎儿的孕妇的内疚感，仅给予保证常常是不够的[221]。向他们解释我们都携带有害基因变异通常会有所帮助。然而，在大多数情况下，鼓励人们化悲痛为力量是很重要的。这可能也有助于减轻夫妇在此类情况下的自责感[222]。

内疚感并不仅是携带者的专有情绪。患病的父母不可避免地也会因为给孩子遗传了有缺陷的基因而感到内疚[223, 224]，其通常会对自己的职业、服用过某种药物或非法药物感到内疚，他们认为是这些导致或促使孩子患病。Kessler 等[224]建议，减轻父母的内疚感反而可能会削弱他们有效预防的动力，因为内疚感是他们面对自己的无能为力时的一种防御措施。

患病孩子的健康兄弟姐妹通常也会感到内疚，同时他们觉得自己相对地被父母忽视，从而会对父母和患病的兄弟姐妹感到愤怒。随着新的 DNA 检测技术的应用，"幸存者内疚感"越来越被人们所认识。在亨廷顿舞蹈症及成人型多囊肾病[225-231]的病例中证实了这种幸存者对新的现实（未来）的愧疚感，以及他们与亲密家庭成员之间的问题。Huggins 等[228]发现大约 10% 接受低风险结果的人经历了心理困扰。

六、遗传咨询的指导原则

孕前、产前和围产期的遗传咨询指导共有 11 项原则。本节与遗传学专业人员关于伦理原则的共识声明[232-234]和国际指南[235]一致。

（一）准确的诊断

临床遗传学家、产科医生或儿科医生通常是因家族遗传疾病而寻求指导的患者最常遇到的专家。鉴于在识别几乎所有专科中的数千种遗传疾病的致病基因方面已取得了巨大进展，所有医生都需要了解单基因遗传病的精确分子诊断方法，以及如何避免再发。之前的孩子、已故的兄弟姐妹或父母也可能患有这种疾病。遗传咨询过程有赖于准确的诊断。先前诊断的准确的信息不仅对后续风险的沟通很重要，而且对未来如何准确选择也很重要。对于严重智力障碍而言，全外显子组 / 基因组测序对先前未确诊患者的潜在诊断效果为 25%～52%，这要求临床医生必须保持最新和充分的知识储备[236-240]。仅仅知道前一个孩子患有黏多糖贮积症是不够的，还必须确定其确切的类型和亚型，因为每种亚型可能对应不同的酶或基因型缺陷（见第 23 章）。肢带型肌营养不良有 8 种显性型（1A～1H）和至少 23 种常染色体隐性型（2A～2W）[241]，并且其中许多仍有待进一步分子水平的鉴定，该病史并不利于产前诊断。同样，癫痫病史也不能确认致病基因。前一个孩子如果有颅缝早闭症，需要准确确定病因（约 20% 被认为是遗传原因）才能进行风险咨询[243]。至少 13 个基因的突变与单基因综合征性颅缝早闭明确相关[244-246]，此外，染色体异常也可能是其病因。

对遗传异质性及特定疾病（如结节性硬化症）家族内和家族间表型变异的认识也是必要的[247]。假设一个特定的主要基因型可以解释家族性疾病是没有根据的。由 ADPKD1 基因突变引起的常见的成人型显性多囊肾病有 2%～5% 的病例出现在婴儿期[248]。此外，ADPKD2 基因突变可能导致多囊肾病和围产期死亡[249]，而且该类疾病不应与 ARPKD 基因突变引起的常染色体隐性遗传类型混淆。意识到邻近基因综合征的存在，如结节性硬化症和多囊肾病（TSC2-PKD1），尤其是在有微阵列技术可应用的情况下，是很重要的。

咨询师必须获得并记录确认性数据，而不是简单地听取患者报告遗传疾病名字（如肌肉萎缩症或黏多糖贮积症）或接受他们所说的检查结果正常（或不正常）。这种情况，尤其是母亲病史不可靠尤为显著（文献报道其阳性预测值为 47%）[250]。死者的照片、尸检报告、医院记录、携带者的检测报告或在其他地方进行的检测结果，以及其他信息都可能帮助确认或者否定先前的诊断。流产后的重要数据也可能影响咨询。一项对 91 个自然流产胎儿的研究发现，几乎 1/3 的胎儿有畸形，这增加了随后妊娠中的相关风险[251]。

强直性肌营养不良（myotonic muscular dystrophy，DM）1 型是最常见的成人肌营养不良疾病，其发病率约为 1/8000[252]，该病可作为孕前、产前和围产期遗传咨询的范例。例如，识别这种疾病的多型性时，医生会听到这样的家族史：一个患有强直性肌营养不良，另一个猝死（心脏传导障碍），还有一个亲戚有白内障。意识到这种疾病的常染色体显性性质以及其基因基础是由 *DMPK* 基因中的动态突变引起的，突变反映在三核苷酸（trinucleotide，CTG）重复单元的数量上，除了后代的 50% 复发风险之外，还引发了其他问题。作为被认识的以三核苷酸重复序列扩增为特征的疾病，疾病严重程度和早期发病与三核苷酸重复数量之间的关系不久便得到确认[252]（见第 14 章）。此外，突变通过母源性基因而非父源性基因传递时，严重程度具有差异的现象表明了一个这样的事实：母源性遗传是先天性强直性肌营养不良病情严重的标志。CTG 重复在传递过程中扩增的可能性为 93%～94%[253]。这种遗传学上的早现现象（世代间的临床严重性增加）并非必然发生。据估计，6%～7% 的强直性肌营养不良与三核苷酸重复数量减少或不变有关[254]。也存在一些罕见病例，在这些病例中，突变发生了完全逆转，导致突变自发性纠正为正常范围的三核苷酸重复[255-262]。

（二）非指导性咨询

医生习惯于发布治疗指示，患者也确实总是依赖这种指示以改善他们的健康状况。这样的指导方法与绝大多数遗传咨询的共识是不一致的。非指导性遗传咨询已经得到了医学遗传学家[263]、世界卫生组织遗传咨询专家委员会[264] 及关注遗传咨询师态度的多个国家研究者[265, 266] 的认可。在对非指导性遗传咨询的分析中，Kessler[267] 给出了这样的定义，即"非指导性旨在促进患者的自主性和自我指导"。医生和遗传顾问的作用是提供最完整的信息，在沟通过程中保持公正和客观，同时认识到医学的宗旨是预防疾病。这项任务并不容易。的确，有些人认为非指导性咨询既不可能也不可取[268, 269]。不出所料，咨询技术上的显著差异反映了咨询师对遗传咨询目标、内容和过程的不同观点。Kessler[267] 认为，咨询师在回答直接问题和进行非指导性咨询存在困难，提示他们缺乏相关技能，他将其归咎于培训不

足。他强调说："非指导性是为了激发来访者的自我指导能力而采取的积极策略"，并呼吁纠正咨询师在咨询、培训、技能等方面存在的重大不足。遗传咨询培训和学位课程的广泛开展已经改善了许多相关问题。

Michie 等[270] 研究了遗传咨询中的非指导性。他们将"指导性"定义为建议，并对咨询者的行为、想法或情绪表达个人观点或选择性强化。正如预期的那样，他们得出的结论是，无论是咨询师、咨询者还是他们使用的标准化评分量表，目前实行的遗传咨询都没有统一的非指导性特征。

Clarke[271] 却指出，在产前诊断的背景下，非指导性遗传咨询"不可避免地是难以实现"，很大程度上因为"咨询师和客户之间的关系结构"。他进一步指出，进行产前诊断意味着鼓励接受建议，而这又意味着默认在胎儿异常时终止妊娠。在 1970 年[272]，人们强调提供产前诊断不应有任何关于终止妊娠的明示或暗示。Clarke[271] 进一步认为："非指导性咨询是不可达到的，尽管咨询师动机是好的，但提供和接受遗传咨询这件事已经在每个人的心中设定了可能发生的一系列事件。"经验丰富的临床遗传学家对他的观点感到震惊，并且这种震惊是情有可原的[273-275]。他认为生育选择是 20 世纪 80 年代临床遗传学消费主义模式的一部分[276]。遗传学家/顾问的个人价值观可能会影响临床实践中的行为，个人警觉意识是遵守非指导原则的必要条件。这可能比想象的要容易些，因为据报道，人们高度重视仁慈、自我决策和关心他人福祉的模式[276]。Clarke 忽视了遗传咨询的一个基本原则，即在自由社会中，选择不是一时的潮流，而是一种权利。他的观点表明他藐视公众的观点（及选择），正如认为在一个"判断什么样的人值得活下去的社会里"，对残疾人的尊重是无法实现的[276]。还有报道指出人们的决策过程比看上去的要理性得多[277]。Simms[278]指出，事后看来，80% 有残疾孩子的父母会选择终止妊娠。在批判 Clarke 的观点时，她总结道："他（Clarke）的职业职责是尽自己所能给父母提供建议，而不是替他们做决定。他们将不得不承担后果，而他（Clarke）则不会。"[279]

使用指导性方法的固有风险是医生/咨询师有机会（即使是下意识或无意识地）将自己的宗教、种族、优生学或其他信仰或道德准则渗入咨询过程

中[280]。有些人支持这种有悖原则的做法[281]，他们邀请了咨询者探究患者无根据的意识或潜意识偏见。一些产科医生因为他们反对终止妊娠的观点，有意不提供或不推荐产前遗传研究，并不合理地夸大羊膜腔穿刺的特定风险，以此来阻止产前遗传学检测。墨西哥的一项研究显示，临床遗传学以外的其他专业的医生倾向于进行指导性咨询[282]。

医生和遗传咨询师的职责是传达所有可用的信息，然后帮助咨询者认识到他或她的需要主要优先考虑事宜、信仰、恐惧，以及其他关注点，以使咨询者作出合理的决策。咨询中保持中立是困难的，需要付出宝贵的时间与努力，但在很大程度上是可以实现的。时间紧迫的非遗传学家在提供遗传咨询时可能很容易从选择滑向强制[283, 284]。这项工作的困难主要在于努力保持中立，同时防止遗传疾病的发生。咨询师的性格特征很可能影响所提供的咨询服务[285]。与忧郁的咨询师相比，乐观的咨询师可能会无意中为咨询服务增添色彩。Hsia[286]观察到，乐观的咨询师可能会无意识地为焦虑的个体解除烦恼，而悲观的心理咨询师可能会不知不觉地夸大即使是小风险的重要性。医生将自己的偏见渗入咨询对象的决策过程中，在道德层面侵犯了个人隐私权和生殖自主权[287]。

在极少数情况下，家庭环境可能会给遵守个人自主性和非指导性咨询的需要带来挑战。原则上应该尊重一个患亨廷顿舞蹈症风险为 50% 的单合子双胞胎家庭在进行预测检测后不愿知道结果的权利。Chapman 建议，如果可能对双胞胎造成伤害，在没有父母双方同意的情况下，应该拒绝检测[288]。她进一步认为，出于利他主义，对于那些患亨廷顿舞蹈症风险为 50%、患有抑郁症、缺乏社会支持和有自杀未遂史的人，指导性咨询是可以接受的。对于这些患者，建议进行精神评估和咨询，而不是进行用于风险预测的检测。有 15 年为亨廷顿病提供预测性咨询经验的加拿大作者强调了为接受检测结果做准备这一过程的重要性[289]。在精曲小管发育不全产前诊断后的咨询研究中，Marteau 等[290]发现，如果由遗传学家提供咨询，继续妊娠的可能性几乎高了 2.5 倍。

随着微阵列和全外显子测序技术的快速发展，在确定次要发现后如何进行咨询成为当前遗传咨询面临的挑战。在获取任何样本之前，应解决可能出现的基因组不确定性问题。美国医学遗传学与基因组学学会（American College of Medical Genetics and Genomics，ACMG）列出了 59 种可采取行动的疾病（见第 14 章），由于潜在的健康和拯救生命的机会，遗传学家应与患者沟通。患者可以选择不接受这种潜在的指导性咨询，并且显然有选择不知情的权利[291]。然而更困难的是发现不确定或意义未明的变异（variants of uncertain or unknown significance，VUS）（见第 14 章）。如在一例患有癫痫、低肌张力、低血糖和畸形面容的新生巨大儿中，鉴定出了 HERC1 基因上未见报道的复合杂合子突变，而非已知的同型纯合突变，这一结果为评估复发风险和非指导性选择提出了严峻挑战[292, 293]。甚至有些致病性变异可能在无病的个体中发生，这使非指导性咨询更加复杂。[293]

幸运的是，对于患病胎儿是否要终止妊娠，父母双方意见完全相反的情况并不多见。一对伴侣（两人都是联邦调查局特工）的咨询经历让这个问题变得十分突出。双方的情感交流和既得利益促使非指导性咨询得以进行，以确保他们掌握了所有必要的事实，待回家后进行理性决策。

例如，在母亲因为高龄而进行羊膜腔穿刺术发现 22q11.2 缺失后，超声偶然检测到胎儿胸腺发育不良[294]，若此时发现一方亲代也存在一些相同微缺失的征象，这就导致咨询陷入了另一个困境：过早确诊子代的表型很不明智，关于终止妊娠的讨论需要明确的非指导性[295]。

（三）个体关怀

在所有针对患者的治疗方法中，都应强调仁爱、尊重自主权、不伤害和公正（见第 37 章）的伦理原则。并非影响国家重大利益的内容应该成为我们的关注点。虽然胚胎和基因受公共卫生当局的管辖，但遗传隐私至关重要。这种态度渗透到遗传咨询中，会带来很多挑战，包括经常引起争议的终止妊娠问题。

沟通不应仅依赖于患者提出的问题，因为患者可能不了解所咨询疾病的全貌或可行的选择。例如，如果一对夫妇有可能会有一个智力严重不足的孩子，医生应该了解这一情况对夫妇间关系的影响、对他们其他孩子的影响、患儿将面临的痛苦和可能的社会歧视[219]、对经济和其他社会方面的影响，以及避孕的必要性。有些人可能认为，在全面考虑所有问题时，至少应该提及缺陷后代对社会造成的经济负担。然而，我们关心的是个人，个人的优先权、需求和选择仍应是最重要的。在医患关系中，对个人的关切应该高于对社会需要的考虑。社会有许多途径来影响其公民的行为。在遗传咨询中，医生／咨询师的角色并不应该是代表社会的倡导者。

一对夫妇可以选择进行羊膜腔穿刺术检查，但不承诺发现胎儿异常时必须终止妊娠。有些人可能会拒绝给这样的夫妇进行产前基因诊断。所有的夫妇都有权获得胎儿的信息，而产前诊断可以让部分夫妇安心。超过95%的夫妇不需要考虑选择性流产。少数夫妇起初犹豫不决，一旦发现严重的胎儿缺陷后，几乎总是会选择终止妊娠。然而，在产前诊断为致命或严重的疾病如无脑畸形或13三体综合征后，终止妊娠的可能性反而会减小。O' Connell等描述了四位母亲在产前诊断发现胎儿无脑畸形后继续妊娠直至分娩期间的深刻情感变化和对悲伤的适应过程[296]。关注点为犹豫不决的伴侣提供安慰，或者准备好接受选择不终止妊娠可能带来的后果。此外，在特定情况下，还存在着挽救后代生命或至少改善结果的机会（见第29章和第30章）。收养的可行性也应该始终被提及和讨论。

然而患者经常会拒绝进行指征明确的羊膜腔穿刺术。当前，医疗管理标准规定需要在患者的病历上做出注释。签署简短的知情书，说明产前检查的适应证或注明患者本人拒绝此类检查。因为有时面对后续诉讼时，患者坚称医生没有建议羊膜腔穿刺术，而产科医生（没有记录在病历中）则否认其"未建议"羊膜穿刺术这种说法。

咨询有助于患者的心理健康。因此，咨询师不应只进行遗传信息的转达，应帮助患者将信息应用到实际情况中。

（四）咨询的真实性

自希波克拉底时代以来，医生经常对他们的患者隐瞒真相，正如Katz[298]在《医生和患者的沉默世界》中强调的那样，他们也捍卫这种立场在道德层面的正确性。隐瞒真相的一些重要原因包括避免患者的情感痛苦、消除希望和（或）维护医生的个人尊严。Lantos[299]认识到了现代社会道德情感的变化，同时承认讲事实已经成为"道德义务"。尽管他表示"不希望医生评判我的决定是否道德"，但他仍对"善意谎言"的价值持怀疑态度。

在遗传咨询中仍存在歪曲、淡化甚至隐瞒事实的情况。反对对异常胎儿进行流产的产科医生常常会提供错误或具有误导性的信息，这种立场完全是不道德的，违背了自主权和善意原则。医生或遗传咨询师将自己的宗教信仰强加给患者是坚决不允许的。在一个医疗法律案例中，母亲有25%的风险生下第二个患有严重智力障碍和小头畸形的孩子，而产科医生故意将超声检查推迟到妊娠28周，而此时已经不允许终止妊娠。加州法院在该案中除了判决医生玩忽职守，还处以巨额罚款。

包括产前检查在内的DNA测序技术的广泛应用，导致了非生物学父子关系问题的相应增加。对非生物学父子关系发生率的预测结果存在较大差异[300-302]，一项包含17项研究的Meta分析指出其平均发生率为4%[301]。发现潜在的染色体异常（如倒置）、微缺失或微重复，或者有关DNA变异，可能会意外地揭示非生物学父子关系。这种观察可能是基于Y染色体核型差异、单倍型[303]或在胎儿DNA中未发现Y缺失。当胎儿与男性伴侣明显没有亲缘关系时，基因芯片可能会提示二者有血缘关系的假阳性结果（来自纯合性分析）（见第13章）。胎儿中的双等位基因变异可能不会反映在"胎儿父亲"推定的等位基因。一旦发现了非生物学父子关系，就要面临是否和如何告知男性伴侣真相的问题。

关于这个困境已有很多文章讨论[300, 304-308]。当然，在获得知情同意时，有机会可以避免这种潜在的家庭危机，届时应明确指出如果出于其他原因进行产前检查，将例行确认亲子关系。而知晓这些信息的孕妇可能会放弃后续的检测。

告知真相的道德性仍然面临很大挑战，有时候不仅对一个家庭造成伤害，在一些文化中，其母亲可能会遭受抛弃、伤害甚至生命威胁[304]。一些人认为是否告知真实信息取决于临床意义[300]。例如，如果需要解释遗传模式，则应当告知。在这种情况下，建议医生先与母亲见面。然而，有时候亲子关系的临床意义在短期内不能体现。Avci讲述了一个令人心酸的案例：一位55岁的肾衰竭父亲计划从他35岁的儿子那里接受肾移植[304]，但HLA配型表明他们不是父子关系。医生会见了这对父母和儿子，并虚构说儿子的检查结果表明捐献肾脏对他来说非常危险。根据一些备受尊敬的伦理学家[309]的观点，这位医生立场合理，符合仁爱原则。其他伦理学家不同意这种观点，坚持认为诚实是一种伦理原则[310, 311]，而不是一种道德规则，它是一种基本义务[304, 309]。就像保密性一样，真相也不是绝对的。

这种出于保护患者专断的方法凌驾于个人选择之上。由于这种情况在没有患者完全知情或同意的情况下发生，在伦理上是不可接受的，而且与自主原则相冲突[310]。康德哲学认为，无论何种情况，撒谎永远是错误的[311]。

在当今世界，非父子关系的公开问题受法律的监管[305, 306]。对"父亲"隐瞒真相直接违反了医患合同，并构成了渎职。另外，也需要维护单独进行遗传咨询的女性（这种情况并不罕见）的隐私权[312]，侵犯隐私也将不可避免地被告上法庭。美国多个州颁布的立法侧重于向第三方告知信息，而非隐瞒[305]。

很明显，在产前诊断时非生物学父子关系的存在引发了潜在的严重个人、医疗、社会和法律问题。遗传顾问必须非常熟练地处理这些情况。进行检测前在知情同意书中告知可能会发现非父子关系[313, 314]，可能导致孕妇拒绝进行绒毛膜绒毛取样（chorionic villus sampling，CVS）或羊膜腔穿刺术。当发现非生物学父子关系时，不告知真相是不明智的。但为了不造成伤害，我们要求对准母亲单独进行咨询。她在私下里做出的决定将影响后续措施。然而，如果这种非生物学亲子关系影响到遗传决策（即具有遗传学意义），则保密在法律层面上是不被允许的。

（五）保密性和信任

遗传咨询和检测能够揭示更多关于患者健康状况的信息和适用于其他家庭成员的风险信息。美国医学会（American Medical Association，AMA）医学伦理守则[315]、美国人类遗传学协会[316]、国家遗传学顾问协会[317]和总统医学伦理问题研究委员会[318]一致声明，未经同意不得泄露患者遗传信息。虽然患者隐私不可侵犯，但所有声明[315-318]均承认存在特殊情况。然而，健康保险携带和责任法案隐私条例（2003 年）[319]允许在个人面临身体伤害威胁的情况下披露健康信息。在臭名昭著的 Tarasoff 案中，一个人向他的心理医生透露自己打算谋杀抛弃了他的前女友。

很多关于公开信息的困境都是由 DNA 分析技术的进步产生的。如果先证者被确定为严重单基因遗传病的携带者或患者，其亲属可能会采取挽救的措施（如长 QT 间期综合征、结肠癌）。对于结直肠癌，有证据表明超过 50% 的有风险家庭没有得到必要的信息[321, 322]。育龄夫妇可以选择包括产前基因诊断或着床前遗传学检测在内的措施。还有一些亲属行使了不知情的权利，特别是对于没有治愈或有效疗法的神经退行性疾病。向亲属以外的第三方披露信息，还包括雇主、保险公司和学校。人们希望医患关系的保密性、患者的隐私权和个人自主权是神圣不可侵犯的。美国医学会肯定了对遗传信息保密的重要性[315]。

遗传学家和遗传顾问可能会主张，他们与咨询者的亲属没有医患关系。然而，这是一种道德义务。现实问题无法避免。如果患者不愿意透露信息，医生便无法了解患者亲属情况。由于家庭成员广泛分散，或者其沟通有限[323]，护理人员需要以书面形式告诉患者向医生告知重要信息的必要性和重要性。

适用于患者的第二代测序的次要发现可能也适用于其近亲（如 BRCA1 或 BRCA2 突变）。在缺乏凝聚力、缺乏沟通的家庭（可悲的是，这种家庭很普遍），所有的善意都可能化为乌有。有些人认为遗传顾问可能有义务关照咨询者亲属[324]，尽管国际共识认为咨询者本人才在道义上有义务将遗传信息告知其家庭成员[325]。在法国，一项法律要求咨询顾问直接向亲属告知可能影响其健康的任何严重疾病的遗传风险[326]。

然而，面对棘手的患者，美国人类遗传学协会在 1998 年发表的一份声明中阐述了一些关于信息披露指导意见[316]：当可以预见亲属可能受到相关风险的严重伤害时、当疾病是可预防或可治疗时，或者通过提前监测可以降低亲属相关风险时，认为告知是可以接受的。"隐瞒可能造成的损害应大于披露可能造成的损害"。实际中，似乎很少有遗传学家在未经患者同意的情况下告知有风险的亲属。绝大多数决定不向此类亲属发出警告的医学遗传学家是出于对患者隐私保护和法律责任的考虑[327]。

（六）遗传咨询的时机

如今，伴侣具有前所未有的孕前或婚前的遗传咨询的机会，当前已有携带者检测、产前诊断、着床前遗传学检测或其他前述的重要检查多个方式[328]。令人惊讶的是，当回顾家族史时，很多的夫妇对其家属知之甚少。因此，开始咨询的最佳时间不是妊娠期。在第二次错过月经后才进行第一次产前检查的咨询者已经错过了胎儿器官发生的关键时期，而妊娠后转诊的患者除了选择性流产外别无选择。考虑到妊娠前补充叶酸对神经管缺陷发生有70%的保护作用[329, 330]（见第10章），因此有必要向女性宣传孕前保健的重要性。

面对患有致死畸形的新生儿，医生可能会在孩子出生当天或产妇出院前为夫妇提供咨询。沟通和支持尤其重要，但医生需要同时认识到，处于痛苦中的患者，很难正确深入理解任何咨询[279, 331, 332]。医生/咨询师应告知并理解患者夫妇在受到情绪困扰时很难记住所有重要信息；在几周后，患者可能会再次提出相同的问题，因此，对患者夫妇的帮助应持续数月。

（七）亲代咨询

医生/咨询师有责任向有高风险生育患遗传疾病孩子的夫妇传达已知的选择、风险、益处和可预见的后果。如果夫妇中只有一个人参加遗传咨询，要履行这种义务会比较难。这些问题常常因负罪感、无知、家庭偏见、宗教障碍、恐惧和伴侣之间严重的意见分歧而变得复杂。因此，在合适的时机（如预约时），应该强调夫妇双方一起参加咨询的必要性。医生/咨询师经常看到极度焦虑的父亲或母亲单独进行咨询，然后向其伴侣传达自己错误的理解，从而引起不必要的焦虑。即使是在咨询结束后写给伴侣的咨询意见（这是一种推荐的做法，即总结所提供咨询的重点）也不能完全地代替与双方面对面的讨论，这种面对面可使双方进行深入的提问和交流，并有机会对该伴侣进行检查[333]。

遗传顾问应该认识到父母生育决策中涉及的复杂因素。Frets[334]证实了疾病负担的重要性，风险解读和生育需求是最重要的因素。个人对该疾病的经验缺乏也是一个重要的影响因素。Frets发现了一些与43%接受咨询的夫妇所经历的问题显著相关的独立因素。这包括没有咨询后支持、认识到高风险、亲戚不赞成、有患病子女，以及决定不生（或再生）孩子。遗传病携带者的伴侣显然经历了严重的心理困扰，因此必须进行详细调查[335]。

（八）咨询者教育

Hsia等[332]强调遗传咨询是一个教育过程，咨询者在这个过程中获得一系列事实和选择。Fraser[263]等强调遗传咨询不是告诉家人他们应该做什么，而是告诉他们可以做什么。我们坚持认为，卫生专业人员应将遗传咨询概念引入高中和关于遗传疾病的继续公共教育[335-339]。在学校里对孩子们传达有关家族史的重要性、遗传因素、个体易感性和风险的概念，为预防不必要的灾难提供提前检测的机会，可以更好地理解妊娠的风险和选择。

如果许多女性在妊娠16周后才进行首次产前检查，那么遗传咨询和产前诊断服务就用处不大了。目前，在多数西方国家的城市医院中，有20%～40%的产科患者在晚期才来就诊。从高中开始并由公共卫生当局继续进行教育可以有效地宣传孕前和产前保健的重要性。

（九）再联系的义务

基因检测的迅速发展，包括携带者筛查、染色体微阵列、全外显子组和全基因组测序分析，进一步强调了持续向咨询者传达结果的责任。这个责任在临床就诊之后仍然应该保持，因为这些信息可能影响患者的后续生育风险或生殖决策[336, 337]。

Mersch等[340]报道，在2006—2016年接受遗传性癌症风险基因检测的145万人中，有6.4%的人的变异位点被重新分类，7.7%的VUS被重新分类为有意义的变异位点，8.7%的变异位点被升级。另外，随着基因研究和有意义的新结果出现，告知患者也已经成为必要的道德义务[341]。

在Carrieri等的一项研究表明，大多数患者希望能被再联系[342]。然而，实施重新联系面临着一系列障碍，包括缺乏资源、潜在的消极心理后果、关于再次联系的操作性定义不明确、禁止专业人员再联系患者的政策、难以找到患者、侵犯隐私以及违反患者权益及侵犯不知情权等[343-346]。

为了避免任何未能再联系被误解为疏忽的担

忧，需要告知患者他们有责任每年或有生育计划或正在生育，或者其家族史发生了相关变化（尤其是测序或染色体微阵列显示 VUS）时进行联系，这是检测的知情同意书的一部分[346]。几十年来，我们一直在给转诊医生和患者的遗传咨询要点中附上一份需要保持联系的声明。尽管有人反对，但这种责任是相互的，当前确实有必要再联系[347]。

医学遗传咨询往往只有一次会面，多年后再联系该患者可能被认为过失。Pelias 提到了 1971 年的一起诉讼[348]，在该诉讼中，芝加哥大学校方已经意识到已烯雌酚的危险性，但拖延了 4～5 年才通知服用该药物的女性。在一个案例中，一名女性在妇科医生为她置入宫内节育器（Dalkon）后，起诉该医生在认识到这种装置的风险后未能告知她[349]。在该案件中，正如 Pelias 所指出的，法院允许案件继续进行，因为医患关系还要持续，而且医生有"独立的行为义务"[350]。显然，再联系的建议应记录在临床记录中，并以信函的形式回复给转诊医生和患者。ACMG 关于再联系的初版指南于 2008 年修订[351, 352]，并在 2018 年制订为"需要考虑的要点"[353]，具体如下。

1. 从根本上说，再联系是医疗保健提供者（医生）、临床检测实验室和患者之间的共同责任。

2. 作为知情同意过程的一部分，应告知患者或家属。

(1) 对临床基因组检测结果的解读可能发生变化，再联系对患者医疗管理很重要。

(2) 如果患者的病史或家族史发生变化，患者应告知医疗服务提供者。

(3) 患者要求解读更新的重要时刻是在人生中的关键时刻，如孕前计划、妊娠和家族史的变化，包括最初接受检测的人或其近亲的突然意外死亡或诊断出重大健康问题。

(4) 患者及其家属对变异寻求解读的更新时，应联系为其申请检测的医生、与患者一起解读检测结果的临床遗传学家和（或）临床检测实验室，以获得不确定结果的最新解释。或者，患者可以要求他们的初级保健或专科医生联系遗传学信息提供者。

(5) 患者或家属有权拒绝再联系。

(6) 患者或家属应在医疗机构患者端（如有）上登记注册。

(7) 患者有义务提供最新的联系信息。

3. 医生应通过讨论和书面解释向患者强调，自己不能承诺就更新后的解读进行再联系，除非患者主动再联系。

4. 关于再联系的讨论应记录在病历中。理想情况下，患者或家属将获得一份再联系原则的副本。

5. 医生应通过提供检测报告的副本告知患者所进行的具体检测及哪个实验室进行的分析。应鼓励患者将报告与他们的重要健康信息一起保存。检测报告应录入电子健康记录（electronic health record，EHR），并提供给转诊医生。

6. 临床实验室有责任将变异的重分类或新发现的基因 - 疾病相关性通知医生。

7. 医学遗传学家需要告知转诊医生，即使患者被转诊到医学遗传学家处咨询检测结果，接诊医生仍将是实验室的主要联系人。

8. 如果实验室联系并提供了更新的结果，接诊医生应努力再联系患者。

（十）不伤害原则

经典的劝诫语"首先不伤害"既适用于临床遗传学，也适用于医学的所有专业。这一原则在预测性遗传诊断的背景下尤其受到重视，预测性遗传诊断可用于患病数快速增长的神经退行性疾病（如亨廷顿舞蹈症、额颞痴呆、Machado-Joseph 病）、心血管疾病和其他严重疾病，包括多发性内分泌肿瘤2B 型，以及乳腺、结肠和其他部位的恶性肿瘤。已发布的建议和指南敦促受检者进行严格的检测前和检测后遗传咨询[354]。许多因素会影响对风险沟通和预测的尝试。接受遗传咨询的患者总是对个人风险有独立的想法。他们对风险的感知能力因家族史、受教育程度、社会经济地位、心理状态、生活经历、性别、健康状况、语言能力、文化、智商和数学理解能力等因素而异[355-359]。那些最初认为自己患病的风险或生下患儿的风险为 50% 却在之后被告知风险仅约为 10% 的人可能会得到宽慰，甚至不会选择任何检测。而一些人在听说所有夫妇平均有3%～4% 的风险生育有先天缺陷、智力障碍或遗传病的孩子后可能会感到十分惊讶。

预测性检测造成的内在伤害可能是意志消沉和抑郁，并可能导致自杀（见后面的讨论）。建议谨慎考虑对无法治愈的疾病进行预测性检测。对于某些显性疾病，尽管大约 50% 有患病风险的人可能得到好消息，但另外 50% 的人实际上面临着"死刑的判决"。对于考虑预测性检测的夫妇（或个人）来说，单次咨询是不可取的。在咨询过程中，除了充分传递信息，还需要对咨询者精神健康进行评估。对许多人来说，在决定是否进行检测及获得知情同意之前，咨询心理学家或精神病学家是明智的。

许多亨廷顿舞蹈症风险人群选择不做检测。研究表明，733 例不愿知道自己是否有携带风险的人中，66% 的人表示缺乏治愈或治疗方法，66% 的人表示无法消除所收到信息带来的影响[360]。在北美和欧洲，只有 12%～17% 的高危人群进行检测[360-364]。面对 50% 的风险，选择不接受检测可能会对家庭和家族产生影响[365-367]。一些家庭成员可能会认为那些未经检测而继续生育孩子的人在道德上是不负责任的。

当然，每个人都有权拒绝知晓自己的遗传状况及是否是潜在的严重遗传疾病携带者。咨询师没有义务陈述或暗示咨询者遵循道义，进行预测性检测。相反，其职责是解读提供的各种检测、选择及其优缺点。

除了危及生命的疾病（如长 QT 间期综合征、多发性内分泌肿瘤 2B 型）外，禁止对 18 岁以下儿童进行预测性检测。鉴于人类遗传学的显著进步，未来很有可能开发出一种疗法，增进现有的治疗措施，将晚发性疾病推迟几十年。任何生命都不应该毁于严重抑郁症或自杀。

孕妇要求对胎儿进行亨廷顿舞蹈症的产前诊断，隐瞒其高危伴侣的情况时有发生。不再只是一种假设情况。过去，为了保护伴侣的自主权和母亲的权利，我们也曾尊重过这样的要求。在这种情况下，面对患病的胎儿，母亲会选择终止妊娠，对不知情的伴侣却说是流产。考虑到我们报道过在 18 个月出现症状，并在 3 岁时得到确诊的青少年亨廷顿舞蹈症病例，这一种婚姻关系是令人痛苦的，一方面是极度关心，另一方面是由于敏感而产生的欺骗[368]。这些案例提出了具有挑战性的伦理、道德和法律问题，但产前和着床前遗传学检测（见第 2 章）现在已经被西方世界广泛接受[369-371]。当然，对于亨廷顿舞蹈症的产前诊断和着床前遗传学检测有严格的建议和指南[369]，这同样适用于其他神经退行性疾病和严重 / 致命的成年

期发病疾病。

一般而言，男方会很容易察觉孕妇产前检查后的异常行为。一项对 54 例胎儿有 50% 患病风险（其中包括患者的配偶）的女性的研究发现，在第一次妊娠时检测到胎儿未患病后，10% 的女性再次妊娠时不再进行产前检查[372]。

如果胎儿患病，不打算终止妊娠的夫妇不建议进行产前诊断[373]。一项相反的观点认为，胎儿遗传病的诊断可以很好地指导后续的分娩管理。继续妊娠可能会剥夺孩子决定是否接受检测的自主权利[374]。在对 15 例此类妊娠的回顾中，一项准则是建议夫妇不应透露诊断结果，以保护未来孩子的隐私和自主权[374]。

显然，面临 50% 的神经退行性疾病风险，生育计划异常艰难。在这些特殊情况下，预测性实验足够谨慎专业才有可能被接受。

女性在月经初潮后去看家庭医生时就应开始孕前护理。反复强调和扩展关于影响青少年自身和她未来孩子的个人健康习惯的讨论，将为促进良好的健康行为提供基础，同时为了解吸烟、毒品、酒精、性传播疾病的危害和营养学奠定坚实的基础。青春期早期是一个重要的时期，在此期间，应向他们反复灌输基因的重要性，以及了解和更新家族史信息的知识。在个人生育风险的背景下，将家族史与身体和精神残疾的共同经历联系起来，将提供一个有说服力的基础框架，医生、教师和父母可以在此基础上建立联系。

在该前提下可能有助于教导所有女性计划妊娠的重要性。在美国，超过 50% 的妊娠是没有计划的，而且往往是意外的[375]。为了让育龄女性最大可能拥有生育一个健康孩子的机会，医生还需要重新调整做法以便于育龄女性理解，最好在妊娠前开始产前保健，而不是在第二次月经周期后，因为目前这种仍被广泛采用的做法是过时的[335]。

（十一）警告义务

传统意义上，医生和咨询师对他们从未见过或没有任何治疗关系的个人不负有责任。然而，加州最高法院（在 Tarasoff 诉加州大学董事案中）做出决定[376]，当意识到第三方的健康或生命面临严重风险时，有义务采取保护措施。这些例子包括告知亲属受到暴力威胁、暴露于感染（HIV/AIDS），以

及携带致病基因的风险。对于结直肠癌，有证据表明超过 50% 的有患病风险的家庭没有得到有效信息 [377-379]。对至少有过一次不明原因猝死的 43 个家庭的研究得到了有益的经验教训 [380]。在 151 例无症状携带者的家庭中，40% 被鉴定为遗传性心脏病（如长 QT 间期综合征）。丧失机会从法律原则上使得遗传学家 / 咨询师有责任让他们的患者牢记，如果确定存在严重的遗传风险，则有必要警告他们的血亲。该建议应以书面形式提出，并记录在病历中。诉讼的例子包括未能对有患甲状腺髓样癌、家族性腺瘤性息肉病合并结肠癌及脆性 X 综合征的风险的家庭提出警告 [381]。从这些案件 [382] 的司法意见中我们了解到：①道德义务不等于法律义务；②对家庭成员承担可避免风险的责任符合正义利益；③鉴于在精神病学和传染病领域有向第三方披露的先例，人们愿意扩展提醒注意的义务。

单基因遗传病导致的猝死不仅要求进行尸检的病理学家承担具体责任，而且要求遗传学家或遗传顾问（如果与家庭有关）承担具体责任。确定猝死的原因，若非很明显，可能会归因于心律失常。如果不考虑成本，则需要考虑长 QT 间期综合征、Brugada 综合征和儿茶酚胺敏感性多形性室性心动过速的基因测序。至少组织样本应该在没有防腐剂的情况下冷冻起来，以供后续的 DNA 研究。当心脏病理学指向心肌病时也应进行同样处理。在这种情况下，为近亲提供咨询是很重要的，尤其是他们个人可能面临 50% 的风险。有时，高风险患者可能拒绝了解特定的基因检测结果。但是，如果该结果意味着一种特定的疾病，这种疾病不仅使个人处于危险之中，而且可能对他人造成伤害，伦理上将要求传达这些不愿接受的信息 [383]。

之前重要的法律案例为后续提供了指导。在Pate 诉 Threlkel 案（1987 年）[384] 中，Heidi Pate 的母亲被诊断为常染色体显性遗传的甲状腺髓样癌并接受治疗。三年后，Heidi 也被诊断了同样的疾病。于是她起诉了母亲的医生，声称他们有义务警告她和她的兄弟姐妹。佛罗里达州最高法院认为，一位谨慎的医生有法律义务警告患者家人可遗传疾病的发生。

Safer 起诉 Pack 遗产一案 [385] 也遵循了同样的原则。Donna Safer 的父亲在 1956 年被诊断为多发性结肠息肉相关的结肠癌并接受了手术治疗。尽管 Donna 的父亲进行了全结肠切除术，他还是在 Donna 年仅 10 岁时就去世了。随后，Donna 在 36 岁时被诊断为常染色体显性多发性息肉病导致的转移性结肠癌。她起诉了父亲主刀医生（该医生于 1969 年去世）的遗产继承人，因为他没有警告父亲这种癌症的遗传特点和可遗传性。新泽西州受理该案的上诉法庭判决医生有义务警告那些有遗传疾病风险的人，并接着声明仅警告患者本人是不够的 [386]。大约 5 年后，即 2001 年，新泽西州立法机关颁布了一项广泛适用的遗传隐私法 [387]，禁止医生未经同意披露遗传信息 [386, 388]。

因为 Kimberly Molloy 有症状的女儿没能诊断出患有脆性 X 综合征，Molloy 又生了一个患同样疾病的儿子。她起诉了三位为女儿治疗的医生（Molloy 诉 Meier 案）[389]。明尼苏达州最高法院（2004 年）判定医生对第三方负有责任，并且允许对没尽到警告义务的医生执行法律处罚 [389]。

最近，在英国，警告义务也成为人们关注的焦点。一名亨廷顿舞蹈症患者明确拒绝了医生告知女儿自己的诊断。但其女儿后来（而且是意外地）在妊娠时得知了诊断结果，于是起诉父亲的医生（ABC 起诉圣乔治医院国家健康服务信托）[390]，理由是没有告知自己，声称她本来可以终止这次妊娠。高等法院驳回了她的要求，认为医生没有这样的义务。然而，上诉法院推翻了这一判决，指出临床医生有义务提醒患者的亲属注意 [391]。

上述的案例，包括上诉法院作出的判决，明确表明遗传学中保密性不是绝对的 [324, 392, 393]，有时会有例外情况。在上诉法院作出裁决后，该案件返回高等法院审理，而高等法院的判决是对原告不利的（ABC）[391]。尽管如此，法院引入了"医生在某些情况下对第三方负有法律上的护理义务"的新要求 [391]。

早先，英国医学总会认为如果不告知遗传信息会使他人受死亡或严重伤害的威胁，传达遗传信息是合理的 [324, 394]。医学基因组联合委员会一致同意 [393] 且建议，如果要违反保密规定，披露信息需征得同意，且需与专业的人员（如伦理委员会）讨论，应尽量减少信息披露程度，且应有文件记录 [395]。国际上，许多研究者都对这些问题发表了看法并进行了讨论，大部分人认为与先证者的亲属沟通是非常有必要的 [396-400]。

七、孕前遗传咨询

进入 21 世纪后，尽管人们认为孕前遗传咨询很重要，但并未广泛实践，这是不合时宜的[401, 402]。第一次孕前检查应该包括医疗、产科和家族史的常规记录，后者可以说是最重要的"遗传检测"[403]。目前可以对所有已知致病基因的单基因遗传病进行产前诊断。迄今为止，有 6739 种单基因遗传病有相应的表型[2]，因此医生获取并记录家族中遗传疾病的确切名称非常重要。例如，"肌肉萎缩症"这类疾病，由于有多种类型，只记录为"肌肉萎缩症"并没有用处。需要向患者简要解释他们为什么需要获得准确的信息，并记录医生的要求。回顾病历、照片（如以前的死产）和相关的尸检报告、X 线片、脑部扫描、染色体或其他特殊实验室检查报告，转诊至遗传咨询是非常必要的。体格检查和必要的特殊检查还应侧重于妊娠期可能威胁母体和（或）胎儿健康的获得性和遗传性疾病。

先前未被诊断 / 未被检查的疾病可能在本次就诊时被首次确诊，这对计划生育和未来产前诊断检测的选择可能有重要意义。需要建议让男性伴侣参加孕前咨询（或首次产前咨询），这样提供了一个可以发现明显的遗传疾病的机会，同时确认和补充先前提供的有关其家族史的信息。据这位资深作者的回忆，多年来，因其他问题提供产前诊断咨询期间，已经为根本不知晓自己病情的男性伴侣诊断出各种疾病，包括成骨不全、Treacher-Collins 综合征、结节性硬化症、神经纤维瘤病、Charcot-Marie-Tooth（1A 型）病、肢带型肌营养不良、面肩肱型肌营养不良、小睑裂综合征、二尖瓣脱垂、XYY 核型男性和脊髓小脑共济失调。

第一次孕前咨询也可指导必需的叶酸补充，从而避免 70% 的 NTD 发生（见第 10 章），还可指导血糖控制、体重管理、停用禁忌药物、药物治疗、吸烟和饮酒等。转诊至其他专家（如神经科医生）可以将药物需求（如癫痫、痤疮）调整为更安全且致畸性更小的药物。这也是管理同一患者的专家们就患者妊娠期间的管理计划进行商讨并记录相互指导意见的时候。

（一）孕前遗传咨询的指征

孕前遗传咨询的指征应在第一次门诊咨询时确定，分为几个明确的类别。

1. 高龄产妇　在美国，35 岁曾被认为是达到医疗管理标准的年龄，需告知准妈妈生下染色体缺陷孩子的风险增加，建议她进行产前诊断，并解释 CVS 或羊膜腔穿刺术的风险，以及与任何问题、隐患相关的细节。由于手术风险非常低，所有女性都建议接受常规的产前遗传检测，重点是进行染色体分析和甲胎蛋白的检测（见第 17 章）。胎儿影像学的进步和羊膜腔穿刺术（0.1%～0.4%）或 CVS（0.2%～0.4%）[404, 405]（见第 9 章）后流产风险的降低已经使政策发生了变化。无创产前筛查（见第 6 章和第 7 章）的出现进一步降低了对 CVS 或羊膜腔穿刺术的需求。

一项对得克萨斯州 102 728 次妊娠（包括流产、死产和活产）的前瞻性分析（排除染色体异常的婴儿）发现，女性 25 岁后生育先天畸形儿的概率显著增加，且呈逐步上升趋势[406]。作者发现，35 岁及以上的女性中，与年龄相关的非染色体畸形的额外风险约为 1%。与 20—24 岁的女性相比，40 岁及以上的女性生育的新生儿中心脏缺陷的比值比为 3.95。

丹麦一项对 369 516 例单胎病例的研究报道了与母亲年龄相关的妊娠结局[407]。从妊娠 11—14 周随访至分娩或终止妊娠，比较不同年龄组（20—34、35—39 和 40 岁以上）的差异。不良结局包括染色体异常、先天畸形、流产、死产和妊娠 34 周前分娩。年龄≥40 岁的女性发生染色体异常的风险为 3.83%，而年轻组为 0.56%。其他有显著差异的不良结局包括比值比为 3.1（1.68% vs. 0.42%）的流产和比值比为 1.66（2.01% vs. 1.21%）的妊娠 34 周前分娩。

2. 父亲年龄　近年来，在美国、英国和其他地方，父亲的年龄呈上升趋势[408, 409]。

目前的共识是，在受孕时，男性≥40 岁就被定义为高龄[410]。1980—2015 年，美国 35—49 岁的高龄父亲（≥40 岁）从 42.8/1000 上升到 69.1/1000[411]。这可能反映了离婚 / 再婚率的上升及辅助生殖技术应用的增加[409]。父亲年龄越大，不孕率和流产率越高[409, 412-415]，也导致严重表型的常染色体显性变异新发的风险增加 0.3%～0.5%[416-421]。专业协会和其他指南建议精子捐献者的年龄＜50 岁[422, 423]，但根据新的和已发表的数据可能会对该建议进行重新考虑。

对于年长父亲的后代中的许多常染色体显性遗传疾病，已有完善的数据[408]（表 1-4），其中软骨

表 1–4 产前诊断中与父亲高龄相关的后代单基因显性遗传病				
临床情况	基　因	群体发病率	相对风险	调整后的风险
软骨发育不全	FGFR3	1/15 000	12	1/1250
Apert 综合征	FGFR2	1/50 000	9.5	1/5263
Crouzon 综合征	FGFR2	1/50 000	8	1/6250
Pfeiffer 综合征	FGFR2	1/100 000	6	1/16 666
肾母细胞瘤	WT1	1/10 000	2.1	1/4761
双侧视网膜母细胞瘤	RB1	1/15 000	5	1/3000
神经纤维瘤病 1 型	NF1	1/3000	2.9	1/1034
成骨不全	COL1A1/2	1/10 000	2.5	1/4000
多囊肾病	PKD1/2	1/1000	1.2	1/833
致死性侏儒	FGFR3	1/20 000	3.18	1/6290

经 Springer Nature 许可转载，引自 Yatsenko et al[408]

发育不全的相对风险为 12。原因是新发变异在 20 年内预计会累积到 420[408]。以色列一项对 87 907 例新生儿精神疾病的登记研究显示，与 20—24 岁的父亲相比，50 岁以上父亲的后代患精神分裂症的相对风险是 20—24 岁的 2.96 倍[424]。瑞典国家出生登记处对 1973—2010 年所有出生人口（2 615 081）进行了一项自闭症与父亲年龄之间联系的研究[425]。作者观察到，与 20—24 岁年龄组的父亲相比，其伴侣受孕时若父亲年龄＞45 岁，其后代患自闭症的可能性增加 3.45 倍，且具有统计学意义。他们同时报道，其后代患注意缺陷多动障碍的可能性增加 13.1 倍，患精神病的风险增加 2.07 倍。在加利福尼亚一项对 5121 例 6—20 周自然流产的研究中，50 岁以上的父亲其伴侣发生相关流产的可能性增加 1 倍[415]。丹麦一项对 23 821 例妊娠的前瞻性研究表明，50 岁以上父亲的胎儿死亡风险的比例几乎是年轻父亲的 2 倍[426]。

瑞士的一项人口研究发现，唐氏综合征组和无唐氏综合征组的年轻父亲的占比完全不同。年轻父亲生出患唐氏综合征孩子的概率几乎增加了 2 倍[427]。作者表示需要确认他们的发现。

在遗传咨询过程中，父亲的年龄应该得到更多关注[428]，特别是在无创产前筛查（见第 8 章）和产前诊断（见第 14 章）中对新发变异易感基因进行遗传学分析时。

3. 先证胎儿或儿童 当上一胎的胎儿或儿童患有或曾经患有遗传性疾病时，通常需要进行遗传评估和咨询，除非该疾病很常见且简单（如 21 三体），并且产科医生也应知情。应当仔细询问前一个孩子的健康状况。单基因遗传病诊断的失败或延误使父母在随后的妊娠中没能选择产前诊断，同时也让父母失去了对已知突变的单基因遗传病进行着床前遗传学诊断的选择机会。在孩子出生后的前 5 年内未能对其进行遗传病的早期诊断是很常见的。例如，鹿特丹临床遗传学小组报道说，50% 的患有神经纤维瘤病的儿童在被明确诊断前已经接受了对症治疗[429]。鉴于 NF1 基因和许多其他单基因遗传病的基因可以被常规测序精确诊断，这种延误已成为问题。

通常，处于焦虑中的父母会为随后的妊娠选择不同的医生，对疾病的最新理解可能会阐明先前疾病的原因。例如，胎盘局限性嵌合（见第 4 章）现在可以用来解释产前 CVS 报告的染色体检测结果与选择性流产时获得的胎儿组织结果不一致。胎盘局限性嵌合也可能与胎儿生长受限有关（见第 4 章），妊娠期间需要持续进行超声监测。

鉴于遗传疾病的异质性，对其他致病机制保

持警惕是有益的。例如，在对一位曾生育过常染色体隐性 Meckel-Gruber 综合征患儿的患者进行会诊时，预先讨论父母双方携带的特定变异验证，有发现父亲不是致病基因突变的携带者的可能。虽然非父子关系的可能性更大，但最好将单亲二倍体的情况考虑在内 [430, 431]。这种遗传模式，即后代可以从父母一方继承两个拷贝——部分或全部染色体，而没有来自另一方的拷贝——这种情况已在许多疾病中发现，包括 Prader-Willi 综合征和 Angelman 综合征（见后面的讨论和第 14 章）。大约 25% 的 Prader-Willi 综合征病例是由母源单亲二倍体引起的 [432]。7 号、11 号、14 号和 15 号染色体应着重被关注。单亲二倍体主要由减数分裂的不分离事件引起，随后是三体或单体"自救"。已报道的大多数病例与高龄产妇有关，且主要是在产前遗传学研究过程中被发现 [433, 434]。

识别导致先症死亡的疾病的分子基础可能为夫妇在随后的计划生育中提供产前诊断的机会。需要注意的是要有已故患儿可用于分析组织。近年来，很难做到（保留已故孩子的组织），随着遗传学新发现的不断增加，建议冷冻组织以便将来进行可能的 DNA 分析。随着已知的综合征的分子基础的建立，给以前产前不能诊断的疾病提供了产前诊断的机会。这样的例子比比皆是，包括一些颅缝早闭综合征、某些骨骼发育不良和许多其他疾病。

在我们的一个案例中，一位患有 Schmid 型干骺端软骨发育异常的父亲，因严重身材矮小而在成长过程中受到过侮辱和伤害，于是在一次孕前检查中选择了产前诊断。随后对受孕双胞胎进行了突变分析，产前诊断结果为正常，该结果也在孩子出生后得到了确认 [435]。

基因的异质性和多效性也需要在前一个孩子的疾病和对未来产前诊断的预期中加以考虑。例如，先前患有结节性硬化症的儿童或患有心脏横纹肌瘤的胎儿会促使对 TSC1 和 TSC2 基因进行分子诊断，以便将来进行更精确的产前诊断 [436]。

4. 患有遗传性疾病的父母 建议医生咨询时确定是否已经发现了相关遗传病的致病基因，以便为夫妇或他们的孩子进行产前诊断。例如，成年期遗传性疾病（乳腺癌/卵巢癌、结肠癌、肥厚型心肌病、长 QT 间期综合征）可以进行产前诊断。一直以来可以对症状前和已出现症状的神经退行性疾病进行产前诊断 [437]，通过分析 C9orf72 基因，将产前诊断适应证继续扩展到肌萎缩侧索硬化和额颞痴呆等疾病 [438]。在所有成年期发病的疾病的产前诊断讨论中，人们自然而然地关注个人存在和自我毁灭这两个备受折磨的问题。例如，一位患有皮质下梗死伴白质脑病的常染色体显性遗传性脑动脉病（Cerebral autosomal dominant arteriopathy with subcortical infarcts and leukoencephalopathy，CADASIL）的年轻父亲，通过对 Notch3 基因突变进行产前诊断后，与他的妻子选择了终止这次妊娠 [439]，而在之后的妊娠中再次通过突变分析确定并留下了未受累的胎儿 [440]。

这类咨询可能会引发强烈的个人情感冲突，特别是当涉及基因多效性时。例如，患有结节性硬化症但智力正常的父母无法确定受累的孩子是否有智力障碍。这在作者对 50 对进行结节性硬化症产前诊断的夫妇中表现尤为明显 [436]。胎儿心脏横纹肌瘤的发现促使了对胎儿 TSC1 和 TSC2 基因的测序，并且对无症状的父亲或母亲进行了诊断。父母选择保留胎儿与否的决定复杂且无法预测。在英国一项对 644 例耳聋患者和 143 例听力障碍患者的研究中 [441]，2% 的人认为他们更倾向于生育同样耳聋的后代，且如果发现胎儿听力正常，他们会考虑选择终止妊娠！

患有胰岛素依赖型糖尿病（insulin-dependent diabetes mellitus，IDDM）的准妈妈可能会发现她们的血糖在妊娠期间更难控制。妊娠前应控制好糖尿病。控制得越好，孩子发生先天性缺陷的风险就越低 [442, 443]。澳大利亚的一项研究指出，对 1 型 IDDM 进行良好的孕前管理后，重大先天畸形的发生率从高达 14% 下降到 2.2% [444]。尽管目前对糖尿病和妊娠异常的关系已有了解，一项包括 273 例女性的研究仍报道了死产率（1.85%）、围产期死亡率（2.78%）和先天畸形率（6%）[445]。斯德哥尔摩一项重要研究有效地区分了 1089 例死产中的早产和足月/足月后分娩因素 [446]。感染和胎儿生长受限/胎盘功能不全占病例的 44% 以上，两者比例大致相同。

糖尿病的遗传学复杂且有多种类型，包括多基因型、多因素型、综合征型和单基因型。多基因 1 型糖尿病（type 1 diabetes，T$_1$DM）和 2 型糖尿病（type 2 diabetes，T$_2$DM）分别涉及超过 40 个和 90 个基因。1%～5% 的糖尿病为单基因型，症状与 T$_1$DM 和 T$_2$DM 糖尿病重叠 [447, 448]。受累的单基因型患者大多没有胰岛自身抗体，通常有内源性胰岛素产生，常被误诊[449, 450]。T_2DM 和单基因型糖尿病通常不依赖胰岛素，有家族史，且可发生于年轻人。通常，单基因型糖尿病患者不会出现胰岛素抵抗，也不会出现黑棘皮症，且大多数人不肥胖[449]。

在出生后第一年诊断的糖尿病为单基因型糖尿病，是由于 K_{ATP} 通道突变所致[451]。存在多种单基因常染色体显性青少年起病的成人型糖尿病（maturity-onset diabetes of the young，MODY），以 HNFIA（52%）和 GCK（32%）、HNF4A（10%）和 HNF1B（6%）四种基因突变亚型为主[452]。

准确的孕前分子诊断对于指导恰当的治疗非常重要。GCK-MODY 型无须药物治疗，HNF1A-MODY 和 HNF4A-MODY 型需服用低剂量磺脲类药，K_{ATP} 通道相关糖尿病需服用高剂量磺脲类药[451]。

孕前 T_1DM 和 T_2DM 会导致较差的妊娠结局，围产期死亡率增加 4 倍[453]。受孕时和妊娠早期血糖控制得越差，死产、先天畸形、围产期并发症和死亡、巨大儿、难产和产妇死亡的发生率越高[454-458]。肥胖及随之而来的产科并发症和先天性异常[457]（如前所述），使糖尿病孕妇所面临的问题更加复杂。

患有系统性红斑狼疮（systemic lupus erythematosus，SLE）这种慢性多因素自身免疫性疾病的孕妇面临着许多并发症。这种疾病多见于育龄女性，在非白种人人群中更为普遍，其特征是涉及肾脏、心血管、肌肉骨骼、神经系统、风湿病和皮肤系统[459]。不良妊娠结局包括胎儿死亡、早产、胎儿生长受限和新生儿红斑狼疮[460]。有抗 SSA/ 抗 SSB 抗体的女性也可能表现为无症状，而后者对 SLE 和干燥综合征的诊断具有特异性[461]。抗 SSA 抗体可能比 SLE 的临床表现早出现 3.6 年[462]。但值得注意的是，这些抗体在高达 3% 的一般人群中也存在[463]。

抗 SSA 抗体的最大影响是增加胎儿 / 新生儿心脏传导阻滞和新生儿红斑狼疮的风险。一项对 325 例患二级或三级心脏传导阻滞儿童的研究中，总死亡率为 17.5%，宫内死亡率为 6%[464]。有抗 SSA 抗体的母亲生下先天性心脏传导阻滞后代的风险为 0.2%～2.0%，但如果之前曾有受累胎儿或新生儿，其风险则上升至 15%～20%[464, 465]。在两次妊娠受累后，随后妊娠的风险增至 50%[466]。治疗方法包括使用氟化糖皮质激素（地塞米松和倍他米松）和母胎

超声心动图监测[467, 468]。伴有先天性心脏传导阻滞的红斑狼疮新生儿通常需要植入起搏器[469, 470]。对于曾有妊娠受累的母亲，建议使用羟氯喹进行预防治疗[471, 472]。幸运的是，只有 1/3 完全性心脏传导阻滞患儿的母亲患有已确定的自身免疫性疾病，如红斑狼疮或干燥综合征[473]。

某些遗传性疾病可能威胁到孕妇和胎儿的健康，第 31 章对此进行了详细讨论。

5. 不孕史 除前述的父亲年龄外，有证据表明染色体结构异常（发生在 0.25% 的新生儿中）更常来源于父方染色体。2006 年的一篇报道中，72% 的新发不平衡染色体重排为父系来源[474]。25 岁以后发生染色体平衡易位的可能性每 10 年翻一倍[475]。美国癌症协会对 2532 例血液系统肿瘤的研究指出，35 岁以上的男性有患病后代的风险比 25 岁以下男性高 63%[476]。国家出生缺陷预防研究报道指出，儿童患有与高龄父亲年龄相关的非染色体先天畸形的风险虽小，但其增加具有显著统计学意义[477]，其中畸形主要包括唇裂、膈疝、右心室流出道梗阻和肺动脉狭窄。

据统计，约 10% 的夫妇患有不孕症。世界卫生组织的一项多中心研究发现，20% 的病例主要为男性问题，38% 的病例主要为女性问题，27% 的病例为双方均有问题。在剩下的 15% 的病例中，没有确定不孕症的明确病因[478]。对有不孕症史的夫妇进行孕前咨询时应注意，在没有明确病因的情况下，建议对夫妻双方均进行核型分析。未被察觉的自然流产可能是在患者不知情的情况下发生的，原因是明显的染色体结构重排或微缺失或重复（见第 11 章和第 13 章）。一项调查显示，2389 例孕妇在常规细胞遗传学检查后进行的微阵列分析结果显示，分别有 1.6% 和 0.4% 的病例出现了显著的拷贝数变异或全基因组单亲二倍体[479]。一项对 1300 例不育男性的研究显示，10.6% 的男性出现染色体异常，4.0% 的男性出现 Y 染色体微缺失[480]。明确的由同一原因导致的习惯性流产也需要进行细胞遗传学分析。这类研究可能会发现父母一方存在（很少同时存在）染色体重排，他们有生育智力障碍和（或）畸形后代的重大风险，可通过产前或着床前遗传诊断避免。

与复发性流产或不孕相关的其他例子包括脆性 X 综合征携带者的卵巢早衰（见第 16 章），以及 X 连锁类固醇硫酸酯酶缺乏症[481]和色素失调症[482]。易

栓症是其中一个重要原因，但仍未研究清楚[483, 484]。在约 8% 经历反复流产的女性中发现 SYCP3 基因（编码联会复合体的一个重要组成部分，是同源染色体间相互作用的关键基因）发生了突变[485]。目前已确认大量与卵巢早衰相关的基因[486]，在近亲婚配人群中应更加被关注[487]。因此，抛开成本问题，建议二代测序[488] 或全外显子组测序[489-492] 进行诊断。

虽然对男性或女性不孕原因的研究很广泛，但只有几个观察结果是相关的。我们发现在不育男性中的发生率为 1%~2% 的先天性双侧输精管缺如（congenital bilateral absence of the vas deferens, CBAVD）[493]，主要是囊性纤维化（cystic fibrosis, CF）患者生殖系统方面的异常表现（见第 15 章）。CBAVD 患者[494] 应进行 CF 基因分析（测序、poly T 变异分析、缺失分析）。对 CBAVD 患者的 Meta 分析结果表明，78% 的人有一个 CFTR 基因突变，而 46% 的人有两个突变[495]。包括大的基因重排在内的突变检出率可能超过 92%[496]。有趣的是，Traystman 等发现[497]，CF 携带者可能比一般人群有更高的不育风险。CFTR 突变检测为阴性的男性应该对 X 染色体上的 ADGRG2 基因进行测序[498, 499]。

一些 CBAVD 患者（一项研究中该比例为 21%[500]）通常也伴有肾脏畸形。这些患者可能有正常的汗液检测结果，且到目前为止，没有检测到 CF 基因的突变[500, 501]。建议对所有 CFTR 分析正常的 CBAVD 患者进行肾脏超声检查。在基因分析后，携带突变的 CBAVD 患者的伴侣应常规接受 CFTR 基因的测序和缺失分析。这种情况的夫妇通常考虑进行附睾穿刺取精[502, 503]，并采用 IVF。只有明确突变，才能进行精确的产前和（或）着床前基因筛查。

严重的男性不育主要为 XXY 男性（见第 12 章）、常染色体易位、Kallman 综合征、染色体微缺失、常染色体倒位、CBAVD、混合性腺发育不良，以及 X 连锁和常染色体基因突变[504]。作者报道了 1 例 28 岁的无精症和双侧先天性白内障患者，该患者在 Xp23.13 区域存在包括 Nance-Horan 基因在内的连续缺失，并影响了 SCML1 基因的功能[505]。在不育男性中，Yq 微缺失在全球的发生率约为 7.5%[506]。涉及的基因包括 DAZ（"在无精症中表现为缺失"）、YRRM（Y 染色体 RNA 识别模体）[507, 508]，以及其他可能在 Yq11.23 区域单独或同时缺失的基因[509]。必须告知伴侣的是 Y 染色体上存在这些中间缺失的男性其男性后代也将具有相同的染色体结构缺失。需要为正在接受卵胞质内单精子注射（intracytoplasmic sperm injection, ICSI）的女性解释该项操作和所使用药物是有风险的。患者应了解 ICSI 之后进行 IVF 的妊娠率可能为 20%~24%[510]，该成功率与排卵时自然性交后单周期内约 30% 的妊娠率差别不大[510]。来自欧洲 35 个不同项目所选病例中的妊娠随访数据[511] 和美国对 578 例新生儿的研究显示，先天畸形的发生率没有增加[214]。然而，观察到的性染色体缺陷具有统计学意义的显著增加[512]。建议对 ICSI 后的所有妊娠进行产前诊断。

在男性中，即使是"平衡"的染色体易位也可能与精子发生停滞和无精症有关[513]。在 150 例少精症或无精症的不育男性中，10.6%（180 例中有 16 例）为染色体核型异常，5.3%（150 例中有 8 例）有 AZF-c 缺失，9.3%（150 例中有 14 例）至少有一个 CF 基因突变[514]。这项研究揭示了 24%（150 例中有 36 例）的少精症或无精症男性存在基因异常。一项对土耳其 1696 例原发性不育症男性的研究显示，8.4% 有染色体异常，2.7% 有 Y 染色体微缺失[515]。

在确定不育原因时，也需要考虑更罕见的疾病，如可能对治疗有效果的睑裂狭小、上睑下垂、倒向性内眦赘皮综合征[516]。

在一项针对 75 784 例女性的研究中，确定了所有原因和特定原因的死亡率，其中不孕症患者死于任何原因的风险增加了 10%[517]。因乳腺癌而死亡的人数增加了一倍有余。丹麦的一项前瞻性研究对 3356 例生育了冷冻胚胎移植后代的女性与 910 291 例无生育障碍的女性进行了比较。无生育障碍的女性所生孩子的儿童期癌症发病率为 17.5/100 000，使用冷冻胚胎所生孩子的儿童期癌症发病率则为 44.4/100 000[518]。发病风险在统计学上显著增加的主要是白血病和交感神经系统肿瘤。其原因至今不明。美国的一项研究没有发现显著的相关性，但该研究存在随访期短（<5 年）、随访丢失和产妇数据不完整的情况[519]。在一项使用保险数据的回顾性研究中，对 19 658 例不孕女性和 525 695 例正常生育女性的记录进行了检查，以确定严重产科并发症的发病率[520]。最终发现接受不孕治疗女性的严重产科并发症的发病率为 7.0%，而正常生育女性为 4.3%。

6. 遗传病的父母携带者　健康的准父母大多不

知道他们的染色体或单基因遗传病的携带状态，除非他们的医疗或生育史提示了此类信息。对存在反复流产史、既往死产史、既往曾有智力障碍或先天性异常患儿生育史、不孕症、少精症、无精症史或与这些结果相关的家族史的人群，建议在产前进行染色体疾病携带者筛查。染色体分析基本上足以确定易位、倒位和体细胞嵌合。如果没有先证患儿的诊断信息，则需要对双亲进行染色体微阵列（见第 13 章）分析，但该技术无法检出染色体平衡易位。

首次孕前咨询可以确定一对夫妇的染色体或单基因遗传病的携带者状态[521]。在孕前咨询期间要考虑很多条目，以发现一些潜在的身体特征来提示女性携带者可能表现出的性连锁疾病（见下文讨论）。无论是否有所咨询疾病的家族史，都推荐转诊给临床遗传学家对可能产生的影响进行最终评估。例如，Duchenne 营养不良，未能识别出有明显临床表型的女性很可能会导致错失产前遗传学诊断的机会，并导致生育出严重受累的男性（或偶尔女性）后代。在首次孕前咨询时，对准妈妈的 Duchenne 肌营养不良（duchenne muscular dystrophy，DMD）携带者状态的确认应包括及时关注她未来的健康。大约 2/3 的母亲是 DMD 基因突变携带者。作为 X 连锁携带者，她们也可能表现出这种疾病的症状和体征，包括肌无力、小腿肌肉突出但无力、异常步态、疲惫、运动不耐受，以及最重要的心脏受累[522]。高达 16.7% 的 DMD 携带者患扩张型心肌病，而这一比例在 Becker 肌营养不良（becker muscular dystrophy，BMD）携带者中为 13.3%[523]。心肌病也可以表现为传导障碍和心律失常[522, 524-527]。虽然大多数携带者在青春期出现症状[528]，但风险和严重程度随着年龄的增长而增加。不幸的是，医生通常不知道 DMD 携带者面临的风险[529]，尽管其肌酸激酶水平升高[530]。在一项对 77 例 DMD 和 BMD 携带者进行分子诊断的研究中，49% 的患者心脏 MRI 检测到心肌纤维化[531]。心脏移植患者的最终并发症可能为不可逆性心力衰竭[532]。

一个关于 355 例脆性 X 综合征携带者女性的报道指出，>30% 的女性会出现焦虑、抑郁和头痛[533]。20%～30% 的携带者会由于原发性卵巢功能不全而出现月经不规则或停经等症状[534]。在常规产科检查中，如果发现卵巢早衰，应该格外关注该女性是否是脆性 X 综合征携带者。我们也看到过这样的例子：检出一名超过 60 岁的祖父的携带者身份，使得对帕金森病或早期痴呆的假定诊断更正为脆性 X 相关震颤共济失调综合征（见第 16 章）。

对于血友病 A 和血友病 B 携带者，则不能通过检测出正常的活化部分凝血活酶时间或正常水平的凝血因子Ⅷ或凝血因子Ⅸ来排除有血友病 A 或 B 家族史的女性的携带者状态[535]。特别是在有产前或着床前诊断需求的情况下，需要进行明确的分子诊断，必要时结合连锁分析。确定结构复杂的Ⅷ因子基因上的致病性变异有助于确认携带者[536, 537]。尽管对血友病 A 进行产前诊断的需求并不常见，但目前已经可以实现[538-540]。血友病的着床前遗传学检测（见第 2 章）也已实现[541]。使用母体血浆和Ⅷ因子、Ⅸ因子序列变异对血友病 A 和 B 携带者进行无创产前诊断在后续也有阐述[542]（见第 8 章）。

我们所有人都携带大量有害的隐性基因（100～300 个）[543]，技术的进步使得目前对数百种常染色体隐性遗传病和 X 连锁遗传病常规地进行同时检测成为可能，这些疾病在妊娠中的发生率约为 1/300[544]。患者不太了解的事实是，扩展性携带者筛查[545-555]只能检测所分析基因的一些常见突变。该筛查的净效应是显著降低作为被测基因携带者的后续生育风险。不幸的是，从已经进行扩展性携带者筛查的患者那里反复听到的是"我不是携带者"。经济条件限制使许多夫妇无法从扩展性携带者筛查中受益，只能从之前获得的种族、患病后代或家族史等信息获得提示。这种检测疾病类型有限的携带者筛查包括 CF 和脊髓性肌萎缩，遗漏了约 70% 的罕见病携带者[556]。绝大多数常染色体隐性疾病携带者是无症状的。血红蛋白 β 珠蛋白链中镰状细胞病基因突变 p.Glu6-Val 的携带者是一个例外，他们患静脉血栓栓塞和慢性肾病的风险增加[557]。鉴于全世界约有 3 亿人具有镰状细胞特征，我们应对这部分携带者予以关注和监测。

由复合杂合子致病性变异导致的常染色体隐性遗传病的严重程度由两个等位基因的可变表达决定（例如，带有 p.Phe508del 和 p.Arg117His 等位基因的 CF 仅导致 CBAVD）（见第 15 章）。基因修饰也会影响表型。鉴于已知超过 1800 个常染色体隐性基因，且随着对遗传咨询的需求和耗时增加，对变异的解释仍是一个挑战[543]。

显然，为健康夫妇进行扩展性携带者筛查（见

第 14 章）使他们能够受益于现有的选择，包括着床前基因检测、常规产前诊断、收养、捐献精子或卵子或代孕。这种方法已被美国妇产科医师学会、美国医学遗传学与基因组学学会、母婴医学会和美国国家遗传顾问协会所接受[558, 559]。临床实用性和有效性已得到明确证明[546, 549, 551, 558]。

Johansen Taber 等[560] 报道了包含 176 种遗传疾病的携带者筛查在 27 万多受试人群中筛查出的 391 对高危夫妇的结果和生育结局。产前筛查中超过 75% 的患者计划避免生育患病后代。超过 50% 的高危夫妇终止了妊娠。作者承认，仅依据一项调查研究会在记忆力、反应偏差和选择（不孕问题）方面存在局限性。在一项规模较小的研究中，其他人[549] 证明了与基于种族的检测相比，扩展性携带者筛查有明显优势，其检出率高了 3 倍。Punj 等提供了产前二代测序去确定携带者，并在 71 对夫妇中发现 12 对存在风险[548]。其中 8 对夫妇是血色素沉着病携带者。这些作者分析了 202 个个体中的 728 个基因，其中 78% 被确定至少有一个阳性携带者结果。在这项探索性研究中，使用的是 148 个基因的检测 panel，而不是 ACMG 推荐的 59 个基因的检测 panel，3.5% 的参与者具有医学上可干预的变异[548]（见第 14 章）。将他们的分析应用于 ACMG 的基因检测 panel，2.9% 的人携带可干预的变异。

基于种族的携带者筛查（表 1-5）仍然是世界大部分人的唯一选择。如选择阿什肯纳兹犹太人突变携带者检测，确实为表 1-5 所列的疾病提供了有价值但有限的信息，因此带来了扩展性携带者筛查的选择。一项对 6805 例犹太患者（阿什肯纳兹犹太人、塞法尔迪犹太人和米兹拉希犹太人）的扩展性携带者筛查研究表明，64.6% 的患者被确定为 96 种疾病中一种或多种的携带者[562]（表 1-6）。作者指出，标准的阿什肯纳兹犹太人筛查方案会漏掉 80% 以上已经报道的变异。每 16 对夫妇中就有 1 对均被确定为同一致病基因的，他们有 25% 的风险生下受累的孩子。在约 2.5% 的受试患者中发现了一种新的、可能致病的变异。一项对 123 136 例患者的全外显子组测序研究检测了 6 个种族的携带者率，重点关注了 415 个与严重隐性遗传病相关的基因[563]。这些作者发现 32.6%（东亚人群）和 62.9%（阿什肯纳兹犹太人）是 415 个基因中至少 1 个变异的携带者。使用这 415 个基因进行的泛种族筛查

将识别高达 2.52% 的高危夫妇。

然而，利用包含 96 个基因的检测 panel 对超过 93 000 例进行了扩展性携带者检测后进行遗传祖先分析，揭示了基于种族的携带者检测的局限性[565]。9% 的受试者的来自于与自述的种族不一致的谱系。

多篇文献报道了使用大型但可变检测基因数量的检测 panel 进行的孕前筛查或产前扩展性携带者筛查明显优于基于种族的筛查[545, 549, 566-572]。

尽管目前的孕前携带者筛查对遗传性癌症风险检测不作要求，但也应予以考虑。个人或家族癌症史及种族目前可作为筛查的指征。常染色体显性疾病通常不需要筛查。在内华达州健康项目中，对 26 906 人进行了 BRCA 相关的乳腺癌和卵巢癌、Lynch 综合征和家族性高胆固醇血症筛查，结果发现 1.33% 的人是致病性或可能致病性变异的携带者[573]。此外，90% 的携带者此前未被发现，只有 25.2% 的人有相关的家族史。通过筛查（非家族史）确定的这三种疾病通常不考虑进行产前诊断或着床前遗传学检测。然而，儿童期表现的其他常染色体显性遗传病（如多发性内分泌肿瘤 2B 型、家族性腺瘤性息肉病、长 QT 间期综合征、心肌病）确实符合孕前、着床前和产前诊断的指征。一项对 23 179 例有癌症家族史的个体使用 30 个基因检测 panel 对其进行了二代测序的研究[574]。结果在 2698 例中发现了 2811 个致病性变异，总致病频率为 11.6%。对于阿什肯纳兹犹太人后裔，如果只常规地检测三种常见的奠基者突变，BRCA1 和 BRCA2 基因中 3/4 的致病性变异就会被遗漏。

遗传学家和遗传咨询师证实他们所面临的挑战是患者难以理解基因测试结果、含义和选择。随着遗传学技术的进步，直接面向消费者（direct-to-consumer, DTC）的商业化检测也随之而来。很少有患者意识到商业化检测的问题，包括数据被出售、收到不正确、假阳性或假阴性及误导性的结果，缺乏知情同意、保密和隐私保护[575-580]。大多数国家都有一系列关于基因检测的法律法规，特别是在实验室资质认证、员工资格认证、遗传咨询要求和知情同意等方面。

在一项对同卵双胞胎的研究中，实验室之间缺乏一致性[581]。其中一个示范性案例中，提供的结果是可干预的，但 DTC 检测结果的接收者却没有采取任何行动[582]。包括对儿童进行检测在内的道德违规行为使 DTC 实践更加复杂[583]。

表 1-5　不同种族的遗传疾病	
种 族	遗传性疾病
非洲人（黑种人）	• 镰状细胞病和其他血红蛋白病 • α 和 β 地中海贫血 • 葡萄糖 –6– 磷酸脱氢酶缺乏症 • 良性家族性白细胞减少症 • 高血压（女性）
阿非利坎人（南非白种人）	• 混合型卟啉病 • Fanconi 贫血
美洲印第安人（不列颠哥伦比亚省）	唇裂或腭裂（或两者兼有）
阿米什人 / 门诺派教徒	• Ellis-Van Creveld 综合征 • 丙酮酸激酶缺乏症 • 血友病 B
亚美尼亚人	家族性地中海热
阿什肯纳兹犹太人	• A–β– 脂蛋白血症 • Bloom 综合征 • 乳腺癌 • Canavan 病 • 结肠癌 • 先天性肾上腺皮质增生症 • 肢带型肌营养不良 2B 型 • 畸形性肌张力障碍 • XI 凝血因子（PTA）缺乏症 • 家族性自主神经功能障碍 • 家族性高胰岛素血症 • Fanconi 贫血（C 型） • 半乳糖血症 • Gaucher 病（成人型） • 亚氨基甘氨酸尿症 • Joubert 综合征 • 枫糖尿症 • Meckel 综合征 • Niemann-Pick 病 • 戊糖尿症 • 视网膜炎色素变性 [590] • Tay-Sachs 病 • Warsaw 断裂综合征 [561]
中国人	• α 地中海贫血 • 葡萄糖 –6– 磷酸脱氢酶缺乏症（中国人型） • 成人乳糖酶缺乏症
因纽特人	• E1 假胆碱酯酶缺乏症 • 先天性肾上腺皮质增生症

（续表）

种　族	遗传性疾病
芬兰人	• 天冬氨酰葡糖胺尿症 • 先天性肾病
法裔加拿大人	• 神经管缺陷 • Tay-Sachs 病
爱尔兰人	• 神经管缺陷 • 苯丙酮尿症 • 精神分裂症
意大利人（北部）	岩藻糖苷贮积症
日本人和韩国人	• 无过氧化物酶血症 • 遗传性泛发性色素异常症 • Oguchi 病
毛利人（波利尼西亚人）	马蹄内翻足
地中海民族（意大利人、希腊人、塞法尔迪犹太人、亚美尼亚人、土耳其人、西班牙人、塞浦路斯人）	• 家族性地中海热 • 葡萄糖 –6– 磷酸脱氢酶缺乏症（地中海型） • 糖原贮积症（Ⅲ型） • β 地中海贫血（为主）
挪威人	• 胆汁淤积性淋巴水肿 • 苯丙酮尿症
前南斯拉夫人（伊斯特拉半岛）	精神分裂症

专业组织已经意识到了这些问题，且不支持使用 DTC 基因检测。因此，美国妇产科医师学会[584]、美国医学遗传学与基因组学学会[585]、加拿大妇产科医师协会和加拿大医学遗传学学会[586] 也表达了他们的立场。在欧洲，法国和德国出台了一系列法律，禁止 DTC 基因检测[587]。同时，爱尔兰[588] 和欧盟也在密切关注 DTC 检测对伦理、法律和监管的挑战[589]。

7. 遗传性疾病的家族史　在讨论家族史时，指明特定遗传病的名称对疾病评估和检测至关重要。如果家庭成员或先前的医生未能识别出遗传性疾病，诊断将变得困难，而扩展性携带者筛查或全外显子组测序能帮助发现遗传病[591, 592]。遗传性疾病（如凝血因子 V Leiden 突变缺陷）可能很常见但尚未被发现。临床线索包括家族中有人出现深静脉血栓、肺栓塞猝死，或者复发性流产[593]。静脉血栓栓塞是美国心血管死亡的第三大原因，为无基础疾病的肺栓塞遗传提供了研究基础。通过对 393 例受累个体和 6114 例正常对照进行全外显子组测序，Desch 等[594] 确定了四个携带致病性变异的基因（PROS1、STAB2、PROC 和 SERPINC1），对于有血栓栓塞家族史的人群，应扩展性地进行上述基因的筛查。

对于一些家族来说，尽管成员间的临床表现不同，实际上可能患有相同的疾病。家族中的 17 种不同器官癌症可能是同一种常见突变的表现。对于遗传性非息肉病性结 / 直肠癌，不同的家族成员可能患有其他器官的癌症，包括子宫癌、卵巢癌、乳腺癌、胃癌、小肠癌、输尿管癌、黑色素瘤或唾液腺癌等。对先证者的五个致病基因进行分析会有助于突变的检出，然后可以在其他有风险的家庭成员中进行验证。在家庭成员中，可能有两个及以上已故家庭成员死于"肾衰竭"，还有一两人死于脑动脉瘤或突发性脑出血。他们实际上可能均患有成人型多囊肾病（adult polycystic kidney disease，

表 1-6	阿什肯纳兹犹太人疾病的残余风险值			
疾 病	100% 阿什肯纳兹犹太人携带者频率	检出率（%）	残余风险	如果父母为阳性 / 阴性，胎儿受累的概率 [a]
Gaucher 病	1/15	0.95	1/281	1/1124
囊性纤维化	1/23	0.94	1/368	1/1472
Tay-Sachs 病	1/27	0.98	1/1301	1/5204
家族性自主神经功能障碍	1/31	>0.99	1/3001	1/12 004
Canavan 病	1/55	>0.97	1/1801	1/7204
糖原贮积症 Ⅰa 型	1/64	0.95	1/1261	1/5044
高胰岛素血症性低血糖	1/68	0.90	1/671	1/2684
黏多糖贮积症 Ⅳ 型	1/89	0.95	1/1761	1/7044
枫糖尿症	1/97	0.95	1/1921	1/7684
Fanconi 贫血	1/100	0.99	1/9901	1/39 604
二氢硫辛酰胺脱氢酶缺乏症	1/107	>0.95	1/2121	1/8484
Niemann-Pick 病 A 型	1/115	0.97	1/3801	1/15 204
Usher 综合征 3 型	1/120	>0.95	1/2381	1/9524
Bloom 综合征	1/134	0.99	1/13 301	1/53 204
Usher 综合征 1F 型	1/147	≥0.75	1/585	1/2340
线状体肌病	1/168	>0.95	1/3341	1/13 364

a. 父母双方通过携带者筛查发现一方为阳性，另一方为阴性

修改自 Scott et al.[564]

APKD），但这需要通过超声和 DNA 分析进一步确认。此外，已经确定两个不同的可以导致 APKD 的基因（约 85% 的病例由 *APKD1* 引起，近 15% 由 *APKD2* 引起）[595] 和第三个罕见的致病基因座。在另一些家族中，一些成员有听力障碍 / 耳聋史，另一些成员有猝死史，这可能是由常染色体隐性遗传的 Jervell 和 Lange-Nielsen 综合征导致[596]。这种疾病的特征是严重的先天性耳聋、长 QT 间期、宽大 T 波，并伴有心室颤动导致的晕厥和猝死风险。鉴于许多遗传性心脏传导障碍已经被发现，家族中有不明原因猝死病史的人群应在首次孕前检查时进行常规心电图检查，并且尽可能对至少 15 个长 QT 间期综合征基因进行突变分析[597]。其他可能由于传导障碍导致猝死的疾病，无论是否有白内障或肌无

力家族史，都应考虑是否可能为强直性肌营养不良（见第 31 章）。

若家族中有罕见病患者则应该主动进行遗传咨询。以胰腺炎为例，鉴于其发病率，该疾病被简单地归因于酒精或特发性疾病。遗传性胰腺炎虽然罕见，但它是一种常染色体显性遗传病，并已被识别出多个相关致病基因[598]。

了解 X 连锁疾病的女性携带者的临床表现对评估其健康和风险非常重要（表 1-7）。如果某疾病的遗传模式未明确，它可能是一种特定的单基因遗传病。例如，女性伴侣的家庭中有不明原因智力障碍的男性患者，则需要对其进行脆性 X 综合征携带者筛查。此外，母源前突变的意外分离可能会产生不可预测的后果，包括三碱基重复数异常逆转至正常

表 1-7　与产前诊断相关的特定 X 连锁隐性遗传病女性携带者的体征		
疾　病	可能出现的重要症状	参考文献
Aarskog-Scott 综合征伴 X 连锁智力障碍 16 型	特殊面容（寡妇尖）或矮小身材	[599]
全色盲	视力下降和近视	[600]
肾上腺脑白质营养不良	神经和肾上腺功能障碍	[601, 602]
Alport 综合征	镜下血尿与听力障碍	[603]
釉质形成不全，低成熟型	垂直排列的斑釉牙	[604]
先天性多发性关节挛缩症	棒足、挛缩、脊柱后凸畸形	[605]
ATRX 综合征 α 地中海贫血 / 智力障碍综合征	轻度智力障碍，血红蛋白 H 包涵体	[599, 606]
Borjeson-Forssman-Lehmann 综合征	手指变细、短、间距大，足趾弯曲，轻度精神发育迟缓	[607]
无脉络膜 [a]	脉络膜视网膜营养不良	[608]
点状软骨发育不良 1 型	轻度智力障碍、可能骨缺损和身材矮小	[599]
慢性肉芽肿病	皮肤和黏膜皮肤损伤	[609-611]
腭裂	悬雍垂裂	[612]
镫骨固定的传导性耳聋	轻度听力损失	[613]
X 连锁耳聋 1 型伴 Charcot-Marie-Tooth 病 5 型	轻度高音听力损失	[599]
扩张型心肌病	心力衰竭	[614]
Duchenne/Becker 肌营养不良	假性肥大、肌无力、心肌病 / 传导障碍	[615-618]
先天性角化不良	视网膜色素沉着	[619]
外胚层发育不良	不同严重程度的皮肤、头发、指甲和牙齿累及	[599]
Emery-Dreifuss 肌营养不良症	心肌病 / 传导障碍	[620-622]
Fabry 病	血管角化瘤、角膜营养不良、手足"烧灼感"、横纹肌溶解症	[623, 624]
FG 综合征	肛门前移位，面部畸形	[625]
脆性 X 综合征	轻度至中度智力障碍、行为异常、分裂情感障碍、卵巢早衰、脆性 X 震颤共济失调综合征、女性和男性前突变携带者	[626-628]（见第 16 章）
葡萄糖 -6- 磷酸脱氢酶缺乏症	溶血危象，新生儿高胆红素血症	[629]
血友病 A 和 B	出血倾向	[630]
无汗性外胚层发育不良	头发稀疏，出汗减少	[631, 632]
鱼鳞病	鱼鳞病	[633]
KDM5C 基因疾病	智力障碍	[634]
胼胝体发育不全与无脑回畸形	皮质下带状型灰质异位伴癫痫	[599]
眼脑肾综合征	先天性白内障	[635]

（续表）

疾　病	可能出现的重要症状	参考文献
MASA 综合征 /SPG1	轻度智力障碍，拇指外展	[599]
McLeod 神经棘红细胞增多综合征	舞蹈症，迟发性认知下降	[636]
Menkes 病	头发粗糙扭曲、色素减退	[637, 638]
近视	轻度近视	[639]
Nance-Horan 综合征 [b]	后 "Y" 字锋白内障与牙齿畸形	[640]
Norrie 病	视网膜畸形	[641]
眼白化病 I 型	视网膜 / 眼底色素变化	[642]
眼面指综合征（OFD1）伴 Simson-Galabia-Beheld 综合征 2 型和 Joubert 综合征	面部畸形、手指异常和多囊肾	[599]
少牙畸形	牙缺失	[643]
Opitz G/BBB 综合征	眼距过宽	[644]
Opitz-Kaveggia 综合征	轻度精神发育迟缓、眼距过宽	[599]
鸟氨酸氨甲酰基转移酶缺乏症	高血氨症，精神 / 神经表现	[645, 646]
卵巢癌	卵巢癌	[647]
Pelizaeus-Merzbacher 病	可能有轻度痉挛	[648]
视网膜劈裂症	周边视网膜改变	[649]
视网膜色素变性	夜盲症、视野向心性缩小、色素性眼底变性、视网膜电图消失、视锥细胞破裂、视力丧失	[650, 651]
MECP2 重复综合征	精神发育迟缓、神经精神特征、内分泌异常	[652]
Simpson-Golabi-Behmel 综合征	多余的腰椎 / 胸椎、副乳头、面部畸形	[653, 654]
脊髓和延髓肌萎缩	肌肉无力和痉挛	[655]
裂手 / 足畸形	轻度裂手 / 足畸形	[656]
迟发性脊椎骨骺发育不良	关节炎	[657]
尺骨发育不全伴足虾钳畸形	手尺侧轻度发育不良，足趾轻度并趾	[658]
Wiskott-Aldrich 综合征 [a]	异常血小板和淋巴细胞	[659, 660]
X 连锁智力障碍	主要是精神发育迟缓（许多基因），偶有身材矮小，高血压，精神症状	[661–663]
X 连锁精神发育迟缓	身材矮小，眼距过宽	[599, 664, 665]
X 连锁精神发育迟缓（OPHN1）	小脑发育不全，特殊面容	[666, 667]
X 连锁肌管性肌病	虚弱、呼吸问题	[668]
X 连锁原卟啉	终身光敏性，肝病	[669]
X 连锁性视网膜色素变性	视网膜改变	[670]

a. 不确定；b. 可能是同样的症状

范围[671]。遗传咨询极为重要，尤其是基因多效性（来自单个基因的几种不同效应）和异质性（来自多个基因的同种特定效应）现象可能会使这些家庭的成员更难以理解对检测结果的解读。

有智力障碍病史的先证者在经染色体、脆性 X 和生化分析后被诊断为"特发性"或原因不明，若缺乏全外显子组测序结果，则这种诊断可能不再成立[672, 673]（见第 14 章）。目前已明确超过 700 种智力障碍相关的单基因[674, 675]。一项涉及 3350 例神经发育障碍患者的 Meta 分析[676-678] 显示，使用全外显子组测序的诊断率为 36%。最近，对已经进行了染色体微阵列分析的患者再使用全外显子组测序，发现约 27% 的智力障碍患者能被诊断[676]。

8. 近亲婚配　世界上许多国家和地区（如印度、巴基斯坦、孟加拉国、中东和非洲）的近亲婚配率都很高，50%～70% 的出生人口是由近亲结婚的父母生育。医学文献常报道这些人群中罕见的严重常染色体隐性疾病案例。即便家族史未能显示或隐藏了血缘关系，通过染色体微阵列分析（有目的或偶然的）纯合子比例，会发现其显著增加（见第 13 章）。在这些情况下，识别共有基因及其在共同区域内的突变可能会意外揭示罕见病的致病原因。鲜为人知的是，共有突变的纯合子会显著降低近亲夫妇的生育率[679]。

近亲夫妇生下患有常染色体隐性遗传疾病的孩子的风险增加；关系越近，风险越高。在阿拉伯联合酋长国对 2200 例 15 岁及以上的女性（近亲结婚率为 25%～70%）进行的一项研究得出，近亲夫妇后代中恶性肿瘤、先天畸形、智力障碍和身体残疾的发生率明显升高[680, 681]。所有遗传缺陷的总发生率为 5.8%，不论亲缘关系的远近，而非近亲夫妇的后代遗传缺陷发病率为 1.2%，与早期研究结果一致[681, 682]。约旦的一项研究还指出，近亲夫妇后代的婴儿死亡率、死产率和先天畸形率明显较高[683]。挪威对巴基斯坦堂兄妹生育后代的一项研究表明，其出生缺陷的相对风险增加了约 2 倍[684]。在该研究中，28% 的出生缺陷归因于近亲血缘关系。一项对 5776 例印度新生儿的观察研究指出，出生缺陷患病率为 1.14%，而近亲婚配率为 44.74%[685]。

沙特阿拉伯的一项近亲婚配率超过 50% 的研究中，对 2219 个已有或已失去受累胎儿或儿童的家庭进行全外显子组测序。研究组由 1653 个个体样本、127 个二人组样本、370 个三人组样本、58 个四人组样本和 11 个其他样本组成[686]。他们通过确定已知的致病隐性基因及其突变解释了许多病例的病因，也发现了多个之前未知的致病变异。同时，他们还发现了一些具有显性而非隐性遗传模式的基因。他们的产前诊断检出率为 46.2%（65 例中有 30 例），其中 87% 为常染色体隐性遗传。

全外显子组测序可以为无法通过核型分析或染色体微阵列解决的胎儿畸形提供精确的诊断。在对 102 例异常胎儿的研究中，仅有 21 例（20.6%）得到了明确或可能的诊断[687]。对 19 个有胎儿异常的家庭进行的一项类似的小型研究显示，12 个家庭找到了候选变异（63%）[688]。根据 ACMG 关于先天畸形或智力障碍进行外显子组和基因组测序的系统循证综述，几乎所有研究都能观察到患者管理的变化，包括对生殖结局的影响[689]。

罕见、不常见或独特的综合征出现时，总会引起对可能的近亲关系和共同祖先的疑问。临床遗传学家在这些情况下通常会保持谨慎，提供 25% 的潜在再发风险。近亲夫妇可能会选择进行全面的产前筛查，以减少他们过高的基础风险，特别是他们的种族特定风险[690]。如果近亲夫妇的产前超声检查结果异常或有关联问题可能会推荐进行产前全外显子组测序[691]。

9. 威胁胎儿健康的环境暴露　对药物、酒精、非法药物、化学物质、传染病或物理因素的接触，以及母亲患病可能影响胎儿正常发育，这些是妊娠期间进行遗传咨询的最常见原因。通过孕前护理许多相关焦虑和实际风险可以被避免。公共卫生当局尤其应负责照顾弱势群体，需要将其稀缺的资源集中在孕前和产前保健，以及有关传染病、免疫、营养和遗传疾病的必要公共教育上。

在孕前计划中，应特别注意广泛认为对胎儿有害的"毒素"，并强调避免。同时需要注意酒精、吸烟、非法药物使用、某些药物和 X 线照射。据估计，在美国约有 2/1000 的活产胎儿患有酒精综合征[692]，但在某些地区和国家，其患病率高达 10%[693-695]。已知的和已证实的人类致畸药物名单是有限的[696]（见第 3 章）。除非医生明确询问，否则可能会遗漏孕妇的特殊致畸药物使用史，如异维 A 酸[697]。

妊娠前应建议避免妊娠早期的热暴露。作者的观察结果显示，在妊娠前 6 周使用热水浴缸的母亲，有 2.9 的相对风险生育患 NTD 的孩子[698]。妊娠早期母亲高热是一种潜在的致畸因素[698]，应避免并及时治疗。动物研究表明常用药物可进入胎儿大脑[699]。

西班牙先天畸形合作研究的一个报道指出，≥35 岁且妊娠时正在服用口服避孕药的女性生育患有唐氏综合征后代的风险增加了 2.8 倍[700]。

（二）孕前选择的确定

尽管实际情况中经常发生，但处理不必要的风险不应该留待妊娠中期。孕前咨询能确定具体的风险和选择，包括以下方面。

1. 家族史知识。
2. 关注产妇健康（如糖尿病控制[701, 702]，确认心脏和血管正常）。
3. 决定不生育（包括考虑输精管切除术或输卵管结扎术）。
4. 收养。
5. 体外受精。
6. 配子输卵管内移植或相关技术。
7. 供体人工授精。
8. 卵子捐赠（包括代孕）。
9. 卵胞质内单精子注射。
10. 携带者筛查试验。
11. 通过母体循环血中胎儿 DNA 进行无创产前筛查。
12. 新生儿血清甲胎蛋白筛查 NTD。
13. 产前诊断（CVS、羊膜腔穿刺术、脐带穿刺、超声、MRI）。
14. 着床前遗传学检测。
15. 特定疾病的胎儿治疗或手术。
16. 孕周补充叶酸（见第 10 章）。
17. 无创性产前检测（非整倍体，单基因遗传病）
18. 选择性流产。

八、遗传咨询作为产前诊断的前奏

很多人会觉得对常见染色体异常进行无创产前筛查（见第 7 章）是一种筛查而不是诊断性检测。许多收到正常报告的女性选择不做羊膜腔穿刺术。虽然他们中绝大多数确实生育了健康的后代，但有些人会生下本可以在妊娠早期就被诊断出的患儿。医生和咨询师需提醒女性注意这一技术的局限性，因

为无创筛查中约有一半的染色体异常会被漏检[703]。

准父母应了解产前检测的具体指征及此类检测的局限性。通常，一对夫妇中的一方或双方都没有意识到产前诊断关键点。其中一方或双方都可能认为所有导致精神发育迟缓或先天缺陷的原因都会被发现或排除。明智的医生会敦促夫妇双方在 CVS 或羊膜腔穿刺术前进行遗传咨询。这种安排带来的主要优势包括伴侣对风险和局限性有更清晰的认识，对其家族史有更准确的了解，以及有机会发现明显（尽管未报告或未诊断）的重要遗传疾病（如 Treacher-Collins 综合征、面肩肱型肌营养不良或一种口面指综合征）。预约遗传咨询的女性应了解让伴侣一同参与咨询的重要性，以避免随后对风险、选择和局限性产生误解。

在进行产前遗传学研究之前，夫妇应了解实验室检测方面研究和超声（如相关）的固有局限性。对于染色体疾病的检测，他们应了解会存在潜在的母体细胞污染和嵌合体（见第 11 章）。当面对潜在的 X 连锁脑积水、小头畸形或其他严重的 X 连锁疾病，且了解到诊断不能保证 100% 准确时，夫妇可能会根据胎儿性别来决定是否保持或终止妊娠。对于一些夫妇，无论是染色体微阵列、生化分析还是 DNA 分析都不能提供 100% 确定的结果。

在羊膜腔穿刺术前，应了解确定胎儿核型或其他生化结果所需的时间。这一时期的焦虑可能会因对结果漫长的、无法预料的等待而明显加剧。如今，进行第二次羊膜腔穿刺术的需要越来越少，但在某些情况下，胎儿血液取样仍然是需要和患者讨论的一种额外选择。尽管不太可能出现由于细胞培养失败或污染而无法获得结果的情况，但仍应向患者说明这一可能性。

选择产前诊断时，应与患者充分讨论出现潜在的假阳性或假阴性结果的可能性。产前检测结果产生的任何困扰最好立即告知夫妇。这种情况下，医生的作用不是缓冲意外的打击，也不是保护夫妇免受难以解释的信息的影响。而是应该传达所有可用信息，包括无法准确解释结果。尤其是在使用染色体微阵列（见第 13 章）和全外显子组测序（见第 14 章）时更是如此。应特别注意检测出 VUS（见第 14 章）还额外需要父母样本来确定遗传或新发的突变。

遗传咨询师需要考虑的其他关键问题，并在咨询随访时与患者讨论。

（一）知情同意

几十年来，医疗机构一直要求对包括羊膜腔穿刺术和CVS在内的小操作进行知情同意，这点无须赘述。然而，新出现的用于产前诊断的染色体微阵列（见第13章）和全外显子组测序（见第14章）则需要额外的解释和局限性说明。这两种技术的知情同意侧重于可能出现的结果，而非采样风险和操作程序。具体问题主要涉及结果的解释、重要性、不确定结果的小概率、检测局限性和偶然结果。

染色体微阵列检测占产前诊断结果的6%～10%（见第13章），常规核型分析占8%～10%，超声发现胎儿结构异常后进行的全外显子组测序占6.2%～80%[691, 704-708]。这一宽泛的范围反映了临床小样本病例的多样性、多种适应证及单个或多个胎儿异常的存在。更可能的检测范围为8.5%～32%[707, 708]。

使用全外显子组测序进行产前诊断（见第14章）主要集中在可检察到的胎儿结构异常。不太常见的指征是父母最近或上次被诊断出可能的单基因遗传病，该疾病具有遗传异质性。无论适应证如何，获得的知情同意都包括并扩展了现有的染色体微阵列检测。在检测到胎儿异常后和在紧张焦虑中会不可避免地选择进行全外显子组测序。任何提供全外显子组测序的中心都必须建立其知情同意程序。以下为大部分知情同意都会涉及的条目。

1. 患者向遗传学家或遗传顾问进行遗传检测前和遗传检测后咨询是一个先决条件，需严格遵守伦理标准[709, 710]。

2. 父母双方均应出席。

3. 使用简单的语言解释，不使用专业术语，使用父母的母语（如果需要，请配备翻译）。

4. 胎儿异常的详细情况、对儿童的影响（疼痛、残疾）、是否为进行性疾病及预期寿命。

5. 靶向测序、家系和基因panel的使用需要解释，包括在序贯或同时使用染色体微阵列的原因和必要性。

6. 获得结果所需时间。

7. 全外显子组测序的可能检出率和局限性（如重复扩增障碍，嵌合体）。

8. 会有假阳性、假阴性或错误的发生。

9. 意外发现无血缘关系或近亲结婚。

10. 检测到一种意义不明变异[709]。

11. 与分析的原始目的无关的"次要发现"[711-714]。

12. 父母有权选择拒绝了解他们应该了解的可能对个人健康有重要影响的"次要发现"[715]。

13. 有权拒绝检测。

（二）症状前或预测性检测

症状前或预测性检测可用于越来越多的疾病，尤其是神经肌肉病和神经退行性疾病（见第14章）。亨廷顿舞蹈症是一个经典例子，使用世界神经病学联合会[716-719]、国际亨廷顿协会和欧洲亨廷顿病协作网颁布的指南进行的预测性检测已经发展成熟[719]。各种报道称，大多数患者受到影响时都可以自如应对[225-230, 720, 721]，并在至少一年的随访后发现，即使在高风险人群中也显示出潜在的益处[722]。一项欧洲合作研究评估了180例已知的亨廷顿舞蹈症基因突变携带者和271例非携带者，所有人都得到了预测性检测结果。尽管仅在大约一半的参与者中随访了3年，28%的非携带者妊娠，而仅有14%的携带者妊娠[723]。大约2/3的携带者选择产前诊断。

在亨廷顿舞蹈症的遗传咨询中，确定携带27～35个CAG重复的中间型等位基因会给遗传咨询带来巨大挑战[724]。中间型CAG重复与行为、运动和认知问题有关[725-727]。但CAG重复数的扩展可能性是不可预测的，而这可能会导致7%的新突变[724]。为携带低外显率等位基因（36～39个CAG重复）患者提供咨询同样具有挑战性。据估计，该范围内的重复数在普通人群中随机发生，频率约为1/400[728]。对于考虑产前诊断的36～39次重复的患者，需要考虑许多因素。这些因素包括前面讨论的所有选项，以及不确定性、外显率、预后、发病年龄和预期寿命。建议咨询经验丰富的遗传学家，他们有既定方案，包括了亨廷顿舞蹈症的预测性/症状前检测。

与之前的研究者一样[729]，我们仍然非常担心使用可能产生"无希望"结果的检测。即使在提供亨廷顿舞蹈症检测的成熟的项目，实际要求检测的高危人群也低于预期[730]。一项加拿大多中心合作研究评估了1987—2000年1061项预测性检测、15项产前检测和626项诊断性检测的接受率、利用率和结果。预测性检测的接受率约为 18%（12.5%～20.7%）[731]。在 15 例进行产前筛查的人中，12 例的结果表明患病风险增加，这导致除 1 例外的所有人选择终止妊娠[731]。

决定是否进行预测性检测是一个极其复杂的问题[732]。在应用 DNA 检测之前，一项丹麦研究中，每 20 例有亨廷顿舞蹈症风险的人中就有 1 例自杀，自杀率是普通人口的两倍多[733]，这一点在早期关于高自杀率的报道中被着重提出[734]，并强调由于不确定性而产生的负面影响。然而，在对预测性检测后的自杀率、自杀未遂率或精神病住院率进行全球评估后，并未证实自杀率较高[735]。在一项全球调查研究中，4527 例受试者中的 44 例（0.97%），有 5 例自杀，21 例自杀未遂，18 例因精神原因住院。所有自杀者都有亨廷顿舞蹈症的典型症状，而 21 例自杀未遂者中，有 11 例（52.4%）有亨廷顿舞蹈症的症状。亨廷顿舞蹈症患者存在自杀意念或企图仍然是一个残酷的现实，特别是考虑到患者的精神病理学[736, 737]。抑郁症、焦虑症和双相情感障碍并不少见，这些人的自杀行为可能是普通人群的 12 倍，大概占比 20%[738, 739]。有报道指出，在知道自己将会患有致残致死性疾病后在症状出现前的几十年就开始承受心理负担[740-742]。

Hayden[743] 提出，在没有检测前后咨询及实验室分析特定标准等必要条件时引入"有潜在灾难性后果"的检测是不合适的。在一项研究中，40% 接受亨廷顿舞蹈症检测并获得 DNA 结果的个体需要心理治疗[744]。一项历时 5 年的纵向研究评估了 24 例携带者和 33 例非携带者亨廷顿舞蹈症检测后的心理困扰。研究发现携带者和非携带者的平均痛苦分数没有显著差异，但携带者存在负面情绪[745]。一部分受试者承受着长期的心理痛苦。一项对 20 例亨廷顿舞蹈症测试为阴性的受试者进行的访谈研究显示，他们的反应包括明显的解脱和庆幸，更强烈的生育意愿，以及生活的改变，包括追求事业和结束不愉快的关系[746]。消极反应包括幸存者内疚，悲伤和沮丧的情绪，或者由压力导致的极端性行为。

亨廷顿舞蹈症的纯合突变很少见[747, 748]，据报道，每 1007 例患者中只有 1 例是纯合突变（0.1%）。告知亨廷顿舞蹈症纯合突变患者，其遗传率为 100%，相当于进行了一项非自愿的预测性检测[749]，

而不告知患者风险将被视为隐瞒关键信息。这种情况下，应充分考虑双方家族史，以预测纯合突变的可能性。

另外，已有越来越多的例子（见第 14 章）表明症状前检测是可行的，并且对患者本人、未来后代很重要。高危个体的检测率很高，尤其是各种癌症综合征[750]。对 ADPKD[751, 752] 进行 DNA 连锁或突变分析可能让 8% 的患者意外地诊断出 ADPKD 相关的颅内动脉瘤（或 16% 有颅内动脉瘤或蛛网膜下腔出血家族史[753]），并且提前进行手术，避免了危及生命的突发性脑出血。值得注意的是，一个家族具有类似于马方综合征的特征，PKD1 基因单倍体剂量不足影响了转化生长因子 β（transforming growth factor-β，TGF-β）信号通路[754]。在一项对 141 例患病个体的研究中，11% 的人基于风险决定不生育[755]。在 18—40 岁的高危个体中，只有 4% 的人会选择流产受累胎儿。应注重对肾脏捐献者进行准确的症状前检测，以评估其潜在的风险[756]。ADPKD 患者的同胞进行器官捐赠后，受者受影响的情况时有发生。由于 PKD1 基因与结节性硬化症（TSC2）基因邻接，杂合缺失可能导致连续基因缺失综合征[757]。

对于患家族性结肠息肉病风险为 50% 的个体（携带该突变基因会导致恶性肿瘤）每年至少接受一次结肠镜检查，在 DNA 分析后可将风险大幅降低（从 50% 降至 1% 以下）。99% 以上的突变个体会进行更频繁的结肠镜检查并选择手术进行切除，从而挽救绝大多数人的生命。临床遗传学家对此类复杂疾病的作用至关重要。Giardiello 等[758] 表明，医生在近 1/3 的病例中错误地解读了分子检测结果。

患有特定癌症综合征的家庭，如多发性内分泌肿瘤、Li-Fraumeni 综合征或 von Hippel-Lindau 病，无症状患者进行适当的分子检测可提高生存率。在一个案例中，使用阵列比较基因组杂交来确定精神发育迟缓原因，结果显示 3p25.3 中包含 von Hippel-Lindau 病基因的新缺失[759]。例如，多发性内分泌肿瘤 2B 型突变基因外显率接近 100%，且易早发癌症，对于携带该突变的儿童，建议在 5 岁之前选择甲状腺切除术治疗[760]。即使是对于具有高遗传风险的儿童，预测性检测也会带来一系列复杂的问题[761]。就威胁生命的早发遗传疾病而言，幼儿期检测仍然

需要父母同意。然而，父母拒绝检测可能会导致儿童患病被忽视[762]。

通过识别乳腺癌/卵巢癌易感基因（*BRCA1* 和 *BRCA2*）特异性突变，以便于提供合适的产前诊断。经历过母亲和姐妹因此类癌症死亡后，在了解自身携带这种突变后，可能会做出终止妊娠这一艰难决定[763]。Dudokde Wit 等为这些家庭提供了详细而系统的咨询和检测方法[764]。在他们的模型方法中，传达了重要的主题和信息：①每个人对负面信息的反应可能不同，治疗方案也应个性化；②预测性检测不应伤害家庭；③需要特别关注知情同意、保护隐私和保密，以及维护"家族内部和代际利益的分歧和冲突"。

法国的一项研究指出，87.7% 的乳腺癌患者的直系亲属同意预测性检测[765]。其中包括两类特定的女性群体。第一类是那些在年轻时就已经患有乳腺癌的携带特定突变的女性（有或没有家族史）。由于其患乳腺癌和（或）卵巢癌的风险很高[766, 767]，这些女性一直在为是否选择双侧乳房切除术、卵巢切除术和对侧乳房切除术而挣扎。据估计，乳腺癌有 36%～85% 的终身风险，卵巢癌有 16%～60% 的终身风险，具体取决于该研究人群[768]。

第二类是拥有阿什肯纳兹犹太人血统的女性。这些女性约有 2% 的风险携带 *BRCA1* 的两种常见突变（*c.6869delAC* 和 *c.5266dupC*）和 *BRCA2* 的一种常见突变（*c.5946delT*），这几种突变占该种族乳腺癌的大多数[768, 769]。一项针对 1008 例病例的研究显示，无论是否有乳腺癌或卵巢癌家族史，犹太女性突变携带者患乳腺癌的终身风险为 82%。在 1940 年之前出生的突变携带者中[770]，50 岁时患乳腺癌的风险为 24%，1940 年后出生的突变携带者患病率则为 67%[770]。*BRCA1* 和 *BRCA2* 突变携带者患卵巢癌的终身风险分别为 54% 和 23%[770]。

随着越来越多严重/致命的单基因遗传病（包括心血管、脑血管、神经退行性、结缔组织和肾脏疾病等）突变的识别，准父母可能会选择产前诊断，以预防常见的严重或致命遗传疾病。在有结直肠癌家族史的阿什肯纳兹犹太人中发现家族性腺瘤性息肉病基因的高发率（28%）突变（在 *APC* 核苷酸 3920 处 T 变 A）后，父母可能会希望通过产前诊断避免下一代受累[771]。有 6% 的阿什肯纳兹犹太人被发现携带这种突变[771]。由于能够确定

未来是否会罹患某种特定癌症，一旦发现某种特定的突变，就会在许多年内饱受煎熬。这些困境不会因为匆忙就医得到解决。此外，深入了解基因表型关联和遗传流行病学知识需要临床遗传学家的帮助。

（三）动态扩展突变与遗传早现

1991 年，首次报道了由于三核苷酸重复序列的不稳定扩增而导致的动态突变[772]。到目前为止，已经记录了至少 40 种具有这些不稳定重复序列单基因疾病（见第 14 章）[773]。截至目前，所有描述的疾病均为常染色体显性或 X 连锁，除了 Friedreich 共济失调和进行性肌阵挛性癫痫伴肌阵挛性震颤[774-776] 为常染色体隐性遗传，且具有独特的内含子[777]。通常这些疾病（Friedreich 共济失调除外）的携带者将具有一个正常等位基因和一个异常扩展的等位基因。重复数扩展疾病尽管多种多样，但仍有许多共同的基本特征。它们起源于正常存在的多态性重复，不稳定，遗传时大小不断变化，有与严重和早发疾病相关的更长重复，表型高度可变[773]。

这些疾病（Friedreich 共济失调和 1 型进行性肌阵挛性癫痫除外）[774] 通常也有进行性早期表现和（或）在后代中更严重的特点。这种被称为遗传早现的遗传机制，与特定三核苷酸重复序列的进一步扩展（很少收缩）有关（框 1-2）。这些疾病的特点是重复次数与疾病严重程度呈正相关，而重复次数与发病年龄呈负相关。遗传早现的特征在孕前咨询中非常重要。患有 1 型强直性肌营养不良、相对轻度到中度受累的母亲，有 50% 的风险生育一个患有严重先天性强直性肌营养不良的孩子[778]。该疾病中的三核苷酸重复数大小与肌肉残疾，以及智力和性腺功能障碍显著相关[779]。作者还指出，三核苷酸重复数量与白内障、肌强直、胃肠功能障碍和心脏异常的出现无关。对于 2 型强直性肌营养不良，疾病严重程度与四核苷酸（tetranucleotide，CCTG）重复长度之间没有相关性[780]。患有 2 型强直性肌营养不良的女性患卵巢癌和子宫内膜癌的风险增加[781, 782]。在不同组织中具有不同扩增率的体细胞嵌合可能是可变表型的一种解释。幸运的是，包括亨廷顿舞蹈症在内的极少数重复扩展性疾病中，确实发生了新发突变[783]。亲源效应对遗传早现的影响已经得

框 1-2　有遗传早现有关的遗传病

确定有遗传早现

- 第 14 章表 14-2 中列出的所有有重复突变的常染色体显性遗传疾病
- Charcot-Marie-Tooth 病 1A 型
- 先天性角化不良
- 家族性淀粉样多发性神经病变
- 遗传性非息肉病性结直肠癌（Lynch 综合征）

疑似有遗传早现

- 先天性眼睑缺损 - 大口畸形综合征
- 成人发病的特发性肌张力障碍
- 常染色体显性急性髓系白血病
- 常染色体显性遗传性痉挛性截瘫
- 常染色体显性多囊肾病（PKD1）
- 常染色体显性 Rolandic 癫痫
- Behçet 综合征
- 双相情感障碍
- 克罗恩病
- 面肩肱型肌营养不良
- 家族性腺瘤性息肉病
- 家族性乳腺癌
- 家族性慢性骨髓增生性疾病
- 家族性霍奇金淋巴瘤
- 家族性颅内动脉瘤
- 家族性胰腺癌
- 家族性副神经节瘤
- 家族性帕金森病
- 家族性原发性肺动脉高压
- 家族性类风湿关节炎
- Graves 病
- 霍奇金淋巴瘤和非霍奇金淋巴瘤
- 遗传性心血管上肢畸形综合征
- 特发性肺纤维化
- 晶格型角膜营养不良 I 型（LCD1）
- Li-Fraumeni 综合征
- 梅尼埃病
- 强迫症 - 强迫性谱系障碍
- 眼牙指发育不良综合征
- 阵发性运动诱发性运动障碍（PKD）
- 不宁腿综合征
- 精神分裂症
- 全肺静脉回流异常
- 单相情感障碍

到确认（见第 16 章中的脆性 X 综合征讨论）。例如，父亲患有亨廷顿舞蹈症，脊髓小脑共济失调 2 型和 7 型，其后代可能也会出现临床症状，有时甚至比父亲早出现症状[784]。对于强直性肌营养不良，相比于母亲遗传给后代的，由父亲遗传给后代的小范围扩展出现症状的风险更高[785]。极少数情况下，一人可能同时患有两种三核苷酸重复疾病，如曾报道过一名同时患眼咽型肌营养不良和亨廷顿舞蹈症的患者[786]。遗传早现确实发生在亨廷顿舞蹈症中，但不发生在眼咽型肌营养不良。有充分的证据表明，脊髓小脑性共济失调 10 型患者五核苷酸（pentanucleotide，ATTCT）扩展等位基因重复中断的矛盾效应导致了不同代间重复大小的收缩[787]。在强直性肌营养不良 1 型患者中，新发重复中断导致的躯体不稳定症状较轻甚至无症状[788, 789]。脊髓小脑性共济失调 2 型也与帕金森症及肌萎缩侧索硬化（amyotrophic lateral sclerosis，ALS）风险增加有关[790]。几乎所有 59 例常染色体隐性遗传脊髓小脑性共济失调[791] 的特征都不是重复扩张，常见显著的临床特征异质性。

正如"准确的诊断"中所述，过去 10 年中对 C9orf72 基因六核苷酸重复序列扩增的认识带来了新的挑战。这些挑战提高了对产前诊断的重视，40%～50% 的家族性 ALS 患者、3.5%～8% 的散发性 ALS 患者[792-795]、25% 的家族性额颞叶变性患者，7% 的散发性额颞叶变性患者存在 C9orf72 基因突变[793, 794]。临床表现包括额颞痴呆患者和 ALS 患者，以及皮质基底节变性综合征患者[796]。产前诊断的真正挑战和可能涉及的问题包括在西欧，18.52% 的家族性额颞叶变性病例和 6.26% 的散发性病例出现 C9orf72 扩增[797]。在芬兰、瑞典和西班牙，扩增的总频率要高得多，分别为 29.33%、20.73% 和 25.49%[797]。C9orf72 扩增的一个复杂方面是，症状扩展到了没有扩增的家庭成员。在一项对 1414 例一级和二级亲属的研究中，精神分裂症（危险比为 4.9）、晚发性精神病和自杀的风险出现了有统计意义的增加[798]。这也证明了遗传早现的存在[799]。

着床前遗传学检测（见第 2 章）已成功用于许多重复扩增性疾病，包括脆性 X 综合征（见第 16 章），亨廷顿舞蹈症、强直性肌营养不良和脊髓小脑性共济失调 2 型和 12 型[800-802]。

（四）印记与单亲二倍体

遗传并非总遵循孟德尔定律。发育中的配子或早期胚胎细胞可能有基因缺失或沉默，这些原始事件是单亲起源并且持续终身。此外，这些现象可能是环境（表观遗传）因素引起的。尽管存在这种表观遗传现象，但被称为"印记"的基因组变化是可遗传的，并具有潜在的严重临床后果。表观遗传学不会改变 DNA 序列，但会改变其表达。

我们的期望是每对常染色体上的等位基因都分别来自父方和母方。但在罕见的情况下，一对等位基因可能来自同一单亲，称为单亲二倍体（uniparental disomy，UPD）。如果这两个是来自父母某一方的 7 号染色体等位基因，并且 *CFTR* 基因中存在突变，而来自另一方的 7 号染色体在减数分裂过程中丢失，那么后代将患有常染色体隐性囊性纤维化 [803, 804]。多种不同的疾病被认为是由 UPD 引起的，并受到父母来源的影响（见第 14 章）。

在双亲等位基因中，一种相对罕见的现象是，对于其中一个等位基因上的一个（或簇）基因可能会沉默（印记）。如果 15q 上只表达父源基因的区域，会引发 Prader-Willi 综合征，若为母源表达的 *UBE3A* 基因，则结果将是 Angelman 综合征。沉默是通过 DNA 甲基化过程实现的。被抑制的等位基因被甲基化；而起作用的等位基因未被甲基化。各种分析方法可用于确定甲基化状态 [805, 806]。多位点印记也可能发生，并导致一系列表型 [807]。UPD 的准确检测也可以通过全外显子组测序来确定 [808]。印记基因簇主要存在于 6 号、7 号、11 号、14 号、15 号和 20 号染色体上 [809]。

ACMG[810] 针对产前 UPD 测试提出的建议包括。

1. 羊膜腔穿刺术或 CVS 中 6、7、11、14、15 或 20 三体或单体的多细胞假性或真性嵌合。

2. 羊膜腔穿刺术中染色体核型正常，CVS 中 6、7、11、14、15 或 20 三体或单体的多细胞假性或真性嵌合。

3. 在着床前遗传学筛查（preimplantation genetic screening，PGS）的背景下，移植具有 6、7、11、14、15 或 20 三体或单体的嵌合体胚胎后，应进行产前诊断，包括 UPD 检测。

4. 与 UPD 表型一致的产前影像学异常。典型的例子是父系 UPD14 中的特征性肋骨"衣架"畸形。

5. 基于 CVS 或羊膜腔穿刺术的家族性或新发 Robertsonian 平衡异位或涉及 14 号或 15 号染色体的等臂染色体。家族性和新发易位均与 UPD 风险增加相关。

6. 胎儿中无明显常染色质的微小额外标记染色体。

7. 印记染色体之间的非 Robertsonian 易位，可能存在 3∶1 的分离，从而导致三体或单体拯救或配子互补。虽然理论上每一个增加不分离发生率的染色体异常都会增加相关染色体 UPD 的风险，但只有很少的病例报道了该情况。

印记异常疾病由上述 6 条染色体上 7 个印记结构域的印记基因异常表达引起。这些疾病是由不同的分子变化引起的，包括拷贝数变异（丢失或增加）、UPD、活性等位基因的点突变、导致印记控制区 DNA 甲基化增加或减少的表观突变、干扰 DNA 甲基化的印记控制区的微缺失或微重复，以及染色体结构重排 [811]。印记异常疾病的复发风险因分子改变而异。例如，拷贝数变异或点突变可能是新发的，或者来自父母一方，而其是否受影响取决于哪一位祖父母传递了突变等位基因 [811]。对于 Angelman 综合征和 Prader-Willi 综合征，基因改变几乎都是新发的，再发风险极低。然而，导致 Angelman 综合征的罪魁祸首 *UBE3A* 基因只发生点突变，当遗传自未受累的母亲时，再发率为 50%。幸运的是，只有大约 1% 的基因从父母中找到了表达 [812]。

具有母源效应基因（包括 *NLRP2*、*NLRP7* 和 *PADI6*）的多位点印记异常疾病可影响卵母细胞及其后代，后代可能表现出非典型印记异常疾病特征 [813, 814]。甲基化中的多位点印记干扰可能影响生长和发育。表观遗传效应在精子、卵母细胞和合子基因组中很明显 [815, 816]。因此，*NLRP* 基因突变可能导致早期流产、葡萄胎和明显的不孕症也就不足为奇了 [813]。大多数印记基因在胎盘中表达，印记缺失可影响胎盘重量、胎儿生长和发育 [817-821]，以及胎盘激素的调节 [821]。

精子、卵母细胞或合子阶段的潜在印记干扰与 ART 和着床前操作有关。有确凿证据表明，ART 治疗后印记异常疾病的发病率增加 [822-828]。Hattori 等 [822] 在日本的一项全国性研究中报道了 931 例印记异常疾病患者。其中包括 117 例 Beckwith-Weidemann

综合征，67 例 Silver-Russel 综合征，520 例 Prader-Willi 综合征，227 例 Angelman 综合征。这些病例大多数是通过 ART 妊娠的，包括卵胞质内单精子注射。他们发现 Beckwith-Weidemann 综合征和 Silver-Russel 综合征的发病率分别增加了 4.46 倍和 8.91 倍。Cortessis 等[828]，在对 23 项关于 ART 和印记异常疾病发生的研究进行的 Meta 分析中，报告了显著的优势比：Angelman 综合征为 4.7，Beckwith-Weidemann 综合征为 5.8，Prader-Willi 综合征为 2.2，Silver-Russel 综合征为 11.3。

受精后发生的印记基因突变可导致体细胞嵌合体[829]。一个有趣的例子是不一致同卵双胎，其中只有一个胎儿患有疾病（Beckwith-Weidemann 综合征）[830-832] 或 Silver-Russel 综合征[829, 833]，这表明了早期发育中的表观遗传障碍[829]。

在美国，大约 1.7% 的新生儿来自 ART[834]。虽然印记异常疾病的发生频率增加了，但实际风险很低，不过还是应予以讨论。

（五）基因型 – 表型关联

DNA 突变分析逐渐阐明了基因型 – 表型关联，这需要大量的数据库和明确的表型分型来支持[835, 836]（见第 14 章）。尽管存在这一限制，突变分析确实提供了精确的产前诊断机会，并检测出了受累的胎儿，即使是复合杂合子。虽然从简单的逻辑出发可能会认为单个基因座的基因型可以预测表型。但对于单基因遗传病，情况往往并非如此。不同基因内错义、无义和复合杂合突变的等位基因组合可能导致重叠的临床表型，如歌舞伎面谱综合征和 Schinzel-Giedion 综合征[837]。现在，临床诊断标准已经确立[838]，两个基因（KMT2D 和 KDM6A）已经被确定，使得综合征的诊断变得更加简单[839]。新的致病性突变持续被发现[840]。由于 KDM6A 突变，高胰岛素血症、长踇趾、大中切牙和多毛症在歌舞伎面谱综合征中更为常见[841, 842]，而歌舞伎面谱综合征的典型面部特征和肾脏 / 腭畸形在 KMT2D 突变中更为常见[839, 843]。在常染色体显性遗传马方综合征（由于 FBN1 突变）中，具有相同突变的某些成员可能有严重的眼部、心血管和骨骼异常，而具有相同突变的兄弟姐妹或其他受累的近亲可能仅有其中一个系统有轻微受累[844]。在具有一种常见阿什肯纳兹犹太人突变的 Gaucher 病中，只有约 1/3 的纯合子具有显著的临床表现[845]。另外 2/3 症状轻微或迟发或无症状（见第 21 章）。该疾病的复合杂合子涉及 p.L444P 和 p.N370S 突变，包括 1 例 73 岁时首次诊断为轻度疾病的患者，而另 1 例需要酶替代治疗的患者在 4 岁时被诊断[846]。

在囊性纤维化中，基因型和胰腺功能之间存在着很强的相关性，但与呼吸表型的相关性较弱[847]（见第 15 章）。虽然常见囊性纤维化突变（ΔF508）纯合子个体可能有典型的囊性纤维化表现，但携带不太常见突变（p.R117H）的个体可能症状更轻[848]。有时，"严重"ΔF508 突变纯合子个体可能意外地表现出轻度囊性纤维化表型（胰腺功能正常）。Dork 等[849] 注意到的一个轻度受累的 ΔF508 纯合子的实例说明了基因型 – 表型关联的复杂性，该纯合子的一条 7 号染色体同时携带常见 ΔF508 突变和一个隐蔽的 p.R553Q 突变。显然，同一区域的第二次突变可能会改变常见的突变表型，允许氯离子通道发挥一定的功能[850]，从而减轻疾病的严重程度。囊性纤维化中的修饰基因越来越为人所知[851-853]（见第 15 章）。

血友病 A 广泛的突变异质性[854-856] 不仅与临床严重程度不同有关，还增加了凝血因子Ⅷ抗体（即抑制药）产生的可能性。Miller 等[857] 发现，基因缺失的血友病男性患者与未缺失的相比，产生抗Ⅷ因子抗体的风险高出 5 倍。在影响皮肤、头发和免疫系统的严重常染色体隐性鱼鳞病 Netherton 综合征中，SPINK5 基因上游突变与更严重的表型相关[858]。

在 1 型神经纤维瘤病中发现的众多突变和其广泛的表型范围已众所周知，其特征包括可变表型和年龄依赖性临床表型。这种变异性使得表型预测变得困难。在 NF1 基因的几千个组成变异体中，p.Met1149、p.Arg1276 或 p.Lys1423 的致病性错义变异体与 Noonan 样表型相关[859]。此外，这些作者还发现 p.Arg1276 的突变与脊髓神经纤维瘤相关，p.Lys1423 和 p.Arg1276 的突变与心血管异常的高发病率相关，包括肺动脉狭窄。

慢性假性肠梗阻（chronic intestinal pseudo-obstruction，CIPO），也被称为巨膀胱 – 小结肠 – 肠蠕动不良综合征，是一种使人严重衰弱的内脏肌病，累及肠平滑肌[860-863]。ACTG2 基因的突变占 44%～50%。我们在一项全外显子组测序研究中注

意到 *ACTG2* 基因中的一个突变热点[863]（图 1-3）。随后我们确定了体细胞 *ACTG2* 嵌合体[864]，进一步增加了基因型 - 表型的复杂性。

日本研究者收集了 *NOTCH3* 基因的突变数据，并确认有三种突变是 CADASIL 表型的主要贡献者[865]。他们还发现了临床症状的性别上的差异（男性更差），包括偏头痛、卒中、精神问题、认知障碍和痴呆症。尽管 CADASIL 主要是成人发病，但如前所述，我们为一个年轻患病父亲的家庭提供了产前诊断。

考虑到先前生育过患有遗传性疾病的后代，孕前访视是重新审视任何假定诊断（或缺乏诊断）的理想时机，建议查询不断更新的数据库（先前的变异是否被认为是致病的），并在适用时进行新的可用突变分析。

由于表现度、外显率、多个致病基因、修饰等位基因、复合杂合度、位点异质性、相互作用的小效应多态性和双基因遗传等原因，基因型 - 表型关联的识别仍然具有挑战性。对于绝大多数单基因遗传病，即使没有已知的表观遗传影响（如癫痫、小头畸形、无前脑畸形、脑积水、颅缝早闭），确切的基因型 - 表型关联仍然不明确。

（六）体细胞嵌合

我们都是合子后体细胞嵌合体，这种状态可能是出生时就有的，也可能是在一生中由于自发突变而形成的。Zhang 等[866]利用 B 细胞的单细胞全基因组测序发现，体细胞突变的数量从新生儿的每个细胞少于 500 个增加到百岁老人的每个细胞多于 3000 个。这些涉及其他组织的动态变化，很可能与癌症、衰老[867]，以及许多疾病有关（表 1-8）。

几乎所有常染色体显性遗传病中都描述了体细胞嵌合现象。组织或器官特异性节段嵌合解释了某些过度生长综合征，如 PIK₃CA 相关的发育障碍，导致局灶性过度生长、脑过度生长或过度生长的毛细血管畸形[868-870]。

一个显著例子是在一个没有任何 Beckwith-Wiedemann 综合征迹象的婴儿中发现了高胰岛素血症。切除 80% 的胰腺后，观察到非典型的组织学特征，即胰岛内的细胞核呈深染性增大。甲基化分析、染色体微阵列和短串联重复标记诊断出胰腺组织中存在嵌合片段父系单亲二倍体 *11p15.5-p15.1*，但不在婴儿血液中[871]。

大脑皮质发育期间发生的脑体细胞突变可能导致散发性难治性癫痫[872]。一项研究集中于 *SCN1A* 突变所致 Dravet 综合征患儿的父母[873]。在受累儿童的家庭中，5.2%（575 个家庭中有 30 个）发现了 *SCN1A* 嵌合现象。在无家族史的情况下检测到患儿携带视网膜母细胞瘤的致病癌基因变异（如 *RB1*），验证患儿父母以明确再发的风险。通过对 124 例双

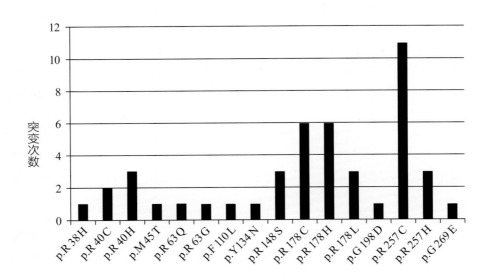

▲ 图 1-3 *ACTG2* 基因中报道的 16 个致病变异及在 45 个先证者中观察到的每个突变的次数[863]

疾 病	基 因	参考文献
软骨发育不全 2 型	COL2A1	[885]
Aicardi-Goutières 综合征	TREX1	[886]
Alport 综合征	COL4A5	[887]
早发性阿尔茨海默病	PS1	[888]
雄激素不敏感	AR	[888]
骨发育不全症 I 型	FLNB	[889]
β 螺旋桨蛋白相关神经退行性变	WDR45	[890]
躯干发育不良	SOX9	[888]
儿茶酚胺敏感性多形性室性心动过速	RYR2	[891]
中心核肌病	DNM2	[892]
Charcot-Marie-Tooth 1E 型	PMP22	[893]
CHARGE 综合征	CHD7	[888]
慢性婴儿神经皮肤关节综合征	NLRP3	[894, 895]
慢性假性肠梗阻	ACTG2	[864]
颅骨锁骨发育不良	RUNX2	[888]
COL2A1 病	COL2A1	[896]
先天性中枢性低通气综合征	PHOX2B	[897]
先天性挛缩性蜘蛛指趾综合征	FBN2	[888]
先天性糖基化障碍	SLC35A2	[898]
先天性脂肪瘤过度生长、血管畸形、表皮痣和骨骼异常（CLOVES 综合征）	PIK3CA	[899]
阿姆斯特丹型侏儒征	CdLS	[900]
Costello 综合征	HRAS	[901]
Creutzfeldt-Jakob 病	PRNP	[902]
Crouzon 综合征	FGFR2	[903]
Duchenne 肌营养不良	DMD	[888, 904]
缺指趾畸形	SHFM3	[905]
EEC（缺指 / 趾畸形、外胚层发育不良和口面部裂）	P63	[888]
表皮神经、横纹肌肉瘤、多囊肾和生长受限	KRAS	[906]
单纯型大疱性表皮松解症	KRTS 5	[888]

表 1-8　经 DNA 确认存在体细胞嵌合体的单基因遗传病实例

（续表）

疾　病	基　因	参考文献
女性癫痫伴智力低下	*PCDH19*	[907, 908]
面部浸润性脂肪瘤病	*PIK3CA*	[909]
家族性多小脑回畸形	*TUBA1A*	[910]
Fanconi 贫血	*FANCD2*	[911]
面肩肱型肌营养不良	*D4Z4*	[888]
Freeman-Sheldon 综合征	*TNNI2*	[912]
Gardner 综合征	*APC*	[913]
偏侧巨脑畸形	*PIK3CA*	[914]
血友病 A 和 B	*F8* 和 *F9*	[888]
遗传性出血性毛细血管扩张症伴肺动脉高压	*ACVRL1*	[915]
遗传性非息肉病性结肠癌（Lynch 综合征）	*MLH1*	[916]
遗传性痉挛性截瘫	*SPG4*	[888]
黏多糖贮积症 Ⅱ 型	*IDS*	[888]
高 IgE 综合征	*STAT3*	[917]
低钙血症	*CASR*	[888]
婴儿型脊髓性肌萎缩症	*SMN1*	[888]
精神发育迟缓	*GATAD₂B*	[918]
单纯性生长激素缺乏症	*GH1*	[919]
幼年型粒单核细胞白血病	*NRAS*	[920]
角质形成细胞表皮痣	*RAS*	[921]
Lesch-Nyhan 综合征	*HPRT1*	[888]
Li-Fraumeni 综合征	*TP53*	[922]
Loeys-Dietz 综合征	*TGFBR2*	[888]
孤立性心房颤动	*Cx43*	[923]
Maffuci 综合征	*IDHI*	[924]
马方综合征	*FBN1*	[888]
McCune-Albright 综合征	*GNAS1*	[888]
干骺端软骨瘤病伴 *D-2-* 羟基戊二酸尿症	*IDH1*	[925]
MYH9 病	*MYH9*	[888]
肌阵挛性癫痫	*SCN1A*	[888]

（续表）

疾　　病	基　　因	参考文献
肌原纤维肌病	*BAG3*	[926]
强直性肌营养不良 2 型	*ZNF9*	[927]
指甲 – 髌骨综合征	*LMX1B*	[928]
新生儿糖尿病	*KCNJ11*	[888]
1 型神经纤维瘤病（全身性和节段性）	*NF1*	[929]
2 型神经纤维瘤病	*NF2*	[930]
Ohtahara 综合征	*STXBP1*	[931]
Ollier 病	*IDHI*	[924]
鸟氨酸氨甲酰基转移酶缺乏症	*OTC*	[888]
骨软骨瘤	*EXT*	[932]
成骨不全 Ⅱ 型	*COL1A1, COL1A2*	[888]
纹状骨病	*AMER1*	[933]
耳腭指综合征	*FLNA*	[888]
阵发性睡眠性血红蛋白尿	*PIGA*	[888]
苯丙酮尿症	*PAH*	[888]
嗜铬细胞瘤和偏侧增生	*UPD* 11p15	[934]
Pitt-Hopkins 综合征	*TCF4*	[935]
红细胞增多症 – 副神经节瘤综合征	*HIF2A*	[936]
早老症	*LMNA*	[937]
Proteus 综合征	*AKT1*	[938]
假性甲状旁腺功能减退症 Ⅰa 型	*GNAS*	[939]
丙酮酸脱氢酶复合体病	*PDHA1*	[940]
视网膜色素变性	*RPGR*	[941]
视网膜母细胞瘤	*RB1*	[942]
男性 Rett 综合征	*MECP2*	[943]
非典型性 Rett 综合征	*CDKL5*	[944]
Rubinstein-Taybi 综合征	*CREBBP*	[945, 946]
Shprintzen-Goldberg 综合征	*SKI*	[947]
Sotos 综合征	*NSD1*	[948]
脊椎骨骺发育不良	*COL2A1*	[949]

（续表）

疾　病	基　因	参考文献
Stickler 综合征	COL2A1	[896]
皮质下带状灰质异位症和巨脑回	LIS1	[950]
睾丸发育不全综合征	SRY	[951]
致死性侏儒	FGFR3	[888]
Timothy 综合征 1 型	CACNA1C	[952]
Townes-Brock 综合征	SALL1	[888]
单亲二倍体	—	[953]
von Hippel-Lindau 病	VHL	[888]
Wiskott-Aldrich 综合征	WASP	[954]
X 连锁无汗性外胚层发育不良伴免疫缺陷	NEMO	[955]
X 连锁慢性肉芽肿病	CYBB	[956]
X 连锁颅额鼻综合征	EFNB1	[957]
X 连锁肌酸缺乏	SLC6A8	[958]
X 连锁 Danon 病	LAMP2	[959]
X 连锁扩张型心肌病	DMD	[960]
X 连锁先天性角化不良	DKC1	[888]
X 连锁灶性皮肤发育不全	PORCN	[961, 962]
X 连锁低磷血症	PHEX	[888]
X 连锁色素失调症	NEMO	[963]
X 连锁 Menkes 病	ATP7A	[964]
X 连锁精神发育迟滞	ARX	[888]
X 连锁纹状骨病伴颅硬化和发育迟缓	WTX	[965]
X 连锁脑室旁结节性异位	FLNA	[966]
X 连锁原卟啉病	XLDPP	[967]
X 连锁皮质下带状灰质异位症	DCX	[968]

侧视网膜母细胞瘤患儿的父母进行靶向深度测序分析，发现只有一位父母存在有害 RB1 突变的体细胞嵌合体，再发风险为 0.4%[874]。

与神经发育障碍有关的基因超过 700 个，其中一些与癫痫有关。现在发现新发突变，必然会对父母进行基因组评估，以确定是否存在体细胞嵌合现象。这类疾病包括精神发育迟缓、癫痫性脑病、大脑皮质畸形和自闭症谱系障碍[875, 876]。

在一项对 10 362 例患者的持续研究中，每 200 例患者中就有超过 1 例存在体细胞嵌合现象[877]。

在该研究中，检测到非整倍体、环状或标记染色体、微缺失/重复拷贝数变异、外显子拷贝数变异和不平衡易位的嵌合体。还包括 Ito 黑色素过少症、其他与精神发育迟缓相关的皮肤斑片状色素异常综合征，以及一些不对称生长受限的患者[878, 879]。性腺嵌合（见第 14 章）应与体细胞嵌合（也有性腺参与）区分开来。尽管不易被诊断，但体细胞嵌合体患者可能有一些所检测疾病的相关体征，而性腺嵌合体患者则不会出现任何体征。目前的临床诊断和产前诊断策略都会在报告的注意事项中列出极低程度的嵌合检测。体细胞和性腺嵌合其他例子包括常染色体显性成骨不全[880, 881]、亨廷顿病[882]和脊髓小脑共济失调 2 型[883]。从这些例子中得到的经验表明，对于看起来是散发性的疾病，在遗传咨询中特别需要谨慎（见第 14 章）。

在常染色体显性和性连锁隐性疾病中，对于疾病细微的不易察觉的问题，有必要对父母双方进行非常仔细地检查。常染色体显性遗传疾病有 50% 的再发风险，而性连锁疾病在男性中有 50% 的再发风险，在家庭中再发风险为 25%。单纯的性腺嵌合体可能发病风险更小，如 X 连锁隐性 DMD 性腺嵌合的女性，下一代患病的风险为 4%～8%。一个需要关注的问题是，尽管无法证明父母受影响的程度，但建议咨询中应给散发性疾病的患者提供产前诊断（可能有限）。

染色体嵌合将在第 11 章中进行讨论，但这里可以注意到一种罕见（且大多未被发现）的常染色体三体。据报道，至少有 10 例患有 18 号染色体嵌合三体的女性有生育力低下史，且多为轻度畸形，智力正常[884]。

（七）胎儿受累时的遗传咨询

当一对焦急等待的夫妇听到他们的胎儿有畸形或遗传疾病的噩耗时，这一决定性的日子将永远留在他们的记忆中。认识到这种影响，医生或咨询师应告知患者自己的想法、可采取的措施和沟通方式，以便在这痛苦的时刻运用专业知识和人文关怀来帮助患者。夫妇们可能多年来一直抱有希望与信念，与不孕症做斗争，结果却面临着胎儿畸形这一毁灭性的现实。随着希望和梦想突然破灭，迅速出现痛苦、怀疑、愤怒和否定的心理状态。富有同情心的医生或咨询师需要掌握有关缺陷的所有信息，

或者立即为这对夫妇努力获得专业的临床遗传学咨询。

咨询应谨慎选择一个安静、舒适、私密、不受干扰的场所。使用的语言应该清晰，避免使用专业词汇。对患者的文化背景的关注很重要，有可能需要翻译人员的帮助。尽量选择一种舒缓的交流方式，注意保持敏感和同理心。这里不建议将有关胎儿的坏消息通过电话或电子邮件告知夫妇。建议安排后续访视并在需要时提供支持。Ptacek 和 Eberhardt[969]，以及其他研究者[970]在文献综述中提到，一致推荐咨询中关于突发坏消息的处理方式，其中包括在没有其他物体干扰的情况下，坐在足够近以便于进行眼神交流。如果伴侣不能/不愿参加咨询，则确定一名可提供支持的出席非常重要，并且对可用资源的了解非常有价值。以上所有要点都是父母在妊娠期间或婴儿出生后，收到坏消息时所希望得到的帮助[971]。

如果之前有一个患病的孩子、父母本身患病或有特定疾病的家族史，几乎所有夫妇都会通过孕妇血清筛查、无创性产前检查、超声或 MRI 或羊膜腔穿刺术/CVS（针对高龄产妇以及已确定的已知携带者）。最近，使用全外显子组测序[972]进行产前诊断为未知的遗传疾病的诊断提供了可能性，在此过程中引发了伦理问题和具有挑战性的难题[973, 974]。通常情况下，焦虑的患者会坚持进行产前诊断。这种情况建议医生不要劝阻患者进行产前诊断，而是告知他们胎儿流产的风险与胎儿发生异常的风险相权衡，这与公认适应证的建议明显不同。鉴于风险较低，产前诊断理论上可以提供给所有夫妇（见第 9 章）。

通过影像学、分子遗传学或细胞遗传学研究识别胎儿异常，可能会意外揭示受累的无症状父母的遗传疾病。Robyr 等[975]描述了 20 位患有脊髓性肌萎缩、DiGeorge 综合征、成骨不全、关节挛缩和 Noonan 综合征的父母。

妊娠中期超声检查发现不明原因的胎儿异常，随后的产前诊断发现核型正常的情况经常发生。染色体微阵列只可以实现 6%～8.1% 的精确诊断[976, 977]（见第 13 章）。在一个有法律纠纷的案例中，连续产检发现胎儿侧脑室宽、多发胸椎半椎体畸形和生长受限。羊膜细胞染色体检查正常。虽然没有明确的诊断，但父母未被告知关于智力障碍潜在风险。最

终孩子出生时有前脑无裂畸形，并出现明显的精神运动迟缓。这种情况必须告知有风险的父母诊断的不确定性。为了患者也不能隐瞒不确定性。表达不确定性并不意味着无知或无能。对当下的问题进行诚实地解释，提供第二种意见，用感同身受的方式，这些都有助于避免灾难性后果和令人恼怒的诉讼。此外，分担责任也可使焦虑减半。

（八）决策

父母双方都参加关于胎儿畸形可能的选择性流产的咨询至关重要。当父母需要决定是否继续妊娠时，所有前面讨论的指导遗传咨询的原则都适用。下面简要介绍一些关键问题，这些问题凝练了本领域过去 50 多年的经验。

父母双方在这种情况下都会充满焦虑和怀疑的情绪。有样品弄混的可能性吗？这个诊断有多准确？实验室的能力如何？他们过去犯过错误吗？如何才能确定他们没有传达给我们错的信息？是不是有同名的可能性？他们可能会有无尽的问题和质疑。每一个问题都需要仔细、耐心的和谨慎地解决，付出艰苦的努力，以提供必要的保证和慰藉。不用说，临床遗传学家或咨询师必须在开始咨询之前彻底检查所有组织工作和潜在漏洞。过去确实发生过这方面的错误[184, 185]。

沟通的中心部分会集中于缺陷的性质，提供咨询的医生或顾问应充分了解疾病、将给家庭带来的负担、相关预后、预期寿命和可能的终身护理需求。父母有必要对潜在的疼痛和痛苦有一个清晰的认识，关于对父母及对家庭里其他孩子的影响的探讨应仅次于对患儿潜在影响的讨论。任何与诊断、预后、多向性或异质性相关的不确定性都应及时讨论。并应讨论与未来妊娠可能有关的问题，以及再发风险和产前诊断的选择。

父母总是有关于重复产前检查的问题，即便没有说出，也会一直有这个想法。在某些情况下，重复检测可能是可行的，特别是当细胞遗传学或分子遗传分析结果与预期的高分辨率超声观察结果不一致时。母体细胞污染（见第 9 章、11 章和 14 章）虽然发生概率很低，但在某些情况下也需要排除。某些产前诊断结果可能不好解释，表型也无法确定地预测。产前细胞遗传学分析中的新发超数染色体片段（见第 11 章）或微缺失或微重复（见第 13 章）是典型的例子。VUS 的致病性判读令人不安，特别是在已知存在致病性突变的基因中。当 VUS 无法评估其致病性时，反而需要依据影像学所观察到的胎儿异常或检测到的生化异常进行决策。敏锐的咨询师应该向面临不确定产前诊断结果而焦虑的父母提供另一种意见。"熟练的医生"几乎可以预见患者的问题并在被问之前回答，并不失时机地在夫妇发言之前，提出所有问题。

如前所述，夫妇之间对终止妊娠有时会有强烈的不同态度。这种差异最好在孕前阶段考虑到，而不是在面临严重胎儿缺陷时才第一次讨论。解决这一冲突不是医生或顾问的职责，他们不应该成为这一充满争议的私人纠纷的仲裁人，这种情况下宗教信仰和良知可能会发生冲突。医生或顾问的职责是确保父母已知和理解所有事实，并且以公正的方式明确各种可能情况的利弊。在几天内安排复诊。在这一危机时期，亲子关系问题也会突然出现并应得到解决，虽然必定伴随着痛苦。

（九）选择性流产：决定与结局

临床遗传学家和遗传咨询师在咨询中面临的最大挑战之一是第一次将提示胎儿有严重缺陷的结果通知给父母。这一任务不能仓促进行。必须考虑到影响父母终止妊娠决定的许多因素[978, 979]。咨询师需要具备的基本素质包括成熟度、经验、热情和同理心、敏感性、知识储备、沟通技巧，以及对人际关系、妊娠和悲伤心理的洞察。个人是否经历过丧亲之痛可能会影响咨询师所提供的情绪指导[980]。当然，有大量文献表明，对于那些最终面临丧亲之痛或死亡的人来说，这些准备是不足的[980, 981]。深入了解患儿和父母预期的残疾情况显然很重要。前面讨论的咨询原则和先决条件完全适用于这些情况，这是父母的决定，而不是医疗"建议"，这一点无须重申。

这些咨询中，预期咨询的特点，从两个方面深入讨论：第一，产前诊断涉及所有临床和科学方面（前面讨论过）；第二，在必要的情况下，识别并说出患者的情绪反应，参考其他夫妇在类似情况下的经历（最好是已发表的案例）。咨询包括了对内疚感、可能的耻辱感（因为终止妊娠）、愤怒、沮丧、家庭压力，以及其他夫妇如何应对的问题的探讨。在可能的情况下，所有这些预期咨询都应该充满着支持和希望。

当面临严重残疾、危及生命、限制性疾病或畸形时，影响父母终止妊娠决定的许多因素必须得到承认和理解[979, 982-985]。父母会不由自主地将他们的道德和宗教信仰带入他们的决策。他们的残疾经历及他们在有患儿的家庭中看到的情况也会影响决策。母亲的年龄、先前的不孕阶段、先前的流产、选择性流产史或胎儿畸形史，这些因素都会影响她们的决定。幸运的是，产前诊断的遗传性疾病严重程度的不确定性带来的痛苦困境并不常见。比如，携带 22q11.2 缺失的轻度受累的母亲，她被告知胎儿有先天性心脏畸形和不确定的未来精神发育迟缓，其风险约为 30%，再加上高达 30% 的风险在青年期患精神分裂症，以及约 20% 的风险患孤独症 / 孤独症谱系障碍[986-991]。

当母亲在产科超声上看到胎儿的影像和（或）胎动时，可能会产生意想不到的联系，这也增强了她重新或再次成为父母的渴望和憧憬。父母经常担忧的一个问题是残疾儿童是否会对家里其他孩子造成影响。甚至，更糟糕的是，在自己去世后，这些孩子是否有要承担照顾患病兄弟姐妹重任的意愿。他们是否会产生耻辱感甚至影响到他们将来的婚姻伴侣。他们是否需要花费如此多的时间和精力来满足残疾儿童的需求，从而导致对其他孩子的相对忽视，残疾儿童会有多大程度（如果有的话）的痛苦（包括心理上的）。

另外，夫妇的父母对这对夫妇是否有能力抚养一个严重残疾孩子的信念也会影响决定。经济问题也变得很突出，这取决于他们生活的压力和环境。有些情况下，如这对夫妇患有同样的晚发性疾病时，他们不愿意继续妊娠。夫妇间对终止妊娠决定的模棱两可会主导整个过程并破坏夫妻关系。任何争论都应该在他们家中解决，并在作出决定后复诊。

对因胎儿异常终止妊娠的夫妇继续随访的重要性怎么强调都不为过。White-van Mourik 等[992] 对此类病例的心理社会后遗症进行了一项重要研究，结果显示了这种不愉快经历的长期效应。孕妇流产后 1~2 年出现情绪和躯体症状的情况并不罕见，也包括伴侣。虽然一些夫妇的关系越来越亲密，但在 84 例受调查的患者中[993]，有 12% 的人被记录到有分居情况，特别是因为沟通失败、易怒和褊狭。在这种情况导致的婚姻不和以前就出现过[993, 994]。至少 50% 的夫妇承认他们的性关系有问题。此外，许多夫妇表示在对待现有子女的行为发生了改变，包括过度保护、焦虑、易怒，以及随后的内疚和冷漠（表 1-9）[992]。继发性不孕女性和 21 岁以下的女性（或未成年女性）在情绪、生理和社会方面遇到的困难最为持久[992]。在失去一个孩子后，无论有无畸形，10%~25% 的痛苦父母情绪不稳定，对身心健康产生了不利影响[995]。预期母亲所经历的悲伤，特别是那些面对妊娠晚期诊断的致命胎儿畸形的母亲，专业人士准备好心理帮助。在这些极度痛苦的时刻，同理心和敏感性非常关键，成熟的咨询和无偏见的支持对于帮助父母应对困难至关重要。

悲伤情绪的咨询是选择性终止妊娠后咨询的一部分，其中完全承认丧亲之痛是必要的（见第 33 章）。同情疲劳，特征表现为体会到患者痛苦后感到难以承受[996]，主要发生在癌症遗传咨询中，不太可能成为产前遗传咨询的问题。人们曾对哀悼的心理进行了深入的研究[997-999]（见第 33 章）。Worden 强调，对于一个丧亲的人来说，完成哀悼过程中四个阶段的每一个都尤为重要[998]：①接受失去；②解决哀悼所带来的痛苦；③适应没有孩子的生活；④正确看待死亡。

在适当的时候，允许父母选择抱着胎儿（或孩子）的重要性已经得到了充分的认识[1000, 1001]。

尽管预计会有失落和悲伤，但 Seller 等[1001] 反映了自己的经验，指出许多夫妇能从失去胎儿的创伤中"惊人地快速地"恢复。在择期终止妊娠之前和之后的咨询中暗示这种情况对夫妇是有益的。此外，在夫妇对如果没有产前诊断所需要承担的可能是长期情感、身体、经济负担和社会后果这件事有了充分了解后，对悲伤的定位就会达到一个关键的平衡。

（十）检测其他孩子

面对胎儿受累的消息，父母总是想知道是否有必要对其他孩子进行检测。当有可能诊断出某种疾病时，答案肯定检测是合适的。然而，携带者检测需要仔细考虑，最合适的做法是推迟到青少年后期，到那时应该首先提供遗传咨询。鉴于对无症状儿童进行疾病检测的复杂困境和深远影响可能会在多年后显现，最好建议家长在处理现有胎儿缺陷

表 1–9　84 例女性和 68 例男性在因胎儿异常而终止妊娠 24 个月后的情绪和躯体症状频率

		全　部		结束后 24 个月	
		女性（%）	男性（%）	女性（%）	男性（%）
情　绪	悲伤	95	85	60	47
	抑郁	79	47	12	6
	愤怒	78	33	27	7
	恐惧	77	37	46	17
	内疚	68	22	33	7
	挫败	61	26	24	14
	羞耻	40	9	18	4
	脆弱	35	0	18	0
	解脱	30	32	16	16
	孤独	27	20	11	6
	麻木	23	0	0	0
	恐慌	20	0	5	0
	回避	0	32	0	13
	忽视	0	12	0	0
躯体症状	哭泣	82	50	22	5
	易怒	67	38	19	3
	不专注	57	41	7	1
	无精打采	56	17	2	0
	失眠	47	19	2	1
	疲惫	42	21	6	3
	食欲缺乏	31	10	0	0
	噩梦	24	7	5	0
	心悸	17	—	6	0
	头痛	9	8	2	0

经 John Wiley & Sons 许可转载，引自 White-van Mourik et al. 1992[992]

时推迟考虑这个决定。在随后的咨询中，可以详细研究儿童预测性基因测试这一复杂领域[1002-1005]。Fanos[1002] 强调，对于青少年进行此种检测，"可能会影响成长目标的实现，包括从父母形象中寻求自由、建立个人身份、处理性能量，以及对以前自我和他人的理想化认知的重塑"。Fanos 还强调，当孩子的基因健康受到质疑时，基因检测可能会损害父母之间的关系。父母可能会产生情感距离，从而对孩子的死亡或缺陷做出反应，这被称为儿童重病后综合征[1006]。其他方面还包括干扰儿童自我概念的正常发展，会带来幸存者内疚的问题，或者增加因家人患病或失去亲人而引发的焦虑[1006]。除非早期诊断可提供预防或治疗益处，否则很少建议对儿童进行预测性检测来预测他将来是否会出现神经退行性疾病或其他疾病。

九、围产期遗传咨询

在检测到胎儿异常或分娩患有遗传疾病或畸形的患儿后，同样面临着类似的一系列问题和担忧。有缺陷胎儿的妊娠可能从妊娠早期或妊娠中期开始，或者可能在妊娠晚期或生下存活或死亡的婴儿时才明确诊断。前面讨论的遗传咨询的原则和先决条件同样适用于所有这些情况[1007]。医生或咨询师应特别注意减轻患者的内疚和羞耻感（见第 33 章）。尽管这对一些医生来说可能很困难[1008, 1009]，即使面对患者的愤怒情绪，与患者建立亲密融洽的关系、探视患者和表达诚意也是必要的。在这种情况下，医生的一个失误可能会使妊娠期护理期间（希望）和患者已经建立的融洽关系难以继续维持甚至可能会成为诉讼的导火索[184]。

2013 年，美国死产率为 5.96/1000，每 160 次分娩中就有 1 次死产[1010]，其中约 23 600 例死产发生在妊娠 20 周以后。对于双胎妊娠来说，这一比率大约高出 2.5 倍。染色体异常发生在 6%～13% 的死产中[1011-1013]，但在畸形儿中超过了 20%。不明原因死产后再发的风险为 2.5%～4.18%[1010]。相比之下，2010—2016 年巴基斯坦的死产率为 56.9/1000，印度为 25.3/1000，赞比亚和肯尼亚为 21.3/1000，危地马拉为 19.9/1000[1014]。通过对 246 例死产进行全外显子组测序，有 15 例（6.1%）确诊[1015]。大多数死产的遗传原因仍然未知。有死产史的女性患长期慢性肾病和终末期肾病的风险增加[1016]。

尽管先证儿的父母存在愤怒、悲伤和各种各样能预料到的情绪，主治医师仍应该在适当的时候敦促父母进行尸检。某些疾病（如先天性肾病）的诊断可通过及时收集和处理的组织，用于随后包括全外显子组测序（见第 14 章）在内的 DNA 研究（见第 10 章）而实现的。在尚未确诊而父母坚决拒绝尸检的情况下，X 线片、MRI、CT 和肝穿刺活检 DNA 检测可以提供重要信息[1017-1019]。在大多数死产的原因尚未确定。长 QT 间期综合征很少在分娩前被诊断[1020]，在出生后第一个月诊断出的长 QT 间期综合征中[1021]，受累母亲的胎儿死亡风险增加，这不仅是由于心律失常，还推测是由于胎盘或子宫肌层功能障碍[1022]。此外，在妊娠 23 周以后发生死产与严重产科并发症风险增加有关，尤其是此类患者中[1023]。当预测到胎儿有异常时，磁共振成像可以提供一个有用的可接受的替代方案[1017]。尸检是父母确定致病原因的最后一次机会，这可能最终对他们未来的生育计划及他们以前的孩子至关重要。评估死产或围产儿死亡原因与患者的协议非常重要（框 1-3），以确保准确的诊断，从而为提供准确的再发风险评估和未来精确的产前诊断奠定了基础。在死产之后患者及医生可能会陷入情绪混乱，从而遗忘必要的手术环节。操作自查表（框 1-4）用于确定标准流程。此外，面对目前或将来可能需要进行突变分析的已知或可疑遗传疾病，应注意获取组织用于 DNA 建库或建立细胞系，以避免患者之后质疑医生未能留存非常有意义的组织或 DNA（如 X 连锁智力障碍）。

心理支持对于因任何原因失去后代的夫妇来说都很重要，而胎儿或先天性异常让这一工作更加艰巨[1024, 1025]。由于高龄产妇的增加和辅助生殖技术的使用，多胎妊娠的频率增加，染色体结果不一致的双胞胎的出生（或产前检测）并不罕见。减胎[1026]（见第 32 章），或者一对双胞胎死亡，或者两者同时分娩，会引发母亲严重的情绪变化，这可能会影响母亲对幸存孩子的照顾[1027]。如果想要提供有意义的护理和支持，医生必须掌握相当多的心理沟通技能[1028]。

医生和工作人员应该打电话提供心理支持，鼓励患者每 6 周参加一次咨询（适当时可增加频率），这通常会得到患者的感激和认可。所有医生都应审

关键要素	细　节	注　解
病史	**家族史** • 复发性自然流产 • 死产 • 单基因遗传病 • 先天畸形或综合征 • 染色体疾病 • 种族 • 近亲婚配 • 神经发育迟滞 **母亲的病史** • 既往静脉血栓栓塞 • 糖尿病 • 慢性高血压 • 血栓形成倾向 • 系统性红斑狼疮 • 自身免疫性疾病 • 癫痫 • 严重贫血 • 心脏病 • 使用烟草、酒精、毒品或药物 **不良孕产史** • 反复性流产 • 既往生育有先天畸形、综合征或遗传病的儿童 • 既往胎儿生长受限 • 既往妊娠高血压或子痫前期病史 • 既往妊娠糖尿病病史 • 既往胎盘早剥 • 既往胎儿死亡情况 **目前妊娠状态** • 母亲的年龄 • 父亲的年龄 • 既往死产时的胎龄 • 妊娠并发症 • 胆汁淤积 • 妊娠期体重增加和 BMI • 多胎妊娠并发症，如双胎输血综合征、双胎反向动脉灌注综合征、生长不协调 • 胎盘早剥 • 腹部创伤 • 早产或胎膜早破 • 产前护理开始时的胎龄 • 胎儿生长受限 • 超声图像显示异常 • 感染或绒毛膜羊膜炎	

框 1–3　死产评估的要素

（续框）

关键要素	细　节	注　解
胎儿尸检	• 如果患者拒绝，可以由经验丰富的围产期病理学家进行外部评估；其他选择包括照片、X 线片、超声检查、MRI 和组织取样，如血液或皮肤 • 冷冻组织用于未来的 DNA 研究 • 如果组织被浸泡好，申请肝脏穿刺活检以进行 DNA 研究	在大约 30% 的病例中可以提供重要信息
胎盘检查	• 包括对病毒或细菌感染迹象的评估 • 与病理学家讨论可用的检测方法	• 在 30% 的病例中可以提供附加信息 • 感染在早产死胎中更为常见（早产 19% vs. 足月 2%）
胎儿染色体核型 / 微阵列	• 产前羊膜腔穿刺术可以提供最大的产出量 • 如果羊膜腔穿刺术被拒绝，使用胎盘近端的脐带 • 冷冻组织或穿刺活检的全外显子组或全基因组测序	在大约 8% 的病例中发现异常
死产时对产妇的评估	• 胎儿 – 母体出血筛查：Kleihauer-Betke 试验或母体循环中胎儿细胞的流式细胞检测 • 梅毒 • 狼疮抗凝物 • 抗心磷脂抗体 • 抗 β$_2$ 糖蛋白抗体	不建议常规检查遗传性血栓形成倾向，除非有血栓栓塞疾病的病史或家族史
在特定情况下	间接抗人球蛋白试验	如果先前在妊娠期间没有做过
	葡萄糖筛查（口服葡萄糖耐量试验、糖化血红蛋白）	在大于胎龄儿中
	毒理学筛查	在胎盘早剥或怀疑用药的情况下

修改自美国妇产科医师学会，母胎医学会 [1010]

查尸检报告并进行反复咨询讨论。通常，父母会通过邮件收到尸检报告，而没有能进一步得到解释以及和医生讨论的机会。而在一项研究中，27% 的人没有收到尸检结果 [1029]。患者相关疾病的支持组织进行联系也很有价值。在美国，这些团体中的绝大多数联合起来组成了基因支持组织联盟，并成为一个中央信息交换和转诊中心。

（一）家庭事务

除了在因胎儿缺陷导致死产或围产期死亡后采取的所有"医疗"措施之外，后续对其家庭及其未来的关注也非常重要。面对困难和经常令人痛苦的情况，医生的积极、成熟和知情管理是必要的。不管孩子缺陷的原因是什么，母亲的内疚感几乎是不

变的，有时甚至是深刻的。在早期讨论中，应解释并重申与母体无关的明确原因，并在以后重申。对于常染色体隐性遗传疾病或更具问题性的 X 连锁疾病，母亲来源的问题是真实存在的，不容易减轻其精神负担。我们都携带有害基因，其中一些可能是我们直接遗传的，而另一些可能胎儿自身发生了突变，这一事实需要深入讨论。在大多数情况下，向母亲们解释当前的负面结果并不是她们自身的过错很重要，如果确实与母亲有关，正确对待她们由此产生的羞耻和内疚情绪也很重要 [1030]，需要制订行动计划以避免产生更加不利的结果，从而保证患者能有更美好的未来。

哀悼过程的各种细节都需要注意（框 1–4），包括确保给孩子起一个名字，如果在妊娠晚期有异常

框 1-4　死产后的行动检查表			
出生日期 ＿＿＿＿＿＿＿＿＿＿＿＿		负责护士 ＿＿＿＿＿＿＿＿＿＿＿	
主治医师 ＿＿＿＿＿＿＿＿＿＿＿		电话 ＿＿＿＿＿＿＿＿＿＿＿＿＿	
神职人员姓名 ＿＿＿＿＿＿＿＿＿		电话 ＿＿＿＿＿＿＿＿＿＿＿＿＿	

□家庭隐私保护	□门上卡片	□联系医生	□家庭会见医生

父母选择	父母决定	注解
探视婴儿	是□　否□	
拥抱婴儿	是□　否□	
起名	是□　否□	名字：
照片	是□　否□	
尸检许可（签名）	是□　否□	
遗传研究	是□　否□	不适用□
葬礼	是□　否□	
火化	是□　否□	
允许家庭成员探视 / 拥抱	是□　否□	
宗教仪式	是□　否□	
保留胎儿的一缕头发	是□　否□	
获得并冰冻用于 DNA 研究的组织	是□　否□	

宝宝：＿＿＿＿＿＿＿＿体重 ＿＿＿＿＿＿＿＿身长 ＿＿＿＿＿＿＿＿				
沐浴□	穿衣□	足印□	照片□	父母探视□
死亡证明□				
脑 MRI（如果拒绝尸检）□				

出院：记忆信封（婴儿物品）	是□　否□
悲伤相关参考资料	是□　否□
悲伤咨询转诊	是□　否□　拒绝□
遗传咨询转诊	是□　否□
随访咨询（并讨论尸检结果）	是□　否□

护士填写表：姓名 ＿＿＿＿＿＿＿＿＿＿　签名 ＿＿＿＿＿＿＿＿＿＿　日期 ＿＿＿＿＿＿＿＿＿＿

胎儿死亡，则需要确定父母是否想要一个有标记的墓。如前所述，大多数护理人员认为能够看到并抱着婴儿会对父母双方的情绪都有好处[1000, 1001, 1031]。尽管提到这个话题时，一些人可能最初会感到反感，但温柔的劝导和解释其他夫妇的经历可能会对悲伤的父母有帮助。即使有严重畸形，父母也有可能抱起一个大部分被遮盖的婴儿，而婴儿的正常部分，如手和足，都可以被握住。父母应该拥有重要纪念品包括照片[1032]、一缕头发和婴儿的名字带或衣服[1027, 1028]。最终，这些婴儿存在的具体象征有助于父母悼念，尽管母亲们绝望和空虚的情绪不容易被抚慰[1033]。照片也可能有助于为其他孩子和祖父母提供安慰。父母们在选择葬礼时也会有所不同。医生应该确保父母有时间作出这些不同的决定，必

要时可将孩子留在病房几个小时。

应鼓励父母双方在悼念期间返回继续咨询，妊娠结束后的后续联系包括电话、慰问卡片和进一步的咨询建议[1034]。这一咨询期间还将进一步讨论病因、未来风险、选择及应对策略。焦虑情绪将会阻碍对事实和建议的理解。在重复前面提供的信息时，引导患者说出自己的领悟是有帮助的。哀悼可能持续 6~24 个月。这些咨询将有助于探索抑郁、内疚、愤怒、否认、可能的婚姻不和，以及诸如性冷淡或阳痿等身体症状的各个方面的影响。面对巨大的悲痛，应该阻止父母冲动的绝育决定。咨询中应提供安全、可靠和相对长期的避孕建议[1035]。同样，父母应该充分了解在失去孩子后很快生下"替代孩子"的后果[1036, 1037]，那个孩子很可能会成为父母悲伤的持续载体，而父母可能会变得过度焦虑和过度保护。随后，他们可能会不断提及去世的婴儿，臆想出替代儿童永远无法实现的完美幻想形象，困扰替代儿童的未来。遭受父母如此对待的孩子可能会对自己的合理身份存疑。

（二）幸存的孩子

陷入负面情绪的父母往往会向医生寻求如何告诉其他孩子的建议。应对措施应根据其他孩子的年龄、理解水平，以及家庭的宗教和文化信仰背景进行调整。需要理解的一个关键原则是，儿童在达到能够认识死亡的认知阶段后，需要寻求保护。因此，父母的注意力应该集中在爱、温暖和反复安慰上，尤其是对于可能存在的未明说的自责和个人的负罪感。建议父母和孩子共情而不是在孩子面前表现出不知所措。将注意力集中在孩子的思维和活动上对于家庭的心理状态有益，避免陷入情绪瘫痪的状态，这只会对家庭的心理动力产生负面影响。

十、遗传咨询的效力 / 有效性

遗传咨询是一种沟通过程，旨在让咨询者尽可能完整地理解，从而实现非指向性理性决策。关于在不同的环境下，使用不同的方式（如电话和面对面）评估遗传咨询的有效性，以及遗传咨询师和学生的自我效能感的研究仍在继续[1038-1041]。焦虑、痛苦、不确定、内疚、决策冲突、缺乏科学知识，以及难以理解风险平衡，影响了遗传咨询的最终效

果。父母决定生育更多受累的后代不应被视为遗传咨询的失败。尽管医生的目标是预防遗传疾病，但准父母的取向可能会大不相同。有一对了解自己病情的夫妇，两人都患有软骨发育不全，要求进行产前诊断并表明目的是流产一个正常的未受累的胎儿，以便能够抚养一个像自己一样的孩子。这会被理解为遗传咨询的失败吗？遗传咨询后无脑胎儿的继续妊娠会被认为是遗传咨询的失败吗？

Clarke 等[1042]考虑了三个可能评估遗传咨询效果的主要方面：①咨询者能否回忆起风险数据和其他相关信息；②对生育计划的影响；③实际生育行为。他们的结论反映了西方的共识，即风险数据和其他遗传咨询信息的回忆涉及太多的主观和可变因素，无法提供任何有效的衡量标准。此外，评估生育目标可能会使咨询师能够判断咨询者希望得到的服务，以及其他很多对生育计划产生影响的干扰因素。此外，咨询后需要多少年来评估对生育计划的影响？他们认为对生育计划的评估"不能很好地代表实际生育行为"。在面对有关此类风险的咨询时，他们没有对实际生育行为进行评估，而是指出了一系列复杂的社会和其他因素，这些因素削弱了将该项目作为衡量标准使用的重要性。然而，他们确实建议根据遗传咨询的背景目标来评估咨询效果，目的是评估咨询者对自身特定风险和选择的理解。荷兰的一项问卷调查向 1479 名咨询者询问了他们在遗传咨询方面的体验。在咨询前后及结果公布后进行了三次问卷调查[1043]。他们发现经历整个咨询过程后，个体的赋权感、个人控制能力和焦虑程度有所改善。

对遗传咨询有效性的评估不仅应包括知识获得的程度（包括咨询者对所示概率的记忆力）、决策的合理性（特别是关于进一步生育的决策），还应包括潜在的个人影响，这一点已在荷兰的研究中概述。高危家庭频繁的避孕失败凸显了非常明确的咨询必要性。有效性的一个衡量标准是先证者向近亲传达重要风险信息的频率和准确性。结果发现似乎人们对检测结果的交流是选择性的，如男性亲属和父母不太可能被告知[1044]。

Emery 等[1045]在对 200 名咨询师进行的前瞻性研究中提出的要点包括：咨询后需要跟进，特别是当怀疑咨询者的理解能力不足时。这在染色体和 X 连锁隐性疾病中显得尤为重要。他们指出，放弃生

育的概率随着时间的推移而增加，超过 1/3 的患者在接受咨询的 2 年内选择绝育。

许多研究[1045-1048] 记录了咨询者的理解失败。随着基因组测序带来次要发现和意义不明变异的揭示，这种失败的可能性越来越大[1048]。这些报道没有反映遗传咨询技能或充分性的客观衡量标准，也没有反映咨询访视后向患者提供的检测报告的真实价值。Sorenson 等[1049] 前瞻性地研究了 2220 名咨询者，他们咨询了美国 25 个州和哥伦比亚特区 47 家诊所的 205 名专业人员。研究者们不仅收集了咨询者的信息，还收集了咨询师和提供遗传咨询的诊所的信息。他们记录了 53% 的咨询者在事后不了解自己的风险，而 40% 的咨询者在接受咨询诊断出特定疾病后似乎并没意识到自己患病。作者们深入探讨了可能导致他们（和其他人）观察到的明显教育失败的多重复杂问题。在一项针对唐氏综合征患儿父母的研究中，Swerts[1050] 指出，在接受遗传咨询的人中，45% 的人准确地回忆了再发风险，21% 的人理解不正确，34% 的人不记得他们的风险。

在考虑遗传咨询的有效性时，Sorenson 等[1049] 总结了基本要点：在许多方面，对咨询有效性的总体评估，至少在本研究中评估的咨询，面临着玻璃杯是半满还是半空的问题。也就是说，大约 50% 的咨询者了解他们的风险，但约 50% 没有。此外，超过 50% 的咨询者了解他们的诊断，但其余的没有。同样，咨询者说，他们的医学遗传问题和担忧有 50% 以上得到了讨论，但约 50% 没有得到讨论。这一情况在社会医学关心的问题上显得更糟。而且，在生殖方面，前来咨询以获取信息用于制订生殖计划的人中，有 50% 以上说咨询影响了他们的计划，但也有 50% 左右没有受影响。任何总体评估都必须指出这样一个事实，即咨询对许多咨询者有效，但对几乎相同数量的咨询者无效。

Kessler[1051] 对文献的批判性分析得出的结论称，已发表的关于遗传咨询后生育结局的研究显示咨询没有带来重大影响。此外，咨询前的决定在很大程度上决定了咨询后的生育情况。

一项关于患者对遗传咨询的期望的研究表明，大多数患者的期望都得到了满足，尤其是在感知控制方面[1052]。当患者对保证和建议的期望得到满足时，与未实现期望的咨询者相比，他们后续的担心和焦虑会更少，这也类似于荷兰的报道[1053]。

Sorenson 等[1049] 的研究揭示了遗传咨询的有限效果，这是多因素共同造成的后果，其中最重要的因素是对科学的理解不足[1036]。当然，有效性并不仅仅与咨询者的满意度有关。50 多年来，我们中的一位已经在一系列书籍（其中一本翻译成九种语言）中努力教育公众，让他们了解遗传学在个人生活中的重要性[184, 331, 335, 337, 338, 1053]。除了公共教育及其对医生的常规教育外，美国、加拿大、英国和其他地方的专家正式认证，接受临床遗传学作为一门专业，由国家遗传咨询委员会认证的遗传咨询师学位课程都无疑提高了遗传咨询的有效性。然而，在人类遗传学的黄金时代，仍然迫切需要在"新遗传学"[184, 185, 199, 1054, 1055] 领域对执业医师开展教育。

第 2 章 胚胎着床前遗传学检测
Preimplantation Genetic Testing

Anver Kuliev　Svetlana Rechitsky　著

刘　平　黄　锦　徐凡清　译

着床前遗传学检测 [1]（preimplantation genetic testing，PGT）是针对有严重单基因病或染色体疾病的夫妇生育健康子代的有效方法。多达 600 种单基因遗传病可以进行 PGT-M [1]。此外，它还被应用于人类白细胞抗原（human leukocyte antigen，HLA）配型（PGT-HLA [1]），事实证明，对于需要干细胞移植治疗的先天性和后天性疾病的哥哥姐姐来说，许多骨髓匹配的孩子的出生可以挽救他们的生命。

单细胞或微量细胞的 DNA 含量极其有限，对其进行 DNA 分析是一项技术难题；尤其 PGT 需要获得精确、快速的临床诊断结果。PGT 通常是通过微量细胞全基因组扩增（whole-genome amplification，WGA）联合敏感的聚合酶链反应（polymerase chain reaction，PCR）完成。二代测序技术为精准检测和移植整倍体胚胎提供了技术可能（即着床前非整倍体检测，PGT-A [1]）。

PGT-M 最初的适应证与产前诊断一致 [2-4]，但很快就被拓展到一些从未涉及的领域，比如一些具有遗传倾向的迟发性疾病、存在或不存在遗传疾病的胚胎 HLA 配型 [5-7]。

PGT 的发展也代表了遗传疾病技术的自然发展历程，从最初仅有有限的遗传咨询、缺乏产前诊断和治疗手段的时期，发展到现在已经有很多的选择方法，其中就包括 PGT 技术 [8]。此外，PGT 还被应用到一些疾病治疗的新方法上，如有些严重疾病没有传统的治疗手段，现在则可通过胚胎 HLA 配型、干细胞移植的新方法进行治疗。依据现有政策，一些遗传疾病可以进行干细胞治疗，通过 PGT 对胚胎着床前进行 HLA 配型，明显地避免了非必要的终止妊娠（见第 36 章）。

一、着床前遗传学检测的发展历程

1984 年，产前基因诊断首次被客观评价时，世界卫生组织（WHO）便强调了发展早期遗传检测方法及着床前胚胎诊断的可能性 [9, 10]。可能采用的方法包括：遗传分析第一或第二极体、卵裂期胚胎或囊胚期胚胎 [10, 11]。然而这些方法在 PCR 和胚胎活检引入之后才得以实施 [12]。

30 多年前，研究者们通过哺乳动物的胚胎尝试进行 PGT [13-18]。研究表明可以成功对 IVF 中的哺乳动物胚胎着床前进行活检而不破坏其胚胎活性。人类首次 PGT 是由 Handyside 等 [19] 检测 X 连锁遗传病和 Verlinsky 等 [20] 检测常染色体隐性遗传病完成的。通过这种方法，已经诞生数以万计的无出生缺陷儿童 [21-25]，这证明了 PGT 技术可以在人类安全应用。最初，PGT 是通过极体活检和卵裂期胚胎活检完成，但现在的标准已经转为囊胚期活检。极体活检现在仍然是禁止胚胎操作的族裔中唯一的活检方法。国际胚胎着床前遗传学诊断学会（Preimplantation Genetic Diagnosis International Society，PGDIS）和欧洲人类生殖与胚胎学学会（European Society of Human Reproduction and Embryology，ESHRE）联盟已经发表了一系列关于 PGT 技术的实践指南 [26, 27]。这些指南涵盖了 PGT 组建、遗传学和治疗相关的咨询、心理评估、患者选择、全部应用技术的条款及质量控制。本章将详细阐述 PGT 的发展及 PGT 临床应用中存在的问题；这些都是基于作者 30 年 22 000 个 PGT 周期的经验，其中包括 15 700 个 PGT-A，491 个 PGT-HLA 和 6778 个大约 600 种不同的单基因遗传病的 PGT-M（表 2-1）。

（一）极体活检的着床前遗传学检测

配子活检为遗传病孕前诊断提供了一种引人入胜的可能性，因为对活检材料的遗传分析使选择含有不致病等位基因的配子进行受精和随后的胚胎移植成为现实[28]。通过这种方法，不仅可以避免对受累胎儿的选择性流产，还可以避免夫妇妊娠有遗传缺陷胎儿的风险。

尽管产前遗传学检测可以通过卵母细胞或精子的基因型来实现，但后者并不现实。通过培养初级精母细胞或精原细胞，然后对成熟的精子进行遗传学分析的方法虽然理论上可行，但仍需要更多的研究，比如目前在单倍体方向的尝试[29, 30]。精子复制的技术已经被引入，这种方法或可检测复制的精子。但是，在精子复制的过程中可能会出现错误，使得精子复制技术不适合在临床应用[31, 32]。

因此，目前唯一的配子产前诊断方法是通过极体活检和遗传学分析检测卵母细胞的基因型。早在 20 世纪 80 年代，有学者首次尝试通过小鼠第二极体获得卵母细胞的核型，但是这项技术运用到临床需要进行很多的改进[33]。此后，极体活检被用于检测小鼠模型 β 球蛋白的序列扩增[34]。极体活检 1990 年被首次应用于临床[20]。有研究表明，在没有出现交叉互换的情况下，第一极体的等位基因是纯合的，它不包含卵母细胞或第二极体的等位基因。但是，如果发生交叉互换，第一极体并不能预测卵母细胞的基因型，因为初级卵母细胞在这种情况下有可能会被异常的基因杂合。交换发生的频率会根据位点与着丝粒之间的距离而不同，端粒基因的交换接近 50%，因此除非进一步检测卵母细胞，否则第一极体检测的价值有限（图 2-1）。因此需要第二极体分析来检测第二次减数分裂后产生的正常半合子卵母细胞。事实上，积累的经验表明，在第一极体为杂合子的情况下能够作出最精准的诊断，因此根据第二极体正常或突变基因情况可以直接预测卵母细胞存在的相反基因型，从而对受精后胚胎的母源

影响作出判断[4]。

为了研究这个过程可能存在的不利影响，研究者评估了卵母细胞活检后胚胎在不同时期的发育情况[3, 4, 35]。研究显示，极体活检对受精、胚胎着床前，甚至着床后都无不利影响，因此极体活检是成为检测卵母细胞基因型的可行方法。在一项研究中，为了研究第二极体活检对胚胎活力和发育潜能的影响[36]，比较了 343 个活检小鼠胚胎和 445 个非活检小鼠胚胎达到囊胚期的百分比。

表 2-2 列出的是世界上最大的采用极体活检的 PGT-M 队列。共有 1016 个单基因 PGT 周期，其中包括 538 个常染色体隐性遗传病，191 个常染色体显性遗传病和 287 个 X 连锁遗传病。在 1016 个周期中，有 838 例（82.5%）移植了 1656 个胚胎（平均每个移植周期 1.98 个胚胎），349 个（41.6%）周期获得临床妊娠，分娩 385 个婴儿。只有 2 例误诊，分别是脆性 X 综合征和肌营养不良；这可能是由于移植了没有进行足够标志物分析的胚胎，无法排除等位基因脱扣（allele drop-out，ADO）（见下文）。极体活检 PGT-M 的示例见图 2-2。

（二）胚胎期活检的着床前遗传学检测

尽管极体活检的优势明显，但是极体不能提供父源的遗传信息、不能诊断胚胎性别，因此不能用于 X 连锁遗传病的性别诊断，除非可以通过极体直接诊断卵母细胞的基因位点（见下文）。实际上，卵母细胞的基因型是通过极体基因型推测出来而不是直接检测出来的，这也是极体活检的一个弊端。基于这些情况，胚胎活检是更为全面的方法，而囊胚期活检则是目前采用的标准化策略。

胚胎活检的首次临床应用是 Handyside 等采用卵裂期胚胎活检实施 X 连锁遗传病的性别诊断[19]。研究显示，活检操作对胚胎活性没有不利影响：超过 70% 的活检胚胎可以发育至囊胚，并且细胞形成数量和能量物质（葡萄糖和丙酮酸）摄取方面均无显著降低[37]。

胚胎活检最初应用于卵裂期胚胎并逐渐在很多中心使用，使数以千计的孩子免于遗传缺陷[21-25]。然而，一些研究显示这项技术存在显著的不利影响，尤其是活检两个卵裂球而不是一个的时候，或者新手在活检一枚卵裂球时也会存在不利影响（见下文）。此外，高比例的等位基因脱扣、高比例的

指 征	基 因	遗传方式	患者数	周期数	移植周期数	移植的胚胎数	妊娠率（%）	活产数
表 2-1 PGT-M 的指征和临床结局列表：30 年经验								
3- 羟基异丁酰辅酶 A 水解酶缺乏症（HIBCHD）	HIBCH	AR	1	1	1	2	0	0
3- 甲基戊二酸症尿伴耳聋、脑病及 Leigh 样综合征（MEGDEL）	SERAC1	AR	1	1	1	1	0	0
软骨发育不全（ACH）	FGFR3	AD	8	17	11	14	7	6
色盲 2 型（ACHM2）	CNGA3	AR	1	1	1	1	1	1
色盲 3 型（ACHM3）	CNGB3	AR	3	4	4	5	2	2
Maroteaux 型肢端及中部骨骺发育不良（AMDM）	NPR2	AR	1	1	2	2	1	1
中链酰基辅酶 A 脱氢酶缺乏症	ACADM	AR	3	8	7	14	4	4
极长链酰基辅酶 A 脱氢酶（ACADVL）	ACADVL	AR	5	6	6	11	2	2
21- 羟化酶缺乏症引起的先天性肾上腺皮质增生症	CYP21A2	AR	23	34	26	42	17	17
肾上腺脑白质营养不良（ALD）	ABCD1	XL	17	33	20	29	11	11
X 连锁无丙种球蛋白血症（XLA）	BTK	XL	4	7	7	13	3	3
Aicardi-Goutieres 综合征 5 型（AGS5+CF）	SAMHD1	AR	1	2	2	2	1	1
Alagille 综合征 1 型（ALGS1））	JAG1	AD	1	1	1	1	1	1
眼白化病 I 型（OA1）	GPR143	XL	1	12	5	9	4	3
眼皮肤白化病，I a 型（OCA1a）	TYR	AR	4	7	6	9	3	3
眼皮肤白化病 II 型（OCA2）	OCA2	AR	3	6	5	9	3	3
眼皮肤白化病 III 型（OCA3）	TYRP1	AR	1	1	0	0	0	0
Allan-Herndon-Dudley 综合征（AHDS）	SLC16A2	XL	1	2	2	2	1	1
先天性全身毛发缺失症（ALUNC）	HR	AR	1	1	1	2	1	1
α₁ 抗胰蛋白酶缺乏症（A1ATD）	SERPINA1	AR	9	16	14	18	9	8
常染色体 Alport 综合征	COL4A3	AR	1	4	0	0	0	0
X 连锁显性 Alport 综合征（ATS）	COL4A5	XL	8	16	15	22	10	9
阿尔茨海默病 III 型	PSEN1	AD	2	3	3	6	3	3
阿尔茨海默病 IV 型	PSEN2	AD	1	1	1	2	0	0
阿尔茨海默病（AD）	APP	AD	2	3	2	4	2	1
先天性巨核细胞性血小板减少症（CAMT）	MPL	AR	1	1	0	0	0	0
转甲状腺素蛋白遗传性淀粉样变性	TTR	AD	3	7	5	6	3	2
肌萎缩侧索硬化 1 型（ALS1）	SOD1	XL	2	2	2	3	2	1

（续表）

指　征	基　因	遗传方式	患者数	周期数	移植周期数	移植的胚胎数	妊娠率（%）	活产数
青少年肌萎缩侧索硬化 4 型（ALS4）	*SETX*	AD	1	1	1	1	1	1
葡萄糖 –6– 磷酸脱氧酶缺乏导致的非球形溶血性贫血	*G6PD*	XL	9	12	12	15	6	6
Angelman 综合征（AS）	*UBE3A*	AD	2	2	2	3	1	1
遗传性血管性水肿 I 型（HAE1）	*C1NH*	AD	3	4	3	4	1	1
无虹膜（AN）	*PAX6*	AD	4	7	5	6	4	4
主动脉瓣疾病 1 型（AOVD1）	*NOTCH1*	AD	1	1	2	2	1	1
精氨琥珀酸尿症	*ASL*	AR	2	3	3	4	1	1
动脉迂曲综合征（ATS）	*SLC2A10*	AR	1	2	2	2	1	1
远端关节挛缩 2a 型（DA2a）	*MYH3*	AD	1	2	2	2	1	1
远端关节挛缩 2b 型（DA2b）	*TNNI2*	AD	1	2	1	1	0	0
远端关节挛缩 2b 型（DA2b）	*TNNT3*	AD	1	3	2	3	2	1
远端关节挛缩 9 型（DA9）	*FBN2*	AD	1	2	2	2	2	2
共济失调毛细血管扩张症（AT）	*ATM*	AD	5	12	7	8	6	5
耳髁突综合征 2 型（ARCND2）	*PLCB4*	AR	1	1	0	0	0	0
Axenfeld-rieger 综合征 1 型（RIEG1）	*PITX2*	AD	3	13	13	15	5	4
Bardet-Biedl 综合征 10 型（BBS10）	*BBS10*	AR	1	2	3	4	1	1
Bardet-Biedl 综合征 2 型（BBS2）	*BBS2*	AR	1	1	2	2	2	1
Bardet-Biedl 综合征 4 型（BBS4）	*BBS4*	AR	1	1	2	2	1	1
Bardet 综合征 3 型（BARTS3）	*CLCNKB*	AR	1	1	2	2	1	1
基底细胞痣综合征（BCNS）（Gorlin）	*PTCH1*	AD	6	7	6	10	4	4
良性慢性天疱疮（BCPM）	*ATP2C1*	AD	1	1	1	1	1	0
β– 脲基丙酸酶缺乏症（UPB1D）	*UPB1*	AR	1	1	2	2	2	1
生物素酰胺酶缺乏症	*BTD*	AR	3	5	2	3	2	2
Birt-Hogg-Dube 综合征（BHD）	*FLCN*	AD	1	2	1	1	1	1
血小板型出血性疾病 16 型（BDPLT16）	*ITGB3*	AD	1	1	0	0	0	0
睑裂狭小 – 上睑下垂 – 倒向型内眦赘皮（BPES）	*FOXL2*	AD	3	7	5	7	3	3
Kell-Cellano 血型系统	*KEL*	AR	14	32	19	32	5	5

（续表）

指　征	基　因	遗传方式	患者数	周期数	移植周期数	移植的胚胎数	妊娠率（%）	活产数
B1 型短指 / 趾症（BDB1）	ROR2	AD	1	3	2	4	2	2
鳃裂眼面综合征（BOFS）	TFAP2A	AD	1	1	1	2	0	0
乳腺癌	PALB2	AD	2	4	2	2	1	1
家族性乳腺癌 – 卵巢癌易感性 1 型（BROVCA1）	BRCA1	AD	93	175	128	183	89	83
家族性乳腺癌 – 卵巢癌易感性 2 型（BROVCA2）	BRCA2	AD	64	123	87	122	55	51
躯干发育异常伴常染色体性别反转	SOX9	AD	1	1	0	0	0	0
Camurati-Engelmann 病（CAEND）	TGFB1	AD	1	1	1	1	0	0
Canavan 病	ASPA	AR	4	6	5	7	5	5
氨甲酰磷酸合成酶 I 缺乏症	CPS1	AR	1	1	1	2	0	0
婴儿致死性细胞色素 C 氧化酶缺乏性心脑肌病 1 型	SCO2	AR	2	5	5	10	3	3
扩张型心肌病 1A 型（CMD1A）	LMNA	AR	7	17	16	25	10	8
扩张型心肌病 1DD 型（CMD1DD）	RBM20	AD	1	2	2	2	2	2
扩张型心肌病 1E 型（CMD1E）	SCN5A	AD	1	2	2	2	1	1
扩张型心肌病 1G 型（CMD1G）	TTN	AD	2	2	3	3	1	1
扩张型心肌病 1S 型（CMD1S）	MYH7	AD	3	6	4	4	2	2
扩张型心肌病伴头发卷曲 – 皮肤角化 – 牙齿发育不全（DCWHKTA）	DSP	AD	2	3	2	3	2	1
家族性心肌肥厚症 2 型（CMH2）	TNNT2	AD	1	2	1	1	1	0
家族性心肌肥厚症 4 型（CMH4））	MYBPC3	AD	14	22	16	23	11	9
家族性心肌肥厚症 7 型（CMH7）	TNNI3	AD	1	1	1	1	0	0
家族性心肌肥厚症 8 型（CMH8）	MYL3	AD	1	2	0	0	0	0
全身型原发性肉碱缺乏症（CDSP）	SLC22A5	AR	1	2	1	2	1	1
婴儿肉碱棕榈酰转移酶 II 缺乏症	CPT2	AR	4	7	4	4	2	2
常染色体显性遗传性脑动脉病	NOTCH3	AD	3	7	6	6	6	4
脑肌酸缺乏综合征 1 型（CCDS1）	SLC6A8	XL	1	1	1	2	1	1
婴儿晚期神经元蜡样质脂褐质沉积症 2 型（CLN2）	TPP1	AR	2	3	2	2	2	1
神经元蜡样质脂褐质沉积症 10 型（CLN10）	CTSD	AR	1	1	2	3	1	1

（续表）

指　征	基　因	遗传方式	患者数	周期数	移植周期数	移植的胚胎数	妊娠率（%）	活产数
神经元蜡样质脂褐质沉积症 5 型（CLN5）	CLN5	AR	1	1	2	3	0	0
神经元蜡样质脂褐质沉积症 6 型（CLN6）	CLN6	AR	2	2	1	2	0	0
Charcot-Marie-Tooth 病轴突 2A2 型（CMT2A2）	MFN2	AD	2	9	6	7	2	2
Charcot-Marie-Tooth 病轴突 2B 型（CMT2B）	RAB7A	AD	1	1	2	4	2	1
Charcot-Marie-Tooth 病轴突 2E 型（CMT2E）	NEFL	AD	1	4	4	7	1	1
Charcot-Marie-Tooth 病轴突 2F 型（CMT2F）	HSPB1	AD	1	1	1	1	0	0
Charcot-Marie-Tooth 病脱髓鞘 1A 型（CMT1A）	PMP22	AD	28	56	38	51	25	21
Charcot-Marie-Tooth 病脱髓鞘 1B 型（CMT1B）	MPZ	AD	2	5	2	5	0	0
Charcot-Marie-Tooth 病 X 连锁 1 型（CMTX1）	GJB1	XL	6	9	9	14	5	5
良性复发性肝内胆汁淤积症 2 型（BRIC2）	ABCB11	AR	1	2	2	4	1	1
进行性家族性肝内胆汁淤积症 3 型（PFIC3）	ABCB4	AR	1	1	1	2	1	1
X 连锁隐性遗传点状软骨发育不良 1 型（CDPX1）	ARSE	XL	1	2	2	3	0	0
脉络膜缺失（CHM）	CHM	XL	3	5	5	9	3	3
原发性纤毛运动不良症 15 型（CILD15）	CCDC40	AR	1	1	1	1	1	1
原发性纤毛运动不良症 3 型（CILD3）	DNAH5	AR	2	2	1	2	1	1
经典型瓜氨酸血症	ASS1	AR	4	7	6	8	3	3
锁骨颅骨发育不良综合征（CCD）	RUNX2	AD	1	3	5	5	2	2
Cockayne 综合征 A 型（CSA）	ERCC8	AR	1	1	2	2	1	1
原发性辅酶 Q10 缺乏症 7 型（COQ10D7）	COQ4	AR	1	1	1	1	1	1
Cohen 综合征（COH1）	VPS13B	AR	2	2	2	4	2	2
遗传性非息肉病性结直肠癌 1 型（HNPCC1）	MSH2	AD	11	21	14	17	7	6
遗传性非息肉病性结直肠癌 2 型（HNPCC2）	MLH1	AD	10	18	15	25	9	9

（续表）

指 征	基 因	遗传方式	患者数	周期数	移植周期数	移植的胚胎数	妊娠率（%）	活产数
遗传性非息肉病性结直肠癌 4 型（HNPCC4）	PMS2	AD	1	2	1	1	0	0
遗传性非息肉病性结直肠癌 5 型（HNPCC5）	MSH6	AD	5	10	8	11	5	5
联合氧化磷酸化缺陷 13 型（COXPD13）	PNPT1	AR	1	1	3	5	0	0
锥杆细胞营养不良 6 型（CORD6）	GUCY2D	AD	1	1	1	0	0	0
先天性去糖基化障碍（CDDG）	NGLY1	AR	1	1	2	2	1	1
先天性糖基化障碍 I a 型（CDG1A）	PMM2	AR	5	5	4	4	3	3
先天性糖基化障碍 II c 型（CDG2C）	SLC35C1	AR	1	1	2	3	0	0
先天性糖基化障碍 II L 型（CDG2L）	COG6	AR	1	2	2	2	0	0
先天性糖基化障碍 I n 型（CDG1N）	RFT1	AR	2	2	2	4	1	1
颅外胚层发育不良 2 型（CED2）	WDR35	AR	1	1	1	1	1	1
颅额鼻综合征（CFNS）	EFNB1	XL	1	1	1	1	0	0
Creutzfeldt-Jakob 病（CJD）；Gerstmann-Straussler 病（GSD）	PRNP	AD	6	9	9	12	8	7
Crouzon 综合征	FGFR2	AD	8	16	14	23	9	8
Currarino 综合征	MNX1	AD	1	1	1	2	1	1
皮肤松弛症常染色体显性遗传 I 型（ADCL1）	ELN	AD	1	4	3	4	2	2
皮肤松弛症常染色体隐性遗传 II B 型（ARCL2B）	PYCR1	AR	1	1	2	2	1	1
皮肤松弛症常染色体隐性遗传 III A 型（ARCL3A）	ALDH18A1	AR	1	1	1	1	1	1
囊性纤维化（CF）	CFTR	AR	496	748	627	1072	354	314
肾性胱氨酸贮积症（CTNS）	CTNS	AR	1	1	1	1	0	0
Danon 病	LAMP2	XL	1	2	2	2	2	2
Darier-White 病（DAR）	ATP2A2	AD	1	1	1	1	1	1
D- 双功能蛋白缺乏症	HSD17B4	AR	1	1	1	1	0	0
常染色体显性遗传性耳聋 3b 型（DFNA3b）	GJB6	AD	1	2	2	3	1	1
常染色体隐性遗传性感觉神经性耳聋 1 型（DFNB1）	GJB2	AR	51	68	56	80	33	30

（续表）

指　征	基　因	遗传方式	患者数	周期数	移植周期数	移植的胚胎数	妊娠率（%）	活产数
牙本质发育不全Ⅲ型	DSPP	AD	1	2	2	2	2	1
发育迟缓	DHX35	AR	1	1	2	2	1	1
肾性 X 连锁尿崩症	AVPR2	XL	1	3	3	3	1	1
永久性新生儿糖尿病（PNDM）	INS	AD	1	1	1	1	1	1
Diamond-Blackfan 综合征贫血 1 型（DBA1）	RPS19	AD	1	1	1	2	1	1
Digeorge 综合征（DGS）	TBX1	AD	1	1	1	1	1	1
二氢硫辛酰胺脱氢酶缺乏症（DLDD）	DLD	AR	1	1	1	1	1	1
Donnai-Barrow 综合征	LRP2	AR	1	1	0	0	0	0
常染色体显性遗传先天性角化不良 3 型（DKCA3）	TINF2	AD	1	2	2	3	1	1
常染色体显性遗传先天性角化不良 2 型（DKCA2）	TERT	AD	1	3	1	1	0	0
常染色体隐性遗传先天性角化不良 5 型（DKCB5）	RTEL1	AR	1	1	2	2	1	1
X 连锁先天性角化不良（DKCX）	DKC1	XL	1	1	2	2	1	1
运动障碍、癫痫和智力发育障碍（DYSEIDD）	DEAF1	AR	1	1	1	1	0	0
常染色体显性遗传扭转性肌张力障碍 1 型（DYT1）	TOR1A	AD	16	36	35	63	18	18
肌张力障碍 28 型，儿童期发病（DYT28）	KMT2B	AD	1	1	1	1	0	0
X 连锁遗传扭转性肌张力障碍 3 型（DYT3）	TAF1	XL	1	1	1	2	1	1
外胚层发育不良 10b，少汗型 / 毛发型 / 牙齿型，常染色体隐性遗传（ECTD10B）	EDAR	AR	1	1	1	2	1	1
外胚层发育不良，少汗，X 连锁（XHED）	EDA	XL	6	8	8	10	4	4
经典型 Ehlers-Danlos 综合征	COL5A1	AD	2	4	3	4	3	2
Ehlers-Danlos 综合征Ⅳ型，常染色体显性遗传	COL3A1	AD	4	6	4	7	4	3
Ehlers-Danlos 综合征Ⅵ型（EDS6）	PLOD1	AR	1	1	2	3	0	0
Emery-Dreifuss 肌营养不良 1 型，X 连锁（EDMD1）	EMD	XL	3	4	4	7	3	3
营养不良型大疱性表皮松解症，常染色体显性遗传（DDEB）	COL7A1	AR	8	9	8	13	4	4

（续表）

指　征	基　因	遗传方式	患者数	周期数	移植周期数	移植的胚胎数	妊娠率（%）	活产数
单纯型大疱性表皮松解症伴幽门闭锁（EBSPA）	PLEC1	AR	1	2	1	3	1	1
单纯型大疱性表皮松解症，D-M 型（EBSDM）	KRT5	AD	1	2	1	2	1	1
交界型大疱性表皮松解症，Herlitz 型	LAMA3	AR	4	9	7	13	7	7
交界型大疱性表皮松解症，非 Herlitz 型	LAMB3	AR	5	6	5	9	2	2
表皮松解性角化病（EHK）	KRT10	AD	2	3	2	2	2	2
早期婴儿癫痫性脑病 2 型（EIEE2）	CDKL5	XL	1	1	1	2	1	1
早期婴儿癫痫性脑病 3 型（EIEE3）	SLC25A22	AR	1	1	0	0	0	0
早期婴儿癫痫性脑病 5 型（EIEE5）	SPTAN1	AR	1	1	0	0	0	0
多发性骨骺发育不良 1 型（EDM1）	COMP	AD	3	4	2	2	1	1
多发性外生骨疣 I 型	EXT1	AD	11	21	17	29	12	10
多发性外生骨疣 II 型	EXT2	AD	3	8	6	10	3	3
Fabry 病	GLA	XL	12	19	14	22	9	7
面肩肱型肌营养不良 1 型（FSHD1）	FRG1	AD	25	51	42	71	23	20
Ⅶ因子缺乏症	F7	AR	1	1	1	1	0	0
家族性腺瘤性息肉病 1 型（FAP1）	APC	AD	23	44	36	57	17	15
家族性寒冷型自身炎症综合征（FCAS1）	NLPR3	AD	1	1	1	1	1	1
家族性地中海热（FMF）	MEFV	AR	10	18	16	22	11	8
Fanconi 贫血，补体 A 组（FANCA）	FANCA	AR	2	5	2	3	2	2
Fanconi 贫血，补体 C 组（FANCC）	FANCC	AR	2	5	4	8	1	1
胎儿运动不能畸形序列征（FADS）	NUP88	AR	1	1	1	1	1	1
胎儿运动不能畸形序列征（FADS）	RAPSN	AR	1	1	1	2	1	0
脆性 X 连锁智力低下综合征	FMR1	XL	312	608	450	662	243	214
Fraser 综合征 1 型（FRASRS1）	FRAS1	AR	2	2	2	2	1	1
Friedreich 共济失调 1 型（FRDA）	FXN	AR	2	6	4	7	2	2
额颞痴呆和（或）肌萎缩侧索硬化 1 型（FTDALS1）	c9orf72	AD	1	1	1	1	1	1
遗传性果糖不耐受症	ALDOB	AR	2	7	6	7	3	3
延胡索酸酶缺乏症（FMRD）	FH	AR	1	1	0	0	0	0

（续表）

指 征	基 因	遗传方式	患者数	周期数	移植周期数	移植的胚胎数	妊娠率（%）	活产数
半乳糖血症	*GALT*	AR	3	7	5	6	2	2
遗传性弥漫性胃癌（HDGC）	*CDH1*	AD	1	1	1	2	1	1
Gaucher 病Ⅰ型	*GBA*	XL	39	52	34	57	24	19
骨发育不良性老年样皮肤营养不良（GO）	*GORAB*	AR	1	2	2	4	1	1
Gitelman 综合征（GTLMNS）	*SLC12A3*	AR	1	1	1	1	0	0
原发性先天性青光眼 3A 型（GLC3A）	*CYP1B1*	AR	1	2	2	2	1	1
葡萄糖转运体 1 缺乏综合征 1 型（GLUT1DS1）	*SLC2A1*	AD	1	2	1	2	0	0
戊二酸血症Ⅰ型	*GCDH*	AR	1	1	1	2	0	0
甘氨酸脑病（GCE）	*GLDC*	AR	6	7	6	11	6	6
糖原贮积症Ⅰa 型（GSD1A）	*G6PC*	AR	1	1	2	2	0	0
糖原贮积症Ⅱ型（GSD2）	*GAA*	AR	5	7	4	9	1	1
糖原贮积症Ⅸa1 型（GSD9A1）	*PHKA2*	XL	1	1	0	0	0	0
糖原贮积症Ⅶ型（GSD7）	*PFKM*	AR	1	1	1	1	1	1
GM1 型神经节苷脂沉积症Ⅰ型	*GLB1*	AR	5	5	5	10	4	4
慢性 X 连锁肉芽肿性疾病（CDGX）	*CYBB*	XL	4	5	4	6	3	2
Greig 头多指 / 趾综合征（GCPS）	*GLI3*	AD	1	1	2	2	0	0
Harel-Yoon 综合征（HAYOS）	*ATAD3A*	AR	1	3	3	3	1	1
血红蛋白 α 位点 1 型（HBA1）	*HBA*	AR	14	23	21	38	10	10
血红蛋白 β 位点（HBB）	*HBB*	AR	301	470	402	762	192	161
家族性噬血细胞性淋巴组织细胞增生症 2 型（FHL2）	*PRF1*	AR	1	1	0	0	0	0
家族性噬血细胞性淋巴组织细胞增生症 3 型（FHL3）	*UNC13D*	AR	3	4	4	5	4	3
血友病 A（HEMA）	*F8*	XL	62	103	88	145	50	42
血友病 B（HEMB）	*F9*	XL	5	6	6	9	6	6
遗传性平滑肌瘤病和肾细胞癌（HLRCC）	*FH*	AD	1	1	1	2	0	0
遗传性运动感觉神经病Ⅱ C 型（HMSN2C）	*TRPV4*	AD	1	1	2	2	1	1
Hermansky-Pudlak 综合征 1 型（HPS1）	*HPS1*	AR	1	4	3	6	2	2
HLA+ 骨髓增生异常综合征（MDS）	*GATA2*	AD	1	2	1	1	1	1

（续表）

指　征	基　因	遗传方式	患者数	周期数	移植周期数	移植的胚胎数	妊娠率（%）	活产数
HLA+Shwachman-Diamond 综合征（SDS）	SBDS	AR	4	10	3	4	2	2
HLA+ 腺苷脱氨酶缺乏症（ADA）	ADA	AR	1	1	1	1	1	1
HLA+ 肾上腺脑白质营养不良	ABCD1	XL	3	7	2	2	1	1
HLA+Diamond-Blackfan 贫血 1 型（DBA1）	RPS19	AD	6	13	10	15	5	5
HLA+Diamond-Blackfan 贫血 2 型（DBA2）	RPS20	AD	1	1	1	1	1	1
HLA+Diamond-Blackfan 贫血 3 型（DBA3）	RPS 24	AD	1	1	1	1	0	0
HLA+Diamond-Blackfan 贫血 5 型（DBA5）	RPL35A	AD	1	1	1	1	1	1
HLA+Diamond-Blackfan 贫血 9 型（DBA9）	RPS10	AD	1	1	2	2	1	1
HLA+ 外胚层发育不良，少汗，伴免疫缺陷	IKBKG	XL	2	9	6	8	2	2
HLA+Fanconi 贫血，补体 A 组（FANCA）	FANCA	AR	18	52	29	43	14	10
HLA+Fanconi 贫血，补体 C 组（FANCC）	FANCC	AR	2	5	5	8	1	1
HLA+Fanconi 贫血，补体 D2 组（FANCD2）	FANCD2	AR	1	3	2	3	1	1
HLA+Fanconi 贫血，补体 F 组（FANCF）	FANCF	AR	2	5	2	3	0	0
HLA+Fanconi 贫血，补体 G 组（FANCG）	FANCG	AR	2	2	2	3	2	2
HLA+Fanconi 贫血，补体 I 组（FANCI）	FANCI	AR	1	2	2	3	0	0
HLA+Fanconi 贫血，补体组 J（FANCJ）	BRIP1	AR	1	1	1	1	1	1
HLA+Fanconi 贫血，补体组 JI（FANCJ）	BRIP1	AR	1	3	1	3	0	0
HLA+ 血小板无力症（GT，+DMD）	ITGA2B DMD		1	2	2	4	1	0
HLA+ 肉芽肿性疾病，慢性，常染色体隐性，细胞色素 b 阳性，Ⅰ型（CDG1）	NCF1	AR	1	3	2	2	1	1
HLA+ 肉芽肿性疾病，慢性，X 连锁（CDGX）	CYBB	XL	6	16	13	17	7	6
HLA+ 血红蛋白 β 位点（HBB）	HBB	AR	92	188	119	177	41	31
HLA+ 高 IgE 复发感染综合征，常染色体隐性	DOCK8	AR	1	1	0	0	0	0
HLA+Krabbe 病	GALC	AR	1	1	1	2	1	1
HLA+ 强直性肌营养不良 1 型（DM1）	DMPK	AD	1	2	1	2	1	1
HLA+ 常染色体显性严重先天性中性粒细胞减少症 1 型（SCN1）	ELANE	AD	2	3	2	5	2	1

（续表）

指　征	基　因	遗传方式	患者数	周期数	移植周期数	移植的胚胎数	妊娠率（%）	活产数
HLA+ 多囊肾病 1 型（PKD1）	PKD1	AD	1	1	1	2	1	1
HLA+ 镰状细胞贫血症	HBB	AR	18	29	18	27	12	8
HLA+ 血小板增多症 1 型（THCYT1）	SH2B3	AR	1	2	2	2	2	1
HLA+ 先天性血栓性血小板减少性紫癜（TTP）	ADAMTS13	AR	1	2	2	4	1	1
HLA+Wiskott-Aldrich 综合征（WAS）	WAS	XL	1	1	0	0	0	0
HLA 免疫缺陷伴高 IgM，1 型（HIGM1）	CD40LG	XL	8	15	9	13	5	4
HLA+ 红细胞丙酮酸激酶缺陷	PKLR	AD	1	2	1	1	0	0
前脑无裂畸形 2 型（HPE2）	SIX3	AD	1	1	1	2	0	0
遗传性心血管上肢畸形综合征（HOS）	TBX5	AD	5	8	8	9	4	4
胱硫醚 β 合成酶缺陷所致的同型胱氨酸尿症	CBS	AR	4	6	4	9	3	3
n（5,10）- 亚甲基四 - 氢叶酸还原酶活性缺陷所致的同型胱氨酸尿症	MTHFR	AR	1	1	1	2	0	0
cbIG 互补型同型胱氨酸尿巨幼红细胞贫血（HMAG）	MTR	AR	1	2	1	1	0	0
人类白细胞抗原	HLA	AR	60	119	73	108	25	20
亨廷顿病（HD）	HTT	AD	141	209	171	267	107	97
Hurler 综合征	IDUA	AR	7	10	8	13	3	3
玻璃样纤维瘤病综合征（HFS）	ANTXR2	AR	1	1	1	2	1	1
先天性 Sylvius 导水管狭窄所致脑积水（HSAS）	L1CAM	XL	11	16	16	34	8	6
羟酰基辅酶 A 脱氢酶 /3- 酮酰辅酶 A 硫酶 / 烯醇辅酶 A 水合酶，α 亚单位（HADHA）	HADHA	AR	4	4	4	13	3	3
家族性高胰岛素血症性低血糖症 1 型（HHF1）	ABCC8	AR	2	11	8	19	4	2
家族性青少年高尿酸血症肾病 1 型（HNFJ1）	UMOD	AD	1	1	1	1	0	0
促性腺激素功能减退症 1 型伴或不伴嗅觉缺失（HH1）	ANOS1	XL	1	1	2	2	0	0
促性腺激素功能减退症 1 型伴或不伴嗅觉缺失（HH1）	KAL1	XL	1	2	1	1	1	1
甲状旁腺功能减退 - 发育迟缓 - 形态异常综合征（HRDS）	TBCE	1R	1	1	1	2	0	0

（续表）

指　征	基　因	遗传方式	患者数	周期数	移植周期数	移植的胚胎数	妊娠率（%）	活产数
婴儿型低磷酸酶血症	ALPL	AR	6	7	6	9	4	4
先天性常染色体隐性 1 型鱼鳞病（ARCI1）	TGM1	AD	2	9	7	10	1	1
片状鱼鳞病 2 型（LI2）	ABCA12	AR	2	2	1	2	0	0
鱼鳞病、痉挛性四肢瘫痪和精神发育迟滞（ISQMR）	ELOVL4	AR	1	1	1	1	0	0
X 连锁鱼鳞病（XLI）	STS	XL	2	3	3	4	1	1
毛囊性鱼鳞病秃发畏光综合征伴或不伴 Bresheck 综合征	MBTPS2	XL	2	3	2	5	2	1
高 IgM 免疫缺陷 1 型（HIGM1）	CD40LG	XL	4	14	14	22	6	6
X 连锁多内分泌腺病肠病伴免疫失调综合征（IPEX）	FOXP3	XL	2	3	3	3	1	1
色素失调症（IP）	IKBKG	XL	15	35	28	43	11	11
婴儿小脑视网膜变性（ICRD）	ACO2	AR	1	1	1	2	2	2
婴儿肝衰竭综合征 1 型（ILFS1）	LARS	AR	1	1	2	2	1	1
异戊酸血症（IVA）	IVD	AR	1	1	1	2	0	0
Joubert 综合征 1 型（JBTS1）	INPP5E	AR	1	2	2	2	1	1
Joubert 综合征 17 型（JBTS17）	CPLANE1	AD	1	1	1	2	1	1
Joubert 综合征 2 型（JBTS2）	TMEM216	AR	1	1	2	2	1	1
Joubert 综合征 21 型（JBTS21）	CSPP1	AR	2	5	4	7	1	1
Joubert 综合征 23 型（JBTS23）	KIAA0586	AR	1	1	1	2	1	1
Joubert 综合征 3 型（JBTS3）	AHI1	AR	1	1	0	0	0	0
Joubert 综合征 6 型（JBTS6）	TMEM67	AR	2	3	2	2	2	2
Krabbe 病	GALC	AR	11	12	11	19	7	5
Larsen 综合征（LRS）	FLNB	AD	2	2	1	1	1	1
Leber 先天性黑矇 2 型（LCA2）	RPE65	AR	1	1	0	0	0	0
Leigh 综合征（LS）	NDUFS8	AR	1	1	0	0	0	0
Leigh 综合征（LS）	SURF1	AR	1	1	0	3	0	0
Lesch-Nyhan 综合征（LNS）	HPRT1	XL	1	4	3	3	2	2
白质消融性白质脑病（VWM）	EIF2B2	AR	1	1	1	2	1	0
Li-Fraumeni 综合征 1 型（LFS1）	TP53	AD	16	22	17	24	13	11

（续表）

指　征	基　因	遗传方式	患者数	周期数	移植周期数	移植的胚胎数	妊娠率（%）	活产数
先天性类脂性肾上腺皮质增生症（LCAH）	STAR	AR	1	2	2	3	1	1
X 连锁的无脑回畸形 2 型（LISX2）	ARX	XL	1	1	1	2	0	0
Loeys-Dietz 综合征 1 型（LDS1）	TGFBR2	AD	2	5	4	6	2	1
长 QT 间期综合征 1 型（LQT1）	KCNQ1	AD	4	5	2	2	2	2
长 QT 间期综合征 2 型（LQT2）	KCNH2	AD	3	3	2	2	1	1
长 QT 间期综合征 8 型（LQT8）	CACNA1C	AD	1	1	1	1	1	1
遗传性Ⅲ型淋巴水肿（LMPH3）	PIEZO1	AR	1	1	0	0	0	0
X 连锁淋巴增殖综合征 1 型（XLP1）	SH2D1A	XL	1	1	2	3	2	2
溶酶体酸性脂肪酶缺乏症	LIPA	AR	2	2	2	4	2	2
Machado-Joseph 病（MJD）	ATXN3	AD	4	7	6	8	6	6
卵黄样黄斑营养不良 2 型（VMD2）	BEST1	AD	1	1	1	1	1	1
枫糖尿病（MSUD）	BCKDHB	AR	1	2	2	2	1	1
马方综合征（MFS）	FBN1	AD	30	58	46	78	27	21
共济失调白内障综合征（MSS）	SIL1	AR	1	3	3	5	1	1
Meckel 综合征 1 型（MKS1）	MKS1	AR	2	5	5	9	2	2
Meckel 综合征 4 型（MKS4）	CEP290		4	6	6	10	4	4
Meckel 综合征 6 型（MKS6）	CC2D2A	AR	2	5	5	9	2	2
Meckel 综合征 6 型（MKS6）	CCD2DA2	AR	1	1	1	2	1	1sing
Meckel 综合征 8 型（MKS8）	TCTN2	AR	1	1	2	2	1	1
常染色体显性精神发育迟缓 35 型（MRD35）	PPP2R5	AD	1	1	2	2	1	1
常染色体隐性精神发育迟缓 38 型（MRT38）	HERC2	AR	1	2	2	3	1	1
神经鞘脂激活蛋白 B 缺乏性异染性脑白质营养不良	PSAP	AR	1	1	0	0	0	0
异染性脑白质营养不良（MLD）	ARSA	AR	3	4	3	4	4	2
干骺端软骨发育不良，Schmid 型（MCDS）	COL10A1	AD	2	7	3	4	2	2
甲基丙二酸尿和同型胱氨酸尿，cbIC 型	MMACHC	AR	3	6	6	11	5	5
甲基丙二酰辅酶 A 变位酶缺乏引起的甲基丙二酸尿症	MUT	AR	2	4	4	4	2	2

（续表）

指 征	基 因	遗传方式	患者数	周期数	移植周期数	移植的胚胎数	妊娠率（%）	活产数
甲基丙二酸尿症，cbIB 型	MMAB	AR	3	3	2	3	1	1
Ⅰ型小头畸形性原始侏儒症（MOPD1）	RNU4ATAC	AR	1	1	1	1	1	1
常染色体隐性原发性小头畸形 2 型（MCPH2）	WDR62	AR	1	1	1	1	0	0
常染色体隐性原发性小头畸形 5 型（MCPH5）	ASPM	AR	2	3	2	3	2	2
原发性小头畸形 6 型（MCPH6）	CENPJ	AR	1	2	2	1	1	1
孤立型伴眼缺损的小眼畸形 3 型（MCOPCB3）	VSX2	AR	2	2	1	1	1	1
面中部发育不全 – 听力障碍 – 椭圆形红细胞增多症 – 肾钙盐沉着症（MFHIEN）	AMMECR1	XL	2	8	6	9	2	2
家族性偏瘫性偏头痛 1 型（FHM1）	CACNA1A	AD	1	1	1	2	1	1
ACAD9 缺乏导致线粒体复合体Ⅰ缺乏症	ACAD9	AR	1	1	1	2	1	1
线粒体 DNA 缺失综合征 13 型	FBXL4	AD	1	1	3	4	1	1
线粒体 DNA 缺失综合征 4a 型（Alpers 型）（MTDPS4A）	POLG	AR	3	5	5	5	4	4
钼辅助因子缺乏症补体组 B 型（MOCODB）	MOCS2	AR	1	1	3	4	0	0
复杂的嵌合型非整倍体综合征 1 型（MVA1）	BUB1B	AR	1	1	1	2	1	0
黏脂贮积症Ⅱ α/β 型	GNPTAB	AR	2	3	2	2	2	2
黏多糖贮积症Ⅱ型（MPS2）	IDS	XL	9	20	15	29	10	6
黏多糖贮积症Ⅲ A 型（MPS3A）	SGSH	AR	2	2	2	3	0	0
黏多糖贮积症Ⅳ A 型（MPS4A）	GALNS	AR	1	4	4	12	2	2
多核神经元，脱水，肾发育不良，小脑发育不全	CEP55	AR	1	1	1	2	1	1
多发性先天性异常 – 张力过低 – 癫痫综合征 2 型（MCAHS2）	PIGA	XL	1	1	0	0	0	0
多发性内分泌肿瘤Ⅰ型（MEN1）	MEN1	AD	8	21	16	23	7	4
多发性内分泌肿瘤Ⅱ A 型（MEN2A）	RET	AD	6	11	11	17	8	8
多发性内分泌肿瘤Ⅳ型（MEN4）	CDKN1B	AD	1	3	1	1	1	1
层粘连蛋白缺陷型先天性肌营养不良 1A 型（MDC1A）	LAMA2	AR	6	7	7	14	7	6

（续表）

指　征	基　因	遗传方式	患者数	周期数	移植周期数	移植的胚胎数	妊娠率（%）	活产数
Duchenne 肌营养不良（DMD）	DMD	XL	69	115	103	169	57	48
肢带型肌营养不良 2A 型（LGMD2A）	CAPN3	AR	1	1	0	0	0	0
肢带型肌营养不良 2S 型（LGMD2S）	TRAPPC11	AR	1	1	2	2	2	2
肌营养不良 – 肌营养不良蛋白聚糖病 A5 型（伴先天性脑眼异常）（MDDGA5）	FKRP	AR	1	3	3	3	1	1
肌营养不良 – 肌营养不良蛋白聚糖病 A4 型（伴先天性脑眼异常）（MDDGA4）	FKTN	AR	2	2	2	3	2	2
常染色体隐性急性复发性肌红蛋白尿症	LPIN1	AR	1	1	1	1	1	1
早发病型无反射性呼吸窘迫 – 吞咽困难 – 肌病（EMARDD）	MEGF10	AR	1	1	1	1	1	1
X 连锁性中心核肌病（CNMX）	MTM1	XL	5	6	4	6	4	4
肌原纤维肌病 1 型肌病（MFM1）	DES	AD	1	1	1	1	1	1
常染色体显性先天性肌强直	CLCN1	AD	1	1	1	2	1	1
强直性肌营养不良 1 型（DM1）	DMPK	AD	94	147	107	188	55	46
强直性肌营养不良 2 型（DM2）	CNBP	AD	1	2	2	4	2	2
指甲 – 髌骨综合征（NPS）	LMX1B	AD	3	4	3	4	1	1
线状体肌病 2 型（NEM2）	NEB	AR	6	6	6	10	3	3
肾病综合征 1 型（NPHS1）	NPHS1	AR	1	3	2	7	1	0
肾病综合征 2 型（NPHS2）	NPHS2	AR	1	1	1	1	1	1
肾病综合征 5 型	LAMB2	AR	1	2	2	4	2	1
神经纤维瘤病 1 型（NF1）	NF1	AD	51	90	80	123	46	41
神经纤维瘤病 2 型（NF2）	NF2	AD	7	10	9	17	7	7
遗传性感觉和自主性神经病变 3 型（HSAN3）	IKBKAP	AR	13	19	17	28	9	9
遗传性感觉和自主性神经病变 6 型（HSAN6）	DST	AD	1	2	2	2	2	2
常染色体显性严重先天性中性粒细胞减少症 1 型（SCN1）	ELANE	AD	1	1	1	1	1	1
Niemann-Pick 病 A 型	SMPD1	AR	3	5	3	6	2	2
Nijmegen 断裂综合征（NBS）	NBN	AR	1	1	2	2	1	1
Noonan 综合征 1 型（NS1）	PTPN11	AD	5	7	7	9	4	3

（续表）

指　征	基　因	遗传方式	患者数	周期数	移植周期数	移植的胚胎数	妊娠率（%）	活产数
Norrie 病（ND）	NDP	XL	5	8	6	12	2	2
Omenn 综合征	RAG1	AD	2	6	5	12	1	1
视神经萎缩 1 型（OPA1）	OPA1	AD	3	5	5	9	1	1
鸟氨酸氨甲酰基转移酶缺乏症	OTC	XL	11	24	19	32	11	10
成骨不全 I 型（OI1）	COL1A1	AD	24	61	44	72	17	17
成骨不全 II 型（OI2）	COL1A2	AD	5	5	5	5	3	2
成骨不全 IX 型（OI9）	PPIB	AR	1	2	2	4	2	2
纹状骨病伴颅骨硬化症（OSCS）	AMER1	XL	1	1	1	1	1	1
常染色体隐性石骨症 1 型（OPTB1）	TCIRG1	AR	5	7	7	13	3	3
先天性甲肥厚 3 型（PC3）	KRT6A	AD	1	2	2	2	2	1
遗传性胰腺炎（PCTT）	PRSS1	AD	1	1	1	2	1	1
副神经节瘤与胃间质肉瘤	SDHB	AD	1	1	0	0	0	0
先天性副肌强直症（PMC）	SCN4A	AD	3	3	3	4	3	2
Pelizeus-Merzbacher 病（PMD）	PLP1	XL	7	12	10	15	7	7
脑室旁小结异位症 1 型（PVNH1）	FLNA	XL	1	3	3	5	2	1
过氧化物酶体生物发生缺陷 1A 型（Zellweger 病）（PBD1A）	PEX1	AR	3	3	3	6	3	3
过氧化物酶体生物发生缺陷 2A 型（Zellweger 病）（PBD2A）	PEX5	AR	1	2	2	4	0	0
过氧化物酶体生物发生缺陷 3A 型（Zellweger 病）（PBD3A）	PEX12	AR	1	3	3	4	1	1
过氧化物酶体生物发生缺陷 5A 型（Zellweger 病）（PBD5A）	PEX2	AR	1	4	3	5	2	2
Peutz-Jeghers 综合征（PJS）	STK11	AD	4	9	7	9	6	4
Pfeiffer 综合征	FGFR1	AD	2	2	2	4	2	2
苯丙酮尿症（PKU）	PAH	AR	15	20	14	16	8	7
家族性血小板异常伴相关性骨髓恶性肿瘤（FPDMM）	RUNX1	AD	1	1	1	1	1	1
胸膜肺母细胞瘤（PPB）	DICER1	AD	1	1	1	1	1	1

（续表）

指　征	基　因	遗传方式	患者数	周期数	移植周期数	移植的胚胎数	妊娠率（%）	活产数
多囊肾病 1 型（PKD1）	*PKD1*	AD	48	84	64	98	37	34
多囊肾病 2 型（PKD2）	*PKD2*	AD	7	10	9	15	3	3
常染色体隐性遗传性多囊肾病（ARPKD）	*PKHD1*	AR	16	29	26	42	17	16
双侧额顶叶多小脑回畸形（BFPP）	*ADGRG1*	AR	2	2	1	2	1	1
双侧额顶叶多小脑回畸形（BFPP）	*GPR56*	AR	1	1	1	2	0	0
脑桥小脑发育不良 1B 型（PCH1B）	*EXOSC3*	AR	1	1	2	2	1	1
腘部翼状胬肉综合征（PPS）	*IRF6*	AD	2	2	1	2	1	1
先天性红细胞生成性卟啉病	*UROS*	AR	1	1	1	1	1	1
丙酸血症	*PCCA,PCCB*	AR	3	3	2	5	2	2
先天性凝血酶原缺乏症，Ⅴ因子缺乏症	*F2 F5*	AR	2	3	3	3	2	2
假性阴道会阴阴囊尿道下裂（PPSH）	*SRD5A2*	AR	1	2	2	4	1	1
Rap 鸟嘌呤核苷酸交换因子 6（RAPGEF6）	*RAPGEF6*	AD	1	2	3	4	3	1
乳头状肾细胞癌 1 型（RCCP1）	*MET*	AD	1	1	2	2	1	1
常染色体隐性远端肾小管性酸中毒（RTADR）	*ATP6V0A4*	AR	1	1	2	3	2	1
肾小管发育障碍（RTD）	*ACE*	AR	1	4	3	4	2	2
致死性限制性皮肤病	*ZMPSTE24*	AR	2	2	2	3	1	1
早发性视网膜营养不良伴或不伴垂体功能障碍	*OTX2*	AD	1	1	0	0	0	0
视网膜色素变性 2 型（RP2）	*RP2*	XL	1	1	1	2	1	1
视网膜色素变性 3 型（RP3）	*RPGR*	XL	5	6	6	8	4	3
视网膜色素变性 4 型（RP4）	*RHO*	AD	3	5	2	4	1	0
视网膜母细胞瘤（RB1）	*RB1*	AD	17	31	26	43	14	13
青少年 X 连锁视网膜劈裂症 1 型（RS1）	*RS1*	XL	1	2	1	2	1	0
Rett 综合征（RTT）	*MECP2*	XL	3	5	4	4	3	1
横纹肌样瘤易感综合征 1 型（RTPS1）	*SMARCB1*	AD	1	1	1	1	0	0
Rh 血型，D 抗原（RHD）	*RHD*	AD	7	9	9	16	6	6
Sandhoff 病	*HEXB*	AR	4	6	5	8	4	4
Seckel 综合征 1 型（SCKL1）	*ATR*	AR	1	1	2	2	0	0

（续表）

指　征	基　因	遗传方式	患者数	周期数	移植周期数	移植的胚胎数	妊娠率（%）	活产数
常染色体隐性遗传性重度联合免疫缺陷	*IL7R*	AR	1	1	2	4	1	1
常染色体隐性遗传性重度联合免疫缺陷	*RAG2*	AR	2	5	4	5	3	3
X 连锁重度联合免疫缺陷（SCIDX1）	*IL2RG*	XL	3	4	3	3	2	2
X 连锁特发性身材矮小症（ISS）	*SHOX*	XL	2	2	2	3	2	2
短肋骨胸廓发育不良 3 型伴或不伴多指 / 趾畸形（SRTD3）	*DYNC2H1*	AR	1	1	1	1	1	1
Smith-Lemli-Opitz 综合征（SLOS）	*DHCR7*	AR	18	30	23	32	15	15
音猬因子（SHH）	*SHH*	AD	1	2	2	3	1	1
Sotos 综合征 1 型（SOTOS1）	*NSD1*	AD	2	3	2	2	2	2
常染色体显性痉挛性截瘫 3 型（SPG3A）	*ATL1*	AD	1	1	1	1	1	1
常染色体显性痉挛性截瘫 4 型（SPG4）	*SPAST*	AD	6	10	8	12	7	5
球形红细胞增多症 2 型（SPH2）	*SPTB*	AD	1	1	2	2	2	1
X 连锁脊髓延髓性肌萎缩症 1 型（SMAX1）	*AR*	XL	3	5	5	6	2	1
常染色体隐性远端型脊髓性肌萎缩 I 型（DSMA1）	*IGHMBP2*	AR	2	3	2	4	1	1
脊髓性肌萎缩 I 型（SMA1）	*SMN1*	AR	102	151	125	199	78	69
脊髓小脑共济失调 1 型（SCA1）	*ATXN1*	AD	4	7	6	8	4	4
脊髓小脑共济失调 2 型（SCA2）	*ATXN2*	AD	7	14	14	27	6	8
脊髓小脑共济失调 6 型（SCA6）	*CACNA1A*	AD	2	5	2	3	1	1
脊髓小脑共济失调 7 型（SCA7）	*ATXN7*	AD	2	3	3	7	2	1
脊髓小脑共济失调 8 型（SCA8）	*ATXN80S*	AD	1	1	1	1	1	1
X 连锁迟发性脊椎骨骺发育不良（SEDT）	*TRAPPC2*	AD	1	1	2	2	1	1
Stargardt 病 1 型（STGD1）	*ABCA4*	AR	4	10	5	6	2	2
Stickler 综合征 I 型（STL1）	*Col2A1*	AD	4	4	3	5	2	2
Stickler 综合征 II 型（STL2）	*COL11A1*	AD	2	7	6	15	1	1
Stickler 综合征 II 型（STL2）	*COL18A1*	AR	1	1	1	1	1	1
琥珀酸半醛脱氢酶缺陷病（SSADHD）	*ALDH5A1*	AR	3	4	4	9	2	2
胱氨酸尿症	*SUOX*	AR	1	1	2	2	1	1
进行性核上性麻痹 1 型（PSNP1）	*MAPT*	AD	2	3	3	5	1	1

（续表）

指　　征	基　　因	遗传方式	患者数	周期数	移植周期数	移植的胚胎数	妊娠率（%）	活产数
肺表面活性物质代谢功能障碍 3 型（SMDP3）	ABCA3	AR	1	2	2	4	1	1
近端指 / 趾关节粘连 1 型（SYM1）	NOG	AD	1	3	3	7	2	2
Tay-Sachs 病（TSD）	HEXA	AR	25	46	29	52	19	17
Rendu-Osler-Weber 综合征（遗传性出血性毛细血管扩张症）（HHT）	ENG	AD	4	11	6	7	3	3
遗传性出血性毛细血管扩张症 2 型（HHT2）	ACVRL1	AD	4	8	7	8	4	4
Temtamy 综合征（TEMTYS）	C12orf57	AR	1	1	1	2	0	0
血小板减少无桡骨综合征（TAR）	RBM8A	AR	4	6	5	7	4	4
Treacher-Collins 综合征 1 型（TCS1）	TCOF1	AD	6	8	8	14	7	7
Treacher-Collins 综合征 2 型（TCS2）	POLR1D	AD	1	1	1	1	0	0
结节性硬化症 1 型（TSC1）	TSC1	AD	20	30	27	52	16	14
结节性硬化症 2 型（TSC2）	TSC2	AD	8	14	10	14	5	4
酪氨酸血症 I 型（TYRSN1）	FAH	AR	1	7	7	13	5	3
尺骨 – 乳腺综合征（UMS）	TBX3	AD	1	3	3	4	1	1
Usher 综合征 I 型（USH1）	MYO7A	AD	1	3	2	2	1	1
Usher 综合征 I F 型（USH1F）	PCDH15	AR	2	4	4	6	4	2
Usher 综合征 II A 型（USH2A）	USH2A	AR	3	4	5	6	2	2
Usher 综合征 II C 型（USH2C）	ADGRV1	AR	1	1	1	2	1	1
Usher 综合征 II C 型（USH2C）	GPR98	AR	1	1	0	0	0	0
van der Woude 综合征 1 型（VWS1）	IRF6	AD	3	3	3	3	3	3
von Hippel-Lindau 综合征（VHL）	VHL	AD	19	25	21	30	15	14
Waardenburg 症候群 2A 型（WS2A）	MITF	AD	2	6	6	6	4	4
肝豆状核变性	ATP7B	AR	3	3	3	5	3	2
Wiskott-Aldrich 综合征（WAS）	WAS	XL	6	15	13	20	9	8
Wolfram 综合征 1（WFS1）	WFS1	AR	1	2	1	1	1	1
着色性干皮病，互补群 g（XPG）	ERCC5	AR	1	1	0	0	0	0
共计			3463	5869	4683	7443	2644	2332
							1.59	56.4%

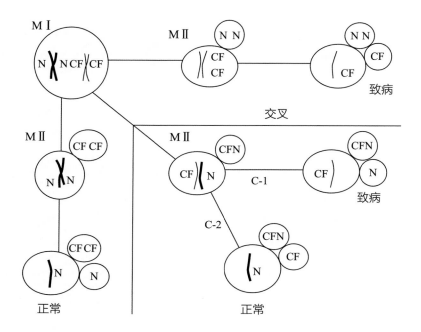

▲ 图 2-1　以囊性纤维化（CF）基因为例，通过对第一极体和第二极体的序贯 DNA 分析，演示着床前遗传学检测的原理
引自 Verlinsky Y, Kuliev AMA. Preimplantation genetic diagnosis. In: Milunsky A, Milunsky JM, eds. Genetic disorders and the fetus: diagnosis, prevention and treatment. 6th ed. Oxford，UK: John Wiley & Sons, 2010.

	表 2-2　使用极体活检方法进行 PGT-M 的临床结局						
遗传方式 / 样本类型		患者数	周期数	胚胎移植周期数	胚胎数	妊娠数	自然流产数	出生婴儿数
常染色体隐性遗传	极体活检	76	131	99	204	36	10	36
	极体活检 + 卵裂球 / 囊胚活检	254	407	344	701	143	21	168
	小计	330	538	443	905	179	31	204
常染色体显性遗传	极体活检	29	52	40	84	22	4	21
	极体活检 + 卵裂球 / 囊胚活检	79	139	122	233	49	7	61
	小计	108	191	162	317	71	11	82
X 染色体伴性遗传	极体活检	39	86	63	110	22	4	20
	极体活检 + 卵裂球 / 囊胚活检	116	201	170	324	77	12	79
	小计	155	287	233	434	99	16	99
	总计	593	1016	838	1656	349（41.6%）	58（17%）	385

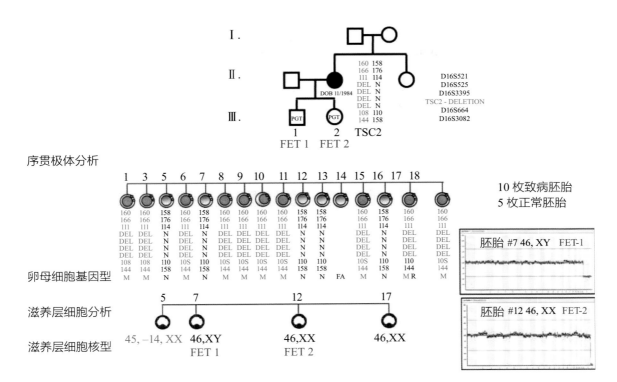

▲ 图 2-2　通过二代测序（NGS）进行着床前遗传学检测新发结节性硬化症 * Ⅱ型缺失（*TSC2* 基因，外显子 7 ～ 10 缺失 16p13.3）和胚胎非整倍体；通过极体分析检测的 15 枚卵母细胞中，10 枚患病，5 枚正常；用 NGS 检测无 *TSC2* 缺失卵母细胞发育胚胎的非整倍体；其中 3 枚是整倍体（胚胎 7、12 和 17），1 枚是 14 单体（胚胎 5）；2 枚无突变的整倍体胚胎（胚胎 7 和 12，NGS 结果在右下角显示）在解冻周期进行移植，获得双胎妊娠并出生两名健康婴儿；*. 结节性硬化症是一种常染色体显性遗传多系统疾病，其特征为多器官系统错构瘤，包括大脑、皮肤、心脏、肾脏和肺；中枢神经系统表现包括癫痫、学习困难、行为问题和孤独症；患病母亲的后代从出生 3 个月就患有癫痫和淋巴血管平滑肌瘤

嵌合体也是卵裂期活检的一大弊端（见下文）。而囊胚期活检则大大解决了以上的问题并逐渐成为标准化方案。事实上，Gardner 和 Edwards 早在 20 世纪 60 年代就在兔子上实施了囊胚活检技术[38]。人类囊胚细胞在 100 个以上，从体外受精的胚胎中活检几个细胞（大约 5 个）不会影响胚胎的活力。另外的优势是这种方法活检的是滋养外胚层的细胞，不会影响到发育成胎儿的内细胞团。最初活检的囊胚，通过形态学和人绒毛膜促性腺激素（human chorionic gonadotropin，hCG）的分泌模式来研究其发育潜能。38.5% 的胚胎有孵化现象，在第 8 天首次检测到 hCG，在第 10 天出现 hCG 峰值，部分囊胚到第 14 天仍能检测到 hCG 分泌[39]。对于单个的囊胚来说，hCG 的分泌模式与形态学的指标呈正相关[40]。

囊胚活检在临床上已经应用 20 余年[41-43]，已经成为 PGT 的标准方法[44, 45]。通过子宫灌洗的方法也可以获得胚胎进行囊胚遗传学检测，这使不通过 IVF 进行 PGT 成为可能[46]。机械法和激光法都被运用于囊胚期活检中，并成为许多中心的选择，显著提高了妊娠率，尤其是在冷冻的 PGT 周期中。一项设计严谨的随机对照研究证实了囊胚期活检相比卵裂期活检的优势[47]。该研究的流程如下：胚胎发育的第 5 天，囊胚开始从透明带中孵出，从内细胞团的对面采用内径 30μm 的活检针吸取数个滋养层细胞。利用三次激光（每次持续 0.7ms 的脉冲信号）消除滋养层细胞之间的紧密连接，完成活检操作。选择囊胚期活检的胚胎时，应避免使用质量不好的囊胚和早期孵出的囊胚。

为了避免对细胞造成潜在损伤，可以在囊胚期活检时不使用激光。这项技术利用活检液滴和矿物质油边界的表面张力代替激光脉冲。方法只能应用于 2 期或 2～3 期的第 5 天囊胚，因为早期囊胚的滋养层细胞之间的连接还没有更高分期（3～4 期，

4期或更高）的胚胎那么强。2期和2～3期的囊胚被置于5μl已经平衡的培养液滴里，并盖上2ml平衡的矿物质油，用持卵针在左侧控制住囊胚，活检针（内径25μm）在右边吸取5～10个已经孵出的滋养层细胞。接着用活检针将胚胎移到活检滴的右侧边缘，并缓慢移动到油的界面内，在囊胚和吸取的滋养层细胞中间形成一个细胞质桥，直到它最终被断开并置于同一培养皿中独立的5μl培养液液滴中。这个步骤可以获得没有细胞核损伤的、不粘的滋养层样品，因此获得更高的扩增效率[48]。

由于受移植窗口期所限，留给遗传分析的时间很短，通常<24h，因此现在囊胚活检通常需要进行玻璃化冷冻，这样可以有充分的时间进行遗传分析，再解冻复苏周期移植。可能是由于子宫在未受刺激的周期具有更高的容受性，这个方法似乎也能提高胚胎的着床率和妊娠率。囊胚活检的另外一个优势是胚胎在这个时期已经开始进行自我校正，克服了卵裂期的错误，因此能够诊断出持续存在的异常。

（三）无创着床前遗传学检测的前景

尽管没有证据表明活检过程对胚胎的活性存在不利影响，但并不能避免潜在的伤害，因此无创着床前遗传学检测（noninvasive preimplantation genetic testing，NIPGT）变得越发重要。有证据表明在细胞游离DNA的囊胚腔液和废弃培养液中存在约150bp的DNA碎片，这是NIPGT可以实现与无创产前筛查（noninvasive prenatal testing，NIPT）相同效果的理论依据，因为这些DNA可能是由活检时的破裂细胞或细胞分裂时发生的凋亡破裂的核DNA产生。有研究表明这项技术未来可以实现整倍体胚胎移植的预选择[49-58]。尽管囊胚腔液对PGT的有效性尚存在争议，但它已经被提议用于年轻的、不需要进行PGT-A筛查的患者[49, 50]。还有一种方法，建立在培养液中细胞游离DNA上，是一种真正的无创方法，与检测孕妇血浆中的细胞游离DNA类似[51-58]，目前已经有一些研究取得了进展。在其中的一项研究中，这项技术应用在PGT-A的不孕患者中，其中88%可以检测到足够的DNA，80%的结果与活检结果一致[55]。在一项前瞻性研究中，囊胚腔液和培养液样本的检测结果与PGT-M和PGT-A的活检样本进行比较，最后的结果显示，无论囊胚腔液还是培养液都不能检测非整倍体或单基因遗传病，除非

可以排除母源污染，否则这项方法无法应用在临床。这个风险在培养液游离DNA检测中尤其高，因为存在母源颗粒细胞来源的DNA污染[56]。另一项研究显示，在培养液中第3天就能检测到DNA，第5天更高；与活检样本的一致性能够达到65%～70%，但是对于临床应用来说仍然不够[57]。

尽管培养液中DNA的来源还不明，人们还是推断这项检测或许可以预测；胚胎的妊娠结局。有研究显示，培养液检测和胚胎检测均为整倍体的胚胎移植成功率相对较高；而胚胎检测为整倍体但是培养液检测为非整倍体的胚胎妊娠结局则相对较差[58]。这项研究结果与囊胚腔液研究的结果一致，表明在WGA检测中囊胚腔液游离DNA含量较高的整倍体胚胎移植结局更好[50]。因此，需要更多的研究来阐明培养液和囊胚液中游离DNA在PGT中的作用。

二、着床前遗传学分析

最初，PGT仅适用于罹患遗传疾病的高危妊娠。早期，女性高龄并不认为是PGT的适应证，甚至认为是禁忌证。然而，活检和遗传学分析方法的发展和改善使得PGT检测染色体疾病成为常规应用。尽管对PGT-A一直存在争论，但是在世界范围内PGT-A一直常规应用在辅助生殖技术中，尤其是针对IVF预后不良及染色体结构异常的夫妇。因此，大部分的PGT周期仍以PGT-A为主[21-25]。

（一）单基因遗传病

我们已经建立了产前诊断和着床前遗传学检测的基因分析方法，使得单细胞或数个细胞中获得的微量DNA进行遗传学分析成为可能[12, 19, 20]。PGT过程中要降低DNA污染的概率，因此需要在最初的阶段避免这些污染发生，包括消除双链DNA序列[59]及避免可能导致污染的胚胎学操作或PCR试剂，如水、盐溶液、寡核苷酸和聚合酶。

PGT最主要的污染来源仍然是细胞污染，如卵丘细胞、精子或细胞碎片；在扩增活检的极体或胚胎细胞的同时，这些细胞也会被同时扩增，因此会造成PGT的诊断错误。精子来源的污染最为常见，因此目前PGT-M的常规流程采用卵胞质内单精子注射（ICSI）方式完成受精。

然而，误诊的最主要来源是优势扩增或等位基因特异性扩增，即等位基因脱扣（ADO），尤其在单细胞的遗传检测中最易发生。第一极体的检测中大约有 8% 的 ADO，而卵裂球的检测中则超过 20%[60]。在 PGT 临床应用初期，有在 X 连锁遗传病、强直性肌营养不良和囊性纤维化（CF）中发生假阴性的误诊报道[3, 22, 23, 25, 35, 59]。显然，在杂合样本中由于突变的等位基因没有扩增出来，发生 ADO 将引起误诊。但是，检测致病基因的同时，检测该基因上下游多个多态标志物的连锁分析方法使得这个问题得到解决[59]。检测致病基因附近足够多的遗传标志物，误诊的风险将会被显著降低甚至消失。这个方法包含了多重巢式 PCR，其第一轮的 PCR 反应包含多对外侧引物，然后再用内侧特异性引物扩增相应产物。巢式 PCR 的扩增产物再通过酶切分析、实时 PCR、直接片段分析或微测序等方法给出遗传检测结果。根据不同的突变，设计不同的引物系统，以消除引物在可能的假基因上的非特异性结合；需要设计出减少假性结果出现的不同引物；为了达到这个目的第一轮的引物设计需要在未发现假基因的部位进行退火[25, 59]。

单细胞全基因组扩增（WGA）联合二代测序技术使 ADO 的风险大大提升，出现的问题甚至比精确诊断的结果还多[61]。为了提高检测的准确性，同时检测致病基因附近的多个连锁遗传标志物显得越发重要，其重要性不仅体现在排除突变基因，更体现在确认正常的等位基因存在。尽管多重 PCR 反应也可以检测足够数量的基因连锁标志物，但是对于某些种族的遗传病，仅采用常规的 PCR 技术进行 PGT 似乎行不通[59]。现行的方案可以检测两个、三个甚至更多的突变，这种策略为某些复杂病例提供了准确的 PGT 结果。

对于孟德尔遗传病的 PGT 通常需要知道致病基因的遗传序列，但是如果不知道明确的突变位点也可施行 PGT。通过对单核苷酸多态性（single nucleotide polymorphism，SNP）的拓展应用，可以采用 PGT 检测任何单基因遗传病，与是否明确获知致病基因序列无关[59-64]。这是一种检测遗传病更加通用的方法，它无须检测致病基因本身的情况，如 Karyomapping 技术[65]。另外，对于 X 连锁遗传病也可以采取一种特殊的诊断方法：通过极体分析去筛选没有突变的卵母细胞，这样可以不用检测胚胎

的性别或是父源的遗传信息[66]。

极体检测（表 2-2 和图 2-2）提供的是胚胎前的诊断，这适用于那些因反对胚胎活检而无法实施 PGT 的人群。我们实施的首例胚胎前遗传学诊断就是帮助一对反对胚胎操作的夫妇诊断 Sandhoff 疾病[67]。尽管胚胎前遗传学诊断是通过第一极体的检测来实现的[68-71]，但是因为缺少第二极体的分析，它并不足够准确（图 2-1）。对于胚胎前检测来说，第二极体的分析应该早于原核融合，确保只有来源于无突变卵母细胞的合子才能够发育为胚胎进行移植，从而避免致病胚胎的形成或可能的丢弃。

PGT 的另一个特殊挑战是线粒体疾病，到目前为止尚无法准确实施。有学者提出一种新的治疗方法：将受累女性卵母细胞的细胞核在原核期转移到另外一枚捐赠的受精卵中，或者将受累女性的卵母细胞 MⅡ期纺锤体转移到另外一个去除细胞核的捐赠卵母细胞中[72]。

从表 2-1 可见，PGT 的指征不再局限于新生儿疾病，它逐渐扩展至具有遗传易感性的常见疾病，如肿瘤（占 PGT-M 周期的 10.5%）或其他非遗传学指征（占 7.2%），如通过 PGT-HLA 配型为家庭中患病的哥哥姐姐进行干细胞治疗[62]。

接下来我们将讨论 PGT-M 广义的应用，包括新发突变（de novo mutation，DNM），有遗传倾向的迟发性疾病，还有 PGT-HLA 配型（表 2-1）。

（二）新发突变

有些夫妇并不是基因突变的携带者，他们没有遗传病家族史，或者仅其中一方或他们孩子被首先诊断为遗传病患者，但是在其生殖腺中出现了新发突变，对于这样的夫妇也可以施行 PGT（图 2-2）。因为无论从胚胎活检的细胞还是从卵母细胞中，都无法追踪这些突变的来源和相关的单体型，所以重点就在于识别突变和（或）识别相关的单体型，从而检测突变。因此，针对新生突变的 PGT 策略是依据它的来源。需要在 PGT 前通过单精子检测或极体检测，对夫妇和患病的孩子进行 DNA 分析，找到突变基因和相关的遗传多态性标志物，明确正常基因和突变基因的单体型。如果突变的来源是父源的，就要首先从血液和精液中寻找父源 DNA，然后通过单精子的分型去确定精子新发突变的比例，明确正常和突变的单体型。检测配偶相关的遗传标志

物也是十分必要的，这样可以排除因夫妇共同存在的标志物导致的误诊。如果基因突变来源于母方，通过极体检测可以得到正常和突变基因的单体型。同样，为了排除因夫妇共同存在的标志物导致的误诊，也需要做相应的单精子分析。如果基因突变首先在孩子身上发现，那么母源和父源的单体型均按上述方法进行检测。

PGT 在新发突变中的一个重要发现是生殖腺嵌合现象，夫妇双方均可发生生殖腺嵌合。尽管根据新发突变的遗传学特征所采取的策略不同，总的原则是明确新发突变来源，寻找可能出现的生殖腺嵌合及夫妇相关单体型。

尽管针对新发突变的 PGT 策略较为复杂，但该策略在临床应用中无须传统的家系详细资料就可以获得准确的 PGT 结果。在实际工作中，家系资料通常也不容易收集全面。自从作者首次报道了针对 152 个患有不同遗传疾病的家庭实施 PGT 以来[73]，已经有 283 对夫妇进行了 526 个周期，其中包括 81 个不同的新发突变问题，270 例获得临床妊娠、分娩了 234 个健康子代，均无误诊[48]。

（三）迟发性疾病

PGT 首次应用在遗传相关的迟发性疾病，是针对一对有遗传性肿瘤易感基因的夫妇，该夫妇携带 p53 抑癌基因突变（对多种肿瘤都有强烈易患倾向）[74]。传统上来说，这种情况不是产前诊断的指征，传统的产前诊断不能基于存在这种遗传倾向就终止妊娠。然而，PGT 是选择没有肿瘤遗传倾向的胚胎来移植，不是终止妊娠，而只是建立可能的正常妊娠。尽管 PGT 的这些应用指征还存在争议，但它的应用越来越多，包括一些成年期患病的疾病及一些不一定所有人都发病的疾病，如遗传性恶性肿瘤和心脏病等[6, 7, 25, 74-77]。

作者一共实施了 56 种不同肿瘤、共 874 个周期的 PGT，其中最常见的肿瘤是由 BRCA1（159 个周期）和 BRCA2（125 个周期）突变引起的乳腺癌（284 个周期）。共有 199 个因 BRCA1/2 指征的 PGT 周期进行了移植，每周期移植一或两枚胚胎，获得 131 次临床妊娠、出生了 134 例无乳腺癌易感基因的孩子[48]。

一个在 PGT 中实施最多的肿瘤是神经纤维瘤病 1 型和 2 型（neurofibromatosis，NF1/2），共进行

103PGT 周期，其中有 88 个周期移植了 138 枚无肿瘤遗传倾向性的胚胎，获得 53 次临床妊娠、出生了 55 例不携带神经纤维瘤病易感基因的孩子。

作为施行 PGT 指征的其他肿瘤包括各种类型的 Fanconi 贫血（83 个周期），结直肠癌（52 个周期），结节性硬化症 1 型、2 型（44 个周期）（图 2-2），家族性腺瘤样息肉病（42 个周期），多发性内分泌肿瘤（34 个周期）和视网膜母细胞瘤（31 个周期），还有其他多种不同的肿瘤也实施了 PGT（少于 30 个周期）。总之，一共有 634 个 PGT 周期移植了 966 枚无遗传风险的胚胎，获得 387 次临床妊娠（61.0%），出生了 407 例不会罹患这些肿瘤风险的孩子[25, 48]。

针对新发突变，PGT-M 检测的疾病还包括遗传倾向的心脏病。作者一共针对 23 种相关疾病实施了 109 个 PGT 周期。最常见的指征是家族性肥厚型心肌病、CMH4（22 个周期）、扩张型心肌病、CMD1A（17 个周期）、心手综合征、HOS（8 个周期）、酰基辅酶 A 脱氢酶长链缺陷、ACADVLD（6 个周期）、家族性肥厚型心肌病 1 型、CMH1（6 个周期）、长 QT 间期综合征 1 型、LQT1（6 个周期）和 Noonan 综合征 1 型、NS1（6 个周期），还有另外 16 种心脏疾病实施了 ≤5 个 PGT 周期。总体上，89 个周期共移植 123 枚无心脏病遗传倾向性的胚胎（平均每个移植周期 1.38 枚胚胎），获得了 55 次临床妊娠（61.7%），出生了 54 例不携带遗传性心脏病基因的孩子。如果不做 PGT 加以干预，携带致病基因的子代尽管会有症状发生前的诊断和密切随访，但仍有可能会发生夭折或猝死[78]。那些患有心脏病风险的夫妇通常会要求做 PGT，因为其中一方是心脏病基因突变的携带者，他们都不敢自己尝试受孕。许多通过体外受精治疗不孕症的夫妇会顾虑自己的子代是否会患有遗传疾病，也可以通过 PGT 来避免子代罹患遗传性心脏疾病[25, 48]。

特别令人感兴趣的是 PGT 在针对迟发性疾病——神经系统疾病（包括神经退行性病变）的检测。一共有 960 个 PGT 周期是针对这种情况实施的，包括 610 例智力缺陷、210 例亨廷顿病、42 例不同的运动障碍，如扭转或肌肉阵挛性的张力障碍、9 例阿尔茨海默病和 9 例朊病毒病。738 个周期中移植了 1110 枚无遗传学发病倾向的胚胎（平均每个移植周期 1.5 枚胚胎），获得 412 次临床妊娠、分娩

406 例不受累或不存在上述疾病易感基因的婴儿[48]。因此，PGT 为那些希望避免子代罹患遗传性迟发疾病的夫妇提供了一个非传统的选择方式。因为这些疾病可能不会出现在早期甚至不会 100% 表达出来，所以其是否作为 PGT 的指征还存在争议。但是对于一些现在还没有治疗方法的疾病来说，PGT 为存在这些风险的夫妇提供了唯一的缓解措施。

（四）HLA 配型

HLA 配型是 PGT 中一个很有吸引力的指征。第一例着床前胚胎 HLA 配型是针对 Fanconi 贫血补体 C 组（Fanconi anemia complementation group C，FA-C）实施的，通过 PGT 选择 HLA 配型一致的胚胎移植，再用新生儿脐带血成功地为患病的同胞兄妹进行造血干细胞移植[5]。为了提高特定的 HLA 骨髓移植概率，应用这项技术可以保证生出特定 HLA 的子代，在不涉及疾病基因检测的情况下，仍然可以通过 HLA 配型成功的新生儿干细胞移植给他的同胞兄妹来根治散发的 Diamond-Blackfan 贫血（Diamond-Blackfan anemia，DBA）[79]。无论是否检测到导致发病基因，着床前胚胎 HLA 配型均已成为 PGT 的重要指征之一[79-88]。

尽管存在伦理问题[80]，目前已有 80 种着床前胚胎 HLA 配型的程序，100 多个患病的孩子因此获得 HLA 相容的干细胞移植，包括地中海贫血、Fanconi 贫血、Wiskott-Aldrich 综合征、X 连锁肾上腺脑白质营养不良、X 连锁高 IgM 综合征、X 连锁少汗性外胚层发育不良伴免疫缺陷、X 连锁慢性肉芽肿病、癌症相关综合征、色素失调症、白血病及遗传性偶发 DBA[81-91]。

作者共实施 485 个周期 PGT-HLA 配型，包括单独 HLA 配型及针对 35 种疾病联合 PGT-M。总共有 424 个 HLA 匹配成功的胚胎在 291 个周期中完成移植，获得 125 次临床妊娠、分娩了 117 例 HLA 匹配成功的孩子，这些出生的孩子可以作为他们哥哥姐姐的潜在捐献者[25,48,92]。尽管多数案例都是针对地中海贫血这个疾病实施的，但这个方法很可能挽救那些患有先天免疫系统缺陷的哥哥姐姐的生命。我们在 18 种免疫缺陷疾病中实施了 135 个 PGT 周期，出生了 54 例没有免疫缺陷的孩子，他们成为患病哥哥姐姐的干细胞移植捐赠者使其治愈，类似的情况还可以应用于 Fanconi 贫血和高 IgM 综合征[48]。

其他研究团队也报道过类似的经验，比如一项来自伊斯坦布尔的研究显示，针对 312 对夫妇实施了 626 个 PGT-HLA 周期（单纯的 HLA 配型周期 122 个、联合 PGT-M 周期 504 个），出生了 128 例没有地中海贫血的孩子，其中 66 例孩子成为脐带血或骨髓干细胞捐献者，除 2 例患儿外，其余患儿的骨髓重建均获得成功（还有 57 名哥哥姐姐等待干细胞移植）[93,94]。

（五）染色体疾病

理论上，在受精过程中染色体异常的胚胎大约占到 40%，其中来源包括了卵母细胞和精子的非整倍体，以及与受精相关的缺陷[95,96]。小鼠的数据显示，大多数非整倍体，尽管在分裂期是可存活的，但会在着床时丢失[97,98]。染色体异常的胚胎会在着床后丢失，临床诊断为自然流产，而自然流产的一半原因来自胚胎染色体异常。染色体异常的胚胎经过着床这一阶段后，仅有 0.65% 染色体缺陷的胚胎可以进一步发育着床，这部分胚胎会造成严重的疾病和早期死亡（见第 1 章）。

1. 染色体错误的起源和流行病学　人类卵母细胞染色体非整倍体率波动范围很大（17%～70%），这是由于大多数研究都是用 IVF 中不可利用的劣质卵母细胞进行的。研究中发现的卵母细胞亚单倍体率较高是因为检测方法包含人工诱导扩散技术，所以非整倍体率是通过将超单倍体卵母细胞的数量加倍来计算的。这忽略了染色单体错分离和（或）染色体滞后现象，这一现象与卵母细胞亚单倍体率比超单倍体率高的观察结果相矛盾[99]。孤雌激活改善了未受精卵母细胞的细胞遗传学分析[100]。

如前所述，对卵母细胞无创细胞遗传学分析在 20 世纪 80 年代初就开始尝试，当时是通过将极体转移至一枚受精卵中再观察第二极体的染色体来对卵母细胞进行无创细胞遗传学分析[33]。这种极体染色体可视化的成功率很快被不同方法所提高，说明极体分析对卵母细胞减数分裂产生的染色体错误具有临床价值[101-103]，这与之前报道的第一极体无用论相悖[104]。很多种方法都在尝试对第一、第二极体甚至活检的卵裂球细胞进行染色体可视化研究，包括核移植、电融合甚至化学等方法。然而，对卵母细胞和胚胎的染色体分析取得最重要的进展是引入了荧光原位杂交（fluorescence *in situ* hybridization，

FISH）技术，微阵列技术和 NGS[107-113]。作者分析了 22 986 枚卵母细胞，其中 9812 枚是非整倍体（46.8%），第一次减数分裂和第二次减数分裂均存在错误发生。总体上，33.1% 的错误发生在第一次减数分裂，38.1% 的错误发生在第二次减数分裂，28.8% 的错误同时发生在两个时期。

尽管胚胎非整倍体率与卵母细胞的非整倍体率相似，但这两种异常的类型却有很大区别[114-116]，这也提示一些非整倍体的发生率在预期和实际观察到的并不一致。作者分析了 2922 枚囊胚 PGT-A 的数据，56% 是非整倍体，其中包括 13% 的单体、13% 的三体、8% 的多条染色体嵌合、14% 染色体节段嵌合及 8% 的复杂错误[48]。有趣的是，胚胎单体的出现与年龄无相关性，这说明通过 PGT-A 检测出的胚胎单体可能是人为的。

对这种不一致性的一种可能解释是，假设排除技术原因，在胚胎中检测到的大多数单体来自有丝分裂错误。但实际上，大部分卵裂期的单体胚胎在重新分析后都变成了整倍体[117, 118]。除了 21 单体，没有其他的单体在着床后被发现，因此单体胚胎或者在着床前退化，或者没有太多的生物学价值，这也反映了单体胚胎的较差的生物活性和退行性改变。有学者对 2204 枚受精卵进行了相关的研究，追踪了不同种类染色体异常的受精卵后续的发育潜能[119]。发现了多种染色体异常，其中部分异常在后续胚胎发育中不复存在。在胚胎基因组激活之前，这些异常似乎可以存在，但在胚胎基因组激活之后其异常频率下降。尽管如此，很多非整倍体胚胎仍然可以发育至囊胚阶段，也有些在着床时期存在的染色体错误在后续的妊娠中却不复存在。

2. 非整倍体　在之前的讨论中我们可以看出，移植没有检测的胚胎，有至少 50% 的概率会在着床过程或着床后丢失。避免移植非整倍体胚胎可以改善妊娠结局，除此之外，这种方法也提高了整体医疗实践的标准和升级，将目前通过形态学的标准升级为非整倍体的筛查。这也解释了为什么旨在选择更好发育潜能胚胎的 PGT-A 技术得到广泛应用，PGT-A 技术为高龄、反复 IVF 失败和反复自然流产的患者提高着床率、妊娠率，降低自然流产率和提高活产率，改善 IVF 的结局[24, 25, 114-116, 120, 121]。

一些研究把 PGT-A 并未改善生殖妊娠的结局归因于方法上的局限[122-124]。尽管这些方法的局限性已经在文献中被诟病[125-127]，美国生殖医学会仍然不建议移植未经非整倍体筛查的胚胎[128]。PGT-A 可能是解决移植染色体异常胚胎的方案，因为 IVF 预后不良患者的卵母细胞或胚胎中，每两个就会有一个是异常的，移植这些染色体异常的胚胎注定会在着床前后丢失。事实上，只有 1/10 的染色体异常胚胎可能临床妊娠，5% 可能存活到妊娠中期，而只有 0.5% 可以分娩新生儿。因此，绝大部分的染色体异常胚胎都会在着床前后丢失，表现为患者着床率低，也解释了那些没有进行 PGT-A 患者的胚胎存在较高染色体非整倍体率。这些也可以在预后不良、又没有进行 PGT-A 的 IVF 患者妊娠病例中得到证实，没有进行 PGT-A 的患者胚胎染色体非整倍率相对更高。在检测的 273 个病例中，64.8% 的病例中存在染色体异常，而 79% 的病例可通过 PGT 检测出来而不进行移植[129]。

基于这些数据，对于那些预后不良的 IVF 患者来说，仅通过胚胎形态学筛选胚胎的方法可能很难被接受。除了从一开始妊娠就有极高的风险之外，他们还要为极低的妊娠可能性而妥协，尤其是现在限定移植胚胎数目的趋势，通常只移植几个甚至只有一个。尽管把胚胎培养到第 5 天（囊胚）比第 3 天胚胎发育得更好，一些非整倍体胚胎依然有能力发育到囊胚期[132, 133]。这些发育异常的胚胎并不会因为转为囊胚移植而消失，仍有可能着床但是存在胎儿丢失的可能性，甚至会影响多胎妊娠中正常胚胎的妊娠结局。事实上，多胎妊娠是 IVF 严重的并发症，目前推荐 PGT-A 筛选整倍体，进行单囊胚移植的策略。

然而，关于 PGT-A 的安全性、结局和效率，一直存在争议[122-124, 134-137]。用二代测序方法的 PGT-A 随机对照试验（randomized controlled trial，RCT）研究证实了筛选整倍体胚胎的好处，筛选后的胚胎与仅通过形态学观察的胚胎相比，妊娠率提升了 15%～20%，尽管这些在不同的年龄组结果不一。

首个分析 24 条染色体的 PGT-A RCT 研究在 112 个女性的队列中进行，她们被随机分成了 PGT-A 组和未经活检及整倍体分析但形态学正常组[138]。在检测的 425 枚囊胚中，45%（425 枚中有 191 枚）是非整倍体，结果有 71% 的妊娠率，而未经活检的对照组有 389 枚形态学正常的囊胚，但是只有 46% 的妊娠率。在一项 72 个周期的 RCT 研究中，移植整倍体胚胎有 66% 的着床率和 85% 的活产率，而对照组 83 个形态学正常的胚胎，只有 48% 的着床率和 68% 的活产率[139]。另一项 RCT 研究中，移植一个整倍体胚胎和移植两个形态学正常却未经活检胚胎的比较中，妊娠率没有显著性差异，但是后者出现了 48% 的双胎率，前者则没有双胎发生[140]。卵裂期胚胎活检的 RCT 研究也存在显著性差异[141]。因此，这些基于 24 条染色体分析的 RCT 研究显示，PGT-A 对于高龄辅助生殖技术（ART）的患者是有意义的。具体哪个年龄范围的女性可以真正受益于 PGT-A，仍有待研究。美国辅助生殖技术协会（Society for Assisted Reproductive Technology，SART）和 "STAR" 研究团队建议的年龄是 35—39 岁[143]。

对非整倍体检测从 FISH 转换到 NGS 技术，可以检测 24 条染色体，提高了对卵母细胞和胚胎非整倍体的识别[144-163]，也进一步证实了避免移植非整倍体胚胎的积极作用。除了检测所有的 24 条染色体，从卵裂球活检到囊胚活检也为 PGT-A 的结果贡献了积极作用。随着玻璃化冷冻技术的应用，囊胚期活检及解冻周期移植已经成为 PGT 的主要方法，同时，解冻周期的子宫内膜容受性也好于刺激周期的子宫内膜。囊胚期活检也提高了 PGT 的准确性，这是因为囊胚活检可以获得数个细胞用于检测分析。囊胚期活检 / 玻璃化冷冻、与染色体整倍体检测联合，简化了 PGT 的流程。这样，遗传学分析不再受时间限制，也允许了样本在允许的范围内可以被送到专业的中心做更精确的测试。图 2-3 显示了 PGT-A 的标准化流程。

在图 2-3 中可以看到，目前 PGT-A 的金标准方法是 NGS，这也是 PGT-M 的初始步骤，它们都需要先进行 WGA[160-163]。与其他 PGT-A 方法相比，NGS 可以提供每条染色体更精确的拷贝数变异，因此，可以更好地在囊胚中识别嵌合的非整倍体。NGS 在嵌合的识别上优于比较基因组杂交芯片（array-CGH），它可以提供更高的分辨率，尤其是检测嵌合胚胎的拷贝数变异。不同的实验室给出的切割值各不相同，PGDIS 目前推荐的切割值为 20%：如果异常组分 DNA 的比例＜20%，胚胎被认为是非嵌合的整倍体。异常组分 DNA 超过 80% 则被认为是一个非嵌合的非整倍体。在 20%～80%，则被认为是嵌合体[164, 165]。图 2-4 展示了 NGS 检测嵌合的示例。NGS 的商业化试剂盒是 VeriSeq™ PGT Kit（Illumina）。Illumina 公司提供的 Karyomapping 芯片也可以被用于 PGT-A 检测，但与 NGS 相比需要不同的设备和试剂。Karyomapping

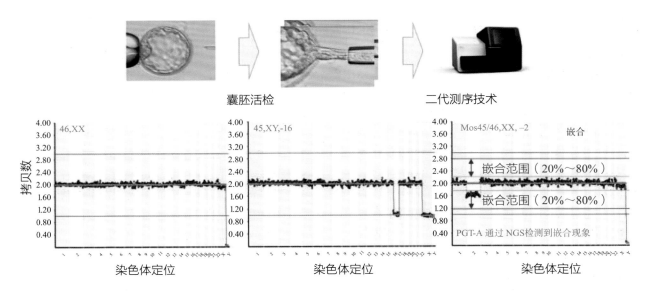

▲ 图 2-3　非整倍体着床前遗传学检测（PGT-A）的流程；通过 DNA 含量而非细胞数量来检测 24 条染色体的非整倍体性；DNA 来源可能包括凋亡的细胞和正在进行复制的细胞；因此每个胚胎的结果取决于正常（整倍体）DNA 和不正常（非整倍体）DNA 的比例

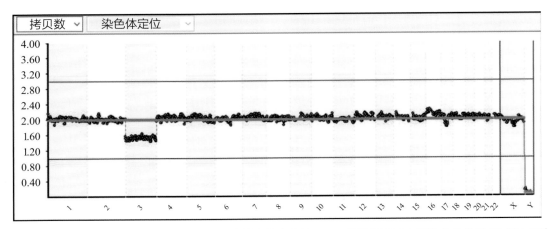

▲ 图 2-4　通过二代测序（NGS）检测 3 号染色体单体的嵌合性；NGS 的结果显示 3 号染色体单体有 50% 的嵌合，其他所有染色体模式正常

芯片的最初应用是用在 PGT-M[65]。有一个 NGS 平台是个人基因组机器（personal genome machine，PGM），由 Thermo-Fisher 科技公司研发。这个平台商业化的试剂盒是 Ion ReproSeq™ PGS Kit（Thermo-Fisher Scientific）。

NGS 最主要的关注点是 ADO 发生率，因为首先要通过 WGA 产生足够多的 DNA 去分析，这一步骤如前所述，极有可能无法均匀扩增所有的基因序列。因此，尽管 NGS 允许同时检测 PGT-A 和 PGT-M，但如果不同时检测足够数量的连锁标记，则不能排除假阴性结果；这可能导致误诊，尤其是对显性遗传疾病。为了达到这个目的，需要采用 SNP 分析，或者增加测序深度去克服 ADO 或建立更有效的 WGA 方法[61, 159]。

3. 染色体结构重排　PGT 另外的一个主要适应证是染色体易位，可以降低自然流产率，提高活产率[130, 131]。过去用于染色体结构重排的着床前遗传学检测（PGT for chromosome structural rearrangements，PGT-SR）是建立在 FISH 技术上，现在仅适用于一些特定的病例，而目前的标准方法是使用 CGH 芯片或 NGS 技术，这不仅提高了检测的准确度也允许与 PGT-A 进行联合分析。图 2-5 是一个利用 NGS 进行 PGT-SR 的示例。

作者诊治过的 940 例 PGT-SR 周期中有 609 例使用了 FISH 的方法，而 331 例使用了 CGH 芯片和 NGS 的方法。后者使得妊娠结局显著改善，妊娠率几乎提高了两倍：FISH 周期中的妊娠率为 38.8%，NGS 周期中妊娠率为 66.5%；而自然流产率则下降了一半，从 18.1% 降至 8.9%[48]。

基于 NGS，还开发出了一些更加精确的方法可以区别携带平衡易位携带者胚胎与正常胚胎。有一项技术应用了 SNP 芯片技术[166, 167]，但是这个方法需要大量非平衡的胚胎，还有夫妇双方 DNA 作为参照去区分平衡易位和正常核型胚胎。一种更通用的方法是被称为配对测序（mate-pair sequencing，MPS）的特殊 NGS 技术，它首先通过高深度 MPS 确定断点区域，再利用 Sanger 测序确定精准的断裂点，进而针对性设计出可识别正常胚胎和携带者胚胎的特异性引物[168]。与之相类似的，纳米孔长读测序方法也可以借助其高分辨率的断点定位，联合断点 PCR 来区分携带者和具有正常核型的胚胎[169]。因此，运用断点 PCR 就可以将易位携带的胚胎与非易位携带胚胎区分开来。

这两种方法都可以通过精确的高分辨率的断点映射去直接区分易位携带者，提供了移植整倍体非携带胚胎的选择。因此，现在的技术不仅可以为染色体结构重排的携带者提供可移植的胚胎，也可以避免子代继续存在平衡易位的问题。

现有的数据表明 PGT 正成为产前诊断的一项重要替代方案；因为它使得希望避免出生有问题婴儿的夫妇有了更多选择，也为那些拒绝在产前诊断后终止妊娠的夫妇提供了拥有孩子的可能。与此同时，PGT 也成了辅助生殖技术的重要组成部分，通过避免移植染色体异常和发育潜能不高的胚胎，有效提高了 IVF 中的着床率和妊娠率，也为辅助生殖技术的进步贡献了力量。

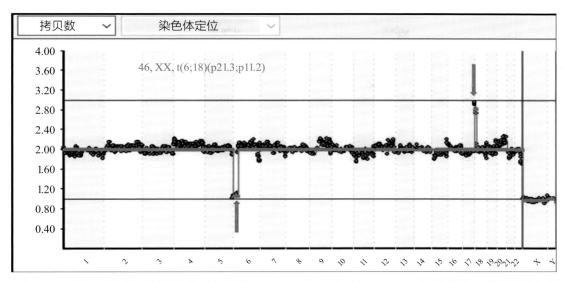

▲ 图 2-5　基于二代测序检测诊断染色体易位 46, XX, t（6；18）（p21.3；p11.2）（红箭指示的衍生染色体）

三、伦理和法律问题

关于伦理和法律问题的考虑在不断发展，随着遗传病防控技术的发展，产前和胚胎着床前遗传检测是否可以被接受，已经成为一个重要的议题。伦理和法律的观点很大程度上决定了这些新方法能否被推广成为预防遗传病的重要组成部分，或者因伦理因素而搁浅[8]。在遗传服务的总体框架下，PGT被认为是一项在伦理上可接受的技术；根据 WHO 的说法，是为了帮助那些遗传上有缺陷的人们尽可能地同正常人群一样生存和繁衍[9]。因为 PGT 建立在 IVF 基础之上，对其接受度也与很多国家是否在伦理上接受 IVF 有很强的关联[170-174]。然而，各个国家面临着不同的且复杂的伦理和法律问题（见第 36 章）[175]。例如，在德国，PGT 受到 1991 年颁布实施的胚胎保护法的管制[172, 176]。这部法律很严格，禁止进行胚胎研究。但是，它只禁止那些在胚胎发育至八细胞阶段前对胚胎有损害性的研究。事实上，囊胚活检是可行的并且与法律没有任何的冲突。因为与绒毛膜绒毛取样（chorionic villus sampling，CVS）一样，这种胚胎活检技术认为是有益处的。因此，德国在原核形成之前的 PGT 并不违反法律规定，现在也是这样执行的。但是，这只能用于临床诊断，而不是科学研究。甚至三原核的胚胎，也只能观察而不能用于实验。

这个方法也可以解决在奥地利、瑞士、马耳他，以及其他一些天主教国家中阻碍 PGT 开展的伦理问题[177]。同样的情况也适用于那些基于宗教原因不允许采取预防措施的国家。例如，最近瑞士的法律发生了改变，公民投票决定允许 PGT 进入临床应用。在法国则相反，虽然没有关于 PGT 或胚胎研究的法律，但是国家伦理委员会对 PGT 的态度受到了"遗传分析仅建立在一个或几个细胞的研究上"，以及"几乎所有的男性胚胎都在进行了性别鉴定后被扔掉，其中几乎一半的胚胎是完全正常的"这一事实的影响。当然，这些检测都是基于特殊的诊断，而不是为了鉴定性别。另外一个值得关注的点是，IVF 在法国是免费的，而 PGT 促使 IVF 的需求增加。最后，产前诊断也是免费的，并且也足以避免基因缺陷。因此，如果不考虑由于产前诊断后进行选择性流产所造成的痛苦，提供 PGT 被视为一种额外的检测。另外，现在法国只有少数设施完备的机构可以提供全套的 PGT 服务。

在意大利，议会法案禁止 PGT 和一些 IVF 相关技术实施已经有 7 年了。在 IVF 过程中仅允许取用三枚卵母细胞，这也清晰地反映了罗马天主教会的态度[178]。在该法律颁布之前，意大利是参与 PGT 在遗传病和染色体病领域发展和应用最活跃的中心之一。在法律实施之后，PGT 技术就很难开展了；尽管如此，目前 PGT 的应用没有受到限制。

在一些国家，如比利时，实施胚胎研究和 PGT 的决定权完全属于机构审查委员会，因此该技术的发展及其在临床中的应用不存在问题。在其他国家，如荷兰，PGT 受医学实验法管辖，它包含了胚胎研究的部分。该法案禁止"克隆"，但并不禁止 PGT 研究，因为 PGT 为产前诊断提供了一种替代方案，并且尽可能避免了遗传因素所致流产。在英国，PGT、IVF 的运用，以及其他涉及人类胚胎的研究均是受人类受精和胚胎管理局及受精和胚胎法案（1990）的监管。该法案允许在适当许可的情况下对受精后发育时长不超过 14 天的人类胚胎进行研究。在西班牙，尽管 1988 年颁布的法律禁止对人类卵母细胞进行非生殖目的的受精，但是允许在国家卫生和科学管理委员会的监督下，对着床前 14 天内的胚胎进行研究[179]。因此，这项法律与 PGT 的研究和临床应用并不冲突。事实上，一项针对欧洲 PGT 应用的调查显示，该国目前 PGT 中心的数量超过了大多数其他欧洲国家。

在美国和澳大利亚，PGT 的法律地位和社会态度因州而异。例如，在澳大利亚，六个州中只有三个州有法律监管 IVF 和胚胎研究。在维多利亚州，胚胎研究是禁止的，除非是批准的实验；尽管这项法律实际上并不影响 PGT，因为不孕夫妇可以进行 IVF，而且 PGT 因为其可以避免遗传疾病的垂直传递，而可以正当实行。在西澳，PGT 受到实验法案限制而无法实施；而在南澳，除非损伤可着床的胚胎，否则 PGT 也可以实施。

在美国，胚胎研究的问题与关于堕胎和克隆的话题密切相关，而且还没有政府系统来监管生殖研究项目。由于法律上没有赋予伦理咨询委员会（Ethical Advisory Board，EAB）审查此类研究提案的权力，因此联邦资金不资助人类胚胎研究。此外，不同州的政策存在很大差异，主要是在人类生命何时开始的问题上观点不一。然而，尽管目前在这一领域的法律限制存在差异，但是"避免产生严重遗传缺陷子代"也是宪法权力中生殖自由的一部分，基于这一前提，基于遗传背景挑选胚胎在伦理上是可接受的[180, 181]。尽管 1993 年的国家卫生振兴研究院取消了联邦层面 EAB 对 IVF 研究的审查要求（45 CFR 46.204.d），将与 IVF 相关临床研究的审核权留给了各个机构审查委员会，但联邦基金将不资助那些会销毁，损坏人类胚胎或故意使胚胎面临比在宫内研究胎儿更大的受伤或者死亡风险的研究。

在加拿大，最近出台了监管人类辅助生殖技术的法案，命名为"尊重人类辅助生殖法案"。该法案允许有医学指征的 PGT，但不允许因社会因素挑选胚胎性别[182, 183]。加拿大妇产科医师协会也提供了有价值的指导方案，为接受 IVF 的准孕妇提供优化产科管理和咨询服务，PGT 患者也包含其中。越来越多的证据表明，即使不做 IVF，不孕和生育力低下仍然是导致围产期并发症和不良结局的独立危险因素，这一点值得强调。他们的报道还提请注意印记基因疾病，虽然发病风险非常低但实际存在，如 Beckwith-Wiedemann 综合征或 Angelman 综合征，发病率估计低于 1/5000。

最近，就下列指征增加 PGT 的应用引发了重要的伦理争论：因社会因素进行性别筛选[184, 185]、具有遗传易感性的迟发性疾病[6, 7, 186, 187]、PGT-HLA 配型用于对需要干细胞移植的骨髓疾病或肿瘤患儿的治疗[5, 188, 189]。尽管 PGT 和传统产前诊断在这些指征中的应用上没有实际差异，但存在的争议主要是基于以下事实：传统产前诊断中，如果发现胎儿携带易患迟发性疾病的基因或 HLA 不匹配，父母将不得不做出一个极其艰难的决定来终止妊娠。这样的情形很难被定义为是正当合理的。而 PGT 技术允许在妊娠建立前就对人类卵子和胚胎进行基因检测，从而使仅移植 HLA 匹配或不携带迟发性疾病易感基因的胚胎完全是现实可行的。

尽管有上述顾虑，PGT 已成为生殖医学领域内一项完善的诊疗方案，并且使用由机构伦理委员会认证的、独立的知情同意书和研究方案实施。尽管最近关于 PGT-A 对临床结局影响存在争议，但其已经在数千例病例中实施并且诞下了数千名 PGT-A 的健康儿童。当然，这些病例仍然需要通过 CVS 或羊膜腔穿刺术进一步确认，持续检测 PGT-A 的安全性和准确性。虽然 PGT 将有助于解决一些长期存在的伦理问题，如堕胎（这在很大程度上可以通过 PGT 避免），但其他议题可能成为严重障碍，特别是与"设计婴儿"相关。这些顾虑与 PGT，以及在我们推进适当的技术发展以避免遗传缺陷而开发出的任何其他新方法的应用上息息相关。

结论

尽管通过妊娠早期绒毛的产前诊断极大地阻断

遗传病的可能性，但由此带来的对患病胎儿的选择性流产是一个问题。PGT 的启用为既不需要顾虑最终的强制性终止妊娠，又能够避免患儿的出生提供了可能性。本章阐述了这些重要的进展，强调了解决临床实践中实施 PGT 会遇到的问题。

目前，已有多达 600 种疾病可以 PGT，分娩了数以千计的健康孩子，避免了单基因病和染色体疾病导致的生育问题和子代健康问题。在 PGT 实施过程中，囊胚活检现已成为一项标准操作。这得益于显微操作、活检的技术进步，以及单细胞或微量细胞通过 PCR 和目前的二代测序技术完成遗传分析取得的进展。现有经验已证明了 PGT 在临床上的可行性，并且已成为一项可靠、安全的辅助生殖新技术。PGT 的适应证已从生育遗传病患儿高风险夫妇更早期产前诊断（反对治疗性流产），逐渐扩展到产前诊断以外的适应证，包括 IVF 预后不良的患者、有生育患有迟发性遗传病子代风险的夫妇，以及胚胎 HLA 配型。由于妊娠早期染色体异常的发生率较高，PGT-A 的引入不仅可以避免年龄相关非整倍体的风险，而且还可以改善胚胎复苏和妊娠结局，总体上提高 IVF 的有效性。以 NGS 为基础的 PGT-A（首先进行 WGA），也使得在同一活检材料中同时进行 PGT-M 和（或）PGT-HLA 成为可能。因此，将 PGT-A 与 PGT-M、PGT-SR 和 PGT-HLA 联合使用，正成为对遗传病和染色体疾病进行 PGT 的标准流程。

第3章 羊水成分、细胞培养和神经管缺陷
Amniotic Fluid Constituents, Cell Culture, and Neural Tube Defects

Daniel L.Van Dyke Aubrey Milunsky 著

高雪峰 马聪聪 于富海 译

羊水环境一直处在变化之中，它可以反映胎儿状态并帮助胎儿发育。其成分包括促进生长和生长保护的因子，足够的羊水量可以为胎儿提供一个缓冲垫的功能及活动空间。羊水中的生化和分子成分也可能反映胎儿疾病和成熟度，有时也能反映母体疾病或环境暴露。分析羊水化学成分为产前诊断提供了有用的信息，从而有助于评估胎儿的生理和代谢状况。羊水是胎儿胞外空间的延伸[1, 2]，对它的发生、形成和化学成分的认识在产前诊断和胎儿的治疗方面非常重要。以产前诊断为目的，对妊娠8—16 周体腔外液和羊水进行采样，为羊水的发生、形成和成分的研究提供了宝贵的知识。

一、羊水

（一）羊水形成和循环

胎儿和母体之间通过不同的机制和多种途径进行体液交换，并在妊娠期间不断地变化。大量的液体被传送到由五层羊膜和四层绒毛膜组成的胎膜[3]，通过电子显微镜观察到羊膜有一个连接细胞间微管系统和细胞基底的复杂微管系统[4]。对灵长类动物的研究表明：羊水是母体血浆的渗出物和胎儿的体液（如尿液和身体分泌物）的混合物[5]。

通过渗透压或扩散渗透性、静态压力、化学梯度和其他机制调节胎儿和母体之间的液体交换[6]。在正常妊娠中，妊娠 16 周的羊膜腔内压力为1～14mmHg[7]。Fisk 等[8] 研究了妊娠 7—38 周的羊水压力，发现它随着孕龄的增加而增加。这可能是受解剖学和激素或妊娠期子宫肌肉组织的影响，但不受羊水池的羊水量、羊水指数、孕妇年龄、孕次、产次、胎儿性别、双胎与否和分娩时间的影响。研究表明：羊水压力不会在早期或晚期的羊膜腔穿刺术抽取羊水之后发生明显改变[9]；在妊娠中期，羊水全部交换大约在 3h 内完成[10]，胎儿每小时大约吞咽 20ml 羊水。也就是说，每天胎儿大约吞入 500ml 羊水[11]。足月时，胎儿和母体之间的交换速率可接近 500ml/h[10, 12]。

尽管胎儿的营养大部分依靠胎盘来运输，但胎儿也有其自身的保护措施以免受母体代谢波动的影响。在 10 周之后，羊水中的肌酐、α 谷氨酰转移酶和 β_2 微球蛋白浓度的增加，表明胎儿肾小球功能的成熟，反映了胎儿肾脏由中肾到后肾的发育[13]。胎儿肾脏可浓缩通过母体静脉输送的不透射线物质，此现象可以通过胎儿肾盂造影观察到[14]。由此可见，胎儿肾脏具有活跃的肾功能。随着妊娠期进展，主要由肾脏产生的羊水不足可能会反映胎儿肾脏结构异常、吞咽障碍、胎盘病变或者生长受限[15]。

（二）羊水量

Brace[16] 描述了羊水量的三个决定性因素：①水和溶质通过膜的移动；②液体流动速率的生理调节，比如胎儿尿液的产生和吞咽；③母体对于流经胎盘的液体运动的影响。妊娠期间，子宫内的水分总累计量约为 4L（胎儿 2800ml，胎盘 400ml，羊水 800ml）[8]。每千克体重的尿液产生量从 25 周时

的 110ml/(kg·d) 增加到 35 周时的 190ml/(kg·d) [17]。即使一个因素只干扰 1% 体积的常规液体的处理，就可能在 10 天内使总羊水量增加或减少 1L。甚至在胎儿死亡之后，羊水的交换还在继续，但是会减少 50% 左右 [18]。这意味着羊膜可能负责大约一半的液体交换。该现象说明相比于液体的产生，羊膜在液体的处理中扮演着更重要的角色。事实上，电子显微镜研究与羊膜相关的吸收功能 [19] 表明：羊水过多不太可能仅仅是由于尿液生成过多或胎儿吞咽羊水障碍而导致的 [20]；羊膜必然在维持羊水量和羊水成分方面发挥作用。早期的研究得出结论，在妊娠晚期 [21]，25%～50% 的羊水循环是通过胎儿进行的。关于吞咽和排泄在调节羊水量中很重要这一观点 Abramovich[22] 提出了自己的质疑，他发现一些无脑儿可以吞下相当量的羊水，并且在食管闭锁和胎儿肾脏缺如的情况下发现羊水量正常。因此，其他因素也参与了羊水量的调节。Chamberlain[23] 已经对羊水量异常和围产期结局变化的相关性研究进行了综述。

超声对正常妊娠和复杂妊娠胎儿肾功能的评估显示：22 周时胎儿尿液产生率为 2.2ml/h，40 周时增加到 26.3ml/h[24]。由此可见，中枢神经系统在调节胎儿排尿中并没有起到很大的作用，而且胎儿多尿不能解释羊水过多。羊水过多会伴有羊水压力的升高 [25]。

已有多种技术用于羊水量（AF volume，AFV）的直接评估，如通过稀释技术、放射性物质或各种染液和化学物质等，并且这些评估方法之间的比较结果也有报道 [26-33]。羊水量异常与孕产妇风险和围产期发病率和死亡率增加相关，但 AFV 的有创评估限制了其临床应用 [34]。垂直深度测量（vertical pocket measurement，VPM）简单明了，但仍然只是半定量的，所以精度有限。羊水指数（AF index，AFI）是子宫各象限四个最大垂直深度（maximum vertical pocket，MVP）之和。一份 Meta 分析总结认为 AFI 和 VPM 在评估羊水量异常方面的价值非常有限。AFI 导致更多的羊水过少的假阳性结果，同时造成了更多的干预，但并未改善围产期结局 [35]。AFI 也可能存在群体的差异 [36]，Sandlin 等 [37] 使用染料稀释技术和分位数回归统计方法，建立了妊娠 16—41 周羊水量的参考范围（表 3-1）。然而，无创超声评估在量化羊水量上的改进并没有显著提高

对高危妊娠的预测能力 [38, 39]。

1%～2% 的妊娠会发生羊水过多 [35]，其中约 40% 的妊娠与胎儿畸形有关 [40]。Moise 将单胎或双胎妊娠的羊水过多定义为在妊娠中期末和妊娠晚期 MVP＞8cm，羊水过少则定义为 MVP＜2cm[41]。最常见的有神经管缺陷（neural tube defect，NTD）和减少羊水吞咽或吸收的疾病（食管和其他肠道闭锁或梗阻）[26, 40, 42, 43]。在 41 例 "特发性" 羊水过多患者中，有 4 例确诊为强直性肌营养不良 [44]。无脑畸形的羊水过多是由于胎儿吞咽障碍 [43] 或胎儿抗利尿激素分泌不足 [45]，孕妇患有糖尿病时，特别是同卵双生的妊娠早期也可能出现羊水过多 [43]。不管原因如何，似乎有 0.06%～8% 的羊水过多有复发的风险 [42, 43]。

相反，羊水过少通常与泌尿系统紊乱而影响排尿有关，如肾发育不全 [46]、胎盘功能不全和宫外妊娠也可能导致羊水过少，由于母亲患妊娠高血压综合征而接受肾素 – 血管紧张素拮抗药治疗时也可能导致羊水过少 [47]。Sherer[48] 指出，当 AFV 的减少与胎儿结构异常、胎儿生长受限或母体疾病同时发生时，尤其值得关注。其他研究者也发现这些因素的同时存在会增加胎儿心率异常的风险 [49]。然而，即使存在尿路梗阻或双侧肾发育不全 [26]，AFV 也可能是正常的。13 例 AFV 正常且伴有胎儿肾积水的患者，其中 8 例胎儿出生后证实有尿路梗阻，其他 5 例正常 [50]。作者认为，如果羊水量正常，胎儿肾积水不需要宫内治疗，出生后适当的干预可以使肾功能恢复正常。极少数情况下，羊水过少可能很极端，甚至到了几乎没有的程度。这些极端情况的发生经常与羊膜结节胎儿缺陷或胎盘问题有关 [43]。

（三）羊水发生

羊水主要（但不仅是）源于母体的证据大多来自对体液中蛋白组成的研究 [51]。至少在某种程度上，妊娠早期的羊水可能是母体血清的渗出液，总溶质浓度是相似的 [6]。随着妊娠的进展，母体和胎儿对于羊水来源的相对贡献可能发生变化。尽管尿液至少在妊娠 12 周前就出现在胎儿膀胱中，但它对羊水量的影响可能只在 12 周后才开始显著 [28]。

Sutcliffe 和 Brock[52] 观察到，妊娠早期羊水中存在母体血清蛋白群特异性成分（group-specific

表 3-1	通过二阶分位数回归分析（second-order quantile regression）羊水量与胎龄的百分位值				
孕　周	第 5 百分位	第 25 百分位	第 50 百分位	第 75 百分位	第 95 百分位
16	134.0	334.5	377.1	503.2	694.7
17	132.3	322.0	389.6	552.2	937.2
18	130.9	311.1	401.9	602.0	1233.7
19	129.9	301.7	414.0	652.1	1584.8
20	129.2	293.7	425.8	701.8	1986.6
21	128.9	286.9	437.2	750.4	2430.0
22	128.9	281.4	448.3	797.2	2900.5
23	129.2	277.0	459.0	841.5	3378.4
24	129.8	273.7	469.2	882.5	3839.9
25	130.8	271.4	478.9	919.5	4258.8
26	132.1	270.2	488.1	951.9	4609.3
27	133.8	270.0	496.7	979.1	4868.0
28	135.8	270.8	504.7	1000.5	5016.9
29	138.3	272.6	512.1	1015.9	5045.3
30	141.1	275.4	518.8	1024.8	4951.1
31	144.4	279.3	524.8	1027.1	4741.3
32	148.1	284.4	530.0	1022.8	4430.5
33	152.3	290.6	534.5	1012.0	4040.0
34	157.0	298.0	538.2	994.8	3594.8
35	162.3	306.8	541.1	971.6	3121.4
36	168.2	317.0	543.2	942.8	2644.7
37	174.7	328.8	544.5	909.0	2186.7
38	182.0	342.3	545.0	870.7	1764.2
39	190.0	357.7	544.7	828.7	1389.0
40	198.2	375.2	543.5	783.6	1067.1
41	207.9	395.0	541.5	736.2	800.0

羊水量的单位为毫升（ml）；引自 Sandlin et al. 2014.[37] 经 Springer Business + Science Media 许可再版

component，Gc），提示该蛋白通过胎盘或胎膜进入羊水。因此，作者认为，不要尝试通过检测血清蛋白或使用血清蛋白多态性连锁分析来进行产前遗传诊断。至少短期内，大多数羊水的白蛋白源于母体[53]。然而，羊水中的一些白蛋白可能来自胎儿，因为它在胎儿血清中的浓度高于在母体血清中的浓度。此外，至少在妊娠 30 周后，羊水中大多数抗胰蛋白酶、铜蓝蛋白、Gc、血清类黏蛋白和转铁蛋白都来自母体[51]。

胆固醇和它的前体可能至少在妊娠的前 15 周都来自母体[54]，羊水中的血红素结合蛋白[55]（一种 β 糖蛋白）认为是来源于母体的[56]。由合体滋养层细胞产生的 β_1 糖蛋白（β_1-Glycoprotein，SP_1）在 Meckel 综合征的羊水中升高，但在开放性 NTD 和其他几种胎儿疾病中未升高[57]。另一个糖蛋白，β_2 微球蛋白，在羊水中的浓度超过了母体血清中的浓度[51]。尽管确切的来源尚不清楚，但是在淋巴细胞中已经发现了 β_2 微球蛋白的合成，并且在大多数细胞表面发现了其他糖蛋白，因此邻近的母体组织可能是羊水中 β_2 微球蛋白最重要的来源。

Brace[16] 提示胎儿可能有大量的液体来源于唾液腺，相当一部分肺分泌液似乎进入羊水。羊水中测定出的磷脂［卵磷脂与鞘磷脂比值（L/S）］源于肺，并没有大量通过尿液排出。

甲胎蛋白（α-fetoprotein，AFP）是胎儿特有的乙酰胆碱酯酶（acetylcholinesterase，AChE），是在胎儿大脑中发现的高浓度细胞外成分（见下文）。在 NTD 胎儿羊水中发现其他神经元蛋白包括 D2 蛋白[58]、"S-100 蛋白"[59] 和神经元特异性烯醇化酶[60]。

Gogiel 等[61] 研究了羊水中胶原的降解产物，并认为非透析的胶原多肽可能是前胶原蛋白转化为单体形式的蛋白水解产物。

（四）羊水的生化及其他特性

关于羊水的理化性质的最早报道之一来自 1919 年的日本[62]。Campbell 及其同事[63] 研究了妊娠 8—12 周时羊水和胚胎外体腔液的组成（图 3-1），钠、钾和碳酸氢盐在羊水中含量较高，而氯、尿素、蛋白质、胆红素、白蛋白、葡萄糖、肌酐、钙和磷酸盐在胚外体腔液中含量较高。这些观察结果强调了两种胚胎液在成分上的显著差异。

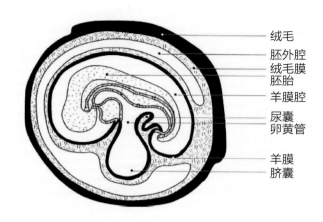

绒毛
胚外腔
绒毛膜
胚胎
羊膜腔
尿囊
卵黄管
羊膜
脐囊

▲ 图 3-1　妊娠前三个月的体腔和羊膜腔

（五）羊水中的细胞游离 DNA 和 RNA

尽管胎儿细胞游离 DNA 在母体血清中的存在已经被广泛应用[64]（见第 7 章），羊水中细胞游离 DNA 可能对产前诊断也有价值。对足月妊娠和妊娠中期的羊水中分离的 RNA 进行全基因组微阵列分析，发现近 3000 个差异显著的基因转录本[65]。许多差异反映了转录本的富集与胎儿成熟度相关，并且可能对正常和异常胎儿发育的研究有价值。

（六）羊水中的蛋白质

几十年前，人们已发现足月妊娠羊水中平均蛋白质浓度小于母亲血清的 1/10[63]。随后，确定了白蛋白比例、转铁蛋白、γ 球蛋白、铜蓝蛋白、α_1 抗胰蛋白酶和 Gc[51]，并为其是母体或胎儿源性提供了直接证据[51]。许多母体血清蛋白可进入羊水，因此导致羊水在产前诊断中的应用更加复杂化。胎儿来源的蛋白质可能来自皮肤、羊膜、绒毛膜、脐带、尿和支气管、口腔和胃肠道分泌物，也可能是细胞、游离细胞器或在羊水中本身的蛋白[51, 66]。在羊水中也检测到基底膜的蛋白质组分[67]，还有 T-H 糖蛋白[68]。

人类羊水中的黏多糖在妊娠 12—21 周时主要成分为透明质酸，其余大部分是软骨素和少量硫酸肝素[69, 70]。无论是正常妊娠还是病理性妊娠，胎龄都是影响黏多糖组成的重要因素[69]。在用黏多糖做产前诊断时，不推荐测定黏多糖组分，并且羊水的 IX 因子和凝血酶原的测定在血友病的产前检测中均不成功[71]，而对 DNA 的直接分析是成功的（见第14章）。

妊娠期间羊水总蛋白质浓度有显著的变化，从12周时的平均约3.5mg/ml增加到25周时的最大值约8mg/ml[72, 73]。妊娠25—35周浓度逐渐降至3mg/ml左右，此后变化不大。白蛋白、α_1抗胰蛋白酶、Gc和转铁蛋白的最高浓度在妊娠20—30周内出现。

尽管羊水中的大多数蛋白质可能来自母体血清，但是正如其他α_2蛋白和甲胎蛋白一样，羊水中的非血清蛋白均来自羊膜上皮细胞[74, 75]或母体子宫蜕膜[51]。Chitayat 等[76]使用结肠上皮特异性单克隆抗体（monoclonal antibody，Mc-Ab）测定胎儿结肠黏膜细胞在羊膜细胞群的占比时发现，细胞特异性Mc-Ab可用于检测结肠细胞，而且结肠细胞是细胞群的重要组成部分。S-100B 蛋白是神经系统胶质细胞[77]和羊膜[78]的产物，在子痫前期、胎儿生长受限[78]和胎儿死亡[79]时升高。

（七）蛋白质组学

蛋白质组的复杂性源于许多层面的调控，包括蛋白质周转、翻译后修饰、亚细胞定位和蛋白质-蛋白质相互作用。最初通过对羊水进行蛋白质组学分析，鉴定了数百种蛋白质[80, 81]，但这种策略在检测早产风险[82-84]、胎儿非整倍体[85]或 Rh 阴性妊娠[86]的价值有限。

（八）脂类

脂质似乎不能通过胎盘运输，而且在母体输入脂类后羊水中也没有发现脂质。Biezenski[87]研究了妊娠第26周组成羊水的脂类含量，测定的磷脂包括溶血磷脂酰胆碱、鞘磷脂、磷脂酰胆碱、肌醇、丝氨酸、乙醇胺、磷脂酸和心磷脂，还确定了总脂肪酸的值，包括棕榈酸、棕榈烯酸、硬脂酸、油酸和亚油酸，结果显示，总脂类在母体血浆中含量为1%～2%，并且在妊娠期间胎儿血清中含量达到5%左右。

磷脂酰丝氨酸通常存在于羊水和胎盘中，但在母体血浆中不存在，而其中鞘磷脂在羊水中的含量远低于血浆，总胆固醇约占羊水中总脂质的1/3[87]。Biezenski[87]的研究显示，尽管在妊娠晚期羊水体积显著增加，脂质分布却基本保持不变。接近足月时，胎盘阻止母体酯化脂肪酸以磷脂、甘油三酯或胆固醇酯形式的转移，但有相当数量的未酯化脂肪酸和游离胆固醇被转移[88]。胎儿死亡超过2周后羊水的总脂质浓度增加，主要是由于游离胆固醇、未酯化脂肪酸和碳氢化合物的增加导致。

Pomerance 等[89]在对各种复杂妊娠（包括新生儿溶血病、妊娠毒血症、糖尿病、无脑畸形和羊水过多）的羊水脂质进行详细分析时，并没有发现特异的有诊断价值的脂质类型。Gardella 等[90]发现脂多糖结合蛋白、可溶性 CD14 和早产之间的联系。

对患有 Smith-Lemli-Opitz 综合征（Smith-Lemli-Opitz syndrome，SLOS）（常染色体隐性遗传）的孕妇羊水进行分析时，Dallaire 等[91]和 Tint 等[92]发现低胆固醇和高 7-脱氢胆固醇（7-dehydrocholesterol，7-DHC）值是该疾病的特征。绒毛或羊水细胞 DNA[94, 95]对 7-脱氢胆固醇还原酶基因[93]突变进行分析可以实现产前精确诊断。且伴有母体血清未结合雌三醇降低[96]或羊水中 7-DHC 和 8-DHC 蓄积[97]，可以进一步提高该疾病诊断的精确度[98-100]。也可根据与综合征一致的畸形、胎儿生长受限、羊水或绒毛中甾体分析进行产前诊断[101, 102]。

羊水中的其他甾体，包括 7-烯胆烷醇、24-脱氢胆固醇、羊毛固醇和二甲基甾醇缺乏时，可能预示 7-烯胆烷醇病、24-脱氢胆固醇病、X 连锁软骨发育不全和 Antley-Bixler 综合征的风险[97]。

羊水中脂肪酸的组成[103]与母体血浆中发现的有很大差异。至少在妊娠晚期，羊水部分游离脂肪酸似乎来源于胎儿肾脏的排泄，羊水的免疫抑制活性可能是由于脂类因子提供了一种非特异性免疫调节机制，以防止母亲对胎儿的免疫排斥[104]。

对正常妊娠和病理性妊娠胆汁酸浓度的研究显示：肠梗阻胎儿羊水的胆汁酸浓度升高[105, 106]。此结果预示肝胰壶腹远端的所有肠梗阻，胎儿胃内容物反流到羊水中[107]。总的来说，羊水中胆汁酸浓度与血清中胆汁酸浓度相似。然而在个体患者的配对样本中，这两个值并没有很好的关联[105]。

Gluck 和 Kulovich[108]率先通过分析羊水中的磷脂来评估胎儿肺成熟度。具有表面活性磷脂的卵磷脂（L）和鞘磷脂（S）来自胎儿肺，卵磷脂的生成在妊娠约35周时显著增加[109]。当卵磷脂从肺进入羊水时，羊水中的 L/S 值增加。已证实 L/S 值与胎龄有相关性[110]，各种妊娠并发症对胎儿肺的成熟和 L/S 值有显著影响。包括母亲高血压、胎盘功能不全和糖尿病等因素会影响胎儿肺成熟的状况，使 L/S 值的评估价值降低[108]。

板层小体贮存磷脂，作为肺表面活性剂，降低表面张力，是肺成熟过程中必不可少的物质。羊水中板层小体计数[111]和表面活性剂与白蛋白的比值来预测呼吸窘迫综合征的风险同样准确，并在很大程度上消除了 L/S 值识别的胎肺成熟假阳性病例[112]。然而一般的共识是，用羊膜腔穿刺术来确定胎肺成熟度不宜指导分娩时机[113]，但这在一些地区特别是在农村产科实践中仍然是有争议的[114]。在梅奥诊所，板层小体计数（lamellar body count, LBC）是检测胎儿肺成熟度的首选指标；当 LBC 不确定时，可根据 L/S 值来判断（MJ Wick，来自个人交流）。

（九）酶

羊水中已经发现了许多种酶，其中一些酶具有比在母体血清中更高的特异性活性，如二胺氧化酶和磷酸己糖异构酶[115-117]，而其他酶在母体血清中的活性则更高一些[116, 117]，如组胺酶[118]和肌酸激酶[119]。某些酶在胎儿血清中的活性高于羊水中（如葡萄糖 –6– 磷酸脱氢酶、苹果酸脱氢酶、谷草转氨酶、谷丙转氨酶、亮氨酸氨肽酶）[120, 121]。一些酶建议作为胎儿成熟度指标：α 半乳糖苷酶[122]、丙酮酸激酶[123]、碱性磷酸酶、γ 谷氨基转移酶[124]和脯氨酸脱氢酶[125]。

随着妊娠的进展，不同的妊娠期及在同一个体的不同妊娠次数的同一阶段，羊水中溶酶体酶表现出不同的活性[126]。在妊娠约 20 周时，许多酶的活性水平发生变化[127]，使得胎儿皮肤开始变得不透水，胎儿尿液开始对羊水有显著影响[128]。在妊娠的某些阶段，α 葡糖苷酶在羊水中的特异性活性超过了其在母体或胎儿血清中的活性。说明这些酶不是来源于母 – 胎血清。α 葡糖苷酶在妊娠中期消失[129]，可能是胎儿肝脏在葡萄糖稳态中发挥了重要作用。现在，我们知道这种酶来自胎儿的肠道[130, 131]。

羊水中酶生物学发展的重要性可以通过对溶酶体 α 葡糖苷酶的观察得到证实。该酶在糖原贮积症 Ⅱ 型（Pompe 病）中缺失（见第 21 章）；最初的报道显示，Pompe 病胎儿羊水中缺乏这种酶的活性[132]。然而，随后对一次妊娠的研究表明，未经培养的羊水细胞可显示 α 葡糖苷酶活性，而培养的

羊水细胞没有显示出该酶活性[133]。事实证明，羊水细胞的 α 葡糖苷酶活性由来源于胎儿肠道的麦芽糖酶产生[130]，与 Pompe 病中缺乏的酶不同[129]。

溶酶体酶活性与胎龄有关[134, 135]。关于羊水中溶酶体酶活性的报道并不完全一致。例如，某一研究组[136]报道的 β 半乳糖苷酶和 N– 乙酰 –β-D– 氨基葡糖苷酶的平均活性与另一个研究组报道的平均活性相差两倍[128]。分析认为技术方面（特别是所使用的底物）和样品的处理或储存可能是这些报道差异的原因。

氨基己糖苷酶似乎是羊水中溶酶体酶活性最高的酶[128]。除了 α 葡糖苷酶、α 阿拉伯糖苷酶和 β 葡糖苷酶之外，溶酶体酶通常在妊娠足月时达最高活性[134]。α 葡糖苷酶和不耐热型碱性磷酸酶的活性在妊娠 13—18 周达到峰值。产前诊断异染性脑白质营养不良时，需要检测培养的羊水或绒毛细胞的芳基硫酸酯酶 A 酶活性，或者如果基因突变已明确则需要进行 DNA 分析[137]。有报道，在患有 I 细胞病（黏脂贮积症 Ⅱ 型）的胎儿羊水中，数种溶酶体水解酶的活性高于正常[138, 139]。所有基于无细胞羊水的酶诊断性检测都应谨慎使用。

在一些特定的先天性代谢疾病中，如 Tay-Sachs 病，可能在羊水中有特征性的酶缺乏（氨基己糖苷酶 A）[140, 141]。Desnick 等[142]发现一例患有 Sandhoff 病（总氨基己糖苷酶缺乏症）的胎儿在羊水中几乎完全缺乏这种酶，该发现在另一例 Sandhoff 病胎儿身上得到了证实[143]。Potier 等[143]发现，总氨基己糖苷酶活性高的羊水样本中，母体血清氨基己糖苷酶的百分比也很高（P 型）。在羊水中不同的酶的失活率，以及母体和胎儿血清污染或含有不同同工酶的母体组织混入的可能性，加上已经提到的证据，证实了直接对无细胞羊水进行的酶测定是不可靠的。因此，直接研究绒毛细胞或培养的羊水细胞的酶活性最为适宜[144]。

（十）氨基酸

关于胎儿组织和羊水中氨基酸浓度的研究始于产前诊断[145, 146]（见第 22 章）。Dallaire 等[145]测量了妊娠 10—40 周的 111 个羊水样本和 89 个母体血浆样本中的氨基酸和相关化合物的浓度：8 种氨基酸的浓度在妊娠末期下降；13 种氨基酸在 10—40 周没有显著变化，其中 10 种是微量的；赖氨

酸值在 10—20 周的变化不足以进行胎龄相关性研究。从含有两个胎儿的羊膜囊中获得的羊水其氨基酸浓度显著升高。同时研究了与母体的血浆样本相匹配的羊水样本，发现在 10—17 周两者没有明显相关性。在妊娠中期，高水平的同型半胱氨酸水平与孕妇亚甲基四氢叶酸还原酶的基因型类型无关[147]。

有推测认为羊水最初是母体血浆的等渗渗出液，并随着胎儿尿量的增加可能变成低渗。稀释因子可以解释总氨基酸浓度在妊娠足月时下降，而尿素的增加可能源于泌尿系统的成熟。然而，胎儿代谢的变化可能解释了妊娠末期某些氨基酸浓度较高的原因。

对于正常妊娠 7—12 周胎儿体腔液样本中氨基酸的浓度进行检测[148]，发现有 18 种氨基酸在胎儿体腔液中的总摩尔浓度是母体血清中的 2.3 倍。这表明氨基酸水平受胎盘合成的影响，而不依赖于母体氨基酸代谢。体腔液中的氨基酸水平明显高于羊水，可能是为了支持次级卵黄囊的代谢。

Jauniaux 等[149]测定了妊娠 7—11 周的体腔液、羊水、母体血清和胎盘绒毛匀浆中氨基酸的分布。他们发现：有 10 种氨基酸在母体血清和胎盘组织之间存在显著的正相关性，表明人类合体滋养细胞早在妊娠第 7 周就开始了氨基酸的活性转运和积累。各个氨基酸在羊膜和羊水中的浓度分布是相关的，表明其是通过羊膜被动转运。随后，研究者[146]测定了 20 例妊娠 12—17 周的胎儿肝脏匀浆和胎儿血浆中 23 种游离氨基酸的浓度，并与匹配的母体血浆和羊水进行了比较。他们发现有 21 种氨基酸存在胎儿 - 母体血浆浓度梯度，表明通过胎盘的胎儿 - 母体血浆氨基酸梯度从妊娠早期就已经存在。胎儿血浆和羊水中的氨基酸浓度模式相似，但在胎儿肝脏中不同。这也说明胎盘的运输和代谢在为胎儿提供这些分子方面发挥了重要作用。

妊娠第 13—23 周的氨基酸测定表明，丙氨酸、赖氨酸、谷氨酸、脯氨酸、苏氨酸和甘氨酸的浓度约占羊水氨基酸的 70%[150]。亮氨酸、缬氨酸、异亮氨酸、苯丙氨酸、赖氨酸、丙氨酸、天冬氨酸、酪氨酸、谷氨酸和脯氨酸与孕龄呈负相关。在此期间，谷氨酰胺的浓度略有增加，而其他氨基酸的浓度变化不明显。在整个妊娠期间，缬氨酸、亮氨酸和异亮氨酸均与孕龄呈显著正相关且有统计学意

义。这些支链氨基酸与苯丙氨酸、赖氨酸、天冬氨酸、苏氨酸、丝氨酸、谷氨酸、脯氨酸、甘氨酸、丙氨酸和酪氨酸，以及这些氨基酸之间存在正相关。此外，苯丙氨酸和酪氨酸与甘氨酸和丝氨酸之间呈较强的正相关。

羊水氨基酸水平不受母体氨基酸浓度正常变化的影响[151]。然而，如果母亲有酶缺乏症，可能会在羊水中发现高浓度的特定氨基酸。胎儿羊水中苯丙氨酸与酪氨酸的比值恒定支持了苯丙氨酸羟化酶在妊娠第 9 周就存在的假设。苯丙酮尿症（phenylketonuria，PKU）的产前诊断现在是以分子研究为基础（见第 14 章）。

尽管分子检测是产前诊断瓜氨酸血症的推荐方法[154-156]（见第 22 章），但在精氨酸琥珀酸合成酶缺乏症中，已观察到羊水中瓜氨酸水平升高[152]及瓜氨酸与鸟氨酸 + 精氨酸的比值异常[153]。

在妊娠中期和晚期，半乳糖醇在羊水和患有半乳糖血症或临床变异型半乳糖血症的胎儿组织中蓄积[157, 158]，最好是用绒毛膜绒毛取样（CVS）获得的样本或羊水细胞的分子遗传学检测（当已知亲本突变时），而不是酶分析[158]。

Coude 等[159]报道，甲基丙二酸血症和丙酸血症可在妊娠的三个月内诊断。Jakobs 等[160]综述了羊水代谢物测定在诊断氨基酸尿和有机酸尿中的有效性。酪氨酸血症 I 型和丙酸血症已通过早期羊膜腔穿刺术诊断。与氨基酸代谢有关的一个有趣的发现是有关患有遗传性酪氨酸血症 I 型的胎儿羊水中琥珀酰丙酮的代谢。该疾病是由于肝脏中延胡索酰乙酰乙酸水解酶的缺乏而导致[161, 162]。酪氨酸血症 I 型的产前诊断包括在妊娠 12 周的羊水中测定琥珀酰丙酮，该检测从 1982 年开始已经为有风险的夫妇提供[162]，但可信度并不高[163]。现在可以通过 DNA 分析确定患病胎儿和杂合子携带者，包括酪氨酸血症 II 型也同样可以通过 DNA 分析诊断[164]。

（十一）双糖酶

除了乳糖酶在足月前几周生成外，双糖酶早在 10 周时就在人类胎儿肠内发育完全[165]。胎肾仅含有海藻糖酶和部分麦芽糖酶活性，肠黏膜含有能够水解多种底物的双糖酶。

1. 羊水中双糖酶的来源 羊水中的双糖酶活

性明显来自胎儿小肠和肾脏[130, 131, 134, 135, 137]。在患有肾脏病的胎儿中，肾脏双糖酶（主要是海藻糖酶）在妊娠晚期的羊水中比肠道酶[132]稍晚检测到[166, 167]。羊水的麦芽糖酶活性完全来源于胎儿小肠[168]。双糖酶释放到羊水的量似乎取决于它们在体内对蛋白水解的相对敏感性[168]。

用 Ca^{2+} 沉淀法去除污染的细胞类脂质，然后再通过差速离心法纯化微绒毛膜，由此可在羊水中表征胎儿起源的肠道微绒毛[169, 170]。在纯化的制备物中，肠道微绒毛标记酶，麦芽糖酶和蔗糖酶的特异性活性比无细胞羊水中提高了 77 倍。羊水微绒毛含有肠道微绒毛的典型酶，包括麦芽糖酶、蔗糖酶、海藻糖酶、碱性磷酸酶和 γ 谷酰基转移酶，电镜观察其形态与囊泡肠道微绒毛相似。Jalanko 等[171]也报道了羊水中存在胎儿小肠源性囊泡。由于这些膜中表达的蛋白质缺乏或微绒毛形态异常，与此有关的遗传病的产前诊断，尽管多年来一直无人报道，然而似乎是可行的。这些膜中表达的转运系统活动也可以通过测量放射性底物的吸收来测定。从羊水中纯化的微绒毛中证实了 Na^+ 依赖的葡萄糖转运（被根皮苷抑制），提示可以在这些膜中检测转运系统（图 3-2）。有证据表明至少在病理情况下，海藻糖酶活性也可能来自胎儿肾脏。几例病例报道证实肠梗阻的胎儿其海藻糖酶活性正常，尽管事实上其他双糖酶几乎完全缺乏[166, 172, 173]。此外，在患有多囊肾病[166]和先天性肾病综合征[173]等肾脏异

常胎儿的羊水中发现了较高的海藻糖酶活性（相对于其他双糖酶）。Poenaru 等[174]的研究认为人类羊水中 α 葡糖苷酶活性来源于肾和肠。

等电聚焦电泳显示 21 周前的羊水中存在肠型海藻糖酶（pI 54.60），而在妊娠晚期的羊水中仅有肾型海藻糖酶（pI 54.24）[175]。在一例患有多囊肾病的胎儿羊水中，肾型海藻糖酶明显增加；在另一例有肠梗阻的胎儿羊水中，肠型海藻糖酶及其他双糖酶活性降低。然而，对于羊水海藻糖酶检测胎儿相关的肾脏异常疾病的临床有效性尚无系统研究。

2. 其他微绒毛酶活性 γ 谷酰基转肽酶、亮氨酸氨肽酶、氨肽酶 M、碱性磷酸酶等多肽酶已不再用于囊性纤维化（cystic fibrosis，CF）的产前诊断（见第 15 章）。由于微绒毛酶来源于肠道[176, 177]，目前已有利用它进行胎儿肠梗阻、巨膀胱 - 细小结肠肠蠕动减退综合征[178, 179]，以及甚至脊柱裂胎儿肛门失禁的诊断[180]。

3. 羊水双糖酶的变化 在妊娠中期，10%～20% 的羊水总蛋白来自肠道[181]。Potier[130] 和 Antonowicz 等[131]研究了羊水双糖酶的变化模式。除海藻糖酶外，所有的双糖酶活性在妊娠期间的变化大致相似；从 10 周开始出现，在 15—18 周时达到最大值，并在 22 周后迅速下降到低值（图 3-3）。与之相反，海藻糖酶活性在 22 周后增加。

在 22 周左右，随着胎龄的增长，胎儿吞咽增

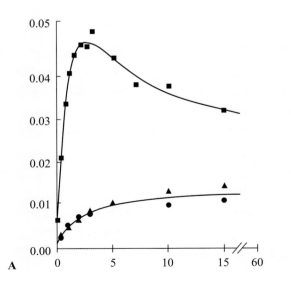
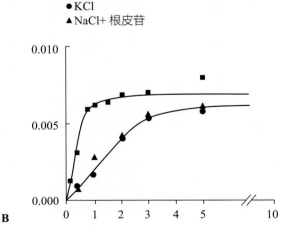

▲ 图 3-2 胎儿肠黏膜（A）和羊水（B）制备的微绒毛对 $^3H-$ 葡萄糖的摄取情况

加，以及大量胎粪在胎儿肠道中积累，双糖酶活性下降[182, 183]。肠道碱性磷酸酶的变化模式和胰蛋白酶相似[184, 185]。动物模型的研究结果支持这一结论，即胎儿肠粪积累与羊水中双糖酶活性的快速下降有关[182]。

4. 羊水双糖酶的临床应用 羊水双糖酶已用于产前检测胎儿肠梗阻，其诊断依据就是其活性在羊水中降低或缺乏[166, 186]。Van Diggelen 等[186] 报道了一例妊娠 17 周发生肛门闭锁的胎儿；Dallaire 和 Perreault[176] 研究了 16 例妊娠 16—20 周的胎儿。这些胎儿有不同类型的肠梗阻，伴有或不伴有腹壁缺损和染色体综合征。在所有这些病例中，双糖酶活性异常低。除了肠道水解酶、麦芽糖酶、蔗糖酶、腭化酶外，肠道碱性磷酸酶是检测肠梗阻的最佳标志物[172]。胎儿肠梗阻时阻碍了肠道中的双糖酶正常释放到羊膜腔中，因此检测羊水中双糖酶活性诊断胎儿肠梗阻是有效的。多发性肠梗阻是完全性梗阻，而先天性巨结肠病的肠道梗阻不完全，因此羊水中有正常的双糖酶活性[187]。

据报道，在患有 CF 的胎儿中，双糖酶活性低或缺乏，以及碱性磷酸酶和 α 谷氨酰转移酶的活性也降低或缺乏[186, 188-191]。这些胎儿似乎不能正常将肠道内容物释放到羊膜腔中。重要的是，双糖酶测定不能晚于 20 周。因为这段时间之后，有些正常羊水的双糖酶活性很低。有 2 例伴有 CF 的胎儿用双糖酶测定得出假阴性的结果[188]，另外 6 例有 CF 基因缺陷的胎儿在回顾性分析中被诊断出来[172]。因此，目前分子诊断才是诊断的标准（见第 15 章）。

羊水中双糖酶活性对胎儿小肠和肾脏的特异性比 γ 谷氨酰转移酶更强[192-195]。然而，α 谷氨酰转移酶和碱性磷酸酶在各种病理性妊娠时显示其在羊水中的活性降低，如 18 三体[192] 和 21 三体[193]。在宫内胎儿死亡、腹壁缺损、Meckel 综合征、胎儿积液和生殖器官异常等病例中观察到碱性磷酸酶活性升高[186]，妊娠晚期羊水中的碱性磷酸酶活性升高通常与胎儿异常有关。

常染色体隐性遗传性绒毛萎缩综合征的特征是肠道绒毛萎缩和肠道黏膜双糖酶活性降低[196]。在受累胎儿的羊水中，双糖酶活性可能较低或缺乏，也有 1 例报道受累胎儿羊水中双糖酶活性正常，随访发现新生儿表型正常[172]。

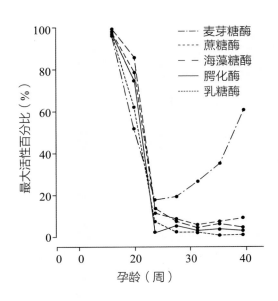

▲ 图 3-3 比较妊娠 14 周和 42 周羊水中各种双糖酶的活性，显示海藻糖酶活性的不同模式，所有酶活性均以妊娠 14—17 周平均活性的百分比表示

羊水中的海藻糖酶活性已用于检测肾脏异常。Morin 等[166] 报道了 1 例多囊肾病 II 型胎儿和 2 例先天性芬兰型肾病综合征胎儿羊水中海藻糖酶 / 腭化酶（或乳糖酶）活性的比值升高。因为腭化酶和乳糖酶是肠源性的，这些比值可作为羊水中有肾脏海藻糖酶存在的指标[166]。有先天性肾疾病和肾组织变性的胎儿可以在羊膜腔中释放高于正常水平的肾海藻糖酶活性。

（十二）羊水的混杂生化成分及其他特性

表 3-2 列出了羊水的各种非酶成分和特性。羊水中生化成分的升高可能是非特异性的，如在阿姆斯特丹型侏儒征（译者注：德朗热综合征，常染色体显性遗传，多发的先天发育异常）胎儿羊水中的 5- 羟基吲哚 -3- 乙酸升高[353]，或者囊性纤维化胎儿羊水中的酸溶性糖蛋白升高[261]。在神经管缺陷（NTD）胎儿的羊水中也发现 5- 羟基吲哚 -3- 乙酸减少[271] 及氨基酸（特别是蛋氨酸、异亮氨酸、亮氨酸、酪氨酸和苯丙氨酸）的增加[354]。有两个可能的原因是胎儿的渗透穿过功能缺陷和非特异性反映胎儿宫内窘迫伴缺氧。羊水中除了各种细胞之外，某些其他成分与产前诊断也特别相关，如 17-酮类固醇。

表 3-2 羊水的生化成分和其他特征（其他来源见正文）			
生化成分 / 特征	参考文献	生化成分 / 特征	参考文献
乙酰胆碱受体	[197]	补体	[203]
乙酰胆碱酯酶（AChE）	[198]	铜	[238]
酸 – 碱	[199, 200]	皮质醇	[239]
ADAM-8	[5, 201]	C 反应蛋白	[237]
肾上腺髓质素	[202]	肌酸激酶	[119]
α_1 抗胰蛋白酶	[205]	肌酸酐	[240]
甲胎蛋白	本章	半胱氨酸蛋白酶抑制药 C	[241, 242]
α_1 巨球蛋白	[206]	细胞因子	[235, 243]
白蛋白	[203]	巨细胞病毒	[244]
碱性磷酸酶	[189, 204]	蜕膜相关蛋白	[245]
氨基酸	[149, 207]	防御素	[246]
淀粉酶	[208]	7- 脱氢胆固醇	[247]
雄激素	[209]	C 反应蛋白	[237]
血管生成素	[210]	双糖酶	[131]
抗心磷脂抗体	[211]	电解质	[248]
抗凝血酶	[206]	内皮素	[238]
抗病毒作用	[212]	雌激素	[209]
载脂蛋白	[213]	外泌体	[239, 249]
载脂蛋白 A	[214]	IX因子	[71]
精氨酸琥珀酸	[215]	脂肪酸	[250]
芳基硫酸酯酶 A	[216]	铁蛋白	[251]
心房钠尿肽	[217]	纤连蛋白	[252, 253]
细菌	[218]	促卵泡激素（FSH）	[254]
细菌生长，抑菌作用	[219, 220]	分形趋化因子	[255]
基底膜蛋白	[67]	游离脂肪酸	[103]
β 内啡肽	[221]	海藻糖	[256]
β 羟基丁酸	[222]	延胡索酰乙酰乙酸盐	[257]
β_2 微球蛋白	[223]	γ 谷氨酰转移酶	[258]
胆色素	[183]	球蛋白	[68]
胆红素	[224]	冷球蛋白	[259]

（续表）

生化成分 / 特征	参考文献	生化成分 / 特征	参考文献
血型物质	[225, 226]	胰高血糖素	[260]
血尿素氮	[227]	葡萄糖	[237]
镉	[228]	糖蛋白	[261]
白念珠菌	[229]	黏多糖	[69]
钙	[230]	生长激素	[262]
钙粒蛋白	[231]	生长抑制	[263]
癌胚抗原	[232]	热休克蛋白	[264, 265]
肉碱	[233]	血色素结合蛋白	[266]
儿茶酚胺	[234]	HLA-G 亚型	[267]
趋化因子	[235]	同型半胱氨酸	[147]
血浆铜蓝蛋白	[203]	人类白细胞抗原 G	[268]
胆固醇	[89]	人类白细胞抗原（HLA）	[269]
人绒毛膜促性腺激素	[209]	羟类	[89]
绒毛膜生长催乳素	[209]	2- 羟基丁酸	[270]
枸橼酸	[236]	5- 羟基吲哚 -3- 乙酸	[271]
瓜氨酸	[215]	羟脯氨酸	[272]
Clara 细胞蛋白	[153]	免疫球蛋白	[273, 274]
胰岛素	[260, 276]	抑制素（子宫）	[274]
胰岛素样生长因子结合蛋白 1	[275]	肽酶活力	[188]
胞间黏附分子	[277]	过氧化物酶	[312]
干扰素	[278]	磷脂	[313, 314]
白细胞介素	[253, 279]	磷脂酶	[315]
碘化物	[280, 281]	植物雌激素	[316]
铁	[230]	胎盘生长因子	[317]
异铁蛋白	[282]	纤溶酶原	[318]
异淀粉酶	[283]	纤溶酶原激活物	[319]
异前列腺素	[284]	多肽	[320]
激肽释放酶	[285]	促凝血剂	[321]
乳酸脱氢酶	[286]	前胶原前肽	[322]

（续表）

生化成分 / 特征	参考文献	生化成分 / 特征	参考文献
乳铁蛋白	[287]	黄体酮	[209]
铅	[288]	催乳素	[323]
卵磷脂 / 鞘磷脂（L/S）	[204]	前列腺素	[324]
脂类	[89]	蛋白质	[325]
脂多糖结合蛋白	[90]	蛋白结合碘	[326]
黄体生成素（LH）	[255]	蛋白 C 和 S	[327]
溶酶体酶类	[131]	蛋白多糖	[328]
溶菌酶	[289]	银屑素	[329]
巨球蛋白	[206]	凝血酶原	[71]
巨噬细胞集落刺激因子	[290]	草酸吡哆醇	[330]
镁	[230]	丙酮酸激酶	[123]
锰	[230]	肾素	[330]
胎粪	[291]	风疹	[331]
金属蛋白酶	[292, 293]	铷	[288]
金属	[228]	分泌型	[332]
枸橼酸甲酯	[215]	硒	[228]
甲基丙二酸	[215]	唾液酸	[333]
胶粒	[294]	钠	[334]
溶菌酶	—	生长调节肽	[335]
支原体	[295]	分光光度法	[336]
神经氨酸	[296]	类固醇激素	[209]
神经营养因子	[297]	间质溶解素	[337]
神经特异性烯醇	[298]	琥珀酰丙酮	[162]
中性白细胞弹性蛋白酶	[286]	表面活性物质	[338]
一氧化氮	[299, 300]	表面张力	[339]
核酸	[301]	T-H 糖蛋白	[68]
核小体	[302]	睾酮	[340]
尼古丁	[303]	促凝血酶原激酶	[321, 341]
低聚糖	[304]	促血小板生成素	[342]
有机酸	[305, 306]	微量元素	[343]

（续表）

生化成分/特征	参考文献	生化成分/特征	参考文献
渗透压	[307]	转铁蛋白	[51, 203]
血清类黏蛋白	[76]	甘油三酯	[89]
草酸	[308]	三碘甲状腺原氨酸	[344]
氧张力	[309]	肌钙蛋白 G	[345]
催产素	[310]	胰蛋白酶	[185]
棕榈酸	[204]	肿瘤坏死因子	[346]
妊娠相关蛋白 A	[311]	酪氨酸激酶	[347]
解脲支原体	[295]	尿酸	[348]
尿胰蛋白酶抑制物	[349]	维生素 A	[350]
维生素 B$_{12}$	[351]	维生素 D	[352]
病毒抗体	[273]	病毒	[273]
羊水量	[27, 28]	锌	[228, 230]

关于酶，见第 21 章、23 章、24 章和 25 章

在健康孕妇中，胰岛素浓度在 16—42 周双向升高[276]，在第 30 周达到峰值[354]。在接受糖皮质激素或 β 肾上腺素受体激动药治疗的女性，或者胎儿处于高糖水平时，胰岛素水平可能显示出两倍的增加，而在胎盘功能不足和其他导致胎儿窘迫的情况下，胰岛素水平很低。

用两种不同的技术检测出 13 个主要多肽（其中 5 个以前未被发现）。其分子量为 11～220kDa。Prado 等[320] 认为这些多肽可以作为胎儿分子病理研究的有用参考。妊娠期母体血清松弛素维持子宫肌层松弛状态，促进子宫生长过程中子宫间质的重构。在羊水中，这种蛋白质[355] 从妊娠 10 周的 58ng/L 上升到妊娠 14 周的 142ng/L，然后在妊娠 22 周时下降到 55ng/L。松弛素可能来自蜕膜化子宫内膜、由胎盘转运而来或胎儿合成，而不是来自母体循环。

1. 微量元素 重金属可以在羊水中积累，但它们对发育中的胎儿的潜在影响尚不清楚[356]。Caserta 等[357] 对此内容进行了阐述，认为铅、汞和镉对胎儿宫内生长和神经发育有毒性作用。羊水中铜和锌是在妊娠中期和晚期水平稳定的微量元素[358, 359]。

在羊水的研究中，中枢神经系统发育或酶促反应与人体微量元素水平变化之间还没有直接的联系，然而，锌缺乏会加强胎儿酒精综合征中酒精的致畸作用[360]。

为了对铜和锌的进一步的观察，Chez[358] 和 Hall 等[343] 采用质子激发X射线荧光分析（proton-induced X-ray emission，PIXE）和直流等离子体原子发射光谱法（direct plasma-atomic emission spectrometry，DCP-AES）对 90 例妊娠 16—19 周高龄孕妇的羊水进行多元素分析（表 3–3）。

铜、锌、溴、铅和铷在正常组、营养不良组和染色体三体胎儿组之间没有显著差异[288]。Bussière 等[230] 强调，各研究组所报道的羊水中的金属浓度值分布广泛的原因可能是样本可变性、缺乏技术一致性，以及存在污染物。然而，这些微量元素获得的结果与以前发表的结果的量级相同[343, 361]，羊水中维生素 A 和锌的水平在胎儿患神经管畸形时均升高[362, 363]。

Tamura 团队[364] 研究了羊水和母体血液营养物浓度之间的关系。羊水中的叶酸、锌、铜、铁浓度明显低于血浆的浓度；而维生素 B$_{12}$ 则相

元素（序数）	n	平均数	标准差
硼（5）	88	32.2	1.7
镁（12）	200	16.0[a, b]	3.1
铝（13）	200	424.1	1.2
硅（14）	200	247.2	2.7
磷（15）	200	28.3[a, b]	4.0
钾（19）	200	148.4[b]	1.1
钙（20）	200	73.2[a, b]	12.2
钛（22）	200	13.2	2.0
钒（23）	200	183.1	1.4
铬（24）	200	4.9	1.9
锰（25）	200	4.7	1.8
铁（26）	200	3475.8	14.5
钴（27）	88	44.0	1.8
镍（28）	200	24.0	2.2
铜（29）	200	1437.0[b]	35.3
锌（30）	88	216.5	15.1
铷（37）	200	217.4	80.1
锶（38）	200	21.2[a]	7.1
银（47）	88	15.1[a]	7.8
锡（50）	88	95.6	1.5
钡（56）	200	17.0	6.0
铅（82）	88	116.7	1.4

表 3-3　羊水中的微量元素（另见表 3-5）

a. 浓度 mg/ml；b. 算术平均数；平均胎龄，17.1 周；除特别注明外，所有浓度单位均为 ng/ml；引自 Hall et al.1983.[343]
（另见 Dawson et al. 1999.[228]）

反。羊水中营养物浓度与血液营养物浓度和妊娠结局之间没有相关性。与正常胎儿相比，患有神经管缺陷（NTD）的胎儿羊水中维生素 B_{12} 的浓度更低[365, 366]。

Luglie 等[367] 研究了羊水中汞（Hg）的总浓度，发现孕妇使用的延长咬合寿命的汞合金充填物与其妊娠期羊水中汞的总浓度没有直接关系。汞是牙科汞合金的组成成分之一，可进入器官和生物体液。对汞污染严重的波兰某区妊娠期母体情况的研究表明，大多数新生儿脐带血中汞含量均较高，但汞含量与分娩孕周、Apgar 评分、胎盘或新生儿体重之间没有显著的统计学相关性[368]。

Milnerowicz 等[369] 认为吸烟可能对子宫血管产生影响，导致胎盘血管功能不全和胎膜改变。在本研究中，与正常妊娠相比，一小部分女性羊水中锌和镉的浓度是对照组的一半，铅的浓度较对照组低 10 倍。在重度吸烟且伴有羊水过少的孕妇中，其羊水中可替宁和镉的含量更高。

2. 肌酐 / 半胱氨酸蛋白酶抑制物 C 在妊娠早期，羊水中的肌酐水平与母体血清中的肌酐水平相似，在妊娠足月时上升到母体血清的两倍。在妊娠早期，肌酐似乎从母体转移到胎儿血清，然后转移到胎儿尿液和羊水中[370]。在妊娠晚期，羊水的肌酐也可以来自胎儿肌肉。

肌酐是众多用来评估胎儿成熟度的指标之一[371]。许多研究者试图通过结合肌酐估值、脂质阳性细胞的百分比[372]和 L/S 值来改进成熟度评估。这三个参数的同时评估与正常妊娠的胎儿成熟度有很好的相关性。然而，在某些特定的异常妊娠状态下（包括糖尿病、Rh 同种免疫、高血压疾病、胎儿生长受限和羊水过多），单独评估或合并评估仍然不够，所以这些指导非常有限（见前述）。

Muller 等[373]认为，严重或轻度尿路疾病（多是梗阻性异常）的胎儿预后只能依靠超声。血清肌酐不能作为肾小球滤过的标志，因为它穿过了胎盘并被母体清除。半胱氨酸蛋白酶抑制物 C 已证明是成人和婴儿肾小球滤过率的准确标记，可以认为是胎儿肾小管损伤的标记而不是肾小球滤过率的标记。

Muller 等[373]认为，在没有超声影像证据时鉴别肾畸形和梗阻性尿路病的肾功能时，使用半胱氨酸蛋白酶抑制物 C 比肌酐更为敏感。

（十三）血型物质

Lewis 和可溶性血型抗原物质 A、B 和 H 早在妊娠 9—24 周就出现在羊水中[225, 257]。这是羊水的 Lewis 血型物质和分泌型来源于胎儿的最好证据。因为它们的分子量太大（约 30 万），所以可溶性血型物质不容易穿过胎膜。而胎儿 ABH 分泌型和 Lewis 型可以在妊娠早期的羊水中检测到，所以在遗传疾病的连锁关系中非常有用。如可以通过分析 *LMX1b* 基因[375]确定指甲 – 髌骨综合征[374]和 ABO 位点的连锁关系及分泌型和强直性肌营养不良位点的连锁关系[376]。Milunsky 等[377]报道了 6 例产前诊断，强调了当母亲自身患有强直性肌营养不良时，胎儿有神经功能受损的风险。现在通过三核苷酸重复数分析可以准确诊断强直性肌营养不良（见第 14 章）[378]。

胎儿镜的发展促进了凝血因子Ⅷ抗原和因子Ⅷ相关抗原的测定。凝血因子Ⅷ抗原与因子Ⅷ相关抗原的比值是相当恒定的值，在三个受累胎儿中，典型血友病的特征是比值非常低。这种免疫检测并不适用于所有高风险的家庭，并且已经被分子诊断所取代（见第 14 章）。

在妊娠 16—18 周的羊水中检测到游离 HLA-A 和 B 的母源、父源抗原。HLA 抗原早在妊娠第 6 周就能在胎儿组织中检测到，HLA 抗原合成缺陷见于严重联合免疫缺陷综合征[379]。Kleinbauer 等[206]研究了羊水中凝血和纤溶因子的活性，凝血酶原在妊娠晚期升高，而 X 因子活性降低。纤溶酶原、α_1 抗胰蛋白酶、α_2 抗纤维蛋白溶酶、抗凝血酶Ⅲ、α_2 巨球蛋白的水平在妊娠期无明显变化。

（十四）免疫球蛋白

免疫球蛋白（IgA、IgA1、IgA2 和 IgG）可在妊娠 11—40 周的羊水中检测到。IgG、IgD 和 IgA 的水平从 11—25 周开始上升，然后下降直到足月，而 IgM 的水平往往在 35 周之前保持不变，然后上升至足月。Davis 等[381]在妊娠中期的羊水中发现了相似的 IgG 水平，然而他们的研究主要是针对单纯疱疹病毒（herpes simplex virus，HSV）1 型的抗体，在 78% 的羊水中检测到 HSV 1 型的抗体，在 84% 相同样本中发现巨细胞病毒（cytomegalovirus，CMV）抗体。从样品中未分离到病毒、细菌、支原体和衣原体，从两例表现出严重生长受限和典型 CMV 感染的胎儿羊水中成功分离出了 CMV[382]（见第 34 章）。

羊水的免疫活性尚不清楚，并且对于母亲患免疫性疾病其所生新生儿患病的免疫机制仍有待进一步了解，如系统性红斑狼疮、特发性血小板减少性紫癜、Graves 病和重症肌无力。Auger 等[383]研究了抗体在妊娠中期对白念珠菌的免疫应答，94.7% 的样本检出特异性 IgG，98% 的样本检出特异性 IgA。羊水中 IgA 活性占优势，IgG 和 IgA 滴度之间无相关性，提示 IgA 源自胎儿。这比母体转运的 IgG 在功能上更具优势。随着妊娠期的进展，免疫球蛋白 C 下降直至妊娠足月[384]。

（十五）羊水的抗菌活性

虽然无感染症状患者的羊水中可能偶尔会分离

出细菌[385, 386]，但在妊娠中期和晚期，数百万羊膜腔穿刺术后的病例罕见继发感染。这表明羊水存在免受细菌感染的保护机制，并具有特定的抗菌活性。一些研究人员得出结论，羊水有一定的抗菌活性[386, 387]，而另一些人认为它没有抗菌活性，或者它实际上提供了一种良好的培养基[388, 389]。在一项研究中，有 17% 的羊水样本发现一种对枯草芽孢杆菌有杀菌作用的物质[390]。

（十六）抑菌作用

许多研究证实，羊水含有一种阻止或抑制细菌生长的物质，从而支持了羊水有抗菌活性的最初观点[391, 392]。第一个启示是溶菌酶，一种在许多组织和分泌物中发现的具有溶解特性且普遍存在的酶[312, 394]。随后的研究表明锌是一种重要的成分，锌在羊水中的抗菌活性似乎取决于它次生的有机成分，可以抗蛋白水解消化[261]。羊水含有一种有效的抗菌肽（β 防御素 2），其浓度在羊膜腔微生物感染患者中增加[395]。磷酸盐似乎可以逆转羊水的抑制活性，可能是通过干扰有机组分而不是无机锌[261, 354]。通过对几种羊水菌株的抑菌作用及抑菌活性的研究[223, 396]发现，溶菌酶和 β 细胞溶解酶（一种杀菌物质）早在妊娠中期就已存在。在呼吸窘迫综合征的婴儿，其母亲在妊娠期间已经发现正常的溶菌活性。另外，缺乏抗菌作用的羊水导致对厌氧菌感染可能是自然流产发生率高的原因之一。一些研究表明，β_2 微球蛋白表现出很强的抗菌活性，细菌感染时其在羊膜细胞中表达上调[397]。

其他研究者发现，羊水在整个妊娠期对金黄色葡萄球菌有抑制作用，而在妊娠晚期才对大肠埃希菌和无乳链球菌有明显的抑制作用[263]。需要注意的是，羊水对导致先天性感染的 B 族链球菌，以及在妊娠早期产生不良影响的脆弱拟杆菌无抑制作用[398]。

Ismail 等[399]也强调了羊水对细菌生长的影响。随后，Martius 和 Eschenbach[400]回顾了细菌性羊膜炎导致早产的相关文献。他们认为，细菌产生的蛋白酶和脂肪酶可能削弱胎膜屏障的作用，而遗传倾向也可能起作用。

有研究发现，羊水可抑制 HIV 复制，这种抑制作用可能来源于羊水中所含的细胞游离蛋白质成分[401]。

（十七）病原体的分离

Charles 和 Edwards[402]对宫颈环扎术后患者在妊娠中期通过羊膜腔穿刺术获得的羊水中分离出了双歧杆菌、迟缓真杆菌和表皮葡萄球菌。因此，对于需要通过羊膜腔穿刺进行产前诊断的患者，如数周内接受过宫颈环扎术，可能需要抗生素预防用药以防感染并发症的发生。从妊娠中期羊水中分离出人支原体和解脲支原体证实了先前关于羊水污染可能更易导致早产、妊娠丢失和羊膜炎等不良结局的报道[295]。

Auger 等[229]在体外证明，妊娠中期的羊水抑制白念珠菌生长，并认为羊水中的转铁蛋白是导致白念珠菌生长抑制的一个因素。妊娠期生殖道感染白念珠菌的发生率较高，在进行绒毛膜绒毛取样产前诊断时不可忽视这一点。该团队的其他研究发现，胎儿在羊水中对白念珠菌产生特异性 IgA 反应，提示羊水有比母体传输的 IgG 更有效的防御作用[383]。

Lebon 等[403]在妊娠 16—20 周的羊水中检测到少量干扰素，提出干扰素来源于胎儿。由于母体血清中不存在干扰素，而生理状态下羊水中存在干扰素，提示干扰素可能具有调节胎儿发育的作用，也可能作为抗病毒因子发挥作用。

胎儿血清中特定 IgM 的存在并不是胎儿死亡的证据，也不是胎儿再次从胎盘组织中感染风疹病毒的证据[331, 404]。然而，聚合酶链反应（PCR）为诊断胎儿风疹病毒提供了一个明确的检测方法（见第 34 章）[405]。Bosma 等[406]评估了巢式逆转录 PCR（reverse transcription-nested PCR assay，RT-PCR）对宫内先天性获得性风疹病毒感染的诊断价值。通过 RT-PCR 检测风疹毒 RNA 和组织培养检测风疹病毒都取得了成功，但并非在所有组织（包括羊水和绒毛样本）中都能成功检测到风疹病毒。在一项早产相关研究中，无论是否检测到微生物 16S 核糖体 DNA，羊水中的白细胞介素 6（interleukin-6，IL-6）水平与羊膜腔内炎症、胎儿发病率和死亡率都呈正相关[407]。早产儿胎粪中细菌 16S rRNA 的研究证实，羊膜炎症、早产与肠杆菌属、肠球菌属、乳杆菌属、光子杆菌属和坦纳氏菌属 rRNA 的存在有关[408]。

Pons 等[409]通过对羊水进行病毒培养和 PCR 分析确诊了 1 例胎儿水痘（见第 34 章）。为了评估妊娠 20 周前母亲患水痘后胚胎 / 胎儿患病的风险，Dufour 等 [410] 研究了 17 例病例，并没有发现异常。

在胎儿宫内死亡的羊水中，可能会发现罕见或新的感染性微生物。既往报道，妊娠中期胎儿宫内死亡后羊水中分离出一种新型细菌 [411]。该细菌是一种生长缓慢的革兰阴性厌氧球杆菌，属于纤毛菌属。其 1493bp 的 16S 核糖体 DNA 序列与 Sanguinegen 纤毛菌属有 96% 的同源性，因此认为羊水纤毛菌属是与 Sanguinegens 纤毛菌属关系最密切的特有菌属 [412]。

羊水可抑制需氧和厌氧细菌和真菌的生长，然而随着抗菌因子的逐渐增加，其在妊娠中期却并不十分活跃 [379]。此外，羊膜腔内感染患者的羊水对大肠埃希菌的抑制作用显著降低 [381]。在妊娠中期羊水培养物中可分离出巨细胞病毒 [413]，提示胎儿已感染。利用组织培养可进行弓形虫感染的早期产前诊断 [414]。有研究发现流感嗜血杆菌为羊膜腔穿刺术后导致羊膜腔感染的病原体 [415]。一些实时定量 PCR 技术可用于检测羊水中的 B 族链球菌、巨细胞病毒、弓形虫、疱疹病毒，以及其他病原体感染（见第 34 章）[416-419]。

既往研究报道了抗生素（特别是头孢菌素）在胎儿组织中的半衰期和分布 [420, 421]。例如，妊娠早期胎儿组织中不存在头孢唑啉，而妊娠中期在胎儿血清、尿液和羊水中可检测出较低浓度的头孢唑啉。妊娠期间，头孢唑啉在羊水中的清除率随孕周而增加，而在羊水过多的情况下会进一步增加 [422]。因此研究者制订了妊娠期用药方案以使羊水中达到适当的抗生素浓度。

（十八）激素

妊娠中期羊水中可检测到多种来源的激素及相关代谢物。胎儿体腔液中含有高浓度黄体酮、17β- 雌二醇和 17α- 羟孕酮，这些激素可能是在局部合成 [423]。正常情况下，除黄体酮以外，其他类固醇激素在胎儿体腔液和母体血清中浓度均高于羊水中的浓度。类固醇通过自由扩散的方式透过羊膜的量是有限的，这可以保护胚胎避免接触不需要的生物活性类固醇激素。若激素浓度出现异常，则可能与胎盘功能障碍、肾脏或肾上腺异常或功能不全以及生殖器官的内分泌失调有关。激素变化也可能与脂肪分解或糖异生异常，或者甲状腺、甲状旁腺和胰腺功能障碍有关。表 3-4 列出了主要的激素成分。胎儿和母体组织产生的激素对酶合成、膜转运系统，以及特别是对环磷酸腺苷（cyclic adenosine monophosphate，cAMP）有影响。羊水中类固醇激素水平的检测对于某些病理状态的评估可能具有一定价值，如先天性肾上腺皮质增生症和胎盘水泡样变性 [445, 446]。然而，Klinefelter 综合征（译者注：核型为 47,XXY 的先天性睾丸发育不全综合征）胎儿的类固醇激素浓度是正常的 [447, 448]。尽管男性胎儿羊水中二氢睾酮没有显著增加，但其睾酮含量升高 [449, 450]。葡萄糖醛酸睾酮与未结合睾酮的联合检测是胎儿性别的良好预测指标 [451]，但已被其他方法取代（见第 12 章）。

肝细胞生长因子（hepatocyte growth factor，HGF）水平在妊娠 20—29 周高于妊娠 30 周以后。妊娠中期羊膜腔内 HGF 比足月时高 300～400 倍。胎盘和羊膜产生并分泌 HGF，它在胎儿生长及胎盘的生长分化中发挥作用 [262]。

妊娠中期胰岛素样生长因子结合蛋白 1（insulin-like growth factor binding protein-1，IGFBP-1）水平升高是胎儿生长受限的早期预测指标，并且在妊娠晚期有 55% 的小于胎龄儿发现有 IGFBP-1 的升高 [452]。肽类激素胰岛素样因子 3 由胎儿睾丸产生，仅在男性胎儿的羊水中可检测到，妊娠 15—17 周浓度最高，其含量与先兆子痫和高龄有关 [453]。

在妊娠 11 周通过测定羊水中的 17- 羟孕酮，就可诊断出先天性肾上腺皮质增生症。该疾病可通过绒毛或母体血浆中的细胞游离 DNA 进行更准确的分子诊断（见第 7 章）。使用可穿过胎盘的合成糖皮质激素可以降低妊娠中期羊水中的皮质醇水平 [454]。

羊水中反三碘甲状腺原氨酸的最高浓度出现在妊娠 15—20 周 [455]。特别在患病风险高的家庭中，可以通过羊膜腔穿刺术评估胎儿甲状腺功能。羊水中促甲状腺激素（thyroid-stimulating hormone，TSH）水平的测定可能揭示胎儿甲状腺功能减退。既往有病例报道，妊娠期超声检查发现胎儿甲状腺肿，经羊膜腔穿刺证实甲状腺功能异常；使用左甲状腺素钠宫内治疗后成功出生了一名甲状腺功能正常的婴儿（见第 3 章和第 31 章）[456]。由于可采用胎儿宫内治疗，如胎儿甲状腺功能减退高风险时，建议进行胎儿甲状腺功能的产前检查。患原发性垂体发育不全的胎儿在妊娠中期催乳素水平较低 [457]。

表 3-4　妊娠中期或晚期羊水中可测量的激素

激　素	孕龄（周）	参考文献
醛固酮	27	[424]
雄烯二酮	14—22	[425]
膜联蛋白 A5	15—24	[380]
载脂蛋白 A	16	[214]
载脂蛋白 A1	妊娠中期	[213]
载脂蛋白 A2	妊娠中期	[213]
载脂蛋白 B	妊娠中期	[213]
载脂蛋白 E	妊娠中期	[213]
皮质醇	13—24、37、38	[426]
多巴胺	妊娠中期	[323]
β 内啡肽	16—24	[427]
肾上腺素	妊娠中期	[234]
促红细胞生成素	妊娠中期和晚期	[428]
雌二醇	14—22	[429]
雌酮	14—22	[430]
雌三醇 –16– 葡萄糖醛酸	16	[430]
卵泡刺激素（FSH）	14—22	[425]
甘丙肽	38—40	[431]
$β_1$ 糖蛋白	14—20	[432]
促性腺激素 hCG	15—20	[432]
促性腺激素 LH	16—20	[433]
生长激素	17	[426]
17α– 羟孕烯醇酮	14—20	[382, 434]
胰岛素	12—24	[434]
胰岛素样生长因子 2 和 3	12—20	[435, 436]
瘦素	14—18	[437, 438]
β 脂蛋白	16—21	[439]
黄体酮	14—22	[429]
催乳素	15—20	[440]
前列腺素	15—40	[441]

（续表）

激　素	孕龄（周）	参考文献
松弛素	9—40	[355]
肾素	16—20	[330]
睾酮	10—22	[442]
甲状腺素	17—22	[443]
转甲状腺素蛋白	妊娠晚期	[444]
三碘甲状腺原氨酸（T_3）	17—22	[443]

Buscher 等 [458] 发现，当妊娠合并高血压和低出生体重儿时，羊水中促红细胞生成素的水平显著升高。羊水中促红细胞生成素水平升高是胎儿缺氧和生长受限的标志 [459-461]。胎儿患神经管缺陷时，其羊水和血清中瘦素水平升高，认为是由于脑脊液渗漏所致 [462]。

羊水中可测量的其他成分包括约 30 种有机酸 [305]、促生长因子 [463]、表面活性物质 [338] 和 β 内啡肽 [464]。足月羊水中 β 内啡肽的浓度与胎儿窘迫程度相关。妊娠中期羊水呈绿色或棕色通常反映有渗血或宫内出血（见第 10 章），大多数妊娠可正常进展到足月。有必要将这种情况与羊水胎粪污染区分，后者可能由胎儿窘迫引起，且新生儿发病风险较高 [465]。

（十九）药物 / 毒物

一些药物如哌替啶，可穿过胎盘并在羊水中蓄积，但药物对胎儿的直接作用尚不清楚。羊水中游离美沙酮含量是母体血浆中的 4～5 倍，但缺乏活性代谢物去甲哌啶 [466]。有证据表明，妊娠早期胎儿接触阿片类镇痛药，会增加某些心脏缺陷的发病风险 [467]。我们很难确定妊娠期的暴露（如母体药物滥用及其他产前暴露）和出生后的生存环境（如缺乏双亲关爱、暴力环境）与一些相对小的问题（如学校表现不佳）有因果关系。

胎儿中的阻断因子可能会改变神经肌肉接头处乙酰胆碱受体抗体的作用，从而防止出生后暂时性或新生儿重症肌无力 [197]。患癫痫的母亲妊娠期间使用某些抗惊厥药治疗，可发生胎儿乙内酰脲综合征。虽然胎儿死亡的确切风险尚不清楚，但这些母亲孕育智力障碍、唇裂和（或）腭裂、心脏缺陷和轻微骨骼异常婴儿的风险增加了 2～3 倍。抗惊厥药通过多种酶促反应进行代谢，细胞色素 P450 超家族极有可能在决定快速和慢速分解代谢方面起关键作用 [468]。

既往报道，尼古丁及其代谢物在自诉吸烟者妊娠中期的羊水和分娩时胎儿动脉血中蓄积 [303]。主动和被动吸烟者早在妊娠 7 周时就可发现胎儿中有可替宁蓄积 [469]。Milunsky 等 [498] 记录了吸烟母亲妊娠中期羊水中的烟草特异性致癌物（表 3–5）。吸烟被认为是最易导致人类全身性突变的因素 [499]。

准确的生物分析方法有助于发现羊水中的可卡因等滥用药物。这一点很重要，因为在一项研究中，大约 17% 否认使用可卡因的母亲，母体或新生儿样本却呈阳性 [500]。这些方法不仅可以监测羊水中的滥用药物，还可以监测胎脂、脐带血或组织、胎粪、尿液、头发、指甲、汗液和唾液等样本中的滥用药物 [501]。

一种改良的测量可卡因和去甲可卡因的方法显示，新生儿尿液中存在可卡因代谢物与急性可卡因中毒症状存在显著相关性 [502, 503]。研究显示，尽管可卡因增加胎盘早剥和胎膜早破的风险 [506]，但并没有证据证明其增加致畸风险 [504-506]。2011 年一项 Meta 分析发现，可卡因与早产、低出生体重和小于胎龄儿有关 [507]。

接受氟伏沙明、舍曲林和文拉法辛治疗的孕妇，在其羊水中可检测到抗抑郁药及代谢产物 [508, 509]，但没有相关药物不良反应的报道。抗抑郁药在羊水中的存在提示胎儿持续暴露在这些药物中，可能通过胎盘、胎儿吞咽和胎儿肺等途径吸收。

Omtzigt 等[510] 检测了 3 例长期服用丙戊酸盐的女性癫痫患者妊娠期体内药物及其代谢产物的含量，包括羊水、母体血清和母体 24h 尿液中的丙戊酸盐及其 13 种代谢产物的浓度。结果显示，羊水中丙戊酸盐及其代谢产物的浓度与母体血清中总丙戊酸盐及未结合丙戊酸盐浓度相关，但其浓度远低于母体中的浓度。羊水可能起到分隔作用，使丙戊酸盐及其主要代谢产物缓慢出现和消失。在 55 例妊娠期使用了明显高剂量丙戊酸盐且胎儿患神经管缺陷的孕妇血清中发现更高浓度的丙戊酸盐；然而丙戊酸盐代谢模式在孕妇血清、24h 尿液和羊水中并没有显著差异。

众所周知，酒精是一种致畸物，在美国和欧洲多达 5% 的儿童患有胎儿酒精综合征（fetal alcohol spectrum disorder，FASD）[511]。酒精可自由进入胎儿体腔，但被清除得非常缓慢："虽然胎儿有能力代谢一些酒精，但从胎儿 - 母体单元中清除酒精主要依赖于母体的代谢能力。胎儿体腔内的酒精消除率仅为母体的 3%～4%"[512]。

人类绝大多数癌症认为是由环境引起的，而大约 60% 的先天畸形原因不明。由于致癌和致畸可能均涉及细胞增殖、迁移和分化，在羊水、胎粪或脐带血中发现的许多有毒物质（表 3-5 和表 3-6）反映了它们一定进入了胎儿环境，这是令人担忧的[471]。例如，双酚 A（bisphenol A，BPA）是一种用于塑料行业的化学物质，却能在羊水中检测到，它可干扰雌激素的分泌[514]。既往研究发现，BPA 会影响胚胎着床前及新生儿出生后的发育[515]；大鼠实验结果表明，BPA 会干扰牙釉质生成[516]。由于甲状腺激素在大脑发育中发挥重要作用，BPA 作为甲状腺激素受体拮抗药引起关注[517]。

不仅在羊水中发现了表 3-5 所示的所有毒物，在产后胎粪中也检测出有机磷酸盐的存在[518]。如在大鼠中的研究所示，胎儿接触某些邻苯二甲酸盐可能导致成年后不育[519]。

二、羊水细胞培养

羊水细胞（amniotic fluid cell，AFC）培养是细胞遗传学实验室的常规流程。自从 20 世纪 70 年代首次应用以来，羊水细胞培养发生了很大变化，提高了诊断报告的速度、细胞培养的成功率及染色体显带的质量。由于优化的细胞培养基、生长因子补充剂的使用、高质量的塑料培养皿、精密的培养箱及全自动细胞采集设备，在经验丰富的实验室处理的所有样本中羊水细胞培养失败比例不到 0.2%。

（一）细胞培养和细胞分裂中期核型分析的替代方案

曾经预测，绒毛膜绒毛取样（CVS）（见第 9 章）将在很大程度上取代羊水细胞培养，然而事实并非如此。有人建议在妊娠 6—10 周进行胚外体腔穿刺作为 CVS 和羊膜腔穿刺的替代方法，但并未获得广泛接受[520]。妊娠 9—14 周进行早期羊膜腔穿刺的使用受到限制，是由于胎儿不良风险增加（见第 9 章）、无法获得羊水样本及操作人员缺乏经验，而不是因为无法从此类早期羊水样本中培养细胞[521, 522]。快速定量 PCR 曾经用于鉴定常见的常染色体和性染色体的非整倍体[523, 524]，但也并未被广泛使用。也有人预测荧光原位杂交（FISH）技术会取代细胞培养和中期核型分析，但这一预测也并未实现[525, 526]。尽管个别病例在超声检查时发现畸形，然后使用 FISH 方法确定为非整倍体，但在终止妊娠之后，这些病例大多数仍需要通过细胞培养和核型分析证实。尽管高达 25%～30% 的细胞遗传学改变（如嵌合体和平衡易位）只能通过 G 显带中期核型分析检测，但 FISH 分析仍可以识别 90%～95% 的临床相关常染色体和性染色体的非整倍体[527-534]。产前染色体微阵列作为传统染色体分析的替代方法正在被迅速接受，目前推荐作为超声检查发现畸形时的一线检测手段[535-537]。

在胎儿膀胱出口梗阻的病例中，从胎儿膀胱中有可能获取含细胞的尿液样本进行培养。一项研究对 75 例胎儿尿液样本进行细胞培养，其中 95% 成功进行了核型分析并鉴定出 6 例染色体异常[538]。对于伴有严重囊性淋巴管瘤、胸腔积液、肾发育不全或膀胱出口梗阻的病例，可能无法获得羊水样本。而这些病例极有可能存在染色体异常，特别是 21 三体或 X 单体[539]。研究显示，可以从这些部位抽取液体进行像羊水细胞一样的细胞培养，并且往往含有可与植物血凝素（phytohemagglutinin，PHA）一起培养的淋巴细胞[540-542]。

随着母体血清学筛查的广泛使用和高分辨率产前超声检查技术的改进，我们可以识别越来越多的高危妊娠，尤其对于 35 岁以下女性。在 2000 年以

表 3-5 胎儿环境中检测到的药物和化学物质			
类 别	化学物	检测样本	参考文献
药物	麻醉药	胎粪	[471, 472]
	镇痛药	胎粪	[471, 472]
	抗组胺药	胎粪	[471, 472]
	肾上腺素能药	胎粪	[471, 472]
	祛痰药	胎粪	[471, 472]
	抗抑郁药	胎粪	[471, 472]
	抗惊厥药	胎粪	[471, 472]
除草剂	—	羊水	[473]
非法药物	可卡因	胎粪	[471, 472]
	阿片类药	胎粪	[472]
	大麻素	胎粪	[472]
	吗啡	胎粪	[472]
	美沙酮	胎粪	[472]
	兴奋剂	胎粪	[472]
酒精	脂肪酸乙酯	胎粪	[474]
烟草	可替宁 / 尼古丁	胎粪	[475]
微量元素 / 金属	砷	胎粪	[476]
	溴	脐带血	[477]
	镉	胎粪 / 脐带血	[476, 478]
	铯	脐带血	[479]
	铜	脐带血 / 胎粪	[480, 481]
	铁	脐带血	[480, 481]
	铅	胎粪	[476, 478]
	锰	脐带血	[482]
	镁	脐带血	[483]
	汞	胎粪	[476]
	甲基汞	脐带血	[484]
	钾 / 钙	脐带血	[477]
	铷	脐带血	[477]
	硒	脐带血 / 胎粪	[485]
	锶	脐带血	[483]
	锌	脐带血 / 胎粪	[477, 478]

（续表）

类　别	化学物	检测样本	参考文献
	双酚 A	羊水	[486, 487]
	氯丹	胎粪	[476]
	毒死蜱	胎粪 / 脐带血	[476, 488]
	二嗪农	脐带血	[476]
	有机磷代谢物	羊水，胎粪	[489, 490]
	恶虫威	脐带血	[491]
	杀虫剂代谢物，氯化酚	羊水	[473, 492]
杀虫剂	双对氯苯基三氯乙烷（DDT）	胎粪	[476, 488]
	二氯二苯二氯乙烯（DDE）	脐带血	[471]
	六氯苯	脐带血	[471]
	六氯化苯	胎粪	[476]
	马拉硫磷	胎粪	[476, 488]
	对硫磷	胎粪	[476, 488]
	五氯苯酚	胎粪，脐带血	[476]
多氯联苯（PCB）（包括二噁英）	PCB	脐带血	[473, 492]
多溴联苯醚（PBDE）	PBDE	脐带血	[493]
高氯酸盐		羊水	[489]
植物雌激素	大豆苷元	羊水	[494]
	染料木素	脐带血	[495]
邻苯二甲酸盐	邻苯二甲酸酯	羊水	[496, 497]
烟草致癌物	甲基亚硝胺基吡啶基丁醇	羊水	[498]

改编自 Barr et al. 2007[470]

前，这会导致羊膜腔穿刺术的数量增加。然而，自 2000 年初以后，用于核型分析的羊膜腔穿刺术的数量一直在下降。首先，这是因为 35 岁以上的女性通过三联、四联或更复杂的结合妊娠早期和中期的血清学检查和超声检查信息，获得基于筛查的风险数据结果；如果结果是低风险，她们可以决定不进行产前诊断（见第 6 章）。母体血清学筛查中每增加一个检测成分，检测准确率就会提高，假阳性率也会降低——因此"筛查结果阳性"的女性越来越少，许多人就会选择不做羊膜腔穿刺[543, 544]。随着从母体血清中分离胎儿细胞游离 DNA 进行测序的技术得到越来越多的认可[545]，进行产前核型分析的数量将继续减少。但由于假阳性和假阴性结果可能会将这些方法用于筛查而非诊断[546, 547]。

表 3-6　羊水中检测到的有毒物质	
毒　物	参考文献
杀虫剂	[473, 490]
二噁英	[513]
有机磷	[489]
多氯联苯	[513]
除草剂	[473]
氯化酚类化合物	[473]
高氯酸盐	[489]
邻苯二甲酸盐	[496]
双酚 A	[486, 487]
植物雌激素	[494]

（二）羊水的细胞类型

1. 羊水的天然细胞成分　妊娠中期羊膜腔穿刺液中有很少量的有核细胞，尽管许多细胞不被台盼蓝染色，但仍然能够在体外附着生长。这些细胞含有灰白的细胞质和小而密集染色的细胞核[548, 549]。以往研究直接观察到这些细胞是从胎儿表皮脱落[550]。至于同样体积的羊水中细胞数量存在很大差异的原因，以及这是否可以反映胎儿的健康状况目前尚不清楚，羊水的其他一些特性可能更能预测胎儿的健康状态[551]。胎儿皮肤在 16 周左右由简单的两层结构发育为成熟的复层上皮，但身体不同部位发育速度不同，胎龄的微小差异可能导致总体角化和表皮脱落的较大差异[552]。利用经典的细胞学和透射扫描电子显微镜技术，对妊娠中期羊水中的细胞做了进一步分类[550, 553-555]。

羊水细胞孵育 6～72h，不同数量的细胞附着在培养基上，但形成集落的细胞数量每毫升很少超过 10 个[556, 557]。如果羊水中大量细胞在孵育 24h 内附着（快速黏附或 RA 细胞），则提示胎儿可能存在神经管缺陷（NTD）[551]。单层培养时，这种细胞通常表现为神经嵴细胞的特征性外观（细长纺锤状）。在胎儿患有神经管缺陷的羊水细胞培养物中，RA 细胞包括有吞噬活性的单核细胞和无吞噬活性且突触素和神经元特异性烯醇化酶染色阳性的胶质细胞[558, 559]。

快速黏附、吞噬、酯酶和 Fc 受体阳性的细胞在正常胎儿羊水中也可被发现，但数量相对较少[560]。

在胎儿腹壁发育缺陷的病例中，有研究报道其羊水中存在对 PHA 有反应的巨噬细胞样细胞和淋巴细胞样细胞[561]。伴有胎儿窘迫时，羊水中可能也含有巨噬细胞样细胞，成为胎儿窘迫（fetal distress，FD）细胞[562]。胎儿窘迫细胞可出现在自然流产、严重胎儿生长受限和先兆子痫的羊水中，这些细胞可能来源于胎盘[563]。

2. 集落型细胞：形态和命名　有多种方法对形成集落的细胞进行了特点描述和分类。利用哺乳动物细胞骨架中间丝成分的特异性抗体，使培养基中的细胞类型与其推测的体内对应物之间建立了初步相关性[564, 565]。

表 3-7 是目前培养基中人类羊水细胞分类的概览，并总结了分类标准及各种命名法（有关羊水细胞特性的详细表述请参阅 Gosden[563]）。首先是形态学标准，研究者发现高度的胞质和胞核多形性是羊水细胞的标志。与出生后人类皮肤成纤维细胞相反，多核是羊水细胞的一个常见特征。一项研究描述，7% 的羊水细胞是双核，1% 羊水细胞含有三个及以上细胞核[566]。在单胎羊水样本的子代克隆中，上皮细胞来源的细胞明显多于成纤维细胞来源的细胞。Hoehn 等[556]根据单个原型成纤维细胞样细胞的"牛眼"集落模式，将一种看起来非常像原型成纤维细胞样细胞的细胞类型（图 3-4）与经典成纤维细胞区分开来。这种模式在经典皮肤或胎肺成纤维细胞中从未观察到。图 3-5 示上皮样细胞（E）和羊水细胞中典型的"牛眼"集落模式。而成纤维细胞（F）的克隆模式呈现螺旋状中心和平行排列的纺锤形细胞。由于细胞和克隆单元的形状受培养条件的影响，这些特征在长期培养过程中会发生变化[567]。

3. 生化特征　羊水细胞类型的独特性得到了一系列超微结构和细胞分泌研究的支持[566, 568-572]。激素如 hCG、雌激素和孕激素由 AF 型细胞产生，其中一些细胞一定来自胎盘滋养层组织[572, 573]。相反，F 型羊水细胞不产生激素，这与其可能的间充质源性一致[571, 574, 575]。人类绒毛细胞培养物比 AF 型羊水细胞培养物分泌更高水平的 hCG[576]。AF 型和 F 型羊水细胞均表达人类白细胞抗原（HLA）Ⅰ类分子（HLA-ABC），但不表达Ⅱ类表面抗原（HLA-DR）[577]。

表 3-7 培养基中人妊娠中期羊水细胞分类（不包括 RA 细胞）

	Melancon, et al.[593] Gerbie, et al.[594]	Sutherland, et al.[725]	Hoehn, et al.[556,588]	Priest, et al.[566,569,571]	Virtanen, et al.[583]	Cremer, et al.[584] Ochs, et al.[587]
参考文献						
分类标准	形态学，酶的生成	形态学，生长特性	形态学，克隆模式，细胞寿命，细胞遗传学	胶原蛋白和促性腺激素的生成，IIF，中间丝超微结构		中间丝，角蛋白原肽
命名	E（组氨酸酶）	E II	E	E	E2	E
		E I			E3	
		E III	AF	AF	E4	ED
					E5	
					E1	AF
	F（胱硫醚合成酶）F	F	F	F	F	F

RA. 快速黏附；AF. 羊水特异性；E. 上皮样；ED. 密集上皮[566]；F. 成纤维细胞；IIF. 间接免疫荧光显微镜；虚线表示各种命名法之间的对应关系（如 E3 对应于 AF 和 E1）；另请参阅 Gosden 的综述[563]

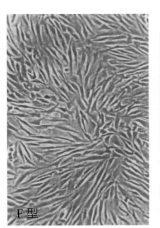
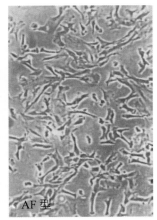
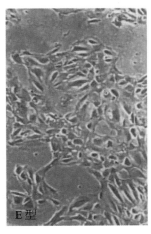

▲ 图 3-4 相差显微镜下活的 F 型、AF 型和 E 型细胞；注意：与 AF 型和 E 型细胞的多形性相比，F 型细胞呈现出相对的同质性

细胞外基质（extracellular matrix，ECM）及其他研究明确了 AF 型和 F 型羊水细胞之间的许多性质上的差异[63, 578-580]。其中，利用二者产生原胶原类型的差异，Bryant 等[581] 将这一差异用作标志物进行羊水细胞和出生后皮肤成纤维细胞的融合研究。Johnston 等[582] 的研究结果显示（图 3-6），F 型和 AF 型细胞克隆的一些多肽位点在性质上是不同的（图 3-6 箭所示）。此外还发现 E 型和 AF 型细胞的二维多肽模式几乎相同，为两者之间密切的发育关系提供了有力证据（图 3-6）。

4. 中间丝系统 利用羊水细胞骨架成分的可用抗体和电泳特征可将羊水细胞分型。例如，使用抗表皮角蛋白抗体的免疫荧光研究显示，AF 型和 E 型细胞之间有密切关系[583, 584]。角蛋白丝的免疫荧光染色也证实了羊水细胞培养物中大多数细胞为上皮样性质[585]。然而，AF 型细胞（Virtanen 等命名为 E1；表 3-7）似乎表达前角蛋白和波形蛋白抗体阳性的中间丝结构。这些早期研究结论必须考虑到当时可用的抗体特异性有限（主要针对表皮角蛋白）。后来，Moll 等[586] 提供了能够特异性显示角蛋白前肽的全部目录。这一新的知识随后应用于羊水细胞克隆的鉴定。

Ochs 等[587] 发现 AF 型和 F 型细胞共同表达前角蛋白和波形蛋白丝，并且免疫荧光显示某单一细胞类型的细胞质边缘被桥粒斑蛋白特异性抗体明显

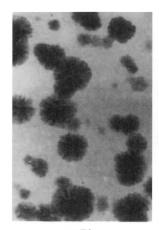
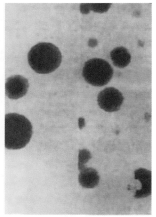

F 型　　　　　　　　　　AF 型

◀ 图 3-5　培养 2 周后 F 型、AF 型和 E 型细胞克隆类型的固定集落；AF 型和 E 型集落呈现典型的"牛眼"状；与 AF 型细胞克隆相比，E 型细胞克隆在深染的中央核周围显示更宽的生长边缘；AF 型和 E 型细胞克隆示例来自胎龄 17 周未离心的羊水的原代培养；F 型细胞克隆示例来自单一的 F 型原代克隆衍生的亚克隆，通过钢制克隆柱分离，在 2 英寸 ×3 英寸（5.1cm×7.6cm）玻璃载玻片上稀释；结晶紫染色，为实际尺寸的 4/5，90% 还原度

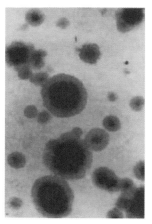

E 型

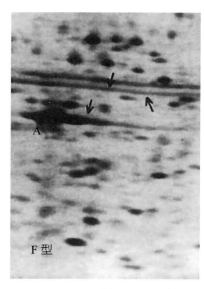
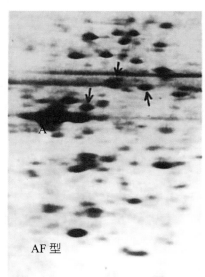
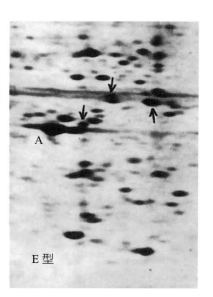

F 型　　　　　　　　　　AF 型　　　　　　　　　　E 型

▲ 图 3-6　F 型、AF 型和 E 型全细胞匀浆二维 ^{35}S- 甲硫氨酸标记多肽图谱选择视野
三种克隆类型来自同一个羊水样本，以排除基因型差异导致的蛋白质图谱差异；水平维度：等电位聚焦；垂直维度：聚丙烯酰胺梯度凝胶电泳；技术细节请参阅文献 [582]；箭示易于识别的肌动蛋白簇附近多肽位点的差异（A）

染色（图 3-7）。这些大的多边形细胞被命名为 ED 细胞，具有独特的鹅卵石样形状，生长速率低，对胰蛋白酶抵抗（表 3-7），被 Hoehn 等[556] 称为鞘样细胞。许多上皮样来源的细胞连续培养似乎可促进细胞角蛋白和波形蛋白丝的共同表达。因 ED 细胞通过大量桥粒保持细胞间的紧密接触，Ochs 等[587] 将其称为原型 E 细胞。其他 E 型细胞及特别是 AF 型和 F 型细胞，都失去了桥粒和许多角蛋白原肽，仅显示残余的细胞骨架结构[586]。

F 型羊水细胞与出生后皮肤或包皮的经典成纤维细胞样细胞具有许多共同特性：形状、螺纹状克隆模式、产生胶原基质、不产生 hCG、超微结构、表面糖蛋白的类型及较长的寿命。图 3-8 示单一 F 型、E 型和 AF 型细胞克隆连续繁殖在其寿命上的显著差异[588]。

5. 形成集落的各类型细胞的来源 与细胞角蛋白的发现部位（或出于解剖学的考虑形成集落的羊水细胞的来源部位）一致，包括胎儿皮肤、肺支气管和肾集合管[589]。其中，研究者对肾集合管部位十分感兴趣，因为既往研究表明，肾脏组织是 20 三体细胞的来源[590]，培养包皮来源的成纤维细胞中也发现了 20 三体[591]。即使不存在胎儿神经管缺陷，天然羊水中的细胞可以被胶质细胞原纤维酸性蛋白（glial fibrillary acidic protein，GFAP）抗体染色，但不形成增殖集落[592]。在酶的表达[593-596]和形态学上与胎儿尿液来源细胞[597]或羊膜来源细胞[555]的相似性，是这些细胞可能来源部位的早期线索。hCG 通常由胎盘产生，在羊水培养细胞中似乎由 AF 型细胞产生，而 F 型细胞不产生 hCG[571, 574-576, 598]。这些研究表明，羊膜有助于羊水细胞增殖[599]。Harris[600] 通过对羊水细胞分泌糖蛋白的研究也得出了类似的结论。

然而，后来的细胞骨架研究与这些早期发现并不一致。Regauer 等[589] 发现原位和培养的羊膜细胞比任何羊水衍生的细胞类型都有更复杂的细胞角蛋白结构，并认为羊膜可能不是克隆细胞的来源。也未能找到尿路上皮细胞和羊水细胞在细胞角蛋白模式上的一致性。胎儿尿液中的细胞也可能参与羊水细胞的构成。一些研究表明，人类胎儿和产后新生儿尿液中含有体外增殖良好的细胞[538, 590]。此外，这些尿液来源的克隆与羊水细胞衍生的克隆类似[597, 601]。von Koskull 等[602] 使用尿路上皮特异性抗体进行的研究倾向于某些类型的羊水细胞来源于尿

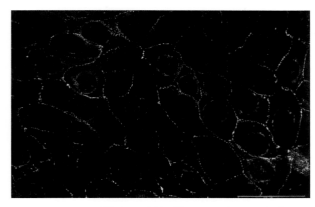

▲ 图 3-7 ED 型羊水细胞抗桥粒斑蛋白抗体的免疫荧光染色；标尺 =0.05mm；可见细胞边缘（桥粒）对抗体的特异反应
引自 Ochs et al. 1983[587]；经 Elsevier 许可转载

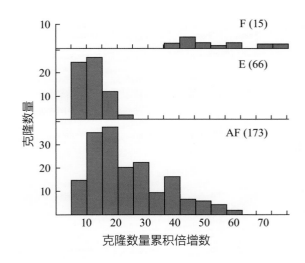

▲ 图 3-8 F 型、E 型和 AF 型羊水细胞克隆大规模培养后代的连续繁殖能力和寿命，此三类细胞来自 20 个连续羊水样本（18 周胎龄）中单独分离；括号中表示每种细胞克隆类型的初次分离株数；可见 F 型初次分离株相对较少，但其后代达到最大数量的累积倍增；相反，所有 E 型分离株存活短暂，而 AF 型分离株则寿命更广
引自 Hoehn et al.[556]

液。虽然妊娠 16—18 周天然羊水中含有大约 18% 的结肠黏膜来源的细胞（通过特异性单克隆抗体识别），但似乎没有任何贴壁细胞属于这一类别[76]。

（三）细胞培养和收获

1. 集落型细胞 每毫升羊水的细胞数随着孕龄

增加而增加：妊娠 9 周时大约每毫升 9000 个细胞，13 周时约每毫升 100 000 个细胞，16 周时每毫升超过 200 000 个细胞[5]。集落型细胞的数量则少得多。图 3—9 所示，在妊娠 16—18 周羊水培养中，培养至 12 天在每毫升羊水中平均获得 3.5 个克隆，而每毫升羊水中只有平均 1.5 个集落达到 10^6 个及以上细胞量。其他实验室报道的结果类似[603]。在妊娠 14—16 周的羊膜腔穿刺标本中，Hoehn 等[604] 观察到平均每毫升羊水中有 3.1 个集落，但多数是培养至第 12 天的大集落。Kennerknecht 等[605] 报道了妊娠 7—9 周羊水培养的克隆数高达每毫升 7.9～12.2 个集落。妊娠晚期的羊水则低于每毫升 1.5 个集落。

由于人类羊水中含有微量的生长和黏附因子，如表皮生长因子、白细胞介素 1、肿瘤坏死因子、纤连蛋白和内皮素 –1[606]，研究建议将天然羊水和培养基按 1∶1 混合[607]。在人羊水中还发现了细胞生长抑制因子（如 IGFBP-1，一种胰岛素样生长因子结合蛋白）[608]。虽然红细胞数量为每毫升 10^3～10^8 个细胞，但只有严重血液污染时才会明显延缓或阻止羊水细胞生长。此类样本可在培养前用 0.7% 枸橼酸钠低渗溶液或氯化铵裂解药进行处理。

2. 细胞培养方法 使用培养瓶培养和原位培养之间的主要区别在于悬浮细胞收获时的胰蛋白酶消化步骤，由此导致的中期分散使细胞不能再追溯到其亲本集落。相反，原位培养可使集落完好无损。然而，当生化或分子诊断研究需要大量细胞时，T25 培养瓶培养仍然是首选方法。

3. 原位培养 自 20 世纪 80 年代初以来，原位培养和细胞收获成为细胞遗传学研究的首选方法[609-614]。其主要优点是：①早收获，快诊断；②克隆分析更容易区分真性嵌合和假性嵌合；③根据克隆形态识别是否有母源细胞污染。

约 0.5% 的羊水细胞培养物中混有母源细胞污染（maternal cell contamination，MCC）[615-617]。为了尽量减少母源细胞污染，一些实验室会选择丢弃前 2ml 羊水。羊水中 PCR 检测到母源细胞污染是常见的（4%～17% 的样本），这表示污染可能来源于母体血液。这种污染可能是生化或分子遗传学研究的一个重要考虑因素[618, 619]。然而，作者在 66 个羊水样本中没有发现用数目可变的串联重复（variable number of tandem repeat，VNTR）检测到的母源细胞污染。这与 Smith 等[620] 通过 PCR 分析鉴定的羊

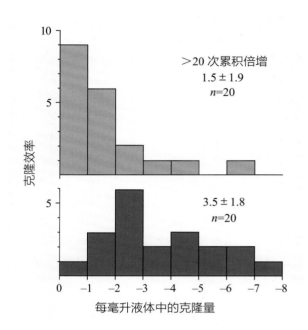

▲ 图 3-9 20 份连续羊水样本（18 周胎龄）的克隆效率；20 次以上累积倍增后，不到一半的集落增长到每细胞克隆达 10^6 个及以上的细胞量

水细胞培养物中 0.5% 的母源细胞污染百分比一致，也与作者在 5108 例羊水细胞培养核型分析中发现 21 例（0.41%）母源细胞污染（即原位法收获后在 15 个及以上 46, XY 集落中发现 1～2 个 46, XX 集落）的结果一致。母源细胞污染很少混淆细胞遗传学的结果解释。

已有指南详细说明了通过分析悬浮法或原位法收获的中期分裂相数量，在所需的置信水平下排除嵌合[603, 621-624]。但这些分析的不足之处在于忽略了染色体的人为损失，这种损失在悬浮法中比原位培养更频繁。染色体干燥过程中环境因素（如相对湿度和温度）会影响染色体分散，可导致人为非整倍体的发生[625, 626]。Spurbeck[627] 用视频记录了温度和湿度对中期分裂相分散的影响。对于评判嵌合现象，分析的集落数量比分析的中期分裂相数量能够提供更多信息[628, 629]。是否应该将 15 个集落分析定为金标准一直是争论的话题[630, 631]。美国医学遗传学学会指南建议对于培养瓶培养悬浮法收获时，应取 20 个来自至少两个独立培养体系的样本细胞，分析 5 个细胞，2 个做核型分析；对于原位培养技术，建议取来自至少两个独立培养体系样本的至少 15 个集落的至少 15 个细胞[632]。

使用原位培养技术及最佳培养基（如 Irvine Scientific 的 Chang，或者 GIBCO 的 AmnioMAX）的实验室能够在不到两周的时间内对大多数样本进行核型分析。若时间间隔较长则是由于细胞生长条件欠佳、坚持每周 5 天工作制或其他管理上而非生物学限制造成。许多实验室还采用自动收获系统和环境控制室来提高中期分裂相的数量和质量[625, 633, 634]。

Miron[633] 于 2012 年发表了一个经典的羊水细胞培养方案。原位培养的染色体分析通常采用 Tecan 或 Scinomix Sci-Prep 自动样品处理器自动收获样本，可节省人员时间，并且由于抽吸时间、速率和数量，以及分散药介质、低渗液和固定液的配制是自动化的，可提高样本处理的一致性[635]。控制温度、湿度和气流的环境控制室有助于优化中期分裂相分散的质量并减少季节变化对样本质量的影响。这个系统需要在每个实验室进行优化，但通常在 25℃，35%~45% 的相对湿度范围内提供高质量的制备工作[625]。

（四）羊水细胞生长的促进

1. 富集技术 由于羊水细胞克隆效率低，因此增加细胞培养中有活力的细胞数量是大有益处的。两项研究检测了在羊膜腔穿刺术前母亲的活动或轻推子宫是否会影响羊水中活细胞浓度[636, 637]。校正胎龄后，两项研究均为阴性。既往研究尝试通过等密度梯度离心来富集培养物中的细胞[638]。这些方法对于血液样本可能有一定帮助，但在羊水细胞培养中作为常规应用是不切实际的。另外一种富集技术也存在这种局限性，即在妊娠 12.5 周时将羊水经过抽吸、过滤再返注回胎儿[639-642]。

2. 羊水细胞在细胞外基质表面的生长 培养基表面对细胞附着率和增殖率有一定的影响。为了附着在培养基表面，羊水细胞需要有自身的微环境，包括糖蛋白、胶原蛋白、层粘连蛋白和纤连蛋白等（细胞外基质蛋白）。胎牛血清含有纤连蛋白，妊娠 15—18 周时人羊水中也含有纤连蛋白[643]。如果使用的血清浓度低于 10%（如 Chang 培养基补充剂），则培养时羊水的存在可能会增加塑料皿表面的纤连蛋白涂层。Chang 和 Jones[607] 报道当羊水和添加生长因子的培养基（包括 4% 的胎牛血清）等比例培养时，细胞克隆和生长状态最佳。另外两项研究表明，塑料培养皿表面预涂细胞外基质可以提高羊水细胞的克隆和生长速度[644, 645]。在这两个实验室中，有细胞外基质涂层的培养皿都是用牛角膜内皮细胞定制的。如果只能使用次优培养基，则使用此类表面预处理的培养皿可能有利于细胞附着和克隆。除非实验室接受购买预涂培养皿所涉及的额外费用，否则这对于常规使用似乎是不切实际的。许多制造商会提供这种"生物"塑料制品。

3. 减少氧供 考虑到大气氧条件对于大多数哺乳动物的细胞培养来说并不是最佳的，因此在改善细胞微环境的其他方法，Brackertz 等[646] 及 Held 和 Sönnichsen[647] 提出，在减少氧供条件下羊水细胞生长得到改善。然而，如果多气培养箱经常打开，湿度往往就会降低，这可能不利于细胞在开放式培养皿中的生长。

（五）检测和处理胎牛血清

决定产前细胞遗传学诊断速度和成功的最重要因素是细胞生长的培养基及其补充剂的质量[557, 607]。由于传统培养基的补充剂胎牛血清是一种复杂的促生长物质混合物，研究者一直致力于在哺乳动物细胞培养中配制无血清培养基[648]。人羊水细胞培养从这些研究中获益匪浅[649, 650]。胎牛血清或 Chang 培养基中包含血清，需要适当的储存和处理以保持其有效性，尤其是反复冻融和光照会带来不良影响[651]。

（六）特定生长因子补充剂

商业化的生长因子补充培养基是基于 Chang 等提供的配方[652, 653]。经典的"Chang 培养基"包括转铁蛋白、硒、胰岛素、三碘甲状腺原氨酸、胰高血糖素、成纤维细胞生长因子、氢化可的松、睾酮、雌二醇和黄体酮。这些因子被添加到的 1：1 混合的 DMEM 培养基和 Ham's F12 培养基，加入碳酸氢钠和少量 HEPES 缓冲液和抗生素。Chang 等指出他们首选的基础培养基混合物可以安全地用许多其他配方代替（如 Ham's F10 或 F12、Coon's 改良的 Ham's F12、McCoy's 5A、RPMI 1640、DMEM、最小必需培养基和 TC199）。Chang 培养基和 AmnioMAX 培养基的缓冲系统不同，都可用于封闭或开放细胞培养体系。与细胞培养技术的其他方面一样，在选用培养基、胎牛血清或小牛血清，以及是否将这些培养基与成本较低的培养基混合等方面，每个实验室偏好各不相同[609, 633, 634, 653, 654]。

目前推测，各种肽、激素和微量元素协同作用将细胞募集到细胞周期中，并防止它们在完成分裂后恢复到 G_0 期。因此集落内的更多细胞可以保持在增殖过程中。除了 G_1 期的持续时间外，单个细胞的循环时间不太可能改变。除非使用 Claussen 的微量移液法[655]，5～7 天的培养周期是使用羊水细胞培养进行产前细胞遗传学诊断的最短时间要求。在作者的实验室中，他们试验了 12h 的秋水仙碱暴露和提前收获细胞，在细胞培养 3 天甚至 2 天后获得了少量中期细胞，但数量不足以进行完整的分析。

Chang 和 AmnioMAX 培养基的一些用户指出除了费用之外的另一个缺点就是它们的保质期较短。一些生产厂商（如 Condimed、UltroSer）提供冻干或其他更稳定的培养基补充剂，但迄今为止，克隆效率检测显示，没有一种商业产品始终产生比新鲜批次的 Chang 培养基更高的克隆效率[604]。使用 Chang 培养基可能会增加羊水细胞培养物中染色体断裂和染色体嵌合的发生率，但很少会影响细胞遗传学的结果解释[656-659]。部分可能是因为 Chang 培养基可以促进 E 型集落的生长，并且这些集落产生更高的随机染色体变化[588, 611]。然而，Chang 培养基培养周期短和培养失败率低的优势似乎超过了增加潜在染色体断裂和假性嵌合概率的缺点。

（七）细胞培养失败

目前大多数实验室可在 6～14 天内（平均 7～11 天）完成最终报告，羊水细胞培养失败率低于 1%，这在一定程度上取决于羊膜腔穿刺术的时间[660]，许多实验室培养失败率平均为 0.1%～0.2%（van Dyke，未发表数据）。细胞培养出现问题或失败的原因有多种[661]。随着产科医生经验的增加和高分辨率超声的普遍使用，现在很少误取产妇尿液作为羊水样本。一些实验室的经验型证据表明，存在胎儿非整倍体时培养失败的风险更高。在一项回顾性研究中，7872 例羊水样本中有 56 例（0.7%）羊水细胞未生长[662]。其中有 24 例认为是技术上的欠缺，10 例样本来自死亡胎儿的羊水。在其余 32 例中，4 例已通过再次羊膜腔穿刺证实为非整倍体，4 例从胎儿表型推断可能为非整倍体。似乎是由染色体异常导致 25%（32 例中有 8 例）的培养失败率而在一项类似的研究中并没有得到证实，该研究在 6369

例羊水样本中观察到 1.2% 培养失败率[663]。一项对 14 615 例的研究发现，超声检查异常的妊娠晚期羊水细胞培养失败率更高，但与非整倍体无关[664]。除了低于 1%（美国医学遗传学学会设定的标准为 2%）的无法解释的培养失败外[623, 624, 665]，许多已知的危险因素可以干扰细胞生长。

1. 注射器毒性和样本运送延迟 对羊水细胞有严重危害的是通过有毒注射器或注射管传递羊水[666, 667]。羊水样本不应在注射器中运送，而应该在有塑料盖的锥形离心管、脊椎穿刺管或类似的样本运输容器中迅速转移运输。带橡胶盖的管和带塞注射器不应用于羊水储存或运输。在美国报道的羊水培养失败的问题，促使一家生产厂商建议最大限度地减少注射器中羊水停留时间及减少与活塞杆上活塞的接触。

尽管建议立即将羊水样本送到实验室，但根据通过快递和各种送货服务运输羊水样本的经验，如果样品未暴露于极端温度，细胞活力至少可保持 5 天。有报道称在羊水运输不幸延迟超过 2 周后，细胞仍能够培养成功[668]。

2. 微生物污染 对于有经验的实验室，微生物污染导致培养失败是非常少见的，而且微生物污染在很大程度上是可以预防的。如前所述，羊水本身具有杀菌特性。如果在培养 24h 内出现明显大量的微生物污染，则可能在羊水穿刺和运送到实验室过程中对样本的处理不当（如管盖松动或注射器包装漏气）导致。

10%～20% 的羊水样本细胞含量多，不需要因这些羊水的混浊而担心其可能污染。对于除红细胞外还含有细胞碎片和颗粒的褐色液体也是如此。Seguin 和 Palmer[669] 检测了透明、混浊（富含细胞）、血性和深棕色羊水中细胞的生长情况。他们发现，混浊羊水比清澈羊水细胞生长更好。他们证实了早前的发现，即重度血性的羊水会对细胞克隆效率产生不利影响[670]。如果在细胞培养过程中出现细菌或酵母污染，也可以尝试进行挽救。首先进行反复洗涤，然后每天使用添加青霉素、链霉素或杀菌药物的培养基进行培养。在收获细胞后可能会观察到染色体断裂和假性嵌合率升高，但如果中期分裂相是可分析的，这很少会干扰最终的结果解释。

3. 支原体 支原体在羊水细胞培养中不是一个大问题，主要是因为血清制造商做了很好的质控，而且细胞培养人员意识到羊水细胞培养不应与已建立的其他细胞系共用培养箱。用来加热培养基和胰酶的水浴锅共用可能是支原体污染的来源，因为经常在实验室之间流通的永久性细胞系仍然是支原体污染的主要来源。许多实验室会在使用前加热灭活血清来增加更多的保障。也有支原体检测试剂盒用于检测细胞培养体系中是否有支原体污染[671]。

4. 塑料培养瓶和培养基存储　偶尔会有一批细胞培养级塑料培养瓶不支持或几乎不支持细胞附着和生长。与细胞培养体系的任何环节一样，建议同时检测新旧塑料培养瓶的毒性和支持体外生长的能力。由于质量波动很大，Hoehn[604] 的实验室在 Corning 和 Falcon 品牌之间更换了几次，并尝试了其他品牌。

5. 培养箱故障　培养箱故障几乎不会成为培养失败的原因，主要问题是供气设备故障。羊水细胞不能耐受接近或高于 pH 为 8 的培养液超过 6～8h。此外，pH < 7.0（如培养箱中二氧化碳过多）会导致细胞停止分裂。第二个问题是由于机械故障或人为失误导致的培养箱过热。培养箱连接应急电源很重要，并且建议使用温度和气体敏感报警系统。

6. 记录保存和质量控制　随着高度标准化细胞培养方法的出现，细胞培养技术方面的问题已不再是产前诊断实验室主要关注的问题。由于实验室处理的样本数量多，需要遵循各种质控措施来避免从细胞培养样本混淆到诊断错误等一系列问题。其中最常见也较为严重的潜在错误是样本标记错误和样本间交叉污染等人为失误。样本标记错误可发生在羊水样本在各容器间转移的任何阶段：包括在羊水穿刺操作室，细胞培养的开始、中间和传代、收获过程，制片过程甚至显微镜下分析阶段。患者样本之间的细胞交叉污染在细胞收获时最常见，尤其对于悬浮法收获。出于这些原因的考虑，质量控制和质量保证必须包括所有实验室事件非惩罚性记录系统。通过对这些事件进行定期审核，找到相关工作人员进行继续教育或更有效地对实验流程进行改进以尽量减少人为失误。

实验室主任和主管人员应熟悉美国病理学家协会（College of American Pathologist，CAP）一般实验室和细胞遗传学相关审查表，以及美国医学遗传

学学会的标准和指南[665]。实验室还应参与同行评审，如 CAP 能力调查。

（八）实验室安全

实验室主任和所有实验室工作人员有责任保护员工、辅助工作人员和患者的权利、隐私和健康。羊水样本和固定前的所有培养物都应被认为是有潜在危险的。一般的预防措施是必不可少的。这部分内容可参考 CAP 安全检查表和实验室安全和管理的一些优秀的综述[672-674]。

（九）羊水中的间充质干细胞

多能间充质干细胞（mesenchymal stem cell，MSC）可以从多种组织中获得，因其在基因治疗和组织重建方面的潜在用途而备受关注。成人骨髓或羊水之外其他来源的 MSC 的缺点包括相对稀有及体外增殖较慢。相比之下，羊水细胞来源的 MSC 则具有明显的优势[675-679]。MSC 约占妊娠中期羊水细胞的 1%，可能源自成纤维细胞 F 型细胞[675]。从羊水中分离培养 MSC 的新进展受到关注，因为这些细胞即使经过多次传代也不会致瘤。羊膜间充质干细胞增殖良好，具有稳定正常的端粒、细胞遗传学和多能细胞表面标志物，与胚胎干细胞类似。羊膜间充质干细胞还避免了使用胚胎干细胞相关的伦理争议。

尽管还需要更多研究，但羊膜间充质干细胞似乎具备益于同种异体移植的免疫原性特征[680]。它们可以诱导分化成许多谱系，如脂肪、骨骼、肌肉、内皮、神经、胰腺和肝，包括中胚层、外胚层和内胚层谱系[480, 676, 678, 681-683]。这些细胞很可能在多种细胞治疗中发挥作用，包括抗癌联合治疗[481, 675, 684]。在早期修复先天畸形的全组织工程方面，羊膜间充质干细胞已用于心脏瓣膜再造。组织工程再造的心脏瓣膜表现出正常的内皮表面和足够的开闭功能[479]。在适当条件下，羊膜间充质干细胞可以形成骨骼[676]。羊膜间充质干细胞有可能用于组织工程，对先天畸形（包括心脏、皮肤、膀胱和横膈膜畸形）进行出生后的及时修复[479, 685-687]。但是这种方法至少在短期内不太可能对脊柱裂胎儿的治疗有帮助（见第 29 章和第 30 章）。

第4章　胎盘发育的有关分子
Molecular Aspects of Placental Development

Wendy P. Robinson　Deborah E. McFadden　著

陈　伟　花凌月　译

　　尽管胎盘这一器官在胎儿出生后即被舍弃，但其对确保胎儿在子宫内的正常发育至关重要。它能够调节胎儿生长，保护胎儿免受感染和其他不良暴露的影响，也与胎儿出生后的健康息息相关。对胎盘疾病的筛查是妊娠期胎儿评估的重要组成部分。胎盘功能减退会导致胎儿生长受限（fetal growth restriction，FGR）和（或）母体先兆子痫（preeclampsia，PE），这可能源于胎盘内部的遗传改变抑或是受到诸如母体应激和药物暴露等环境因素影响。这一章将主要从遗传关联的角度回顾胎盘疾病的病因和胎盘在诊断胎儿健康状况中的作用。

一、胎盘结构

　　对胎盘的评估需要了解其独特的结构和发育过程。构成胎盘主体的绒毛分属于50～70个相对独立的树状绒毛干，其从绒毛膜板呈多级分支一直生长到基底板（与母体蜕膜相接触）[1]。这些绒毛浸润于母体血液，并从中汲取对胎儿生长至关重要的营养物质。母体血液与绒毛最外侧的双层滋养层细胞直接接触。这个双层结构是由外侧的多核合胞体（译者注：又称合体滋养细胞，syncytiotrophoblast cell）及位于其下的单层细胞滋养细胞（cytotrophoblast cell）共同构成，后者能够通过融合产生前者。此外，一些细胞滋养细胞会形成细胞柱而将胎盘锚定在子宫壁上。从这些柱状体游离出的侵袭性细胞被称为绒毛外滋养细胞（extravillous trophoblast，EVT），包括了蜕膜基质中的间质细胞滋养细胞（interstitial cytotrophoblast，iCTB）和能够重塑母体血管的血管内细胞滋养细胞（endovascular cytotrophoblast，eCTB）[1]。绒毛内部被称作绒毛间充质。除了结构性成分外，其还包含胎儿血管细胞、成纤维细胞、周细胞和Hofbauer细胞（即胎盘巨噬细胞）等多种细胞类群。这些胚外细胞类群均来源于囊胚的上胚层而胎儿也来源于囊胚。

　　胎盘大小与胎儿大小关联紧密，但任一出生体重对应的胎盘大小仍存在较大波动[2]。胎盘的效能取决于物质交换的表面积、自身厚度和转运蛋白的密度[3]，而且出生体重和胎盘重量高度相关[4]。胎盘的平均大小会随着母体营养或其他环境条件的变动在各人群之间，乃至同一人群的不同时期间发生改变[5]。

二、胎盘的发育和功能

　　胎盘行使着多种功能，并随着妊娠进程发生适应性转变[1]。在妊娠早期，胎盘的主要作用包括侵入子宫内膜、重塑母体血管，以及分泌维持妊娠的重要激素。随后的妊娠阶段中，胎盘能够调节血流和胎儿的养分输送，缓冲不良的环境干扰，并且执行着多种器官（肺、脑、肾、免疫系统等）的功能。

（一）着床

在侵袭过程中，早期滋养层细胞会产生多种分子以帮助它们附着并侵入子宫壁（如整合素）、阻止月经发生［如人绒毛膜促性腺激素（human chorionic gonadotropin，hCG）］、破坏子宫基质（如基质金属蛋白酶）和抑制母体免疫系统［如促肾上腺皮质激素释放激素（corticotropin-releasing hormone，CRH）］[6, 7]。hCG（由 CGA 和 CGB 基因编码）作为合体滋养层最早表达的激素之一，能够激活许多其他过程。胎盘生长因子（placental growth factor，PlGF）、表皮生长因子（epidermal growth factor，EGF）和 β 型转化生长因子（transforming growth factor β，TGF-β）等多种生长因子在滋养层细胞增殖调控中发挥重要作用。此外，由胎盘合体滋养层释放到母体蜕膜和血液中的微泡（0.1~2μm）和外泌体（30~100nm）等微粒也可能在早期的母体免疫抑制和血管重塑过程中发挥作用[8-11]。这些微粒中富含的胎盘来源物质可在妊娠早期的母体血液中检测到，因此可能可以用于妊娠监测。

着床和侵袭的失败会导致妊娠早期流产的发生。大多数妊娠早期流产与染色体异常有关，其中绝大多数由三体性、三倍体和 45，X 引起[12, 13]。因染色体异常所致着床失败的原因相当复杂，可能涉及多个关键基因的失调，进而阻碍了滋养层的生长和侵袭。但早期流产中很少出现或观察到 1、11 和 19 三体，这些胚胎很可能无法存活到可以在临床上检测到妊娠的阶段（临床妊娠）。19 号染色体不仅是所有染色体中基因密度最高的一条，其有时还被称为"胎盘染色体"。这是因为其上有大量胎盘特异性基因，包括妊娠特异性糖蛋白簇（pregnancy-specific glycoprotein cluster，PSG）[14]，以及母源印记 19 号染色体 miRNA 簇（maternally imprinted chromosome 19 miRNA cluster，C19MC），后者是人类基因组中最大的 miRNA 簇[15]。在遗传背景正常的妊娠中发生的着床失败则可能是由于母体激素水平和免疫系统紊乱、解剖学异常或各种母体健康状况异常所造成的母体环境容受性欠佳[16]。

（二）血管生成

胎盘的血管生成和血管发生有助于增加子宫（母体）和脐带（胎儿）的血流。这一过程取决于促血管生成因子和抗血管生成因子之间的平衡[17]。在妊娠早期，绒毛外滋养细胞侵入并堵塞母体子宫动脉，维持了滋养层细胞增殖所需的低氧环境[18]。血管内细胞滋养细胞会沿着螺旋小动脉的管腔迁移并取代母体内皮细胞使得母体血管直径扩大。随着螺旋动脉栓逐渐解体，此两者共同促成了妊娠 12 周后血流量的急剧增加，这一转变是维持妊娠晚期胎儿生长所必需的。另外，胎盘血管系统在整个妊娠期间也随着胎儿生长的需求而发育增长[19]。FGR 可能是由于螺旋动脉重构不良或胎盘内血管发育不全所致。此外，母体螺旋动脉重构不足可能造成长时间的缺氧状态和复氧应激增加。这会导致合体滋养细胞凋亡和坏死增加，致使母体血液循环内细胞碎片增多，而碎片增加被认为与母体 PE 存在一定联系[20]。除了 FGR 和 PE 外，螺旋动脉重构异常也被报道与胎盘早剥、早产（未足月）胎膜早破和胎儿宫内死亡相关[21]。

（三）营养运输

胎儿的生长依赖于高效的营养运输支持。这是由母体的可及性、流向胎盘的母体血液、与母体血液接触的胎盘表面大小及胎盘运输的效率共同决定的[22, 23]。物质在胎盘的运输方式包括：①被动运输（单纯或协助扩散）；②主动运输；③利用微泡捕获大分子的囊泡转运。一个功能良好的胎盘即使在母体供应不足的情况下也可以非常高效地为胎儿汲取营养。例如，借由叶酸受体 1（folate receptor 1，FOLR1）、质子耦合高亲和力叶酸转运体（proton-coupled high-affinity folate transporter，PCFT）和还原性叶酸载体（reduced folate carrier，RFC）这几个在人类胎盘中高表达的叶酸受体，胎盘中的叶酸浓度与母体血液相比增加了三倍[24, 25]。随着胎儿的生长和营养需求的增加，胎盘会改变其基因表达以增加对胎儿的营养供应[26]。例如，上调系统 A 转运蛋白表达以提高氨基酸的输送能力[3, 27]。铁转运蛋白和胎盘 CRH 的水平也同样增加，前者负责从母体血液中吸收铁元素[28]，后者则可以增加支持胎儿大脑发育的母体葡萄糖生成[29]。皮质醇增加导致胎儿生长受限的一个途径即是干扰了 CRH 驱动的葡萄糖生成[29]。

（四）免疫功能

胎盘采用多种机制来保护胚胎或胎儿免受感

染。参与免疫调节过程的基因属于在不同孕龄胎盘中的表达水平[30, 31]或甲基化水平[32]变化最剧烈的类群。人的胎盘不仅在妊娠早期发挥造血功能，其在整个妊娠过程中也始终作为造血器官存在[33, 34]。胎盘中含有大量的 Hofbauer 细胞，其可能在胎盘血管生成中发挥重要作用，并能够防止病原体的母婴传播[35]。在应对病毒侵袭时，外泌体和微泡似乎也能够提供一定的保护作用。这可能部分归因于 19 号染色体上胎盘特异的父源表达的 miRNA 簇（C19MC）组分的传播[36]。了解胎盘如何抵御感染是早产（preterm birth，PTB）研究中的一个重要问题。绒毛膜羊膜炎（chorioamnionitis，CA）或称羊膜腔感染，是一种通常由细菌感染引起的绒毛膜和羊膜炎症。其与大多数极端 PTB（< 28 周）及约 16% 的 34 周 PTB 相关[37, 38]。影响母体或胎儿免疫反应的遗传变异也被发现与 PTB 和（或）提前分娩的发生风险相关[39, 40]，它们很有可能破坏了细胞因子平衡（如 IL-6 与 IL-10 的比例）[41]。

三、胎盘功能不全

胎盘功能不全是指胎盘无法为发育中的胎儿提供足够营养和氧气的情况。它与包括 FGR、孕产妇 PE 和 PTB 在内的多种不良妊娠结局相关。三倍体、13 三体或 18 三体等先天性染色体异常虽然通常与胎盘功能不全有关，但其诊断主要还是通过羊膜腔穿刺术或对胎儿异常的超声检测完成。在羊膜腔穿刺术中显示为正常染色体的胎儿发生 FGR 最常见的遗传因素是胎盘特异性嵌合（confined placental mosaicism，CPM）（将在"胎盘特异性嵌合的发育探讨"章节中进一步讨论）。基因组失衡（即父母源单倍体基因组比例改变）也与各种不良妊娠结局相关。此外，在复杂妊娠的胎盘中还可以观察到表观遗传变化，但这些变化更可能是胎盘病理性改变所导致的后果而非原因。

四、胎儿生长受限

胎儿生长受限（fetal growth restriction，FGR），也称为宫内发育迟缓（intrauterine growth restriction，IUGR），是指由于潜在的病理原因导致的胎儿生长不良。虽然小于胎龄儿（small for gestational age，

SGA）（出生体重<第 10 百分位）有时被用作 FGR 的替代词，但大多数小于胎龄儿是健康的[42, 43]。FGR 约占小于胎龄儿的 10%～50%，具体的比例则取决于所研究的群体和所应用的生长曲线[42, 43]。在产前将 FGR 与先天体型较小的婴儿区分开来非常重要，因为只有 FGR 婴儿会面临不良围产结局的风险，包括宫内死亡、早产、新生儿败血症和神经功能受损[44-46]。胎盘引起的 FGR 也是成人疾病，如糖尿病、高血压和心血管疾病等的危险因素之一[47]。

为了在产前诊断 FGR，腹围<第 10 百分位的胎儿可以通过子宫和脐动脉多普勒做进一步检查，以评估胎盘或胎儿的血流不畅、羊水指数和其他胎儿损伤的迹象（见第 17 章）。母体血清中蛋白质水平的改变，包括 PlGF 水平降低和可溶性 fms 样酪氨酸激酶 –1（soluble fms-like tyrosine kinase-1，sFLT-1）水平升高，与胎盘功能不全引起的 FGR 相关[48-50]。与 FGR 相关的胎盘往往较小且伴随着一系列病理变化，包括了合胞体细胞性结节增多、绒毛间纤维蛋白沉积、绒毛梗死、绒毛凝集、远端绒毛发育不全、绒毛过度成熟、边缘早剥、血栓和绒毛膜血管瘤等。它们可能是母体或胎儿血管供应受损的原因，也可能是后果[51]。胎盘血管形成受损也可视为微血管退化（尤其是在胎盘外围）[52]。然而，这些现象也出现在非 FGR 的情况下，因而仍需要进一步的研究来阐明。

（一）胎儿生长受限的遗传因素

许多遗传因素可能与 FGR 潜在相关，但多是零星发生而较为罕见。唯一相对常见的 FGR 相关遗传因素是 CPM。其多以三倍体的形式发生在部分或绝大部分胎盘细胞中，而对应胎儿为明显的正常二倍体。CPM 存在于约 10% 的 FGR 妊娠的胎盘中（排除先天性染色体异常）[53-56]。在过去，CPM 通常只有在进行了产前绒毛膜绒毛取样（CVS）后才能被诊断，其中 16 三体是存在胎儿生长不良时最常见的三体之一。CPM 也可以通过无创产前筛查（noninvasive prenatal testing，NIPT）进行检测。NIPT 是基于对主要来源为胎盘滋养层细胞的 DNA 所进行的遗传分析，并且在常规产前评估中的使用频率在逐渐增加[57-58]。

胎盘三体（嵌合和非嵌合）没有很明确的胎盘病理特征，但某些性状出现频率更高。尽管胎儿 –

胎盘的重量比在胎盘三体中通常较为稳定，但胎盘往往较小[59]。在妊娠早期，滋养层可能有类似增生的不规则性花边状外观，陷窝或滋养层上皮包涵物也有所增加[60]。在一些16三体综合征的病例中，超声检查显示的囊性改变提示了临床上存在部分葡萄胎妊娠的可能性；但这些改变更多时候是在胎盘娩出后才被发现[61]。在其他三体综合征中（如7三体综合征、15三体综合征和22三体综合征）也有组织学上的部分葡萄胎样表型的报道，但并不常见[62]。

CPM被用作解释FGR成因的频次可能取决于所用的诊断FGR的标准，以及FGR相关环境风险因素（吸烟、产妇营养不足等）在人群中的流行程度。此外，在年龄偏大的孕妇中三体的发生风险升高，其罹患胎盘功能不全更有可能是源于CPM。不过，CPM和这些胎盘病变在不存在IUGR的情况下也会发生，因而还需要进一步的研究来阐明它们之间的关系。

如果胎儿发育与胎龄不一致，一般建议在妊娠中期进行羊膜腔穿刺术以开展染色体分析。同样，在妊娠晚期观察到FGR也会倾向于考虑进行羊膜腔穿刺术。因为相关结果（如三体）很可能会影响分娩方式的选择和分娩时的处置安排。如果担心胎儿存在发育问题，那么在足月时对胎盘进行染色体分析可能是必要的，尤其是在难以获得脐带血的情况下。胎盘嵌合可能与胎儿单亲二倍体存在关联，并且三体也可能不完全局限于胎盘（可能存在低水平的胎儿嵌合）。例如，胎盘中的7三体可能与胎儿7号染色体母源单亲二倍体（uniparental disomy，UPD）相关，后者则可能导致Silver-Russell综合征（SRS）[63, 64]，其主要表现为严重的FGR及颅面部畸形。由于胎盘嵌合往往仅存在于个别部位，因此在胎盘检测时对胎盘进行多位点采样检测对于准确诊断潜在的嵌合十分重要[53, 65]。

（二）胎盘特异性嵌合的发育探讨

我们对CPM的认识大多数都是源于CVS的病例。在进行了CVS的妊娠中有1%～2%存在CPM，其中三体嵌合最为常见[56, 66-68]。局限于胎盘的低水平三体通常对胎儿的生长发育没有明显影响。而且虽然高水平三体往往会影响胎盘功能，但当发生在胎儿上可能是致命的染色体异常仅局限于胎盘时，通常在一定程度上是可以承受的。例如，只要胎儿

是完全二倍体（或大部分是二倍体），胎盘中可以存在很高比例的16三体[69]。存在16三体CPM的胎盘体积较小且几乎都会导致FGR，同时畸形、PE和PTB的发生风险上升[69, 70]。但重要的是，这些与16三体CPM胎盘相连的婴儿一旦与异常胎盘分离，其出生后的情况通常很好[71, 72]。

异常细胞的数量和分布一定程度上取决于嵌合在发育过程中的发生方式和发生时间[73]。胚胎更倾向于选择性保留整倍体细胞[74]。此外，一些特定的三体在绒毛内非滋养细胞中存在时是可耐受的，但发生于滋养细胞时则极为有害（如8三体）。三体可能以低水平存在或零星分布[55, 65]（由于这50～70个绒毛树均是独立增殖发育而来的），这可能会导致CVS的诊断结果出现明显的"假阳性"或"假阴性"。CPM已可通过NIPT检测进行确诊。与胎盘活检相比，NIPT检测到的三体水平应该更能代表胎盘滋养细胞的平均水平[75, 76]。但令人惊讶的是，即使是胎盘中三体的水平很高，NIPT有时也会出现对CPM的漏检[77, 78]。这可能是由于滋养细胞进入母体循环时的三体特异性差异[76]，或者是在形成合体滋养层或EVT时不存在三体，而它们又是产生"胎儿"细胞游离DNA的主要来源。

（三）印记和胎儿生长受限

印记基因的表达呈现父母源差异。鉴于其在胎盘和生长调控中的重要功能，不少研究也探讨了FGR中的印记基因紊乱。印记基因影响人类生长的经典例子是Beckwith-Wiedemann综合征（BWS）和SRS，两者分别与过度生长和生长受限有关[79]。BWS是由11p15.5区域的异常改变所致，该区域的两个区间共含有至少8个印记基因。SRS中的生长受限与导致IGF2基因表达水平降低的表观遗传突变、单亲二倍体及涉及7号染色体的染色体重排［包括MEST/PEG1和（或）GRB10区域］有关[80, 81]。

胎儿生长受限与胎盘中数个印记差异甲基化区域（differentially methylated region，DMR）中的DNA甲基化变化相关，其中包括了调控PLAGL1、PEG10、H19/IGF2和ZNF331等基因表达的DMR[82-90]。但已报道的印记DMR中DNA甲基化波动通常较小，而且在其他研究中并不是总能复现。有许多研究使用SGA（＜第10百分位）作为FGR的替代，这可能

是导致混淆的潜在原因之一；而且许多受影响的妊娠会发生早产或先兆子痫，这也同样可能会对结果产生干扰。此外，尚不清楚印记基因的表达改变究竟是导致 FGR 的根本原因，还是对其他缺陷的代偿效应。更大的样本量及更严格的表型标准将有助于阐明胎盘印记改变和 FGR 之间的关系。

五、先兆子痫

先兆子痫（PE）常与 FGR 并发，并且存在许多相似的病理特征[91, 92]。PE 是一类妊娠高血压疾病，通常依据妊娠 20 周后新发的孕妇高血压和蛋白尿进行诊断。由于蛋白尿的测量可能不可靠[93]，孕妇高血压结合包括 FGR 在内等其他特征也可用于 PE 的临床诊断[94]。发病时胎龄＜34 周的 PE 被定义为早发型性 PE（early-onset PE，EOPE），其通常要比迟发性 PE（late-onset PE，LOPE）更加严重，并且更普遍与 FGR 相关[95]。在胎盘病理上两者似乎截然不同，EOPE 发生中胎盘病变扮演了更为关键的角色[96]。基因表达相关研究也指出了先兆子痫妊娠中胎盘间的异质性：经典的血管生成标志物，如 sFLT-1 和 sENG，只在一部分胎盘中发生了改变[97-100]。

先兆子痫妊娠中的胎盘存在合胞体细胞结节区（凋亡或凋亡前细胞核簇）及与合体滋养层微绒毛膜（syncytial trophoblast microvillous membrane，STMB）缺失相关的坏死区[101]。这些 STMB 碎片会被释放到母体的血液中，并对母体的内皮细胞产生干扰[102]。相应的，有报道称母体血清中游离胎儿（即胎盘）DNA 水平在 PE 中升高；但是在将相关母体特征纳入考量后，发现其可能并不适合作为预测性指标[103]。而且，由于 PE 妊娠中母源细胞的游离 DNA 可能也会增加，胎儿/胎盘与母体游离 DNA 的比值对 PE 的预测能力可能也有限[104]。

（一）先兆子痫的早期诊断

高危妊娠的早期识别有助于通过更细致的监测和早期干预来改善妊娠结局，因此确定是否存在有助于早期干预的临床相关可评估指标是非常有意义的。妊娠 16 周前服用低剂量阿司匹林可降低先兆子痫的发生风险[105, 106]。降压药和（或）抗惊厥药可用于发病时的对症治疗，但该病的治愈只能靠最终的胎儿分娩。

母体血液中许多可量化的生物标志物可用于预测先兆子痫。研究发现，在 PE 发病前的妊娠早期，一些孕妇血液中就可以观察到 sFLT-1 水平增加，游离的血管内皮生长因子（vascular endothelial growth factor，VEGF）和 PlGF 水平降低[107, 108]。PE 患者体内内啡肽（参与血管重构）水平也存在异常，而且有研究者认为 PE 的发生可能是由于促血管生成因子和抗血管生成因子失衡所致[109]。如瘦素、ADAM12、PP13、PlGF、PAPP-A 和抑制素 A 等其他因子也不要有被报道在患有 PE 或存在 PE 发生风险的孕妇血清中发生改变。

据报道，有一种基于产妇危险因素（如高龄产妇、体重增加、先兆子痫病史）联合子宫动脉搏动指数、平均动脉压和产妇血清标志物（PlGF 和 PAPP-A）的筛查方法能够检测出 95% 的 EOPE，但有 5% 的假阳性率[110]。所有和先兆子痫相关的生理状态和血清标志物都是相互关联的，这一点需要在模型中加以考虑。还有很关键的一点是，我们要意识到导致先兆子痫的因素可能因人群而异，因此这个模型还需要在其他人群中进行验证。此外，对 LOPE 的预测值要远低于更严重的 EOPE。这些因素可能解释了为何标志物组合被证明对早期筛查有用但其他研究则表明单一血清标志物的预测作用不明显[111, 112]。

（二）先兆子痫的遗传学

在罕见的家族性先兆子痫病例中发现的与高发病风险相关的一些三体或突变证明了胎儿基因型对 PE 的发生风险存在影响。PE 三体与 13 三体、16 三体相关，但与 18 三体、21 三体无关[113-116]。事实上，在一项关于 21 三体的大型研究中观察到了 PE 发生风险的降低（相对危险度为 0.19）[115]。在胎儿存活至妊娠 20 周以上且 16 三体局限于胎盘的妊娠中，有 1/4 发生 PE（主要是 EOPE）[69, 70]。不同类型三体对应的 PE 发生风险差异可能反映了其对胎盘发育的不同影响。在 21 三体中，胎盘和胎儿的大小均正常[78]，多普勒超声也显示血流正常[117-119]。然而，21 三体的合体滋养层形成存在缺陷[117, 118]。可能正是由于合体滋养层细胞的凋亡减少而降低了 PE 的发生风险。

对大谱系中先兆子痫分支的遗传连锁分析已鉴

定出了 ACVR2A 基因 [120, 121] 和 STOX1 基因 [122, 123] 上的突变可能与 PE 发生相关。这些突变似乎较为罕见且存在于孤立的谱系中。由 CDKN1C 基因突变引起的 BWS 与 PE 发生风险增加有关 [124]。此外，有证据表明，包括 HLA 基因型和 FLT1 基因在内的一些基因遗传变异也与 PE 发生风险相关 [125, 126]。

六、与胎盘葡萄胎变化相关的遗传学改变

葡萄胎是胎盘最独特的病理表型之一。完全性葡萄胎（complete hydatidiform mole，CHM）、部分性葡萄胎（partial hydatidiform mole，PHM）和胎盘间叶发育不良（placental mesenchymal dysplasia，

PMD）通常是由父源 / 母源基因组过量导致的基因组失衡引起（表 4-1）。根据诊断不同，妊娠预后和治疗方式因诊断而异，复发风险也不一样。重要的是，PMD 对应的妊娠结局较为多样，从流产、宫内死亡到健康足月分娩均有可能。

（一）完全性葡萄胎

CHM 通常是由孤雄发育（仅有父源染色体）所致，在人类妊娠中发生率约 1/800 [127]。诊断依据为囊性、水肿性绒毛膜绒毛（胎盘绒毛内积液）、滋养层细胞增生（绒毛外层过度生长），以及羊膜、绒毛膜和胎儿发育缺失（图 4-1A 和 B）。p57^{KIP2} 是一种仅由 CDKN1C 基因的母源等位基因表达的蛋白，因此在 CHM 中的染色呈阴性。p57^{KIP2} 染色的

表 4-1 影响胎盘功能和胎儿生长的基因组及染色体缺陷

缺　陷	机　制	胎儿 / 胎盘
母源性三倍性	主要由母源配子减数第二次分裂异常引起（MⅡ）	超小型胎盘；无囊性改变；具有不规则绒毛边缘的扇贝样滋养层；非对称的胎儿生长受限伴随肾上腺发育不全；三倍性所致的胎儿畸形
父源性三倍性	一个正常卵子同时被两个精子受精（双精受精）	胎盘增大伴有囊状绒毛；绒毛水肿（囊性绒毛），部分葡萄胎中存在局灶性滋养层细胞增生；存在胎儿血管，p57 染色阳性（正常）；可能存在对称胎儿生长受限（IUGR）；三倍性所致的胎儿畸形
完全性葡萄胎（CHM）	一个卵子同时被两个精子受精，雌原核缺如	明显的囊性绒毛（绒毛水肿）；囊性绒毛，弥漫性周围滋养层细胞增生，± 细胞异型性，间质核碎裂；p57 染色阴性（异常）
父源嵌合性 / 嵌合体	包含两个细胞群：一个正常的，一个孤雄（仅包含父源基因组）	非常明显的胎盘增大和胎儿血管增大，并伴随华通胶延伸到胎盘体；异常血管延伸至膨大的黏液瘤状绒毛干；无滋养细胞增生；Beckwith-Wiedemann 综合征；皮肤和肝脏血管瘤，肝间叶性错构瘤
13 三体	一般为母源减数分裂错误所致	胎盘体积减小；胎儿生长受限；胎儿畸形；母体先兆子痫风险增加
18 三体	一般为母源减数分裂错误所致	胎盘体积减小导致胎儿生长受限；胎儿畸形
21 三体	一般为母源减数分裂错误所致	胎盘体积正常；胎盘细胞滋养层向合体滋养层转化异常；母体先兆子痫发生风险降低
局制型胎盘嵌合 -16 三体	几乎总为母体减数分裂错误	超声显示胎盘囊性改变；通常不是非常明显或组织水平的囊性改变；可能出现滋养层上皮的不规则改变；常见胎儿生长受限，少数病例可见胎儿畸形

缺失有助于 CHM 的病理诊断。大多数完全性葡萄胎是二倍体，其基因组来自一个或两个精子[128]。母源基因组缺乏的胚胎的发育异常可能根源于对发育十分重要的父源印记（母源表达）基因的表达缺失[129, 130]。

有一小部分完全性葡萄胎的染色体组为双亲来源，它们更可能表现为复发性和家族性。在大多数经历复发性双亲来源葡萄胎的女性中检测到了 NLRP7 基因的母源纯合和复合突变[131, 132]。C6orf221 上的突变也有报道[133]。双亲来源葡萄胎通常存在母源印记异常，但程度和涉及位点各有差异[134-136]。

（二）部分性葡萄胎

部分性葡萄胎（PHM）由三倍性引起，但只存在于部分父源三倍性妊娠中[137]。PHM 的超声表现与 CHM 有一些相似，但在病理上存在着从正常绒毛到伴有局灶性滋养层细胞增生的囊性绒毛的一系列绒毛表型（图 4-1C 和 D）[138]，而且 PHM 的 p57 染色为阳性（正常）。虽然三倍性妊娠通常在妊娠早期发生流产，但仍有可能在妊娠中期的超声中检测到 PHM，其表现为与胎儿发育异常相关的囊性胎盘，并可能伴有血清分析物异常（如高 hCG 和甲胎蛋白）[139, 140] 和先兆子痫[141]，可通过绒毛膜绒毛取样或羊膜腔穿刺术后的染色体检测进行确诊。

七、胎盘间叶发育不良

胎盘间叶发育不良（PMD）是一种较为罕见，但重要的产前可识别的胎盘表型（图 4-1E 和 F）。其在超声上可能被误诊为部分性葡萄胎，也曾被称为"假部分性葡萄胎"[142-146]。存在 PMD 的胎盘在超声上表现为胎盘异常增大增厚，并存在多个低回声区域；后者代表着绒毛干水肿或血管增大。值得注意的是，PMD 经常可以与完全正常的胎儿共存，但胎儿生长受限和胎儿或新生儿死亡的风险增加。由于 PMD 中不存在滋养层细胞增生，因此可在病理检查上与部分或完全性葡萄胎相区分。在 PMD 胎盘中，增大且呈黏液瘤状的绒毛干内部存在异常的血管；其中可能还有一些水肿的绒毛膜绒毛，但通常并不明显。与多为三倍体的 PHM 不同，PMD 通常具有正常的二倍体核型；但在分子水平

上可以证明其为孤雄细胞和双亲来源细胞的嵌合混合[147-149]。在某些情况下，一个完全性葡萄胎可以紧挨着另一个正常二倍体的孪生胎盘生长，这在超声上呈现与胎盘间叶发育不良相似的特征。

诊断为 PMD 的胎儿常表现出 BWS 的特征，包括脐膨出、巨舌和内脏肿大[143, 145, 146]。伴有 BWS 的 PMD 通常是由于 11p15.5 染色体的母源缺失、父源重复或父源单亲二倍体的嵌合现象造成的，但总体上在 BWS 病例中仍相对罕见[150]。此外，孤雄嵌合（通常被报道为嵌合的"完全性父源单亲二倍体"）也会导致 BWS[151, 152]。在这种情况下，表型往往多变并且可能有多重印记紊乱的特征[153]。

妊娠期受胎盘间叶发育不良影响的胎儿的一个常见特征是即使没有其他胎儿器官受累，也会出现血管瘤。这些可能是良性的皮肤血管瘤，但在某些情况下是肝血管瘤或肝间叶性错构瘤（hepatic mesenchymal hamartomas，HMH）。它们曾在子宫内被观察到，并可能生长到危及胎儿生命的程度[148, 154, 155]。即使没有明显的 PMD 特征，某些肝血管瘤或肝间叶性错构瘤也存在孤雄嵌合现象[156]。有报道称其他一些 PMD 病例涉及 19 号染色体重排，其中包含了 C19MC 印记的胎盘特异性 miRNA 簇[157]。婴儿血管瘤可能源于通过血管系统侵入胎儿的胎盘间充质细胞[158-160]。

八、胎盘 DNA 甲基化研究及其临床应用

表观遗传学研究，如全基因组 DNA 甲基化分析，能够帮助我们理解胎盘发育及其独特的性质[161, 162]。相较于体细胞，胎盘表现出整体的低甲基化，并且其并非随机分布，而是主要分布于染色体上一些被称为"部分甲基化区域"的基因组区域中[161]。在女性中，一些重复元件和失活 X 染色体的启动子区域呈现显著的低甲基化，而常染色体基因的启动子平均甲基化水平并无不同[163, 164]。胎盘细胞与母源细胞（如血液）之间不同的甲基化特征为无创产前筛查（NIPT）提供了一种从母体血液中区分胎盘（胎儿）与母源细胞游离 DNA 的方法。

DNA 甲基化分析可以用来表征胎盘病理。例如，早发性先兆子痫的胎盘在 DNA 甲基化上显现出广泛的改变[98, 165-169]。有一部分改变的区域和那

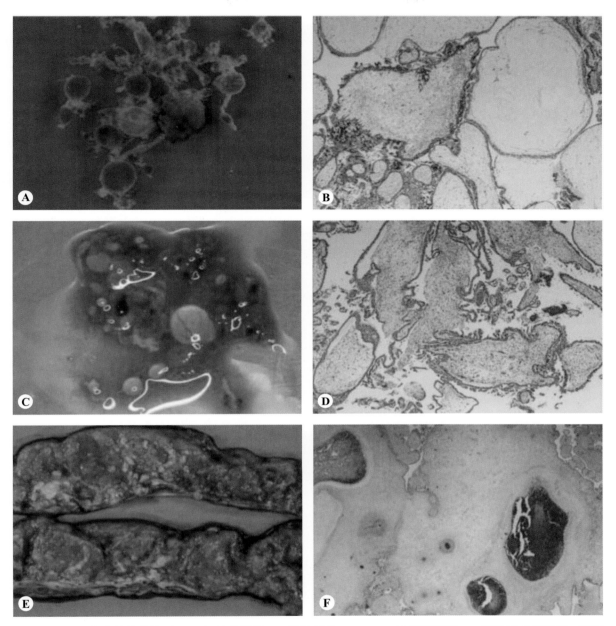

▲ 图 4-1　A. 完全性葡萄胎（CHM）整体视野——囊性绒毛；B. CHM 显微镜视野——囊性绒毛伴积液，周围滋养层细胞增生，间质核碎裂；C. 部分性葡萄胎（PHM）整体视野——囊性绒毛；D. PHM 显微镜视野——存在正常和囊性绒毛、局限性滋养层细胞增生、胎儿血管和血细胞；E. 胎盘间叶发育不良（PMD）整体视野——血管和华通胶向胎盘实质的异常扩张；F. PMD 显微镜视野——绒毛干增大呈黏液瘤状，血管异常扩张

些在合体滋养层细胞分化过程中及在低氧暴露中发生变化的位点存在重合[165]，但 DNA 甲基化变化与观察到的病理变化之间的关系可能极为复杂。DNA 甲基化贯穿整个妊娠期的系统性改变使得其能够被用作孕龄"时钟"[170]。尽管这一时钟在胎盘病理条件下仍十分稳定，但有证据表明这一时钟在先兆子痫的胎盘中有加速迹象；这与先兆子痫中绒毛膜绒毛提前成熟的表型相一致。对分娩时胎盘的 DNA 甲基化分析有助于区分先兆子痫的不同病理[169]，并且可能有助于未来新筛查方法的开发。

　　许多印记 DMR 的 DNA 甲基化状态在胎盘中是非常保守的，因此 DNA 甲基化检测可用于诊断胎盘中的染色体失衡。例如，可以通过印记控制区的 DNA 甲基化率来诊断三倍体的亲本起源或 PMD 胎盘样本中的孤雄细胞比例[171]。然而，从胎盘印记 DMR 的 DNA 甲基化来推断胎儿印记缺陷时应非常谨慎。一些印记基因，如 CDKN1C 和 IGF2，存在胎盘特异性的启动子[172, 173]。对于特定基因，印记 DMR 在胎盘中的状态可能不同于体细胞。即使是那些保守的区域，也可能在合子阶段后出现一些印记缺陷；而胎盘能在多大程度上反映胎儿的印记状态仍旧未明确。

DNA 甲基化分析通常也用于评估 X 染色体失活（X-chromosome inactivation，XCI）偏倚。值得注意的是，由于 X 染色体失活在这两个谱系中是各自独立发生的，因此对胎盘的 XCI 评估不能用来推断胎儿组织中的 XCI 偏倚[174]。此外，失活的 X 染色体在胎盘中是不完全甲基化的。由于绒毛树的克隆式生长方式，X 染色体失活状态在位点与位点之间存在广泛的差异[174, 175]，因此使用单一位点来推断整个胎盘的 X 染色体失活状态并不可行。

九、胎盘和环境中的表观遗传学

胎盘呈现高度的发育可塑性[176]。通过改变结构/细胞组成、血流或基因表达，胎盘可以适应胎儿对营养的需求[177]。妊娠早期产妇营养不良会引发代偿性的胎盘生长[178]。胎盘相对于胎儿的大小也受到母亲吸烟[178, 179]、妊娠期间的社会心理压力[180, 181]和妊娠早期母体的铁水平的影响[182]。由于表观基因组（DNA 甲基化和组蛋白修饰）既能反映细胞组成的改变，也能部分反映基因表达的改变，因此表观基因组分析更能记录各种宫内环境暴露的综合效应[182]。尽管如此，胎盘的表观基因组的解析依旧面临许多挑战。由于胎盘的大小、形状和功能与婴儿长大成人的出生后健康状况有关，因此克服这些挑战具有很大的科学意义。它能够提高我们评估胎盘的能力，最终有助于对新生儿出生时健康状况的评估。

十、胎盘作为儿童健康的预测因子

胎盘在预测产后健康结局中的作用越来越受到重视（见第 5 章），尤其是那些神经发育相关的结局[183]。例如，胎盘炎性病变已被报道与自闭症谱系障碍有关[184, 185]。脑容量、皮质厚度和脑连通性的性别差异可能在胎儿发育期间便已经出现[186]；精神分裂症的遗传风险因素与胎盘功能异常之间的联系也已经有所报道[185, 187]。有人认为与先天性心脏病相关的基因或其他因素可能与胎盘发育有关，这可能是因为两者享有共同的调控途径，也可能是因为来自胎盘的血流动态在心脏发育中起着重要作用[188]。虽然产前事件与儿童健康之间的关联机制很大程度上仍不清楚，但检查分娩时胎盘中的分子谱和致病性标记可能有助于预测儿童和成人疾病未来的发生风险。

十一、进一步的考虑

胎盘是妊娠期胎儿健康的一个重要标示物。然而，正常胎盘在大小、形状和基因表达方面即存在很大的变异度。需要特别指出的是，胎盘还可能仅在某些区域表现出病理特征，但其他区域则是正常的。这使得对胎盘的评估极具挑战性：因为如果有足够的健康胎盘组织，异常区域的存在不一定会影响妊娠结局。使用胎盘进行评估的另一个限制是科研和临床上对胎盘缺乏重视，这阻碍了对这一重要资源的利用。随着人们越发认识到胎盘是胎儿发育过程的重要组成部分，我们有理由相信我们将有能力更好地提取其所蕴含的关于在婴儿发育过程中发挥重要功能的基因组成和环境作用的丰富信息。

第5章　成人健康与疾病的胎儿源性

Fetal Origins of Adult Health and Disease

Michael G. Ross　Mina Desai　著

袁　鹏　翟　帆　齐心童　译

细胞遗传学主要研究胎儿发育过程中的一系列遗传密码，这些密码使生命具有了不同的形式，并且可以进行门、纲、科、属、种等的分类，也使得每个个体具有其特有的特征。有了完整的遗传密码（尽管已知普遍存在隐性基因突变），人们就在想是否可以像设计机器人那样来精确设计某个基因的最终表型，但是实际上基因表达的调控机制会影响最终的表型。这种表观遗传调控决定着基因和蛋白质在发育过程中的时空表达模式和表达强度，进而影响细胞增殖、细胞分化和细胞死亡，最终导致胎儿发育完成后器官的结构和功能的广泛差异。表观遗传调节因子受到母体和胎儿所处环境的影响，成人健康和疾病的发育起源（developmental origins of adult health and disease，DOHaD）这一定义中也包含了这一涵义。包括营养因子、细胞因子、氧化应激、血流改变、氧合水平和毒素在内的多种母体因子组成的妊娠环境，影响了胎儿的结构、功能、成年后的表型，以及疾病的发生风险。先天影响指在胎儿发育过程中发生的自然影响，后天影响指出生后（母亲和父亲）产生的影响。DOHaD 研究的证据表明，在父母的养育过程中实际上可以通过调节遗传信息来影响发育过程。形成一个成人所需的所有细胞分裂中，大约有 92% 在出生前就已经完成了。因此，对一个个体来说，不管是肾小球、心脏和血管，还是脑神经元群和相互连接的数量，在出生时就已经确立了个体对健康和疾病的易感性。在本章中，我们将综述母体妊娠环境对胎儿发育的影响。英国已故流行病学家 David Barker 早在 20 世

纪 80 年代就提出了 DOHaD 这一概念，之后引起了全世界的关注。Barker 的研究表明，发育早期的营养不良可能会增加出生后过度饮食的易感性[1]，他还证明了缺血性心脏病与新生儿死亡率密切相关[2]。Barker 之后的工作以出生体重[4] 和儿童生长轨迹[5]为参考指标，研究了心血管疾病和慢性支气管炎的宫内和产后起源[3]。人类和动物模型的研究已证实，胚胎和胎儿发育过程中的营养缺乏对成年肥胖、葡萄糖耐受不良和糖尿病等疾病具有很强的预测作用[6]。

早期的 DOHaD 主要研究了妊娠营养不足，目前的研究内容还包括评估妊娠营养过剩的影响。在美国，有大约 67% 的成年人超重，其中将近 37%达到了肥胖[7]。在进行产前检查的女性中，超重和肥胖率分别达到了 26% 和 23%[8]。可以说，大多数胎儿都在营养过剩的母体环境中发育。母体代谢综合征会导致胚胎和胎儿暴露于高水平炎性细胞因子、瘦素、胰岛素、脂肪酸和氧化应激因子的环境中。多个调节细胞增殖、分化的信号途径已经在体外和体内动物模型中得到了很好的研究。但更复杂的是，工业社会的发展过程中产生了一系列天然或人造的化学物质和干扰物（如铅、汞、氡、甲醛、双酚），而且我们可以通过食物、水和空气接触到这些物质。妊娠期间药物治疗的影响也会进一步加剧营养和环境因素的相互作用。例如，为了加速胎儿肺发育的成熟，目前有将近 7% 的妊娠过程中医生都要对胎儿（通过母亲）使用糖皮质激素[9]，已经有许多相关的研究证实使用糖皮质激素产生的效

应具有很大的异质性。尽管动物模型研究显示过量的糖皮质激素剂量与胎儿生长或大脑发育程度降低有关[10]，但"治疗"剂量下各种细胞事件如何相互作用至今也未阐明。

可以说，每个胎儿都暴露在可能显著影响其发育的内源性和外源性母体因素的环境里。早期研究侧重于将低出生体重或高出生体重作为宫内营养的指标，而近期的研究则详细阐述了特定营养或环境因素影响胎儿程序性发育的复杂过程。

一、表观遗传及编程

表观遗传现象是哺乳动物发育的一个基本特征，它在不改变 DNA 序列的情况下，使得基因的表达发生可遗传且持续的变化。表观遗传调控机制包括能够影响基因转录的 DNA 甲基化、可以改变染色质包装的组蛋白修饰及非编码 RNA[11, 12]。早期胚胎 DNA 甲基化水平不高，之后随着器官的发生和组织的分化，DNA 甲基化水平逐渐增加。DNA 甲基化一般发生在 CpG 位点（胞嘧啶 - 磷酸 - 鸟嘌呤二核苷酸，即 DNA 序列中胞嘧啶后紧连鸟嘌呤的位点），通过 DNA 甲基转移酶催化胞嘧啶转化为 5- 甲基胞嘧啶。这种甲基化募集了甲基 –CpG 结合蛋白，通过阻断转录因子结合和募集转录辅助抑制因子或组蛋白修饰复合物来诱导转录沉默。在胚胎发生和出生后早期，DNA 甲基化模式逐渐建立起来，这一甲基化模式对特定基因区域（如印记基因和重复核酸序列）的沉默具有重要意义。尽管个体所有细胞的 DNA 含量几乎相同，但器官特异性的基因差异性表达，如肝脏蛋白质的产生或皮肤角蛋白的表达，都是由基因沉默机制调节的。由于甲基化需要营养供应和甲基化酶来促进甲基的转移，因此宫内营养、激素或其他代谢因素都会改变胎儿发育过程中甲基化模式的时间和方向（图 5-1A）。

作为 DNA 甲基化的一个补充，染色质也可以通过组装成开放（常染色质）或闭合（异染色质）的状态来调节基因的转录。染色质由组蛋白及包裹在组蛋白周围的 DNA 形成的核蛋白复合物组成。通过甲基化、乙酰化、磷酸化、泛素化和苏素化对组蛋白尾部进行翻译后修饰可以改变组蛋白与 DNA 的相互作用，并募集改变染色质构象的蛋白质（如转录因子）。基于不同赖氨酸的甲基化，组蛋白甲基化可以抑制或激活转录。例如，组蛋白 H3 在赖氨酸 4 处的三甲基化（H3K4me3）与基因转录活跃相关，而组蛋白 H3 在赖氨酸 9 处的二甲基化（H3K9me2）与转录沉默相关[13]。组蛋白修饰和 DNA 甲基化模式彼此间并非完全独立，它们可以相互调节（图 5-1B）。

调节 DNA 转录的第三个表观遗传机制是非编码 RNA（ncRNA）的作用。ncRNA 由 DNA 转录而来，但不翻译成蛋白质，而是在转录和转录后水平上调节基因表达。与基因沉默相关的三种主要的短 ncRNA（<30 个核苷酸）包括 miRNA（microRNA）、siRNA（短抑制性 RNA）和 piRNA（piwi 相互作用的 RNA）。长链 ncRNA（>200 个核苷酸）具有细胞类型特异性表达模式并在发育过程中发挥着调节作用。这些 ncRNA 通常与翻译水平的基因表达调控有关，但最近的研究表明它们也可能参与 DNA 甲基化，进一步调控其靶标的转录（图 5-1C）。

一个经典的表观遗传疗法的例子是在妊娠期使用叶酸补充药来预防神经管缺陷。叶酸缺乏的机制中可能包括甲基化循环紊乱导致了 S- 腺苷甲硫氨酸减少和（或）S- 腺苷高半胱氨酸的增加，编码叶酸转运蛋白的基因 FOLR1 的失活会导致神经管、心脏和颅骨结构畸形[14]。

在印记基因和非印记基因中，营养 / 环境因素、表观基因组和基因型的相互作用对最终表型的影响都很明显。例如，印记基因 IGF2 的表观遗传调控会影响体重[15]，包括核受体、细胞因子、酶和激素在内的非印记基因会影响脂肪生成、葡萄糖稳态、炎症和（或）胰岛素信号传导[16-20]。

二、能量平衡机制：营养缺乏和营养过剩

如前所述，各种流行病学研究表明，部分代谢综合征可能受低出生体重（low birthweight，LBW）所影响，表型包括高血压、血脂异常和肥胖及糖耐量受损等一系列疾病。肥胖是能量摄入和消耗不平衡的最终表现，这两者都受到了代谢因素、食欲、成脂倾向和能量利用的影响。1992 年，Hales 和 Barker 提出了"节俭表型假说"[6]。他们认为，胎儿会对营养缺乏的子宫内环境做出响应，从而最大

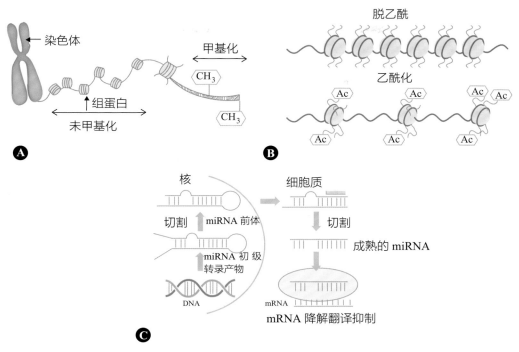

▲ 图 5-1 表观遗传调控

A. DNA 甲基转移酶：DNA 去甲基化松弛染色质结构，使得组蛋白乙酰化和转录复合物结合，而 CpG 岛的甲基化浓缩染色质；B. 组蛋白修饰：去乙酰化抑制基因表达，而乙酰化诱导基因表达；C. 非编码 RNA：从 miRNA 初级转录产物到 miRNA 前体的裂解发生在细胞核中，而 miRNA 的成熟发生在细胞质中。miRNA 抑制基因表达

限度地提高代谢效率，以提高他们在出生后营养缺乏的环境中生存的机会。这种反应模式是一种有效的适应机制，可以为未来不可预测的恶劣生存环境（如干旱或饥荒等）提前做准备。在母体和胎儿营养供应减少的情况下，后代发育和生活的宫外环境可能也能反映出这种营养情况。有几项研究报道了与 LBW 相关联的肥胖风险的增加。除了肥胖之外，研究表明 LBW 会使个体容易发生过度中心型脂肪增多，过度中心型脂肪增多与心血管疾病风险的增加具有很强的关联性。

尽管 LBW 的长期影响与成人肥胖相关，但最近的几项研究也报道了 LBW 与婴儿或儿童追赶生长之间的相关性。与出生时体型较小但在婴儿期或青春期早期体重赶上并超过正常体重的婴儿相比，出生时与同龄人相比体型较小的并且体重一直维持在较低水平的婴儿患肥胖症或代谢综合征的可能性较低。在动物模型中也报道了与之相同的模式，这对新生儿和儿童护理具有重要意义。例如，LBW早产儿的主要治疗目标是在出生后一段时间内要达到一个最低体重的值，这个体重也是目前出院的标

准之一。与此做法相反，在新生儿期限制体重的快速增加其实可能更加明智。据报道，与配方奶喂养相比，母乳喂养导致肥胖的风险较低[21]。母乳喂养在营养和激素组成方面可能比配方奶喂养更具优势，受母乳喂养的自然条件限制，还可以避免过度喂养。

如前所述，出生体重的变化趋势应该符合 U 形曲线，因为小于胎龄儿（small for gestational age，SGA）和大于胎龄儿（large for gestational age，LGA）在成年后，发生心血管疾病或者糖尿病的风险更高。LGA 婴儿通常产自肥胖母亲，这些母亲大部分会表现出葡萄糖耐受不良 / 胰岛素抵抗，并在妊娠前和妊娠期经常食用高脂肪的饮食。有几项研究报道称，这些风险（高脂肪饮食、葡萄糖耐受不良、肥胖和 LGA）中的每一种都可以是成年肥胖发生的独立因素。当把母亲喂养模式和儿童饮食行为的差异结合起来看，就可以理解为什么流行病学研究到现在仍然无法确定这些因素中的哪一个最重要。动物模型的研究已经分别报道了这些风险因素中的每一个独立因素的作用机制，我们之后将对比进行

讨论。

在包括母体营养限制（整体或特定）、子宫动脉结扎和糖皮质激素暴露等在内的多种条件，多个 LBW 的动物模型都报道了成年肥胖发生的增加。与人的研究一样，产后追赶性生长的 LBW 婴儿的肥胖趋势表现尤为明显[22]。之前针对绵羊和各种啮齿动物进行的动物研究为程序性肥胖的潜在机制提供了宝贵的见解，包括脂肪与体重比例的变化、脂肪因子的调节和分泌、中枢神经系统介导的食欲控制、肥胖的结构和功能及能量消耗。营养过剩的动物模型模拟了现代人类的饮食模式，主要特征包括摄入大量碳水化合物和脂肪。母亲的肥胖和高脂高碳水饮食尤其会通过影响脂肪组织和食欲进而导致成年程序性肥胖的发生[23]。

尽管有报道称结构畸形、致畸甚至致癌风险可能与发育相关，但直到最近才有研究报道至少有一部分代谢综合征要归因于胎儿和新生儿发育期。肥胖目前已经达到了流行水平，被视作是公众主要的健康危机。一些评论家预测肥胖的不利后果将很快抵消掉美国最近控烟得到的收益，而且肥胖已经导致了预期寿命的显著缩短。大约有 67% 的美国成年人超重［BMI 25～30kg/m^2，其中 37% 可归类为肥胖（BMI≥30kg/m^2）][7]。因为肥胖与产科的并发症和新生儿高出生体重都相关，所以产科医生很担心孕妇的肥胖患病率显著且持续性地增加。最近，人们认识到肥胖发生的风险可能受早期生活事件的影响，尤其是产前和新生儿的生长接触环境毒素等。

程序性和跨代肥胖的机制可能受表观遗传的影响[24]，人类研究表明，暴露于母体营养不良或营养过剩的新生儿脐带血白细胞中印记基因 IGF2 的甲基化水平下降[25, 26]。动物研究表明，胎儿暴露于母体营养不良或营养过剩也会影响肥胖后代的 DNA 甲基化和组蛋白修饰[27]。

三、环境毒素

现代社会的发展使得人类越来越多地接触各种工业 / 农业化学品。美国疾病预防控制中心（CDC）报告了多种人类生活环境中可以干扰内分泌的化学物质（endocrine-disrupter chemical，EDC），其中也包括了可作用于雌激素受体的化学物质。双酚 A（bisphenol，BPA）是一种广泛使用的单体增塑剂，多项报道都显示成人和儿童经常会接触到 BPA。母乳（1.1ng/ml）、母体（1～2ng/ml）、胎儿血清（0.2～9.2ng/ml）、羊水（8.3～8.7ng/ml）和胎盘组织（1.0～104.9ng/ml）中都可以检测到 BPA 含量[28]（图 5-2）。在啮齿动物、雌猴和女性中都已经报道了相似的 BPA 药动学[29]。BPA 的代谢过程包括结合和清除 BPA- 葡萄糖醛酸和 BPA- 硫酸盐，大多数 BPA 都可以在尿液中检测到。由于新生儿和胎儿的结合能力降低，因此 BPA 的清除可能会有延长。此外，当胎儿吞咽大量羊水时，胎儿尿液中的 BPA 排泄会发生再循环。这一发现可以在一定程度上解释胎儿血清和羊水中 BPA 水平的升高。

研究表明 BPA 水平与脂肪因子脂联素和瘦素的水平密切相关[30]，而尿液中较高浓度的 BPA 水平与 9 岁儿童的肥胖增加相关。因此，母亲肥胖和 BPA 暴露的联合效应可能会产生协同作用并导致后代程序性肥胖。流行病学的证据也显示了发育过程中 EDC 暴露与肥胖之间的相关性。胎儿期接触多氯联苯（polychlorinated biphenyl，PCB）与青春期男性和女性体重增加有关。有机氯农药与 BMI 呈正

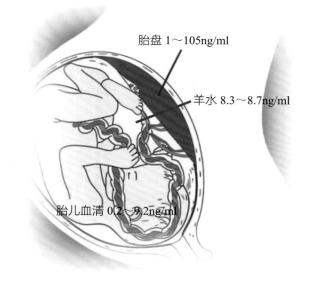

母乳 1.1ng/ml

母体血清 1～2ng/ml

胎盘 1～105ng/ml

羊水 8.3～8.7ng/ml

胎儿血清 0.2～9.2ng/ml

▲ 图 5-2　妊娠期间的双酚 A 水平
引自 Ranjit et al.[28]

相关，在子宫内接触六氯苯与6岁儿童超重相关[31]。

BPA暴露的程序化效应可能多种多样；人类流行病学研究已将母亲尿液的BPA浓度与后代的攻击性、焦虑、抑郁和多动症相关联，而且女孩受到的影响比男孩更突出。据报道，胎儿期BPA的暴露与儿童的情绪行为改变有关，男孩将更具攻击性，女孩更容易患有焦虑/抑郁[32]。

BPA暴露的动物模型研究显示，BPA程序化的肥胖机制包括神经发生和脂肪发生。体外研究报道了BPA显著的胚胎学效应，其中包括细胞分化的改变。最近的几项研究也报道了脂肪生成和分化的影响，且具有潜在的跨越多代的表观遗传效应。据报道，断奶时雌性大鼠BPA脂肪生成水平增加可能与脂肪生成基因的过度表达有关（即C/EBPα、PPARγ、SREBP-1C、LPL、FAS和SCD-1）[33, 34]。据报道与BPA诱导的脂肪生成加速相同，低剂量的BPA会增加11β-羟基类固醇脱氢酶1（11β-HSD1，将无活性的可的松转化为活性的皮质醇）在网膜脂肪组织和内脏脂肪细胞中的mRNA表达水平和酶活性。在与环境相关的剂量条件下，已发现BPA可抑制脂联素并刺激炎症性脂肪因子，包括人脂肪组织中的白细胞介素6（IL-6）和肿瘤坏死因子（tumor necrosis factor，TNF）等的释放。

除了脂肪生成作用外，最近对EDC的研究报道了BPA的神经发育作用。在小鼠中，低剂量母体BPA暴露会加速神经发生和神经元迁移，并导致异常神经元网络的形成。据报道，由于神经发生的加速，母体BPA会减少14.5天胎鼠神经干/祖细胞的数量[35, 36]。因为在小鼠中BPA会上调关键的胚胎基因，母体BPA暴露可能最终影响后代的食欲。在体外，据报道BPA可刺激神经祖细胞的增殖。

BPA的作用已在行为学和组织学上得到证实。产前/新生儿的BPA暴露会导致海马体胆碱能系统功能障碍。产前BPA的暴露会改变与后代认知缺陷和抗焦虑行为相关的N-甲基-D-天冬氨酸（N-methyl-D-aspartate，NMDA）和多巴胺系统的发育，以及改变调节情绪的5-羟色胺能系统[37-39]。有报道称在子宫内接触BPA会导致大鼠子代的脑部发生结构变化，进而导致行为的改变，而且对雌性的影响比雄性更明显[40, 41]。据报道，雄性小鼠后代的攻击性和记忆障碍水平增加，脑中雌激素受体α的表达增加[42]。灵长类动物研究报道称，产前接触BPA会改变雄性食蟹猴后代的性行为[43, 44]。

BPA介导的表观遗传变化会改变DNA甲基转移酶和miRNA的表达，并诱导组蛋白修饰，从而影响各种基因的抑制/激活[45]。

四、母体压力与焦虑

孕妇滥用药物可能对药物受体相互作用产生直接影响。然而，后代行为学的研究表明，胎儿神经内分泌环境的破坏可能与胎儿促肾上腺皮质激素（adrenocorticotropic hormone，ACTH）/皮质醇的增加有关，最终对胎儿/新生儿的大脑发育产生影响。已经有多个针对孕妇压力和焦虑进行的流行病学调查显示，妊娠中期焦虑水平的增加与新生儿血清素和多巴胺水平降低、额叶脑电图（electroencephalography，EEG）激活增加和迷走神经张力降低有关。妊娠晚期焦虑与10岁儿童唾液皮质醇水平的升高有关，这些调查表明妊娠期母亲的焦虑会影响后代的压力应答。在一项研究中报道了高度焦虑的母亲使得婴儿听觉诱发反应发生了改变。除了母亲的慢性焦虑外，自然灾害、近亲死亡或母亲的神经精神疾病等创伤性事件也可能引发妊娠期间的急性压力反应。这些母亲承受压力的经历可能会对她的后代的神经发育产生重大影响。据报道，在妊娠期间出现创伤后应激障碍的母亲所生的孩子的皮质醇水平会发生改变，且在前9个月的发育过程中显示出行为的异常[46]。

已经证实母体压力会通过母亲的下丘脑-垂体-肾上腺（hypothalamic-pituitary-adrenal，HPA）轴对胎儿发育产生影响。发育中的胎儿通常受到胎盘酶11β-羟基类固醇脱氢酶2（11-β-hydroxysteroid dehydrogenase type 2，11β-HSD2）的保护，使其免受母体血液循环中高水平皮质醇的影响。这种酶可以将皮质醇代谢为无活性的可的松。母体药物暴露、食物摄入量变化和产科疾病（如先兆子痫、早产或胎儿生长受限）可以下调胎盘11β-HSD2的水平[47]。因此，胎盘11β-HSD2的减少可能会使胎儿暴露于更高水平母体皮质醇的环境，反过来对后代的大脑发育和成熟产生二次影响。据报道，在接受羊膜腔穿刺术的孕妇中，母体血浆和羊水皮质醇水平（胎儿水平指标）之间存在很强的相关性。与母亲焦虑的这种显著相关性表明，羊水皮质醇与母亲焦虑的这种显著相关性表明其可以作为胎儿激素暴露的指标。

与母体妊娠压力相关的婴儿精神障碍可能是胎儿发育过程中皮质醇与特定大脑区域结合的结果。例如，大多数胎儿组织（胃肠道、心脏、肾脏、肺、脑）从妊娠中期开始就表达糖皮质激素受体，而类固醇激素会影响器官发育和成熟。糖皮质激素可能通过表观遗传机制影响基因表达的许多方面，包括组蛋白乙酰化、DNA 甲基化和 miRNA[48]。最值得注意的是，海马体包含许多糖皮质激素受体，在学习和记忆中起着至关重要的作用。尽管尚未在人类中进行研究，但据报道，雌性大鼠接触糖皮质激素会导致伏隔核内细胞体积和数量的减少[49]。这些发现表明母体的压力和（或）药物滥用可能导致后代的成瘾行为。

母体压力的影响也可能不仅仅导致胎儿 / 新生儿神经系统 / 行为问题。据报道，对母亲产前的焦虑 / 压力的评估可以预测婴儿疾病和抗生素使用后的影响[50]。广泛的产前压力因素与儿童发病率相关。具体而言，母亲产前的焦虑与儿童哮喘有关，而其他与压力相关的母亲因素与儿童早期湿疹发病率增加有关。

LBW 婴儿脐带血中的皮质醇浓度较高，并且儿童时期尿皮质醇分泌水平较高，这表明了胎儿的程序性发育可能对 HPA 轴产生代际影响[51]。Nilsson 等报道出生体重与压力易感性之间存在很强的相关性[52]，而其他研究报道称，皮质醇对压力的反应与出生体重呈显著负相关。同样，就生理反应而言，在女性中，LBW 与高血压、心率快及心理压力相关，但在男性中没有关联。

与人类的研究结果相似，啮齿类动物实验也报道称，产前压力（如约束）和使用外源性糖皮质激素不仅会损害认知、增加焦虑和增加对压力的反应，还会影响大脑发育[52]。此外，据报道，产前压力会增加对尼古丁和其他成瘾药物的敏感性。母体养育的差异也会影响后代的表观基因组和行为。同样，已发现大鼠母体养育行为的差异会改变后代海马体中糖皮质激素受体基因启动子的表观基因组。

最近对非人类灵长类动物的研究表明，母亲在妊娠期间长期食用高脂肪饮食会导致后代出现更高水平的焦虑样行为，这可能是由胎儿大脑血清素 / 黑素皮质素通路的改变所引起[53]。一项在北卡罗来纳州进行的研究中，9—16 岁的男孩和女孩接受了出生体重和其他各种产前和围产期因素相关的抑郁症测试。LBW 是青春期女孩抑郁的很好的预测指标（38.1% 的 LBW 女孩 vs. 8.4% 的正常出生体重的女孩），但不能预测青春期男孩的抑郁症。此外，LBW 与创伤后压力症状、广泛性焦虑症和社交恐惧症的风险增加有关，而且这些症状在女孩中比在男孩中要普遍得多[54]。之后的研究还表明，LBW 与精神分裂症、注意缺陷多动障碍（attention deficit hyperactivity disorder，ADHD）及饮食失调的风险增加也相关。这些结果与动物研究一致，都报道了程序性发育的性别特异性影响。

五、糖皮质激素和早产

对早产儿进行糖皮质激素治疗可以显著降低脑室内出血、新生儿呼吸窘迫综合征和婴儿的死亡率。然而，在临床上，医生普遍倾向于使用多个疗程的糖皮质激素。对人类围产期糖皮质激素暴露影响的研究发现，早产儿和足月出生的儿童暴露于地塞米松会导致不良情绪增加、语言工作记忆缺陷等问题[50]。此外，产前多次服用糖皮质激素的母亲的后代头围更小、暴力攻击行为的水平明显更高、注意力缺陷更明显[55]。这些结果表明，胎儿发育过程中暴露于药理性糖皮质激素水平，可能会受到负面影响，其中包括后代 HPA 轴的变化。在分娩后 3～6 天，暴露于产前倍他米松的早产儿相比匹配的对照组对足跟棒的唾液皮质醇反应较低[56]。其他研究报道，产前接触皮质类固醇与新生儿期间皮质醇对促肾上腺皮质激素释放激素的反应受到抑制有关。4 月龄时，唾液皮质醇对免疫的反应与前 4 周的平均血浆皮质醇水平显著相关，与母体糖皮质激素暴露无关。值得注意的是，与在妊娠期间母亲承受极高压力或焦虑的婴儿中观察到的相似，早产儿表现出类似的一系列行为和发育问题，两组都表现出更高水平的多动、焦虑、抑郁和注意力不集中。

即使没有外源性糖皮质激素暴露（通过母体给药），早产儿也会在比足月儿更早地暴露于内源性皮质醇激增。这种早产的内源性暴露可能会产生不利的程序性影响。几项研究报道称，LBW 与成年期静息心率增加和空腹血浆皮质醇浓度升高有关。据报道，在 32 周之前出生的早产儿中，新生儿血浆皮质醇水平比同胎龄婴儿通常的水平高 4～7 倍。由于这种高水平一直持续到 4 周龄，也可能是由急性产前类固醇和产后内源性糖皮质激素产生引起的。无论这是早产本身的结果，还是早产儿皮质醇暴露的结果，早产儿（尤其是胎龄 28 周之前出生的婴儿）都显示出了更多的神经功能障碍，如视觉运动协调性不足（8 岁时测量）。考虑到外源性和内源性糖皮质激素的这些后果，应谨慎限制母体糖皮质激素的使用——仅用于最有可能受益的婴儿和可能早产的婴儿。

尽管糖皮质激素对大脑编程和器官成熟的影响已得到广泛认可，但人们不太了解甘草甜素（甘草的天然成分）也可能通过皮质醇机制影响胎儿大脑编程。甘草甜素会抑制胎盘 11β-HSD2 含量，从而增加母体皮质醇向胎儿的传递。在一项针对 8 岁芬兰儿童的研究中，因母亲摄入过多而大量接触甘草的儿童在语言能力、视觉空间能力和叙事记忆方面存在显著的缺陷，这种对认知能力的负面影响还与食用甘草甜素的程度相关[57]。除了在干草中存在，甘草甜素被经常用作口香糖、糖果、凉茶、酒精和非酒精饮料甚至草药的调味剂。这些结果表明在妊娠期间应限制接触甘草甜素，更重要的是，它说明了对胎儿发育和编程产生负面影响的各种物质、食物和药物都会影响胎儿的皮质醇暴露。

六、器官特异性程序性影响

（一）食欲与肥胖

在早熟性物种里，胎儿食欲和饱腹感的下丘脑调节在子宫内就已经发育形成，以便为出生后的生存做好准备。在人类和大鼠中，妊娠早期就可以在下丘脑中检测到调节食欲和饱腹感的神经元。在大鼠的研究中，功能性神经元通路在出生后第二周形成，这一时期对应的是人类的妊娠晚期。肥胖基因（ob）产物瘦素主要由脂肪组织和胎盘合成，是发育过程中的关键神经营养因子。与成人相比，瘦素作为一种饱腹感因子，胎儿 / 新生儿的瘦素还可以促进饱腹感通路的发育。据报道，在缺乏瘦素（ob/ob）的小鼠中，饱腹感通路被永久破坏，观察到的轴突密度仅为对照组动物中的 1/4～1/3[58]。用瘦素治疗成年 ob/ob 小鼠不能恢复饱腹感，但新生 ob/ob 小鼠的神经元发育在进行瘦素治疗后确实有所恢复[58]，说明了瘦素在围产期的关键作用。

生命早期暴露于瘦素是人类 SGA 和 LGA 新生儿的一种程序性机制假说。在人类 LBW 婴儿中，分娩时瘦素水平较低，脐带血瘦素水平反映了新生儿的脂肪量。与 SGA 新生儿血清瘦素水平低相比，LGA 婴儿的瘦素水平显著升高。此外，据报道，肥胖孕妇的瘦素水平升高与肥胖相关，母乳瘦素水平也可以反映母亲的脂肪量。

当瘦素与其受体结合时，会激活阿黑皮素原神经元和下游的厌食症通路。肥胖通常与瘦素抵抗相关，导致机体无法维持食物摄入与实际能量需求的平衡。瘦素通路受到促食欲神经肽 Y（neuropeptide-Y，NPY）的反调节（图 5-3）。瘦素信号传导受损可能会导致 NPY 的表达增加，反过来又会促进食物消耗的增加，同时降低机体的整体代谢水平。在 LBW 婴儿中，据研究报道食欲失调是肥胖的一个关键诱发因素[59]。对 LBW 后代的研究清楚地表明，饱腹感通路的几个组成部分的功能发生了障碍[60]。最近的几项研究报道了下丘脑营养传感器［二氢尿嘧啶脱氢酶依赖性脱乙酰酶沉默信息调节因子 1（NAD-dependent deacetylase sirtuin-1，SIRT1）］的上调和 DNA 甲基转移酶（DNA methyltransferase，DNMT1）的下调，这两者都在表观遗传上调节一些对神经发育至关重要的基因的转录[61, 62]。值得注意的是，SGA 啮齿动物胎儿和新生儿的神经元干细胞表现出了生长减慢和向神经元和神经胶质细胞的分化受损[62, 63]。因此，神经元发育受损（并最终减少饱腹感通路）可能是神经干细胞生长潜力降低和轴突发育期间瘦素介导减少的神经营养刺激所导致的。

除了食欲 / 饱腹感功能障碍外，调节脂肪组织和功能（脂肪生成）发育的机制也可能是程序性肥胖发展过程的关键因素。脂肪生成的增加主要发生在产前和出生后的发育过程中，部分脂肪生成在成年后仍在继续。脂肪生成过程在前脂肪细胞内进行，需要表达一系列转录因子，受到了精细的调控（图 5-4）。这个过程受营养物质、激素和表观遗传因素的调节。值得注意的是，LBW 婴儿的主要脂肪生成转录因子过氧化物酶体增殖物激活受体γ（peroxisome proliferator-activated receptor gamma，PPARγ）的表达增加受到了表观遗传的调节[17]。受到脂肪生成和脂肪酸从头合成增加的影响，这

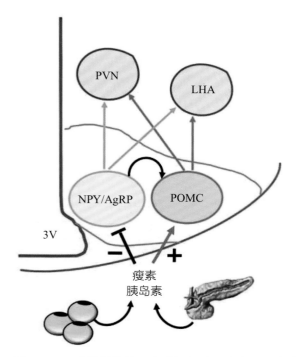

▲ 图 5-3　下丘脑弓状核；脂肪组织分泌的瘦素和胰腺分泌的胰岛素抑制神经肽 Y（NPY）并增加阿黑皮素原（促食欲肽）（POMC）；3V. 第三脑室；PVN. 室旁核；LHA. 下丘脑外侧区；AgRP. 刺豚鼠基因相关蛋白（促食欲肽）

种 LBW 婴儿的脂肪细胞更大，脂肪储存倾向增加。与这一结果一致的是，LBW 婴儿的前脂肪细胞也表现出了脂肪生成基因的早期分化和过早诱导 [64, 65]。由于脂肪细胞生成和脂肪生成的信号通路在肥胖的表型出现之前发生了上调，因此可能是导致个体易感的关键因素之一。此外，细胞学研究表明，出生时的 LBW 脂肪细胞具有与用噻唑烷（PPARγ 激动药）治疗后相同的基本特征。换句话说，它们对胰岛素更敏感并表现出了更高水平的葡

萄糖摄取能力，从而促进脂肪细胞内脂质储存的增加。因此，PPARγ（或其下游目标）的早期激活可能会促进脂质的储存，反过来，会增加肥胖发生的风险。这一概念证实了一项关于母亲暴露于 PPARγ 激动药的研究结果，这种激动药会导致成年后代的脂肪量增加 [66]。研究干细胞前体编程在代谢疾病途径的可能作用是一种有效的方法，它可以帮助我们了解发育的可塑性，开发潜在预防性治疗策略。此外，白色脂肪组织转分化为棕色脂肪表型（可以通过产热消耗能量）的潜力可能为程序性肥胖提供另一种预防策略。

与 LBW 后代类似，高脂饮食喂养的肥胖大鼠母亲所生的后代也表现出食物摄入的增加、肥胖、循环瘦素水平升高和葡萄糖稳态受损，而且与暴露的时间具有相关性 [23]。此外，通常这些后代的脂肪组织肾素 - 血管紧张素系统表现出了较高的活性，促进了高血压表型的发展 [67]。潜在表型可能与 LBW 后代的表型相似，影响食欲调节、增强脂肪生成和减少能量消耗。尽管如此，这些后代和 LBW 后代之间在机制上存在着显著差异，如瘦素升高而无法下调 NPY，胎儿期促食欲神经元的增殖增加，以及 PPARγ 共抑制因子的减少等。

（二）肝脏发育

与儿童和青少年肥胖患病率的增加有关，儿童和青少年现在患非酒精性脂肪性肝病（nonalcoholic fatty liver disease，NAFLD）和 2 型糖尿病的风险更高。已经证明随着母亲肥胖率的增加，妊娠前超重与成年后代 NAFLD 的发展之间具有一定的相关性 [68]。2010—2020 年，美国 2 型糖尿病的发病率增加了 10 倍，在北美印第安人青少年中尤其

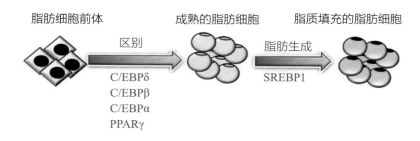

▲ 图 5-4　脂肪形成和脂肪形成的转录调控
成脂转录因子：CCAAT/ 增强子结合蛋白（C/EBP）、过氧化物酶体增殖物激活受体（PPAR）；脂质转录因子：甾醇调节元件结合蛋白（SREBP）

高，高达 6%。血清转氨酶的结果显示，美国有高达 10% 的肥胖青少年可能患有 NAFLD。使用超声检查脂肪肝，估计肥胖青少年的 NAFLD 发生率高达 25%～50%[69]。最近，有越来越多肥胖儿童的非酒精性脂肪性肝炎相关的肝硬化病例的报道。其他证据进一步表明，肥胖会加剧对肝脏的额外伤害，如丙型肝炎感染。出生时婴儿的腹围下降，可能是胎儿发育过程中肝脏发育不良的结果，其血清胆固醇和血浆纤维蛋白原较高。同样，婴儿期体重增加不足与成人肝功能改变相关，可以通过血清总胆固醇、低密度脂蛋白胆固醇升高和血浆纤维蛋白原浓度升高来评估[70]。一些人类研究集中在 NAFLD 的诊断和结局上，动物研究（见后文）报道了暴露于母体高脂肪饮食但不表达 LGA 的胎儿早期脂肪肝。因此，在食用典型西方高脂肪饮食的母亲的正常体重后代中，可能存在先前未确诊的脂肪肝。研究母体营养不足和营养过剩的动物实验报道了肝脏结构的改变、NAFLD 的存在及参与后代葡萄糖 / 脂质稳态的关键代谢转录因子和酶的变化。例如，在大鼠妊娠期间限制母体蛋白质消耗，使肝酶有利于葡萄糖的产生。此外，这些葡萄糖稳态的关键肝酶通过改变调节"设定点"保留了应对高脂肪 / 高热量饮食挑战的能力[71]。此外，由于这些酶在肝脏的不同代谢区（静脉周围区的葡萄糖激酶和门静脉周围区的磷酸烯醇式丙酮酸羧化激酶），门静脉周围的扩张和静脉周围细胞群的收缩也可能是其活性改变的原因[72]。

图 5-5 展示了可能导致肝脏异常的脂质代谢和 NAFLD 的机制。在分子水平上，PPAR 转录因子与脂质代谢的调节有关。PPARγ 主要在肝脏中表达并调节参与脂肪酸氧化的基因。尽管 PPARγ 在肝脏中的表达水平非常低，但据报道 PPARγ 激动药可以改善大鼠的 NAFLD[73]。此外，PPARα 和 PPARγ 调节炎症反应，PPAR 激动药已被证明可以通过抑制急性期蛋白（如 CRP）的表达，在各种类型的细胞中发挥抗炎作用[74]。在组织损伤、感染和炎症反应中肝细胞产生 CRP，并且在肥胖个体和患有糖尿病、代谢综合征或 NAFLD 的个体中水平略高。对大鼠的研究还显示成年 LBW 后代的 NAFLD 和肝脏 CRP 水平升高，这与肝脏 PPARγ 和 PPARα 表达降低相关[75]。PPAR 转录因子及其协同调节因子（过氧化物酶体增殖物激活受体 γ 共激活因子 PGC-1α）

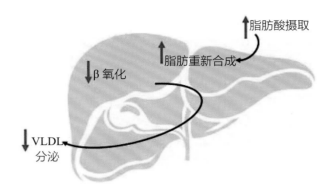

▲ 图 5-5　非酒精性脂肪性肝病（NAFLD）的机制
肝脏摄取的脂肪酸增加、甘油三酯合成和新生脂肪生成，以及脂肪酸氧化和极低密度脂蛋白（VLDL）分泌减少都有助于 NAFLD 的发展

相应地受 SIRT1 调控，SIRT1 是一种营养传感器，据报道有表观遗传效应。与 PPARα 的降低相同，研究报道 LBW 后代显示出较低的肝脏 SIRT1 活性和 PGC-1α 表达水平，这可能促进肝脏脂肪生成并抑制肝脏脂肪分解[76]。母亲的高脂肪饮食 / 肥胖妊娠会导致后代肝脏 SIRT1 的活性降低和 PGC-1α 表达的下降[77]。

（三）胰腺发育

尽管成人程序性的肥胖或饮食诱导的肥胖都被认为是胰岛素抵抗的病因，但对人类和动物的研究报道称，暴露于与子宫内营养相关的环境差异会影响胰腺。自 20 世纪 60 年代中期以来，已有报道称母体营养不良会导致胰岛 B 细胞数量发生变化。LGA 人类新生儿表现出胰岛 B 细胞增生和血管化增加的情况，而 SGA 婴儿的血浆胰岛素浓度和胰岛 B 细胞数量较低[78]。据报道，与快速追赶生长的有害影响相一致的是，在低体重但后来发展为成人肥胖的个体中，胰岛素抵抗最强[79]。在人类中，已发现宫内生长与胎儿胰岛素水平直接相关。除了调节葡萄糖摄取外，胰岛素还有其他重要功能，如调节骨骼和结缔组织及神经组织的发育。

研究发现，与同龄体重正常的男性相比，在 1 岁时体重＜8.2kg 的男性和体重在 12.3kg 或以上的男性中，成人之后胰岛素抵抗的风险高出两倍。因此极端的体重也对胰岛素抵抗有影响[45]。此外，早期生长受限与胰岛素浓度之间也存在相关性，这表明胰腺组织或功能可能受损。其他研究还报道，胎儿编程可能会改变胰岛素敏感靶组织的结构和功能。

据进一步报道，根据肥胖的流行程度，大约 25% 的葡萄糖耐量正常的个体表现出和 2 型糖尿病患者中观察到的相同类型的胰岛素抵抗，但他们可以通过增加胰岛素分泌来弥补这一点，而这些人患糖尿病的风险明显更高。几项胎儿编程的研究报道称，正常妊娠和糖尿病妊娠中的新生儿出生体重和母体血浆葡萄糖水平直接相关。尽管氨基酸是胎儿生长的主要决定因素，但人们对其关注却很少。

除了出生体重的显著降低或升高外，最近的一些研究报道称，产前接触倍他米松可能会导致后代成年后出现胰岛素抵抗。一项为期 30 年的双盲产前倍他米松预防新生儿呼吸窘迫综合征与安慰剂随机对照随访研究发现，暴露于安慰剂或倍他米松的人在血脂、血压、心血管疾病和体型方面都没有明显差异。然而，在 75g 口服葡萄糖耐量试验中，暴露于倍他米松的后代在 30min 时显示出更高的血浆胰岛素浓度，在 120min 时显示出更低的葡萄糖浓度[80]。研究人员认为，产前暴露于倍他米松可能会导致成年后代出现胰岛素抵抗。另一项涉及 20 岁后代的研究报道称，暴露于倍他米松的后代血压显著降低[81]。考虑到这些观察结果，研究人员建议产科医生使用单一疗程，而不是多疗程的产前糖皮质激素。

数种不同的母体糖尿病动物模型、营养操作（包括不足和过度）和子宫结扎术都报道了胰岛素分泌紊乱、B 细胞生长改变及对胰岛素敏感性的长期影响。据报道，LBW 后代胰岛素分泌减少，B 细胞生长也会改变[82]，而在肥胖妊娠导致的后代中观察到 B 细胞增加和胰岛素分泌增加[83]。尽管生长过程和营养不是同一个概念，但两者都会导致组织特异性的胰岛素抵抗、B 细胞衰竭、骨骼肌线粒体功能受损[84, 85]，以及成年后代糖尿病的发展。这种模式主要受发育的表观遗传调控影响。B 细胞转录因子胰腺十二指肠同源异形框 -1（pancreatic duodenal homeobox-1，Pdx-1）对 B 细胞的发育至关重要。LBW 后代的 B 细胞中也报道了 Pdx-1 表达被显著沉默。值得注意的是，这种沉默与 *Pdx1* 基因表观遗传调控的持续改变有关。此外，据报道，循环中脂质的增加可以通过内质网应激途径诱导 B 细胞凋亡。也有报道称，在啮齿类动物中，Pdx-1 可以

保护细胞免受高脂饮食引起的胰腺内质网应激。据报道，尽管肥胖妊娠会增加啮齿动物的胰腺脂肪沉积，但目前尚不清楚是否会导致生长受限的妊娠个体中永久性的基因表达变化。

已经有研究人员报道了跨代致糖尿病的效应：母体糖尿病妊娠（及由此产生的宫内高血糖）可以将致糖尿病表型传递给后代[86]。而据报道，患有妊娠糖尿病的母亲的发病率也有增加[87]。和人类类似，在大鼠中检查母体糖尿病的实验也观察到了跨代糖尿病的作用。糖尿病母亲的女性后代会患上妊娠糖尿病，并将这种模式传给她们的下一代。宫内高血糖也会改变精子中印记基因的表达[88]。

（四）心脏发育

除了上述有关胰岛素抵抗的糖皮质激素效应外，还有证据表明，进行过倍他米松治疗的母体产出的早产儿与长期不良的心脏疾病相关，包括肥厚型心肌病[89]。下面要讨论的动物实验也证实了胎儿皮质醇暴露与其左心室心肌细胞大小增加的相关性。其中的一个核心特征是通过减少细胞增殖或增加细胞凋亡，以减少心肌细胞的数量。由于心肌细胞高度分化并且在出生后基本不复制，因此不当的产前心肌细胞减少可能会导致心肌功能单位的永久性丧失，从而增加对心脏肥大和缺血性心脏病的易感性。还有报道称，在生长受限的婴儿中也发生了左心室肥厚，在某种程度上混淆了直接相关性。最近的一些研究报道称，由于母体维生素 D 缺乏对胎儿肾素 - 血管紧张素系统的影响和心肌细胞生长的改变，这也可能导致后代易患慢性心血管疾病。

与代谢综合征的编程类似，流行病学数据已证明了出生体重与成人冠心病之间存在相关性。胎儿期和婴儿期生长缓慢，随后儿童期体重的快速增加可能使男性和女性易患成人冠心病[90]。已在欧洲、北美洲和印度次大陆中多项研究发现 LBW 与冠心病之间具相关性。

由于相似的病理生理机制，这些风险因素与脑卒中之间似乎存在着很强的相关性。然而，这种编程的影响在依赖于胎儿和儿童环境的成人表型的显著差异中也很明显。在赫尔辛基出生队列的 2000 多人中的一项研究中，两种不同的早期生长路径先于成年期高血压的发展[91]。出生时体型小、婴儿期体重增加少，随后在儿童期体重指数迅速增加与成

人冠心病症状的增加有关。相比之下，整个婴儿期的 LBW 和低体重增加以及青春期持续的小体型导致脑卒中和动脉粥样硬化的脂质特征的风险更高。由于生物过程的改变，这两种不同的生长模式可能导致高血压。尽管限制 LBW 啮齿动物体重增加似乎可以防止肥胖表型，但仍然存在着显著的动脉粥样硬化和胰腺异常，因为这些后代显示出胆固醇水平升高及胰岛素缺乏[92]。在动物和人类中都可以观察到这种结果模式，这表明预防策略的制订具有一定难度。除了调节婴儿的体重变化速度，预防 LBW 可能更为关键。

除了胎儿营养物质暴露对心脏发育的影响，高血压编程的基础可能还有重要的血管生成机制，包括改变动脉硬度、动脉弹性蛋白，以及动脉和毛细血管床的大小[93]。尽管没有直接报道表明弹性蛋白合成在胎儿大动脉发育中受损使胎儿的生长受到限制，但具有单脐动脉的人类儿童在 5—9 岁时会显示出髂动脉顺应性的显著不对称性。此外，早产也会显著影响人体动脉血管细胞外基质的黏弹性性能和弹性蛋白含量。早期发育过程中弹性蛋白合成不足可能导致成人动脉僵硬度永久增加，进而可能导致高血压和其他心血管疾病[94]。

据报道，产前可卡因暴露对新生儿和后代的心脏功能有显著影响。可卡因暴露导致新生儿心律失常和短暂心脏 ST 段抬高的发生率更高。虽然一项横断面研究报道人类左心室心脏功能没发生任何显著差异，但发现产前可卡因暴露会导致新生儿舒张充盈的变化，变化程度与可卡因暴露水平相关。其中一些变化会持续到 26 个月的胎儿，尤其是在子宫内接触较高水平可卡因的婴儿中。产生这些可卡因效应的机制可能与抑制去甲肾上腺素、血清素和多巴胺的再摄取有关。除了直接影响外，可卡因对心脏功能的编程可能是通过对自主神经系统的影响来介导的。一些先前的研究还报道了静息心率和心率变异性的改变。一项研究还表明，胎儿接触可卡因对 4—8 周龄新生儿的心率有剂量依赖性影响，这种影响的持续时间尚不清楚[94]。对肾交感神经活动、心率变异性和静态压力的额外影响证实了可卡因对心脏调节系统的后代影响。综上所述，这一系列研究结果有力地表明，胎儿接触可卡因至少会对人类的心脏健康产生短期影响——也可能是长期影响。

尽管仍然没有明确的流行病学证据表明产前缺氧与人类成人心血管疾病有关，但有一些动物研究表明产前缺氧可能对成年动物的心脏功能产生一定的影响。据报道，妊娠期间的慢性缺氧会导致 LBW 新生儿的心肌结构和心脏发育发生改变。产前缺氧会导致胎儿发育过程中肺血管重塑，进而导致新生儿肺血管疾病（即高血压）[95]。缺氧介导的反应可能有一部分通过缺氧诱导因子（hypoxia inducible factor，HIF）调节多种基因，包括血管内皮生长因子（vascular endothelial growth factor，VEGF）和下游炎症反应[96]。除这些作用外，子宫内长期缺氧会增加心肌细胞凋亡，改变心脏基因表达，抑制胎儿心脏功能，并导致心肌细胞的细胞周期提前结束和心肌细胞肥大[97]。

（五）骨发育

在胎儿和新生儿期的影响可能是骨质疏松症发展的关键因素，通常，骨质疏松症是一种与衰老相关的疾病。在考虑晚年骨量的主要决定因素时，最关键的问题是：① 30 岁时达到的峰值骨量；② 30 岁之后的骨质流失率。因此在老年人中观察到的骨量可能主要是生命早期出现的峰值骨量的后续作用。许多流行病学研究报道称，1 岁时胎儿的 LBW 和体重与骨髓含量减少及骨矿物质密度直接相关[98]。与这些观察结果一致，儿童时期的骨发育不良与老年人髋部骨折发病率高有关。在人类和啮齿类动物对母体肥胖的研究报道称，由于表观遗传介导的胎儿前成骨细胞衰老信号增加，骨形成也会受到抑制[99]。

除了胎儿和新生儿生长激素、皮质醇和胰岛素样生长因子 1 等因素外，影响胎儿和新生儿期骨矿物质峰值含量增加的机制可能还包括维生素 D 和钙的相互作用。缺钙的营养不良胎儿，可能会上调维生素 D 的活性以增加钙的利用率。尽管超过 60% 的峰值骨量是在青春期获得的，但越来越多的证据表明峰值骨量很大程度上是由生命早期的生长决定的。其他母体因素也可能影响新生儿骨矿物质含量。据报道，如母亲吸烟、妊娠晚期体育锻炼增加、母亲 LBW 和脂肪储存量低等因素都可能会导致人类新生儿的全身骨髓含量降低[100]。最初，母乳喂养的婴儿的骨量低于奶瓶喂养的婴儿，但母乳喂养的孩子在 8 岁时最终可能会积累更多的骨量。据报道，在大鼠中子宫结扎和母体饮食调节都会影响后代骨骼结构。发现成年后代的血清 25-OH 维生素 D 水平较低，骨矿物质含量较低，骨面积较小，这也与生长板的变化有关。这些观察结果与骨骼生长轨迹的营养编程一致，也证实了人类骨质疏松症编程的流行病学证据。

（六）脑发育

由于胎儿/新生儿关键时期的大脑功能和发育异常复杂，因此生命早期的许多不同压力源会对多种大脑功能产生影响，对行为、认知、焦虑甚至上瘾等产生潜在影响。胎儿在子宫内接触可卡因或甲苯丙胺，会对多种脑组织产生负面效应[101]。据报道，产前接触可卡因、母亲肥胖、低体重儿的儿童会表现出不同类型的行为差异。已经报道的影响包括：多动症、攻击性增加、后代药物滥用（如香烟）和语言障碍[101-104]。其他研究也表明智力受损、认知缺陷、运动功能受损和辍学率的增加都与母亲使用可卡因相关。暴露窗口和剂量依赖性反应难以量化。即便如此，一些研究报道称，母亲使用可卡因越多，后代语言、行为和智力方面的负面结果就越严重[101]。神经影像学研究报道称，当评估对象为儿童、青少年或成人时，母亲使用可卡因的儿童的大脑区域特定体积发生了显著变化。扩散张量成像和功能磁共振成像（functional magnetic resonance imaging，fMRI）研究表明这些儿童的额叶白质中的肌酸增加，而这正是能量代谢异常的潜在迹象[105]。宫内暴露于可卡因的胎儿在反应抑制期间表现出更大的白色下额叶皮质和尾状核的激活，这表明产前可卡因暴露可能影响参与调节注意力和反应抑制的神经系统的发育[93]。

在母体暴露于甲苯丙胺的儿童中，磁共振波谱显示基底神经节中的总肌酸增加，这是细胞能量代谢的一个指标[105]。宫内暴露于阿片类的胎儿的神经图像进一步表现出颅内和脑容量较小，除了一些大脑区域，还有报道称会表现出大脑皮质更小、杏仁核更小、脑干更小、小脑白质减少。这些观察结果与动物研究一致，动物研究报道称，产前尼古丁或可卡因暴露会靶向胎儿大脑中的特定神经递质受体，导致细胞增殖和分化异常，进而导致神经发生减少和突触活动减弱[106]。研究人员怀疑其潜在机制与神经细胞凋亡增加有关。

（七）肾脏发育

人的肾单位总数从 60 万到略多于 100 万不等，但决定人肾小球数量的因素尚不清楚。从肾发生开始到大约妊娠 36 周，环境和遗传因素都会影响肾单位的总数。从遗传角度来看，调节肾脏信号传导和转录排列的特定基因与肾发育不全有关。因此，可以说大多数先天性肾脏异常遗传因素均参与其中。

环境压力和暴露已被证明会改变肾单位数量。新生儿和幼儿的尸检报告显示 LBW 与低肾单位数量之间存在很强的相关性[107]。更重要的是，低肾小球数量和大体积的肾小球都与心血管疾病、高血压和老年肾病更高的易感性相关。由于发育因素导致的肾单位数量减少可能导致单个肾单位肾小球高滤过。维持正常肾小球滤过率（glomerular filtration rate，GFR）的代偿性肾小球肥大可能最终导致肾单位丢失、肾小球硬化，最终可能导致老年时期的高血压和慢性肾病。

胎儿和新生儿期肾单位数量减少可能会导致不同于成人肾切除术的影响。在绵羊中，妊娠 110 天时胎儿单侧肾切除术会导致后代高血压[108]。同样，新生大鼠的单侧肾切除术会导致成年高血压和肾功能受损。然而在成人（如肾移植供体）中进行人类肾切除术后通常不会发展为高血压。尽管胎儿和新生儿期间肾小球数量减少而导致高血压的具体机制尚不清楚，但数据表明，对肾单位数量产生影响的因素也可能对程序性高血压产生重大影响。这些因素包括参与该过程的特定生长因子和基因（GDNF 和 Pax2）的活性，以及凋亡标志物和信号通路。

考虑到肾脏疾病对高血压的影响，值得注意的是出生体重非常低的婴儿在青少年时期表现出较高的高血压发生率[109]。早产儿也表现出较高的高血压发生率，均发生在适当胎龄（appropriate-for-gestational age，AGA）和 SGA 后代中[110]。居住在美国东南部的非裔美国人和澳大利亚原住民中，LBW 与成年发病的肾病相关[107]。作为肾病发生的预测指标，与 AGA 后代相比，年轻 SGA 后代的微量白蛋白尿水平高出两倍多。而与 SGA、LBW 和早产相关的营养损害可能与过量的糖皮质激素暴露和继发性降低的肾小球数量有关。矛盾的是，尸检研究报道称，足月新生儿的肾足细胞数量明显低于早产儿。目前尚不清楚这是与宫内持续不良暴露（如母亲饮食不良、药物等）相关的病理过程导致的细胞死亡相关，还是与正常的生理过程（如细胞凋亡）相关。母亲肥胖也与后代的慢性肾病有关，并可能涉及表观遗传影响[111, 112]。

孕妇也会接触到多种肾毒性物质，包括氨苄西林/青霉素、氨基糖苷类和非甾体抗炎药。非甾体抗炎药可能会在关键的肾源性时期引起肾脏灌注不足，这会导致发育中的肾单位发生囊性变化[113]，以及早产儿的急性或慢性肾衰竭。由血管紧张素转换酶抑制药引起的肾脏发育受损已经得到了充分证明，而这可能也是血管紧张素在肾发生中起关键作用的结果。

尽管对糖尿病妊娠的后代知之甚少，但暴露于短暂高浓度的血糖似乎会损害幼鼠肾单位的发育。据报道，患有糖尿病的皮马印第安母亲的成年后代尿白蛋白排泄增加，这表明肾小球有早期损伤[114]。同时还发现有高血压病史的人的肾单位数量仅为没有高血压的人的 50%[115]。已知成人肾脏中的肾单位数量与出生体重相关，出生体重每增加 1kg，成人体内就会增加 25 万个肾单位[107]。然而这些研究无法区分与年龄或疾病相关发育起源的肾单位损失。据报道，在没有高血压的情况下，肾单位数量减少，这表明程序性高血压的其他过程可能与肾单位数量的减少没有直接关系。肾单位数量减少是否是导致高血压的原因、是否带来了高血压的后果，或者仅仅是巧合，可能取决于个体差异。

（八）免疫系统发育

各种类型的产前压力可能会影响免疫系统的发育。对于哮喘和特应性疾病更是如此。妊娠期母亲的焦虑水平与脐带血中免疫球蛋白 E（immunoglobulin E，IgE）水平升高相关，并有可能导致儿童早期的特应性疾病。据报道，经历过产前压力的孕妇的促炎细胞因子水平会升高[116]。妊娠期间细胞因子水平的升高可能会影响后代发生儿童过敏症的风险高低。尽管这些发现可以解释为由于母体压力而导致后代免疫反应增强，但 LBW 可能与炎症反应减少有关，这反过来又可能导致发病率增加。在季节性饥荒期间出生的年轻人（可能会受到生长限制）更有可能死于传染病。这些婴儿表现出胸腺体积减小、T 细

胞亚群模式改变和 CD4 与 CD8 比值较低，这表明胸腺输出量较低。此外，Hartwig 等[117]报道，在妊娠后半期经历过不良生活习惯的母亲所生的孩子在 14 岁时患哮喘和湿疹的可能性明显更高，但如果这种压力发生在没有哮喘的母亲身上，则可能性的增加会更加明显。产后母亲方面的因素也可能会对胎儿的免疫调节情况有影响，这些婴儿的母亲产生的较低水平的母乳中含有一种公认的胸腺营养因子，IL-7。与 LBW 婴儿炎症反应受损的可能性一致，伤寒疫苗的抗体反应与出生体重也呈正相关。这些报道表明，尽管 LBW 很可能导致后代传染病相关的免疫功能受到显著损害，LBW 后代或受到母体产前应激的后代的相关特异性免疫功能仍可能会增强。LBW 和免疫功能降低可能是导致婴儿、儿童甚至成人死亡率更高的关键因素。

尽管围产期因素会影响后代免疫的功效，但患有过敏症的母亲在妊娠期间表现出较低的 γ 干扰素反应，而这会影响胎儿的细胞因子环境[118]。同样，妊娠期间的母亲哮喘也与胎儿生长受限和早产相关。据报道，妊娠期的母亲患有轻度哮喘时，胎盘促炎性胎盘细胞因子的表达显著更高，但仅限于母亲孕育女性胎儿时[119]。更有大量证据表明，母亲过敏表型和妊娠期间的环境暴露会影响她的婴儿随后患过敏性疾病的风险。这些证据表明，母亲过敏是婴儿过敏性疾病的公认危险因素。而关于母亲的环境暴露，则有许多因素可能会影响胎儿的免疫发育和过敏结果。尽管机制尚不清楚，但有几项研究报道称，所谓的"地中海饮食"可能对早产儿有一定的保护作用[120]。许多研究也报道了抗氧化药、补充叶酸、多不饱和脂肪酸，以及各种维生素和微量营养素对胎儿营养的潜在价值。尽管一些良好的结果被报道，但结果还不够一致，无法保证得出任何可靠的结论。

最近的研究结果表明，母亲接触微生物可能会影响胎儿的免疫能力。据报道，妊娠期母亲接触农业环境可以防止在子宫内胎儿哮喘和湿疹疾病的出现[121]。类似的研究报道称，农业环境会改变先天免疫基因的表达并改变脐带 IgE 水平。一些研究[122, 123]，但是不是所有研究[124, 125]，也报道了剖腹产与慢性免疫疾病（特别是儿童哮喘）之间的相关性。由于选择性剖腹产显著改变了新生儿的肠道菌群，因此微生物组的变化可能会影响免疫系统各种

组分的成熟或早期发育。

与接触微生物可能带来的好处相反，反复有报道称母亲吸烟会增加后代患哮喘的风险。这可能是过敏性致敏的结果，而不是香烟烟雾对肺部的直接影响。动物研究还证实，先天免疫功能可以被编程为在早期发育期间对免疫系统的围产期挑战的反应。在大鼠中，细菌内毒素脂多糖（lipopolysaccharide，LPS）的新生儿给药会影响成人对第二次 LPS 攻击的神经免疫反应，有明确的一部分是通过 HPA 轴作用[126]。此外，尤其是在产前和产后时期母亲的营养不良会影响通过增加基础炎症同时减少细胞因子对炎症刺激的诱导，从而提高后代的免疫力。

可能混淆与吸烟相关性的因素之一是头围大小，有报道称出生 10～15 天时头围较小的儿童在 7 岁时发生哮喘的概率明显更高。这表明决定胎儿生长的因素也可能与儿童时期的哮喘有关。据报道，出生时具有大头围和小头围的儿童（符合营养过剩和营养不足）在 5—7 岁时特异性敏感度增加、血清 IgE 升高[127]。先前已发现出生时头围较大的婴儿与成年期 IgG 升高及青春期哮喘风险较高相关。与儿童急性病毒感染相关的表型相反，发育因素与儿童哮喘之间的相关性很复杂，因为有几种不同的哮喘表型，包括与特异性相关的表型。虽然胎儿和婴儿感染这两种类型的疾病后都表现出儿童期哮喘，并且都可能受到免疫调节，但很可能它们都涉及易感性的显著改变。由于哮喘与对过敏性和非过敏性刺激的 2 型辅助 T 细胞（T-helper type 2，Th2）反应过度相关，因此推测参与 IgE 合成和气道重塑的基因在婴儿早期没有被完全抑制表达。这些基因在子宫内的编程可能会导致过敏反应的倾向。

（九）内分泌发育

LBW 也可能与影响肾上腺轴和性腺轴的其他内分泌疾病有关。胎儿生长减慢可能与多种因素相关，包括青春期进入过早、肾上腺功能亢进和卵巢体积小，随后发展为卵巢高雄激素血症[128]。SGA 的孩子可能按时或更早进入青春期，但进展更快，对成年后的卵巢功能产生影响[129]。据报道，与 AGA 女孩相比，SGA 女孩在青春期开始时雌二醇、刺激雌二醇和 17- 羟基黄体酮的基线升高。相比之下，LBW 与女孩的性早熟相关[128]。在 LBW 女孩中，

那些表现出产后追赶性生长的女孩脂肪量尤其是中央脂肪更高。目前尚不清楚这个特征是否可以表明青春期过早是高雄激素血症的结果，还是表明高胰岛素血症与中枢性肥胖有关。然而，重要的是，出现性早熟的儿童，尤其是那些有 LBW 病史的儿童，在初潮后早期出现卵巢高雄激素血症和多囊卵巢综合征（polycystic ovary syndrome，PCOS）的其他特征的风险会增加[128]。因此，生长受限可能会调节肾上腺功能，诱导子宫内卵巢形态和功能的永久性变化，进而导致成年期 PCOS。

尽管与 PCOS 相关，但在饥荒时期出生的女性在生育率方面似乎没有差异，包括首次妊娠的年龄、完整的家庭规模或妊娠间隔等。研究表明，与对照组相比，荷兰饥荒后代队列的生育能力甚至可能更高[130]。虽然 LBW 对青春期有影响，但似乎并不能使女性更年期年龄提前[131]。但有证据表明，与对照组相比，SGA 的少女无排卵的患病率增加（40% vs. 4%）[132]，尽管这可能是肥胖导致的内分泌紊乱的结果。但这种模式表明妊娠期母体的营养状况对后代生殖能力的影响可能相对较小。与正常 BMI 母亲生的女孩相比，肥胖母亲生的女孩患 PCOS 的可能性几乎是其两倍[133]。

据报道，在雌性大鼠中，青春期和随后的卵巢功能受到动物在子宫内的营养状况的影响，母体高脂饮食和母体热量限制会导致青春期提前。母体的高脂消耗会导致成年后代的黄体酮浓度升高，而母体热量限制会导致黄体酮水平降低。有研究报道，在妊娠晚期或最初几个月营养不良的母羊所生的后代羊的终身繁殖能力较低。与啮齿类动物一样，母体营养不良会导致下丘脑 - 垂体 - 性腺轴发生变化，导致过早的生殖衰老[134]，但母体高脂饮食和肥胖都会导致后代成年后卵巢细胞凋亡和卵泡生长增加[135]。此外，产前接触睾酮还会降低雌性绵羊的生殖能力，青春期前使用雌二醇会破坏成年大鼠的卵巢周期。动物新生儿期接触过量甲状腺素也会改变它们的垂体 - 下丘脑反应，这种反应与晚年促甲状腺激素分泌相关。

（十）性别发育

接下来的内容不是为了讨论性取向的正常或疾病倾向，而旨在学术性讨论性取向的发展过程。在男性中，性取向在很大程度上是包括两种（异性

恋、同性恋）；而女性中双性恋的比例可能要更高。研究表明，性取向与遗传因素有关，这些研究报道称，同性恋者的亲属中同性恋发生的频率增加。双胞胎研究报道了中等程度的性取向可遗传性[136]，但在鉴定导致性取向的特定基因位点方面的研究并不多。然而，已经有大量研究表明，性腺甾体雄激素在调节大脑中的两性的不同形式和行为方面发挥着重要作用。动物研究证实，在性取向决定关键时期起作用的荷尔蒙信号可能会对性行为产生编程影响。典型例子是雌性大鼠在胎儿发育的关键时期暴露于单一的外源性睾酮剂量可以永久地改变它们的性行为，而给 20 天的雌性大鼠服用类似剂量的睾酮并没有产生类似的效果。因此可能存在一个关键的时间窗口，在此期间，动物的性生理功能很敏感并且可以被永久改变[137]。基于早期的动物实验，初步研究显示了一个过于简化的理论：女孩相对过度暴露于雄激素可能导致女性同性恋，而男孩产前暴露于雄激素不足的环境可能导致男性同性恋。最近的几项研究报道称，通过使用产前雄激素暴露的替代标记（示指和无名指长度的比例），同性恋女性比异性恋女性具有明显更多的男性特征测量值，但另外一项研究报告没有这种差异。还有一个标记是耳声发射（oto-acoustic emission，OAE），它代表耳蜗发出的声音，女性要比男性更多。有大量证据表明 OAE 受产前雄激素暴露的影响，也有证据表明龙凤胎中的女性表现出了男性化的 OAE 模式。尽管同性恋女性比异性恋女性更容易接触到更多的产前雄激素，但这两个女性群体之间还是存在相当大的重叠。这表明产前雄激素并不是孤立地发挥作用[138]。迄今为止，涉及异性恋和同性恋男性的报道在替代标记方面尚无定论。与女性同性恋和产前雄激素暴露量的更强相关性相反，出生顺序似乎对男性同性恋有很大影响。父系出生顺序效应表明，男同性恋者比异性恋者有更多的哥哥，大约每多一个哥哥，成为男同性恋的概率就会增加 33%[138]。值得注意的是，有哥哥的男同性恋者的出生体重明显低于有哥哥的异性恋男性[139]。这种模式的发现可能表明出生体重与其他发育因素之间存在相互作用。一些研究人员提出，母亲对男性相关雄激素进行免疫接种可能起到了一定作用，从而产生母体 Y 染色体相关抗体，进而可能作用于胎儿大脑中的男性分化受体[138]。其他研究还报道了性取向相关的神经元变异，包括下丘脑和选定的皮质区域。尽管存在这些相关性，但对可能导致同性恋或异性恋取向的特定神经发育机制仍然没有结论性的解释。即便如此，有新的证据表明产前接触 EDC 会影响下丘脑 – 垂体轴的神经回路，改变胎儿睾丸发育，导致女性生殖器男性化、男性女性化卵黄生成，并导致性别和社会行为的改变[140]。

结论

随着我们不断了解成人健康发育和疾病编程的重要性和机制，我们也越来越多地认识到发育窗口的重要性。编程效应可能会通过改变器官大小、结构或功能来影响发育。细胞信号传导机制和表观遗传修饰可能高度依赖于胚胎发生或器官发生过程中的暴露程度和暴露窗口。最重要的是，我们才刚刚开始认识到针对一个器官系统的治疗可能会影响到其他器官的编程表型。应该没有单一的机制或单一的发育窗口影响每个器官或系统的发育。因此，对胎儿和新生儿最终使用的最佳治疗方案最好能够个性化设计。我们希望能够更好地了解当前产科治疗手段的相对风险和益处，包括重复使用母体糖皮质激素、SGA 胎儿早期分娩、使用口服降血糖药穿过胎盘，以及许多其他治疗困境。

第6章　母体血清学筛查胎儿染色体异常和神经管缺陷

Maternal Serum Screening for Chromosomal Abnormalities and Neural Tube Defects

Howard Cuckle　著

徐慧玉　陈凤华　张嘉琪　译

20世纪80年代早期发现，受胎儿非整倍体影响的妊娠中，妊娠中期母体血清甲胎蛋白（maternal serum α-fetoprotein，MSAFP）水平基本都降低，导致了临床实践的显著变化。孕妇常规筛查血清多种标志物，并确定一种或多种超声标志物，使产前发现的异常妊娠比例增加4～5倍，减少了有创检测的比例。然而，实现这一好处所需的筛选方法是复杂的，涉及统计操作，并以不熟悉的术语表达。本章系统地研究了基本原则，并解释了术语，并概述了不同筛选政策的相对效率。对母体血浆中的细胞游离DNA（cell-free DNA，cfDNA）进行分析以确定胎儿非整倍体，大大减少了有创检测的需要（见第7章）。我们将审查新方法和已建立的筛查模式之间的关系。

20世纪70年代中期发现胎儿神经管缺陷（NTD）和MSAFP发病水平升高，这一发现开启了产前筛查的时代。现在，许多最初被开发用于筛查NTD的原则和技术已成为筛查染色体疾病不可或缺的一部分。但近几十年来，一些新进展改变了AFP筛查的简单模式，即一级预防导致NTD患病率下降，详细超声检查的进步限制了对侵入性产前诊断的需求。健康规划人员现在在计划设计中同时考虑染色体异常和NTD。

一、染色体异常

胎儿非整倍体是妊娠期的常见异常，具有从致死到相对良性的广泛临床结局。大多数受累胚胎会在妊娠早期自然流产，有的流产甚至出现在临床妊娠迹象之前。那些存活到妊娠中期的胎儿也会经历高晚期宫内死亡率和增加的死产风险。生存能力和临床结局因基因型而异。本章将集中讨论几种常见的非整倍体异常，这些非整倍体异常具有足够的生存能力，数量相对较多能存活到足月，并且可以进行产前筛查。

唐氏综合征（Down syndrome，DS；译者注：21三体综合征）是目前最常见的染色体异常，在发达国家没有产前诊断和治疗性流产的情况下，其出生率为1～2/1000。与Edward综合征（18三体综合征）和Patau综合征（13三体综合征）相比，唐氏综合征被认为是排在第一位而且分布更广泛的，前两者的出生率分别约为唐氏综合征的1/10和1/20。性染色体非整倍体是常见但临床表现相对较轻的一种染色体异常疾病。

二、神经管缺陷

无脑畸形和脊柱裂（spina bifida，SB）各占神经管缺陷的一半左右。在筛查研究中，术语"脊柱裂"通常包括脑膨出和脑膜膨出，但不包括同时患有无脑畸形和脊柱裂的病例。神经管缺陷的患病率在世界范围内各不相同，在爱尔兰等地区，人口主要是凯尔特人血统，发病率从 1/1000 到（4~8）/1000[1]。近年来，饮食改变、叶酸补充和食物强化降低了大多数发达国家脊柱裂的发病率（见第10 章）。

无脑畸形是一种致命的疾病，因此在一定程度上限制了筛查的价值。然而，由于无脑婴儿的分娩可能会伴有产妇并发症，大多数人认为对其进行早期诊断有意义。

脊柱裂分为开放性脊柱裂和闭合性脊柱裂。"开放"意味着神经组织或病变被薄透明膜完全覆盖，而"闭合"是指被皮肤或厚不透明膜覆盖。开放性脊柱裂（open spina bifida，OSB）可以更容易地被 MSAFP 检测，并在羊水（amniotic fluid，AF）中诊断（见第10 章）。对于闭合性病变，约 2/3 能存活 5 年，1/3 的幸存者有严重残障（见第10 章）。大约 1/6 的脊柱裂病变是开放的。

三、筛查和产前诊断

筛查和诊断测试之间存在根本区别，尽管使用了相同的术语来描述其结果："真阳性""假阳性""真阴性"和"假阴性"。筛查的目的是从表面健康的个体中识别出患有某种特定疾病的高风险人群，以便进行进一步明确诊断。对于染色体异常，这些诊断方法涉及具有一定风险的有创性方法，包括绒毛膜绒毛取样（CVS）、羊膜腔穿刺术，以及偶尔的经皮脐带穿刺，以获得产前诊断的材料。因此，染色体异常筛查的目的不是做出诊断，而是限制有风险的诊断方法的使用，并通过预先选择来降低成本。神经管缺陷的有创性产前诊断是通过测量羊水分析物进行的，但是近来也越来越依赖超声检查。在这种情况下，诊断步骤的成本而非风险是进行筛查的主要原因。

过去，染色体异常的产前诊断仅限于高龄产妇或有非整倍体家族史的女性。现在已经可以为所有女性提供基于多种标志物的筛查和诊断测试。产前筛查的主要标志物是连续变量，其值的分布在受累妊娠中平均较高或较低。尽管筛选标志物在受累和未受累个体之间的分布具有相当大的重叠，使用的变量值的分布实际上没有重叠。筛选给定标志物的潜在效用取决于两个分布之间的分离程度。这可以表示为分布均值之间的绝对差除以两个分布的平均标准偏差，这是马氏（Mahalinobis）距离的一种形式。注：某一值 v 的马氏距离是 $(v-m)/s$，其中 m 和 s 是分布均值和标准差。本章我们用这个词来指 $|m_a-m_u|/[(s_a+s_u)/2]$，其中 m_a、m_u、s_a 和 s_u 是受累和未受累的均值和标准差。

对于连续变量，截止值的选择是任意的，因为分布之间没有内在划分。选择将受到以下三个因素的影响：检出率（detection rate，DR），即筛查结果为阳性的患病者的百分比；假阳性率（false-positive rate，FPR），筛查结果为阳性的未患病者的百分比；阳性预测值（positive predictive value，PPV），即筛查阳性病例中的真阳性比率。筛查人群中的既往风险将影响 PPV，因此病例对照研究或筛查高危人群时估计的公布值通常不适用。

四、广泛应用的产前筛查 / 诊断指标

在 DS 筛查的 50 多种母血、母尿或超声标志物中，有 7 种被广泛应用的筛查标志物，即母体血清人绒毛膜促性腺激素（hCG）、hCG 的游离 β 亚单位、AFP、游离雌三醇（unconjugated estriol，uE₃）、抑制素 A、妊娠相关血浆蛋白 A（pregnancy-associated plasma protein A，PAPP-A）和胎儿颈后透明层厚度（nuchal translucency，NT）超声筛查。

MSAFP 是第一个用于 DS 筛查的标志物，其在妊娠早期和妊娠中期一般染色体异常妊娠[2] 和尤其是 DS 妊娠[3] 母体中的平均血清水平均降低。脐带血和羊水 AFP 水平也低于正常水平。AFP 是一种胎儿特异性球蛋白，分子量（约 69kDa）和电荷方面与白蛋白相似，但是在一级结构上与白蛋白不同。它由卵黄囊、胃肠道和胎肝合成，但在妊娠早期和中期，胎肝是 AFP 的主要来源。

DS 中 AFP 合成减少的原因尚不清楚，但在妊娠中期它会反映肝脏发育不成熟。组织学研究表明，具有各种染色体缺陷的胎儿胎盘血管不足，可能代表血管生成停滞或延迟的胎盘发育不成熟[4]。

无脑畸形妊娠中期 MSAFP 水平基本上是升高的，在 OSB 妊娠中期其升高的程度较小[5]。在正常妊娠

中，少量 AFP 会被胎儿排入羊水，随后被胎儿肾脏分解。胎儿脑脊液中 AFP 的浓度比羊水高 100 倍以上，因此在开放性神经管缺陷妊娠中，脑脊液中大量 AFP 通过病变渗漏到羊水，导致羊水 AFP 水平增加。随后，一小部分羊水 AFP 跨膜进入母体循环。

母体血清 hCG[6] 和 hCG 的游离 β 亚单位[7] 水平在 DS 妊娠中均升高；后者在妊娠早期和妊娠中期都会出现，且随着妊娠的进展浓度增加程度更大。hCG 是一种 39.5kDa 的糖蛋白，由两个不同的 α 和 β 亚单位组成，这些亚单位可以游离存在或相互结合。DS 妊娠中 hCG 的游离 α 亚单位水平也增加，但该标志物并未广泛用于筛查。细胞滋养层细胞分化异常可能导致 DS 妊娠中 hCG 水平升高[8]。六种不同的基因编码 hCG 的 β 亚单位，而编码 α 亚单位的基因迄今只知道一种。并非所有参与 hCG 分泌的因素都是已知的，环磷酸腺苷（cAMP）、催乳素、皮质类固醇和促性腺激素会促进 hCG 释放，而多巴胺、雌二醇和黄体酮会抑制其释放。

最初发现在妊娠晚期母体尿液中，胎儿 DS 妊娠总雌三醇浓度低于正常妊娠[9]，随后发现妊娠早期和妊娠中期，母体血清 uE_3 水平也低于平均水平[10]。DS 胎儿肾上腺发育不全，肾上腺皮质产生硫酸脱氢表雄酮（dehydroepiandrosterone sulfate，DHEAS），胎儿肝脏将其羟基化。新合成的产物，16- 羟基 -DHEAS，通过 DHEAS 的羟基化在胎儿肝脏中形成并被运输到胎盘，在那里进行脱硫和芳构化形成雌三醇。在无脑畸形中，下丘脑不存在或很小，导致垂体促肾上腺皮质激素释放激素信号减少，因此缺乏对肾上腺的促肾上腺皮质激素（ACTH）刺激，导致母体血清 uE_3 的水平极低[11]。

使用检测全部种类[12] 和那些对抑制素 A 有特异性的测试分析显示抑制素水平在 DS 妊娠中基本上是增加的[13]。但这种增加在妊娠 13 周之前并不像妊娠晚期那样显著。抑制素是 32kDa 的二聚体，含有一个 α 亚单位和一个 β 亚单位（此亚单位来自两种相似但不同的亚单位的一种）。存在两种成熟形式，二聚体抑制素 A 和二聚体抑制素 B，只有前者存在于孕妇血清中。抑制素具有调节促性腺激素合成和分泌、卵巢和胎盘类固醇激素生成以及卵母细胞成熟的作用。抑制素是转化生长因子 β 超家族的成员，能抑制卵泡刺激激素分泌。

妊娠早期 DS 妊娠中 PAPP-A 水平降低[14]，但这种降低会随着妊娠的进展而逐渐减少，至妊娠中期几乎消失。PAPP-A 是一种 750kDa $α_2$ 糖蛋白，含有 16 个锌离子，对肝素具有高亲和力。在母体血清中，PAPP-A 与嗜酸性粒细胞主要碱性蛋白的前体形成复合物。PAPP-A 是胰岛素样生长因子结合蛋白 4（insulin-like growth factor binding protein 4，IGFBP4）的蛋白酶，因此可能在调节胎儿生长和滋养细胞增殖中发挥作用。DS 妊娠早期低水平 PAPP-A 的原因尚不清楚，可能与胎盘功能不全有关，并且可能与不良妊娠结局妊娠中低水平 PAPP-A 的机制相同[15]。

DS 妊娠中胎儿颈部的皮下水肿导致 NT 增加[16]，NT 的测量通常在妊娠 11—13 周［顶臀长（crown-rump length，CRL）在 45～85mm］这个狭窄的窗口期进行，此时可以容易地测量胎儿颈部的皮下水肿。NT 在用于 CRL 的矢状切面上可见，建议采用标准化技术进行测量[17]。DS 水肿加重的原因尚不清楚，但最合理的解释是：细胞基质的组成改变、淋巴系统发育异常或延迟，以及心功能不全[18]。

五、其他标志物

四个附加的 DS 超声标志物可以在测量 NT 的同时进行测量，它们是胎儿鼻骨（nasal bone，NB）缺失、静脉导管（ductus venosus，DV）和三尖瓣反流（tricuspid regurgitation，TR）中的异常血流（均需要应用频谱多普勒）及需要三维扫描的额上颌面部（frontomaxillary facial，FMF）角度。

DS 的另一个母体血清标志物是胎盘生长因子（PlGF）。该标志物已被证明与 PAPP-A 一起在妊娠早期先兆子痫的筛查中发挥作用（见"与标志物改变相关的其他情况"）。在应用 PlGF 进行妊娠早期先兆子痫筛查的中心可以将 PlGF 添加到 DS 筛查中。同时，对于 NT 测量准确性不足的中心，使用 PlGF 作为 DS 筛查标志物也具有明显的优势。

在脊柱裂妊娠中，由于 Arnold-Chiari 畸形（译者注：脑组织延伸到椎管内），妊娠中期额骨有呈扇形的趋势（柠檬征），或者小脑可能缺失或弯曲（香蕉征）。相比之下，这些标志在正常妊娠胎儿中相对较少，因此可用于常规筛查。在妊娠早期，用于测量 NT 的矢状位超声扫描可以检测到前脑中的几个脊柱裂超声标志，这些标志与 Arnold-chiari 畸形有关，包括颅内透明层（intracranial translucency，

IT）减少或缺失、第四脑室发育的测量及脑干（brainstem，BS）增厚。

一项简单的妊娠中期"推算"扫描来测量双顶径（biparietal diameter，BPD）可以发现所有无脑畸形病例，BPD 在脊柱裂妊娠中降低。同时，妊娠中期该标志与 AFP 结合可用于筛查脊柱裂。最近的研究已经表明妊娠早期 BPD 也可用于脊柱裂妊娠的筛查。

妊娠中期"异常扫描"或"遗传超声扫描图"也可用于染色体异常筛查。此时可以确定许多"软"标志（见第 14 章至第 16 章），包括颈后皮肤皱褶厚度（nuchal skin-fold，NF）增加、股骨和肱骨长度变短、肾积水、心内强回声病灶和肠管强回声。目前，遗传超声扫描图仅用于对行羊膜腔穿刺术的女性的非整倍体风险的事后修正，但妊娠中期超声标志可以正式纳入常规多标志筛查策略。NF 是最适合于此的标志，它可以与其他两个面部轮廓标志物，即鼻骨长度（nasal bone length，NBL）和鼻前厚度（prenasal thickness，PT），以及长骨测量结合使用。

妊娠中期异常扫描中脊柱的可视化也可以发现脊柱裂。无颅盖，是无脑畸形的前兆，在妊娠早期异常扫描中即可检测到。

六、唐氏综合征、神经管缺陷和未受累妊娠的标志物分布

七个广泛使用的标志物都是连续变量，其值在未受累妊娠中随妊娠而变化。对于血清标志物，通过使用未受累妊娠的妊娠特异性中位数的倍数（multiples of the gestation-specific median，MoM）来解释。NT 的早期超声研究未使用 MoM，但现在的报告会使用 MoM，或者使用与未受累妊娠特定中位数的差来表述。对于 NT，临床中心往往使用中心或运营商特定的回归曲线，利用该曲线可获得未受累妊娠特定孕周的中位数[19]。

对所有已发表文献进行 Meta 分析可能是研究各指标 DS 妊娠与未受累妊娠离散程度的最可靠方法。来自单个研究的参数会受到相当大的抽样误差的影响，Meta 分析的优势在于通过对多中心的结果进行分析，其均值反映了在实践中可能的最稳定的均值。但是，干预研究不应纳入 Meta 分析，因为干预研究引入了"存活性"偏倚，这将使结果偏向

极端。之所以会出现这种偏倚，是因为一部分具有会终止妊娠的极端标志物水平的孕妇无论如何都注定被认定会流产，而具有正常筛查结果的实际上不能存活的受累妊娠却不为研究者所熟知。

本章中，妊娠中期血清标志物的平均 MoM 来自两个已发表的非干预研究的 Meta 分析：hCG、hCG 的游离 β 亚单位、uE$_3$、AFP[20]，以及抑制素 A[21]。孕龄主要基于超声生物学测量。妊娠早期血清标志物 PAPP-A 的平均 MoM 来自已发表的仅针对 PAPP-A 的非干预研究的 Meta 分析[22]，结合另一个 Meta 分析的结果，其中包括通过干预获得的一些病例[23]，以及后来的两项大型研究——血清、尿液和超声筛查研究（serum，urine and ultrasound screening study，SURUSS）[24] 和妊娠早期和中期风险评估（first-and second-trimester evaluation of risk，FaSTER）[25, 26]——其中包括一个干预部分但直到妊娠中期。每个完整孕周的平均值来自四个研究中观察到的加权平均值，然后进行对数二次回归。第二个 Meta 分析中的数据来自使用 NT 和血清标志物的干预研究，据估计这将导致平均 PAPP-A 水平降低 1.5%、平均 hCG 的游离 β 亚单位水平增加 1% 和平均 hCG 增加 0.5%。随后对观察到的平均值进行了相应调整。

DS 妊娠 NT 的平均 MoM 来自一项包括干预和非干预研究的 Meta 分析[27]，该 Meta 分析包括最新的 FaSTER 数据，其中纳入了之前排除的囊性湿疹病例[26]。为了克服存活偏倚，使用加权回归估计所有研究中 NT 随妊娠期的变化率，但截距是使用干预研究之间的加权平均值估计的，并根据先前报道的存活偏倚程度进行了调整[28]。用于估计马氏距离所需标准偏差的数据来源在后面的"唐氏综合征似然比"部分详细说明。

表 6-1 显示了每个 DS 妊娠标志物的平均 MoM 及基于这些 Meta 分析的马氏距离。作为指导，母亲年龄是一个较差的筛选变量，其马氏距离约为 1。NT 是迄今为止唯一的最佳标志物。在血清标志物中，PAPP-A 是最具辨别力的，但马氏距离随着妊娠期的增加而迅速下降。hCG 的游离 β 亚单位在妊娠 14—18 周比在妊娠 10—13 周筛查效果更好。对于 DS 妊娠，在妊娠 14—18 周时 hCG 的鉴别力低于 hCG 的游离 β 亚单位，妊娠 13 周前总 hCG 不是 DS 妊娠的良好标志物。在妊娠 14—18 周时，抑制

标志物	妊娠（周数）	唐氏综合征病例数	MoM	马氏距离
	11	962	2.30	2.02
NT	12		2.10	1.87
	13		1.92	1.65
	10	892	0.40	1.31
PAPP-A	11		0.45	1.14
	12		0.53	0.90
	13		0.65	0.61
	10	563	1.66	0.76
	11		1.86	0.94
hCG 的游离 β 亚单位	12		2.01	1.05
	13		2.09	1.11
	14—18	477	2.30	1.33
	10	467	1.03	0.05
	11		1.18	0.32
hCG	12		1.41	0.68
	13		1.77	1.14
	14—18	850	2.02	1.15
AFP	14—18	1140	0.73	0.79
uE₃	14—18	613	0.73	0.83
抑制素 A	14—18	603	1.85	1.12

表 6-1 根据妊娠和马氏距离，唐氏综合征中每个被广泛使用的标志物的平均水平

MoM. 妊娠特异性中位数的倍数；NT. 胎儿颈后透明层厚度；PAPP-A. 妊娠相关血浆蛋白 A；hCG. 人绒毛膜促性腺激素；AFP. 甲胎蛋白；uE_3. 游离雌三醇

素 A 具有与 hCG 相当的辨别力，此时 AFP 和 uE_3 在区分 DS 妊娠方面效能低。

对于神经管缺陷妊娠，不可能对 AFP 进行可靠的 Meta 分析。早期的研究没有报道特定妊娠的结果[5]。AFP 检测当时还没有标准化，研究之间存在相当大的差异，这可以通过将所有值转换为特定孕周中位数的倍数来克服，因此引入了 MoM 的概念。从那时起，出版物主要局限于改进，如使用 BPD 来估计孕周。在脊柱裂妊娠中，BPD 降低的结果是孕周被系统低估，AFP MoM 增加 43%[29]。

表 6-2 显示了妊娠 15—19 周无脑畸形和开放性脊柱裂 AFP 的平均 MoM 及马氏距离。平均值来自英国联合 AFP 研究中特定孕周的中位数 MoM 的回归（对开放性脊柱裂妊娠的 BPD 孕周进行了校正）[30]。实现 AFP 指标马氏距离的调整优化，即调整母亲体重和超声孕周[31]。AFP 水平在妊娠 18 周达到峰值，但即使在妊娠 15 周时，马氏距离也很大。

表 6-2	根据孕周和马氏距离，神经管缺陷的平均甲胎蛋白水平		
	妊娠（周数）	**MoM**	马氏距离
无脑畸形（根据超声核对的孕周，非BPD）	15	4.38	2.46
	16	5.58	2.87
	17	6.47	3.12
	18	6.82	3.20
	19	6.52	3.13
开放性脊柱裂（根据BPD核对的孕周）	15	4.08	2.33
	16	5.11	2.70
	17	5.72	2.89
	18	5.78	2.91
	19	5.23	2.74

MoM. 妊娠特异性中位数的倍数；BPD. 双顶径

七、唐氏综合征的风险筛查

从统计学上可以看出，解释多标志物特征的最佳方法是从个体标志物水平来估计 DS 的风险[32]。这是通过根据标志物的似然比调整先验风险来完成的（先验风险是与测试前的情况相关的风险），然后将后验风险与固定截止风险进行比较。如果风险大于临界值，则认为结果为正，否则为负。对于一定的 FPR 来说，这种方法的 DR 比任何其他测试解释方法都高。它也为遗传咨询提供了一种方法。该方法足够灵活，即使使用单一标志也能提供风险评估，并且可以联合生理或生物化学标志物一同使用。

根据母亲年龄和家族史，DS 的先验风险可以表示为概率 p，或者 1 在 $1/p$ 中的比率，需要转换为 p：（$1-p$）或 1：（$1-p$）$/p$。后验风险的计算方法是将概率的左边乘以来自标志（x）的似然比。结果可以表示为 1 在 $1+$（$1-p$）$/px$ 的比率，概率 $px/$ [$1+p$（$x-1$）] 或可能性 1：（$1-p$）$/px$。先验风险可以表示为患有该疾病的胎儿足月妊娠的概率或胎儿在测试时患病的概率。若筛查的目的是降低出生率，前者最为合适。但筛查也是为了向女性提供信息，以此为基础做出关于产前诊断的知情选择，因

此可以说后者更相关。

该计算假设标志水平和母亲年龄是风险的独立决定因素，并且标志水平与宫内存活概率无关。然而，有证据表明生化和超声标志物的极端值可能与胎儿死亡增加有关（参见"与标志物改变相关的其他情况"）。

八、唐氏综合征年龄特异性风险

DS 的年龄特异性风险的最佳可用估计是通过对在产前诊断建立之前确定的各年龄已公布的出生患病率进行 Meta 分析获得的。针对 11 个不同的孕产妇年龄特异性出生患病率队列，目前已发表四篇 Meta 分析，这些研究在纳入受试者数量、收集资料的方法、回归方程的类型及对母亲年龄范围的限制程度等方面存在差异。

在第一个 Meta 分析中，当时已发表共有 8 个队列，其中包含共 4528 例 DS 新生儿和超过 500 万例正常新生儿[33]。对于每个年龄的数据，通过按出生人数加权的队列平均出生患病率来汇总。采用一个三参数相加指数回归方程，形式为 $y = a + \exp$（$b + cx$），其中 y 是患病率，x 是年龄。在整个年龄范围内进行了一次回归。在第二项研究中，同样的 8 个队列被包括在内，但对作者认为最完整的 2 个队列进行了单独的分析[34]。通过出生患病率分子和分母的总和进行合并。使用了两个不同的相加指数回归方程，分别为一个线性方程和一个具有三次指数的五参数方程。产妇年龄划分为 4 个范围（15—49 岁，20—49 岁，15—45 岁和 20—45 岁）。第三项研究包括 4 个队列，包括上述 2 个最完整的队列及其更新的扩展数据，此外补充 2 个新增队列[35]。在排除其中 1 个新增队列之后进行了单独的分析。通过相加进行合并。分别使用了三参数、五参数和六参数相加指数回归方程，后者具有四次指数成分。该队列没有年龄限制。最后一项研究包括 9 个队列，包含上文提到的 8 个队列中的 6 个及其更新数据，此外还包含第三项研究中使用的 2 个补充队列及 1 个进一步的后续队列[36]。在排除了 1 个原始的队列后进行了单独的分析。通过使用 1 个加权因子来估计每个队列中待确定的比例从而进行合并。回归分析同时估计了曲线参数和比例。采用三参数 logistic 回归方程，形式为 $y = a +$（$1-a$）$/$ [$1 + \exp$（$-b-cx$）]，

其中 a 在 0～1。队列没有年龄限制。

从整体 DR 和 FPR 的角度来看，在 15—45 岁年龄组的不同 Meta 分析中得出的 19 条回归曲线几乎没有实际差异。真正的差异出现在老年人身上，例如，在 50 岁时，风险从 1/18～1/5。没有简单的方法来确定哪条曲线是最准确的，因为年龄特异性概率在 Meta 分析的组成队列之间是不同的，老年女性使用辅助生殖技术（ART）的情况有待确定，也可能是由于人口之间存在真正的潜在差异。

另外一条曲线使用了英国国家唐氏综合征细胞遗传学登记处（National Down Syndrome Cytogenetic Register，NDSCR）的 11 000 例数据[37]，NDSCR 是一个非常完整的国家数据库，其与之前的 Meta 分析得出的结果不同：36—41 岁时显著升高，45 岁后显著降低。由于 NDSCR 的病例中 45% 是在产前诊断的，其中的 82% 最终终止妊娠，而之前的队列数据是在产前筛查和产前诊断普及之前收集的，可能因此导致了结果的偏倚。为了估计出生率，有必要考虑产前诊断后的宫内存活率，作者在所有年龄和适应证中使用相同的存活率。然而，有证据表明，无论是否患有 DS，其存活时间都取决于年龄（见后文）。

九、测试时唐氏综合征的风险

一些筛查项目报道的并不是妊娠时 DS 的风险，而是测试时的风险。这可通过妊娠早期、妊娠中期和妊娠晚期（p_1 和 p_2）的 DS 的宫内存活率进行计算。妊娠早期、妊娠中期和妊娠晚期的相对风险是 $1/p_1 : 1/p_2 : 1$。产前诊断的研究可用于估计流产率，可以通过比较相同年龄分布产妇的病例数与预期的出生患病率计算，或者通过对终止妊娠的个体进行随访，使用直接或精算生存分析。已发表的流行病学研究中有 341 例是经 CVS 诊断的 DS 和 1159 例经羊膜腔穿刺术诊断的 DS[38]。有三个已发表的随访队列，包括 110 例羊膜腔穿刺诊断的 DS[39]，以及 126 例来自 NDSCR 的 DS，根据胎龄进行了分析[40]。但 NDSCR 的研究是有偏倚的，因为有意终止妊娠的女性有流产的情况，从而提高了流产率。现已对 NDSCR 数据进行了精算生存分析[41]，不仅克服了这一偏倚，并且所有病例都参与了计算，而不仅仅是那些终止妊娠的病例，因此提高了数据效率。

由于各种研究之间存在实际和潜在的异质性，这妨碍了对流产率进行大的 Meta 分析。但一项非正式的综合研究得出的结论是，大约一半的 DS 妊娠在妊娠早期 CVS 后流产，1/4 在妊娠中期羊膜腔穿刺术后流产[42]。

根据 57 000 多例高龄产妇的有创产前诊断的数据得出了大量公式[43]；对数据进行再分析，得出了 DS 生存率的二次方程公式：$0.739286 - 0.0394765\,x + 0.000524864\,x^2$，$x$ 为妊娠周数（Ros-alinde Snijders 和 Kypros Nicolaides，个人通讯）。

这些计算假设胎儿流产率不随母亲的年龄而变化[44]，但用于计算总体比率的研究主要是基于 35 岁以上的女性，因此数据分析存在困难。一般来说，随着母亲年龄的增长流产率会显著增加[45]，在 DS 妊娠中可能也存在类似情况，NDSCR 的精算生存分析中证实了这一点。该分析基于 5116 例 DS 妊娠，其中 271 例活产，149 例流产，其余的被终止妊娠[46]。CVS 和羊膜腔穿刺术后流产率的总体估计结果与以前的报道相似，但这些比率随着母亲年龄的增长而上升：从 25 岁的 23% 和 19% 到 45 岁的 44% 和 33%。不过，需要注意的是，母亲年龄效应会被标志水平的差异影响。在产前诊断的病例中，大部分是由于常规产前筛查结果呈阳性而被发现的。但筛查阳性的标志物分布随母亲年龄的不同而存在差异，因此在年轻女性中标志物倾向于极端，而对于老年女性，即使处于中等水平，也可能由于年龄高而存在筛检阳性结果。大多数标志物的极端值与即将发生的或实际的流产有关，这往往会掩盖一些潜在的影响，随着年龄的增长，流产的增长率可能比目前的结果还要高。另外，NDSCR 系统对年轻女性的 DS 妊娠情况调查不足，这会产生相反的结果。这种偏倚之所以会存在，是由于年轻女性的 DS 筛查率较低，对有创产前诊断的接受程度也较低，因上述原因流产的妊娠从未引起人们的关注。

十、唐氏综合征似然比

无论是在 DS 妊娠还是在正常妊娠中，目前广泛使用的 7 种标志物在大多范围内呈近似对数高斯分布。这些高斯分布是由对数变换后的标志物均值和标准差定义的。单个标志物的似然比（likelihood ratio，LR）由特定水平的两个重叠分布的高度比计算。对于超出数据符合高斯分布点的极端结果，标准做法是在可接受范围的末端使用似然比。对于多个标志物，除了使用多元对数高斯分布的高度外，方法是相同的。除了均值和标准差之外，标志物之间的相关系数也对其定义。

标准差和相关系数可能最好由 Meta 分析得出。条件允许下，通过对由标准偏差和相关系数得出的方差协方差矩阵进行调整，得到最准确的结果。简单地说，要利用 Meta 分析来得出 DS 和正常妊娠之间的方差协方差矩阵的差异，然后将后者添加到本地人口中正常妊娠的矩阵中。

在目前的分析中，作者使用已发表的 Meta 分析计算标准差，对妊娠早期和妊娠中期血清标志物的相关系数进行分析[20-22]。NT 的标准差的计算基于四项大型前瞻性研究[47]，在 DS 中给出一个单一的值，在正常妊娠中给出妊娠特异性的值（假设血清标志物之间无相关性）。为了囊括后期的数据，两个妊娠期间相关系数的计算基于 Meta 分析[27]以及对后期数据的更新[26]。每个标志物的可接受限度来自 Wald 等[24]的研究（表 6-3）。

在本章中，使用了一组参数，但实际上血清标志物需要两组参数。以月经日期计算的妊娠期和使用超声生物测量的妊娠期计算出的方差协方差矩阵是有差异的。虽然个体测量估计的置信区间广，而群体筛查结果更精确，方差更小。但平均标志物水平不应因测量方法产生差异。患有 DS 的婴儿具有发育迟缓的特点[48]，但除长骨测量外，妊娠早期的生物特征测量似乎没有改变。一项国际多中心合作研究调查了妊娠期两项主要生物测量指标（顶臀长和双顶径）可能存在的偏倚[49]。使用顶臀长的有 55 个病例对照组，使用双顶径的有 146 个病例对照组，两种方法测出的中位数没有差异。

十一、唐氏综合征筛查的建模性能

数值积分和蒙特卡罗模拟是两种广泛使用的估计 DR 和 FPR 的方法。数值积分使用每个标志物的理论对数高斯分布[32]。将理论范围划分为若干相等的区域，从而形成多维空间的网格。然后，使用高斯分布来计算每个部分（两个标志物的平方，三个标志物的立方等）：该部分中 DS 和正常妊娠的比例

标志物	胎龄（周）	唐氏综合征妊娠	正常妊娠
表 6-3 唐氏综合征及正常孕妇在不同妊娠期血清中常用标志物中值倍数（log_{10}MoM）的标准差和相关系数			
标准差			
NT	11	0.229	0.132
	12		0.116
	13		0.112
PAPP-A	10—13	0.326	0.285
hCG 的游离 β 亚单位	10—13	0.290	0.287
	14—18	0.302	0.244
hCG	10—13	0.225	0.210
	14—18	0.282	0.247
AFP	14—18	0.181	0.165
uE₃	14—18	0.192	0.138
抑制素 A	14—18	0.265	0.213

（续表）

标志物	胎龄（周）	唐氏综合征妊娠	正常妊娠
相关系数			
PAPP-A 与 hCG 的游离 β 亚单位	10—13	0.13	0.11
PAPP-A 与 hCG	10—13	0.27	0.23
AFP 与 hCG 的游离 β 亚单位	14—18	0.16	0.06
AFP 与 hCG	14—18	−0.01	0.12
AFP 与 uE$_3$	14—18	0.37	0.21
AFP 与抑制素	14—18	0.08	0.16
hCG 的游离 β 亚单位与 uE$_3$	14—18	−0.14	−0.14
hCG 的游离 β 亚单位与抑制素	14—18	0.37	0.32
hCG 与 uE$_3$	14—18	−0.22	−0.09
hCG 与抑制素	14—18	0.44	0.38
uE$_3$ 与抑制素	14—18	−0.13	0.01
PAPP-A 与 AFP	10—13 和 14—18	0.11	0.08
PAPP-A 与 hCG 的游离 β 亚单位	10—13 和 14—18	−0.30	0.16
PAPP-A 与 hCG	10—13 和 14—18	−0.11	0.10
PAPP-A 与 uE$_3$	10—13 和 14—18	0.24	0.09
PAPP-A 与抑制素	10—13 和 14—18	−0.16	0.11
hCG 的游离 β 亚单位与 AFP	10—13 和 14—18	−0.04	0.04
hCG 的游离 β 亚单位与 hCG 的游离 β 亚单位	10—13 和 14—18	0.78	0.76
hCG 的游离 β 亚单位与 hCG	10—13 和 14—18	0.42	0.56
hCG 的游离 β 亚单位与 uE$_3$	10—13 和 14—18	−0.22	−0.02
hCG 的游离 β 亚单位与抑制素	10—13 和 14—18	0.31	0.34
hCG 与 AFP	10—13 和 14—18	0.11	0.07
hCG 与 hCG 的游离 β 亚单位	10—13 和 14—18	0.57	0.72
hCG 与 hCG	10—13 和 14—18	0.69	0.72
hCG 与 uE$_3$	10—13 和 14—18	−0.17	0.03
hCG 与抑制素	10—13 和 14—18	0.25	0.32

注：假定各标志物与 NT 的相关系数为 0；NT. 胎儿颈后透明层厚度；PAPP-A. 妊娠相关血浆蛋白 A；hCG. 人绒毛膜促性腺激素；AFP. 甲胎蛋白；uE$_3$. 游离雌三醇

及似然比。接下来的问题是将这些值应用于特定的产妇群体。不同年龄 DS 和正常妊娠的数量是根据年龄特异性风险曲线估计的，然后根据网格值计算出 DS 的风险分布。蒙特卡罗模拟也使用高斯分布，但它不是在一个固定的网格上进行严格的求和，而是在多维空间中使用点的随机样本来模拟被筛选的总体的结果。

其他模型同样也可用于拟合标志物分布，但并不像高斯分布一样有效。例如，NT 的经验模型曾一度被推广[47]，但提出这一点的研究最终转向了高斯方法。尽管 DS 比例因妊娠年龄而异，使用了两组分布（所谓的混合模型）[50]，但这是否会改进高斯方法还有待观察。

该模型预测的 DR 和 FPR 在很大程度上取决于特定的孕产妇人群，通常是已公布产妇年龄结构的国家人口。还有一种方法是使用标准女性人口和一组特定年龄的生育率[51]，或者简单地使用母亲年龄的高斯分布来对年龄进行标准化[52]。在该分析中，后者的平均年龄为 27 岁，标准差为 5.5 岁。无论使用哪种方法，无论指定哪部分人群，策略之间的性能比较都是相当稳健的。

在评估不同政策的好处时，最好或是在一定 FPR（如 1% 或 5%）条件下比较 DR，或者是在一定 DR（例如 75% 或 85%）条件下比较 FPR。然而，当改变策略时，为了维持 DR 或 FPR 而改变风险截断值将令人困惑。在实践中，风险截断值通常不变（例如，足月为 1/250，中期为 1/270），DR 和 FPR 发生变化。在本章中介绍了这三种方法的性能。

十二、已建立的多标志唐氏综合征策略

大多数 DS 的血清筛查都是在妊娠中期进行的，主要是在妊娠 15—19 周，它成了建立 AFP 筛查计划神经管缺陷的自然延伸。大多数中心使用 hCG 或 hCG 的游离 β 亚单位和 AFP 的双联标志物组合，或者加入 uE₃ 作为三联组合，或者再加入抑制素 A 进行四联筛查。

目前，通过简写来指代妊娠中期的测试组合已经非常普遍（双联、三联、四联）。尽管这很方便，但具有误导性和局限性。数字会暗示三联的筛选效率一定好于双联，且低于四联。此外，数字有唯一

性的含义，导致"三联"现仅可用于代表最初创建的妊娠中期三个标志物的组合。而其他的三项标志物组合也具有很高的筛查潜力，或者在妊娠早期进行相同的组合，但却不能称为三联筛查，这可能会导致使用上的限制。

在过去的 10 年中，人们逐渐意识到将产前筛查从妊娠中期转移到妊娠早期的好处。这些优势包括早期诊断；必要时创伤更小、更安全地终止妊娠；更早的保证。单独使用血清标志物将仅限于 PAPP-A 与 hCG/hCG 的游离 β 亚单位，但这些组合的效果比不上任何一种妊娠中期筛查方案。一些中心最初单独使用 NT 的超声结果，但结合血清标志物后获得了更好的效果。有一个影响此类筛查方案的实际限制，就是说超声结果可以立即报告给患者，而血清结果通常需要几天才能得到。目前已经开发出新技术，能够经济地测试单个样品并在 1 小时内获得结果。这意味着，如果测试设备与超声设备相距不远，可以同时报告血清和超声结果（有时称为 OSCAR，一站式风险评估）。或者，在没有此类设备的情况下，也可以进行同步筛查，在计划超声的前几天预约采集血样并做出安排，以确保在测量 NT 后立即可获得血清 MoM 值来进行风险计算（可称为 IRA，即时风险评估）。血清标志物和 NT 的组合通常被称为联合筛查，而这又是一种误导，因为其他标志物的组合也是可能的。

事实上，妊娠早期和妊娠中期血清标志物相结合的结果（无论是否包含 NT 结果）比单独妊娠早期的测试结果更为准确。一种方法是测量所有最具差异性的标志物，即在妊娠前三个月使用 PAPP-A 和 NT，但将 hCG 或 hCG 的游离 β 亚单位测量延迟到妊娠中期，并在妊娠中期中测量 AFP、uE₃ 和抑制素[24]。这种被称为整合测试的六种标志物组合要求忽略基于 PAPP-A 和 NT 水平的任何中间风险。另外还提出了一种仅包含血清的测试，即血清整合测试。这种不公开被认为是不道德的，或者至少是不切实际的，因为临床医生很难不针对中间结果采取行动，这些中间结果本身就是异常的，特别是 NT，因为任何检测的增加都是以牺牲早期诊断和早期确诊为代价的。后来提出另一种两阶段的七标志物策略以克服这些限制。一种方法是逐步序贯筛查，其中第一阶段与联合测试相同，低于风险截断值的女性提供与四联测试相同的妊娠中期标志

物，最终风险基于所有标志物[25]。为了避免 FPR 过高，最好使用比通常高得多的组合测试风险截断值。酌情测试与此类似，但只有在第一阶段后风险处于临界值的女性才需要提供第二阶段标志物[53]。另一种方法是独立序贯测试，即执行一个组合测试，然后进行四联测试并计算单独的风险[54]。尽管其在统计学上无效，但在临床中默认应用。独立序贯筛查是无效的，因为妊娠中期测试风险并未包含所有可用的风险相关信息，因此应避免这种方法。

在本章中，作者对每个策略的性能进行了评估，尽管有上述的说明，但为了便于沟通，他们还是采用了常用的名称。表 6-4 显示了模型预测妊娠中期双联、三联、四联测试的 DR 和 FPR。对于 5% FPR，DR 为 56%~71%。使用 hCG 的游离 β 亚单位的测试组合比使用总 hCG 的组合的 DR 高。三联与四联测试的 DR 比双联加三联测试的 DR 更高。DR 为 75% 时，效果最佳的测试组合的 FPR 大约是最差的测试组合的一半。

表 6-5 显示了不同孕周单独 NT 或合并血清标志物的筛查策略预测率。FPR 一定，DR 随着孕周增加而下降，但即使在 13 周时单独使用 NT，其 DR 与妊娠中期血清标志物的最佳 DR 不相上下。整合测试在所有妊娠期中的表现都比单独 NT 好得多。与妊娠中期标志物一样，当在妊娠 13 周之前进行联合筛查时，与总 hCG 相比，使用 hCG 的游离 β 亚单位可提高 DR。而另一项研究认为两者之间没有实质差异[55]。但该模型使用来自 FaSTER 试验的参数并对仅 79 例 DS 妊娠和 395 例正常妊娠的贮存血清样本的 hCG 水平进行回顾性分析。因此在得出 hCG 的游离 β 亚单位和总 hCG 之间没有差异的确定结论之前，需要更大的样本量[56]。

表 6-6 显示了序贯筛查策略的预测率。联合筛查比血清整合筛查的 DR 更高，但完整的整合测试会将 5% FPR 的 DR 提高 10% 以上。然而，逐步序贯测试和酌情测试的预测率与综合检验相当。考虑到人力和实际利益，以及较低的成本，酌情测试应该做为序贯策略的备选。表格中还清楚地显示了避免独立序贯筛查的另一个原因。

十三、神经管缺陷筛选的模型性能

英国合作 AFP 研究报道了以三周妊娠期为一个阶段（妊娠 13—15 周、16—18 周、19—21 周和 22—24 周）观察到使用固定的正常百分位数的 DR[5]。妊娠 16—18 周的性能最好，并报道了在此期间 2.0MoM、2.5MoM、3.0MoM、3.5MoM 和 4.0MoM 截止值的 DR 和 FPR。最终，2.5MoM 截止值被广泛采用，先天性无脑儿畸形的 DR 为 88%，开放性脊柱裂的 DR 为 79%，FPR 为 3.3%。

现在可以通过使用上述修改后的参数对 AFP 的 MoM 值的对数高斯分布进行建模来得出最佳估计。

	hCG 类型	基于不同假阳性率的检出率		基于不同检出率的假阳性率		基于截止值的检出率和假阳性率	
		1%	5%	75%	85%	1/250	1/270
双联标志物联合筛查	hCG 的游离 β 亚单位	37%	61%	12%	22%	62% 和 5.2%	67% 和 7.4%
	hCG	33%	56%	16%	29%	56% 和 5.2%	62% 和 7.6%
三联标志物联合筛查	hCG 的游离 β 亚单位	42%	65%	9.9%	20%	64% 和 4.7%	69% 和 6.7%
	hCG	39%	60%	14%	26%	59% 和 4.6%	64% 和 6.8%
四联标志物联合筛查	hCG 的游离 β 亚单位	50%	71%	6.9%	15%	68% 和 4.2%	73% 和 5.9%
	hCG	46%	67%	9.3%	20%	64% 和 4.3%	69% 和 6.0%

表 6-4　依据 hCG 类型的妊娠中期筛查策略

hCG. 人绒毛膜促性腺激素

表 6-5　不同孕周单独 NT 或合并血清标志物的妊娠早期筛查策略							
hCG 类型	孕周（合并血清标志物 / 单独 NT）	基于不同假阳性率的检出率		基于不同检出率的假阳性率		基于风险截止值的检出率和假阳性率	
		1%	5%	75%	85%	1/250	1/270
单独 NT	–/11	64%	77%	3.8%	12%	73% 和 2.9%	76% 和 4.1%
	–/12	62%	75%	4.8%	15%	70% 和 2.7%	73% 和 3.8%
	–/13	57%	71%	7.7%	22%	66% 和 2.8%	69% 和 4.1%
hCG 的游离 β 亚单位	10/11	74%	87%	1.1%	3.6%	82% 和 2.4%	84% 和 3.2%
	11/11	74%	87%	1.2%	3.8%	81% 和 2.4%	84% 和 3.3%
	11/12	73%	86%	1.3%	4.6%	80% 和 2.4%	82% 和 3.4%
	12/12	72%	84%	1.5%	5.3%	79% 和 2.5%	82% 和 3.5%
	12/13	68%	82%	2.4%	7.3%	76% 和 2.7%	79% 和 3.8%
合并血清标志物	13/13	66%	80%	2.9%	8.8%	75% 和 2.8%	78% 和 4.0%
	10/11	71%	85%	1.5%	4.8%	80% 和 2.5%	82% 和 3.4%
	11/11	71%	84%	1.6%	5.3%	79% 和 2.5%	82% 和 3.5%
hCG	11/12	70%	83%	1.9%	6.5%	77% 和 2.5%	80% 和 3.5%
	12/12	70%	83%	1.9%	6.6%	77% 和 2.5%	80% 和 3.5%
	12/13	65%	80%	3.0%	9.1%	74% 和 2.7%	77% 和 3.9%
	13/13	67%	81%	2.4%	7.4%	76% 和 2.7%	79% 和 3.8%

NT. 胎儿颈后透明层厚度；hCG. 人绒毛膜促性腺激素

表 6-7 显示了根据孕周预测的性能。使用羊水分析物，羊水 AFP 和乙酰胆碱酯酶（AChE），对开放性脊柱裂进行产前诊断的中心未来将进一步减少检测。英国的大型乙酰胆碱酯酶联合研究报道称，羊水 AFP 的诊断 DR 仅为 90%，FPR 为 0.5%[57]，而使用乙酰胆碱酯酶的诊断性能可分别改善到 99% 和 0.3%。为了在没有羊膜腔穿刺术创伤的情况下实现可靠的脊柱裂产前诊断，AFP 筛查 FPR 较高是可以接受的，并且可将 MoM 截止值设为 2.0。表 6-7 显示了使用此截止值时的检测。

一些筛查算法使用似然比来计算个体发生神经管缺陷妊娠的风险。但这并没有提高测试的辨别力，因为先验风险被认为是人口发生率，并且每个人都分配了相同的值。不仅如此，这种方法同样具有误导性，因为先验风险实际上会根据个人的叶酸暴露情况和妊娠早期进行的超声检查结果而产生变化。

十四、唐氏综合征模型的前瞻性证实

一般来说，基于多标志物筛选策略的统计建模对项目选择是十分有效的技术，但模型基于许多假设并且需要验证。目前有两个问题需要解决：①模型预测的 DR 和 FPR 的可靠性如何；②个体风险估计的准确度如何。大量结果表明建模在这两个方面都是稳健的，但在证实之前需要考虑两个问题。

首先，在 DS 筛查干预研究中观察到的 DR 必然高估了真实性，因为其与平均 NT 估计相关的非

妊娠早期 hCG 类型	孕 周	基于不同假阳性率的检出率		基于不同检出率的假阳性率		基于最终截止值的检出率和假阳性率 [b]	
		1%	5%	75%	85%	1/250	1/270
整合筛查							
血清	11	61%	78%	3.7%	10%	74% 和 3.2%	77% 和 4.5%
	13	55%	73%	5.7%	14%	70% 和 3.7%	74% 和 5.2%
血清合并 NT	11	85%	93%	0.3%	1.1%	87% 和 1.6%	89% 和 2.1%
	13	79%	89%	0.6%	2.5%	84% 和 2.0%	86% 和 2.7%
逐步序贯筛查							
hCG 的游离 β 亚单位	11	85%	94%	0.4%	1.0%	89% 和 1.7%	91% 和 2.2%
	13	80%	91%	0.6%	1.9%	86% 和 2.1%	88% 和 2.8%
hCG	11	86%	94%	0.4%	0.9%	89% 和 1.6%	90% 和 2.1%
	13	80%	91%	0.6%	1.9%	85% 和 2.0%	87% 和 2.6%
酌情序贯筛查							
hCG 的游离 β 亚单位	11	85%	92%	0.4%	1.0%	88% 和 1.6%	89% 和 2.0%
	13	79%	88%	0.7%	2.3%	84% 和 1.9%	85% 和 2.4%
hCG	11	84%	90%	0.4%	1.2%	86% 和 1.4%	87% 和 1.8%
	13	79%	88%	0.6%	2.5%	83% 和 1.8%	85% 和 2.3%
独立序贯筛查							
hCG 的游离 β 亚单位	11	74%	84%	1.5%	6.1%	83% 和 4.5%	85% 和 6.3%
	13	72%	84%	1.5%	5.7%	83% 和 4.5%	86% 和 6.3%
hCG	11	74%	84%	1.5%	5.7%	84% 和 4.5%	86% 和 6.4%
	13	73%	84%	1.5%	5.4%	84% 和 4.5%	86% 和 6.3%

表 6-6 依据不同策略、妊娠早期 hCG 类型及孕周的序贯筛查 [a]

a. 所有的策略使用妊娠早期 PAPP-P，妊娠中期 AFP、hCG 的游离 β 亚单位和抑制素，除了整合筛查，还使用妊娠早期 hCG 的游离 β 亚单位；逐步序贯筛查、酌情序贯筛查及独立序贯筛查在妊娠早期使用 1∶50（相当于妊娠中期 1∶38）作为截止值，酌情序贯筛查使用截止值 1∶1500（相当于妊娠中期 1∶1200）；b. 整合筛查妊娠早期的截止值，序贯筛查和酌情序贯筛查的妊娠中期截止值均是基于所有妊娠早期和妊娠中期的标志物，独立序贯筛查的截止值只基于妊娠中期标志物；PAPP-A. 妊娠相关血浆蛋白 A；hCG. 人绒毛膜促性腺激素；AFP. 甲胎蛋白；NT. 胎儿颈后透明层厚度

表 6-7　根据孕龄和截止值预测 AFP 筛查模型的检出率和假阳性率		
孕龄（周）	2.5MoM 截止值	2.0MoM 截止值
无脑畸形（超声推算孕周，不是双顶径）		
15	76%	84%
16	85%	90%
17	89%	93%
18	90%	94%
19	89%	93%
开放性脊柱裂（双顶径推算孕周）		
15	73%	82%
16	82%	88%
17	85%	91%
18	85%	91%
19	82%	89%
正常（超声推算孕周）		
15—19	1.4%	4.8%

MoM. 妊娠特异性中位数的倍数；AFP. 甲胎蛋白

生存力偏倚。一种无偏估计是从 DS 病例数得出的：筛查检测到终止（n_1）或未终止（n_2），筛查漏掉但随后终止（n_3）或出生（n_4）；使用公式（$n_1 p + n_2$）/（$n_1 p + n_2 + n_3 p + n_4$），其中 p 是 DS 在产前诊断时的宫内存活率。另一种方法是计算 DS 出生的预期数量，给定筛查女性的产妇年龄分布 e，使用公式 $1-（n_2 + n_4）/e$。

其次，即使在最大的干预研究中，DR 估计的置信限也会很大，对所有已发表研究进行 Meta 分析似乎是最好的选择。尽管筛查方案在标志物组合、截止值和母亲年龄分布方面存在显著差异，但将结果汇总并对可行性偏差进行适当调整将会对临床有实际指导意义。然而，这样可能难以在使用 2 个标志物和使用 3 个标志物的中心之间进行详细比较。

有 32 项大型妊娠中期血清研究可供分析；21 篇中的 20 篇被两份出版物引用[58, 59]，其中 1 篇

已经更新[60]，12 篇随后发表[61-72]。数据包括共计 234 000 例接受双联测试的女性的结果，其中 322 例患有 DS，DR 为 66%，相当于使用总体生存率考虑偏倚后的 60%，FPR 为 5.0%。1 370 000 例女性进行了三联检测，其中 2246 例患有 DS，DR 为 75%，相当于无偏倚值为 70%，FPR 为 6.3%。一项大型研究报道称，对 854 000 例女性进行了双联和三联测试，其中包括 977 例 DS，DR 分别为 73% 和 68%，FPR 为 6.8%。已有 5 项四联测试前瞻性研究，共计 660 000 例女性，998 例 DS 病例，DR 分别为 77% 和 72%，FPR 为 4.2%。

在许多不使用血清标志物的关于 NT 的研究中，只有 6 项研究给出了风险方面的结果[73-78]。结果中包含共计 142 000 例接受筛查的女性，其中 643 例检测出孕有 DS 胎儿。DR 为 84%，相当于使用总体生存率考虑偏倚后的 72%，FPR 为 8.4%。共有 20 项联合筛查研究[79-99]：包含 259 000 例女性，检测出 1026 例 DS 妊娠患者，DR 为 88%，无偏 DR 为 80%，FPR 为 5.3%。

有关血清整合、整合筛查与逐步序贯筛查的前瞻性干预研究也已被发表[100-106]。该研究对 11 159 例女性进行了血清整合筛查，但只有 79% 的女性同时进行了两种筛查，包括 16 例 DS 妊娠病例；对生存力偏倚进行调整后，DR 为 87% 或 79%，FPR 为 3.2%[100]。一项研究对 1009 例女性的血清整合结果进行分析，DR 为 83%（6 例中有 5 例），FPR 为 6.0%[105]。共有 4 项前瞻性研究，完成整合和逐步序贯筛查的比例如下：完成一次为 75%[101]，完成二次为 92%[102-104]。一项包含 50 000 例女性的整合结果显示，检出 135 例 DS 妊娠，DR 为 88%，无偏率为 85%，FPR 为 2.8%[101-105]。对于逐步序贯筛查只有一份前瞻性报告[106]。共计 1528 例女性，其中妊娠早期结果为阴性的女性的 78% 进行了妊娠中期筛查；仅检测出 3 个 DS 病例，并且最终都被确诊了；总体 FPR 为 6.9%。这些序贯筛查策略中妊娠中期的实施不足是整合筛查的一个特殊问题，因为相当大比例的女性得不到任何风险评估。

一般来说，前瞻性研究证实了预测模型的结果，基本上表明，无论选择哪种风险截止值，性能都与模型预测一致。妊娠早期研究结果在妊娠 10—11 周的 DR 低于预测模型，但在妊娠 12—13 周与模型保持一致。然而，这可能是相当不精确的，并

不能解决个体风险的准确性，但在人群中结果是可以接受的。9 项研究结果同时显示了个人风险评估的有效性和整体表现[73, 107-114]。这些研究根据筛查报告中使用的风险评估将结果分组，每一组的平均风险度和 DS 患病率一起给出，根据生存能力偏倚进行调整。研究结果显示，每组中受影响病例的数量接近基于报告风险的预期数字。

出生患病率的全国趋势也可以在一定程度上判断筛查的影响。在英国，NDSCR 的数据显示，产前诊断为 DS 后终止妊娠的人数从 1989 年的 290 人稳步增加到 2013 年的 716 人。而尽管妊娠人口大龄化，DS 会增加，活产人数仍保持相对稳定（www.qmul.ac.uk/wolfson/researchprojects/current-projects/）。美国的出生证明数据也显示，尽管人口结构发生了变化[115]，但全国 DS 的出生率保持稳定，接近完全探查地区的数据似乎也表明了相同的趋势[116]。

非干预研究中的回顾性数据分析也可用于政策评价。FaSTER 试验直接证明了联合筛查比四联筛查效果更好[25]，后来的重新分析比较了酌情筛查、逐步序贯筛查和整合筛查[26]。利用已完成妊娠早期和妊娠中期筛查干预的女性——在妊娠中期进行干预——标志物水平来计算 DS 的风险。共获得 86 例 DS 妊娠患者和 32 269 例正常妊娠女性。酌情测试的 DR 为 91%，FPR 为 4.5%；最初 DR 为 60%，初始 FPR 为 1.2%，23% 有临界风险。逐步测试的 DR 为 92%，FPR 为 5.1%；整合筛查 DR 为 88%，FPR 为 4.9%。这印证了预测模型三者之间的相似性。然而，它并没有为任何一种方法提供可靠的 DR 估计。由于排除了一些早期发现的病例，特别是囊性湿疹的病例，这一比率被低估了。

十五、唐氏综合征筛查的多标志物策略

除了现在已被广泛应用的标志物外，在妊娠早、中期常规筛查或酌情筛查时，应用其他超声指标也非常简便。此外，在筛查中应用其他的生化标志物也可令流程更加标准化。

（一）妊娠早期酌情筛查

在"酌情筛查"的概念之下已经发展出了许多的相关策略。最简单的一类是，在所有妊娠女性中进行血清学检查，而仅对血清筛查后提示 DS 风险相对较高的人进行 NT 检查[117]。这一策略适合于设备或人员条件难以进行广泛 NT 检查的筛查中心。风险模型表明，在这种情况下，相比于其他非 NT 筛查，妊娠早期酌情筛查有更高的 DR。此模型预测，若在妊娠 10 周进行 PAPP-A 和 hCG 的游离 β 亚单位的检查，而在妊娠 11 周对其中 1/3 存在较高风险的女性进行 NT 筛查，则仅会将 DR 降低 5%，从 87% 至 82%，而比较于 DS 筛查的 71% 的 DR，仍然很高。当提高检测的截止值，以前 1/5 为高风险人群的话，则 DR 为 77%。

还有一种妊娠早期酌情筛查，是首先基于 NT 测量评估风险，并根据 NT 结果，进行血清学检查。在 FaSTER 临床研究队列中，若存在水囊状淋巴管瘤，则需立即进行有创的产前诊断，因为这一现象与极高的非整倍体、临床不良结局风险相关。不过，这其实和 NT 的 MoM 截止值很高，或者是 NT 明显增厚的意义基本类似，因为在妊娠早期，大多数水囊状淋巴管瘤的胎儿均表现为 NT 增厚。例如，在接近 7000 例常规妊娠早期筛查的孕妇中，其内 42 例水囊状淋巴管瘤的胎儿，有 35 例的 NT≥3mm[118]。

与标准的酌情序贯筛查相似，通过对妊娠中期血清标志物的酌情筛查，可以完全弥补妊娠早期酌情筛查中未能被发现的部分病例[119]。这种三阶段的筛查流程已经在英国某队列研究中被证明，但该报道仍未被发表。

（二）妊娠早期其他超声指标

许多研究均表明，在妊娠 11—13 周胎儿鼻骨缺失是具有很高灵敏度的 DS 指标。一项纳入了 9 个临床研究的 Meta 分析表明，在 397 例 DS 中，有 69% 均存在鼻骨缺失，而在 12 652 例正常妊娠中发生率则仅为 1.4%[120]。由此，DS 中鼻骨缺失的似然比是 49。但是仅计算似然比可能并不准确，因为该变量还受到孕周、NT 和种族的影响。而纳入这些因素后，可采用 Logistic 回归方程进行计算[120]。在 CRL 45~64mm、NT≤1.6MoM 的条件下，DS 胎儿鼻骨缺失与否的 LR 分别是 26 和 0.37，而对于更高的 NT，则为 12 和 0.29[121]。CRL 65~84mm，LR 则为 72 和 0.43 及 35 和 0.33。

表 6-8 详述了将鼻骨作为因素加入 NT 检查，或者联合筛查、酌情筛查后的结果。可以发现加入鼻骨后，很大程度地提高了 DS 的 DR，在单独 NT 筛查中尤为明显。DR 的显著改善甚至令孕周及 hCG 的不同亚型在模型中的作用均有削减。该预测模型假定 NB 和血清学标志物之间并无相关性。目前有报告在鼻骨缺失的妊娠中，血清 PAPP-A 会稍降低，而 hCG 的游离 β 亚单位水平则轻度升高，但这些变化均无统计学意义[120, 122]。而对于鼻骨缺失这种主观性较强的标志，在有创性产前诊断之前给出结果可能存在偏倚。而其他筛查因子的结果可能会影响超声鼻骨情况的解读，从而轻易地影响所得结果。

NB 这个标志物有一个缺陷，即其诊断质量难以保证。与 NT 这种连续性变量不同，NB 难以进行外部的质量控制。虽然我们很容易考核某个超声医师能否辨认出 NB 的标志，但由于 NB 是一种相对罕见的特征，所以难以确定这个医师将鼻骨缺失误诊为存在或反之的概率。这一因素也告诉我们，当经验不足的医师给出了鼻骨缺失的诊断时，需要谨慎解读该结果。在其他检查已经提示存在 DS 高风险的孕妇中，若存在鼻骨缺失，则可应用 LR 进

妊娠早期 hCG 类型	孕 周	基于不同假阳性率的检出率		基于不同检出率的假阳性率		基于风险截止值的检出率和假阳性率	
		1%	5%	75%	85%	1/250	1/270
NT 和 NB							
	11	83%	92%	0.6%	1.3%	88% 和 2.0%	89% 和 2.6%
	13	80%	90%	0.6%	1.8%	86% 和 2.2%	87% 和 2.5%
联合筛查结合 NB							
hCG 的游离 β 亚单位	11	88%	95%	0.2%	0.6%	90% 和 1.4%	91% 和 1.8%
	13	85%	93%	0.3%	1.0%	88% 和 1.6%	89% 和 2.1%
hCG	11	87%	94%	0.2%	0.8%	89% 和 1.5%	91% 和 2.0%
	13	86%	93%	0.2%	0.9%	88% 和 1.6%	90% 和 2.0%
随机筛查结合 NB							
hCG 的游离 β 亚单位	11	92%	93%	0.1%	0.3%	91% 和 0.8%	92% 和 0.9%
	13	89%	90%	0.2%	0.5%	89% 和 1.0%	89% 和 1.1%
hCG	11	91%	92%	0.1%	0.4%	90% 和 0.8%	90% 和 0.9%
	13	89%	91%	0.2%	0.5%	89% 和 0.9%	89% 和 1.1%
联合筛查结合随机 NB[a]							
hCG 的游离 β 亚单位	11	86%	91%	0.3%	0.8%	86% 和 0.9%	87% 和 1.3%
	13	82%	87%	0.5%	2.8%	82% 和 1.0%	83% 和 1.4%
hCG	11	84%	89%	0.4%	1.2%	84% 和 1.0%	85% 和 1.3%
	13	83%	88%	0.4%	2.1%	83% 和 1.0%	84% 和 1.3%

表 6-8　根据 hCG 类型和孕周，增加妊娠早期超声鼻骨测定

a. NB 确定是否联合测试风险为 1 :（50～1500）；hCG. 人绒毛膜促性腺激素；NT. 胎儿颈后透明层厚度；NB. 鼻骨

一步提升 DS 风险，这样做并不会令分类错误的风险升高。这一思路也可扩展至中等风险或临界风险的孕妇（详见后述）。但是，对于其他算法提示 DS 高风险的孕妇，若其超声提示鼻骨明显可见，出于谨慎考虑，若加入鼻骨可见因素会将最终结果转为阴性，也最好不应降低该孕妇的风险评估。

在妊娠早期，DS 胎儿通常会出现异常的静脉导管多普勒血流信号，表现为与心房收缩相关的舒张末期血流速度的降低（A 波），血流可能会表现为反向或消失，也可表现为静脉搏动指数（pulsatility index for veins，PIV）的升高。在七项临床研究[123]及其后的文章[124]中，有很大部分 DS 的胎儿会出现异常的血流信号，但是其对照组正常胎儿的情况则差异很大。这些差异的一个很大原因是 A 波结果的判读质量。PIV 是一个可重复性更高的变量。一项稍晚的研究表明，将 PIV 进行风险截止值分组有很好的结果，DS 的中位数是 1.70MoM，其变量幅度和 NT 相类似。也有研究表明 NT 与异常血流存在相关性，但由于测量者已经获知了 NT 结果，所以这些研究可能存在偏倚。目前应用这些新因子建立的模型表明，将 DV 情况加入 NT 评估或联合检验中，其获益与加入 NB 作为变量类似[124]。

另外一个可在 NT 筛查中同时分析的染色体三体标志是 TR。在一个包含 742 例单胎妊娠的队列中，心内科医师可以明确观察到其中 718 例胎儿的三尖瓣情况[125]。在其中 126 例 DS 胎儿中，存在 TR 的占 65%。与 NB 相似，其与孕周和 NT 均存在相关性。此外，在整倍体妊娠中，存在结构性心脏畸形的胎儿 TR 比例更高（占 47%），而不存在心脏畸形的胎儿出现概率则为 5.6%。

额颌面角是上颌骨的顶端和骨性前额结构的夹角，或者前额骨缝未闭的定点和上颌骨前方的夹角。有研究在进行绒毛膜绒毛取样前，对 100 例 DS 和 300 例对照组进行了该项检查，并发现在 DS 病例中，65% 的胎儿额颌面角度均在正常范围的第 95 百分位以上，40% 大于正常对照组中的最高值，而仅有 2 例的角度低于正常组的中位数[126]。额颌面角可能是独立于孕周、NT、NB 的一个因子。

在许多地方医院，缺乏能够给出 NB、DV、TR 和额颌面角的超声专家，且这些因子均不作为常规测量指标。这提示我们，需要建立一个健全的酌情序贯筛查系统，让经过妊娠早期 NT 检查及血清学

筛查后，存在临界风险的妊娠女性能够立即被转诊至专业的医学中心，进行更进一步的相关标志物分析，而不是等待妊娠中期行其他血清学筛查。在将 NB、DV 或 TR 应用于存在临界风险的 16% 妊娠女性后[127, 128]，有模型表明其 DR 已达 92%～94%，而 FPR 为 2.1%～2.7%。表 6-8 详述了 NB 应用于临床的时机，DV 和 TR 的应用也与之类似。

目前有四个临床研究评估了应用这些超声指标进行常规筛查[129]或酌情序贯筛查[130-132]的价值。在常规筛查的研究中，5125 例女性进行了联合筛查，并至少检查了 NB、DV、TR 中的一项（大多数人三项均进行了筛查）[129]。观察到的 DS 的 DR 是 100%（17 例均检出），FPR 为 4.5%。而对 8581 例病例仅进行联合筛查，DS 的 DR 则为 94%（16 例中有 15 例），FPR 为 4.8%。另一项酌情筛查研究则纳入了 917 例女性，其中 23 例存在 DS 妊娠，她们的联合筛查风险值大于 1/1000，约占筛查者的 15%[130]。对这部分病例进行 DV 检查，其中一亚组加做 TR 检查，所得数据虽应用于回顾性研究，但并不纳入诊断考虑。结果显示，若仅应用联合筛查，其中 48% 的病例将会被归为高风险（> 1/300），而在加入酌情序贯筛查因子后，仅有 18% 被归为高风险（联合筛查风险＞1/50，或 TR、DV 异常）。但是，尽管研究者应用了联合筛查和 DV 及 TR 检查的结果进行预测，仍有 2 例在单独行联合筛查判为高风险的 DS 被漏诊。另一研究纳入了联合筛查临界风险的 1617 例女性，并向其中 10% 提供了 NB、DV 和 TR 检查的机会[131]。尽管这之中仅有 45% 的孕妇同意了补充检查，但仍在 DR 不下降的前提下，将 FPR 降低了 2/3。最后一项研究纳入了 10 452 例孕妇，其中包含 24 例 DS 妊娠[132]，发现将 NB、DV 和 TR 作为补充筛查后，令 DR 从 83% 降至 71%，同时将 FPR 从 3% 降至 2%。

（三）其他的妊娠早期血清标志物

已经有 14 个研究报道了妊娠早期 DS 孕妇的血清 PlGF 中位数水平[133-146]。它们的均值范围为 0.53～0.78MoM，而一项研究除外，均值为 1.26MoM，这可能是由于在冰冻条件下该值水平会升高[147]。Meta 分析排除了这个研究，基于其他研究中的 1455 例 DS 孕妇的结果，给出了 0.69MoM 的平均水平；尽管有些研究报道了随着孕龄增长而

更低的 MoM，但是他们的结果并不一致。对数标准差在 DS 妊娠中为 0.172，在正常妊娠中为 0.170；在 DS 妊娠中，PlGF 和 PAPP-A 的相关系数为 0.15，与 hCG 的游离 β 亚单位的相关系数为 0.00，在正常妊娠中，PlGF 和 PAPP-A 的相关系数为 0.32，与 hCG 的游离 β 亚单位的相关系数为 0.13。

加入 PlGF 或已知的妊娠中期标志物 AFP、uE$_3$ 和抑制素（这些标志物在妊娠早期筛查中同样具有鉴别能力）联合应用可以提升检测的效果。这四个标志物在进行建模时可以使用：① PlGF 的参数从上述 Meta 分析中获得；②孕龄特异性 DS 妊娠的 uE$_3$ 均数从一项回归 Meta 分析获得 [23, 24, 148]，AFP 的均值从同一项 Meta 分析及两项近期的研究 [143, 144] 中获得；③孕龄特异性 DS 妊娠的抑制素均值从一项 Meta 分析 [149] 及一个近期的研究 [146] 中获得；④其他的参数从一项汇总了妊娠早期 AFP 和 uE$_3$ 联合检测的 Meta 分析 [22] 中获得；⑤抑制素的参数使用从 SURUSS 研究中获得的与 hCG 的相关系数 [24]。表 6-9 显示了依据不同的孕龄及 hCG 类型，当 FPR 为 5% 时，联合其他的标志物将会使 DR 提升 1%～4%。DR 的提升在联合 PlGF 时最一致，在联合 AFP 时的一致性最差；考虑到 PlGF 也被应用在先兆子痫筛查中（见 "与标志物改变相关的其他条件"），在选择其他血清标志物时，该标志物也可供选择。

（四）妊娠早期三联筛查和四联筛查

虽然联合使用其他的血清标志物只会少量提高检测的性能，但它们在缺乏高质量 NT 测量的国家可能是有价值的。一些病例对照研究已经利用建模的方式评估了这些检测的预测性能。

尽管 hCG 和 hCG 的游离 β 亚单位具有较高的相关系数，利用 PAPP-A、hCG 及 hCG 的游离 β 亚单位的三联筛查仍能以 3% 的 FPR 达到 59% 的 DR [150]。包含 PAPP-A、hCG 的游离 β 亚单位及 PlGF 的三联筛查能在 5% 的 FPR 水平下达到 62%～67%（妊娠 11—13 周）[139]、71%[141]、71%[144] 和 79%[143] 的 DR；对于加入 AFP 的四联筛查，DR 为 66%～71%[139]、74%[141]、76%[144] 和 82%[143]。继续加入抑制素 A 可使 DR 达到 79%[144] 和 93%[145]。妊娠早期酌情使用 PAPP-A、hCG 的游离 β 亚单位及 PlGF，加或不加抑制素 A 联合检

测选择 20% 的孕妇进行 NT 测量，可达到 87% 或 89% 的 DR [141]。

（五）妊娠中期联合筛查

常规的血清和超声联合检测可以像妊娠早期联合筛查一样大幅提高妊娠中期筛查的效果。一种方式是在进行双顶径测量时采用易测量的超声标志物，包括颈部皮褶厚度、鼻骨长度、鼻前厚度及肱骨或股骨长度。

颈部皮褶增厚是 DS 的表观特征，在大部分 DS 新生儿中都能观察到。从 20 年前首次在 DS 妊娠中发现颈后皮肤皱褶增厚 [151] 开始，研究普遍不以 MoM 进行报道。一项 Meta 分析纳入了 5 项研究，通过直接获取研究中报道的 MoM 或从其发表的图片中得出 MoM 的方式，汇总得到了均值为 1.45MoM，马氏距离大约为 1.0 [152]。在 DS 妊娠中，与颈部皮褶厚度具有一致相关性的血清标志物只有 hCG 或 hCG 的游离 β 亚单位，三个研究结果的均值为 0.32 [152-154]。表 6-10 展示了利用 Meta 分析中的参数，在四联筛查中加入颈部皮褶厚度超声的模型预测效果，显示了 DR 在 5% 的 FPR 水平下提升了 9%～11%。

鼻骨长度测量而非鼻骨的有无在妊娠中期时也是 DS 的一个标志物。在 79 例 DS 病例的妊娠早期检测中，54 例鼻骨缺失，而另外的 25 例鼻骨长度正常 [155]。而在妊娠中期，只有一小部分胎儿鼻骨缺失，而其他胎儿的鼻骨长度缩短 [156, 157]。一种可能是当鼻骨缺失时，用鼻骨范围下限对其赋值，然后利用高斯方法计算风险。使用已公布的参数 [157] 建模预测显示，当将鼻骨长度添加到颈部皮褶厚度和四联筛查时，检测率将有适度的增加（表 6-10），使其与妊娠早期联合检测的 DR 具有可比性。

当增加面部特征鼻前厚度（PT）检测时，模型预测会大大提高 DR。8 个针对妊娠早期或妊娠中期的研究均在 DS 妊娠中发现了增厚的 PT[157-164]。汇总妊娠中期的 5 个研究发现，DS 妊娠中 PT 的中位数为 1.33MoM，同时标准差较窄为 0.077，该数字在正常妊娠中为 0.075[161]。关于相关性，目前唯一报道过的是在 500 例正常妊娠中，PT 和鼻骨长度的相关系数为 0.25[157]。基于当前参数，将 PT 加入联合了颈部皮褶厚度和鼻骨长度的四联筛查中，将大幅提升 DR（表 6-10）。一项利用鼻骨长度 / 鼻前厚

hCG 类型	孕 周	基于不同假阳性率的检出率		基于不同检出率的假阳性率		基于不同风险截止值的检出率和假阳性率	
		1%	5%	75%	85%	1/250	1/270
联合筛查							
hCG 的游离 β 亚单位	11	74%	87%	1.2%	3.8%	81% 和 2.4%	84% 和 3.3%
	13	66%	80%	2.9%	8.8%	75% 和 2.8%	78% 和 4.0%
hCG	11	71%	84%	1.6%	5.3%	79% 和 2.5%	82% 和 3.5%
	13	67%	81%	2.4%	7.4%	76% 和 2.7%	79% 和 3.8%
联合筛查结合 PlGF							
hCG 的游离 β 亚单位	11	76%	89%	0.9%	2.9%	83% 和 2.3%	86% 和 3.2%
	13	70%	84%	1.8%	5.9%	78% 和 2.7%	81% 和 3.8%
hCG	11	73%	86%	1.3%	4.2%	81% 和 2.5%	83% 和 3.4%
	13	71%	85%	1.6%	5.2%	79% 和 2.6%	82% 和 3.6%
联合筛查结合 AFP							
hCG 的游离 β 亚单位	11	75%	88%	1.1%	3.5%	82% 和 2.3%	84% 和 3.2%
	13	67%	81%	2.5%	7.5%	76% 和 2.7%	79% 和 3.8%
hCG	11	71%	85%	1.5%	5.1%	79% 和 2.4%	82% 和 3.4%
	13	68%	82%	2.2%	7.0%	76% 和 2.5%	79% 和 3.6%
联合筛查结合 uE$_3$							
hCG 的游离 β 亚单位	11	75%	88%	1.0%	3.3%	81% 和 2.1%	84% 和 2.9%
	13	68%	82%	2.2%	7.0%	76% 和 2.5%	79% 和 3.5%
hCG	11	72%	86%	1.3%	4.5%	79% 和 2.2%	82% 和 3.0%
	13	70%	84%	1.8%	6.0%	77% 和 2.3%	80% 和 3.3%
联合筛查结合抑制素							
hCG 的游离 β 亚单位	11	75%	88%	1.0%	3.3%	82% 和 2.3%	85% 和 3.2%
	13	70%	84%	1.8%	5.7%	79% 和 2.7%	82% 和 3.8%
hCG	11	73%	86%	1.2%	4.2%	81% 和 2.4%	83% 和 3.3%
	13	71%	84%	1.7%	5.4%	79% 和 2.6%	82% 和 3.6%

表 6-9　根据 hCG 类型和孕周，在联合筛查中进一步添加血清标志物

hCG. 人绒毛膜促性腺激素；PlGF. 胎盘生长因子；AFP. 甲胎蛋白；uE$_3$. 游离雌三醇

表 6-10　根据 hCG 类型，在超声四联筛查中增加颈后皮肤皱褶厚度、鼻骨长度和鼻前厚度

hCG 类型	基于不同假阳性率的检出率		基于不同检出率的假阳性率		基于不同临界风险截止值的检出率和假阳性率	
	1%	5%	75%	85%	1/250	1/270
四联筛查						
hCG 的游离 β 亚单位	50%	71%	6.9%	15%	68% 和 4.2%	73% 和 5.9%
hCG	46%	67%	9.3%	20%	64% 和 4.3%	69% 和 6.0%
四联筛查联合 NF						
hCG 的游离 β 亚单位	64%	80%	3.0%	8.4%	75% 和 2.9%	78% 和 4.1%
hCG	62%	78%	3.7%	10%	73% 和 3.0%	76% 和 4.2%
四联筛查联合 NF 和 NBL						
hCG 的游离 β 亚单位	69%	84%	1.8%	5.5%	78% 和 2.6%	81% 和 3.5%
hCG	68%	83%	2.2%	6.7%	77% 和 2.6%	80% 和 3.7%
四联筛查联合 NF、NBL 和 PT						
hCG 的游离 β 亚单位	83%	93%	0.3%	1.3%	87% 和 1.8%	89% 和 2.4%
hCG	82%	92%	0.4%	1.6%	86% 和 1.9%	88% 和 2.6%

hCG. 人绒毛膜促性腺激素；NF. 颈后皮肤皱褶厚度；NBL. 鼻骨长度；PT. 鼻前厚度

度代替风险计算加入标志物联合筛查研究具有 0.9% 的 FPR 和 97% 的 DR[165]。也有其他研究利用 PT 与 NBL 的比例得到了较好的结果 [166-168]。

宫内超声测量时，长骨长度小于均值可反映出与 DS 患儿相关的身材短小。曾有提议将肱骨长度[169] 或股骨长度、肱骨长度及颈部皮褶厚度[154] 整合进血清筛查方案中。从 5 篇文章中可以推出股骨长度或股骨长度与双顶径比例的 MoM[154, 170-174]，得出总平均水平 0.94MoM 及马氏距离 0.80。股骨长度与 uE₃ 在 DS 妊娠中的低相关性，以及股骨长度和 AFP 在正常妊娠中的低相关性仍需进一步证实[154]。基于无相关性的假设，模型预测出将股骨长度加入到颈部皮褶厚度和四联筛查中，可使 DR 提升不足 2%[154]。由于肱骨长度与股骨长度具有高度相关性，将两者同时加入筛查程序也仅能提升很

少的 DR。

尽管采用的技术不同，FMF 角度也可以在妊娠中期作为筛查指标，得到和妊娠早期相似的结果。在羊膜腔穿刺术前，获得 34 个 DS 胎儿和 100 个正常胎儿的数字化储存的胎儿剖面图。79% 患儿的 FMF 角在第 95 分位数以上；改变角度以包括前额上方的皮肤——利用鼻前水肿——检测到的比例增加到 88%。进一步的研究已经证实了妊娠中期检测 FMF[176] 及同时检测 FMF 和前额——现在称为前额空间比例[177, 178]——的效用。与其他标志物不同，FMF 角与妊娠中期孕龄没有相关性[176]。

（六）遗传声波图

对于直到妊娠中期末才显现异常的女性，可以通过异常扫描进行 DS 筛查。在 FaSTER 试验中收

集的数据已被用于评估该策略[179]。LR 是针对一个主要畸形或 8 个软标志物中的每一个的存在与否而得出的，使用这些 LR 来修正母亲年龄特异性的 DS 风险，在 5% 的 FPR 水平可得到 69% 的 DR。

对于其他女性，在异常扫描结果的基础上，对阳性筛查结果进行复查已成为一种常见的做法[180]。有一个或多个标志物出现异常就足以进行有创性检测，而没有任何标志物异常就足以作为有创性检测的禁忌证。然而，更恰当的做法是通过适当的 LR 来调整筛查后的风险。一个汇总了所有已发表研究的 Meta 分析可以提供最可靠的 LR[181]。利用这种方法进行风险调整的前提假设是血清检测结果和超声检测结果不相关。

如果只对经过初始 DS 筛查后具有高风险的女性进行遗传声波图检测，将降低 FPR，但 DR 也会降低（即声波图给出错误的诊断）。而变化的程度取决于母亲的年龄分布、初始筛查检测的类型和截断值，尽管通常预期的 FPR 减少 1/3 以上，DR 将减少 5%～6%[181a]。当风险低到足以使阳性检测结果呈现阴性时，每 180～260 名孕妇中就有 1 人实际上为阳性。为了弥补这种检测上的损失，可以扩大接受遗传声波图检查的人数，包括那些具有临界风险的女性，就像在随机检测中一样[181a]。FaSTER 估计了在接受临界联合检测的女性中酌情使用遗传声波图检查的情况，发现 DR 从 81% 增加到 90%，FPR 为 5%[179]。

一项前瞻性研究将妊娠中期异常扫描作为妊娠早期联合筛查的逐步序贯的拓展，对此进行了探讨[182]。在逐步序贯的研究中，对 17 911 例女性进行了筛查，其中 45 例被检测出 DS 妊娠[182]。对联合筛查呈阴性的受试者，将颈部皮褶厚度作为唯一的软标志物，进行改良的异常扫描时，DR 从 80% 增加到了 93%，FPR 小幅上升，从 4.2% 增加到了 4.8%。

（七）重复测量和高度相关的标志物

某些标志物能够在妊娠期某个时间点显示阳性或阴性的差异，但在其他时间则无法显示。例如，第 10 周时 DS 妊娠与正常妊娠的 hCG 水平基本上没有区别，但在 DS 妊娠中期升高。相反，PAPP-A 水平在 DS 的妊娠早期下降，但随着妊娠继续逐渐恢复正常。在两时期内重复测量不仅会在有信息差异的时候提供结果，而且还会捕捉到标志物的变化

情况。标志物浓度随时间的特征性变化可能为筛选提供最有用的信息，两个时间点的均值、标准差，以及测量之间的相关系数会记录把不断变化的标志物的信息，整合进筛选算法。

Wright 和 Bradbury 首先指出了在非整倍体筛查中重复检测的优势[183]。他们基于 SURUSS 参数建模证明了使用重复检测的方法进行筛查可能是非常有效的，尤其是在妊娠早期和妊娠中期的 PAPP-A 检测。一项对储存标本进行的小型病例对照研究证明了包括妊娠早期 PAPP-A 检测在内的各种筛查方案中增加妊娠中期 PAPP-A 检测的价值[184]。重复测量筛选方法之所以具有吸引力，不仅因为其潜在性能好，也因为它可以很容易地引入已经提供序贯筛查方案的实验室。

无论是对患病还是未患病孕妇，标志物的重复测量通常会显示出较高的测量间相关系数。高相关性不一定仅限于重复测量，当遇到这种情况时，不应该仅仅因为第二次测试可能提供很少新信息就轻易否定进行两次测试的必要性。但要警惕的是，当测试高度相关时，相关系数需要非常准确，因为这些参数值的微小差异可能会强烈影响计算出的风险值。

英国健康技术评估计划（隶属于国家健康研究所）的一份报道得出结论，超过 3 个月的 PAPP-A 重复检测是有意义的，而 hCG 和 uE3 则不然[185]。但只有在不包含抑制素的血清联合检测中加入妊娠中期 PAPP-A 测定时，其意义才能被证明。在这种情况下，DR 增加了 3%，FPR 减少了 1%。

（八）两样本联合筛查

由于 PAPP-A 在 10 周时对 DS 更具辨别力，而 hCG 在 13 周时则是更好的标志物，因此建议在联合筛查中使用两个血样[186]。这将提高检测率，因为 PAPP-A 在 8 周时比 10 周时更具有特异性，可以通过进一步区分样本收集时间以实现更多检测。然而，这种方案存在实际并发症，临床试验结果迄今尚未公布。一项针对 27 例 DS 妊娠和 3891 例正常妊娠的前瞻性研究，通过平均间隔 17 天抽取的母亲血清样本得出结果。FPR 为 3% 时，联合筛查的 DR 从 92% 增加到 97%[187]。该研究还考虑了 3 个月内重复测量方案，PAPP-A 和 hCG 的游离 β 亚单位都包括在风险计算中。这并没有导致检出的进一步增加。

十六、开放性脊柱裂的超声筛查

（一）妊娠中期柠檬征和香蕉征

一项已发表的 Meta 分析，对 6 项回顾性研究及 6 项关于高危妊娠的前瞻性研究（见第 17 章）进行了分析[188]，前者主要是基于确定存在异常时进行的照片或扫描。柠檬征的整体 DR 是 81%，香蕉征为 94%，FPR 为 0.8%。报道的研究会存在偏倚，因为很难有超声检查在没有看脊椎的情况下报告颅骨体征。在定位 BPD 之前可以观察到一个大的开放脊柱缺损，或者发现脊柱病变可能会导致在报告前对颅骨结果进行复查。

（二）妊娠中期异常扫描

一项纳入了 10 项研究的 Meta 分析已经发表，共对超过 100 000 例孕妇进行了常规异常扫描。83 例合并 SB 的 DR 为 95%[188]，但这一结果需要谨慎解释。有一种可能是，超声观察受到前期风险程度的影响，包括 AFP 结果。此外，值得注意的是，没有一个研究报道了神经管缺陷（NTD）的假阳性。平均而言，这可能反映了先前对 NTD 的怀疑较低，但也可能表明存在偏倚。

（三）妊娠早期异常扫描

在 2006 年之前有两项大型研究中把常规异常扫描作为了 NT 筛查的一部分[189, 190]。其中一项是在瑞典进行的随机试验，约 4 万例女性被分配到妊娠早期或中期进行异常扫描[189]。该系列包括 23 例 SB 病例，妊娠早期检出率为 9.1%，妊娠中期为 67%。在另一项英国的前瞻性研究中，约有 45 000 例女性进行了妊娠早期异常扫描；发现 21 例 OSB 病例，检出率为 14%[190]。然而，随着颅后窝标志物的发现，现在有了更高的检测潜力。

一些病例对照研究表明，颅后窝的改变可能与 OSB 相关的 Arnold-Chiari Ⅱ型畸形有关，可作为妊娠早期的标志物。所报道的标志物主要与受累胎儿的第四脑室受压和脑干增厚有关。在正中矢状面检查发现，在 OSB 中，第四脑室的颅内透明层可消失[191]、减少[192-195] 或移位为后脑的液体[193]。第四脑室中后来将发展成脉络丛的结构也可能减少[194, 195]。在 OSB 中，脑干厚度可以作为一个单一的标志物来测量，但通过计算脑干厚度与脑干后缘

和枕骨（brainstem and the occipital bone, BSOB）之间的距离的比值，已报告出更好的研究结果[193-197]。同样在中矢状面中段，小脑延髓池（cisterna magna, CM）的缺失是一个很好的标志物[194, 195]，整个脑室系统的三维超声成像也揭示了其他标志物[198]。Arnold-Chiari 畸形的另一个妊娠早期后果是前额尾移位，因此 FMF 角减小，这也可以作为一个标志[199]。

目前正在进行前瞻性研究，迄今为止在德国发表的规模最大的研究发现在 15 526 例被筛查的女性中，11 例 OSB 妊娠中有 8 例出现 CM 消失或减小，其中 5 例伴有 IT 消失或减小[200]。另外 1 例因 BSOB 值低、BS/BSOB 值高被检测出。虽然没有明确说明，但低值和高值的分界值是正常的第 1 和第 99 百分位数，因此 FPR 可能＜2%。这些颅后窝检查是由具有相当技术和经验的专家进行的，由于在时间限制的情况下，在高通量公共卫生环境中，可能会取得较差的结果。然而，自 2009 年以来，英国研究组之前报道了妊娠早期常规异常扫描中 OSB 检出率较低，现在他们已经改变了扫描方案[201]，纳入了颅后窝检查。在随后接受扫描的 10 多万例女性中，有 59 例 OSB 病例，DR 为 59%[201]。

脑室系统中液体量的普遍减少，可能是由于通过开放的脊柱病变引起的渗漏，也反映在侧脑室中。一项对脑室轴向切面图像的回顾性研究显示，脉络膜丛区域与头部区域的比例增加[202]。研究共纳入了 34 例 OSB 和 160 例正常胎儿，88% 的 OSB 病例的此项比例高于顶臀长（CRL）特异性正常范围。

（四）妊娠早期筛查

有一种比前脑扫描更简单的筛查方法，可以由技术人员进行。6 项研究表明，OSB 的双顶径（BPD）在妊娠早期的减少程度与妊娠中期相似[203-208]。在一项对 80 例妊娠早期的研究中，BPD 以基于 CRL 的 MoM 值表达，34 951 例正常妊娠中有一半的 BPD 水平低于第 5 百分位[205]。在另一项对 26 例 OSB 病例的研究中，结果并没有直接根据孕龄进行调整，而是用 BPD 与腹横径（transabdominal diameter, TAD）的比值来表示，3/4 的患者 BPD 较低[207]。最近一项对 63 例患者的研究发现，当 MoM 基于腹围（abdominal circumference, AC）而不是 BPD 时，可以得到更好的结果，并且 BPD/AC 值为中等[208]。

妊娠早期的母体血清甲胎蛋白也可能是 OSB 的一个标志物，可以与超声标志物结合，但两者可能存在相互矛盾的结果。在英国 AFP 合作研究中，使用第 97 百分位数作为截止值，妊娠 10—12 周的总 SB 的 DR 为 21%（29 例中有 6 例）[5]。在 4 个妊娠早期系列研究中，总共 76 例 OSB 病例的平均 AFP 水平为 1.27MoM[205, 209–211]。然而，在 39 例病例中，中位水平为 0.92MoM[212]。两个系列研究中报道了 OSB 妊娠早期孕妇血清 hCG 的游离 β 亚单位水平下降[207, 212]，并且已发表的模型发现，在 BPD 检测中联合 AFP 和 hCG 的游离 β 亚单位，在 FRP 为 5% 的情况下，可使检出率从 50% 增加到 58%[205]。

十七、其他唐氏综合征标志物

（一）A 分解蛋白和金属蛋白酶 12s

A 分解蛋白和金属蛋白酶 12s（A disintegrin and metalloprotease 12s，ADAM12s）是一种胎盘来源的糖蛋白，可消化胰岛素生长因子，并可能调控胎儿的生长。一份早期报告记录了 DS 妊娠的孕妇在妊娠 6—11 周血清中该蛋白水平较低[213]。随后的一系列报道证实[214]，这种标志物水平在受累孕妇的妊娠早期较低，尽管不像最初建议的那么低。尽管与 PAPP-A 有很强的相关性，但模型表明，在妊娠 9 周时在 PAPP-A 和 hCG 的游离 β 亚单位中添加 ADAM12s，随后在 12 周时进行 NT 测量将显著提高筛查性能。然而，到妊娠 12—13 周，即目前大多数妊娠早期筛查时，DS 孕妇的 ADAM12s 水平接近正常，与现有标志物的相关性较弱[136, 215]。在妊娠中期，ADAM12s 在受累孕妇中平均偏高[216, 217]，当该标志物被加入妊娠中期筛查方案时，可以实现适度的改善。

基于这些观察，ADAM12s 似乎是早期筛查的有潜在价值的标志物，其在受累妊娠中的时间模式可能使其在重复测量方案中特别有用。需要额外的数据进一步证实。

（二）妊娠特异性糖蛋白 –1

孕妇血清妊娠特异性糖蛋白 –1（pregnancy-specific glycoprotein-1，SP-1）在妊娠早期平均水平下降，而在妊娠中期升高。在 111 例已发表病例中，妊娠 10—14 周其平均水平为 0.81MoM，379 例妊娠 15—22 周病例平均水平为 1.47 MoM[218]。使用 SP-1 作为妊娠早期检测的第五个血清标志物只会增加 1% 的检出率，而在妊娠中期会增加 2%～4%[219]。如果在妊娠 11 周之前获得样本，妊娠早期的结果可能会更好，因为随着妊娠早期的进展，DS 妊娠的平均水平有接近 1MoM 的趋势。

（三）尿人绒毛膜促性腺激素种类

在母体尿液中有几种 DS 的标志物。虽然根据肌酐水平确定标准化浓度有额外复杂性，但这些标志物具有筛查潜力，可以考虑将尿液和血清联合筛查。

研究最多的尿液标志物是 hCG 的主要代谢产物——β 核心片段。一项 Meta 分析纳入了 7 项研究[220]，并扩展加入了 2 项进一步研究[24, 221]，在妊娠中期其平均为 3.70MoM，马氏距离为 1.51。在妊娠早期，其水平也有所提高，但程度较小。其他尿 hCG 种类，完整的 hCG、hCG 的游离 β 亚单位和高糖基化的 hCG，也被称为侵袭性滋养细胞抗原（invasive trophoblast antigen，ITA），在受累妊娠中也会升高，而母体尿液中总雌激素和总雌三醇水平则会降低。

当在同一样本中测量所有的类型 hCG 时，ITA 似乎是最有辨识力的[24]，其本身可能在 FPR 为 5% 的情况下检测到一半的 DS 病例[24, 222, 223]。一项羊膜腔穿刺术前研究评估了妊娠中期联合 MSAFP、uE3、hCG 与尿 ITA、hCG 的 β 亚单位及超声 NT、HL 和异常扫描的筛查效率[224]。在 568 例女性中，其中 17 例胎儿患有 DS，FPR 为 5% 的情况下 DR 为 94%。另一项研究发现，在妊娠早期和妊娠中期，对于 85% 的 DR，无论是否联合 NT 检查，同时检测尿 ITA 会使血清检测的 FPR 减少约 1/3[24]。

然而，在解释尿液结果时需要谨慎，因为已发表的研究之间存在显著的异质性，这可能是由于检测方法、研究设计和尿液样本在运输和存储过程中的完整性的差异引起的。

由于这些不确定性，使用尿液筛查 DS 尚无进一步发展。但随着基质辅助激光解吸电离（matrix-assisted laser desorption ionization，MALDI）、飞行时间（time-of-flight，ToF）和质谱（mass spectrometry，MS）仪器的进步，这种情况可能会发生改变。这种方法能检测在 6000～15 000m/z 的尿液分子，而不需要任何纯化。该方法现在已被应用于 DS 筛查[225]。对 8 例妊娠的妊娠早期分析显示，与对照组相比，在 11 000～12 000m/z 处有一个额外的峰值，在 6000～8000m/z 处强度相应降低，两者之间没有重叠。10 例妊娠的妊娠中期光谱模式相似，尽管有 3 例的值在正常范围内。

（四）血清侵袭性滋养细胞抗原

对于妊娠早期的筛查，ITA 似乎可以替代 hCG 的游离 β 亚单位，并达到类似的筛查效果[226, 227]。但是，作为联合筛查中的额外标志，5% 的 FPR 时，检出率只提高约 2%。类似地，在妊娠中期，ITA 提供了 hCG 的替代方案[227, 228]，但作为四联筛查的额外标志，检出率将提高 3%～4%。

似乎没有完全的前瞻性数据能证明 ITA 可用于 DS 筛查，而且它在检测其他非整倍体方面的有效性还有待评估。因此，该标志物仍未能作为常规产前筛查项目的标准组成部分。

（五）血清促甲状腺激素

DS 孕妇妊娠早期血清促甲状腺激素（TSH）水平升高，中位数为 0.84MoM[229] 和 0.76MoM[230]。游离甲状腺素（free thyroxine，fT_4）水平无变化，但与 TSH 呈负相关。这表明如果一个中心同时筛查孕产妇甲状腺疾病和 DS，那么在 DS 风险计算中纳入这两种甲状腺标志物可能会有优势。模型预测，这将使 FPR 为 5% 情况下联合筛查的 DR 增加 2.8%[231]。

十八、临床因素

在解释单个筛查试验结果时，需要考虑到大量的临床因素，因为它们可能会改变临床表现。在这里，我们总结了更重要的临床因素。

（一）孕妇年龄

表 6-4 至表 6-6、表 6-8 至表 6-10 中的 DS 的 DR 和 FPR 预测了整个人群的筛查性能。这对于那些需要了解最好的或至少是最具成本效益政策的公共卫生规划者来说很重要。但对于检查前咨询，女性个体需要了解针对其年龄的 DR 和 FPR，由于风险随着年龄的增长而增加，因此对于任何风险截止值，DR 和 FPR 也会增加。表 6-11 显示了三个不

同孕妇年龄的 NT 单独检验、联合检验和偶然检验的值。由于其他标志物在筛查中的有效性，孕产妇年龄的影响在风险计算中逐渐成为一个越来越小的变量。

（二）先前受累的妊娠

曾经有过 DS 妊娠的女性再次出现 DS 的风险增加。有些人会认为如果风险足够高，可以不经筛查而直接进行有创产前诊断。而有些人则希望在进行有创产前诊断前，通过筛查来评估他们的风险。

在一小部分病例中，会有亲本结构染色体重排和高复发风险，这取决于特定的亲本核型。最常见的是涉及 21 号染色体的杂合 Robertsonian 平衡易位，对于女性携带者而言，在大多数年龄段，DS 的风险显著超过特异年龄的风险（见第 11 章）。如果女性曾孕有 DS 的胎儿，额外的 21 号染色体显然没有遗传，但是再次出现 DS 的风险仍会增加。有三种可用的超额风险估计值。在一项未发表的研究中，有 2500 多例妊娠早期产前诊断的女性，与母亲特定年龄的预期风险相比，额外风险为 0.75%（Kypros Nicolaides，个人通讯）。在一项对 4953 例妊娠中期羊膜腔穿刺术结果的 Meta 分析中，额外风险为 0.54%[232]。在一项对 433 例活产婴儿进行的 Meta 分析中，有 5 例复发，额外风险为 0.52%[233]。考虑到胎儿流产，加权平均复发率在妊娠早期为 0.77%，中期为 0.54%，足月为 0.42%，可以加入以概率表示的年龄特定风险中。年轻女性的复发风险相对较大，但在接近 40 岁时，它与无家族史的女性的复发风险没有实质差异。也有证据表明，在妊娠前有不同非整倍体的女性中，潜在存活的非整倍体的风险增加。因此，纳入既往有非整倍体病史的一种方法是根据母亲 38—39 岁的年龄计算其筛查风险（见第 11 章）。

表 6-12 显示了既往有 DS 妊娠史的女性的模型预测的 DR 和 FPR。建模方法与散发 DS 妊娠的建模方法相同，除了先前受影响的风险是通过增加额外风险来计算的。正如预期的那样，所有筛查政策的两种比率都将高于单胎妊娠，根据产妇年龄的效率差异将减少。

有一些 DS 婴儿的母亲的叶酸和甲基代谢异常，以及叶酸基因突变，这与 NTD 有共同的特征。在 NTD 风险增加的女性中，可能会出现相对较高的

表 6-11　根据 hCG 类型和妊娠情况，在三个选定的孕妇年龄，三种策略给定的最终截止值风险 [a] 的检测率和假阳性率

hCG 类型	孕 周	20 岁		30 岁		40 岁	
		1/250	妊娠中期 1/270	1/250	妊娠中期 1/270	1/250	妊娠中期 1/270
四联筛查							
hCG 的游离 β 亚单位		53%, 2.0%	58%, 2.8%	62%, 3.9%	66%, 5.0%	90%, 29%	92%, 34%
hCG		49%, 2.0%	52%, 2.7%	56%, 3.6%	62%, 5.3%	88%, 31%	91%, 40%
联合筛查							
hCG 的游离 β 亚单位	11	73%, 1.3%	76%, 1.8%	77%, 2.1%	80%, 2.9%	92%, 14%	94%, 18%
	13	64%, 1.3%	67%, 1.9%	69%, 2.4%	72%, 3.4%	90%, 20%	92%, 27%
hCG	11	70%, 1.3%	73%, 1.8%	75%, 2.2%	78%, 3.1%	91%, 16%	93%, 21%
	13	65%, 1.3%	69%, 1.8%	70%, 2.2%	74%, 3.2%	91%, 19%	93%, 25%
依情况而定							
hCG 的游离 β 亚单位	11	81%, 0.8%	83%, 1.0%	85%, 1.4%	87%, 1.8%	95%, 9.2%	96%, 11%
	13	76%, 0.9%	77%, 1.2%	81%, 1.6%	82%, 2.1%	94%, 12%	95%, 15%
hCG	11	79%, 0.7%	80%, 0.9%	83%, 1.3%	84%, 1.6%	95%, 9.1%	95%, 11%
	13	75%, 0.9%	76%, 1.1%	80%, 1.6%	81%, 2.1%	93%, 12%	94%, 15%

a. 基于所有妊娠早期和妊娠中期的指标；hCG. 人绒毛膜促性腺激素

DS 风险。在一项对 493 个此类家庭的研究中，445 例有 NTD 病史，48 例有孤立性脑积水，1492 例高危妊娠中有 11 例 DS，而基于母亲年龄的风险预期为 1.87 例 [234]。根据本系列研究，NTD 家庭的年龄特异性风险增加了 5.9 倍。这与同一研究中对 516 例 DS 高危家庭的 1847 例孕妇中有 7 例 NTD 的观察结果一致，而预期的为 1.37 例。然而，两项随访研究未能证实同一家庭中 NTD 和 DS 之间的关联 [235, 236]，在得出需要调整既往 NTD 史的结论之前，需要更多的信息。

（三）双胎

双胎与单胎的 DS 风险计算有三方面的不同。第一，特定胎儿患有 DS 或至少一个胎儿受累的母亲年龄风险取决于绒毛膜性、胎儿性别、种族，以及是否使用辅助生殖治疗。第二，在双胞胎的 DS 不一致的情况中，受累胎儿的异常母亲血清标志物浓度可以被正常的那个同卵双胞胎的浓度所掩盖。第三，双胞胎胎儿之间的 NT 水平是相关的，因此从两个胎儿的 NT 中最能计算出每个胎儿的 DS 风险。

双卵（dizygotic，DZ）双胎的母体特定年龄的足月 DS 风险可以假定与单胎相同。尽管 3/4 关于双胞胎出生的研究报道了双胎中 DS 的患病率较低，但对结果的总体回顾得出结论，这可能是由于确认偏倚导致的 [237]。另一个胎儿受累的风险可以被认为是单胎的复发风险。因此，可以计算出三种风险：①只有第一个胎儿患有 DS；②只有第二个胎儿患有 DS；③两者都患有 DS。至少有一个胎儿受累的风险是这些风险的总和。在单卵（monozygotic，

表 6–12 既往唐氏综合征妊娠：根据 hCG 类型和妊娠期，在三个选定的孕妇年龄，三种策略给定的最终截止值风险 [a] 的检测率和假阳性率

hCG 类型	孕周	20 岁		30 岁		40 岁	
		1/250	妊娠中期 1/270	1/250	妊娠中期 1/270	1/250	妊娠中期 1/270
四联筛查							
hCG 的游离 β 亚单位		82%, 17%	86%, 21%	84%, 18%	87%, 24%	92%, 36%	95%, 46%
hCG		80%, 18%	83%, 23%	81%, 20%	85%, 27%	92%, 43%	94%, 52%
联合筛查							
hCG 的游离 β 亚单位	11	89%, 8.6%	91%, 12%	90%, 9.4%	92%, 12%	94%, 19%	96%, 24%
	13	85%, 12%	88%, 16%	85%, 12%	88%, 17%	93%, 28%	95%, 36%
hCG	11	87%, 9.3%	89%, 13%	88%, 10%	90%, 14%	93%, 22%	95%, 28%
	13	85%, 11%	89%, 15%	86%, 12%	89%, 16%	93%, 26%	95%, 33%
依情况而定							
hCG 的游离 β 亚单位	11	93%, 5.7%	94%, 6.9%	93%, 6.1%	94%, 7.5%	96%, 12%	97%, 15%
	13	91%, 7.6%	92%, 9.4%	91%, 8.1%	93%, 10%	95%, 18%	96%, 21%
hCG	11	92%, 5.6%	93%, 6.9%	93%, 5.9%	94%, 7.3%	96%, 12%	96%, 15%
	13	90%, 6.7%	92%, 8.8%	91%, 7.2%	92%, 9.3%	95%, 16%	96%, 20%

a. 对于所有基于妊娠早期和中期的指标；hCG. 人绒毛膜促性腺激素

MZ）双胎中，两个胎儿与单胎具有相同的母亲年龄风险。目前还没有关于双卵双胎或单卵双胎妊娠期间年龄风险的数据，在缺乏相反数据的情况下，可以假定 DS 胎儿流产率与单胎相同。

临床上，合子性只能从绒毛膜中推断出来，这是通过超声检查胎膜来确定的。由绒毛膜绒毛侵犯双胞间膜引起的所谓"双胞膜"征，是双绒毛膜性的证据 [238]。"T"征提示单绒毛膜双胎妊娠，可假设为 MZ。与双绒毛膜双胞胎中，与性别不同的超声证据将证实 DZ。如果它们与性别相似，那么已经发表了一种方法，根据母亲的年龄、种族和所使用的辅助生殖治疗类型来估计 DZ 与 MZ 比率，然后用于计算 DZ 和 MZ 年龄特定风险的加权平均值 [237]。

表 6–13 显示了已发表的 Meta 分析中未受影响的双胎妊娠中每个胎儿母亲血清标志物的中位 MoM 值 [239]，并更新为包括抑制素 [240]。该表还显示了其中一个或两个胎儿都患有 DS 的双胎妊娠的预测方法。由于公布的数据不足，这些方法不能直接可靠地估计，因此采用了一种间接的方法 [241]。这是基于这样一个假设，即每个胎儿对一个受累或未受累的单胎贡献了预期的数值，并且在未受累的双胎中看到的与预期的相同偏差也适用。因此，只需要估计 DS 妊娠的平均值。例如，受累不一致双胎的 AFP 水平中位数为（1+0.73）×（2.23/2）或 1.93MoM，一致的双胎为（0.73+0.73）×（2.23/2）或 1.63MoM，因为 DS 的单胎中位数为 0.73MoM。这些估计没有考虑到绒毛膜性可能存在的差异；一项研究发现，单绒双胎的中位 PAPP-A 水平明显低于双绒双胎 [242]。双胞胎中所有组合的标志物标准差和相关系数似乎与单胞胎的组合相似 [243, 244]。

血清标志物	孕 周	未受累的病例数	平均（MoM）	DS, 单胎	DS, 双胎
PAPP-A	10	707	1.83	1.28	0.73
	11			1.33	0.82
	12			1.40	0.97
	13			1.51	1.19
hCG 的游离 β 亚单位	10	4961	2.08	2.76	3.45
	11			2.98	3.87
	12			3.13	4.18
	13			3.22	4.36
	14—18			3.43	4.79
hCG	10	3312	1.88	1.91	1.93
	11			2.04	2.21
	12			2.26	2.65
	13			2.60	3.32
	14—18			2.84	3.79
AFP	14—18	9959	2.23	1.93	1.63
uE$_3$	14—18	1569	1.61	1.39	1.17
抑制素	14—18	287	2.03	2.89	3.75

表 6–13　根据妊娠情况，每个广泛使用的血清标志物的未受累双胞胎的平均水平和 DS 双胞胎的预期平均值

MoM. 妊娠特异性中位数的倍数；DS. 唐氏综合征；PAPP-A. 妊娠相关血浆蛋白 A；hCG. 人绒毛膜促性腺激素；AFP. 甲胎蛋白；uE$_3$. 游离雌三醇

总的来说，估计的 DS 均值与可用的直接数据是一致的。因此，在 20 例妊娠中期病例中[239]，中位 AFP 为 1.85MoM；15 例一致，5 例不一致，预期加权均值为 1.87MoM。hCG 的游离 β 亚单位的对应值分别为 3.35MoM 和 3.73MoM。在 16 例妊娠早期病例中[239]，中位 PAPP-A 为 1.25MoM；13 例一致，3 例不一致；平均妊娠为 12 周，预期值为 1.30MoM。与 19 例 DS 妊娠在妊娠早期的 hCG 的游离 β 亚单位情况一致，观察值和预期值分别为 2.91MoM 和 3.19MoM。

基于血清标志物两种不同的方法已经被用来评估双胎妊娠中 DS 的风险。最初的方法是计算所谓的"伪风险"，将观察到的 MoM 除以正常双胎的中位数（表 6–13），并计算风险，就像妊娠是单胎一样。这种操作的目的是为了达到与单胎妊娠没有显著差异的假阳性率[245]。另一种方法是使用表 6–13 中估计的 DS 和未受累妊娠的平均值来计算风险，其标准差和相关系数与单胎模型中相同[241]。计算了两个 LR，一个为一致性双胞胎，一个为不一致性双胞胎。仅在单卵双胎中，一致性 LR 适用于既往风险；在已证实的双卵双胎中，不一致性 LR 仅适用于每个胎儿的前期，以及一致性 LR 适应于两个胎儿。在其他双绒毛膜双胎中，就像之前的风险一样使用加权平均值。

直到最近，当在双胎中单独测定 NT 时，使用与单胎妊娠相同的参数来估计风险。双胎的平均 NT 测量值似乎与单胎相似 [246-248]，并且在那些接受辅助生殖治疗或自然妊娠的双胎之间没有差异 [248, 249]。对于已证实的 MZ 妊娠，风险计算采取 NT MoM 的平均值。否则，对每个胎儿进行单独的风险估计，或者结合起来以估计至少有一个胎儿受累的概率，或者如果其中一个胎儿的风险超过了临界值，则认为结果是阳性的。

然而，现在已知，在未受累的妊娠中，其 NT MoM 与稍不一致或一致的 DS 双胞胎的 NT MoM 之间有较强的相关性。在四项研究中，未受累的双胞胎的相关系数为 0.34～0.45 [237, 250-252]，因此，一个胎儿的风险同时取决于两个胎儿的 NT。这种风险可以用先证者胎儿和同卵双胎 MoM 的双变量对数高斯 NT 分布来计算。由于有两个 DS 分布，对于不一致和一致的病例，有三个 LR——每个胎儿单独有一个不一致的 LR，两个胎儿都有一个一致的 LR。一个胎儿受累的风险是单个胎儿的后验风险和两者的风险之和，至少一个胎儿受累的风险是单独每个胎儿的风险和两者一起风险的总和。

使用血清标志物计算异卵双生 DS 的检出率远低于单胎。例如，对于一个 30 岁的女性，hCG 的游离 β 亚单位的四项检测以 1/250 为风险截止值的模型检出率只有 24%，假阳性率为 1.8%，而对于相同年龄和风险截止值单胎的风险检出率和假阳性率分别为 62% 和 3.9%。这导致了 NT 的 DS 联合筛查的政策广泛应用，有或没有其他超声标志物，而不是联合筛查或血清标志物连续筛查。建模预测，考虑到胎儿 NT 之间的相关性，单独使用 NT 的策略与假设 NT 是独立的相比，DR 增加了 4%～6%。

一个在妊娠早期特别常见的问题是同胎双胎的胎儿死亡，自发减少为单胎妊娠或"消失的双胎"。在一项研究中，对于被认为在检测后 4 周内发生死亡的病例，PAPP-A 和 hCG 的游离 β 亚单位均相对于单胎妊娠显著升高 [253]。另一项研究未能发现双胎消失病例的血清标志物水平有任何显著差异 [254]。据推测，当死亡双胎的滋养层活性残留或母体循环中的蛋白质被缓慢清除时，标志物浓度可能会增加。考虑到早期单胎流产的非常高的非整倍体率，死亡的双胎有染色体异常的可能性相对较大。在这种情况下，谨慎的做法可能是不使用血清标志物，但选择使用超声标志物可能会有帮助。

三胎和多胎妊娠是罕见的，大多是由辅助生殖治疗引起的，尽管现在许多国家避免植入两个以上的胚胎（见第 36 章）。对这类妊娠期进行的筛查实验解释起来很复杂。一种算法已经发表，允许从 NT 中估计胎儿特定的风险，NT 在胎儿之间表现出与双胎相似的成对相关性 [255]。

（四）辅助生殖

当不孕夫妇通过非自然妊娠实现妊娠时，通常经过了长时间的等待和一定的困难，所以他们有理由避免有创产前诊断的风险。这样的夫妇需要测试最大数量的标志物，以产生最佳的 DS 风险。

没有理由认为体外受精（IVF）受孕的 DS 年龄特异性风险高于自然妊娠。在四项年龄匹配或年龄标准化研究的综合数据中，DS 的患病率为 0.23% [256-259]。根据病例数加权，自然妊娠的对照组的平均患病率为 0.21%。同样，通过卵胞质内单精子注射（intracytoplasmic sperm injection，ICSI）获得的三组大型妊娠的结果与没有增加的风险相一致。在 1244 例在 ICSI 后接受产前诊断的女性中，风险为 0.32%（4 例），而 33 岁女性的平均预期风险为 0.23% [260]。在 1003 例 ICSI 后出生的婴儿中，这一比例为 0.10%（1 例），而在同一国家收集的常规体外受精系列中，这一比例为 0.13%（5446 例中有 7 例）[261]。在 643 例女性中，其中 158 例女性的产前诊断患者的比率为 0.47%（3 例），而其年龄和妊娠期的预期比率为 0.17% [262]。

无论是常规还是使用 ICSI，在计算体外受精妊娠 DS 的特定风险时，都必须要谨慎。如果使用了供体卵子，母亲在足月产的年龄应该用供卵者取样时的年龄加上 266 天，从受孕到足月的时间开始计算。如果使用了女性自己的卵子，并在取样后进行冷冻，也会进行类似的计算。这些计算假设风险与捐赠者的年龄有关，而不是与受者的年龄有关，而储存对风险没有影响。

平均而言，体外受精、ICSI 或其他形式的辅助生殖，如宫内授精和单独促排卵获得的妊娠，妊娠早期和中期 hCG 和 hCG 的游离 β 亚单位水平升高，PAPP-A 水平降低。在所有已发表的一系列的综合结果中 [263-292]，两种 hCG 亚型的总体平均值均为 1.07MoM；对于 PAPP-A 的平均值为 0.90MoM。然而，可能是由于妊娠评估方法、不孕原因或治疗类型（如卵母细胞是捐赠的还是从患者那里获得的，冷冻的还是新鲜的），该系列之间存在相当大的异质性。

FaSTER 试验包括 962 例接受辅助生殖治疗的女性，并检测了妊娠早期和妊娠中期的标志物[293]。该系列包括接受试管体外受精、有或没有促排卵和（或）捐献卵子和宫内授精、有或没有促排卵的女性。虽然在妊娠早期 PAPP-A 和妊娠中期所有 4 个血清标志物中，平均 MoM 与自然妊娠显著偏离，但不同亚组患者的偏离是不同的。关于对接受辅助生殖治疗的女性是否需要调整 NT 测量值，也有相互矛盾的数据。尚不清楚是哪个具体的激素治疗或不孕症条件可能是标志物水平改变的潜在原因。

考虑到何时纠正标志物水平的不确定性，参与研究的女性人数相对较少，以及收集有关所使用生殖辅助治疗程序的详细信息的实用性，大多数项目目前都没有针对辅助生殖治疗进行调整。这很可能会导致人们高估了风险。产科医生应该意识到，针对辅助生殖治疗患者的个别患者特定的风险数值可能不太准确。

（五）母亲糖尿病

在过去，在一系列研究中发现，胰岛素依赖型糖尿病（insulin-dependent diabetes mellitus, IDDM）患者妊娠中期 MSAFP 水平平均降低了 20%[216]。这些早期研究排除了妊娠糖尿病。在后来的系列研究中，这种效应明显较小，可能是由于糖尿病控制得更好了[294]，因此是否需要调整受到了质疑[295]。

在一项对 18 例 IDDM 妊娠的 Meta 分析中，除甲胎蛋白外的妊娠中期血清标志物发生了一定程度的改变[296]。IDDM 与对照组母亲相比，NT 的测量值似乎是相同的，但 PAPP-A 和妊娠早期 hCG 的游离 β 亚单位的数据有些不一致[297]。一些研究表明，糖尿病患者的妊娠早期 PAPP-A 水平较低，但尚不清楚这是否仅限于 2 型糖尿病患者[298, 299]，或者是否也与 1 型糖尿病患者有关[300]。一些研究表明，低 PAPP-A 可以预测妊娠晚期的妊娠糖尿病[301, 302]。关于糖尿病患者妊娠早期 hCG 水平的数据也不一致[299, 303]。此外，虽然一般认为，在这种情况下，先前的 DS 风险没有改变，但有证据表明，非整倍体风险增加[304-306]。

基于研究结果的大小和一致性，建议对妊娠前 IDDM 患者（或在没有新的口服降血糖药的情况下接受胰岛素）的妊娠中期甲胎蛋白进行调整。此外，对妊娠前 2 型糖尿病患者的妊娠早期 PAPP-A 进行调整将是合适的。对于其他标志物还需要更多的数据，也需要进一步澄清糖尿病患者的不同亚组及其治疗方法。

（六）肾移植

接受肾移植的女性[307, 308] 和（或）终末期肾衰竭和透析[309] 的女性在筛查时 hCG 和 hCG 的游离 β 亚单位水平较高。透析研究发现 hCG 的游离 β 亚单位与血清肌酐呈很强的正相关[309]。根据本研究，估计预计 hCG MoM 是肌酐的 1.070 次方乘以 0.0125 倍，可用于调整水平。

（七）假阳性病史

那些在以往的妊娠中有假阳性结果的人，出现假阳性结果的概率会增加。母亲的年龄本身必然会对妊娠的风险产生相关性，但这种现象也是由于同一女性妊娠之间的标志物水平有一定程度的一致性。AFP[310-313]、hCG[311-315]、hCG 的游离 β 亚单位[312, 316-318]、uE₃[311-314] 和 PAPP-A[312, 317, 318] 均呈正相关。有两项关于 NT 的研究：一项没有发现影响[318, 319]，尽管第二项报道有显著相关性，结果没有用 MoM 表达[320]。已发表的表格用于咨询女性阳性率的相对增加[314, 316, 317]。相对增长随年龄的增长而下降，因为老年女性的年龄本身就成为产生阳性结果的主要原因。此外，使用 NT 的组合的相对升高较低，因为该标志在妊娠之间不相关。

已经提出了一种方法，使用观察到的初始妊娠的 MoM 值来调整后续妊娠的结果[312]，建模表明这可以减少复发的假阳性[321]。一项对两次或两次以上单胎妊娠的女性的妊娠中期三联妊娠试验筛查进行了回顾性分析，证实了筛查效果的改善。然而，前瞻性地实施这一点是有问题的。除了将记录联系外，初次妊娠还需要良好的妊娠结果信息，以确保初始结果不归因于胎儿异常、妊娠并发症、不正确的约会或双胎。孕产妇健康或吸烟习惯的改变也可能混淆调整。

（八）吸烟

在 10 项研究中，吸烟者在妊娠中期的 hCG

和 hCG 的游离 β 亚单位水平平均降低，中位数为 0.79MoM[322-331]。在妊娠早期，hCG 的游离 β 亚单位水平可能不会降低，但 PAPP-A 水平会降低，其程度与妊娠中期 hCG 相似[332-336]。抑制素水平的升高程度似乎都高于这两种标志物[328, 331, 337]，但血清 AFP 和 uE₃[218] 或 NT[338] 的水平没有实质性改变。综上所述，调整吸烟孕妇的妊娠早期和中期标志物值是适当的。吸烟者的 PlGF 水平升高[139, 140, 339]，当将其作为一个额外的标志物时，需要进行调整。

一些研究报道称，在患有 DS 的婴儿的母亲中，吸烟不太常见。然而，吸烟习惯受到强烈的出生队列影响，因此充分考虑母亲的年龄是很重要的，虽然大多数数据来自年龄匹配的病例对照研究，或分析中对年龄进行调整，一些研究中的年龄调整方法是基于广泛的年龄段，这可能是不够的。一项研究证实了这一点，该研究发现广泛年龄分组的相对风险为 0.87，其他变量调整后相对风险为 0.89，年龄调整和其他变量在单年区间时，相对风险为 1.00[340]。关于这一主题的最新概述得出结论说，吸烟者和不吸烟者之间的风险没有差异[331]。

妊娠期收集的关于吸烟的信息往往是不准确的，特别是摄入水平。除 PAPP-A 外[336]，在摄入量和标志物水平的变化之间似乎没有明显的"剂量 – 反应"关系。对吸烟的调整通常是基于自我报告，即女性在测试时是一个吸烟的人。从操作层面看，一般不可能根据报告的每日吸烟人数进行分层，尽管考虑到这一点可能会带来更准确的风险评估[336]。

（九）种族

在一项 Meta 分析中，加勒比裔或非洲裔美国人的妊娠中期 AFP 和整个妊娠期的 hCG 平均增加，中位数分别为 1.15MoM 和 1.181MoM，妊娠中期 hCG 的游离 β 亚单位也增加，中位数为 1.12MoM[341]。抑制素 A 下降到 0.92MoM[341]，而 uE₃ 水平没有实质性改变[218]。PlGF 水平增加了约 1/3[139, 140, 339]。在居住在英国的南亚裔女性中，uE₃ 和总 hCG 水平略高——分别为 1.07MoM 和 1.06MoM[341]。其他人群的妊娠中期血清标志物水平也可能存在差异[342-344]，并可能与胎龄有关[345, 346]。

对于妊娠早期的标志物，也发现存在人群差异，特别是 PAPP-A。据报道，在英国的非裔加勒比女性中，PAPP-A 的中位数比白种人高

55%～57%[341, 347, 348]，尽管非裔美国人的差异较小[349]。非裔加勒比和非裔美国女性的 hCG 的游离 β 亚单位也更高[347-349]，而 NT 的测量值可能稍低一些[347, 350]。东方和亚洲血统的女性的妊娠早期标志物也有所不同[347, 348, 350-352]。

这些差异在种族同质人群中并不重要，因为中心建立了自己的基于人群的中值，但那些为种族混合人群服务的中心在风险计算中必须考虑到这一点。具有大量少数民族的项目可以将浓度转换为具有特定种族中位数的 MoM，否则就可以使用一个种族倍增因子来调整普通的 MoM。种族的调整因素不一定在所有胎龄内部相同[345]。

一般认为所有人群在出生时 DS 的患病率是相似的。然而，有许多报告表明，不同种族群体的出生患病率相对较高或较低。一项 Meta 分析利用拥有可靠收集孕产妇年龄信息系统的国家的数据发现，有两组人的比率高于欧洲人[353]。这些人是加利福尼亚的墨西哥和中美洲裔（两项研究的标准化指数 1.19 和 1.30）和以色列的亚裔或非洲裔犹太人（1.27）。在非洲进行的三项研究中，标准化指数显著降低，但作者得出结论，这可能是由于不完全确定。

（十）孕妇体重

用于 DS 筛查的所有血清标志物均显示 MoM 表达水平与母亲体重呈负相关。这通常用稀释度来解释。在胎儿 – 胎盘单位中产生的固定质量的化学物质被母体单位中的可变体积稀释。这不可能是唯一涉及的因素，因为不同标志物之间的相关性程度是不同的。PAPP-A 的相关性几乎是 AFP 或 hCG 的两倍；抑制素的相关性比这两种更弱，而且对于 uE₃，几乎没有任何相关性，特别是在前三个月。标准的做法是调整母亲体重的所有血清标志物水平，将观察到的 MoM 除以通过回归得到的体重的期望值。最佳的回归公式是一个逆回归曲线[354]。虽然对数线性曲线与大多数女性的逆曲线没有显著差异[355]。它对较轻女性的体重调整明显不足，而对体重范围较高的女性则调整过度。NT 水平与母亲的体重无较强的相关性[356, 357]。

体重调整对个体患者风险的影响将取决于所使用的标志物的组合，而标志物的调整可能会影响相反方向的风险（如妊娠中期 AFP 和 hCG）。体重调

整不会引入任何偏差，因为 DS 和未受累的孕妇的平均体重相似[354]。为了提供最准确的风险评估，应定期进行体重调整。

在连续筛查项目中，如有测试或综合测试，知道母亲妊娠早期的体重而不知道妊娠晚期的体重。与其延迟报道最终结果到获得后来的权重，还可以通过使用已发表的算法外推妊娠早期的值来估计权重[358]。

（十一）其他因素

还有其他一些已知的因素与一个或多个标志物相关，但它们没有被正式用于调整水平。这是因为要么这种关联很弱，要么该因素是主观的，要么该因素不适合评估。大多数标志物与妊娠或胎次之间存在着较弱的关联（参考文献 [218] 综述）。阴道出血可导致高甲胎蛋白水平，可能是由于胎儿 – 母亲输血，并与 DS 风险增加有关[359]。然而，阴道出血是一个非常多变和主观的因素，从妊娠早期非常常见的"发现"到严重至流产，如果胎儿是女性，孕妇的血清 hCG 水平在整个妊娠期间较高，而 AFP 水平在妊娠中期较低[360, 361]。迄今为止，在解释筛查结果时尚未考虑到性别，但由于超声可以合理准确地确定性别，这种不考虑胎儿性别的状况可能会改变[362]。

十九、Edwards 综合征（18 三体综合征）

许多中心已经扩展了他们对 DS 多项标志物筛查计划，包括 Edwards 综合征。这涉及使用多元高斯模型根据母亲的年龄和标志物特征计算两种疾病的风险[363-366]。

Edwards 综合征的母亲年龄特异性风险可以被认为是相应 DS 风险的固定部分：足月、妊娠中期和妊娠前三个月的晚期分别是 1/9、1/4 和 1/3。这些数据是由一系列常规核型新生儿中 85 例 DS 和 10 例 Edwards 综合征病例的相对频率[233, 367]，大型羊膜腔穿刺术系列中 1086 例 DS 和 241 例 Edwards 综合征病例的相对频率[368, 369]，大型 CVS 系列中 211 例 DS 和 67 例 Edwards 综合征病例的相对频率获得[370-372]。新生儿研究没有包括许多 Edwards 综合征的病例，因此 1/9 的因素不确定。然而，这与对这两种疾病晚期胎儿丢失率的研究一致，表

明约 2/3 的 Edwards 综合征病例从妊娠中期到足月自然流产[39]，约 3/4 从妊娠晚期到足月自然流产[39, 373, 374]。

在 Edwards 综合征妊娠中，血清 AFP、uE₃、hCG 或 hCG 的游离 β 亚单位、抑制素和 PAPP-A 平均水平分别为 0.68MoM、0.44MoM、0.31MoM、0.31MoM、0.81MoM 和 0.14 MoM，基于两项已发表的 Meta 分析[363, 375]扩展到纳入进一步的数据[364, 376-386]。hCG 和 hCG 的游离 β 亚单位之间的平均 MoM 值无显著差异，妊娠早期和妊娠中期这两种标志物的平均值也均无显著差异。两项前瞻性研究的中位 NT 分别为 3.27MoM[375]和 3.21MoM[387, 388]。考虑到可行性偏差高于 DS，这对 NT 平均值的最佳估计为 2.77MoM。标准差可以从其中一个 Meta 分析[363]和其他 8 个系列[364, 375, 376, 378-380, 384, 386]中的加权平均值中得到。除抑制素外，相同的来源可用于妊娠内的相关系数，其余的相关系数，在妊娠间和抑制素之间，被假定与未受影响的妊娠相同。

很大一部分 Edwards 综合征病例是由于在联合试验中被检出 DS 风险高而被发现的；然而，妊娠中期筛查试验的比例较低。表 6-14 显示了 DS 筛查政策的估计检出率，以及将 DS 筛查扩展到包括明确的 Edwards 综合征筛查时的比率。即使没有明确的筛查，Edwards 综合征在妊娠早期的检出率也特别高，因为大多数病例与 NT 升高有关。即使有明确的筛查，中期筛查也不能达到一样高的检出率。

在一些中心，使用额外的妊娠早期标志物来增强联合试验 DS 检测，Edwards 综合征的检出将会相应增加。例如，PlGF 减少和 NB 缺失的程度与 DS 相当。在三项 Edwards 综合征研究中，母亲血清 PlGF 水平分别为 0.53MoM[146]、0.58MoM[142] 和 0.75MoM[389]；在两个大型前瞻性筛查系列研究中，55%[120] 和 60%[390] 的 Edwards 综合征病例在超声下 NB 是缺失的。

二十、与标志物改变相关的其他情况

当一个或多个标志物值极高或极低时，有中心将 DS、Edwards 综合征或 NTD 低风险的检测结果解释为筛查阳性。有些个体标志物值或标志物的组合可以识别高危人群，值得进一步研究。这里将讨论这些问题。

表 6-14　两种方法下 Edwards 综合征的检出率

hCG 类型	胎龄（周）	仅使用 DS 风险临界值		联合使用 DS 和 Edwards 综合征风险临界值			
		1/250	1/270	1/250, 1/50	1/270, 1/50	1/250, 1/100	1/270, 1/100
四　联							
hCG 的游离 β 亚单位		31%	36%	48%	53%	52%	55%
hCG		29%	35%	32%	38%	39%	45%
联　合							
hCG 的游离 β 亚单位	11	81%	83%	81%	83%	81%	83%
	13	80%	82%	81%	83%	82%	84%
hCG	11	87%	88%	87%	89%	87%	89%
	13	78%	80%	81%	83%	83%	85%

hCG. 人绒毛膜促性腺激素；DS. 唐氏综合征

（一）其他染色体异常

有人建议，妊娠早期的非整倍体筛查应扩展到包括 Patau 综合征（13 三体综合征）及 DS 综合征和 Edwards 综合征[391]。在 Patau 综合征中妊娠中期 uE_3 水平降低[392] 而抑制素水平升高[393]，但标志物在妊娠早期更显著，NT 明显高[142, 389, 390, 393, 394]。hCG 的游离 β 亚单位低[142, 389, 393, 394]，PAPP-A 低[142, 389, 393] 和 PlGF 低[142, 389]。一种算法使用一组参数来计算 Edwards 综合征或 Patau 综合征中的综合风险[391]。模型预测 95% 的病例可以检测到一种或另一种类型的非整倍体，FPR 只有 0.3%。另一种算法计算了所有三种常见三体综合征的综合风险[395]。在没有产前筛查和诊断的情况下，Patau 综合征的出生患病率远低于 Edwards 综合征（见第 11 章）。在妊娠 12 周出现的病例中，大约有一半将以流产或死产告终[373]。

其他常见的非整倍体具有异常的标志物谱，常作为 DS 和 Edwards 综合征筛查或 NTD 筛查的一部分。细胞遗传学实验室和转诊中心报道，当有创产前诊断的指征是 DS 筛查阳性时，假阳性诊断的比例很高[396, 397]。虽然这些发现可能被转诊模式混淆，但它们已被 10 项大型 DS 筛查研究的 Meta 分析证实[398]。估计 DS 仅占检测到的非整倍体的 58%；DS

和 Edwards 综合征占 72%；所有常见的三体和性染色体异常占 87%。与全部或妊娠早期部分进行的血清检测相比，妊娠中期血清检出的比例更高。

DS 筛查结果阳性的女性应被告知在有创产前诊断后可能发现的所有非整倍体类型。为了促进这一点，可以从筛选标志物谱中估计每种类型的非整倍体的风险，甚至总结起来表明女性的总非整倍体风险。在三倍体中，有两种不同类型的妊娠中期标志物：① AFP、hCG 和抑制素显著升高，低至正常 uE_3；② 极低 hCG、uE_3 和抑制素和低至正常 AFP[399]。在妊娠早期也观察到同样的区别，另外对于 1 型患者的 NT 增加，而对于 2 型患者的 PAPP-A 显著减少[400]。Turner 综合征也有两种不同的模式包括水肿型和无水肿型；两种类型的 uE_3 都降低，但 hCG 水平随着水肿程度增加而升高，当没有水肿时降低[401-403]。总的来说，当 Turner 综合征存在时，PAPP-A 水平较低，NT 水平升高[404]。也有病例报道和小系列研究[404]，其中筛查优先识别其他性染色体异常。然而，由于筛查结果异常，而筛查阴性的病例通常是在有创手术后诊断出来的，因此这些结果存在相当大的偏倚。生存能力偏倚也扭曲了致命染色体疾病的病例报道和标志谱。其他可能与异常标志模式相关的染色体异常在第 11 章讨论。

在妊娠早期，受非整倍体的影响，胎儿心率

（fetal heart rate，FHR）平均会发生改变[405–412]。FHR 在 Patan 综合征、Turner 综合征和 DS 综合征中增加，在 Edwards 综合征和三倍体综合征中减少。虽然这些影响的总体幅度很小，但在 Patau 和 Turner 综合征中，会出现重度心动过速，而 DS 有轻度心动过速。在已发表的最大的 Patau 综合征病例中，71%（181 例中有 129 例）的 FHR 高于妊娠特异性正常第 95 百分位[411]。在一个系列研究中，52%（115 例中有 60 例）的 Turner 综合征和 9.7%（554 例中有 54 例）的 DS 患者的 FHR 高于第 95 百分位[410]。同样，Edwards 综合征和三倍体有中度的心动过缓；分别有 19%（219 例中有 41 例）和 30%（50 例中有 15 例）的 FHR 低于第 5 百分位数[410]。

（二）X 连锁鱼鳞病

X 连锁鱼鳞病（X-linked ichthyosis，XLI）在大约每 2000 名男性就有 1 例出现，其特征是头皮、躯干和四肢有鳞状深色皮肤。它是由于缺乏类固醇硫酸酯酶（steroid sulfatase，STS；也称为胎盘硫酸酯酶）而引起的。大多数病例是由于位于 STS 基因两侧的序列的非同源重组导致的 Xp22.32 基因缺失，而个别病例是由于基因的点突变。还有其他病例涉及大量缺失，这些病例可能导致 Kallman 综合征、精神发育迟缓，以及其他躯体异常（"连续基因缺失综合征"）。

XLI 可以通过妊娠中期血清筛查来确定，因为 STS 缺乏导致雌三醇生物合成异常，导致母体血清 uE₃ 水平极低。在 9 例妊娠中期母亲血清 uE₃ 水平较低或缺失的妊娠中，发现 6 例 STS 缺失基因完全缺失，1 例部分缺失[413]。其他妊娠中期血清标志物水平正常。STS 缺陷通常可以通过已知的鱼鳞病家族史或通过对母体淋巴细胞或 AF 细胞的荧光原位杂交（FISH）检测来确定。在明显的新发病例中，可能有必要进行额外的检测来排除连续基因缺失综合征。

单独的 XLI 通常被认为是一种轻微的疾病。然而，一份报道表明，即使突变仅限于常见的 XLI 基因缺失，该障碍也可能与注意缺陷多动障碍有关[414]。如果得到证实，这可能会显著改变对这种相对常见的临床状况的咨询。

（三）Smith-Lemli-Opitz 综合征

Smith-Lemli-Opitz 综合征（SLOS）是一种常染色体隐性遗传病，其中胆固醇生物合成的缺陷会导致智力障碍，以及骨骼、生殖器、心脏、肺和肾脏畸形。可能存在明显的临床表型变异，一些患者只存在智力迟钝和轻度畸形，而其他病例可能存在严重身体结构异常和宫内死亡。在这种疾病中，3β- 羟基甾醇 -Δ⁷ 还原酶基因的突变导致 7- 脱氢胆固醇（7-dehydrocholesterol，7-DHC）的积累，该产物的检测是心房颤动和各种组织诊断检测的基础。据估计，新生儿 SLOS 的发病率为 1∶（20 000～40 000）。

因为胆固醇是雌三醇的前体，受累妊娠的特点是妊娠中期孕妇血清 uE₃ 较低[415]。AFP 和 hCG 似乎也减少了一种算法被用于妊娠中期筛查 SLOS[416]。在一项涉及 100 多万例孕妇的前瞻性试验中，使用妊娠中期风险截止值为 1∶50，所有接受筛查的女性中有 0.29% 被发现 SLOS 筛查呈阳性[417]。超过 2/3 的 SLOS 筛查阳性的女性也是其他疾病的筛查阳性者，因此 SLOS 筛查仅使产前筛查阳性的女性的总体比率增加了 0.07%[417]。根据 DR 理论检出率，对该疾病发病率的初步估计（1∶20 000），接受筛查的女性人数大约有 32 例受 SLOS 影响的妊娠应被确定为筛查阳性。实际上，只有 5 例严重的病例是筛查阳性，另外 1 例病例是在筛查阴性的女性中被发现。虽然 SLOS 筛查没有发现许多受 SLOS 影响的妊娠，但它确实发现了大量的其他异常。将分析局限于只有 SLOS 假阳性、所有其他产前筛查类别均为阴性的女性时，3.3% 有染色体异常，5.8% 有解剖异常，5.0% 有其他情况[418]。根据已确定的过量男性，据估计，28% 的剩余假阳性可归因于 STS 缺陷。

SLOS 筛查似乎是有用的，因为额外的阳性筛查试验数量相对较少（低于 0.1%），包括 SLOS 筛查的额外成本最低，以及发现显著异常的频率高，然而，指导 SLOS 筛查阳性的女性可能比较困难，因为产生阳性结果的原因复杂多样和对于如何进行下一步检测的复杂性。对筛查阳性女性的管理应包括超声检查，以排除胎儿死亡和非妊娠，以评估与染色体异常或 SLOS 相一致的解剖结果，并确定胎儿性别。STS 缺乏症通常可以从已知的鱼鳞病史中确定。一旦 SLOS 筛查阳性结果的更常见原因被排除在外，很少有女性可以通过 7-DHC 检测羊水进行 SLOS 诊断检测。诊断检测也可以使用母亲的尿液或血清标本[419]。

（四）阿姆斯特丹型侏儒征

阿姆斯特丹型侏儒征（Cornelia de Lange syndrome，CdLS）是一种以智力障碍和严重肢体缩小为特征的胎儿畸形。在 18 例受 CdLS 影响的妊娠中期的孕妇中，母亲血清 PAPP-A 水平中位数为 0.21MoM；hCG 的游离 β 亚单位和抑制素水平也降低，中位数值分别为 0.67MoM 和 0.62MoM[420]。也有 4 例报道显示 NT 增厚或水囊状淋巴管瘤增多[421-424]。

（五）腹壁缺损

开放性腹壁缺损一般有妊娠中期平均 MSAFP 水平升高。升高的程度与 NTD 相当，脐膨出和腹裂也不同。一项研究包括 13 例脐膨出病例和 20 例腹裂病例[425]：中位 AFP 水平分别为 4.1MoM 和 7.0MoM。另一项研究发现了类似的 AFP 结果，脐膨出的中位数为 4.2MoM（17 例）和腹裂为 9.4MoM（23 例），而母亲血清 uE_3 和 hCG 没有升高[426]。

（六）心脏异常

一些研究报道了伴有严重心脏异常的整倍体妊娠中 NT 增厚；这些研究观察到的 DR 范围很广，可能反映了转诊确定和生存能力偏差及不同的 NT 截止水平。一项对 20 项研究的 Meta 分析估计，5.5% 的 FPR 的主要心脏缺陷的检出率为 44%，PPV 为 1/49[427]。考虑到这些比率，标准的做法是对 NT 增厚的女性提供随访的胎儿超声心动图，无论血清标志物结果如何[428]和核型是否正常。

妊娠 11—14 周时 DV 异常也被报道与胎儿心脏缺陷有关。8 项关于 NT 高于第 95 百分位数的整倍体胎儿的综合数据发现，87% 的心脏缺陷胎儿出现异常结果，而没有心脏缺陷的比例为 19%[429]。不论 NT 结果如何都常规使用 DV 筛查心脏缺陷已被提倡[430, 431]。在随后的 Meta 分析中，正常的 NT 患者的 DR 和 FPR 估计分别为 19% 和 4%，而如果 NT 升高，DR 和 FPR 分别为 83% 和 20%[432]。一项研究评估了不同的算法，以最佳地结合 NT 和 DV 来评估严重心脏缺陷的风险[433]。据估计，有一半的胎儿心脏缺陷可以被检测到，FPR 为 2.7%。

一些母体的血清标志物也发生了改变。妊娠中期平均 AFP 水平升高[434, 435]，uE_3 水平下降[435]；芬兰的一项研究报道称，在 71 例严重心脏异常中，中位 PAPP-A 和 hCG 的游离 β 亚单位分别降低到 0.71 和 0.69MoM[436]。此外，在一项关于 DS 妊娠的研究中，那些存在心脏缺陷的比没有缺陷的在妊娠早期和妊娠中期都有 PAPP-A 水平降低，hCG 的游离 β 亚单位水平显著较低[437]。其他标志物差异未达到统计学意义。

（七）葡萄胎和胎盘间充质发育不良

MSAFP 和 uE_3 水平在完全葡萄胎妊娠中基本检测不到，而胎儿是 AFP 和 uE_3 前体的通常来源，因为没有胎儿成分[438]；hCG 和抑制素 A 水平在这些妊娠中明显较高[439]。部分葡萄胎与三倍体核型有关（见"其他染色体异常"）。

胎盘间充质发育不良是一种独立的疾病，其特征是伴有囊性绒毛增生，但非滋养层增生，在超声检查中胎儿基本正常。据报道[440]，AFP 和 hCG 在这些妊娠中会升高，但精确的数据很少，而其他标志物的水平尚未被报道。

在妊娠早期，葡萄胎、异位妊娠和即将或实际的胎儿丢失常见于 PAPP-A 水平极低的女性[441-443]。在妊娠中期，尽管对于低 uE_3 水平的程度较低，但是正常的[438, 444]。

（八）胎儿死亡

在妊娠早期，低 PAPP-A 与随后的胎儿死亡和妊娠损失有关[441, 443, 445-451]。低 hCG 的游离 β 亚单位[446, 448, 449]或高 hCG 的游离 β 亚单位[446]在自然流产的妊娠中似乎也很常见。在 NT 明显增厚（> 6mm）或水囊状淋巴管瘤也可能在不可存活的妊娠中发现[25, 446, 449, 452, 453]。妊娠中期标志物也与胎儿死亡相关。这些关联性存在于升高的或低 AFP[454, 455]、低 uE_3[450, 455]、高 hCG[455-457]，以及升高的抑制素 A[455]。标志物异常联合出现可能与胎儿死亡风险升高相关（如升高的 AFP 和低 uE_3[444]、升高的 AFP 和 hCG[457]，以及升高的 AFP 和抑制素 A[455]）。

虽然存在这些关联，但使用目前的标志物，专门筛查胎儿丢失的风险并不是有效的[450]。与胎儿死亡相关的标志物模式确实表明，妊娠早期和中期筛查将优先识别自然流产风险最高的 DS 妊娠。然而，目前这种评估非生存能力偏倚的数据有限。在妊娠中期，有水肿的 DS 胎儿，其胎儿死亡的风险非常高，似乎显示出极端的标志模式[458]。也有证据表明，有解剖异常的妊娠中期 hCG 水平较高[459]。使用妊娠中期超声检查也将是全面识别患有最严重的主要畸形的妊娠的一个因素。

（九）妊娠期母 – 胎不良并发症

妊娠期母 – 胎不良并发症比染色体和胎儿结构异常加起来更常见。虽然通常表现在妊娠晚期，许多此类并发症可以被证明是起源于妊娠早期的事件，是筛查的候选对象。因此，有人提出了一种模式转变，通过将母胎检查的重点从妊娠晚期转移到妊娠早期[460]，从而颠覆当前的"护理金字塔"。

研究最彻底的妊娠并发症是子痫前期（PE），它是胎儿和孕产妇发病率和死亡率的常见原因，在某些国家至少占出生率的 2%，甚至到 7%。对已发表的高危女性试验的 Meta 分析显示，如果在妊娠 16 周前开始治疗，低剂量阿司匹林可以预防 PE[461]。因此，指南现在建议根据体重指数、胎次和家族史确定的高危妊娠在 12 周前进行预防性使用阿司匹林（75mg/d）[462-464]。然而，这些因素本身特异性不足，不能用作筛查试验，而是需要结合这些因素和妊娠特异性的生物标志物。研究最广泛的标志物是子宫动脉多普勒搏动指数（uterine artery Doppler pulsatility，UtA-PI）、平均动脉压（mean arterial pressure，MAP）、收缩压和舒张压的加权平均值、母亲血清 PAPP-A 和 PlGF。它们是早产 PE 的强标志，但与临床上并不严重的足月病例的相关性较弱。

当最新的算法应用于大约 35 000 例妊娠 11—13 周的孕妇时，观察到的早产 PE 的 DR 为 75%，FPR 为 10%[465]。这种方法的疗效现在已经通过一项大型国际双盲安慰剂对照随机临床试验证实[466]。近 27 000 例女性接受了筛查，11% 的高风险患者被随机分为安慰剂或每晚 150mg 阿司匹林。活动组的早产 PE 发生率降低了 62%，二次分析显示，当依从性超过 90% 时，降低了 76%[467]。

成本效益分析表明，剖宫产术后缩短住院时间和新生儿重症监护所节省的费用足以支付 PE 筛查的总成本[468, 469]。在采用这一政策的中心，母亲血清 PlGF 检测将获得加强 DS 筛查的额外好处。

阿司匹林 Meta 分析还表明，早期治疗可降低胎儿生长受限（FGR，或者称宫内发育迟缓）或小

于胎龄儿（SGA）的风险。在妊娠早期，PAPP-A 水平较低[442, 443, 448, 451, 470-473]，hCG 的游离 β 亚单位水平也很低[442, 471, 472]。妊娠早期的 ADAM12 也可能提供信息[474]。在妊娠中期，AFP、hCG 和抑制素 A 水平升高和 uE3 水平较低与 PE 相关[444, 445]。使用超声、生物物理和血清标志物进行的妊娠早期筛查可用于识别在没有 PE 的情况下发生这种疾病的高危妊娠。在一项包括 1536 例 SGA 妊娠的研究中，结合超声 NT、母体子宫动脉 PI、MAP、血清 PAPP-A、hCG 的游离 β 亚单位、PlGF 和其他血清标志物可以识别出近 3/4 的早期 SGA 妊娠需要在 37 周前分娩，近一半足月前分娩[475]。

早产是造成围产期发病率和死亡率的最重要原因，其发病率在许多发展中国家似乎都在增加。对美国来说，2005 年有 13% 的新生儿和 11% 的单胎是早产儿[476]。产妇种族、体重、社会经济地位、家庭健康和遗传因素似乎都影响发病率[477]。与早产相关的妊娠早期标志物包括低 PAPP-A[447, 448, 451, 470-472, 478-480]、升高的 NT[471, 472] 和升高的抑制素 A[478]。有报道早产妊娠中出现妊娠中期低 AFP 和 uE3、高 AFP、hCG 和抑制素 A[454, 455, 481]。即使在以早产结束的妊娠的前三个月，宫颈长度也会减少[482]。

二十一、计划一个项目

现在多种可能应用于 DS 筛查策略和详细的政策。本章中的表格可以作为卫生规划者关于这些相互竞争的方法的相对效率的指南。然而，虽然效率很重要，其他决定因素也包括人力和经济成本及组织事项。目前，许多女性继续使用 2～4 种血清标志物的妊娠中期筛查，但其他政策可以实现更大的 DR，特别是涉及 NT 的政策。现在，这已被规划者广泛接受，并且在实践中迅速转向联合测试。

唯一的局限性是缺乏足够的超声设施和 CVS 经验。只有通过一个组织良好的培训、认证和持续的外部质量评估方案，才能保证足够的 NT 结果[483]。在这种情况下，可以考虑逐步转变，对于双胎妊娠、既往有过 DS 妊娠的女性，以及辅助受孕的女性、高龄女性，采用妊娠早期条件测试策略或联合策略。

妊娠早期筛查的优势是显而易见的：更早的保证，如果选择终止妊娠，它可以在出现胎动之

前完成。提前终止那些注定会流产的 DS 妊娠是一个优势，因为它可以防止晚期流产，而诊断则可以提供复发风险的信息。妊娠早期终止妊娠比妊娠晚期更安全[484]，有足够的经验的 CVS 可能不比羊膜腔穿刺术更危险（见第 9 章）。一项 Meta 分析回顾了来自三个大型随机试验的 9000 例妊娠，CVS 的胎儿丢失率高出 1/3[485]。随后，美国国立卫生研究院（National Institutes of Health，NIH）对近 4000 例女性进行的随机试验发现，其绝对增幅仅增加了 0.3%[486, 487]。此外，Meta 分析回顾没有考虑非随机研究，如世界卫生组织主办的注册中心，在第一批 139 000 例记录证实，CVS 是一种安全的程序，其胎儿损失率与羊膜腔穿刺术相当[488]。在该研究的最新综述中，CVS 和羊膜腔穿刺术有相似的胎儿丢失率[489]。

此外，研究表明，CVS 和羊膜腔穿刺术都是相对安全的（见第 9 章）。在一项研究中，涉及 3 万多例接受妊娠早期 DS 筛查的女性，使用逻辑斯谛回归基于先前的危险因素计算胎儿丢失的预期发生率[490]。2396 例患有 CVS 的女性中，与预期数字相比，没有观察到统计上显著的损失。在丹麦一项对近 15 万例女性的全国性研究中，对联合检测阳性后接受或不接受有创检测的女性进行了分层比较[491]。该分析没有发现 CVS 或羊膜腔穿刺术患者有统计学意义的额外胎儿丢失率。在一项随机试验中，联合试验呈阳性的女性被分配到有创手术或 cfDNA 检测中，两组患者中胎儿丢失的数量是相同的[492]。

顺序筛选策略比联合检验更有效。最大的实际问题是从启动过程到完成过程会持续几周的时间，以及随之而来的焦虑。一些女性会认为这是不可接受的，宁愿早些选择较低检出率的测试。增加新的超声标志物，如 NB，将提高妊娠早期的筛查效率，以至于连续筛查将变得不必要。与此同时，在妊娠早期实施应急的筛查策略是一个合理的替代选择[127]。

在提供产前筛查和诊断期间，患者的自主决定权是至关重要的（见第 1 章）。因此，对妊娠早期孕妇提供充分披露结果的早期筛查并进行告知，且提供可以选择的附加（顺序）筛查和诊断是可行的。高水平的患者自主权与最有效的方案完全一致，因为提供最高的 DR 和最低的 FPR 的策略也是那些在结果为阴性时提供最高的 PPV 和最低的非整倍体机会的策略。有效的咨询可以帮助尽量减少不必要的

筛查和诊断测试。与顺序策略相关的一个困难是，风险数据有时是相互冲突的。然而，在正常的妊娠过程中，产科医生通常要收集越来越多的关于孕产妇和胎儿健康的信息，他们能够处理随着妊娠的进展而不断变化的情况。制定国家战略和指南将是有帮助的（例如，第二步的一致性筛选和将被纳入妊娠中期的异常扫描进行转诊的推荐临界值）[493]。

对产前筛查的经济评估的系统回顾包括 9 项关于 DS 筛查的研究：7 项使用生物化学，2 项仅基于异常扫描[494]。评估者得出的结论是，血清筛查具有成本效益，但指出，没有普遍报告增加额外标志物而不是平均成本的增量成本，这对卫生规划者来说至关重要。回顾的论文没有考虑到妊娠早期筛查，但这在随后的 8 篇出版物中进行了评估[493, 495-501]，显示了从妊娠中期筛查到妊娠早期方案转变带来的巨大的经济效益。一项研究比较了不同的顺序策略，并得出结论，偶然筛选是最具成本效益的[493]。不同地区的单位成本有所不同[502]，希望使用已公布的增量成本计算方法的医疗保健系统和规划人员可能需要替代他们自己的单位成本。

cfDNA 筛选的出现改变了许多这些考虑因素（见第 8 章）。为了回应早期研究中已发表的令人鼓舞的结果，专业机构谨慎地建议只对那些已经被认为是高风险的人群进行使用 cfDNA 检测。这种方法仅限于常规筛查试验呈阳性的女性，以及在一些地区有非整倍体或超声标志物家族史的高龄产妇[503]。从那时起，进一步的验证性研究已经发表，特别是在未选定的人群中，现在毫无疑问，初级 cfDNA 筛查在检测 DS 方面可以取得大大优于任何传统方案的性能。在一项 Meta 分析中，DS 检出率为 99.3%，假阳性率为 0.11%；Edwards 综合征分别为 98.7% 和 0.09%；Patau 综合征 90.4% 和 0.18%；Turner 综合征 92.7% 和 0.27%；其他性染色体异常 93.8% 和 0.12%[504]。

然而，初级筛查目前在大多数公共卫生环境中是不切实际的，因为高标价导致难以接受的高"边际"成本——即发现现有政策（如联合检测）遗漏的病例（参见对十项研究的审查[505] 和另外四项近期研究）[506-509]。事实上，在许多地方测试只能通过将样品运送到美国的商业实验室和中国也是一个障碍。

为了克服资金问题，人们提出了一种折中的方法，即临时 cfDNA 测试。这种方法建议所有女性，

包括高龄产妇，最初进行常规筛查，只选择那些估计有边缘风险的女性进行 cfDNA 筛查。在大多数地方，联合试验将用于初始风险评估，但通过包括额外的母亲血清或超声标志物，可以进一步提高整体性能。

很明显，cfDNA 检测现在已经在临床上建立了，唯一剩下的问题是如何最好地实施它。与传统筛查一样，世界各地的不同社区将需要各种不同的方案，该方案也将随着时间的推移而改变。像临时 cfDNA 检测这样的妥协方案可能是一种临时措施，因为在不久的将来，预计 cfDNA 的成本将足以下降，使常规筛查可行，检测将很快在当地实验室提供。例如，一种非常简化的 cfDNA 测量技术已被报道，它适用于在生化实验室的高通量检测[510]。

在一些医疗保健机构中，可能没有足够的资源来进行联合试验和单独的妊娠中期 AFP 试验来筛查 NTD。但需要注意的是，妊娠中期及晚期异常扫描或妊娠中期预约的扫描可以产生比 AFP 筛查更高的 DR。决定 NTD 筛查政策的另一个因素可能是叶酸补充和食物强化降低了患病率的程度。

卫生规划者还应遵循与 DS 和 NTD 筛查有关的最新技术标准和准则，如美国医学遗传学和基因组学学院[511, 512]和英国国家医疗服务体系[513]提供的技术标准和准则。这些报道强调了进行适当的质量评估的必要性。与其他类型的常规检测服务保持一致，内控和外控是基本要求，但在筛选中这是不够的。正如大约 40 年前指出的，在最早的 NTD 筛查项目中，也需要基于人群或流行病学监测[514]。对于每个筛查标志物，中位数 MoM 应定期确定，或作为一个持续运行的平均值，以及极端水平的比例。这种方法甚至已经扩展到监测每个接受 NT 扫描的个体[483]。在筛查项目中，最终的流行病学质量评估变量是筛查阳性结果女性的比例和 PPV。理想情况下，较大中心的质量评估也应该包括 DR。

在实践中，这很难实现，因为有限的随访以及 DS 筛查的偏差。

结论

自从首次引入 DS 血清筛查以来，随着新的标志物的加入，检出率以相对较小的增量稳步上升。超声标志物的加入持续又加速了这一过程，并提高了复杂性，序贯筛查的概念也是如此。今天，超过 90% 的检出率是可以实现的，而且 FPR 比过去要低。AFP 对 NTD 的筛查也被超声方法加强甚至取代。

因此，现在可以期待一个最低标准。必要的组成部分是：①包括 NT 在内的妊娠早期超声；②能够以产生准确风险估计的方式进行妊娠早期和中期试验的实验室；③能够识别主要解剖异常的妊娠中期超声。所有这些因素都需要整合到项目中，了解先验风险和标志物与其他疾病的关联，获得遗传咨询和患者教育资源，并可以获得完全诊断性有创检测。

在不久的将来，第四种元素 cfDNA 也将是一个必要的组成部分。卫生规划人员将需要以保留现有方法的某些组成部分的方式实施这项新技术。是否选择使用 cfDNA 通常取决于经济因素。它是否取代了目前的 DS 筛查模式，将取决于它们在其他疾病的诊断和预测妊娠并发症方面的效用。妊娠早期的超声和生化检测，甚至 cfDNA，都可用于这样的预测。产科服务机构、实验室、遗传学家和遗传顾问之间建立的联系为扩大产前筛查的工作提供了坚实的基础。

致谢：感谢 Svetlana Arbuzova、Peter Benn，已故的 Jacob Canick、Aubrey Milunsky 和 Eugene Pergament，感谢他们对本章有关染色体异常和 NTD 的早期版本的贡献。

第 7 章　胎盘游离 DNA 对非整倍体的无创产前筛查

Noninvasive Screening for Aneuploidy Using Cell-Free Placental DNA

Lorraine Dugoff　著

田　婵　王雨桐　张嘉琪　译

分子遗传学的技术进步推动了非整倍体筛查的发展，包括从母体血浆中分离并分析胎盘的细胞游离 DNA。这种方法使得进行有创诊断检测的女性人数减少[1-5]。历史上，产前非整倍体筛查一直聚焦于检测 21 三体。用细胞游离 DNA 进行筛查，可以评估 13 三体和 18 三体，以及最常见的性染色体异常、X 单体、47, XYY、47, XXY 和 47, XXX 的风险。

一、细胞游离 DNA

细胞游离 DNA 筛查胎儿非整倍体涉及从母体血浆中分出胎盘细胞游离 DNA。胎盘细胞游离 DNA 主要来源于凋亡的滋养层细胞，早至妊娠 4 周，就可在母血中检测到。最早可在妊娠 9 周时用细胞游离 DNA 进行筛查，这时胎儿来源的胎盘细胞游离 DNA 与母体的游离 DNA 比例超过 3.5%～4%，更新的技术可以对更低比例胎儿来源的细胞游离 DNA 进行筛查[6, 7]。胎儿的细胞游离 DNA 比例在妊娠过程中持续增加，20 周后水平显著升高[8]，半衰期非常短，分娩 2h 后即检测不到[9, 10]。

二、细胞游离 DNA 筛查的性能

在目前应用的所有唐氏综合征筛查方法中，细胞游离 DNA 筛查具有最高的灵敏度和最低的假阳性率。表 7-1 总结了 35 项研究（包含 225 000 多例单胎妊娠）的 Meta 分析，报道了检测常见的常染色体非整倍体和性染色体非整倍体的性能特点：利用细胞游离 DNA 对 21 三体的检出率为 99.7%（95%CI 99.1%～99.9%），假阳性率为 0.04%（95%CI 0.02%～0.08%）[11]；18 三体和 13 三体、X 单体、47, XYY、47, XXY 和 47, XXX 也具有高检出率和低假阳性率。但是，由于 13 三体、X 单体和其他性染色体非整倍体病例数较少，检出率 CI 值很宽。因为 47, XYY、47, XXY 和 47, XXX 病例总数较少，一般一并报道其性能特征。值得注意的是，报道的性能特征并未纳入无结果的病例。

尽管细胞游离 DNA 筛查相关的敏感性和假阳性率在低风险和高风险人群中相似，但 21 三体、18 三体和 13 三体的阳性预测值（positive predictive value，PPV）很大程度上取决于母亲的年龄和所涉及的三体（表 7-2）。年龄大的孕妇 PPV 更高，是因为减数分裂时染色体不分离概率增加，从而导致这些疾病发生率增加。为细胞游离 DNA 检测结果阳性的女性进行咨询时，应讨论 PPV，一些实验室在报告中提供了这些信息。患者特定的 PPV 和阴性预测值（negative predictive value，NPV）可以使用在线 PPV 计算器获得（https://www.perinatalquality.

表 7-1 单胎妊娠常见非整倍体和性染色体非整倍体的细胞游离 DNA 筛查性能 a					
染色体异常	病例数	检测（%）（95%CI）	假阳性（%）（95%CI）	阳性 LR	阴性 LR
21 三体	1963	99.7（99.1%～99.9%）	0.04（0.02%～0.07%）	2506	0.003
18 三体	563	97.9（94.9%～99.1%）	0.0（0.03%～0.07%）	2122	0.018
13 三体	119	99.0（65.8%～100%）	0.04（0.02%～0.07%）	2819	0.010
X 单体	36	95.8（70.3%～99.5%）	0.14（0.05%～0.38%）	694	0.042
其他 SCA	17	100（83.6%～100%）	0.004（0.0%～0.08%）	不适用	不适用

a. 有结果的样本；LR. 似然比；SCA. 性染色体异常；改编自 Gil MM, Accurti V, Santacruz B, et al. Analysis of cell-free DNA in maternal blood in screening for aneuploidies: updated meta-analysis. Ultrasound Obstet Gynecol, 2017, 50(3):302.[11]

org/Vendors/NSGC/NIPT/ ）。

三、性染色体非整倍体

性染色体非整倍体的细胞游离 DNA 筛查带来了独特的挑战。与常染色体非整倍体相比，嵌合体更常见于性染色体非整倍体，筛查性染色体非整倍体可发现母亲的染色体异常，包括 47, XXX 和低比例 45, X/46, XX 的嵌合体 [12]。此外，45, X 相关的假阳性率更高，与性染色体非整倍体细胞游离 DNA 筛查相关的现有数据更有限，使得通过细胞游离 DNA 筛查性染色体非整倍体的检测前咨询及阳性结果的确诊性诊断检测十分重要 [13]。

四、细胞游离 DNA 筛查方法

应用二代测序技术有三种不同的细胞游离 DNA 检测方法可用于非整倍体筛查：全基因组测序（大规模平行测序）、染色体选择性（或靶向）测序和单核苷酸多态性（single nucleotide polymorphism，SNP）分析。尽管这三种方法表现出相似的灵敏度和特异度，但每种方法都有其优点和局限性 [14]。

大规模平行鸟枪法测序（massively parallel shotgun sequencing，MPSS）从整个基因组中随机分析 DNA，对母体样本提取的所有 DNA 进行测序，计算细胞游离 DNA 片段，并将它们匹配至特定的染色体 [15]。通过对大量片段进行计数，胎盘 DNA 和母体 DNA 无须分离，且可将每条染色体（胎盘和母体）的相对比例与参照进行比较，计算出非整倍体的风险 [16, 17]。

靶向大规模平行测序，也称为染色体选择性测序，扩增 13 号、18 号、21 号染色体和性染色体特有的片段，然后评估是否存在过量的特定染色体。这种技术的优势是提高效率和降低总成本，因为只对特定的染色体区域进行测序 [18]。还有一种基于微阵列定量的靶向方法，不需要二代测序，具有与染色体选择性测序相似的灵敏度和特异度，降低成本和时间的同时可检测胎儿 DNA 占比较低的样本 [19]。

第三种方法使用基于 SNP 的方法定量分析母体和胎盘 DNA[20]。母亲白细胞的 DNA 从母体血浆中分离出来，血浆中还包含母体和胎盘游离 DNA。将来自白细胞的母体 SNP 与母体血浆中聚集的母体 / 胎儿细胞游离 DNA 混合物产生的 SNP 序列进行比较 [21]，与母体 SNP 不同的 SNP 被认为是胎儿的 [22]。基于 SNP 的方法可以鉴定三倍体、血缘关系或单亲二倍体（染色体的两个拷贝都遗传自同一个亲代），但不能用于赠卵后妊娠的检测，因为要用到母体基因型信息。

尽管这三种方法的灵敏度和特异度相似，但全基因组测序方法报告的失败率最低，为 1.58%，其次是靶向测序，为 3.56%，基于 SNP 方法的为 6.39%。检测失败是多因素造成的，失败率会随质量控制度、胎儿 DNA 占比的测量和患者因素有所变化 [23]。失败率可能会随着未来技术进步而降低。

包含 PPV 和胎儿 DNA 占比的实验室报道信

表 7-2　细胞游离 DNA 和阳性预测值			
染色体异常	20 岁 PPV（%）	30 岁 PPV（%）	40 岁 PPV（%）
21 三体	48	61	93
18 三体	14	21	69
13 三体	6	10	50
X 单体	41	41	41
47, XXY	29	29	52
47, XXX	27	27	45
47, XYY	25	25	25

PPV. 阳性预测值；引自 NIPT/cfDNA Calculator. https://www.perinatalquality.org/Vendors/NSGC/NIPT/

息尚未标准化。美国医学遗传学与基因组学学会（ACMG）于 2016 年发表的指南建议，细胞游离 DNA 实验室的报道提供所筛查疾病的检出率、特异性、PPV 和 NPV，以及胎儿 DNA 占比[24]。最近 2016 年 ACMG 指南的随访研究发现，并非所有 10 个检测细胞游离 DNA 的实验室都能始终如一地提供检出率、特异性、PPV 和 NPV。10 个实验室中的 9 个报道了胎儿 DNA 占比[25]。

五、细胞游离 DNA 检测失败

检测失败也被称为"no-call"结果，或者实验室无法报道细胞游离 DNA 测试结果，0.3%～5.3% 的病例会出现此现象。这可能有很多原因，包括胎儿 DNA 占比低、检测失败，以及血液收集和样本运输的相关问题[26]。由于胎儿 DNA 占比低而无法获得结果，可能与母亲体重的增加、胎龄小 / 孕周过早、母亲年龄增加、辅助生殖、种族、母亲血栓栓塞性疾病、维生素 B_{12} 缺乏和肝素使用有关[8, 27-34]。有假说提出，在母亲血栓栓塞症、维生素 B_{12} 缺乏和肝素使用的病例中观察到的胎儿 DNA 占比低，可能因为母体血液凝固和髓内溶血导致母体游离 DNA 释放增加，也可能是直接影响滋养层细胞所致[35]。母亲体重与胎儿细胞游离 DNA 的比例呈负相关，是由于肥胖女性脂肪组织中炎症和凋亡

增加，导致释放至循环中的母源细胞游离 DNA 增加[36]。Livergood 及其同事发现，与正常体重女性相比，超重和肥胖女性出现"no-call"结果的概率增加，当体重指数（BMI）从超重增加到Ⅲ级肥胖，"no-call"的概率呈现 2 倍至 8 倍以上的显著上升趋势[30]。在一项对 1949 例单胎妊娠 11～13 周女性的研究中，估算胎儿 DNA 占比低于 4% 的比例随母亲体重的增加而增加，从 60kg 的 0.7% 到 100kg 的 7.1% 和 160kg 的 51.1%[31]。对妊娠 10～14 周 798 例单胎妊娠及 97 例双胎妊娠无结果案例的分析发现，造成检测失败的最大风险因素是体外受精（IVF）。通过 IVF 受孕的女性检测失败的可能性比自然受孕的女性高 3.8 倍。与白种人血统的女性相比，黑种人或南亚血统的女性检测失败的风险分别增加 2.0 倍和 1.7 倍[27]。

由于胎儿 DNA 占比低而导致的检测失败与胎儿非整倍体风险增加有关，包括 18 三体、13 三体和双雌单雄三倍体，它们都有胎盘较小的倾向[37-40]。在一项基于 SNP 方法对 1000 多例样本进行分析的研究中，共 16%（125 例中有 20 例）的非整倍体样本未得到检测结果，50% 胎儿 DNA 占比低于整倍体妊娠的 1.5%。检测失败的 20 例非整倍体样本中的 15 例（75%）是由于胎儿 DNA 占比低[37]。在 NEXT 试验中，招募了 18 955 例女性，约 3% 的检测由于检测变异或胎儿分数较低而未得到结果。这项研究中的胎儿非整倍体患病率（2.7%）高于全人群中非整倍体发生率（0.4%），胎儿分数低于 4% 的病例中有 4.7% 为胎儿非整倍体[38]。

应告知细胞游离 DNA 检测结果为"no-call"的女性，胎儿非整倍体风险增加，需接受进一步的遗传咨询，并提供全面的超声和诊断性检测[41]。46%～87% 的患者通过再次检测可以得到结果[42-46]。若决定再次进行细胞游离 DNA 筛查，要取决于很多因素，包括孕周、孕妇体重、超声检查结果，以及其他提示胎儿非整倍体的血清筛查结果。值得注意的是，ACMG 关于细胞游离 DNA 筛查的指南除了建议为检测失败的患者提供诊断性检查，还特别指出"重复抽血是不合适的"[24]。

McKanna 等开发了一种算法，可以鉴定基于 SNP 的细胞游离 DNA 检测失败时，患者 13 三体、18 三体或三倍体的特定风险[40]。基于胎儿 DNA 占

比 的 风 险（fetal fraction-based risk，FFBR）评分是根据母亲年龄、孕周、母亲体重及观察到的胎儿 DNA 占比计算的。FFBR 算法识别出 35 例 18 三体、13 三体或三倍体病例中的 32 例，灵敏度为 91.4%（95%CI 76.9%～98.2%），PPV 为 5.7%（95%CI 3.9%～7.9%）。作者指出，与预期结果一致，由于这些特定非整倍体的自然病程，胎儿丢失的百分比较高。该模型尚未使用其他细胞游离 DNA 筛选方法进行验证。

六、细胞游离 DNA 的假阳性结果和意外检出

大约 0.13% 的病例在筛查 21 三体、18 三体和 13 三体时会出现假阳性结果[11]。这突出了临床实践指南的重要性，指南一致推荐要通过诊断性检测确认细胞游离 DNA 检测阳性结果[24, 41, 47-49]。由于实验室分析的循环细胞游离 DNA 来源于胎盘滋养层细胞，有时不能代表胎儿，因此可能会出现不一致的结果[50, 51]。一些生物学变量和妊娠并发症与细胞游离 DNA 假阳性结果有关，包括胎盘局限性嵌合、真性胎儿嵌合、母体染色体异常、恶性肿瘤和双胎消失。据报道，接受男性捐献者的肾脏或其他器官移植的女性，会发生对男性胎儿的错误预测[13]。假阳性也可能由样本混淆或其他的实验室错误造成，或者与方法本身定量检测的局限性有关[52]。

限制性胎盘嵌合的染色体异常仅发生于胎盘，而不涉及胎儿，发生于 1%～2% 的妊娠早期胎盘[53, 54]。限制性胎盘嵌合更常见于 X 单体和 13 三体。一项研究分析了 52 673 例绒毛膜绒毛取样的女性，结果显示有高频率的 X 单体嵌合（59%）和 13 三体嵌合（22%）及低比例的 21 三体嵌合（2%）、18 三体嵌合（4%）[55]。

母体染色体异常可能导致细胞游离 DNA 的假阳性结果及意外检出。母亲 47, XXX 核型及低水平嵌合如 46XX/45X，与性染色体非整倍体假阳性结果有关[56, 57]。母亲的拷贝数变异（copy number variant，CNV），包括 21 号、18 号和 13 号染色体的部分重复，可占到假阳性筛查结果的 10% 之多[58, 59]。母源不平衡染色体重排也可以导致细胞游离 DNA 筛查结果假阳性。

（一）母体恶性肿瘤

细胞游离 DNA 筛查的假阳性结果意外检出了许多潜在的母体恶性肿瘤，特别是观察到多条染色体上多种非特异性拷贝数增加和减少时。Bianchi 等报道了 10 例产前进行细胞游离 DNA 检测，多条染色体上出现非特异性拷贝数增加和减少，随后诊断出母亲恶性肿瘤的病例。这些病例具有临床上的多样性，包括 3 例 B 细胞淋巴瘤，以及霍奇金淋巴瘤、T 细胞白血病、平滑肌肉瘤、非特异性腺癌，以及结直肠癌、肛门癌和神经内分泌恶性肿瘤各 1 例[60]。其他类型的淋巴瘤和白血病、多发性骨髓瘤、乳腺癌、食管癌和良性子宫平滑肌瘤也与异常的细胞游离 DNA 发现有关。Ji 及其同事通过使用新的癌症检测算法，报道了 639 例细胞游离 DNA 检测结果为多条染色体非整倍体阳性结果的女性中，41 例被诊断为恶性肿瘤，PPV 为 7.6%[61]。

尽管这些病例可导致假阳性，但一些实验室可能会将疑似潜在恶性肿瘤的病例归类为不可报告结果的病例[62]。尽管业内支持披露潜在母体恶性肿瘤的可疑结果，且已提出评估这些结果的算法，但目前尚未就这些结果的披露及适用于后续临床评价的方案达成共识[63-66]。披露提示恶性肿瘤的细胞游离 DNA 结果，其临床效用仍未得到证实，且有争议[35]。有必要进行更多的研究，以优化并证实细胞游离 DNA 检测作为妊娠期癌症筛查检测的有效性，并确认得到异常细胞游离 DNA 结果后适当的下游检测评估方法[66]。

（二）双胎消失

双胎消失发生于约 30% 早期诊断为双胎的妊娠，约 0.42% 的全部妊娠。据报道，在消失的双胎妊娠中，胎儿非整倍体率高达 60%[67-70]。消失双胎的细胞游离 DNA 可以与来自存活双胎的细胞游离 DNA 一起存在于母体循环中，并可能产生假阳性或假阴性结果。据报道，在超声鉴定出双胎消失后，死亡的同卵双胎细胞游离 DNA 还可持续存在 15 周[71]。尽管消失的双胎可导致出现胎儿非整倍体的假阳性结果，但它们更常表现为性别不一致，即细胞游离 DNA 检测到 Y 染色体，但超声检查中显示胎儿为女性[34]。不建议在双胎囊消失的情况下进行细胞游离 DNA 检测，因为死亡的同卵双胎细胞

游离 DNA 持续存在的情况尚不清楚。基于 SNP 的细胞游离 DNA 方法在双胎囊消失病例的非整倍体筛查中可能得到应用，但是，此检测目前还未商业化。在双胎消失的情况下，还需要进一步的研究来验证细胞游离 DNA 检测的有效性。

七、细胞游离 DNA 的假阳性结果

细胞游离 DNA 的假阳性结果很罕见，可能发生于双胎消失、真正的胎儿嵌合体或胎儿非整倍体而胎盘为整倍体的情况[72]。

八、细胞游离 DNA 筛查微缺失综合征

一些实验室提供细胞游离 DNA 筛查微缺失综合征，包括 22q11.2 缺失综合征（DiGeorge 综合征）、Wolf-Hirschhorn 综合征（4p 缺失）、1p36 缺失综合征、猫叫综合征（5p 缺失综合征）及 15q 缺失导致的 Angelman 和 Prader-Willi 综合征。尽管这些综合征可能有严重的表型，但这些综合征相对罕见，总患病率为 1/2500[21]。由于这些疾病的患病率低，目前临床研究有限，因此细胞游离 DNA 检测的有效性尚未得到充分证明。因为受累病例的血浆样本数量很少，检测微缺失最初的研究使用储存样本的细胞游离 DNA 人工混合物[73]。使用统计模型评估性能特征。包含少量受累病例的微缺失检测得到了有前景的数据，但由于不知道真实的患病率，而且细胞游离 DNA 筛查阴性的胎儿和新生儿一般不进行微缺失检测，因此很难获得准确的检出率和假阳性率[74-76]。

在检测较小的缺失时存在潜在的挑战。细胞游离 DNA 筛查的性能取决于缺失的大小，检测下限可能因实验室和使用的测序深度而改变。例如，大约 15% 与 22q11.2 缺失综合征相关的缺失 <3Mb。因此，如果实验室无法检测 <3Mb 的缺失，则可能的最高检测率为 85%[77]。此外，22q11.2 缺失综合征的细胞游离 DNA 筛查可能很复杂，因为接近 22q11.2 关键区域存在非致病性 CNV，这可能会导致假阳性结果[76, 78]。而且，细胞游离 DNA 微缺失筛查将无法检测到由其他分子机制引起的病例，如由单亲二体引起的 Prader-Willi 或 Angelman 综合征。这些信息应包含在每种疾病的预估检出率中[48]。

由于个体微缺失综合征的患病率低，微缺失筛查的临床效用也受到质疑。PPV 预期较低，因此在平均风险人群中进行筛查可能比检测受累病例假阳性更多。由于假阳性率是累积的，人们担心引入微缺失筛查会增加整体的假阳性率，并使得与细胞游离 DNA 检测相关的有创性检测率显著降低[77, 79]。在一项大型临床实践的 121 例细胞游离 DNA 筛查检测阳性的回顾研究中，9 例有确诊检测结果的微缺失筛查阳性病例中 7 例是假阳性[80]。

由于缺乏临床验证，美国妇产科医师学会（American College of Obstetricians and Gynecologists，ACOG）和母胎医学会（Society for Maternal-Fetal Medicine，SMFM）不推荐对微缺失综合征进行细胞游离 DNA 筛查[41]。ACMG 推荐告知女性在满足一些测试前条件时可以进行这种检测[24]。国际产前诊断学会不支持对微缺失进行筛查，因为缺乏被筛查的每个微缺失综合征的检出率、假阳性率和 PPV 的信息[48]。对于渴望了解胎儿亚染色体异常风险的患者，应提供染色体微阵列诊断性检测。

九、全基因组细胞游离 DNA 筛查

细胞游离 DNA 筛查可以检测到胎儿基因组中大于 5~7Mb DNA 区域的缺失或重复[81, 82]。这可以诊断其他的罕见非整倍体和致病 CNV。罕见常染色体三体的无创全基因组测序可以提供妊娠 10 周后流产相关起因的信息[34]。尽管基于无创方法进行全基因组筛查策略的期待较高，但这种细胞游离 DNA 筛查的应用仍在研究中，不推荐用于临床[22, 83]。

荷兰的 TRIDENT-2 项目正在研究全基因组细胞游离 DNA 筛查的应用，该研究将持续到 2023 年 4 月[46]。

尽管目前无法计算整体灵敏度，但 2017 年 4 月 1 日至 2018 年 4 月 1 日参与这项在研试验的女性的初步数据显示，筛查罕见常染色体三体高危的发生率为 0.18%（101 例），染色体结构畸变高危的发生率为 0.16%（95 例）。7 三体是最常检测到的（$n=32$），其次是 16 三体（$n=14$）、8 三体（$n=13$）和 20 三体（$n=11$）。这 101 例中有 97 例得到后续诊断检测结果。其中 6 例在细胞游离 DNA 筛查时均报告为三体的病例，经过胎儿验证，有 2 例 16

三体嵌合体、1 例 22 三体嵌合体，3 例涉及 9 号、12 号和 15 号染色体的胎儿单亲二倍体（uniparental disomy，UPD）。唯一一例致病性的 UPD 病例是导致 Prader-Willi 综合征的母体 15 号染色体 UPD。总体 PPV 为 6%，大多数阳性结果并未在胎儿中证实。

十、检测前咨询

所有孕妇都应根据年龄和遗传史得到胎儿非整倍体风险的咨询。应提供非整倍体筛查、诊断检测及无筛查或检测的选项，并全面介绍每个选项相关风险、受益与局限性。应解释诊断检测和筛查之间的区别。关于非整倍体筛查的讨论应包括检出率、假阳性率和 PPV 的概念。

除了对常见的常染色体和性染色体异常进行宣教外，向孕妇提供亚显微染色体异常（即致病性 CNV）的风险咨询也很重要，这类异常与母亲年龄无关。一项涉及 8 个研究、10 000 多例妊娠的 Meta 分析称，在不存在染色体不平衡结构异常风险因素的女性中，通过染色体微阵列技术可检测到早发综合征的频率为 1/270[84]。当染色体微阵列可检测到的亚显微染色体异常的风险与染色体核型分析检测到的显微水平染色体异常的独立风险相加时，所有孕妇发生临床相关染色体异常的风险高于 1/180。36 岁以下的女性发生可通过染色体微阵列检测到的致病性亚显微水平异常的风险高于唐氏综合征[84]。

应建议那些希望对染色体异常进行全面检测的女性用染色体微阵列进行诊断检测。

框 7-1 总结了为考虑或选择进行细胞游离 DNA 筛查的女性进行特定的检测前咨询的要点。最重要的一点是让受检者了解到细胞游离 DNA 筛查的所有阳性结果都应当通过诊断检测进行确认。应告知患者有无结果、假阳性，以及可能对其健康产生影响的意外检出等可能性。应告知 III 级肥胖患者和正在接受低分子量肝素治疗的患者细胞游离 DNA 检测无结果的可能性会增加[29-31, 33]。

十一、检测后筛查

收到阳性或"no-call"结果的女性应接受遗传咨询。应对所有获得阳性细胞游离 DNA 检测结果的女性进行 PPV 回顾。重要的是告知女性，阳性细胞游离 DNA 结果需要进一步确诊检测，不应该基于细胞游离 DNA 检测结果作出终止妊娠的决定。一项对大约 18 000 例进行了胎儿非整倍体细胞游离 DNA 筛查的女性随访的研究指出，6.2% 的高危女性在未进行有创检测确认的情况下选择终止妊娠[42]。这凸显了对细胞游离 DNA 检测结果呈阳性的女性进行检测后咨询的重要性。

检查结果符合潜在恶性肿瘤的女性应转诊至合适的医疗机构或多学科专家，以进行恰当的评估。该评估应包括完整的病史、体格检查、全血细胞计

框 7-1 细胞游离 DNA 筛查胎儿非整倍体的检测前咨询要点 [22, 47, 85]

- 细胞游离 DNA 筛查是最准确的 21 三体筛查方法
- 细胞游离 DNA 还可筛查 18 三体和 13 三体，以及最常见的性染色体异常
- 细胞游离 DNA 筛查不能检测所有染色体异常和出生缺陷，包括开放性神经管缺陷。推荐在妊娠 16 周左右用母体血清甲胎蛋白（MSAFP）和（或）详细的超声检查筛查开放性神经管缺陷。详细的超声检查也推荐用于筛查其他出生缺陷
- 细胞游离 DNA 检测可能会出现假阳性和假阴性结果，有时可能无法获得检测结果
- 细胞游离 DNA 检测阴性结果只能表明风险降低，并不能明确排除 21 三体或其他染色体异常的诊断
- 推荐对所有细胞游离 DNA 结果异常的女性进行诊断检测
- 在极少数情况下，细胞游离 DNA 检测可以检测到孕妇潜在的染色体异常或恶性肿瘤

引自母胎医学会出版委员会；电子地址：pubs@smfm.org #36: Prenatal aneuploidy screening using cell-free DNA. Am J Obstet Gynecol, 2015, 212(6):711[47]; Patel S, Dugoff L. Cell-free DNA screening. In: Norton M, Kuller J, Dugoff L, eds Perinatal genetics. St. Louis, MO: Elsevier, 2019:85[85]; Goldwaser T, Klugman S. Cell-free DNA for the detection of fetal aneuploidy. Fertil Steril, 2018, 109(2):195[22].

数、代谢检查和粪便潜血实验，以及可能需要的其他检查，如胸部 X 线检查、乳房 X 线检查，以及胸部、腹部和骨盆的磁共振成像[63, 65]。

十二、细胞游离 DNA 筛查与传统筛查的比较

第 6 章回顾了传统的筛查方法，包括妊娠早期联合筛查（包括胎儿颈后透明层厚度和母体血清分析）、序贯筛查和妊娠中期四联筛查。与传统的筛查方法相比，细胞游离 DNA 筛查具有更高的检出率、PPV、NPV 和更低的假阳性率（表 7-3）[6, 86, 87]。细胞游离 DNA 筛查可以提供除 21 三体之外，关于 13 三体、18 三体和性染色体非整倍体风险的结果，但不筛查开放性神经管缺陷。

对于细胞游离 DNA 筛查无结果风险增加的患者，包括接受抗凝血治疗和严重肥胖的患者，传统筛查可以提供结果。

（一）成本效益

一项涉及 16 项研究，基于细胞游离 DNA 的无创产前筛查非整倍体与传统筛查的经济评估对比的系统回顾认为，在大多数研究中，普遍的细胞游离 DNA 筛查是不划算的，而依情况而定的方法性价比最高[88]。由于研究的异质性，该分析具有局限性，一些研究没有考虑残疾儿童出生后的未来的花费。为

了解决现有成本效益研究中存在的局限性，一项使用微观模拟决策分析模型的研究也推断，将细胞游离 DNA 筛查作为二线检测比作为普遍检测更划算[89]。

Kaimal 及其同事创建了一个决策分析模型，以评估将诊断检测与染色体微阵列、多标志物筛查，细胞游离 DNA 与胎儿颈后透明层厚度筛查单独、组合或序贯进行等六种不同的策略。据报道，对 40 岁或以上的女性将细胞游离 DNA 筛查作为主要筛查手段是最佳且划算的[90]。

（二）酌情序贯筛查

细胞游离 DNA 筛查除了用于一线筛查外，还可以与传统筛查一起，作为附条件筛查的部分。在妊娠早期联合检测中 21 三体综合征中风险的患者应接受细胞游离 DNA 筛查。基于目前的细胞游离 DNA 检测成本，附条件筛查可能导致非常高的检出率和非常低的有创检测率，其费用远低于将细胞游离 DNA 检测用于一线筛查方法[91]。

Gil 及其同事评估了英国两家国家卫生服务医院 11 692 例单胎妊娠的酌情序贯筛查的有效性[91]。21 三体、18 三体和 13 三体合并风险≥1/100（高风险组）的女性可以选择有创检测、细胞游离 DNA 检测或不进行进一步检测，风险在 1/2500～1/101（中风险组）之间的女性可进行细胞游离 DNA 检测或不进行进一步检测。酌情序贯筛查在产前检测出 91.5%（47 例中有 43 例）的 21 三体和 100%（28

表 7-3　胎儿非整倍体产前筛查方案的比较[41]							
筛查项目	筛查的孕龄范围（周）	21 三体的 DR（%）	筛查阳性率（%）	18 三体	13 三体	SCA	开放性神经管缺陷
细胞游离 DNA	9—10 到晚期	99	2～4ᵃ	是	是	是	否
妊娠早期	10—13 6/7	82～87	5	是	否	否	否
序贯 / 整合	10—13 6/7，然后 15—22	95～96		是	否	否	是
血清综合	10—13 6/7，然后 15—22	88	5	是	否	否	是
四联筛查	15—22	81	5	是	否	否	是

a. 包括无法获得结果，与风险增加有关；DR. 检出率；SCA. 性染色体异常；引自 American College of Obstetricians and Gynecologists. Practice Bulletin No. 226: Fetal chromosomal abnormalities. Obstet Gynecol © 2020 American College of Obstetricians and Gynecologists.[41]

例均检出）的 18 三体或 13 三体。1 例 21 三体属于低风险组，没有提供进一步检测；2 例属于高风险或中风险组，但母亲选择不进行进一步检测；还有 1 例在中风险组，但细胞游离 DNA 检测报道了假阴性结果。

（三）传统筛查阳性后的细胞游离 DNA 筛查

传统筛查检测呈阳性的患者如拒绝诊断性检测，可进行细胞游离 DNA 筛查。应告知患者，传统筛查结果异常后进行游离 DNA 检测，若结果正常仍存在 2% 染色体异常的残余风险[41, 92]。

澳大利亚一项对 10 万多例孕妇进行妊娠早期联合筛查女性的研究报道称，对妊娠早期联合筛查高风险孕妇再进行细胞游离 DNA 筛查，对 21 三体风险＞1/100、血清妊娠相关血浆蛋白 A（pregnancy-associated plasma protein-A，PAPP-A）或人绒毛膜促性腺激素 β 亚单位（β-human chorionic gonadotropin，β-hCG）＜0.2MoM，或者超声检测异常的孕妇进行有创诊断性检测，能够减少非典型染色体异常的漏诊。

十三、细胞游离 DNA 检测中产前超声的应用

（一）妊娠早期

在细胞游离 DNA 筛查之前进行超声检查，可以确认胎儿存活、胎龄、鉴定一些主要的胎儿畸形、胎儿数量及出现空孕囊 / 双胎消失（SMFM 美国分部）[94, 95]。胎儿颈后透明层厚度测量可能对正在考虑筛查和诊断性检测的孕妇有帮助。尽管在进行细胞游离 DNA 筛查时，非整倍体风险评估不需要进行精确的胎儿颈后透明层厚度测量，但如果在细胞游离 DNA 筛查前进行了测量，可让胎儿颈后透明层厚度增厚的女性直接进行诊断检测。对于已经收到细胞游离 DNA 阴性结果的女性，不建议进行胎儿颈后透明层厚度评估[95]。

（二）超声软指标和细胞游离 DNA 筛查

妊娠中期超声软指标包括颈部皮褶厚度增加、脉络丛囊肿、心内强回声、肠管回声增强、轻度肢根型肢体缩短和肾盂扩张，与常见的非整倍体如唐氏综合征和 18 三体综合征相关[96]（见第 17 章）。在除母亲年龄外的唐氏综合征筛查方法出现之前，就引入了软指标评估，唐氏综合征的检出率仅为 20%～30%。软指标评估作为一种检测非整倍体的手段被推广到没有其他筛查选择的低风险女性中[95, 97]。

因为细胞游离 DNA 筛查具有超过 99% 的高灵敏度，唐氏综合征的残余风险在细胞游离 DNA 筛查阴性的患者中非常低。鉴于细胞游离 DNA 筛查阴性患者的先验风险较低，单独软指标的存在不太可能在任何可测量的程度上增加唐氏综合征的检出。当发现软指标时，建议对女性进行诊断检测，然而，这将导致诊断性检测的数量大幅增加。基于这一信息，SMFM 建议，在细胞游离 DNA 筛选阴性的情况下，不应仅针对单一的软指标指征向患者推荐诊断性检测，并且单一的软指标结果应被描述为正常变异或无临床意义[95]。

尽管从遗传学角度看，在细胞游离 DNA 筛查阴性的情况下，许多单一的软指标无关紧要，但对于脑室扩张、股骨或肱骨长度小于第 2.5 百分位数、肠管回声增强和肾盂扩张症等情况，需要进一步的咨询和病情检查，以评估这些发现非遗传相关[98]。

如果在未进行非整倍体筛查的患者中发现了单一的软指标，应告知患者与该发现相关的非整倍体风险，并应提供细胞游离 DNA、四联筛查或羊膜腔穿刺术[41]。

（三）超声和细胞游离 DNA 筛查中的胎儿性别不一致

进行超声检查的医生应考虑核实超声检查胎儿性别与细胞游离 DNA 筛查报告的性别是否一致[12]。1/2000～1/1500 妊娠会发生细胞游离 DNA 检测确定的基因型性别与基于胎儿外生殖器超声表现的表型性别不一致[99]。不一致的原因可能有多种，包括人为错误（如样本混淆或实验室错误）、多胎妊娠或双胎消失、母体器官或骨髓移植或近期输血或性发育障碍[12]。与实验室讨论结果的解读可能会提供有用的信息，并应考虑再次取样进行重复检测。对于超声检查与细胞游离 DNA 筛查胎儿性别不一致的病例，已经提出了医疗方案[100, 101]。涉及性分化障碍的复杂病例应包括多学科护理团队。

十四、多胎妊娠

在检测前咨询时应告知双胎妊娠的女性，包含

血清样本的非整倍体筛查方法在双胎妊娠中的准确性不如单胎妊娠[41]。有限的研究评估了多胎妊娠中细胞游离DNA筛查的有效性，大多数关于多胎筛查的研究都集中在双胎妊娠（表7-4）[102-114]。尽管双胎妊娠中的总胎儿分数高于单胎中继发于额外胎盘组织的胎儿分数，但异卵双胎中单个胎儿的分数低于单胎妊娠。失败率（"no-call"结果）比单胎更高。

双胎卵型对细胞游离DNA筛查有重要影响。由于同卵双胎通常具有相同的基因型，因此可以认为每胎对胎儿分数的贡献相等。相比之下，具有遗传不一致性的双卵双胞胎在胎儿分数中可以具有不等量的遗传物质[115, 116]。整倍体双胎可能掩盖三体双胞胎贡献的多余遗传物质。为了避免双胎妊娠的假阴性结果，可以选择两个胎儿中较低的胎儿分数，而不是总胎儿分数。虽然这种方法可以提高检出率，但也会导致更高的失败率。Sarno等使用这种方法进行的一项研究报道称，双胎首次取样的失败率为9.4%，而单胎为2.9%。体外受精被认为是因胎儿分数低而无法获得结果的独立风险因素。作者推测这可能是与胎盘受损的结果有关。该研究中三体胎儿的数量太少，无法得出关于双胎中细胞游离DNA筛查性能的明确结论[117]。

在121 466例的妊娠队列中，包括4615例基于SNP方法判断异卵或同卵的双胎妊娠，异卵妊娠的平均单个胎儿分数（6.4%）约为单胎妊娠的68%（9.5%）[118]。单卵双胎中因为不能区分单个胎儿的贡献，未报道单个胎儿分数。作者指出在异卵双胎妊娠中测量每个胎儿分数的重要性，以确认单个胎儿比例足够进行可靠的试验解释。因为较低的总胎儿分数可以解释为同卵双胎妊娠，确定异卵的能力是基于SNP方法的一个优势，可以提升可报道和不可报道病例之间的区分度。未来，基于SNP的异卵性测定可能被证明可有效地识别异卵双胎病例中受影响的胎儿。

尽管报道的检出率有保障，但双胎细胞游离DNA筛查性能特征的数据会受到受累双胎病例数量相对较少的限制。大多数研究没有提供无结果率，检出率仅适用于收到结果的双胞胎病例（表7-4）。此外，在很多研究中，进行筛查时的平均胎龄超过妊娠16周，一些检测至妊娠36周才进行，使得临床意义降低。

胎儿医学基金会最近发布了使用靶向细胞游离

DNA检测方法对双胎进行细胞游离DNA筛查的最新进展[114]，无结果率为4.6%。在997例纳入研究的病例中，854例（85.7%）为双绒毛膜，143例（14.3%）为单绒毛膜。细胞游离DNA检测正确地分类了17例（94.1%）21三体病例中的16例，10例18三体中的9例（90.0%），2例13三体中的1例（50.0%），以及968例中没有三个三体中任何一个的962例（99.4%）。综合假阳性率为0.62%（968例中有6例），其中4例被判定为13三体，1例为18三体，1例为21三体。作者还进行了一项Meta分析，共涉及8项研究（包括作者自己的研究）的56例21三体（表7-4）和3718例非21三体双胎妊娠，联合检出率和假阳性率分别为98.2%（95%CI 83.2%～99.8%）和0.05%（95%CI 0.01%～0.26%）。Meta分析包括来自5项研究的18例18三体病例，其联合检出率和假阳性率分别为88.9%（95%CI 64.8%～97.2%）和0.03%（95%CI 0.00%～0.33%）。共3项研究，包括3例13三体和2569例非13三体双胎妊娠，被纳入了Meta分析，合并检出率为66.7%（3例中有2例），假阳性率为0.19%（2569例中有5例）。作者得出结论：尽管文献中报道的双胎妊娠21三体病例数量相对较少，但21三体细胞游离DNA筛查可能与单胎妊娠相似。18三体和13三体的病例数量太少，无法准确评估预测性能。

ACOG和SMFM关于非整倍体筛查的2020年实践公告指出，可以对双胎进行细胞游离DNA筛查[41]。尽管双胎21三体的细胞游离DNA筛查表现令人鼓舞，但仍需注意迄今报道的病例数量较少，数据有限。并且，实践公告指出，双胎中18三体和13三体病例的数量较少，因此难以确定准确的检出率。考虑进行细胞游离DNA筛查的双胎妊娠患者进行检测前咨询应告知无结果发生率较高及双胞胎潜在的检出率较低。通过IVF受孕的患者应被告知有更高的检测失败率。应鼓励双胎患者在妊娠早期进行胎儿颈后透明层厚度评估。这有助于提供异卵双胎非整倍体风险的双胎特异性信息。产妇年龄和胎儿颈后透明层厚度测量是目前仅有的可用于筛查高阶多胎妊娠中非整倍体的方法。

十五、基于细胞的无创产前筛查

根据迄今为止的初步研究，分离胎儿循环单

研　究	检测时孕龄平均值，范围（周）	双胎妊娠（n）	21 三体胎儿（n）	检测失败（%）	检出率（95%CI）（%）	假阳性率（95%CI）（%）
Canick, 2012[102]	未指定，9 —12	25	7		100（59～100）	0（0～21）
Lau, 2013[103]	11.6—20.1	12	1	0	100（2.5～100）	0（0～28.5）
Huang, 2014[104]	19（11—36）	189	9		100（66.4～100）	0（0～2.03）
Bevilacqua, 2015[105]	13（10—28）	515	12		92	0
Zhang, 2015[106]	18.7（9—36）	404	5		100（47.8～100）	0.50
Benachi, 2015[107]	妊娠早期至晚期	7	2		100（15.8～100）	0（0～52.2）
Tan, 2016[108]	12（11—28）	565	4	0.9	100（39.8～100）	0（0～0.73）
Le Conte, 2017[109]	16.3（10.2—35.5）	420	3	2.9	100	0.2
Fosler, 2017[110]	16.6（8—35）	115	3		100	0
Du, 2017[111]	17.9（14—23）	92	2	0	100	0
Yang, 2018[112]	无特定，（>9—>28）	432	4	0	100（N/A）	0
Yu, 2019[113]	18（8—31）	1160	16	N/A	100	0
Gil, 2019[114]	12.1（10.0—14.1）	997	17	4.6	94.1	0.62*

表 7-4　双胎妊娠 21 三体的细胞游离 DNA 筛查

*. 21 三体、18 三体和 13 三体筛查的联合假阳性率

细胞或滋养层细胞是有希望的（见第 8 章）[119-122]。这种方法是有利的，因为这些细胞代表纯粹的胎儿 DNA 来源，反之，基于细胞游离 DNA 的检测中，胎儿部分仅占总细胞游离 DNA 的 5%～20%。基于细胞的检测面临的主要挑战是，母血中靶细胞极其稀少，每毫升 1～2 个，而且可回收的细胞数量个体间差异显著[119]。如果每次妊娠取样都可以获得足够数量的滋养层细胞，那么基于细胞的无创产前筛查（NIPT）有可能成为诊断性检测。最后，该检测除了用于胎儿非整倍体和亚染色体异常外，还可用于检测胎儿的所有新发点突变。

结论

细胞游离 DNA 筛查是基因组医学的重大进展，与传统筛查方法相比，它提供了更优的 21 三体和 18 三体产前检测，并具有筛查 13 三体、常见性染色体异常和一些特定的微缺失疾病的能力。此外，也有潜力进行全基因组细胞游离 DNA 筛查和单基因疾病检测。这项新兴技术的迅速普及带来了许多伦理问题，包括充分的检测前咨询、知情同意、对潜在恶性肿瘤可疑检测结果的报出、成本、公平获取，以及该技术被用于确定胎儿性别检测的担忧[34, 123]。检测提供者和患者教育资源缺乏也被认为是细胞游离 DNA 筛查伦理实施的障碍[123]。

检测提供者为患者提供充分的检测前咨询至关重要，包括细胞游离 DNA 检测是一种筛查检测，阳性结果需要通过诊断检测加以确认（见第 1 章）；细胞游离 DNA 检测的提供者需要熟悉潜在的假阳性病因。目前，细胞游离 DNA 筛查对基因组异常的覆盖率明显低于诊断检测，尤其是与染色体微阵列相比[21]。未来的技术进步可能会继续提高使用无创方法筛查及最终诊断胎儿异常的能力。

第8章 游离DNA对单基因病的无创产前诊断和筛查

Noninvasive Prenatal Diagnosis and Screening for Monogenic Disorders Using Cell-Free DNA

Ignatia B. Van den Veyver　Natalie Chandler　Lyn S. Chitty　著
关　硕　马陌尘　李　遥　译

传统上，胎儿的单基因遗传病产前诊断都是采用羊水或绒毛膜绒毛样本进行检测，在极少数情况下也会抽取胎儿的脐带血进行分析，这些方式都需要有创的手术操作。近期有研究表明，采用绒毛膜绒毛取样和羊膜腔穿刺术进行产前诊断的流产率分别为1:450和1:909，比预想的更低[1, 2]，近期Meta分析显示有创的手术操作并没有增加孕妇的流产率[3]。然而女性通常会拒绝这些有创的手术操作，更倾向于采用无创方式进行胎儿的遗传病筛查或检测[4-6]。传统无创产前遗传筛查依赖于母亲的年龄、超声软指标及部分蛋白指标在母体血清中的水平进行综合分析，判断孕妇是否存在常见非整倍体妊娠高风险（21三体、18三体，以及妊娠早期发现的13三体）。对于常见非整倍体妊娠高风险的孕妇，再进行产前诊断检测胎儿是否存在染色体异常[7]。这样的检测策略无法辨别出其他妊娠期高风险，如除21三体、18三体和13三体以外的非整倍体、染色体结构异常和单基因遗传病[8]。为了克服这些检测的局限性，关于胎儿基因组无创分析方法的重大研究相继开展。在20世纪90年代，大多数的研究着重于如何分离并分析母体血液循环中少量完整的胎儿有核红细胞或滋养层细胞。尽管这些少量的细胞可以被成功回收，但检测结果却不一致，而且采用荧光原位杂交的方法来分析这些细胞不仅成本高昂而且耗费时间[9]。

1997年Lo及其同事发现妊娠期母体血浆中存在胎儿来源的细胞游离DNA（cfDNA）[10]。这一发现推动了胎儿基因组无创检测方法的巨大进步，并为开展基于聚合酶链反应（PCR）的检测方法奠定了基础。利用这种方法可以进行胎儿遗传学性别鉴定[10]，并在Rh血型阴性的孕妇中检测胎儿RhD抗原的基因型[11]。随之而来，针对非母源遗传的致病性单核苷酸变异（single-nucleotide variant，SNV）的检测方法不断发展，直到2008年，两组研究人员宣布采用二代测序（next-generation sequencing，NGS）技术对孕妇外周血浆胎儿cfDNA进行测序，并计数与每条染色体成功比对的测序片段，可以检测出胎儿的非整倍体异常[12, 13]。在商业实验室的推动下，以cfDNA为基础的无创性胎儿常见非整倍体检测技术得到快速的发展和广泛的临床应用（见第7章）。近期，无创检测技术被拓展到亚染色体拷贝数变异（CNV）相关的综合征、罕见的常染色体三体异常及全基因组筛查大片段的拷贝数变异[14]。起初，通过胎儿cfDNA进行胎儿性别鉴定[15, 16]和胎儿RhD抗原的基因型鉴定的无创检测技术研发、验证及临床应用进展迅速[17]，并且这两项应用在临床实践中的开展时间比胎儿非整倍体筛查还要早[16, 17]。但是，通过cfDNA进行单基因病的诊断与筛查发展相对缓慢，并且没有被广泛应用[18]。目前，在临床上会向已知的高风险妊娠介绍一些单基因病检测，并且认为这种无创产前诊断（noninvasive prenatal diagnosis，NIPD）检测结果是明确的，不需要获取胎儿的羊水或绒毛膜绒毛样本再次确认结果[19]，但是在许多国家，单基因病的无创产前诊断仅属于科研应用，仍然推荐使用有创的产前检测方式再次确认诊断结果。常规上新发或父源遗传的单基因病变异位点[20]都需要在胎儿样本绒毛膜绒毛取样或羊膜腔穿刺术样本上进行确认，近期一些商业组织推出了一种筛查基因 panel 可供选择[18]。本章节阐述了单基因病无创检测的现状及应用，并从伦理、社会、实践等方面对其临床应用和未来发展进行考量。

一、母血中 cfDNA 的生物学和特点

（一）胎儿 cfDNA 的来源

母体血浆中同时包含母源和胎儿的 cfDNA，它们是一些相对较短的 DNA 片段，其中母源的 cfDNA 长度大约在 166bp，而胎儿来源的 cfDNA 长度则大约为 143bp[21]。SERPINB5（Maspin）基因启动子在胎盘组织处于低甲基化水平，对于妊娠期女性血浆中 cfDNA 检测 SERPINB5 基因启动子甲基化水平的研究[22]及针对男胎无胚胎妊娠的 cfDNA 研究[23]均提示，母血中胎儿细胞游离 DNA 是来源于胎盘细胞凋亡，这是一个特异性的 DNA 片段化过程。由于胎儿来源的 cfDNA 来自滋养层细胞，因此检测到的异常结果可能来自胎盘特异性嵌合（CPM）[24, 25]，这种情况在妊娠中发生率为 1%～4%[26-28]。在染色体非整倍性和比较罕见情况下的拷贝数变异检测中，人们会担心胎盘特异性嵌合可能对结果产生影响。但是对隐性遗传病或父源遗传单基因病的极度罕见变异位点进行靶向检测时，不需要担心胎盘特异性嵌合对结果产生影响[18]。胎盘特异性嵌合在理论上会影响 NIPD 对新发单核苷酸致病性变异的检测，但是据作者所知目前还没有相关的病例报道。

（二）胎儿分数的重要性

母体血浆全部循环的 cfDNA 中胎盘来源的比例，即胎儿分数，通常情况下为 10%～20%，不过这个百分比的波动范围很大，有时可以低于 4%，有时甚至超过 30%[29-31]。随着胎龄的增长母血中胎儿 cfDNA 不断增加，最早可以在妊娠第 4—5 周检测出来，但妊娠 7—10 周之前母血中胎儿 cfDNA 的水平还不足以用于胎儿的诊断和筛查。通过早期的超声检测准确判断胎龄并且排除是否还有另一个共生的无胚芽孕囊是非常重要的。分娩后母体血液循环中胎儿细胞游离 DNA 迅速清除，并不会持续存在[32]。有一些母体的和胎盘的因素会影响胎儿分数。体重指数（BMI）较高或先兆子痫的女性胎儿分数会相对较低，前者可能是由于炎症反应导致更多的母源 cfDNA 从脂肪组织释放到母体血液循环。其他的母体因素例如自身免疫疾病、肿瘤、子宫平滑肌瘤、先前的器官移植都可能因为这些组织中细胞凋亡导致大量的母源 cfDNA 被释放到血液循环中，从而导致胎儿分数降低[31]。相较于单胎妊娠，双胎妊娠的胎儿分数要高一些，但是达不到两倍的水平，因此对于双胎中任一胎来讲其 cfDNA 量都略低[31, 33, 34]。在建立以 cfDNA 为基础的非整倍体和拷贝数变异筛查方法时就已经明确提出精确的胎儿分数估算值对于检测性能的重要性[30]。男性胎儿性别（检测到 Y 染色体序列）和新发的或父源遗传的变异可以在胎儿分数较低的情况下检测出来，而且受胎儿分数估算值的影响更小。相比之下，对于隐性遗传单基因病的检测更加复杂，需要检测到略微增加的母源遗传突变或野生型等位基因，因此需要非常精确的胎儿分数[35]。如果是男性胎儿，胎儿分数可以通过 Y 染色体特异性序列的比例进行定量，并且结果具有可重复性[36, 37]，但是如果胎儿为女性的话就只能采用其他的方法了。有一些方法依赖于特异性位点的 DNA 甲基化差异[38, 39]，如滋养层来源的胎儿 cfDNA 与主要来源于造血细胞的母源 cfDNA 相比较，RASSF1A 基因启动子区域在滋养层来源的胎儿 cfDNA 中处于低甲基化状态[40]，但是甲基化的变异导致这种检测既不可靠又复杂，不适合应用于临床实践[41]。对 cfDNA 测序检测非整倍体时，可以通过生物信息学的方法计算胎儿分数[42-45]，但是在单基因病检测中这种方法并不经济有效，因为单基因病检测只关注极少的几个基因。在这种情况下，更加灵敏的数字 PCR 检测方法和通过多态性 panel 实现的靶向 NGS 应运而生[46, 47]。

二、胎儿 cfDNA 检测单基因病的总体思路

致病性变异的遗传方式和类型（见第 14 章）决定了基于 cfDNA 的 NIPD 或单基因病筛查需要采用的检测方法和技术难度（图 8-1）。

（一）新发的或父源遗传变异的鉴别

胎儿父源遗传的或胎儿新发的显性致病性变异在母亲的基因组内是检测不到的。在隐性遗传病家系中，如果父母分别带了不同的致病性变异，那么母亲的基因组内同样是不存在胎儿父源遗传的致病性变异。在这样的情况下，检测应当足够灵敏才能在很少的一部分（大约是胎儿分数的一半）包含待检测序列的 cfDNA 片段中检出变异，而绝大部分 cfDNA 片段包含的都是不受累的参考序列或野生型序列。没有检测到父源遗传的致病性变异则被称为"父源排除"（图 8-1A）。对于显性遗传的单基因病，这就意味着可以预测胎儿是不受累的[48-51]，对于隐性遗传病来说，"父源排除"可以推测胎儿不受累或是携带者。相反，如果检测到致病性变异，胎儿可能是携带者或患病，这取决于胎儿是否遗传到母源的致病性变异[6, 52-57]。针对罕见的 X 连锁疾病，也会应用这种策略检测父源遗传变异[58]。对于隐性遗传疾病，这样的策略可以将妊娠期羊膜腔穿刺术或绒毛膜绒毛取样的数量降低 50%，但是如果胎儿遗传到父源的致病性变异，单独使用 NIPD 并不能提供一个明确的诊断结果。

（二）母源遗传变异的鉴别

通过无创的检测方法鉴别胎儿是否受累隐性遗传病，需要确定胎儿是否遗传到母源的致病性变异。这项检测面临着更多挑战，因为循环的 cfDNA 绝大多数（80%～90%）都是母体来源的，而且这些母源的 cfDNA 中一半都带有致病性变异。想要在全部循环的 cfDNA 片段中鉴别是否存在很少一部分来自胎儿的致病性变异，主要使用两种方法，基于数字 PCR（digital PCR, dPCR）或 NGS 技术[35, 59, 60]。使用基于数字 PCR 的检测技术进行 NIPD，即使父母都携带相同的致病性变异，采用相对突变剂量（relative mutation dosage, RMD）[61]（图 8-1B）的原理可以精确定量变异本身的相对数量。在没有妊娠的携带者中，致病性的变异和参考序列的比例应当为 50：50。如果胎儿是受累的那么这个比例会向致病性变异的方向略微倾斜（大约是胎儿分数的一半），反之亦然，如果胎儿是不受累的那么这个比例向参考序列方向略微倾斜，当胎儿为携带者时这个比例仍然为 50：50，保持不变[35, 61-64]。RMD 的原理还可以在显性遗传病或 X 连锁遗传病中检测母源遗传的致病性变异。

采用 NGS 技术进行 NIPD 时，则采用相对单体型剂量（relative haplotype dosage, RHDO）的方法[21, 60, 65]，结合 RMD 一同使用（图 8-1C）。单体型是指变异位点上下游一连串共同遗传的多态性位点。先对父源基因组特有且母源基因组内不存在的一些单核苷酸多态性（SNP）位点进行分析，从而判断胎儿遗传到父源的哪一条单体型。然后通过对母源特有的 SNP 位点进行定量分析，确认胎儿获得了母源的哪一条单体型。因为同时对更多 SNP 位点进行检测，RHDO 提高了 RMD 的检测精度。最早提出 RHDO 是基于全基因组 cfDNA 测序数据[21, 66, 67]，此后又将其用于目标致病基因上下游靶向测序，近期报道了一种更加经济有效的全基因组单体型靶向捕获测序的方式[78]。进行 RHDO 分析，首先要在每个家庭中建立亲本单体型与致病性变异和非突变序列的连锁关系，这对于近亲家庭来说十分具有挑战性。如果可以得到家系中先证患儿和双亲的 DNA 进行分析，建立单体型连锁关系是非常容易的，但是当先证患儿过世且没有可用的 DNA 时，那么检测难度就大大增加。为了克服这样的困难，已经发明了"直接单体型分析"，这种方法通过对重叠片段进行链读测序实现 RHDO 分析，但是尚未应用到临床实践中[60, 75, 79, 80]。随着隐性遗传病扩展性携带者筛查（ECS）的不断开展，更多由于只生育了一个患儿没被确诊的双携带者夫妇被检出，因此以 RHDO 为基础的检测方法也显得越发重要。此外，由于 RHDO 检测依赖于常见的多态性 SNP 位点，而不需要为每个家庭开发既昂贵又费时个性化的检测，它将会发展成为应用更广泛的检测。

（三）基于胎儿 cfDNA 的单基因病分析相关实验室技术

早期分析 cfDNA 的研究采用的是高灵敏度

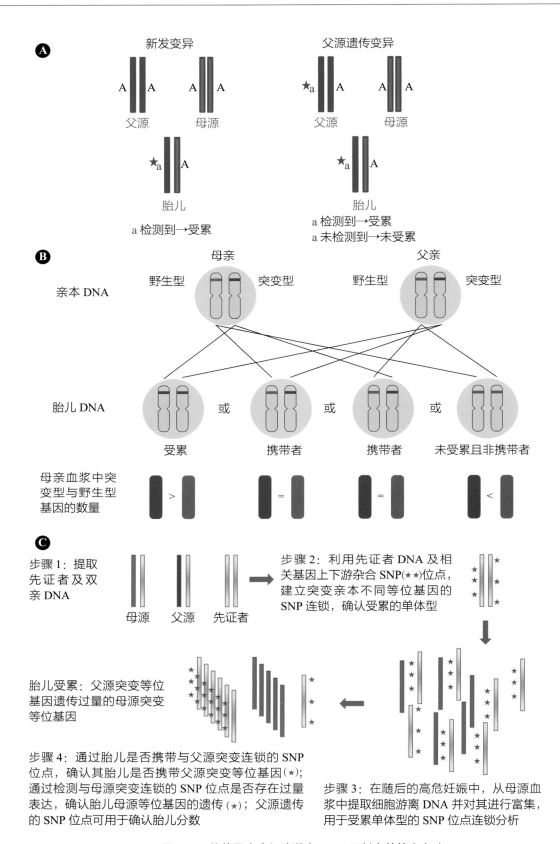

▲ 图 8-1 单基因疾病细胞游离 DNA 无创产前筛查方法
A. 新发突变或父源遗传突变的方法，父源排除测试；B. 相对突变剂量；C. 相对单体型剂量
SNP. 单核苷酸多态性

的巢式 PCR 或随后出现的定量 PCR 对全部循环 cfDNA 片段中的少量胎儿 DNA 进行扩增。利用限制性内切酶识别致病性变异与非突变序列的差异，从而进行突变位点的检测[81]。这种检测方法是有效的，但是只能用于识别一个基因上个别的致病性变异[82]。如果变异位点是不明确的或同时存在多个致病变异，如通过超声检测怀疑胎儿为致死性侏儒，则需要进行一系列检测来排除所有可能的致病性变异，然而不是所有的变异都适用于这种特定的检测方案。因此，近些年来这种检测方法被一些新的技术所替代，其中的一种就是（微滴式）数字 PCR[46, 83-88]。数字 PCR 是传统定量 PCR 的一种替代方法，在有限稀释下将一个 PCR 体系分割为许多并行运行的独立反应单元。基于模板的量，一定数量的独立反应单元会没有模板可供复制因此不产生扩增信号，通过计数每一个产生了扩增信号的微滴反应数量，可以精确地对原始模板的拷贝数进行定量。数字 PCR 不只是检测方法的一种改良，它还可以在正常序列的高背景下对特定位点的罕见变异进行精确定量[46]。在微滴式数字 PCR（droplet digital PCR，ddPCR）中，每一个反应都是在独立的液相微滴中进行的。

近期，一些基于 NGS 的检测方法已经大部分替代了 PCR 技术[6, 20, 56, 72, 73, 75, 76, 89-94]。在诊断母源遗传的显性、X 连锁和隐性遗传病时，两种方法都具有了良好的检测灵敏度和特异度。但 ddPCR 存在一定局限性，即每次只能检测一种突变，而 NGS 的检测方法可以筛查多种突变。因此，在家庭中某个突变位点已知的情况下可以通过 ddPCR 进行检测，但是当家庭中可能存在多个可能的突变时需要通过 NGS panel 的方法进行检测。

（四）基于 cfDNA 检测单基因病的局限性

一些单基因病主要是由少数几个致病性变异中的一个引起，如镰状细胞贫血是由 HBB 基因 c.20A＞T 变异（第 6 位谷氨酸替换为缬氨酸）导致的，或者软骨发育不全主要是由 FGFR3 基因 c.1138G＞A 或 c.1138G＞C（这两种变异都会导致第 380 位的甘氨酸替换为精氨酸）这两个致病性变异引起。在这种情况下，可以通过一些可靠的分析方法对检测的敏感性、特异性和临床应用进行精准估算。但是单基因病经常是由某个基因或一系列相关基因上一些不同类型变异中的一个导致，另外，只有一部分患者的致病性变异是发生在已知的疾病基因上，还有一部分患者的致病原因是未知的。最终，并非所有的突变都可以通过测序 cfDNA 而检测到。其中包括染色体的结构变异，小片段的 CNV 如单个外显子缺失，复杂的插入 / 缺失变异，或者重复区域的扩展。尽管这些局限性并不是 cfDNA 检测特有的，在将其应用于临床时应当对这些方面进行考量。

三、通过 cfDNA 进行无创单基因病检测的现状

在孕有男性胎儿的孕妇血浆中成功扩增出 Y 染色体特异性序列，首次证实了妊娠期母体血浆内存在胎儿 DNA[10]。随后，在 2000 年首先报道了强直性肌营养不良的单基因病诊断[50]，并且一些检测也被批准进行临床应用[18]。表 8-1 中总结了基于 cfDNA 的 NIPD 诊断常染色体显性、常染色体隐性和 X 连锁的单基因病的一些报道（其中不包含胎儿性别和胎儿 RHD 抗原基因型的检测）。随着检测方法的不断完善，在最新的报道中我们发现，采用基于 NGS 的方法同时对多种疾病进行多重检测，具有更好的应用前景。[95]。接下来的段落将着重介绍一些比较常见的疾病检测经验，这些检测已经开发并在一些国家得到了临床应用：胎儿性别鉴定，胎儿和新生儿溶血性疾病（hemolytic disease of the fetal and newborn，HDFN），镰状细胞贫血，α 和 β 地中海贫血，Duchenne 和 Becker 肌营养不良，CYP21A2 相关的先天性肾上腺皮质增生症（CAH），脊髓性肌萎缩（SMA），囊性纤维化和常见新发的显性骨骼发育不良，以及其他罕见的单基因病。在论述基于 cfDNA 的 NIPD 的章节已经介绍了很多不同的技术，但临床上目前最常用的分析方式还是 NGS，在部分情况下数字 PCR 则更加适用。最终，世界各地的实验室会根据各自经验选择使用的测试平台。但是，临床实验室提供的 NIPD 服务想要通过审核认证，就必须拥有专用于 NIPD 的设备，以避免交叉污染。

（一）无创胎儿性别鉴定

妊娠 7 周就可以采用基于 cfDNA 的产前检测

疾　病	方　法	参考文献	获得临床使用认证
表 8-1　使用 NIPD 检测单基因疾病的部分研究报告			
常染色体显性遗传			
软骨发育不全	限制性酶切	[48, 130]	
	基质辅助激光解吸离子飞行时间质谱	[49]	
	聚合酶链反应（PCR）– 限制性酶切	[81]	是——被二代测序取代
	荧光定量 PCR	[131]	
	PCR– 限制性酶切，二代测序	[90]	是
	微滴式数字 PCR	[86]	
	二代测序	[19, 133]	是
	多重 PCR	[134]	
	高分辨率熔解曲线分析技术	[93]	
	等位基因特异性逆转录 PCR	[211]	
Apert 综合征	PCR– 限制性酶切	[212]	
	二代测序基因组合	[19]	是
Crouzon 综合征	PCR– 限制性酶切	[212]	
	二代测序基因组合及定制基因检测	[19]	是
亨廷顿病	荧光定量 PCR	[51, 213, 214]	
强直性肌营养不良	巢式 PCR	[50]	
致死性侏儒Ⅰ型和Ⅱ型	PCR– 限制性酶切	[82]	是——被二代测序取代
	PCR– 限制性酶切，二代测序	[90]	是
	靶向捕获测序	[72]	
	二代测序	[19]	是——基因组合
扭转性肌张力障碍	二代测序	[19]	是——定制
常染色体隐性遗传——亲本携带不同突变			
先天性肾上腺皮质增生症	荧光 SNP	[57]	
囊性纤维化	限制性片段长度多态性 PCR	[52]	
	二代测序进行父源排除	[6]	是——被相对单体型剂量取代
	SnaPshot 技术	[56]	
	3'– 修饰寡核苷酸的突变富集（MEMO）荧光 PCR	[142]	
Fraser 综合征	数字 PCR 和测序	[59]	

（续表）

疾　病	方　法	参考文献	获得临床使用认证
血红蛋白 E 病	巢式 PCR 和限制性酶切	[150]	
	半巢式和巢式实时荧光定量 PCR 检测三种不同突变	[151]	
血红蛋白 Lepore 病	等位基因特异性 PCR	[163]	
Leber 先天性黑矇	变性高效液相色谱	[52]	
多囊肾	数字 PCR 和测序	[59]	
丙酸血症	SnaPshot 技术，熔解曲线分析	[215]	
脊髓性肌萎缩	二代测序和相对单体型计数	[76, 139]	是
α 地中海贫血	实时定量巢式 PCR	[173]	
	荧光定量 PCR	[176]	
	等位基因特异性实时定量 PCR	[178]	
	低温变性共扩增 PCR	[167]	
	等位基因特异性 PCR 检测单核苷酸多态性（SNP）	[164]	
	引物延伸芯片	[165]	
β 地中海贫血	基因组范围的大规模平行测序和序贯概率比检测分析	[21]	
	等位基因特异性实时定量 PCR 进行父源排除	[53]	
	基于单等位基因的延伸反应和质谱进行父源排除	[160]	
	片段筛选和肽核酸钳	[54]	
	片段分选和基质辅助激光解吸离子飞行时间质谱	[161]	
	低温变性共扩增 PCR 和微阵列进行父源排除	[168]	
	改良的快速温度梯度低温变性共扩增 PCR	[169]	
	限制性酶切分析 PCR	[170]	
	定量的基因分型和直接突变位点分析	[171]	
	靶向二代测序进行父源排除	[89, 172]	
常染色体隐性遗传——亲本携带相同突变			
先天性肾上腺皮质增生症	靶向大规模平行测序和单体型分析	[68]	

（续表）

疾　病	方　法	参考文献	获得临床使用认证
先天性肾上腺皮质增生症	靶向大规模平行测序和单体型分析——隐马尔可夫模型	[69]	
	二代测序和相对单体型剂量	[19]	正在验证
囊性纤维化	二代测序和相对单体型剂量	[77, 139]	是
甲基丙二酸血症	微滴式数字 PCR 和亲缘 SNP 分析检测相对突变剂量	[64]	
	数字实时定量 PCR 检测相对突变剂量	[62]	
	焦磷酸化活化聚合反应	[152]	
镰状细胞贫血	PCR 扩增产物二代测序	[149]	
	高分辨率熔解分析	[153]	
	靶向大规模平行测序和相对突变剂量	[156]	
脊髓性肌萎缩	二代测序和相对单体型剂量	[139]	是
	等位基因特异性逆转录 PCR	[178]	
α 地中海贫血	靶向捕获测序	[180]	
	半导体测序	[181]	
	采用数字 PCR 进行相对突变剂量	[61]	
	靶向大规模平行测序和相对单体型剂量	[65]	
	大规模平行测序和相对突变剂量	[21]	
β 地中海贫血	扩增测序和相对突变剂量	[89]	
	半导体测序	[91]	
	靶向基因扩增和二代测序	[75]	
	微滴式数字 PCR	[84]	
X 连锁遗传			
血友病 A 和 B	采用数字 PCR 进行相对突变剂量	[63]	
视网膜色素变性	测序	[58]	
Duchenne 和 Becker 肌营养不良	二代测序和相对单体型剂量	[70, 71, 73, 139]	是
	直接单体型分析和相对单体型剂量	[140]	

本表只能选择一部分单基因疾病无创产前诊断（NIPD）报告进行详细介绍。我们不可能详细说明所做的所有测试，尤其是在英国，不论是针对父源遗传的突变还是此前妊娠患儿新发的突变，通过二代测序技术对各种罕见疾病的已知突变进行家庭制订检测，已经被广为认可[19]。此外，还介绍了一些具有资质认证的实验室正在用于临床的检测。引自 Drury S, Mason S, McKay F, et al. Implementing non-invasive prenatal diagnosis (NIPD) in a National Health Service laboratory; from dominant to recessive disorders. Adv Exp Med Biol, 2016, 924:71.[19]

进行胎儿性别鉴定[16, 18]，在 X 连锁遗传病高风险妊娠中非常具有应用价值，如脆性 X 综合征、血友病 A[96]、Duchenne 肌营养不良（DMD）或 X 连锁肾上腺脑白质营养不良，可以使一些患者妊娠期免于有创的诊断检测[15]。还有一种情况，受累男性胎儿和受累女性胎儿存在不同表现，如先天性肾上腺皮质增生症[57, 59]。妊娠期对母亲进行类固醇治疗，可以有效避免 CAH 受累胎儿出现女性外生殖器男性化表现[98]。但是，近期建立了一种 CAH 特异性的无创检测方法（在下文中进行介绍）[68]。通过基于 cfDNA 的靶向检测进行性别鉴定还可以在超声检测提示胎儿可能存在外生殖器异常的情况下辅助诊断，或者在生殖器模糊或性反转的情况下提供更多性别诊断的信息（见第 12 章）。

采用 cfDNA 进行胎儿性别鉴定时通常采用实时荧光定量 PCR（real-time quantitative PCR，RT-qPCR）检测 Y 染色体特异性序列[99]。多数情况下是通过鉴定是否存在 SRY 基因或多拷贝 DYS14 序列，并且这两个序列的表现无显著差异性[15]。检出 Y 染色体序列说明胎儿性别为男性。为了避免由于检测技术或胎儿分数低导致 Y 染色体序列扩增失败，错误地将其报告为女性胎儿，必须平行或共同扩增一个对照的通用胎儿 cfDNA 或 cfRNA 标记或母源不存在的多态性标记，以保证待测样品中存在胎儿 cfDNA[100-102]。一个包括 57 项研究共涉及 3524 例妊娠男性胎儿和 3017 例妊娠女性胎儿的系统性综述和 Meta 分析说明，妊娠 7 周后通过 cfDNA 进行胎儿性别鉴定是可靠的[15]。尽管如此，一些研究中个别测试的失败率高达 5%，可能是由于胎儿分数低[15, 16]，因此强调包含优化的样本采集和处理的检测策略十分重要，这样可以减少不确定病例的数量[103]。

在部分国家，临床服务中已经开展通过 cfDNA 分析进行胎儿的性别鉴定[97, 100-102, 104]，并且它的临床效用已经被认可。一项对获得英国公共部门认证的实验室的统计显示，检测最常见的适应证是 X 连锁疾病（占 81.2%，其中 20.8% 为血友病）和 CAH（占 11.3%）。其中，X 连锁疾病（不包括血友病）风险的女性中只有 43% 和 CAH 风险的女性中的 38% 随后接受了有创检查[16]。在法国一项多中心统计表明，对 258 例有 CAH 风险的孕妇（134 例男性胎儿和 124 例女性胎儿）进行的胎儿性别鉴定中，68% 的男性胎儿妊娠避免了产前类固醇治疗[97]。在英国引入 NIPD 进行胎儿性别鉴定被证明是经济有效的，因为它减少了有创手术，并且由于实际的和心理上的优势而更容易被患者接受[105-107]。

目前，大多数用于 13 号、18 号和 21 号染色体非整倍体筛查的商业化 cfDNA 检测都包括胎儿性别鉴定，但在一些国家还没有常规报道（荷兰、中国、英国等）。重要的是，应该认识到这些方法不是基于靶向检测，而是基于 cfDNA 片段计数，或者基于 X 或 Y 染色体上多态性 SNP 位点的剂量分析，这些都会受嵌合体的影响。嵌合体可能使结果解释变得复杂，但这些信息具有临床效用的，并且这些信息在针对胎儿性别的靶向检测中无法获得。而且，对于 X 连锁疾病进行有创检测时，胎儿性别分析也可能十分复杂。

（二）胎儿 RHD 及其他血型基因型

导致 HDFN 最常见的原因就是母亲与胎儿之间 Rhesus D（RhD）血型不合。当 RhD 阴性（RhD−）母亲怀有 RhD 阳性（RhD+）胎儿时，她可以产生能穿过胎盘并使胎儿红细胞裂解的抗 RhD 抗体，导致随后再次妊娠的 RhD+ 胎儿发生 HDFN。妊娠期间监测抗体滴度发现具有同种异体免疫风险的 RhD− 女性，通过妊娠期或分娩后给予抗 RhD 免疫球蛋白的方式，大多数病例是可以避免的。RhD 血型系统是由 11 号染色体上相邻的两个基因编码，RHD 基因和 RHCE 基因。大多数 RhD− 血型的个体都是两个拷贝的 RHD 基因同时缺失。RhD+ 血型的个体在 RHD 基因上至少存在一个具有功能的拷贝。因此，有 45% RhD+ 人群具有两个完整的 RHD 基因拷贝，并且具有这种基因型的男性所生育的后代均为 RhD+；而另外 55% 的 RhD+ 人群只拥有一个完整的 RHD 基因拷贝，这主要是 RHD 基因的杂合缺失所致。如果孩子父亲是杂合型的 RhD+，那么这个 RhD− 孕妇所孕胎儿有 50% 的可能性为 RhD+ 并存在 HDFN 的风险。在发明了无创的 RHD 基因检测方法前，羊膜腔穿刺术是明确胎儿是否为 RhD− 的唯一方法，但不是对存在致敏风险的妊娠进行的常规监测，使得很多女性为了防止同种异体免疫反应而不必要地接受了抗 RhD 免疫球蛋白治疗。这推动了基于 cfDNA 的无创胎儿 RHD 基因分型的早期发展[11]。由于大多数 RhD− 女性是缺乏 RHD 基因的，因此可以通过"父源排除"的检测策略，在 cfDNA 中检测 RHD 基因序列。由于 RHD

基因的结构十分复杂，存在超过 200 个罕见的变异和一个假基因，为了提高检测的准确性，大多数检测都需要至少包含两个[17, 108]或更多的 *RHD* 外显子[109-111]。2006 年一项对 37 个研究的 Meta 分析发现，通过 NIPD 进行胎儿 *RHD* 基因型分析的总体诊断准确率为 94.8%，其中 16 项研究中报告的准确率为 100%[112]。近期有报道称，采用适于常规筛查的强有力的高通量检测方法进行更大规模研究，报道称从妊娠 10—11 周后诊断准确率超过 99%[113-121]，但罕见的假阳性、假阴性和不确定结果仍然是一个问题。通常假阳性结果是由假基因引起的，可能只会导致不必要的抗 RhD 免疫预防治疗，但假阴性结果可能会使女性存在致敏风险，并在将来再次妊娠时可能出现 HDFN。这种情况可以通过产后预防来减轻，因为血清学测试的准确性＞99%，如果通过血清学发现 RhD+ 新生儿，可以将同种异体免疫的总体风险最小化[117]。尽管目前对采用基于 cfDNA 的方法检测胎儿 *RHD* 基因型的最优时间仍然存有争议[117, 122]，现在已经有越来越多的国家将它作为管理 HDFN 高危妊娠的标准做法（主要是那些尚未制订强有力的免疫预防计划的国家）[108, 121, 123]。它可以使无风险的女性免于不必要的免疫预防[124]。对英国女性和卫生专业人员的研究表明，这项服务的引入会受到欢迎[125]。尽管该测试现已上市，但在美国并未普遍使用[126]，因为一些人质疑它作为常规预防措施是否经济有效[127, 128]。

母胎之间的其他 Rh 血液抗原不相容也可能导致 HDFN，如 Rh C/c 抗原和 Rh E/e 抗原及 Kell（K/k）抗原的不相容性[109]。Rh C/c 和 E/e 血型是由 *RHCE* 基因中的 SNV 决定，Kell 血型由 *KEL* 基因中的变异导致，这些可以通过灵敏的定量 PCR 反应进行检测。用于预测血型表型的其他技术也不断被开发。例如，大规模平行测序（massively parallel sequencing，MPS）已被用于胎儿 *KEL* 基因型的无创检测[129]，并且开发了一组血型基因的多重检测方法[122]。

四、单基因病的 NIPD

在这里将阐述如何通过 cfDNA 检测对具有已知特定疾病高风险的家庭进行单基因病诊断，这项技术不仅适用于存在相关家族史的家庭，还可应用在超声检查结果怀疑存在遗传病的情况。这种情况下，分析的目标是已知的一个或一系列突变。这种

检测一旦得到验证并引入临床实践，就被认为是诊断性的并且不需要通过有创手术获得胎儿样本进行再次确认。我们阐述的一些分析方法已经被应用于临床实践（表 8-1），但是正如上文所述，其他的一部分仍然处于研发阶段。

（一）骨骼发育不良

尽管骨骼发育不良有超过 400 种不同类型，但在产前更常检测的（见第 20 章）是严重的致死性疾病，如由 *FGFR3* 基因中的常染色体显性致病性变异引起的致死性侏儒，或者由 *COL1A1* 基因或 *COL1A2* 基因上致病性变异引起的致死性成骨不全。这些基因也与其他非致命的骨骼发育不良有关。软骨发育不全常由 *FGFR3* 基因的两种变异之一导致，*COL1A1* 基因和 *COL1A2* 基因的突变可引起轻型的成骨不全症。对上述几种不同类型的疾病应当鉴别，同时也应该与其他骨骼异常进行区分，尤其是一些隐性疾病，这些疾病具有不同的再发风险，而且除了骨骼发育不良外还可能存在其他的健康问题，因此早期诊断是非常重要的。但是，大多数情况下骨骼发育不良无法通过早期超声检查来诊断，只能在妊娠晚期发现。因此研究人员致力于开发基于 cfDNA 的 NIPD 进行常见骨骼发育不良的检测。最初的研究，是使用 PCR 或荧光定量 PCR 和限制性内切酶消化（PCR and restriction enzyme digestion，PCR-RED）直接检测，或者与片段长度筛选技术联合使用，在已知孕有软骨发育不全胎儿的母亲血浆 cfDNA 中检测 *FGFR3* 基因 c.1138G＞A 突变，因为这个突变是导致软骨发育不全的常见原因[48, 130, 131]。随后，片段分选与基质辅助激光解吸电离飞行时间质谱（matrix-assisted laser desorption/ionization time-of-flight mass spectrometry，MALDI-TOF MS）相结合，在 2 例患者身上取得了良好效果[49]。Chitty 等报道了采用 PCR-RED 的方法进行以 cfDNA 为基础的 NIPD 诊断胎儿软骨发育不全，成功检测出 4 例受累病例和 2 例存在生长受限的未受累妊娠[81]。他们通过使用类似的 PCR-RED 方法对 42 例超声检查结果提示胎儿严重骨骼发育不良的母体血浆 cfDNA 进行 *FGFR3* 基因 c.742C＞CT（p.Arg248Cys）或 c.1948A＞G（p.Lys650Glu）变异检测，其中 3 例成功地诊断为致死性侏儒[82]。ddPCR 对含有 c.1138G 核苷酸的扩增子进行微测序，在分析 26 例母体血浆

样本时提供了 100% 的灵敏度和特异度，其中的 5 例女性孕有软骨发育不全的胎儿[86]。

如果疾病主要是由单一突变导致的，那么这些方法十分有用，如软骨发育不全。基于 PCR 的检测方法每次只能针对一种突变进行检测。如果用于检测那些可能由多种突变导致的疾病，如致死性侏儒，就会显得过于复杂并且耗时，为了解决这个问题，引入了可以在单次测试中同时检测一组突变的大规模平行测序。比较 PCR-RED 与新开发的基于 NGS 的 NIPD 的方法，在 47 例母体血浆 cfDNA 样本中诊断软骨发育不全和致死性侏儒，结果显示 NGS 的检测结果更加准确（96.2%），不确定结果更少[90, 132]。将多重 PCR 与 NGS 相结合，检测 19 种 FGFR3 基因上导致软骨发育不全、致死性侏儒 I 型和 II 型的致病性变异，以及 FGFR3 基因上五个常见突变热点中的一种，检测孕有受累胎儿和未受累胎儿孕妇的血浆样本都具有 100% 的灵敏度和特异度[133, 134]。一项包括 86 例孕有软骨发育不全胎儿的孕妇和 65 例对照者的前瞻性多中心研究，采用高分辨率熔解分析（high-resolution melting analysis，HRM）并使用 SnaPshot 微型测序进行验证，证实了该方法准确性高且适宜引入临床[93]。这些研究仍然集中在由 FGFR3 基因突变引起的疾病上，而没有涉及其他骨骼发育不良。此类检测适用于小的 panel 检测或作为个别高危家庭的定制分析，如 FGFR2 基因变异可导致 Apert 综合征或 Crouzon 综合征，以及 COL1A1 基因或 COL1A2 基因的突变可导致成骨不全。在英国，高风险家庭可以行定制分析用以检测由显性遗传突变引起的罕见骨骼发育不良，这些突变可以是在前一次妊娠中出现过的胎儿新发突变，或者是父亲携带的突变，当胎儿的父母分别携带不同的杂合变异时，定制分析也可以检测常染色体隐性变异[135]。一个研究小组报道他们开发了一种通过靶向捕获测序 panel 进行的基于 cfDNA 的 NIPD，其中包括与最常见的常染色体显性和常染色体隐性致死性骨骼发育不良相关的 16 个基因：软骨发育不全 I A 型（TRIP11 基因），软骨发育不全 I B 型（SLC26A2 基因），软骨发育不全 II 型或软骨发育不良（COL2A1 基因），致死性侏儒 I 型和 II 型（FGFR3 基因），短肋 - 多指综合征 I 型、II B 型和 III 型（DYNC2H1 基因），短肋 - 多指综合征 II A 型（NEK1 基因），纤维软骨增生症 I 型（COL11A1 基因）、骨发育不全症 I 型和 III

型（FLNB 基因）、骨发育不全症 II 型（SLC26A2 基因）、围产期成骨不全（COL1A1 基因、COL1A2 基因、CRTAP 基因、LEPRE1 基因、PPIB 基因、BMP1 基因）和低磷酸酯酶症（ALPL 基因）。这项测试是对双亲的基因组 DNA 和母体血浆 cfDNA 进行检测，三个由于新发致病性变异导致胎儿受累骨骼发育不良的家庭全部被检出变异，而两个对照家庭结果均为阴性。他们还能够识别出 97% 存在于胎儿中但不存在于母亲中的非致病性变异[72]。将其与假四倍体基因分型相结合，直接推断出患者母体和胎儿的组合基因型，并鉴定出 COL1A1 基因的新发突变[136]。

（二）Duchenne 肌营养不良与 Becker 肌营养不良

Duchenne 肌营养不良（DMD）和症状较轻的 Becker 肌营养不良症（BMD）都是由 X 连锁 DMD 基因片段缺失和不同严重程度的致病变异所引起。男性新生儿中 1/6000～1/3500 受累于 DMD。患有 DMD 的男孩早期发育正常，随后出现下肢进行性骨骼肌无力，此后还会发展为扩张型心肌病，大多数患儿在青少年早期就只能依赖轮椅行动。2/3 的受累男孩的母亲是无症状的携带者，这些母亲有 50% 的概率生出受累的儿子。目前已知的 DMD 基因突变中，60%～70% 的突变为单个或多个外显子缺失，5%～10% 为重复变异，另有 20%～35% 为 SNV 或小频段的插入 / 缺失[137,138]。扩展性携带者 panel 的出现可以用于检测携带者母亲，但 1/3 受累男孩是由于 DMD 基因中新发突变导致，对于这种情况携带者筛查是没有用的。在这两种情况下，基于 cfDNA 的 DMD NIPD 可以在妊娠中期之前检测出受累胎儿。

早期的无创方法是在基于 cfDNA 的胎儿性别确定基础上，将孕有男性胎儿孕妇区分出来再进行有创检测，并没有直接检测致病突变。从 2015 年开始，几个研究小组报道了采用 cfDNA 进行胎儿 DMD 基因分型的检测方法。在大多数这些检测中，需要首先确定携带致病性变异的母源单体型，即通过 NGS 捕获双亲和先证患儿 DMD 基因和包含多态性 SNP 位点的侧翼区域，然后将 cfDNA 靶向测序结果与母源单体型和致病性突变进行比较。在 8 个具有 DMD 遗传风险的家庭中，根据母源 SNP 预测胎儿基因型的准确率为 99.98%[70]。Yoo 等在对 4 组母亲和先证者进行缺失、重复和致病性 SNV 检测中，展示出类似的成功率[71]。Parks 等使用 RHDO 方法在 7 例健康孕妇和 2 例携带者孕妇中对 cfDNA 分析结果进行了验证，该方法在所有胎儿分数 >4% 的样本中都是准确的[73]。在英国，使用 RHDO 进行 DMD 和 BMD 检测的 NIPD 已经被引入临床实践，同时该研究小组报道了他们对 35 个具有这些疾病风险的病例进行检测的经验[139]。对 5 例具有 BMD 风险的孕妇进行检测，其中 4 例诊断胎儿遗传了低风险的母源单体型，而在第 5 例中，由于接近变异位点区域发生了染色体重组无法给出明确结果。在对 35 例有 DMD 风险的孕妇进行的检测中，11 例胎儿因为遗传了低风险单体型诊断为未受累，13 例胎儿遗传了高风险单体型。其中 8 例是已知的 DMD 携带者妊娠，但另外 5 例，由于父母生殖腺嵌合的风险增加（见第 14 章），需要有创检测对胎儿结果进行确认[139]。这些方法仍然需要先证者 DNA 以确定携带突变的单体型。

Jang 等在 2018 年和 Chen 等在 2020 年，均报道了在母亲是 DMD 携带者的高风险家庭中无须分析来自先证者或其他家庭成员的 DNA 就能成功地构建目标单体型[79, 140]。他们通过对包括 DMD 基因和多态性 SNP 在内的捕获区域进行靶向连锁测序，构建携带致病性变异的母源单体型，并通过将母源单体型数据与来自 cfDNA 的靶向测序数据整合来推断胎儿性别、DMD 基因变异和胎儿单体型[140]。

（三）囊性纤维化

囊性纤维化（见第 15 章）是北欧血统人群中最常见的常染色体隐性遗传疾病之一，活产儿的发生率为 1 : 2500，部分国家已常规提供父母携带者或新生儿筛查。它也是用于母体血浆 cfDNA 进行无创检测的首批疾病之一。随着多学科护理的发展，严重囊性纤维化患者的预期寿命正在增加，目前的中位生存期为 44 岁[141]。早期的检测方法是在父母携带不同突变时，排除父源遗传的致病性变异[6, 55, 56, 142]。但这种方法有很大的局限性，因为在检测到父源突变的情况下，这 50% 的病例仍需要进行有创检测。此外，大约 4% 的北欧人后裔中存在 CFTR 基因的常见突变（p.Phe508del），因此估计有 47% 的携带者夫妇不适宜进行父源突变检测，因为他们都携带相同的基因突变。然而，英国的研究表明具有生育囊性纤维化患儿风险的父母会倾向于选择 NIPD。尽管 56% 的父母表示他们会拒绝或已经

拒绝有创检测，但 94.9%（包括之前拒绝过有创检测的人）表示会选择 NIPD 来避免受累患儿出生[6]。随后，Chandler 等[77] 开发并验证了 CFTR 基因侧翼区域的 NGS 分析，并在 13 个病例中应用 RHDO 对先证者和父母样本进行测序以确定胎儿遗传了哪些等位基因。在对该方法进行验证和审核认证后，在英国该方法被引入临床服务，用于妊娠 9 周后的样本检测。在该项技术引入临床服务的最早 2 年中，38 次检测中有 36 次获得了确凿的结果，并和已知的结果一致。其中两个不确定的案例，一个是由于父本等位基因存在重组，另一个可能是由于近亲关系导致 CFTR 基因周围没有杂合性位点。在一家英国实验室，类似的检测也已成功应用于临床服务[139]。这种方法虽然得到了成功应用，但是它需要先证者样本并且不适用于近亲夫妇，仍然存在局限性。

2017 年，Vermeulen 等报道了通过 CFTR 基因周围区域的靶向基因座扩增和大规模平行测序成功实施了无先证者 RHDO，并为 9 个囊性纤维化风险的妊娠提供了正确诊断结果[75]。

（四）脊髓性肌萎缩

脊髓性肌萎缩（spinal muscular atrophy，SMA）是一组由 SMN1 基因突变引起的常染色体隐性神经肌肉疾病，表现为运动神经元丧失和进行性肌肉萎缩[143]。患者的严重程度和发病年龄因疾病类型而异。尽管罕见，它仍然是北欧人群中第二常见的常染色体隐性遗传病，大多数类型在出生时或出生后数月和数年就表现出来，并且是影响儿童早期死亡率和发病率的重要因素[143]。Parks 及其同事们报道，在 6 例父母均是 SMA 携带者的家庭中使用 RHDO 已正确地明确了胎儿的基因型[76]。在英国，这项检测已经被引入临床实践，该研究小组报告了 81 例因 SMA 接受 NIPD 的病例。他们正确地鉴别了 23 例未受累的胎儿、34 例携带者和 15 例受累的胎儿。由于胎儿分数低、重组或缺乏有关母源等位基因的信息，其余 9 个病例无法做出明确诊断[139]。

（五）先天性肾上腺皮质增生症

先天性肾上腺皮质增生症（CAH）是一种常染色体隐性遗传的先天性皮质醇生物合成障碍。超过 90%～95% 的 CAH 病例是由 CYP21A2 基因突变导致类固醇 21- 羟化酶缺乏症引起的，这种疾病在活

产儿的发生率为 1/18 000~1/14 000[94, 144, 145]。CAH 的典型症状是糖皮质激素和盐皮质激素合成受损，引起雄激素分泌过多，从而导致女性胎儿男性化和男性过早出现肾上腺功能早现[98, 144, 145]。临床上根据疾病的严重程度将 21- 羟化酶缺乏症引起的 CAH 分为典型 CAH（包括失盐型和单纯男性化型）以及非典型 CAH。研究提示 21- 羟化酶缺乏基因分型和临床表型高度吻合，可以通过突变对蛋白质功能的影响程度来区分 CAH 分型。目前 CYP21A2 基因已知的突变接近 300 种，但典型 CAH 中约有一半都是由 CYP21A2 基因的大缺失和内含子 2 中常见剪接位点突变引起的[98]。孕妇使用地塞米松进行 CAH 产前治疗可以减轻女性胎儿外生殖器在宫内的男性化水平，但这种治疗必须在生殖器发育开始之前即妊娠第 9 周前应用才有效[98, 144, 145]。由于可能对神经元发育存在潜在不利影响，这种方案目前仍然饱受争议，并且在部分国家不再使用[146]。采用妊娠 11—13 周的绒毛膜绒毛取样或 15 周后的羊膜腔穿刺术可以对 CAH 和胎儿性别进行产前诊断。这意味着有 7/8 的孕妇，孕有男性胎儿或未受累的女性胎儿，但却因为不必要地使用了地塞米松增加了不良反应的风险[68]。最初，基于 cfDNA 的胎儿性别无创筛查是为了避免对男性胎儿进行治疗[97]，但即使这样，75% 接受治疗的高风险孕妇所育孕的胎儿实际上是不患病的。对 CAH 进行疾病特异性 NIPD 的最初尝试依赖于性别鉴定和随后的父源排除测试来识别预测为未受累或携带者的胎儿[57]。

New 及其同事于 2012 年首次报道了他们针对胎儿 CAH 的 NIPD 方法的开发[147]，并在 2014 年描述了一项合作研究，其中他们成功地在妊娠 5—6 周就通过 RHDO 在 14 例高风险妊娠中确定了 7 例受累胎儿、5 例携带者和 2 例未受累胎儿的基因型[68]。为了实现检测，他们开发并验证了一种捕获 CYP21A2 侧翼 6Mb 多态性区域的大规模平行测序分析，并通过对受累先证者和亲本样本进行测序来推断亲本单体型，从而确定胎儿遗传了哪些等位基因[68]。此后不久报道了另外一例使用基于单体型的外显子组测序成功进行 CAH 的 NIPD 的案例[148]。2016 年，Drury 等报道了针对 CYP21A2 基因 7Mb 的区域中 6700 个杂合 SNP 的类似检测，该检测已在两组三个家族中成功验证[19]；并正在对该检测进行验证以应用于英国国家医疗服务体系中。

Ma 等报道了早在妊娠 8 周时使用 RHDO 方法对来自 12 个独立家庭的 14 例样本进行检测[69]。然而，由于 RHDO 方法需要足够的胎儿分数，因此建议至少推迟到妊娠 10—11 周。

（六）血红蛋白病

血红蛋白病是世界范围内最常见的常染色体隐性遗传病（见第 27 章），包括镰状细胞贫血、α 地中海贫血、β 地中海贫血和由罕见珠蛋白变异引起的贫血，许多病例发生在资源匮乏的国家[149]，许多研究小组已经报道了针对这些血红蛋白病基于 cfDNA 的 NIPD 检测的发展。与其他隐性疾病一样，早期探索集中在排除父源遗传的等位基因[150-153]，但很快就采用了无创直接诊断胎儿基因型的方法。然而，据我们所知这项技术尚未在经审核认可的分子遗传诊断服务中常规提供。这主要是因为隐性遗传病具有多个致病突变，经常遇到父母携带相同的突变，使分析变得复杂。

1. 镰状细胞贫血 镰状细胞贫血（见第 27 章）超过 90% 的病例是由血红蛋白 β 基因（HBB）基因的两个等位基因均携带 rs334 变异（p.Glu6Val、HbS 或 βS）导致 HbSS 病引起的，或者由 rs334 和 rs33930165（p.Glu6Lys、HbC 或 βC）复合杂合变异导致较轻的 HbSC 病引起。其他形式的镰状细胞病包括一个 HbS 与一个 β 地中海贫血变异的复合杂合遗传，或者一个 HbS 与其他罕见 β 珠蛋白变异的复合杂合遗传[95, 154]。由于 HbS 变体对疟疾的保护作用，非裔美国人的镰状细胞性状（HbAS）携带者频率为 1∶12，撒哈拉以南非洲地区超过 20%，全世界有超过 200 000 例新生儿，美国每年有 1000 例新生儿都患有镰状细胞贫血[149, 155]。在基于 cfDNA 的镰状细胞贫血 NIPD 的早期原理验证研究中，需要检测男性胎儿 DYS14，或者检测女性胎儿的一组双等位基因多态性插入缺失式标记，从而对胎儿分数进行定量，通过数字 PCR 对于致病性变异进行 RMD。因此，这项检测在男性胎儿的总体准确率为 82%（45 例中有 37 例），女性胎儿的总体准确率为 75%（20 例中有 15 例），当胎儿分数高于 7% 时，诊断的准确率为 100%[62]。近期，研发出了一种更优化的检测方法[95, 149, 156]。该项研究通过 PCR 扩增包含 HbS 变异的区域产生扩增子并结合 NGS 检测，采用 RASSF1A 启动子甲基化分析的方法确定胎儿分数，对 57 个妊娠 8—17 周的女性的 cfDNA 样本进行了检测，总体灵敏度为 94%，特异度为 88%，阳性预测值（PPV）为 75%，阴性预测值（NPV）为 98%。当胎儿分数高于 4% 时，特异性和 PPV 可以达到 100%[149]。一种基于测序的分子定量检测将标签掺入定量计数模板（quantitative counting template, QCT），通过基于 cfDNA 的 NIPT 检测各种常染色体隐性遗传单基因疾病，包括镰状细胞贫血、α 地中海贫血、β 地中海贫血、囊性纤维化和 SMA，这项技术在开发阶段的分析灵敏度＞98%，特异度＞99%，但在验证期间没有测试来自镰状细胞特征携带者的实际样本[95]。一项基于 MPS 的靶向 RMD 检测结合独特分子标识符（unique molecular identifier, UMI），无须父亲或先证者样本进行胎儿镰状细胞贫血 NIPD，对妊娠 8 周或以上的 cfDNA 样品进行分析，其中 42 例胎儿为 HbS 携带者、15 例胎儿为 HbSS 病和 7 例胎儿为 HbSC 病。当胎儿分数＞4% 时，该项检测的临床灵敏度和特异度均为 100%[156]。一个胎儿分数＜4% 的样本被错误地将 HbAS 诊断为 HbAA，另外 6 个胎儿分数＜4% 的结果是不确定的，这一结果强调了胎儿分数对于准确诊断的重要性[157]。

2. 地中海贫血 地中海贫血是由 α 或 β 珠蛋白功能障碍引起的遗传性贫血（见第 27 章）。大多数 α 地中海贫血是由 *HBA1* 和 *HBA2* 基因的缺失引起的，而 β 地中海贫血主要由 *HBB* 基因中的 480 多个 SNV 或插入缺失引起，其中一些变异在世界某些特定地区更为常见[35, 158, 159]。双等位基因突变的个体患有严重疾病，而杂合子携带者可能轻度贫血或无症状。由于地中海贫血在世界范围内相当普遍，许多研究团队已经针对地中海贫血开发了基于 cfDNA 的 NIPD 检测，并评估了它们在不同样本量数量的母体血浆中的准确性[35]。

（1）β 地中海贫血：Chiu 及其同事最早提出了父源排除的 NIPD，使用等位基因特异性荧光实时定量 PCR 对 *HBB* 基因上父源遗传的四核苷酸缺失进行检测，在香港地区 40% 的 β 地中海贫血病例是由于这些变异引起的[53]。为了改进对父源遗传等位基因的检测，Ding 等开发了一种单等位基因碱基延伸反应（single-allele base extension reaction，SABER）和质谱分析法为 11 例与配偶携带不同致病变异的 β 地中海贫血携带者孕妇进行了准确检测，并通过 SNP 连锁分析为三对携带相同 *HBB* 基因突变的夫妇提供准确的结果[160]。PCR 扩增产物通过肽 – 核

酸（peptide-nucleic acid，PNA）钳进行 100～300bp 片段分选以改善特定等位基因的选择性扩增，对 32 例由于携带四种常见 *HBB* 基因致病性变异，即存在 β 地中海贫血风险的母体 cfDNA 样本进行检测，当胎儿父母携带不同的变异，检测父源野生型或突变等位基因具有 100% 的灵敏度和 88% 的特异性[54]。随后将片段分选与 MALDI-TOF MS 相结合，以检测父源遗传的常见 *HBB* 基因突变。其他研究团队将 PNA 钳与微芯片或测序分析相结合，用于检测母体血浆 cfDNA 中的 6 种父源 *HBB* 基因突变[162]。

随后开发了几种其他方法用于检测或排除父源遗传的致病变异和 SNP 连锁分析，包括罕见的 HBB 基因变异检测[150, 151, 163]。这包括具有阵列引物延伸（arrayed primer extension，APEX）的等位基因特异性 PCR（allele-specific PCR，AS-PCR）[164-166]，它提供了准确的结果[165]，但在一项研究中 SNP 仅在 80% 的高危妊娠中提供了有效的信息[166]。低温变性共扩增 PCR（co-amplification at lower denaturation temperature PCR，COLD-PCR）是基于异源双链碱基，与同源双链相比较需要更低解链温度，可以从野生型和突变等位基因的混合物中将"较少的"低频等位基因不断富集[167]。对 75 例孕妇血浆 cfDNA 进行分析，正确预测了胎儿遗传的父源等位基因[168]。一项改良的快速温度梯度（快速 TG）COLD PCR 检测了 17 例母体血浆 cfDNA 样本，并通过 SNP 连锁分析正确地鉴别了父源遗传等位基因[169]。在 10 例母体血浆 cfDNA 样本中，通过引物引入限制性内切酶分析 PCR（primer-introduced restriction analysis PCR，PIRA-PCR）对中国常见的 *HBB* 基因致病性变异进行检测，成功地鉴别胎儿是否携带父源变异，并排除了 4 例常见的致病性变异[170]。定量基因型分析针对地中海地区导致 β 地中海贫血的四种常见 *HBB* 基因变异进行直接检测，在孕龄＞9 周女性的全部血浆 cfDNA 样本中正确预测了父源遗传的基因型[171]。其他研究小组随后开发了通过靶向 NGS 检测父源突变或携带父源遗传突变的等位基因的方法[89, 172]，灵敏度高达 100%，特异度高达 92%[89]。

然而，这些检测均不涉及母源遗传的等位基因，并且无法区分受累的胎儿和携带者胎儿。最初尝试使用数字 RMD 进行检测，正确预测了其中 50%（10 例中有 5 例）的胎儿基因型，但 1 例胎儿被错误判断，另有 4 例胎儿由于胎儿分数＜10% 无

法给出明确结果[61]。随后，由于结合数字核酸片段分选（nucleic acid size selection，NASS）步骤，检测的准确性得到提高[21, 61]。2010 年，Lo 等描述了第一个全基因组无创大规模并行测序实验，针对怀有 β 地中海贫血患病风险胎儿的一位孕妇，检测母体血浆 cfDNA，达到 65× 覆盖率。在这项研究中，他们首先使用胎儿 CVS 样本和父母双方的 DNA 测序数据来构建携带突变的特异性父母单体型。然后他们证明可以使用 RHDO 来预测胎儿遗传了父源突变体和母源野生型等位基因[21]。但是这种方法成本高、速度相对较慢，目前不适用于临床实践。随后进行了一项研究，对包含 HBB 基因和多态性 SNP 位点的基因组区域进行捕获，并通过靶向 NGS，成功鉴定了两个家族中的母源和父源遗传单体型[65]。2018 年，Xiong 等对测序扩增子进行 RMD，检测携带突变的母源等位基因，并显示出了 87.5% 的灵敏度和 95.7% 的特异度[92]。Saba 等尝试使用独立的分析平台进行半导体测序，对 37 例有 β 地中海贫血风险胎儿进行基于单体型的 NIPD，分析亲本等位基因遗传，其中 7 例由于缺乏 SNP 信息无法分析。30 例中正确地预测了父源遗传的单体型，但其中 6 例错误预测了母源遗传的单体型[91]。

近期的研究结合了多种基因分析方法，其中包括传递 β 地中海贫血风险的 HBB 基因[75, 84, 94, 95]。Vermeulen 等首先对亲本基因组 DNA 进行基于靶向位点扩增（targeted locus amplification，TLA）的检测，然后对来自母体血浆的 cfDNA 进行基于捕获的靶向 NGS。检测样本包含了 11 例具有 β 地中海贫血的风险胎儿。其中 1 例由于缺乏足够的亲本基因组 DNA，另 1 例则是由于胎儿分数低，均被排除在检测之外。剩余的 9 例样本都正确地分析出了胎儿的基因型，包括 4 个受累的胎儿、4 个携带者和 1 个未受累的胎儿[75]。在一项研究中，通过 ddPCR 分析多态性 SNP 来确定胎儿分数，然后对 9 例具有不同疾病风险（包括 β 地中海贫血）孕妇的遗传性致病性变异进行突变剂量检测。这种无创检测正确地对所有胎儿进行了基因分型，其中包括胎儿分数仅为 3.7% 的 1 个病例[84]。Dello Russo 等设计了 98 个扩增子，其中涵盖了一组已知疾病基因中的 337 个致病性和可能致病性变异，对 cfDNA 片段进行扩增用以基于 NGS 的测序。并证实这种方法适用于父母均为 β 地中海贫血携带者的胎儿检测[94]。

（2）α 地中海贫血：α 地中海贫血在东南亚很常见，主要是由位于 16 号染色体上的 HBA1 和 HBA2 基因缺失引起的。两个携带顺式缺失的携带者（−−/αα）妊娠患有血红蛋白巴特病（−−/−−）胎儿的风险为 25%，其特征是产前致命的胎儿水肿[158]。宫内治疗的研究正在进行中，因此对高危妊娠的早期诊断可能为治疗开辟新的可能性。早期研究使用等位基因特异性定量半巢式实时 PCR 对母体血浆 cfDNA 进行检测。在第一项研究中，在 13 例有风险的孕妇中通过检测可以进行区分，包括正常胎儿（αα/αα）、携带者胎儿（−−/αα）、血红蛋白 H 病胎儿（−−/−α）和患有血红蛋白巴特病胎儿（−−/−−）[173]。第二项研究包括 62 例血红蛋白巴特病胎儿（−−/−−）、62 例 −−/αα 胎儿和 34 例 αα/αα 胎儿妊娠，对胎儿血红蛋白巴特的检测显示出 98.4% 的灵敏度和 20.8% 的假阳性率[174]。一项使用基于荧光探针的实时定量 PCR 对 25 例有妊娠风险的孕妇进行研究（7 例胎儿为 αα/αα，11 例胎儿为 −−/αα，7 例胎儿为 −−/−− 或血红蛋白巴特）仅取得了有限的成功[175]。在一项对 30 例高危妊娠女性血浆 cfDNA 样本的研究中，基于 PCR 的微卫星标记分析成功排除了父源突变等位基因及胎儿血红蛋白巴特的风险[176]。一个研究小组还尝试了以 PCR 为基础的表面增强拉曼散射（Surface-enhanced Raman Spectroscopy，SERS）方法，但报道的准确率只有 91.7%[177]。Yan 等使用基于多重 PCR 的微型测序来寻找信息丰富的多态性 SNP，然后通过等位基因特异性定量 PCR 进行分析，以更高准确度确定缺失的父源等位基因[178]。

随后探索的方法包括对基因座进行靶向捕获 NGS，或者（在 5 个家系中）借助标签化的文库以非侵入性方式确定胎儿 α 珠蛋白基因座的相对拷贝数[179]，或者（在 2 个家系中）通过单体型辅助分析以确定都遗传了父母的哪些等位基因[180]。在迄今为止报道的最大规模的研究中，作者在文库制备中使用具有唯一标识符（unique identifier，UID）的接头，结合靶向捕获半导体测序和根据胎儿分数、胎儿片段长度和测序深度构建的贝叶斯分析模型，开发了一种检测方法。它使用一组 2088 个高度杂合 SNP，既能够灵敏地检测胎儿分数，又可以对具有 20Mb 侧翼区域的 HBA 和 HBB 基因进行分析，也可以对 13 号、18 号和 21 号染色体进行三体预测。他们对具有生育血红蛋白巴特胎儿风险的携带者（−−/αα）夫妇进行检测，878

份母体血浆样本中 413 例样本当作模型的训练集，465 个样本作为测试集，并将结果与有创诊断测试的结果进行比较。去除掉了 7 个低胎儿分数的样本后，测试样本的灵敏度达到了 100%，特异度达到了 99.31%，同时胎儿染色体三体检测的准确性也很好[181]。

五、利用单基因病 panel 检测 cfDNA 进行 NIPT

美国的两个实验室目前对部分新发或父源遗传的显性致病变异导致的单基因疾病提供无创筛查测试，涉及了 30 个不同基因。这些基因主要是由于新发突变导致疾病，有些与父亲高龄相关，有些是对存在出生缺陷、发育障碍的先证者进行产前和新生儿 / 儿科外显子组测序中发现。尽管这项基因 panel 中每种病症都很罕见，但作为一个群体，估计它们的总患病率为 1∶600，与儿童中最常见的非整倍体 21 三体的发生率相似[20]。这项筛查对这些基因的全部编码区进行测序，临床上仅报道了致病性和可能的致病性变异，但尚未公布基因覆盖范围的全部细节。该检测并非旨在识别母源遗传变异，并且需要将来自父母双方的基因组 DNA 与母体血浆 cfDNA 一起进行测试。一项初步研究显示了良好的验证指标，即没有假阴性或假阳性，但随后临床测试的 422 例中仅有 147 例（34%）进行了随访。该检测作为低风险妊娠筛查试验的临床效用受到质疑，需要更多数据集进行确认[182]。

Dello Russo 等报道了利用 NGS 检测 cfDNA 的 NIPT 技术验证，用于检测常见的常染色体显性和常染色体隐性疾病（包含囊性纤维化、β 地中海贫血、先天性常染色体隐性遗传性耳聋、CAH、血色素沉着病、软骨发育不全、软骨发育不良、致死性侏儒、Apert 综合征、Crouzon 综合征、Pfeiffer 综合征、Noonan 综合征、Leopard 综合征、苯丙酮尿症、Leopard 综合征和常染色体隐性遗传性多囊肾），涉及了 13 个基因的 337 个变异。他们鉴别出了一个胎儿遗传的 *HBB* 基因复合杂合突变，但据我们所知，尚未报道更大规模的临床数据[94]。

这两个检测平台现在都由商业诊断实验室提供，但临床应用数据仍然有限。因此，卫生专业人员和患者应该了解不同形式检测的技术局限性和分析局限性。提供无创筛查和诊断检测的商业诊断实验室和公共卫生服务机构在进行检测时应当遵守相同的伦理和技术标准。

六、临床应用：伦理和社会问题

无创检测诊断单基因疾病的能力不断增加，这为那些具有单基因疾病胎儿妊娠风险的女性提供了一种有吸引力的低风险的产前检测选择，从而避免或降低进行有创诊断的可能性。调查显示，妊娠期的女性非常在意这一点[4, 5, 107, 183, 184]。在英国，针对特定疾病的几种测试已得到验证，并已被引入临床产前服务中，可应用于家族史或超声检查提示的高风险妊娠[19, 185]。随着技术的不断进步，在不久的将来这项技术将能够检测到大多数已知导致单基因疾病的致病性变异。有人担心，能安全获得检测是否意味着检测的条件范围会扩大。在英国，目前 NIPD 仅在无创检测的前提下提供。然而，这使得复发风险相对较低的原本不会接受有创检测的父母对这项无创检测高度重视[6, 14, 77]。

一些人对于在风险非常低的情况下提供 NIPD 产生怀疑，如生殖腺细胞嵌合导致先前妊娠中的新发突变复发的风险[186]。重要的是，决定最终临床应用的关键问题必须解决。这包括如何让孕妇和家属安心、私人医疗机构或公共医疗系统中个人的花销，这不仅是复杂的分子检测，还包括对遗传咨询服务和护理的需求增加。随着技术的进步，技术应用产生的责任也随之而来。许多疾病无法治愈，而一些正在开发中的基因疗法仍处于起步阶段。因此，如果检测结果是异常的，患者可能会选择终止妊娠。随着这种无创诊断的更容易获取和常规化，检测带来的越来越大的社会压力和不接受检测带来的耻辱感是某些遗传疾病患者的群体代表提出的一个重要考虑因素[4, 187, 188]。当预防是一种选择，不进行产前遗传病检测就必须权衡社会和个体家庭的负担。然而，随着对基因组了解的增加新生儿和宫内治疗的潜力得以实现，我们必须意识到检测的适应证将会发生变化，并且可能会乐于采用安全、无创的检测来为妊娠和新生儿管理提供信息[189]。

七、总结和未来发展方向

采用基于 cfDNA 的 NIPD 进行单基因病检测是

一种在不断改进的方法，并且已经被证明适用于许多不同的疾病。然而，目前只有英国将它引入国家医疗服务体系中，用于检测多种疾病[19, 77, 139, 190, 191]，以及更广泛的性别鉴定和 RHD 基因分型。与基于 cfDNA 的非整倍体筛查和某些 CNV 筛查相比，单基因无创检测的临床应用相对滞后。一部分原因是这些疾病很少见，除了少数一些相对常见的疾病外，针对罕见的隐性遗传病每个检测都需要亲本和先证者基因组 DNA 对致病变异进行单体型构建，并进行"定制"的个性化设计。这种"定制"的成本高昂、劳动强度大且耗时，而且并非在所有情况下都是可行的。尽管针对特定的目标区域进行设计，直接对亲本单体型进行分析的方法很有前景，但通过一次全基因组分析捕获所有可能的遗传信息并进行疾病诊断的检测方法更受期待[60]。

Lo 等描述了第一个关于 cfDNA 的全基因组测序分析。为了实现这一目标，他们首先对母亲、父亲和胎儿的基因组（来自有创检测获得的样本）进行了测序，以确定携带变异的单体型。然后，他们对母体血浆 cfDNA 进行了 65× 深度的配对末端测序，结合片段大小分布信息和广泛的生物信息学数据分析，使用全基因组 RHDO 原理重建胎儿基因组，并进行 β 地中海贫血 NIPD[21]。Kitzman 等能够通过测序的母体血浆 cfDNA 无创地组装胎儿基因组序列。他们首先对亲本基因组 DNA 进行鸟枪测序，然后通过测序有限稀释大片段 DNA 来解析全基因组母源单体型。然后，他们以 78× 覆盖率对血浆 cfDNA 进行深度测序，以组装胎儿基因组，其中亲本遗传的杂合位点准确率为 98%。他们还发现，超深度测序可以检测到胎儿的新发突变[67]。Fan 等还报道了一种不同的通过母体血浆 cfDNA 测序无创组装胎儿基因组的方法。在对血浆 cfDNA 进行深度全基因组和外显子组测序后，进行亲本单体型分子计数。胎儿基因组信息的预测主要基于等位基因的计数比率[66]。尽管这些方法昂贵且仍在改进中，但它们表明，在未来，对整个胎儿外显子组和基因组的无创评估可能会成为现实，从而无创地帮助诊断胎儿的遗传性突变和新发突变。然而，为了真正经济有效，将需要通过结合 RMD 和 RHDO，从而将非整倍体、CNV 和单基因疾病检测整合起来，实现更浅的测序深度和自动化分析。新发致病变异的检测和适当解读仍将是一项重要的技术挑战。一种有趣的方法是

结合假四倍体基因分型（pseudotetraploid genotyping，PTG）的低深度双端捕获测序，它可以在具有成骨不全症的胎儿中检测 COL1A1 中的新发变异[136]。

从理论上讲，如果将来可以通过经济有效的低深度全基因组测序从获得的母体血浆 cfDNA 数据中检测到新发致病变异，这将是有利的，类似采用基于 cfDNA 的非整倍体筛查的测序策略。然而，低深度全基因组测序的基因覆盖度很差，对于具有多种潜在致病变异的基因来说，覆盖度是至关重要的。当采用 NIPD 进行已知致病变异的靶向测试时，这不是问题，因为该测定旨在检测该变异，但在筛选低风险人群时这将是很重要的问题。此外，等位基因丢失可能会导致假阴性结果。在测试前咨询中必须考虑这些因素，以避免对假阴性结果产生误解，并且必须告知父母阴性测试是令人放心的，但不是绝对的。

尽管这些新算法不断改进，但基于 cfDNA 的检测的主要缺点仍然是胎儿（胎盘）来源基因组片段与大量母体来源的 cfDNA 片段混合在一起，无法对其进行物理纯化。因此，一些研究团队仍然对分离和分析母血[192-205]中完整胎儿有核红细胞或滋养层细胞，或者来自宫颈管的滋养层细胞非常感兴趣[206-210]。最近对循环中单个滋养层细胞的验证研究显示出令人鼓舞的结果：当每个样本平均回收 5.1～7.5 个细胞（每毫升母血 0.2 个细胞）时非整倍体和 CNV 检测的结果是可靠的；＞84% 的样本至少有一个可分析的高质量细胞可对非整倍体和 CNV 进行评分，＞90%～95% 的样本至少有一个仅可对非整倍体进行评分的细胞[203]。尽管有希望，但利用循环中的滋养层细胞进行单基因疾病诊断的性能评估有限。一个研究小组证明了从母体血液中分离的循环滋养层细胞成功诊断囊性纤维化，但作者并不了解使用这种方法进行的其他后续研究[192]。最近的一项研究试图利用循环中的滋养层细胞诊断亨廷顿病和其他单基因疾病[205]。虽然获得纯化胎儿基因组很有吸引力，但完整胎儿（滋养层）细胞分析的最大挑战是可以回收的细胞数量很少。此外，需要进行大量验证以确定需要多少个细胞能够完成检测，以避免由于已在单个细胞中报道的等位基因丢失而导致结果不准确的可能性。这将需要改善细胞回收的方法和针对小样本量的检测进行优化，类似于为单基因疾病的着床前遗传学检测开发的策略。这项技术与基于 cfDNA 的检测如何进行比较仍有待确定。

第 9 章　羊膜腔穿刺术、绒毛膜绒毛取样和胎儿血液取样

Amniocentesis, Chorionic Villus Sampling, and Fetal Blood Sampling

Anthony O. Odibo　著

原鹏波　吕郑昕　邱婉宁　彭雨旸　译

羊膜腔穿刺术、绒毛膜绒毛取样（CVS）及胎儿血液取样是最常见的产前诊断技术。19 世纪 80 年代初，羊膜腔穿刺术在德国被首次用于治疗羊水过多[1, 2]。羊膜腔穿刺术的早期用途包括评估胎儿并进行胎盘定位、通过向羊膜腔注射高渗盐水来终止妊娠等[3, 4]。1950 年，Alvarez 使用羊膜腔穿刺术来评估胎儿的健康状况[5]。20 世纪 50 年代，分光光度计胆红素分析被证明在 Rh 同种免疫的胎儿监测方面很有价值，使得羊膜腔穿刺术的使用迅速增加[5, 6]。

20 世纪 50 年代中期，多名研究人员证明可以通过羊水细胞（AFC）的 X 染色体分析确定胎儿性别，针对特殊的遗传适应证的羊膜腔穿刺术因此发展起来[7-9]。接下来的几年中，随着数个羊膜腔穿刺术成功诊断多种染色体和代谢疾病的报道发表，羊膜腔穿刺术自此成为现代产科保健的一个重要组成部分[10-16]。

本章介绍了产前诊断羊膜腔穿刺术、绒毛膜绒毛取样和胎儿血液取样术目前的技术和安全性，并详细讨论了产前诊断的指征和方法[17-22]。

一、羊膜腔穿刺术

（一）先决条件

理想情况下，夫妇双方应该在妊娠前有机会了解相关的遗传风险和可用的产前检测选项[17, 21, 23]。

这需要进行遗传咨询，咨询师应获取准确的病史，明确是否存在异常的诊断，了解诊断的准确性，并识别遗传咨询期间产生的心理防御（如否认、内疚和责备）。夫妇双方必须了解羊膜腔穿刺术本身的风险、产前诊断的准确性和局限性、获得结果所需的时间、需要进行第二次羊膜腔穿刺术的技术问题及罕见的无法做出诊断的可能性。

羊膜腔穿刺术只能由经验丰富、拥有高质量超声检查技术的产科医生在具有产前诊断研究经验的实验室进行[20, 24, 25]，因为操作者必须随时做好应对手术的潜在并发症的准备。根据美国妇产科医师学会（ACOG）的建议，如果发现胎儿异常并且这对夫妇选择终止妊娠，产科医生需要为其进行堕胎手术，或者将其介绍给可以满足他们要求的其他同行[26]。

（二）时间选择

羊膜腔穿刺术通常在妊娠 15—16 周进行，与妊娠中后期进行操作相比，此时存活细胞的比例最高[27]。此外，此时的宫腔可通过经腹穿刺进入，并且含有足够的羊水（200～250ml）以保证吸取 20～30ml 是安全的。由于大多数夫妇在羊膜腔穿刺术之前需要等待详细的解剖超声检查结果，目前的大多数手术在妊娠 18—20 周进行。妊娠 14 周之前进行的早期羊膜腔穿刺术将在下文中讨论。经阴

道羊膜腔穿刺术仅具有历史意义，因为它技术难度高，并且有引起感染和自然流产的风险[28]。

（三）技术手段

用于遗传学诊断的羊膜腔穿刺术通常在门诊进行。检查者需要开展仔细的超声检查并选择进针部位。将穿刺针插入后，采用并行超声引导避开胎儿，寻找羊膜腔内的最佳位置吸取羊水。尽管Tabor 等[29] 报道经胎盘穿刺会增加操作风险，但其他人并未证实这一点[30, 31]。同时，穿刺时应识别并避免刺入脐带、母亲的肠道和膀胱。

操作过程中，局部麻醉药（如 2～3ml 的 1% 利多卡因）可能会被使用，但局部麻醉包括使用软膏或低温针头似乎不会影响操作的疼痛程度[32-35]。有人认为穿刺子宫上 1/3 比穿刺下 2/3 疼痛感轻，但能证实这一说法的数据是有限的[36]。羊膜腔穿刺术前的咨询应强调在操作过程中所经历的实际疼痛和焦虑是明显低于预期的[37, 38]。

检查者在用碘和（或）酒精溶液消毒母体皮肤后，需要根据穿刺部位铺上无菌孔巾以保持周围区域无菌。最常用并推荐使用的是带针芯的一次性 22G 脊椎穿刺针。在穿刺过程中，应进行二维实时超声监测保证针头的连续可见。四维超声引导也被推荐使用，但没有客观数据表明结果会有所改善[39]。检查者将超声凝胶涂在穿刺部位附近，并由助手固定实时换能器，以便超声波束以 15°～20° 角指向预计针道的平行线（图 9-1）。

检查者在确保针头处于正确位置后，取出针芯并连接 10ml 或 20ml 注射器，针尖在取出针芯后更容易被识别。如果在抽吸时未获得自由流动的羊水，则必须重新插入针芯并定位针头。前几毫升穿刺液理论上很有可能含有来自血管、腹壁或子宫肌层的母体细胞，因此这些初始样本通常被丢弃或留作羊水甲胎蛋白（AF α-fetoprotein，AFAFP）检测。检查者需要使用无菌的一次性塑料注射器吸取20～30ml 羊水，其中 3～5ml 的羊水即足以获得可靠的产前细胞遗传学结果[40, 41]。由每年进行基因羊膜腔穿刺术少于 50 次的医生获得的样本中似乎更容易发生母源细胞污染[42]。推荐使用 10ml 或 20ml 注射器，因其只需轻轻推拉注射器筒体即可完成吸取。Borrell 及其同事报道了一种使用真空容器抽吸技术进行羊膜腔穿刺术的方法[43]，其与使用普通注射器

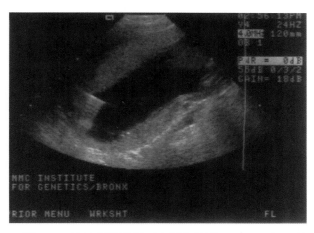

▲ 图 9-1　连续超声引导（扇形换能器，3.5MHz）下的羊膜腔穿刺术
穿刺针垂直皮肤刺入时，超声波束相对于穿刺针的角度会引起视觉偏差，导致超声视野中穿刺针从 10 点钟位置进入羊膜腔（引自 Aubrey Milunsky）

技术相比似乎没有什么优势。吸取羊水后，检查者将其保留在贴有标签的注射器中，或者转移到贴有标签的烧瓶中，然后在室温下直接运送到实验室。

羊膜腔穿刺术并不总能成功。1972—1975年，由美国儿童健康与人类发展研究所（National Institute of Child Health and Human Development，NICHD）国家注册羊膜腔穿刺术研究组[44] 进行的一项协作研究发现，不使用超声引导的前提下，5.9%的案例未能成功吸取出羊水。另外，在加拿大的一项使用相同技术的协作研究中[45]，穿刺失败的概率为 10.6%。由于近年来同步超声引导已成为常规技术，未成功获得羊水的发生率降低许多，并且失败的常见原因也有详细记载[46, 47]。早期羊膜腔穿刺术还面临许多的问题。获得羊水的能力与操作者的经验、超声检查的使用及进行穿刺时的胎龄有关。如果由经验丰富的产前诊断医师在妊娠 15—16 周进行检查，未成功获得羊水的比例应远低于 1%[24, 48-51]，实际上却并非如此。穿刺失败后，可以在同一天尝试第二次手术。然而，连续两次失败可能需要推迟3～7 天再尝试穿刺。

羊水和尿液在外观上通常无法区分。母体尿液中细胞的混入显然会导致对胎儿状态的错误评估。选择耻骨上入路进行穿刺有意外吸入母体尿液的风险。如果不确定吸入液体的来源，应进行相应测试。Pirani 等[52] 建议使用白蛋白试纸来区分羊

水和尿液，羊水含有白蛋白和葡萄糖，而尿液则不含。但对于妊娠合并糖尿病、肾脏疾病或羊水过多者，该测试可能不可靠。Guibaud 等[53] 提倡分析液体中的尿素和钾。两者在尿液中的水平都比在羊水中高得多，这确实能将羊水与尿液区分开来，但在大多数机构中该测试无法快速进行。Elias 等[54] 发现，如果让液体在酸洗涤的载玻片上干燥，可以在低倍镜（3×100）下观察到羊水的特征性树枝状结晶，该测试可以准确地区分羊水与尿液，但很少需要应用到。

羊膜腔穿刺术后，应通过超声显像记录完整的胎心跳动。穿刺后应短暂观察患者，并应询问患者是否有任何阴道流液或出血、严重的子宫痉挛（穿刺后数小时轻度痉挛并不少见）或发热。穿刺后可恢复正常活动，但是建议一天内避免剧烈运动（如慢跑或有氧运动）和性交。

羊膜腔穿刺术的技术教学传统上先由学生观摩经验丰富的操作者进行操作，再由学生在导师的直接监督下进行穿刺操作。通过用于羊膜腔穿刺术教学的高保真模拟器模型训练，学生的表现也能够提高[55-57]。在模拟器上获得的技能是否可以应用到临床环境中还有待观察。

（四）羊膜腔穿刺术的超声引导

在目前的实践中，几乎所有研究者将羊膜腔穿刺术的连续超声引导视为强制性的，将实时超声探头放置在腹部可以在穿刺针进入的过程中持续监控针尖的位置[49, 58-62]。

Benacerraf 和 Frigoletto[63] 在 235 次连续羊膜腔穿刺术中使用了 232 次超声引导方法并进行评估。在 232 项操作中，有 7 项出现血抽（回抽见血），其中 6 次在吸取出第一个 1ml 后消除。作者得出的结论是，超声引导方法使得大量患者避免了二次穿刺，其干抽的发生率（2.6%）和初始血抽的发生率（2.9%）都大大低于之前文献的报道。

Williamson 等[64] 报道了连续超声引导下羊膜腔穿刺术后的胎儿死亡率（＜28 周）为 0.89%；与一项 1977—1980 年相同样本量的回顾性分析报道的 1.9% 死亡率相比，术后 2 周内无死亡案例。此后一段时间内，许多羊膜腔穿刺术在超声检查后数小时内进行[65]。虽然使用这样的新技术增加了操作的安全性，但因其没有同时进行的对照组，无法作出明确的建议。

上述公布的数据建议所有产前诊断羊膜腔穿刺术之前必须立即进行仔细的超声评估，并在整个羊膜腔穿刺术过程中对穿刺针进行连续超声监测。

（五）多胎妊娠的羊膜腔穿刺术

妊娠中期开始之后，超声检查可以很容易地检测到多胎妊娠[66]。超过 95% 的双胎妊娠可以成功进行产前诊断羊膜腔穿刺术，并且与单胎妊娠接受羊膜腔穿刺术的患者相比风险没有增加[58]。

大多数医疗中心通过给多胎妊娠每个羊膜囊进行单独羊膜腔穿刺术来评估每个胎儿的状态（图 9-2

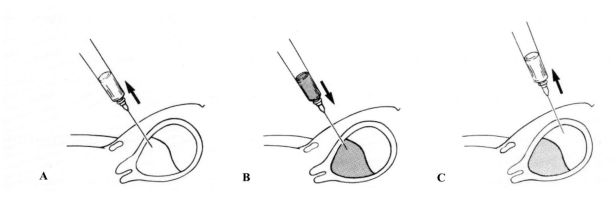

▲ 图 9-2　双胎妊娠的羊膜腔穿刺术

A. 从第一个羊膜囊中吸出液体；B. 将靛蓝胭脂红染料注入第一个羊膜囊；C. 从超声确定的第二个胎儿的位置吸出透明液体，证实第二个羊膜囊采样成功（引自 Elias S. Prenatal diagnosis of genetic disorders. In: Givens JR, ed. Endocrinology of pregnancy. Chicago: YearBook, 1980:327.[23]）

和图 9-3）。如果临床医生在抽吸第一个羊水样本后拔出针头前立即注射染料（如 2～3ml 靛蓝胭脂红染料与抑菌水 1∶10 稀释），则可以区分每个羊膜囊。亚甲蓝染料被禁止使用，因为它与小肠闭锁和胎儿死亡的风险增高相关[67]。完成第一个胎儿的羊膜腔穿刺术后，在另一个胎儿的超声定位区域进行第二次羊膜腔穿刺术。羊膜囊之间的分隔膜的可视化是可以实现的（图 9-3），抽出清亮的羊水表示成功进入第二个羊膜囊，而抽出蓝色液体表明再次进入第一个羊膜囊[66]。

超声引导下单次穿刺进入双胎两个羊膜囊的取样方法已有报道[59,60]，但上述染色技术更为保守。单次穿刺技术最主要的问题是可能引起羊膜囊之间的交叉污染，从而导致诊断不准确。Jeanty 等[61]的单次穿刺技术为先穿过子宫肌层进入第一个羊膜囊，再穿过膜状隔膜进入第二个羊膜囊，该技术已得到 Sebire 等的验证，不会增加双胞胎之间的细胞污染或增加流产的风险[68]。

使用上述技术，有经验的调查人员在超过90%～95% 的案例中成功地获得了双胎的信息[62,66,69-80]。报道的双胎羊膜腔穿刺术后的流产率为 0.6%～2.7%[81-89]。作者所在小组最近报道的一项总结了近16 年经验的回顾性研究，发现双胎的羊膜腔穿刺术后流产率高于单胎，归因风险为 1.8%[90]。

羊膜腔穿刺术已多次在三胎妊娠中进行，并成功从所有妊娠囊中抽吸了液体[85,86,89]。尽管如此，得出三胎妊娠中羊膜腔穿刺术风险的结论仍缺乏数据。

（六）羊膜腔穿刺术中的 Rh 同种免疫

Rh（D）免疫球蛋白（RhIG）预防孕有 Rh 阳性胎儿的未致敏 Rh 阴性女性的 Rh 免疫反应的基本原理仍然存在争议。穿刺可能扰乱胎儿胎盘循环引起胎母输血，在理论上可能会产生免疫效应。虽然这种假设的风险大小尚未确定，但已有研究清楚地观察到妊娠中期羊膜腔穿刺术后产生的 Rh 致敏反应[91-93]。已知为生下 Rh 阳性婴儿的未致敏 Rh 阴性女性产后给予 RhIG 可预防下一次妊娠发生新生儿 Rh 溶血病[94]，因此，可以推测羊膜腔穿刺术后给予 RhIG 的功效。事实上，Khalil 等[95]报道，在羊膜腔穿刺术后给予 300mg RhIG 的 300 例高危女性中只有 1 例（0.3%）致敏，相比之下，Golbus 等[93]

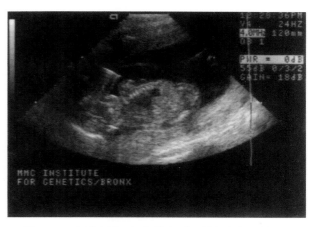

▲ 图 9-3 双胎妊娠中连续超声引导（扇形换能器，3.5MHz）下的羊膜腔穿刺术
引自 Aubrey Milunsky

报道，术后未给予 RhIG 的 615 例有致敏风险的 Rh 阴性女性中，有 12 例（2.1%）致敏。

这两组数据实际上没有统计学差异，但它们表明在羊膜腔穿刺术后给予 RhIG 时致敏率有降低的趋势。同样，英国羊膜腔穿刺术工作组开展的一项协作研究表明[91]，接受羊膜腔穿刺术但未给予 RhIG（5.2%）的 Rh 阴性女性的致敏率比给予 RhIG 者（0%）或未接受羊膜腔穿刺术者（对照组）（0.6%）更高。尽管这些差异在统计上也不显著，但汇总几项研究数据得出的结论是，羊膜腔穿刺术使 Rh 致敏的风险比背景风险（1.5%）增加约 1%。Murray 等计算得出，接受羊膜腔穿刺术并怀有 Rh 阳性胎儿的 Rh 阴性女性中，有 2.5% 会被致敏[96]。另外，Tabor 等报道了一项研究，655 例 Rh 阴性女性在进行羊膜腔穿刺术时血清中没有抗 D 抗体且没有使用抗 D 免疫球蛋白进行预防性治疗，其中 361 例分娩了 Rh 阳性婴儿，但很少的人被致敏。Tabor 等得出的结论是，羊膜腔穿刺术后的致敏率不高于妊娠期间的自发致敏率[97]。

不使用 RhIG 的唯一考虑因素可能与其用药安全性的理论问题有关。首先，RhIG 作为一种 7S 大小的免疫球蛋白可以穿过胎盘，并且理论上可通过胎儿红细胞溶血对胎儿产生不利影响。然而，这似乎不是主要问题，至少在给药剂量方面不构成影响[97]。其次，将 16—18 周胎儿的"幼稚"免疫系统暴露于成人血清球蛋白的慢性毒性可能有潜在的害处[98]。最后，不适当的小剂量 RhIG 实际上可能会增强免疫反应。基于理论观点和一些有限的实验证据，非常低的抗体循环水平可能会反常地增加而不是阻止抗体的产生，这种情况可能在引入 Rh 阳性细胞时发生[95, 99]。

RhIG 与不良妊娠结局相关的数据已明确。1979年，Miles 和 Kaback 对美国 10 个大型产前诊断中心进行了调查，以确定 RhIG 的使用效果[100]。接受 RhIG 治疗的孕妇的流产率增高了 60%，这表明在妊娠 20 周前使用此类药物可能会产生不利影响。其他数据显示，78 例接受 RhIG 治疗的 Rh 阴性妊娠中有 6 例胎儿死亡[101]。虽然该结论没有统计学意义（可能因为样本量小），但该研究提出妊娠中期给予 RhIG 可能与胎儿风险增加相关。1982 年的一项研究得出结论，羊膜腔穿刺术后不应给予预防性 RhIG 治疗[93]。然而，1984 年的一项回顾性研究[102]发现 RhIG 组和对照组之间在流产率、胎儿生长受限、早产、胎儿低出生体重和先天性缺陷方面没有发现显著差异。这项研究将 147 例在羊膜腔穿刺术后每人接受 150μg RhIG 的女性的妊娠结局与相同数量的 Rh 阳性对照组的妊娠结局进行了比较。在妊娠中期流产的发生率、分娩时的平均胎龄、胎儿平均出生体重和早产发生率方面没有发现显著差异。

几乎所有操作者都提倡常规使用 RhIG，但给药剂量仍存在争议。ACOG[103] 目前推荐在妊娠中期羊膜腔穿刺术后使用剂量为 300mg 的 RhIG。

（七）羊膜腔穿刺术中羊水颜色异常的意义

妊娠中期羊膜腔穿刺术中偶尔可以观察到棕色或绿色羊水[44, 48, 80, 104, 105]。通过测量 440～408nm 的分光光度和游离血红蛋白值，Hankins 等[105] 证明棕色或绿色羊水是由血液成分分解产生，表明羊膜腔穿刺术前羊膜内出血（见第 10 章）。

在 1972—1975 年的美国协作研究中[44]，棕色羊水与不良妊娠结局相关；20 例此类羊水样本中有 5 例与流产相关。1983 年 Cruikshank 等[65] 报道，在 923 次羊膜腔穿刺中出现了 17 种羊水颜色异常：9 种绿色和 8 种"红木"色，这 17 例患者中有 5 例（29.4%）自然流产。1979 年，Golbus 等[48] 报道在 3000 例羊水样品中有 36 例（1.2%）有颜色异常，并且所有颜色异常样本都与胎儿死亡有关，其中有 7 例的 AFP 浓度升高，有 6 例培养失败。在其余 30

例成功培养物中，检测到 3 例样本发现染色体异常，分别为 21 三体、13 三体、46, XX, rcp（2;8）（q11; q24）平衡易位。

Hankins 等[105] 在 1227 次羊膜穿刺中发现了 83 例颜色异常的羊水样本（77 例绿色，6 例棕色）。与匹配的对照组患者相比，羊水颜色异常患者在自然流产、细胞遗传学异常、婴儿异常、早产或剖宫产的发生率方面没有差异。对照组和异常组患者之间唯一的统计学显著差异是羊膜腔穿刺术前的出血（83 例对照中有 1 例；83 例异常中有 32 例）（$P<0.001$）。1986 年，Zorn 等[106] 报道了 3349 例羊膜腔穿刺术中的 110 例颜色异常的羊水样本。与同期在同一机构进行羊膜腔穿刺术的所有孕妇组成的对照（1.6%）相比，羊水颜色异常组的流产率显著增加（9%）。研究者通过分光光度法、电泳、等电聚焦和色谱法证明，在大多数情况下，异常颜色的成分是血液来源而不是胎粪来源。此外，Odibo 等的一项大型回顾性队列研究证明，接受羊膜腔穿刺术的 11 746 例女性与未接受羊膜腔穿刺术的 39 011 例女性相比，出现深棕色羊水与流产风险的增加有关［OR=5.9，95%CI 3.2～10.9，$P=0.001$][107]。羊水的其他颜色异常包括血液染色与流产风险增加无关。

（八）羊膜腔穿刺术的安全性

妊娠中期羊膜腔穿刺术的潜在风险分为孕产妇风险和胎儿风险。

1. 孕产妇风险　危及生命的孕产妇并发症极为罕见。每 1000 例接受羊膜腔穿刺术的女性中约有 1 例会发生羊膜炎[108]。这可能会导致流产，但只有在特殊情况下才会危及母亲的生命。1979 年的一次研讨会报道了 20 000 多次羊膜腔穿刺术中的 1 例因并发症导致的产妇死亡[109]，其他细节未被公布。目前有 5 例已发表的羊膜腔穿刺术后产妇死亡病例：4 例与大肠埃希菌引起的败血症有关，1 例与羊水栓塞有关[110-113]。其他潜在严重并发症包括出血、腹腔内脏器损伤和血型致敏。

然而，较轻的孕产妇并发症并不少见。在 1972—1975 年 NICHD 国家注册羊膜腔穿刺术研究组中[44]，2%～3% 的女性在羊膜腔穿刺术后经历了短暂的出血或阴道流液，其出现频率和持续时间是有限的，但持续的羊水渗漏可能导致流产。众所周知，羊水过少是胎儿畸形和肺发育不良的原因之一[114]。一些研究报道称，孕妇不仅会在羊膜腔穿刺术后丢失一定量的羊水，还会在妊娠的剩余时间内继续丢失羊水，但令人惊讶的是，她们均足月分娩且胎儿正常[115]。因此，建议在持续羊水渗漏后进行产科期待治疗是合理的，前提是伴侣知晓其潜在的母婴风险。适当的监测应包括感染的临床指标、胎儿生长的超声和临床监测及羊水量的超声评估[116]。一些研究人员建议通过羊膜内注射血小板和冷沉淀（羊膜补片）治疗羊膜腔穿刺术后的胎膜早破[117, 118]。然而，羊膜补片的安全性和有效性尚未得到证实。

羊膜腔穿刺术后立即出现子宫收缩或痉挛并不少见，但通常只需要常规期待治疗和监测。同样，阴道出血并不少见，但通常是自限性的。

2. 直接胎儿损伤　潜在的胎儿风险包括自然流产、针刺伤、胎盘早剥、绒毛膜羊膜炎、早产和羊水渗漏引起的损伤（如羊膜带）。罕见但有报道的直接针刺伤包括回肠皮肤瘘、腹膜顶叶瘘、手臂坏疽、眼部外伤、回肠闭锁、脑穿通性囊肿、髌骨破裂、脑损伤、外周神经损伤和脐带血肿[119-132]。其中一些风险逻辑上可以归因于羊膜腔穿刺术。此外，几乎所有这些并发症的相关报道均发生在未常规使用超声检查的年代。

1977 年，在常规使用超声检查之前，Karp 和 Hayden[120] 估计，经仔细检查的婴儿皮肤针刺瘢痕的发生率为 1%～3%。但其他研究并没有观察到如此高的发生率。即使 20 世纪 70 年代中期的发生率确实如此，在现在来看这似乎也不再是问题。英国羊膜腔穿刺术协作研究[91] 表明，羊膜腔穿刺术使婴儿容易出现严重的马蹄内翻足或先天性髋关节脱位，这种畸形可能是由羊水减少导致胎儿受压引起的。然而，这种关联在美国协作研究[44] 或加拿大协作研究[45, 133] 中均未见。此外，英国的一项囊括 1342 例婴儿的病例对照研究明确驳斥了这一说法[134]。

3. 羊膜腔穿刺术后人类免疫缺陷病毒的母婴传播　羊膜腔穿刺术与人类免疫缺陷病毒（human immunodeficiency virus，HIV）Ⅰ型垂直传播率的增加有关[135-137]。然而，随着逆转录病毒药物预防的出现，羊膜腔穿刺术导致的传播风险已显著降低。Bucceri 及其同事[136] 报道了 9 例在妊娠 16—20 周接受了羊膜腔穿刺术的 HIV 感染孕妇，其中 6 例接受了药物预防治疗，这 9 例孕妇所生的 10 名婴

儿中没有一人受到感染。国际围产期 HIV 小组[138] 报道，在 9 例接受羊膜腔穿刺术但未接受药物预防的 HIV 感染孕妇中，有 5 例分娩了感染 HIV 的婴儿，而服用齐多夫定进行药物预防的孕妇所生的 5 例婴儿均未感染。在来自意大利的多中心病例回顾中，Somigliana 等报道了 56 例妊娠中期接受羊膜腔穿刺术的 HIV 感染孕妇，在均未对孕妇进行抗逆转录病毒治疗的前提下发现 2 例垂直传播[139]。最近，Ekoukou 等报道称，在对 9 例接受了三种抗逆转录药的联合治疗的 HIV 感染孕妇进行羊膜腔穿刺术后，9 例活产婴儿均未感染[140]。意大利妊娠期抗逆转录病毒治疗监测国家计划报道了他们在 2001—2015 年接受羊膜腔穿刺术或 CVS 的 88 例 HIV 阳性女性并对结果进行了完整随访，共发生了 2 例 HIV 垂直传播（2.3%），而在高效抗逆转录病毒疗法（highly active antiretroviral therapy，HAART）组中没有发生[141]。从这个有限的证据来看，HIV 的药物预防可能对进行羊膜腔穿刺术的 HIV 感染孕妇垂直传播具有保护作用。

（九）妊娠丢失

大多数自然流产发生在妊娠早期，但也可能在妊娠中期发生妊娠丢失。此外，年龄大的女性与年轻女性相比更容易发生自然流产[142]。与年龄的相关性可能会影响早产和其他不良妊娠结局的发生率。因此，只有那些接受羊膜腔穿刺术的受试者与未接受的对照者相匹配的报道可以用来附加权重并证实受试者中更高的流产发生率。

1. 国家协作研究　20 世纪 70 年代，三项关于羊膜腔穿刺术风险的国家协作研究（美国、英国和加拿大研究）讨论了羊膜腔穿刺术的安全性。表 9-1[44, 45, 91, 133] 总结了这些研究的相关发现。第四项主要研究是丹麦的一项随机试验，它提供了 20 世纪 90 年代的数据[50]。此外，最近的研究还提供了使用现代超声技术进行羊膜腔穿刺术的数据。

美国的协作研究表明，妊娠中期羊膜腔穿刺术是一种准确且高度安全的检查手段，不会给妊娠增加显著风险。但值得注意的是，研究中对照组的流产率远高于该妊娠阶段的预期。正常人群从妊娠 9 周开始预期流产率是 3%，从 16 周开始大约是 1%[143]。预计年龄较大的队列中的流产率会更高，但具体程度尚不清楚。所以不能排除该研究对照组

表 9-1　羊膜腔穿刺术协作研究总结						
	美国研究病例数（发生率）	美国质控病例数（发生率）	加拿大研究病例数（发生率）	英国研究病例数（发生率）	英国质控病例数（发生率）	英国支持研究病例数（发生率）	英国支持质控病例数（发生率）
人群	1040（3.5%）	992（3.5%）	1020（3.5%）	1402（3.5%）	1402（3.5%）	1026（3.5%）	1026（3.5%）[a]
流产	36（3.5%）	32（3.2%）	33（3.2%）	38（2.7%）	20（1.4%）	27（2.6%）	11（1.11%）[a]
孕产妇并发症[b]	25（2.4%）	—	37（3.6%）	—	—	—	—
羊膜腔穿刺针损伤	1（0.1%）	—		4（0.3%）	3（0.2%）	—	—
新生儿 RDS	30（3.1%）	20（2.1%）	—	17（1.2%）	6（0.4%）	13（1.3%）	3（0.3%）
新生儿 OPI	—	—	20（1.4%）	0（0.0%）	4（0.4%）	4（0.4%）	—

a. 妊娠 28 周前；b. 在 72h 内或羊膜腔穿刺术后 1 周内；RDS. 呼吸窘迫综合征；OPI. 矫形体位性损伤；美国研究引自 NICHD National Registry for Amniocentesis Study Group. Midtrimester amniocentesis for prenatal diagnosis:safety and accuracy. JAMA, 1976, 236:1471[44]；加拿大研究引自 Simpson NE, Dallaire L, Miller JR, et al. Prenatal diagnosis of genetic disease in Canada: report of a collaborative study. Can Med Assoc J, 1976, 15:739[45]；Medical Research Council. Diagnosis of genetic disease by amniocentesis during the second trimester of pregnancy. Ottawa: Medical Research Council, 1977[133]；英国研究引自 Working Party on Amniocentesis. An assessment of hazards of amniocentesis. Br J Obstet Gynaecol, 1978, 85 (Suppl 2):1.[91]

中存在选择偏倚的可能性。

加拿大的协作研究表明，当一天内进行两次以上的穿刺及使用 19G 或更大规格的针头时，流产风险会显著增加[45]。与美国和加拿大的研究相比，英国的协作研究[91] 得出了几个不同的结论：在整个研究中，受试组中有 59 例（2.4%）自然流产（28 周前），对照组为 28 例（1.2%）；受试组的死胎率为 1.2%（n=528），对照组为 0.8%（n=519）；受试组中有 27 例（1.1%）新生儿死亡，对照组中有 11 例（0.5%）新生儿死亡。

英国的协作研究表明，羊膜腔穿刺术直接导致了约 1.5% 的流产率[91]。此外，在 1% 的受试者和 0.2% 的对照者中观察到骨骼畸形（马蹄内翻足、先天性髋关节脱位和髋关节半脱位）。

由于英国的研究与北美的研究不一致，我们有必要进行进一步评价。英国受试组的年龄显著高于对照组（年龄超过 40 岁者在北美研究中占 3%，在英国研究中占 4%），因此，正如预期的那样，经产妇明显更多（北美研究中 19%，英国研究中 85%）。仅年龄差异就可能导致流产和产前出血发生率的增加。事实上，与美国和加拿大的研究相比，英国的研究中更明显的结果是对照组流产率的减少，而不是受试组流产率的增加。另外，英国和北美对超声监测妊娠的纵向研究显示，在 8—16 周时流产的可能性很小[143-145]。

1986 年，Tabor 等在丹麦进行了一项实时超声引导下用 18G 穿刺针进行羊膜腔穿刺术的随机对照研究[50]，对象是 4606 例 25—34 岁且没有已知胎儿遗传学异常的危险因素的女性，这是第一个常规使用超声检查的羊膜腔穿刺术安全性的协作研究。除 3 例女性外，其他所有女性都获得了后续随访信息。研究表明，接受羊膜腔穿刺术的患者在 16 周后的自然流产率为 1.7%，而对照组为 0.7%（P<0.01），如果穿刺入胎盘，自然流产的相对风险是 2.6 倍。两组婴儿畸形的频率没有差异，但受试组婴儿更易出现呼吸窘迫综合征（相对风险 2.1）和接受肺炎治疗（相对风险 2.5）。

Tongsong 及其同事报道了一项来自泰国的大规模队列研究[146]，将 2256 例接受羊膜腔穿刺术的妊娠 15—24 周的单胎孕妇与对照组根据年龄、产次次数和社会经济地位进行一对一的前瞻性匹配。研究表明两组在流产、早产或胎盘早剥的发生率方面没有显著差异（*P*>0.5）。然而，这项研究没有足够的统计效应来检测<1%的差异。

最后一项历史意义上的国家性对照研究是希腊的 Papantoniou 等的回顾性研究[147]，试验组包括 1006 例接受羊膜腔穿刺术且含流产危险因素的单胎妊娠女性，对照组包括 4024 例接受羊膜腔穿刺术且没有危险因素的女性，且两组均在妊娠 16—18 周进行羊膜腔穿刺术。根据年龄进行的分层分析观察到 20—34 岁女性（2.54%）和 40 岁以上女性（5.1%）的流产率存在统计学显著差异。与对照组（2.8%）相比，妊娠期间有阴道出血史的女性流产率（6.5%）也更高。有过自然流产/终止妊娠史的女性的流产率为 8%，而对照组为 2.8%。

2. 妊娠早中期风险评估试验研究联盟 2006年，Eddleman 等使用 NICHD 赞助的多中心妊娠早中期风险评估（FaSTER）试验的数据报道了与妊娠中期羊膜腔穿刺术相关的流产率，该试验旨在比较使用胎儿颈后透明层厚度、妊娠相关血浆蛋白 A 和人绒毛膜促性腺激素的游离 β 亚单位（β-hCG）的妊娠早期唐氏综合征筛查与使用 AFP、hCG、游离雌三醇和抑制素 A 的妊娠中期唐氏综合征筛查[148]。参与 FaSTER 试验的 35 003 例患者中，3096 例接受妊娠中期羊膜腔穿刺术的患者为研究组，31 907 例未接受羊膜腔穿刺术的患者为对照组，比较两组妊娠 24 周之前的流产率，并使用多元逻辑回归分析调整潜在的混杂因素，研究组和对照组的自发性流产率分别为 1% 和 0.94%，两组间无显著差异（*P*=0.74；95%CI –0.26%～0.49%），以对照组 0.94% 的流产率为背景发生率，则羊膜腔穿刺术导致的流产率为 0.06%。因此，作者得出结论，接受和未接受羊膜腔穿刺术患者的流产率没有显著差异。

羊膜腔穿刺术的安全性并不是 FaSTER 试验的主要终点，作者对其数据的解释也引起了相当大的争议。Nadel 对 –0.26%～0.49% 的置信区间提出了一个更保守的解释，"羊膜腔穿刺术的相关风险低于 0.5%，但我们不知道具体有多低"[149]。Wilson 指出，羊膜腔穿刺术组的患者是经过严格筛选的，而常规接受羊膜腔穿刺术的患者未必完成了类似的筛查方案[150]。Wilson 认为，在妊娠 15 周时进行羊膜腔穿刺术的真实风险为 1/1600～1/100，但这一较低的风

险值是基于更大数量人群，不应该用作"标准"风险，"实际"的风险值可能为 1/1000～1/500，且因患者人群而异。Smith 指出，FaSTER 试验的作者将主动选择终止妊娠的孕妇和无自发性流产孕妇全部纳入数据，从而得出羊膜腔穿刺术后自然流产的风险是 1/1600（与对照组相比，无统计学显著性）[151]，而这就产生了一个年龄>35 岁或筛查呈阳性的未接受羊膜腔穿刺术的孕妇自发性流产率显著增加的悖论。其他针对 FaSTER 试验作者得出的羊膜腔穿刺术安全性结论的质疑也被提出[152-154]。

3. 妊娠丢失相关的结论 妊娠丢失风险的不同反映了：①实施手术的产科医生的经验程度不同；②羊水样本的性质不同（如羊水甲胎蛋白存在与否或增减情况）；③是否辅助使用高分辨率超声；④检查的指标不同。由于潜在混杂因素的存在，关于妊娠丢失风险确切数值的争论无疑将持续存在。

羊水穿刺术导致妊娠丢失的病理机制的持续不确定性也进一步加剧了争议。关于病理机制的推论有感染、早产、胎盘早剥或其他胎盘损伤、脐带损伤、胎儿直接损伤及胎膜早破。最有价值的应为术后 1 周内发生的流产案例，但即使是大型中心也很少遇到这样的案例，也很少发现任何潜在的原因。胎儿心律失常或不会引起解剖变化的原因或许可以作为一种合理解释。

总的来说，我们可以得出这样的结论：传统的 0.5% 流产率对于有经验的机构来说已不合适，将 20 世纪 90 年代超声波还不能使用时所提出的 0.5% 的风险值应用于当下显然是不合逻辑的。为支持这一理论，Armstrong 等[155] 跟踪了美国产科医生实施的 28 613 例手术的结局，其中大部分患者是高龄产妇，总的流产率（结合背景和相关操作）仅为 1/362。在对比 16 年间 11 746 例接受妊娠中期羊膜腔穿刺术的孕妇和 39 811 例未接受羊膜腔穿刺术的孕妇后，Odibo 等[107] 得出结论，羊膜腔穿刺术导致的流产率为 0.13%，即 769 例中有 1 例。在经验丰富的机构，传统羊膜腔穿刺术后的手术相关风险似乎不超过 0.2%～0.3%。最近的系统评价和 Meta 分析证实了这种方法的有效性，其显示羊膜腔穿刺术后流产的加权风险为 0.30%（95%CI 0.11%～0.49%）[154]。这项 Meta 分析还显示，当研究的干预组和对照组中只纳入染色体异常风险相似的女性时，与羊膜腔穿刺术相关的风险为 0.12%（95%CI –0.05%～0.30%）。因此，

我们可以告知患者：①由羊膜腔穿刺术造成胎儿流产的额外风险约为 0.5%，在配备经验丰富的操作人员的高容量中心风险为 0.2%～0.3% 或更低；②继续妊娠导致胎儿严重损伤的风险非常低；③针刺瘢痕罕见；④对孕妇伤害很小。

（十）早期羊膜腔穿刺术

妊娠 15—22 周行羊膜腔穿刺术和妊娠 10—14 周行绒毛膜绒毛取样都是安全、准确的产前诊断方法。随着高分辨率超声设备的出现，许多医生选择早于传统的妊娠 15 周实施羊膜腔穿刺术。对于那些要求在传统羊膜腔穿刺术最小孕周前进行产前诊断的患者，一些不提供绒毛活检的机构将早期羊膜腔穿刺术（early amniocentesis, EA）视为替代手段。在其他医疗中心，当产妇拟进行绒毛膜绒毛取样时孕周已超过 14 周（但仍＜15 周），早期羊膜腔穿刺术可避免重新预约。

早期羊膜腔穿刺术的技术和传统羊膜腔穿刺术大体相似，但所抽取的羊水样本更少。初次进针时针头使膜隆起是羊水取样失败的主要原因。孕周越小行羊膜腔穿刺术，绒毛膜和羊膜融合越不完全，膜隆起的可能性越大[156]。膜隆起约见于 10% 的早期羊膜腔穿刺术。

1. 早期羊膜腔穿刺术初步经验 EA 的使用在 20 世纪 80 年代晚期开始流行，多个中心汇报的初用经验报道可以证明，然而这些报道大多数还是摘要的形式。继 1987 年 Hansonet 等首次报道之后[157]，多个观察性研究报道了 EA 的成功案例[158-171]，这些研究在纳入标准等方面存在差异、样本量小并且主要研究结果集中在流产率上，由于 EA 技术不再使用（原因稍后讨论），这里不再详细回顾这些研究。

2. 早期羊膜腔穿刺术的比较试验 除了少数报道外，20 世纪 90 年代早期的报道倾向于认为 EA 与传统羊膜腔穿刺术一样安全。这可能是因为人们希望提供一种替代妊娠早期 CVS 的方法。

1994 年 Nicolaides 等[173] 报道了一项针对 1492 例 10—13 周单胎妊娠的经腹 CVS 和 EA 前瞻性比较研究。EA 后的自发性流产（宫内或新生儿死亡）（总组，4.9%；随机亚组，5.8%）显著高于 CVS 后（总组，2.1%；随机亚组，1.8%；差异，2.8%，95%CI 1.3%～4.3%；差异 4%，95%CI 1.3%～6.7%），EA 组马蹄足内翻的发生率（1.66%）

高于 CVS 组，但差异不显著。作者认为 10—11 周行 EA 与更高的流产率相关，12—13 周行 EA 风险也可能更大。

Vandenbussche 等[174] 使用了与 Nicolaides 等[173] 相似的实验设计。在 192 例女性中，102 例同意随机分组，选择 EA 和 CVS 的分别有 66 例和 24 例，且在手术后至少随访 6 周。120 例 EA 中有 8 例意外流产，而在 64 例 CVS 中无流产，差异为 6.7%（95%CI 2.2%～11.1%）。研究人员认为 EA 的风险过大，继续试验违背了伦理要求。

基于这些结果，标准教材[175] 开始声明 EA "必须谨慎对待"，在安全性方面和 CVS 或传统羊膜腔穿刺术没有可比性。加拿大的一项协作研究进一步证实了这种担忧。在 1996 年的一项初步研究中，Johnson 等[176] 比较了在 11—12^{+6} 周行 EA 和妊娠中期（15—16^{+6} 周）行羊膜腔穿刺术的安全性。在 638 例随机分组的女性中，344 例女性中有 27 例（7.8%）自然流产，399 例女性中有 25 例（7.4%）人工流产（差异：0.4%；95%CI 3.6%～4.4%），不存在诊断错误。Johnson 等[176] 认为早期羊膜腔穿刺术和妊娠中期羊膜腔穿刺术同样安全和准确。一项更大的名为加拿大妊娠早中期羊膜腔穿刺术试验队列（Canadian Early and Mid-Trimester Amniocenteses Trial，CEMAT）的研究应运而生[177, 178]。

出乎意料的是，加拿大研究结果不同于 Johnson 等[176, 178]。EA（n=2183）是在 11^{+0}—12^{+6} 周进行的，妊娠中期羊膜腔穿刺术在 15^{+0}—16^{+6} 周进行。在 EA 队列中（n=2185），1916 例女性（87.8%）在妊娠 13 周前接受羊膜腔穿刺术，EA 组自然流产率相较于妊娠中期羊膜腔穿刺组有显著差异（7.6% vs. 5.9%，差异 1.7%，单侧 CI，2.98%，P=0.012）。与妊娠中期羊膜腔穿刺术组相比，EA 组马蹄足内翻明显增加（1.3% vs. 0.1%，P＜0.0001）。更令人不安的是，术后羊水渗漏有显著差异（EA 组为 3.5%，而妊娠中期羊膜腔穿刺术组为 1.7%，P＜0.0007）。操作失败、多次进针和培养失败在 EA 组中也发生得更频繁。

1997 年，Sundberg 等[179] 报道了一项随机队列研究，包括 581 例接受第 11—13 周 EA 和 579 例接受第 10—12 周经腹 CVS 的女性。最重要的发现与马蹄足内翻（EA 组 1.7%，CVS 组 0）和髋关节半脱位（EA 组 0.8%，CVS 组 0.2%）的显著差异有关，马蹄足内翻病例所占百分比几乎与 Nicolaides 等[173] 观察到的相同，其结论与 CEMAT[177] 和丹麦 Sundberget 等[179] 的研究结果几乎相同，这项合作研究涵盖美国、丹麦和加拿大的 14 个中心[180]。一个重要的先决条件是，在试验开始前的 11—14 周妊娠期间，所有中心参与的操作人员必须进行至少 25 次羊膜腔穿刺术和 25 次 CVS，然后将受试者随机分为两组，按妊娠周数分。最初研究的是 11—14 周妊娠期，但根据 Sundberg 等[179] 的报道，研究的孕周首先更改为 12—14 周，后改为 13—14 周。在研究完成时，共有 3698 例遗传学正常受试者被随机分组，<20 周的非预期术后流产（包括与手术并发症相关自发及计划流产，如羊膜带破裂或羊水渗漏）在晚期 CVS 患者中发生率更低，CVS 组 1878 例合并并发症 16 例，EA 组 1820 例合并并发症 27 例。Philip 等[180] 最重要的发现不是与手术相关流产率的增加，而是马蹄足内翻率的增加，其中 CVS 组 3 例，EA 组 12 例（相对危险度为 4.13，CI 为 1.17~14.6，P<0.017），没有肢体短缩畸形病例的报道。马蹄足内翻病例在 Nicolaides 等[173]、CEMAT[177]、Sundberg 等[179] 和 Philip 等[180] 的研究中有报道。

根据数据显示，EA 比传统羊膜腔穿刺术的流产率和并发症发生率要高得多，ACOG 建议不要对孕龄<14 周的孕妇实施 EA[181]。

（十一）妊娠晚期羊膜腔穿刺术

最常见的妊娠晚期羊膜腔穿刺术指征是胎儿肺成熟度，该技术与妊娠中期诊断性羊膜腔穿刺术类似，且在超声引导下进行。该操作的挑战在于找到合适的穿刺，从而避开脐带和胎儿。对所收集的羊水样本进行各种物理和生化测试，如卵磷脂鞘磷脂比（L/S）、磷脂酰甘油、板层小体计数和表面活性剂白蛋白比[182-184]。近年来有关新生儿并发症的文章认为，即使有文献证明胎肺成熟度检测有效，羊膜腔穿刺术对该适应证的应用仍受到限制[185]。因此有争论认为现有检测胎肺成熟度的羊膜腔穿刺术指征应限制在未明确孕周的人群[186]。

妊娠晚期羊膜腔穿刺术也在少数报道中被证明对产前诊断遗传性出血性疾病有效。出血性疾病，如中到重度血友病 A 和 B 及 3 型血管性血友病，会增加分娩时胎儿颅内出血的风险。对存在这些风险

的孕妇一般提供了妊娠早期 CVS 和突变分析。一种替代方法是行无创产前筛查确定胎儿性别，并提供有创诊断检测（见第 7 章和第 8 章）来评估性别相关性出血疾病的风险，已知突变的单基因隐性或显性凝血障碍疾病也可以通过无创方法确定，选择继续妊娠已知患病胎儿或妊娠晚期经羊膜腔穿刺术确诊的孕妇，可以通过计划性分娩减少风险[187, 188]。一个单中心使用该技术管理 9 例此类分娩孕妇，包括 3 例受累胎儿，5 例未受累胎儿，另 1 例病例结果无法获取。3 例受累胎儿和 1 例资料无法获取的胎儿进行了计划性分娩，5 例未受累胎儿接受常规产科管理。

二、绒毛膜绒毛取样

1968 年由 Mohr[189] 首次报道了使用内镜获得绒毛膜绒毛样本进行产前诊断的可行性。CVS 最早在 20 世纪 80 年代被正式引进，逐渐成为一项妊娠早期诊断性操作。CVS 手术指征和羊膜腔穿刺术类似。

（一）绒毛膜绒毛取样技术

该手术可在停经 10—14 周内进行。据报道，早于妊娠 10 周进行的 CVS 与胎儿肢体受限和其他异常之间可能存在关联，故该手术应在该孕周之后进行[190]。

CVS 可以通过两种入路进行——经宫颈和经腹（图 9-4 至图 9-6）。没有证据证明其中哪一种入路比另一种更安全或可靠[191]。术者喜好和胎盘位置决定了 CVS 的方式。对于前壁或宫底部胎盘，经腹路径将是首选，对于后壁胎盘，经宫颈路径是首选[192, 193]。

经腹 CVS 在超声引导下确定胎盘长轴的理想暴露部位，用碘伏消毒后在理想位置行局部麻醉。在作者所在的中心，倾向于使用双针头技术来减少多次子宫穿刺。使用 17G 针作为套管针，将一个较小的针（19G 或 20G）插入胎盘。使用 20ml 注射器充满样本保持液并制造负压，针头穿过胎盘上下移动几次并维持负压，移除针头后将样本注入培养皿确定绒毛数量。通过双针头技术可以实现多次通过胎盘且避免多次子宫壁穿刺。但一些操作者也报道了使用单针头技术取得的良好结果。

对于经宫颈入路，患者取截石位，使用消毒窥器暴露宫颈并用碘伏消毒宫颈。在作者所在中心，一般不用持钩固定宫颈，但在少数情况下可能也需

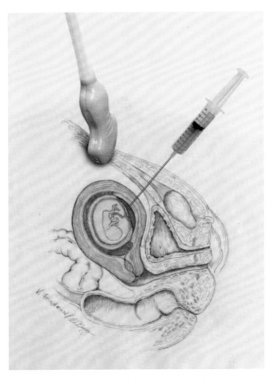

▲ 图 9-4　绒毛膜绒毛取样：经宫颈路径
引自 Aubrey Milunsky

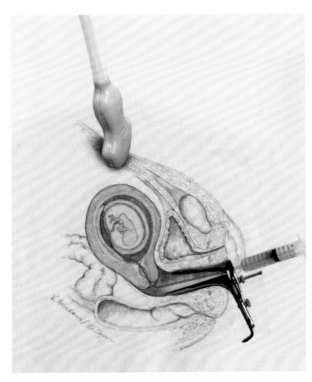

▲ 图 9-5　绒毛膜绒毛取样：经腹路径

要。在超声引导下将带有可延展性导丝的 16G 导管插入滋养层。然后移出导丝，将装满样本保持液的 20ml 注射器连接在导管上并产生负压。将导管缓慢取出，将样本转移到培养皿中并确定绒毛数量。

（二）绒毛膜绒毛取样并发症

CVS 的安全性早已得到证实，但与大多数手术一样，它也存在潜在的并发症。经腹 CVS 的阴道出血很少见，但在经宫颈 CVS 的病例中有 7%～10% 的患者发生阴道出血。其他并发症包括绒毛膜羊膜炎（发病率＜1/1000）、急性羊膜破裂、羊水过少（0.3%）、胎膜早破和早产[194]。先前认为 CVS 与妊娠期高血压疾病相关的观点尚未被更多的研究证实[195-199]。

对于有经验的医生，CVS 术后流产率和羊膜腔穿刺术后相近[173]。加拿大一项最大的比较 CVS 和羊膜腔穿刺术的研究表明，两者在流产率方面没有显著差异：羊膜腔穿刺术组 7.6%，CVS 组 7%[200]。同样，美国的合作研究也报道两者流产率无显著性差异[201]。与这些研究对比，医学研究委员会（Medical Research Council，MRC）CVS 研究

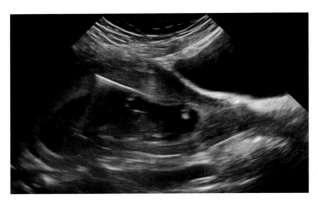

▲ 图 9-6　超声引导下经宫颈绒毛膜绒毛取样，胎盘位于前壁，导管内具有完整导丝，在超声下可见回声线

组报道了 CVS 术后胎儿丢失率比羊膜腔穿刺术后高 4.6%，该研究因纳入了术者 CVS 操作量低的中心而受到批判[202]。最常报道的 CVS 术后至 28 周前流产率为 2%～3%，但最近的一项研究认为该值可能更低[191, 203]。同样重要的是，要考虑到妊娠前三个月较高的流产率，这可能与手术无关。表 9-2 总结了从 CVS 中选择的关于流产率的研究[191, 201-205]。

表 9-2 绒毛膜绒毛取样胎儿丢失率研究总结

作 者	年 份	CVS 病例数	胎儿丢失率 %（＜28 周）	胎儿丢失率 %（＜24 周）
Rhoads 等[201]	1985—1987	2278	3.2	—
Jackson 等[191]	1987—1989	3873	2.4	—
Philip 等[204]	1997—2001	1914	2.1	—
Caughey 等[205]	1983—2003	9886	3.1	—
Odibo 等[203]	1990—2006	5243	—	1.1（－0.7）
总计			2.5	

CVS. 绒毛膜绒毛取样

这些研究有局限性，因为他们没有随机分 CVS 组和无 CVS 或任何有创手术的组，唯一的随机研究是上述讨论过的比较 CVS 与羊膜腔穿刺术或早期羊膜腔穿刺术。在最近的 Meta 分析中，加权程序相关的流产风险为 0.20%（95%CI 0.13%～0.52%；$I^2=$ 52.7%）[154]。

CVS 流产率不受手术路径影响，表 9-3 总结了四项比较经腹和经宫颈 CVS 的研究[206-208]，丹麦的研究是其中最大的研究，其表明经宫颈组流产率显著增加，但是当所有研究都纳入考虑时，流产率没有显著差异[208]。

（三）多胎妊娠绒毛膜绒毛取样安全性

双胎或多胎妊娠 CVS 和单胎妊娠类似，且有经验的医生可以成功实施。1993 年 Wapner 等报道了为期 6 年对 81 例双胎妊娠施行 CVS 的案例，28 周前总的流产率为 3.2%[209]。其他组织也报道了相似的流产率[210-217]。该技术与前面描述的单胎手术相似，经腹和经宫颈入路都是安全的，根据胎盘的位置，有时两种方法结合使用。最近一项关于多胎妊娠 CVS 流产率的系统综述从一项汇总研究的随机试验评估发现，20 周前的流产率为 2.75%（95%CI 1.28%～4.75%），28 周前的流产率为 3.44%（95%CI 1.67%～5.81%）[218]。

（四）绒毛膜绒毛取样结果可靠性

不同于直接评估胎儿细胞的羊膜腔穿刺术，绒毛包含三种主要物质：合体滋养层细胞、细胞滋养层细胞和包含胎儿毛细血管的内中胚层。这些物质有多个来源，有可能产生混淆结果。这些问题存在于该项技术的早期应用中[219]，美国的协作研究报道需要再次确认检测的比例仅为 1.1%，最常见的代表是实验室分析失败、母源细胞污染和胎盘特异性嵌合[220]。随着实验室技术的进步和经验的增加，对于有经验的中心，母源细胞污染几乎已经不再存在。

胎盘特异性嵌合 当胎盘和胎儿之间的细胞

表 9-3 经腹绒毛膜绒毛取样（TACVS）和经宫颈绒毛膜绒毛取样（TCCVS）比较试验的胎儿丢失率（＜28 周）

作 者	年 份	TCCVS	TACVS	相关风险（95%CI）
Bovicelli 等[206]	1986	2/60（3.3%）	2/60（3.3%）	1.0（0.15%～6.87%）
Brambati 等[207]	1991	47/592（7.9%）	44/591（7.4%）	1.07（0.72%～1.58%）
Smidt-Jensen 等[208]	1992	83/1010（8.2%）	31/1027（3.0%）	2.72（1.82%～4.07%）
总计		132/1662（7.9%）	77/1674（4.6%）	1.72（0.79%～3.58%）

遗传物质存在差异时，就会出现胎盘特异性嵌合（CPM），从而导致胎盘内的异常，这种情况发生可能的原因是在早期胚胎中只有少数组成内细胞团的细胞最终成为胎儿的一部分，其余的发育成胚胎外组织，且有可能形成局限于这些组织的三体。由于胎盘内合子不分离和染色体三体修复机制的存在，嵌合体一般限制在滋养细胞内[221]。

CPM 在 CVS 术中发生率为 1.3%[222]，尽管后续还需要羊膜腔穿刺术或胎儿血采样来确定诊断，CPM 也是孕妇监测胎儿宫内发育迟缓、死胎和单亲二倍体的指征。

（五）CVS 术后胎儿畸形

CVS 和术后胎儿肢体短缩畸形的联系受到许多研究的关注。最初由 Firth 及其同事报道，研究涵盖 593 例 CVS，报道了 5 例肢体严重畸形的胎儿，其中 4 例口下颌肌张力障碍，1 例末端横断肢体短缩畸形[223]，所有患病胎儿都在妊娠 55—66 天时接受过 CVS 手术。相似的病例报道也表明妊娠 70 天前进行 CVS 与产后并发症有关[224, 225]。但是 WHO 记录的超过 20 万例 CVS 操作表明其与胎儿肢体短缩畸形没有显著关系[226]，由于存在上述争论，应告知妊娠 70 天前进行 CVS 的产妇，胎儿畸形风险小于 1：3000，并且对于妊娠 70 天后进行 CVS 的女性则没有报道过出现这些病例[227]。

三、胎儿血液取样

多年来，胎儿显像和宫腔内组织取样（如血液、皮肤）都是通过胎儿镜完成的，通过将一个刚性的内镜设备经皮插入母亲的腹部和目标组织（脐带、胎儿和胎盘绒毛膜表面）直接评估[228, 229]，这种直接的胎儿评估方法已经被一种更间接的，可能更少发病的超声引导方法所取代，从脐带采样胎儿血液有多种名称，如胎儿血液取样、经皮脐血管穿刺（percutaneous umbilical blood sampling，PUBS）、funicentesis（脐带穿刺）或 cordocentesis（脐带穿刺），这些术语都是同义词。

产前诊断中的胎儿血液取样最常用于快速胎儿核型分析、胎儿血液学疾病评估、胎儿感染鉴定（通过培养或分子分型）、药物治疗和输血治疗胎儿贫血。PUBS 做胎儿核型分析用于排除经羊水细胞或绒毛发现的疑似胎儿染色体嵌合[230]，通过细胞

遗传学"直接"分析非培养的有核血液细胞可以快速评估胎儿染色体完整性[231]。短期的胎儿淋巴细胞培养通常可以在 48～72h 内得到细胞遗传学结果；直接分析自发分裂细胞可以在 24h 内提供结果。当患者就诊较晚时（如妊娠 22—24 周），此时有些地区女性的羊膜腔穿刺术结果只能在择期终止妊娠后获得，这种快速取样和评估就变得有吸引力。

此外，许多胎儿结构异常如宫内发育迟缓（IUGR）直到妊娠后期，通常在妊娠晚期才变得明显，在这种情况下，快速的结果对有关产科管理和分娩方式的决策是有用的[232, 233]。最近，荧光原位杂交（FISH）和比较基因组杂交（comparative genomic hybridization，CGH）技术利用染色体特异性 DNA 探针，也被用于利用脐带和羊膜细胞的有核胎儿红细胞快速产前非整倍体诊断（见第 13 章）。

（一）胎儿血液疾病

胎儿血液取样曾用于产前评估许多胎儿血液学异常[234]，规范血液学和血液生化值已有报道，并适用于妊娠中期的胎儿[235-237]。此外，可以直接测量胎儿血细胞比容以评估由 Rh 或其他抗原不相容等免疫状态引起的胎儿溶血[238]。以前，产科医生不得不依赖胎儿溶血的间接证据，如母体抗体滴度、既往孕产史、异常超声检查结果（如胎儿水肿）和羊水胆红素分光光度法，后续是否进行胎儿输血是基于一些未经规范的围产期指南。现在，根据实际的胎儿血液成分分析，如血红蛋白水平、血细胞比容水平、血型、直接抗球蛋白滴度和网织红细胞计数，可以更合理地决定哪个胎儿、在哪个孕周需要输血，以及输血量和输血频率[239, 240]。胎儿血红蛋白可直接用于诊断镰状细胞病、α 或 β 地中海贫血或其他血红蛋白分子病[229, 241]。尽管现在这些疾病也可以通过绒毛或羊水细胞 DNA 分析而直接准确的诊断（见第 18 章）。胎儿血液取样也可用于评估血小板数量和功能质量[242, 243]。PUBS 不但对评估母体血小板抗原 PLA2 同种异体免疫性疾病有用，也为胎儿循环提供了治疗选择，包括子宫血小板输注或使用 α 球蛋白或类固醇的母体免疫治疗[244]。

胎儿血液可以用于诊断各种凝血因子异常疾病，如血友病 A、血友病 B 或血管性血友病[237, 245]。除了血液学研究，胎儿血液取样也被用于诊断常染色体隐形或 X 连锁免疫缺陷病，包括重症联合免疫缺陷

（severe combined immunodeficiency，SCID）、Wiskott-Aldrich 综合征、白细胞异常色素减退综合征和慢性肉芽肿病[246-249]。

（二）胎儿感染

胎儿血液取样可以评估病毒、细菌和寄生虫感染。胎儿感染病毒或寄生虫的检测通常是根据母体抗体滴度或超声检测胎儿结构异常（如颅内微小钙化）（见第 34 章）。胎儿血清滴度可以定量测定抗体滴度[250, 251]。除了抗体滴度外，PUBS 还可通过培养和（或）在胎儿血液中进行载体特异性 DNA 序列的分子扩增直接分析病毒、细菌和寄生虫感染[251-256]。由于接触胎儿血管，可以实现宫内输血治疗细小病毒 B19 等感染引起的胎儿贫血和水肿（见第 34 章）。

（三）胎儿治疗

除了使用 PUBS 进行宫内输注血液制品，药物治疗也可以实现。例如，通过直接输注抗心律失常药来治疗胎儿心律失常，可以通过辅助有创性治疗如输血或磁共振成像来减轻胎儿瘫痪[257]。诊断和治疗胎儿甲状腺功能减退症案例也有报道（见第 29 章）[258-260]。

（四）胎儿血液取样技术

目前最常用的胎儿血液取样技术是超声引导下的 PUBS，通常在妊娠 18 周开始进行。早在妊娠 12 周就有成功的手术报道，但这些手术大多已成为历史[261, 262]。PUBS 可以在门诊进行，一般不需要母体麻醉，但手术时间较长时需要（如需要进行胎儿输血），或者术前 1～2h 口服苯二氮䓬类镇静药也可获益。PUBS 前要进行超声检查，来确定胎儿存活、胎盘、胎儿、脐带位置或是否存在胎盘异常[263]。接下来要确定合适的进针位置。

使用碘伏溶液或酒精消毒皮肤，然后铺无菌手术单，最常用的是二维超声引导针，有人提出可以用四维超声，但是没有证据证明四维超声优于二维超声[39, 263, 264]。现在，许多中心在超声传感器的某个部位覆盖了一个无菌鞘，从而可以看到针从母体皮肤到目标胎儿血管的完整路径。

存在多个潜在的采样位点，由于位点固定，经脐带穿刺进入胎盘位点也通常是可见和可触及的位置。另外，脐带自由环或胎儿肝静脉也是可供选择的位点[234, 262, 263]。许多操作者倾向于使用 22G 针

头和锐角加强针，但是一些人建议使用更小的针头（如 25G）[265]。

在超声引导下经皮穿刺入胎儿血管后，抽取少量血液，使用 ZBI 型 Coulter 计数器和通道分析仪，根据血细胞比容区分胎儿血或母血，确认初始样本中存在胎儿血。用于诊断的吸血量取决于 PUBS 诊断的指征，但很少超过 5ml。

结束胎儿血液取样操作后，移出针头，行超声评估胎儿状态。所有存在 Rh 溶血风险的孕妇术后应注射 300mg Rh 免疫球蛋白。

（五）胎儿血液取样安全性

由经验丰富的手术医生进行胎儿血液取样是一个相对安全的过程，但其风险高于 CVS 或羊膜腔穿刺术，准确的风险估计是比较困难的，因为进行 PUBS 的胎儿已经存在手术适应证，其潜在风险比进行 CVS 和羊膜腔穿刺术的胎儿已有所增加。真正的对照组很难识别。PUBS 术后母体并发症很少见，包括羊膜炎和经胎盘出血[245, 266]。根据大型围产期中心的数据估计，PUBS 治疗后宫内死胎或随后的自然流产风险为 3% 或更低[236, 245, 249, 252, 262-269]，来自北美 14 个中心的合作数据采样了 1600 例不同胎龄的患者，显示未校正的流产率为 1.6%。1993 年，Ghidini 等系统综述了英国文献中发表的所有文章，以估计与 PUBS 相关并发症的发生率。他们根据发生流产的时间（28 周前或 28 周后）将流产风险进行了划分，得出结论：28 周前流产风险为 1.4%，28 周后围产期死亡风险为 1.4%（总流产率为 2.8%）[267]。作者使用在 28 周之前进行该手术的患者总数作为分母，这导致低估了 24 周前的流产率。

Buscaglia 等报道了他们对 1272 例患者施行 PUBS 的经历[269]，与手术有关的总的流产率为 2.3%；手术 48h 内胎儿宫内死亡率为 1.6%，手术两周内自然流产率为 0.7%。

1996 年一项针对两个中心 1260 例 PUBS 的研究中，Weiners 和 Okamura 报道了 12 例与手术相关的流产，总围产期流产率为 0.9%[270]。在除染色体异常和严重 IUGR 外的所有诊断中，手术相关的流产率为 0.2%（1021 例中有 2 例）。

Chinaiya 等[262] 在超过 7 年时间内对 382 例孕妇施行胎儿血液取样，孕龄从 13 周开始，382 例中有 292 例（76.4%）检测到脐静脉中的肝静脉，70

例（18.3%）行 PUBS，20 例（5.2%）行心脏穿刺术。多因素分析显示，与肝静脉（intrahepatic vein, IHV）胎儿血液取样组相比，PUBS 和心脏穿刺组的流产率增加。只有心脏穿刺术组的流产率在手术后 2 周内显著增加（$P<0.01$）。

最近 Liao 等[271] 报道了 1991 年 1 月至 2004 年 5 月一个中国中心进行的 2010 例单胎妊娠 PUBS 手术，妊娠 17—24 周出现 21 例（2.7%）自发性流产，在妊娠 25—27 周 10 例（1.9%）流产，妊娠 28—34 周无流产病例。

已有直接比较对照组和实验组流产率的研究报道，但都不是随机分组的，唯一的病例对照研究是由 Tonsong 等[241] 发表，他们跟踪了印度 1281 例行脐带穿刺术的妊娠 16—24 周女性，没有明显胎儿异常（因此不需要手术）的女性作为对照组。PUBS 手术指征为地中海贫血（61%）、快速核型分析（21%），或者两者同时存在（8.7%）。配对排除后对照组共 1029 例，实验组流产率为 3.2%，对照组为 1.8%，妊娠并发症没有显著性差异。

在此类研究中一个常见的复杂因素是，接受 PUBS 或 IHV 胎儿血液取样的患者流产率基线因适应证的不同而有很大差异[272]，超声检测异常的胎儿丢失率远高于评估因妊娠晚期预约因母体血型敏感继发溶血性疾病的胎儿或羊膜腔穿刺后确诊嵌合体的胎儿。总的来说，应假设手术相关的胎儿丢失率若非 1.5% 也最低应为 1%。

Sikovanyecz 等[273] 通过测量 221 例在行 PUBS 前后产妇血清中的 AFP 等级，对婴儿输血及妊娠结局进行分析。结果显示，胎儿输血量的最大值与平均值分别为 1.067ml 和 0.061ml。胎儿输血与术后出血时间（$r=0.174$，$P<0.01$）及手术时间（$r=0.165$，$P<0.02$）之间呈正相关。比较行于胎盘附着处和游离脐带处的 PUBS，后者出现母胎输血综合征的案例较少（$P<0.01$）。未发现任何关于母胎输血程度与妊娠结局的联系。可能导致胎儿死亡或早产的潜在胎儿并发症包括医源性感染、胎膜早破、大出血、严重心动过缓、脐带填塞或血栓形成、胎盘早剥[234]。其他研究也表明 PUBS 常与胎儿出血相关，而出血又与胎盘前置、手术时间与针穿次数相关[269, 274, 275]。

（六）多胎妊娠的胎儿血液取样

Tongprasert 等[276] 对处于（19.5±1.6）周胎龄

的 30 例多胎妊娠（29 例双胎与 1 例三胎）进行的 59 例子宫输卵管妊娠手术进行了回顾性分析，结果显示子宫输卵管妊娠成功率为 98.3%。在继续妊娠情况中，总流产率为 10.5%。然而，在术后 2 周内中无胎儿丢失。关于多胎行 PUBS 研究较少，因此很难为患者提供咨询。

（七）多胎单脐动脉血液取样

Abdel-Fattah 等[277] 报道了 29 例单脐动脉在正中行 PUBS 的案例的回顾性分析。手术对象胎龄中位数为 21 周（19—31 周）。术后 2 周内，无术源性流产，但有 1 例在无意刺伤脐动脉后发生了过长的胎心减速，自行恢复。作者认为，对于 PUBS 疗法而言，单脐动脉病例风险并不比三血管脐带病例风险更高。但是，应注意从脐静脉采血，避免刺穿脐动脉。

（八）妊娠早期胎儿血液取样

Chan 等[278] 报道了 18 例早期终止妊娠的胎儿，平均孕周 10^{+0} 周（7^{+2}—13^{+4} 周）的超声引导下或胎儿镜引导下胎儿血液取样。这项研究的目的是为了确定妊娠早期胎儿血液取样的可行性，以分离和病毒转导人类胎儿间充质干细胞用于遗传血液病的体内基因治疗。胎儿镜引导的 6 例手术中 4 例成功，超声引导下 12 例手术有 8 例成功，在妊娠早期没有足够的胎儿血液取样经验，因此，不能就该手术的安全性作出评论。

四、心脏穿刺术

胎儿心脏穿刺术是一种很少操作的手术，是通过经皮针头进入胎儿心脏从而进入胎儿循环。最近的研究中，Sarno 和 Wilson[279] 报道了心脏穿刺术的指征，包括 PUBS 失败、血管内输血后胎儿停搏宫内复苏和减胎手术。并发症和 PUBS 相似，但增加了心包积血、房室瓣损伤、大血管损伤、肺部创伤和传导系统中断。作者认为心脏穿刺术可以作为进入胎儿血液循环的诊断治疗替代手段。

虽然尚未有随机性研究，Sarno 和 Wilson[279] 认为心脏穿刺术的手术相关并发症风险率比 PUBS 高，患者咨询时应说明心脏穿刺术可能对胎儿带来的益处要超过对胎儿和母亲带来的风险。

第 10 章　神经管缺陷的产前诊断
Prenatal Diagnosis of Neural Tube Defects

Aubrey Milunsky　著

严智强　安建婷　张嘉琪　译

羊水（amniotic fluid，AF）能够同时提供生长促进性和生长保护性因子、提供用于诊断的样本资源、作为反映胎盘功能的指征、作为胎儿营养来源、作为容纳胎儿废物的溶液、反映环境毒素和药物暴露情况、作为干细胞来源，同时为胎儿提供防止机械损伤的缓冲、提供胎儿"运动"的空间，反映胎儿的吞咽能力、成熟度、肾功能及母体疾病，在人类生物学中占据着独特的地位。本章的重点是利用羊水进行神经管缺陷（NTD）的产前诊断。

羊水甲胎蛋白（amniotic fluid α-fetoprotein，AFAFP）和乙酰胆碱酯酶（acetylcholinesterase，AChE）检测已经成为产前诊断 NTD 的标准生化分析方法。

一、甲胎蛋白的生物学特征

人类甲胎蛋白（AFP）于 1956 年被确定为一种胎儿特异性球蛋白，其许多物理和化学性质已被明确。人类 AFP 与白蛋白在分子量（约 69 000）和电荷上相似，但初级结构不同，抗原性也截然不同。AFP 的初级结构已知[1]，该基因位于 4 号染色体长臂（4q）[2]。AFP 是一种糖蛋白，以多种形式存在，具有不同的净电荷。

AFP 由胎儿卵黄囊、消化道和肝脏合成，在妊娠 29 天即可检测到 AFP[3]。胎儿肾脏和胎盘都可以产生微量的 AFP，但主要由胎儿肝脏生成。胎儿血浆 AFP 浓度在妊娠 10—13 周达到峰值，约为 3000μg/ml[4]。胎儿血浆 AFP 浓度从 14—32 周呈指数下降，之后以更快的速度下降，直到足月[5]（图 10-1）。妊娠 32 周时，血浆 AFP 浓度约为 200μg/ml。胎儿血浆 AFP 浓度呈指数下降主要是由于胎儿血容量增加所产生的稀释作用及胎儿合成 AFP 的数量减少导致[6]。妊娠 32—34 周后，AFP 的合成量显著降低。胎儿血浆中的 AFP 进入胎儿尿液，并由此进入羊水[4]。与其他蛋白质不同，AFAFP 的主要来源可能是胎儿尿液[7]，羊水中 AFAFP 的浓度在妊娠早期较高，而在妊娠晚期较低。AFAFP 在妊娠 12—14 周达到峰值，之后在妊娠中期以每周约 13% 的速度下降[9]，最后几乎无法检测（图 10-1）。胎儿血浆与羊水中 AFP 浓度比为（150~200）：1[4, 6]，且胎儿血浆与羊水中 AFP 的浓度变化模式相似。胎儿血清和母体血清浓度比值约为 50 000：1[10]。因此，只要少量胎儿血液混入羊水，就会提高羊水和母体血清 AFP（maternal serum AFP，MSAFP）的浓度，可能会导致错误的诊断结果。

母体妊娠期血清或血浆中的 AFP 浓度早在妊娠第 7 周就高于非妊娠期浓度[11]。MSAFP 浓度远低于 AFAFP 浓度（图 10-1），MSAFP 在妊娠 28—32 周达到峰值。羊水和胎儿血清中 AFP 浓度下降，MSAFP 则明显上升，这可能是由于随着妊娠时间增加，胎盘对于胎儿血浆蛋白的通透性增加，因此胎儿质量和 AF 含量增加；而母体血量相对不变，因此 AFAFP 的运输对 MSAFP 的影响很小。Hay 等[12]指出，胎儿出生体重较大与 MSAFP 较晚达到峰值相关，且当胎儿为女性时，峰值出现在妊娠早期。

通常情况下，新生儿血浆 AFP 浓度迅速下降，

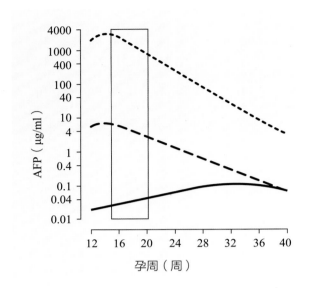

▲ 图 10-1　妊娠期间胎儿血清、羊水和母体血清甲胎蛋白（AFP）的浓度变化

AFP 值（μg/ml）对数值随妊娠周数的变化图；胎儿血清、羊水和母体血清甲胎蛋白水平分别用点线、虚线和实线表示；矩形内的区域为第 15—20 孕周；修改自 Seppala M. Fetal pathology of human "alpha" –fetoprotein. Ann N Y Acad Sci, 1975, 259:59[5]。

出生 5.5 天时 AFP 浓度下降一半，8 个月时浓度达到成年水平（1～2ng/ml）[13]。虽然成年血浆中 AFP 的浓度极低，约为出生时浓度的 1/20 000[6]，但出生后 AFP 的合成并未完全停止[14]。妊娠期 AFP 可能对维持妊娠或胎儿的健康不是必需的。曾报道有 2 例新生儿具有严重的 AFP 缺乏，但 AFP 缺乏对妊娠或婴儿无不良影响。在这些报道中，妊娠中期 AFAFP 浓度均＜0.5ng/ml。通常认为先天性 AFP 缺乏与不良生产及胎儿结局无关，但在筛查唐氏综合征时，仍应将极低或检测不到的 MSAFP 浓度纳入考虑。一项包括近 84 万例接受常规产前筛查的孕妇的报道中，8 例（1/105 000）未检测到 MSAFP（定义为＜2μg/ml）[16]。

二、羊水甲胎蛋白

世界范围内对 AFP 的众多认识使得 AFP 成为胎儿疾病的关键诊断指标，尤其是脊柱裂（spina bifida，SB）[17, 18]。美国医学遗传学与基因组学学会于 2019 年修订了羊水检测 NTD 的技术标准和

指南[19]。在 10 万例 AFAFP 妊娠检测的实践经验中，AFAFP 浓度升高的案例中约 66.9% 有 NTD 或其他严重的先天性缺陷[17]（表 10-1）。在 10.5% 的病例中，胎儿血液混合物被认为是导致 AFP 浓度升高的原因，而在另外 3.2% 的病例中，除了检测不到的胎儿血液混合物这一可能外，无明确解释。

由于 NTD 的闭合和（或）胎儿血清 AFP 浓度的降低，在妊娠 24 周时进行 AFP 浓度测定可能会呈现正常 AFP 水平。20 例此类病例（2 例无脑畸形，18 例 SB）的 AFAFP 值正常，但 AChE 阳性。因此，对于在妊娠晚期的疑似 NTD，羊水检测应聚焦于 AChE 而非 AFP 上。在一项包含 14 项研究的综述中，唐氏综合征（DS）胎儿的 AFAFP 浓度中位数为 0.69MoM[20]。用于 DS 血清筛查的其他标志物——游离雌三醇、人绒毛膜促性腺激素（hCG）总量和 hCG 的游离 β 亚单位浓度中位数分别为 0.5、1.7 和 2.10[21, 22]，这与它们在母体血清中的浓度值相似。单独使用 AFAFP 检测开放性 NTD[9] 灵敏度为 98%，同时使用 AChE 则可提高至 99% 以上[9]。但胎儿血液的污染会降低检测灵敏度，并且无法进行校准以确保可靠性。

先前关于 AFP 和 AChE（见下文）的研究表明，开放性 NTD 的检出率高达 98%，在血清 AFP 浓度升高的女性中，假阳性率为 0.4%[23, 24]。但产前检测 NTD 时，高分辨率超声波几乎已经取代了这两种检测方法。早期非特异性柠檬型头部（柠檬征）、香蕉型小脑（香蕉征）和后期出现的脑室肿大特征构成了超声诊断的关键指标[25]（见第 17 章）。一份报道中，高分辨率超声检测这些缺陷的灵敏度为 100%，而使用 AFP 和 AChE 检测的灵敏度仅为 22%～77%[26]。然而，由于羊水过少或母亲肥胖，以及胎儿宫内体位影响，前脑膨出和骶骨 SB 可能会被漏诊[27]。

由于 NTD 可能与多种染色体异常相关，检测到 MSAFP 浓度升高后，同时使用高分辨率超声和羊膜腔穿刺检测仍然是最保险的检测策略[18]。此外，对于胎儿染色体异常或者不良妊娠高风险的情况，约有 2/3 会出现 MSAFP 升高[28]。妊娠早期 MSAFP 升高提示可能有缺血性胎盘疾病[29]。大约 5% 的 SB 病变是闭合性的，不能通过生化方式检测到，但通常可以通过超声波检测到，这个比例构成了预期的

表 10-1 10 万例妊娠 24 周检测羊水甲胎蛋白（AFAFP）浓度升高后的妊娠结局[18]			
结　果		AFAFP≥5SD（%）	AFAFP 3～5SD（%）
畸形	神经管缺陷	355[a]（45.6）	15[b]（7.7）
	其他缺陷	166[c]（21.3）	11[d]（5.6）
正常结局	胎儿血液阳性	82（10.5）	59（30.3）
	未检测胎儿血液	25（3.2）	51（26.2）
	胎儿血液阴性	44（5.6）	47（24.1）
	选择性流产（正常胎儿）	10（1.3）	
	胎儿死亡	97（12.5）	11（5.6）
	死胎	1（0.5）	
	总计	779（0.78）	195（0.2）

a. 无脑畸形（154）、脊柱裂（175）、脑膨出（17）、无脑畸形（2）、脑膨出（1）、Meckel 综合征（6）；b. 脊柱裂（14）、Meckel 综合征（1）；c. 染色体缺陷（35）包括 21 三体、18 三体、13 三体和 8 三体；45, X；4, X/46, XX, 47, XXY；腹壁缺损（82）；水囊状淋巴管瘤（8）；先天性肾病（3）；其他缺陷：多种疾病（4）；梨状腹综合征（3）；羊膜带综合征（4）；双胞胎死亡（3）；胎儿水肿（5）；肾盂积水（2）；骶尾部畸胎瘤（2）；鼻咽畸胎瘤（2）；胎儿无心脏（1）；持续性肺动脉高压（1）；非特异先天异常（1）；小头畸形（1）；Noonan 综合征（1）；颈部囊肿（1）；错构瘤（1）；皮肤损伤伴随双胎消失综合征（1）；绒膜血管瘤（1）；腹水（1）；脑积水（1）；短脐带（1）；d. 染色体缺陷（6）；脐膨出（4）、多重异常（1）；（见"额外参考文献"）；引自 Van Dyke D, Milunsky A. Amniotic fluid constituents, cell culture and neural tube defects. In: Milunsky A, Milunsky JM. Genetic disorders and the fetus: diagnosis, prevention, and treatment, 7th edn. Hoboken, NJ: John Wiley & Sons, 2016.

假阴性率。脑膨出也是常见的闭合性病变。

（一）多胎妊娠

由于多胎中畸形的风险增加，其中包括双胎患 NTD 的风险[30]，以及孪生过程可能会影响 NTD，因此在评估结构缺陷时需要谨慎对待（见第 17 章至第 19 章）。对于开放性 NTD 或胎儿死亡情况下的异卵双胎或三胎，作者和其他研究者[31-33]反复观察到患病胎儿羊水中的 AFAFP 和 AChE 含量升高，而未患病双胞胎的含量测定结果正常。也有其他研究发现偶有例外情况，即 NTD 或胎儿死亡情况不一致的异卵双胞胎的羊水中的 AFAFP 和 AChE 均增加[20, 33]。

（二）无 NTD 情况下 AFAFP 水平升高（或降低）的原因

AFAFP 水平升高而 AChE 水平不升高的情况下，妊娠的风险增加[34]。在许多伴随羊水渗漏的胎儿缺陷中可见 AFAFP 水平升高（表 10-2）。其观察值可能受胎儿血液混合物干扰。由于胎儿血液情况可能与某些缺陷有关，因此对于所有不明原因的 AFAFP 升高的病例，建议采用高分辨率超声进行检查。

正常妊娠过程中，AFP 主要通过胎儿尿液进入羊水[7]。而当胎儿一旦出现开放性 NTD 和脐膨出等皮肤缺陷情况，含有 AFP 的血清就会进入羊水，导致 AFP 浓度增加[18]。其他引起胎儿蛋白尿的疾病（如先天性肾病）也可能导致 AFP 水平升高。Heinonen 等[35]报道的 44 例孕有先天性肾病胎儿的孕妇中，43 例 MSAFP 水平升高后出现 AFAFP 升高。AFAFP 水平为 5.1～43.5MoM；其检测灵敏度为 100%，特异度为 99%。未计入的 1 个病例为 MSAFP 筛查结果正常。由 *CRB2* 基因变异引起的一种类似芬兰型先天性肾病的表型，其特征

妊娠结局	作者研究		已发表研究		综合研究（总数）	
	妊娠数量	AChE+ve（%）	妊娠数量	AChE+ve（%）	妊娠数量	AChE+ve（%）
先天无脑畸形 / 露脑畸形	121[a]	121（100）	638	636（99.7）	759	757（99.7）
枕骨裂脑露畸形		121（119,1,1）				
开放性脊柱裂	169[b]	167（98.9）	483	481（99.6）	652	648（99.4）
脑膨出	24	13（92.9）	11	11（100）	35	24（68.6）
脐膨出 / 腹裂 / 开放性腹壁缺损	101	45（44.6）	102	69（67.7）	203	114（56.2）
水囊状淋巴管瘤	16	12（75.0）	11	7（63.3）	27	19（70.4）
Meckel 综合征	0[c]	5（83.3）	1	1（100）	7	6（85.7）
其他严重缺陷	61	31[d]（50.8）	34	7（20.6）	95	38（40.0）
先天性肾病	3	0（0）	1	0（0）	4	0（0）
胎儿死亡	43	28（65.1）	96	47（50.0）	139	75（54.0）
明显正常胎儿选择性流产	10[c]	2（20.0）	3	2（66.7）	13	4（30.8）
明显正常新生儿	378	32（8.5）	235	15（6.4）	613	47（7.7）
AFP 升高总例	922	456（49.5）	1612	1276	2534	1732（7.7）
正常 AFP 和正常儿童	820	9（1.1）	5363	10（0.2）	6183	24（0.4）

表 10-2 定性凝胶乙酰胆碱酯酶（AChE）和高甲胎蛋白（AFP）检测神经管缺陷的有效性（妊娠周数＜24 周）

a. 2 例 AFP 正常，AChE 阳性；b. 1 例 AFP 正常，AChE 阳性；c. 1 例 AFP 正常，AChE 阳性；d. 鼻咽畸胎瘤（2），骶尾骨畸胎瘤（2），羊膜带综合征（2），18 三体（3），13 三体（1），45XO（1），多重先天性异常（3），脑积水及多发性骨折（1），脑积水（大量出血）（1），小头脑疝（1），双胎死亡（3），胎儿无心脏（1），双胎皮肤病变和不完全（1），腹部积水（2），胎儿水肿（4），阴囊积水（1），选择性流产——扩张引流，无胎儿（2）

是 MSAFP 和 AFAFP 水平升高及脑室肿大和脑积水 [36]。该综合征的胚胎着床前遗传学检测有相关报道 [37]。如胎儿正常，则 2 周后的第二次羊膜腔穿刺中，在 AChE 阴性的情况下，AFAFP 水平可能会明显下降；如存在先天性肾病或其他严重缺陷，AFAFP 水平可能会上升。影响吞咽的疾病（如食管或十二指肠闭锁）可能会减少 AFP 的分泌，或者通过胆汁分泌物反流而使 AFAFP 的浓度升高。

虽然胎儿肾脏发育不全可能与 AFAFP 浓度低或 AFAFP 缺乏相关，但作者和其他研究者 [17, 38] 发现其 AFAFP 浓度是正常的。

丹麦一项对 234 例脊柱裂的研究中发现，其核型异常并不罕见 [39]。可能与 Turner 综合征或 DS（以及其他疾病）相关的水囊状淋巴管瘤，也可能在无任何染色体异常的情况下发生（见第 11 章、12 章、14 章和 17 章）。一项对 142 例水囊状淋巴管瘤超声检测病例的综述显示，58% 的患者患有 Turner 综合征，28% 的患者有各种染色体缺陷，22% 为正常核型[40]。此外，该情况下无论 AChE 阳性与否，AFAFP 水平都会升高，这可能是因为检测时意外抽取了囊液，而不是因为胎儿血清渗出[18]。水囊状淋巴管瘤在核型正常的情况下可能会自行消失，并使新生儿结局正常[41]。尽管如此，最初的检测应使用详细的超声检测并评估胎儿、核型和家族史[42, 43]。AFAFP 水平升高与脐膨出或开放性腹壁缺损有关，至少有 67% 的病例中 AFAFP 水平升高。作者的数据结果和其他数据结果[17, 44]都表明，在明确排除胎儿血液污染对 AFP 水平升高影响的情况下，胎儿有 NTD 或其他严重先天性缺陷的风险约为 2/3，并非所有骶尾骨畸胎瘤的胎儿都有 AFAFP 升高或 AChE 阳性[45]。

Bartter 综合征是一种常染色体隐性遗传病，以严重多尿（包括胎儿）导致羊水过多为特征，报道显示其 AFAFP 水平较低[46]。

尽管在已知 AFAFP 水平升高和 AChE 存在的情况下，产科超声专家也可能会漏诊 NTD。孕妇肥胖、胎位和多胎妊娠是检测不到 NTD 的关键原因。小型骶骨 NTD 最常被漏诊。也可能存在其他未能检测的缺陷（框 10-1）。考虑到 AFP 检测的精确度，当 AFAFP 升高（在无胎儿血液的未离心样本中存在或不存在 AChE 时），即使患者在进行靶向超声检测时未发现明显异常，也不能判定为一切正常。在一组 263 例 AFAFP 升高而超声检查正常的胎儿中，11 例（4.2%）有闭合性中枢神经系统缺陷（5 例有脑积水，2 例有 Dandy-Walker 畸形，2 例有先天性肾病，1 例有气管食管瘘，1 例有轻微脐膨出）[47]。

Meckel-Gruber 综合征（MKS）是一种严重的罕见常染色体隐性遗传纤毛病，在欧洲的发病率为 2.6/100 000[48]。已知有 17 个以上的基因及其突变与 Joubert 综合征等临床纤毛病相关[49-53]。多基因起源解释了广泛的临床变异，主要包括多囊肾、脑膨出或中枢神经系统畸形、肝纤维化和足后多趾畸形。患病胎儿的羊水中不一定出现 AFAFP 水平升高或 AChE 存在的情况。孕前和妊娠中期的超声检查可能仍是产前诊断的首选方法[51]。

对于仍不能确诊的病例，可采用全外显子组测序[52]或使用一组 MKS 基因 panel 进行二代测序。终止妊娠后，应通过分析 MKS 基因来指导未

来妊娠，并在各家系中追踪突变。其他罕见原因包括染色体微缺失[53]，单亲二倍体[54]和 17 三体[55]，它们都涉及一个 MKS 基因。在一个已知纯合子 *TMEM67* 基因突变的家系中，已经完成了该综合征的着床前遗传学检测[56]。（见第 2 章）

（三）问题和缺陷

1. 尿液抽吸　过去我们注意到羊膜腔穿刺时，约 1/2000 的案例有母亲尿液被误吸到羊水的情况，但现在很少发生。因为大多数情况下患者在之前的超声检测中被要求膀胱充盈。对于超声引导的羊膜腔穿刺，有人倾向于在手术过程中保持膀胱充盈。如作为羊水提交的样本化验中没有发现 AFP，通常首先怀疑是尿液，产科医生在做羊膜腔穿刺时，应将适量羊水立即滴入用于测定 pH、蛋白质和糖的试纸中进行检测以避免该问题。Duncan[57] 建议在羊膜腔穿刺前立即检测排尿，并将该试纸与另一试纸上滴几滴羊水进行比较。至少有 2 例存在将孕妇尿液当作羊水诊断导致无脑畸形和开放性 SB 的检测失败的案例[58, 59]。

2. 棕色或绿色羊水　之前的研究显示，妊娠中期检测中存在 1.6% 的变色羊水。当棕色羊水与 AFP 升高相关时，妊娠结局不佳的可能性极高（93.6%）。Seller 的检测经验[60]与该结果也十分相似。相反，妊娠中期，棕色羊水纤维变性与 AFP 升高不相关时，似乎并不能预示妊娠不健康[61]。早期宫内出血和由此产生的血液分解产物可能是导致羊水变色的原因。

分光光度扫描显示绿色羊水通常是胎粪所致。据 Allen[62] 报道，妊娠中期羊水呈现绿色的概率为 1.7%，相关死亡率为 5.1%。羊水胎粪在超声上表现出特征性的分层效应[63]。

三、羊水乙酰胆碱酯酶

神经源性 AChE 检测[64]是产前诊断开放性 NTD 的重要辅助手段。最常见的检测方法是聚丙烯酰胺凝胶电泳（polyacrylamide gel electrophoresis，PAGE），根据 AChE 和非特异性胆碱酯酶在凝胶中的流动性，可以将其区别开来。AChE 表现为具有一个移动更快的第二条带，可以通过添加特定的抑制药（BW284C51）来抑制。正常羊水则有一个单

框 10–1　可能与羊水甲胎蛋白（AFAFP）和（或）乙酰胆碱酯酶（AChE）升高相关的胎儿疾病

可能的机制 / 疾病

通过皮肤渗漏
- 神经管缺陷——脑畸形、脊柱裂、脑膨出、露脑畸形、枕脑畸形
- 前腹壁缺损——脐膨出、腹裂、胸腹缺陷、体轴异常
- 膀胱（泄殖腔）外翻
- 大疱性表皮松解症
- 先天性表皮发育不全
- 染色体缺陷——21 三体、18 三体、13 三体、8 三体；45X、45X/46XX、47XXY
- 水囊状淋巴管瘤（见正文）
- 颈部囊肿
- 梨状腹综合征
- 正中腭裂
- 头皮缺损
- 羊膜带综合征
- 死胎（自溶）
- 孪生伴双胎死亡
- 无心双胎
- Meckel 综合征
- 纸样胎儿
- 积水 / 胎儿腹水
- 淋巴管扩张
- 膀胱颈梗阻（大面积扩张和死亡）
- 尿道缺失
- Rhesus 溶血病
- 藏毛窦
- 骶尾部畸胎瘤
- 错构瘤

尿路渗漏
- 先天性肾病
- Denys-Drash 综合征
- 肾盂积水
- 多囊肾病 [a]

胎盘来源渗漏
- 羊水中含胎儿血液
- 葡萄胎
- 脐带血管瘤

肺源性渗漏
- 肺囊性腺瘤样畸形

受损肠道甲胎蛋白清除或渗漏
- 咽畸胎瘤
- 食管闭锁
- 十二指肠闭锁
- 环状胰腺
- 肠闭锁

"渗漏"位置不明
- 多重先天性缺陷
- 脑积水
- Dandy-Walker 畸形
- 气管食管瘘
- 疱疹病毒感染（母体）伴胎儿肝坏死
- Noonan 综合征
- 法洛四联症

其他参考文献可在此书的先前版本中找到；见"额外参考文献"

a. 未检测到 AChE

一的、移动缓慢的非特异性胆碱酯酶带。

AFAChE 检测的经验

一个对 20 项联合研究的综述中，无脑畸形、全部和脑膨出的检出率分别为 98.6%、95.5% 和 95.2%[23]。将其与第二项合作研究报道[9] 及作者自己的经验得出的概率[65] 进行比较（表 10–2）。一些研究的病例选择标准略有不同，选择 AFAFP 高出平均值 2.5～3 倍 SD 或≥2.5MoM 作为标准。尽管存在此类差异，对无脑畸形和 SB 的总检测效率分别为 99.7% 和 99.4%，脑膨出只有 68.6%。临床医生在羊膜腔穿刺之前需要明确总体检测和实际假阳性率（表 10–2 和表 10–3）。

PAGE 测定 AFAChE 的精确度取决于胎龄。妊

娠 12 周时羊水样本的假阳性率为 4.3%～33.3%[67-70]。未被污染的羊水样本的假阳性率为 0.22%（表 10-3）。

24 周后假阳性和假阴性率也有所增加[23]。假阴性的 AFAChE 很少发生在开放性 NTD 中[71, 72]。胎儿死亡后，凝胶中经常可以看到 AChE 带，有时可与开放性 NTD 看到的 AChE 带的模式进行区分[73, 74]。绝大多数与 AFAFP 升高相关的疾病（表 10-4）也可能检测到 AChE 活性。部分开放性病灶在妊娠晚期合闭，从而导致少数案例显示 AFAFP 正常，未检测到 AChE。目前混入胎儿血液的问题通常可通过高分辨率超声检测解决（见第 17 章）。Sepulveda 等[69]回顾性统计了 1737 例羊水样本，用于染色体研究，其中也包括 AFP 和 AChE 检测，其在 25 例中观察到 AFAFP 升高和（或）AChE 阳性的情况。

高分辨率超声检查正确识别了所有 18 个胎儿的缺陷和相关 AFAFP 升高和（或）AChE 阳性。剩下 7 个胎儿中未发现异常，出生后一切正常（假阳性率为 0.4%）。作者指出，对于羊膜腔穿刺术前使用高分辨率超声检查的检测中心，这些生化检测不会带来成本收益，其他研究者也表达了类似的观点[34]。

联合检测中，有 56.2% 的病例通过 AFAFP 和 AChE 检测到腹壁缺损但未区分脐膨出与腹裂（表 10-2）。如同其他缺损，这些病例中 AChE 的存在可能反映了胎儿血浆的渗出[75]。对于腹壁缺损，肠神经丛分泌的 AChE 和肠肌细胞分泌的丁酰胆碱酯酶可能用于解释 PAGE 阳性结果。通常，高 AChE 和低丁酰胆碱酯酶活性是开放性 NTD 的羊水特征；相反，当 AFAFP 升高，AChE 阳性或阴性时，通常发生开放性腹壁缺损。因此不论是否发现阳性 AChE，当发现 AFAFP 升高时，建议立即进行超声检查，以精确诊断和区分腹裂和脐膨出（见第 17 章）。高达 76% 的脐膨出胎儿还伴有其他相关的缺陷，包括智力障碍。而在腹裂患者中，伴有其他缺陷的比例约为 28%（主要是肠道闭锁）[76-78]。研究者指出，即使在检测到 MSAFP 水平升高的情况下，妊娠中期超声检查仍可能漏诊脐膨出。在 MSAFP 水平升高的女性中不建议放弃 AFAFP 和 AChE 的检测。27%～30% 的病例中报道了异常核型伴随脐膨出[76-78]。相反，腹裂很少与异常核型相关。

6183 例 AFAFP 检测正常后出生的正常儿童中，有 24 例（0.4%）联合诊断中（表 10-2）显示 AFAChE 阳性[79-84]。一项对 1300 例羊水的研究中[85]，9 例（0.7%）发现了微弱的 AChE 条带，均与先天缺陷无关。羊水中的胎儿血液污染可以较好

表 10-3 应用羊水甲胎蛋白检测神经管缺陷后的实际假阳性率

参考文献	妊娠数量（例）	假阳性率	
		经过一次羊膜腔穿刺（%）	经过两次羊膜腔穿刺（%）
英国合作研究[9]	13 490	0.48	0.2[a]
Milunsky[65]	20 000	—	0.06
Crandall 和 Matsumoto[44]	34 000	—	0.9[b]
Aitken 等[66]	3244	1.8	0.4[b]
Milunsky 未发表的累积数据[18]	100 000	—	0.01[b]
Loft 等[23]	9964	0.23[b]	—
Guibaud 等[67]	18 000	0.05[b]	—
Crandall 和 Chua[68]	7440	0.1	—
Sepulveda 等[69]	1737	0.4	—

a. 估计值；b. 使用 AChE 检测

地解释一些现象，AChE 的来源是胎儿血清[86]。除了胎儿血液污染的问题，在分离羊水细胞的过程中，错误地将胎牛血清引入羊水中，可能会导致出现 AChE 假阳性的错误。这样一来，牛的 AChE 无法与人的酶区分开来。AChE 协同研究[71]表明 AFAFP 升高的女性和 AChE 阳性的女性更有可能孕有严重缺陷的胎儿（表 10-4）。一份关于 2 例食管闭锁胎儿的报道中，羊水正常的 AFAFP 情况下出现了难以解释的 AChE 阳性[86]。1 例气管食管瘘胎儿 AFAChE 阴性。尽管 AChE 检测也是非特异性的，但与 AFP 相比，它的主要优势在于不依赖于妊娠年龄，尤其是在妊娠中期。由于它需要抑制药进行二次试验，因此它比 AFP 有更高的灵敏度。但使用抑制药对实验人员有一定风险，与 AFP 相比，其效率更低，成本更高。在发达国家，妊娠早期和中期高分辨率超声检测已经在很大程度上取代了 AChE 测定。

四、使用 AFAFP 和 AChE 进行 NTD 产前诊断的建议

- 应该向患 NTD 胎儿风险增加的夫妇提供遗传咨询、高分辨率超声和羊膜腔穿刺术。

- 排除胎儿 NTD 不应依赖于 MSAFP 筛查。
- 高风险患者的羊水应同时检测 AFP 和 AChE，并培养细胞以进行 DNA 染色体芯片检测。
- 应对所有 AFP 浓度值≥ 2MoM 的羊水样本进行 AChE 测定（一些中心使用≥ 1.85MoM）。
- 羊膜腔穿刺前，必须立即进行准确的超声胎儿孕周评估，因为 AFAFP 水平在妊娠中期平稳下降。
- 妊娠 15—16 周时应进行超声和羊膜腔穿刺术。
- 最好在羊膜腔穿刺时将 1ml 的羊水直接放入小管中，用于未离心样品的 AFP 和 AChE 测定。
- 如果样本中含有新鲜血液，产科医生应丢弃前 1～2ml 羊水，以尽量减少对 AFP 和 AChE 测定分析的干扰。
- 为了排除意外得到尿液的可能性，应在羊膜腔穿刺时在尿试纸上滴 1～2 滴羊水样本。
- 如羊水中含有胎血，且 AFP 水平升高和超声检查正常，建议在 7～10 天内进行第二次羊膜腔穿刺术。
- 以任何原因获得的羊水样本都应检测 AFP。
- 每个接受羊水的实验室必须首先制订每个妊娠周期的正常 AFP 范围标准，并能提供准确可靠的结果，包括 MoM 或高于平均值的 SD 值

表 10-4　甲胎蛋白（AFP）和乙酰胆碱酯酶（AChE）检出阳性后胎儿患开放性脊柱裂（SB）的概率

SB 的出生发病率	进行羊膜腔穿刺术的原因	SB 胎儿的概率	
		AChE 检测之前	AChE 检出阳性之后
1/1000	母体血清 AFP 升高	9 : 1	144 : 1
	有过 NTD 病史的婴儿	2 : 1	32 : 1
	其他	1 : 4	4 : 1
2/1000	母体血清 AFP 升高	18 : 1	288 : 1
	有过 NTD 病史的婴儿	5 : 1	80 : 1
	其他	1 : 2	8 : 1
3/1000	母体血清 AFP 升高	26 : 1	416 : 1
	有过 NTD 病史的婴儿	7 : 1	112 : 1
	其他	2 : 3	16 : 1

引自 After Collaborative Acetylcholinesterase Study. Amniotic fluid acetylcholinesterase electrophoresis as a secondary test in the diagnosis of anencephaly and open spina bifida in early pregnancy. Lancet, 1981, i:321.[71]

范围。

- 在 AFAFP 升高的血样中，应检测胎儿血红蛋白。

- 应该制订明确的书面原则，明确需要自动进行 AChE 分析的 AFP 水平。

- 如果 AFAFP 值高于最高阈值（通常 $\geqslant 2MoM$），在作出任何终止妊娠的决定之前，应寻求明确证据。如果超声检查未发现胎儿异常或芯片检测结果正常，即使第一个样本也是 AChE 阳性，也应考虑在 7～10 天内进行第二次羊膜腔穿刺术。这个过程也应避免样品混淆。

- 如发现任何异常化验结果，实验室和医生之间，以及医生和患者之间应进行直接和快速的沟通。

- 当发现或怀疑胎儿有缺陷或实验结果需进一步解释时，应敦促夫妇进行遗传咨询。

- 在观察到不明原因的 AFAFP 升高（伴或不伴 AChE 阳性），以及正常的高分辨率超声报道后，如果夫妇未充分了解无明显解剖学或其他异常的胎儿可能流产，则不应终止妊娠。

- 仅 AFAFP 值高而 AChE 为阴性的情况下，可能需要通过至少 12 个基因的二代测序来诊断常染色体隐性致死先天性肾病综合征 [87-90] 或可以选择全外显子组测序。如果终止妊娠，诊断结果仍无法确定，应确保将肾组织进行电子显微镜检查并进行进一步的基因分析。该疾病表现为肾小球近端小管腔和肾小囊内明显扩张，足细胞足突融合。

- 必要时，胎儿组织应冷冻保存，以进行先天性肾病基因的 DNA 突变分析，以便进行诊断和随后的产前或着床前遗传学检测。

五、其他检测神经管缺陷的技术

AFAFP 和 AChE 的辅助应用，结合超声检查，可获得极高的准确性。任何新的检测方法，若要取代 AFAFP 和 AChE 两种生化分析，则需证明该方法具有超越 AFAFP 和 AChE 的额外价值。尤其是当新的检测方法如果能够实现特异性，不受胎龄变化影响，避免母体或胎儿血液污染对羊水的影响，并避免正常和异常范围之间的显著重叠，将会具有明显的优势。之前综述的诊断方法均被证明无以上优势 [17]。

六、神经管缺陷的一级预防

（一）遗传咨询

鉴于 NTD 的病因不同，提供遗传咨询时应格外谨慎（见第 1 章）。然而，通过风险咨询对 NTD 进行一级预防是极其有限的，因为大约 95% 的患儿的母亲此前未有过此类不良生育史。中国 851 例服用叶酸和不服用叶酸补充药的孕妇的复发率分别为 1.5% 和 2.6% [89]。南卡罗来纳州的一项研究中，这一比例分别为 0.4% 和 8.5% [90]。

多基因起源的 NTD 先证者的直系亲属复发风险接近人群发病率 [91]。然而，在评估复发风险时存在许多混杂因素。这些因素包括：一些国家 NTD 的发病率上升 [92-97]（见下文）、种族差异、上升的糖尿病和肥胖症发病率 [98-101]，以及时间和空间变化。因此，表 10-5 中的风险数字范围虽然提供了一些指导，但考虑到叶酸补充药的广泛使用，仍需修订。NTD 的复发风险与病因直接相关。一项关于叶酸预防 NTD 的随机试验的 Meta 分析得出结论：妊娠前服用叶酸补充药的女性，其复发率降低了 87% [102]。

要获得全世界一致适用的具体风险数值是十分困难的。病因的异质性、叶酸的使用、种族、民族、地理、教育、母亲年龄因素及糖尿病和肥胖症的流行都影响着上述过程。所有专家建议向有一个或多个患儿的女性提供产前调查。类似的共识是，如果孕妇的兄弟姐妹曾有过患儿，则可为他们提供高分辨率的超声检查。因为如果一男性有过一个 NTD 患儿，那么他兄弟姐妹有患儿的风险较高，所以建议对他们的伴侣进行超声检查。类似的情况也适用于患儿父母双方的表兄妹。所有这些家系成员都应得到遗传咨询，并告知风险和选择。在有经验的中心，MSAFP 筛查和靶向超声研究这些家系成员可能是有效的。患有 SB 的母亲生下患有 NTD 患儿的风险为 0.5%～1% [103, 104]。

针对 NTD 的爱尔兰家系的研究中 [116, 117]，母方的阿姨和舅舅比父方的姑姑和叔叔贡献更高的先天缺陷风险（尤其是 NTD 和心脏缺陷）。同样，不良妊娠结局（包括早产、流产和死产）受母方影响也比父方多。作者警示验证性研究是必要的。

同时还需考虑其他变量。先天性脊椎异常可累及单个或多个脊椎骨，并可能影响骨骼的任何部

家族病史	NTD 风险		
	美 国	英 国	加拿大
之前有过 1 个 NTD 患儿	1.4～3.2	4.6～5.2	2.4～6.0
之前有过 2 个 NTD 患儿	6.4	10～20	4.8
之前有过 3 个 NTD 患儿	—	21～25	—
患病父母和 1 个患 NTD 的兄弟姐妹	见文本	3	4.5
患病父母和 1 个患 NTD 的兄弟姐妹	—	13	—
所有的近亲	0.26	0.06	—
所有的母方表亲	—	—	0.9
所有的父方表亲	—	—	0.5
母方患病侄子和侄女	0.99	—	0.6～1.3
1 例脊椎异常患儿	—	3～7	—
1 例脊柱闭合不全患儿	—	4	—
1 个兄弟姐妹和 1 个二级亲属患病	—	9	—
1 个兄弟姐妹和 1 个三级亲属患病	—	7	—

表 10-5 神经管缺陷（NTD）的家族史风险 [105-115]

引自 Carter CO, David PA, Laurence KM. A family study of major central nervous system malformations in South Wales. J Med Genet, 1968, 5:81.[105]; Owens JR, Simpkin JM, Garris F. Recurrence rates for neural tube defects. Lancet, 1985, i:12.[106]; Carter CO, Roberts JA. The risk of recurrence after two children with central nervous-system malformations. Lancet, 1967, i:306.[107]; Smith C. Implications of antenatal diagnosis. In: Emery AEH, ed. Antenatal diagnosis of genetic disease. London: Churchill Livingstone, 1973:137.[108]; Elwood JM, Elwood JH. Epidemiology of anencephalus and spina bifida. Oxford: Oxford University Press, 1980.[109]; Nevin NC, Johnston WP. Risk of recurrence after two children with central nervous system malformations in an area of high incidence. J Med Genet, 1980, 17:87.[110]; McBride ML. Sibling risks of anencephaly and spina bifida in British Columbia. Am J Med Genet, 1979, 3:377.[111]; Lippman-Hand A, Fraser FC, Cushman Biddle CJ. Indications for prenatal diagnosis in relatives of patients with neural tube defects. Obstet Gynecol, 1978, 51:72.[112]; Toriello H, Higgins JV. Occurrence of neural tube defects among first-, second-, and third-degree relatives of probands: results of a United States study. Am J Med Genet, 1983, 15:601.[113]; Zackai EG, Spielman RS, Mellman WJ, et al. The risk of neural tube defects to first cousins of affected individuals. In: Crandall BF, Brazier MAB, eds. Prevention of neural tube defects: the role of alpha-fetoprotein. New York: Academic Press, 1978:99.[114]; Hunter AGW. Neural tube defects in Eastern Ontario and Western Quebec: demography and family data. Am J Med Genet, 1984, 19:45.[115]

分。Wynne-Davies 从遗传和流行病学证据中得出结论，认为无 SB 的多脊椎异常与 NTD 有因果关系[118]，一个有多脊椎异常的孩子出生后，复发的风险是 2%～3%，而 NTD 的复发风险是 3%～7%。因此，明确建议对这些有风险的女性进行产前检查。

脊柱闭合不全是一种脊髓栓系的疾病，可能与脊髓、椎骨或皮肤覆盖的各种异常有关[119]，也被观察到与 NTD 的病原学相关[120]。同卵双胎报道进一步验证了这一相关性，一个胎儿有脂肪性脊髓脊膜膨出，另一个胎儿脊柱闭合不全[121]。其中一个孩子的脊柱失位，也为随后妊娠的产前研究提供了明确的指示。

成人隐性 SB 是否增加了下一代 NTD 的风险尚不清楚。流行病学的关键问题（如确认偏倚、诊断解读的差异、年龄范围、病例数）可以在大多数现有研究中分级[121, 122]。这些情况下，安全的措施是提供 MSAFP 筛查与靶向超声研究。开放性和隐性 SB 可能作为常染色体显性遗传病出现在 Mormon[123] 和其他一些家系中，因此应谨慎提供咨询。

一项来自中国的标志性的全外显子组测序研究分析了 8 例无脑儿先证者及其父母[124]，研究者从中发现了 13 个新发突变，其中有 61.5%（13 个

中有 8 个）蛋白损伤性的新发突变，特别是 *WIPI1* 中的错义突变及 *SPHKAP* 和 *NCOR1* 中的功能丧失突变。一项独立的 502 例 NTD 病例队列中，3 例 *WIPI1* 基因有功能突变，利用靶向反义寡核苷酸对斑马鱼进行基因失活和挽救试验证明这些突变的功能意义，*WIPI1* 基因可能参与了 NTD 的发病过程。

由于导致这些严重先天缺陷疾病的可能原因有很多，因此预防或避免 NTD（表 10-6）并非易事。各种环境有害暴露与 NTD 有因果关系。包括大米和水中的砷[136]、重金属[137]、稀土元素[138]、多环芳烃[139]。奇怪的是，在一份报道中，妊娠前的母

表 10-6 报道过神经管缺陷（NTD）的综合征和其他疾病

综合征 / 其他疾病	NTD 类型	其他临床特征
肢端胼胝体综合征	A	胼胝体发育不全；智力障碍；多指 / 趾畸形
肢端额鼻发育不良	E	胼胝体发育不全；Dandy-Walker 畸形；多指 / 趾畸形；智力障碍
Alagille 综合征[125]	SB	多系统疾病，包括慢性胆汁淤积；肺动脉狭窄椎体异常；肾发育异常
羊膜带 / 早期羊膜破裂	E	唇 / 腭裂；肢体缺陷
无眼裂神经管缺陷	SB	唇腭裂；眼耳异常
前部脑膨出	E	脑积水；眼睛异常
Apert–尖头并指（趾）畸形 I 型综合征	E	智力障碍；颅缝早闭；胼胝体发育不全
Beal 综合征	E	骨骼异常；听力丧失
回旋镖样骨发育不良	E	短肢侏儒症；脐膨出；骨化缺陷
C 型短指 / 趾症	A	身材矮小；指 / 趾过短；指 / 趾骨异常
先天性指屈曲，Tel Hashomer 型[126]	SB	棒足；皮纹异常；手掌发育不全；二尖瓣脱垂
Carpenter-Hunter 综合征	E	短肢；多指 / 趾；骨骼脆弱
尾部重复综合征	SB	泌尿生殖系统和胃肠道异常
尾端退化综合征	SB	骶骨、泌尿生殖系统和肛肠异常
颅面部体节性动静脉畸形	E	A-V 畸形（视网膜、面部、大脑）
脑眼鼻综合征	E	智力障碍；颅缝早闭；眼睛和鼻子异常
单侧鱼鳞癣样红皮病	SB	肢体缺陷；半发育不良；鱼鳞癣
唇腭裂	SB	唇 / 腭裂；眼睑融合；肛门闭锁 / 狭窄
先天性腓骨缺乏症[127]	SB	耳聋；股缩短

（续表）

综合征 / 其他疾病	NTD 类型	其他临床特征
颅显微综合征	E	颅缝早闭；短的四肢；宫内发育迟缓
颅端脑发育不良	E	颅缝早闭；胼胝体发育不全；智力障碍；小头畸形
颅骨裂伴 NTD	E, SB	颅骨成骨缺陷；小脑扁桃体下疝畸形
Currarino 三联症	SB	肛肠和骶骨异常；尿回流
Czeizel 综合征	SB	分裂手 / 足畸形；阻塞性泌尿系统异常；横膈缺损
DiGeorge 综合征	SB	智力障碍；免疫缺陷；甲状旁腺功能减退；心脏圆锥动脉干畸形
结构破坏样综合征	A, SB	尾巴突出；副肢；肝血管瘤
DK – 短肢畸形	E	径向缺陷；食管闭锁；心脏缺陷；肛门异常；血小板减少症
Donnai/Meckel 样综合征	E	小脑畸形；肾囊肿；多指 / 趾畸形
Durkin-Stamm 综合征	SB	骶畸胎瘤；下肢不对称；淋巴瘤 / 白血病
脑膨出 – 关节挛缩性拇指发育不良	E	关节挛缩；发育不全的拇指；智力正常；肾发育不良
脑颅皮肤脂（肪）过多症 [128]	SB	脊髓脂肪瘤
股骨重复	SB	重复股骨；肛门闭锁；外生殖器性别不清；脐膨出
Fried 综合征	E	小头畸形；唇裂；桡骨缺失 / 发育不全
额面鼻发育不良	E	唇 / 腭裂；智力障碍；缺损；眼鼻异常
额鼻发育不良	E	小头畸形；唇 / 腭裂；眼鼻畸形
Fullana 综合征	SB	尾部缺乏症；胼胝体发育不全；内脏异位综合征
Gershoni-Baruch 综合征	E	膈肌发育不全；脐膨出；多个中线和径向射线缺陷
Gillessen-Kaesbach 综合征	SB	小头畸形；多囊肾；短肢；心脏缺陷
Goldberg 综合征	SB	骶肝血管瘤；泌尿生殖器和肛门直肠异常
Goldenhar 综合征	E	面部、耳朵和脊椎异常；眼球上皮囊瘤；智力障碍
Gollop 综合征	SB	缺指畸形；分离股骨；肾盂积水
性腺发育不全和多发性阅读障碍	E, SB	XX– 无生殖腺症；脐膨出
多发性基底细胞痣综合征 [129]	SB	脊柱侧凸
Hartsfield 综合征	E	唇 / 腭裂；前脑无裂畸形；缺指畸形；颅缝早闭
Hegde 综合征	E	胸大肌发育不全；四肢及肾脏异常
3H 综合征	SB	偏身肥大症；偏侧感觉迟钝；偏瘫；脊柱侧凸
Hydrolethalus 综合征	E	脑积水；骨软骨发育异常；唇 / 腭裂；肢体缺陷
左心房发育不良 [130]	SB	13 三体和 18 三体；肾盂积水；肺动脉闭锁
无脾综合征	E, SB	无脾 / 多脾；心脏缺陷；内脏逆位

（续表）

综合征 / 其他疾病	NTD 类型	其他临床特征
Joubert 综合征	E	Dandy-Walker 畸形；小眼；小脑发育不全；唇 / 腭裂；视网膜营养不良；肾功能异常
Keutel 综合征	E	肱胸关节粘连；智力障碍；小头畸形
Klippel-Feil 综合征	SB	颈椎融合；心、肾异常；耳聋
Knobloch-Layer 综合征	E	视网膜分离；右位心；头皮缺陷
Kousseff 综合征	SB	心脏圆锥动脉干畸形；骶骨和肾脏异常
外侧脑膜膨出综合征	SB	多个侧脑脊髓膜突出；关节松弛；畸形；骨硬化
Lehman 综合征	SB	骨硬化；脊柱畸形
致死性鳃裂 – 眼面综合征	E	鳃裂窦；眼、耳异常；前脑无裂畸形
肢体 / 骨盆发育不全 / 发育不良	E, SB	肢体缺陷；胸营养不良；病理性骨折；唇 / 腭裂；智力正常
家族性脂肪脊髓脊膜膨出	SB	骶骨和椎体异常
Machin 综合征	E	积水；气管 / 喉异常 / 耳和肾异常
马方综合征	SB	主动脉，骨骼和眼部异常
Mathias 综合征	SB	内脏逆位；心脏和脾脏异常
Meckel-Gruber 综合征	E	智力障碍；多囊肾；多指 / 趾畸形
Medeira 综合征	A, SB	唇 / 腭裂；四肢退化；心脏缺陷
黑素细胞增多症	SB	皮肤色素沉着
部分无脑畸形	A, E	颅骨成骨缺陷；小头畸形
微缺失 15q24.2-q26.2	A	多态性标记的母源重复
牵牛花综合征	E	唇 / 腭裂；缺损；视觉神经异常
MURCS 联合征 [131]	SB	米勒管异常，肾发育不全，颈胸椎节段缺陷
神经纤维瘤病	E	眶内脑膜脑膨出
Ochoa 综合征	SB	肾盂积水；泌尿生殖系统和面部异常
眼脑皮肤综合征	E	眶 / 脑囊肿；皮肤标记；局部皮肤影响；智力障碍
眼脑肝肾综合征	E	智力障碍；共济失调；眼、小脑、肝脏和肾脏异常
OEIS 综合征	SB	脐膨出；膀胱外翻；肛门闭锁；脊髓缺陷
Ⅱ型口面指综合征	E	唇 / 腭裂；耳聋；多指 / 趾畸形；智力障碍
Pallister-Hall 综合征	E	下丘脑错构母细胞瘤；多指 / 趾畸形；肛门闭锁
Patel 综合征	SB	肾发育不全；米勒结构缺失；心脏缺陷
Cantrell 五联症	SB, CR, EX	脐膨出；脊髓异位

（续表）

综合征 / 其他疾病	NTD 类型	其他临床特征
Peters plus 综合征 [132]	SB	眼前段畸形；身材矮小；发育迟缓；先天畸形
Phaver 综合征	SB	四肢翼状胬肉；心脏，脊椎，耳朵和桡骨缺损
Poland 综合征 [133]	SB	胸大肌、同侧手和手指异常；右位心；膈疝
卟啉症，纯合子急性间歇性	E	脑脊髓交感神经系统功能障碍；精神发育迟滞；皮肤光敏性
肾 – 肝 – 胰腺发育不良	E	Dandy-Walker 畸形；发育异常的肾脏；肝纤维化
桡骨射线畸形	A	
Roberts 综合征	E	四肢退化；智力障碍；唇 / 腭裂；眼缺陷
Rogers 综合征	SB	无眼 / 小眼
Rolland-Desbuquois 综合征	E	短肢侏儒症；脊椎骨分节不良；唇 / 腭裂
骶骨发育不全	SB	骶骨和椎体缺损
骶骨缺损（前部）	SB	骶骨缺失；骶畸胎瘤 / 肿瘤
唇裂相关	A, E, SB	唇 / 腭裂；脐膨出；膈疝；尿道下裂
短肋 – 多指 / 趾综合征Ⅱ型	A	大脑结构异常；多指 / 趾畸形；唇 / 腭裂；短肋骨
Silverman 综合征	E	短肢侏儒症；唇 / 腭裂；脊椎骨分节不良
并肢畸形	A, SB	唇 / 腭裂；脊椎骨分节不良；中线异常
Spear-Mickle 综合征	SB	头皮缺损；颅狭小
脊椎肋骨发育不全 [134]	SB	右位心；内脏逆位
Tandon 综合征	E	唇 / 腭裂；缺损；肛门、生殖器和骨骼异常
小脑闭合不全	E	小脑结构异常；唇 / 腭裂；心脏缺陷
胸腹肠梗死	SB	肠重复畸形；骨骼异常；右位心
血小板减少症 – 桡骨缺失	SB	血小板减少症；径向线缺陷；心脏缺陷；智力障碍
丙戊酸盐胚胎病	SB	畸形，腭裂，心脏缺陷
腭心面	SB	圆锥干心脏缺陷；智力障碍；唇 / 腭裂
Waardenburg 症候群	SB	额白斑病；耳聋；虹膜异色；内眦外移
Warburg 综合征	E	脑积水；无脑回；眼睛异常；唇 / 腭裂；Dandy-Walker 畸形
Weissenbacher-Zweymuller 综合征	E	骨骼发育不良；唇 / 腭裂
X 连锁先天多毛 [135]	SB	脊柱侧凸
X 连锁神经管缺陷	A, SB	独立神经管缺陷
Zimmer 综合征	A	先天性四肢切断症；中线异常

A. 无脑畸形；E. 脑膨出；SB. 脊柱裂；CR. 颅脊柱裂；EX. 露脑畸形；之前关于综合征的文献 [18]

亲哮喘缓解与 NTD 风险增加有关[140]。而混杂因素（如测量的叶酸状态）的推断关联程度仍不明确。考虑到围产期发热的致畸影响，尽管叶酸补充药的效果减弱，随后报道的 NTD 的情况并不意外[141]。

（二）营养补充

多年来人们一直怀疑 NTD 的发病机制可能是膳食中缺乏叶酸所致。1989 年，作者发表了第一项前瞻性、广泛的大型（22 776 例女性）妊娠中期 3 个月羊水研究的结果，研究复合维生素（含和不含叶酸）摄入与患 NTD 风险之间的关系[142]。妊娠前或妊娠后从未服用复合维生素或仅在妊娠前服用复合维生素的女性中，NTD 的患病率为每 1000 人中有 3.5 人。在妊娠前 6 周内使用含叶酸等多种维生素的女性中 NTD 的患病率显著降低：每 1000 人中有 0.9 人[142]。作者得出的结论：在备孕时和受孕后的前 6 周内服用含有叶酸的复合维生素可提供约 70% 的预防 NTD 的作用。另外一个重要的观察结果是，有 NTD 家族史的女性中，没有服用补充药（13/1000）比服用补充药的女性（3.5/1000）患NTD 的比例显著增大。

1991 年，英国医学研究委员会（MRC）发表了一项多国、随机、双盲干预试验[143]，目的是确定妊娠时补充叶酸或混合服用其他七种维生素是否可以防止 NTD 的复发。对 1195 例之前至少有过一个患病后代且妊娠结局已知的女性进行分析，显示其具有 72% 的保护作用（RR=0.28；95%CI 0.12~0.71）。即使每日服用大剂量（4mg）的叶酸，也未发现有害影响。Smithells 等使用了更低的有效剂量（0.36mg/d）[144]，并被作者记录[142]。随后，匈牙利一项主要的双盲随机干预试验，证明了妊娠期补充叶酸对预防 NTD 的有效性[145]。作者观察到妊娠前至少 1 个月开始服用含 0.4~0.8mg 叶酸的复合维生素并持续至少 3 个月的情况下，在未服用补充剂的组中，2104 例中有 6 例发生 NTD，而在 2052 例服用补充药的女性中则无病例发生。

然而，即使补充了叶酸，仍有 30% 的 NTD 病例发生，且原因尚不清楚。据报道，补充叶酸对西班牙女性和肥胖女性而言效果较低[146]。即使补充叶酸，肥胖女性生下 NTD 患儿的风险仍是常人的两倍左右[146a]。美国国家健康与营养检查调查的数据显示，身高体重指数（肥胖程度）、红细胞叶酸浓

度和 NTD 风险之间存在显著关联[148]。越肥胖的人叶酸含量越低。尽管胎盘的叶酸含量是母体血液中的三倍[149]，叶酸胎盘转运减少可能影响肥胖女性NTD 的病程。Jessel 等证实肥胖女性胎盘中叶酸受体和转运蛋白的表达显著降低[146]。然而，叶酸代谢与 NTD 关联的分子机制仍然十分复杂。多个叶酸转运体基因（SLC19A1、SLC46A1、SLC25A32 和FOLH1）和受体基因（FOLR1、FOLR2 和 FOLR3）参与了叶酸从母体肠道到发育中胚胎的运输。妊娠早期肥胖女性胎盘中叶酸受体和转运体基因表达均显著降低。已经确定了这些基因中许多功能缺失有关的突变，支持了 NTD 的多基因起源和可能的遗传易感性。

美国疾病预防控制中心（CDC）在 1992 年发布明确建议，所有拥有生育力的育龄女性应每天服用 0.4mg 的叶酸[155]；这得到了美国预防服务工作组的响应[156]。联合国一个专家咨询小组也提出了类似的建议[157]，包括那些曾经有过患儿的女性应每天服用 4~5mg 的叶酸。有证据支持叶酸剂量不应 > 1.0mg/d[158]。

由于实施这一建议面临的经济、教育和个人方面的困难，1996 年，FDA 批准了在谷物产品中添加叶酸的替代政策[159]。但是，制订的标准值（每100g 粮食中 140μg）远远少于目标值。因为平均每天的叶酸摄入量只会增加 100μg 左右[160]。实施最理想的食品强化措施的顾虑主要源自安全问题[161]。主要的问题是叶酸会"掩盖"维生素 B_{12} 缺乏症状，导致恶性贫血的神经系统并发症。现在此观点已被弃用，因为维生素 B_{12} 可被检测之后，维生素 B_{12} 缺乏症得以诊断，尤其是考虑到维生素 B_{12}测定法较高的可用性的情况下[162]。精面粉中叶酸含量低于最适叶酸量，因为这个水平可以避免非目标消费者每天摄入的叶酸超过 1000μg。目前已有超过 80 个国家在谷物中添加叶酸[162]。

某些药物（如甲氨蝶呤、一些抗惊厥药、一些磺胺类）可能对服用叶酸的患者效果较差。癫痫患者每天服用 3 次 5mg 的叶酸，持续 1~3 年，癫痫发作的频率会增加的论断[163]并没有得到其他研究结果的支持，其中包括那些双盲和随机的研究[164, 165]。此外，在服用抗惊厥药的癫痫患者中，受孕前服用叶酸可改善其后代的认知发育[166]。即使服用了更高剂量的叶酸，最近的报道也未发现其

对妊娠结局有不良影响[167]。其他关于潜在的叶酸神经毒性、锌吸收减少、对叶酸过敏和对疟疾易感性增加的数据不足[161]。妊娠前和妊娠期间给予雄性小鼠后代适量的叶酸补充与焦虑行为、社会偏好受损、运动和空间学习有关[168]。RNA 测序结果显示，断奶时添加叶酸补充药上调了神经元基因的表达（包括 *Fos*）。

澳大利亚的一项研究对 1354 例受试者进行了红细胞叶酸含量的分析，结果表明高叶酸水平的受试者认知能力受损的可能性增加[169]。而叶酸强化食品的可能优势包括能够使心血管疾病（与同型半胱氨酸的减少有关），以及宫颈癌和结直肠癌的发生率的下降[170]。尽管许多人不提倡更高的叶酸摄入量，Wald 等[171] 在 2001 年认为，即使是广泛推荐的每天 4mg 的剂量，也远不能达到预防的最佳效果。通过分析 13 项叶酸摄入量与血清叶酸水平相关的研究，他们证明每天摄入 5mg 叶酸是最理想的，可以将 NTD 的风险降低约 85%。Crider 等[172] 在中国的一项研究中得出结论，NTD 风险与红细胞叶酸浓度呈剂量 – 反应负相关。研究人员得出的结论是，浓度最低的人群生下 NTD 孩子的风险最高[172]。研究者认为血红细胞叶酸浓度达到 1000nmol/L 或以上应是整个人群的目标。红细胞的叶酸含量是在红细胞生成过程中确定的，并反映前 3～4 个月的叶酸状态[173]。

也有人阐述了在妊娠期间使用复合维生素的功效和预防其他先天性缺陷（例如，圆锥动脉干畸形和其他心脏缺陷，唇腭裂和尿道）的作用[174-177]。与之相反的是，荷兰的一项注册研究显示，妊娠期补充叶酸主要增加了唇裂和牙槽裂的风险[178]。但仍需要更多的前瞻性研究证实以上这些观点。由于 DiGeorge/ 腭 – 心 – 面综合征（22q11.2 缺失综合征）发生率在典型圆锥动脉干畸形的心脏病病例中高达 90%，在证实其可信度之前，有必要通过微阵列研究排除这些诊断结果。作者的前瞻性研究或英国的 MRC 试验[143] 中没有观察到其他先天缺陷的发生率降低的情况[142]。

尽管补充叶酸的好处毋庸置疑，全世界的公共卫生部门在倡导育龄女性避免这种最常见的先天性缺陷方面仍然遭遇严重瓶颈[179-181]。英国一项针对 466 860 例女性的研究显示，2011—2012 年，只有 31% 的孕妇在妊娠前服用叶酸补充药，20 岁以下的女性中只有 6% 服用叶酸补充药[179]，2019 年一份针对 16 809 例法国女性的报道指出，只有 26% 的人遵守了这一建议[180]。截至 2017 年，预计在全球 59 个国家中，可通过叶酸预防的 NTD 中只有 18% 实现了预防[180]。一份 2000—2011 年关于在面粉中添加叶酸对 NTD 影响的 Meta 分析报道表明，在一些国家，这些缺陷已减少了 60%[181]。

多项研究提供了强有力的证据，表明膳食补充叶酸可以减少 NTD 的发生。尽管取得了一些成功，但 Oakley 强调，第一次随机对照试验后的 17 年里，可通过叶酸预防的 NTD 中，只有 10% 得到了实际预防效果[182]。

七、并发症和预期寿命

发达国家中，超声和母体血清筛查使得无脑畸形婴儿的出生减少。到达妊娠晚期的无脑儿几乎最终都是死产，或者在出生后数小时或数天内死亡。这种情况下，对母亲的姑息治疗至关重要[185]。有时这类婴儿可能存活几个月，尤其在父母坚持采取极端的延长寿命的措施时。严重的发病率和死亡率使那些患 SB 存活的儿童的生活复杂化，他们的预后取决于疾病的严重程度、部位、并发症，以及所提供治疗的性质和专业知识。1990 年和 1995 年发表的研究评估了 SB 幸存者的残疾程度，并在最近进行了更新[186-191]。

表 10-7 总结了两个队列结果，分别随访了 20～25 年和 38 年，并对原队列进行了 40 年的更新随访[190]。第一项研究对 117 例出生时患有开放性 SB 的儿童进行了首次评估，首次评估年龄为 16—20 岁，只有 8 例（7%）几乎没有残疾，而 25 例（21%）第一年内死亡，共有 48 例（41%）在 16 岁之前死亡。到 40 岁时，117 例中有 71 例（60%）已经死亡[190]。值得注意的是，71 例中有 23 例的死亡是意外和突发的，主要是由于癫痫、肺栓塞、急性脑积水和急性肾感染。在幸存到 16 岁的 69 例患者中，有 60 例因脑积水而接受了手术，其中 2 例因此失明。22 例（19%）精神发育迟缓，12 例（17%）癫痫发作，52 例（44%）失禁，35 例（30%）依赖轮椅。33 例（28%）需要终身持续护理。第 25 年随访中，约 48% 的人死亡。32～38 年的进一步随访中，54% 的人已经死亡[189]。54 例幸存者中，46

表 10–7　两个原始队列中 117 例和 118 例开放性脊柱裂（SB）患者的选择性并发症（%）[185–189]							
	原始队列（%）	幸存至 16 岁（%）	幸存至 25 岁（%）	平均年龄 35 岁（%）（32—38 岁）[d]	原始队列	死　亡[b]	幸存至 20—25 岁
SB 数量	117	69（59）	61（52）	54	118[a]	—	71（60）
死于 1 岁	25（21）	—	—	—	—	28（24）	—
死于 16 岁	48（41）	—	—	—	—	—	—
死于 25 岁	5（48）	—	—	—	—	—	—
脑积水和分流	—	60（87） 2[b]（6）	52（85）	46（85）	—	24（86）	61（86）
视觉缺陷（盲）	—	b 2	27（44）	2（3.7）	—	—	—
精神发育迟缓（智商＜80）	—	22（32）	—	18（30）	15（27.8）	—	12（17）
癫痫	—	32（17）	14（23）	—	—	—	16（23）
尿失禁	—	52（75）	45（74）	—	—	—	60（85）[c]
依赖轮椅	—	35（51）	41（67）	7（13）	—	—	29（41）
终身持续护理	—	33（48）	33（54）	20（37）	—	—	13（18）
慢性压力溃疡	—	32（46）	19（31）	30（55.6）	—	—	—
尿失禁控制不良		19（28）	14（23）	—	—	—	15[3]
高血压治疗	—	—	9（15）	—	—	—	—
抑郁症治疗	—	—	4（7）	—	—	—	—
肥胖	—	22（33）	16（26）	30（55.6）	—	—	—
大便失禁	—	24（30）	5（3）	—	—	—	11（16）
高中	—	—	—	—	—	—	26（36）
大学	—	—	—	—	—	—	35（49）
特殊教育	—	—	—	—	—	—	26（37）
被雇用	—	—	—	13（241）	—	—	33（45）
脊柱侧凸	—	—	—	—	—	—	25（49）
脊髓栓系综合征	—	—	—	—	—	—	23（32）
乳胶过敏	—	—	—	—	—	—	23（32）
颈椎减压 / 气管造口术 / 和（或）胃造口术	—	—	—	—	—	19（68）	11（16）
呼吸机支持	—	—	—	2（3.7）	—	—	—

a. 盲人，2；b. 19 例失访；c. 所有患者保持膀胱清洁间歇性导尿，90% 的患者自行导尿；d. 随访 40 年 [190]

例（85%）进行过分流手术，39 例（72%）智商≤80，只有 11 例（20%）完全正常。其他人报道有粪便或尿失禁的占 34%～100%[172, 191, 192]。随访过程中需牢记患者的年龄、病变、有无脑积水等因素，尤其是病例的确诊情况。

在第二项为期 20～25 年的研究中，118 例出生时患有脊柱裂的儿童[186, 187]，大约 71 例（60%）存活，19 例患者在随访中失访。正如预期，在第一项研究中观察到的并发症也在后续的研究中有所体现，但发病率有了一些明显的改善。然而，两项研究中，治疗脑积水所需的高频率分流手术（86%）是相同的。在第二项研究中，41% 的分流研究人群进行了 2～3 次分流治疗。其余患者在第 25 年大便失禁（8%～16%）和尿失禁（尽管大多数情况下可通过自我导尿进行处理）仍然是棘手的问题。智力障碍，需终身持续护理等，这些都是危及生命的问题。积极的一面是，49% 的人考上了大学，45% 的人找到了工作。但 32% 的患者需要进行脊髓栓系手术，32% 的患者对乳胶过敏，23 例患者中有 6 例出现严重的、危及生命的变态反应。奥地利的一项研究中[193]，35 例（46%）SB 患者中有 16 例（46%）乳胶特异性 IgE 抗体升高，而同期患腹裂/脐膨出和出血性/先天性脑积水的儿童分别为 5% 和 8.9%。作者的结论反映了这一问题，即在 SB 患者中似乎有乳胶过敏的倾向。乳胶过敏被认为是 SB 患儿的一个重大问题[193-195]。在对 32 例 SB 患者的乳胶敏感测试中，40% 的人患有荨麻疹、结膜炎、血管水肿、哮喘或鼻炎[195]。

加拿大一项对 104 例闭合性 SB 病变患者的研究中显示，尽管踝关节/足部异常的发生率较高，大多数患者能够自己行走而无须借助轮椅[196]。骨折，尤其是股骨和胫骨骨折，并不少见。221 例儿童、青少年和成人 SB 患者中，骨折发生率分别为 23/1000、29/1000 和 18/1000[197]。脑损伤程度和有无脑积水对功能独立性影响最大。荷兰的一项研究发现 165 例 SB 患者（平均年龄 20 岁零 9 个月）伴 L2 级或以上脑积水无法独立完成括约肌控制（98%）、运动（79%）、自我照顾（54%）和交流（15%）[198]。勃起功能障碍和不孕是常见的，也取决于患病程度[199]。患有 SB 的男性和女性都有生育力[200]。一份 10 147 例患 SB 的女性分娩的报道显示，患者不但受常见的并发症影响，而且 52.4%

的女性需要进行剖宫产[201]。而那些被限制在轮椅上的患者可能会肥胖并患上代谢综合征，从而使得他们的护理和未来生活复杂化。一项研究显示，34 例 SB 患者（11—20 岁）中有 1/3 出现了这种综合征[202]，应及早开始实施预防措施[203]。

美国国家脊柱裂患者登记处的数据显示，898 例患者中有 57.9% 存在大便失禁[204]，与一项研究中 518 例患者中的 55.4% 结果类似[205]，而其他报道结果差异较大[191, 192]。另一项研究中，76.3% 的患者尿失禁[205]，46.9% 的患者两者都有。进行脑室 - 腹膜分流术、Ⅱ型 Chiari 畸形减压术、脊髓栓系松解术、皮肤破裂、疼痛和心理应激将会使必要而困难护理过程变得更加复杂。

先天胸骨未闭合的患者生存状况受到许多因素影响[206, 207]，报道之间的生存率差异很大。在苏格兰格拉斯哥，71% 的人活到 5 岁，而在亚特兰大地区，累积生存率达到 84%[208, 209]。Masini 等[210]报道了对意大利 136 例 SB 患儿的随访，其中一些"行走正常"，存活了 20～40 年，只有 37.8% 的患儿有轻微的括约肌功能障碍，81.4% 的患儿智商在正常范围内。虽然有明显的证据表明可以提高存活率[209]，但在成年早期死亡率仍继续攀升；两种最常见的死因是尚未发现的室腹膜分流功能不全和肾衰竭。25 例血液透析和肾移植术后终末期肾衰竭的 SB 患者 5 年生存率约为 80%。SB 患者患膀胱癌的风险似乎也增加了。Austin 等[211]报道了 19 例生存时间中位数为 6 个月的患者，年轻时患晚期癌症是典型的表现。一份来自法国的报道聚焦于 2009—2014 年这 6 年间因患 SB 死亡的 138 例患者[212]。这组患者的死亡年龄中位数为 41 岁，主要是由于 17.3% 的患者发生泌尿系统疾病，依次为泌尿道感染（33.3%）、肾衰竭（29.2%）、膀胱癌（16.7%）、其他泌尿系统疾病（3.6%）。

在异常炎热的气候条件下，如美国西南部，患 SB 的儿童和青少年由于腰椎病变导致相应的皮肤麻木，臀部有持续热损伤的危险[213]。

尽管脑膨出的发病率低于 SB（每 1 万例活产中 0.8～4 例），脑膨出也与严重的不良后果相关[214]。加拿大一份 85 例患者的报道显示，41 例（48%）发育正常，9 例（11%）轻度发育迟缓，14 例（16%）中度发育迟缓，21 例（25%）严重发育迟缓。脑积水、癫痫、小头畸形、其他大脑异常和脑膨出中脑组织的存在与不良预后相关。

西雅图的多学科研究团队报道了 1957—2000 年 1054 例 SB 患者中 904 例患者的预期寿命数据。1975 年前后，16 岁的存活率分别为 54% 和 85%。16 岁时，是否经过分流手术对存活率的影响无显著差异。然而，34 岁时，那些未经过分流手术[215]的存活率为 94%，而经过分流手术的存活率为 75%。

胎儿手术会带来产妇、胎儿和新生儿的死亡和发病风险（见第 28 章）及伦理挑战（见第 36 章）。一项国际多中心前瞻性登记报道显示，在 60 例女性的 77 次妊娠之前的妊娠期进行了开放性 SB 胎儿手术[216]，记录 5 例（9.6%）子宫破裂，导致 2 例胎儿死亡。有 4 例产妇（7.7%）需要输血。一项前瞻性随机多中心试验比较了子宫内开放性 SB 手术和产后手术，结果显示，子宫内手术更少需要分流，后脑疝逆转，神经功能更好[217]。其他研究也报道了产前和产后 SB 手术对神经发育结果的风险[218, 219]。由于经常会发生相关的大脑异常结果，所以要谨慎选择 SB 的外科修复手术。一项 70 例脊髓脊膜膨出的回顾性研究，目的在于确定除 Chiari Ⅱ型畸形外，还发生了哪些大脑异常，作者观察到小头畸形 70 例中有 39 例（46%），脑室扩张 70 例中有 39 例（56%），胼胝体异常（60%），结节周围异位（11%）和脑回异常（3%）。

道德、伦理和法医学方面都会对新生儿护理产生严重影响，这些方面都经过了充分的辨证讨论[221-225]。荷兰的一项研究聚焦于新生儿科医生对于父母在决定是否延长患儿生命时，考虑到其照顾护理能力的看法[226]。父母的情绪状态、认知能力、经济状况、社会支持、再生条件、年龄和文化背景等多因素，以及 SB 患儿对婚姻的影响也被反复研究[227]。Tew 等开展的长达 10 年的纵向研究[228]显示，有一个严重 NTD 患者的家庭，婚姻关系明显恶化，离婚率是一般人群的两倍。尽管其他研究也得出了类似的婚姻不和谐的结论，但有些研究不出意外地注意到，对这些家庭的患儿的负面影响研究很少或没有[229]。对患儿的痛苦程度和生活质量的关注可能最少，特别是那些患病严重的 10 岁之前死亡的儿童[230, 231]。也很少有人注意到严重骨髓增生异常儿童对其兄弟姐妹的长期影响。Shurtleff 和 Lamers 观察到 SB 患儿的父母遗弃率非常高，这既令人心酸又发人深省，而且对患儿、未患病的兄弟姐妹和儿童服务机构都存在影响[232]。随后，得克萨斯州的一份报道显示，与那些没有出生缺陷的儿童相比，患有 SB 的儿童遭受虐待的风险增加了 58%[233]。

第 11 章 绒毛膜绒毛取样和羊膜腔穿刺术产前诊断染色体异常

Prenatal Diagnosis of Chromosomal Abnormalities through Chorionic Villus Sampling and Amniocentesis

Peter A. Benn 著

常 亮 陈 练 王学举 郭健颖 闫一芳 马陌尘 刘钰君 译

在 20 世纪 50 年代，Serr 等[1] 及 Fuchs 和 Riis[2] 报道了在人羊水细胞（AFC）中，通过对 X 染色体的检测可以判断胎儿性别。10 年后，Steele 和 Breg[3] 实现了对于 AFC 的培养和核型分析。这项重要的进展使得我们可以对生育染色体异常子代的高风险女性进行产前诊断。1975 年，中国首次开展了绒毛膜绒毛取样产前诊断，直到 80 年代初期，随着吸取术方法的改进、细胞培养[4] 及染色体制备方法[5] 的提升，产前细胞学诊断飞速发展，其潜在应用前景才被人们充分认识。对每一个有生育染色体异常胎儿风险的女性进行评估成为妊娠期保健的标准化内容，其中包括对高风险人群常规提供羊膜腔穿刺术或绒毛膜绒毛取样检测。随着女性生育年龄的推迟，非整倍体产前诊断的重要性进一步凸显[6, 7]。随着母体血清学、胎儿超声和母体血浆细胞游离 DNA 检测的广泛使用，羊膜腔穿刺术或绒毛膜绒毛取样产前诊断得到了合理的应用[8-13]。

产前细胞学诊断已经通过使用富集培养基、使用原位检测流程等手段得到改进，因此显著缩短了检测周期。荧光原位杂交（FISH）、定量荧光聚合酶链反应（QF-PCR）和其他特异性分子方法的分子遗传学技术的发展可以实现快速和有针对性地识别特异性细胞遗传学异常。比较基因组杂交（CGH）提高了对染色体异常的诊断，有助于亚显微拷贝数变异的常规检测，事实上，至少对于某些产前检测，CGH 是检测染色体异常的首选方法。全基因组测序也正在逐渐应用于不平衡染色体的检测。尽管有这些进展，细胞遗传学家和医学遗传学家在提供产前细胞遗传学诊断和咨询时仍然面临着相当多的问题及复杂性。

本章概述了染色体异常的发生率和产前细胞遗传学诊断的指征，并侧重阐述通过羊膜腔穿刺术和绒毛膜绒毛取样进行产前细胞遗传学诊断解读过程中的问题。

一、传统细胞遗传学检测的染色体异常发生率

（一）来自活产儿的数据

在 20 世纪 60 年代后期到 80 年代进行的研究初步探究了活产儿中染色体异常的发生率。20 世纪 70 年代中期，在产前诊断和妊娠干预被广泛应用以前，研究报道主要是基于无标记的染色体制备（表 11-1，第 2 列）[14, 16-21]。然而，非整倍体和染色体重排的比率在之后的研究队列中大致相似[15, 22-29]（表 11-1，第 3 列），基于合并的数据可以得出染色体异常的发生率大约为 0.65%（表 11-1，第 4 列），即 153 例活产儿中有 1 例存在染色体异常。21 三

表 11-1 活产新生儿的染色体异常

新生儿异常	早期新生儿队列[16-22]			晚期新生儿队列[22-30]			合并新生儿队列		
	数量	率/1000	率 (1/n)	数量	率/1000	率 (1/n)	总数	率/1000	率 (1/n)
性染色体，男性									
47, XYY	35	0.93	1079	32	0.99	1011	67	0.96	1046
46, XY/47, XYY	6	0.16	6297	1	0.03	32 336	7	0.10	10 016
47, XXXY 或 48, XXXY 或 48, XXYY	35	0.93	1079	51	1.58	634	86	1.23	815
46, XY/47, XXY	5	0.13	7556	9	0.28	3593	14	0.20	5008
45, X/46, XY/47, XYY	2	0.05	18 890	1	0.03	32 336	3	0.04	23 372
45, X/46, XY	1	0.03	37 779	1	0.03	32 336	2	0.03	35 058
46, XY	2	0.05	18 890	2	0.06	16 168	4	0.06	17 529
其他 a	2	0.05	18 890	2	0.06	16 168	4	0.06	17 529
性染色体，女性									
45, X	2	0.10	9587	5	0.16	6200	7	0.14	7168
45, X/46, XX	3	0.16	6391	3	0.10	10 334	6	0.12	8363
45, X/47, XXX	1	0.05	19 173	3	0.10	10 334	4	0.08	12 544
45, X/46, XX/47, XXX	1	0.05	19 173	1	0.03	31 002	2	0.04	25 088
i（Xp），i（Xq），倒位，缺失或 r（X）	0	0	—	6	0.19	5167	6	0.12	8363
47, XXX	20	1.04	959	27	0.87	1148	47	0.94	1068
46, XX/47, XXX	—	—	—	3	0.10	10 334	3	0.06	16 725
其他 b	2	0.10	9587	2	0.06	15 501	4	0.08	12 544
常染色体三体									
+C	—	—	—	1	0.02	63 338	1	0.01	120 290

（续表）

新生儿异常	早期新生儿队列[16-22]			晚期新生儿队列[22-30]			合并新生儿队列		
	数量	率/1000	率（1/n）	数量	率/1000	率（1/n）	总数	率/1000	率（1/n）
+D	3	0.05	18 984	2	0.03	31 669	5	0.04	24 058
+E	7	0.12	8136	18	0.28	3519	25	0.21	4812
+G	71	1.25	802	94	1.48	674	165	1.37	729
平衡结构异常									
Robertsonian 易位（DqDq）	40	0.70	1424	45	0.71	1408	85	0.71	1415
Robertsonian 易位（DqGq）	11	0.19	5177	13	0.21	4872	24	0.20	5012
易位，插入	51	0.90	1117	66	1.04	960	117	0.97	1028
倒位	8	0.14	7119	11	0.17	5758	19	0.16	6331
不衡结构异常									
Robertsonian 易位	4	0.07	14 238	5	0.08	12 668	9	0.07	13 366
易位，插入，倒位c	2	0.04	28 476	9	0.14	7038	11	0.09	10 935
缺失，环状染色体	5	0.09	11 390	2	0.03	31 669	7	0.06	17 184
标记染色体d	17	0.30	3350	32	0.51	1979	49	0.41	2455
三倍体	1	0.02	56 952	—	—	—	1	0.01	120 290
合计	337	5.92	169	447	7.06	142	784	6.52	153
总婴儿数	56 952			63 338			120 290		
男性	37 779			32 336			70 115		
女性	19 173			31 002			50 175		

a. 46, XYq-; 47, XXp-Y; 46, XX/46, XY 和 r（Y）; b. 45, X/46, XY; 45, X/46, XYq-; 46, XX/47, XXdel（Yq）和 46, XX/46, XY; c. 排除 t（Dp;Yq 或 Gp;Yq），通常基因多态性；inv（9）和 inv（Y）; d. 包括家族和非家族的，环形和微体；引自：从 Nielsen 和 Wohlert 1991 年[15] 报道病例中减去 Nielsen 和 Silesen 1975 年[14] 报道的病例；Nielsen 和 Wohlert 1991 年[15] 报道的因 21 三体、13 三体和 18 三体行产前人为终止妊娠根据预期生存能力进行调整，纳入活产总数

体（唐氏综合征，DS）是最常见的染色体异常，发生率为每1000个活产儿中有1.4例或729个活产儿中有1例。性染色体非整倍体（包括嵌合体）的发生率为男性每375人中有1例（2.7‰），女性每635人中有1例（1.6‰）。结构平衡重排的发生率是大约每491个活产婴儿中有1例，其中近一半为Robertsonian易位。

在缺乏产前诊断和妊娠干预的情况下所观察到的活产中的发生率较真实发生率低。当代染色体分析有更高的染色体条带分辨率，在一些较老的新生儿研究中分析的细胞数量非常有限，很可能导致对非整倍体嵌合体的低估[30]。除了技术因素外，还有人口方面的因素改变了染色体异常的总体比率。20世纪70年代以后，许多国家35岁及以上的高龄孕妇的比例明显升高[6, 7]。21三体和许多其他的染色体异常的发生率随母亲年龄的增加而增加。表11-2中清晰展示了母亲年龄的因素在上述疾病发生率中的影响。35岁的女性中，活产儿中21三体的发生率大约0.3%，任一染色体异常的发生率是0.5%。46岁的妊娠女性中，21三体的发生率升高至5%，任一染色体异常的发生率则是7.25%。也有一些与母体年龄无关的染色体异常发生率的变化[43]。

多源数据的整合已经可以很好地预估母体年龄特异性相关的唐氏综合征的发病率[31, 32]。18三体和13三体的估计发生率分别是唐氏综合征的10%~15%和5%~10%[33]。近期的数据使得对任何年龄的女性在缺乏产前筛查和诊断时可以估算13三体和18三体的发生率。

（二）来自成人生物库的数据

生物库研究是群体细胞遗传学数据的新来源[45]。英国的一项研究评估了年龄超过40岁的244 848例女性中X染色体非整倍性。用正常个体对该人群进行加权，针对45, X/46, XX嵌合设定的低水平检测下限为20%。研究发现非嵌合型45, X的发生率为12/100 000，45, X/46, XX的发生率为76/100 000，47, XXX的发生率为45/100 000。几乎所有染色体检测有异常结果的女性，此前都没有细胞遗传学异常的记录。

（三）来自羊膜腔穿刺术的数据

唐氏综合征的年龄特异性发病率及所有染色体

异常的合并发病率在产前诊断中的检出率均高于活产后的诊断检出率（表11-2）。这很大程度上可归因于染色体异常胎儿在产前诊断后终止妊娠或自然流产。已有多种方法可用来评估在产前诊断时和足月分娩之间自然丢失的发生率。第一种方法是对选择继续妊娠的女性进行随访[46, 47]。随访数据提示21三体的情况存在更高的胎儿丢失率，尤其是妊娠中期。第二种方法是对所有产前诊断的病例无论是否终止妊娠，均进行精算生存分析[49]。这种方法可以获得在绒毛膜绒毛取样的时间至足月之间的唐氏综合征总体估计绝对丢失率为32%；在羊膜腔穿刺术的时间至足月之间的唐氏综合征总体估计绝对丢失率为25%[50]。报道显示唐氏综合征的胎儿丢失率和母亲年龄相关。例如，从羊膜腔穿刺术至妊娠足月，胎儿的丢失率在25岁孕妇中估计为19%，在45岁则约为33%[50]。18三体与13三体相比，其胎儿丢失率更高[51]。对18三体来说，男性胎儿的丢失率比女性胎儿更高[51, 52]。第三种确定宫内丢失率的方法是比较观察到的异常妊娠的数量与预期染色体异常分娩的数量[48]。这种方法估计丢失率主要取决于所选择的出生率曲线的精确程度[53, 54]。表11-3总结了不同染色体核型相关的胎儿丢失率。

一个有效的用于评估妊娠中期染色体异常发生率的数据库来源于一项欧洲合作研究，这项研究包含了52 965例35岁及以上接受羊膜腔穿刺术的孕妇（表11-4）[34]。在该人群中出现的所有染色体异常都被记录下来，并在常规使用血清和超声筛查之前进行数据汇总。另一项来自意大利的大型数据集包括了1995—1996年88 965例羊膜腔穿刺术（排除因为绒毛膜绒毛取样或生化、超声或家族性疾病转诊来行羊膜腔穿刺术的患者），提供了额外的妊娠中期患病数据。此项数据集提示在所有羊膜腔穿刺的异常结果中约14%是嵌合体，同时约23%存在性染色体异常。

基于羊膜腔穿刺术的数据，染色体结构异常的发生率很可能与母亲的年龄无关。根据377 357例羊膜腔穿刺术数据结果的总结，Warburton[59]报道每10 000例羊膜腔穿刺术可能会有5例新发相互易位，1例新发Robertsonian易位，1例新发染色体倒位，以及4例存在新发的多个小标记染色体，其中随体和非随体染色体的比例接近1:1（表11-5）。Robertsonian易位的发生率可能是被低估的，很大

产妇年龄[b]（岁）	活产统计		羊膜腔穿刺术		绒毛膜绒毛取样	
	唐氏综合征[c]（%）	总体染色体异常度[d]（%）	唐氏综合征[e]（%）	总体染色体异常度[f]（%）	唐氏综合征[g]（%）	总体染色体异常度[h]（%）
35	0.30	*0.52*	0.33	0.77	0.39	1.02
36	0.37	0.63	0.43	0.94	0.52	1.29
37	0.47	0.77	0.55	1.15	0.70	1.63
38	0.61	0.96	0.72	1.40	0.95	2.06
39	0.78	1.21	0.93	1.72	1.27	2.60
40	1.02	1.55	1.21	2.10	1.71	3.29
41	1.32	1.98	1.58	2.56	2.30	4.15
42	1.73	2.56	2.05	3.13	3.10	5.25
43	2.27	3.31	2.66	3.82	4.17	6.63
44	2.97	4.29	3.45	4.67	5.62	8.38
45	3.89	5.57	4.48	5.71	7.56	10.58
46	5.08	7.24	5.83	6.97	10.17	13.37

表 11-2　母亲年龄特异性唐氏综合征和其他染色体异常的发生率[a]

a. 不包括平衡易位和倒位；b. 产妇分娩时年龄，年龄分段（即 35 为 35—35.99 岁；36 为 36—36.99 岁）；c. 基于 Bray 等 1998[31] 的八项研究曲线；d. 所有染色体异常；基于 18 和 13 三体患病率分别为 10% 和 5% 保守估计唐氏综合征的发生率[33]；所有年龄 XYY 的发生率为 0.05%[30]；XXX 和 XXY 与妊娠中期的患病率相同[34]；对所有年龄的人群涉及 13 号染色体的不平衡 Robertsonian 易位为 0.04%[35]；对所有年龄人群 Turner 综合征（包括变异和嵌合）发生率为 0.01%[36]，其他异常对所有年龄人群来说是 0.02%～0.03%[33]；e. 基于年龄在 35—46 岁 108 868 例女性的回归数据，并根据分娩时的年龄进行调整[34, 37]；f. 基于年龄在 35—46 岁的 52 836 例女性的回归数据，并根据分娩时的年龄进行了调整[34]；g. 基于年龄在 35—46 岁的 22 775 例女性的回归数据，并根据分娩时的年龄进行了调整[38-42]；h. 基于年龄在 35—46 岁的 16 852 例女性的回归数据，并根据分娩时的年龄进行了调整[38-41]；不包括 3、7、11、14、15 和 16 三体和二倍体 / 四倍体嵌合的病例；如果包括限于胎盘的异常，总的发生率预计要高出 1%～2%

可能是因为报道不足。1986—2006 年在意大利进行的 269 361 例产前诊断的数据则显示更高比例的新发相互易位，可能跟染色体显带技术改进后识别能力提高有关[60]。

（四）来自绒毛膜绒毛取样的数据

超过 16 000 例高龄孕妇的绒毛膜绒毛取样样本的数据已开源发表。这些数据显示母亲年龄特异性的染色体异常发生率比羊膜腔穿刺术中显示的要高（表 11-2）。

（五）来自自然流产的数据

在传统细胞遗传学研究的基础上，超过一半的妊娠早期自然流产的胎儿检测到存在严重的染色体异常[61-82]。在 23 286 例自然流产中（表 11-6），12 806 例（55%）存在染色体异常。其中，59% 是常染色体三体，13% 是 45, X，18% 是多倍体，10% 是其他异常，如结构缺失、嵌合体、双三体、21 单体，或者其他复杂的核型。每一条染色体都可能发生三体异常，但 16 三体占 26%（表 11-7）。自然

染色体	绒毛膜绒毛取样		羊膜腔穿刺术	
	丢失率（%）	参考文献	丢失率（%）	参考文献
+21	32	Savva 等，2006[50]	25	Savva 等，2006[50]
+18	70	Cavadino 和 Morris，2017[51]	67	Cavadino 和 Morris，2017[51]
+13	50	Cavadino 和 Morris，2017[51]	45	Cavadino 和 Morris，2017[51]
45, X	93[a]		87[b]	
45, X/46, XX	未知		14	Hook 等，1989[46]
47, XXX、47, XXY 或 47, XYY	<3.9[c]		3.5[c]	Hook 等，1989[46]
平衡易位，倒位，标记	<3.9[c]		3.5[c]	Hook 等，1989[46]
正常核型	<3.9[d]	Hoesli 等，2001[55]	3.5	Hook 等，1989[46]

表 11-3　继发于绒毛膜绒毛取样和羊膜腔穿刺术后估计胎儿自然丢失率

a. 根据最大活产发生率 5.7/100 000[56] 和估计的妊娠早期发生率 1/1250[57]；b. 根据最大活产发生率 5.7/100 000[56] 和羊膜腔穿刺术后妊娠中期发生率 1/2207[34]；c. 性染色体三体和平衡重排的丢失率被认为与整倍体妊娠相似；d. 总的人群丢失率为 3.9%，但这可能包含一些胎儿非整倍体[55]

流产中的胎儿染色体也存在近端三体的问题（13—15，21—22）。自然流产中常染色体三体的发生率随着母亲年龄的增加而增加[83]，X 单体（45, X）被发现与年轻母亲更相关[84]；32% 的 45, X 流产病例发生在 20—24 岁的女性。常染色体单体是比较少见的，但也会发生。染色体微列阵（CMA）研究可以区分更多的母体和胎儿的基因型，识别一些单亲二体（UPD）的病例和一些较小的染色体不平衡，从而成功地分析了更多的病例[85-90]。虽然额外的拷贝数变异（CNV）的总体发生率似乎并没有比在未经选择的可存活妊娠中发生率更高，但在自然流产组织中观察到仍有一些拷贝数变异可能导致胎儿死亡[90]。目前的研究已提出了 CNV 的关键区域中潜在的流产候选基因。

（六）来自人工流产的数据

Kajii 等[91] 报道了最大的人工流产的细胞遗传学队列研究。对超过 7000 例的人工流产病例进行了核型分析。在 3237 例中有 5% 存在染色体异常，其中包括完整组织或不完整组织的标本。在 3816 例完整的标本中，染色体异常的发生率为 1.1%。不

完整的标本中包含了相当多数量的"枯萎卵"，或者没有胚胎，或者是发育不良的胚胎。

（七）来自死胎的数据

死胎被定义为在妊娠中期后期和妊娠晚期（孕龄>20 周）死亡的胎儿，而新生儿死亡则是指生后 4 周内发生的死亡。为了给这些父母提供足够的咨询，所有的死胎和新生儿死亡应该进行审查。因此，细胞遗传学评估是围产儿尸检的重要组成部分（见第 1 章）。

在死产和新生儿死亡的数据集中，2344 例进行了核型分析的病例中有 160 例（6.8%）存在严重的染色体异常[92-98]（表 11-8）。浸软的死胎中，异常核型的发生率平均是 9.5%，非浸软死胎为 6.2%，早期新生儿（7 天以内）死亡中染色体异常的比例为 5.2%，晚期新生儿（生后 8—28 天）死亡中染色体异常的比例为 3.4%。最常见的异常为 18 三体、13 三体和 21 三体，以及性染色体非整倍体和不平衡易位。死产和新生儿死亡的染色体异常发生率比活产新生儿高 10 倍。通过 CMA 的检测可以分析和识别出更多潜在的致死性 CNV[99]。

表 11-4 因高龄实施羊膜腔穿刺术的孕妇确定的粗制产妇年龄特异性相关性染色体异常率（%）

母体年龄（岁）	妊娠次数	常染色体异常							t(13q14q)	性染色体异常							Abn	总数		所有异常
		+21	+18	+13	额外标记	嵌合等	Unbal	Bal		XXX	XXY	XYY	X0	嵌合等	Unbal	Bal		Bal	新发	
35	5409	0.35	0.07	0.05	0.04	0.04	0.02	0.26	0.07	0.07	0.09	0.05	0.05	—	0.05	0.05	0.91	0.39	0.02	1.29
36	6103	0.57	0.08	0.03	0.03	—	0.05	0.21	0.08	0.08	0.08	0.02	0.10	0.05	—	0.02	1.09	0.31	0.03	1.41
37	6956	0.68	0.09	0.03	0.07	0.07	0.04	0.18	0.03	0.07	0.04	0.03	0.06	0.06	—	0.03	1.24	0.26	0.04	1.50
38	7926	0.81	0.15	0.04	0.02	0.02	0.04	0.19	0.08	0.08	0.08	0.02	0.08	0.04	0.02	—	1.39	0.26	0.04	1.65
39	7682	1.09	0.19	0.06	0.05	0.03	0.05	0.16	0.03	0.12	0.16	0.04	0.03	0.04	0.01	0.04	1.87	0.22	0.05	2.10
40	7174	1.23	0.25	0.12	0.08	0.03	0.07	0.17	0.06	0.06	0.15	0.03	0.04	0.04	0.03	—	2.13	0.22	0.01	2.36
41	4763	1.47	0.36	0.17	0.06	0.04	0.02	0.17	0.02	0.15	0.29	0.04	—	0.04	—	—	2.64	0.19	0.02	2.83
42	3156	2.19	0.63	0.19	0.06	0.13	—	0.19	0.06	0.28	0.35	0.03	0.03	0.03	—	—	3.77	0.24	0.03	4.01
43	1912	3.24	0.78	0.05	0.10	0.10	0.05	—	0.05	0.31	0.31	—	—	—	0.05	—	5.02	0.05	—	5.07
44	1015	2.95	0.49	—	0.10	—	—	—	0.10	0.49	0.39	—	—	—	—	—	4.33	0.10	—	4.43
45	508	4.53	0.39	0.20	0.39	0.20	0.05	—	—	0.39	0.98	0.20	—	—	—	—	7.28	—	0.2	7.28
46	232	8.19	0.43	—	—	—	—	—	—	0.43	1.29	—	—	—	—	—	10.30	—	—	10.30
>46	129	2.33	0.77	—	—	—	—	—	—	1.55	1.55	0.77	—	—	—	—	6.98	—	—	6.98
≥35	52 965	1.16	0.23	0.07	0.06	0.04	0.04	0.18	0.05	0.12	0.16	0.03	0.04	0.04	0.02	0.02	2.01	0.25	0.03	2.26

Abn. 所有不平衡异常；Bal. 结构平衡异常；Unbal. 重复、缺失等不平衡结构异常（不包括9号染色体臂间倒位）；引自 Ferguson-Smith and Yates, 1984[34]，经 John Wiley & Sons, Ltd. 许可复制

表 11–5　337 357 例羊膜腔穿刺术中新发平衡结构重排和额外标记染色体的发生率

新发重排	例　数	百分比（%）
相互易位	176	0.047
Robertsonian 易位	42	0.011
倒位	33	0.009
额外小标记染色体	162	0.04
随体标记	77	0.02
非随体标记	85	0.023
合计	413	0.109

引自 Warburton，1991[59]

表 11–6　非选择性自然流产中染色体异常的发生率

总体样本	23 286	—
正常样本	10 480	—
异常样本	12 806	55.0%
异常样本		
常染色体三体（包含嵌合体）	7539	58.9%
X 单体（包含嵌合体）	1705	13.3%
三倍体（包含亚三倍体或超三倍体）	1706	13.3%
四倍体（包含亚四倍体或超四倍体）	537	4.2%
双三体（包含嵌合体）	366	2.9%
结构异常	568	4.4%
其他（+X,+Y，21 单体，+mar，复杂）	386	3.0%

引自参考文献 [61–82]

表 11–7　自然流产中常染色体三体综合征

染色体	例　数	占比（%）
16	1602	26.4
22	887	14.6
21	646	10.7
15	588	9.7
13	388	6.4
18	247	4.1
14	231	3.8
7	190	3.1
2	180	3.0
9	171	2.8
8	168	2.8
20	164	12.7
4	147	2.4
10	109	1.8
12	73	1.2
3	72	1.2
6	69	1.1
17	58	1.0
11	31	0.5
5	30	0.5
19	8	0.1
1	3	0.0
合计	6062	100

引自参考文献 [61–81]，包括从参考文献 [77] 的图 1 中提取的数据

二、产前细胞遗传学诊断的适应证

羊膜腔穿刺术和绒毛膜绒毛取样属于有创操作中胎儿丢失风险很低的操作[100]。这些有创操作通常只提供给胎儿染色体异常高风险的孕妇。为了识别出高风险人群，许多女性会接受妊娠早期或妊娠中期的筛查，胎儿超声评估，或者通过母体血浆中胎儿细胞游离 DNA 的分析进行无创产前筛查。针对每个孕妇个体来说，可能会有多个产前细胞遗传学诊断的指征存在。目前已有针对羊水细胞和绒毛的

		核型例数	异常染色体	
			数 量	百分比（%）
死胎	浸软	369	35	9.5
	非浸软	693	43	6.2
	非特异	85	16	18.8
	总数	1147	94	8.2
新生儿死亡	初期（0—7 天）	1018	53	5.2
	末期（8—28 天）	147	5	3.4
	非特异	32	8	25.0
	总数	1197	66	5.5

表 11-8 　死胎和新生儿死亡中染色体异常的发生率

引自参考文献 [91-96]

多种产前检测的手段，包括 QF-PCR、FISH、染色体分析、CMA 或单核苷酸多态性分析（SNP）、外显子或基因测序，应仔细评估患者个体情况和不同检测方法的应用指征，选择最适宜的方法。例如，CMA 和核型分析的选择，必须平衡 CMA 技术检测致病性遗传学改变的优势和可能遗漏约 0.6% 的染色体异常（尤其是易位）[101]，以及父母双方接受意义不明确结果的能力 [102]，相对更常见的情况是父母双方可能需要补充采集血样和支付相关的费用。父母双方染色体分析的适应证将在之后的章节阐述。

（一）21 三体综合征、18 三体综合征及 13 三体综合征的无创产前筛查

NIPT 对胎儿非整倍体具有高度的敏感性和特异性 [103]，据报道在临床实践中观察到的阳性预测值对于 21 三体综合征为 90%～96%，18 三体综合征为 76%～94%，13 三体综合征为 33%～80%[104-106]。上述数据提示 NIPT 较容易出现假阳性的结果。因此，对于所有的阳性结果都建议进行有创确诊检测 [107-109]。假阳性的原因可能包括胎盘特异性嵌合（CPM）、母体染色体的异常，未检测到的双胎消失综合征、母体恶性肿瘤，以及实验室检测因素 [13]。来自绒毛膜绒毛取样的数据提示 CPM 是导致 NIPT 结果与胎儿实际核型不一致的最常见原因 [110]。因此，NIPT

阳性后绒毛膜绒毛取样的分析需要慎重解读，据此，产前诊断更推荐应用羊水细胞分析。对于 NIPT 阳性的病例，CMA 或核型分析均可考虑。然而，需要注意的是，一部分 21 三体综合征和 13 三体综合征可能是由于 Robertsonian 易位的不平衡片段导致，核型分析是对这些病例最有效的确定复发风险的方法，因此更推荐核型分析。

尽管母体染色体异常可能也是一个重要的原因，但对 NIPT 仅提示 13 三体综合征、18 三体综合征或 21 三体综合征的情况并不常规要求进行母体染色体检查。然而，对于多发的染色体异常，还是应考虑母体染色体检查。母体 - 胎儿的联合异常是极其罕见的，仍需要考虑排除母体恶性肿瘤的存在 [111, 112]。

（二）性染色体的无创产前筛查

胎儿性染色体异常有较高比例是嵌合体，NIPT 对嵌合体的检测率较低。鉴于 NIPT 的方法学局限性，母体性染色体异常是引起假阳性结果的一个较常见的原因 [113]。母体性染色体异常包括原发的性染色体数量的异常（如 47, XXX 和 45, X/47XX 嵌合体）及体细胞获得或丢失一条 X 染色体。在某些病例中，NIPT 预测的胎儿性别与超声检查的胎儿性别存在明显的不一致 [114]。对于不能解释的 NIPT 假阳性结果及不能解决的胎儿性别不一致的情况，需要认真考虑可能存在胎儿性别分化障碍疾病[115, 116]。

（三）无创产前筛查和微缺失综合征

NIPT 也可用于检测一些常见的微缺失综合征，对这些筛查阳性的病例，考虑到由于 CPM 导致的微缺失虽有报道，但是非常罕见，后续的检查可以进行绒毛膜绒毛取样[117]。对绒毛或羊水行 CMA 或 FISH 检测也是合理的方法。然而，对于一些更小的缺失，FISH 可能无法检测出。如 15 号染色体短臂 11 区 2 带的缺失，应用 SNP 微列阵的方法分析是最具优势的，因为它可以识别出亲本多态性，从而可以区分出 Prader-Willi 综合征（PWS）和 Angelman 综合征（AS）。

（四）全基因组的无创产前筛查

理论上，基于拷贝数的 NIPT 方法可以筛查基因组中任何的大片段染色体不平衡（全基因组 NIPT），一些实验室已经提供这种检测。对于未经选择的转诊人群，能额外检测到的最多的一类异常是罕见的常染色体三体（rare autosomal trisomie，RAT）[118]。如在绒毛膜绒毛取样章节里所讨论的，这种方法存在很多临床意义不明确性，并且几乎没有 NIPT 检测的 RAT 阳性结果被证实。这项检测方法具有检测出大片段不平衡（不平衡易位、重复、缺失等）的潜在能力，但是在未经选择的人群中上述情况是非常罕见的[119]。目前的资料显示，即使是针对大片段的不平衡，阳性预测率依然较低[120, 121]。由于对于检测阳性的病例，即使进行有创产前诊断，在咨询上依然存在很多困难，因此，这个方法目前并没有被纳入专业的指南中。

（五）NIPT 和胎儿 DNA 浓度低

对于一部分转诊做 NIPT 的孕妇，由于母体血浆样本中胎儿 DNA 的浓度过低可能无法得到结果。在低胎儿来源 DNA 浓度的病例中，研究发现非整倍体和双母源性三倍体的发生率增高[122, 123]。这部分可以归因于一个胎盘贡献了少量一部分较少的细胞游离 DNA[124]。对这些孕妇，根据样本中精确的胎儿 DNA 占比水平、孕龄和超声表现等其他高危因素，相比再次采集样本以期望得到 NIPT 的结果，更建议直接考虑绒毛膜绒毛取样或羊膜腔穿刺术的方案[125]。

（六）妊娠早期联合筛查

结合母亲年龄，母体血浆中妊娠相关血浆蛋白 A（PAPP-A）和人绒毛膜促性腺激素（hCG），以及超声对胎儿颈后透明层厚度（NT）可以进行联合筛查（见第 6 章）。这项检测，有时加上一些其他的超声指标，可以有效地筛查胎儿唐氏综合征。联合筛查也可以用来筛查 18 三体综合征，甚至扩展至 13 三体综合征的筛查。尽管在妊娠早期就可以得到筛查结果，但很多筛查阳性的孕妇会拒绝进行绒毛膜绒毛取样，而选择在妊娠中期进行羊膜腔穿刺术。不同的筛查项目会选择不同的标准来界定高风险（筛查阳性）人群，并且可能在妊娠早期、妊娠中期或足月风险的基础上将相关结果共同纳入评估。与国际产前诊断学会指南建议一致[108]，无论患者的筛查结果是阳性还是阴性，都应该给每个患者提供她们个体的风险值，这样她们可以自己决定是否要进行有创检查。

表 11-9 总结了不同类型的筛查各种胎儿染色体异常的典型标志物[126]。尽管不是筛查程序中正式的一部分，妊娠早期筛查仍能识别出许多的核型为 45, X 的病例，因为这些妊娠通常表现为 NT 增厚、PAPP-A 水平低和 hCG 水平正常[127]。这种筛查也能识别出三倍体妊娠，因为大多数葡萄胎三倍体也表现出 NT 增厚、hCG 升高和 PAPP-A 轻度降低，而非葡萄胎三倍体妊娠通常 NT 正常，hCG 和 PAPP-A 的水平很低[128]。嵌合型 16 三体综合征在妊娠早期表现为低水平的 PAPP-A 但 hCG 水平正常[129]。9 三体综合征和 22 三体综合征也可以筛查出来[130, 131]。Tørring 等报道了妊娠早期母体血浆中低水平的 PAPP-A 可以筛查很多 RAT[132]。Spencer 等[127] 也提示妊娠早期筛查有助于识别 47, XXX、47, XXY 和 47, XYY，但他们的研究可能对筛查阴性的性染色体非整倍体并不完全确定。来自丹麦的数据提示在性染色体异常的病例中，NT、PAPP-A 和 hCG 与唐氏综合征的表现类似，但检出率很低[133]。Santorum 等[134] 通过大量的妊娠数据评估了妊娠早期筛查对于识别常见胎儿染色体异常的总体有效性。

当对个体联合检测报道进行评估时，应该考虑检测对象的个体因素。NT 增厚存在于非常广泛的疾病谱和综合征中，包括先天性心脏病[135]（见第 17 章）。先天性心脏病与 22 号染色体长臂 11.2

妊娠阶段	染色体异常	血清标志物
		表 11–9 部分特异性染色体异常的典型产前筛查标志物
妊娠早期	+21	↑ NT, ↓ PAPP-A, ↑ hCG
	+18	↑ NT, ↓ PAPP-A, ↓ hCG
	+13	↑ NT, ↓ PAPP-A, ↓ hCG
	45, X	↑ NT, ↓ PAPP-A, ↔ hCG
	3n	↑ NT, ↓ PAPP-A, ↑↑ hCG; 或者↔ NT, ↓↓ PAPP-A, ↓↓ hCG
	+16 嵌合	↔ NT, ↓↓ PAPP-A, ↔ hCG
	+9	↔ NT, ↓↓ PAPP-A, ↓ hCG
	+22 嵌合	↔ NT, ↓ PAPP-A, ↑ hCG
	XXX, XXY, XYY	↔ NT (?), ↔ PAPP-A, ↔ hCG
妊娠中期	+21	↓ AFP, ↓ uE₃, ↑ hCG, ↑ INH-A
	+18	↓ AFP, ↓ uE₃, ↓ hCG
	+13	↔ AFP, ↓ uE₃, ↔ hCG
	45, X	↑ AFP, ↓ uE₃, ↑ hCG; 或者↓ AFP, ↓ uE₃, ↓ hCG
	3n	↑ AFP, ↓ uE₃, ↑↑ hCG, ↑↑ INH-A; 或者↓ AFP, ↓↓ uE₃, ↓↓ hCG, ↓↓ INH-A
	del(X)(p22)	uE₃ = 0
	+16 嵌合	↑ AFP, ↓ uE₃, ↑↑ hCG, ↑↑ INH-A
	XXX, XXY, XYY	↔ AFP, ↔ uE₃, ↔ hCG

↑. 表示受累妊娠中的标志物升高；↓. 表示受累妊娠中的标志物降低；↔. 与未受累妊娠中的标志物水平类似；双箭头表示非常显著地偏离了正常水平

NT. 胎儿颈后透明层厚度；PAPP-A. 妊娠相关血浆蛋白 A；hCG. 人绒毛膜促性腺激素；AFP. 甲胎蛋白；uE₃. 游离雌三醇；INH-A. 抑制素 A

区域的微缺失有关，因此在 NT 增厚的胎儿中有时会有 22q11.2 微缺失的报道[136,137]。在 NT ≥ 3.5mm 的整倍体胎儿中，严重心脏缺陷的发生率是 78.4/1000[138]，并且在这些心脏缺陷中，大约 3% 归因于 22q11.2 微缺失[139]。因此，在 NT ≥ 3.5mm 的病例中事实上只有 2.4/1000 的病例的确存在该微缺失。与此一致，Hollis 等[140] 在 75 例 NT ≥ 3.5mm 的病例中未能通过 FISH 检测出任何此类缺失，他们认为常规 FISH 分析有其局限性。同样，Lautrup 等[141] 在 146 例 NT > 3.5mm 的病例中未能发现 22q11.2 缺失。然而，仍有观点建议，如果在妊娠晚期胎儿超声心动图异常，对保存的细胞进行 FISH（或 CMA）检查是有意义的[136,137,140]。目前，保存细胞用于妊娠晚期可能的 FISH 或 CMA 随访检测并不是常规做法。

NT 的增厚与胎儿 CNV 异常及非整倍体风险的增加相关[142]。对于妊娠早期的血清标志物，只有异常低水平的 hCG 而非高 hCG，以及非 PAPP-A 极端值与风险增加，需加测 CNV 相关[143]。

（七）妊娠中期母体血清学筛查

妊娠中期筛查报告显示唐氏综合征和 18 三体

具有不同类型的标志物（表 11-9）（见第 6 章）。尽管因为低水平的游离雌三醇（uE$_3$）和增高的母体血清甲胎蛋白（MSAFP）（发生在神经管畸形、脐膨出或泌尿生殖缺陷中）可以筛查出部分的 13 三体妊娠，但仍有大部分的 13 三体未被筛查出来[144]。许多 45, X 的病例存在胎儿水肿或水囊状淋巴管瘤，可以在妊娠中期唐氏综合征筛查时被筛查出来。一些非水肿的病例也可以因为 18 三体检测结果阳性而被筛查出来[145, 146]。三倍体妊娠可以表现出两种血清学标志物的变化模式，大多数部分性葡萄胎病例（双精受精的）以异常升高的 hCG 和抑制素 A（INH-A）、升高的 MSAFP 和降低的 uE$_3$ 为特征性表现。而在非葡萄胎的病例中，通常以较低或显著降低的血浆标志物为表现[147]。

X 染色体上 q22 区域的微缺失，尤其是类固醇硫酸酯酶（STS）基因的缺失可以通过母体血浆中极低水平的 uE$_3$ 被筛查出来[148]。STS 缺失在男性中的发生率为 1/3000~1/1500，会导致 X 连锁的鱼鳞病，还可能存在学习能力障碍[149, 150]。在一小部分病例中，这种缺失可能涉及与 STS 相邻的基因，这可能包括与智力缺陷和 Kallman 综合征相关的基因。对于这些病例，可能需要使用 CMA、其他分子方法或使用 STS 探针的 FISH 进行额外检测，并可能会需要额外的基因位点辅助。大多数 STS 缺失是遗传自母亲，因此对一些血清筛查未检测到 uE$_3$，但筛查结果正常的孕妇，可能需要考虑对母体淋巴细胞进行 FISH 分析（而不是选择羊膜腔穿刺术）。

一些妊娠中期孕妇血清筛查项目包含一项识别 Smith-Lemi-Opitz 综合征（SLOS）高风险的方案[153]。这种筛查也是基于 MSAFP、hCG 和 uE$_3$。Xp22 微缺失也可以较好地通过上述标志物来识别，因为较低的 uE$_3$ 是 SLOS 算法中的一个关键特征标志物[154, 155]。除了 Xp22 微缺失外，SLOS 筛查还可用于识别 13 三体、18 三体、21 三体、三倍体、不平衡染色体核型、死胎、其他类固醇缺陷和各种胎儿解剖异常[155]。

还有一些罕见的染色体异常也可以通过妊娠中期血清学筛查发现。16 三体嵌合体妊娠表现出很高的 hCG 和 INH-A、中度升高的 MSAFP 和较低的 uE$_3$[156, 157]。其他与胎盘功能紊乱、生长受限或一些胎儿畸形相关的染色体异常也可能导致母体血清学标志物异常，如 20 三体嵌合体[158]、9 三体嵌合体[130, 159] 和 22q11.2 微缺失[160]。妊娠中期筛查对于 47, XXX、47, XXY 或 47, XYY 的检出效果并不优于或高于基于母亲年龄的预测。

（八）升高的母体血清甲胎蛋白

在妊娠中期超声被广泛应用于筛查胎儿结构异常以前，筛查神经管缺陷（NTD）的方法主要为 MSAFP，再通过羊膜腔穿刺术来除外 NTD 或其他胎儿的解剖学异常。现在，超声异常已经可以保障能提供很高的筛查水平（见第 17 章）。

在一项大型研究中，Feuchtbaum 等[161] 报道，与非匹配的对照人群相比，"无法解释"的 MSAFP ≥ 2.5MoM 的孕妇，其胎儿染色体异常的发生率增加了两倍。在该研究中，"无法解释"的 MSAFP 升高指的是在这些病例中，这种血清蛋白升高不能归因于腹壁缺损或 NTD。当使用 2.0MoM 的风险切割值时，未发现与上述结论的明显区别。使用 2.5MoM 为风险切割值时，增加的病例大多是常染色体非整倍性或三倍体，其中许多与超声可识别的胎儿异常有关。因此，不明原因（MSAFP 升高）且超声检查结果正常的孕妇发生严重染色体异常的风险可能很小。对于通过超声可以识别的异常情况，应考虑羊膜腔穿刺术。

（九）异常超声检查结果

研究表明，与传统的细胞遗传学相比，CMA 用于染色体不平衡检测的效果在临床上更加显著，但不同的研究之间差异很大，这取决于分辨率、研究中包括的病例、数据的分析及后续检测的方案。美国一项 CMA 在产前诊断方面的前瞻性研究显示，排除单纯超声的颈部异常（NT>3.5mm，颈部皮褶厚度>6mm，水囊状淋巴管瘤）后，CMA 检出临床显著或潜在显著 CNV 异常的病例较核型分析增加了 6.7%，而对于高龄产妇为 3.6%[162]。在超声检查发现多种异常的情况下，CNV 异常则更常见（13%）。CMA 检测有更高的异常检出率，促使美国妇产科医师学会（ACOG）建议在超声检查异常的病例中使用 CMA 而不是传统的细胞遗传学[163]。低深度全基因组测序，也具有检测非整倍体和 CNV（CNV 测序）的能力[164]。

一种涉及外显子组和相邻区域的更高深度的测序方法（外显子组测序）是鉴定引起胎儿畸形的其他突变（单核苷酸、插入、缺失和其他变异）的重要新方法[165, 166]。由于成本、完成检测的时间、意义不明的结果及其他实际考虑因素，外显子组测序的应用有限，通常只有在排除染色体异常后才提供给有超声异常的孕妇。然而，预计这种技术的使用将越来越常见。

虽然基于外显子测序技术的 CMA 是目前产前诊断胎儿异常妊娠比较好的方法，但现在有很多产前检测方法还是基于传统的细胞遗传学。此外，CMA 在不同超声检测下体现出相应的优势，优于传统细胞遗传学[167]，但一般来说，CMA 在各种特定解剖水平的异常上检测的优势，尚未被明确的定义。在引入 CMA 之前的各种研究结论，仍然在现在的咨询中使用。这些研究将在这里进行回顾。

CMA 之前的研究于不同的孕龄（通常是 10—22 周）进行，通常包括多种异常超声检查结果的病例，是在高龄产妇、血清筛查结果阳性或其他高危因素的孕妇中进行的。因此，表 11-10 中列出的风险数值应该是粗略的估计。然而，他们确实提供了一些风险程度的指标及常见染色体异常的指南。表 11-11 介绍了四项大型研究的结果，这些研究记录了异常超声检查结果的细胞遗传学异常。

1. 胎儿非整倍体的极高风险（> 35%） 妊娠合并胎儿水囊状淋巴管瘤和非免疫性水肿的孕妇的 AC 和 AFC 中，细胞遗传学异常发生率的最高。水囊状淋巴管瘤是淋巴管中的液体积聚，并且经常与其他组织中的过量液体非免疫性水肿相关。在患有水囊状淋巴管瘤的妊娠中期胎儿中，只有 37% 显示出正常的核型[188]。在 43% 的病例中观察到 45, X 染色体核型；剩余病例包括其他异常疾病，包括 21 三体综合征、18 三体综合征和 13 三体综合征。Malone 等[189]发现 51% 的妊娠早期水囊状淋巴管瘤胎儿染色体核型异常，只有 17% 的水囊状淋巴管瘤胎儿存活并且妊娠结局正常。Noonan 综合征也占水囊状淋巴管瘤相对较高的比例。

水囊状淋巴管瘤（双侧，分隔，囊性结构）和颈水肿（皮下积液）有区别[218]。妊娠早期超声显示颈水肿可以增加胎儿颈后透明层厚度，这一发现也可能与胎儿染色体异常的高风险有关[218]。在妊娠中期，颈部皮褶的扩张也是染色体异常的标志之一[208]。对于妊娠早期和中期的颈部测量，肿大的程度可以结合血清筛查结果和其他一些超声检查结果来修正母亲年龄特异性的个别患者非整倍体风险[219, 220]。

心脏缺陷是最常见的先天性缺陷之一[221-223]（见第 1 章）。19%～48% 的明显缺陷病例可以通过常规的超声筛查在产前检查出来[187]，染色体异常可以通过常规分析确定，是大约 40% 的产前病例的确诊原因[177]。Yates 对常见非整倍体中存在特定类型的心脏缺陷进行了综述[224]，Allan 等制订了与特定心脏缺陷相关的风险列表[225]。非整倍体与心血管异常相关的妊娠早期标志物，包括三尖瓣反流[182, 183]和通过脉冲多普勒超声可识别的静脉导管血流异常[184-186]。

当存在心脏缺陷，特别是流出异常时，常应用 CNV 检测。法洛四联症、右心室双出口（double-outlet right ventricle，DORV）和其他圆锥动脉异常与 22q11 缺失（DiGeorge 综合征 / 腭 – 心 – 面综合征）之间的关系也值得注意。22q11 缺失的心脏缺陷类型可能不仅限于圆锥动脉缺陷，并且 Manji 等[216]提出，除左心发育不良和回声病灶外，所有产前发现心脏缺陷的病例均应用 22q11 探针进行 FISH 检测。Moore 等[139]通过常规染色体分析，在 540 例心脏缺陷胎儿和未见明显异常核型的胎儿中，FISH 发现 22q11.2 缺失的有 17 个（3%）。最近，CMA 研究证实了这种特殊微缺失的重要性。一项 Meta 分析表明，大约 4% 的心脏缺陷病例有 22q11.2 缺失[101]。这表明约 1/3 的明确或潜在心脏病转诊中出现明确 CNV 异常[142]。

超声检查发现的与非整倍体高危相关的其他异常包括气管食管瘘 / 食管闭锁、Dandy-Walker 畸形、全前脑畸形和胸腔积液（见第 17 章）。

2. 胎儿非整倍体的高风险（20%～35%） 产前细胞遗传学诊断的一个共同目的是揭示通过超声确定的宫内发育迟缓（IUGR）的原因。在没有任何其他生化或筛查测试的情况下，IUGR 偶尔会显示为 13 三体和 18 三体妊娠，但并不是 21 三体的有力指标。IUGR 越严重，发生非整倍体的概率就越大[227]。来自三个大队列[194-196]的联合数据表明 IUGR 患者细胞遗传学异常的总体风险为 20%。可能存在广泛的异常核型。

超声发现的小头畸形与存在非整倍体的风险水平相关。其他可以认为与胎儿非整倍体高风险相关的异常包括面部裂隙、十二指肠闭锁（"双泡"异常）、一些肢体异常和脐膨出（但不包括腹裂）。

当股骨长度，肱骨长度或两者都短于预期的胎龄时，非整倍体的风险也很高[170]。这些生物测量

表 11–10 超声检测胎儿异常的胎儿染色体异常的频率和类型

超声异常 [a]	风险（%）[b]	常见染色体异常 [d]	参考文献
腹壁缺损			
腹裂	0～2	无	Hunter 和 Soothill，2002[168]；Stoll 等，2008[169]
脐膨出	4.5～35	+18；+13；+21；45, X；3n；t（11p15.5）mat; dup（11p15.5）pat	Kilby 等，1998[170]；Stoll 等，2008[169]
胼胝体发育不全	10	+8；+13；+18；其他	Gupta 和 Lilford，1995[171]
脉络丛囊肿，单独出现	0.7～3.3	+18；+21；45, X；其他	Gupta 等，1995[172]；Beke 等，2008[173]
脉络丛囊肿，复杂	3.6～12	+18；+21；3n；45, X	Gupta 等，1995；[172] Beke 等，2008[173]
唇腭裂	21.6	+13；+18；del；+21；3n；其他	Clementi 等，2000[174]
腭裂	30.8	+13；+18；del；+21；3n；其他	Clementi 等，2000[174]
畸形足，单独出现	3.4	多样	Shipp 和 Banacerraf，1998[175]；Malone 等，2000[176]
心血管异常			
结构异常	40	+21；+18；+13；45, X；其他；del（22）（q11.2q11.2）	Stoll 等，2001[177]
回声焦点，单独出现	1.5～2.0	+21；其他	Huggon 等，2001[178]；Sotiriadis 等，2003[179]
回声焦点，复杂	5～10	+21；+13；其他	Bromley 等，1998[180]；Vibhakar 等，1999[181]；Sotiriadis 等，2003[179]
三尖瓣关闭不全	63	+21；+18；+13；45, X；其他	Faiola 等，2005[182]；Falcon 等，2006[183]
静脉导管血流量	43	+21；+18；+13；其他	Borrell 等，2003[184]；2004[185]；Sonek，2007[186]
异常右锁骨下动脉（ARSA）	31	+21	Agathokleous 等，2013[187]
水囊状淋巴管瘤（妊娠早期）	63	45, X；+21；+18；+13；其他	Gallagher 等，1999[188]
水囊状淋巴管瘤（妊娠中期）	51	+21；45, X；+18；+13；3n	Malone 等，2005[189]
Dandy-Walker 畸形	60	3n；+18；+13；易位	Ecker 等，2000[190]；Köble 等，2000[191]
先天性横膈疝气，复杂	9.5	+18；+13；del（q36），+i（12p）；4n/2n	Witters 等，2001[192]；Klaassens 等，2007[193]
十二指肠闭锁	33	+21	Nicolaides 等，1992[194]；Halliday 等，1994[195]；Hanna 等，1996[196]；Rizzo 等，1996[197]
回声肠道	3～25	+21；3n；+18；45, X；+13；其他	Penna 和 Bower，2000[198]
股骨，肱骨，短	20[c]	+21；+18；	Nyberg 等，1993[199]

（续表）

超声异常[a]	风险（%）[b]	常见染色体异常[d]	参考文献
全前脑畸形	55	+13; +18; del（13q）; del（18p）; del（7q）; 其他	Peebles，1998[200]
脑积水 / 脑室扩大	16	+21; +18; 3n; 其他	Nicolaides 等，1992[194]; Halliday 等，1994[195]; Hanna 等，1996[196]
宫内发育迟缓	20	+18;3n; +13; 其他; +21	Nicolaides 等 1992[194]; Halliday 等，1994[195]; Hanna 等，1996[196]
小头畸形	23	+13; del（7q34）; +8 mos	Den Hollander 等，2000[201]
鼻骨缺失（妊娠早期）	53	+21; +18;+13; 45, X; 其他	Cicero 等，2006[202]
鼻骨缺失（妊娠中期）	71	+21	Sonek 等，2006[203]; Gianferrari 等，2007[204]
神经管缺陷，单独出现	2.4	多样	Kennedy 等，1998[205]
神经管缺陷，复杂	6.5	+18; 其他	Kennedy 等，1998[205]; Sepulveda 等，2004[206]
颈后透明层厚度（妊娠早期）	35[c]	+21; +18; 45, X; +13; 3n; 其他	Snijders 等，1998[207]
颈部皮褶（妊娠中期）	40[c]	+21; +18; 3n;	Benacerraf，2002[208]
羊水过少	14	3n; +13; 其他	Halliday 等，1994[195]; Hanna 等，1996[196]
羊水过多	12	+18; +21; +13; 其他	Halliday 等，1994[195]; Hanna 等，1996[196]
胸腔积液	35	45, X; +21; +18; 其他	Waller 等，2005[209]
畸胎瘤	nk	dup（1q）	Wax 等，2000[210]
四倍体	nk	PCS	Van den Berg 和 Francke，1993[211]
TF/EA	63	+18;+21; 其他	Nicolaides 等，1992[194]; Hanna 等，1996[196]; Rizzo 等，1996[197]
双血管脐带，复杂	5.5	+13; +18; 其他	Saller 等，1990[212]; Hanna 等，1996[196]
泌尿生殖器异常			
肾结构缺陷	nk	+18; +13; 45, X; 3n; +9 mos; del（10q）; del（18q）; del（22）（q11.2q11.2）	Wellesley 和 Howe，2001[213]
肾积水 / 多囊肾	12	+21; +18; +13; del; 45, X, del（22）（q11.2q11.2）其他	Nicolaides 等，1992[214]; Wellesley 和 Howe，2001[213]
肾盂扩张，单独出现	1.8	+21; 其他	Corteville 等，1992[215]; Wickstrom 等，1996[216]; Chudleigh 等，2001[217]

a. 复杂和单独出现的异常被定义为有或没有其他异常的超声表现；b. 染色体异常的病例百分比；c. 风险评估值依据各标志物的风险切割值，同时纳入患者特异性风险；d. 按照可能遇到异常情况的大致顺序列出；3n. 三倍体；4n/2n. 四倍体嵌合；nk. 未知；PCS. 早期染色单体分离（诊断 Roberts 综合征、SC 短肢畸形综合征）；TF/EA. 气管食管瘘 / 食管闭锁

表 11-11 超声异常与胎儿非整倍体发生率

缺 陷	Nicolaides 等, 1992[194]		Haliday 等, 1994[195]	Hanna 等, 1996[196]	Rizzo 等, 1996[197]	总体频率 a
	合并孤立超声异常的非整倍体数/总数（%）	合并多个超声异常的非整倍体数/总数（%）	合并孤立超声异常的非整倍体数/总数（%）	早期超声心动图异常的非整倍体数/总数（%）	早期超声心动图异常的非整倍体数/总数（%）	非整倍体数/总数（%）
腹壁缺损	1/30	41/86（48）	3/45（7）	38/196（19）	7/161（44）	90/373（24）
胼胝体发育不全	—	—	0/2（0）		8/19（42）	8/21（38）
脉络丛囊肿	1/49	33/72（46）	0/21（—）	21/514（4）	—	55/656（8）
先天性心脏病						166/339（49）
非特指	0/4	101/152（66）	8/42（19）	10/60（17）	20/34（59）	
室间隔缺损				8/21（38）	9/13（69）	
房室管	—	—	—	2/2（100）	8/11（82）	
水囊状淋巴管瘤	0/4	35/45（73）	11/21（52）	65/108（60）	22/33（67）	133/211（63）
膈疝	0/38	17/41（41）	2/17（12）	8/72（11）	2/5（40）	29/173（17）
十二指肠闭锁	1/6	9/17（53）	3/10（30）	10/45（22）	8/15（53）	31/93（33）
回声肠道	—	—	—	5/34（15）	—	5/34（15）
面部裂隙	0/8	31/56（55）	1/7（14）	—	3/11（28）	35/82（43）
前脑无裂畸形	0/7	15/51（29）	3/9（33）	9/19（47）	6/12（50）	33/98（34）
脑积水	2/42	40/144（28）	7/30（23）	25/256（9）		74/472（16）
肾积水	—	—	—	8/110（7）		8/110（7）
积液（非免疫）	7/104	18/106（17）	23/57（40）	37/116（32）	6/17（35）	91/400（22）
宫内发育迟缓	4/251	133/424（31）	8/37（22）	71/389（18）	—	216/1101（20）
四肢异常	0/18	195/457（43）	4/29（14）	3/39（8）	3/6（50）[b]	205/549（37）
小头畸形	0/1	8/51（16）	0/1（0）	5/28（18）	—	13/81（16）
NTD[c]	—	—	1/33（3）	4/57（7）	2/6（33）	7/96（7）
颈部皮褶/厚度/水肿	0/12	53/132（40）	5/21（24）	15/75（20）		73/240（30）
羊水过少	—	—	1/14（7）	14/97（14）	—	15/111（14）
羊水过多	—	—	2/9（22）	23/194（12）		25/203（12）
肾脏畸形	9/482	87/360（24）	3/29（10）	7/107（7）	—	106/978（11）
TF/EA	0/1	18/23（78）	—	4/10（40）	3/6（50）	25/40（63）
双血管畸形	—	—	—	5/72（6）	—	5/72（7）

a. 合并孤立和（或）多个超声异常；b. 扁平足；c. NTD 不包括无脑儿和脑膜脊髓膨出；TF/EA. 食管气管瘘/食管闭锁；NTD. 神经管缺陷

可以与血清筛查试验和颈部皮褶测量相结合，以改变个别患者的非整倍体风险[220]。

3. 胎儿非整倍体的中等风险（10%～19%） 高回声肠通常是一种非特异性的发现，见于一些继发于囊性纤维化的肠阻塞和胎粪肠梗阻的胎儿[198]。然而，它也可能是胎儿 DS 或其他染色体异常的指标。当观察到"回声肠"时，对胎儿非整倍体风险的估计有一定变化，可能反映了用于定义高回声和确定偏倚的可变标准。

当超声检测到肾脏异常（包括肾积水）、羊水过少或羊水过多、脑积水 / 脑室扩大、鼻骨缺失或发育不良、异常的右锁骨下动脉和先天性膈疝（与其他异常相关）时，也可以确定胎儿非整倍体的中等风险（见第 17 章）。

4. 胎儿非整倍体的低风险（＜10%） 单一的马蹄内翻足和单一的 NTD 存在非整倍体的风险较低，很少归因于非整倍体。单一的脉络丛囊肿、单脐动脉、扩张和回声心内病灶是相对常见的发现，提示风险只有适度的增加。然而，当在存在额外的超声异常情况下观察到这些发现时，每个发现都更具有显著性。

任何超声异常的发现，包括这些常见的低风险因素，应该促使彻底检查以确定是否存在额外的异常。应该考虑转诊进行遗传咨询。

（十）"遗传超声图"或"异常扫描"

在妊娠中期，在常规筛查检测之后，有时使用超声检查评估是否存在重大结构异常或"软"超声指标，有时用于增加或减少 21 三体综合征的风险。这通常被称为"遗传超声图"或"异常扫描"。使用这种方法，结构异常或软指标是否明确完全独立于其他危险因素（母亲年龄和血清分析物）。用于修正风险的似然比有可变的估计值[227-233]。根据妊娠早期和中期风险评估（FaSTER）非整倍体筛查试验的数据，Aagaard-Tillery 等得出结论，对于一组常规指标评估，当没有任何指标出现时，风险可以降低 0.41 倍[232]。对一组更广泛的指标进行的 Meta 分析表明，降低风险的因素可能高达 0.12[233]。

这种方法可以大大减少接受羊膜腔穿刺术的女性人数。然而，如果主要向血清筛查后已处于高风险状态的女性提供遗传超声图，这种方法也降低了受累妊娠的检出率。通过对血清试验后有中高度风险的女性提供超声检查，可提高检出率[234, 235]。对于接受 NIPT 的女性，检查后发生 DS 妊娠的概率一般很高或很低，遗传超声图不会显著改变风险。然而，在某些情况下，遗传超声波图仍有一些临床实用性[236]。

（十一）高龄产妇

来自活产、遗传学羊膜腔穿刺术和自然流产的数据都表明，高龄产妇与胎儿常染色体三体和性染色体三体（除外 XYY）之间存在密切联系。在产前诊断广泛应用之前，为所有高龄产妇提供 CVS 或羊膜腔穿刺术已成为标准做法。基于胎儿非整倍体风险增加与羊膜腔穿刺术相关的胎儿流产风险，以及细胞遗传学实验室资源的可用性，高龄产妇的年龄通常被定义为 35 岁或 35 岁以上（相当于妊娠中期发生 DS 的风险大约为 1 : 270 或更高），并且这个高龄产妇年龄的同样定义被扩展到 CVS 分析。

ACOG 和美国医学遗传学学会（ACMG）建议对所有年龄的女性进行产前筛查和产前诊断[237, 238]。这些筛查试验并不能确定所有与年龄相关的非整倍体。此外，母亲年龄与胎儿染色体异常之间的关联可能会引起焦虑，而阴性筛查结果有时不足以令人放心。尽管如此，一些 CVS 和 AFC 分析仍然仅基于母亲的年龄。美国关于在产前诊断中使用 CMA 的前瞻性研究显示，对于高龄产妇，CMA 通过常规细胞遗传学确定了核型正常女性中 0.5% 的致病性和 1.3% 的具有潜在临床意义的 CNV[162]。因此，即使在没有其他风险因素的情况下，女性也应考虑使用 CMA。

（十二）高龄父亲

目前认为高龄父亲不是胎儿非整倍体的主要危险因素。最近的两项研究表明，对于年龄较大的父亲，21 三体综合征活产的风险可能较低，但这些研究是基于相对较近的人口统计数据库，在这些数据库中，终止妊娠可能会影响出生率[239, 240]。Klinefelter 综合征的父亲年龄效应可能很小，但非整倍体的总体相对风险似乎远低于父亲高龄和常染色体显性疾病的相关风险[241]。罕见的新发 CNV 的发生率似乎确实与高龄父亲有关[242]。这些代表了一个没有片段重复的 CNV 亚组。它们与精神发育迟缓有关，但通常不构成一组明确定义的综合征。因此，通过使用 CMA 的产前诊断来检测这些可能与特别复杂的管理问题有关。通常推荐 40 岁或以上年龄的高龄夫妇进行遗传咨询。

（十三）多胎妊娠

同卵双胎妊娠（两个胎儿均受累）患 DS 的风险约为单胎妊娠 DS 风险的 1/3[243, 244]。然而，异卵双胎妊娠的一个或两个胎儿受 DS 影响的风险约占单胎妊娠风险的 75%。与单胎相比，患病率的差异可能是由于受累妊娠的存活率发生了改变。其他非整倍体的风险尚未确定，但假设其他非整倍体的风险按比例变化似乎是合理的。异卵双胎妊娠在高龄产妇中更为常见[245]，但多胎妊娠的女性可能更不愿意接受有创检查，因为与手术相关的损失风险增加[246, 247]。因此，还需要对双胎妊娠进行最佳非整倍体筛查。

一般来说，多胎妊娠孕早期联合检测（胎儿颈后透明层厚度和血清标志物）的筛查性能低于单胎[248]。然而，相对于联合检查而言，当考虑到脉络膜异常时，NIPT 能够明显地达到与单个染色体相当的筛查性能[249]。尽管由于胎儿 DNA 浓度不足而导致的检测失败率往往更高，而且其他非整倍体的筛查性能尚未建立，但 NIPT 已被证明在双胎 21 三体筛查中远远优于联合检查[250]。采用基于 SNP 的 NIPT 可以建立合子型[251]。当未测量单个胎儿 DNA 浓度时，需要谨慎解释双卵双胎的 NIPT 结果[252]。无论是联合检测还是 NIPT 均未被证实适用于三胎和更多的多胎妊娠。

（十四）平衡结构重排的携带者

虽然这种适应证只占产前诊断患者的一小部分（通常不到 5%），但是这些父母生下染色体不平衡的后代的风险可能很高。风险取决于哪个亲本是携带者、重新排列的类型、确定的方法、涉及的染色体及特定的染色体断点。

1. 非 Robertsonian 易位 平衡易位是两条常染色体断裂后的染色体片段交换的结果。在早期的 609 例产前诊断病例中，父母其中一方是明显的平衡易位携带者，71 例胎儿（11.7%）的染色体结构不平衡[253]。在父亲是携带者的病例和母亲是携带者的病例之间，不平衡后代的发生率没有明显差异。Daniel 等[254]将分析扩展到 1157 例羊膜腔穿刺术，包括来自 Boué 和 Gallano 表 11–12 的初始数据[253]。

排除相对常见的 t（11; 22）（q23.3; q11.2），母体携带者（n=5557）的胎儿染色体不平衡重排的总体风险为 11.7%，父系携带者为 10.9%（n=5414）。Daniel 等[254, 255]研究表明，通过以前的足月不平衡子代确定胎儿染色体结构不平衡的频率远高于通过反复流产确定的频率（母系携带者为 21.0% vs. 4.9%）；父系携带者为 22.7% vs. 1.5%）。

更早的数据[253, 254]和最新的研究表明[255]，羊膜腔穿刺术诊断不平衡分离体的风险率与染色体不平衡的大小成反比关系。因此，染色体小片段不平衡可能风险更高。很可能染色体大片段的不平衡与致死性和早期胚胎或胎儿流产有关。染色体不平衡通常以常染色体单倍体组长度（haploid set of autosomes, HAL）的百分比来表示，大多数可存活的染色体失衡与小于 4% 的三体和 2% 的单体的组合有关[256, 257]。

理想情况下，平衡易位的患者会被建议使用特定易位断点的不平衡风险数据。单个易位家系很少大到足以进行可靠的风险评估，但是已经收集了具有相似断点的不同家系的数据[258-262]。在实践中，这种风险评估方法很复杂，需要评估易位衍生染色体最可能的分离模式。任何特定断点区域的观测数量可能很小，因此风险估计的置信区间可能非常宽。当有两个染色体片段导致不平衡时，也可能需要做出假设。鉴于这些不确定性，表 11–12 中列出的与染色体不平衡有关的风险往往是最实用的提供专业咨询的方法，同时在一定程度上考虑到潜在染色体不平衡的规模。这些风险不适用于微小的亚端粒易位，其中可能存在较温和的表型，对潜在的染色体不平衡几乎没有选择。理论上，在这些情况下，风险可能高达 50%。

Daniel 等[254]分别考虑了已知显示 3∶1 分离模式的易位。除常见易位 t（11; 22）（q23.3; q11.2）外，男性携带者发生染色体不平衡后代的风险明显低于女性携带者，这些易位的男性携带者明显少于女性携带者，这表明对男性生育力有影响。他们还指出，具有多个断点的复杂染色体重排携带者发生不平衡分离的风险更高。Madan 回顾了复杂重排的切分聚集的复杂性[263]。

关于平衡的结构性染色体重排是否会诱发减数分裂期间不相关的染色体数目异常（即所谓的染色体间效应）的问题，Daniel 等[254]的数据无法提供答案。他们表示，不能确定强效应，但也不能排除弱效应。

确认的方法	母　亲				父　亲				总　计
	平　衡	正　常	不平衡	合　计	平　衡	正　常	不平衡	合　计	
不平衡后代 [b]	90（38.6%）	94（40.3%）	49（21.0%）	233	67（39.0%）	66（38.4%）	39（22.7%）	172	405
复发性流产 [b]	111（53.9%）	85（41.3%）	10（4.9%）	206	76（55.5%）	59（43.1%）	2（1.5%）	137	343
其他 [bc]	68（57.6%）	44（37.3%）	6（5.1%）	118	60（57.1%）	41（39.1%）	4（3.8%）	105	223
全部 [b]	269（48.3%）	223（40.0%）	65（11.7%）	557	203（49.0%）	166（40.1%）	45（10.9%）	414	971
t（11;22）（q23.3; q11.2）[d]	22（73.3%）	6（20.0%）	2（6.7%）	30	5（55.6%）	3（33.3%）	1（11.1%）	9	39

表 11–12　父母为互易位携带者的产前诊断时的分离产物（$n=1010$）；通过确认的方法 [a] 测定胎儿染色体平衡、正常和不平衡的频率（%）

a. 为了避免确认偏倚，这些数据仅包括那些在羊膜腔穿刺术之前已知父母中存在易位的病例；2∶2 和 3∶1 分离模式的易位一起考虑；b. 不包括 t（11;22）（q23.3;q11.2）；c. 显然与重排无关的因素（如高龄产妇年龄）；d. 所有确认模式；不平衡的形式都是通过这些后代中 +der（22）的 3∶1 分离产生的；引自 Daniel et al. 1989[254]

2. Robertsonian 易位　Robertsonian 易位也被称为着丝粒融合型易位。它是由两条染色体近端着丝粒断裂后长臂融合而成（d 组 13 号、14 号、15 号染色体和 g 组 21 号、22 号染色体）。在人类中，一个被称为"Robertsonian 平衡"易位的个体只显示出 45 条染色体，而易位染色体由末端着丝粒融合构成的包含两条完整长臂的衍生染色体。两条易位染色体的短臂片段丢失。Boué 和 Gallano[253] 总结了 517 例产前诊断结果，其中有 1 例是非同源染色体的 Robertsonian 易位携带者。Daniel 等 [207] 报道了另外 406 例。排除了在产前诊断时发现易位的病例（因而偏倚于平衡和不平衡易位）之后，总共有 811 例患者的数据可用（表 11–13）。

共有 357 例 rob（13q14q）病例，其中 251 例为母源携带者，106 例为父源携带者。在这些 rob（13q14q）病例中，只有 1 例产前诊断结果显示不平衡易位导致 13 三体。因此，这组患者的总体风险非常低（0.3%）。相对较高比例的病例是通过反复流产史确定的（Daniel 等 [254] 的研究中有 30%）。因此，这种易位似乎大概率与胎儿流产有关。

对于不涉及 21 号染色体的其他 Robertsonian 易位，产生不平衡易位的风险也很低（表 11–13）。在 60 例此类病例中，只观察到 1 例不平衡易位。此病例涉及一位患有 rob（13q22q）的母亲出现了易位

13 三体。相比之下，当 Robertsonian 易位涉及 21 号染色体时，风险要高得多。高风险主要限于母亲是易位携带者的情况（表 11–14）。大多数数据可用于母源 rob（14q21q）。对于这些女性携带者，羊膜腔穿刺术中胎儿患 DS 的风险接近 15%。当父亲是易位的携带者时，相应的风险接近 1%。这种易位的男性携带者不如女性携带者常见，这表明这些易位可能对男性生育能力有影响。

对于涉及 21 号染色体的其他 Robertsonian 易位，可获得的数据少得多。基于表 11–14 中的数据，分配给 rob（14q21q）的风险似乎适用于所有涉及 21 号染色体的 Robertsonian 易位。

Robertsonian 平衡易位可能与 UPD 有关，对于染色体 14 和 15，UPD 具有临床意义 [264-266]。将在本章后面讨论 Robertsonian 易位的风险和管理，理论上可能出现临床意义上的 UPD（见"解释问题：染色体重排"和"家系中的单亲二体和新发突变"）。除了预防染色体核型不平衡的风险外，为携带者父母提供的羊膜腔穿刺术前咨询应包括 UPD 的风险信息和可用的检测选择。

3. 染色体倒位　染色体倒位发生在一个染色体中出现双重断裂，一个片段的逆转和反转序列的修复时。如果倒位包括着丝粒，则是臂间倒位。如果它仅限于染色体的一个臂，则是臂内倒位。当具有

表 11-13　Robertsonian 易位中的分离 [a]

Robertsonian 易位类型	诊断数量	后　代		
		正　常	平　衡	不平衡（%）
rob（13q14q）	357	146	210	1（0.3）
rob（13q15q）	24	6	18	0
rob（13q21q）	52	25	23	4（7.7）
rob（13q22q）	8	2	5	1（12.5）
rob（14q15q）	12	9	3	0
rob（14q21q）	282	106	144	32（11.3）
rob（14q22q）	7	14	3	0
rob（15q21q）	29	16	12	1（3.4）
rob（15q22q）	19	6	3	0
rob（21q22q）	31	13	14	4（12.9）
合计	811	333[b]	435[b]	43（5.3）

a. 为避免确认偏倚，这些数据仅包括在羊膜腔穿刺术之前已知父母中存在易位的情况；b. 对于所有类型的 Robertsonian 易位合并，平衡分离产物超过正常值具有统计学显著性；引自 Boué and Gallano 1984[253] and Daniel et al. 1989[254]

表 11-14　涉及 21 号染色体的 Robertsonian 易位的产前结果 [a]

Robertsonian 易位类型	母亲携带者		父亲携带者	
	病　例	不平衡（%）	病　例	不平衡（%）
rob（13q21q）	32	4（12.5）	20	0（0）
rob（14q21q）	208	31（14.9）	74	1（1.4）
rob（15q21q）	18	1（5.6）	9	0（0）
rob（21q22q）	27	3（11.1）	4	0（0）
合计	285	39（13.7）	107	1（0.9）

a. 为了避免确认偏倚，这些数据仅包括那些在羊膜腔穿刺术之前已知父母中存在易位的病例；引自 Boué and Gallano 1984[253] and Daniel et al. 1989[254]

臂间倒位的生殖细胞经历减数分裂时，倒位的染色体必须形成一个环以排列所有同源片段以进行适当的配对。倒位环内的交叉可能导致配子染色体结构不平衡。这种情况有时被称为"重组异倍性"[267]。

在 Boué 和 Gallano[253] 收集的 118 份由于父母一方有平衡臂间倒位而进行产前诊断中［不包括

inv（9qh）］，发现 7 例（5.9%）胎儿有不平衡的染色体核型（父源携带，4%；母源携带，7.5%）。Daniel 等 [254]1989 年的收集（n=173）末端小片段的倒位，不平衡后代的风险相当高（10%～15%）[254]。

Daniel 等 [254] 的资料包括 46 对亲本 inv（2）（p11.2q13），24 对亲本 inv（10）（p11.2q21.2），9

对亲本 inv（1）（p11-p13q21），5 对亲本 inv（5）（p13q13）。没有观察到任何这些常见的特异性倒位的重组（表 11–15）。根据 Djalali 等[268]的研究，inv（2）（p11.2q13）携带者发生自然流产或死胎的风险可能是普通人群的两倍。单一的病例报道表明，inv（2）（p11.2q13）可能导致后代具有不平衡的核型[269, 270]，但这些事件似乎非常罕见。似乎没有任何关于涉及这种事件的重组体 inv（10）（p11.2q21.2）可能与早期胚胎致死有关的报道[271]。常见的 inv（Y）（p11.2q11.2）和大多数其他 X 染色体或 Y 染色体倒位不应导致重组，因为 X 和 Y 染色体不配对，除非在拟常染色体区域。然而，从这些综述中不能得出结论，即所有常见的倒位风险都很小。常见的 inv（8）（p23q22）与携带重组 8 号染色体的儿童有 6.2% 的风险相关[272]。如果 Daniel[254] 的数据仅限于已知在羊膜腔穿刺前存在于父母体内的病例及性染色体倒位，则特征相对较好的 inv（2）（p11.3q13）、inv（8）（p23q22）和 inv（10）（p11.2q21.2）也被排除在外，在 40 例患者中还有一个重组体（2.5%）。

对于具有臂内倒位的携带者，生下异常后代的总体风险较低。这些携带者可能不需要产前细胞遗传学诊断，因为在减数分裂配对过程中，倒位环内的交叉将导致无着丝粒片段和双着丝粒染色体的形成。这两者都是高度不稳定的，并且在随后的细胞分裂中经常丢失或进一步重组。具有由此产生的染色体结构不平衡（重复／缺失）的配子，如果受精，将导致合子的生存能力大大降低。这些受精卵中大多数会很早丢失，可能是在着床之前[273-276]。尽管因此生育重组体的风险很小，但女性携带者也曾多次发生过这种情况[273-275]。如果携带者家庭成员有复发流产史，或者有过不良孕史，或者两者兼有，风险就会增加。只有当倒位的远端断点接近端粒时，重组体才有可能存活[275]。有时很难区分臂内倒位和染色体内插入[277]，这一直是生殖风险的一些争议的基础点，应该被用于咨询[277, 278]。

4. 染色体内和染色体间插入 染色体内插入是非常罕见的，只有通过具有重组、不平衡核型的后代才能被确定[279]。对于具有染色体内插入的个体，Madan 和 Menko 估计重组后代的风险约为 15%[279]。染色体间插入也非常罕见，主要通过具有核型不平衡的后代来确认。对于携带者，男性携带者和女性携带者后代失衡的风险分别为 32% 和 36%[280]。

（十五）三体先证者

Arbuzova 等[281]对来自四个来源的数据进行了 Meta 分析，这些数据对曾生育 21 三体先证者的女性在妊娠中期时评估妊娠 DS 的风险（表 11–16）。根据 4953 例妊娠，妊娠 DS 的总体风险为 0.85%，比仅根据产妇年龄预测的风险高 0.54%。这项分析没有考虑到最初受累分娩的母亲年龄或之前分娩的总数。因此，在大龄女性中，复发更可能是由于母亲年龄相关因素，而在年轻女性中，复发更可能是由于其他易感因素。除 21 三体外，生育过 DS 先证的女性再次生育非整倍体的风险增加。包括 21 三体在内的非整倍体的总体风险为 1.46%。患 DS 的风险（0.85%）和任何非整倍体的风险（1.46%）与 38—39 岁无妊娠 DS 病史的女性相当（表 11–2）。因此，对既往生有 21 三体孩子（或妊娠）病史的女性进行

表 11–15　倒位的产前结果（*n*=173）[a]

确认方法	母　亲				父　亲				总　计
	平　衡	正　常	不平衡	合　计	平　衡	正　常	不平衡	合　计	
不平衡后代	6	1	1（12.5%）	8	2	3	0	5	13
反复流产	10	4	0	14	4	2	0	6	20
其他	63	4	2（2.9%）	69	68	3	0	71	140
合计	79	9	3（3.3%）	91	74	8	0	82	173

a. 包括所有常染色体倒位，无性染色体倒位；包括 120 例在羊膜腔穿刺术之前未知父母倒位分离的病例；因此，结果偏倚平衡和不平衡的核型；引自 Daniel et al. 1989[254]

研究（参考文献）	唐氏综合征						其他非整倍体 [a]	任何非整倍体
	产妇年龄（岁）							
	<25	25—29	30—34	35—39	40+	合计		
MRC Canada[282]	0/51	0/96	1/64	0/24	1/7	2/242	2/242	4/242
Mikkelsen 等，1979[283]	2/199	1/452	1/418	3/244	0/75	7/1388	10/1388	17/1388
Stene 等，1984[284]	3/331	7/826	2/734	6/343	1/119	19/2353	13/2353	32/2353
Uehara 等，1999[285]	0/41	5/301	3/394	5/195	1/39	14/970	5/970	19/970
合计	5/622	13/1675	7/1610	14/806	3/240	42/4953	30/4953	72/4943
率（%）	0.80	0.78	0.43	1.74	1.25	0.85	0.61	1.46
期望率（%）[b]	0.10	0.13	0.20	0.59	2.20	0.31	0.36	0.67
再发率（%）	0.70	0.65	0.23	1.15	−0.75	0.54	0.25	0.79

表 11–16　既往有唐氏综合征妊娠的女性妊娠唐氏综合征和非整倍体的再发率

a. 包括 6 例 XXY，4 例 45, X，4 例 +18，3 例 +13，3 例 XYY，2 例 XXX，2 例具有标记和 5 例不明确的；b. 基于出生时母亲年龄特异性率，并已纳入调整羊膜腔穿刺术和足月之间的胎儿丢失；引自 Arbuzova et al.[281]，经 John Wiley & Sons, Ltd 许可重新绘制

咨询和产前诊断的一种方法是，将其先验风险基于 38—39 岁的产妇年龄，而不是其实际年龄[286]。

产前诊断实验室的数据还表明，有 21 三体妊娠史的女性妊娠患 21 三体和其他三体胎儿的风险增加。Warburton 等[287] 将观察到的受累妊娠数量与仅仅基于母亲年龄的预期数量进行了比较。他们发现 21 三体和其他可能存活的三体（13 三体、18 三体、XXX 或 XXY）都有再发风险。在一项研究中，不同三体的相对风险增加并不明显[288]。

对英国一个细胞遗传学登记处[289] 的数据分析也显示，除易位和嵌合以外，先前有过 DS 妊娠的女性有再发风险。再发风险取决于母亲的年龄。对于 30 岁以下的女性，绒毛膜绒毛取样和羊膜腔穿刺术的再发风险分别为 0.72% 和 0.53%。40 岁以上的女性几乎没有再发风险。表 11–17 提供了 20 岁以上任何年龄的 21 三体妊娠女性的妊娠中期再发风险的估计值。

当有先证或受累妊娠是 21 三体以外的三体时，可用于评估复发性风险的数据较少。在一项复发风险研究中，收集了 1259 例产前诊断病例，包括 838 例 18 三体妊娠和 421 例 13 三体妊娠。相对 18 三体，任何三体的复发率为 1.9%（其中 18 三体 2 例，21 三体 6 例，13 三体 5 例，9 三体、12 三体和 15 三体各 1 例）。对于 13 三体的指标病例，任何三体的复发率为 0.7%（包括 2 例 18 三体和 1 例 21 三体）。与年龄特异性风险相比，总体风险增加了两倍。Warburton 等[287] 还提供了其他数据，表明有 13 或 18 三体妊娠史的女性三体复发增加。来自澳大利亚的数据显示，13 三体和 18 三体的复发风险增加，但在随后的妊娠中，不同三体的复发风险增加没有得到证实[288]。

三体儿童出生后的风险增加可能归因于：①亲代嵌合现象；②结构性染色体重排；③孟德尔基因产生更高的不分离风险；④外源性因素；⑤三体受孕的自发丢失率降低；⑥非典型生物学高龄女性的卵巢补体减少[233, 291]。在一项对 374 个家族的研究中，有 2.7%（基于 2 个或更多的 21 三体细胞）或 4.3%（基于单个 21 三体细胞）[291] 其中有一个孩子患有唐氏综合征。嵌合现象在母亲身上比在父亲身上更常见。利用 DNA 标记，Pangalos 等[292] 研究了 22 个独立 21 三体复发的家族，并观察到 5 个家族的亲本嵌合现象。现在也有一些证据表明，21 号染

表 11-17 有 21 三体妊娠史的女性妊娠中期的额外再发风险	
先证受累妊娠的母亲年龄（岁）	再发风险（×1000）
20	6.2
21	6.2
22	6.1
23	6.0
24	5.8
25	5.7
26	5.4
27	5.2
28	4.8
29	4.4
30	4.0
31	3.5
32	2.9
33	2.4
34	1.9
35	1.5
36	1.1
37	0.8
38	0.6
39	0.5
40	0.4
41	0.3
42—45	0.2
46—50	0.1

目前妊娠母亲年龄特定风险需要加上额外再发风险；例如，如果一名女性在预产期将满 30 岁，而且以前没有受累妊娠史，那么她的风险为 1.4/1000；如果她在 25 岁时有过 21 三体妊娠，她将有 5.7/1000 的额外再发风险；因此，根据年龄和既往病史，她的综合风险为（1.4+5.7）/1000=7.1/1000 或 1/141（1：140）；引自 Morris et al.[289]

色体的隐性重排可能导致某些个体的染色体频繁不分离[293, 294]。然而，亲本嵌合现象或结构重排并不能解释在许多具有复发性非整倍体的家族中存在完全不同的三体。

（十六）既往分娩的孩子携带新生不平衡重排：等臂染色体 21q 及其他

已有个别的病例报道称，1 例 DS 患儿出生后出现明显的新生等臂染色体 21q 或 rob（21q21q）[294, 295]。该病例可以用隐性或生殖细胞嵌合现象来解释，其中包括父母体内易位的平衡形式。一项对 112 个是新生不平衡 rob（21q21q）儿童的家庭进行调查，未能在 164 例患病儿童的兄弟姐妹中发现任何其他的 rob（21q21q）再出现的例子[295]。然而，Steinberg 等建议这些父母仍应进行产前诊断，因为他们的研究中可获得的病例数量有限。Röthlisberger 和 Kotzot[296] 提示复发风险＜1%。

其他的新生染色体重排是罕见的，复发案例少，认为复发风险低于 0.3%[296]。

（十七）叶酸代谢的遗传变异和既往分娩神经管缺陷患儿

叶酸摄入在神经管缺陷病因中的重要性已经明确，一些参与叶酸代谢的基因的多态性（见第 10 章），特别是亚甲基四氢叶酸还原酶（MTHFR）和蛋氨酸合酶还原酶（MTRR）与神经管缺陷风险增加有关[297]。关于这些叶酸代谢基因中的多态性或其他多态性是否构成唐氏综合征的危险因素仍存在争议[298]。目前，这些多态性的存在并未被证实是非整倍体的危险因素，也没有证据表明围产期使用复合维生素与三体风险的降低有关[299]。2003 年，Barkai 等[300] 报道在生育过神经管缺陷或脑积水儿童病史的家庭中唐氏综合征的发病率增加，但随后的研究未能证实这种关联[301, 302]。

（十八）胎儿反复丢失的病史：父母的核型未知

在对经历多次自然流产的夫妇的研究中，有平均 5.1%（2.2%～7.4%）的夫妇中有一方存在染色体异常[303]。研究显示，自然流产的数量与亲本染色体异常的频率呈正相关。有死产或畸形婴儿病史的夫妇也比没有异常生育史的夫妇（5.4%）存在更高的染色体异常频率（16.7%）[304]，此结论也在其他研究中证实[305]。

De Braekeleer 和 Dao[305] 收集了 22 199 对夫妇（44 398 人）的数据，在有两次或两次以上自然流产史的夫妇中，4.7% 发现存在染色体重排。易位（相互和 Robertsonian 式）和倒位与胎儿丢失的高风险相关。染色体相互易位、Robertsonian 易位和倒位的胎儿丢失率分别是一般人群频率的 15 倍、6 倍和 26 倍。

尽管有如此高的比率，父母核型检测的策略仍然受到了 Barber 等[306] 和 Carp 等[307] 的挑战，他们指出，对有流产史的夫妇进行核型分析，只能确定相对较少的后续经产前诊断为核型不平衡的夫妇。对于有复发性胎儿流产史的女性，Van Leeuwen 等[308] 建议提供羊膜腔穿刺术是预防后代患病的最经济的方法。然而，未能检测父母核型是次优方案，因为它可能限制了可替代的生殖选择［供卵或供精，着床前遗传学检测（PGT），或领养］，依赖于流产或胎儿自然流产的生育预防，忽视了保证正常核型的父母的可观价值，以及对其他家庭成员提供参考这一潜在的次要好处。因此，建议对有两次或两次以上胎儿流产、一次死产或一次畸形婴儿病史的夫妇的血液标本进行细胞遗传学分析。理想情况下，这些研究将在绒毛膜绒毛取样或羊膜腔穿刺术之前完成。然而，必须承认的是，这一危险因素通常只在即将进行绒毛膜绒毛取样或羊膜腔穿刺术前的遗传咨询中才被识别出来。在这种情况下，当前妊娠中核型不平衡的胎儿的风险增加，应考虑产前细胞遗传学检测。

（十九）流产史：胎儿核型的考虑

Warburton 等[309] 鉴定了 273 例患有一次以上自然流产史孕妇的核型。他们分析了这些数据，以确定染色体异常丢失是否构成未来妊娠的危险因素。他们得出结论，染色体异常丢失并没有增加随后胎儿出现三体的风险。这一发现是出乎意料的，因为前一个染色体异常的活产儿被认为会增加风险（见"三体先证者"）。自然流产中出现的染色体异常谱与活产时的明显不同，并且 Warburton 等的数据并不排除与足月活产胎儿相适应的染色体异常的特定亚群的风险增加（见"可能存活的三体"）。因此，有自然流产史的女性如果确定既往流产过携带潜在

染色体三体胎儿，通常考虑进行产前细胞遗传学检测。

Robinson 等[310] 分析了 54 例有过两次或两次以上染色体异常自然流产的女性的染色体异常类型，发现了 8 个复发相同染色体异常的个体。这与预期的偶发的数字相当。他们的结论是，尚无强有力的证据表明性腺嵌合现象会导致复发。

2004 年，Warburton 等[287] 的一项研究重新研究了初次妊娠后存在可能存活的三体（13 号染色体、18 号染色体、21 号染色体或性染色体）的风险是否增加的问题。根据一项对 389 例病例的研究，观察到的产前检测到的存活三体的数量是仅根据产妇年龄预期的 1.8 倍。Bianco 等研究结果显示，有流产史的女性发生胎儿核型异常的风险略有增加[311]。此外，当对女性根据过去的自然流产次数（0、1、2、>3）进行分组时，三体发生风险似乎与过去的自然流产次数相关。但是，考虑到进行产前诊断的其他原因，这些观察结果需要在其他研究中进一步证实。

对于自发性流产胎儿核型为 45, X 的女性，没有证据表明随后的妊娠中发生潜在的可存活的三体的风险增加[287]。同样，检测为三体的胎儿自然流产并不会增加未来潜在可存活的三体的风险[287]。然而，患有三体妊娠的女性面临着另一个三体妊娠的风险增加。在英国某滋养层疾病登记处，有 1512 例有部分性葡萄胎病史的女性随后的妊娠记录[312]。在这些女性中，发现了 17 例部分性葡萄胎和 8 例完全性葡萄胎（总计 25 例或占 1.7%）。在 1417 例完全性葡萄胎的女性中，复发率也很高：22 例完全性葡萄胎和 5 例部分性葡萄胎（总计 27 例或占 1.9%）。许多葡萄胎妊娠会自然流产，或者通过血清或超声筛查来确定，因此，虽然具有高复发风险，但其本身并不一定是产前诊断的指征。

（二十）存在胎儿死亡史时当前妊娠

在发生过胎儿死亡的情况时，细胞遗传学分析是有价值的，因为它可能提供复发风险信息，而且给予父母一定帮助[313]。对羊膜腔穿刺术和绒毛膜绒毛取样的研究通常比对流产组织进行的研究更成功。因此，胎儿死亡史是胎儿产前诊断的一种指征，无论是否有超声检查显示胎儿畸形的证据，都建议进行。

（二十一）男性或女性生育力低下，细胞遗传学原因

男性或女性不孕症或生育力低下可能与染色体异常有关。在一项对 496 例不育男性的研究中，据报道，精子数量低于 1000 万 / 毫升的不育或低生育力不育男性染色体异常的总体概率为 7.1%[314]，在另一项对 952 例男性的研究中，这一比例是 10.3%[315]。这两项研究都显示，男性无精子症患者的染色体异常频率高于少精子症患者（14%～15% vs. 5%～7%）。无精子症组多表现为性染色体异常，如 XXY、XX 男性、XYY、嵌合体等。

从 Turner 综合征的研究中可以明显看出，人类女性中有两个完整的 X 染色体对生育能力的重要性。生育能力降低或不孕症也与 45, X 嵌合和 X 染色体结构异常有关。事实上，45, X 或 XXX 嵌合体和一个 X 染色体的结构异常，如一个 X 短臂的部分缺失，经常在有反复自然流产史的女性中被报道[303]。因此，似乎有不孕症或低生育能力史的夫妇本身有染色体异常的风险增加，从而增加了携带染色体异常胎儿的风险。同样，如果不能先进行父母染色体检测，有这种病史的伴侣应该进行产前诊断。

（二十二）卵巢储备下降

手术切除部分或全部卵巢或先天性卵巢缺失与早期绝经有关。在小鼠中，单侧卵巢切除术也与非整倍体受孕比例的早期增加有关[316]。一些人类数据也提示，在卵巢储备下降的女性中，生育唐氏综合征患儿的概率增加[316-318]。因此，非整倍体发生风险可能取决于绝经后的时间（即生物年龄，而不是时间年龄）[317]，也许是卵母细胞池缩小后选择减少的结果[319]。Freeman 等研究证实卵巢储备下降的女性应提供产前细胞遗传学诊断，这可能也包括那些卵巢早衰的女性（如脆性 X 携带者）（见第 16 章）。

（二十三）亲本核型异常（非平衡结构重排）

如果父母一方存在三体嵌合现象，或者不丧失生殖能力的性染色体非整倍体（如 47, XYY 或 47, XXX），那么后代异常核型的风险就会增加（见第 12 章）。

在唐氏综合征患者的父母中都发现了 21 三体嵌合的现象[284, 290, 302, 320, 321]。其中一些染色体嵌合的父母有两个孩子患有 21 三体。因此，当一个个体被确定为嵌合体时，应提供产前细胞遗传学诊断。

由于绝大多数 47, XYY 男性和 47, XXX 女性仍未被发现（由于缺乏诊断特征），因此，对于此类患者的产前诊断相当罕见。通过胎儿妊娠期确定的夫妇中 47, XXX、47, XXY 和 47, XYY 的概率与在连续活胎婴儿中报道的概率没有显著差异[305]。虽然 47, XXX 女性发生减数分裂不分离的风险可能更高，但没有强有力的证据表明 47, XYY 男性有同样的风险增加[305]。当父母患有微缺失综合征或其他与生殖相关的异常核型时，也可以考虑产前诊断。

（二十四）X 连锁疾病的产前性别鉴定

当母亲是潜在的或已证实的 X 连锁疾病的携带者，或者有作为携带者的高风险时，产前性别鉴定是合理的。如果有明确的产前诊断，胎儿性别鉴定是不必要的。然而，当直接检测该疾病的成本非常高时，或者当没有获得关于女性后代携带者状况的信息时，产前性别鉴定可能是有用和充分的。

胎儿的性别应基于核型分析，而不仅仅基于 NIPT、间期 FISH 或非培养的羊水性染色质 / Y 染色质测定。一项研究报道称，非培养的羊水中母源细胞污染率为 20%，而培养的羊水中母源细胞污染率为 0.2%[322]。对非培养的羊水中 X 和 Y 染色质的检测也同样不可靠[303]。对取材良好的绒毛膜绒毛取样样本采用 FISH 检测被认为是准确的，而 QF-PCR 检测对于排除母源细胞污染也是可靠的[323]。

仅仅出于社会原因的胎儿性别鉴定不属于产前诊断的指征之一[324]。

（二十五）非染色体疾病的产前诊断

产前诊断会提供给许多已知单基因疾病携带的父母。随着扩大携带者筛查的增加，这正变得越来越普遍[325, 326]。当对这些非染色体疾病提供羊膜腔穿刺术或绒毛膜绒毛取样，大多数遗传学家通常会提供染色体分析。

（二十六）混杂的因素

目前尚未确定母体在受孕前暴露于辐射中是否会增加非整倍体后代的概率。部分研究显示了一定关联，但无统计学意义。癌症化疗史和其他环境诱变剂暴露史往往是患者关注的一个来源。这些患者

应仔细了解产前细胞遗传学诊断的局限性，以避免盲目进行检测。

最后，当没有其他医学指征进行检测时，焦虑经常会作为一个产前诊断的指征。NIPT 是一个可以有助于缓解孕妇焦虑的检测手段。由于担心基因突变，对于有这些焦虑的夫妇应当充分告知产前诊断的局限性。

三、解释问题：染色体嵌合现象和假嵌合现象

（一）一般考虑

涉及染色体获得或丢失的嵌合现象可以通过两种机制之一产生。首先，非整倍体可能起源于减数分裂，随后在合子后的细胞中被修正为二倍体。第二种机制涉及整倍体合子后细胞（体细胞）经历异常分离事件，导致一个子细胞中额外的染色体副本和另一个子细胞中一个单体。涉及常染色体的单体通常与细胞无活力有关；因此，通常只观察到两种细胞系：原始的整倍体群体加上三体系。细胞进入胎儿和胚胎外腔室、异常细胞的非随机分布或选择压力后发生的事件可导致胎盘组织和胎儿的染色体结构之间的分歧［胎盘特异性嵌合（CPM）或胎儿特异性嵌合（confined fetal mosaicism，CFM）］[327]。在胎盘内和胎儿内，正常细胞和异常细胞可能会发生进一步的非随机分布。相对于三体系的增殖，也可能存在细胞选择压力，有利于正常二倍体细胞的增殖（反之亦然）。从对着床前胚胎的研究中得知，极高的比例显示出嵌合现象，因此在早期发育过程中必须存在很强的选择压力[328]。虽然在自然流产和活产中观察到的大多数非嵌合型三体是减数起源的，但相对较高比例的嵌合异常是体细胞来源[329]。在体细胞异常的群体发生嵌合的比例中不同于特定染色体的三体[330]。

与任何特定类型的嵌合现象相关的表型都可被认为是高度可变的，这反映了正常细胞和异常细胞比例的差异。一般来说，在嵌合病例中可能出现的胎儿异常被认为是非嵌合型三体中较轻的表现。三体细胞的增殖可能与组织特异性发育异常有关[331]。由于二体细胞和三体细胞中不同的基因表达水平，可能存在其他临床特征。例如，不对称生长和色素异常（"Ito 色素减少症"）[332, 333]。

已经进行了大量研究来评估胎盘特异性嵌合本身是否与妊娠并发症相关[334-353]。高比例的嵌合可能与妊娠丢失有关，与非嵌合病例流产类似[354-356]。对于 16 三体，目前有明确证据表明它的存在与妊娠丢失、胎儿生长受限、低出生体重、早产和先兆子痫有关（见下文 "第 16 号染色体" 部分）。然而，对于所有其他常染色体三体的嵌合，任何此类关联似乎都是较弱或不显著的[351]。一般来说，导致三体的减数分裂或非常早期的有丝分裂事件可能会导致更高比例的异常细胞及滋养层和间充质谱系的参与。与此相一致的是，在胎盘特异性嵌合同时涉及细胞滋养层细胞和间充质细胞的病例中，低出生体重的发生率较高[350, 352, 353]。根据目前现有的数据，对任何特定的染色体和常染色体三体嵌合现象的水平，都无法精确预测妊娠并发症的风险。对于涉及 XXX、XYY 或 XXY 的 CPM，妊娠并发症的风险可能不是一个严重的考虑因素，因为它们被认为与非嵌合核型无关。

单亲二倍体（UPD）定义为来自同一亲本的染色体的两个副本，无论是母系还是父系，而没有来自另一个亲本的副本[357]。单亲源同二倍体是父母一方的单个同源物的重复，而单亲源异二倍体涉及父母一方的两个同源物。当最初的减数分裂错误导致三体，然后通过染色体丢失纠正三体改为二体时，就会出现 UPD。它也可能是由于最初的减数分裂错误导致单体拯救复制或有丝分裂分离错误。缺对染色体和二倍体卵子和精子的互补也是可能的。虽然最初导致三体和单体的染色体分离错误非常常见，但 UPD 在一般人群中[358]、产前绒毛膜绒毛取样样本[359]、自然流产样本[89, 90]和胚胎[360]中并不常见，这表明允许胚胎存活的二次分离错误是罕见的事件。然而，当一些印记基因涉及其中时（位于第 6 号、7 号、11 号、14 号、15 号和 20 号染色体上），UPD 会引起特定的综合征[357]。当存在两个相同的隐性等位基因时，单亲二体也可能允许隐性疾病的表达。

（二）绒毛膜绒毛取样中嵌合现象的诊断

如果直接分析新鲜绒毛，或者仅在细胞培养一天或两天后，检测到的大多数中期细胞将来自滋养层细胞谱系。然而，长期培养通常会反映绒毛的间充质核心。中期滋养细胞分析的优点是提供快速的

结果，母源细胞污染问题最小。另外，因为绒毛的中胚层代表了一个在发育上更接近胎儿本身的细胞群[361]，由于染色体制备质量普遍较高，长期培养分析是首选的方法。正如后面所讨论的，理想情况下，两者都将进行分析。

对于直接制备分解的样本，所分析的每个细胞都可以被认为是独立的。在直接制备中发现单个细胞有异常，应提示扩大所分析的细胞数量和（或）仔细注意在长期绒毛膜绒毛取样（CVS）培养物中寻找相同的异常。存在两个或多个具有相同核型的中期细胞被认为是一个次级细胞系的证据，只要它们在多个细胞制备中被发现。经扩大分析后，异常局限于单细胞（单细胞假嵌合现象），通常被认为是不显著的。在美国的 CVS 协作研究中[362]，在6610 个直接制备样本中有 44 个（0.67%）观察到单细胞异常，而在 8419 个细胞培养的标本中有 99个（1.18%）异常。在 8419 例病例中，也有 38 例（0.45%）在同一细胞培养中有两个或两个以上的细胞具有相同的异常（多细胞假嵌合现象）。38 例患者中有 15 例进行了羊水、胎儿血液或胎儿组织分析，无异常病例被确诊。然而，如下所讨论，对于多细胞假嵌合现象的研究需求应该基于所涉及的特定染色体。

发现嵌合或可疑的嵌合现象，应该仔细考虑是否需要验证性羊膜腔穿刺术。在某些情况下，滋养细胞、间充质细胞或两者都没有显示出另一种细胞系的证据，但基于 CVS 结果与随后羊膜腔穿刺术、胎盘或胎儿组织的后续分析不一致。对间期细胞的 FISH 分析有时也被用于建立次生细胞系的存在。一种常用的分类系统根据它们在滋养细胞、绒毛间充质和胎儿（或羊水）中的存在来表达异常和正常细胞系的各种组合。表 11-18 显示了这种分类[359]。重要的是要认识到，术语"胎盘特异性嵌合"是一个方便的实用术语，但实际排除胎儿中第二个细胞系的低水平存在是很少有可靠证据的。相反，真性胎儿嵌合现象（true fetal mosaicism，TFM）通常仅基于羊膜腔穿刺术中第二种细胞系的检出，这并不是胎儿组织中存在两种细胞系或实际胎儿异常的明确证据。

总结 CVS 效能的最大数据集是基于 1986—1992 年欧洲协作研究中收集的 62 865 个样本[362]。CVS 分析具有 99.2% 的灵敏度，98.8% 的特异性，

74.1% 的阳性预测值，99.9% 的阴性预测值（排除0.15% 的不可分类）。CPM 占 1%，是导致结果不一致的主要原因。美国一项对 CVS 的联合研究[363]提供了 11 473 例 CVS 样本的数据，其中 16 例（0.14%）假阳性结果，主要涉及罕见的三体或三倍体，表明这些病例需要进行验证性羊膜腔穿刺术。有 8 例（0.07%）的假阴性结果都是基于直接制备 /短期培养的。结论表明，直接法不应作为唯一的诊断技术。一个大型数据集来自英国临床细胞遗传学协会[364] 的 20 527 例病例，所有接受验证性研究的非嵌合异常都得到了证实。然而，嵌合病例的确诊率仅为 41%（64 例中有 26 例），嵌合亚组包括 19%（91 例中有 17 例）的滋养层和间充质细胞谱系之间存在明显的完全不一致。有一个病例，直接制备和长期培养似乎都表明是一个正常的女性核型，但胎儿核型后来确定为 47, XX, +18[365]。Battaglia 等[366]证实大多数嵌合研究结果是胎儿核型的不可靠指标，但这取决于异常是否存在于滋养细胞、绒毛间充质或两者都存在。

来自在意大利 TOMA 实验室进行的 57 539 例CVS 的数据提供了更多可能用于遗传咨询的信息[359]。该实验室常规提供滋养层和绒毛间充质的分析，并建议对所有嵌合病例进行羊膜腔穿刺术。表 11-18总结了滋养层细胞和间充质细胞中各种嵌合和非嵌合异常组合的结果。仅在滋养细胞中检测到而非间充质的异常在羊膜腔穿刺中被证实的概率相对较低（1.5%），仅涉及间充质时更高（5.4%），当两者均涉及时最高（6.4%）。滋养层细胞内或间充质内正常细胞的缺失通常与更高的确诊概率有关。根据所涉及的染色体的不同，确诊率也存在明显的差异；潜在存活的非整倍体，如 21 三体、18 三体和性染色体非整倍体的确诊率相对较高，分别为 34.3%、17.2% 和 32.0%，而那些被认为极其罕见或不相容的嵌合体，如 2 三体、3 三体等，很少在羊膜腔穿刺术中得到证实。TOMA 实验室数据还表明，仅依赖培养的 CVS 可能导致假阳性结果；有病例存在细胞培养的非嵌合异常结果，根据直接制备被识别为嵌合体。其中包括 2 例 21 三体和 2 例 18 三体在羊膜腔穿刺术中未被证实为异常。对培养物的依赖也可能导致罕见的假阴性结果，包括一些可能归因于母源细胞污染（除非补充检测明确排除这一点），以及未能识别有 UPD 风险的病例。

类 型	本 质	滋养细胞	间充质	羊 水	相对概率（%）
	表 11–18 绒毛膜绒毛取样（CVS）样本中不同类型嵌合体的定义及相对概率				
I	限制性胎盘嵌合	异常	正常	正常	36.5
II	限制性胎盘嵌合	正常	异常	正常	39.1
III	限制性胎盘嵌合	异常	异常	正常	11.1
IV	真性胎儿嵌合	异常	正常	异常	1.5
V	真性胎儿嵌合	正常	异常	异常	5.4
VI	真性胎儿嵌合	异常	异常	异常	6.4

基于用直接（滋养细胞）和间接（间充质）方法研究的 57 539 例 CVS 标本中发现的 1212 例嵌合体；羊水中异常细胞系的存在或缺失分别定义限制性胎盘嵌合和真性胎儿嵌合；引自 Benn et al. 2019[359]，经 John Wiley&Sons, Ltd. 许可转载

无创产前筛查主要依赖于对凋亡滋养细胞 DNA 的分析。因此，NIPT 阳性病例反映了滋养细胞受累的病例（但不一定是间充质或胎儿细胞受累的病例）[359]。个体化 NIPT 方案和 CVS 的染色体分析在检测较低水平的胎盘嵌合的能力方面也可能不同，CVS 的结果也可能因胎盘中异常细胞比例的局部变化而不同。因此，NIPT 阳性和 CVS 阳性的临床结局可能不同。此外，迄今为止，基本上所有关于 CVS 的诊断准确性和嵌合现象检测的数据都是基于在引入 NIPT 之前积累的数据。需要更多的数据来评估 CVS 的适用性，以确认或排除 NIPT 阳性女性的真正的胎儿异常。

CVS 诊断嵌合体的结论和建议

(1) CVS 标本的最佳分析包括直接制备和长期培养的分析。

(2) 诊断不应仅仅基于直接制备，应认识到，仅依赖长期培养也会导致罕见的假阳性或未确诊的情况。

(3) 当发现 CVS 嵌合时，真性胎儿嵌合诊断取决于所涉及的染色体，以及异常是否存在于滋养细胞、绒毛间充质或两者都存在。

(4) 通过羊膜腔穿刺术确认存在异常的嵌合细胞系或罕见的非嵌合异常。

(5) 无创产前筛查可优先识别 CPM。

（三）羊水细胞培养诊断嵌合体

培养的羊水细胞被认为来源于胎儿皮肤、泌尿系统、呼吸道、胎盘和胎膜[367]。在其他正常的羊水染色体标本中存在一个或多个核型异常细胞可能反映了"真嵌合现象"，其定义为存在多个胎儿细胞系。或者，异常细胞可能表明"假嵌合现象"（即在培养中产生的异常或推测来自胎儿外组织，不代表胎儿）。

只有当在多个（至少两个）独立的培养皿中发现两个具有不同核型的细胞群时，才能诊断出真嵌合现象。对于原位采集，从至少两个不同培养皿的一个或多个区域中发现相同的非整倍体应该是诊断真染色体嵌合现象的主要标准。在同一培养中的两个非整倍体区域不能确定嵌合现象的诊断，因为细胞迁移可以发生在一个培养皿内。

在原位捕获中，可以有三种不同类型的染色体假嵌合现象：①一个细胞或一个区域具有异常核型；②整个单个区域的所有细胞具有相同的异常核型；③同一培养容器中的多个集落显示出相同的异常核型[368]。在烧瓶法中，无法区分多个细胞是来自一个初始集落还是来自多个集落。因此，使用胰蛋白酶化羊水培养和烧瓶法，只有两种类型的假嵌合现象（即多个细胞显示相同的异常，单个细胞显示异常的核型）。

染色体嵌合现象永远不能被完全排除。例如，对 14 个区域或 14 个胎儿细胞的检查可以在 95% 的置信水平下检测到 20% 的染色体嵌合。表 11–19 显示了检测不同比例的染色体嵌合率的 90%、95% 和 99% 的置信水平[369]。本表不是为研究羊水中染色体嵌合现象专门设计的。但是，它适用于原位法，其中 N 指的是集落的数量，而不是待检测的细胞的数

（续表）

表 11-19　如果评估特定数量的细胞并发现其具有相同的核型，则在 90%、95% 和 99% 置信水平上排除的嵌合体比例

N	在置信水平上排除的嵌合体比例		
	90%	95%	99%
<4	—	—	—
5	38	—	—
6	32	41	—
7	29	35	—
8	26	32	46
9	23	29	41
10	21	26	37
11	19	24	35
12	18	23	32
13	17	21	30
14	16	20	29
15	15	19	27
16	14	18	26
17	13	17	24
18	13	16	23
19	12	15	22
20	11	14	21
21	11	14	20
22	10	13	19
23	10	13	19
24	10	12	18
25	9	12	17
26	9	11	17
27	9	11	16
28	8	11	16
29	8	10	15
30	8	10	15
31	8	10	14
32	7	9	14
33	7	9	14
34	7	9	13
35	7	9	13
36	7	8	13
37	7	8	12
38	6	8	12

N	在置信水平上排除的嵌合体比例		
	90%	95%	99%
39	6	8	12
40	6	8	11
41	6	8	11
42	6	7	11
43	6	7	11
44	6	7	10
45	5	7	10
46	5	7	10
47	5	7	10
48	5	7	10
49	5	6	9
50～55	5	6	9
56	5	6	8
57～58	4	6	8
59～63	4	5	8
64～73	4	5	7
74	4	4	7
75	4	4	6
76～89	3	4	6
90～98	3	4	5
99～112	3	3	5
113	3	3	4
114～148	2	3	4
149～151	2	2	4
152～227	2	2	3
228～229	2	2	2
230～298	1	2	2
299～458	1	1	2
>459	1	1	1

N. 被计数的细胞数；该表提供了嵌合水平（或更大的），在给定置信水平的情况下被排除；假设细胞的数量是一个随机的样本，若要确定要计数的细胞数，以排除特定级别的嵌合现象（x% 或更大），请选择 x% 出现在相应列中的最低值 N；例如，对于 90% 置信水平，排除 10% 嵌合现象，必须计数 22 个细胞；对于 95% 置信水平，需要 29 个细胞，对于 99% 置信水平需要 44 个细胞；引自 Hook，1977[369] 经 John Wiley & Sons, Ltd. 许可转载

量。烧瓶法中的 20 个羊水样本通常代表少于 20 个集落，因为可以很好的分析来自同一集落的多个细胞。Claussen 等[370]用烧瓶法检测到染色体嵌合现象的概率为 95%（表 11-20）和 99%，但这要求在收获前记录烧瓶中的集落的数量。也有一个表记录了部分基于集落分析和部分基于烧瓶法分析的情况[371]。

假嵌合体比真嵌合体更常见。在三项大型研究中[371-374]，培养的羊水中真正发生染色体嵌合现象的概率为 0.1%～0.3%（表 11-21）。多个细胞显示相同异常但仅限于一个培养皿的假嵌合现象概率为 0.64%～1.1%。单个细胞或单个集落异常核型的出现情况并不罕见，发生率为 2.47%～7.10%。综合分析，每 500 例中只有 1 例为真性嵌合体，但在大约 130 项研究中有 1 例存在多细胞假嵌合体，有 27 例中有 1 例单细胞嵌合。

在 126 例诊断为多细胞假嵌合体（multiple-cell pseudomosaicism，MCPM）的病例中（表 11-22），有 77 例结构异常，而 49 例数目异常（比例为 3 : 2）。在结构分类中，平衡相互易位的缺失更多。X 单染色体比其他性染色体更常见。

在 801 例单细胞假嵌合体（single-cell pseudomosaicism，SCPM）（表 11-23）中，79 例有两种或两种以上不同类型的 SCPM；导致 888 例细胞有 SCPM。在 888 例 SCPM 细胞中，有 590 例结构异常，298 例数值异常（三体或 X 单体），结构异常和数值异常的比例约为 2 : 1。缺失是 SCPM 最常见的异常。在数值性的单细胞假嵌合体中，单体是一个相当常见的现象。

鉴于真性嵌合体永远不能被完全排除，所以临床上显著的异常可能会被不恰当地视为假嵌合体。涉及非特异性结构异常的 SCPM 和 MCPM 不太可能有重要意义。预计染色体发生随机断裂的水平较低。此外，涉及结构异常的真嵌合体相对罕见（见下文）。在平衡重排的情况下，与一个真嵌合体相关的风险将是最小的。

更令人担忧的是常染色体三体假嵌合体。在这些病例中，存在着特定染色体的非随机参与。美国的研究结合了来自纽约市产前诊断实验室的数据[372, 375]显示 2 三体和 7 三体各占 MCPM 病例的 10% 以上（表 11-24）。这两种三体也是 SCPM 中最常见的一种（表 11-25）。2 三体和 7 三体也是妊娠早期 CVS 培养中绒毛间充质更常见的三体[359, 376]。

在羊水细胞和 CVS 培养中，染色体 2 号和 7 号的优先累及极不可能是巧合。如果在 CVS 培养中发现，则认为它们的存在是胎盘中染色体嵌合体的准确指征（但一定是胎儿）[377-384]。

我们有理由认为，在羊水中偶尔发现的 2 三体和 7 三体细胞也通常代表了来自胎外组织的细胞系。以假嵌合为特征的其他一些异常很可能同样来源于胎外组织。因此，被归类为假性嵌合体的异常不应仅仅被视为源于细胞培养中的人工制品。正如真常染色体嵌合体一节所讨论的，特别需要关注可能具有临床意义的 16 三体假性嵌合体。

理论上，涉及性染色体获得的 SCPM 和 MCPM 也可能反映了真嵌合体。基于与性染色体非嵌合获得相关的表型，这种类型真嵌合体的临床后果将是很小的。性染色体的丢失可以很好地反映了体细胞的随机丢失，这很常见。虽然在理论上是可能的，但目前还没有直接证据表明，涉及性染色体缺失的假性嵌合体与 Turner 综合征特征、不孕症或其他可在真实嵌合病例中发现的临床情况的风险增加有关。

我们需要在信息将导致患者焦虑的情况下不去考虑对假性嵌合体的担忧。在缺乏直接证据表明一种特定的假性嵌合具有临床意义的情况下，将结果解释为预计在正常人群中存在的系列细胞遗传学多样性的一部分是合理和适当的。

羊水培养嵌合体的结论和建议

(1) 大多数被归类为非特异性结构染色体异常的假嵌合体在临床上无意义。

(2) 除了涉及 16 号染色体的病例外，几乎没有直接证据表明常染色体三体假性嵌合体可能具有临床意义。

(3) 同样，也没有直接证据表明涉及性染色体获得或丢失的 SCPM 和 MCPM 与染色体异常的风险增加有关。

(4) 如果在两个或两个以上的独立培养物中存在相同的异常，是诊断出真嵌合体的必要条件。

（四）涉及常染色体获得的嵌合体：单个染色体的数据

评估产前检测到的罕见常染色体三体（rare autosomal trisomal，RAT）相关的风险时，需要大量依赖已发表的病例报道。通过超声检测胎儿异常或母体血清筛查发现的病例，可能会存在一定的确

表 11-20　在 95% 置信水平下混合克隆分析嵌合体的发生率所需细胞数和克隆数（烧瓶法）

细胞数	克隆数（k）																			
	1	2	3	4	5	6	7	8	9	10	11	12	13	14	15	16	17	18	19	20
1	95	95	95	95	95	95	95	95	95	95	95	95	95	95	95	95	95	95	95	95
2	95	91	88	86	85	84	83	83	82	82	82	81	81	81	81	80	80	80	80	80
3	95	86	81	77	75	73	72	71	70	70	69	69	68	68	68	67	67	67	67	67
4	95	83	75	71	68	65	64	63	62	61	60	60	59	59	58	58	58	58	57	57
5	95	80	71	66	62	60	58	56	55	54	54	53	52	52	51	51	51	50	50	50
6	95	79	69	63	58	56	53	52	50	49	49	48	47	47	46	46	46	45	45	45
7	95	79	67	60	56	52	50	48	47	46	45	44	43	43	42	42	41	41	41	41
8	95	78	66	58	53	**50**	47	45	44	43	42	41	40	40	39	39	38	38	38	37
9	95	78	65	57	52	48	45	43	42	40	39	38	38	37	37	36	36	35	35	35
10	95	78	65	56	50	47	44	42	40	38	37	36	36	35	34	34	33	33	33	32
11	95	78	64	55	49	45	42	40	38	37	36	35	34	33	33	32	32	31	31	30
12	95	78	64	55	49	44	41	39	37	36	34	33	32	32	31	31	30	30	29	29
14	95	78	64	54	48	43	40	37	35	33	32	31	30	29	29	28	28	27	27	26
15	95	78	64	54	47	42	39	36	34	33	31	30	29	28	28	27	27	26	26	25
16	95	78	64	54	47	42	38	36	34	32	30	29	28	27	26	26	25	25	24	24
17	95	78	64	54	47	42	38	35	33	31	30	29	28	27	26	25	25	24	24	24
18	95	78	64	54	46	41	38	35	32	31	29	28	27	26	25	25	24	24	23	23
19	95	78	64	53	46	41	37	34	32	30	28	27	26	26	25	24	24	23	23	22
20	95	78	64	53	46	41	37	34	32	30	28	17	26	25	24	24	23	23	22	22
30	95	78	64	53	46	40	36	32	30	28	26	24	23	22	21	20	20	19	19	18
40	95	78	64	53	46	40	35	32	29	27	25	23	22	21	20	19	18	18	17	16
50	95	78	64	53	46	40	35	32	29	27	25	23	21	20	19	18	17	17	16	16
60	95	78	64	53	46	40	35	32	29	26	24	23	21	20	19	18	18	16	16	15
70	95	78	64	53	46	40	35	32	29	26	24	23	21	20	19	18	17	16	15	15
80	95	78	64	53	46	40	35	32	29	26	24	23	21	20	19	18	17	16	15	15
90	95	78	64	53	46	40	35	32	29	26	24	23	21	20	19	18	17	16	15	15
100	95	78	64	53	46	40	35	32	29	26	24	23	21	20	19	18	17	16	15	14

该表用于确定捕获前应从单个瓶中分析的细胞数量；k. 烧瓶中的克隆总数，例如，如果烧瓶中有 6 个克隆（k=6），要在 95% 的置信水平下检测到 50% 的嵌合现象，就必须分析 8 个细胞；这个数字是通过向下查看 k=6 对应的列，并达到不大于 50 的第一个百分比（以粗体显示）得到的；引自 Claussen et al. 1984[370] 经 Springer Nature 许可复制

数据来源	嵌 合		多细胞假嵌合		单细胞假嵌合	
	N	%	N	%	N	%
美国[372]	62 279	0.25	48 442	0.70	30 754	2.47
欧洲[373]	44 170	0.1	44 170	0.64	44 170	2.83
加拿大[374]	12 386	0.3	12 386	1.10	12 386	7.1
纽约市产前诊断实验室[375]	12 000	0.2	12 000	1.05	12 000	6.68
合计	130 835	0.2	116 998	0.76	99 310	3.73

表 11-21 嵌合和假嵌合的概率

N. 被研究的案例数

认偏倚。妊娠中期发现的病例可能包括一些最初通过 CVS 发现的病例。这些数据受发表偏倚的影响；只有具有特殊发现的病例或完全随访的病例才可能被发表。对于常见常染色体嵌合体（13 号、18 号和 21 号染色体）的风险评估是基于一项排除明确超声异常病例的研究而总结的[385]。因此，常见常染色体三体的风险评估往往比较保守。

1. 1 号染色体 非嵌合的 1 三体似乎甚至与胎儿的基本发育都不相容[386]，但已报道了罕见的三体嵌合体病例[387, 388]。这些异常可能因体细胞中 1 号染色体分离错误引起。在 CVS 中很难发现 1 三体[359]，目前还没有关于羊水细胞（AFC）培养中 1 三体真性嵌合的报道。

2. 2 号染色体 在 CVS 中，2 三体较为常见，额外的 2 号染色体可能是减数分裂或有丝分裂错误造成的[377]。在 CVS 样本中，这种三体常出现在绒毛间充质细胞中，而非滋养层细胞[359, 366, 376]。胎盘组织中高比例的 2 三体细胞可能与宫内发育迟缓（IUGR）和胎儿及新生儿死亡有关[377, 380]。虽然母源 2 号染色体单亲二倍体具有特异性表型[389]，但也有正常个体具有母源单亲二倍体的特征[390-392]。这强烈提示在母源 2 号染色体单亲二倍体疾病患者中发现的任何异常更可能归因于共存三体细胞系的影响，而非单亲二倍体。也有一些报道表明，2 号染色体单亲二倍体疾病的个体因其同源性而导致隐性遗传病的发生[393-395]。Chen 等描述了 2 例假性嵌合型 2 三体病例（羊水培养过程中的一个异常集落），足月出生，表型正常，但新生儿中存在低水平的真

嵌合。这些病例表明在解释假嵌合体时需要谨慎。

在 CVS 样本中，2 三体嵌合体的发生率大约为 62/100 000[377]，并且即便检测结果为阳性，也可能无法表明胎儿为真胎儿嵌合[359, 366]。此外，在进行单亲二倍体疾病研究的 116 例病例中，并没有发现单亲二倍体疾病病例[366]。因此，在 CVS 样本中出现 2 三体可能不太具有临床意义。这与 AFC 培养样本中发现的 2 三体情况明显不同，羊水中一般是真嵌合。在 15 例 AFC 中共报道 2 例 2 三体嵌合体[396-400]。9 例中有 4 例羊膜腔穿刺术的指征是 MSAFP 升高。15 例妊娠结局中共 13 例异常，异常表型可能包括颅面异常、指端异常、乳头间距过大、脑室扩大、心脏缺陷和发育迟缓。

3. 3 号染色体 3 三体在 CVS 中也比较常见[377]，但主要见于未经培养的直接制备法[359]。且这些嵌合体较难被证实。在 AFC 中描述了仅有 4 例 3 三体嵌合体[396, 401, 402]。其中的一个病例，其活产婴儿存在多发的先天性异常，另一个病例有明显的 IUGR，第三个病例存在严重胎儿生长受限和房间隔缺损。也有作者描述了产后发现的 3 三体嵌合体（由 Sheath 等[402]，Kekis 等[403] 和 Yang 等[404] 综述）。

4. 4 号染色体 4 三体嵌合体在产前诊断中似乎极为罕见。在 CVS 中发现 3 例 4 三体嵌合体[359、405]，在 AFC 中则诊断了 6 例[396, 406-411]。在妊娠中期，诊断结果与异常的[406-409, 411, 412]和正常的[396, 410]妊娠结局均相关。在结果异常的病例中，颅面畸形、心脏缺陷和手足畸形可能是最常见的表型[411]。

5. 5 号染色体 在 CVS 中很少能发现 5 三体

表 11–22 多细胞假嵌合现象（MCPM）的发生率	
异常类型	细胞数目
结构	77
平衡	46
相互易位	43
Robertsonian 易位	1
倒位	2
不平衡的	30
缺失	15
多余的染色体物质	12
等臂染色体	1
片段或标记	2
混合平衡和不平衡	1
数量	49
常染色体三体	32
额外的性染色体	6
XXX	4
XXY	2
涉及 45, X	11
缺少 X	4
缺少 Y	7
MCPM 病例总和	126/12 000（1.05%）

引自 Hsu et al. 1992[375]

表 11–23 单细胞假嵌合的发生率	
异常类型	细胞数目
结构	590
平衡	100
相互易位	81
Robertsonian 易位	12
倒位	7
不平衡的	490
缺失	339
多余的染色体物质	79
等臂染色体	16
片段或标记	56
数量	298
常染色体三体	221*
额外的性染色体	17
XXX	13
XXY	3
XYY	1
涉及 45, X	60
缺少 X	29
缺少 Y	31
SCPM 细胞总数	888
SCPM 病例总数	801[a]
SCPM 比例	6.68%（801/12 000）

a. 79 例患者患有两种或两种以上不同类型的 SCPM；*.译者注：原著有误，已修改；引自 Hsu et al. 1992[375]

嵌合体。如发现，则有发生 TFM 的风险。至少有 1 例 CVS 中发现后被证实的胎儿 5 三体嵌合体[412]。在 8 例妊娠中期发现的 5 三体嵌合体中，2 例宫内生长受限，3 例患有先天性心脏病[396, 413–415]。经评估，在 7 例病例中仅 1 例确诊为 5 三体嵌合体，另有 1 例没有确认为三体综合征，而显示为单亲二倍体疾病非 5 三体。

6. 6 号染色体 父源 6 号染色体单亲二倍体疾病与暂时性新生儿糖尿病相关[389]，且病例可能出

现宫内发育迟缓[416–419]。因此，在这类特殊嵌合体的罕见病中，应考虑单亲二倍体疾病存在的可能。只有 13 例病例被报道为 6 三体嵌合体，其中 4 例是通过 CVS 测到的[363, 417, 420, 421]。通过 AFC 的细胞遗传学分析发现的 9 例病例中[396, 422–427]，4 例有异常表型，其中包括 1 例父源 6 号染色体单亲二倍体[427]。在 1 例 23 周的胎儿中，发现了母源 6 号染

表 11–24　多细胞假嵌合中染色体三体的概率		
染色体	数　量	百分比（%）
1	0	0.0
2	34	23.0
3	2	1.3
4	1	0.7
5	4	2.7
6	1	0.7
7	16	10.8
8	5	3.4
9	8	5.4
10	5	3.4
11	4	2.7
12	2	1.4
13	6	4.0
14	3	2.0
15	4	2.7
16	2	1.3
17	9	6.1
18	3	2.0
19	2	1.3
20	9	6.1
21	7	4.7
22	4	2.7
X	13	8.8
Y	4	2.7
合计	148	100

引自 Hsu and Perlis 1984[303] and Hsu et al. 1992[375]

表 11–25　单细胞假嵌合中染色体三体的概率		
染色体	数　量	百分比（%）
1	16	2.3
2	102	14.6
3	23	3.3
4	17	2.4
5	27	3.9
6	20	2.9
7	44	6.3
8	27	3.9
9	36	5.2
10	23	3.3
11	25	3.6
12	27	3.9
13	23	3.3
14	22	3.2
15	21	3.0
16	22	3.2
17	30	4.3
18	24	3.4
19	20	2.9
20	42	6.0
21	35	5.0
22	19	2.7
X	36	5.2
Y	15	2.2
合计	696	

引自 Hsu and Perlis 1984[372] and Hsu et al. 1992[375]

色体单亲二倍体的 6 三体嵌合体，因患有房室隔缺损而引起胎儿宫内死亡[428]。

7. 7 号染色体　7 三体嵌合体是 CVS 中最常见的嵌合现象，它可能在细胞滋养层或间充质组织中发现，但两者同时发现则很少见[359, 376]。大多数情况下，额外的 7 号染色体是由于有丝分裂异常引起的[378]。然而，有些情况下也可以是因为减数分裂错误导致的；在这些病例中（理论上有 1/3 的病例）

存在 7 号染色体单亲二倍体。一些 Silver-Russell 综合征患者存在母源 7 号染色体单亲二倍体，在 7p11.2-p13 和 7q32 处有印记基因[429]。隐性 7 三体也可能是致病原因[430]。女性 Silver-Russel 综合征患者有时出现 X– 失活偏斜，这可能反映了生长受损或对三体细胞的选择[431, 432]。

CVS 样本中 7 三体嵌合体的发生率约为 91/100 000[377]。在 CVS 中检测到真性 7 三体嵌合体的可能性非常低[293]。7 三体嵌合体存在单亲二倍体的风险；在 93 例病例中没有发现单亲二倍体[259]。在 15 例通过 AFC 诊断的 7 三体中 7 例有异常表型[396, 433-440]。产前和产后诊断的病例数据表明，7 三体嵌合体涉及的表型非常广泛，包括肌张力降低、面部异常、肾脏异常、头发稀疏和色素异常（Ito 色素减少症）[438]。Petit 等[441] 描述了一例出生后发现具有母源 7 号染色体单亲二倍体的 7 三体嵌合体，在对培养的 AFC 回顾性分析中显示为 7 三体嵌合体。而这一异常的细胞系在羊膜腔穿刺时并没有检测到。

8. 8 号染色体　与自然流产组织中的情况相反，在活产 8 三体嵌合体和非嵌合体的妊娠中，额外的 8 号染色体通常是来源于异常的有丝分裂[442, 443]。异常细胞中存在相当比例的组织特异性变异[444]，这可能导致 CVS 和 AFC 样本检测中的假阴性结果[363, 445-447]。

有一些 CVS 中检测到的 8 三体嵌合体病例被证实是 TFM。在 TOMA 数据库中，41 例病例中，有 2 例经羊膜腔穿刺术证实[359]。因此，当 CVS 检测为 8 三体嵌合体时，应进行羊膜腔穿刺术[359]。Cassina 等[448] 发现，在 14 例 CVS 中有 10 例只有在经过长期培养后发现有 8 三体细胞存在。其中 13 例进行羊膜腔穿刺术，有 11 例在培养的 AFC 中并没有发现 8 三体细胞。Rodríguez 等[449] 报道了 1 例 CVS 检测到的 8 三体嵌合体，在 AFC 中未得到证实，但在新生儿血液中得到证实。在 16 例 AFC 样本检测为 8 三体嵌合体的病例中[396, 450, 451]，只有 1 例具有 77% 的 8 三体细胞的病例被报道伴有表型异常，其余 15 例或大体正常的流产（9 例）或大体正常的活产（6 例）。众所周知，8 三体嵌合体综合征因其相关表型轻微（如嘴唇厚、耳朵突出、髌骨缺失或发育异常及足底皮肤易起皱），故而临床诊断很困难。羊水染色体产前诊断为 46/47，+8 后，看起来似乎出现异常结局的风险很低，或者大部分

出生的后代看起来大体正常，这可能是因为这些临床特征轻微而难以识别。在对成纤维细胞和（或）胎盘研究的病例中，大多数病例（13 例中有 10 例，77%）被证实是 8 三体嵌合体。

9. 9 号染色体　9 三体，非嵌合体或嵌合体，有不同的临床表现。在 TOMA CVS 数据库中，24 例为 9 三体嵌合体[359]，而在羊膜腔穿刺术后均未发现。然而，大量文献报道了真胎儿嵌合病例，因此应进行其他的产前检查（羊膜腔穿刺术和超声检查）来寻求这一发现。29 例 9 三体嵌合体通过羊水样本确诊[396, 452-455]，18 例（62%）导致严重异常的后代（16 例流产和 2 例活产）。在这 18 例异常病例中，9 例有多发的先天性异常，10 例面部畸形，4 例有先天性心脏缺陷，3 例泌尿生殖道异常，4 例骨骼异常，4 例宫内发育迟缓。这些病例中，比较产前和产后发现的主要异常表型，显示相当类似的特征。在 22 例成功进行细胞遗传学随访研究中，大多数病例（73%）被证实为 9 三体嵌合体。Bruns[456] 提供了 14 例患有 9 三体嵌合体的长期生存者的信息。

10. 10 号染色体　10 号染色体的嵌合现象通常发生在经细胞培养的 CVS 中，在未经培养的直接制备中极少遇到[359, 376]。通过 CVS 鉴别出 2 例 10 三体嵌合体的产前诊断，且胎儿组织中存在异常细胞系[457, 458]。还有 3 例通过羊膜腔穿刺术诊断为 10 三体嵌合体的病例都得到证实。伴有多种异常的新生儿或早期婴儿死亡，似乎是 10 三体嵌合体的特征[461]。有 1 例 10 三体嵌合体的病例因异常三胎妊娠在 11 周减胎时，在羊水中被检测到[462]。

11. 11 号染色体　11 号染色体携带印记基因，父源 11 号染色体单亲二倍体与 Beckwith-Weidemann 综合征相关[389, 463]。因此，人们担心在正常细胞系中，11 三体嵌合体可能与单亲二倍体有关。这种特殊的嵌合体在 CVS 和 AFC 样本中都非常罕见。目前只知道 4 例妊娠中期病例[396, 464]，妊娠结局全部正常。

12. 12 号染色体　12 号染色体嵌合现象在 CVS 中较为罕见，一旦被检测到，则可能是真性嵌合[359, 376]。至少有 6 例产后诊断为 12 三体嵌合体的报道[465, 466]，表型似乎差异很大。在 32 例 AFC 样本发现的 12 三体嵌合体的病例中[396, 467-472]，10 例有异常结局。这包括 6 例后代（3 例活产婴儿、1 例早产儿、1 例死产和 1 例流产），其中 3 例患有先天性心脏病，2 例患有面部畸形，4 例患有骨骼异

常，1 例患有肾脏异常，1 例患有气管食管瘘，1 例因宫内发育迟缓导致胎儿死亡，另 1 例胎儿过度生长。总的来说，细胞遗传学确诊率约为 65%，有证据表明检测尿沉渣细胞更有利于确诊[471, 472]。

13. 13 号染色体　有趣的是，在直接制备或长期培养的 CVS 中，经常检测到 13 三体嵌合体，但在后续的羊膜腔穿刺术中很少得到证实[359, 364]。在 Benn 等的系列研究中[359]，62 例 CVS 中诊断为 13 三体嵌合体的病例，经羊膜腔穿刺术后只有 3 例得到确诊。这种低确诊率与 NIPT 的结果数据一致，后者的阳性预测值似乎低于其他常见的常染色体三体[473]。

通过对常见染色体三体嵌合体的研究[385]，发现 25 例 AFC 存在 13 三体嵌合体。本研究排除了既往有异常超声发现的病例和其他可能构成明确偏倚的因素。有 10 例（40%）出现异常结局，当异常细胞比例较高时，发生异常的概率较高。总阳性确诊率为 13 例中的 6 例（46%）。其中有 4 例经羊膜腔穿刺术后诊断为 13 三体嵌合体(平均异常细胞比例为 9%)的病例继续妊娠，并且出生时均未发现明显的异常，其中的 3 例在后续细胞遗传学分析中，未检测到异常细胞。Chen 回顾了另外 8 例已报道的 13 三体嵌合体病例，发现这些病例的表型差异较大[474]。

14. 14 号染色体　母源 14 号染色体单亲二倍体疾病（Temple 综合征）和父源 14 号染色体单亲二倍体疾病（Kagami-Ogata 综合征）与不同的异常表型相关[265, 266, 475-477]，并且当存在 14 三体细胞时，可能会出现额外的异常。在 15 例 CVS 检测结果为 14 三体的患者中，经羊膜腔穿刺术有 1 例得到确诊，5 例有 14 号染色体单亲二倍体[359]。另外两篇病例报道表明，在 CVS 中发现的 14 三体嵌合体可以反映真嵌合现象[266, 478]。在 AFC 样本中发现 8 例 14 三体嵌合体[265, 396, 450, 479]，其中 4 例出现异常。在 2 例流产病例中，发现了多种先天性异常和面部畸形。另 1 例流产病例患有脑积水。1 例宫内发育迟缓的活产婴儿伴耳畸形和可疑发育迟缓。

15. 15 号染色体　15 三体通常因为减数分裂错误导致[443]，有些嵌合病例显示单亲二倍体：母源 15 号染色体单亲二倍体导致 Prader-Willi 综合征（PWS），父源 15 号染色体单亲二倍体与 Angelman 综合征（AS）相关[389]。因此，当在 CVS 或 AFC 中发现 15 三体细胞系时，也需要考虑这些诊断。在 CVS 中发现的 32 例 15 三体嵌合体，经羊膜腔穿刺术后无一例得到证实，但其中有 3 例 15 号染色体单亲二倍体[359]。尽管本研究中发现的三体的风险似乎较低，但有大量文献证实存在 15 三体真嵌合。14 例妊娠中期 AFC 中发现 15 三体嵌合体的病例[396, 480-482]，7 例产生了畸形后代（6 例流产，1 例活产）。

16. 16 号染色体　尽管现在有大量文献记录产前诊断结果为 16 三体嵌合体，该诊断结果的妊娠结局各异，因此相关咨询异常复杂[156]。大多数病例在 CVS 中发现，这些病例的结局通常包括胎儿死亡、宫内发育迟缓、早产、先兆子痫 / 高血压和（或）各种出生缺陷（其中一些仅涉及单个器官）。有时会娩出完全正常的活产婴儿[483]。Langlois 等[484] 总结了 16 三体嵌合体妊娠的数据，并对 1 岁以上儿童进行了随访。在大多数病例中观察到追赶性生长，17 例通过羊膜腔穿刺术确诊的病例中，有 4 例出现了整体发育迟缓，存在有多种严重畸形。在一项通过互助小组确定的家庭研究中，证实了妊娠并发症的高发生率和先天异常的存在，但大多数儿童的神经发育正常并有健康的高质量生活[485]。

16 三体非嵌合体和嵌合体中，额外染色体的产生通常因母源减数分裂错误导致[486]，同时需要考虑单亲二倍体的影响。虽然已经预测 16 号染色体上存在印记基因，但没有发现母源 16 号染色体单亲二倍体或父源 16 号染色体单亲二倍体表型[389]。据 Yong 等[487] 报道，与体内存在双亲二倍体细胞系的病例相比，存在母源 16 号染色体单亲二倍体的三体嵌合体患者，其更可能发生宫内发育迟缓和严重胎儿畸形。然而，排除可能存在明确偏倚的病例报道后，这种相关性缺乏统计学意义。有些表型正常的婴儿体内存在母源[488] 和父源[489] 的 16 号染色体单亲二倍体细胞。Eggermann 等[490] 报道，16 三体病例的产前处理与确诊的 16 号染色体单亲二倍体病例不应有差异，因此产前单亲二倍体研究没有太多用处（但应在出生后提供）。在最近的指南中，Scheuvens 等认为母源 16 号染色体单亲二倍体不再被认为是一种印记疾病[491]。已有报道表明，不能排除单亲二倍体导致隐性表达的可能[492]。胎儿和胎盘中三体细胞的比例可能是决定妊娠结局的重要因素[493]。P'naherrera 等[494] 注意到，在许多 16 三体嵌合体的女性胎儿和新生儿中，X 染色体失活模式极度偏移。这些数据与假设一致，即可能存在潜在的选择性对抗染色体三体细胞，从而减少早期胚胎（三体）细胞池的大小。极度偏移似乎在结果异常的病例中更为常见。因此，畸形和宫内发育迟缓可能反映了发育组织中细胞的活力低下和缺失，并不是基因失衡的直接后果。

在 CVS 中，嵌合型 16 三体的发生率大约为 32/100 000[377]。然而，这主要是基于广泛使用妊娠早期筛查之前的数据，并且 16 三体嵌合体与妊娠相关血浆蛋白 A（PAPP-A）表达极低相关[129, 495]。Neiswanger 等[496] 综述了 89 例 16 三体假性嵌合体病例，其中 18 例（20%）自然流产、宫内死亡、死胎或新生儿死亡，33 例（37%）早产，38 例（43%）宫内发育迟缓，20 例（22%）发育异常，只有 17 例（19%）妊娠结局正常。同时还有其他规模较小的系列研究[495, 497]。16 三体假性嵌合体的病例，妊娠期患先兆子痫也很常见[498]。即使考虑到确认偏倚，假嵌合的发现显然与妊娠并发症和胎儿畸形的高风险相关。在 CVS 中发现的 16 三体嵌合体通过羊膜腔穿刺术得到确诊的比例相对较低[156, 359]。也可通过 NIPT[411] 验证，但这些病例的临床结局可能不同于通过常规筛查引起关注的病例。

排除与同一病例相关的多次报道后，至少有 46 例报道 AFC 样本中 16 三体嵌合[156, 490, 493-504]。MSAFP 升高是转诊的常见原因[156, 496]。孕妇血清 hCG 显著升高，INH-A 水平同样明显升高[496]。由于唐氏综合征和开放性神经管缺陷的血清学筛查结果为阳性，因此一些病例会引起注意。

在 48 例妊娠中，有 41 例（85%）发育异常。24 例（50%）出现宫内发育迟缓。在 26 例非选择性终止妊娠中，有 6 例（23%）新生儿死亡，1 例宫内死亡。早产很常见，在 37 周前出生的早产婴儿至少有 16 例（62%）。48 例中有 34 例（71%）出现胎儿发育异常或新生儿畸形。这些与 16 号染色体短臂或 16 号染色体长臂重复的预期结果基本一致[156]。如前所述，不同病例在性质和严重程度上似乎存在相当大的差异。这一点通过 2 例出生后确诊的 16 三体综合征患者的比较就可以体现[505]。有较高比例（24%）的 16 三体嵌合体妊娠的女性患子痫前期[498]。48 例中有 4 例，由于在多个独立培养体系中未检测到异常细胞系，从技术上讲应被归为假嵌合[156, 490, 496]。这些病例中有些母体血清 hCG 显著升高，异常妊娠结局与该诊断一致，后续的随访

证实为 16 三体嵌合体。此外，48 例患者中有 9 例在 AFC 培养物中发现有 10% 或更少的异常细胞。因此，低比例的 16 三体不应被视为无临床意义。

通过羊膜腔穿刺术确诊后，对胎盘组织（22 例中有 21 例阳性）、羊膜（4 例中有 4 例阳性）和脐带（7 例中有 6 例阳性）进行随访研究，发现 16 三体嵌合体确诊率较高。相反，三体细胞在成纤维细胞中的确诊率并不能与前面的三种组织或细胞相一致（24 例中有 11 例），并且三体细胞很少在血液中存在（25 例中有 2 例）。

17. 17 号染色体　17 号染色体嵌合在 CVS 中似乎不常见[359, 376]。在 AFC 培养物中，目前有 31 例为 17 三体嵌合体病例[506-512]。在 13 例患者中发现异常，但没有明显一致的畸形模式。细胞遗传学或 FISH 研究证实 13 例异常病例中有 12 例皮肤成纤维细胞或其他胎儿组织中存在 17 三体细胞。只有一例报道表明嵌合体是通过对外周血的分析得出的[509]。

18. 18 号染色体　18 号染色体胎盘特异性嵌合的概率低于 20%，这与 18 三体胎盘嵌合局限于成纤维细胞或间充质细胞有关。重要的是，即使在细胞培养（间充质）中有非嵌合型 18 三体细胞，也有可能在胎儿中无法得到确诊[359]。

对 AFC 培养物中[385] 常见三体的研究发现了 31 例 18 三体嵌合体，其中 17 例（54%）有异常结局。这些病例羊膜腔穿刺术的原因是产妇高龄（30 例）或脉络丛囊肿（1 例）。异常结局在异常细胞比例高的病例中更为常见。12 例中有 8 例证实检测结果呈阳性。在 3 例 18 三体嵌合体（AFC 中异常细胞的平均比例为 9%）和 1 例活产婴儿中，出生时未见异常。在这 3 个病例中，有 2 例进行了细胞遗传学随访分析，没有发现异常细胞。

19. 19 号染色体　在 CVS 中，19 号染色体嵌合似乎极为罕见，而且似乎没有任何已发表的真性嵌合体的报道。有 1 例在 AFC 培养物中出现 19 三体嵌合体的病例报道，该病例没有随访资料[396]。

20. 20 号染色体　在 CVS 中有时会发现 20 三体嵌合体。从有限的资料来看，真性嵌合似乎仅限于在绒毛间充质细胞中（细胞滋养层细胞中存在或不存在）发现了 20 三体细胞[513-515]。

虽然 20 三体嵌合体是 AFC 培养物中最常见的常染色体三体嵌合体，但这些病例的产前咨询仍然

存在问题。表 11-26 总结自纽约产前诊断实验室 318 例已发表的病例、调查和相关数据[385, 516-518]。在 294 个有预后信息的病例中，有 22 例（7.5%）出现异常。虽然在一些病例中记录了肌张力过低、心脏异常和尿路异常，但没有出现特定的异常模式。22 例异常患者中有 7 例出现面部畸形。Robinson 等[519] 重新分析了这些数据[385, 517] 和 5 个新病例，并观察到异常妊娠结局（平均 50% 的三体细胞）的三体细胞比例高于正常妊娠结局的三体细胞比例（27% 的三体细胞）。对于 <40% 三体细胞的病例，201 例中只有 8 例（4%）出现异常结果，但对于 >40% 三体细胞的病例，61 例中有 17 例（28%）出现异常结果。表 11-26 中的结果信息主要基于对新生儿或流产胎儿的评估。这些数据排除了一例经羊膜腔穿刺术后结果为非嵌合型 20 三体的病例，该病例新生儿出生时表型正常且在其血液中未检测到 20 三体细胞[520]。

对于 20 三体嵌合体患者，许多病例的长期随访侧重于是否在儿童期发生 Ito 色素减少症或色素沉着症[521-523]。也有出现发育延迟的病例报道[524-526]，但这一报道与其他的报道不一致，所以对评估这一风险仍然很不确定。Willis 等[527] 报道了 3 例 20 三体嵌合体患者，其常见症状为胸部狭窄伴斜肩、轻度下颌后缩、肌张力降低、色素条纹、脊柱异常、学习障碍（但智力正常）和慢性便秘。他们还引用了另外 5 个与患者表型一致的病例报道。在这 8 个病例中，大多数病例诊断时三体细胞的比例相对较高。Willis 等[527] 注意到，许多已报道病例的其他特征在他们的患者中并未发现。根据其他染色体嵌合体的经验，也不足为奇，可能很好地反映三体细胞在不同组织中分布的异质性。

更加困扰该诊断的产前和产后咨询的是无法通过细胞遗传学随访检测常规地确认存在一个三体细胞系。接受这些研究的 214 例患者的总体确诊率仅为 15.4%（表 11-27）。患者疑患尿路感染，结合表 11-27 中的数据表明，流产物的细胞遗传学检测应包括对肾脏、皮肤和胎盘组织（包括胎膜）的研究。为了在活产婴儿中得到证实，胎盘组织，包括胎膜、皮肤（男性包皮）、脐带成纤维细胞、血细胞和尿沉渣都应该进行研究。

由于减数分裂错误导致额外 20 号染色体病例的概率是未知的。Wallerstein 等[524] 综述了母源 20

号染色体单亲二倍体和父源 20 号染色体单亲二倍体相关病例。在 20 号染色体上已经发现了印记基因，父源 20 号染色体长臂单亲二倍体与假性甲状旁腺功能减退症 I b 型有关[528]，而母源 20 号染色体单亲二倍体似乎与出生时极度喂养困难和身材矮小有关[529]。在产前已确定 20 三体嵌合体的病例中，的确表明有单亲二倍体。

21. 21 号染色体　在 CVS 直接制备或经细胞培养后检测出 21 三体细胞，其真嵌合的可能性相对较高。总的来说，在 TOMA 数据库中，CVS 样品中 21 三体嵌合体的比例为 23∶67（34.3%），这是所有常染色体三体中最高的[359]。在羊膜腔穿刺术时非嵌合的绒毛间充质不能保证嵌合体能被确诊。

常见 AFC 嵌合体的研究纳入了 97 例 21 三体嵌合病例[385]。羊膜腔穿刺术的适应证为：高龄产妇（69 例妊娠）、唐氏综合征血清学筛查阳性（19 例妊娠）、父母焦虑（2 例妊娠）、MSAFP 升高（3 例妊娠）和曾育一名染色体异常儿童（2 例妊娠）。该研究排除了超声诊断为心脏缺陷或其他可见异常的病例。49 例（51%）有异常妊娠结局，异常症状与唐氏综合征一致。接受这些研究的 54 例患者中有 24 例（44%）存在三体细胞系。在 13 例 21 三体嵌合体（AFC 中异常细胞的平均比例为 17%）和 1 例活产婴儿中，有 6 例出生时伴有畸形。在 13 例活产儿中，5 例进行了验证性研究（均伴有畸形），4 例证实存在三体细胞系。

22. 22 号染色体　22 三体嵌合体是一个相对好确定的实体[530-535]。22 号染色体的额外拷贝一般可归因于减数分裂错误[443]。已观察到母源和父源 22 号染色体单亲二倍体，但没有已知的表型与该单亲二倍体相关。

在 CVS 中有确诊的真性胎儿嵌合病例，并在滋养层细胞[536, 537] 和绒毛间充质细胞中都发现了三体细胞系[538, 539]。然而，在 TOMA 数据库中[359]，12 例发现有 22 三体细胞，但在已发表病例中，没有一例是真性嵌合。其中包括 3 例直接制备和培养的细胞中所有细胞都异常的病例。也有报道 CVS 中的非嵌合型 22 三体，但在羊膜腔穿刺术后结果正常[540]。这些病例表明，与导致自然流产的其他常染色体三体相比，胎盘中高水平的 22 三体可能更容易耐受。

在 20 例 AFC 发现 22 三体嵌合体的病例

表 11–26　产前诊断核型为 46/47,+20 的总结
病例数

总数 318 例（317 例妊娠，其中 1 例双胎）

- 妊娠结局
  - 继续妊娠 251 例
  - 终止妊娠 55 例
  - 自发流产 4 例
  - 未知 7 例
- 表型
  - 总体正常 272 例（237 例活产；37 例流产）
  - 总体异常 22 例（10 例活产；12 例流产）
- 其他 2 例
  - Turner 综合征 1 例流产，核型 45, X/46, X,+20
  - 积水 1 例流产，Rh 不相容
- 异常率 7.5%（294 例中有 22 例）
- 异常活产婴儿
- 4 例宫内发育迟缓（1 例肌张力减退）
- 1 例单侧唇裂
- 1 例 Williams 综合征
- 1 例面部不对称、小头畸形、低位异常耳及其他异常
- 1 例中枢神经系统结构异常和癫痫发作
- 1 例面部畸形、肌张力减退、成长受限，16 个月时发育迟缓
- 1 例肌张力减退、小颌畸形
- 异常流产胎儿
- 3 例胎儿死亡（自然流产）
- 1 例宫内发育迟缓
- 1 例面部畸形和小头畸形
- 1 例肾异常（大肾盂及输尿管扭结）
- 1 例轻微面部畸形和微后颌畸形
- 1 例面部先天畸形
- 1 例面部畸形，先天性心脏病（大动脉转位，肺动脉狭窄，右肺发育不全，心室、三尖瓣和二尖瓣发育不全），肛瘘，叉趾畸形
- 1 例小颌畸形、耳朵异常、肾脏异常（马蹄形肾盂）、先天性心脏病（肾盂狭窄），波塔利管、右心室发育不全、心室壁肥厚）
- 1 例轻微面部畸形、内眦赘皮、微后颌、耳异常及左输尿管弯曲
- 1 例枕颈脑膜膨出

引自 Hsu et al. 1987[516]；Hsu et al. 1991[517]；Hsu 1998[518]；Wallestein et al. 2000[385]

中 [396, 534, 541–545]，15 例（75%）有异常结局。包括 4 例先天性心脏缺陷和畸形胎儿、1 例宫内发育迟缓和脑积水新生儿死亡、1 例宫内发育迟缓早产儿、6 例畸形和（或）骨骼异常流产及 3 例胎儿死亡（2 例宫内发育迟缓）。Leclercq 等 [545] 报道了 1 例羊膜腔穿刺术后发现三体细胞比例较高的病例，后经皮肤成纤维细胞证实有嵌合现象，但该病例正常足月妊娠，且随访至 4 岁时有正常的认知、行为和身体发育。

（五）常染色体单体嵌合体

至少有 13 例产前诊断为常染色体单体嵌合体的

表 11-27　产前诊断为 46/47, +20 的细胞遗传学病例总结

整体确诊率 15.4%（214 例中有 33 例）

研究所用的组织为流产后回收的 20 三体细胞	33 例
血液	1 例
皮肤	9 例
胎盘 / 胎膜 / 羊膜 / 脐带	13 例
尿液沉积物	6 例
妊娠中期羊水	1 例
肾	6 例
其他胎儿组织	4 例
研究的组织仅为正常细胞	181 例
血液	102 例
皮肤	46 例
胎盘 / 胎膜 / 羊膜 / 脐带	47 例
尿液沉积物	4 例
妊娠中期羊水	7 例
其他胎儿组织	4 例
未研究或研究失败	49 例

引自 Hsu et al. 1987[516]; Hsu et al. 1991[517]; Hsu 1998[518]; Wallestein et al. 2000[385]

病例[303, 518]。其中 5 例涉及 21 号染色体，3 例涉及 22 号染色体，2 例涉及 17 号染色体，1 例涉及 9 号、19 号和 20 号染色体。7 例有表型信息且 4 例成功进行细胞遗传学随访研究。1 例 22 单体嵌合体的病例有多发畸形（包括先天性心脏病），经血培养证实为嵌合。1 例经细胞遗传学证实为 21 号染色体单体嵌合，但表型正常。出生后的研究提供了进一步的证据，表明会偶尔发现 20 号和 21 号染色体单体嵌合体[546, 547]，但涉及其他染色体的文献报道很少。

62 865 例 CVS 样本中有 10 例报道了常染色体单体，但未明确涉及的染色体、建立单体的标准和制备类型（直接或培养）[362]。TOMA 数据库[359]中仅 1 例间充质细胞中发现常染色体单体病例即 22

单体，在羊膜腔穿刺术中未得到证实。在 1 例胎儿核型为非嵌合型 45, X 的病例中，其 CVS 和胎儿的胎盘中发现 21 单体嵌合体（45, X 和 46, XY 细胞系）[548]。另外 1 例在 CVS 培养细胞中检测到 21 单体细胞系，但在羊膜腔穿刺术后未得到确诊[363]。第 3 个病例在 AFC 样本中发现核型为非嵌合型 45, XY,–21，新生儿出生后有严重畸形，并对其进行验证，发现有 21 单体和 4 三体细胞系[549]。有趣的是，21 单体的三个病例都包含有额外的细胞遗传学异常的细胞系。如果 21 单体细胞相对于正常细胞处于选择性劣势，则存在一个单独的克隆异常，该克隆异常具有更大的劣势，可以允许 21 单体细胞系的表达。

在 AFC 或 CVS 样本中偶尔出现的常染色体单体细胞，通常为体外培养人工产物而不予考虑。然而，如前所述，它们似乎可以代表真嵌合，并可能与先天性异常有关。如果在两个或多个培养瓶中检测到常染色体单体的细胞系，且如果缺失的染色体是 20 号、21 号或 22 号，则需要进一步检查，包括大量间期核的 FISH 检测和超声检查等。

1. 复杂及嵌合的非整倍体　在 CVS 中，多个三体的出现比预期更频繁。TOMA 数据库[359]中单个染色体三体（真胎儿嵌合或胎盘特异性嵌合，包括性染色体）的发生率为 1.44%（57 539 例中有 830 例），因此双染色体三体发生率应为 1.44%×1.44%＝0.02%（4 例）。共有 32 例（0.06%）为多条染色体三体。只有 1 例在羊膜腔穿刺术后被证实为嵌合体。有 1 例病例报道，其 AFC 核型为 46, XY/47, XY+3/48, XXY+18 嵌合体[550]，胎儿出生后，经验证核型结果与羊水一致，表型与 18 三体一致。有作者报道了 1 例极不常见的嵌合体核型，并得到确诊：46, XY/47, XY+4/47, XY+6[551]。此外，在正常妊娠结局的病例中发现了两条染色体嵌合型三体[552]（核型 48, XX,+7,+20/46, XX），甚至 3 条染色体三体嵌合体（49, XY+13+20+21/46, XY）[553]。有丝分裂不稳定性导致细胞发育为许多不同的非整倍体系，至少某些情况下似乎是染色单体过早分离的结果[554-556]。

2. 关于常染色体获得或丢失的嵌合体的总结结论和建议

（1）在 CVS 中，2 号、3 号和 7 号染色体的嵌合很常见，在羊膜腔穿刺术后不太可能被确诊。另

外，8 号、9 号、13 号、18 号或 21 号染色体的嵌合不太常见，但经常被证实存在。

(2) 在 AFC 样本中，首先是 2 三体、4 三体、9 三体、16 三体和 22 三体嵌合体的异常结局风险似乎非常高（>60%）；其次是 5 三体、13 三体、14 三体、15 三体、18 三体和 21 三体嵌合体的高风险（40%～59%）；最后是 6 三体、7 三体、12 三体和 17 三体嵌合体的中等风险（20%～39%）（表 11-28）。有些嵌合体类型的病例数较少，其风险不能很好地确定。

(3) 产后诊断与产前诊断相同的异常病例，其表型具有相当的一致性。

(4) 在 AFC 样本中，当三体细胞的百分比为"正常结局"/"异常结局"时，三体细胞比例相对较高的病例比三体细胞比例较低的病例，更可能与异常结局相关。

(5) 由于产前超声可检测到许多异常，因此应在所有产前诊断病例中对胎儿进行高分辨率超声检查。

(6) 对于细胞遗传学的确诊，应研究成纤维细胞［来自皮肤、其他胎儿组织和（或）脐带］和胎盘组织。当研究胎儿和胎儿外组织时，通常可以得到细胞遗传学确诊。

(7) 除 8 三体、9 三体、13 三体、18 三体和 21 三体嵌合体外，经皮脐带血取样（PUBS）对进一步诊断的价值有限。

(8) 只有当嵌合体涉及已建立印记效应的染色体（6 号、7 号、11 号、14 号、15 号和 20 号染色体）或怀疑染色体三体嵌合体存在隐性遗传疾病时，才建议对单亲二倍体进行 DNA 检测。

(9) 20 单体、21 单体或 22 单体嵌合体和多条染色体的非整倍体非常罕见，但可能具有临床意义。

（六）CVS 中常染色体结构异常（不包括 CVS 中的额外标记染色体）的嵌合体

在 TOMA 数据库中，57 539 例病例中有 207 例（0.36%）涉及衍生染色体、等臂染色体或易位染色体的嵌合[359]。有些病例中，细胞滋养层细胞的核型均为相互易位，但绒毛间充质细胞的核型正常。反之亦然，绒毛间充质细胞均为易位核型，但细胞滋养层细胞的核型则正常。

这些病例的合理处置将取决于异常是平衡的还是不平衡的，FISH 和微阵列的检测结果，以及这种异常核型在细胞滋养层细胞还是绒毛间充质细胞或两者都有。至少在某些情况下，需要对父母的核型进行分析，并对羊水细胞进行额外检测分析。

（七）AFC 中常染色体结构异常（不包括额外标记染色体）的嵌合体

从 10 个研究机构和 2 本出版物中收集的 179 663 例羊膜腔穿刺术病例中，57 例（0.03%）为常染色体结构异常的嵌合体[557]。有 21 例平衡性结构重排的嵌合体，其中 13 例为相互易位，4 例为 Robertsonian 易位，4 例为倒位（3 例为臂间倒位，1 例为臂内倒位）。所有结局均为表型正常的活产儿。至少有 18 例病例是不平衡性结构重排的嵌合体，不包括 i（20q）（见下文）、缺失和环状染色体，但包括仅具有部分特征的病例、重复和插入的病例[557-559]。其中包括 4 例不平衡的 Robertsonian 易位（其中 3 例同源染色体）。总的来说，10 例（56%）出现异常结局。Hsu 等[557] 报道了 17 例缺失，其中 2 例为中间片段缺失，15 例为末端缺失。15 个末端缺失中有 5 个似乎涉及脆性位点。

产前诊断中已发现的环状染色体涉及不同的染色体。鉴于环状染色体的不稳定性，对于任何特定的染色体，所涉及的临床特征有相当大的病例间差异。

1. del（10）（q11.2）、del（10）（q23）、del（10）（q25），以及其他脆性位点的缺失 Liao 等注意到，绒毛的细胞在长期培养条件下，10q11.2 的缺失是比较常见的（6063 例中有 24 例，占 0.39%）[560]。绒毛样本中检测到的这些缺失并没有在随后的羊水样本、母血样本或同一母亲的其他妊娠周期中得到验证，且病例的妊娠结局正常。10q11.2 是一个常见的脆性位点，作者建议对这些病例进行进一步的超声随诊，若结果正常，则不需再进行后续的实验室检测。另有 7 篇文献报道了 AFC 中检测到的脆性位点 10q23，其中 6 篇有妊娠结局的信息，均显示为妊娠结局正常[561-563]。另外一个脆性位点为 10q25，若母亲携带此脆性位点则会出现 NIPT 的假阳性结果[564]。

Sutherland 和 Baker 在关于脆性位点的综述[562] 中认为，大多数脆性位点（FRAXA 和 FRAXE 除外）可能不具有临床意义。此外，脆性位点与先天畸形及癌症易感的相关性报道证据也不足[259]。但是，需格外关注 11q23.2（FRA11B）位点，虽然此位点的缺失在 Jacobsen 综合征中是有异质性的，但

表 11-28　羊水细胞中诊断三体嵌合体的妊娠结局和确诊率总结

三　体	病例数	妊娠结局		表　型			异常/全部（%）	细胞遗传确诊（%）
		继　续	终　止	正　常	异　常	胎死/死产		
1	0	0	0	0	0	0	—	—
2	15	8	7	2	10	3	13/15（87）	10/11（91）
3	4	4	0	1	2	0	2/3（67）	3/4（75）
4	6	3	3	2	4	0	4/6（66）	3/6（50）
5	8	7	1	3	5	0	5/8（63）	1/7（14）
6	9	6	3	5	4	0	4/9（44）	4/7（57）
7	15	14	1	8	7	0	7/15（47）	8/13（62）
8	16	6	10	15	1	0	1/16（6）	10/13（77）
9	29	4	25	11	18	0	18/29（62）	16/22（73）
10	3	11	2	0	3	0	3/3（100）	3/3（100）
11	4	3	1	4	0	0	0/4（0）	0/4（0）
12	32	19	13	22	8	3	11/33（33）	15/23（65）
13	25	4	21	15	10	2	12/27（44）	6/13（46）
14	8	5	3	4	4	0	4/8（50）	2/5（40）
15	14	6	8	6	7	0	7/13（54）	10/12（83）
16	48	27	21	7	39	2	41/48（85）	21/23（91）
17	31	27	4	18	13	0	13/31（42）	13/27（48）
18	31	3	28	14	17	3	20/31（59）	8/12（67）
19	1	1	0	1	0	0	0/1（0）	—
20	318	251	55	272	22	3	25/294（8）	33/214（15）
21	97	13	84	48	49	5	54/107（53）	24/54（44）
22	20	12	8	5	15	3	18/23（78）	12/15（80）
总数	734	424	298	463	238	24	262/725（36）	202/488（41）

13 号、18 号和 21 号染色体的数据基于调查数据[385]；对于 20 号染色体，从纽约产前诊断实验室收集数据[385, 516-518]；对于所有其他染色体，数据主要从个别病例报告中提取；异常结局百分比包括胎儿死亡和死产

似乎此综合征中的一个亚型是由 FRA11B 位点 CCG 三核苷酸重复扩展导致[565]。此外，还有一些文献报道了 AFC 中发现的 11q 末端的缺失（包括嵌合及非嵌合的情况）[566-568]。

2. i（20q） 在 AFC（而非 CVS）样本中较为常见的结构异常包括 20 号染色体其中一个拷贝是 20q 等臂染色体的嵌合体。Chen[569] 总结了 23 例此类异常的病例，在 Chen 的报道之后，至少另有 3 例此类病例的相关报道[570-572]。这些病例中，4 例出现了异常的表型，但这些异常并没有明确一致的规律及模式，此外，这种异常染色体核型从没有在出生后的血样中得到证实。但是，另有 1 例报道在脐带组织，口腔涂片及尿沉积物细胞中验证了此种异常核型的存在[573]。

（八）CVS 中的性染色体嵌合

基于妊娠早期血清、超声筛查及 NIPT 的数据，与性染色体非整倍体相关的异常占 CVS 所有嵌合的近 1/4[362]，最常见的为 45, X/46, XX 嵌合体，约占 50% 的性染色体嵌合。值得注意的是，45, X/46, XX 与 45, X/46, XY 病例的数量比例高达约 5∶1，虽然不如 CVS 样本中显著，45, X/46, XX 与 45, X/46, XY 的比例在新生儿 Turner 综合征中也显现出了一致的趋势[56]。在发育过程中由于性染色体异常丢失造成的 45, X 细胞系约占全部 45, X 病例成因的 2∶1。与新生儿中的实际比例相比，CVS 样本中的异常率较高，由于母源污染的现象较为罕见，所以这一现象并不是因为母源污染。与新生儿中发现的 Turner 综合征相比，似乎在 CVS 样本中性染色体结构异常的嵌合相对不足[359, 362, 363]。这些在 CVS 后出现的各种细胞遗传学的异常，使得对此结果的遗传咨询变得非常困难。与婴儿中存在的性染色体嵌合不同，CVS 检出的嵌合通常伴随很严重的后果及胚胎丢失（见第 12 章）。

与常染色体三体相比，在 CVS 样本检出的性染色体非整倍体在羊膜腔穿刺术后似乎有较高的确诊率。根据 TOMA 数据[359]，结合所有性染色体的非整倍体，若异常核型仅存在于直接制备法中，则真胎儿嵌合的可能性为 12%（77 例中有 9 例），若仅在长期培养的细胞中存在，则真胎儿嵌合的可能性为 33%（67 例中有 22 例），若两种方法均可检出性染色非整倍体时，则其与羊膜腔穿刺术结果相一致的比例为 62%（50 例中有 31 例）。然而，如下文，即使是在羊膜腔穿刺术中检出了性染色体非整倍体的嵌合，在胎儿出生后，出现明显畸形的风险仍然相对较低。

（九）羊水细胞中的性染色体嵌合

与性染色体相关的嵌合较常染色体嵌合更为常见[557]。三种最常见的性染色体嵌合体为 45, X/46, XX、45, X/46, XY 及 46, XY/47, XXY。表 11-29 总结了相对常见的性染色体嵌合体核型。在高龄孕妇中最常见的性染色体嵌合体为 45, X/46, XX[58]。

相较于其他性染色体异常，Turner 综合征更容易在血清学筛查和胎儿超声筛查时发现（见前文）。表 11-29 中的大多数数据是在大规模推广血清学筛查、用于胎儿异常及性别的常规超声筛查及 NIPT 之前所积累的数据。在给性染色体嵌合、胎儿有明显异常的患者提供咨询时，羊膜腔穿刺术前后的超声检查非常有用，在超声检查中出现明显异常的胎儿更加倾向于终止妊娠（见第 12 章）。最近发表了一系列产前诊断中发现的性染色体异常的妊娠结局[574, 575]，但为了更精确地评估未经选择病例的妊娠结局和确诊率，没有纳入这些病例。

1. 45, X/46, XY 嵌合体 151 例出生后诊断为 45, X/46, XY 嵌合体的病例，100% 表型异常，在这些患者中，42% 存在生殖腺发育不全，42% 的女性表型者伴有 Turner 综合征表型，15% 的男性表型者伴男性化不全的特征[578]。但是，由于表型正常的 45, X/46, XY 个体并不会主动寻求医疗帮助，因而此数据具有一定的偏倚。相反，较早先的研究显示，在 85 例产前诊断为 45, X/46, XY 嵌合体且有妊娠结局信息的病例中[518, 578, 579]（表 11-30），只有 6 例（7.1%）的妊娠结局为异常表型的胎儿。其中，3 例表现为生殖腺混合畸形，有 2 例可能发育为 Turner 综合征具有女性表型，1 例男性表型的患者存在阴囊发育不全及阴茎下弯畸形。绝大多数病例（74 例，92.9%）均有非常正常的男性后代。产后的表型结局与产前诊断间的巨大差异源于对该病例诊断的不同。

当产前在 AFC 中的诊断提示 45, X/46, XY 嵌合体时，需要借助高分辨率超声来重点关注外生殖器，以确定是否存在男性外生殖器。当

核 型	病例数	异常表型 / 总病例数（%）[a]	细胞遗传学验证数 / 验证成功总数（%）[b]
45, X/46, XX	250	25/165（15.2）	89/105（84.8）
45, X/46, XY	104	6/85（7.1）	45/60（75.0）
46, XY/47, XXY	61	2/37（5.4）	35/35（100.0）
45, X/47, XXX	31	5/13（38.5）	13/13（100.0）
46, XY/47, XYY	28	2/17（11.8）	11/14（78.6）
46, XX/47, XXX	26	0/22（0）	10/10（100.0）
45, X/47, XYY	10	1/8（12.5）	6/6（100.0）
45, X/46, XY/47, XYY	9	0/7（0）	5/6（83.3）
45, X/46, XX/47, XXX	7	0/3（0）	4/4（100.0）

表 11-29　羊水细胞中诊断的主要性染色体嵌合体

a. 异常表型 / 有临床信息的总病例数（%）；b. 细胞遗传学验证数 / 验证成功总数（%）；引自 Hsu 1992[303]，1998[518]；Robinson et al. 1992[576]；Koeberl et al. 1995[577]；Huang et al. 2002[580]

45, X/46, XY 嵌合体的胎儿出生后显示出女性表型时，通常需要仔细地检查随访，包括是否有包含睾丸组织的腹腔内性腺的存在，而这样的性腺具有恶变的可能。此外，45, X/46, XY 的女性幼童也有可能发展出 Turner 综合征的表型。

2. 45, X/46, XX 嵌合体 在广泛使用 NIPT 及超声等产前筛查技术前，一些早先的研究报道了超过 250 例基于羊膜腔穿刺术的产前诊断病例，其中 165 例包含了妊娠结局信息 [303, 518, 576, 577, 579]。在这 165 例包含妊娠结局信息的病例中，25 例（15.2%）为异常妊娠结局。其中包含 3 例死产及 22 例表型异常，在 22 例表型异常中，14 例表现出 Turner 综合征的特征，而另外 8 例表现出与 Turner 综合征不一致的表型（表 11-29）。大多数（超过 84%）在产前诊断为 45, X/46, XX 嵌合的病例，在出生后或终止妊娠后均表现为正常女性表型。然而，即使在纯合型 45, X 的病例中，直到儿童后期或青春期也不一定都明显具有 Turner 综合征的主要表型（如身材矮小和性腺发育不全）。如同 45, X/46, XY 嵌合体一样，产前诊断为 45, X/46, XX 嵌合体的病例（样本偏倚小的情况下），比在出生后确诊（大多数以临床发现为基础）为这一核型的病例，其预后要好很多。而产前诊断为 45, X/46, XX 嵌合的患者是

否与生育力降低有关，仍需对大量病例进行长期随访而得出结论 [581, 582]。

3. 46, XY/47, XXY 嵌合体 关于此类嵌合体，在 61 例病例中，37 例具有妊娠结局信息（表 11-29），35 例为正常男性表型，只有 2 例有异常妊娠结局。1 例活产婴儿伴宫内发育迟缓，另 1 例伴足内翻，但此表型可能与 XXY 嵌合体并不相关。在围产期，并不能识别 47, XXY Klinefelter 综合征的典型特征，如性腺功能减退症、不孕症等。

4. 45, X 细胞系的其他性染色体嵌合（不包括 45, X/46, XX 或 45, X/46, XY） 在表 11-29 中，包含 31 例 45, X/47, XXX，10 例 45, X/47, XYY，9 例 45, X/46, XY/47, XYY，7 例 45, X/46, XX/47, XXX。其中，13 例 45, X/47, XXX 的病例包含表型相关的妊娠结局，有 5 例报道了异常的表型，包括 2 例 Turner 综合征表型的活产儿，1 例为小于胎龄的活产儿，以及 1 例有微小异常的流产胎儿和 1 例为异常的流产胎儿，但缺乏详细信息。8 例具有相关信息的 45, X/47, XYY 及 7 例 45, X/46, XY/47, XYY 的嵌合病例全部有正常的男性外生殖器。这些观察结果与 45, X/46, XY 嵌合体的结果十分相似。一例 45, X/47, XYY 的流产胎儿表现为杵状足，但此表型与染色体异常可能并不相关。

表 11–30 羊水细胞中诊断的 45, X/46, XY 嵌合体		
男性表型（81 例）	**双性（1 例，流产胎儿）**	**女性表型（3 例）**
• 正常男性生殖器（79 例）（61 例活产；16 例流产；1 例死产；1 例死胎） • 男性表型伴尿道下裂及混合性腺发育不全（1 例）（流产） • 男性表型伴阴囊发育不全和阴茎下弯畸形（1 例）（流产）	混合性腺发育不全伴外生殖器分辨不清	• 正常女性外生殖器（2 例）（1 例活产；1 例流产） • 女性表型伴混合性腺发育不全（1 例）（流产）

引自 Hsu 1998[518]；1989[579]；1992[303]；1994[578]；Huang et al. 2002[580]

这些嵌合病例经细胞遗传学确诊的比例非常高（75%～100%）（表 11–29）。

5. 除 XXY 之外的其他性染色体嵌合 表 11–29 显示了 28 例 46, XY/47, XYY 及 26 例 46, XX/47, XXX 的病例，在 17 例具有详细信息的 46, XX/47, XXX 病例中有 2 例异常，其中 1 例活产婴儿表现为短颈、右侧肾盂积水及隐睾，另 1 例为羊水过少相关的流产胎儿（无详细信息）。22 例具有详细信息的 46, XX/47, XXX 病例，其表型均正常。通过随访研究，78%～100% 的病例获得了嵌合体的细胞遗传学证实。

6. X 染色体结构异常的嵌合 有 X 染色体结构异常细胞系及正常 46, XX 细胞系的嵌合体，似乎出生后携带可识别畸形的风险很低，依据如下。

(1) 4 例包含一种正常 46, XX 细胞系及一种 X 染色体结构异常细胞系 [2 例 i（Xq），1 例每条 X 均为 r（X），1 例 Xp2]。此 4 例病例妊娠结局全部为正常的女性活产婴儿[303]。

(2) 2 例包含一种正常 46, XX 细胞系，一种 45, X 细胞系，以及一种结构异常的 X 染色体细胞系 [i（Xq）和 der（X）]。此 2 例妊娠结局全部为正常女性活产婴儿[255]。如果没有正常的 46, XX 细胞系参与嵌合，异常妊娠结局的比例会相对增高。在附有妊娠结局的 15 例病例中，5 例表型异常（33%）。无正常 46, XX 细胞系的特殊病例如下[303, 580]。① 6 例 45, X/46, X,i（Xq）。3 例流产胎儿中有 2 例似乎为正常女性表型，1 例无相关信息。1 例活产婴儿失访。3 例流产胎儿均经过了细胞遗传学确诊。② 2 例核型分别为 45, X/46, X,i（Xq）/ 47, X,i（Xq），i（Xq）。1 例流产胎儿与 Turner 表型

有关，1 例无显著异常。2 例流产胎儿均表现为女性，且均经过细胞遗传学确诊。③ 7 例 45, X/46, Xr（X）。7 例均终止妊娠。2 例异常女性流产胎儿表现出 Turner 特征（其中 1 例有水囊状淋巴管瘤）；另 5 例无相关信息。有 2 例产前诊断的结果经细胞遗传学确诊。④ 6 例 X 染色体结构异常细胞系及 45, X 细胞系的嵌合体。1 例 45, X/46, XXq2 流产胎儿表现为异常女性表型，且胎儿水肿；确诊为嵌合体。2 例终止妊娠，且无尸检信息。3 例 45, X/46, X,+der（X）病例中（其中包含一对双胎），双胎均表现为正常女性且确诊为嵌合体；第 2 例终止妊娠，流产胎儿表现为女性，伴多发畸形。

当存在小 r（X）或其他小的结构异常 X 染色体时（嵌合体或非嵌合体）需要格外注意。在这些病例中，存在一定比例的严重表型，包括智力发育缺陷及其他一些在 Turner 综合征中不常见的异常[583-586]。由于 X 染色体失活特异转录因子（X-inactivation-specific transcript，XIST）的缺失造成的 X 染色体基因的二体表达（功能性 X 二体），或者 XIST 不表达可以导致这些异常[587-589]。

7. Y 染色体结构异常的嵌合 7 例此类异常包括 3 例 46, XY/46, X,del（Y）（q11 或 q12），1 例 45, X/46, r（Y），1 例 46, XY/46, X,i（Yq），2 例 45, X/46, X,idic（Y）[303, 580]。3 例 del（Y）（q11 或 q12）及 2 例 idic（Y）的病例表现为正常男性的活产婴儿，这 5 例中的其中 4 例经过了细胞遗传学确诊。另 2 例含 Y 染色体结构异常的嵌合体病例无相关信息（1 例活产，1 例流产）。

8. 隐匿性 Y 染色体嵌合或重排 具有 45, X 细胞系和含一个 Y 染色体的细胞系的个体会有患性腺

母细胞瘤的风险[590, 591]。推测性腺母细胞瘤易感基因为位于 Y 染色体短臂的睾丸特异性蛋白 Y 连锁 1 基因（TSPY1）[592]。因此建议在产前应进行分子水平的研究以排除低水平的 Y 染色体嵌合体及 Y 衍生染色体的存在[593]。在临床实践中，若超声检测有明显异常发现，而产前诊断为 Turner 综合征的大多数病例[594]，其终止妊娠率较高[595]。因此，进行了染色体全面分析及超声评估后的胎儿在产前可能很少再要求额外的检测以排除 Y 特异性 DNA。

9. 性染色体嵌合的总结和建议

（1）这类非整倍体很常见，正如预期那样，大多数出生时表型正常。

（2）在 CVS 中检出较高比例的性染色体嵌合，需进一步进行羊膜腔穿刺术确诊。

（3）45, X/46, XY 嵌合体的随访应包括胎儿性别的超声评估和出生时的综合评估，其中可能包括排除腹腔内性腺。

（4）大多数产前诊断为性染色体非整倍体的长期临床意义尚不明确。

（5）在无正常细胞系存在时，X 染色体结构异常的嵌合体的风险可能更高。由于 X 染色体为功能性二体，当存在小 r（X）或其他小的 X 衍生染色体时需格外关注。

（6）大多数在 AFC 中发现的性染色体异常通常会在后续的研究中得到确诊。

（十）其他类型的嵌合

1. 二倍体/三倍体嵌合体　二倍体/三倍体嵌合体可能是由于在早期发育中将第二极体包含在二倍体胚胎细胞中，二倍体和三倍体合子的嵌合性，另一个精子并入胚胎卵裂球，或者其他复杂的复制错误及未能融合父源染色体组[596-599]。其临床表现包括智力或发育迟缓、躯干肥胖或不对称、手指和面部异常[599, 600]。在 AFC 中，至少诊断出 3 例二倍体/三倍体嵌合体[303]，这种嵌合体也在 CVS 中被发现[362, 363]。3 例在 AFC 中发现的病例，1 例因多发畸形而自然流产，1 例导致了异常死胎，第 3 例似乎正常。前 2 例二倍体/三倍体嵌合体均经过细胞遗传学成功确诊，但第 3 例未能确诊。也有报道未能通过 AFC 检测到二倍体/三倍体的嵌合体[601]。

2. 二倍体/四倍体嵌合体　二倍体/四倍体嵌合体是一种非常罕见的异常，与智力障碍、周围肢体肌肉体积减小、不对称、癫痫发作、皮肤色素异常，以及其他异常有关[602-608]。至少有 3 例非嵌合型四倍体在产前诊断中被发现，1 例经流式细胞分选在胎儿多种组织的检测中确诊[609]，另 1 例在对未培养的羊水细胞经 FISH 检测中确诊[610]，第 3 例在胎儿淋巴细胞中确诊[611]。

在 CVS 和 AFC 中，经常能观察到一些四倍体细胞的存在，在 AFC 中，2/3 的病例显示存在超过 10% 的四倍体嵌合体[612]。偶尔会出现超过 80% 的四倍体嵌合体，但无法判断这种情况是在体内发生还是在体外培养过程中产生的。有研究显示，四倍体与胎儿水肿相关[613]。大多数细胞遗传学家认为，经培养的 AFC 中的四倍体不具有临床意义，因此，细胞遗传从业人员或许不需要对四倍体的情况过于担心。然而，如果四倍体的比例在多个原代培养中均很高，则考虑进行高分辨率超声检查。对明显四倍体胎盘特异性嵌合患者妊娠结局的研究显示，没有证据表明其与妊娠期并发症有关。

（十一）嵌合体诊断指南

CVS 培养物中嵌合体检测和排除的推荐诊断检查与 AFC 的培养瓶法相似（表 11-31），直接制备法可以为嵌合体的存在与否提供实质性的独立检测，因而强烈建议使用。一些实验室用快速非整倍检测［FISH、QF-PCR、多重连接探针扩增技术（multiplex ligation-dependent probe amplification, MLPA）等］代替了滋养层细胞染色体分析。有时，这些检测只有在需要时间充质细胞异常和分析滋养层细胞的病例时才使用[349]。如其他部分讨论所述，对于绒毛细胞中显示的嵌合或疑似嵌合，需建议对羊水细胞进行额外检测。

已公布并更新了疑似羊水细胞嵌合体病例的建议处理方法（表 11-31）[375, 614-616]。这些指南旨在将临床意义上的嵌合体的最大限度检测与现实且易推行的分析之间取得平衡。此方法是基于标准、适度、广泛三个层次的评估。如果有两份及以上充分记录的报道确诊在 AFC 中有嵌合，且疑似这一嵌合与异常妊娠结局有关，则需要进行更全面的检测。

需要注意的是，对于 AFC 嵌合的指南是基于异常发现，而在先前存在 CVS 异常、特殊畸形的超声发现，或者与特定细胞遗传学异常有关的高度非典型血清学筛查的情况下，需要更加谨慎的全面分析。

表 11-31　疑似羊水细胞嵌合体病例的处置指南	
培养瓶法	**原位法**
A. 广泛检查的指征 • 常染色体三体，2 号、4—10 号、12—18 号、20—22 号染色体（SC，MC） • 不平衡结构重排（MC） • 标记染色体（MC） **B. 适度检查的指征** • 额外的性染色体（SC，MC） • 常染色体三体，1 号、3 号、11 号或 19 号染色体（SC，MC） • 45, X（MC） • 单体（除 45, X 以外）（MC） • 标记染色体（SC） • 平衡结构重排（MC） **C. 标准，不需要额外检查 45, X（SC）** • 不平衡结构重排（SC） • 平衡结构重排（SC） • 着丝粒处断裂伴一条臂丢失（SC）	**A. 广泛检查的指征** • 常染色体三体，2 号、4—10 号、12—18 号、20—22 号染色体（SC_O，MC_O） • 不平衡结构重排（MC_O） • 标记染色体（MC_O） **B. 适度检查的指征** • 额外的性染色体（SC_O，MC_O） • 常染色体三体，1 号、3 号、11 号或 19 号染色体（SC_O，MC_O） • 45, X（SC_O，MC_O） • 单体（除 45, X 以外）（SC_O，MC_O） • 标记染色体（SC_O） • 平衡结构重排（MC_O） • 不平衡结构重排（SC_O） **C. 标准，不需要额外检查** • 平衡结构重排（SC_O） • 着丝粒断裂伴一条臂丢失（SC_O） • 所有单一细胞异常

A. 40 个细胞（两瓶，每瓶 20 个细胞，除首次发现的培养瓶中异常的细胞以外）或 24 个集落（除首次发现的培养瓶中的异常集落以外）；B. 20 个细胞（除首次发现的培养瓶中）或 12 个集落（除首次发现的培养瓶中的异常集落以外）；C. 20 个细胞（2 个独立培养体系，每个体系 10 个细胞）或 15 个集落（在至少两个独立培养瓶中）；SC. 单个细胞（单瓶）；MC. 多个细胞（单瓶）；SC_O. 单个集落（单培养皿）；MC_O. 多个集落（单培养皿）

目前检测疑似嵌合体的方法在一定程度上取决于已选择的检测和可用的剩余样本。尽管 CMA 对于低比例嵌合体的检测精度有限（最高检出 10% 以上的嵌合体），但在 CMA 分析中也可能检出嵌合体[617]。CMA 法的优点在于其可检测羊水中非分裂期的细胞。在确诊疑似低比例嵌合体存在时，间期细胞 FISH 检测则可以提供非常有用的信息（已对特定探针提供参考范围，并且对照样品与待检样品并行运行）。对目标染色体应用两种不同探针的 FISH 可以进一步提高染色体拷贝数的计数准确性。

（十二）遗传咨询与染色体嵌合

以下是产前诊断染色体嵌合的遗传咨询要点（见第 12 章）。

1. 产前诊断的嵌合体病例中，可见畸形的比例可能被低估（表 11-32），因为在妊娠中期胎儿或活产婴儿中，很难识别微小的畸形特征，出生时的身体评估不会显示精神发育迟缓、微小的异常或尚未发育的表征。

2. 在产前细胞制备中诊断的每种细胞系的比例并不能精确地反映胎儿不同体细胞组织中的比例。

3. 即使在 AFC 中诊断出嵌合体，异常的细胞系可能来源于胚外组织，且并不出现在任何胎儿组织中。

4. 许多主要的先天畸形在产前可以通过高分辨率超声检测到，因此超声手段应该应用于所有产前诊断为嵌合体的病例。

5. 除 8 号、9 号、13 号、18 号、21 号染色体或性染色体的嵌合外，胎儿血样对染色体嵌合的评估价值有限。

6. 咨询过程应该是无导向性的。

表 11–32 羊水细胞诊断的染色体嵌合病例和异常妊娠结局百分比的汇总	
嵌合类型	异常结局数 / 有信息的病例总数（%）
常染色体	
20 三体嵌合体（仅）	25/294（8）
三体嵌合体（除 46/47,+20）	237/428（55）
单体嵌合体	1/7（14）
含平衡结构异常的嵌合体	0/21（0）
含不平衡结构异常的嵌合体（除 46/46,i（20q），缺失及 + 标记	17/28（61）
46/46,i（20q）	4/25（25）
性染色体	
45, X/46, XX	25/165（15）
45, X/46, XY	6/85（7）
46, XY/47, XXY	2/37（5）
不含 Y 的 45, X 嵌合体（除 45, X/46, XX）	5/15（33）
包含 Y 的 45, X 嵌合体（除 45, X/46, XY）	1/15（7）
46, XY/47, XYY	2/17（12）
46, XX/47, XXX	0/22（0）
46, XX/46, X, 异常 X	0/6（0）
45, X,/ 异常 X 嵌合体	5/15（33）
46, XY/46, X, 异常 Y	0/5（0）
三倍体 / 二倍体	2/3（67）

总病例数不含标记染色体：总计 1144 例有妊娠结局信息的嵌合体病例

7. 当嵌合涉及 6 号、7 号、11 号、14 号、15 号或 20 三体时，需要排除单亲二倍体的存在。

8. 在应用细胞遗传学确诊嵌合体时，成纤维细胞培养通常优于外周血培养。

细胞遗传学家及临床遗传学家需意识到胎盘组织与胎儿或活产婴儿组织的验证研究的重要性，这

些研究通常可以使患者安心、提供再发风险信息，并使我们能更加深入的理解嵌合。

四、问题解释：染色体重排

当产前诊断中出现结构重排（除常见多态性外），则需要对父母双方的染色体进行检查，并比较父母双方与产前胎儿的核型结果，以确定此重排是平衡的还是不平衡的情况，并确定染色体的断点。无论胎儿最初的诊断为平衡或不平衡重排，均需对父母进行核型分析。

产前诊断出现的额外标记染色体（supernumerary maker chromosome，SMC）通常来源于家族遗传的，在某些情况下，父母一方可能是此标记染色体低比例嵌合体的携带者，因此，有时对父母进行 50～100 个细胞的分析以寻找此标记染色体是必要的。在 14 号和 15 号染色体的平衡 Robertsonian 易位及与 15 号染色体有关的小标记染色体病例中，需要进行分子遗传检测以排除 UPD 的情况（见后续章节 "平衡的非 Robertsonian 易位和额外标记染色体"）。

（一）家族性结构重排

家族性常染色体的结构重排通常是高度可靠的，但正常个体中看似平衡的相互易位可能与更复杂的重排、亚微观失衡或干扰基因表达有关，从而导致子代出现相关基因引起的遗传性疾病[618-620]。在减数分裂中发生的不均等交换也可造成小片段缺失 / 重复，从而造成异常的表型[621]。这对于交替分离而导致平衡的或正常的染色体组至关重要。Horsthemke 等[622]描述了两个家系，他们的父亲携带 15q11-q13 的平衡易位，导致子代 15q-q13 缺失伴 PWS 表型。此缺失被认为是不均等交换造成的，且没有在羊膜腔穿刺术中被发现（羊水核型结果为正常）。还有一种非常不寻常的情况是，易位的传递及性别依赖表达的疾病可能是因为印记被干扰导致的[623, 624]。

总体而言，产前诊断中发现的常见常染色体遗传性平衡结构重排是否与胎儿异常风险增加相关，尚缺乏直接证据。在遗传咨询过程中，若遇到像在表型正常的夫妇中发现的看似 "平衡" 的相互易位时，则需谨慎。需要指出的是，在很偶然的情况

下，看似平衡的相互易位事实上在亚显微层面或基因功能层面是不平衡的，或者可能导致常染色体隐性遗传病。

家族性 X/常染色体易位需要格外注意，由于 X 染色体失活模式的不同[625]，可能存在表型正常的携带者母亲生育表型异常的女儿。男性中的 X/常染色体易位与不育症有关[626]，亦有研究显示，女性 X/常染色体易位的携带者表现为卵巢早衰[627, 628]。

（二）新发结构重排

新发结构重排可能有以下三种情况：①大片段平衡重排，包括相互易位、Robertsonian 易位和倒位；②大片段不平衡重排；③小标记染色体。

表 11-33 显示了新生儿及产前诊断中的新发结构重排比例。在每 10 000 例羊膜腔穿刺术结果中，6~9 例存在新发平衡重排，4~9 例存在新发不平衡重排。

1. 新发大片段平衡重排　在羊水细胞中发现的新发平衡重排给遗传咨询带来困难。新发平衡重排在精神发育迟缓患者中的发生率大约是其在新生儿发生率的 8 倍[629]。新发大片段平衡重排可能与智力发育、生理发育异常的风险相关[634, 635]。Warburton[59] 在北美地区做过一项关于产前诊断新发重排风险的随访调查。在 195 例有相关信息的病例中，13 例（6.7%）新发平衡非 Robertsonian 易位和倒位均有异常表型（表 11-34）。51 例新发平衡 Robertsonian 易位的患者中有 2 例（3.6%）妊娠结局异常，此比例与 2%~3% 的先天性异常总背景具有可比性。在 Warburton[59] 的研究中只有不到 40% 的婴儿有超过 1 岁以上的随访数据，那些在出生时报道为正常的婴儿在 1 岁时仍然正常。

核型分析检出的明显新发平衡易位与智力缺陷和（或）先天异常高风险的关系可以用不同的机制解释，例如，平衡易位导致了亚显微结构的染色体缺失或重复。

一些基于 CMA 的研究表明，部分表型异常的新发重排个体存在断点处亚显微不平衡的情况[636-640]，也有可能会存在仅可以通过测序发现的微小不平衡[641]。在很多病例中存在易位断点处的基因突变，这些突变有时有助于绘制单基因疾病的图谱。其他的机制还可能涉及位置效应[641, 642]，包括拓扑相关结构域（topologically associated domain，TAD）破坏，易位区域异常失活，以及印记基因改变等。

因此，在新发易位病例中应用 CMA 检测是否存在不平衡可以提供额外的信息，但即使结果为阴性，也无法完全排除存在微小无法检出的异常情况。全基因组测序技术的普及可能会促进此类分

数据来源	研究数量	新发平衡重排			新发不平衡重排			参考文献
		相互易位	Robertsonian 易位	倒位	Robertsonian 易位	其他	+标记染色体	
新生儿	59 452	0.026	0.009	0.002	0.005	0.007	0.005	Jacobs，1974[629]
	76 952	—	—	—	0.005	0.018	0.019	Warburton，1982[630]；1984[631]
	54 806	0.053	0.027	0.013	0.005	0.035	0.038	Hook 和 Cross，1987[632]
羊膜腔穿刺术	23 495	0.055	0.026	—	—	—	—	Wassman 等，1989[633]
	337 357	0.047	0.011	0.009	—	—	—	Warburton，1991[59]
	44 000	0.052	0.013	0.009	0.007	0.009	0.038	Hsu，1998[518]
	234 301	0.068	0.016	0.006	—	—	—	Giardino 等，2009[60]

表 11-33　新生儿及羊膜腔穿刺术结果中新发易位的比例（%）

表 11–34 羊水产前诊断出新发平衡重排病例的表型结局									
病例数	全部已知结局病例数		活 产		选择流产		死 胎	
	正 常	异 常(%)	正 常	异 常	正 常	异 常	正 常	异 常
相互易位	163	153	10(6.1)	134	8	16	2	3	0
倒位	32	29	3(9.4)	28	1	1	1	0	1
小计	195	182	13(6.7)	162	9	17	3	3	1
Robertsonian 易位	51	49	2(3.9)	48	2	1	0	0	0
总计	246	231	15(6.1)	210	11	18	3	3	1

数据局限于已知妊娠结局的病例，并去除通过超声诊断出的异常；引自 Warburton 1991[59]

析，但也同时依赖于 TAD 及其他基因组功能的解析。截至目前，明显新发平衡易位的预后仍然是不确定的。

由 Warburton[59] 提出的新发染色体重排风险图也包括了女性中许多 X/ 常染色体易位的病例。这些易位可能与性腺发育异常有关，尤其是在 X 染色体断点发生在 q13-q22 或 q22-q26 等关键区域[643, 644]。X 染色体的非典型失活也可能造成功能基因不平衡表达并引起表型异常[625]。Abrams 及 Cotter[645] 总结了新发 X/ 常染色体易位的妊娠结局相关数据，在仅有的含相关信息的 18 例病例中，8 例（44%）结局为异常。除去后续生殖相关异常外，他们认为风险高达 50%。目前，仍缺乏证据证明羊水细胞中关于 X 染色体复制相关的研究是否可以准确预测不同的胎儿组织中 X 染色体失活模式，并有助于预测异常表型。

2. 新发不平衡重排（除标记染色体外） 当诊断为新发不平衡重排后，通常需要 FISH 及微阵列检测是否存在缺失或重复。不平衡重排通常与更高的异常可能性相关（60% 或更高）[631]。Schinzel 的《人类不平衡染色体畸变目录》（*Catalogue of Unbalanced Chromosome Aberrations in Man*）[646] 为某些异常表型与特定的不平衡重排间的相关性提供了实用的参考。高分辨率超声检查可以提供胎儿主要的解剖学异常，因而可以辅助父母做出是否终止妊娠或继续妊娠的决定。一些在传统细胞遗传学检测中看似不平衡的核型，事实上可能伴随着正常的表型，南安普顿大学网上数据库中收录了一些这样

的病例[647]。在 CMA 水平上，一些有用的资源包括基因组变异数据库[648]、Decipher[649] 和 ClinVar[650]。

3. 新发额外标记染色体（含嵌合现象） 额外标记染色体（SMC）通常被定义为结构异常染色体，不能通过传统细胞遗传学手段单独鉴定。包括高度怀疑为结构异常的 [如 i（12p）、i（18p）、inv dup（22）]，但需要额外的分子遗传分析以进一步确定。具有 SMC 的细胞通常与正常的细胞嵌合出现，其来源可能是遗传或新发。

Liehr 和 Weise[651] 总结了 41 项研究的数据，包含 SMC 的 688 030 例产前诊断病例中，SMC 的发生率为 0.075%（表 11–35）。此比例在 CVS 和 AFC 中是一致的。新发 SMC 在产前诊断中占 0.043%[59]。在超声结果提示异常的病例中高达 0.204%。产前诊断的样本中出现 SMC 的比例较新生儿中的比例高（0.044%），产前诊断中较高的 SMC 比例与母亲年龄相关，这其中也包含了超声提示异常的病例，以及某些不平衡无法生存的病例。产前确诊的新发 SMC 病例异常表型的风险为 26%～30%[651]。

超过 40% 的标记染色体遗传于表型正常的父母，因此对病例父母进行染色体分析将有助于提供更科学的咨询。在父母和胎儿均为嵌合体的病例中，可能会存在由细胞分布造成的组织特异性差异。一些标记染色体可能与 UPD 有关（见"家族性及新发性单亲二倍体重排"）。即使是遗传性的 SMC，对父母的遗传咨询也需要格外注意。

在分子遗传手段应用于标记染色体前，遗传咨

表 11-35　额外标记染色体发生率				
类　群	研究数	总病例数	含 SMC 病例数	比例（%）
所有产前	41	688 030	514	0.075
新发产前	1	377 357	162	0.043
产前，超声异常	8	4409	9	0.204
新生儿	10	121 694	54	0.044

SMC. 额外标记染色体；引自 Liehr and Weise 2007[651]

询时面临的风险主要为标记染色体形态特征模糊。新发的有随体的标记染色体的预后通常好于无随体标记染色体（10.9% vs. 14.7%）。C 带显示为小的或片段样点状标记染色体通常提示胎儿表型异常的风险较低[59, 303]，这可能是由于标记染色体缺少富含基因的常染色质区[652-654]。

目前，应用分子遗传技术（尤其 CMA，同时包括 FISH、多色 FISH、光谱核型分析及全基因组测序）与染色体显带技术结合（G 带、C 带、R 带、Q 带、DA/DAPI、核仁形成区银染），所有标记染色体的来源均可以被确认[655, 656]。在实际应用中，受限于细胞是否可得，额外检测的时间成本，或额外检测的可及性等因素，往往需要在未收集到全部信息的情况下对患者进行遗传咨询。

标记染色体可能来源于任何染色体，然而，标记染色体更加倾向起源于部分染色体，25%～50% 的标记染色体起源于 15 号染色体[657-660]。许多起源于 15 号染色体的 SMC 通常被称为 inv dup（15），但这种描述确切来讲是不正确的。更准确地说，此类 SMC 可以被描述为 dic（15;15）或 psu dic（15;15），它们包含不同拷贝量 15 号染色体起源的物质，并可以被划分为两个主要亚型。大部分为新发，包含 PWS/AS 关键区域，通常包含母源 15 号染色体来源的物质，并伴随精神发育迟缓、癫痫、生长受限及异常形态特征[661-664]。另外一亚群较小，可能为新发或遗传，缺乏 PWS/AS 关键区域，新发病例中通常包含母源的 15 号染色体来源物质[664, 665]。虽然不是一定的，但通常小的 dic（15;15）标记染色体与正常表型相关（见"家族性及新发性单亲二倍体重排"）[664]。因此，dic（15;15）细胞遗传学特征的病例往往需要进行 CMA 或 15 号染色体 PWS/AS 区域

及围着丝粒区探针的 FISH 分析。

起源于 22 号染色体的标记染色体也很常见[666]，这种情况往往是包含多种不同拷贝量的 22q 常染色质物质的混合[667]，在没有检测到常染色质物质的病例中，通常表现为正常表型[667]，而含有大量常染色质物质的病例通常与猫眼综合征有关[668-670]，但表型的严重程度似乎与 22 号染色体来源物质的长度无关[667]。其他常见的标记染色体为等臂染色体 i（12p）、i（18p）及 i（9p）[557]。产前诊断中发现的 +i（12p）提示 Pallister-Killian 综合征[671]。大多数但不是全部此类病例会显示胎儿超声异常（羊水过多、膈疝、小脓肿、过度增长，以及其他异常现象）[672]。在超声提示有 Pallister-Killian 综合征风险的病例中，由于嵌合现象，很难检测到 i（12p）的细胞系。+i（18p）的异常情况可能是嵌合型或非嵌合型的，这些病例在产前超声中不一定会显现异常，其主要表型为精神发育迟缓及其他神经异常[646, 673]。+i（9p）也是一种相对明确的异常，一些相关表型可以通过超声影像发现[646, 674, 675]。

除上述可能性之外还有一种重要的新生 SMC 亚型[676-679]。Graf 等[680]收集了来自 12 个实验室的 108 个病例，包含 i（9p）、i（9q）、i（12p）、i（18p）和 i（18q），并排除了来源于 15 号、22 号染色体及性染色体的标记染色体情况。在这 108 例病例中，28 例（26%）与异常表型相关。排除由超声检测出的异常外，97 例中的 17 例（18%）显示出了异常表型。在这 108 例病例中，SMC 的形态是一个重要的判断标准，环状的标记染色体通常与更高的风险相关（表 11-36）。对于那些特征完全明确的 SMC，其可能的结构及临床意义信息可以通过查阅文献或 Liehr 等的网页获取[681-684]。

表 11-36　羊膜腔穿刺术[a]中发现的新发额外标记染色体不同亚群与异常妊娠结局风险

标记染色体类型	总病例数	异常结局数	异常风险比例（%）	超声检查提示正常情况下异常风险比例（%）
随体[b]	40	7	18	10
环状	23	10	44	32
其他[c]	45	11	24	16
总数	108	28	26	18

a. 不包含 i（9p）、i（9q）、i（12p）、i（18p）、i（18q），以及由 15 号、22 号、X 和 Y 染色体衍生的标记染色体；b. 包含单及双随体；单及双着丝粒；c. 包含未识别结构的标记染色体，无着丝粒，等臂染色体，同一样本中多个标记染色体；改编自 Graf et al. 2006[680]

（三）家族性及新发单亲二体重排

印记基因通常出现在 6 号、7 号、11 号、14 号、15 号和 20 号染色体上，也可能会出现在其他染色体上。除上述讨论过的嵌合体病例中 UPD 的情况外，在产前诊断中发现的涉及此情况染色体的重排的病例也需要格外注意。

1. 平衡的 Robertsonian 易位　在产前诊断中涉及 14 号及 15 号染色体 Robertsonian 易位的病例需要考虑其 UPD 的现象[685, 686]。表 11-37 总结了 6 项涉及 UPD 频率的研究。在此部分数据总结中，仅考虑了经过同行评议的较大型的研究[686-692, 694]。一些研究仅评估了具有临床意义的 UPD（如 14 号或 15 号染色体），而另一些研究检测了所有涉及 Robertsonian 易位的两条染色体中 UPD 的情况。

在非同源 Robertsonian 易位中的 upd（14）或 upd（15）的病例中，共在 515 条染色体中发现了 3 例 UPD，发生率为 0.58%。在非同源 Robertsonian 易位中检测所有 UPD 染色体时，其发生率与仅涉及 14 号及 15 号染色体的 UPD 非常相似：745 条染色体中存在 4 个 UPD 病例（0.54%）。在新发病例（107 例研究中有 2 例）和家族性易位（392 例研究中有 2 例）中均发现了 UPD（$P=0.20$）。

最近的一项研究重新评估了当胎儿携带涉及 14 号染色体或 15 号染色体的非同源易位时，发生 UPD 的风险[693]。该实验没有提供对所涉及病例中出现的特定易位的细分。在 656 例 upd（15）检测和 1061 例 upd（14）检测中，只有 1 例存在 UPD 的情况（涉及 14 号染色体）。作者得出的结论是，

该风险比例（0.06%）不能证明测试的合理性。如果将这些数据与早期的研究相结合，发生 UPD 的风险应为 0.2%。

一项研究评估了同源 Robertsonian 易位（等臂染色体）的 UPD[687]。6 例患者中有 4 例（66%）表现为 UPD。

理论上，Robertsonian 易位携带者的染色体正常后代可能有发生 UPD 的风险。对于此类情况，在一项对 18 例患者的研究中，没有 1 例出现 UPD[691]。在另一项研究中，171 例胎儿中均未出现 UPD 病例[693]。胎儿核型正常时，UPD 的发生需存在染色体分离错误，因此这种病例理论上应极其罕见。在缺乏数据表明存在显著风险的情况下，Robertsonian 易位携带者的正常核型后代的 UPD 检测可能并不必要。

2. 平衡的非 Robertsonian 易位和额外标记染色体　目前存在平衡性非 Robertsonian 易位 UPD 的个例报道[695]。但是，在对此类病例进行系统的搜索后并没有发现其他病例[584]。因此，当产前发现平衡易位时，发生 UPD 的风险可能较低。

当发现来自 15 号染色体的额外标记染色体时，需要特别注意。如上所述，当这一标记染色体较小时，通常为正常妊娠结局。然而，也有报道称，在具有小的衍生 dic（15;15）染色体的个体中，upd（15）mat（与 PWS 相关）和 upd（15）pat（与 AS 相关）都存在[696]。Cotter 等[697]回顾了所有报道的具有小的额外标记染色体的 PWS 和 AS 病例，随后又有至少 1 例此类相关病例的其他报道[698]。在 24 例此

表 11–37 在产前诊断时确诊的 Robertsonian 易位携带者中 UPD 的发生率			
易位类型	检测 UPD 的染色体	接受 UPD 检测的病例数量	UPD
rob（13q14q）	13	186	1
	14	346	1
rob（13q15q）	13	9	—
	15	19	—
rob（13q21q）	13	3	—
	21	1	—
rob（13q22q）	13	2	—
	22	2	—
rob（14q15q）	14	37	—
	15	37	—
rob（14q21q）	14	66	1
	21	28	—
rob（14q22q）	14	25	1
	22	14	—
rob（15q21q）	15	4	—
	21	0	—
rob（15q22q）	15	11	—
	22	5	—
rob（14q？）	14	1	—
rob（15q？）	15	0	—
rob（13q13q）	13	2	2
rob（14q14q）	14	2	2
rob（15q15q）	15	1	—
rob（22q22q）	22	1	—
非同源易位 upd（14）或 upd（15）染色体检测总数		515	3（0.6%）
非同源易位 upd（14）、pd（15）或其他参与易位的染色体检测总数		745	4（0.5%）
同源易位 UPD 染色体检测总数		6	4（67%）

UPD. 单亲二倍体；引自 Berend et al. 2000[687]；Eggermann and Zerres 1999[688]；Silverstein et al. 2002[689]；Sensi et al. 2004[690]；Ruggeri et al. 2004[691]；Bruyere et al. 2004[692]

类病例中，有 20 例确定了额外标记染色体的起源，均为新发。在羊膜腔穿刺术后，17 例 dic（15;15）患者中有 2 例发现了 upd（15）mat[699]。9 例家族性 dic（15;15）额外标记染色体中未发现 UPD。然而，Cotter 等[697] 指出，当遇到家族性 dic（15;15）时，在有大量病例的研究报道之前，对 UPD15 的检测应当谨慎。

其他额外标记染色体也可能存在 UPD 的风险。然而，从实际的角度来看，如果核型与显著的染色体不平衡相关，并且很可能会因不平衡而导致异常表型，那么 UPD 的发生与否可能没有实际意义。

（四）总结关于染色体重排的结论和建议

1. 尽管存在例外，家族性平衡染色体重排通常与异常风险的显著增加无关。与家族性的 X/ 常色体平衡易位相关的风险尚不确定。

2. 与新发不平衡重排相关的风险取决于特定的不平衡情况，并且应该使用分子细胞遗传学技术来充分验证核型。

3. 新发平衡的相互易位和倒位后代约有 7% 的表型异常的风险。这一数字是基于对产前确诊病例的有限的长期随访基础上得出的。与新发 X/ 常色体平衡易位相关的风险尚不明确。这可能与 X 染色体断点位置有关，也可能与 X 失活有关。

4. 在条件允许的情况下，应尽量使用 CMA、FISH、分子细胞遗传学检测和（或）其他显色显带技术对新发 SMC 进行综合鉴定。

5. 产前诊断出的 rob（14q14q）和 rob（15q15q）是具有临床意义的 UPD 的高危人群。这些罕见病例均已有分子研究支持。其他涉及 14 号或 15 号染色体的 Robertsonian 易位的 UPD 风险约为 0.2%，可以考虑 UPD 检测。

6. 当发现一个小的额外 dic（15;15）染色体时，也应该进行 UPD 检测。

五、问题解释：染色体多态性、常见的倒位，以及其他结构变异

染色体多态性或异态性是通过传统染色体分析确定的染色体结构变异。它广泛存在于人群中，对表型没有明确的影响。罕见的染色体多态性可能被误诊为结构畸变。利用 CMA、FISH 和不同显带技术，结合检测父母核型，并进一步研究变异染色体，可以区分染色体多态性和结构异常。每个个体平均有 5 个 Q 显带和 C 显带变异[700]，因此染色体多态性可用于鉴别母源细胞污染（见"问题解释：母源细胞污染"）或怀疑病例可能发生混淆或交叉污染的情况。

《人类染色体多态图集》（Atlas of Human Chromosome Heteromor-phisms）提供了对这一问题的全面回顾，并提供了许多染色体变异的图谱[701]。此外，南安普顿染色体异常集合提供了与无异常或微小异常表型相关的特定染色体不平衡畸变的细述[647]。通过常规细胞遗传学可以观察到正常个体的染色体结构变异，若结合 CGH 技术可以更好地观察到染色体结构的多态性。

（一）1号、9号、16号染色体和 Y 染色体多态性

1 号、9 号和 16 号染色体的多态性主要涉及结构异染色质区（即次缢痕区）。主要的多态性如围着丝粒区的倒位或结构异染色质区增大，可以用常见的显带技术（G、Q 和 C 条带）来识别。这些常见染色体多态性的发生率因不同种族 / 民族而异[702]。

9p12 和 9q13-21 位点的同源序列与涉及 9 号染色体的围着丝粒区一系列倒位有关[703]。除上述倒位外，在 9 号染色体的 p12、q12 和 q13 处还可存在额外的常染色质条带[27, 703–712]。与主要出现在 9p13.3 和 9q21.12 区的重复的常染色质片段复制相关[713]。尚无可靠的证据表明 9 号染色体的这些变异与特定的异常表型或生殖失败有关。重复、倒位和额外条带可见于 1 号染色体的异染色质区，同样没有明确的临床意义。

Y 染色体的异染色质区域的大小也有较大差异，不同种族 / 民族中 Y 染色体多态的相对概率存在差异。大约每 1000 名男性中就有 1 人存在 Y 染色体的围着丝粒区的倒位，且该多态在亚裔美国人和西班牙裔美国人群中更为普遍[702, 714]。

附着随体的 Y 染色体也偶有报道[715]。在一项产前队列中，22 136 例男性中发现 8 例携带 Yqs（即每 2767 例男性中有 1 例）[518]。这些 Yqs 染色体可导致 Y 染色体长臂上的拟常染色质区 2（PAR2）的丢失[716, 717]，但这似乎不会导致任何表型异常[715]。

（二）近端着丝粒染色体的多态性

近端着丝粒染色体的随体大小、随体柄和短臂的长短是高度可变的。偶尔染色体整条短臂都会缺失，也没有可见的随体残留，这种情况在 21 号染色体上最常见，而罕见于 15 号染色体[518]。近端着丝粒染色体的短臂的缺失似乎不存在有害影响。随体、随体柄和短臂的其他多态性最常涉及 15 号染色体。使用 D15Z1 探针的 FISH 杂交 15 号染色体的短臂，有时会同时杂交至其他近着丝粒染色体的短臂上（最常见于 14 号染色体），这种情况发生的概率为每 6 个个体中出现 1 个[718]。

近端着丝粒染色体上过大的短臂在诊断时可能需要关注。已有文献描述了一类 Y/ 常染色体易位的情况，即 Y 染色体（Yq12）的异染色质区（荧光区）易位到 D 或 G 组染色体的短臂[578]。大多数情况下这些易位是家族性的。携带这些易位的 46, XY 个体表现为正常男性，携带这些易位的 46, XX 个体表现为正常女性。此类情况最常见的例子是 t（Y;15）（q12;p11-12）[578, 719] 和 t（Y;22）（q12;p11-12）[578]。已有文献报道了来自多个家庭 60 多例此类易位病例。在产前诊断中，综合分析男性和女性易位携带者的染色体的分离模式和（或）使用 SRY、Yq12 序列及核仁组织者区 DNA 序列探针的 FISH 分析有助于确定特殊的 Y/ 常染色体易位是否可能具有临床意义。

（三）其他染色体的多态性，"常见的"倒位和易位

除了 1 号、9 号和 16 号染色体外，在许多常染色体的着丝粒区也发现了组成性异染色质的多态性。据报道，有些染色体上有很大的异染色质区域，包括 3 号染色体[720]、4 号染色体[721, 722]、5 号染色体[723, 724]、6 号染色体[725]、7 号染色体[726]、17 号染色体[727]、18 号染色体[728-731]、19 号染色体[732-734]，以及罕见的 20 号染色体[735, 736]。在常染色质异常中[647]，16p11.2-p13.1 的重复较为常见[737, 738]。

除了 1 号、9 号、Y 染色体的臂间倒位外，2 号染色体的臂间倒位也被多次报道，主要涉及 p11.2 和 q13。根据 Mac-Donald 和 Cox[739] 的报道，2 号染色体的上述倒位在 AFC 中发生率为 1/600，血培养为 1/1800[254, 268, 739]。在 44 000 例产前诊断病例中，发现 119 例 inv（2）（p11.2q13）病例，发生率为

1/370[518]。根据 Hysert 等[740] 的报道，91 例 inv（2）（p11.2q13）病例中只有 1 例为新发。因此，对携带上述多态的病例父母进行核型分析是不必要的。其他罕见的倒位还包括 inv（10）（p11.2q21.2）[254, 271, 741]、inv（8）（p23q22）[254, 272]、inv（5）（p13q13）[254, 742, 743] 和 inv（10）（q11.22.q21.1）[744]。

除 Robertsonian 易位外，t（11;22）（q23.3;q11.2）是唯一较为常见的特定易位。已确定该异位存在不平衡分离的风险（表 11-12）。涉及近端着丝粒染色体随体区域和各种非近端着丝粒染色体之间的罕见易位也有发生（除之前讨论过的附着随体的 Y 染色体外）。发生在 1p[745, 746]、2p[747]、2q[748]、4p[749]、4q[750-753]、5p[754]、10p[755]、10q[756]、12p[757]、17p[758]、18p[759]、21q[760]、Xp[761] 和 Xq[762] 的末端区带的易位也有报道。并非所有附着随体的非近端着丝粒染色体的个体都是表型正常的。新发病例和家族性病例均有报道。对于此类情况必须考虑这种附着随体的非近端着丝粒染色体来源的可能性，即是否为双亲之一的平衡互换产生的不平衡分离产物。因此，有必要使用亚端粒探针对携带者父母和 AFC 样本进行 CMA 和（或）FISH 分析，以全面评估这些病例。此外，随体区域的中间插入也可能发生[763-769]。

（四）总结对多态性和其他变异的结论和建议

1. 常见的多态性在不同的群体中表现出不同的概率，可用于对不同个体来源细胞系的鉴定。

2. 罕见的多态性通常可以通过 CMA、各种染色体显带技术、FISH，以及必要时对双亲进行染色体分析来与结构异常染色体进行区分。

3. 一些特定的倒位，如 Y/ 近端着丝粒染色体短臂、近端着丝粒染色体短臂 / 端粒和 t（11;22）（q23.3;q11.2）在人群中经常出现。在产前诊断中遇到 inv（2）（p11.2q13）时，通常不需要对双亲进行染色体分析。

六、问题解释：母源细胞污染

（一）CVS 中的母源细胞污染

母源细胞污染（maternal cell contamination, MCC）是 CVS 培养中一个公认的问题。母源污染的发生率将在很大程度上取决于对母源蜕膜与绒毛叶的分离的重视程度。需要着重强调的是，取样时

应该获得足够样本量，也需要仔细解剖分离。尽管取样后偶尔会出现母源细胞，而且在某些情况下可能因与嵌合现象混淆而给结果的解释带来困扰，但确保上述两点无误的情况下，MCC 不应该成为染色体异常漏诊的主要原因。

当样本中 XX 和 XY 的核型同时存在时，通常说明发生了母源污染。因此，估测母源污染发生的概率大约是实际观察到的两倍。根据 CVS 的早期经验，据报道 MCC 在 CVS 样本的直接制备中极为罕见，但在 2%～4% 的 CVS 培养中存在 MCC[770]。Ledbetter 等 [363] 在经宫颈手术获得的样本中，报道了 2.2% 的 MCC，而经腹部来源的样本为 0.8%。在未经培养的直接制备样本中，该比率为 0.1%。该研究还报道了一个病例，产前核型诊断结果为 46, XX，但分娩后是一名核型为 46, XY 的正常男婴。Desnick 等 [771] 注意到 MCC 在其他生化和分子检测中没有导致任何误诊，但是，这种误诊是可能发生的 [772]。

一些实验室选择使用分子遗传学方法对 CVS 标本进行常规的 MCC 评估。QF-PCR 是一种常用的方法，该方法非常适用于常规应用 QF-PCR 作为检测胎儿非整倍体的快速检测的实验室 [773]。染色体微阵列也可用于识别 MCC[774]。其他检测 MCC 的方法还包括多种标志物试剂盒，并能实现更具成本效益的快速检测。

CVS 中 MCC 的总结结论和建议

(1) 合理的取样量和仔细的解剖分离是必要的。对小样本量或非典型形态学样本结果的解释应谨慎。

(2) 仅依赖 CVS 长期培养进行诊断的实验室应考虑常规使用分子检测来排除 MCC。

(3) 应该分析来自至少两个独立培养体系的细胞。

(4) 在怀疑 MCC 的情况下，额外的检测可包括更多的细胞分析、染色体多态性的比较、MCC 的分子检测和超声检查以确认性别。

(5) 在某些情况下，可能需要羊膜腔穿刺术来验证结果。

（二）羊水细胞培养中的母源细胞污染

根据从三次大型研究中收集到的数据 [373, 374, 775] 和来自纽约市的产前诊断实验室的数据 [518]（表 11-38），在 189 323 例因遗传原因进行羊膜腔穿刺的联合

表 11-38 羊水细胞中母源细胞污染（MCC）的频率		
参考来源	患有 MCC 的病例数	样本数	占比（%）
美国 [775]	134	91 131	0.15
欧洲 [373]	79	45 806	0.17
加拿大 [374]	22	12 386	0.18
纽约产前诊断实验室 [518]	210	40 000	0.53
合计	445	189 323	0.24

样本中，MCC 的总发生率为 0.24%。当胎儿性别为女性时，MCC 通常不会被识别出来，因此 MCC 的真实发病率大约是观察值的两倍。

在 1983 年美国一项 MCC 调查中 [775]，通过 XY 和 XX 细胞样本混合检测到 112 例 MCC，22 例出现了意外的妊娠结局（如胎儿诊断为 46, XX，但出生后染色体检测结果与先前不符）。虽然大多数意外妊娠结局是产前诊断为 XX，出生后为 XY 男性，但至少有 4 例 21 三体明显是因为 MCC 而被漏诊 [303, 755]。

在 1983 年 MCC 调查的数据显示，弃用最先抽出的几毫升羊水可使 MCC 的发生率在培养时降低 2.5 倍。这说明针头携带的母源组织碎片可能是 MCC 的主要来源。一例肌瘤患者连续妊娠的 AFC 样本中反复发现 MCC，研究认为是该患者的细胞或纤维样碎片脱落进入羊膜腔穿刺针所导致 [776]，该病例支持了上述推测。

1. 该研究中还提出了以下意见

(1) MCC 更常见于使用大号的针头进行穿刺的样本。使用大号针（20G 或更小）的实验组 MCC 发生率为 0.15%，而使用小号针（21G 或更大）的实验组 MCC 发生率为 0.11%。然而，这种差异并没有统计学意义。在两组患者羊膜腔穿刺术后均只有一个与穿刺位置一致的穿刺孔。

(2) MCC 的发生率在血性羊水培养中更高。大约 35% 的 MCC 病例与血性羊水样本相关。

(3) 含有 MCC 的培养物没有表现出异常的生长模式。收获时间与无 MCC 的培养物没有差异。

(4) 在 41% 的 MCC 病例中，MCC 可在一种以

上的培养体系中检测到 MCC。

（5）在大多数由于 MCC 导致误诊的病例中，情况通常是只有一个培养体系和（或）检测细胞少于 20 个。

（6）比较 AFC 样本和双亲细胞，特别是母体细胞的染色体多态性，有助于确定 MCC。

在实验室之间，观察到的 MCC 频率存在相当大的差异[775]。在纽约产前诊断实验室 16 年分析的 4 万例病例中，MCC 发生率保持在 0.5% 不变（共发现 210 例 XY 和 XX 混合物）。大约一半的病例在一个培养瓶中有多个 XX 细胞，1/4 的病例在两个或多个培养瓶中显示一个 XX 细胞或多个 XX 细胞[578]。有随访信息的所有病例均报道为正常男性[578]。

关于培养瓶法与原位细胞培养法检测 MCC 和嵌合现象的敏感性，美国 MCC 调查数据[775]表明总体检出率无明显差异。

虽然几乎所有 XY 和 XX 细胞混合的病例都是正常男性胎儿羊水的 MCC，但 XX/XY 异源嵌合体或同源嵌合体的可能性仍然存在。事实上，许多异源嵌合体的病例可以通过产前诊断被确诊。Chen 等[777, 778]综述了以前的 4 篇文献报道，其中至少有 2 个或 3 个额外的嵌合病例[779-781]。超声不能识别的单卵双胎不排除异源嵌合[680, 782]。在异源嵌合体的病例中，表型可能是正常男性、正常女性或性别不明（与性发育障碍相一致）。

使用 FISH 和同步双色 X 和 Y 特异性染色体探针，检测发现未培养的 AFC 中 MCC 的总体发生率为 21.4%，培养的 AFC 中 MCC 的总发生率为 0.2%[322]。在中度血性羊水和轻度血性羊水中，MCC 发生率的差异明显。在未经培养的羊水中，55% 的中度血性羊水标本和 16% 的轻度血性羊水标本超过 20% 的细胞含 XX 染色体。幸运的是，对于使用培养的 AFC 样本进行产前细胞遗传学诊断，MCC 发生的频率显著降低。

已有报道表明，可用不同的 DNA 检测方法检测未培养和培养的 AFC 中 MCC[773, 783-785]。虽然这些方法在培养细胞的常规细胞遗传学诊断中不实用，但它们可能在未培养的 AFC 样本遗传疾病的产前诊断中发挥作用，而 MCC 可能是诊断错误的潜在来源。此外，CMA 或可用于识别 MCC[774]。

2. 在 AFC 中对 MCC 的总结结论和建议

（1）使用较小规格的羊膜腔穿刺术针头（最好是 21G 或更大）。穿刺时将针头放到位，然后丢弃（或分离储存）前 1ml 或 2ml 羊水。这可以降低 MCC 的发生率。

（2）细胞遗传学分析应包括来自至少两个独立的原代培养体系的细胞，需要对培养瓶法至少 20 个处于中期的细胞或原位法至少来源 15 个集落的细胞进行染色体分析。

（3）当发现 XY 和 XX 细胞混合时，AFC 中的 46, XX 细胞与母源细胞的 Q 带染色体多态性的比较可以提供信息。或者，应该考虑应用分子生物学手段对 MCC 进行分析。

（4）对于怀疑为 MCC 的病例，应进行超声检查以确认胎儿是否存在男性生殖器。

七、影响诊断成功率和准确性的因素

（一）双胎妊娠

美国双胎妊娠率一直在上升。2018 年，双胎妊娠的发生率为每 1000 例妊娠中有 33.6 例[786, 787]。其中 70% 以上为双卵双胎[788]。双卵双胎的发生率与女性年龄呈正相关，在女性 35—39 岁达到峰值[788]。

Pergament 等[789]指出，对于多胎妊娠中的 CVS，124 例妊娠中有 2 例由于 MCC 或对双胎中的同一个胎儿进行两次取样而出现不正确的胎儿性别鉴定。在另一系列研究中，163 例中有 1 例对双胎中的同一个胎儿进行了两次取样[790]。随后一项研究中，有 7 例患者接受了 DNA 检测，其中 2 例出现混合取样。

取样中的混合污染可能会给嵌合现象的解释带来困扰，并造成结果的不确定性，这可能是多胎妊娠 CVS 的一个偶然现象。多胎妊娠的产前诊断较为困难，原因包括双胎中的一个胎儿无法存活（"消失的双胎"）但存在一些残留的胎盘组织的情况[791]。

羊膜腔穿刺术前可通过常规超声检查来确定是否存在双胎妊娠。在超声引导下，亦可成功实现从两个羊膜囊中分别抽取羊水样本。对于异卵双胎的病例，在羊膜腔穿刺术中添加靛蓝胭脂红有助于确定抽取的羊水是否来自两个独立羊膜囊。当双胎之一胎检测为正常，而另一胎为异常时，容易造成管理和咨询的困难。已有许多选择对异常胎儿终止妊娠的病例报道[792-795]。

（二）细胞培养中的支原体污染

支原体污染在细胞培养中是一个相当常见的问

题，特别是在连续培养的细胞系中。在连续培养的细胞系中，这种感染的发生率可能高达 15%[796]。支原体污染是 20 世纪 70 年代细胞培养的一个主要问题。Schneider 和 Stanbridge 的一项研究中[797]，在一半以上的 AFC 培养物中检测到支原体 RNA。现在，由于细胞培养试剂质量控制的提高，支原体污染率要低得多。

支原体污染的严重性主要是由于其对细胞的潜在破坏作用。受污染的细胞一开始可能在细胞生长或细胞形态方面没有明显的变化，但它们在染色体间隙、断裂、重排和其他类型的非整倍性方面显著增加[796, 798]。

检测支原体的一种经济有效的方法是用 Hoechst 33258 或 4,6- 二脒基 -2- 苯基吲哚（4,6-diamidino-2-phenylindole，DAPI）DNA 原位荧光染色[798]。使用该方法可观察到被支原体污染的细胞胞质区呈现微小明亮的颗粒状荧光。基于 PCR 的检测也可用于检测支原体[799]。一旦检测出支原体污染，应立即处理受污染的培养物。当一个病例的所有培养物都被污染时，最好立即再次取样，无须偿试用抗生素挽救。同时，应清除所有可能的污染源，并清空培养箱，进行消毒。

（三）注射器与离心管毒性

早在 1976 年就有报道[800]，细胞培养失败率与注射器或离心管的毒性有关。尽管许多已知的有毒容器可能已经重新配备，但这个问题仍然令人担忧。当反复培养失败时，必须考虑注射器或离心管有毒的可能性。另有官方的报道认为，消毒针头插入皮肤部位的药物也可导致细胞培养失败。

（四）培养失败的其他原因

细胞培养失败并不总是由于实验室条件、注射器和离心管。细胞培养失败率在染色体异常的妊娠中升高[801, 802]。当胎儿死亡，标本血液污染严重，或者样本量不足时，细胞培养失败的情况并不少见。胎龄过小（＜14 周）以及过大（＞24 周）的标本培养的失败率也更高[803, 804]。

八、产前细胞遗传学实验室的技术标准

1979 年，产前诊断国际研讨会提出了关于产前细胞遗传学诊断技术方面的基本准则[805]。目前，产前遗传学计划提出，应将细胞遗传学产前诊断整合入综合的产前诊断计划，该计划应包含各学科专家如产科、超声、遗传咨询、细胞遗传学和临床遗传学等专业。产前细胞遗传学诊断应成为产前遗传学的一部分的建议现在已得到了充分认可和实践。

ACMG 为执行 AFC 分析的临床细胞遗传学实验室制订并通过了特定的标准和指南，且该指南定期修订[806]。指南对提供 CMA 产前检测的实验室还有其他要求。欧洲细胞遗传学协会也有其他类似的建议[807]。良好的常规细胞遗传学实验室需要具备以下条件。

- 在正式提供诊断服务之前，实验室应测试并证明其各个方面的能力。这可以通过新实验室与已建立的实验室并行处理一系列样本来实现。
- 工作人员的培训、资格和经验应与工作复杂性相匹配。
- 对于 CVS 样本，如果分析未培养的样本，结果应并不仅仅基于这些直接取样的样本；还应制备和分析至少两种经培养的培养物。对于 AFC 样本，应设置三个或更多的培养瓶，同时应用培养瓶法和原位法分析。
- 这些培养物应该在两个不同的培养箱中培养和维持。
- 为了避免对一个标本的所有培养物造成污染，应使用两种不同批次或类型的细胞培养基（包括胎牛血清）。
- 应定期确定每个细胞培养物的状态，并评估再次取样的必要性。
- 最终的细胞遗传学诊断应分析至少两线培养物中的细胞。
- 对于使用培养瓶法培养的 CVS 样本和 AFC 样本，通常应检测 20 个中期分裂相（至少有 15 个；最好是每个培养物中检测 10 个）。在 AFC 的原位培养法中，应该检查来自 10~15 个集落的 15 个中期分裂相（最好是每个集落有一个细胞）。
- 所有待分析的细胞都应有 G、Q 或 R 显带。至少需要 400 条带的分辨率。理想情况下 550 条带分辨率。
- 应通过影像或自动化分析系统对至少两个中期分裂相进行核型分析。其他三个中期分裂相直

接在显微镜下进行分析。

- 核型分析应保证每条染色体至少有一对没有重叠，并可通过条带清楚地识别。否则，应增加核型分析或增加部分核型分析。
- 90%～95% 的病例应在 14 天内（最好是在 10 天内）完成。
- 根据 3 个月期间连续病例的动态平均值，细胞培养和染色体分析的最低成功率应为 95%。
- 应记录所检查的细胞数量、观察到的任何数值和结构异常的信息，以及显微镜载玻片坐标。
- 应保留备用培养物，用于后续可能的额外研究。
- 当检测到染色体结构异常或不常见的染色体异态性时，实验室应对父母的外周血染色体进行分析。
- 该实验室应该能够提供或有能力进行多种染色体显带技术、FISH 分析和 CMA。
- 细胞遗传学检测和 CMA 检测过程中，需要确保在所有步骤中都有样本标识符。
- 报道应使用人类细胞遗传学国际命名系统提供的核型描述，并确保它们也可由非细胞遗传学家解释。
- 病例记录的保存应最大限度地为患者及其家属提供帮助。
- 尽可能地获得每个病例的妊娠结局信息。异常结果应在终止妊娠后或出生时予以确认。
- 实验室应制订专门方案，用于应对需要额外细胞计数、替代染色、FISH、UPD 研究、CMA、CVS 后羊膜腔穿刺术和患者转诊进行进一步超声检查的病例。
- 细胞培养失败、诊断错误和笔误应充分分析并记录，并根据需要予以纠正。
- 应监控测试或采用其他各种措施检测实验室的周转时间和实验室性能。

对于每个技术人员应该处理的病例数量，目前还没有具体的建议。当遇到潜在的异常病例时，该技术人员应能够保证分析准确性，以及提供额外计数、FISH 或其他研究的能力。还应为实验室工作人员和相关人员提供培训和继续教育。

额外的细胞计数、CMA、FISH 或其他用于达到细胞遗传学诊断的补充染色技术是产前细胞遗传学检测程序的一个组成部分。当这项额外的工作仅仅是为了验证（而不是为了获得超出最初要求的信息，即染色体分析）时，则不需要有医生或患者进一步的授权。

九、产前细胞遗传学诊断的错误率

CVS 的假阴性结果非常罕见，但并非不存在。Pindar 等 [365] 报道了一个假阴性结果，其中未培养细胞和培养的细胞均显示为正常女性，但胎儿核型实际上是 47, XX,+18。此外，有 1 例因 CVS 未能检测到 21 三体（可能由于 MCC 或 CPM）并引起广为人知的"错误出生"法律纠纷的案例，凸显了通过 CVS 进行诊断，出现假阴性的可能性和潜在危险 [808]。假阳性结果可能不会引起注意，因为此类病例可能会在没有进一步的细胞遗传学确认的情况下选择终止妊娠。

对于 CVS，仅依赖细胞培养而不是直接制备的实验室，预计错误率会更高。这些实验室根据 TOMA 实验室的数据 [809]，Grati 估计，明显非嵌合异常的额外假阳性率可能高达 1.2%。这就强调了不经培养而直接制备和确诊异常的价值。作者指出，对于使用 CVS 培养的实验室，由于遗漏了真实的嵌合、MCC 和未能识别 UPD 风险病例而导致的假阴性结果增加约为每 2200 例中出现 1 例。

在 20 世纪 70 年代和 80 年代初，有报道显示，AFC 的细胞遗传学诊断报告的错误率为 0.1%～0.6% [303]，但在 20 世纪 90 年代，报告的错误率为 0.01%～0.02% [810, 811]。绝大多数的错误都是由于 MCC、实验人员失误或印刷错误而导致的性别鉴定错误 [255]。由于 MCC，至少有 4 例 21 三体的病例被误诊为 46, XX [303]。并非所有核型和表型之间的性别不一致都可归因于实验人员的问题。进一步的细胞遗传学确诊和 SRY 探针的 FISH 分析能够确定 Y 染色体一些关键区域的易位或缺失 [812, 813]。目前还没有关于传统的 AFC 细胞遗传学检测的准确性的估计。

常规的产前细胞遗传学诊断主要用于检测染色体的数目异常和大片段结构变异。低比例的染色体嵌合现象可能会被遗漏 [814]。微小结构异常或微缺失综合征很难被检测到，这些异常需要 CMA、测序和（或）FISH 研究来检测。不同的 CMA 平台和工作流程对于小片段不平衡的检测结果可能不同。

即使使用 CMA，也不能保证所有的 UPD 都可被检出。

十、核型分析和分子遗传学检测之间的不一致

细胞遗传学异常的快速分子检测方法包括间期 FISH、QF-PCR 和 MLPA，见第 6 章和第 9 章。这些方法仅用于检测涉及少数染色体上具体的确定位点（通常是 13 号、18 号、21 号染色体，以及 X 和 Y）的不平衡。Evans 等[815]总结了通过羊膜腔穿刺术和 CVS 样本检测的 146 128 个核型分析，并得出结论，只有 69.4% 的异常可以单独通过 FISH 识别。约 0.9% 的有创检测含有 FISH 无法检测到的异常。其他作者（Shaffer 和 Bui[816]综述）试图将这些病例分为两类——具有临床意义的不平衡异常的病例和不太可能直接导致先天性异常的病例（如家族性重排）。约 42% 漏诊的异常具有直接的临床意义[816]，包括不平衡易位和其他一些可造成临床问题的细胞遗传学异常。

Caine 等[817]整理了 23 个英国产前细胞遗传学实验室的数据，并获得了有可比性的结果。根据 119 528 份 AFC 样本和 23 077 例 CVS 样本，0.9% 的病例通过核型分析检测到分子生物学方法无法识别的异常。其中，异常风险大于背景风险的病例约为 71%。Caine 等[817]还提供了同时进行快速方法（QF-PCR 或 FISH）和核型分析的病例的数据。在 38 044 个 AFC 样本中有 1722 个潜在的可检测异常，快速方法有 8 个假阴性（0.5%）和 6 个假阳性（0.3%）。因此，至少对美国而言，这些快速方法是对核型分析的辅助而非替代[818]。

许多研究已经证明了 CMA 在检测小片段 CNV 方面优于核型分析[101, 162]。两种检测方法的差异程度取决于微阵列的分辨率和进行检测的原因[819]。还应注意的是，常规核型分析可以识别 CMA 无法检测到的细胞遗传学异常如平衡易位，某些嵌合体和三倍体（同样取决于微阵列类型）。

结论

是否需要在产前进行羊膜腔穿刺术和 CVS 的孕妇群体已经发生了重大变化。孕妇血清学筛查和超声检查有助于识别胎儿非整倍体的情况，因而相较于其他人群，有创检测在非整倍体异常的检测中优势不高。NIPT 的引入对重新确定哪些患者需要进行羊膜腔穿刺术和 CVS 产生了很大的影响。如今，有创检测逐渐局限于染色体异常高风险患者。

检测前和检测后的遗传咨询是进行产前细胞遗传学检测的重要组成部分，相关的遗传咨询可以指导何种遗传学检测如核型分析、CMA 或其他基于分子的检测可以产生最有效和最相关的诊断信息。遗传学诊断或咨询最大的挑战是相关的检测仅可提供风险评估但不提供确定性的结果。因此，在遗传咨询中，往往需要更专业的临床相关信息的交流，需要充分考虑到患者个人伦理并尊重个人决策。

展望未来，NIPT 的适用领域很可能会扩展到包括额外的微缺失和微重复综合征、其他不平衡异常和单基因疾病。因此，有 CVS 或羊膜腔穿刺术指征的孕妇人数可能会从目前非常低比例逐渐增加。与此同时，微阵列技术的使用可能会增加，甚至会被可用于检测易位的 DNA 测序技术取代。与过去一样，临床结果数据的收集对于促进新技术整合到临床服务中至关重要。

致谢：感谢我的朋友、前同事和导师，已故的医学博士 Lillian Hsu 对该领域的杰出贡献，以及对本章的早期版本的撰写。

第12章 性染色体异常的产前诊断

Prenatal Diagnosis of Sex Chromosome Abnormalities

Jeff M. Milunsky 著

邵敏杰 田 浩 秦 萌 李 遥 译

无创产前筛查（noninvasive prenatal testing，NIPT，见第 7 章）可利用细胞游离 DNA 检测胎儿性染色体数目异常[1, 2]。过去，性染色体异常（sex chromosome abnormality，SCA）的产前诊断可通过特定的超声异常发现，但更多的时候是检测不到的。NIPT 应用后大大提高了 SCA 的检出率[3]。面对异常诊断孕妇很难抉择，需要专业的遗传咨询。性染色体异常是新生儿中最常见的染色体异常。据估计，美国每年有超过 1 万个 SCA 的婴儿出生。过去，许多受累的个体终身未被诊断，但产前诊断大大提高了对 SCA 的认识和诊断。即使是经验丰富的遗传学专业人员，SCA 产前诊断后的遗传咨询也常常是个挑战。了解每种核型的表型变异，以及相关的发育和行为问题对提供最全面的咨询至关重要。与任何遗传咨询一样，敏感性、同理心、无倾向性，以及对文化和家庭动态的理解都很重要。本章中介绍的一些 SCA，表型和寿命可能是正常的，无明显解剖学相关异常。尽管存在许多不同的 SCA，但最常见的核型包括 45, X、47, XXY、47, XXX、47, XYY 和性染色体嵌合现象。

一、发生率

每 300～400 例新生儿中就有 1 例 SCA，其在新生儿中的发生率约为唐氏综合征的两倍。据统计，产前诊断中，超过 35 岁的孕妇中 SCA 发生率甚至高达 1/250[4, 5]。产前诊断检测到的所有染色体异常中有 25% 涉及性染色体的变异。在年龄较大的

女性中，绒毛膜绒毛取样（CVS）和早期羊膜腔穿刺术的研究结果相似[6, 7]。少数研究表明，35 岁以下的女性 SCA 约占染色体异常的 1/3[8]。由于妊娠早期筛查和超声检查的广泛应用，单独或联合妊娠中期筛查，再联合 NIPT，产前诊断中发现 SCA 的概率更高[3, 9-12]。母源性染色体嵌合、限制性胎盘嵌合，以及其他因素可能造成假阳性结果，使咨询更加复杂[1, 13, 14]。

二、确认偏倚

对性染色体异常胎儿的家长进行咨询时应基于当前最新的知识而非旧的有偏倚的信息，这一点非常必要。1980 年之前发表的许多文章都是对缺乏自理能力的 SCA 个体的研究，这些研究提示精神发育迟缓的发病率增加。这导致一系列对性染色体非整倍体个体的固有印象逐渐形成。这些研究大部分没有考虑到正常个体的可能。

另外一种偏倚来源于已发表的伴有身体或心理异常的病例报道，进行染色体检测后发现 X 或 Y 染色体的异常。在许多案例中，尽管缺乏因果证据，但得出的结论是，该表型是由性染色体剂量补偿效应所致。一个混杂因素是，这些研究中描述的心理异常不是 SCA 特有的，在核型正常的普通人群中也很常见，因为只能识别那些外表或行为表现异常的患者并进行研究的，剩下的绝大多数表现正常的 SCA 患者通常没有被纳入研究。

对 X 和 Y 染色体异常个体的长期前瞻性研究

的信息逐步取代了对性染色体非整倍体的有偏见的描述。1964—1975 年，来自世界 7 个中心的研究人员对近 200 000 例接连出生的新生儿进行了筛查，以确定是否存在染色体异常。结果发现 307 例患者存在染色体异常，这些患者代表了不同文化、种族和社会经济水平。该研究从患者出生一直随访至成年，是对这类群体的唯一无偏倚的研究[15-18]。从这些研究中，我们认识到这些疾病的异质性，以及大多数性染色体非整倍体患者的个体认知发展属于正常范围。与出生后诊断相比，产前诊断为性染色体非整倍体的个体，表型从正常到轻度受累，进一步证明了这种确认偏倚[19]。

三、遗传模式

多数情况下，核型正常的父母生育性染色体异常的孩子属于散发事件。尽管可能存在不符合分离律的家族倾向会略微增加风险，但通常再发风险较低。高龄孕妇中存在 XXY、XXX 及其他类型的风险。在所有情况下，建议对后续妊娠均进行产前诊断。

辅助生殖技术的出现，特别是附睾穿刺取精后进行卵胞质内单精子注射（ICSI），使一些 SCA 的男性能够获得后代。在这些情况下，嵌合现象的遗传咨询更具有挑战性。通过 ICSI 等辅助生殖技术助孕的夫妇可能需要针对 SCA 行产前诊断。因此，建议对任何 ICSI 妊娠进行产前诊断。

一些涉及 X 和 Y 染色体的情况可能具有孟德尔遗传模式，下文将对此进行讨论。

四、产前诊断

由于 SCA 是新生儿中最常见的异常核型，因此进行产前诊断前，向父母告知这种异常发现的可能性很重要。鉴别 SCA 高风险的讨论最好与 NIPT 同时进行[20-22]。确诊后，最新且准确的信息对于在充分知情后进行生育决策至关重要。最近的研究表明，在一些性染色体非整倍体的个体中，各种神经认知障碍的发病率增加，包括语言障碍、阅读困难、注意缺陷多动障碍（ADHD）、自闭症谱系障碍和社交障碍[23-28]。

产前筛查中所有涉及 X 或 Y 染色体的情况，应进行超声检测，以确保胎儿的核型和表型一致。如果没有，则应进行额外的检查研究。

偶尔会有 X 或 Y 染色体的结构改变，这可能是家族遗传性的。一旦确诊，建议行父母染色体分析。

五、Turner 综合征

Turner 综合征的定义是女性一条 X 染色体丢失或部分缺失，导致身材矮小、性腺发育不良，以及各种躯体异常。Turner 综合征约 99% 流产；女婴活产率为 1/2500～1/1500[29]。Turner 综合征表型与各种性染色体剂量补偿效应相关（表 12-1）[30, 31]。

Turner 表型被认为是由于 X 染色体上存在一个活跃的"Turner 基因"拷贝或多个"Turner 基因"。很有可能是这些基因逃逸了 X 染色体失活并且具有功能性 Y 染色体同源物[32, 33]。Hook 和 Warburton 提出，所有能独立存活的 45, X 病例实际上都是由细胞自救导致的隐匿性嵌合体（可能在胎盘中），这是因有丝分裂丢失造成的[34]。

产前超声检查可发现 Turner 综合征（大约在 2/3 受累胎儿中）[35-37]。通常的发现包括颈部水囊状淋巴管瘤、胎儿颈后透明层厚度增加、非免疫性水肿和心脏或肾脏异常（见第 17 章）。胎儿 Turner 综合征可能存在母体血清甲胎蛋白水平的降低或升高。许多 Turner 综合征的胎儿超声影像正常，通常是通过 CVS 或羊膜腔穿刺术后的核型分析检测

表 12-1 Turner 综合征女性中不同核型的发病率	
核 型	发病率（%）
45, X	42～46
46, X,i（Xq）	18～19
45, X/46, XX	10～15
45, X/46, X,r（X）	7
45, X/46, XY	10
其他：包括 X 缺失、易位，以及其他的嵌合体	3～13

改编自 Cameron-Pimblett et al.2017[30] and Noordman et al. 2019[31]

到[38]，且更多的是通过 NIPT 检测到[3]。产前诊断后应对关键临床特征和后续管理问题进行遗传咨询。

（一）诊断和治疗

Turner 综合征的诊断和治疗需要进行初步的综合评估，然后每年再进行一次生活评估[39,40]。治疗方面的最新进展已经大大改善了这些患者的预后和生活质量[41-43]。

通过染色体核型分析及单核苷酸多态性（SNP）微阵列基因分型（见第 13 章）可诊断 Turner 综合征，但不能检测 X/ 常染色体平衡易位[44]。对于任何存在 45, X/ 细胞系加一个标志物或片段的个体，都应对 Y 染色体性别决定区（sex-determining region Y，SRY）和 Y 染色体编码的睾丸特异蛋白（testes-specific protein Y-encoded，TSPY）进行分析，除外 Y 染色体物质的存在。如果有任何男性化的证据，则应进行研究。当 Y 染色体物质与 45, X 细胞系同时存在时，发生性腺肿瘤的风险为 15%～25%[45]，建议行性腺切除术（见 "45, X/46, XY"）。有几项研究应用聚合酶链反应（PCR）发现 45, X 核型患者中存在低比例 Y 染色体嵌合现象[46-48]。其他研究使用 PCR 结合荧光原位杂交（FISH）来识别隐匿的 Y 染色体嵌合[49,50]。在使用 PCR 结合 FISH 发现在 45, X/46, XX 嵌合的患者中性腺母细胞瘤的发生率较低[51]。尽管已经有几项研究报道，但对具有 45, X 染色体核型和 Turner 综合征典型特征的女性常规进行 Y 染色体分子水平分析似乎没有明确的共识[52-54]。未来的大型前瞻性研究可能会阐明这一问题。

Turner 综合征的一个特征是身材矮小。通常情况下，会出现轻度胎儿宫内发育迟缓，儿童期生长速度下降，没有青春期生长加速。最终成年平均身高约 143cm。如果身高低于标准生长曲线的第 5 百分位，从 2—5 岁开始进行生长激素的治疗。诊断后可使用针对 Turner 综合征的特定人群生长图表[55]。治疗可一直持续达到适当的骨龄或满意身高为止，通常至青春期中期。生长激素治疗可使个体身高增加 8～10cm[56]。在治疗方案中添加雄激素——氧雄龙，可能会有明显的效果，使身高额外增加 2.7cm，同时无明显的不良反应[57]。但在 Turner 综合征患者中使用重组人生长激素时，联合或不联合使用雄激

素均会增加颅内高压、脊柱侧凸、股骨头骨骺滑脱和胰腺炎的风险[57,58]。尽管 2014 年的一份报道揭示了出血性脑卒中与儿童因生长激素缺乏或身材矮小而进行生长激素治疗间存在密切关系，但这一点尚未得到证实[59,60]。

性腺发育不全通常在出生时出现。妊娠前 12 周，卵巢发育似乎正常，随后会出现卵泡数量下降，出生时剩下的卵泡很少，甚至没有。卵巢呈条索状，不产生雌激素。大多数 Turner 综合征的女性需要激素替代治疗。通常在 11—12 岁时开始补充雌激素，当生长至与同龄人差异最小时可将用量减到最小[61]。雌激素的补充可促进第二性征发育，联合孕激素治疗，能够启动和维持月经周期至成年。Turner 综合征的成年女性可通过赠卵获得妊娠，妊娠率与因其他原因导致卵巢早衰的女性相当[62]。纯合型与嵌合型 Turner 综合征女性的生育力是不同的[63]。嵌合型 Turner 综合征的女性成功妊娠较常见[64,65]。有关 Turner 综合征生育力保存的有效性研究仍在进行中[66]。由于主动脉夹层的风险增加，建议 Turner 综合征女性妊娠前进行全面的心脏成像评估[67,68]。Turner 综合征女性中有 5%～10% 可出现自发青春期，2%～7% 可有妊娠[69]。45, X 女性妊娠后流产率高，子代染色体异常和器官畸形的可能性增加，因此，建议行产前诊断[70]。

Turner 综合征先天性心脏缺陷高达 50%，包括二叶主动脉瓣和主动脉缩窄[71]，通常在婴儿期通过手术矫正。Turner 综合征中主动脉病变的病因比较复杂，包括 *TIMP1* 在内的 Xp 上多个基因的半合性增加了二叶主动脉瓣畸形的风险[72]。儿童和成人患主动脉夹层的风险增加，特别是如果有主动脉根部扩大，心脏病变或高血压者[73-76]。所有 Turner 综合征患者在诊断时应进行基础超声心动图检查，仔细检查主动脉瓣，测量主动脉直径及心电图，以评估 QTc 间期延长[77,78]。2013 年的一项研究表明，QTc 间期延长的 Turner 综合征女性很多携带长 QT 综合征致病性变异[79]。无论是否有结构性心脏畸形证据，都应终身监测高血压和冠状动脉疾病[74,80]。磁共振血管成像比超声心动更灵敏，并显示年轻 Turner 综合征患者主动脉和静脉异常的发病率较高[81]。Turner 综合征患者的平均寿命缩短达 13 年，先天性或后天性心血管疾病是导致过早死亡的主要原因[82]。

肾脏畸形可导致高血压、肾积水和尿路感染。

马蹄肾是非嵌合型 45, X 核型患者最常见的肾畸形。肾集合管异常常见于嵌合核型或 X 染色体结构异常的患者[83]。应在婴儿期或诊断时对所有患者进行肾脏超声检查，并在适当的情况下进行随访。肾成像用于早期检测肾功能异常[84]。

手足背淋巴水肿和蹼颈是 Turner 综合征的常见特征[85]。蹼颈与二叶主动脉瓣 / 主动脉缩窄之间存在显著相关性[86]。女性新生儿出现淋巴水肿是核型分析的适应证。据估计，有 1/3 的产后诊断病例以这种方式确诊。淋巴水肿通常在 1 岁时消退，但可能持续至儿童期以后或在成年后复发[87]。

10%～30% 的患者出现甲状腺功能减退，这与自身免疫性抗体有关，常见于核型为 46, X, i（Xq）的女性中[88]。所有患者诊断时都应进行甲状腺功能检查并每 1～2 年进行复查[89,90]。

在婴儿期和儿童期，超过 50% 的女孩出现复发性中耳炎。可能会进展出现多种并发症并最终丧失听力，因此建议使用鼓膜置管和（或）抗生素进行积极治疗。成人中普遍存在感音神经性耳聋（尤其是高频）[91]。建议对所有 Turner 综合征患者定期进行听力评估[92]。各种眼部疾病已有报道。儿童时期的眼科评估对除外斜视、弱视和上睑下垂很重要，应定期评估视力。

自身免疫性疾病在 Turner 综合征中更为常见[93]，包括胃肠道疾病，如溃疡性结肠炎、克罗恩病和腹部疾病[94]。葡萄糖不耐受伴胰岛素抵抗较常见，临床糖尿病的发病风险显著升高[95]。肝功升高较常见，需要定期评估，尤其是 46, X, i（Xq）的女性，已有相关肝纤维化和肝硬化的报道[96]。一项英国的涉及 3425 例 Turner 综合征女性癌症发病率的队列研究[97]发现是其癌症发生率与普通人群相似，但有几个例外。该研究指出，Turner 综合征患者患脑膜瘤、儿童脑瘤和子宫体癌的风险增加。另外几项研究发现实体瘤风险增加概率为 1.34[98,99]。

在年度体检中应关注以下方面，包括高血压评估、通过饮食和运动控制体重、监测脊柱侧凸、脊柱后凸和脊柱前凸等骨骼异常及骨质疏松症[100-102]。该人群血脂异常风险增加，因此应监测胆固醇和血脂水平。如果有身体畸形，可以考虑对颈部、面部或耳朵进行整形手术；但由于 Turner 综合征患者中相当一部分个体易形成瘢痕[103]，应在进行任何外科手术之前告知患者。

（二）认知 / 心理发育

Turner 综合征患者的智力和心理社会特征差异很大，但发育和适应的模式已经明确。一些核型为 45, X 女孩的儿童期早期可能表现为走路和其他运动技能发育落后。这种协调能力的下降可能会持续到儿童期，并可能影响体育运动能力[104]。大多数 Turner 综合征的女孩语言发育不受影响。

尽管早期的报道认为 Turner 综合征与智力障碍有关，但目前我们已知：对于绝大多数具有 Turner 核型的女性来说，情况并非如此。大量对 Turner 综合征女孩智力的回顾性研究表明，平均语言发育与对照组没有显著差异，而平均智力降低了 12 个点[105]。知觉和空间思维缺陷与一系列认知障碍相关，包括空间立体思维，左右方向定向，画人物和解决算术问题[106-108]。并不是所有受试者都存在空间思维障碍，但经常有执行困难[106]。早在 1 岁前，Turner 综合征女性磁共振成像（magnetic resonance imaging，MRI）扫描影像显示运动前区、躯体感觉区和顶枕皮质的灰质体积减小，杏仁核和额叶皮质的体积增加[109,110]。进一步研究表明，Turner 综合征女孩在青春期的特定时期，顶枕部灰质和白质区的发育较为缓慢[111]。神经心理学特征已经确定了 Turner 综合征患者言语处理的优势，以及上述视觉空间处理的劣势，这与非语言学习障碍综合征一致[112]。

约 50% Turner 综合征的女孩需要在公立学校接受一定程度的特殊教育[105]。数学和书写技能是常见的问题。这些女孩的学习困难并不局限于任何单一的学术领域。目前还没有专门为这些女孩设计的教育干预，这种治疗应与为染色体正常女孩提供的治疗没有区别。当发现任何学习困难时，建议进行早期强化干预。Turner 综合征患者的语言技能可以有所提高，但执行能力仍比较困难[113]。

目前已经发现 Turner 综合征女性存在心理适应困难和各种不同的性格特征，包括缺乏自信和过度顺从的倾向[114]。因为难以理解面部表情和手势的细微差别，一些患有该综合征的女性因空间思维缺陷可能导致她们的适应社会能力弱[106]。在一项对患有精神分裂症的 6483 例女性的研究中，Turner 综合征患者的精神分裂症发病率是普通女性人群的三倍[11]。作者和其他人都注意到，几乎所有患精神分裂症的 Turner 综合征女性都是嵌合型核型[116]。作者报道了其他 2 例患有这两种疾病的女性，她们都有 Xp22.3 缺失[117]。这个位置是否存在与偏执型精神分裂症发病机制相关的基因还有待研究。

Turner 综合征的行为特征似乎随发育水平而变化。据报道，青春期前女孩多动症和注意力难以集中的患病率增加[118]。与身材矮小的对照组相比，患有 Turner 综合征的青少年更焦虑、抑郁，社交更少[119]。美国国立卫生研究院（National Institutes of Health，NIH）的一项研究调查了未能及时诊断的 Turner 综合征的女性的社会心理特征，发现这些人患抑郁症的风险很高，能力被认可的可能性很低[120]。受累成年人的心理特点是强烈的女性性别认同，但也有羞怯和不安全感，约会的频率比同龄人少且晚，具有令人满意的性关系或结婚的可能性降低。虽然已经确定了心理社会倾向，但个体差异显著。与所有 SCA 患者一样，Turner 综合征女孩能从稳定和高社会支持的环境中获益。尽管社交困难似乎是一个弱点，但许多女孩和女性一生中都在证明其强大的社会适应性。社会技能培训和运动能力培训已被推荐用于改善 Turner 综合征青少年的生活质量[121, 122]。西雅图一项对 Turner 综合征志愿者的研究表明：75% 的人上过大学，尽管许多人的工作似乎低于她们的教育水平[123]。

和其他孩子一样，Turner 综合征女孩如果获得成功并受到鼓励去发展自己的特殊能力，就会具有更强的自尊感。这样的成功在竞技体育中很少见，但可以表现在其他方面。社会活动，特别是受组织（如 Girl Scout 和各种青年组织）监督的良好的方案，可以成功促进社会关系的发展。当出现明显的焦虑或抑郁等心理困扰时，立即干预会增加成功的可能性。Turner 综合征支持小组可以帮助这些女孩及其家人消除有时会经历的孤立感。开放性的讨论和信息及经验分享会促进理解和接受认可。

（三）核型类型

大约一半的 Turner 综合征患者染色体核型为 45, X。许多染色体变异也能导致 Turner 综合征表型。表 12-1 列出了最常见的形式，并对其进行了进一步讨论。

1. 45, X 据估计，已知胎儿核型中大约 1.5% 为 45, X，其中伴有 Turner 综合征临床表现的婴儿出生不到 1%。自然流产中约 15% 为 X 单体。染色体丢失的机制可能来源于有丝分裂[34]。在 45, X 核型中，约 80% 保留母源 X，20% 保留父源 X。亲源 X 的丢失（特别是 Xp）似乎影响 Turner 综合征表型，包括相关的肾、眼、体重、血脂情况[124]。这可能与 X 染色体印记相关[125]。孕妇高龄不增加 Turner 综合征发病率。

45, X 核型通常出现在受累最严重的 Turner 综合征个体中，但临床表型差异很大。精神发育迟缓通常与该核型没有相关性［见 "46, X,r(X)"］。

2. 46, X,i(Xq) X 染色体长臂等臂［i(Xq)］是 X 染色体最常见的结构重排，Turner 综合征患者中 15%～20% 存在这种类型结构重排。它可以以 46, X,i(Xq) 或 45, X/46, X, i(Xq) 嵌合形式存在。两个长臂通过着丝粒连接形成长臂等臂，短臂丢失。然而，在某些情况下，等臂染色体可能是双着丝粒，虽然只有一个着丝粒有活性，也会出现少量短臂片段重复的可能[126]。在所有情况下，女性都具有身材矮小的 Turner 表型，但与纯合的 45, X 细胞系相比，其他的躯体特征可能不太明显。并非所有 46, X, i(Xq) 患者都会出现卵巢发育不良，一些也许能够生育。i(Xq) 患者自身免疫性疾病的发病率较高，包括桥本甲状腺炎[88、127]、肠道炎症性疾病和糖尿病。Turner 综合征患者的听力减退（尤其是空气传导阈值）在 i(Xq) 患者中似乎更严重[128、129]。

Xq 等臂在自然流产中很少见，常见于产后诊断的 Turner 综合征中。这与胎儿保护作用相关，其机制尚不明确。i(Xq) 来源于父母任何一方的概率是相等的[130]。

3. 46, X,del(Xq) 或 46, X, Xq2 Xq13-26 是性腺发育的关键区域[131]，因此，X 染色体长臂这一区域的缺失通常会导致女性性腺发育不良和原发闭经[132]。也可能表现为身材矮小，但身高通常是正常的；有人提出，身高与断点和 Xq13 的接近程度相关[133]。Turner 综合征的躯体特征可能有，也可能没有。

4. 46, X,r(X) 环状 X 染色体是染色体两个末端缺失，随后缩短的染色体臂连接在一起。环状 X 染色体不稳定，它与 45, X 细胞系有关，预后和 X 染色体单体相同。一般通过 FISH 或 DNA 阵列分析判断环状 X 染色体。

有报道在小的环状 X 染色体患者中伴有精神发育迟缓，而在 Turner 综合征中很少发生。位于 Xq21 的 X 染色体失活特异转录因子（XIST）在一些病例中出现丢失，但并不存在于所有的病例中，这就导致两条 X 染色体都有活性[135, 136]。其他特征包括面部畸形、并指畸形、心脏和骨骼异常。

5. 45, X/46, XY 45, X/46, XY 核型有多种表型特征，从患有 Turner 综合征（伴或不伴精神发育迟缓）的女性到性别模糊和（或）性腺发育不良的男性或几乎正常的男性（见"45, X 嵌合体"）。产前咨询应针对 Turner 综合征胎儿列出的所有要点，还应包括性腺监测的讨论。

6. 其他类型 能够引起 Turner 综合征的罕见核型包括 46, X, del(Xp)、46, X, i(Xp) 和 46, XX, + 标记染色体（见"X 染色体结构异常"）。

（四）Turner 综合征的产前咨询

对宫内诊断为 Turner 综合征的父母的遗传咨询包括以下几点。

1. 可能会表现为身材矮小。应告知可用人生长激素进行治疗。

2. 可能会表现为因性腺发育不良而导致不育。激素治疗可以使这些女孩经历正常的青春期发育。通过赠卵可以妊娠。

3. 可能有其他表型异常，包括心脏畸形、蹼颈和肾脏异常。妊娠 18—20 周的高分辨率超声检查有助于鉴别受累轻重。超声检查还应包括生殖器的监测，以确定核型与表型是否相符。应告知 Turner 综合征各种其他并发症的治疗。

4. 智力障碍不是 Turner 综合征的特征，但可能与特定的核型［如 r(X) 或 45, X/46, XY］有关。

5. 有运动或学习能力及执行力方面困难的风险，预期指导和早期干预可能会有所帮助。治疗方案与有类似发育问题的染色体正常儿童相同。

6. Turner 综合征女孩的表型存在异质性，不可能准确预测所有儿童的预后。

（五）45, X 嵌合体

嵌合体是由于受精后有丝分裂不分离或后期延迟，与大部分其他染色体病相比，在 Turner 综合征中更常见。45, X 嵌合体在活胎中的发生率高于流产，

这表明第二个细胞系的存在可以增加存活的机会。在有表型的 Turner 综合征个体中，45, X 嵌合体核型约占 15%。产前诊断的性染色体嵌合体中最常见的是 45, X 嵌合体，其中许多女孩受累很轻。45, X 嵌合体核型存在许多类型，每种嵌合类型的表型都存在差异。下面讨论以下内容：45, X/46, XX、45, X/47, XXX、45, X/46, XX/47, XXX 和 45, X/46, XY。

1. 45, X/46, XX 45, X/46, XX 嵌合体表型多样。通常比纯合型 45, X 有更好的预后。医学文献对表型的描述存在较大的确认偏倚，因为对产后诊断为此核型的女性进行检测时，绝大多数都是因为存在临床异常而被纳入检测。相反，产前诊断的 45, X/46, XX 嵌合体个体，大多数出生时表型正常。羊水产前诊断 45, X/46, XX 嵌合体的发生率比产后诊断高 10 倍，提示大多数嵌合体未检测到[35, 137]。

出生时应确认外周血中的嵌合程度。Turner 综合征的初步管理包括超声心动图和肾脏超声检查。随后依据嵌合个体所表现的 Turner 表型进行治疗。最常见的表现是身材矮小，但大多数人的成年身高预计会超过第 5 百分位[137]。对于没有明显 Turner 表型的 45, X/46, XX 个体，通常不需要额外的临床治疗[138]。许多 45, X/46, XX 嵌合体可有自发的青春期发育，且能够生育。一些女性可能会更年期提前，流产次数增加[139]。45, X/46, XX 胎儿的产前咨询包括以下方面。

（1）应考虑多变的表型，从经典的 Turner 综合征到中间表型再到正常表型。嵌合程度通过 CVS 或羊水产前诊断来确定，与临床严重程度关系不大。其预后一般比纯合 45, X 核型胎儿要好。

（2）身材矮小的可能性增加。

（3）青春期发育可能正常，但生育力可能下降。更年期可能会提前。如果存在嵌合体的女性妊娠，应进行产前诊断，因为其后代染色体数目异常的风险可能会增加。

（4）智力一般与兄弟姐妹相似，通常不会出现精神发育迟缓。

2. 45, X/47, XXX 具有 45, X/47, XXX 嵌合体的个体具有 Turner 综合征细胞系和 XXX 细胞系的共同特征。表型可以反映每一种综合征的部分特点，可能具有 Turner 综合征的某些特征，但

身高可能不受影响，许多个体表型正常。核型为45, X/47, XXX 的女性可有月经初潮并自发完成青春期，因此通常具有生育力，但表型可能不同[140]。卵巢早衰一般发生在 30 岁以前[141]。

3. 45, X/46, XX/47, XXX　关于 45, X/46, XX/47, XXX 嵌合体的数据很少。既有正常的表型也有 Turner 综合征临床表现的报道[142]。

4. 45, X/46, XY 及其他类型　由于可能存在性分化异常，宫内诊断的 45, X/46, XY 核型及其他类型［45, X/46, XY/47, XYY 或 45, X/46, X, idic(Y) 或 45, X/47, XYY 或 45, X/48, XYYY］的遗传咨询面临极大的挑战。出生后确诊的个体表现为从存在或不存在精神发育迟缓，同时伴有生殖器模糊的女性个体，再到有或无身材矮小的表型几乎正常的男性[143]。与其他形式的性染色体嵌合一样，出生后诊断的病例表型具有明显的确认偏倚[144, 145]。

几个针对产前诊断为 45, X/46, XY 的胎儿的综述提供了偏倚较少的信息[146-148]。在这些病例中，90% 以上的病例出生时表现为正常男性，嵌合程度与表型严重程度无关。

超声检查男性外生殖器正常的 45, X/46, XY 核型的胎儿，表型通常是正常男性[149]。然而，男性胎儿性别的确定并不能除外生殖器模糊、卵睾或其他性腺异常。任何含有 Y 染色体片段的个体，其发育不全的性腺恶变风险估计为 20%～25%[150]。这些异常细胞最初发展为性腺母细胞瘤，随后约有 50% 的风险发展为恶性生殖细胞瘤。Y 染色体上的 *TSPY* 基因位于 GBY 区域（Y 染色体上的性腺母细胞瘤基因座），该区域似乎与这些肿瘤的发生相关[151]。

建议所有诊断为 45, X/46, XY 核型、存在生殖腺异常的患者诊断后行性腺切除术（包括表型为女性具有条索状性腺者，外生殖器模糊者及表型为男性且具有隐睾者）[152]。当这样的男性具有正常的性腺组织时，患肿瘤的风险不确定。已有关于 45, X/46, XY 核型同时伴有一个或多个外生殖器畸形的男性的管理方法[153]。当然，应根据组织学和解剖学评估进行个体化治疗[154]。儿童期应定期检查睾丸，不推荐青春期前常规睾丸活检。青春期前睾丸活检对原位癌的检测不敏感。10 岁开始每年应进行睾丸超声检查，青春结束后进行双侧睾丸活检。如果没有发现原位癌，建议每年睾丸超声检查随访至 20 岁。20 岁时还应再进行睾丸活检。

如果在首次活检中发现原位癌，建议加强监测，并考虑进行睾丸切除或局部照射治疗。成年男性患睾丸肿瘤的风险增加，应定期检查。

产前诊断为 45, X/46, XY 嵌合体或其他类型时，建议进行以下咨询。

(1) 如果能看到正常的男性生殖器，那么预期是表型正常的男性。如果多次超声检查后没有看到正常男性外生殖器，则生殖器模糊的风险增加，出生后需要手术重建，同时可能会不育，性腺母细胞瘤的风险增加。

(2) 所有个体应在婴儿期进行盆腔和睾丸超声检查，包括表型正常的男性。为进一步明确解剖结构，可能需要 MRI 检查。

(3) 10 岁后开始进行超声监测，建议青春期后进行睾丸活检，以寻找原位癌的证据。

(4) 可能会有身材矮小的表现。

(5) 部分男性可能会有智力障碍的表现。

(6) 在 45, X/46, XY 的男性或女性中心血管疾病的表现相似[155]。

(7) 45, X 细胞系的比例与表型没有直接的相关性。

六、Klinefelter 综合征

与正常男性染色体相比增加一条额外的 X 染色体，即 47, XXY 核型，称为 Klinefelter 综合征。尽管 Klinefelter 在 1942 年首次描述了该综合征的临床特征，包括睾丸发育不良、尿促性腺激素升高和男性乳腺发育，但男性乳腺发育通常并不常见。

Klinefelter 综合征是男性性腺发育不良最常见的原因[156]，也是最常见的 SCA。胎儿存活率约为 97%，新生儿的发病率约为 1/600[157]。在美国，这一发病率相当于每天有 8～9 例或每年至少有 3000 例 47, XXY 男性出生。受累的男性通过以下三种方式之一被诊断：①因不育或男性乳腺发育而进行核型分析；②因儿童时期学习和行为障碍而进行核型分析；③常规 NIPT 后进行产前诊断[3]。大多数之前未发现异常[158]。根据检查表型似乎没有差异[159]。

有人认为 Xq11-Xq22 区域的重复可能会引起 Klinefelter 综合征[160]。额外的 X 染色体来源于母源或父源的配子不分离。约 50% 多余 X 染色体为

父源，50% 为母源，没有印记作用。母源高龄与47, XXY 相关，但相较于常染色体非整倍体，相关性较小[161]。目前认为，Klinefelter 综合征男孩的父亲 XY 精子出现的频率随年龄的增长而增加，提示父源高龄是一种影响因素[57, 162]。

（一）临床特点及处理方案

47, XXY 综合征的主要特征包括身材高大、小睾丸、不育，以及存在发育和行为障碍的风险[158]，临床表现差异较大。

47, XXY 的新生儿通常没有明显的畸形，出生缺陷率没有增加。外生殖器一般正常，但婴儿隐睾的发病率较高[163]。具有这种核型的男孩往往身材高大，下肢长度增加。5 岁时生长加速，到了青春期，多数已达到或超过第 75 百分位[159]。

青春期前的性发育是正常的，在正常的垂体性腺轴功能下，青春期发育的起始时间与同龄人相似。到 14 岁时，卵泡刺激素（follicle-stimulating hormone，FSH）和黄体生成素（luteinizing hormone，LH）升高。青春期睾酮水平升高，大约到这一年龄达到平台期，血清睾酮水平稳定在成年人的低水平或正常水平低限。到青春期中期，促性腺激素分泌增加，FSH 和 LH 水平高于正常水平 5～10 倍[164]。青春期早期睾丸开始增大，但到青春期中期，睾丸停止发育，平均睾丸体积约为 3ml。睾丸假体可能有效。

成年人经常表现为无精症或少精症及不育症。睾丸组织学显示生精小管的透明化和纤维化[165]。阴茎的大小通常低于平均值[159]。虽然睾酮水平的降低可能导致性欲下降，但性功能正常。约 50% 的患者中可出现男性乳腺发育，但通常仅略微高于生理标准。如果男性乳腺持续发育可以进行简单的乳房切除术。

建议在青春期早期到中期开始补充睾酮。虽然这种干预措施不能抑制乳腺发育，但可以促进并维持第二性征的发育，尤其是面部和体毛的发育，有助于提高肌肉质量、力量和运动能力。此外，补充睾酮有利于预防因睾酮水平不足导致成年期出现骨质疏松，还可以提高幸福感，减少情绪波动。根据年龄和剂量的不同，可以通过每月 2 次或 3 次的肌内注射或皮下包埋睾酮进行治疗。

Klinefelter 综合征患者出现各类健康问题的风险增加。由于雄激素缺乏导致骨密度降低进而可能会导致骨质疏松症，可通过补充维生素 D 和睾酮进行预防[166]。如果未经治疗的男性出现骨质疏松，睾酮可以阻止其进展，但不能逆转骨量的下降[167]。心血管并发症风险增加，尤其是静脉血栓栓塞症，已在 Klinefelter 综合征患者中得到证实[168, 169]。Klinefelter 综合征患者更易患自身免疫性疾病，有报道系统性红斑狼疮、胸腺疾病和糖尿病的发病率增加[170, 171]。与正常人群相比，乳腺癌、白血病和非霍奇金淋巴瘤的发病率和死亡率均升高[98, 172]。从青春期早期到成年，罹患纵隔性腺外生殖细胞肿瘤的风险增加[173, 174]。在出现呼吸道症状或青春期早熟的 47, XXY 年轻男性中，应考虑发生这类肿瘤的风险。

所有 47, XXY 男性每年都应进行一次全面的体检，以解决后续问题和相关的风险因素。目前已经出版针对不同年龄的医疗管理建议和预期指导[175, 176]。

尽管患有无精子症或少精子症，Klinefelter 综合征（包括非 OSA 型）的男性患者仍可能通过睾丸穿刺取精术和活精子提取、ICSI 和 IVF 技术获得后代[177, 178]。然而，通过 ICSI 受孕的后代出生时发生 SCA 的风险可能会增加[179]。现在越来越多的研究认为该风险并没有认为的那么高[180]。对通过 ICSI 妊娠出生的后代进行的多项研究基本上得出结论，除了尿道下裂和先天性心脏缺陷，子代发生先天畸形的风险没有明显增加[181-184]。在分析这些研究时必须注意确认偏倚、样本量小及轻重畸形的不同分类。不孕不育的根本原因可能会导致后代出现异常的风险增加。已经证实，包括 Prader-Willi 综合征、Angelman 综合征、Beckwith-Weidemann 综合征和 Silver-Russell 综合征在内的印记疾病的发生率增加[185]。通过辅助生殖技术受孕的儿童发生印记障碍的绝对风险可能远低于 1%。总之，在使用包括 ICSI 在内的辅助生殖技术的不孕夫妇中，先天畸形（特别是尿道下裂和先天性心脏缺陷）和印记疾病的风险似乎略高。建议对使用辅助生殖技术的不孕夫妇针对这些风险进行遗传咨询。

（二）认知 / 心理学发育

47, XXY 核型患者有发生认知障碍的风险，包括智商、语言能力和阅读能力略有下降。已证实那些产前诊断为 47, XXY 的个体具有更高的神经认知能力 [187]。尽管大多数 47, XXY 男孩的智力得分在平均范围内，但智力通常比兄弟姐妹低 10 分左右。语言智力通常低于表现智力，表明了在语言处理方面的困难。在 47, XXY 核型中语言障碍有详细的描述，经常表现为早期语言发育延迟，如表达单个词或短句 [188]。除了执行能力缺陷外，还表现在语言记忆、流利性和语言信息处理速度方面的障碍，这些在 47, XXY 的学龄男孩中都有报道 [188]。在成年早期，一些 Klinefelter 综合征患者的语言能力相对于其他表现似乎有所提高。父母教育、激素治疗和诊断时机均会影响神经认知能力 [191]。

因为阅读能力和语言能力密切相关，在男性 Klinefelter 综合征患者中阅读障碍高发也不足为奇。家族性学习障碍的存在可能导致神经认知特征的变化 [193]。大多数 47, XXY 的男孩仍在普通学校学习，并在阅读或其他学业困难方面需要一些支持性辅导。有些人在书写和定时活动等任务上比同龄人需要更多的时间。没有为 47, XXY 男孩设计具体的教育干预措施，当遇到阅读困难时，干预措施与染色体正常的男孩一样。

47, XXY 男性运动能力往往低于同龄人，主要原因是肌张力较低 [194]。开始独立行走年龄的轻微延迟可能会导致儿童时期速度和协调能力的下降。因此，很少有人能在竞技体育领域有所成就。相较于团队运动，他们更倾向于选择游泳、徒步旅行和骑自行车等个人运动。精细运动能力比大运动能力强 [194]。青春期前男孩经雄激素治疗后视觉运动功能得到改善 [195]。

47, XXY 男性的语言障碍在某种程度上可能会导致害羞、不自信和不成熟的心理倾向 [192, 196]。正如患有 SCA 的所有个体一样，47, XXY 男孩和青少年比他们的兄弟姐妹更容易受到环境压力的影响。对于 47, XXY 青少年来说，尽管大多数能够独立，进入成年后也没有严重的精神障碍，但学业、运动和社会成就方面的限制仍会带来挫败感。研究表明，Klinefelter 综合征患者精神障碍的患病率可能增加，包括注意力缺陷障碍、精神分裂症、焦虑、情感障碍和自闭症谱系障碍 [197-200]。MRI 研究显示 Klinefelter 综合征患者的额叶、颞叶和双侧颞上回明显变小 [201]。进一步的研究发现，海马、脑岛、壳核、尾状核、杏仁核和小脑中的灰质体积减少，

感觉运动区和顶枕区的体积增加 [202, 203]。功能性磁共振发现负责社会认知的神经网络减少 [204]。这些发现可能揭示了 Klinefelter 综合征在认知、社交和行为等方面存在障碍的原因。一项报道研究了雄激素治疗对 Klinefelter 综合征患者海马结构的影响，发现未治疗个体的海马体积较小 [205]。此外，海马体积正常化和空间记忆改善与治疗相关 [205]。激素治疗可能对记忆功能和适应性功能有积极影响 [206]。Klinefelter 综合征成年患者在社会经济地位和教育程度方面似乎与对照组无明显差异 [207]。异性性取向占主导地位，尽管由于性腺功能减退会导致性欲下降 [208]。

47, XXY 男孩的早期诊断可以使父母了解他的发育风险，并根据需要提供早期干预。包括对学龄前就出现语言迟缓的患者提供语言治疗。在小学期间，对语言和阅读方面的早期干预可能会防止男孩在以后的学业生涯中遇到更大的困难。对于出现自卑、焦虑和抑郁的 47, XXY 男孩和青少年，激素替代疗法是有效的 [209]。在这些情况下，早期咨询或心理治疗也有助于防止他们的情况变得更严重。对 47, XXY 男孩和青少年来说参加非竞技性体育活动、俱乐部和组织，有助于良好社会关系的发展。

（三）47, XXY 的产前咨询

为 47, XXY 胎儿的父母提供产前咨询包括以下几点。

1. 表型一般正常，身材偏高。

2. 47, XXY 男性不育，但可以利用最新的生殖技术（目前包括睾丸穿刺取精术和 ICSI）来生育后代。青春期发育正常，但睾丸小，有患男性乳腺发育的风险，建议终身补充睾酮，儿童时期补充睾酮是有效的。

3. 智力发育落后不是 47, XXY 的特征。

4. 存在发育障碍的风险，其严重程度无法预测，包括语言、运动和学习技能的延迟，阅读困难。这些问题并不是 47, XXY 男孩特有的，治疗和管理方案与核型正常的儿童相同。预期指导和早期干预可能会有所帮助。

5. 47, XXY 男性容易害羞，可能存在社交困难。他们通常是异性恋。

6. 不太可能精确预测身体或心理发育，存在很

大的异质性。

（四）47, X, i（Xq）, Y

47, X, i（Xq）, Y 核型由 Xp 单体和 Xq 三体组成。一般来说，除了身高没有增加外，存在 47, XXY 的典型临床表现。智力一般正常 [210, 211]。

（五）47, XXY 嵌合体

1. 46, XY/47, XXY 嵌合体 是最常见的 Klinefelter 嵌合体。发育风险普遍降低，生育力可能正常 [212]。

46, XY/47, XXY 嵌合体的产前咨询包括以下几点。

（1）预后优于纯合型 47, XXY 核型。绒毛组织或羊水细胞的嵌合体程度不一定反映男孩受累程度。

（2）表型可能是正常的。

（3）具有生育可能性。精液分析可以评估生育潜能。可能不需要补充睾酮。

（4）与纯合型 47, XXY 核型相比，出现发育障碍的风险降低。如有必要，可进行预期指导和早期干预。

（5）无法对任何个体作出精确的预测。

2. 其他类型的 47, XXY 嵌合体 其他类型的嵌合体包括 46, XX/47, XXY、46, XX/46, XY/47, XXY、46, XY/48, XXXY、45, X/46, XY/47, XXY 和 47, XXY/48, XXXY。因其多变性产前咨询困难。表型可能反映出不止一个细胞系的特征。

（六）48, XXYY

这是 Klinefelter 综合征的最常见变异类型。患者的身高超过 47, XXY 男性，下肢更长，不成比例。面部特征变异较大，通常包括五官距离较远，骨骼异常通常较轻。约 1/5 的人有先天性心脏缺陷（尤其是室间隔缺损）[213]。震颤在 48, XXYY 综合征的男性中很常见 [214, 215]。类似于 47, XXY 男性，他们有高促性腺激素性功能减退，FSH 和 LH 水平升高，睾酮水平降低，外生殖器很小且不育，体毛稀疏，有患男性乳腺发育的风险。睾酮治疗与 47, XXY 男性相似。

智商（intelligence quotient, IQ）下降，通常在 60~80 分；然而至少 10% 的患者 IQ 在 80~111 分。语言和运动能力往往发育落后。

行为方面通常表现为害羞和矜持，但也有很多冲动和攻击倾向的报道。超过一半的人诊断患有自闭症谱系障碍疾病 [216]。MRI 扫描显示多种异常，额叶和颞叶的灰质和白质体积变小、白质病变、胼胝体后部变薄，以及无脑儿的发病率增加 [217]。

（七）48, XXXY

48, XXXY 是指在 Klinefelter 核型中增加了另一条额外的 X 染色体，这在 Klinefelter 核型中较罕见。其表型比 47, XXY 的更严重，身高通常较高。面部异常包括眼距宽、内眦赘皮、耳郭变薄和轻度下颌前突。先前报道的骨骼异常包括指弯曲、肘关节异常和桡尺骨骨性融合。性腺功能减退类似于 47, XXY，睾酮治疗有效。外生殖器较小，男性乳腺发育较常见。

中度精神发育迟缓，IQ 为 40~60 分，但也有男孩 IQ 高达 79 分的案例 [218]。通常语言发育迟缓，运动发育迟缓，协调能力差。

行为通常与智力水平相一致，相较于实际年龄表现不成熟 [219]。大多数报道将这些人描述为被动的、愉快的和可以合作的人。

（八）49, XXXXY

五条性染色体的 49, XXXXY 是 Klinefelter 综合征最严重的变异；显著特征包括特殊面容、明显的性腺发育不良、骨骼异常和中度至重度精神发育迟缓 [220]。这是一种罕见的疾病，男性新生儿中的发生率约为 1/85 000。已有研究报道它与产前超声诊断水囊状淋巴管瘤有关 [221, 222]。

面部特征通常包括眼距过宽、内眦赘皮、宽鼻梁、耳位低、耳朵畸形和下颌前突 [223]，腭裂或悬雍垂裂较常见 [220, 224]。此外，进展性严重近视及黄斑剥离也有报道 [225, 226]。颈部短而阔，胸腔狭窄。心脏缺陷通常包括动脉导管未闭或室间隔缺损，约占此类男性的 15%~20%。常见身材矮小，骨骼异常，包括桡尺骨骨性融合、膝外翻、扁平足和关节过度伸展伴张力减退 [227]。外生殖器发育不全，隐睾也很常见。膀胱输尿管反流、肾积水 [228] 和糖尿病均有报道 [224, 229]。报道特应性超敏反应和抗体缺乏发生率较高 [230]。

精神发育迟缓是典型特点，IQ 为 20~70 分，但也有少数报道显示，男孩 IQ 为 67~78 分[231-233]。语言沟通能力通常有严重障碍，伴随中至重度运动发育障碍或表达性失语[234, 235]。运动能力通常较差，头部 MRI 显示脑容量减少和白质异常[235]。他们的行为通常是平和的，性情愉快，但也有攻击性的报道[218, 238]。

与其他多 X 染色体的核型一样，预后可能比报道中所提到的要好。亟需对产前诊断或出生后不久就被诊断的男孩进行病例报告。

（九）49, XXXYY

这种特殊的多 X 和 Y 染色体核型仅报道过 5 次[218]。受累男性身材正常或偏高，面部畸形，乳腺发育，睾丸小及中到重度智力障碍。通常存在被动行为，偶尔有攻击性。

七、X 染色体三体和多 X 染色体综合征

在女性中额外多一条 X 染色体会导致 47, XXX 核型，也称为 X 三体。大约 70% 胎儿能够存活，女性新生儿的发病率为 1/1000。在美国，估计每天有 5~6 例 47, XXX 女孩出生（每年大约 2000 例女孩）。由于该综合征的表型通常轻微或不明显，因此除了产前诊断外，很少有人被诊断为 47, XXX[239, 240]。

额外的 X 染色体 90% 以上是母源。母亲高龄会影响第一次减数分裂而不是第二次减数分裂。有报道在姐妹中连续出现 47, XXX 核型，可能是由于母源减数分裂重组减少且第二次减数分裂中发生不分离[241]。这似乎不受父亲年龄影响。

（一）临床特点与医疗管理

47, XXX 核型女性的临床表现多样[240, 242, 243]。几乎没有特异的表型。唯一显著的表型特征是身材高大，许多人在青春期达到第 80 百分位。相反，头围通常在第 25~35 百分位。青春期发育正常，47, XXX 女性通常具有生育能力。卵巢早衰和自身免疫性甲状腺疾病也有报道[244, 245]。因为 47, XXX 女性存在 X 染色体异常，生育染色体异常孩子的风险稍高，因此应进行产前诊断。

（二）认知 / 心理发育

尽管婴儿早期身体特征与其他婴儿无差别，但 47, XXX 女孩经常有轻微的语言和神经发育延迟。运动能力障碍持续到儿童时期，47, XXX 女孩的肌张力、平衡性、力量和协调性都稍弱于正常的兄弟姐妹[104]。她们很少在体育运动中获得满足感。语言发育延迟，有的需要在学龄前进行语言干预。

虽然表型存在较大差异，但她们的言语和行为 IQ 平均得分比兄弟姐妹和对照组低 15~20 分[246]。此外，这些女孩经常表现出学习障碍，需要特殊教育干预。对 47, XXX 女孩的几项随机研究显示，71% 需要接受教育干预[247]。47, XXX 女孩存在各种各样的教育问题，经常需要在几个不同的科目上进行教育辅导。

47, XXX 女孩的运动和语言发育不足，再加上学业失败，常常导致缺乏自信和自卑[248]。孤独症、社交焦虑、注意力问题、抑郁症、双相情感障碍和精神病的患病率增加[249, 250]。青春期尤为艰难，因为很难成功地从家庭中独立出来，心理问题也很常见[251]，47, XXX 人群的差别相当大。家庭稳定，有家庭支持的那些人往往心理发展更强大。虽然较多患者难以建立人际关系，但许多人可以恋爱，结婚生子，经济独立。

没有专门为 47, XXX 女孩或女性制订的教育或心理干预。如前所述，她们的困难是多种多样的，因此，教育和心理干预必须根据需要和针对所出现的问题进行设计。这一点在她们早期的发育阶段尤为重要，尽早识别语言和运动发育迟缓并进行干预可能有助于缓解以后出现的一些困难。

（三）47, XXX 的产前咨询

为 47, XXX 胎儿的父母提供产前咨询包括以下几点。

1. 表型正常，可能身材高大。

2. 青春期发育和生育力可能是正常的。

3. 智力发育落后不是 47, XXX 的特征。

4. 除了行为和精神问题外，在言语、运动技能和学习能力方面也存在发生障碍的风险。这些问题并不是 47, XXX 女孩独有的，治疗和管理应该与有类似问题的染色体正常儿童无异。预期指导和早期干预可能会有所帮助。

5. 异质性较大，不太可能精确预测任何个体的预后。

（四）47, XXX 嵌合体

1. 46, XX/47, XXX　与 47, XXX 染色体组相比, 47, XXX 和正常 46, XX 细胞系的嵌合体减轻了表型影响。产前咨询应包括上述几点, 但发育存在障碍的可能性降低。在嵌合个体中生育异常核型的后代风险增加, 风险可能高于非嵌合型 47, XXX 女性 [252]。建议进行产前诊断。(见 "45, X 嵌合体" 中的 45, X/47, XXX 和 45, X/46, XX/47, XXX)

2. 其他 47, XXX 嵌合体　嵌合涉及其他细胞系, 如 X 四体或 X 五体, 其预后比 46, XX/47, XXX 更差。

（五）48, XXXX

额外多出两条 X 染色体, 形成 48, XXXX 染色体结构, 也称为 X 四体, 已经报道了不止 40 个案例。没有特定的异常或相似的临床特征 [253, 254]。

体型多变, 通常超过平均身高。小头畸形有报道。面部异常轻微, 可能包括眼距过宽、内眦赘皮、鼻梁凹陷和斜视。骨骼异常通常包括指 / 趾弯曲和桡尺骨骨性融合, 但也可能更严重。生殖器正常, 但可能存在第二性征发育不全。月经初潮、月经失调和生育力各不相同: 有 3 例 48, XXXX 女性具有生育力, 其中 1 例的孩子患有 21 三体 [255]。存在卵巢早衰和早期骨质疏松症 [256]。

精神发育迟缓是这些女性的特征; IQ 为 35～75 分。据报道, 存在平均智力水平较低的神经发育异质性 [255, 257]。

行为特征多样; 据报道, 一些女性行为和善且乐于合作, 而另一些则被认为具有攻击性和社交不当。成年女性存在行为不稳定的风险。

由于确认偏倚, 这种核型的表型特征范围可能比以前的描述结果更轻微。目前, 没有关于产前诊断为 48, XXXX 患者的长期随访报道。

（六）49, XXXXX

五条 X 染色体病例很少见, 仅有不到 30 个病例报道。49, XXXXX 的表型特征包括精神发育迟缓、身材矮小、肌张力降低、面部发育异常和骨骼异常 [258]。曾在 1 例 11 个月的儿童中发现腭裂和轻度脑积水 [259]。

宫内和产后出生缺陷是常见的特征。颅面畸形包括小头畸形、眼距宽、耳位低、上睑裂、内眦赘皮和鼻梁凹陷。先天性心脏病包括动脉导管未闭或室间隔缺损。骨骼通常受到严重影响, 伴有桡尺骨骨性融合、关节松弛、脱臼和马蹄内翻足。外生殖器是正常的, 但在一些案例中, 发现子宫较小伴发育不全或肾畸形。青春期发育延迟, 生育力下降。没有 49, XXXXX 女性妊娠的相关报道。

精神发育迟缓, IQ 20～75 分, 平均是 50 分。存在严重的言语和语言缺陷。没有明显的行为表型。报道的一些女孩表现为害羞, 具有合作精神。

报道的一例受累胎儿在妊娠 17 周时产前超声显示出现暂时性胎儿水肿和双侧指弯曲 [260]。

八、47, XYY 男性

正常男性染色体结构中多一条 Y 染色体, 表型无异常。在 90 例 47, XXY 男性的研究中, 体检发现绝大多数出现肌张力减退 (63%)、先天性指侧弯 (52%) 和眼距宽 (59%)。具有 47, XYY 核型的男性身体和行为特征无明显异常。因此, 这种情况的首次诊断依赖核型, 而不是通过表型发现的。

男性新生儿中 47, XYY 的发病率约为 1/1000。在美国, 估计每天有 5～6 例 47, XYY 核型的男孩出生 (每年将近 2000 例男孩)。由于该综合征的特征在医学上并不显著, 因此, 除了那些意外进行产前诊断和因儿童时期严重的学习和 (或) 行为障碍而进行核型分析的人外, 很少有人被诊断为 47, XYY。

额外的 Y 染色体都是来源于父亲, 起源于减数分裂 II [262], 不受父亲年龄的影响。

由于已经确定并进行前瞻性研究的 47, XYY 男性数量太少, 因此缺乏生长发育相关的确切信息。然而, 仅有的几项研究表明, 遗传咨询后, 很少终止妊娠 [1, 263-266]。

（一）历史展望

多年来, 人们对 47, XYY 男性与攻击性反社会行为之间的关系给予了极大的兴趣和关注。这种兴趣始于 20 世纪 60 年代早期的染色体筛查研究, 发现精神病院和监狱中的 47, XYY 男性增加了 4～5 倍 [267]。不幸的是, 这个样本在所有存在额外 Y 染色体的男性中所占比例不到 1%, 反映出一种明显的确认偏倚（见"结论"）。这些研究得出的刻板印象是高度偏倚和错误的。20 世纪 90 年代中期以来对 47, XYY 男性新生儿随机的行为适应研究揭示了更客观的结果。现在已经知道，47, XYY 男性中的大多数没有表现出明显的精神病理学特征。

（二）临床特点与医疗管理

47, XYY 核型的男性临床表现差异较大。几乎没有明确的特征。唯一显著的身体特征是身材高大，这可能表现在儿童时期。最终身高通常高于父母或兄弟姐妹。青春期发育正常且通常具有生育能力。严重的面部痤疮偶见报道。癫痫发作的发生率似乎有所增加，据报道这种癫痫与伴有中央颞叶棘波的良性癫痫相似[261, 268, 269]。丹麦的登记数据显示，预期寿命显著降低（47, XYY 男性 67.5 岁，对照组 77.9 岁），总死亡率和特定原因死亡率均增加[270]。较低的社会经济地位可能是死亡率增加的部分原因[271]。因为染色体异常，他们生育染色体异常后代的风险略微增加；因此，应该为他们的配偶提供遗传咨询和产前诊断[272, 273]。

（三）认知 / 心理发育

与 47, XXY 男性一样，运动和语言障碍及学习困难增加是 47, XYY 男性的特征[274]。据报道，早期运动能力出现了轻微延迟[275]。47, XYY 的男孩往往有运动发育障碍，其特点是运动速度和协调能力降低。因此，大多数人都不是有所成就的运动员[274]。语言迟缓常见，有时是后续在学校出现学习问题的预兆[276]。约 50% 的 47, XYY 男孩需要特殊教育干预，其中大多数涉及持续的阅读和拼写困难[277]。IQ 比对照组平均低 10～15 分，虽然变化很大，但大多数都在平均范围内。孤独谱系障碍在 47, XYY 男性中的发生率升高[250, 275, 278, 279]，同时伴有听觉障碍[280]。

47, XYY 男孩的行为和心理发展多变。注意力分散、多动症和对挫折的容忍度低是儿童和青春期早期的一些特征。注意力不集中，具有冲动倾向包括难以组织学习、大声说话或做不到三思而后行[250]。尽管较难控制冲动，但明显的精神障碍或攻击性行为并不是大多数 47, XYY 个体的特征[250]。据报道 47, XYY 青少年和成年人更多出现反社会行

为[281]，大多数为刑事案件中的经济犯罪[281]。然而，其他数据表明，当对照组和 47, XYY 男性的社会经济地位相当时，47, XYY 男性的犯罪率增加与对照组相似[282]。关于 47, XYY 患儿大脑形态学的初步研究表明，岛叶和顶叶区域的灰质体积发生了改变，同时额叶和顶叶上的白质也发生了变化[283, 284]。这些发现可能与 47, XYY 患者的神经行为和发育表型有关[283]。

没有专门为 47, XYY 男孩或男性制订的教育或心理干预。如前所述，他们的困难多种多样，因此，教育和心理干预必须根据需要和针对所出现的问题进行设计。这一点在他们发育的早期阶段尤为重要，尽早发现语言和运动发育迟缓并进行干预可能有助于缓解后续的一些困难。

（四）47, XYY 的产前咨询

为 47, XYY 胎儿的父母提供产前咨询包括以下几点。

1. 表型正常，身材可能高大。
2. 青春期发育和生育力几乎是正常的。
3. 精神发育迟缓不是 47, XYY 的特征。
4. 在言语、神经运动技能和学习方面存在着严重的发育问题风险，以及孤独谱系障碍的患病率增加。这些问题并不是 47, XYY 男孩独有的，治疗和管理应该与有类似问题的染色体正常儿童无异。预期指导和早期干预可能会有所帮助。
5. 存在相当大的可变性，不太可能精确预测任何个体的预后。

（五）46, XY/47, XYY 嵌合体

与 47, XYY 男性相比，47, XYY 和正常 46, XY 细胞系的嵌合体降低了对表型的影响。产前咨询应包括上述几点，但发育出现障碍的可能性降低。嵌合体患者后代核型异常的风险增加，建议对嵌合体男性的配偶进行产前诊断。

九、多 Y 染色体核型

具有一条以上额外 Y 染色体的核型是一种罕见的疾病，其特征是性腺功能减退、发育迟缓或精神发育迟缓及行为异常。SCA 案例中很少涉及多条 X 和 Y 染色体，目前尚没有孕妇产前诊断发现这些核

型继续妊娠的报道。表型可能比目前已知的少数病例报告中所描述的更轻微。

（一）48, XYYY

文献中报道的 48, XYYY 病例不到 10 例[218, 285]。其共同特征包括身材高大、频繁呼吸道感染、牙列异常、桡尺骨骨性融合和性腺功能减退伴无精子症。IQ 介于低 IQ 和正常 IQ 边缘（65～86 分）。行为特点是冲动和情绪稳定性差。据报道，一对染色体正常夫妇接受 ICSI 治疗后，通过羊膜腔穿刺术和对羊水进行染色体分析检测到 48, XYYY[286]。

（二）49, XYYYY

据报道，儿童中约有 12 例 49, XYYYY 和嵌合型变异类型[218, 287-290]。身体特征包括面部异常、言语发育延迟、桡尺骨骨性融合和脊柱侧凸。颅颌面畸形包括三角头畸形、眼距宽、内眦赘皮、上睑裂和耳位低，外生殖器正常。这些儿童有肌张力减退、言语和运动迟缓，且可能比其他 Y 染色体多体核型的儿童存在更严重的智力障碍。存在自闭症谱系障碍[290]和冲动性、攻击性行为。

（三）49, XXYYY

这个核型只有 1 例报道，是一名 7 岁男孩，患有小头畸形、面部畸形、桡尺骨骨性融合和精神发育迟缓，IQ 为 46 分[291]。

十、X 染色体结构异常

使用染色体特异性或独特的 DNA 序列探针可识别和明确染色体结构重排的程度。

（一）X 染色体短臂缺失：del(Xp) 或 Xp2

X 染色体短臂（Xp）缺失在女性中很少见，一般为短臂末端或中间缺失。如整条 Xp 缺失，则患者表现为 Turner 综合征。Xp 端粒缺失可引起继发性闭经和不孕。Xp21 和 Xpter 之间的末端片段缺失，患者卵巢功能可能正常，除了身材矮小外，不存在 Turner 综合征的其他躯体特征[292]。当缺失靠近着丝粒时（Xp21 近端），患者性腺功能丧失且存在 Turner 表型。

Xp 中间缺失的女性只有极少数的病例报道，

一般表型较轻。笔者报道的此类患者有 2 例表现为偏执型精神分裂症[117, 293]。对 Xp 缺失的进一步研究表明，Xp22.3 区域与 Turner 综合征相关的神经认知表型有关[294]。Xp 基因单倍剂量不足与 Turner 综合征主动脉瓣和主动脉弓的发育异常相关[295]。

Xp 缺失的男性，其表型与缺失的基因相关。有报道称 Xp22 缺失的男性患有类固醇硫酸酯酶缺乏症、Kallmann 综合征、点状软骨发育不良和精神发育迟缓[296-298]。

（二）X 染色体长臂缺失：del(Xq) 或 Xq2

女性 Xq13-26 区域缺失可导致 Turner 综合征，可伴或不伴身材矮小（见"45, X"）。然而，有文献报道 1 例新发的 Xq22.1 末端缺失（由产前诊断确诊）的 4 岁女孩，其身体和精神运动发育均正常，可能是由于异常的 X 染色体优先失活[299]。Xq28 的端粒缺失通常会导致卵巢早衰和不孕[300]。

在男性中，X 染色体长臂的缺失大部分都包含 Xq21。所有患者均存在精神发育迟缓，通常与脉络膜缺失或其他异常有关[301]。含有 Xq22.3 的缺失会导致邻近基因综合征，其主要特征包括精神发育迟缓、面中部发育不全和 Alport 综合征[302]。1 例 Xq25 缺失的男性表现为精神发育迟缓和 X 连锁淋巴增生性疾病[303]。一些 Xq26 缺失的男性表现为家族性内脏易位[304]。在 Xq28 缺失男性中发现肌小管肌病和性腺发育不良[305]。在少精子症或无精子症的男性患者中多次发现 Xq 缺失[306]。

（三）X 染色体短臂重复：dup(Xp)

X 染色体短臂的部分重复在女性和男性中均有报道，其影响不同。当与 Y 染色体相关时，这些遗传学意义上的男性存在 X 染色体短臂部分二体，其外生殖器可表现为男性也可为女性[307, 308]。这些患者均表现为精神发育迟缓、多发先天畸形和身材矮小。当男性患者 X 染色体发生包含 DAX1 基因的重复时，则出现性反转[309]。

比较基因组杂交和微阵列技术可检测各种男性和女性的 Xp 重复[310-312]。当这些重复包含已知导致精神发育迟缓的基因时，男性会表现为精神发育迟缓[313]。然而，考虑到 X 染色体失活，具有类似 Xp 重复的女性表型可能很难预测，并且可能是正常的。据报道，有几例女性携带包含 Xp11.22-p11.4

的各种重复，表现为自闭症、癫痫，MRI 显示脑部异常[312, 314]。其中两例为 X 染色体失活偏倚，一例则优先失活了正常的 X 染色体[314]。

（四）X 染色体长臂重复：dup(Xq)

X 染色体长臂重复对男性的影响比女性严重。他们通常身材矮小且精神发育迟缓，可能出现轻微或严重的先天性异常，有些类似于 Prader-Willi 综合征[315, 316]。含 SOX3 的 Xq27.1 重复可导致多种表型，包括垂体功能减退、精神发育迟缓和神经管缺陷[317]。含 MECP2 的 Xq28 重复在表现为精神发育迟缓及其他各种由相邻基因重复所致异常的男性中多有报道[318, 319]。含 MECP2 的 Xq28 重复的女性可有轻度到重度精神发育迟缓[320, 321]。

X 染色体长臂部分重复的女性可能表现为身材矮小，性腺发育不全，伴原发或继发性闭经。也可伴有小头畸形、精神发育迟缓和肌张力减退等症状。通过优先失活重复的 X 染色体，一些女性可避免遗传失衡。许多女性是表型异常男性的亲属，她们大多数表型正常，但也有少数女性表型异常[322]。1 例新发的 dup(X)（q22.3q26）女性表现为小头畸形、肌张力减退、发育迟缓和多发畸形[323]。

（五）X 染色体短臂等臂：i(Xp)

i(Xp) 染色体的情况比较罕见，由 X 染色体短臂重复和所有 Xq 片段缺失所致，短臂在着丝粒处连接。女性患者有 3 个 Xp 拷贝和 1 个 Xq 拷贝。受累个体不孕，伴有 Turner 综合征典型特征，但身高正常。该情况也可以在 45, X/46, X,i(Xp) 或 45, X/46, X,idic(Xp) 嵌合体中发生；后者 X 染色体长臂有部分重复[324, 325]。据报道，1 例 16 岁女性，身材矮小，发育正常，患有 Turner 综合征、糖尿病和桥本甲状腺炎，其等臂染色体由 X 染色体的短臂和近端长臂组成[326]。

（六）X 染色体长臂等臂：i(Xq)

女性 i(Xq) 染色体可表现为 46, X,i(Xq) 或 45, X/46, X,i(Xq)，两种核型均能导致 Turner 综合征（见 "Turner 综合征"）。在男性中，i(Xq) 与另外的 X 染色体同时存在［见 "47, X,i(Xq)，Y"］。对 20 例 Klinefelter 综合征且有等臂 Xq 染色体的成年男性患者进行回顾性分析，结果显示其心理发育和身

高均正常[327]。

（七）标记 X 染色体：mar(X)

使用分子探针或微阵列技术可以识别标记 X 染色体即 X 染色体片段（见第 13 章）。有 mar(X) 的女性胎儿，预期表型为 Turner 综合征。在某些情况下，mar(X) 与 45, X 核型（45, X/46, X,+mar）嵌合可导致 Turner 综合征伴精神发育迟缓，类似于上文提到的 45, X/46, X,r(X)[328]。有小 r(X) 染色体的男性胎儿也可能存在先天性异常[329]（见第 11 章）。

（八）X 染色体倒位：inv(X)

X 染色体倒位，是 X 染色体上基因顺序发生改变的一种罕见的 X 染色体结构异常。其表型可以是正常的，特别是在家族性遗传的病例中。产前诊断检测到胎儿的 inv(X)，再检查其父母的染色体，可由此发现 inv(X) 的携带者[330]。携带者的后代有 X 染色体重复和缺失的风险[331]。

X 染色体臂间倒位的携带者有流产风险，其后代异常的风险不高（4%），但建议进行产前诊断[332]。大多数 X 染色体的臂间倒位是家族性的，通常表型正常。建议携带者进行产前诊断，以检测后代染色体发生重复和缺失的可能性。如果倒位在临界区域（Xq13-Xq26），女性携带者可能不孕。男性携带者通常具有正常的表型和生育能力。然而，据报道，一位男性遗传了表型正常母亲的臂间倒位的 X 染色体［46,Y,inv(X)（p11.2q21.3）］，表现为身材矮小、轻度智力障碍、青春期前巨睾丸和腭黏膜下裂[333]。目前尚不清楚其异常是否与核型有关。推测倒位断点可能破坏基因功能，导致特定表型的出现[334]。而新发臂间倒位可能引起更严重的后果。

（九）X/常染色体易位

X/常染色体易位很少见，可能是由于基因断裂导致致死性和剂量补偿的丢失[335]。易位以平衡和不平衡两种形式存在，并与各种临床表型相关，从正常表型到多种先天性异常和精神发育迟缓。据报道，X 染色体与所有 22 条常染色体均发生过易位，最常见的染色体有 1 号、2 号、9 号、11 号、15 号、21 号和 22 号染色体。X 染色体断裂点可发生在 p 和 q 的近端、中间和远端区域。已报道 X/常染色体平衡易位的断裂点定位可以达到单核苷酸分

辨率[336]。

1. X/常染色体平衡易位　X/常染色体平衡易位的女性携带者常有多种临床表型，从正常表型到多发性先天畸形和智力障碍。临床表型主要取决于 X 染色体失活模式[337]。在大多数情况下，易位的 X 染色体早期复制，因此在所有细胞中均有活性，而正常的 X 染色体失活。这种情况下，通常携带者表型正常，这些个体往往通过生育表型异常的后代而检测出来[338]。其他情况下，易位 X 染色体在一定比例的细胞中复制较晚，失活扩散到常染色体[339, 340]。这些病例往往与精神发育迟缓和其他异常有关[341]。原发或继发性闭经在 X/常染色体平衡易位的女性中有相当大的比例，特别是当断裂点发生在 Xq13-q26 段时，这一区段定义为关键区域[342-344]。

在许多 X/常染色体平衡易位中，女性表现出 X 连锁隐性遗传模式，因为正常 X 染色体失活，因此易位 X 染色体上的所有基因均表达。其中一些疾病包括 Hunter 综合征、Duchenne 或 Becker 肌营养不良和 Menkes 综合征[345-348]。

携带 X/常染色体平衡易位的有生育能力的女性，后代有不平衡易位的风险，可能导致多种先天性异常和精神发育迟缓[349]。因此，应向这些女性提供遗传咨询和产前诊断。

X/常染色体平衡易位的男性携带者通常表型正常，但生育力严重低下或不育[350]。他们可能是携带者母亲的儿子，也可能为新发易位。

产前诊断发现 X/常染色体平衡易位时，应检查父母染色体。如果在表型正常的父母中发现易位染色体，那么预后是乐观的，尽管不能除外胎儿中可能存在未检测到的重复或缺失。如果父母双方都不携带易位染色体，应考虑到非亲本关系，不过易位也可能是新发的[351]。这种情况应引起注意，因为一个表面上平衡的易位实际上可能是不平衡的或检测不到的。不平衡易位常伴有先天畸形和精神发育迟缓。因此，对明确的新发 X/常染色体平衡易位的胎儿，建议使用 SNP 基因芯片来检测断裂点是否存在隐匿缺失或重复。

2. X/常染色体不平衡易位　在 X/常染色体不平衡易位中，可以观察到多种表型。临床表现取决于所涉及的常染色体，X/常染色体上的断裂点，以及衍生的 X 染色体失活在常染色体上的扩散[340, 352]。

附着的常染色体片段可能部分或全部失活，导致单体和（或）三体形成。X/常染色体不平衡易位的个体通常具有多种先天性异常和精神发育迟缓，反映出附着在 X 染色体上的常染色体片段的非整倍性[335, 353]。少部分病例可能只有性腺发育不良或轻度异常[354-356]。

当在产前诊断中发现 X/常染色体不平衡易位时，需要告知父母可能有先天畸形和（或）精神发育迟缓的风险。应检查父母的染色体。如果父母一方携带平衡易位染色体，应告知该家庭在未来妊娠时发生基因不平衡的风险。如果父母双方都没有易位染色体，则未来基因不平衡的妊娠风险会降低，同时也应考虑亲缘关系异常。

（十）X-X 染色体间易位

X-X 染色体间的易位很少发生，它们以 46, X,t (X;X) 或 45, X/46, X,dic(X) 形式存在。最常见的情况是，几乎整个 X 染色体的重复伴随断裂点处的部分缺失。这种 X 染色体的重复或缺失会导致基因的异常定位，其中一部分为单体，另一部分为三体。此类个体表型从 Turner 综合征到仅有卵巢发育不良而无其他 Turner 综合征特征[357-359]。

十一、Y 染色体结构异常

（一）Y 染色体短臂缺失：del(Yp)

当 Yp 上睾丸决定因子（*SRY* 基因）缺失时，个体通常没有男性化的征象。表型通常为女性，具有 Turner 综合征特征，但身材正常[360]，有患性腺母细胞瘤的风险（约 40%）[361]。包括 Y 釉原蛋白基因（但不包括 *SRY*）的间质 Yp 缺失可能通过分子检测鉴定出来，但此类个体报道通常没有严重表型[362, 363]。嵌合型 *SRY* 基因缺失可能与生殖器模糊有关[364]。

（二）Y 染色体长臂缺失：del(Yq)

Yq 缺失的个体表型为男性。发生在 Y 染色体长臂异染色质区（Yqh）的缺失通常是家族性的，无表型异常。然而，当 Yq 缺失为新发时，可能会导致各种畸形特征、睾丸发育不良、不育和身材矮小[361, 365]。推测与身高有关的 Y 染色体基因位于 Yq 的最近端[366, 367]。无精子症因子（azoospermic factor，AZF）位于 Yq11.23，即常染色质和异染色质交界处；该基因区域的缺失会导致少精子症或无精子症[368, 369]。没有明显的性腺母细胞瘤风险。当产前检测到 Yq 缺失时，应检查父亲的染色体。如果缺失是新发的，则应判断是否存在畸形。

众所周知，Y 染色体微缺失是导致少精子症或无精子症的原因之一[368-370]。睾丸穿刺取精术和 ICSI 使一些男性得以生育后代同时将 Y 染色体微缺失垂直传递[371-373]。目前已经证明以这种方式传递 Y 染色体微缺失会造成潜在的其他表型，包括性别模糊和由 45, X/46, XY 嵌合体引起的 Turner 表型[374]。因此，建议对所有 ICSI 妊娠进行产前诊断。

（三）Y 染色体短臂等臂：i(Yp)

i(Yp) 染色体导致 Y 染色体短臂重复和全部 Yq 片段的缺失。只有少数 46, X,i(Yp) 病例报道[375, 376]，且表型均为不育或生殖器模糊的男性。

一些 45, X/46, X, i(Yp) 病例的表型从不完全男性化的男性到 Turner 表型的女性不等（见"45, X/46, XY 和变异体"）[377]。由于在细胞遗传学上很难区分 i(Yp) 和 Yq2，这种情况下，有必要进行分子探针分析。

（四）等臂双着丝粒染色体：i(Yq)

i(Yq) 是一种非常罕见的情况，发生在 Y 染色体的短臂缺失和 Yq 重复时。个体在 Yp 上丢失了 SRY 基因，表型为女性，通常具有 Turner 综合征特征[361]。

这种等臂染色体可能与 45, X 核型有关，受累个体是具有 Turner 综合征表型特征的女性。

（五）等臂双着丝粒染色体：idic(Yp)

等臂双着丝粒染色体是 Y 染色体最常见的细胞遗传学结构异常。当出现 idic(Yp) 时，Y 染色体上有两个完整的短臂。大多数情况在 Yq11 中有断裂点，靠近 Yq12 处的异染色质区域，同时长臂的相同部分也存在重复。在这种情况下，异染色质丢失，染色体无荧光；这些染色体通常称作 Ynf。其中一个着丝粒失活。该染色体不稳定，通常与 45, X 核型相关（见"45, X/46, XY 和变异体"），具有相似的表型，有性腺母细胞瘤的风险[378-380]。研究显示，在羊水细胞 G 显带为 idic(Yp) 的病例中，20% 以上为男性表型[381]。很少有小头畸形和智力障碍的报道。

有时，Yq 末端异染色质上有一个断裂点，形成一个大的 idic(Yp)，着丝粒之间有一个中心荧光区。由于存在两个着丝粒，这些染色体是不稳定的。所有报道的病例均有 45, X 细胞系的嵌合。

（六）等臂双着丝粒 Yq 染色体：idic(Yq)

idic(Yq) 有两条完整的长臂和两条完全相同的部分短臂。断裂点位于 Y 的短臂上，因此有部分可变的 Yp 丢失。因其存在两个着丝粒，通常其中一个会失活。这些染色体不稳定，与 45, X 核型相关[384, 385]。根据 Yp 的缺失量，一些病例为男性，表现为不完全男性化，一些病例报道为女性，性腺呈条索状，其他病例的生殖器模糊不清。大多数个体身材矮小。性腺母细胞瘤的风险增加（见"45, X/46, XY 和变异体"）。

（七）环状 Y 染色体：r(Y)

环状 Y 染色体双臂均有缺失，通常使用 Y 染色体特异探针进行诊断[386]。它们通常（但不总是）与 45, X 核型相关，表型变异为 45, X/46, XY 嵌合体表型[387, 388]（见"45, X/46, XY 和变异体"）。1 例产前诊断结果为 45, X/46, X,r(Y) 核型的男性胎儿与其少精子症父亲有相同核型，揭示了环状 Y 染色体可以通过 ICSI 进行家族性传递[389]。报道 1 例新生儿为卵睾型性发育异常，基因型为 47, XX, r(Y)/46, XX，即其少精子症父亲的环状 Y 染色体通过 ICSI 技术传递给他[390]。核型为 46, X, r(Y) 且未检测到嵌合体存在时，大多数个体表现为身材矮小和有生精缺陷的男性[391]。也可能存在性腺或生殖器异常的风险。

（八）标记 Y 染色体：mar(Y)

利用分子探针可识别标记 Y 染色体[392]。在具有 mar(Y) 的女性胎儿中，存在性腺恶性肿瘤的风险。具有 mar(Y) 的男性胎儿可能身材矮小[393]。通过 FISH 对 1 例患有精神运动发育迟滞、畸形和生殖器模糊的 20 个月大婴儿进行标记 Y 染色体研究发现，该婴儿有一个额外的 Xp21-pter 片段取代了大部分 Yq〔46, X, der(Y)t(X, Y)(p21; q11)〕。该婴儿的表型与类似的 Xp 重复一致，尽管 Yp 或 SRY 基因完整，但表现为女性或生殖器模糊的性反转[394]。mar(Y) 通常与 45, X/46, XY 核型相关，表型从

Turner 女性到几近正常的男性不等（见 "45, X/46, XY 和变异体"）。

（九）Y 染色体倒位：inv（Y）

在一般人群中，Y 染色体倒位的发生频率约为 1/1000，通常没有表型效应[395]。产前诊断时，应检查父亲的染色体。存在 Y 染色体微缺失或 DAZ 基因关键区改变的低生育力男性中，很少发现 Y 染色体臂间倒位[396-398]。

（十）Yq 随体染色体：Yqs

Yq 随体染色体源于一个常染色体近着丝粒端的短臂和 Yqter 之间的易位，随体没有丢失。因此，易位是不平衡的，但无临床效应，所以表型是正常的。这是一种罕见的疾病，通常是家族性的[399-401]。在产前诊断时，应该检查父亲的染色体。

（十一）Y/常染色体易位

在一般人群中，Y/常染色体易位的发生率约为 1/2000[402]。与其他染色体相比，15 号染色体更容易发生 Y 染色体易位。在这种情况下，Yq 上的异染色质易位到 15 号染色体的短臂上。46, XY 男性中 Yqh 和 15p 之间的易位往往是家族性的，通常没有表型效应[403]。当在 46, XX 女性中发现这种易位时，通常表型正常；然而，可能存在影响表型的 Yp 片段。任何时候产前检测到 Y; 15 易位，都应检查亲本染色体，并进行仔细的超声检查，以确定是否存在正常的男性生殖器。对于女性，分子探针可确定是否存在 Yp[361, 392]。

平衡的 Y/常染色体相互易位通常与男性表型和不育或无精子症相关，尽管约有 20% 的患者有生育力[361, 404, 405]。

不平衡 Y/常染色体易位可能是新发的[406]，也可能存在于 Y/常染色体平衡易位携带者的后代中。根据所涉及的常染色体片段，存在先天性异常、畸形特征、智力障碍、无精子症和不育的风险[407]。生殖器表型从男性到性别模糊到女性均有（见 "45, X 男性"）[408, 409]。

（十二）X-Y 染色体易位

X-Y 染色体易位中，大多数是 Yq 的一部分易位到正常的 Xp。女性中最常见的易位是 Xp22-

Yq11，患者最常表现为身材矮小的女性[410]。这些女性可以生育 46, XY 男性，其 X 染色体上有同样易位，还有一条正常的 Y 染色体。这些男性身材矮小，通常有智力障碍且不育，还可能患有鱼鳞病和与 Xp 部分缺失相关的轻微面部异常[411]。

其他类型的 X-Y 染色体易位可导致 X 染色体异常，表型有身材矮小和性腺功能减退的男性和条索状性腺的女性。曾报道过 1 例家族性 Turner 综合征伴 X-Y 易位嵌合体的罕见病例[412]。家族性 X-Y 易位也可导致真两性畸形（见 "卵睾型性发育障碍"）[413]。在 46, XX 男性中，约 80% 为涉及 SRY 基因区域的 Y-X 父源易位（见 "46, XX 男性"）[414]。

目前，因罕见的 X-Y 易位导致衍生的 Y 染色体已有报道[415]，表现为生殖器异常、精神发育迟缓和面部畸形的男性。

在所有 X-Y 易位的情况下，使用细胞遗传学和分子技术来确定 X 和 Y 染色体上的断裂点及由此产生的基因重复和缺失非常重要[416]。

（十三）Y-Y 染色体易位

两条 Y 染色体之间的易位比较罕见。大多数病例是与 45, X 的嵌合体核型。表型为男性或生殖器模糊伴无精子症或不育。

十二、性发育障碍

性发育障碍（disorders of sex development, DSD）病因复杂表型多样，取决于睾丸或卵巢分化的特定遗传缺陷[417]。疾病管理复杂，可通过多学科方法进行优化[418-420]。对少数人中报道的社会适应不良和性别焦虑应进行长期随访[421-423]。

（一）46, XX 男性

46, XX 男性的特征是无米勒管结构、男性外生殖器和无精子症。这种性发育中的睾丸疾病在男性新生儿中的发生率为 1/20 000[414, 424]。

这些患者比 47, XXY 男性矮，没有表现出四肢偏长。其生殖器通常与正常男性一样，但隐睾（15%）、尿道下裂（10%）或生殖器模糊（20%）的风险增加。睾丸均小，所有病例都存在无精子症和不育症[425, 426]。其睾丸在组织学上与 47, XXY 男性的形态相似，睾酮缺乏的处理方法相同[427, 428]。

他们的智力通常高于 47, XXY 男性，学习障碍较少。目前没有发现存在行为问题。

46, XX 男性综合征有两种形式：Y- 阳性和 Y- 阴性[429-431]。大约 80% 的男性有包含 SRY 基因的 Y 染色体短臂片段，其中，该基因易位到父源 X 染色体。这种发生 X-Y 易位的 Y 染色体片段在细胞遗传学上有时看不到，但使用 Yp DNA 探针 FISH 杂交可以检测到。在少数 Y- 阳性 46, XX 男性病例中，隐匿嵌合体（46, XX/47, XXY）可能发生在大多数 Y 染色体丢失的细胞中，但至少在睾丸支持细胞中存在[432]。此外，SRY 基因可能很少易位到常染色体，因此生育力得以保留[433, 434]。通过 NIPT 检测 cfDNA 可检测到 SRY 阳性的 46, XX 男性[435]。

46, XX 男性中，约有 20% 没有 SRY 基因易位，为 Y- 阴性[436]。这些男性更可能患有生殖器异常和不育症。其性反转被认为是由于常染色体或 X 染色体的基因突变。1 例 XX 性反转（SRY 阴性）的 9 三体嵌合体病例报道[437] 和对 DSD 患者的大型国际队列研究靶向基因测序进一步支持了这一观点[438]。其他 46, XX 患者 Y 染色体序列阴性，为真两性畸形，生殖器模糊，性腺或卵睾发育不良，偶尔有米勒管残留（见 "46, XY 和真两性畸形"）。据推测，Y-阴性男性和 XX 真两性畸形有共同的起源[439]。

对所有产前诊断的胎儿应在第 18 周和第 20 周之间进行超声检查，以确定生殖器图像是否符合胎儿核型，这一点非常重要。如果胎儿染色体性别和男性生殖器超声图像之间存在差异，则需要告知父母上述可能性。鉴别诊断中，需要进一步考虑肾上腺性征综合征的可能，其中 46, XX 女性可能有男性化外生殖器[440, 441]。

对 46, XX 男性胎儿父母进行遗传咨询取决于 Y 染色体片段的存在与否。Chitty 等[442] 对 DSD 产前管理进行了回顾。对于 Y- 阳性 46, XX 男性：①预后与 Klinefelter 综合征相同，身材矮小，学习障碍较少。②再发风险不大，因为 Y; X 易位或 XX/XXY 嵌合体是偶发事件。对于 Y- 阴性的 46, XX 男性：①应讨论生殖器异常的可能性、手术修复的必要性和不育症的可能性。②应在前 2 年内进行盆腔超声检查，以排除性腺异常。如果腹腔内发现卵睾，应考虑进行性腺切除术。如果未发现性腺发育不良，应检查睾丸，并在整个青春期继续监测恶性

肿瘤迹象。③男性乳腺发育风险增加。④再发风险显著，家族性病例的再发风险高达 25%～50%。

（二）45, X 男性

在观察到的相对较少的病例中，45, X 男性通过 SRY 易位至常染色体导致 Y- 阳性，这一机制不同于 46, XX 男性中的 X-Y 易位[443, 444]。这些男性睾丸较小且不育。他们可能有其他先天性异常，取决于易位部位丢失的常染色体片段。

（三）47, XXX 男性

47, XXX 男性非常罕见，可能是由于父亲减数分裂期间或之前发生的异常 X-Y 交换加上母亲的 X-X 不分离所致[445]。在报道的 2 例病例中，表型均为正常男性[445]。性腺活检显示睾丸发育不良，提示可能不育。在 1 例病例中，存在含有睾丸决定因子的 Yp DNA，但精子发生基因的 Yq 位置缺失。2 例染色体核型为 47, XXX 的男性中年龄较大者表型与 Klinefelter 综合征相似。已报道 1 例 53 岁男性，存在 45, X/46, XX/47, XXX/48, XXXX 复杂嵌合体，每个细胞系中 SRY 拷贝数为 0～2[446]。其临床特征包括阴囊睾丸发育不良、外形正常的小阴茎、阴毛稀少、男性乳腺发育、适龄男性身高和精神发育迟缓（语言 IQ 为 56 分）。

（四）46, XY 女性

对 46, XY 胎儿进行超声检查时，没有男性生殖器提示为 46, XY 女性（46, XY 性发育异常或 46, XY 完全性腺发育不全）。至少有五种可能的鉴别诊断，其中大多数包括性腺发育不良、不孕和性腺母细胞瘤发病风险增加。

1. 雄激素不敏感综合征或睾丸女性化综合征 目前大多数病例已阐明雄激素不敏感综合征的分子基础，当胎儿核型为 46, XY 而超声显示为女性时，产前诊断应怀疑该疾病[447, 448]。出现 46, XY 女性最常见的解释是雄激素不敏感综合征，以前称为睾丸女性化综合征[449]，是一种 X 连锁隐性先天性代谢缺陷，由位于 Xq11-12 的雄激素受体基因突变引起[450]。这是一种男性假两性畸形，具有正常男性核型，但表现为女性外生殖器。其存在两种形式：完全和不完全（部分和轻度）。

在完全型病例中，患者表现型为女性，有女性

外生殖器，阴道短、盲端闭锁[451]，青春期乳房发育。通常没有子宫或宫颈，腋毛和阴毛稀少或缺失，内生殖器由腹股沟、腹内或阴唇的睾丸组成。可使用 MRI 确定隐睾的位置并确认这些病例中的子宫发育异常[452]。患病个体性腺恶变的风险增加，但 25 岁之前发生肿瘤的风险较低[453-455]。目前的建议是将睾丸保留在原位，自发青春期发育，乳房发育完成后再切除睾丸。性腺切除术后需要补充雌激素。患者有女性的社会心理取向，且智力正常。受累的 46, XY 胎儿可检测羊水细胞中雄激素受体或通过基因检测进行诊断[456]。在这种情况下，由于雄激素受体突变存在体细胞嵌合现象，因此存在表型异质性[457]。

在不完全型雄激素不敏感综合征中，雄激素受体功能部分受损。表型主要为女性，阴蒂肥大，阴道短而盲端闭锁。在青春期，乳房发育少于完全型，可发生部分男性化。这些情况下，应在青春期前切除腹部或腹股沟管的睾丸，并在正常青春期年龄开始补充雌激素[458]。

其他形式的不完全雄激素不敏感会产生更男性化的表型，包括 Reifenstein 综合征和其他几种形式的男性的性腺发育不全[459]。

2. Swyer 综合征或完全型性腺发育不良　男性假两性畸形也可能是 46, XY 性腺发育不良的结果，通常称为 Swyer 综合征[460]。全称是 46, XY 完全型性腺发育不良。这些患者有卵巢退化的女性表型，第二性征发育不良。性腺呈条索状，没有卵泡或正常的生殖细胞。发生性腺母细胞瘤的风险很高（高达 30%），因此诊断后建议行性腺切除术[451, 454, 455, 461-463]。内脏器官由双侧输卵管、子宫和阴道组成。患有 Swyer 综合征的女性身高正常或稍高，无 Turner 综合征身体异常。这些女性是由于 SRY 基因的微小突变或缺失导致的[464]。由于很少发生家族性突变，再发风险较低[465]。曾有 46, XY 性腺发育不良女性通过赠卵或胚胎捐赠成功受孕[466, 467]。

Swyer 综合征的另一种形式是 Y 染色体完整，性腺发育不良。在包括 NR5A1（SF1）[468]、NROB1（DAX1 重复）[469] 和 WT1[470, 471] 在内的其他基因中已发现了突变、序列变异、缺失或重复，与 46, XY 性发育障碍或完全型性腺发育不良有关。遗传方式可能是常染色体显性、隐性或 X 连锁，具体取决于

所涉及的基因。

3. 混合型性腺发育不良或 46, XY 部分型性腺发育不良　46, XY 女性可能是混合型性腺发育不良的结果，也称作 46, XY 部分型性腺发育不良[472]。这些个体的特征为女性 Turner 表型伴外生殖器模糊，阴蒂肥大。青春期有男性化。性腺在腹腔内且不对称，一侧为条索状性腺，另一侧是发育不全的睾丸[473]。已发现 DHH 基因突变（46, XY DSD 中 20% 为杂合突变，46, XY 完全型性腺发育不良中高达 50% 为纯合或复合杂合突变）导致混合型性腺发育不良[474, 475]。该情况下，与存在 Y 染色体片段的所有形式的性腺发育不良一样，性腺肿瘤的风险很高，确诊后应尽快切除性腺。

4. 5α- 还原酶缺乏症　5α- 还原酶缺乏症，以前也叫假阴道会阴阴囊尿道下裂，是一种常染色体隐性遗传病，导致 46, XY 正常男性核型，出生时会有女性外生殖器。这是由胎儿发育期间缺乏把睾酮转化为活性形式的酶所致。性腺和正常男性一样，男性化发生在青春期。不存在男性乳腺发育，也未报道睾丸肿瘤。已发现表型存在差异，可能与 5α- 还原酶基因的不同突变有关，这些突变产生了有部分活性的酶[476, 477]。这些男性大多被当作女性抚养，青春期存在从女性转变为男性的性别认同变化[478]。同时也有外生殖器模糊或男性化不足的表现[477]。据报道，出生时性别认定困难者后来精神病发病率增加[479, 480]。

5. 46, XY 和"真两性畸形"　约 20% 的"真两性畸形"有 46, XY 核型，约 1/3 生殖器表现为女性。性腺包含男性和女性结构。可能存在第二性征发育不完全和阴蒂肥大。建议进行性腺切除术（见"卵睾型性发育障碍"）。

（五）其他性反转综合征

在 46, XY 核型存在的情况下，其他几种遗传综合征与女性表型相关。当 Xp21 重复时，性反转与多种先天性异常和智力障碍同时发生［见"Xp 重复：dup(Xp)"］。这是由于 NROB1（DAX1）重复导致性反转[469, 481]。短肢型侏儒症是一种出生时表现的致死性骨和软骨畸形，通常表现为性反转。这种疾病是由被称为 SRY 的相关基因 SOX9 突变引起[482]。SOX9 上游增强子的重复或缺失也会导致 DSD[483]。患有 Denys-Drash 综合征的个体表现为表型正常的 46, XY 女性，

随后逐渐发展为进展性肾病和肾母细胞瘤[470, 484]。在一些病例中，与性反转有关的还有 Smith-Lemli-Opitz 综合征[485]，9 号染色体短臂缺失[486, 487]，10 号染色体长臂缺失（可能包括 FGFR2）[488, 489]，以及一些罕见的常染色体隐性遗传病[490-492]。XY 性反转综合征、脑桥小脑发育不全和智力障碍的病因和遗传性尚未确定[493]。据报道，SOX8 中断或突变也可引起包括 46,XY 性发育障碍在内的一系列表型[494]。

（六）卵睾型性发育障碍

卵睾型性发育障碍（卵睾型 DSD），正式名称为"真两性畸形"，是一种罕见病，其性腺中同时存在男性和女性组织[495]。存在未分化组织或性腺基质不足以诊断这种疾病。卵泡及生精小管必须清晰可识别。根据性腺的类型和位置，将患者分成不同类别：单侧（一侧为卵睾，另一侧为睾丸或卵巢）；旁侧（一侧为睾丸，另一侧为卵巢）；或者双侧（两侧均为卵睾）。性腺的位置可在盆腔、腹部、腹股沟或阴唇阴囊。

卵睾型 DSD 具有遗传异质性[495, 496]。核型可能是 46,XX（70%），46,XX/46,XY（20%）或 46,XY（10%）[418, 469, 497]。46,XX 患者没有检测到 Y 染色体片段，这区别于更常见的 46,XX 男性。然而，存在低水平隐匿嵌合的 Y 衍生序列（包括 SRY）已有报道[498]。

46,XX/46,XY 核型，也被称为嵌合体，是指同一个体存在来自两个或多个合子的基因型。其可能为双受精或四配子[499, 500]。当产前诊断既有 46,XX 又有 46,XY 细胞时，必须排除男性胎儿羊水中的母源细胞污染。超声仔细检查可以确认男性生殖器的存在。可考虑胎儿血液取样做进一步检查[501, 502]。

卵睾型 DSD 患者的外生殖器常模糊不清，从几近正常女性到几近正常男性之间不等。在体内，米勒管和中肾管衍生物通常共存。乳房可在青春期发育，也可能发生男性化[503]。第二性征可能发育不全。超过一半的卵睾型 DSD 患者有月经初潮。卵巢组织通常有正常的卵泡，可以发挥功能，而睾丸在组织学上异常，仅包含支持细胞，没有精子发生。据报道，一些女性（大多数为 46,XX）可以妊娠[504, 505]，但男性生育力降低。用 46,XX/46,XY 嵌合体核型的不育男性的精子行 ICSI 助孕后，可得到健康婴儿[506, 507]。该婴儿身高正常（女性），智力正

常。此外，有报道 1 例 46,XY 卵睾型 DSD 的男性生育一对健康的同卵双胞胎[508]。

卵睾型 DSD 患者通常在出生不久后进行性别认定，此时应已完成细胞遗传学、激素和组织学评估。建议在 2 岁时进行重建手术。应进行性腺切除术，以去除所有不符合确认性别的性腺组织[420]。如果剩余的性腺组织发育不良，则会增加恶性肿瘤的发生风险，因此也应切除[509]。男女均应在青春期开始激素补充。

卵睾型 DSD 的胎儿进行产前咨询时，必须讨论两性兼具的问题，包括手术重建生殖器，以及发生性腺恶性肿瘤及不孕的可能性。这种情况在宫内诊断时确诊可能比出生后确诊轻。至少有 2 例关于产前诊断为 XX/XY 嵌合体的表型正常的病例报道[499, 510]。另外 2 例产前诊断病例报道了 46,XX/47,XXY 男性有尿道下裂和睾丸组织，无卵巢成分[511, 512]。

卵睾型 DSD 的再发风险各不相同。嵌合体很少见，再发风险很小。据报道，有一对 46,XX/46,XY 双胞胎，其中一个生殖器模糊，另一个是表型正常的男性[513]。在 46,XX 或 46,XY 核型的病例中，导致发育异常的机制尚不清楚。这可能是常染色体隐性遗传引起，所以再发风险可高达 25%。建议对所有 DSD 患者进行终身随访，并持续给予社会心理支持[514, 515]。目前，不断有 DSD 的新致病性突变发现[516]。

结论

1956 年，随着细胞遗传学的突破，Tjio 和 Levan 首次证明人类染色体的二倍体数量是 46 而不是 48，随后的一系列研究发现了染色体异常的个体。20 世纪 60 年代早期，研究人员怀疑性染色体异常与行为异常相关，于是在精神和监狱机构开展了一系列染色体筛查研究。这些研究要求参与者进行相对简单的染色体分析，包括快速刮除口腔黏膜细胞进行核型分析，异常者再进一步分析染色体。共 100 多项类似的成年群体研究在美国、英国和欧洲等地开展。结果表明，智力障碍、入狱重罪犯或精神病患者群体中，47,XXY 男性和 47,XXX 女性的发病率比新生儿群体中的基础发病率高 4～5 倍[517]。

关于性染色体对行为的影响，尽管这些对特定

人群的研究标志着重要的第一步，但研究结果存在偏倚。研究中的数百名受试者实际上不足所有 SCA 患者的 1%，并且没有提供其他 99% 的人群信息或参考因素，其中许多人无疑更"正常"。尽管如此，这些存在偏倚的研究造成了一系列刻板印象：人们认为 47, XXX 女性是精神病患者，47, XXY 男性有精神发育迟缓和同性恋倾向，47, XYY 男性被描述为过度攻击性的超雄综合征[518]。

过去 40 年，来自随机选择的新生儿研究结果为性染色体异常个体的行为适应提供了更客观的信息。这些对出生时患 SCA 的个体进行的前瞻性研究取代了原先有偏倚的文章[15-18]。在本章中，笔者更加强调这些研究而非个体病例报道，尽管他们对具有一个以上额外染色体或罕见结构异常个体的了解主要局限于后者。

对孕有 SCA 胎儿的夫妇进行遗传咨询时，应考虑到这对夫妇可能阅读了一些具有偏倚的早期文章，或者从不了解最新研究进展的专业人士那里得到了建议。考虑到 SCA 的产前诊断率（1/250），尽管应该在羊膜腔穿刺术、CVS 或无创性检查前进行遗传咨询，但父母往往没有得知关于这种可能性的信息，也从未听说过这些情况。在许多情况下，准父母和遗传咨询师都没对疾病的发生做好准备，确诊后，双方都需要花费大量精力搜寻病症相关信息[190, 519]。不幸的是，父母首先可能会遇到不准确的信息。一般来说，最好由遗传学家和遗传顾问为父母提供咨询，他们负责了解有关 SCA 患者的复杂

文献。现已发现决定是否继续妊娠与 SCA 的类型和超声检查时胎儿是否存在异常有显著相关性[520-525]。

当决定继续妊娠时，父母通常会要求得到更多关于远期指导的信息，以及关于向孩子和其他人的信息披露问题[7, 508]。适合父母的参考资料包括一些关于最常见 SCA 类型的书刊或手册[20, 526, 527]。经常有父母咨询是否应该加入相关支持小组。一般来说，当遇到特定问题或需要额外信息时支持小组会有所帮助。而胎儿诊断为 SCA 的家庭通常不需要此类支持，因为他们的孩子可能会或不会出现发育问题。

每个 SCA 患者都有各自的特征和风险。尽管如此，可以得出相关的一般性结论，具体总结如下。

- 鉴于 SCA 患者的表型变异很大，很难为该疾病提供准确的产前或产后预后判断。
- 尽管总体上 SCA 患者的 IQ 略有下降，但精神发育迟缓并不是 SCA 的常见特征，其仅与部分 SCA 相关，但认知、行为和注意力问题较常见。
- 选择继续妊娠的父母应意识到他们的孩子发生一些严重程度不可预测的发育问题的风险会增加。
- 这一群体的神经认知和行为问题并不是他们独有的，其处理方法与具有相同问题的整倍体个体一致。

对于患 SCA 的儿童，成长环境非常重要，因为有 SCA 的儿童似乎更容易受到有压力和无助的家庭环境的影响。

第13章 染色体异常的产前诊断：从核型到微列阵
Prenatal Diagnosis of Chromosomal Abnormalities: From Karyotype to Microarray

Brynn Levy 著

王 云 任姐妮 译

一、人类染色体异常的研究及其影响

染色体研究最早可以追溯到 1875 年，Eduard Strasburger 在植物组织分裂细胞中发现了染色体的清晰结构，Walter Flemming 在动物中对这些结构进行了研究（1879—1889 年）[1, 2]。1888 年，W. Waldeyer 将这些特殊的结构命名为染色体，这个名字源自希腊词 "chroma"（颜色）及 "soma"（身体）。又过了 71 年，Gautier[3] 发现并由 Lejeune 及其同事 [3a] 报道了第一例与染色体异常相关的具有特殊临床表型的病例。发现在唐氏综合征患者中，人类最小的染色体存在一个额外的拷贝 [3a]，该发现具有里程碑意义。同年（1959 年），有报道在 Turner 综合征、Klinefelter 综合征和 XXX 综合征的患者中揭示了性染色体异常的临床意义 [4-6]。这些关于性染色体异常的早期报道最终证实了男性 Y 染色体的存在和女性 Y 染色体的缺失是决定人类生物性别的机制。到 1969 年年末，人们已经知道了最常见的可存活的染色体三体类型，因此研究的重点转向染色体结构异常的临床结局。

早在 1933 年，Penrose 发现了产妇年龄增加与唐氏综合征之间的联系 [7]。当 Lejeune 确定唐氏综合征是一个染色体问题后，人们意识到应该对高龄（分娩时孕妇年龄在 35 岁及以上）孕妇进行产前诊断。1966 年，Steel 和 Breg 证明可以通过分析培养的羊水（amniotic fluid，AF）细胞来确定胎儿的染色体结构，这使针对染色体异常的产前诊断成为可能 [8]。次年，Jacobson 和 Barter 首次进行了染色体异常的产前诊断 [9]。最开始是使用简单的染色体染色技术，该方法只能检测整个染色体组数。在之后的几年中，相继出现针对各种染色体异常的产前诊断技术 [9, 10]。20 世纪 70 年代初引入的染色体显带技术，特别是 G 显带技术，能够检测每条染色体及染色体内的片段（条带）。这一技术可以识别染色体结构改变并与临床表型相关联，极大地增加了细胞遗传学的临床诊断效力 [11]。因此，产前诊断逐步形成了以细胞遗传学分析技术全面评估胎儿染色体的结构和数目（倍性）的模式。

二、传统细胞遗传学检测：中期的 G 显带分析

传统的细胞遗传学检测需要进行细胞培养以得到足够的分裂期细胞，并将其阻滞在细胞中期。在这一时期，可以看到不同结构的染色体，并可以根据其大小、着丝粒位置和 G 显带模式进行识别。染色体显带也有助于检测缺失、重复和其他结构异常。

产前诊断的标本通常来自绒毛膜绒毛/胎盘组织和羊水。细胞培养通常需要 5~10 天。在某些情况下，也会采用经皮脐血管穿刺（percutaneous umbilical blood sampling，PUBS），通常作为第一次检查结果不明确时的补充检查。PUBS 样本的培养时间通常是 2~3 天。

经典的细胞遗传学分析包括对细胞染色体的区分及按顺序排列（图 13-1）。通过对细胞分裂中期核型进行分析，以辨别染色体数目和结构异常。标准操作要求对多个细胞进行分析（通常是原位盖片培养的 15 个克隆或细胞培养瓶培养的 20 个细胞），以最大可能（95% 置信水平）检测 14% 或以上的嵌合体[12]。该方法通常可以发现染色体结构异常和 5~10Mb 以上的染色体重复/缺失。然而不同样本的显带分辨率有很大的差异，有些核型显带分辨率在 400 左右，这可能会影响 10~20Mb 以下异常的检测。

三、产前诊断中染色体异常的发生率及频谱

染色体异常通常涉及成百上千的基因，因此大多数染色体异常在胚胎发育早期是致死性的。在产前诊断中与在自然流产中观察到的染色体异常频谱存在差别，因为只有少数三体能存活到妊娠中期，而几乎所有常染色体单体在胚胎发育早期是致死的。

产前染色体异常的发生率和频谱因转诊指征和产前诊断时胎龄的不同而不同。有结构异常的胎儿在产前诊断检测到染色体异常的可能性很大。在绒毛膜绒毛取样（CVS）时发现胎儿异常，与在羊膜腔穿刺术时期相比，染色体异常的可能性高出 3 倍（表 13-1）。在 CVS 时，超过 49% 的超声异常胎儿会检测到染色体异常（表 13-1），而对于在常规羊膜腔穿刺术时发现超声异常的胎儿，这一数字会下降到约 17%。在所有因其他的转诊指征而行 CVS 和羊膜腔穿刺术的病例中，分别有大约 6% 和 3% 的胎儿会检出染色体异常（表 13-1）。

21 三体（唐氏综合征）、18 三体（Edward 综合征）、13 三体（Patau 综合征）和性染色体非整倍体（XXY/Klinefelter 综合征，XXX/超雌综合征，45, X/Turner 综合征，XYY/Jacobs 综合征）是常见的染色体非整倍体异常，也是产前诊断中见到的主要染色体异常类型（见第 11 章和第 12 章）。上述染色体异常中，除了 45, X 和 XYY（父源减数分裂错误）外，其他均与母亲年龄有关。虽然 13 三体、18 三体和 21 三体胎儿可以存活到足月，但多数的临床结局是自然流产。因此在 CVS 时染色体异常

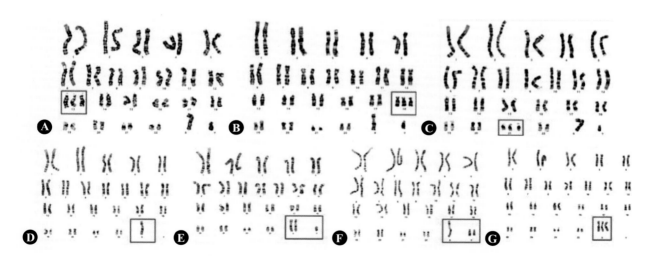

▲ 图 13-1 常见非整倍体核型

A. 13 三体男性（Patau 综合征）；B. 18 三体男性（Edward 综合征）；C. 21 三体男性（唐氏综合征）；D. X 染色体单体女性（Turner 综合征）；E. XXY 男性（Klinefelter 综合征）；F. XYY 男性（Jacobs 综合征）；G. XXX 女性（超雌综合征）

的发生率最高，之后直到足月会持续下降。有研究推测，在 21 三体妊娠中，大约 30% 会在 CVS 时期流产，24% 在羊膜腔穿刺时到足月期间流产[13, 14]。然而，2012 年国家儿童健康与人类发展研究所（National institute of Child Health and Human Development，NICHD）的一项国家多中心研究表明（表 13-1），21 三体的实际流产率可能更高[15]。表 13-1 展示了在 NICHD 研究中核型异常的总体发生率和频谱[15]。

在常规产前诊断检出的染色体异常中，染色体部分非整倍体和染色体重排通常占 1%～2%，包括平衡和不平衡性重排（易位和倒位）、重复、缺失、等臂染色体（由两个相同的短臂或长臂组成的染色体）、环状染色体和标记染色体（来源未知的小染色体片段）（见第 11 章）。根据异常的类型和

染色体来源，预后和处理方式会有很大差异，通常需要借助分子细胞遗传学检测，如荧光原位杂交（FISH）和（或）染色体微阵列分析（chromosomal microarray，CMA），以准确描述异常染色体的性质[16-24]。如果染色体异常是遗传自表型正常的亲代，该亲代则作为染色体异常与临床表型不相关的"活证据"，临床预后良好。因此，如果发现胎儿染色体重排，后续需进行双亲的染色体检测，以确定该异常是新发的还是家族遗传的。胎儿不平衡染色体重排，也可能是遗传自携带平衡性的染色体重排的父母。在妊娠时可能出现减数分裂错误，导致子代出现不平衡性染色体重排。尽管如此，这样的夫妇还是有生育正常孩子的可能，即胎儿遗传了正常的染色体，或者遗传了与亲代相同的平衡重排染色体。不平衡重排常与临床不良结局相关，多伴超声

表 13-1　产前诊断中染色体异常的发生率和频谱				
	超声异常（%）		其他指征（%）	
染色体异常	绒毛膜绒毛取样（*n*=411）	羊膜腔穿刺术（*n*=652）	绒毛膜绒毛取样（*n*=1798）	羊膜腔穿刺术（*n*=1421）
21 三体	21.17	4.14	3	1.41
18 三体	11.19	5.37	0.61	0.07
13 三体	4.38	2.30	0.17	0
45, X	7.30	1.23	0.06	0
47, XXY	0.97	0.15	0.17	0
47, XXX	0.49	0	0.06	0.28
47, XYY	0	0.31	0.06	0
69, XXX/69, XXY	1.70	1.07	0.17	0
结构重排：不平衡	1.22	1.84	0.28	0
结构重排：平衡	0.24	0.31	1.17	1.13
其他非嵌合型非整倍体	0	0.15	0.17	0
结构重排：标记染色体	0	0.15	0	0.14
全部正常核型	51.34	82.98	94	96.97
全部异常核型	48.66	17.02	6	3.03

总样本量=4282；引自 Wapner RJ, Martin CL, Levy B, et al. Chromosomal microarray versus karyotyping for prenatal diagnosis. N Engl J Med, 2012, 367(23): 2175.[15]

异常（表 13-1）。从表型正常的亲代遗传的平衡易位或倒位不会增加妊娠风险。细胞遗传学经典研究表明，91%～94% 的新发平衡性重排与不良临床结局无关[25]。这些研究是基于短期随访的，而最近的一项长期随访研究（平均随访时间为 17 年）表明，妊娠中出现新发平衡染色体重排，子代神经发育和（或）神经精神障碍的风险可能高达 27%[26]。利用微阵列和二代测序（next generation sequencing, NGS）技术，可以提高对平衡性重排不良结局的风险预测能力[26-29]。CMA 能够识别核型分析无法检测到的亚微观不平衡，但其预测值低于 mate-pair 测序，后者能够揭示额外的结构异常，这些结构异常通常会破坏基因及与发育相关基因的调控区[26-29]。

产前诊断中额外标记染色体（SMC）的发生率约为 1/1000，其中约 1/5 为家族遗传（见第 11 章）[13, 30]。家族遗传的 SMC 出现表型异常的风险极小[30]。而对于新发 SMC，因其临床意义往往难以确定而使产前诊断存在一定困难。表型异常风险的评估是基于 SMC 的大小、形态和来源。通常含有常染色质（功能基因）的 SMC 更有可能与异常表型相关，而单纯由异染色质（非编码 DNA）组成的 SMC 表型很可能正常。因此，使用 CMA 进一步鉴定 SMC 的性质（基因组成分），有着重要的意义。

四、常见非整倍体的快速鉴定

24～48h 内快速检测常见非整倍体（图 13-1）

的标准方法包括 FISH、定量荧光聚合酶链反应（quantitative fluorescence polymerase chain reaction, QF-PCR）和多重连接探针扩增技术（MLPA）。快速非整倍体检测的常见指征有超声 / 母亲血清筛查 / 无创产前筛查（NIPT）结果异常和（或）高龄产妇[31]。提供这样的快速检测结果，可减轻患者和（或）医生在处理初步异常筛查结果时的情绪负担。快速检测的异常结果有助于临床决策，正常结果也可以提供一定的保证以减少患者的焦虑[32]。临床医生和患者应该意识到，快速非整倍体检测的诊断范围有限，除了探针可以检测到的细胞遗传学异常，其他细胞遗传学异常无法识别。因此，其他染色体异常的风险只能通过核型和（或）CMA 这种全面的细胞遗传学分析进行评估。其他染色体异常的风险包括平衡和不平衡结构重排、标记染色体、其他染色体的非整倍体 / 部分非整倍体、微缺失、微重复和低比例嵌合体。对于阳性结果，通常要进行传统染色体分析以进一步确认结果，并确定导致异常的机制。例如，当母亲是易位携带者导致胎儿 21 三体，其再发风险为 10%～15%（图 13-2C）；而染色体不分离导致的 21 三体，其再发风险（图 13-1C）与母亲年龄相关。需要注意的是，FISH 对这两种情况检测结果类似（图 13-2B），无法区分。

（一）荧光原位杂交

FISH 使用荧光标记的 DNA 探针，与染色体上特定互补序列结合，从而显示序列的存在 / 缺失

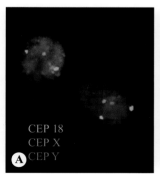 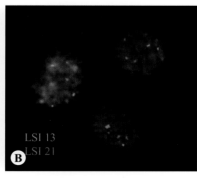 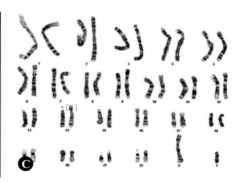

▲ 图 13-2　未培养羊水细胞间期荧光原位杂交（FISH）检测中常见的非整倍体

A. 使用着丝粒计数探针靶向 X 染色体（绿色）、Y 染色体（红色）和 18 号染色体（青色）的着丝粒进行 FISH 检测，结果显示样本为男性（一个绿色 X 信号和一个红色 Y 信号），两条 18 号染色体（两个青色信号）；B. 使用位点特异性探针靶向 13 号和 21 号染色体的独特区域来进行 FISH 检测，结果显示有 2 个 13 号染色体的信号（绿色）和 3 个 21 号染色体的信号（红色），表明该样本为 21 三体；C. 胎儿羊水细胞培养后核型结果显示涉及 14 号、21 号染色体长臂的 Robertsonian 易位，21 号染色体的第三个拷贝（21 三体）接在 14 号染色体上（红括号）

及相对拷贝数[33]。间期细胞核的 FISH 分析（图 13-2A 和 B）可以快速检测未培养的绒毛膜绒毛和 AF 样本[32]。对于常见的非整倍体的检测（图 13-1）可以在几个小时内完成分析，通常一两天内可以发报告。该检测与标准 G 显带核型分析的一致性、敏感性、特异性和阳性 / 阴性预测值均超过 99.5%[31]。此外，FISH 可用于识别与各种临床综合征（如 DiGeorge/ 腭–心–面综合征和 Miller-Dieker 综合征）相关的微缺失 / 微重复（表 13-2）。

（二）定量荧光聚合酶链反应

QF-PCR 是一种利用 PCR 扩增高度多态性遗传标记的技术，这些标记被称为短串联重复序列（short tandem repeats，STR），其分布于整个基因组[34]。毛细管电泳分离 PCR 产物，评估每条染色体的峰型来确定染色体拷贝数。QF-PCR 通量高、成本低，

表 13-2 部分微缺失 / 微重复综合征的发生频率及临床特征[24, 39-57]

染色体区域	CNV 类型	综合征	发生率	报道的表型特征谱系
16p11.2	重复	—	1/4216～1/1900	正常到 DD，ASD，ADHD，小头畸形，精神疾病
	缺失	—	1/3021～1/2300	ID/DD，ASD，ADHD，巨头症，精神疾病
16p13.11	缺失	—	1/2300	ID/DD，癫痫，精神分裂症
1q21.1	重复	—	1/6309～1/3300	运动技能和关节活动受限，轻度到中度 ID/DD，ASD（重复多见），ADHD，脊柱侧凸，步态异常，小头畸形（缺失），大头畸形（重复），精神疾病（焦虑、抑郁、精神分裂症），心脏异常（法洛四联症多见）
	缺失	—	1/6882	
22q11.2	缺失	DiGeorge/ 腭–心–面综合征	1/4000	心脏异常（锥干畸形最常见），腭裂，独特的面部特征，免疫缺陷，低血钙症，喂养困难，发育迟缓，ID/DD，ADHD，ASD，成年早期出现精神障碍（精神分裂症、抑郁症、双相情感障碍）
	重复		1/4000	正常到 ID/DD，生长受限，肌张力低下
1p36	缺失		1/10 000～1/5000	ID/DD，肌张力低下，癫痫，脑结构异常，心脏异常，视力和听力缺陷，骨骼异常，特殊面容
17p12	重复	腓骨肌萎缩症 1A 型	1/10 000～1/5000	缓慢进行性神经病变，导致远端肌无力、肌萎缩、感觉丧失，以及在 10 岁或 20 岁时首次出现神经传导速度减慢
15q13.3	缺失	—	1/5525	ID，癫痫，面部畸形，指畸形
Xp22.31	缺失	X 连锁鱼鳞病	1/6000	ID/DD，鱼鳞病，Kallman 综合征，身材矮小，眼白化病
17q21	缺失	Koolen de Vries 综合征	1/16 000	ID/DD，社会型人格，张力低，癫痫，特殊面容，心脏异常，肾脏异常，足畸形
7q11.23	缺失	Williams-Beuren 综合征	1/7500	ID/DD，心血管疾病，特殊面容，结缔组织异常，特殊人格，生长异常，内分泌异常

（续表）

染色体区域	CNV 类型	综合征	发生率	报道的表型特征谱系
7q11.23	重复	—	1/7500	DD，正常到 ID，语言障碍，肌张力低，运动和行走障碍，行为异常，癫痫，主动脉增宽
15q11.2	父源缺失	Prader-Willi 综合征	1/30 000～1/10 000	ID/DD，婴儿期肌张力低和喂养困难，过度饮食，肥胖，行为困难，性腺功能减退，身材矮小
	母源缺失	Angelman 综合征	1/20 000～1/12 000	ID/DD，严重语言障碍，步态共济失调，情绪亢奋，小头畸形，癫痫
17q12	缺失	肾囊肿糖尿病综合征（RCAD）	1/14 500	肾 / 泌尿系异常，糖尿病，ID/DD，ASD，精神障碍
5q35	缺失	Sotos 综合征	1/15 000	ID/DD，过度生长，特殊面容
17p11.2	缺失	Smith-Magenis 综合征	1/25 000～1/15 000	ID/DD，特殊面容，睡眠障碍，行为问题包括自残、自我拥抱和攻击，对疼痛和温度的敏感性降低
	重复	Potocki-Lupski 综合征	1/20 000	ID/DD，ASD，肌张力低，心脏异常
5p15	缺失	猫叫综合征	1/50 000～1/15 000	尖叫，小头畸形，肌张力低，特殊面容，ID/DD，心脏异常
4p16.3	缺失	Wolf-Hirschhorn 综合征	1/50 000～1/20 000	产前和产后生长缺陷，ID/DD，特殊颅面特征（"希腊战盔"征）和癫痫障碍
3q29	缺失	—	未知	ID，轻度面部畸形包括高鼻梁和短人中
	重复	—	未知	轻度 / 中度 ID，小头畸形，肥胖
8q24	缺失	Langer-Giedion 综合征	未知	ID，赘皮，多发性外生骨疣，特殊面容和锥形指骨骨骺，生长受限，小头畸形，肌张力低和听力异常
9q34	缺失	Kleefstra 综合征	未知	ID，儿童期肌张力减退，重度语言表达迟缓和特殊面容，先天畸形
11q 末端	缺失	Jacobsen 综合征	1/100 000	ID/DD，行为异常，自闭症，Paris-Trousseau 综合征，面部特征，先天畸形
17p13.3	缺失	Miller-Dieker 综合征	未知	无脑回畸形，严重发育迟缓，癫痫，喂养困难和特殊面容
	重复	—	未知	微小的脑缺陷，轻度 DD/ID，ADHD，巨大儿，面部畸形

ID. 智力障碍；DD. 发育迟缓；ASD. 自闭症谱系障碍；ADHD. 注意缺陷多动障碍；携带这些微缺失 / 微重复的患者可能会表现出所列的部分或全部特征；引自 Wapner RJ, Martin CL, Levy B, et al. Chromosomal microarray versus karyotyping for prenatal diagnosis. N Engl J Med，2012; 367(23):2175;[15] Ballif BC, Theisen A, Coppinger J, et al. Expanding the clinical phenotype of the 3q29 microdeletion syndrome and characterization of the reciprocal microduplication. Mol Cytogenet, 2008, 1:8;[39] Willatt L, Cox J, Barber J, et al. 3q29 microdeletion syndrome: clinical and molecular characterization of a new syndrome. Am J Hum Genet, 2005, 77(1):154.[57]

可以在 24～48h 内排除 13 三体、18 三体、21 三体和性染色体非整倍体[34-37]。QF-PCR 对嵌合体检测敏感，该技术也可用来评估母源细胞污染。

（三）多重连接探针扩增技术

MLPA 是一种基于 PCR 的方法，它使用特异的探针靶向结合染色体的特定区域[38]。每个探针都包含两个寡核苷酸，它们一旦与基因组 DNA 中的目标区域结合，便会互相连接并扩增目标区域。利用荧光标记探针和毛细管电泳，可以检测扩增区域，并计算每个区域的相对数量。MLPA 用时 1～2 天。与 FISH 一样，MLPA 也可用于检测与各种微缺失 / 微重复综合征（如 Prader-Willi 综合征和 Wolf-Hirschhorn 综合征）相关的亚显微结构的增加和缺失（表 13-2）。

五、相较核型分析和快速非整倍体检测技术，染色体微阵列分析有更高的诊断率

产前诊断 G 显带核型分析的分辨率为 5～10Mb[58]，所以常规细胞遗传学分析无法检测到小于 5～10Mb 的染色体不平衡。由于产前诊断中显带分辨率各不相同，而常规产前诊断核型分析设定的检测阈值一般为 10～20Mb 或更大，因此常规核型分析可排除非整倍体、平衡 / 不平衡重排，以及大片段的缺失和重复。小于 5～10Mb 的重复和缺失被认为是亚微观不平衡，通常被称为拷贝数变异（CNV）。这些亚显微结构的拷贝数变异，特别是当与特定的临床综合征相关时，也被称为微缺失 / 微重复综合征[49,59]。标准 FISH 和（或）MLPA 也可用于检测微缺失 / 微重复综合征（表 13-2），但需根据临床表型确定检测哪一区域的微缺失 / 微重复，而这难以在产前诊断中实现。虽然使用多重 FISH/MLPA 探针可以解决上述问题，但成本大大增加，而可以检测的疾病仅占 CNV 总数的一小部分。

CMA 是基于 DNA 的分子细胞遗传学技术，可以一次检测全基因组范围的 CNV。其分辨率受限于 DNA 芯片上探针的数量及其分布。临床使用的 CMA 分辨率约为标准染色体核型的 100 倍，可识别 kb 水平的重复和缺失。2012 年对微阵列的多中心 NICHD 研究显示，在产前诊断标本中，CMA 和核型分析对于鉴定常见非整倍体的结果 100% 一致[15]。最重要的是，CMA 在高龄产妇（advanced maternal age，AMA）、血清筛查阳性和妊娠焦虑的患者中，其诊断率比标准核型分析高 1.7%[15]。

2017 年的一项 Meta 分析评估了 10 个大型研究中 10 614 个胎儿的 CMA 结果，在 AMA 和妊娠焦虑的病例中发现 0.84%（1：119）为致病性、有显著临床意义的 CNV[60]。微缺失 / 微重复综合征的风险与母亲年龄无关，这实际上意味着对于 36 岁以下的孕妇，出现有临床意义 CNV 的风险高于唐氏综合征[60]。NICHD 研究发现，对于超声异常的患者，CMA 诊断率增加了 6%。在 NICHD 的研究发表后不久，美国妇产科医师学会（ACOG）和母胎医学会（SMFM）建议将 CMA 作为对结构异常的病例行产前诊断的首选检测方法，对于超声未见异常者，CMA 或核型分析均可[61]。CMA 可以从培养或未培养（原始）的细胞中提取 DNA 进行检测。使用未培养的细胞可提高检测周转速度，大多数实验室可在 5～10 天内报告结果。母源细胞污染分析仍是标准操作，尤其对于未培养细胞。CMA 也可用于一些常出现细胞培养失败的情况，如宫内死亡或自然流产。

六、微阵列的类型

CMA 可以使用比较基因组杂交阵列技术（array comparative genomic hybridization，aCGH）、单核苷酸多态性（SNP）阵列或两者联合检测。CMA 可以检测基因组物质的增加或减少，并将这些不平衡在基因组精确定位并识别区域内的基因，从而更精确的预测基因型 - 表型相关性。CMA 不能检测出平衡重排，如易位和倒位，因其仅是结构变化，不会导致遗传物质的净增加或减少。CMA 通过比较待测样本与正常参考样本的 DNA 量，来识别待测 DNA 样本重复或缺失的区域。

（一）比较基因组杂交阵列

在 aCGH 检测中，患者的 DNA 提取、片段化，之后进行特异的荧光标记（通常是绿色）。正常对照样本用同样的方法处理，但用不同的荧光（通常是红色）标记。这两种不同标记的 DNA 以相同的比例混合，置于固相载体（如玻片）表面。玻璃载玻片（也称为 DNA 芯片）载有一系列人类基因组代

表性序列的探针。玻片及其探针称为微阵列芯片。将患者和对照的 DNA 混合并变性，生成单链 DNA 片段，与微阵列上互补的 DNA 探针竞争性结合。利用数字成像软件检测每个探针的荧光强度，经过归一化处理后比较患者和对照的 DNA 荧光相对强度。将上述数据绘制 log2 比率图，其中 log2 为 0 表示 DNA 拷贝数为正常值 2（图 13-3）。log2 比率的增加表明患者的 DNA 拷贝数增加，而 log2 比率的下降表明 DNA 拷贝数减少（图 13-3）。增加或减少的位置和片段大小可以通过在基因组浏览器输入拷贝数变异探针的基因组坐标进行分析从而找到不平衡染色体的准确位置及所包含的基因。在常规临

床使用的 aCGH 的探针数量为 44 000～1 000 000，而研究使用的探针通常超过 100 万个。

（二）单核苷酸多态性阵列

不同个体之间单个碱基对的位点变异被称为 SNP。用荧光标记患者的 DNA，并与专门设计的含有 SNP 探针的 DNA 芯片进行杂交。该技术不需要在 DNA 芯片中添加参考对照 DNA，而是将患者样本与大量正常对照样本的探针绝对荧光强度进行比较，这些对照样本是单独运行的标准化参考集，即生物信息学比较。由于该检测是在每个 SNP 位点测量信号强度，因此可以同时获得拷贝数和基因型

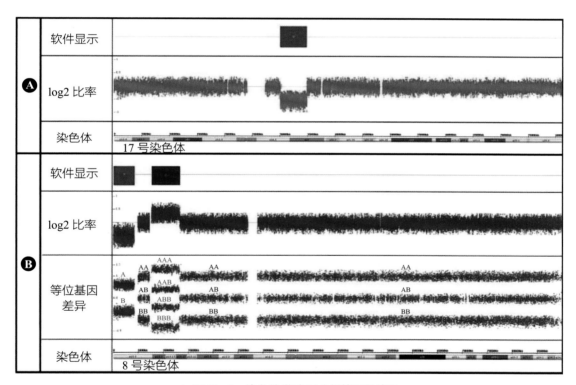

▲ 图 13-3　染色体微阵列分析拷贝数变化

log2 显示微缺失（图 A 和 B）和微重复（图 B）；在软件面板上出现红柱，且在 log2 低于 0 的区段，则表示此处有一段染色体缺失（图 A 和 B）；在软件显示栏上出现蓝柱，且在 log2 高于 0 的区段，则表示此处有一段染色体重复（图 B）；在染色体栏中的染色体示意图上突出显示了染色体拷贝数不平衡的位置（断点）；等位基因差异栏显示每个单核苷酸多态性探针的基因型；对于正常拷贝数为 2 的情况，只有三种可能的 SNP 组合，AA、AB 和 BB（黑色显示），并标记在等位基因差异图上；当缺失（拷贝数为 1）时，基因型只能是 A 或 B（红色显示），在等位基因差异图上只有两条轨迹；当重复时，有四种可能的基因型组合，分别为 AAA、AAB、ABB 和 BBB（绿色显示）；A. 胎儿 17 号染色体长臂近端区域（17q11.2-17q12）有 4.41Mb 缺失，这与其临床诊断的神经纤维瘤病微缺失综合征（OMIM：613675）有关，该病是由 NF1 基因缺失引起；使用 Human Genome Build Hg19 进行分析，可将缺失的位置精确定位为 chr17: 27 782 863-32 196 175；缺失区域内包含的基因可通过基因组坐标确定；B. 胎儿 8 号染色体短臂末端有 6.841Mb 的缺失，然后是正常拷贝数区域，以及一段 9.129Mb 中间区段的重复；使用 Human Genome Build Hg19 进行分析发现，末端缺失的区段为 chr8:158 048-6 999 114；中间重复的区段为 chr8:12 552 775-21 681 720；8 号染色体上的这种不平衡结构表明 8p 倒位重复伴末端缺失，为复发性染色体重排，与广泛的临床表型有关，包括发育迟缓、学习障碍、面部畸形、大脑和心脏的结构异常

信息。拷贝数数据也是以 log2 比率图的形式输出（图 13-3）。引入 SNP（图 13-3B）可提供额外的诊断能力，如单亲二体（uniparental disomy，UPD）（图 13-4）、三倍体（图 13-5）、亲缘关系、有限的远亲婚配、部分和完全性葡萄胎、双胎或母源细胞污染、合子性和亲源效应（需要检测亲本样本）[58]。SNP 数据对于嵌合体的检测也非常有效（图 13-4）。值得重视的是，三倍体不能从 SNP 或 aCGH 阵列生成的 log2 比率图中识别，但是能够通过在 SNP 阵列上评估 SNP 等位基因模式（基因型）而辨别[62, 63]（图 13-5）。此外，在 SNP 阵列检测到的长连续性纯合片段（long contiguous stretches of homozygosity，LCSH）可以指导进一步的研究，如靶向基因分型或测序，因为 LCSH 区域可能包含符合临床表型的候选隐性遗传病基因[64]。大多数用于临床的 SNP 阵列同时包含 SNP 探针和拷贝数探针，是混合阵列。某些混合阵列包含超过 260 万个探针。

七、用于临床实验的微阵列芯片设计

CMA 的分辨率和诊断力取决于所用探针的数目和类型，及其在全基因组中的分布[65]。用于临床检测的 CMA 通常在已知具有临床意义的目标区域具有高密度探针，如明确的微缺失 / 微重复综合征区域（表 13-2）[58]。其他所有探针构成阵列的"主干"，骨架探针通常在目标区域以外的间区，分布于其余的基因组区域（图 13-6）。临床实验室设定了报告目标区域 CNV 的阈值，在多数情况下，阈值设置为 50～100kb 或更高[58, 66, 67]。在骨架区域设置的阈值通常更高，在产前检测中通常设为≥1Mb[58]。临床实验室可使用数百万探针的高分辨率 CMA 来检测基因组中的极小 CNV。然而，众所周知，CNV 的存在并不意味着有异常或致病性表型。因为大量的 CNV 在临床上并无显著意义，且在正常个体中也会出现[68-72]。大多数＜50kb 的 CNV 被认为是无害的（良性），其包含的区域为没有临床意义的编码

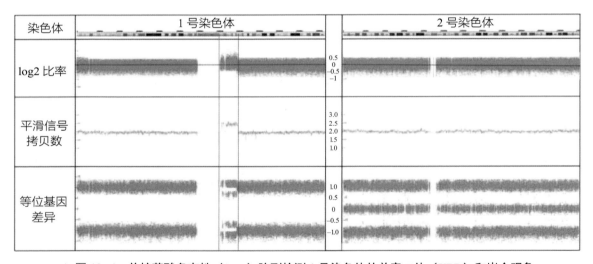

▲ 图 13-4　单核苷酸多态性（SNP）阵列检测 1 号染色体的单亲二体（UPD）和嵌合现象

Affymetrix 染色体分析套件软件（3.1 版）截图显示了 1q21.1-1q23.3 着丝粒周围区域的 UPD 和嵌合现象（在 1 号染色体上的两红线之间）；相比于 1 号染色体的其他区域及 2 号染色体全区域（正常模式），1 号染色体的 log2 比率在着丝粒周围明显上移；平滑信号拷贝数显示了每个探针的精确拷贝数，有助于识别嵌合现象，当多个连续探针的平滑信号位于整数之间时，表明该区域有嵌合现象（例如，2 和 3 之间的表示染色体重复嵌合，低于 2 的表示染色体缺失嵌合）；图中 1 号染色体 1q21.1-1q23.3 区域的中位数拷贝数状态值为 2.5，这表明 50% 的细胞在这个区域的拷贝数为 2，50% 的细胞在这个区域的拷贝数为 3（即 50% 的嵌合体）；等位基因差异表示每个 SNP 探针的基因型；对于正常拷贝数为 2 的情况，只有 AA、AB 和 BB 三种可能的 SNP 组合，并标记在图中（图 13-3）；当出现嵌合现象时，在正常和异常细胞系中都可看到额外的基因型；1 号染色体大部分杂合 AB 轨迹丢失，表明 1q21.1-1q23.3 以外的区域均为纯合（AA 或 BB）；仅有两条基因型轨迹通常代表缺失（图 13-3）；然而，log2 比值没有减小，这表明 LCSH 是由 UPD 引起的；在 1 号染色体着丝粒周围区域发现的重复嵌合现象和 LCSH，表明可能存在 1 号染色体来源的标记染色体，该标记染色体在 50% 的细胞中丢失（"被自救"），只留下来自同一亲本的两条同源染色体

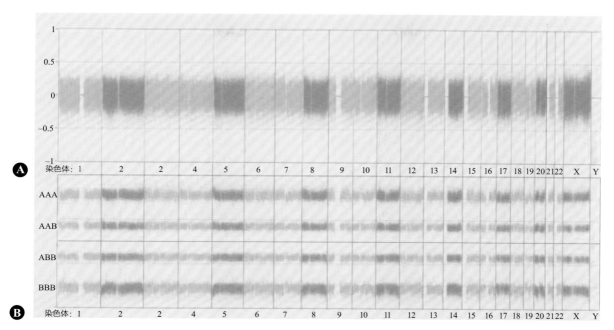

▲ 图 13-5　使用单核苷酸多态性（SNP）阵列检测三倍体，全基因组视图显示每条染色体的 log2 比率和等位基因差异

A. 由于探针的强度已校正，正常二倍体样本和三倍体样本的 log2 比率无法区分，两者都表示为 DNA 拷贝数 2；只能从 SNP 数据中提取基因型来鉴定三倍体；B. 等位基因差异图显示了每个 SNP 位点代表的不同 SNP 基因型；在有两条染色体的情况下，只有三种可能的 SNP 组合：AA、AB 和 BB（图 13-3）；在有 3 条染色体存在的情况下，则存在 4 种可能的 SNP 组合：AAA、AAB、ABB 和 BBB，即在等位基因差异图上有 4 条不同的轨迹；正常二倍体女性的所有染色体（除了 Y 染色体）上都有三条特征轨迹；而在本例中，三倍体 69, XXX 胎儿在所有常染色体及 X 染色体上都有四条特征轨迹；核型为 69, XXY 的三倍体胎儿所有常染色体会显示四条特征轨迹，两条 X 染色体会有 3 条特征轨迹，而 Y 染色体会有 2 条特征轨迹

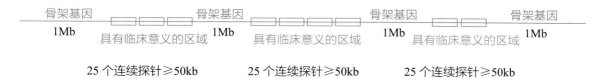

▲ 图 13-6　产前样本分析的大小和探针阈值示例
与骨架基因组相比，临床相关区域的靶区域的大小和探针阈值是不同的

区[68-72]。CNV 的临床表型受微缺失 / 微重复区域功能的影响，当其包含关键基因或重要调控区时，更有可能产生表型效应。因此，在使用数百万个探针的阵列（高分辨率）可能报告无临床意义的 CNV 和使用较少探针数量的阵列（低分辨率）可能漏报一个很小但具临床意义的 CNV 之间，实验室需要权衡利弊。使用高分辨率阵列的实验室可以选择使用计算机软件来模拟预定大小的目标区域和骨架区域，采用增加或减少敏感性的标准来对数据进行分析（见"影响 CMA 诊断率的因素"）。虽然目前美国医学遗传学与基因组学学会（ACMG）指南建议临床阵列

应能够检测至少 400kb 的重复 / 缺失[73]，但没有国家或国际标准规定产前阵列可报告哪些区域，也没有关于标准化报告的临床操作指南。因此，不同临床实验室的报告实践存在很大差异[66, 67]。

八、CMA 结果解读及报告

2015 年，ACMG 和分子病理学协会（Association for Molecular Pathology，AMP）引入了报告 CNV 的五级体系[74]，根据该体系，CNV 被分为"致病性""可能致病性""意义不明""可能良性"或"良

性"[74]。CNV 的分类依赖于支持性证据，即与正常对照个体相比，CNV 在具有相似表型的患者群体中呈富集状态[74]。良性和可能良性的结果通常不显示在报告中，但一些实验室会将其单独列于报告末尾。2019 年，ACMG 与美国国立卫生研究院（NIH）资助的临床基因组资源（clinical genome resource，ClinGen）项目合作，通过引入定量、循证评分框架来确定恰当的 CNV 类别，更新了五级体系[75]。

被分类为意义未明的变异（VUS）的 CNV 是临床实验室面临的一大挑战，其可能的结果要么是坏的（致病性），要么没有临床表型（良性）。CNV 可能代表是一种无临床表型的良性家族性变异，也可能是导致严重临床结局的罕见 / 新的不平衡变异。CNV 大小、包含的基因和遗传模式，有助于识别 VUS 偏向致病性还是良性的，也有许多在线工具有助于评估致病性（见 "解释 CNV 的细胞遗传学工具和提示"）。一般来说，与遗传性染色体异常一样，当 CNV 遗传自表型正常的父母时，不良结局的可能性较小。然而也有例外，如 CNV 外显不全和（或）可变表现度。这些 CNV 表现为不同临床特征谱系（表型异质性），父母通常属于这一谱系的一端（即轻度受累甚至正常），而他们的后代则表现为临床谱系的另一端，即严重受累[76-78]。在产前，对于已知表型异质性的 CNV，除非通过超声检测到某些表型（如解剖结构异常），否则很难准确预测胎儿在谱系中的位置。

CMA 报告最好包含以下与患者 CNV 相关的特定信息[79]：①细胞遗传学位置（染色体和条带）；② CNV 类别（重复或缺失）及已知的机制；③ CNV 大小和基因组版本（如 hg19）；④五级体系分级的意义说明（包括证据和参考文献）；⑤涉及的基因（如果 CNV 与已知综合征相关，则列出与病情相关的基因；列出所有其他情况的全部 RefSeq 基因）；⑥建议适当的临床随访。

CNV 注释的细胞基因组学工具和技巧

多种工具可用于帮助解释 CMA 结果。对确定的 CNV，第一步是确定基因组坐标，以获得确切的大小和基因含量。大多数基因组浏览器（如 http://genome.ucsc .edu/cgi-bin/hgGateway）会在输入基因组坐标后显示基因数量。最近，一个名为 GeneScout（https://GeneScout.omim.org/）的新工具

可以快速便捷地确定特定区域内的基因及其相关表型，可用于分析 CNV 和 LCSH 区域。表型及其相关基因可以按遗传特征分类，也可以在人类孟德尔遗传线上数据库（Online Mendelian Inheritance in Man，OMIM）中选择并排显示详细临床特征。GeneScout 工具整合了多种资源，如 NCBI（Gene Info、Gene to References Sequences 和 Dosage）、UCSC（Cytogenetics Location 和 Liftover Chain Files）和 OMIM（Gene Map 2 和 OMIM API）。Franklin（https://franklin.genoox.com/clinical-db/homo）是与 GeneScout 类似的工具，使用 ACMG/ClinGen 标准对 CNV 进行分类，并显示了 CNV 在异常表型数据库中的资料，如 DECIPHER（https://decipher.sanger.ac.uk/）、Clinvar（https://www.ncbi.nlm.nih.gov/clinvar/），以及正常对照的大型数据库中的资料如 gnomAD（https://gnomad.broadinstitute.org/）、基因组变异数据库（database of genomic variants，DGV）（http://DGV.tcag.ca/DGV/app/home）。

除了介绍的这些公共数据库外，机构内部的正常人数据库也有助于识别人群中常见的良性 CNV。ClinGen Dosage Sensitivity Map（https://dosage.clinicalgenome.org/）也是一款有助于评估致病性 CNV 临床性质及致病性证据的工具。强烈建议进一步文献检索，以获取关于患者所检出 CNV 的最新文献报道。基于循证报道显示，与正常对照组相比，候选 CNV 在具有相似表型的大型患者队列中呈现富集的置信程度较高[80]，而单个病例报告不能作为将未知 CNV 判断为致病性变异的充分证据[74]。

九、影响 CMA 诊断率的因素

特定阵列的分辨率和诊断率与其所使用的探针的数量、大小、类型及探针在整个基因组中的分布直接相关。图 13-7 说明了大小、间距和探针位置对阵列检测 CNV 能力的影响。单个探针的大小非常重要，若重复和缺失远小于所使用的探针将无法被检测到（图 13-7）。早期的微阵列设计使用来自细菌人工染色体（bacterial artifcial chromosome，BAC）文库的 DNA，这些文库的大小通常为 100～200kb。这意味着＜100kb 的 CNV 通常超出了 BAC-aCGH 的检测限。随着合成寡核苷酸阵列的引入，探针范围达到 25～50bp，开启了对远低于

100kb 的极小拷贝数变异的检测。除了阵列设计之外，每个临床实验室设定的分析和报告阈值对最终的 CMA 诊断率也有极大的影响。这些阈值设定了关注的目标区域和骨架区域最小 CNV 大小，通常认为目标区域的 CNV 大小远小于骨架区域（图 13-6）。另外一个重要的因素是显示重复或缺失的连续探针的数量。在区域中连续的探针显示一致的信号（即重复或缺失）越多，则越可能表示这个信号是真实的，反映生物学真实性的可能性就越高，而非分析的假象。通常阵列芯片制造商会提供有关准确信号报出所需的最小连续探针的数量。然而，每个临床实验室选择的阈值差异很大，一些实验室倾向于更严格的阈值，有些实验室则选择较低阈值来提高灵敏度。使用较低阈值（提高灵敏度）的实验室将检测到较多意义未明的变异（VOUS 或 VUS；见"阵列的探针数量和 CNV 大小的临界值"）。为避免出具假阳性的报告，需要通过定量 PCR 或 FISH 等其他方法来验证可疑小片段 CNV 的真实性。

（一）阵列的探针数量和 CNV 大小的临界值

毫无疑问，阵列上的探针数量越多，识别全

基因组中的 CNV 的潜力越大。一项研究表明，使用 44 000 个（44k）探针的微阵列检测到的总 CNV 数量比使用 267 万（2.67M）探针的微阵列少了 23%[67]。然而，存在 CNV 并不意味着它具有临床意义，如前所述，许多 CNV（尤其是<50kb 的 CNV）是临床意义不显著的[68-72]。换言之，CNV 检出率的提高并不一定等于诊断率的提高。为此，实验室在出具 CNV 报告时，另设定了 CNV 大小的临界值[66]。这将有助于减少 VUS 的数量（见"对意义不明的变异的影响"），仅报告临床有用的信息。尽管如此，高分辨率阵列确实会检测到更多 CNV，其中包括有临床意义的拷贝数改变。当比较低分辨率 44k 阵列检测到的具有临床意义的 CNV 数量，与 2.67M 探针阵列所识别出的致病性 CNV 数量时，发现低分辨率阵列仅少了 6.2%[66, 67]。当对 2.6M 微阵列应用严格的阈值时，两者检出率的差异更小（1.6%）[66, 67]。同样需要注意的是，CNV 大小本身并不能决定其致病性。例如，一个 1.8Mb 但位于基因贫乏区的大片段缺失，可能只会导致少数冗余基因的丢失，与含有发育相关的重要基因区域的较小缺失（大小为 300kb）相比，可能产生更小的（甚

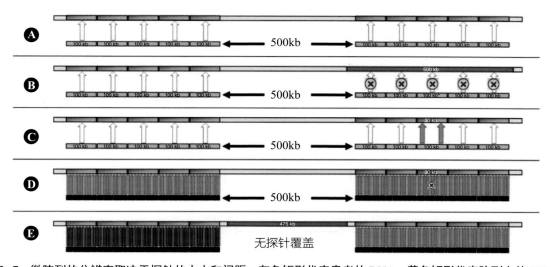

▲ 图 13-7　微阵列的分辨率取决于探针的大小和间距，灰色矩形代表患者的 DNA，黄色矩形代表阵列上的 100kb DNA 探针，黄线表示阵列上 25bp 的寡核苷酸 DNA 探针（间隔 5kb）；箭指示 DNA 探针与患者 DNA 杂交的位置；DNA 探针与患者 DNA 的杂交用黄 - 暗 - 黄梯度阴影框表示

A. 所有探针均正常杂交表明该区域的拷贝数正常；B. 患者有一段 500kb 的缺失（红色矩形），导致覆盖该区域的所有探针杂交信号减少（红 X）；C. 患者有一段 30kb 的缺失（红框）；然而，覆盖缺失区域（100kb*）的 100kb 探针仍然能够杂交在绿箭所示的缺失区域的任何一侧，仍然会被软件识别到；因此，30kb 的缺失区域将不会被检测到；D. 患者有一段 30kb 的缺失（红框），导致覆盖该区域的四种寡核苷酸探针杂交信号减弱（红 X）；E. 患者有一段 475kb 的缺失，但该区域无探针覆盖，因而不会被检测到

至没有）临床影响。

（二）对意义未明的变异的影响

增加探针密度和应用宽松阈值也会导致意义未明的变异（VUS）的增加[66, 67, 81, 82]，为后续咨询带来巨大挑战。胎儿有超声异常的患者通常较为焦虑，VUS只会增加这种情绪压力[83-88]。对于超声异常且核型正常的病例，使用高密度阵列并设定相对不严格的阈值时，VUS的发生率可能会显著增加，甚至增加1倍以上[66]（图13-8）。胎儿解剖正常且核型正常的病例也存在类似情况，VUS的发生率可能高出2.5～4倍[66]（图13-8）。

VUS的报出对患者和遗传咨询的医疗团队都有影响。VUS数量的增加意味着需要更多的遗传咨询与后续随访，为此需要花费大量的时间。夫妻双方在等待结果期间又增加了焦虑情绪。许多VUS事实上是家族性的，最近的一项研究表明，这一比例可能高达90%[66, 89]。没有结构异常的胎儿其VUS如果遗传自表型正常的父母，那么该VUS可能没有临床意义。对于超声检测到异常的胎儿，如果在表型正常的父母身上也发现VUS，那么VUS不太可能是其致病原因。这对于评估后续妊娠中胎儿异常的复发风险极为重要。新发的VUS更值得关注，应该尽早使用可用资源（见"CNV注释的细胞基因组学工具和技巧"）更好地对CNV进行分类。许多情况下，这种CNV仍是临床意义不确定的真实变异。

少数CNV与表型异质性相关，并被归类为外显率降低和可变表现度（见"CMA结果解读及报告"）。这些CNV更多地被视为结果不可预测的变异，而不是临床意义不明的变异。2012年《新英格兰医学杂志》（New England Journal of Medicine）的一项新研究表明，与表型异质性相关的CNV可能需要第二次打击（一个小的CNV、单核苷酸变化或表观遗传/随机因素）才能被触发而导致临床效应[77]。这些CNV中的大多数具有低外显率，因此也被称为易感性CNV。这一假设可以解释为什么一个患儿可能处于临床谱系的一端（即表现出临床表型），而携带者父母可能仅轻微影响，甚至处于临床谱系的另一端（即未受影响）。也有可能孩子的表型与携带者的父母完全相同。然而，在没有明显超声异常的情况下，不可能准确预测与表型异质性相关CNV的胎儿的表型结局。

比利时的一项国家研究表明，与对照组相比，携带特异的易感CNV的儿童在沟通技能（$P=0.0001$）和个人社交技能（$P=0.003$）方面存在显著差异[90]。与表型异质性相关CNV的经典例子包括1q21.1、2q13、15q11.2（BP1-BP2包括NIPA1）、16p11.2、16p13.11和22q11.2（远端区域）的缺失和重复。重要的是，尚无证据表明低外显率和可变表现度是产前诊断中VUS关注的主要问题。

在产前诊断中，临床实验室在选择如何处理VUS时是不同的。一些实验室，甚至是一些国家（如比利时），选择完全不报告VUS[90]。2016年一项关于医疗保健专业人员对产前CMA看法的调查表明，大多数医疗服务提供者倾向于将VUS结果排除在实验室报告之外[91]。这并不意外，因为对患者进行VUS的咨询往往会加剧压力和

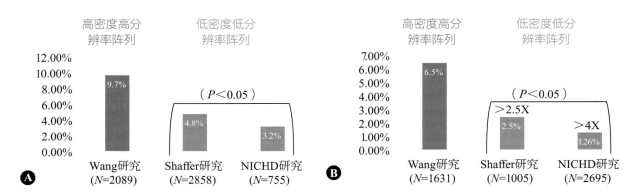

▲ 图 13-8　微阵列上探针的数量影响意义未明变异的发生率
A. 核型正常但超声异常的胎儿；B. 核型正常且无超声异常的胎儿

焦虑[83-88]。

（三）单核苷酸多态性阵列的优势

使用基于 SNP 或混合微阵列的检测在检测三倍体和 UPD 方面有明显的优势。与基于 SNP 的微阵列相比，缺乏 SNP 的微阵列平台的诊断率下降 5%[67]。大多数漏检的病例涉及三倍体和 UPD。自 CMA 被推荐为结构异常胎儿的一线检测以来[61]，与核型分析相比，越来越多的机构会选择 CMA 检测（一项研究中该比例为 18.6%[67]），SNP 在检测三倍体方面具有较强可信度（图 13-5）。在单个染色体上如果识别出 LCSH，这是 UPD 的有力证据。UPD（两条相同的染色体）的发现导致纯合区基因中常染色体隐性疾病的风险增加。如果父母是有害等位基因的杂合携带者，并且该基因的两个拷贝都是遗传自亲代，那么后代可能会受到影响。UPD 还可以导致印记基因的异常表达（仅父母中一方的染色体表达，而在另一方沉默）。某些染色体含有印记区域（6号、7号、11号、14号、15号、20号染色体），这些染色体的 UPD 可导致临床异常（表 13-3）[92]。

典型的例子是 Prader-Willi 综合征，当 15 号染色体的两个拷贝都是遗传自母亲时致病。相反，

当两条 15 号染色体都是遗传自父亲时，会导致 Angelman 综合征。UPD 有着不同的机制，当配子中的不分离导致胚胎中特定染色体的三体时，其中一条染色体可能在三体自救的过程中丢失。如果剩下的两条"获救"染色体来自单亲，结果就会导致 UPD。同样，如果一条染色体为单体，则该染色体可能会被复制以获得正常拷贝数，这样也会导致 UPD[92]。需要注意的是，SNP 阵列只能识别单亲同二体，这是来自同一亲本的两条相同的同源染色体。单亲异二体 UPD 也可以通过 SNP array 识别，但除了胎儿外，还需要对父母行 SNP array 检测。然后通过每个个体的 SNP 基因型，评估遗传模式，确定单亲异二体。在一条染色体上发现一个大的 LCSH 区域通常提示是单亲异二体 UPD（从单亲遗传的两条不同的同源染色体），但还需要额外的亲本测试来确认。印记遗传病可由单亲同二体和单亲异二体引起，而隐性遗传病只会发生在单亲同二体中。

产前诊断中 UPD 的报告也因实验室而异，有些实验室仅报告涉及印记染色体的 UPD（表 13-3），而有些实验室选择仅在异常胎儿中报告非印记染色体的 UPD，以便对潜在隐性基因进行识别。SNP

UPD 染色体	亲缘来源	综合征 / 疾病	表 型	OMIM
		表 13-3 与单亲二体综合征相关的印记染色体		
6	父源	暂时性新生儿糖尿病	IUGR，新生儿糖尿病	601410
7	母源	Silver-Russell 综合征	IUGR/FTT，畸形	180860
11	母源	Silver-Russell 综合征	IUGR/FTT，畸形	180860
11	父源	Beckwith-Wiedemann 综合征	过度生长，偏侧肥大，胚胎恶性肿瘤，畸形	130650
14	母源	Temple 综合征	IUGR，畸形	616222
14	父源	Kagami-Ogata 综合征	钟形胸廓，ID，身材矮小，畸形	608149
15	母源	Prader-Willi 综合征	肥胖，畸形，ID	176270
15	父源	Angelman 综合征	ID，畸形，癫痫	105830
20	母源	Mulchandani-Bhoj-Conlin 综合征	IUGR/FTT	617352
20	父源	假性甲状旁腺功能减退症	假性甲状旁腺功能减退症	603233

IUGR. 宫内发育迟缓；FTT. 成长受阻；ID. 智力障碍；UPD. 单亲二体；OMIM. 人类孟德尔遗传线上数据库

array 也可以识别近亲关系，此时多条染色体会显示带有 LCSH 的区域。在大多数情况下，父母关系的血缘性质是已知的，他们患隐性遗传病的风险已讨论过。而在处理胎儿异常时，特定 LCSH 区域的信息会有助于缩小与胎儿表型相关的候选隐性基因的范围。

十、常规妊娠中的 CMA

此处"常规妊娠"特指胎儿无异常的妊娠，包括转诊指征，如 AMA、父母焦虑和血清筛查阳性。对于这些常规妊娠的转诊，在未见核型异常的情况下，有 1%～2% 的病例在 CMA 诊断中会检测到有临床意义的微缺失或微重复[15, 24, 93, 95]。过去 50 年的重点是妊娠中唐氏综合征的检测（活产儿中发生率为 1/700），但对于大多数常规妊娠，致病性 CNV 的风险显然比唐氏综合征更高。2017 年的一项 Meta 分析对 10 项大型研究中的 10 614 例胎儿进行了 CMA 评估，发现 0.84%（1∶119）的 AMA 和父母焦虑症病例中存在致病性、临床意义显著的 CNV[60]。该研究还表明，与早发综合征相关的 CNV 发生率为 1∶270（0.37%）[60]。与晚发性疾病相关的 CNV 出现的频率约 1∶909（0.11%），而易感性 CNV 出现的频率为 1∶333（0.3%）[60]。表 13-4 显示了常规妊娠中观察到的最常见微缺失 / 微重复 CNV 的频率。

回顾文献中列出常规妊娠中 CMA 的诊断率与核型的差异[22, 23, 60, 90, 95, 97]。这种差异可能是由于所使用的微阵列平台、微阵列的分辨率不同及实验室的报告经验不同造成的[66]。随着时间的推移，CNV 的数量逐渐超过核型分析，其分类也随之调整。随着越来越多的实验室公布和分享检测结果，支持特定 CNV 临床效应的证据成为足以证实该 CNV 的结论性分类。随着新的认知及公共数据库中更多的结果共享，与疾病相关的基因组 CNV 区域仍会逐渐增多，VUS 的发现会逐渐减少。更大的正常个体数据库也能更可靠地识别良性变异。2012 年 NICHD 微阵列年度再分析的研究是一个很好的例子，该研究最初显示致病性 CNV 发病率为 0.9%，随后在审查新文献和公共数据后修订为 1.8%[98]。年度重分析使 VUS 比例从最初的 2.5% 降至 0.9%[98]。

表 13-4 在无胎儿异常的常规妊娠中最常见的微缺失 / 微重复的频率	
CNV	**频率[15, 21, 24, 96]（缺失 + 重复）（%）**
15q11.2	5.8
Xp22.3	7.7
Xp21.1	7.7
16p11.2	7.7
17p12	9.6
1q21.1	9.6
16p13.11	13.5
22q11.21	15.4
单独发生	23.1

CNV. 拷贝数变异

十一、超声异常妊娠的 CMA

大规模的基因组不平衡会影响基因剂量，这通常会导致器官和（或）组织异常。常见的受累系统包括心脏、肾脏、大脑和骨骼系统。这些效应在常见的非整倍体中非常显著，如唐氏综合征（21 三体）、Edward 综合征（18 三体）和 Patau 综合征（13 三体），它们都表现出特征性的结构异常。包含关键基因区域的 CNV 也与胎儿结构异常有关。典型的例子是 DiGeorge 综合征（DiGeorge syndrome，DGS），它是由 22 号染色体近端长臂区域亚显微缺失引起的（又称 22q11.2 微缺失综合征）。在 77% 的 DGS 病例中存在心脏缺陷，且可以通过超声检测到。由于许多微缺失 / 微重复会显示出疾病谱，因此使用超声作为筛查工具来检测 DGS 的效率很低，会漏掉 1/5 以上无心脏缺陷的病例。而这些病例实际上只能通过有创产前检查及 CMA 检测发现。在过去，当超声发现胎儿心脏异常时，通常用 FISH 来排查 DGS（22q11.2 缺失）。但由于 66.7% 的心脏缺陷患者存在除 22q11.2 缺失以外的 CNV，此时 CMA 是比靶向 FISH 更适合的检查项目[99]。

与胎儿结构异常相关 CNV 的另一个经典例子是 Miller-Dieker 综合征，是 17 号染色体短臂末端区域的微缺失（17p13.3 缺失）。无脑畸形（大脑皮质脑回先天性缺失或发育不良）是 Miller-Dieker 综合征的标志性特征。诸如 Russell-Silver 综合征和 Beckwith-Wiedeman 综合征等印记疾病有特定的超声异常表现，但当由 UPD 引起时，可能只能通过基于 SNP 的微阵列来识别[100, 101]。最近的一项 Meta 分析显示，在仅生长受限且核型正常的胎儿中应用 CMA，可以增加 4% 的致病性 CNV 的检测[102]。在生长受限且超声异常的胎儿中，检出率增加到 10%[102]。

在核型正常但超声异常的胎儿中检测到致病性 CNV 的可能性为 6%～7%[15, 22, 24, 93, 103]。然而，通过关注特定受累器官系统及检测到异常的数目，这个数字可以进一步细化[58]。仅考虑到观察到的异常的数量，核型正常且超声检测到单个器官系统异常的胎儿约 5.6% 有致病性 CNV[99]。有大量病例是以颈部区域异常为指征行 CMA 检测。孤立性胎儿颈后透明层厚度（NT）增厚≥3.5mm 的胎儿的诊断率为 1.2%～1.8%[99, 104]。如果排除涉及颈部区域的单器官系统，所有其他单器官系统中 CNV 的发病率整体增加至 6.7%[99]。这表明，NT 增厚的病例中 CMA 的检出率预计不会大于因常规原因转诊的患者，如 AMA[15, 99, 104]。因此，非整倍体（21 三体、18 三体、13 三体和 X 单体）和 NGS 检测到的序列变异（见第 14 章）似乎是与 NT 增厚相关的主要的基因组异常[58, 99, 104-106]。

最有可能导致异常 CMA 结果的是肾脏、心脏、中枢神经、泌尿生殖系统和骨骼系统[24, 99, 107-110]。与核型分析相比，CMA 在孤立性肾脏（15.0%）和心脏（10.6%）异常患者中的诊断率最高。与肾脏异常相关的最常见 CNV 是涉及 *HNF1B* 基因的 17q12 区域的微缺失。17 号染色体这一区域的缺失与肾囊肿和糖尿病综合征（renal cysts and diabetes syndrome，RCAD）有关，RCAD 是一种常染色体显性遗传疾病，表现为肾脏发育异常引起的糖尿病和非糖尿病性肾病。心脏异常的类型极大地影响 CNV 检出率。例如，与核型分析相比，孤立心脏流出道的异常检出率提高了约 30.0%（*P*=0.005），而 CMA 在右锁骨下动脉异常的病例中则没有额外的价值[99, 111]。最常见的出生时患有先天性心脏病、室间隔缺损（ventricular septal defect，VSD）的病例中，致病性 CNV 的检出率约为 7.3%[112]。

当超声检查发现胎儿多器官系统异常（不包括 NT 异常）时，与仅单一器官异常相比，检测到有临床意义 CNV 的可能性高 2 倍（13.6% vs. 6.7%）[99]。表 13-4 和表 13-5 显示，22q11.2 不平衡是所有妊娠中最常见的 CNV（有或无超声异常）。

表 13-5	在有超声异常的妊娠中最常见的微缺失 / 微重复的频率
CNV	**频率[99]（缺失＋重复）（%）**
15q13.3	3.3
10q21.1	3.3
1q21.1	4.9
16p13.11	9.8
17q12	9.8
22q11.21	18.0
单独发生	50.8

CNV. 拷贝数变异

十二、CMA 与核型分析：其他需要考虑的要点

CMA 不仅可以检测在 G 显带核型上不能看到的亚显微异常，而且有助于鉴定可见但来源未知的染色体异常，如标记染色体和不平衡的染色体重排。在这两种情况下，CMA 精确界定了异常区域的边界（断点），以便进一步评估其包含的遗传序列。这对于遗传咨询尤其重要，因为临床结果和预后取决于重复或缺失遗传物质的染色体来源，以及该区域内包含的具有临床意义的编码和调控序列的数量[58]。准确了解异常区域的基因组坐标，使医疗保健工作者能够利用可用的在线工具和资源（见"解释 CNV 注释的细胞基因组学工具和技巧"）快速评估临床结局[113-117]。

核型分析需要细胞培养以获得中期分裂相，而 CMA 可以直接对未培养绒毛、羊水和胎儿血液 / 组织中提取的 DNA 进行检测，从而缩短检测周期。

鉴定平衡性染色体重排仍然需要核型分析。尽管大多数妊娠的平衡性染色体重排通常不会导致不良结局，但如果夫妇一方是携带者，在未来妊娠时仍存在风险。当对妊娠异常的胎儿进行核型和 CMA 分析，核型显示平衡性重排且 CMA 结果正常时，可提供额外的分子检测（如 NGS），以排除可能与平衡性重排相关的基因组复杂性[27, 29]。

明确的不平衡重排仍需通过核型分析或 FISH 来明确其形成机制。例如，CMA 观察到的重复可

能是标记染色体（图 13-4）、染色体内直接复制，或是额外的染色体片段插入[73]。CMA 发现的 21 三体也可能是 Robertsonian 易位导致的（图 13-2C），有可能是遗传自自身为平衡性 Robertsonian 易位的亲代，他们未来妊娠有复发风险。

十三、CMA 与遗传咨询

基因组检测的复杂性要求在使用微阵列进行产前检测之前对患者进行适当的遗传咨询（见第 1 章）。咨询应由遗传咨询师、遗传学家或其他具有遗传咨询和 CMA 专门培训或专业知识的医疗工作者进行[118]。检测前咨询让患者了解使用 CMA 进行产前诊断的益处和局限性，了解这些信息后基于个人信仰和态度，患者能够更明智地作出决定[119]。检测前咨询有很多方面，不是看 CMA 可以检测到的综合征和疾病的详尽列表，而是给出说明性示例以突出 CMA 的诊断潜力。重要的是，应该告知患者，尽管大多数 CMA 结果是有指向性的，但一小部分结果并不明确，具有不确定的临床意义（约 1.0%）。对这些问题的预先告知能极大地促进患者对不确定意义的检测结果做出决定[120]。表型异质性（可变外显率和可变表现度），即疾病的严重程度可以从正常到严重异常，也应在咨询讨论范围内。患者应意识到该疾病的临床症状谱在胎儿中可能无法预测，并且他们自身可能携带 CNV，即使没有表现出明显的表型。其他要告知的还包括某些 CNV 与各种神经认知疾病的易感性相关，如自闭症和精神分裂症，以及在某些情况下可能与检测指标无关的晚发性疾病。在结束咨询后，患者应了解根据其特定的检测指征检测到具有临床意义 CNV 的可能性。

如果使用基于 SNP 的阵列，还应提及识别亲缘关系和非亲缘关系的可能性[15, 22]。使用细胞游离 DNA 进行 NIPT 是当前产前筛查的重点，咨询中还需要解释 NIPT 有限的但功能强大的筛查性质，其与对基因组异常进行诊断的 CMA 检测之间是不同的[58]。

结论

与 FISH、MLPA、QF-PCR 和 G 显带核型提供的信息相比，CMA 提供了对胎儿最全面的细胞基因组学评估。CMA 的诊断分辨率约为核型分析的 100 倍，并在大约 6% 的结构异常胎儿和 1.2%~1.7% 的结构正常但伴随 AMA、产前筛查阳性或父母焦虑中的胎儿中，发现了亚微观有临床意义的 CNV。自 20 世纪 50 年代末 CMA 引入产前诊断以来[121]，临床医生和医学科学家已经找到了新的技术，可以确定由基因组变化致病的病因。随着每一种新的基因组技术的引入，人们有能力进一步确定妊娠中期胎儿异常的部分原因，以及预测在出生后才能确定的神经认知障碍。最新的 NGS 技术，全外显子组测序（whole-exome sequencing，WES），可以识别单个碱基对的改变，并且在核型和 CMA 正常的情况下对结构异常胎儿的诊断率提高了约 11%[105, 106]。很可能未来 NGS 可以在一次检测中分析单核苷酸变异和拷贝数变化。

NGS 作为一种单一的检测方法，需要与 CMA 检测的分辨率和准确性相匹敌，才能取代 CMA。这需要更大的基因组覆盖率，只有当全基因组测序成本降低时，才会成为常规检测。最后，对这些新技术产生的数据进行解读需要大量的经验，并且需要在专业协会指南的指导下出具报告。对于新的基因组技术，遗传咨询是不可或缺的一部分。

第 14 章　分子遗传学和产前诊断
Molecular Genetics and Prenatal Diagnosis

Jeff M. Milunsky　著

朱小辉　高　晨　袁一峰　译

　　分子遗传学的全面发展极大地推动了产前诊断的进步，人类孟德尔遗传线上数据库（OMIM）（2020 年 7 月 15 日）已收录 4292 个基因中的致病性变异，可用于胚胎着床前遗传学检测（PGT；见第 2 章）、胎儿游离 DNA 单基因病无创筛查 / 诊断（见第 8 章）及产前诊断。DNA 检测技术提高了对致病性染色体拷贝数变异（CNV；见第 13 章）的检测能力，由此对成年群体的远期临床结局和神经精神后遗症方面的研究，可以更好地指导临床诊疗[1]。基于快速且经济的二代测序（NGS）技术的全外显子组测序（WES）已常规应用于产后遗传学检测。这不仅促进了新基因的发现[2]，也拓宽了对已知基因的表型及更精确的基因型 – 表型相关性的认识[3]，而且也进一步加深了对同一基因中单等位基因与双等位基因变异的理解[4]。基于基因型 – 表型相关性的准确诊断对于更好地进行预期指导至关重要，即能够进行全家系携带者检测，进行症状前或预测性检测，也为 PGT 和（或）产前诊断提供了可能。

　　鉴于产前 NGS/WES 的所有技术进步和不断丰富的数据库，遗传咨询仍然是遗传疾病产前诊断的必要环节（见第 1 章）。所有具有已知致病性变异的遗传疾病都可以进行产前诊断。目前建立的分子变异命名法（见下文）使核苷酸 / 蛋白质的确切变异、特定的参考序列和反映临床意义的解释更加标准化。实验室和临床医生之间的合作最终将使那些产前诊断为携带意义未明变异的患者受益。本章将讨论产前诊断中分子检测技术的分析方法、优势和局限性、使用数据库和生物信息学工具进行解读所面临的挑战、偶然发现的结果，以及成年发病的疾病产前检测的伦理问题。

　　分子遗传学技术包括限制性核酸内切酶的应用、DNA 杂交、聚合酶链反应（PCR）扩增、DNA序列分析、外显子组 / 基因组捕获和多重连接探针扩增技术（MLPA）。这些技术已应用于检测诱发各种遗传疾病的 DNA 变异，迅速推动越来越多的孟德尔遗传病和线粒体疾病的产前诊断。关于多种单基因病分子诊断的讨论贯穿全书。分子诊断的应用前景几乎涉及全部医学亚专业。了解基础的分子学方法，将更有利于理解后续关于产前分子诊断的内容与讨论。

一、诊断方法：应用、局限性和风险

（一）用于分析的 DNA 样本来源

　　实际上，人体各种细胞都可以提供足够的 DNA进行分析。儿童和成人通常采用外周血白细胞进行遗传学分析。颊黏膜细胞也可作为 DNA 的来源，但采样过程中应有相应措施避免口腔中细菌 DNA 的过度污染。DNA 提取时应操作轻柔，避免 DNA 发生片段化致使某些检测方法无法对其进行分析。DNA的取材来源也同样重要，若取自未发生变异的组织区域，则可能检测不到该致病性变异的组织特异性嵌合。从羊水细胞或绒毛膜绒毛可提取胎儿 DNA用于产前诊断，检测时需注意避免母源 DNA 污染。从母血中分离的胎儿游离 DNA 目前也成功用于致病性变异和非整倍性分析（见第 7 章和第 8 章）。

（二）分析方法

检测家系中已知的致病性变异或筛查人群中常见的致病性变异（如囊性纤维化和镰状细胞贫血）时，直接检测 DNA 变异是首选方法。变异位点及其上下游的基因组区域经过直接 PCR 扩增、限制性内切酶酶切及凝胶电泳分离得到 DNA 片段。但这种分析方法通量低，并且受限于凝胶电泳可用泳道的数目。通过基于质谱的方法分析 PCR 产物可以一定程度上提高通量[5]，单次反应最多能同时分析 30 个变异。质谱可以检测到<5% 的等位基因频率，因此特别适用于检测嵌合体，或与许多癌症及其治疗过程相关的基因（如 BRAF、EGFR 和 KRAS）中的低频体细胞致病性变异[6]。虽然质谱分析法仍应用于某些实验室，但基本上已经被 NGS 取代（见下文）[7]。

PCR 荧光探针（Taqman 探针；Life-Technologies）普遍用于检测 DNA 单碱基突变。使用两个由不同荧光染料标记的探针检测正常和致病性变异，然后根据两种荧光色的比例来确定基因型。数字 PCR[8] 是基于 PCR 荧光探针开发的最新定量技术。应用该技术，DNA 样本被充分稀释，分配到大量的反应单元中，每个反应单元包含至多一个 DNA 分子。这是基于微流控和乳液化学技术的进步实现的。每个反应的基因型代表一个 DNA 分子，相加后确定正常和突变等位基因的比例。因此，该方法提高了灵敏度，能够检测混合物中低比例的致病性变异。然而，这种方法依赖 PCR 技术，需要复杂而准确的反应条件。NGS（见下文）采用相似的方法将单个 DNA 分子测序，将来可能彻底取代数字 PCR。

Southern 印记杂交分析[9] 已用于检测特定基因的 DNA 片段大小。DNA 首先用琼脂糖凝胶电泳分离，经限制性内切酶消化酶切，再转移到膜上用基因特异的放射性物质或荧光标记的探针进行杂交。这种方法是在人类基因组序列被揭示之前开发的，用于检测因遗传变异导致的限制性酶切位点的有或无。如今，带荧光标记 DNA 的毛细管凝胶电泳（即 ABI 测序系统）和各种特殊的 PCR 技术已在很大程度上取代了 DNA 印记法分析。这些技术包括使用重复引物 PCR、热脉冲延伸 PCR，以及用于检测长片段的长读数 PCR[10-13]。作者之前利用改良的超长 PCR 技术鉴定了一个最长的 CAG 重复扩展，该重复序列导致一个 18 个月大的孩子患上儿童型亨廷顿舞蹈症[14]。这些技术目前有不同的商品化试剂盒，常规用于检测异常扩展的等位基因。尽管目前能够明确一些特定疾病患者（即脆性 X 综合征、强直性肌营养不良、脊髓小脑性共济失调等）中是否存在大的重复扩展，但精确的重复次数可能无法确定。因此，对于这类重复扩展所致疾病的产前诊断，需要同时将 "受累亲本" 和 "非受累亲本" 与胎儿样本同时进行谨慎分析，以确定是否遗传了正常的等位基因。

到目前为止，Sanger 测序一直是检测 DNA 序列的首选技术。它是检测人类和其他物种基因组序列的主要技术。应用该技术 DNA 片段的每个碱基都得以确定，可以有效证明致病性变异的存在，因此无须事先了解是否存在特定变异。一个反应可以检测到大约 750 个碱基对，但对于嵌合体的检测则不是特别敏感。Sanger 测序通常用于根据临床表现在少数相关致病基因中找出可疑的致病性变异，且需要分析基因的每一个重要功能性区域（外显子和侧翼内含子区域）。由于大多数内含子序列很长，一般不检测候选基因的深处内含子序列，因此这一区域的致病性变异可能有所遗漏[16, 17]。如果待测 DNA 序列存在未知的多态性位点而影响所用引物结合目标 DNA 序列的能力，那么 Sanger 测序会很容易出现假阴性结果。

Sanger 测序不能检测超出引物结合位点以外的缺失和插入变异。因此，测序常与 MLPA[18] 或单核苷酸多态性（SNP）分析等其他技术联合应用，可用于检测大片段的缺失和重复变异。对于主要以外显子或基因缺失 / 重复导致的疾病，如脊髓性肌萎缩、Duchenne 肌营养不良（DMD）和进行性神经性腓骨肌萎缩症（Charcot-Marie-Tooth neuropathy, CMT），MLPA 是首选检测方法。对于其他疾病，单个 / 多个外显子或整个基因缺失 / 重复，可以使用基因特异性 MLPA 试剂盒检测，通常可将致病性变异的检出率提高 10%[19, 20]。MLPA 容易个性化定制，可以特异性针对基因的特定区域进行检测，但在单个反应中只能分析 50~60 个目标区域[21]。其中有一个值得关注的风险是，MLPA 探针结合位置上的 DNA 序列变异会造成检测的假阳性结果，特别是对于单个外显子检测。这种情况下需谨慎检测探针结合位点的序列。相比荧光原位杂交（fluorescence in situ hybridization，FISH），MLPA 作为一种快速的通量更高的方法，可用于常见非整倍体的产前诊断[22]（见第 11 章）。然而，一些关键问题限制了 MLPA 更广泛的应用，包括不能检测低比例嵌合体和女性三倍体，随后，基于细胞基因组阵列技术成为了更标准的方法（见第 13 章）。

外显子微阵列和 SNP 微阵列芯片技术[23]用于在基因组水平上检测较大的染色体异常。这些微阵列由固定在固相上的大量探针组成，然后加入荧光标记的患者 DNA，荧光升高或降低表明存在拷贝数变化。然而，大部分微阵列芯片都是固定的探针并大规模生产，不适合个性化设计。

NGS 代表着基因检测的下一代革新，取代了包括 Sanger 测序、SNP 微阵列芯片和基因表达芯片在内的许多技术。NGS 检测中，数以百万的 DNA 片段附着在固相上同时进行测序[24]。根据测序仪的不同，单次运行可以获得至多 1Tb（10^{12}bp）的数据。尽管应用的化学基础和以往区别不大，但计算机优势和工程学使这项技术成为可能。例如，Illumina[25]利用了高分辨成像和图像处理方面的优势，而 Ion-Torrent则利用微芯片来检测从测序反应中释放的氢离子。

目前大多数主流临床实验室将 NGS 应用于临床，针对与特定表型相关的一组基因（panel）[26-28]或外显子组（占基因组的 1%～2%）进行检测，甚至在某些情况下，检测整个基因组[29, 30]。基因panel 的大小取决于所讨论的特定表型，从包含几个基因到数百个甚至数千个不等，旨在最大限度地覆盖目标基因的前提下，同时具有高度的敏感性和特异性。基因 panel 的检测率根据特定表型的覆盖度和异质性程度而有所不同。

在基因 panel 检测中，通常先对受累患者样本进行单独检测。对发现的基因变异进行潜在致病性评估（见下文），并建议患者父母进行针对性的变异分析，以进一步确定临床相关性或是否为新发变异。临床外显子组和基因组测序策略对受累患者及其生物学父母同时进行测序（trio 检测）时会更有效[31]。这一策略可以确定变异是遗传的还是新发的，以及两个基因变异的分型（即顺式或反式构型）。分型也可以通过单独对患者进行短读长测序确定[32]。已知致病性变异的检出率因指征不同而存在显著差异，据报道在 25%～52%[33-35]。目前全基因组检测的成本仍然较高，其应用使临床意义未明变异（VUS）的检出有所增加（见下文），而对于目前报道的变异检出率仅略微增加[36]。

NGS 的优势明显，能在一周之内确定个体的所有基因编码区（外显子组测序）或整个基因组序列。在新生儿重症监护病房，对于疑似遗传病的患儿已实现这种快速检测以明确影响临床治疗与管理的致病性变异[37, 38]。对致病性变异的解读和评估其与临床症状相关性仍具有挑战性，新生儿基因组测序的相关内容已发表在 BabySeqProject[39]。危重新生儿的精准分子诊断不仅可以实现更理想的医疗管理，还可以更好地了解其预后，同时促进更精准的遗传咨询，包括后续相关的携带者筛查和胚胎着床前遗传学检测 / 产前诊断[40, 41]（见第 1 章）。该技术可检测个体携带的所有致病性变异，而无须考虑他们可能出现的临床表型[42, 43]。随着 NGS 应用的日益普及，有研究已经验证了基于基因 panel 的检测相较于单人 WES 和家系 WES（父母及先证者一家三口WES，trio WES）具有更高的价值[44-46]，该结论也自然推动了 NGS 基因 panel 检测在特定超声异常和产前 WES 的应用[47-50]。

胎儿结构异常的致病原因存在异质性，可能是孤立事件，也可能与单基因病或染色体病有关。关于胎儿异常的影像学表现和检查详见第 17 章至第 20 章。根据检查的异常表现，微阵列检测结合NGS 基因 panel 检测或全外显子检测是适合的选择。对于骨发育异常的产前诊断，NGS 基因组合的检测速度更快，而 trio WES 的检出率更高[52]。多项研究显示产前 WES 在胎儿结构异常检测中占有优势[53-60]。当检出具有明显遗传异质性的异常（如Dandy-Walker 畸形）时，最好使用检测范围更广泛的 trio WES 方法[61, 62]。WES 也用于具有致死性异常的胎儿检测[63]，或者检测父母是否携带致死性常染色体隐性遗传病的致病性变异[64]。针对这些高危妊娠的确诊，最好组建一个由妇产科、母胎医学、遗传咨询顾问、临床遗传学，以及其他特定系统异常相关的亚专科医生组成的多学科团队，优化当前的临床管理，进行准确诊断的同时提供全面的临床诊疗。

对整个基因组的分析展现出人类个体基因组的复杂性和可变性，而致病性变异和罕见的多态性变化常难以区分。尤其在检测高度遗传多样性的群体（如非洲裔群体）时，是一个特别的问题，因为该群体可能存在大量的家系特异性多态性。多个生物信息学分析工具和数据库可用于评估变异的潜在致病性（框 14-1）。致病性变异的体外功能研究可提供功能影响相关的确凿证据，但这些实验室研究在临床上并不可行。因此，对变异影响的解读困难常常导致意义不明的结论，因此可能报出大量 VUS（见下文）。这在产前诊断中尤其令人担忧，应在检测前的遗传咨询中将这一风险告知患者 [65, 66]。

任何新引进的技术都存在一定的局限性，在某种情况下（如产后）的常规检测技术，换一种情况下应用（如产前）会遇到更多挑战。为使 WES 成为广泛被接受的各种产前指征的标准检测方法，必须及时进行常规技术性和分析性解读。除了及时性，还有几个需要考虑的局限性 [67, 68]。首先是可能出现假阳性或假阴性结果的问题。当测序超过 100 万个碱基对时，即使是很小的错误率也会导致大量的碱基判读错误。NGS 对插入 / 缺失的检测灵敏度相对不高，在相同碱基多次重复的区域更是如此。在一篇报道 [69]，提到与高密度阵列和 Sanger 测序相比，对六个重复样本的研究中，NGS 仅检测到 52%～74% 的插入或缺失和 89% 的 SNP。在另一项研究中 [70]，使用 NGS 分析线粒体 DNA 时出现了三个假阴性结果。使用碱基判读软件可以设定特定的质量指标分数，识别和减少其中的一些错误，还可以观察到不同计算机程序解读变异的差异。当覆盖率（每个碱基测序的次数）增加时，测序结果可以得到很大改进。对于胚系变异来说，即 50% 的单一读数有突变等位基因，提高覆盖率是一个有效的解决方案，但对于只有低比例等位基因有变异的嵌合体来说可能效果不佳。由于存在出错的可能性，任何阳性结果都应通过独立技术（如 Sanger 测序）进

框 14-1　分子遗传学常用数据库和生物信息学工具

临床数据库

- 1000 Genomes Project——来自 2504 个正常基因组的人类变异目录
- ClinGen——基因和遗传变异的临床相关性
- ClinVar——对特定变异临床意义的解释
- dbSNP——单核苷酸多态性数据库
- Decipher（DatabasE of Chromosomal Imbalance and Phenotypes in Humans using Ensembl Resources）——来自 25 000 多例患者的数据
- DGV（Database of Genomic Variants）——常见拷贝数变异数据库
- GnomAD（Genome Aggregation Database）——来自 130 000 多例正常个体的参考外显子组和基因组
- GTR（Genetic Testing Registry）——提供特定检测的实验室
- HGMD（Human Gene Mutation Database）——胚系序列变异
- LSDB（Locus-Specific Mutation Database）——位点特异性突变
- OMIM（Online Mendelian Inheritance in Man）——人类孟德尔遗传线上数据库
- UCSC browser（University of California, Santa Cruz）——利用比对工具获取多种生物体的基因组数据

生物信息学工具

- Align-GVGD（Grantham Variation Grantham Deviation）——评估氨基酸生物物理特性以预测错义突变对蛋白质功能的影响
- MutationTaster——评估氨基酸替换、内含子变异和同义变异的致病性
- NNSPLICE——剪接位点预测
- PANTHER（Protein Analysis Through Evolutionary Relationships）——将蛋白质序列进化与特定功能进行联系
- PHD-SNP（Predictor of Human Deleterious Single Nucleotide Polymorphism）——评估编码和非编码单核苷酸多态性
- Polyphen 2（Polymorphism Phenotyping,）——评估氨基酸替代的功能意义
- PROVEAN（Protein Variation Effect Analyzer）——预测变异对蛋白质功能的影响
- SIFT（Sorting Intolerant from Tolerant）——基于氨基酸进化保守性对非同义单核苷酸多态性的评估

行确认。某区域内 GC 的高度富集或外显子捕获效率低下等技术限制会造成覆盖区域的不完整，因此受检者必须了解特定检测的局限性[71]。一些小的非编码 RNA 基因突变导致的具有临床意义的疾病（如 RMRP 隐性突变导致的软骨 - 毛发发育不良）可能不包括在 WES 的检测范围中[72]。更令人担忧的是，最近一项研究直接比较了三个临床实验室的临床外显子组检测结果发现，相同样本存在不一致的基因覆盖，导致潜在的假阴性结果[73]。由此可见，该测序技术仍亟待改进。

WES 检测到已知的致病性变异，虽然对家系遗传咨询很重要，但不一定能帮助预测疾病的临床严重性。例如，囊性纤维化跨膜传导调节因子（cystic fibrosis transmembrane conductance regulator，CFTR）发生致病性变异的患者，其临床严重程度不一，轻者仅表现为先天性双侧输精管缺如（CBAVD），重者可表现为明显的囊性纤维化[74]。类似地，对于镰状细胞贫血致病性变异的患者，其临床严重程度也有所不同，跨度可以从早期的严重患病，到表型轻微且预期寿命相对正常[75]。造成这种临床变异性的原因在于基因中的遗传修饰位点，而非包含主要致病性变异的基因。如今，学界对这些修饰基因知之甚少。因此，对于无任何特异性临床表现的胎儿，在解读产前诊断 NGS 测序数据时必须谨慎。

与一组疾病特异性基因测序相比，通过 NGS 对全外显子组进行测序更容易发现与个体临床表现无关的致病性变异。是否或如何告知患者在全外显子组或全基因组测序中发现的次要致病性变异，存在较大争议（见下文）。

除了序列分析，NGS 还彻底变革了基因表达分析，即对组织中 mRNA 水平的分析。以前采用的是基于杂交的技术，使用 DNA 探针检测特定基因的 mRNA 水平。采用荧光原位杂交技术时需要考虑基因之间存在的内在差异，而采用 NGS 则只需计算与特定 mRNA 相对应的序列 reads 数[76]。除了检测基因表达水平外，NGS 还可以检测由可变剪接导致的 mRNA 序列变化，以及导致基因表达水平变化的基因组 DNA 甲基化改变[77, 78]。

全基因组测序（whole-genome sequencing，WGS）可以通过提供拷贝数变异数据和所有典型类型的遗传变异，包括基因组编码区和非编码区，来提高诊断率和改进临床管理[79]。产前 WGS 虽然可行[80]，但由于对 WES 未覆盖区域的变异解读缺乏了解，因此其应用仍存在很大局限性[81]。

基因变异解读现已标准化，可分为"致病性""意义不明""可能致病""可能良性"和"良性"[82, 83]。收集并对比大量人类基因组数据将是解读遗传变异的关键，尤其对于解读人群中的罕见变异至关重要。美国国家生物技术信息中心（National Center for Biotechnology Information，NCBI）是遗传信息的中央库。NCBI 的个体数据库包括遗传变异信息库（dbSNP），可提供揭示人类变异与健康状况之间联系的公开跟踪记录，还有支持证据数据库（ClinVar）、遗传序列数据库（Genbank）、疾病 - 基因关联数据库（OMIM），以及许多其他生物学相关数据。此外，大量其他数据库（如加利福尼亚大学圣克鲁兹分校基因组生物信息学数据库）借助 NCBI 的数据以及其他的生物信息学工具来解读数据（框 14-1）。

（三）携带者检测

携带者筛查的进展也受益于 NGS 的出现[84]。以前，携带者筛查指征只包括普遍存在于某种族中的疾病、几种常见的隐性疾病以及在家系中确定的可检测的疾病。如今，可以针对数百种严重的儿童期患病的隐性遗传进行扩展性携带者筛查[85-88]，使遗传咨询更加复杂[89]（见第 1 章）。除基于种族的携带者筛查外，美国妇产科医师学会还推荐对囊性纤维化和脊髓性肌萎缩（SMA）进行泛种族筛查[90]。医生应为患者提供基于种族的携带者筛查与扩展性携带者筛查这两个选择（最好是在妊娠前），并向患者介绍每种选择的优缺点[91]。

本书讨论了多种常染色体隐性遗传病和 X 连锁遗传病的携带者筛查。确定个体致病基因的携带状态是制订生育计划的前提，旨在评估生育风险，提供产前诊断、胚胎着床前遗传学检测或其他选择（见第 1 章）。另外的目的是在某些疾病中，如 DMD 或 Fabry 病[92]，评估女性的症状或体征是否可能是由于其为显性携带者（见第 1 章）。能否通过家系检测确定携带者状态通常取决于家族史、种族（见第 1 章）和疾病本身的性质（如家族性地中海热、DMD、脆性 X 综合征）。当已知有许多突变（如囊性纤维化基因 CFTR 有 2000 以上突变），基因座异质性和等位基因异质性会给携带者筛查带来挑战，这种情况下，只有最常见的突变能检测出来（见第 15 章）。当受检夫妇中的一方在扩展性携带者筛查 panel 中检测为某种疾病致病突变携带者时，遗传咨询是产前决策中不可或缺的一部分（见第 1 章）。根据突变的检出率，可能需要对明显的"非携带者"一方进行更完整的分析（即相关基因的测序 / 缺失分析）。另外，由于基因外显率的差异会导致临床疾病无法确定，如血色素沉着病中所见，会影响基因突变致病性的解读。

对于遗传咨询师和医生而言，认识、讨论和记录携带者筛查的各种局限性非常重要，这些局限性通常取决于所用的检测方法。常染色体隐性遗传病 SMA 就是一个典型的例子。SMA 是最常见的严重遗传疾病之一，人群携带率为 1/60～1/40[93]，各种族人群均可患病[94]。最常见的 SMA 相关变异是 *SMN1* 基因上的 7 号外显子缺失（见于 95% 的受累患者）[93]，还有大约 5% 的患者同时存在 *SMN1* 缺失和点突变[93]。常规孕前或产前筛查通常不会检测 *SMN1* 中的点突变，但一些种族相关的突变可以通过等位基因特异性逆转录（RT）–PCR 技术进行检测[95]。由于该区域的基因组结构特点，3%～4% 的个体可能在一条染色体上有两个或更多的 *SMN1* 基因拷贝，而在另一条染色体上没有拷贝，即"2+0"型携带者，其检测结果为假阴性。经典携带者筛查技术（如 MLPA）无法检测出这样的携带情况，这是因为一个等位基因的重复掩盖了另一个等位基因的缺失。有一种已知的 SNP 单体型，它在一条染色体上"标记"了"重复"的 *SMN1* 基因。对这种"重复型单体型"的常规检测提高了对"2+0 携带者"的检出率[96, 97]。此外，2% 的受累个体存在新发突变。

尽管家系携带者筛查可能会因患病儿童或特定患病种族而开展，但荷兰的一项研究揭示了未进行 DMD 基因突变的筛查女性携带者其女性胎儿的后果[98]。该研究指出，这些女性胎儿很可能因在未来没有接受筛查而生下患 DMD 的儿子。另一项研究调查了在青春期进行过 DMD/Becker 肌营养不良（BMD）携带者筛查的女性的经历[99]。尽管大多数被调查者根据其检测结果进行了良好的调整，但该研究也强调了检测前后遗传咨询的缺乏。

对于近亲结婚的夫妇，其后代患严重 / 致死性遗传疾病的风险显著增加（见第 1 章），WES 有助

于对此类夫妇进行诊断和随后的携带者筛查。一项囊括 50 个近亲结婚家庭的研究显示，在 18 个家庭中（36%）发现了纯合子致病性变异[100]。之后一项对 116 个家庭的研究中，这一比例约为 46%[101]。

（四）症状前 / 预测性 DNA 检测

有计划的症状前或预测性 DNA 检测主要旨在告知辅助生育决策。正如第 1 章中所讨论，此类检测最好在孕前进行，并且需要遗传咨询。这些检测容易引发焦虑且具有伦理挑战性，因此必须获得知情同意，并严格遵守现有指南（见第 1 章）。虽然预测性检测最开始主要用于筛查亨廷顿病等神经退行性疾病，但此类检测也越来越多用于心肌病、恶性疾病和其他迟发性神经系统疾病的筛查。之所以强调遗传咨询和知情同意的重要性，是因为要在这些迟发性疾病的背景下作出慎重的决定，包括产前诊断和 PGT 的选择。

（五）突变检测

所有单基因病的产前诊断都是针对已知突变，因此，只要已知明确的突变，所有孟德尔遗传病都符合产前诊断或 PGT 的条件。若妊娠早期超声检测出胎儿异常（如颈部水囊状淋巴管瘤），后续可能会进一步针对染色体异常和单基因病（如 Noonan 综合征）进行各种筛查和诊断检测。在常规微阵列分析（见第 13 章）之后，应考虑对 RAS 通路病（RASopathy）进行分子检测[102-105]。RAS 通路病包括一组常见遗传病（大约每 1000 人中就有 1 人患病）[106]，由于致病性变异造成 RAS/MAPK 通路失调，导致出现共同的临床特征（表 14–1）[105, 107, 108]。在常规微阵列分析之后，可以进行不同的分子检测策略，包括 *PTPN11*（最常见，约占 Noonan 综合征的 50%）单基因测序、Noonan 综合征 /RAS 通路病的 NGS 基因组合[109] 和 WES。随着多个超声检查发现及持续的胎儿颈后透明层增厚 / 颈部水囊状淋巴管瘤增大（≥5.0mm），RAS 通路病相关基因的致病性变异检测也有所增加[109]。从绒毛膜绒毛提取 DNA 并进行快速多基因测序，可以在基因 panel 中快速检测各种候选基因，从而为临床决策提供依据。鉴于 DNA 分析的高度灵敏性，所有产前分子检测必须排除母源细胞污染。同样严格的检测标准也适用于 PGT（见第 2 章）对来自母体循环系统的

表 14–1 RAS 通路病基因和缺陷		
原发疾病	基 因	遗传方式
Noonan 综合征	PTPN11	AD
	SOS1	AD
	RAF1	AD
	KRAS	AD
	NRAS	AD
	SHOC2	AD
	CBL	AD
	RIT1	AD
	LZTR1	AD/AR
	SOS2	AD
	RRAS	AD
	MRAS	AD
	RASA2	AD
	A2ML1	AD
	BRAF	AD
Costello 综合征	HRAS	AD
	BRAF	AD
心 - 面 - 皮肤综合征	MAP2K1	AD
	MAP2K2	AD
	KRAS	AD
Noonan 综合征伴多发皮疹	PTPN11	AD
	RAF1	AD
神经纤维瘤病	NF1	AD
Legius 综合征	SPRED1	AD
动静脉毛细血管畸形	RASA1	AD

AD. 常染色体显性；AR. 常染色体隐性；引自 Liao J, Mehta L. Molecular genetics of Noonan syndrome and RASopathies. Pediatr Endocrinol Rev 2019；16 (Suppl 2)：435[105]；Aoki Y, Niihori T, Inoue S, et al. Recent advances in RASopathies. J Hum Genet, 2016, 61:33[107]；Tidyman WE, Rauen KA. Expansion of the RASopathies. Curr Genet Med Rep, 2016, 4:57[108]

胎儿 DNA 小片段进行无创产前筛查同样需要可靠的方法和技术（见第 8 章）。

在任何生物系统中，都不能保证一定能得到完全准确的结果，100% 的准确率只能作为产前诊断的目标。当人们想要通过产前诊断排查严重 / 致死性遗传病时，假阴性结果是最令人头疼的情况。在签署产前诊断或 PGT 的知情同意时，应写明无法保证 100% 的准确率。

前文中已经提到检测突变的方法。突变最常在近亲婚配家庭中检测到，突变类型包括无义、错义、移码、插入、缺失、重复或扩展，这些都是产前诊断中常见的突变类型。正如前文提及，WES 尤其适用于筛查一系列由已知突变的基因导致的表征相似的疾病。尽管得到结果所需的时间很关键，但 WES 将不断受到意外发现与临床表征无关的基因致病性变异或 VUS 的挑战。如果知情同意仅关注给定的检测范围内的目标并文字记录限制严格的分析范围，则不会出现重大问题。靶向 WES 将在这些情况下占有一席之地，即使是在产前诊断中，也不必担心次要（偶然）结果的困扰[110-112]（见"临床警告、注意事项、局限性和陷阱"）。在人类的每个基因组中都存在数百个功能缺失变异和数千个 VUS[113, 114]，对变异临床意义的解读仍然存在挑战[115]。在成年人群中，检测出高外显率的次要致病性变异的概率为 1.2%~5%[116-118]。毫无疑问，WGS 将进一步提高发现 VUS 和致病性变异的可能性。虽然 WGS 还没有成为产前诊断的常规技术，但其技术可行性意味着这一目标终将实现。同时，由于目前还无法得到全基因组的高质量序列，因此仍需要通过 Sanger 测序或其他方法对结果进行确认。

二、临床警告、注意事项、局限性和陷阱

（一）动态突变与遗传早现

目前已记载有 40 多种疾病与不稳定重复序列有关，包括三核苷酸、四核苷酸、五核苷酸和六核苷酸重复（表 14–2）[119-131]。在这 40 多种疾病中，产前诊断最常用于脆性 X 综合征和强直性肌营养不良。但是，正如第 1 章中所讨论，其他成年发病的不稳定重复序列相关疾病，如六核苷酸重复相关的

肌萎缩侧索硬化和额颞痴呆，现在可能也纳入产前诊断的范围中。

通过重复序列分析预先确定父母的疾病（绝大多数是常染色体显性遗传疾病）或识别前突变等位基因，进而进行产前（或胚胎着床前）诊断。然而，如果临床医生和实验室之间的沟通不明确，可能会遗漏数千次重复的大片段扩展。筛查脊髓小脑性共济失调等具有典型表型的疾病时，应提醒双方需要进行额外的检测（即长片段 PCR）以避免遗漏大片段扩增。

不稳定重复序列在代际之间扩展导致后代疾病严重程度增加及发病更早的现象称为"遗传早现"。值得注意的是，对于脆性 X 综合征（*FMR1* 突变），CGG 重复次数＞200 次与智力障碍等特征相关，但重复 55～200 次可能会导致中年脆性 X 相关震颤共济失调综合征（见第 16 章）。当产前检测到 55～200次重复时，不可避免地会引起恐慌，尤其是当重复数接近 200 次时。遗传早现导致发病提前的程度有时是惊人的，如作者的报道中提到 1 例青少年亨廷顿

病的 3 岁患儿，其发病时间仅为 18 个月龄[14]。

过去，亨廷顿病患者出现的新发突变总是源自其父亲中间型等位基因的重复序列扩增。然而，最近 Semaka 等[132] 发现，有 33 个 CAG 重复的母源中间型等位基因，在传递给下一代时扩增到 48 个 CAG 重复，最终发展为亨廷顿病。遗传咨询和产前诊断中必须明确提示和告知可能的结果。此外，遗传修饰可能会影响致病基因的表达，这一点在亨廷顿病中已得到证明[133]。

在成年发病的家族性常染色体显性神经系统疾病中，由于 *C9orf72* 基因中有六核苷酸（GGGGCC）重复序列扩增，在产前诊断中需要特别注意[134]。*C9orf72* 基因相关的疾病主要包括：家族性肌萎缩侧索硬化、额颞痴呆和一定程度的帕金森病、阿尔茨海默病、路易体痴呆、原发性侧索硬化、进行性肌萎缩、皮质基底节综合征和亨廷顿病样疾病[126,134,135]，并且已有相关遗传早现的报道[134]。临床表现包括精神病、幻觉、妄想、延髓受累、痴呆和运动障碍。随着对 *C9orf72* 重复序列扩增变异的

表 14-2 重复扩展的疾病					
疾 病	遗传方式[a]	重复序列	正常重复数[b]	携带者重复数[b]	患者重复数[b]
肌萎缩侧索硬化[f]	AD	GGGGCC	＜20	—	＞30
Baratela-Scott 综合征	AR	GGC	9～72	—	＞100
齿状核红核苍白球路易体萎缩症	AD	CAG	7～34	—	49～75
脆性 X 综合征[c]	X	CGG	5～54	50～200	200 至＞2000
脆性 XE 综合征	X	GGC	6～25	116～133	200 至＞850
Friedreich 共济失调[c]	AR	GAA	7～40	50～200	200 至＞1200
额颞痴呆[f]	AD	GGGGCC	＜20	—	＞30
Fuchs 角膜内皮营养不良[c]	AD	CTG	＜30	—	＞40 至＞1300
亨廷顿舞蹈症	AD	CAG	6～36	—	35～121
Kennedy 病（脊髓延髓肌萎缩）	X	CAG	12～34	—	40～62
Machado-Joseph 病	AD	CAG	13～36	—	68～79
强直性营养不良 1 型	AD	CTG	5～37	—	50 至＞2000
强直性营养不良 2 型[d]	AD	CCTG	＜44	—	75～11 000
神经元核内包涵体病	AD	GGC	5～38	—	66 至＞500

（续表）

疾　病	遗传方式 [a]	重复序列	正常重复数 [b]	携带者重复数 [b]	患者重复数 [b]
脊髓小脑性共济失调 1 型	AD	CAG	6～39	—	41～81
脊髓小脑性共济失调 2 型	AD	CAG	15～29	—	35～59
脊髓小脑性共济失调 6 型	AD	CAG	4～16	—	21～27
脊髓小脑性共济失调 7 型	AD	CAG	4～18	—	37～130
脊髓小脑性共济失调 8 型	AD	CTG	16～37	—	>90
脊髓小脑性共济失调 10 型 [e]	AD	ATTCT	10～22	—	>19 000
脊髓小脑性共济失调 12 型	AD	CAG	7～28	—	66～78
脊髓小脑性共济失调 17 型	AD	CAG	27～44	—	>45
脊髓小脑性共济失调 31 型 [e]	AD	TGGAA	未检出	—	>2500
脊髓小脑性共济失调 36 型 [f]	AD	GGCCTG	3～14	—	650～2500
脊髓小脑性共济失调 37 型 [e]	AD	ATTTC	未检出	—	31～75

a. AD. 常染色体显性遗传；AR. 常染色体隐性遗传；X. X 连锁遗传；b. 可能存在可变报道范围和大小有重叠；c. 突变可能不涉及扩展；d. 扩展涉及四核苷酸；e. 扩展涉及五核苷酸；f. 扩展涉及六核苷酸；引自 La Spada AR, Taylor JP. Repeat expansion disease: progress and puzzles in disease pathogenesis. Nat Rev Genet, 2010, 1:247[119]；López Castel A, Cleary JD, Pearson CE. Repeat instability as the basis for human diseases and as a potential target for therapy. Nat Rev Mol Cell Biol, 2010, 11:165[120]；Mootha VV, Gong X, Ku HC, et al. Association and familial segregation of CTG18.1 trinucleotide repeat expansion of TCF4 gene in Fuchs' endothelial corneal dystrophy. Invest Ophthalmol Vis Sci, 2014, 55:33[121]；Rodriguez CM, Todd PK. New pathologic mechanisms in nucleotide repeat expansion disorders. Neurobiol Dis, 2019, 130:104515[122]；Tian Y, Wang JL, Huang W, et al. Expansion of human-specific GGC repeat in neuronal intranuclear inclusion disease-related disorders. Am J Hum Genet, 2019, 105:166[123]；Swinnen B, Robberecht W, Van Den Bosch L. RNA toxicity in non-coding repeat expansion disorders. EMBO J, 2020, 39:e101112[124]；Ueyama M, Nagai Y. Repeat expansion disease models. Adv Exp Med Biol, 2018, 1076:63[125]；Babić Leko M, Župunski V, Kirincich J, et al. Molecular mechanisms of neurodegeneration related to C9orf72 hexanucleotide repeat expansion. Behav Neurol, 2019, 2019:2909168[126]；Goodman LD, Bonini NM. Repeat-associated non-AUG（RAN）translation mechanisms are running into focus for GGGGCC-repeat associated ALS/FTD. Prog Neurobiol, 2019, 183:101697[127]；LaCroix AJ, Stabley D, Sahraoui R, et al. GGC repeat expansion and exon 1 methylation of XYLT1 Is a common pathogenic variant in Baratela-Scott syndrome. Am J Hum Genet, 2019, 104:35[128]；Stoyas CA, La Spada AR. The CAG-polyglutamine repeat diseases: a clinical, molecular, genetic, and pathophysiologic nosology. Handb Clin Neurol, 2018, 147:143[129]；Saade JS, Xing C, Gong X, et al. Instability of TCF4 triplet repeat expansion with parent-child transmission in Fuchs' endothelial corneal dystrophy. Invest Ophthalmol Vis Sci, 2018, 59:4065[130]；Nguyen L, Cleary JD, Ranum LPW. Repeat-associated non-ATG translation: molecular mechanisms and contribution to neurological disease. Annu Rev Neurosci, 2019, 42:227[131]

表现和 50% 子代遗传风险的深入了解，在产前诊断中将得到广泛应用。

C9orf72 六核苷酸重复序列扩增检测存在技术困难[136]，Rollinson 等[137] 报道了起初 DNA 印记法无法检测到的重复扩增突变。在两兄弟的家系研究中，发现了 10 个碱基对的缺失，缺失与干扰基因分型的重复扩增相邻。

在脊髓小脑性共济失调（SCA）10 型（一种常染色体显性神经退行性疾病）中，五核苷酸（ATTCT）重复扩增的中断与两代间重复次数的反常减少有关[138]。目前已发现扩增次数和发病年龄之间呈负相关[138]。许多患者（表 14-2）的临床发病年龄是在生育期，对考虑产前诊断的受累个体（可能会自行放弃生育）是一种挑战。需要注意的是，不稳定重复扩增发生在下列 SCA 亚型中：1 型、2 型、3 型、6 型、7 型、8 型、10 型、12 型、17 型、31 型和 36 型；而常规突变发生在下列亚型中：5 型、11 型、13 型、14 型、15 型、20 型、23 型、27 型、28 型、35 型和 38 型 [139, 140]。

SCA37 型由 *DAB1* 基因中两个多态性 ATTTT 序列之间的五核苷酸 ATTTC 内含子插入引起 [141]。基于 Sanger 测序原理的长片段 PCR 能够可靠地检测出致病性 ATTTC 的重复插入，重复次数通常为 31～75 次 [142]。重复引物 PCR 也可能检测到 ATTTT 重复，但因可能出现假阴性 / 阳性结果，不建议使用。

常染色体显性遗传病肌强直性肌营养不良 1 型（DM1）（见第 1 章），由 CTG 重复序列扩增引起，患病率为 1/8000，而更常见的 DM2（芬兰患病率为 1/1830）常常未得到确诊。DM2 由 CCTG 重复序列扩增引起，症状较轻，遗传早现少见，不会引起先天性肌强直性营养不良 [143]。这两种类型的鉴别诊断很重要，因为 DM2 不太需要产前诊断。

Fuchs 角膜内皮营养不良（Fuchs endothelial corneal dystrophy，FECD）是一种常见的遗传异质性疾病，其中迟发性 3 型导致约 4% 的 40 岁以上人群视力受损。这种类型是由 *TCF4* 基因中的杂合 CTG 扩增引起 [144]。等位基因重复扩增 40 次以上时，患病风险会增加 30 倍以上 [121]。类似于其他三核苷酸重复扩增相关疾病，疾病严重程度与扩增次数呈正相关 [145]。然而，鉴于已有记载的不完全外显率 [146]，该病不适合通过产前诊断进行筛查。

目前至少有九种由聚丙氨酸链延伸引起的遗传病 [147]。对于常染色体隐性遗传或 X 连锁遗传起源的病例，产前诊断是可行的。但对于常染色体显性遗传的患者，却很少有这样的选择。与不稳定重复扩增类似，这种疾病的临床严重程度会随着某些基因（如 *PHOX2B*）中扩增的聚丙氨酸链长度增加而加重 [148]。

（二）嵌合体

体细胞嵌合是形成合子后新发突变的结果，发生在构成人体器官的部分细胞中，目前基本可以确定其发生率是被低估的。此外，由于多种因素影响，比如细微的表型变化、技术局限性及组织的差异，常常不能检测到或诊断出嵌合体。事实上，许多可能存在于所有细胞中的突变对某些特定组织的影响会更大。新发突变很可能发生在父母一方的精子或卵子中，这一决定后代命运的变化是无法预测的。突变一旦传递给下一代，就会出现在后代的所有组织细胞中。致病突变可能发生在细胞有丝分裂的过程中，最终导致后代成为嵌合体。体细胞突变常发生在胚胎着床前或胚胎发育早期 [149, 150]。令人惊讶的是，尽管目前研究的胚胎中至少有 48%～90% 由于染色体异常而导致嵌合，但体细胞嵌合体并不常见 [151]。

能否区分体细胞嵌合体和生殖腺嵌合体通常取决于所用检测方法的灵敏度。如常规的临床检测漏检了变异等位基因，随后可通过更高灵敏度的特殊检测进行鉴定 [152-156]。Campbell 等 [157] 对 100 个家庭的研究中，在后代患有新发罕见 CNV 缺失导致的基因组病的家庭中，观察到有 4 例亲代的血液中出现了低水平体细胞嵌合现象，这显然（非预期的）增加了该疾病在后代中复发的风险。当然，其他组织中存在的有限的嵌合现象可能未检测到（或无法）被发现，但与无法确定的生殖腺嵌合体有关。目前认为新发体细胞突变是神经细胞迁移和大脑过度生长，以及智力障碍、孤独症谱系障碍和癫痫性脑病的原因之一 [158]。

遗传性体细胞嵌合体广泛存在于遗传病中（见第 1 章）。血液中嵌合体的比例较低，目前的检测手段可靠性有限，所以对于许多遗传疾病中的生殖腺嵌合体，尚无法得出确切的结论（表 14-3）。因此，当考虑遗传疾病为散发或由生殖腺嵌合造成时，建议在临床上保持谨慎。如果存在体细胞嵌合体被漏检，复发风险可能会显著增加。

大多数新发突变为父源性，并且随年龄的增长而增加 [271]。通过分析发现，遗传疾病的再发风险取决于亲本的来源，父亲年龄是影响该风险的重要因素 [272, 273]。年轻的父亲传递发生突变的配子时，再发风险似乎更高。此外，研究证明，与孤独症谱系障碍相关的新发缺失和插入变异主要源自父亲 [274]。

神经纤维瘤病 1 型（neurofibromatosis type 1，NF1）的突变中，相比于其他类型突变，体细胞突变通常是缺失突变（通常与严重表型相关）[275]。据报道，40% 的病例中 *NF1* 基因的微缺失与体细胞嵌合有关 [276]。据估计，神经纤维瘤病 2 型（neurofibromatosis type 2，NF2）中，体细胞嵌合体

表 14-3 列举报道了性腺嵌合体的单基因病 （续表）

疾 病	遗传方式	参考文献	疾 病	遗传方式	参考文献
软骨发育不全Ⅱ型	AD	[159]	Costello 综合征	AD	[187]
软骨发育不全	AD	[160]	Crouzon 综合征	AD	[188]
肢端 – 心 – 面综合征	AR	[161]	Danon 病	X-L	[189]
肾上腺脑白质营养不良	X-L rec	[162, 163]	Dejerine-Sotas 综合征（HNSN Ⅲ）伴口型红细胞增多症	AD	[190]
Albright 遗传性骨营养不良	AD	[164]	Duchenne 肌营养不良	X-L rec	[191, 192]
α 地中海贫血精神发育迟滞综合征	X-L	[165]	先天性角化不良	X-L	[193]
Alport 综合征	X-L, AR, AD	[166, 167]	EEC 综合征（直肠、外胚层发育不良、口面裂）	AD	[194, 195]
淀粉样多发性神经病变	AD	[168]	营养不良型大疱性表皮松解症	AR	[196]
无虹膜症	AD	[169]	Fabry 病	X-L rec	[197]
睑缘粘连 – 外胚层发育不良 – 唇腭裂综合征（AEC 综合征）	AD	[170]	面肩肱型肌营养不良	AD	[198]
Apert 综合征	AD	[171]	凝血因子 X 缺乏	AR	[199]
Arboleda-Tham 综合征	AD	[172]	家族性腺瘤性息肉病	AD	[200, 201]
Bainbridge-Ropers 综合征	AD	[173]	家族性局灶节段性肾小球硬化	AD	[202]
Becker 肌营养不良	X-L rec	[174]	家族性肥厚型心肌病	AD	[203]
Cantu 综合征	AD	[175]	进行性骨化性纤维发育不良	AD	[204]
心 – 面 – 皮肤综合征	AD	[176]	脆性 X 综合征（缺失型）	X-L	[205]
小脑共济失调伴进行性黄斑营养不良（SCA7）	AD	[177]	Fraser 综合征	AD	[206]
CHARGE 综合征	AD	[178]	Glass 综合征	AD	[207]
点状软骨发育不良	X-L rec	[179]	性腺发育不全	AD	[208]
Coffin-Lowry 综合征	X-L dom	[180]	Hartsfield 综合征	AD	[209]
先天性挛缩性蜘蛛指 / 趾综合征	AD	[181]	血友病 B	X-L rec	[210, 211]
先天性眼外肌纤维化	AD	[182]	遗传性血管性水肿（C1 抑制剂缺乏症）	AD, AR	[212]
先天性中枢性低通气综合征	AD	[183, 184]	遗传性出血性毛细血管扩张	AD	[213]
Conradi-Hunnermann-Happle 综合征	X-L dom	[185]	大疱性表皮松解症	AR	[214]
阿姆斯特丹型侏儒征	AD	[186]	Holt-Oram 综合征	AD	[215]

（续表）

疾　病	遗传方式	参考文献
Hunter 综合征	X-L rec	[216]
低磷酸盐血症性佝偻病	X-L dom	[217]
色素失调症	X-L dom	[218]
Karsch-Neugebauer 综合征	AD	[219]
角膜炎 – 鱼鳞病性耳聋综合征	AD	[220]
L1 综合征	X-L rec	[221]
无脑畸形（男性）；"皮质下带状灰质异位症"（几乎所有女性）	X-L rec	[222]
LMNA 相关的肌营养不良	AD	[223]
Malan 综合征	AD	[224]
巨脑综合征	AD	[225]
1p36 微缺失	AD	[226]
15q11-q13 微缺失（Angelman 综合征）	AD	[227]
19p13.13 微缺失	AD	[228]
肌小管性肌病	X-L rec	[229, 230]
线状体肌病	AD, AR	[231]
神经退行性变伴脑铁沉积	X-L	[232]
神经发育性障碍伴不自主运动（NEDIM）	AD	[233]
伴有严重运动障碍和语言缺失的神经发育障碍（NEDMIAL）	AD	[234]
神经纤维瘤病 1 型	AD	[235, 236, 237]
神经纤维瘤病 2 型	AD	[238]
Noonan 综合征	AD	[239, 240]
眼脑肾综合征	X-L	[241]

（续表）

疾　病	遗传方式	参考文献
眼面心牙综合征 / 先天性白内障	X-L dom	[242]
鸟氨酸氨甲酰基转移酶缺乏症	X-L rec	[243]
成骨不全	AD	[244]
纹状骨瘤	X-L dom	[245]
耳腭指综合征	X-L dom	[246]
Pallister-Hall 综合征	AD	[247]
多囊性肾病	AD	[248]
红细胞增多症 – 副神经节细胞瘤综合征	AD	[249]
假性软骨发育不全	AD	[250]
肾结肠综合征	AD	[251]
视网膜母细胞瘤	AD	[252, 253]
Rett 综合征	X-L dom, AD	[254, 255, 256]
横纹肌样肿瘤易感	AD	[257, 258]
精神分裂症易感	AD	[259]
重度联合免疫缺陷病	X-L rec	[260]
Shprintzen-Goldberg 综合征	AD	[261]
Smith-Kingsmore 综合征	AD	[262]
脊椎干骺端发育不良	AD	[263]
Sotos 综合征	AD	[264]
结节性硬化症	AD	[265, 266]
血管性血友病（2b 型）	X-L rec	[267]
Waardenburg 综合征	AD	[268, 269]
Wiskott-Aldrich 综合征	X-L rec	[270]

AD. 常染色体显性；AR. 常染色体隐性；X-L. X 连锁；X-L rec. X 连锁隐性；X-L dom. X 连锁显性

的比例很高，为 25%～30%[277, 278]。通过高分辨率的全基因组外显子微阵列对 10 362 例患者进行研究，发现 0.55% 的病例存在体细胞染色体嵌合现象[279]。

对于体细胞嵌合相关显著高发的疾病，诊断时可能需要检测除血液外的其他组织。以阿姆斯特丹型侏儒征（Cornelia de Lange Syndrome, CdLS）为例，其临床表现为先天性颅面畸形、生长发育迟缓、精神发育迟缓和肢体畸形[280]。CdLS 为常染色体显性遗传或 X 连锁遗传畸形综合征，已知是由 7 个不同的相关致病基因突变导致[281]。Sanger 测序检测体细胞嵌合的灵敏度只有 10%～20%，因此建议检测皮肤成纤维细胞或口腔上皮细胞，以确认嵌合体的存在[282-284]。类似的例子还有 Costello 综合征，表现为面部畸形、心血管、皮肤和肌肉骨骼异常，并伴有肿瘤易感。血液 DNA 检测未见突变，随后在口腔上皮细胞中检测出该病常见的 HRAS 基因突变[285]。NGS 更适合嵌合体的检测，该技术增加了对许多疾病体细胞嵌合的检出率[155, 156]。由于每个碱基对会检测十到数百次，比例低至 0.4% 的嵌合体也可以检测出来[286]。

一些单基因病仅发生在嵌合体中，如 Proteus 综合征（proteus syndrome, PS），提示完全突变可能有致死性。PS 的产前超声诊断会发现腹部囊性肿块和手指错位[287]，以及腹部和盆腔的囊性淋巴管瘤[288]。这类疾病（如 Maffuci 综合征，表现为血管、淋巴、软组织和骨组织的过度生长）很可能主要以嵌合状态存在，其胚系突变有致死性[275]。已有报道 PIK3CA 基因体细胞致病性变异引起大脑和身体部分的多种过度生长障碍[289-293]。回复突变嵌合现象也不太可能使以产前诊断为目的的亲本或胎儿研究工作复杂化。在大疱性表皮松解症诊断方面，目前大约 1/3 的患者[294]中，胎儿皮肤活检取材于正常的皮肤组织，为了避免此类情况发生，基因测序已取代皮肤活检。

（三）印记和单亲二倍体

表观遗传修饰使特定亲源基因优先表达，从而导致遗传印记[295]。在 CpG 二核苷酸位置的 DNA 甲基化是一种主要的修饰方式，可以通过甲基化敏感性 PCR 进行检测，并以此来鉴别相关疾病。印记区域包含超过 100 个基因，在多条染色体（6 号、7 号、11 号、14 号、15 号和 20 号染色体）上成簇存

在[296-299]。在胚胎发育早期阶段，这些位置上原本的甲基化修饰会被擦除，以建立新的亲源特异性印记[300, 301]。这些印记区域的缺失或重复会导致印记疾病。单亲二体（见第 1 章）印记区域的两个拷贝来源于同一亲本，也会导致这些疾病（表 14-4）。

这类疾病的产前诊断适应证包括：涉及 14 号和 15 号染色体（风险低于 1%）的非同源 Robertsonian 易位[329, 330]，染色体嵌合体检测[331]，以及辅助生殖技术的应用[332-336]。

（四）基因型 - 表型相关性

在多种疾病中存在明确的基因型 - 表型相关性（见第 1 章）。例如，特异的 FBN1 基因突变只会造成晶状体异位，而不会导致根特标准的马方综合征[337]。有研究表明，在 FBN1 基因第 24—32 外显子发生的突变，会导致新生儿马方综合征，病情更重，发病年龄更早[338]。同一基因不同类型的突变可能会导致相同的疾病，但其严重程度可能有所不同。在 COL3A1 基因突变导致的血管性 Ehlers-Danlos 综合征中，错义突变、无义突变、移码突变及缺失突变导致的发病率及致死性显著不同[339]。此外，不同类型的复合杂合突变（会对蛋白产生严重或中度影响）是先天性双侧输精管缺如（CBAVD，CFTR 基因）的典型病因[340-342]。对于单基因病，许多研究表明，包括 microRNA 的多种修饰基因与基因表达和疾病严重程度有关[343-345]。更复杂的是，即便是常见的遗传疾病，在同一家庭成员中，基因表达与外显率也是可变的[346]。由于存在一些复杂的遗传机制，如双基因遗传，常常给准确的遗传咨询带来困难。全外显子组研究已揭示了多种遗传病致病等位基因[348]。在这些疾病中，特定类型的突变有不同的组织特异性。另外，某些致病性突变对疾病的发生是必要的，但其单独存在不足以致病，除非存在其他突变的共同作用[349]。因此，除非特定致病性明确的已知突变，在产前很难通过基因型预测准确的表型。

（五）其他注意事项

考虑到产前诊断得到的结果可能会对是否继续妊娠的决定产生不可逆转的影响，所有产前诊断方法的使用都需要特别谨慎。接下来对一些普遍存在的、共性的关键注意事项进行举例说明。

疾　病	染色体定位	亲本来源	参考文献
表 14-4　印记和人类疾病示例			
Albright 遗传性骨营养不良	20q13.32	母本	[302]
Angelman 综合征	15q11-q13	母本	[303, 304]
自闭症	15q11-q13	母本	[305]
Beckwith-Wiedemann 综合征	11p15.5	父本	[306, 307]
Birk-Barel 综合征	8q24	母本	[308]
先天性高胰岛素血症	11p15	母本	[309]
先天性强直性肌营养不良	19q13.3	母本	[310]
早期胚胎丢失	21	母本	[311]
家族性副神经节瘤	11q23	父本	[312]
肌阵挛性肌张力障碍	7q21	父本	[313]
智力障碍和先天畸形	14	父本	[314]
宫内及产后发育受限	7	母本	[315]
宫内发育迟缓或流产	16	母本	[316]
宫内发育迟缓	11p15.5	父本	[317]
MatUPD14 综合征（Temple 综合征）	14	母本	[318]
PatUPD14 综合征	14	父本	[319]
Prader-Willi 综合征	15q11-q13	父本	[320]
进行性骨发育异常	20q13.3	父本	[321]
假性甲状旁腺功能减退症 1a	20q13.3	母本	[302]
假性甲状旁腺功能减退症 1b	20q13.3	父本	[322]
假性甲状旁腺功能减退症	20q13.32	父本	[323]
	7p11.2	母本	[324]
Russell-Silver 综合征	11p15	母本	[325]
	11p15	父本	[317]
Schaaf-Yang 综合征	15q11.2-q12	父本	[326]
身材矮小	14	母本	[327]
新生儿短暂性糖尿病	6q24.2	父本	[328]

多种导致心肌异常的遗传性疾病的致病基因及其突变已得到鉴定，更多的致病基因有待发掘。目前至少已鉴定出 16 个编码不同肌节成分的基因，对于成人肥厚型心肌病患者的家庭，应考虑进行产前诊断。然而，目前受累患者或者有家族遗传史的患者中，仅有 60% 检测到了基因突变[350]。更复杂的是，大约 6% 的受累患者可能存在一个以上的基因变异，甚至不止一个致病基因[351]。产前诊断扩张型心肌病需要进行精确的分子诊断，重点关注超过 24 个基因及其致病突变。同样，对于典型的肌病、肢带型肌肉营养不良 2J 型、Barth 综合征和肌营养不良等原发性肌病也可考虑进行产前诊断。需要注意的是，只有存在明确致病突变的情况下才能进行产前诊断。

除了前文讨论的 Noonan 综合征外，另外一种 RAS 通路病是心-面-皮肤综合征（表 14-1）。在这种情况下，也会发生肥厚型心肌病、细胞发育异常、室间隔缺损和节律障碍。目前，已知有 4 个基因会导致该综合征，其中 BRAF 基因突变约占 75%，MAP2K2 基因突变约占 25%。由于该病患者常表现为神经障碍和不同程度的智力障碍，可考虑进行产前诊断。由于绝大多数病例都是新发突变，只有当妊娠中期超声提示 RAS 通路病时，才考虑进行产前诊断。该病的颅面特征可能与 Noonan 综合征相似，所以如果超声检查怀疑存在异常，应进行 RAS 通路病的分子检测（如前文讨论）。

致心律失常性右室心肌病的平均诊断年龄为 31 岁，该病也可能出现在儿童早期。目前已知至少 14 个基因可能与这种严重 / 致死性疾病相关[352]。如果致病方式是常染色体显性遗传（新发突变的频率未知），考虑到这种疾病的严重性，一旦确定了明确的致病突变，需要考虑产前诊断或 PGT。而更复杂的是，双基因遗传可能发生于不同却相关的致心律失常心肌病致病基因中，或者后代可能遗传一个或两个突变[353]。双基因遗传（两个常染色体隐性基因的杂合突变，只有同时存在突变时才致病）在听力障碍家系（如 connexin-26 和 connexin-30）[354, 355] 和视网膜色素变性家系中有大量报道[356]。因此在给患者进行遗传咨询和产前诊断时，需要谨慎关注这些并不罕见的情况。此外，在 Bardet-Biedl 综合征中曾报道出三基因遗传[357]。

神经系统遗传病的产前诊断和 PGT 分别在第 1 章和第 2 章中讨论过。荷兰的经验表明，大多数有 50% 风险遗传亨廷顿舞蹈症的个体（症状前或预测性检测的范例）选择不去了解自身可能的症状前状态[358]，其他西方国家的患者可能持有大致相同的观点。荷兰研究人员表示，根据他们的经验，研究中的所有夫妇都可以接受不做产前诊断或 PGT。不过，他们也曾再次强调全面及时的非指向性咨询，以及在整个检测过程中和检测完成后提供专业帮助和心理支持的重要性。

在神经发育异常和精神疾病的队列研究中，已通过多种技术检测到遗传性和新发的染色体拷贝数变异、结构重排及单核苷酸变异（SNV）[79, 359-364]。具体来说，全外显子组 / 基因组测序发现了大量新发致病性变异，特别是在自闭症中的变异[365-369]。此前通过微阵列技术对这些疾病进行研究，揭示了一些导致自闭症等复杂表型的单一致病性 CNV。某些自闭症患者需要致病性 SNV 和易感性 CNV 同时存在才会产生特定的临床表型，而最新研究也支持了自闭症谱系障碍的多重突变模型[370-372]。因此，对于多重突变模型中只存在一个致病性变异的家庭，进行遗传咨询和产前诊断时需要特别关注。此外，一些病例中，母源遗传的 CNV 同时合并父源的新发单核苷酸致病性变异，可能会导致特异性神经精神表现，而仅携带母源遗传的 CNV 可能没有症状。

血小板减少无桡骨综合征（thrombocytopenia-absent radius，TAR）是一种新生儿血小板减少症合并各种桡骨缺陷（通常是双侧桡骨缺失）但拇指保留的疾病。这种常染色体隐性遗传病还可能存在各种其他异常。大多数患者在一个等位基因上存在染色体 1q21.1 的缺失[373]（包含反式的 RBM8A 基因），同时有另一个典型的亚效等位基因突变（基因活性部分丧失）的杂合 RBM8A 等位基因[374]。50%～75% 的患者从未受累亲代遗传了这段缺失。该亚效等位基因的携带率为 3%[375]。有趣的是，检测到两个反式的亚效等位基因时，不会导致 TAR 综合征。罕见的染色体 1q21.1 纯合缺失是致死性的。因此，若产前超声检测发现双侧桡骨射线异常伴拇指畸形[376]，不仅需要针对染色体 1q21.1 缺失进行 CNV 检测，还需对 RBM8A 基因进行测序，以建立 TAR 综合征的分子诊断方法[377, 378]。确定一个家系中的致病性变异，可以进行额外的携带者筛查，并为其将来的 PGT 或产前诊断提供机会。

关于 SCA 产前诊断的相关报道很少[379-381]。目前至少有 40 种 SCA，还有一些与其他神经系统异常相关的疾病，如耳聋。一项在古巴进行的 SCA2 型患者研究中，51 例已知的无症状携带者中有 28 例孕有受累胎儿，其中 20 例患者（71.43%）选择终止妊娠[380]。研究者随后发现正常等位基因扩展或重复数较大的夫妇，其子女的患病率可能超过 50%[381]。此前，中国台湾省关注于 SCA3 的产前诊断的研究者们发现，其中一个病例中，父亲携带的重复扩展数为 78，胎儿扩展数减少到 74[379]。一项针对 SCA 患者的研究调查了人们对生育选择的看法，大多数人最感兴趣的是阻断患儿出生的 PGT 策略[382]。

在对重复扩展相关疾病进行产前诊断时需要特别注意。检测胎儿的结果常"表现"为正常等位基因纯合子（如 SCA2）。为了避免漏诊胎儿携带的巨大重复扩展，了解其受累亲本等位基因的大小（通常也包括未受累亲本的等位基因信息）是非常重要的。使用重复引物 PCR 对正常范围内纯合等位基因的检测提供了额外的保证[383, 384]。

目前在对癫痫的神经遗传学基础方面的认识已经取得了重大进展。许多新发现的基因及其致病性突变已收录在数据库中，主要的代表性发现不仅有新发的常染色体显性基因，还有常染色体隐性基因和 X 连锁基因[385-389]。对伴或不伴精神发育迟缓的综合征性和非综合征性癫痫患者的分子诊断，改善了患者的预期临床指导，帮助临床医生对患者进行更适合的靶向治疗，同时提高其辨别轻症受累家系成员的能力[390, 391]。最近一项对癫痫和精神发育迟缓患者的研究表明，如果在 6～12 个月后重新分析先前报告为阴性的 WES 数据，分子诊断阳性率会增加 10%[392]。因此，随着数据库和文献的更新，我们应该重新分析阴性数据，尤其是那些报告为 VUS 患者的数据[393, 394]。其他分子诊断方法，包括有益于 SCN5A 基因变异分类的高通量自动膜片钳技术，可以用来评估检测到的 VUS 的功能特性[395]。有癫痫病史的父母需要进行详细的临床评估和基因检测，产前诊断和 PGT 技术可以应用于有明确致病基因变异的遗传疾病的诊断，如结节性硬化症、神经纤维瘤病、色素失调症等。

许多肌病的遗传学基础已经明确，这就为基因突变检测后的产前诊断和 PGT 提供了机会。本书的第 1 章就肌强直性营养不良（DM）1 型和 2 型，以及 Duchenne 肌营养不良 /Becker 肌营养不良进行了讨论。其中一个主要问题值得关注，患有 DM1 的孕妇会生下患有严重先天性 DM1 的孩子，因此存在高风险的预期。与之相反，对于已有一个患 Duchenne 肌营养不良 /Becker 肌营养不良儿子的女性"非携带者"，由生殖腺嵌合造成的生育风险为 4%～8%[98]。因此，再次生育前先证者的基因突变检测至关重要。DMD 基因中同时存在两个缺失或两个重复的情况很少见，即便其中一个变异并未破坏读码框[396]。一项对 1053 例中国 Duchenne 肌营养不良 /Becker 肌营养不良患者的大型研究发现，70.56% 的先证者在肌营养不良蛋白基因上发生了大量重排，其中缺失变异和重复变异分别占 59.35% 和 11.21%[397]。人们从荷兰在 1961—1974 年和 1993—2002 年对 DMD 的研究中也得到了有用的经验。值得关注的是，随着时间的推移，DMD 的发病率并没有下降，首个患病男孩的比例从 62% 增加到了 88%。作者得出的结论是，诊断家系中首个 DMD 患儿需要长达 5 年的时间，在此期间再次生育患儿的情况很常见。此外，女性胎儿没有进行携带者检测，导致其多年后生育患儿。作者强调需进行政策上的改变，特别指出在产前诊断中明确女性的携带状态和引入男性新生儿筛查的必要性。

对严重皮肤病进行产前诊断的要求并不多见。最初，胎儿皮肤活检是产前诊断的唯一方法。随着对致病基因认识的不断深入，产前分子诊断成为可能。对于丑角样鱼鳞病，可通过 ABCA12 基因测序进行产前检测[398]，此前已有该病产前超声特征的相关描述[399]。对于片层状鱼鳞病，尽管存在家系表型异质性，现已成功通过家系成员 TGM1 基因测序实现其产前诊断[400, 401]。通过 ABCA12 基因检测也已实现表皮松解性鱼鳞病或角化过度的产前诊断。事实上，上述的三种临床表型说明其基因突变是导致严重常染色体隐性遗传先天性鱼鳞病的主要原因[402, 403]。对于 X 连锁类固醇硫酸酯酶缺乏症（STS），最常见的可疑指标是妊娠中期母体血清中雌三醇低，一般可通过产前诊断在 90% 的病例中检测到 STS 基因缺失从而确诊[404, 405]。然而，约有 10% 的家庭可能存在最终邻近基因缺失综合征，与 Kallman 综合征和点状软骨发育不良等疾病相关[406]。STS 基因的较大缺失可能与精神发育迟缓和性腺功能减退有关。利用 FISH 或微阵列技术对类固醇硫酸酯酶缺乏症的产前诊断现已成为常规手段[407, 408]。

由于出现原因不明的羊水甲胎蛋白增多，或已有受累患儿出生，大疱性表皮松解症在产前诊断中开始引起关注。PGT 技术通过对患有 Herlitz 交界型大疱性表皮松解症的胎儿进行单倍型分析实现对该疾病的阻断[409]。常染色体隐性遗传大疱性表皮松解症共分为四大类和多个亚类。多年来，胎儿皮肤组织活检一直是用于致死性大疱性表皮松解症亚型产前诊断的重要手段，现在已被 NGS 方法所取代[410]。

对于神经退行性疾病、心肌病和恶性肿瘤等成年期发病的潜在致死性疾病，相关的产前检测已取得了稳步进展。视网膜母细胞瘤的产前检测最初是通过连锁分析完成，随后分子检测技术常规用于产前诊断，迄今已应用了几十年。利用 DNA 分析技术可在患者和（或）家族性病例中检测出 92% 的 RB1 基因突变[411]。该病的一个重要潜在风险是存在嵌合现象[412, 413]。在产前诊断中偶然发现的胎儿染色体异常，异常区段涉及 13q 上的视网膜母细胞瘤基因位点，胎儿表现为颈后透明层厚度增加，可以预测该胎儿未来有患视网膜母细胞瘤的可能[414]。尽管妊娠早期或妊娠中期可进行乳腺癌 / 卵巢癌基因的产前诊断，但未来更普遍的选择应该是 PGT[415, 416]。同样，有后代患有家族性腺瘤性息肉病、遗传性非息肉病性结肠癌或多发性内分泌瘤风险的患者，可以选择 PGT 或产前诊断进行阻断[417-420]。对于这些疾病已知的突变，可进行无创产前筛查（见第 8 章）。

三、线粒体疾病的产前诊断

线粒体疾病比人们最初想象的更为常见，据估计在 7500 人中至少有 1 人患病[421, 422]。线粒体疾病可能是由于 mtDNA（约占 1/3）或核 DNA（约占 1/2）的突变引起的[423, 424]。原发性线粒体疾病则是通过母系遗传的 mtDNA 缺陷所引起。mtDNA 是含有 37 个基因的双链环状分子，这意味着受精卵中的所有线粒体都来自卵子，到目前为止只有少数例外情况[425-427]。因此，若母亲患有线粒体病，则会遗传给其所有的子女，但其儿子患病，不会将此病遗传给下一代。这种遗传形式的一个特征是，mtDNA 中的致病突变存在于某些线粒体中，而不一定存在于所有线粒体中。这种情况称作异质性，相应的表

现出高度可变的临床表现，反映出高突变负载。此外，mtDNA 突变的高度可变也表现在不同组织分布不同。事实上，异质性也可能发生在单个线粒体中，可同时存在正常和突变的 mtDNA。那些高度依赖氧化代谢的组织，如大脑、心脏、骨骼肌、视网膜、肾小管和内分泌腺，更容易受到 mtDNA 突变的影响。

线粒体疾病的产前诊断充满挑战性。在遗传咨询中，需极其谨慎地告知女性携带者，其突变有几乎 100% 的概率遗传给她的所有子女。临床表现的关键是突变负荷的大小和异常线粒体的组织分布。因此，风险较大的父母必须了解，评估绒毛膜绒毛或羊水细胞的突变负荷可能不一定能反映胎儿最终的健康情况[428]。低突变量不一定代表后代没有或有较少的临床特征，且对其未来的健康可能没有参考作用。Vachin 等已经证明，羊水细胞的突变负荷测定比绒毛膜绒毛的突变负荷测定更可靠[429]。Nesbitt 等介绍了他们在英国进行线粒体疾病产前诊断的经验[430]，其方法包括确定母亲异质性（血液和尿液）的程度，以及受累和未受累母亲亲属的异质性程度。NGS 的应用及实时定量 PCR 分析提高了所研究组织异质性的准确性[431-433]。尽管这种情况下，诊断的准确性明显缺乏保证，但已有许多 Leigh 综合征产前诊断的病例报道，特别是对 m.T8993G[434-437] 和 m.T8993C 突变[438] 的检测。此外，已有线粒体脑肌病伴高乳酸血症和卒中样发作（myopathy, encephalopathy, lactic acidosis and stroke-like syndrome，MELAS）产前诊断"成功"的报道[439]。由于某些线粒体病，特别是具有显著异质性的线粒体病，成年期才出现临床症状，任何产前预测都需要谨慎。

如果家系的突变是已知的，针对核线粒体基因所致遗传性单基因病的产前诊断是可行的。同样，PGT 可应用于已知突变的核线粒体基因（见第 2 章）。Amato 等介绍了一种新的三亲试管婴儿技术，旨在避免线粒体疾病的母源传递[440]。母源纺锤体移植是辅助生殖技术中防止线粒体 DNA 突变遗传的一种方法[441-443]。后续需要更大规模的研究来进一步明确其效果和成功率。

四、报告偶然（次要）结果

SNP 微阵列分析、WES 和 WGS 检测技术本身

可识别基因组的异常，而这些异常可能并不是预期的检测目标。当意外发现的突变提示存在重大的危及生命的风险时，医生有责任与患者或其家人进行沟通。美国医学遗传学与基因组学学会（ACMG）发布了报告偶然发现的建议[444]，并提供了"最少"56种（现在为 59 种）需要与患者沟通的严重单基因病的清单[445, 446]（表 14-5）。毫无疑问，未来将会有更多疾病加入这份清单中，而目前需主要关注那些有治疗方法或需要监测的情况。本清单中不包括染色体结构变异（如易位和倒位）、重复扩展变异或染色体拷贝数变异（CNV）。ACMG 强调，不应将阴性报告结果误认为不存在致病性变异。此外，ACMG 还权衡了遗传咨询在临床实践中的实际问题和局限性，以及患者的自主性。临床医生和相关检测实验室都已认识到通过警示患者来防止潜在伤害的责任。对于偶然发现结果的相关测序，需要获得患者的知情同意，为患者提供选择不进行检测的机会。

最近的一项荷兰研究通过对 1640 例匿名健康人群进行 WES 检测，发现在 59 个 ACMG 的推荐基因中，每 38 人就有 1 人携带一个明确的致病性（或疑似致病性）变异，这些变异可进行临床干预[447]。其他不同规模的研究在 56～114 个基因中检测具有可临床干预的致病性变异，检出率不到 3.4%[116, 448, 449]。研究结果因基因选择、研究群体和确定变异致病性的标准而异。针对患者观点[450]、结果反馈方法[451] 和管理[452]，以及对遗传咨询影响的研究，都和产前诊断密切相关[68]。

不对儿童进行症状前或预测性基因检测的政策已经实施了至少 20 年[453-455]。考虑到基因检测的偶然发现可能对父母的健康产生严重影响或涉及其未来的生育问题，现已取消基因检测的年龄限制。

五、产前检测中的伦理思考

随着分子和生物信息技术的迅速发展，临床提供基因组学产前诊断的一个关键因素是认识和理解父母观念和伦理意蕴（见第 37 章）。研究父母、临床医生和研究人员对产前基因组学的观点，可以促进更优化的医疗管理[456-459]。关于产前基因组学的伦理和咨询挑战的本质讨论，有望不断地对提供标准化产前医疗管理起到积极影响[460-463]。

表 14-5 临床测序的偶然发现中值得关注的状况、基因和变异

表 型	基 因	遗传方式[a]	变异报道[b]
遗传性乳腺癌和卵巢癌	BRCA1 BRCA2	常染色体显性遗传	已知致病和预期致病
Li-Fraumeni 综合征	TP53	常染色体显性遗传	已知致病和预期致病
Peutz-Jeghers 综合征	STK11	常染色体显性遗传	已知致病和预期致病
Lynch 综合征	MLH1 MSH2 MSH6 PMS2	常染色体显性遗传	已知致病和预期致病
家族性腺瘤性息肉病	APC	常染色体显性遗传	已知致病和预期致病
MYH 相关息肉病；多发性结直肠腺瘤 FAP 2 型；常染色体隐性遗传大直肠腺瘤性息肉病，伴有毛母细胞瘤	MUTYH	常染色体隐性遗传[c]	已知致病和预期致病
幼年性息肉病	BMPR1A SMAD4	常染色体显性遗传	已知致病和预期致病
Hippel-Lindau 综合征	VHL	常染色体显性遗传	已知致病和预期致病

（续表）

表　型	基　因	遗传方式 [a]	变异报道 [b]
多发性内分泌肿瘤 1 型	MEN1	常染色体显性遗传	已知致病和预期致病
多发性内分泌肿瘤 2 型	RET	常染色体显性遗传	已知致病
家族性甲状腺髓样癌（FMTC）	RET	常染色体显性遗传	已知致病
PTEN 错构瘤综合征	PTEN	常染色体显性遗传	已知致病和预期致病
视网膜母细胞瘤	RB1	常染色体显性遗传	已知致病和预期致病
遗传性副神经节瘤 – 嗜铬细胞瘤综合征	SDHD	常染色体显性遗传	已知致病和预期致病
	SDHAF2		已知致病
	SDHC		已知致病和预期致病
	SDHB		已知致病和预期致病
结节性硬化症	TSC1 TSC2	常染色体显性遗传	已知致病和预期致病
WT1 相关的肾母细胞瘤	WT1	常染色体显性遗传	已知致病和预期致病
神经纤维瘤病 2 型	NF2	常染色体显性遗传	已知致病和预期致病
Ehlers-Danlos 综合征，血管型	COL3A1	常染色体显性遗传	已知致病和预期致病
马方综合征、Loeys-Dietz 综合征和家族性胸主动脉瘤和夹层	FBN1 TGFBR1 TGFBR2 SMAD3 ACTA2 MYH11	常染色体显性遗传	已知致病和预期致病
肥厚型心肌病，扩张型心肌病	MYBPC3		已知致病和预期致病
	MYH7		已知致病
	TNNT2		已知致病和预期致病
	TNNI3	常染色体显性遗传	
	TPM1		
	MYL3		已知致病
	ACTC1		
	PRKAG2		
	GLA	X 连锁遗传	已知致病和预期致病（半合、杂合、纯合）
	MYL2	常染色体显性遗传	已知致病和预期致病
	LMNA		

（续表）

表　型	基　因	遗传方式 [a]	变异报道 [b]
儿茶酚胺多形性室上性心动过速	RYR2	常染色体显性遗传	已知致病
	PKP2		已知致病和预期致病
	DSP		已知致病
致心律失常性右室心肌病	DSC2	常染色体显性遗传	
	TMEM43		已知致病和预期致病
	DSG2		
	KCNQ1		
Romano-Ward 长 QT 综合征 1 型、2 型和 3 型，Brugada 综合征	KCNH2	常染色体显性遗传	已知致病和预期致病
	SCN5A		
	LDLR	半显性遗传	已知致病和预期致病
家族性高胆固醇血症	APOB	半显性遗传	已知致病
	PCSK9	常染色体显性遗传	
Wilson 病	ATP7B	常染色体隐性遗传 [c]	已知致病和预期致病
鸟氨酸氨甲酰基转移酶缺乏症	OTC	X 连锁遗传	已知致病和预期致病（半合、杂合、纯合）
恶性高热，易感性	RYR1	常染色体显性遗传	已知致病
	CACNA1S		

a. 为简单起见，一些可能表现出半显性遗传（SD）的情况已表示为常染色体显性遗传（AD）；其他则表示为 X 连锁遗传（X-L）；b. 已知致病，序列变异已报道，并且是该疾病的公认原因；预期致病，序列变异尚未报道过，属于预期会导致疾病的类型；建议不报告某些基因的预期致病性变异，是因为人们认识到截短变异（预期致病性变异的主要类型）并不是列表中某些疾病的既定原因；c. 建议仅搜索具有双等位基因突变的个体；引自 Modified from Kalia SS, Adelman K, Bale SJ, et al. Recommendations for reporting of secondary findings in clinical exome and genome sequencing, 2016 update（ACMG SF v2.0）: a policy statement of the American College of Medical Genetics and Genomics [published correction appears in Genet Med. 2017 Apr;19:484]. Genet Med, 2017, 19:249 [446]

第 15 章　囊性纤维化的产前诊断
Prenatal Diagnosis of Cystic Fibrosis

Wayne W. Grody　著

王媛媛　王玉倩　译

对于很多从事产前诊断的医务人员来说，囊性纤维化（cystic fibrosis，CF）可能是他们首次接触到的一类"分子病（molecular disease）"——可在DNA 水平上对胎儿的隐匿性风险进行筛查的疾病。事实上，由于该病的隐性突变杂合携带者表型完全正常，而且在大多数情况下胎儿也同样如此，以至于在 1989 年发现它的致病基因之前，都无法对 CF进行有效的产前筛查和诊断。对于三倍体病和神经管缺陷类疾病，产科医生可以通过超声成像和生化标志物（产妇的甲胎蛋白和其他血清标志物）对其进行筛查；但不同于以上两类疾病，除少数胎粪性肠梗阻 / 肠管回声增强病例之外，CF 对于产科医生来说是一种不可见的疾病，且在多年前完全属于儿科医生的诊疗范围。因此，在产前时期开展以人群为基础的 CF 突变携带者筛查，对于当时的产科医生来说是一个真正意义上的范式转变，而这其实仅仅是更为复杂的 DNA 检测时代即将来临的预兆。

一、遗传学和流行病学

在北美洲，CF 通常被认为是一种最常见的、可危及生命的常染色体隐性遗传病。它是明确的常染色体隐性遗传模式，患儿的父母都是致病基因携带者。虽然这类夫妇生理表型上完全正常，但其在每次妊娠时有 1/4 的概率生育 CF 患儿。

这种疾病在欧洲血统的高加索人种（包括阿什肯纳兹犹太人）中最常见，出生率约为 1/3500，美国人群患病率约为 1/30 000，全球患病率为 1/70 000～1/60 000[1, 2]。

另外，非西班牙裔的白种人中致病基因携带率最高，约为 1/25，但在其他族裔和种族群体中的携带率也相当可观（表 15-1）。正是由于这种泛种族携带率，开展人群携带者筛查能够有效识别高危人群，否则只能在生病患儿出生后才能知晓父母是携带者这一情况。

二、临床特征

虽然 CF 通常被视为一种肺部疾病，但实际上它会累及多个器官和组织，此类疾病共同的临床特征是：异常的离子转运及异常黏稠或咸的分泌物。在典型病例中，这些黏性分泌物在肺部不易被常规机制清除，并成为细菌的培养基，这种情况持续多年以后，还会对常规抗生素产生耐药性。其中危害最大的是铜绿假单胞菌，许多患者最终都是死于这种病菌的耐药性感染或由它引起的慢性肺损伤。在此之前，他们表现出慢性阻塞性肺疾病的特征，包括咳嗽、支气管炎和支气管扩张、缺氧和需要住院治疗的反复肺炎发作。

在胃肠道中，黏稠的分泌物可导致胎粪性肠梗阻，发生率不到 10%，属于一种新生儿急症。其中约 85% 可能发生胰管阻塞，可引起脂肪和蛋白质慢性吸收不良，导致婴幼儿成长受阻。

生殖系统中，几乎所有 CF 男性患者都表现出一种先天畸形——先天性双侧输精管缺如（congenital bilateral absence of the vas deferens，CBAVD），此病可导致梗阻性无精子症和不育。值得注意的是，这

表 15–1 囊性纤维化的突变携带频率和不同民族 / 种族的检出率			
分 组	突变检出率	携带频率	阴性筛查结果中的预计携带风险
非裔美国人	64%	1/61	1/170
阿什肯纳兹犹太人	94%	1/24	1/380
亚裔美国人	49%	1/94	1/180
高加索人（非西班牙裔人）	88%	1/25	1/200
西班牙裔人	72%	1/58	1/200

改编自 American College of Medical Genetics and Genomics, Technical Standards and Guidelines for *CFTR* Mutation Testing, 2006.（http://www.acmg.net）

些患者能够正常产生精子，可以通过精子抽吸术以生育后代。与之相反，一些非典型性 CF 患者可能仅表现为不育，当其就诊于不育门诊并进行 *CFTR* 突变检测时被确诊（这种检测目前已纳入男性不育症标准检查程序，*CFTR* 基因型与单纯 CBAVD 之间的关系相当复杂，将在本章后文中详细讨论）。目前也存在一些关于 CF 女性患者生育力下降的报道，推测是由于黏稠的宫颈或输卵管分泌物而导致的，但这些问题都远不如男性患者表现得那么严重 [3, 4]。

在汗腺中，离子转运异常将导致汗液中钠和氯化物的分泌水平升高，这就是利用著名的汗液测试来诊断 CF 的理论基础 [5]，以前临床医生曾通过舔尝疑似患者的皮肤评估咸味来进行诊断。

三、诊断

在 1989 年该致病基因被发现之前，CF 患者的诊断主要依赖于关注上述特征的临床病史。另外还会考虑家族史，如之前有一个兄弟姐妹或其他亲属患病，但先证者大多情况是家族中的第一个病例。

目前可以使用两种生化检测方法。在全美 50 个州和许多其他国家提供的新生儿筛查中，血清中的免疫反应性胰蛋白酶原（immunoreactive trypsinogen，IRT）检测可以作为检测胰腺梗阻的早期指征，但这是一种筛查性试验，而不是诊断性试验，假阳性及假阴性结果较为常见 [6]。在出现早期胰腺改变的新生儿血清中会出现 IRT 升高，一旦出现完全性胰腺功能发育不全，IRT 水平就降至正常水平以下。对于产后诊断来说，汗液试验或汗液

氯化物试验在近几十年内一直是 CF 临床化验的主要手段。氯化物浓度超过 60mmol/L 通常被认为具有诊断意义。汗液中的氯化物水平通常随着突变的严重程度而变化，但也有例外，有典型肺部特征的患者汗液测试结果可能正常，反之亦然。汗液测试的操作需要技巧和经验，所以可能会出现错误的结果；而且在新生儿时期，其可靠性也较低 [5]。

最后，通过观察 *CFTR* 基因的两个突变可以实现分子水平上的诊断。然而，也有一些确诊 CF 的临床病例，即使完成了基因全部编码区域的测序也只发现了一个突变，这可能涉及基因非编码区域的第二个突变（基因测序技术目前尚未解决该问题）。

四、治疗

虽然目前还没有治愈 CF 的有效办法，但支持疗法的发展已经极大地提高了此类疾病的预期寿命，中位生存期从 80 年前的 1 岁以下提高到现在的 40 岁左右。治疗措施包括：从基本的物理治疗到清除肺部分泌物，再到特异的突变靶向分子治疗。这些分泌物的黏度可以通过脱氧核糖核酸酶 –α（Pulmozyme®，Genentech）来降低，以便更容易清除 [7]。显然，寿命延长的主要原因是用于治疗新发感染和耐药感染的抗生素药物清单的不断扩大。可用的胰酶补充药物可以解决吸收不良、营养不良和成长受阻等问题。甾体和非甾体抗炎药通过减少感染的反应性损伤而改善预后。对于已经达到肺疾病终末期的患者来说，肺移植已经被证明是一种有效治疗措施，前提是患者能够在手术和免疫抑制治疗

中存活下来。对于肺动脉高压合并心脏病的患者，心肺联合移植术已被证明是有效的[8]。

当然，CF 的最终治疗目标是通过基因替代疗法纠正基础缺陷。尽管在该领域已经开展了大量研究，但目前在某些方面仍然存在重大障碍，如将足够的基因传递到目标组织（支气管上皮）及宿主对常用病毒载体的反应性等方面。最近，用于校正突变的基因编辑技术的出现给人们带来了希望，但是其中仍有许多技术挑战需要克服[9]。然而，在此期间，有一些令人兴奋的进展可以被称为仅次于基因治疗的最佳方法：用小分子药物直接靶向锚定特定突变位点，这种做法类似于肿瘤治疗[10]。这些药物被统称为"CFTR 调节药"，它们代表了"个性化药物"的最佳案例，即根据患者特异的、个人的突变进行量身定制的治疗。第一个从研究阶段进入市场的此类药物是伊伐卡托（Kalydeco®，Vertex Pharmaceuticals），这个药物专门针对 G551D 突变，约 5% 的 CF 患者携带此突变[11]。该药物可以改善 CFTR 离子转运，因此被称为"CFTR 增效药"。此后，也陆续出现了针对更常见突变位点的药物，包括主要突变 ΔF508，因此目前集合三种药物的鸡尾酒疗法可有效治疗 90% 的 CF 患者[12]。携带者筛查是基于目前尚无方法能治愈 CF 这一事实，而这些靶向治疗和新药物的出现似乎能够达到治愈目标。一个显而易见的问题是，当胎儿携带一种"可靶向治疗"的突变时，父母是否就不那么倾向于终止妊娠[13]。

五、囊性纤维化致病基因的发现

CF 的致病基因于 1989 年被发现，这比人类基因组计划提前了 1 年。因此，对这一目标基因的探本穷源，是通过旧式方法分离得出，即通过家系连锁分析，以及连续克隆、DNA"步移"、DNA"跳跃"来缩小 7 号染色体上的区域，最后对该区域内的候选基因进行表征验证，根据组织特异性基因表达来判断哪一个更符合 CF 的特征。该致病基因在肺、鼻上皮、汗腺、结肠和肝脏中表达[14]，在少数被分析的受试者中发现携带突变（著名的 ΔF508 突变），因此符合致病基因的判定标准。与之前的肌营养不良蛋白类似，这种蛋白也以疾病名称来命名，但不幸的是，该蛋白不只造成囊性纤维化。至

此，我们得到一个冗长的名字——"囊性纤维化跨膜转导调节因子"，基因名称是 CFTR。

（一）CFTR 基因及其蛋白产物

CFTR 基因相对较大，大约 250kb，包含 27 个外显子[15]。该基因位于 7 号染色体长臂 7q31.2 处。CFTR 蛋白含有 1480 个氨基酸残基，分子量为 168kDa。它与已知的细胞膜转运蛋白具有同源性，这就提示它作为离子通道的功能。进一步的研究表明，它是一种活性氯化物转运体，依赖 ATP 供能。蛋白质本身包括跨膜结构域（膜孔）和核苷酸结合结构域，ATP 在其中结合并被水解[16]。这种预测功能是可信的，因为它可以解释囊性纤维化的许多症状和特征。

（二）CFTR 突变和变异

如上所述，在发现该基因时，最初研究中的少数患者都有一个特异的第 508 位密码子的三核苷酸缺失，命名为 ΔF508（使用人类基因组变异学会的正式命名法则，又称 c.1521_1523delCTT）[17]。该发现促使人们在早期认为 CF 携带者筛查将是简单且容易实施的，然而不久这个想法就破灭了，因为发现了大量其他突变位点并将其分至不同类别，其中许多突变极其罕见，或者只存在于某个家系（"个体化"突变）。虽然 ΔF508 在北欧血统的高加索携带者中约占 70%，但在该人群中，第二常见的突变 G542X 只在约 1.5% 的携带者中发现，再往后的几种突变的携带率则下降至远低于 1%。因此，进行 CFTR 携带者突变筛查并不容易。事实上，我们现在已知的基因突变谱异质性极大，迄今为止已编录了近 2000 个突变（CF 突变数据库中可查询：http://www.genet.sickkids.on.ca）。它们分布在该基因的所有外显子中，没有特定的"热点区域"[18]。在撰写本文时，39% 的突变是错义突变，16% 是移码突变，11% 是剪接突变，8% 是无义突变，约 5% 是插入/缺失突变。针对 CF 突变的人群携带者筛查在该基因被发现 12 年之后才开始启动，很大程度上是由于这种突变异质性所致。

尽管未在 CFTR 检测报告中体现，但一些实验室人员和相关从业人员发现，根据突变对基因蛋白质产物的影响，可以将突变类型进行分门别类。突变包括如下 5 种类型（表 15–2）：Ⅰ类突变最严

表 15-2 *CFTR* 突变分类					
分 类	I	II	III	IV	V
缺陷	蛋白质截短	翻译后加工	ATP 结合	氯离子转运	产物减少
举例	G542X;1717-1G → A	ΔF508	G551D	R117H	3849+10kb C → T

重，会造成蛋白产物的截短，这是由无义突变或剪接突变导致外显子跳跃而产生的（例如，无义突变 G542X 和剪接突变 1717-1G → A）；II 类突变可产生具有内在功能的蛋白质，但在翻译后不能被正确加工，且无法定位到细胞膜上（例如，微缺失突变 ΔF508）；III 类突变导致蛋白质不能正确结合或水解 ATP（例如，错义突变 G551D）；IV 类突变导致的蛋白质虽然能够结合 ATP，但在氯化物转运中效率低下（例如，错义突变 R117H）；V 类突变导致正常功能蛋白质水平下降，通常是由于可变剪接引起的（例如，3849+10 kb C → T）[19]。尽管大多数临床实验室报告中不会详细地分类说明突变结果，但随着我们进入突变特异性治疗的时代（如前文所述），这些机制值得被关注 [11, 12]。

六、基因型与表型的相关性

CF 临床症状的严重程度范围非常广泛，从新生儿期死于胎粪型肠梗阻的婴儿，到只经历慢性鼻窦炎且不知道自己携带两个 *CFTR* 突变的中年人。不言而喻，前者发生的突变，伴随严重的肺部疾病和胰腺功能不全，被归类为"严重"；而与后者"非典型"症状相关的突变则被归类为"轻度"。胰腺功能不全患者达到需要补充胰酶的程度（见于 85% 的 CF 患者），往往与"严重"突变密切相关 [20, 21]。不幸的是，这些名称并不是绝对准确的预测，一些携带所谓"轻度"突变的患者也可能患有伴发胰腺功能不全的典型疾病，而对于最典型的"严重"突变——ΔF508 纯合突变患者，成年后仅经历轻度或亚临床肺病 [22-25]。其表现的差异性甚至延伸到生化水平异常，患者可能（尽管很少）有典型的肺部疾病，但其汗液氯化物水平正常或接近正常 [26, 27]。因为所有这些突变的表达受到各种已知 / 未知的修饰基因和其他宿主因素的影响（见下文）。但除了学术研究之外，这种相对较弱的基因型 – 表型相关性，使得产前产后诊断检测结果的遗传咨询充满了不确定性。如果产前突变检测结果对疾病的轻重程度预测性较差，那么家长又如何能够在继续妊娠和终止妊娠间做出明确的选择呢？

七、先天性双侧输精管缺如

或许，CF 临床表现差异化最显著的一个例子就是由于 CBAVD 引起的男性不育。这种畸形几乎存在于所有 CF 男性患者，但令人惊讶的是，它也可以被视为在没有任何其他 CF 症状的情况下的一个独立特征，与特定的 *CFTR* 突变和变异相关 [28]。绝大多数只有 CBAVD 表型的患者都是在一个等位基因上携带一个典型的 CF 突变，另一个等位基因上携带一个更"轻度"或非典型的突变。与肺和胰腺相比，男性生殖器官或许需要更高水平的 CFTR 活性才能行使正常功能，因此，轻度变异虽然不足以导致典型的 CF 症状，但仍可能造成 CBAVD[29]。这导致了对于此类患者主要诊断上的一些争论。他们是患有非常轻微 / 非典型的囊性纤维化还是实际上患有另一种完全不同的疾病 [30, 31]？（其他能导致两种不同疾病的基因在医学遗传学领域并非未罕见）无论如何命名，现在人们普遍认为，到不育门诊就诊的成年男性应该先检查 CBAVD，然后再检查 *CFTR* 突变。

与 CBAVD 相关的最常见的两个突变是 R117H 和 3849+10kb C → T，前者是目前更为常见的 [28, 32]。这两个突变的表达和外显程度都受到 *CFTR* 基因 8 号内含子串联重复多态性区域的影响，这一区域仅由胸腺嘧啶核苷酸组成。这一等位基因区域在人群中常见 5 个、7 个或 9 个胸腺嘧啶核苷酸（分别命名为 5T、7T 和 9T）。该重复位于内含子 8 的 3′ 末端，靠近剪接受体位点，7T 和 5T 等位基因降低了 RNA 的剪接效率，从而降低了基因表达水平（5T 比 7T 更甚）。相互作用的细节相当复杂（表 15-3），这取

表 15–3 R117H/ 多聚 T 基因型 – 表型相关性	
基因型	表型包括
R117H-5T/CF 突变	非典型 CF、PS CF
R117H-7T/CF 突变	无症状女性、CBAVD、非典型 CF、PS CF
5T/CF 突变（包括 R117H）	无症状、非典型 CF、CBAVD
7T 或 9T/CF 突变	无症状

CF. 囊性纤维化；PS. 胰腺功能正常；CBAVD. 先天性双侧输精管缺如

决于 5T/7T 变异是顺式的还是反式的（即在相同或相反的染色体上），以及另外一个突变位点的情况，如上文提到的两种突变 [33, 34]。总体来说，如果 5T 与 R117H 一类的突变是顺式的（并且在相对的等位基因上存在另一个 CF 突变），会引起足够的基因表达下降，从而导致 CF 症状，尽管通常症状都比较轻微。而如果 5T 与 R117H 是反式的，则更有可能导致 CBAVD。同样地，7T 与 R117H 顺式更有可能导致 CBAVD。7T 与 R117H 反式则没有影响，只要该突变存在顺式的"正常"的 9T 变异。最后，5T 的纯合子，即使没有任何一个 CFTR 外显子区的突变，也与 CBAVD 相关 [35]。更为复杂的是，5T 变异还受到 8 号内含子中另一串联重复序列的影响，这一串联 TG 重复序列与上述串联 T 重复序列相邻。11 个 TG 重复序列能够抵消 5T 的负面影响，而 12 个或 13 个 TG 重复序列则与异常表型相关 [36]。目前，这在很大程度上只能进行学术探索，因为 TG 重复序列的检测并不像 T 重复序列检测那样是临床实验室的常规检测项目。

八、修饰基因

不同患者中 CFTR 突变外显率和表达度让人们产生质怀疑：CF 是否真的像许多其他孟德尔疾病一样是一种"单基因病"？这种差异一定是由与 CFTR 基因本身无关的外部因素引起的，如环境因素、表观遗传因素和遗传因素（很可能是三者的结合）。众所周知，环境因素如吸烟、接触感染性病

原体、一般营养水平、社会经济地位、抗生素和物理治疗的依从性等，都可能对携带相同突变的患者产生不利影响 [29, 37]。但是，也存在很多遗传宿主因素。正如 8 号内含子上的多聚 T 重复序列可能影响疾病临床表现，其他的已知或未知的众多基因也是如此。该领域的大部分研究工作都处于起步阶段，但众多基因的变异和可能的调节区域似乎影响了肺部、胰腺或胃肠道疾病的严重程度或患病率 [29, 38]。然而，由于这些发现大多是基于全基因组关联研究（genome-wide association studies，GWAS），它们在 CF 基因检测的实际应用中还没有表现出足够的预测价值。随着基因组水平 DNA 测序（全外显子组或全基因组）的应用逐渐常规化，我们期待可以进一步明确 CF 患者中越来越多诸如此类的致病因子，有望提高其预测准确性、完善疾病监测同时预防并发症。

九、突变频率的种族差异

如上所述，在 CFTR 基因上发现的约 2000 个突变中，绝大多数是极其罕见的，甚至是"个体化的"。在频发突变中，ΔF508 是迄今为止最常见的，但它的频率，和其他许多突变一样，在不同的民族和种族中有明显的差异。

在全球范围内，ΔF508 在 CF 患者中的占比 68%（至少在那些被检测人群中）[1]；它在北欧血统人群中的比例更高。相比之下，其在非裔美国人 [39] 和西班牙裔美国人 [40] 携带者中仅占约 50%。在阿什肯纳兹犹太人中，ΔF508 的部分频率被这个群体所特有的 W1282X[41] 突变所取代，而在非裔美国人中，第二常见的突变是 3120+1 G → A。除了 ΔF508 之外，其他在普通人群中反复出现（尽管不那么常见）的突变包括：G542X、R553X、R334W、R117H、3849+10kb C → T、G551D、621+1 G → T 和 N1303K。由于 CF 在亚洲人群中是一种罕见疾病，对于该种族群体中常见或罕见的突变知之甚少（印第安人也是如此）[40]。

十、CF 人群携带者筛查及核心突变检测组合相关公共政策的制定和实施

与所有单基因病一样，除非父母双方的突变基

因型已经明确，否则 CF 的产前诊断无法开展，因为人们不知道应该对胎儿进行什么检测。但作为一种经典的隐性疾病，大多数携带者并不知道自己是携带者，而且大多数有风险的夫妇在生育第一个患儿之前并不知道他们存在这种风险。这是开展人群携带者筛查的出发点，可以确认携带者和有风险的夫妇，从而向他们提供产前诊断及终止妊娠的选择，以避免第一个患儿的出生。当然，这也是过去已经成功开展的携带者筛查项目的出发点，如地中海地区的地中海贫血筛查项目，以及阿什肯纳兹犹太人群中的 Tay-Sachs 病和其他隐性疾病筛查项目。不同之处在于，CF 并不局限于或明显集中于某个单一的民族或种族，而是泛民族性的。这就是为什么 CF 是第一个提供给所有妊娠或计划妊娠的夫妇全面实施的人群携带者筛查。而且，正如本章开头提到的，这是首个使用（基于 DNA）分子技术开展的项目。

但是，我们是如何一步步将 CF 携带者普查变成一种诊疗标准的呢？这是一条伴随着搁置与争议的漫长而曲折的道路。其最初开始于 1989 年，即 CFTR 基因被发现之时，当时，由国家人类基因组研究中心（现美国国家人类基因组研究所，NHGRI）、美国医学遗传学协会（现美国医学遗传学与基因组学学会，ACMG）和美国妇产科医师学会（AGOG）的联盟共同决定，CF 人群携带者筛查应该引起重视，但在通过试点研究和专家委员会解决其可行性和伦理问题之前不应被启动（实际上，在这些事情解决之前，已经制定了实际的暂停指令）[42, 43]。特别值得关注的是基因突变的异质性，以及（当时）没有任何一个成本合理的筛查测试能够检出所有的携带者。这样一个不完美的检测是否真的弊大于利？如果不向他们提供可控的信息，会不会让许多夫妇感到焦虑（例如，那些夫妇中一方检测结果呈阳性，另一方呈阴性）？

在 NHGRI 的伦理、法律、社会影响项目的资助下，开展了很多试点研究。几年来，这些研究探索了在那些有或没有 CF 家族史的人群中开展携带者筛查的实际可行性、接受度和理解程度。研究设置从大城市到中等城市、从高加索人群为主到多种族人群、从大学到 HMO 诊所、从妊娠夫妇到尚未妊娠的人群[44-47]。所有这些研究都显示了筛查项目的可行性，但接受度最高（对筛查感兴趣）的是作者自己开展的研究[47]，这可能是因为它完全是在产前门诊进行的，而且只针对妊娠夫妇。这一结果并不奇怪，因为早期的携带者筛查项目显示，已经妊娠的夫妇比那些还没有考虑优生优育的夫妇对该筛查项目更感兴趣。无论如何，这些发现影响了 1997 年 NIH 组织召集的专家共识小组，该小组对试点研究结果进行了评估，并最终建议"向所有已经妊娠和计划妊娠的夫妇"提供 CF 携带者筛查检测[48]。

当时的专家小组尚未解决若干实际执行层面的问题，包括：CF 筛查是应该只提供给那些"高风险"群体，如高加索人和阿什肯纳兹犹太人，还是应该无论种族对所有人开放？筛查是否应该按顺序进行——首先对孕妇进行筛查，只有孕妇检测结果呈阳性时才对其伴侣进行筛查？在当时已知的 1500 个 CFTR 突变中，组成一个最小核心筛查组合应该包括多少个突变？如果医生或患者愿意，他们的检测能超出这个核心筛查组合吗？检测结果和附加风险应如何报告？这些问题由来自 ACMG、ACOG 和 NHGRI 的代表组成的指导委员会和多个小组委员会进行了讨论。现在众所周知，根据囊性纤维化基金会和大型的临床参考实验室的数据，决定将筛查做成普遍性的 / 泛族群化的，筛查使用最常见和表型最严重（基因型 - 表型之间的相关性不明确）的 25 个突变组成的最小核心检测组合（表 15-4），每种被纳入的突变都意味着其在 CF 患者突变等位基因中至少占 0.1%，这些都被收录在数据库中[50]。最终的 25 个突变远超在试点研究阶段检测的突变数量，最初仅有 6 个突变检测位点：ΔF508、G542X、W1282X、N1303K、G551D 和 R553X[47]。虽然所使用的患者数据库主要是高加索人群，但研究人员努力将其他群体中的高频突变包括在内，只要这些突变占整个混合人群的至少 0.1%；例如，非洲族裔中最常见的突变 3120+1G → A，以及阿什肯纳兹犹太人中常见的突变 W1282X，均囊括在内。

三年以后，对这个核心检测组合进行了修改，删除了两个变异：1078delT 和 I148T[51]，前者被发现是非常罕见的，以至于在筛查中几乎从未见过，应该达不到 0.1% 的纳入阈值；后者被发现并不是一个致病突变，而只是一个良性变异（多态性）；之前患病队列检出 I148T 的 CF 患者，随后都发现在同一条染色体上携带另一个真正致病的 CFTR 突变[52-54]。因此，修改后的人群核心突变检测组合一

表 15–4	由美国医学遗传学和基因组学协会最初制订的用于人群囊性纤维化携带者筛查的核心突变检测组合 [50]				
ΔF508	ΔI507	G542X	G551D	W1282X	N1303K
• R553X	• 621+1G>T	• R117H	• 1717−1G>A	• A455E	• R560T
• R1162X	• G85E	• R334W	• R347P	• 711+1G>T	• 1898+1G>A
• 2184delA	• 1078delT[a]	• 3849+10kbC>T	• 2789+5G>A	• 3659delC	• I148T[a]
• 3120+1G>A					

a. 这两种突变在 2004 年被删除 [51]；引自 Grody WW, Cutting GR, Klinger KW, et al. Laboratory standards and guidelines for population-based cystic fibrosis carrier screening. Genet Med, 2001, 3: 149[50].

直保留 23 个突变，尽管现在的筛查更加灵活且已远超这个数字（见"扩展检测组合"）。

经过慎重考虑后决定，携带者筛查的"夫妇"模式和"序贯"模式都可以使用，只要夫妇双方最终都能获得检测结果；在这一点上，它排除了一个特定的模型，即夫妇一个检测呈阳性、另一个呈阴性，这种情况将会报告为"阴性"，以避免给他们带来不确定性的风险 [55, 56]。对于已经知情同意的患者，不告知其检测结果是不道德的，而且在这种模式下，检测呈阳性的一方就失去了警示其他家庭成员这一附加益处，即所谓的基因筛查的"级联"效应 [57]。

在建议的附录中，提供了涵盖各种组合结果的模式检测报告，包括 R117H 突变与串联 T 重复序列之间的相关性，以及一个表格，显示了不同种族 / 民族人群的先验携带率，以及核心突变检测基因组合检测为阴性后仍然是携带者的剩余风险（按照表 15–1 调整）[50]。遗传咨询师在检测后的咨询中会用到这些风险。如表中所示，该检测基因组合在阿什肯纳兹犹太人后裔中具有最高的临床敏感性，为 94%（很大程度上归因于 ΔF508 和 W1282X 突变的联合流行），相比之下，在一般的非西班牙裔高加索人群中临床敏感性为 88%，在其他民族 / 种族群体中逐渐减少。尽管该检测基因组合被严格设计用于无 CF 家族史个体的携带者筛查，但许多实验室开始将这一检测用于其他目的，如对有症状的患者进行诊断检测。我们可以通过数学计算得出检测两个突变而非一个突变的灵敏度，在高加索人群中约为 78%（大约 21% 的患者将只显示只有一个突变——这对于 CF 的诊断是有帮助的，但不是决定性的证据——约 1% 患者将显示没有任何突变）。然而，这在产前诊断中不应该是问题，因为在不确定

父母双亲的突变情况之前，一般不会尝试对胎儿进行检测。

由于 R117H 突变表现出不同的表型，这取决于 8 号内含子中串联 T 重复序列的长度，因此建议有必要检测 T 碱基的重复数目，但只能在筛查者检测出 R117H 后作为一种反应测试。开展这种检测的原因是，在普通人群中 5T 等位基因是相当常见的，如果父母双方筛查结果均为 5T 阳性，那么他们生育的男孩，将面临 CBAVD 的风险（5T 纯合子，即使没有任何其他 CFTR 突变）。既然这样做的目的是筛查 CF 风险，而非男性不育，因此人们就会担心如果每个人都进行筛查，那么大量没有 CF 内在风险的 5T 携带者都将在首次检测中被识别出来。这就是为什么它仅被指定为反应测试的原因。

事实上，即使 R117H 与 5T 顺式可能也只产生轻微疾病，因此关于是否将其纳入核心检测组合存在很大争议。最后，人们觉得这太常见了而不能被完全忽视。另外，一个跨国别的欧洲共识小组，在针对欧洲人群时考虑了同样的问题，决定不包括 R117H（以及串联 T 重复序列）[58]。

委员们充分意识到，这种疾病的复杂分子筛查，之前是儿科医生和肺病医生的领域，之后的产前检测主要由产科医生提供，这将是一个重大的改变。ACOG 与 ACMG 合作，研发了教育材料分发给所有成员，并规定了至少 6 个月的"适应期"，以便给实验室和供应商足够的时间，将这种新模式融入他们的实践中。事实上，实验室面临着他们自己独特的挑战，即在当时还没有商业试剂盒或试剂的情况下，突然必须在一次多重实验中检测 25 个突变。幸运的是，市场供求规律占了上风，设备和试剂供应商们预感到一旦数百万对夫妇接受筛查，

将是一个活跃的市场；以前，与分子微生物学和分子肿瘤学中的大量检测相比，分子遗传诊断在商业世界中曾是一潭死水。其结果是市面上出现大量可供购买的试剂盒和检测平台，量身定制用于精确检测这 25 种突变（见"实验室方法"）。在实践过程中，大多数产科医生花了 2～3 年时间，甚至在项目进行了几年之后才参与进来，仍然有相当数量的临床医生没有常规地向他们的患者提供 CF 携带者筛查[59, 60]。鉴于该措施已被 ACOG 默认为治疗标准，如果一对夫妇没有接受筛查，其生育患儿的责任风险是非常明显的。

十一、实验室方法

如上所述，开发一种用于 25 种突变筛查的多重检测并不是一项简单的任务。然而检测一个基因中的 1～2 个突变相对简单，并且通常可以使用实验室内部开发的方法完成。大多数实验室不得不依赖商业供应商提供的基于微阵列和其他检测设计的覆盖 ACMG 核心突变的检测组合。可供实验室主管选择的平台多种多样，可以使用的技术包括：微阵列、反向杂交带（也称为斑点印记）、扩增阻滞突变系统（amplification-refractory mutation system，ARMS）、寡核苷酸连接分析（oligonucleotide ligation assay，OLA）、液珠微阵列、荧光共振能量转移（fluorescence resonance energy transfer，FRET）和微珠悬浮杂交实验[61]。这些技术的起始材料都是 DNA，可以从羊水细胞或绒毛膜绒毛样本中分离出来用于产前检测，或者从血液、唾液或口腔拭子中分离出来用于携带者筛查。表 15-5 总结了各种技术方法的优势和劣势。一般来说，所有这些方法都在盲法能力测试中展示了可靠的准确性[62, 63]，临床从业者不需要关心其中的细微差别，只需选择那些获得 CLIA 和美国病理学家学院（College of American Pathologists，CAP）认证的实验室。

十二、扩展检测组合

并非只有商业设备和试剂制造商看到 CF 携带者筛查的广阔市场前景。临床分子诊断具有潜在的丰厚利润，因此商业化参考实验室有必要重新评估这一部门。为了获得更大的市场份额，他们需要开展一些区别于竞争对手的工作，如宣传自己拥有更全面的 CFTR 突变检测组合。尽管最初 ACMG 声明强烈反对超出核心突变的检测组合（包含 25 个热点突变），然而该声明才刚出台，商业实验室就开始公开宣传他们可以提供 40/70/100，甚至更多突变的检测组合，并承诺其在检测携带者时，比标准检测组合更加灵敏[64, 65]。考虑到附加突变（核心检测组合之外的）携带者百分比都远低于 0.1%，很难使人相信这些附加突变的添加会显著提高临床检测的灵敏度，但反对者认为部分附加突变特定存在于非西班牙 / 非高加索裔种群中，而这些种群最初被主要由北欧高加索人构成的囊性纤维化基金会队列所忽视[66, 67]。另外，有些附加检测组合中包含致病性未明的变异，如 D1270N、D1252、G662D、L997F 和 R117C[68-70]。ACMG 检测组合特意将这些突变排除在外，就是为了避免夫妇面对模棱两可的结果。

有些人认为，处于竞争目的而追求更大的 CFTR 筛查检测组合是不合适而且不科学的，正如本文作者及其同事们在评论中总结的那样[71]。筛选

表 15-5 突变检测方法			
方 法	原 则	优 势	劣 势
等位基因特异性寡核苷酸杂交	独立的野生型或突变体探针杂交靶向捕获与膜结合的（患者）DNA	• 可以自动化 • 可重复使用	平台设计和报告解读相对复杂
反向斑点杂交	探针对（野生型和突变体）固定在膜上，与靶向（患者）DNA 杂交	• 能够实现高通量 • 可重复使用 • 快速而稳定的实验分析	定制或添加新的突变比较困难

（续表）

方 法	原 则	优 势	劣 势
扩增阻滞突变系统，也称为等位基因特异性扩增	PCR 引物设计用于仅扩增特异的（通常是突变体）序列	快速而可靠	• 如果没有配对的野生型反应，产物的缺失意味着阴性结果 • 如果没有配对野生型反应的检测，则不能区分杂合突变和纯合突变状态
寡核苷酸连接分析	等位基因特异性 PCR，然后与探针连接来鉴定突变体和野生型序列	• 能够实现高通量 • 软件自动分析数据并生成总结报告	检测需要使用自动化的 DNA 测序仪
液珠微阵列	多重 PCR 后与磁珠进行杂交，磁珠带有共价结合的通用标签或等位基因特异性捕获探针；一种荧光染料与报告分子耦联进行杂交定量	• 能够实现高通量 • 软件自动分析数据并能够保证报告反应的多态性只在适当或需要时透露	检测需要使用特殊仪器
荧光共振能量转移（FRET）	将患者的 DNA 与正常型或突变体的探针杂交形成一种结构，这种结构可以被一种专有酶识别并切割；释放的片段与包含报告分子和猝灭分子的试剂盒杂交，形成第二个结构，该结构经酶裂解后，产生荧光信号	• 能够实现高通量 • 快速 • 软件自动分析数据并能够保证报告反应的多态性只在适当或需要时透露	检测需要使用特殊仪器
微阵列杂交	患者 DNA 和探针在微阵列（或芯片）中进行杂交	• 能够实现高通量 • 快速 • 相对容易定制或添加新的突变	• 检测需要使用特殊仪器 • 价格昂贵
DNA 测序（sanger 测序法）	对单个区域、外显子或整个 CFTR 基因进行测序	理论上可以识别扩增子内的所有突变	• 价格相对昂贵 • 相对较慢 • 无法识别大片段缺失 • 可能检测到临床意义不明的变异
DNA 测序（二代测序技术）	对单个区域、外显子或整个 CFTR 基因进行测序	• 高通量 • 允许将囊性纤维化筛查与扩展的其他疾病的携带者筛查相整合	• 需要非常昂贵的仪器 • 识别大片段缺失的能力有限 • 可能检测到临床意义不明的变异
质谱 / 飞行时间	引物延伸用于检测特异突变	• 快速 • 高分辨率 • 可重复使用 • 稳定 • 自动化	• 无法检测大片段缺失 • 只能检测已知突变 • 需要昂贵、特殊的仪器

附加突变在一定程度上是随意的，由于这些突变极其罕见，人们对其知之甚少，那么怎样才能明确它们真正的外显率和致病性呢？需要注意的是最初的 ACMG 核心检测组合中有一个严重错误——囊括在内的 I148T 突变被证明没有任何致病性——即使经过三年仔细的检查也未发现。这次经历无疑使原始委员感到困扰，并对大幅扩大突变筛查检测组合产生犹豫。当前提供的扩展检测组合中又隐藏了多少"I148T"呢？

在过去的 20 年里，分子技术以及我们对 CFTR 基因变异的理解都发生了很大的变化。自从二代测序技术（NGS）被应用以来，DNA 测序的成本不断下降，有人提出为什么不使用这项技术进行 CF 携带者筛查，无论是针对目标变异的更大检测组合，还是 CFTR 基因编码区的任何 / 所有变异，NGS 检测都是简单可行的。DNA 测序技术，甚至其中较慢的 Sanger 测序，也早已应用于出生后的 CF 诊断，特别是那些临床特征不典型或不明确，以及靶向突变检测结果为阴性的患者。在携带者筛查或产前诊断中使用该技术的阻力在于它可能检测到未曾出现或未报道过的所有种类的单核苷酸改变（错义突变），而目前对这些突变的致病性和由其引起的缺陷一无所知，并且无法在父母或胎儿中找到任何表型来提供线索。在测序领域中，存在臭名昭著的"意义未明的变异"（variants of uncertain significance，VUS），这些变异很可能会将妊娠期夫妇置于尴尬的境地，因为他们将在很少或没有预测信息的情况下做出不可逆的生育决定。

2013 年基于 Illumina MiSeq 平台（一种普及的 NGS 仪器）的包含 CFTR 基因 139 个靶向突变的检测组合，获得了 FDA 的批准，成功朝这个方向迈出了第一步。实际上这是医学实验室中第一个经 FDA 批准的 NGS 实验[72]。更为重要的是，这些变异并不是像之前大部分扩展检测组合那样随意选择，而是基于一项对所有已知的 2000 种 CFTR 基因突变（>总数的 0.01%）携带率的全面研究，包括患者表型和体外分子及功能研究，该研究结果可在 CFTR2 数据库中获取（https://cftr2.org/）。经过排除，研究人员得到特定的突变靶点，这些突变靶点被认为是致病的[73]。

鉴于这些研究进展，以及广泛接受的针对新发现的序列变异的客观分类标准（由 ACMG 发布）[74]，ACMG 重新审查了最初的 CF 携带者筛查建议[75]。在保留了最初最小筛查检测组合（现称为"ACMG-23"）的基础上，新的指南允许实验室自主决定是否使用更全面的筛查检测组合，甚至是完整的基因测序。在某种程度上，这是对当代基因检测技术及其应用于筛查诊断的认可。基于 NGS 高通量的特性，目前高度扩展的携带者筛查基因组合被大量营销和广泛采用，其中包含多达 300 种或更多的疾病。除了覆盖大量基因外，这些产品中的大多数都运用全外显子组测序技术，基本上为 CF 和所有其他疾病提供了无限制的突变筛查基因组合。然而，上述关于 VUS 的处理和报告，以及预测可能的疾病严重程度，在这里也同样适用[76]。

十三、CF 携带者筛查项目的结果

截至本文写作时间，基于人群的 CF 携带者筛查在美国已经有近 20 年历史。即使考虑到加速阶段的一些延迟，也应该有足够的时间来评估其结果。而奇怪的是，由于美国医疗系统过于分散，CF 筛查结果并未记录在册，很难获得结果可靠的数据。早期最好的数据来自加州北部，CF 患儿出生率与进行产前筛查前相比下降了约 50%[77]。最近的一项 Meta 分析发现，在各类被引用的研究中，范围有所扩大[78]。这样看来，剩余 CF 患儿的出生很大程度可归因于夫妇同意进行携带者筛查，但在产前诊断或终止妊娠阶段退出，并决定无论如何继续妊娠（D. Witt，个人通讯）。对于 CF 这类疾病是可以理解的，因为不会出现障碍或严重的身体畸形。此外，正如预期的那样，胎儿同时存在超声检查异常（如肠管回声增强；见下文），会影响是否终止妊娠的选择。鉴于 CF 患者活到预期平均寿命所需的终生医疗费用达 100 万～200 万美元，因此可以得出一个普遍结论：携带者筛查项目是具有成本效益的。

十四、特殊产前诊断情况

尽管 CFTR 基因突变很复杂，大多数接受筛查的妊娠夫妇通常以简单的方式处理，通常不需要特殊的遗传咨询。筛查普遍采用序贯的方式，大多数女性的检测呈阴性；少数检测呈阳性的女性，其伴侣大多呈阴性，筛查到此终止。如果夫妇双方检测均呈阳性，则通过羊膜腔穿刺术或绒毛膜绒毛取样进行产前诊断，利用分子检测筛查胎儿是否携带父母双方的突变；胎儿有 1/4 的概率携带双方突变，在这种情况下，应进行遗传咨询，并可以选择终止妊娠。其他需引起重视的特殊情况包括夫妇只有一方检测呈阳性、阳性家族史、肠管回声增强、辅助生殖和着床前诊断，以及新生儿筛查。

（一）阳性 – 阴性伴侣

夫妇中的一方（序贯筛查中通常是女方）检测到了 CFTR 基因阳性突变，而另一方检测呈阴性，这种情况需要特殊考虑。这种情况的问题在于，现在这对夫妇生育患儿的风险比他们接受检测之前要高，但指南中认为无须向他们提供更多的信息。原因是，如果检测呈阴性的一方确实携带突变，那此突变是极为罕见且 ACMG 检测组合（或任何使用过的靶向检测组合）未覆盖的变异，因此在胎儿中也无法检测到。在这种情况下不建议进行靶向产前诊断，因为如果在胎儿中发现了这一突变（上述阳性突变），则无法判断胎儿是否受累，还是（更有可能）只是这一突变的健康携带者。然而，鉴于目前 NGS 检测的有效性，为阴性伴侣提供更全面的检测组合，甚至是全基因测序和缺失分析是合理的，以期能够鉴定出罕见的 CFTR 突变（或相反地降低其携带罕见变异的概率）。但同样地，在使用该检测策略时，也始终存在另一方中检测到 VOUS（分析困难）的可能性。

（二）阳性家族史

虽然本章中的大部分内容都在关注没有 CF 家族史的、以人群为基础的携带者筛查，但如果有一个患病的亲属，则会极大地改变筛查者成为携带者的先验概率，所以寻找这样的阳性家族史是至关重要的（包括男性不育家族史）。在开展人群携带者筛查之前，通常在具有阳性家族史的个体中进行筛查。此外，为了提高鉴定家族性突变的概率，在这种情况下使用扩展检测组合是完全可以接受的。理想情况下，家族中受累的成员应首先进行检测，以便明确家族性突变。因此，对于有 CF 阳性家族史

的夫妇来说，仅依赖常规人群携带者筛查指南是不够的。

（三）肠道回声增强

CF 在胎儿中没有明显特征这一说法并非完全正确。一小部分 CF 胎儿在超声检查中显示肠道回声增强，虽然这一表现也可以出现在其他情况中，包括获得性（如感染）和先天性，另外还可能在胎儿无任何异常的情况下出现[79]。综合几个系列研究的结果，发现肠道回声增强的胎儿中患 CF 的风险为 1%～2%[80]。这已被认为是足够高的指征，需要对胎儿进行 CFTR 突变检测。若发现两个突变，则可以确诊，但若仅发现一个突变，将带来很多不确定性和困惑。这可能是产前筛查中需要进行全基因测序和缺失分析的少数情况之一，即提供最大的可能性来筛查是否存在第二个突变[75]。

（四）辅助生殖和着床前诊断

从 CF 携带者筛查项目的结局中可以发现，有很多夫妇由于发现 CF 而终止妊娠，体外受精后通过对胚胎单细胞活检样本进行着床前遗传学检测（preimplantation genetic testing，PGT），对他们来说是一种可选择的方式。由于这种方式价格昂贵且医疗保险不全覆盖，所以很大程度上只提供给那些有能力承担的夫妇。只要夫妇双方的 CFTR 基因突变已经明确，这种方法就一定是可行的。事实上，CF 是成功运用 PGT 技术阻断的第一种疾病。该技术只有少数中心可以提供，并在技术上具有挑战性。"等位基因脱扣"可能会导致诊断错误，产生灾难性的后果。另外，健康捐赠者（CFTR 突变筛查阴性）的精子或卵子是更经济的选择。有些成年男性 CF 患者由于先天性双侧输精管缺如，诉诸于辅助生殖技术（ART），这些男性并不是真的不能生育，他们能产生精子，只是无法射精。其中许多人通过精子抽吸术生育了孩子[82]。值得注意的是，这种情况下遗传咨询和其伴侣筛查是必不可少的，因为患 CF 的父亲有 100% 的概率传递一个 CFTR 突变或低外显变异给他的后代。

（五）新生儿筛查

在美国和其他许多国家中，CF 是新生儿大范围筛查的疾病之一，首先进行免疫反应性胰蛋白酶

（IRT）检测，然后进行部分突变检测，关于此分支内容不在本章讨论范围。新生儿筛查是另一种可以间接鉴定父母为携带者的方式，对于夫妇而言，充分了解相关知识将会影响在未来妊娠中对产前诊断的态度。因此，新生儿筛查和携带者筛查是一种动态交互的过程，一种筛查会影响另一种筛查的频率和患者对其的态度[83]。

十五、未来方向

除本章中上述提到 NGS 以外，无创产前筛查（noninvasive prenatal screening，NIPS）对产科医生是一种更为熟悉的 NGS 检测。与传统羊膜腔穿刺术和绒毛膜绒毛取样相比，它的优势是显而易见的，NIPS 可以在妊娠早期检测，且对胎儿无创（见第 8 章），主要应用于三倍体和其他非整倍体的筛查中，其准确性远高于母体血清筛查[84]。由于它涉及全基因组测序，理论上它也能超越仅通过计算染色体"读数"来检测染色体微缺失和微重复的方法，目前有些 NIPS 实验室声明可以筛查出一些该变异类型的已知综合征，如 22q11 缺失 /DiGeorge 综合征。通过进一步提高分辨率，可以对整个胎儿基因组进行测序和重建，为 CF 等单基因疾病的无创产前诊断开辟新道路[85]。尽管一些实验室已开始为多种疾病（包括 CF）提供此类检测[86]，但仍存在很大挑战，最主要的是需要从丰富的母体 DNA 中提取出胎儿的序列变化[87]。基于技术的迅速发展，可以合理地预测，在未来几年内检测能力会大幅提高，以满足常规筛查。那时，对于已经接受 NIPS 非整倍体筛查的孕妇，CF 和其他任何单基因疾病都可以检测，无须先对父母进行携带者筛查。这样 NIPS 就能成为可通用的生殖医学筛查方法，为大部分新生儿和携带者筛查提供服务。

未来我们可以期待一场蛋白质组学革命，类似目前正在进行的基因组学革命。它的复杂性仅在这一点上就可以想象，其一项成果将有望能帮助人们更清晰地理解基因突变对蛋白水平的影响，也将有利于开展 CF 携带者筛查和产前诊断，但目前我们预测基因型与表型相关性的能力还不足。这可能也有助于 CFTR 修饰基因功能的鉴别[88]。

通过携带者筛查和产前诊断，CF 这种疾病会彻底消失吗？实际上对于任何一种隐性遗传病来说，这样的目标都不可能实现。这需要采取普遍产前携带者筛查，并要求孕有高风险受累胎儿的夫妇全部选择终止妊娠，由此可见上述情况在这种特殊疾病中是不太可能实现的。一些伦理学家可能会说，这不是我们应该努力的目标。但是我们在这一领域的使命，就像在医学遗传学的所有方面一样，应该始终为患者提供最新的、最客观的信息，以及向所有患者提供全面的干预选择。得益于现代分子遗传学技术的力量，我们无疑能以一种前人无法想象的方式来实现这一目标。

第 16 章 脆性 X 基因突变涉及的产前诊断

Prenatal Diagnosis and the Spectrum of Involvement from Fragile X Mutations

Randi J. Hagerman   Paul J. Hagerman   著

阔   瀛   蒋思博   译

脆性 X 信使核糖核蛋白 1 (fragile X messenger ribonucleoprotein 1，FMR1) 基因的突变，主要包含前突变（55～200 个 CGG 重复）和全突变（>200 个 CGG 重复），CGG 重复数的异常增多将会导致不同程度的认知损害，严重程度从智力障碍和自闭症，到智力正常但存在轻微的学习困难或情绪问题。此外，进行性和迟发性成人神经、认知、精神方面的疾病也在一些前突变携带者［脆性 X 相关震颤共济失调综合征（FXTAS）］中观察到[1-3]。

全突变个体，即脆性 X 综合征（fragile X syndrome，FXS）患者的临床受累被认为是由于基因转录沉默导致 FMR1 蛋白（FMRP）缺陷或缺失。FMRP 是一种 RNA 结合蛋白，参与多种信息的传导并帮助调节其翻译使之形成对应的蛋白质分子。FMRP 的缺失，将导致许多对突触的成熟和形成起重要作用的蛋白质的失调[4]。FMRP 可特异性下调多种突触后蛋白质的翻译，反之，在 FMRP 缺乏的情况下，这些蛋白质的水平呈显著上调[5]。在缺乏 FMRP 的情况下，代谢型谷氨酸受体 5（metabotropic glutamate receptor 5，mGluR5）信号通路的上调将导致突触活动的长时程抑制（long term depression，LTD）和突触连接的减弱[4, 6]。相关的神经解剖学表型包括细长（不成熟）的突触连接，这被认为是 FXS 智力障碍的原因。一系列临床治疗试验基于最近的研究而开展，通过 mGluR5 拮抗药、GABA 激动药、二甲双胍和大麻二醇（cannabidiol，CBD）的使用对 FXS 进行了一系列试验，这些药物至少已被证明在模式动物中逆转了 FXS 的一些神经解剖学表型和临床症状[6, 7]。

CGG 重复异常增多在前突变范围时，其致病机制（FMR1 mRNA 水平升高）及临床受累均与 FXS 不同，后者是由于等位基因全突变导致的 FMRP 蛋白缺失。前突变相关临床受累的分子机制源于重复数异常增多导致 FMR1 mRNA 高表达，出现功能获得性毒性[3, 8]，该机制与全突变患者 FMR1 mRNA 表达量的减少 / 缺失恰巧相反。然而，下调的 FMRP 水平和上调的 FMR1 mRNA 水平在一些异常重复数较高的前突变患者或未发生甲基化的全突变患者中同时被检测到，因此也被称为双重致病机制[3]。

尽管大多数前突变个体均具备正常的智力，但部分个体仍存在发育问题，如注意缺陷多动障碍（ADHD）和（或）从社交焦虑到自闭症谱系障碍（autism spectrum disorder，ASD）等不同程度的社交缺陷。这些问题在男性（儿童和成人）患者中更常见，但包括焦虑和抑郁在内的精神问题常见于女性患者，这些神经精神障碍统称为脆性 X 相关神经精神障碍（fragile X-associated neuropsychiatric disorder，FXAND）[13]。此外，一些携带前突变的成年人可能会出现与 FXTAS 相关的临床症状 [14, 15]，包括神经病变 [16, 17]；自身免疫问题，如纤维肌痛和甲状腺功能减退 [18]；情绪困难，包括抑郁和焦虑 [19, 20]，以及痴呆症 [21, 22]。神经细胞中异常高表达的 mRNA 将触发一连串胞内事件最终导致临床受累，本章后续将详细描述 [8, 23]。

包括新兴的靶向治疗在内的，针对脆性 X 相关疾病的临床干预和治疗非常复杂，因此使得对应的遗传咨询复杂化。本章将针对脆性 X 综合征的流行病学、临床干预、遗传咨询、产前诊断程序及治疗进行综述。

一、流行病学

美国和国际新生儿筛查的研究中发现，前突变在人群中的呈现高携带率：女性为 1/250～1/156，男性为 1/810～1/250，携带率根据开展筛查的地域不同而变化（详见参考文献）[24-26]。

2014 年流行病学研究显示，全突变的患病率为 1/7000～1/5000[27]；然而局限于筛查人口的数量，以上患病概率尚未在新生儿的筛查研究中得到确认 [24]。发病率在世界不同地区可能有所不同，一些地区的 FXS 患者家庭甚至被发现可能存在始祖效应；这种情况在发展中国家更为普遍，贫穷在很大程度上限制了当地人口的迁移，如哥伦比亚的里考尔特和印度尼西亚的三宝垄。与男性携带者频率估计值相关的一个重要因素是，总人口中 50 岁以上的男性每 3000 例中有 1 例可能罹患 FXTAS，因为男性携带者可能罹患 FXTAS 的比率为 40%。此外，如果将 FXS 或脆性 X 表型定义为，FMRP 水平减低所导致的发育问题，那么，携带较高异常重复数的前突变亚群可能被标记为 FXS，即使他们并不携带全突变 [28]。

研究数据表明，一些患有神经发育或神经精神疾病但不携带脆性 X 综合征基因突变的个体的血液和（或）大脑中仍旧检测到了 FMRP 水平的降低，该发现促进了针对神经发育障碍中 FMRP 水平的研究 [6]。包括精神分裂症在内的这类疾病患者，其发病年龄和智力均与 FMRP 水平相关，且 FMRP 水平低于普通人群 [29, 30]。此外，Fatemi 及其同事还发现，患有神经精神类疾病（包括双相情感障碍、抑郁症、孤独症和精神分裂症）的个体，其大脑中的

FMRP 水平降低 [31, 33]。另外，缺氧和癫痫也可能导致 FMRP 功能的调节异常 [34]。大鼠早期癫痫发作后，FMRP 被发现远离树突并定位在细胞核附近，导致突触可塑性因 FMRP 的缺失而出现失调 [34]。包括结节性硬化症、神经纤维瘤病、FXS、前突变受累，甚至特发性孤独症在内的，任何原因引起的孤独症，其严重程度均因癫痫发作频率的增加而加剧 [35, 36]。大约 30% 与孤独症相关的基因，特别是突触可塑性相关基因，其翻译均受 FMRP 的调节，因此癫痫发作引起的 FMRP 失调可能导致孤独症相关的基因失调，进而加剧社交缺陷 [36]。除 FMR1 突变人群外，尚有更多存在 FMRP 缺陷的人群，因此未来对于脆性 X 综合征表型界定可能会大幅扩大。

二、全突变患者的临床表型

受下限效应的影响，大多数智力评定方法无法准确测量低于 45 分的 IQ 水平，但大多数存在智力障碍的男性 FXS 患者，其平均 IQ 被评定为 40 分 [38, 39]。仅约 15% 的男性 FXS 患者 IQ 超过 70 分；这些个体或者具有显著的嵌合性（除全细胞外，存在高比率的前突变细胞），又或者因为其所携带的全突变等位基因未发生甲基化 [40, 41]。虽然甲基化状态在血液白细胞和成纤维细胞中常有差异，但两种组织中的 FMRP 水平均与智力水平呈正相关，同时甲基化水平与 FMRP 水平呈负相关 [42]。产前诊断技术无法确定胎儿的甲基化状态，因为全突变导致的甲基化可能直到妊娠后期才开始启动，超出了常规产前诊断的执行器。针对脆性 X 的检测，欧洲 EMQN 指南 [43] 和美国医学遗传学会标准和指南 [26] 中均建议，应避免在产前诊断中开展甲基化检测，尤其是在绒毛膜绒毛取样（CVS）样本中。如果检测到等位基因的异常增多，则建议进行羊膜腔穿刺术取材检测以确定该等位基因是前突变型还是全突变型 [26]。因此 FXS 检测只能确定胎儿性别和重复数异常扩展区间，无法判断全突变胎儿的认知受累程度 [26]。

大约 70% 的全突变女性 IQ 在 85 分或更低 [44]。尽管其中只有 25% 的全突变女性的 IQ 低于 70 分，但那些 IQ 处于临界值（70～85 分）的女性存在严重的学习障碍，包括执行功能缺陷、注意缺陷多动障碍（ADHD）、语言发育迟缓、易冲动、视觉空

间感知缺陷和学业性学习障碍，尤其是在数学方面[38, 45-49]。这些个体在学龄期通常需要接受大量的帮助和干预[50]。大约25%的全突变女性智力正常，没有学习障碍，但焦虑等情绪问题在该群体中仍然很常见[51]。

目前用于FMRP定量检测方法包括蛋白质印记法[52, 53]、酶联免疫吸附试验（enzyme-linked immunosorbent assay，ELISA）[54]、荧光共振能量转移（fluorescence resonance energy transfer，FRET）[28, 55]和Luminex试验[56]。后三种检测技术的定量相较于蛋白质印记法或早期免疫细胞学方法更准确，更适用于携带者检测或其他不涉及FMR1突变的疾病中轻度FMRP缺陷的检测[29]。随着这些技术被应用于临床，FMRP缺陷风险人群将更容易被识别。针对可上调FMRP水平的药物或环境变化的研究将是未来的重点。

精神病理学在全突变的人群中很常见，其中约80%的男性和25%的女性罹患ADHD[57, 58]；60%的男性和10%～20%的女性罹患自闭症或孤独症[59-63]；25%～70%的男性和女性表现出焦虑或情绪障碍[64]；另有不到10%的个体存在精神病[57]。行为问题，特别是冲动、焦虑、情绪不稳定和攻击性，通常是育有FXS患儿的家庭需要面临的主要问题。FXS患儿的行为问题和焦虑的严重程度和母体应激相关，母体激活率越低对应的压力风险越大[65]。全突变患儿的以上行为和精神问题通常在2.5—4岁显露，需及时确诊和采取医疗干预[66, 67]。现阶段已经有许多药物和干预措施可以帮助解决这些行为问题[68]，同时针对FXS的新型靶向治疗也已经显示出一些令人振奋的结果[6, 7, 69]；然而，多学科协同干预策略仍是必要的，包括特殊教育支持和治疗，如言语能力治疗、职业疗法及心理治疗[70, 71]。

FXS的典型身体特征包括长脸、大耳朵、过度伸展的指关节、扁平足和青春期巨睾丸。由于约30%的幼儿未表现出这些特征，所以诊断通常只能基于行为特征，如眼神接触不良、拍手、咬手、持续语言、自闭症特征、焦虑和ADHD症状[72]。许多个体在确诊FXS前被诊断为自闭症或ASD，因此建议所有ASD儿童都应该进行FMR1基因检测[72]。

与FXS直接相关的疾病相对较少，其中大多数是由FXS固有的结缔组织问题引起的。高度伸展的关节有时会导致脱位，但只有不到5%的受累个体

会发生这种情况。疝气更常见（15%）；对于男性患者，大睾丸的重量加上疏松的结缔组织将导致疝气。复发性皮炎是最常见的疾病（85%），其次是斜视（36%）和癫痫（20%）[57, 73]。FMRP的缺乏导致脆性X基因敲除（knockout，KO）小鼠出现癫痫发作表型，使用mGlur5拮抗药或FXS的其他靶向治疗可改善该表型，详见下述[74]。

三、前突变的临床表型

前突变最初被认为并没有表型，而携带前突变的男性之前被描述为不外显男性或正常传递男性（normal transmitting males，NTM）。1991年发现，上述男性的前突变女儿中约20%出现卵巢功能早衰（premature ovarian fuilure，POF；40岁前月经停止）[75]。随后的研究表明，这一症状随着前突变携带者CGG重复数的增加而加重，但POF的患病率在重复数超过120次后有所下降[76]。由于部分确诊该疾病的女性随后还有妊娠的可能，因此这一症状被重新命名为脆性X相关早发性卵巢功能不全（fragile X-associated primary ovarian insufficiency，FXPOI）。FXPOI的原因似乎与卵细胞或卵支持细胞中FMR1 mRNA水平升高造成的毒性有关。

多年来，男性和女性前突变携带者的精神问题一直存在争议[77-79]。在FXTAS得以被鉴别诊断后，其神经学表型也随之明确，包括意向性震颤、共济失调、神经病、自主神经功能障碍，以及在一些老年前突变携带者（偶发）中发现的认知能力下降[80]。FXTAS的发病率随着年龄的增长而升高，因此50岁以上男性仅15%有症状，但80岁以上的男性罹患FXTAS的比例则高达75%[81]。在女性中，50岁以上的携带者中约有16%出现FXTAS，但症状较轻，认知能力下降也很少见[3, 18, 82]。脑萎缩合并白质疾病是FXTAS诊断标准的一部分[83]，男性中约60%表现出小脑中脚T_2信号增强的特征性迹象（MCP症状）。然而，只有13%的女性FXTAS患者表现出MCP症状[84]。进一步的放射学研究表明，大约50%的FXTAS患者胼胝体压部存在白质病变，这一发现也已被添加到FXTAS的诊断标准中[85, 86]。

随着相关报道的增加，女性前突变患者的临床表型范围也随之被扩大至存在神经类症状合并甲状腺功能减退（50%）和纤维肌痛（40%），提

示女性携带者可能存在自身免疫缺陷[18, 87]。例如，2%～3% 的携带者被发现患有多发性硬化症（multiple sclerosis，MS）[18]。在一个病例的尸检记录中，除报告 FXTAS 外，还报告了 MS[86]。前突变中 *FMR1* mRNA 水平的升高导致了一些蛋白的上调，其中包括 MS 的主要抗原，αB- 晶状体蛋白[88]。

越来越多的证据表明部分儿童神经发育问题与携带前突变相关，特别是男孩。ADHD、社交焦虑和 ASD 在作为家庭先证者的前突变男孩中很常见[9, 10, 67, 89, 90]，虽然他们大部分具备正常的智力水平，但仍有一些存在智力障碍[91]。前突变男孩的癫痫发作与自闭症和智力障碍有关。在患有自闭症、智力障碍和（或）神经疾病的携带者中，大约 20% 的个体表现出"二次遗传打击"，这可能会对个体产生额外和累积的有害影响[92]。体外培养的前突变神经细胞与正常对照组相比，分支减少，突触连接减少，细胞凋亡较早，线粒体移动较慢[93, 94]。FXS 小鼠的视网膜表相较于正常小鼠，现出 47% 的视紫红质缺陷和视网膜兴奋缺陷[95]，这可能与全突变及前突变婴幼儿的视觉感知缺陷有关[96]。

四、前突变相关性疾病 FXTAS 的发病机制

在前突变相关性疾病中，我们对 FXTAS 的致病机制了解最多；然而，脆性 X 相关神经精神障碍（FXAND）和早期绝经（脆性 X 相关早发性卵巢功能不全，FXPOI）患者[13, 97, 98]中所表现出的神经发育和神经精神受累也可能存在类似的机制。因此，以下段落将重点介绍 FXTAS。

（一）神经病理学

死于 FXTAS 的个体其大脑尸检报告中大体神经病理特征显示，脑容量普遍减少，有明显的白质病，呈灰白和海绵状改变，伴轴突和髓鞘的丢失。同一个体中，灰白区域与 T_2 加权磁共振成像（MRI）上的高信号区域相关[84, 99-101]。在神经元和星形胶质细胞中广泛分布的孤立的、球形的（1～5μm）泛素化阳性核内包涵体是主要的神经病理发现[100, 101]。包涵体浓度最高的是海马结构（在某些情况下，高达 40% 的细胞核含有包涵体），皮质神经元的包涵体密度较低（2%～10%），小脑的浦肯野细胞中几乎没有包涵体，尽管浦肯野细胞大量脱落。包涵体的数量与前突变范围内的 CGG 重复数高度相关[101]。最近，在中枢神经系统以外的组织中也观察到了包涵体的存在，包括腺垂体和神经垂体，睾丸间质细胞和肌管细胞[102]，肾上腺髓质神经节细胞，背根神经节，脊旁交感神经节，肠系膜神经节，以及心外膜下自主神经节中。最后，舌下脑神经核内神经元细胞核中包涵体的存在可能是许多 FXTAS 患者出现晚期吞咽困难的原因[101]。

（二）致病分子机制

多条证据表明，FXTAS 的发病机制涉及 *FMR1* mRNA 的"毒性"功能获得。首先，FXTAS 几乎只局限于基因转录水平活跃的前突变等位基因携带者；尽管有报道称，FXTAS 在未甲基化的，即基因转录没有被完全抑制的全突变携带者中也存在，虽然这种情况十分罕见[104-106]。这一观察结果表明，FXTAS 不是由于 FMRP 蛋白的缺失所导致，因为 FMRP 蛋白水平在前突变范围内仅中度降低，而在 *FMR1* 等位基因完全甲基化的全突变个体（即罹患 FXS 的个体）中，FMRP 水平才出现显著降低或缺失。其次，在重复数范围较大（如 >500～1000 个重复）的等位基因完全甲基化的全突变个体中并没有检测到 FXTAS，这表明 DNA 水平上 CGG 重复数的异常扩展并不是 FXTAS 的致病原因。最后，*FMR1* mRNA 的异常至少体现在两个重要方面，其表达量在前突变范围内显著增加[52, 107, 108]，并且具有异常扩展的 CGG 重复单元。此外，FXTAS 的几个重要疾病特征（神经退行性改变和包涵体的存在）已在小鼠和果蝇模型中被重现[109-111]。

虽然重复扩展 mRNA 触发 FXTAS 的分子发病机制尚未阐明，但目前提出了两个模型（图 16-1）。在第一个模型中，CGG 重复扩展的 mRNA 将结合更多特定的蛋白质，从而将这些蛋白质从它们原本正常的细胞角色中"隔离"出来。该模型的先例是肌强直性营养不良致病基因强直性肌营养不良蛋白激酶（*DMPK*）3' 非编码区 CUG 重复扩展序列元件对肌盲样蛋白 1 的截留[112-114]。于 FXTAS 而言，许多候选蛋白质已被识别并列在参考文献表 1 中[115, 116-120]。最有可能被截留的蛋白质是 DGCR8 和 DROSHA，这对蛋白质构成了在细胞核中处理小分子核糖核酸（miRNA）前体的"微处理器"。在

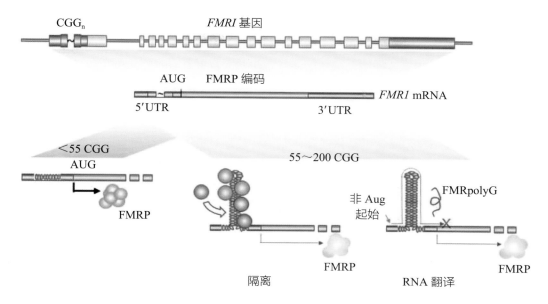

▲ 图 16-1　脆性 X 相关震颤共济失调综合征（FXTAS）的 RNA "毒性"模型

对于正常 CGG 重复等位基因（<55 个 CGG 重复），mRNA 翻译从 5′ 非翻译区 CGG 重复序列的下游的经典 AUG 起始，产生正常的 FMRP 亚型；对于前突变范围内的 CGG 重复序列，FMRP 的翻译随着 CGG 重复序列数量的增加而呈现轻度至中度减少；然而，RNA 的扩展 CGG 重复区可以通过"隔离"其他蛋白质，从而阻止它们行使其正常功能；此外，翻译有时可以从 CGG 重复序列上游的不同的读码框（+1；GGC）中的非 AUG 密码子开始，从而将重复区翻译为多聚甘氨酸；这种帧外翻译在 +1 帧区域的终止密码子处提前终止，从而产生微量的肽产物 FMRpolyG；这两种模型，无论是单独的还是组合的，都没有被确定为 FXTAS 致病机制

FXTAS 患者的大脑中广泛的观察到 miRNA 水平的降低及其前体的增加，在细胞培养模型中 DGCR8 和 DROSHA 水平的恢复能够逆转一些细胞缺陷。然而，特定 miRNA 和 FXTAS 之间的特异性联系尚未建立。FXTAS 发病机制的第二个模型是扩展的 CGG 重复区从 CGG 重复单元上游非 AUG 起始密码子的异常翻译。这个过程将产生一种含有从 +1（GGC）读码框翻译而来的，名为 FMRPolyG 的多肽，因此该过程也被称为重复相关的非 AUG（RAN）翻译[122-124]。在 FMRP 的正常翻译过程中，使用 CGG 重复序列下游的标准 AUG 起始密码子；因此，CGG（+0 帧）不被翻译。尽管在许多动物和细胞模型中，通过各种表达模式产生的 FMRPolyG 均能诱导神经病理学的发生，但在人脑组织中仅能检测到微量的神经病理学变化[125]，该发现增加了 FMRPolyG 不是 FXTAS 神经病理学变化驱动因素的可能性。

需要进一步的研究来建立 FXTAS 的 RNA 依赖性触发机制；然而，已经存在对 FXTAS 中失调的核心细胞过程更详细的理解。从对小鼠和人类的研究来看[126-131]，神经病理学的核心特征涉及线粒体功能障碍和钙离子失调，这些因素至少与神经退行性疾病谱中的常见机制部分相关。在前突变的小鼠模型中，静息状态下的 Ca^{2+} 水平增加了约三倍，表明一个或多个 Ca^{2+} 调节通道的功能失常[132]。有趣的是，用雷诺丁受体拮抗药丹曲林处理培养的小鼠神经细胞，可将 Ca^{2+} 水平恢复到正常，这表明 RyR 的 Ca^{2+} 泄漏是导致静息 Ca^{2+} 水平改变的原因之一[132]。静息 Ca^{2+} 水平改变的关键在于它激活了 μ- 钙蛋白酶（一种蛋白酶），该酶的激活反过来导致细胞周期蛋白依赖性激酶 5（cyclin-dependent kinase 5，Cdk5）的激活和一系列导致细胞死亡的下游信号事件的发生。这些观察的重要性在于，它们提高了针对靶标进行干预的可能性。

五、产前分子诊断方法

自 FMR1 基因被鉴定后[133]，多个实验室均认可使用聚合酶链反应（PCR）联合 DNA 印记法进行产前诊断[25, 134-145]。这项技术已经完全取代了细胞遗传学诊断技术，是目前 FXS 诊断的金标准。当实验室接收到样本后，可以立即通过 PCR 技术进行扩增和分析，初步筛选出遗传自父母的正常等位基因，完成对样本等位基因状态的快速确认。但在重复数较大（例如，全突变）的情况下，需要额外的时间培养细胞并进行 DNA 印记分析。DNA 印记法是检测 CGG 重复片段大小和（或）甲基化嵌合体的重要方法，并优于 PCR。Jenkins EC 等[134]认为，至少有 40% 的 FXS 患者存在明显的大小和（或）甲基化嵌合，这个比例可能会更高，因为尚未统计可能延伸到前突变范围内微小的、未被检测到的嵌合情况。取决于细胞生长的速度，羊水和 CVS 细胞需要 2~5 周的分析时间[134]，Dobkins 等[146, 147]开发了一种快速 Southern-PCR 杂交技术，将周转时间缩短了 2~4 周。

PCR 技术的发展提高了诊断的准确性和效率。荧光甲基化特异性聚合酶链反应（methylation specific PCR，MS-PCR）将待测的 DNA 片段以重亚硫酸钠修饰，使用荧光标记的引物对甲基化和非甲基化 DNA 进行 PCR 扩增，使用高分辨率电泳图谱（high-resolution electropheretogram）对扩增产物进行分析[148]。通过对已知的正常型、前突变型和全突变型样本（包括 1 例产前诊断）进行分析，发现该方法的准确率为 100%[136, 148]。

三核苷酸重复引物 PCR（triplet-primed-PCR，TP-PCR）使用一组嵌合的 PCR 引物在 FMR1 基因拓展的 CGG 重复区内随机结合，使用最少的样本量识别所有等位基因大小，可以用于 FXS 的快速筛查，是重要的产前诊断技术[149]。近 10 年里，能够检测全突变等位基因和 DNA 甲基化状态的 PCR 方法已被纳入临床测试[2, 150-157]。在过去的 5 年里，随着 TP-PCR 引物的应用和毛细管电泳方法的使用，PCR 检测和验证的方法不断在改进[149, 158-161]。

早期的产前诊断方法主要利用免疫细胞遗传学法检测 CVS 细胞中 FMRP 蛋白表达缺陷[162-164]，该方法快速高效，可以在样本到达实验室当天完成检测。但是，FXS 患者的嵌合比例会显著影响 FMRP 蛋白的染色结果。在部分智力正常的全突变型女性中，FMRP 蛋白染色结果未见异常，但是其表达水平降低 30%~50%，并具有部分 FXS 的临床表现[51]。此外，该方法也不能区分前突变型细胞和正常型细胞，目前大多数实验室较少使用该技术进行

诊断。前突变在某些情况下会导致发育问题和衰老问题，因此对于医生和家庭而言，前突变型的检测也是非常重要的。

六、胚胎着床前遗传学检测和极体分析

通过极体分析进行着床前遗传学检测（PGT）是 CVS 和羊膜腔穿刺术进行产前诊断的替代方法[165-167]。该技术从卵母细胞中取出第一极体和第二极体，并通过 PCR 或荧光原位杂交技术（FISH）进行分析。但是，单细胞基因分析过程中会出现等位基因脱扣（allele drop out，ADO）现象，即不均衡的基因扩增导致两个等位基因中的一个未能被成功扩增[168-171]。在杂合子中，如果只有野生型等位基因扩增，而突变型 ADO，就会导致胚胎突变位点携带情况的错误诊断[168, 170-173]。

为了提高 PGT 的准确性，已经开发出多种改进的技术。多重巢式 PCR 可以同时检测多个 X 连锁标记，对包括 FXS 在内的 X 连锁遗传病进行分析[165, 173-175]。Harper JC 等[176]在单细胞样本上通过原理类似多重巢式 PCR 的多重荧光聚合酶链反应已经成功检测包括 FXS 在内的 5 种单基因遗传病。多重巢式 PCR 通过检测多个与目标基因紧密连锁的遗传标记，可以降低 ADO 及母源或父源污染的可能性。为了保证遗传标记的有效性，需要提前在夫妇双方的样本上筛选有效的遗传标记[172, 176]。多重巢式 PCR 已经在国内外多个实验室应用，效果良好[173-178]。Rajan-BabuIS 等[161]开发了一种针对 FXS 的 PGT 策略，使用 TP-PCR 对 FMR1 基因的 CGG 重复区域进行突变位点检测，联合多重巢式 PCR 检测 FMR1 基因附近的短串联重复（short tandem repeat，STR）进行单倍型分析。这一策略已成功应用于模拟单细胞模型和临床体外受精（IVF）的 PGT 案例，大大减少了性别和（或）诊断不明确的问题。

七、神经生物学研究和 FX5 靶向治疗

FXS 神经生物学机制的最新研究进展促进了新式靶向治疗方法的产生。Huber 等[179]在 FMR1 基因敲除（knockout，KO）的小鼠模型上发现，代谢型谷氨酸受体 5 型（metabotropic glutamate receptor

5，mGluR5）介导的信号通路过度激活，导致海马区突触长时程抑制（long-term depression，LTD）异常增强。FMRP对该通路具有抑制作用，在人和小鼠的研究中[180, 181]均发现FMRP缺乏导致突触LTD延长、正常结构受损、连接出现异常。基于上述发现，对FXS动物模型使用mGluR5拮抗药进行了试验，发现动物的癫痫发作、认知和行为缺陷及大脑结构异常症状均得到了显著改善[74, 182-184]。为了评估药代动力学和安全性，对12名成年FXS患者使用单一口服剂量的mGluR5拮抗药——非诺班（Fenobam）进行治疗[185, 186]，结果表明非诺班无明显不良反应、药代动力学合理、FXS患者的行为异常和前脉冲抑制（prepulse inhibition，PPI）异常均有所改善。但是，Novartis公司研发的mGluR5拮抗药AFQ056在青少年和成年患者中进行对照试验，结果显示未在任何指标中表现出显著作用[187]，因此该项目已经停止。Roche公司研发的mGluR5拮抗药RO491753也缺乏类似疗效，因此也退出了FXS领域。由于上述实验均不包括未成年儿童，尚未评估认知功能的改变，因此长期使用mGluR5拮抗药是否可以改善FXS患者的认知功能尚未确定。

米诺环素对FXS患者具有更高效的干预效果，可以显著降低FXS患者中升高的基质金属蛋白酶9（matrix metalloproteinase 9，MMP9）水平。使用米诺环素治疗刚出生的FMR1 MO小鼠1个月后，小鼠的海马树突棘成熟度、行为和认知能力得到改善[188]。在3.5—16岁的FXS患儿的对照试验中取得显著疗效，使得该药物得到广泛的临床使用[69]。但米诺环素有一定的不良反应，如对7岁以下的儿童使用可能导致恒牙变灰。在极少数情况下会导致患者发生免疫功能障碍，如抗核抗体（antinuclear antibody，ANA）滴度升高[69]，但很少出现狼疮样症状（如关节肿胀、皮疹或严重头痛）。在一项对照实验中，小剂量的舍曲林（每天2.5~5mg）可以显著改善2—6岁FXS患儿的发育情况，并且改善了FXS合并孤独症谱系障碍（ASD）患儿的语言表达能力[189]。舍曲林的药理作用是增加突触间5-羟色胺的含量；也可能是通过促进脑源性神经营养因子（brain-derived neurotrophic factor，BDNF）的释放，增强突触的可塑性，从而改善发育和语言功能[189]。此外，FXS其他靶向治疗干预措施包括使用Trofinetide、大麻二酚（Cannabidiol，CBD）和二甲双胍，初期的结果显示

对FXS患者具有积极作用，进一步的对照实验正在进行[190, 191]。

八、遗传咨询

前突变携带者临床症状多样，包括前文叙述的衰老问题和神经发育问题（图16-2），因此对其的遗传咨询也颇为复杂[3, 192]。此外，随着新药的研发，改善FXS认知和行为问题的靶向治疗方法将有望出现[6, 68, 189-191, 193]。及时对患者出现的高血压或甲状腺功能减退进行治疗，可能改善前突变导致的衰老问题，并对神经系统功能和FXTAS发生产生长期、积极的影响[194, 195]。一旦在妇产科或新生儿筛查中被诊断为前突变型携带者/全突变型患者，通过对家系成员级联检测，明确可能受累的前突变型或全突变型个体，使其更好地接受治疗并从中获益[195, 196]。异常拓展的基因通常在家族谱系中普遍携带[196, 197]（图16-2）。除此之外，在CGG重复序列中"AGG"中断的研究发现，其对于预测前突变型重复次数为全突变的风险具有重要意义[157]（图16-3）。

特别对于已知FXS病史的家族来说，对前突变型携带者进行早期检测非常重要，通过预防和治疗可以改善其终身的健康水平以及生育指导[195]。经知情同意后，女性携带者可以选择PGT等辅助生殖技术进行妊娠。美国国家遗传咨询师协会建议PGT的替代策略（包括卵子捐赠和领养）应作为遗传咨询的一部分与携带者探讨（见第1章）[192, 198]。此外，由于FMR1基因mRNA的神经毒性，前突变型女性携带者在IVF促排周期中可能获得较少数量的卵泡和卵母细胞[199]。

2006年，美国妇产科医师学会建议为已知的前突变或全突变状态女性携带者进行产前筛查，并建议对早发性卵巢功能不全（premature ovarian insufficiency，POI）的女性进行筛查，以排除FXPOI。相比于FXS患儿的终身护理成本，携带者筛查显然更具有成本效益[200]，在许多研究中，85%以上的FXS低风险育龄期女性均愿意进行FXS携带者筛查[201-203]。

美国多个中心对新生儿进行了FXS筛查研究，以及FXS患儿早期干预的益处[204, 205]。这些结果促使人们进一步研究青少年FXS患者的发育程度以及对该年龄组的最佳干预措施。对前突变型携带者发

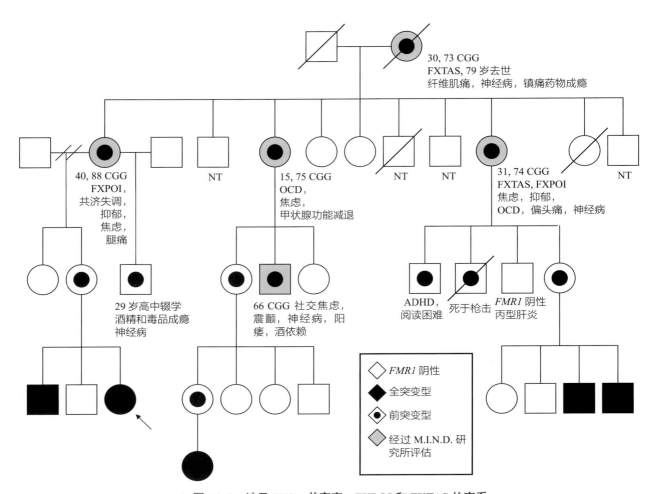

▲ 图 16-2　涉及 FXS、前突变、FXPOI 和 FXTAS 的家系

FXT. 脆性 X 综合征；FXTAS. 脆性 X 相关震颤共济失调综合征；FXPOI. 脆性 X 相关早发性卵巢功能不全；*FMR1*. 脆性 X 信使核糖核蛋白 1 基因；NT. 未检测；OCD. 强迫症；ADHD. 注意缺陷多动障碍；（引自 M.I.N.D. Institute, Medical Interventions for Neuro developmental Disorders Institute.）

育和情感障碍问题进行早期治疗可能会对衰老问题产生重大影响。针对 FXS 的新靶向治疗策略也鼓励着对高危人群进行重点筛查，所有原因不明的智力障碍，以及发育迟缓、自闭症和孤独症谱系障碍的儿童，都应该进行 FMR1 基因检测[206]。

　　孕前或产前的早期筛查和诊断有助于早期干预和治疗。随着新靶向治疗策略和早期干预的成功，FXS 患者有希望获得更好的治疗效果。先证者的家庭进行更广泛的级联检测，可以发现更多患有 FXS 相关疾病的患者，并建议其尽早开始治疗[3, 6, 68, 190, 205]。

　　致谢：这项工作得到了美国国家儿童健康和人类发展研究所（NICHD）HD036071 和 HD02274 的支持，美国国家口腔和颅面研究所（NIDCR）DE019583 的支持，美国国家老年研究所（NIA）AG032115 的支持，美国国家神经病与卒中研究所（NINDS）NS062412 的支持，美国国家卫生资源与服务管理中心（HRSA）R40MC22641 的支持，以及美国健康和人类服务管理局 90DD0596 关于发育障碍的支持。

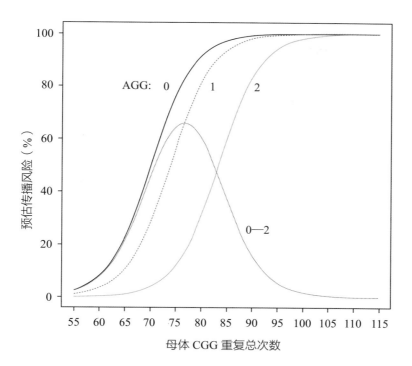

▲ 图 16-3 母体 CGG 重复次数在子代拓展为全突变次数的预估风险，拓展风险随着 CGG 重复中 AGG 中断次数的增加而降低；在母体 CGG 重复数为 75～80 次时，0 次和 2 次 AGG 中断的拓展风险差异最大（0—2；蓝虚线）；黑色实线表示 0 次 AGG 中断；红虚线表示 1 次 AGG 中断；绿虚线表示 2 次 AGG 中断

引自 Yrigollen et al，2014[157].

第 17 章　胎儿畸形的产前超声诊断

Prenatal Diagnosis of Fetal Malformations by Ultrasound

Liesbeth van Leeuwen　　Malou A. Lugthart　　Eva Pajkrt　著

卢　珊　张春妤　种轶文　童　春　黄娜娜　译

胎儿异常的产前检测被认为是产科保健的重要目标，在许多国家，胎儿超声现在是常规保健的一部分。在高收入国家，先天畸形占所有胎儿的 2%～3%，大约占 5 岁以下儿童死亡的 25%[1]。常规筛查随后的胎儿畸形产前检测为父母提供了自主生育的选择权。这可以为准父母们提供有关胎儿异常预后及其围产期管理的最佳咨询，并提供了额外的基因检测和影像检查机会。因为大多数三级保健中心不仅提供有创性的产前诊断，包括染色体核型分析或使用定量荧光聚合酶链反应（QF-PCR）或荧光原位杂交（FISH）、染色体微阵列分析（CMA）和全外显子组测序（WES）进行的快速非整倍体检测，还提供胎儿神经超声和超声心动图的检测。在一些国家，对于严重的胎儿先天畸形，父母可以选择终止妊娠，从而降低围产期死亡率。此外，常规筛查通过提供宫内治疗、分娩期间优化管理和专门设施中的新生儿早期治疗，从而降低了新生儿发病的可能性。

因此，胎儿超声用以评估胎儿的解剖结构，不仅可以检测出重大胎儿畸形，还可以检测染色体异常和遗传综合征的超声细微征象。胎儿结构筛查通常常规提供给妊娠 11—14 周和 18—22 周的孕妇。对于在 11 周前或妊娠晚期的孕妇，胎儿畸形的超声检查往往是根据临床指征而不是常规进行，尽管一些国家确实提供了常规的妊娠晚期扫描。有一些证据表明，除了对胎儿生长的评估外，在妊娠晚期进行解剖学评估也可以发现迟发性或获得性疾病[2]。

尽管胎儿畸形扫描得到了广泛应用，许多国家也有自己的标准化方案，要求在标准化平面上系统地显示胎儿的解剖结构，尽管产前诊断胎儿畸形具有潜在的优势，但通过超声筛查低危人群的有效性经常受到质疑。在妊娠早期和中期进行的研究报道中，虽然特异性普遍较高，但在敏感性方面有很大差异。在妊娠早期，大约 25% 的胎儿畸形可能在有规范化步骤指导和有经验的超声医师的判断下被诊断出来[3]。但在严重的畸形中，超过 50% 的畸形可以在早期扫描中被发现，包括无脑畸形、腹壁缺损、巨膀胱症、多种先天畸形和严重的骨骼发育不良等异常情况[3, 4]。所有的医疗专家都认为仅靠妊娠早期的检查是不够的，由于器官持续的生长发育，一般建议在妊娠中期观察解剖结构。但在妊娠中期的相关研究中，作者报道了不同范围的敏感性。为了评估妊娠期常规超声的临床有效性，在 2000 年发表的一篇包括 11 项随机对照试验（RCT）的大型文献综述显示，胎儿畸形率为 2.1%，24 周前的检出率为 41%（15%～72%），特异性为 99.9%（99.4%～100%）[5]。在 2008 年，英国国家健康与护理卓越研究所通过纳入了另外 12 项研究更新了相应的研究结果，24 周前的灵敏度和特异度为 24%（14%～86%）和 99.9%（99.4%～100%）[6]。

事实上，检测率的高低取决于胎儿畸形的类型和检查的器官系统。众所周知，神经管和腹壁缺损几乎都能在产前被发现，而心脏、骨骼和肺部畸形则不一定能被发现。此外，检测率还取决于一些因素，如超声医师的经验、使用的设备、方法（如经腹与经阴道），以及每次扫描的时间分配。此外，从母体方面看，扫描时的体重指数和胎儿的位置也是重要的影响因素。因此，在进行胎儿畸形检查之前，孕妇及其配偶应该充分了解各种可能性，但更重要的是了解结构异常扫描存在的局限性。

本章概述了一些最常见畸形及其相关异常的产前诊断。重点是在妊娠早期和中期诊断胎儿畸形。

一、颅脊髓缺陷

自妊娠 7 周起就可以检查胎儿脑发育情况[7]。在检查胎儿颅脑及脊柱的时候，常规应用三个平面，即轴平面、冠状面及矢状面。为了更全面地评估胎儿的大脑，2007 年国际妇产科超声学会（International Society of Ultrasound in Obstetrics and Gynecology，ISUOG）发表了相关的指南，指南里指出，在经腹超声检查中，轴平面里最有用的三个平面包括经胎儿侧脑室的平面，经丘脑的平面及经小脑的平面[8]。当胎儿为头先露时，经阴道超声检查可以更容易获得冠状面及矢状面，本文将介绍 4 个平面，从前到后包括经额平面，经尾状叶平面，经丘脑平面和经小脑平面。矢状面里有两个平面具有显著的临床意义，包括正中矢状面及左侧和右侧斜切面或是称为旁正中矢状面。容积超声（3D 超声检查）可以将 3 个平面整合在一起显示在一个屏幕上（正交平面），更详细的讨论将在第 19 章进行。

在妊娠早期的轴平面可以显示中间的大脑镰及两侧充满脉络丛的大脑半球，这个被称为"蝴蝶征"[9]。在胎儿头颅的矢状面，可以看到脑干、第四脑室及小脑延髓池，这个可以用于脊柱裂的筛查[10]。正常胎儿的第四脑室表现为颅内无回声，胎儿顶臀长（crown-rump length，CRL）为 45mm 时第四脑室前后径线的中位平均数为 1.5mm，CRL 为 84mm 时第四脑室前后径线的中位平均数增长至 2.5mm[10]。

在妊娠 20 周左右检查胎儿颅脑时，应注意观察位于中线的大脑镰，两侧的侧脑室，透明隔腔，外侧裂和颅后窝，包括小脑延髓池的大小，小脑半球和小脑蚓部的大小。在妊娠晚期，可以通过检查脑回及脑沟的情况评估脑皮质的发育。

（一）神经管缺陷

神经管缺陷（NTD）是由于妊娠 5 周前一部分神经管闭合失败导致的[11]。因此，本该覆盖在开放部分的脊髓的椎骨不能充分成形并保持开放（脊柱裂），使得脊髓处于被暴露状态。NTD 可以是开放或闭合的，可以涉及脊柱、脊髓、颅骨、颅脑组织和椎骨。大多数 NTD 是开放性缺损（约占 80%），其中包括胎儿颅骨缺如（无颅盖 - 露脑 - 无脑畸形序列征），脊柱是开放的，其特点是脊柱有裂口（脊柱裂），也包括颅骨有缺损伴脑组织和脑膜膨出（脑膨出）。这个缺损裂口一般仅被膜覆盖，脑膜（脑膜膨出）或是脑膜和脊髓（脊髓脑膜膨出）通过开放的缺损疝出，但也有少数病例会完全开放。严重的开放性脊柱裂，常伴随无颅盖。在这些病例中，包括颅骨在内的脊柱大部分是完全开放的。在闭合性脊柱裂中，覆盖缺损的皮肤是完整的，这样可以使神经组织不会被暴露。闭合性脊柱裂是由于后椎弓异常融合导致椎体融合失败而成。

开放性脊柱裂与运动和感觉神经功能缺损密切相关。功能障碍程度取决于病损程度，可以导致下肢无力或瘫痪，并由此引起行走和（或）坐下的困难或无法行走和（或）保持坐姿，也会引起二便失禁（见第 10 章和第 29 章）。小脑扁桃体下疝（Chiari II 畸形）一般在产前就已经存在，伴随脑室扩张，并可能进展为脑积水，需要在生后行脑脊液分流术。脊柱可以表现为侧凸或后凸畸形。其他的关节形态异常包括畸形足（足内翻）、肢体挛缩、髋关节脱位等。部分患有闭合性脊柱裂的患者通常是在产后被诊断，这是因为覆盖在病变部位上面的皮肤可能只会出现微小异常，如凹陷、脂肪瘤或多毛，而且可能几乎没有症状。更为严重的一种闭合性脊柱裂是骶骨发育不良或尾端退化综合征，会出现骶骨和腰椎发育不良（图 17-1）。这与糖尿病有很强的相关性。

（二）无颅盖 - 露脑 - 无脑畸形序列征

无脑儿是无颅盖 - 露脑 - 无脑畸形序列征的最终表现，最初表现为无颅盖。颅骨光环缺失（无颅盖），导致胎儿的脑组织位于颅骨外（露脑），从而导致羊水回声增强。随着妊娠的进展和可能存在的损伤或出血，脑组织退化（无脑畸形）[12, 13]。无脑畸

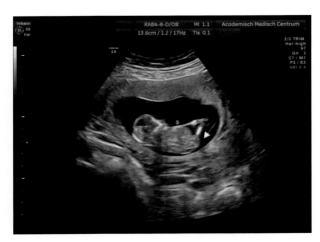

▲ 图 17-1　骶骨发育不良胎儿的矢状面

形的患病率约为 1 : 20 000[14]。根据 ISUOG 发布的超声指南，超声检查可以对胎儿头部和大脑，包括颅骨、脑室和脉络丛进行全面系统的检查，产前最早在妊娠 11 周就可以诊断无脑畸形[14, 15]（图 17-2），

但是也有文献报道在妊娠 11 周之前和妊娠 9 周就可以诊断出无脑畸形[16]。由于颅骨骨化是在妊娠 11 周左右开始，因此在妊娠 11 周之前极少对无脑畸形进行明确诊断。适当的培训和标准化指南的应用对提高产前检测率有积极影响。

在没有固定指南的情况下，经过培训的超声医师对妊娠 11—14 周的无脑畸形的产前诊断的准确率可以达到 86%[14]，相比较来说，遵循指南进行的超声检查诊断无脑畸形的准确率可以达到 100%[17]。当胎儿头颅部分位于孕妇盆腔深部的时候，经阴道超声检查比经腹部超声检查更有效。本病的主要超声特征是由于颅骨和大脑半球的缺如，导致形成拉长的头部形态，或者是面部呈双叶状，又称为"米老鼠"征[18]（图 17-3）。但是，面部骨骼、脑干、部分枕骨和中脑通常存在。单独的无脑畸形一般与染色体异常无关。有文献报道，12%~24% 的病例合并有其他结构异常，包括脊柱裂、多囊性肾病、尾端退化综合征、四肢短小、手部姿势异

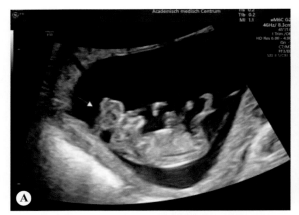

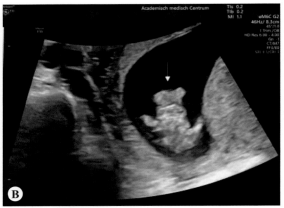

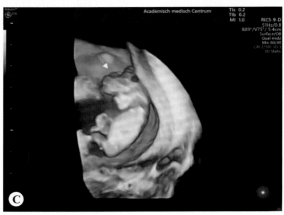

▲ 图 17-2　妊娠 11 周的无脑畸形胎儿的矢状面（A）、横切面（B）和三维图像（C）

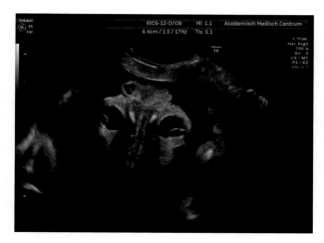

▲ 图 17-3　妊娠 20 周的无脑畸形

常、心脏异常和脐膨出[14,19]。在多发畸形的病例中，28% 的患者有染色体异常（大多数为 18 三体畸形）[14]，无脑畸形是一种致死性结构异常，尽管部分无脑畸形产后在有生命支持的情况下可以存活数天或更长时间。

（三）开放性脊柱裂

脊柱裂的患病率在不同国家之间及一个国家的不同区域之间都会有很大差异，每万名新生儿中会有 0.3～200 例。这种差异大部分是由于登记在册与否及记录质量的不同而造成[20]。因此，据估计，在高收入国家，其发病率为 1/2000～1/1000。脊柱裂的发病率与孕前叶酸的使用有直接关系。在一项系统回顾性研究中，将强制性服用叶酸的国家与自愿服用叶酸的国家进行对比，结果显示，在自愿服用叶酸的国家中 NTD 的患病率明显增高[21]（见第 10 章）。

一般来说，出现颅骨和小脑外观的异常就要考虑到是否存在开放性脊柱裂。脊柱裂特有的产前超声特征是"柠檬征"和"香蕉征"，表现为前额骨隆起和小脑扁桃体下疝（Chiari Ⅱ 畸形），并伴有因小脑半球向前弯曲而导致的颅后窝池消失，如果出现这些超声征象，就需要仔细检查胎儿脊柱，除外脊柱异常[22,23]。其他头颅（颅内）异常包括脑室扩张，头小或小头畸形，许多研究表明脊柱裂的胎儿会合并有头颅（颅内）异常。其中 53%～100% 会出现"柠檬征"，72%～100% 出现"香蕉征"，58%～81% 出现胎儿脑室增宽[24-27]。70% 的病例出现胎儿头颅小，

位于第 5 百分位以下[27]（图 17-4）。

在诊断脊柱裂时，从颈段到骶段的每一个椎弓都必须要进行横切面、纵切面和冠状面的扫查[28]。在横切面扫查中，正常的椎弓是一个闭合的圆圈，并覆盖完整的皮肤，而脊柱裂的椎弓是 U 形的，并伴有膨出的脑膜或脊髓脊膜。在冠状平面上也可以看到一个潜在的突起。对缺损程度和伴发的脊柱后凸畸形的评估最好是通过纵切面和冠状面的扫查完成。

在妊娠早期，不仅可以通过脑膜膨出（脊髓脊膜膨出）诊断脊柱裂，还可以通过脑干的尾端出现移位来诊断脊柱裂，这种移位会导致在胎儿正中矢状面可见第四脑室受压，并引起颅内透明层结构消失[10]。在横切面上常可见到"撞击征"，这是由于脑组织后移紧贴枕骨，同时脑脊液减少形成"缩水"的脑组织[29]（图 17-5）。

妊娠早期诊断脊柱裂的水平逐渐提高。同一个研究团队做的两个大型回顾性队列研究发现，脊柱裂的产前诊断率从 2006—2009 年的 14% 提高到 2009—2018 年的 59%[17,30]。也有医学中心报道，应用胎儿颅内透明层厚度的检查来筛查开放性脊柱裂，产前诊断率可以高达 54%[31]。妊娠中期的超声检查产前诊断率可以达到 95%～100%[26,30,32]。有文献报道，至少 30% 的脊柱裂的病例会合并其他系统的异常[33]。而对于单发的脊柱裂，染色体异常的风险很低。

（四）脑膨出

脑膨出的发生率较其他 NTD 低，在活产儿中为 1.6/10 000[34]。85% 的脑膨出发生在枕部，其他出现脑膨出的部位包括额筛部和顶部[35]。与脑膨出相关的最常见的遗传综合征之一是 Mecker-Gruber 综合征（见第 10 章）。这是一种常染色体隐性遗传疾病，其特点是三个系统的异常，包括中枢神经系统异常，最常见的是枕部脑膨出、双侧多囊肾和轴后性多指/趾（图 17-6），其死亡率是 100%。其他与脑膨出相关的综合征包括脑积水和 Dandy-Walker 畸形。影响远期预后的重要因素是膨出部分的脑组织的大小和多少，以及伴发的脑积水的情况[36]。

（五）脑室扩张 - 脑积水

脑室扩张是用来描述胎儿大脑侧脑室扩张的术

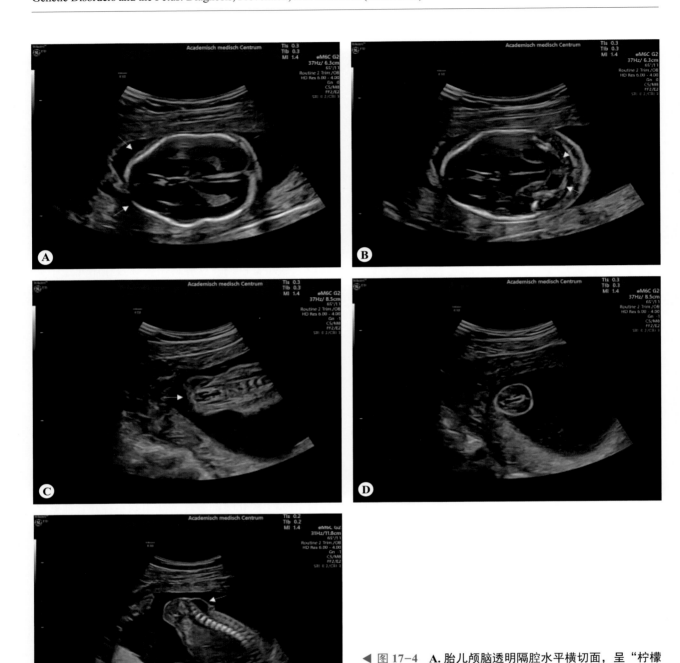

◀ 图 17-4　**A.** 胎儿颅脑透明隔腔水平横切面，呈"柠檬征"（前额骨隆起）；**B.** 枕下前囟平面呈"香蕉征"（小脑半球向前弯曲，颅后窝池消失）；**C 至 E.** 妊娠中期妊娠 **20** 周的脊柱裂的胎儿的冠状面图像（**C 和 D**）和矢状面图像（**E**）

语。所选取的脑室径线的测量平面与胎儿头围的测量平面相同。测量侧脑室径线的时候，测量键定位在有脉络丛的脑室的脑室壁内侧[8]。脑室的内径为 5～7mm，上限为 10mm，在妊娠 15—40 周保持相对稳定[37-39]。脑积水是用来描述因脑脊液压力增高导致病理性侧脑室扩张的术语。通常根据侧脑室径线的大小将脑室扩张按两种方法进行分型：轻度（10～15mm）或重度（>15mm）；或者轻度（10～12mm）、中度（13～15mm）和重度（>15mm）（图 17-7）。脑室扩张可能是单侧或双侧的，

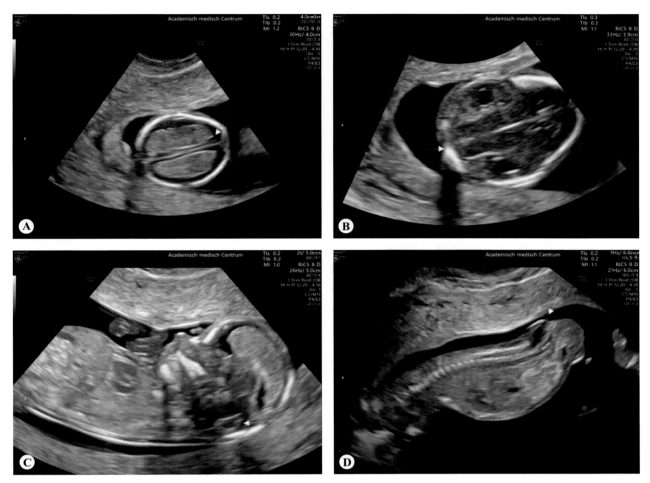

▲ 图 17-5　妊娠早期妊娠 13 周的脊柱裂胎儿

A. 胎儿头颅的横切面，呈"缩水"的脑组织；B. "撞击征"；C. 矢状面显示胎儿颅内透明层结构消失；D. 正中矢状面显示脊柱裂

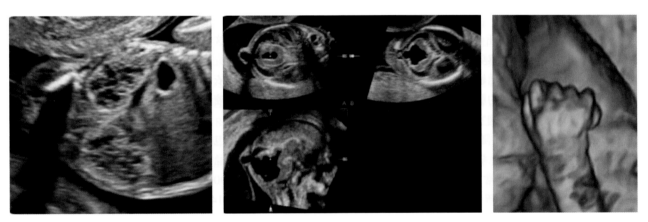

▲ 图 17-6　**Meckel-Gruber** 综合征，冠状面可见多囊肾（左侧），冠状面、矢状面及轴平面显示的后部的脑膨出（中间）和多指（右侧）

引自 Ville YG, Bault J-P. Diagnosis of fetal malformations by ultrasound. In: Milunsky A, Milunsky JM, eds. Genetic disorders and the fetus, 7th edn. Hoboken, NJ: John Wiley & Sons, 2016: chapter 13

385

超声技术的进步，目前已建议采用联合二维和三维超声对胎儿面部进行评估，以排除唇裂和（或）腭裂。三维/四维超声可用于进行颜面裂的筛查，是用来分析颜面裂时必须用到的一部分检查。多层面重建模式可以将涉及的平面同时进行分析[71]。表面成像模式可用于识别面部畸形和颜面裂。

（一）唇裂和（或）腭裂

唇部和腭部的异常有很大差异，从孤立的单侧唇裂（cleftlip，CL）或腭裂（palate，P）到累及双侧唇、牙槽和腭的巨大缺损。唇裂或唇腭裂的患病率约为 1/1000，而单纯腭裂的患病率明显较低，为

77%[77]。对缺陷的评估不足比评估过重更为常见，发生率分别为 19% 和 4%[78]。对于存在唇腭裂的病例，羊水的多少有助于判断腭部是否受累，这是因为羊水过多的唇腭裂患者腭部受累更常见[79]。区分单侧与双侧缺陷的产前诊断错误较少见[78]。

在妊娠早期唇裂或唇腭裂的产前诊断较困难但可行。35% 的唇腭裂胎儿在妊娠早期被诊断，其余 65% 是在妊娠 20 周筛查检查时被诊断[30]（图 17-12）。然而，孤立性唇裂在妊娠早期从未被诊断，14% 的病例是仅在出生后才被诊断[30]。

胎儿面部异常可以孤立存在，也可以与染色体异常或各种多发畸形相关。在一项系统性回顾研究

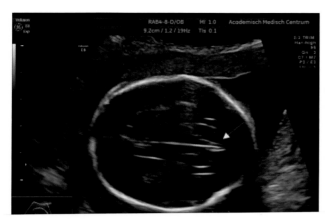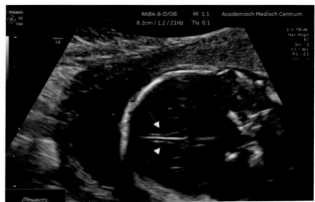

遗传疾病与胎儿：诊断·预防·治疗（原书第 8 版）
Genetic Disorders and the Fetus: Diagnosis, Prevention, and Treatment (8th Edition)

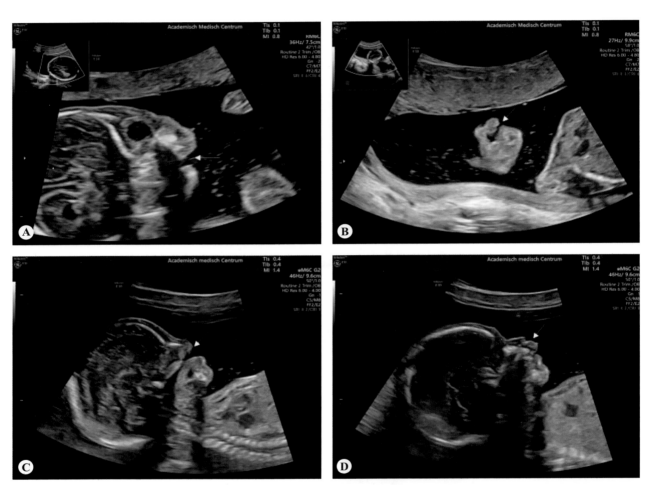

▲ 图 17-12　妊娠 19.2 周的单纯唇裂和（或）腭裂胎儿的横切面（A）、冠状面（B）和矢状面（C 和 D）

中发现，唇裂胎儿合并其他系统异常的发生率仅为 13%，而在唇腭裂胎儿中，合并其他系统异常的发生率为 54%[74]。尽管在产前检查发现唇裂或唇腭裂的患者一般需要进行染色体分析，但在孤立性唇裂中染色体异常的风险仅为 0.9%，而在唇腭裂合并其他系统异常的病例中染色体异常的风险为 51%[80]。在孤立性唇裂或唇腭裂中，最常见的染色体异常是 22q11 微缺失综合征[81]。在唇裂或唇腭裂合并其他系统异常的病例中，56% 的胎儿为 18 三体综合征，其次是 13 三体综合征，占 30%[80]。在 13 三体综合征，由于发育异常多与前脑无裂畸形有关，所以缺陷常常位于面部中线。除染色体异常外，唇裂或唇腭裂还可能存在于多种遗传综合征中。

（二）小颌和后缩颌

小颌和后缩颌均指下颌骨异常，是一个异常征

象[82]。在小颌中，下颌骨较小，而在后缩颌中，下颌骨向后方移位。然而，大多数情况是两种异常都存在。下颌骨完全缺失即无颌十分罕见，可能导致胎儿耳位低甚至在下颌骨水平发生融合[83]。自妊娠早期开始，就可以在正中矢状面上诊断小颌和后缩颌，胎儿表现为下唇后移，上唇过度覆盖下唇（图 17-13）。然而，必须小心的是，不能将长人中误诊为小颌。鼻后三角区域的检查也是评估胎儿颏部的一项有用的技术。这项技术能够获得面部的冠状面，在这个平面上，可以同时显示原发腭和上颌的额突。正常的妊娠早期的胎儿，在这个平面上，左右两侧下颌骨之间会出现一个特征性的间隙（"下颌间隙"）[84]。在小颌病例中，这个间隙或是缺失，或者是被骨性结构所取代。然而，大多数病例是在妊娠中期被诊断[30]。

孤立性的小颌可能是家族性遗传，或者是 Pierre-Robin 序列征的一部分，这是一种颅面部异常，包

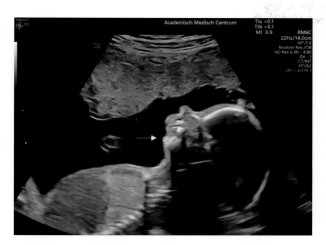

▲ 图 17-13　小颌胎儿的矢状面，显示下唇后移，上唇过度覆盖下唇

括下颌骨发育不良、继发腭裂和舌下垂，会导致新生儿期出现危及生命的阻塞性呼吸暂停和喂养困难[85]。当合并有耳部异常时，应考虑 Treacher-Collins 综合征[86] 或半侧颜面短小畸形[87]。大多数小颌胎儿会合并其他系统异常及潜在的染色体异常或遗传综合征。常见的染色体异常是 22q11 微缺失、18 三体、13 三体和三倍体。

三、胎儿肺部和胸部畸形

（一）先天性气道畸形

胎儿最常见的两种胸腔肿块是先天性肺气道畸形（congenital pulmonary airway malformation，CPAM）（以前称为先天性囊性腺瘤样畸形，congenital cystic adenomatoid malformation，CCAM）和支气管肺隔离症（bronchopulmonary sequestration，BPS）。这两种疾病都被认为是非遗传性疾病，在之后的妊娠中不会再发。最近的一项研究显示 CPAM 的发病率为 100 997 例妊娠中有 43 例[30]。

CPAM 是妊娠期胎儿肺组织的异常肿物。确切的病因未知，推测与终末细支气管细胞增殖和细胞凋亡失调有关[88]。根据超声图像将 CPAM 分为两型：一个或多个囊肿直径＞5mm 的大囊肿型；表现得像实性高回声肿块的微小囊肿型[89]（图 17-14）。CPAM 肿块会推移肺组织和心脏。BPS 是一种非常相似的情况，即胸腔内的肿物，但是 BPS 由来自主动脉的大的血管供血。一般的情况下，妊娠中期超声能显示典

型的 CPAM，妊娠早期超声不能显示 CPAM。12% 的CPAM 病例妊娠早期会表现出 NT 增厚[30]。

体积大的 CPAM 因为压迫到心脏和胸腔内的大血管会引起胎儿水肿。肿块的体积与头围的比值（volume-to-head circumference ratio，CVR）可用来预测预后，包括胎儿是否会发展成胎儿水肿、胎儿生存率、是否需要胎儿期的干预、出生后是否需要通气支持或体外膜氧合器（extracorporeal membrance oxygenation，ECMO），以及出生后住院时长。CVR=（长度 × 宽度 × 高度 ×0.52）/ 头围[90]。CVR＜1.6 预后较好，尤其是没有大囊泡时；CVR＞1.6 与不良预后有关。当 CVR 超过 1.6 时可考虑皮质类固醇治疗。因为目前只有小样本的病例研究没有随机试验，所以皮质类固醇的作用不应过高估计。另外有 20% 的 CPAM 病例病灶可自行消退，通常发生在微小囊肿型中，因此有必要采用随机试验的方法来评估皮质类固醇疗法[92]。

当胎儿发生水肿时，可考虑诸如抽吸囊液和胸腔羊膜腔引流术的宫内治疗。CPAM 和 BPS 的生后管理很相似。有症状时行病灶切除术是没有争议的。无症状时，关于行病灶切除术或继续观察哪种方法受益更多尚存在争议[93]。支持手术切除的理由包括切除病灶有助于减轻肺部感染、没有好的工具鉴别 CPAM 和恶性胸膜肺母细胞瘤、病灶切除后保留的肺组织可以更好地生长[94]。

（二）先天性膈疝

先天性膈疝（congenital diaphragmatic hernia，CDH）是一种横膈发育不连续导致腹腔内器官疝入胸腔的疾病。尽管出生后手术可以修复横膈，但是在宫内，疝入胸腔的器官会影响肺血管的发育和功能导致肺发育不良及肺动脉高压。

一项对 100 997 例妊娠女性进行的大样本研究诊断了 24 例先天性膈疝[30]。一项对 31 个以人口为基础的欧洲登记处的数据分析显示，在 12 155 491 例登记出生的婴儿中有 3373 例先天性膈疝病例。在 3131 例单胎病例中，353 例（10%）与染色体异常、遗传综合征或微缺失有关，784 例（28%）与其他重要结构异常有关。先天性膈疝总发病率为 2.3/10 000，孤立的先天性膈疝发病率为 1.6/10 000[95]。当加上终止妊娠和胎死宫内的病例，先天性膈疝总发病率为 3.5/10 000。1987—2013 年

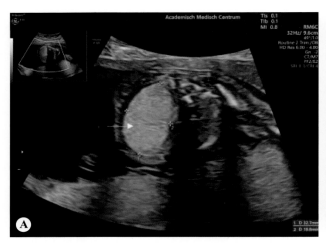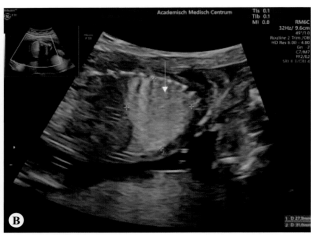

▲ 图 17-14　表现得像实性高回声肿块的微小囊肿型先天性肺气道畸形
A. 横切面；B.纵切面

的死亡率为 36%：1987—1999 年死亡率为 44%，2000—2013 年死亡率为 27%[96]。

产前，膈肌在超声上表现为介于胸腔与腹腔之间的无回声区。先天性膈疝由妊娠 8—9 周时背外侧胸膜腹膜反折闭合失败导致，可以通过在胸腔发现胃泡和肠（90% 的病例）或肝脏（50% 的病例），以及纵隔向对侧移位的征象来诊断。80%～85% 的膈疝发生在左侧，10%～15% 的膈疝发生在右侧，<2% 的膈疝发生在双侧。羊水过多、腹水和其他畸形也经常出现。

先天性膈疝可以在妊娠早期通过发现在胸腔内的胃泡、心脏移位，以及在胸腔内发现其他肿物而诊断[97]（图 17-15）。29% 的病例在妊娠早期被发现，其中 25% NT 增厚[30]。早期的研究报道 40% 的先天性膈疝在妊娠早期 NT 增厚[98]。

常规产前超声扫查能检测出 50%～85% 的先天性膈疝。左侧膈疝比右侧膈疝更容易发现，因为左侧的胃泡更容易显示。很大比例的先天性膈疝与其他异常有关，包括其他主要器官结构畸形、染色体异常和（或）单基因疾病。

观察 / 预期的肺头比（o/e LHR）已成为辅助预测先天性膈疝发病率和死亡率的产前标准指标之一[99]。肺头比指右肺面积与头围的比值。增加计算 o/e LHR 有助于纠正妊娠晚期肺快速发育对测量带来的影响[100]。对于左侧或右侧先天性膈疝胎儿，测量 o/e LHR 可能有助于生存率预测。肝脏的位置也是生存率预测中的一项指标（表 17-1）。先天性

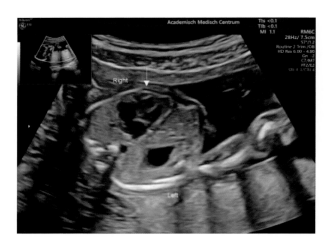

▲ 图 17-15　左侧膈疝典型超声表现：胃泡位于胸腔，心脏向右侧移位

膈疝胎儿 o/e LHR 比正常胎儿低，死于先天性膈疝的胎儿 o/e LHR 比先天性膈疝存活胎儿低[101]。

（三）胸腔积液

胸腔积液表现为一侧或双侧肺周围被液体围绕。10 000～15 000 例妊娠中有 1 例胎儿胸腔积液[102]。漂浮在液体中的肺形成典型的"蝠翼征"有助于与心包积液鉴别[103]。胎儿胸腔积液可单侧发生也可双侧发生，超声可发现纵隔移位或水肿。水肿被定义为液体在两个或多个浆膜腔的聚集，包括胸腔积液、心包积液、皮肤水肿、腹水和羊水过多。其他检查应包括胎儿超声心动图、孕妇血型及筛查、血红蛋白病和先天性感染；同时也推荐基因

表 17-1　先天性膈疝：治疗和预后 [101]

o/e LHR	肝脏位置	肺发育不良的严重程度	生存率
>45%			
36%~45%	肝脏位于膈下	轻度	>75%
36%~45%	肝脏位于膈上	中度	30%~60%
15%~25%		重度	20%
<15%		极重度	0%

o/e LHR. 观察 / 预期肺头比；引自 Badillo A, Gingalewski C. Congenital diaphragmatic hernia: treatment and outcomes[J]. Semin Perinatol, 2014, 38(2):92. © 2014, Elsevier.

检测。胸腔积液根据其病因分为原发性和继发性，受累胎儿围产期发病率和死亡率风险显著。

原发积液产前称为胸腔积液，产后称为乳糜胸，常因淋巴管畸形产生 [104]。Syngelaki 等的研究显示妊娠早期筛查未发现胸腔积液 [30]。当胸腔积液与结构畸形和先天性感染有关，或者由于胸腔积液以外的原因而出现全身性水肿或积液，则考虑为继发性胸腔积液 [102]。不论何种病因，患有胸腔积液的婴儿通常在新生儿期表现为严重的、致命的呼吸困难。孤立性胸腔积液既可自行吸收也可出生后有效治疗。然而，在某些病例中，肺组织受到严重和长时间的压迫会导致肺发育不良和新生儿死亡。在其他病例中，纵隔受压迫会加重水肿和羊水过多，这与早产和围产期死亡的高风险有关。一项对 204 例胎儿原发性胸腔积液的回顾研究显示，包含 89 例产前未经治疗的病例，总死亡率为 39%[105]。预后不良的指标包括伴随畸形、水肿、33 孕周前发生的胸腔积液、偏侧的纵隔移位 [104]。与胸腔积液有关的围产期发病率和死亡率主要与早产、水肿和肺发育不良有关。

对伴明显纵隔移位或胎儿水肿的大量胸腔积液建议行胸腔羊膜腔分流，因为几项大样本的研究证明胸腔羊膜腔分流对上述情况尤其是对水肿胎儿有助于改善围产期生存率 [106, 107]。这对诊断和治疗都有帮助。第一，胸腔有效的减压及纵隔复位后可能存在的心脏畸形或其他胸腔内病变才会变得更明显以便诊断；第二，有助于胎儿水肿和羊水过多消退，从而降低早产风险及预防肺发育不全；第三，可能有助于产前诊断肺发育不良，因为肺发育不良的情况下即使完成分流肺也不会扩张；第四，可能有助于区分原发性

胸腔积液和继发性胸腔积液，原发性胸腔积液合并的腹水及皮肤水肿在分流后能得以缓解，而其他原因如感染继发的胸腔积液和水肿即使分流也会继续进展。分流术后的存活率为 48%~68%，其中合并水肿的胎儿存活率为 33%~66%，未合并水肿的胎儿存活率为 60%~100%。应在具备救治新生儿专业知识的三级护理中心进行分娩，并对新生儿呼吸系统及神经发育进行长期的随访 [104]。

（四）先天性高位气道阻塞综合征

先天性高位气道阻塞综合征（congenital high airway obstruction syndrome，CHAOS）是一种罕见的气管或喉部的气道完全中断的胎儿畸形，由于肺内液体的聚集导致显著的水肿和极度的肺泡增生。Syngelaki 在 100 997 例妊娠中描述了 1 例妊娠中期诊断 CHAOS 的病例 [30]。典型的 CHAOS 超声像图从 16 周起显示胎儿双肺体积普遍增大、回声均匀增强、心脏受压和横膈反向、气管和主支气管扩张、腹水和胎盘水肿 [108]。除了罕见的自发性瘘管形成和宫外产时治疗（ex utero intrapartum treatment，EXIT）外 CHAOS 几乎全部死亡。一项最近的系列报道称及时进行宫外产时治疗或宫内手术 CHAOS 死亡率仍高达 87%[109]（见第 29 章）。

（五）胎儿水肿（免疫性或非免疫性）

胎儿水肿是指胎儿体内两个及以上组织间隙［软组织和（或）浆膜腔］病理性的体液聚集。包括腹水、胸腔积液、心包积液和全身性的皮肤水肿（定义为皮肤厚度 >5mm）[110]（图 17-16）。产前发

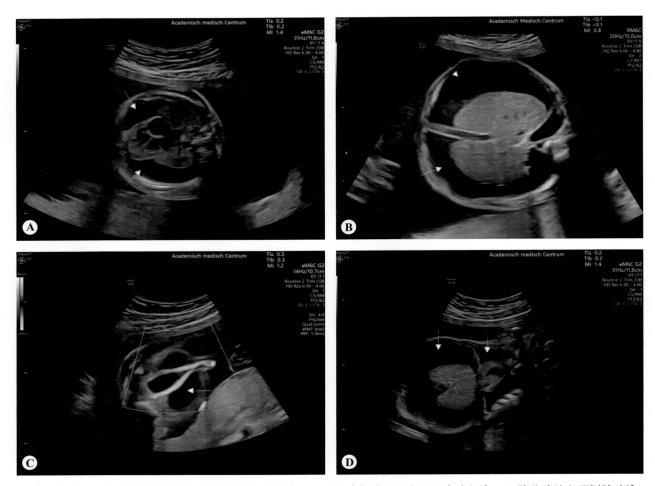

▲ 图 17-16　**A.** 胎儿胸部横切面上显示双侧胸腔积液；**B.** 胎儿腹部横切面上显示腹腔积液；**C.** 胎儿膀胱和双侧脐动脉；**D.** 冠状切面清晰显示胸腔积液和腹腔积液之间为横膈所分隔

病率为 100 997 例妊娠中有 8 例胎儿水肿 [30]。胎儿水肿是在诸如血液系统、染色体、心血管系统、肾脏、肺、胃肠道、肝脏和代谢异常、先天性感染、肿瘤、胎盘或脐带异常等多种胎儿和母体疾病中发现的非特异的表现。

胎儿水肿分为免疫性水肿和非免疫性水肿。免疫性水肿胎儿母体同种异体抗体通过胎盘传到胎儿导致胎儿红细胞破坏，在某些情况下引起骨髓抑制，导致胎儿贫血和继发的水肿。这个过程会影响胎儿和新生儿，将其标记为胎儿和新生儿溶血性疾病（hemolytic disease of the fetal and newborn, HDFN）更合适。贫血和母体同种异体抗体是诊断胎儿免疫性水肿的关键。在妊娠中期水肿会表现得很典型，可以通过多普勒超声测量大脑中动脉的峰值流速来发现 [111]。宫内输血可用于纠正贫血。近

年来有报道活产率高达 95% [112]，同时当宫内输血治疗有效时，其预后与不伴水肿的 HDFN 预后一样好 [113]。随着早期同种异体抗体筛查、免疫预防和通过胎儿输血成功治疗溶血性疾病的广泛开展，致命的同种异体免疫水肿实际上已经消失 [113]。

非免疫性胎儿水肿（nonimmune fetal hydrop, NIHF）是指不伴红细胞同种异体抗体的胎儿体内两个及以上组织间隙病理性的体液聚集。水肿胎儿中 85% 以上为 NIHF [114]。最常见的病因包括心血管、染色体和血液学异常，其次是胎儿结构异常、单绒毛膜双胎并发症、感染和胎盘异常（表 17-2）。尽管在很多情况下，可以通过包括全外显子组测序（WES）在内的基因筛查、母体抗体和感染筛查、包括胎儿超声心动图和多普勒在内的超声扫描确定病因，但是仍然有部分即使是出生后经过专家尸检

病 因	百分比（%）	机 制
表 17-2 非免疫性胎儿水肿的病因（引入全外显子组测序前）		
心血管异常	17～35	中心静脉压增高
染色体异常	7～16	心血管异常，淋巴管发育异常，骨髓增生异常
血液系统疾病	4～12	贫血，高输出量心力衰竭；缺氧（α地中海贫血）
感染	5～7	贫血，缺氧，内皮细胞损伤，毛细血管通透性增加
胸部疾病	6	腔静脉梗阻或胸膜腔内压增高静脉回流受阻
双胎输血	3～10	血容量高，中心静脉压高
尿道梗阻	2～3	尿性腹水；肾病综合征伴低蛋白血症
消化道疾病	0.5～4	静脉回流梗阻；胃肠道梗阻和梗死，蛋白质丢失和胶体渗透压降低
淋巴管发育异常	5～6	静脉回流受损
肿瘤，包括绒毛膜血管瘤	2～3	贫血，高输出量心力衰竭，低蛋白血症
骨发育不良	3～4	肝大，低蛋白血症，静脉回流受损
综合征	3～4	各种类型
先天性代谢异常	1～2	内脏肥大和静脉回流受阻，红细胞生成减少和贫血和（或）低蛋白血症
其他	3～15	
未知	15～25	

引自 Society for Maternal-Fetal Medicine , Norton ME, Chauhan SP, Dashe JS. Society for maternal-fetal medicine (SMFM) clinical guideline #7: nonimmune hydrops fetalis. Am J Obstet Gynecol, 2015, 212(2):127. © 2015, Elsevier.[115]

仍无法解释其病因。

在特殊情况下，有多种可行的治疗方法，如母体服用抗心律失常药经胎盘循环用于治疗胎儿快速型心律失常，双胎输血中的激光治疗，对于因细小病毒 B19 感染引起的贫血行宫内输血，乳糜胸中的胸腔羊膜腔分流术。胎儿水肿自发的消退未见报道。无论何种原因引起的胎儿水肿预后均较差，据报道死亡率为 50%～95%[116, 117]。

四、心血管缺陷

先天性心脏病（congenital heart disease，CHD）是最常见的先天畸形。每 1000 例活产婴儿中有 8 例会发生心脏或大血管的能影响心脏正常功能的明显结构异常[118, 119]（见第 1 章）。大部分的先天性心脏病不影响生存，20%～30% 的先天性心脏病是

需要生后一年内手术治疗否则影响生存的严重疾病[120-122]。先天性心脏病是多因素所致，可能取决于多种遗传和环境因素的相互作用（见第 1 章）。导致先天性心脏病的环境因素包括母体糖尿病或胶原蛋白病，药物暴露，以及风疹等病毒感染。如果之前的兄弟姐妹有先天性心脏病，在没有已知遗传综合征的情况下，复发的风险是 2%～3%。专门的胎儿超声心动图在这些病例中，20 周左右可以发现大部分严重的先天性心脏病。但是大部分先天性心脏病是在没有先期风险因素的情况下发生的，产前诊断的主要挑战是确定高危人群转诊至专科中心，以及完成胎儿超声心动图检查。

先天性心脏病的超声检查包括心脏四个腔室和流出道切面[123]。正常的心脏位于左侧胸腔，占据大概胸腔 1/3 的面积。心轴指向左侧，（45±20）度（2SD）。正常心率为 110～160 次 / 分，不过在扫查

时可以观察到轻微的一过性的心动过缓。在评估四腔心时，需评估左右心房和左右心室是否等大，右心室内存在调节束。左心房内有卵圆孔瓣和肺静脉入口。心内膜垫和室间隔完整。右侧房室瓣附着点略低于左侧房室瓣附着点。左右心室流出道是胎儿心脏检查的一部分。从四腔心切面调整探头角度显示正常的主动脉发自左心室，正常的肺动脉发自右心室，分别评估大血管内径，从而发现大动脉转位。当怀疑胎儿异常而考虑做胎儿超声心动检查时，应增加脉冲多普勒测量瓣膜口的血流速度，以助于评价心功能（见第 14 章）。此外，在胎儿医学中心，实时定向 M 型超声心动扫描提高了横切面扫查先天性心脏病的准确性，并提供了心脏结构和心功能的额外信息。这种方法尤其适用于心律失常的诊断及胎儿心律失常的宫内治疗中的监测。

随着技术的进步，评估胎儿心脏的位置和四腔心切面现在已经成为妊娠早期畸形筛查的一部分[123]。此外，NT 增厚[124, 125]，三尖瓣反流[126] 和静脉导管频谱异常[127] 的胎儿心脏畸形发生率较高，妊娠早期发现上述表现时需要进行胎儿超声心动图检查。在妊娠后期中，这些妊娠早期指标异常的胎儿会有更高的比例诊断出先天性心脏病。

近些年来，胎儿先天性心脏病检出率显著提高。当国家筛查项目首次引入时，主要基于对 20 多周四腔心切面的筛查只能筛查出 25% 严重先天性心脏病[128]。过去 10 年在低风险人群中先天性心脏病检出率慢慢提高，与其他类似项目检出率不超过 45%[95, 128, 130-132] 相比，现在检出率最高的达到 60%[129]，在非选择性人群中先天性心脏病检出率惊人的高。对于孤立的先天性心脏病，检出率相对较低，不超过 44%[129]。检出率很大程度上依赖于畸形的严重程度，如影响到四腔心切面的左心发育不良综合征比像室间隔缺损这样小的畸形更经常被产前诊断（图 17-17）。

引入三血管切面明显有助于先天性心脏病的产前检测[133]。最近的一项研究证明引入三血管切面前后，大动脉转位和法洛四联症的产前诊断率分别从 44% 提高到 82% 和从 44% 提高到 68%[134]。

随着专业技术的进步和设备的升级，包括四腔心切面、大动脉的连接和心律失常检测的基础超声心动图检查应被纳入所有妊娠的常规超声筛查中。可疑的畸形应转诊到专门的中心机构进行进一步评

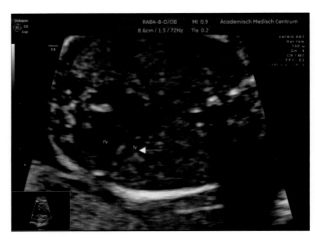

▲ 图 17-17　左心发育不良综合征的胎儿

估。即使在妊娠早期，胎儿超声心动图也能发现大部分主要的先天性心脏病[135]。先天性心脏病如果孤立存在时，有一些是可以自愈的（如室间隔缺损），有一些是可矫正的并具有中等手术风险（如大动脉转位），而有一些具有高等手术风险（如动脉干永存和左心发育不良综合征）。

（一）心脏畸形

根据心脏畸形的类型，先天性心脏病或多或少伴有其他畸形。大动脉转位通常是孤立的畸形，其预后良好，而法洛四联症和右室双出口则多合并染色体异常和遗传综合征。有无其他结构异常显著增加全身性问题的风险。当先天性心脏病伴发其他畸形时，据报道染色体异常的风险高达 20%，其中 21 三体、18 三体和 22q11 微缺失最为常见[126, 137]。

总而言之，当胎儿检出先天性心脏病时，无论是小的缺陷还是大的缺陷，都建议进行有创产前诊断如胎儿核型分析、荧光聚合酶链反应（QF-PCR）、荧光原位杂交（FISH）和染色体微阵列分析。最近的一项系统综述中，即使在核型分析和 22q11 FISH 分析正常之后，在 7% 的先天性心脏病胎儿中微阵列比较基因组杂交（array CGH）仍能提供额外的临床有价值的信息[138]。最近，在某些情况下全外显子组测序（WES）已经被添加到产前检查中[139, 140]。

发现心脏异常时应仔细扫查寻找其他的异常，反之亦然，因为在大多数遗传综合征中，可能首先检测到的是其他异常，只有在对胎儿心脏进行全面检查后才能确定心脏的异常。先天性心脏病大约

1/3 合并心外畸形，尤其是头颅脊柱、胃肠道和肾脏。根据不同畸形的组合，应考虑到某些染色体异常或遗传综合征，快速非整倍体检测和染色体微阵列分析应该纳入常规检查[141]。然而由于许多遗传综合征仍未被这些试验检测到，增加 WES 对明确诊断有积极作用[142]。

（二）室间隔缺损

室间隔缺损（ventricular septal defect，VSD）是使左右心室间产生交通的室间隔上的缺损（图 17-18）。室间隔缺损常常为孤立的畸形，但是也可以发生在大动脉转位和法洛四联症中。

最近一项研究调查了大队列 VSD 孕妇中异常的染色体微阵列分析（CMA）结果的发生率和性质，结果显示孤立的 VSD 染色体微阵列异常的发生率为 1.4%，与不伴 VSD 的妊娠发生率没有差异。

（三）房室隔缺损

房室隔缺损（atrioventricular septal defect，AVSD）是心内膜垫房室瓣上方和下方的缺损（图 17-19）。主动脉弓缩窄是常见的相关心脏异常，75% 的 AVSD 还与其他心脏畸形有关[143]。产前诊断的 AVSD 中高达 44% 的胎儿与唐氏综合征有关[144]。

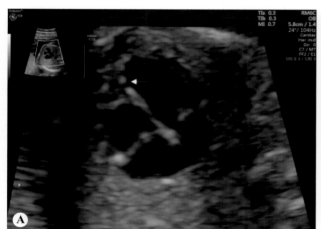
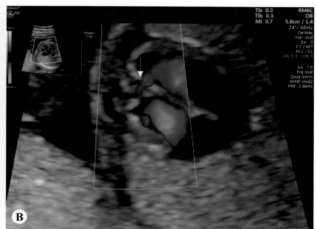

▲ 图 17-18　横切面显示室间隔缺损
A. 二维图像；B. 彩色多普勒血流图像

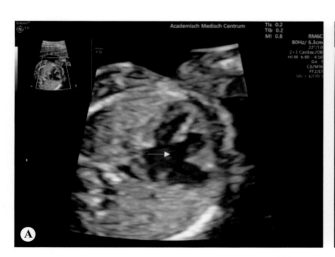
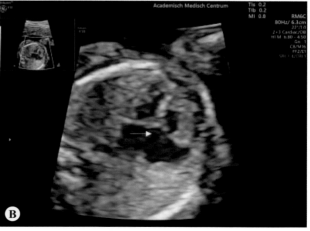

▲ 图 17-19　房室隔缺损
A. 舒张期时的房室瓣；B. 收缩期时的房室瓣，原发隔明显缺失

（四）大动脉转位

大动脉转位的特征是房室连接一致和心室大动脉连接不一致，主动脉起自右心室，肺动脉起自左心室。当在三血管切面中只看到两条血管时应想到该诊断。此外，在三血管平面可以观察到大动脉平行走行。这种发绀型先天性心脏病占所有先天性心脏病的 5%～7%，通常是一种孤立的发现[145]。产前诊断影响产后结局，需要计划分娩和围产期管理（图 17-20）。

（五）法洛四联症

法洛四联症由动脉圆锥发育不良及对位不良引起，由三个主要畸形组成：室间隔缺损、主动脉骑跨和肺动脉狭窄（图 17-21）。发生在 8%～12% 的心脏异常的胎儿中。有时右心室可能会出现肥厚。右位主动脉弓在法洛四联症中最常见，占比 22%。24% 的法洛四联症胎儿会观察到心轴异常[147]。非整倍体和 22q11 微缺失是常见相关异常。

五、腹壁缺损

从大约妊娠 7 周开始，可以通过超声观察胚胎腹腔内脏器的发育[148, 149]。在这个妊娠时期，胚胎前腹壁已经形成，但有证据表明会发生生理性中肠疝：因为胎儿腹腔太小，无法容纳其内容物。这种生理性疝气是由于中肠逆时针旋转 90° 造成的，并且在妊娠 9—11 周在超声检查中很明显。大约在妊娠 12 周时，中肠将进一步旋转 270° 并返回腹腔。妊娠 12 周后，中肠疝不再是生理性的[149]。肝脏从不出现在生理性疝气中，因为它不会在腹腔外进行生理性迁移。

（一）脐膨出（脐疝）

脐膨出是一种前腹壁缺损，每 10 000 例活产中有 2 例发生[150]。该缺损通过脐带底部疝出，包含肝或脾等腹腔内容物，被覆三层膜：羊膜、腹膜和华通胶。脐膨出分为两组：不含肝组织的脐膨出或含肝组织的脐膨出。80% 的脐膨出含肝组织。尽管尚未完全确定，脐膨出的发病机制被认为有两种。第一个机制为中肠逆时针旋转 270° 返回腹腔失败。第二种是由于侧褶闭合失败，导致大的腹壁缺损，腹部内容物通过该缺损疝出[151]。染色体和其他相关结构异常在脐膨出中很常见。在文献中，35%～70% 的病例描述了相关的结构异常。染色体异常在不含肝脏的脐膨出中更为常见；大约 60% 与胎儿非整倍体相关[152, 153]。报道最多的染色体异常包括 18 三体综合征、13 三体综合征、Turner 综合征和三倍体[154]。胎儿是否存活主要取决于是否存在其他畸形或染色体缺陷。在个别病例中，畸形是可以纠正的，据报道存活率超过 90%[155-157]。

妊娠早期 脐膨出的产前诊断率为 90%，且大部分在妊娠早期[30, 158]。在一项涉及 44 859 次妊娠的大型前瞻性研究中，488 例检测到胎儿异常，其

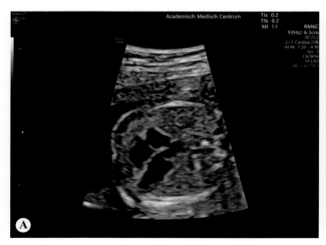
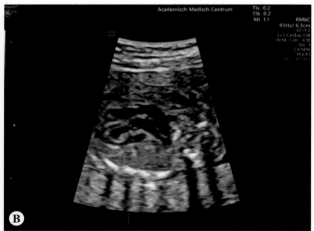

▲ 图 17-20 20 周 4 天的大动脉转位胎儿的图像
A. 正常的四腔心横切面；B. 流出道切面——清晰显示大动脉的转位

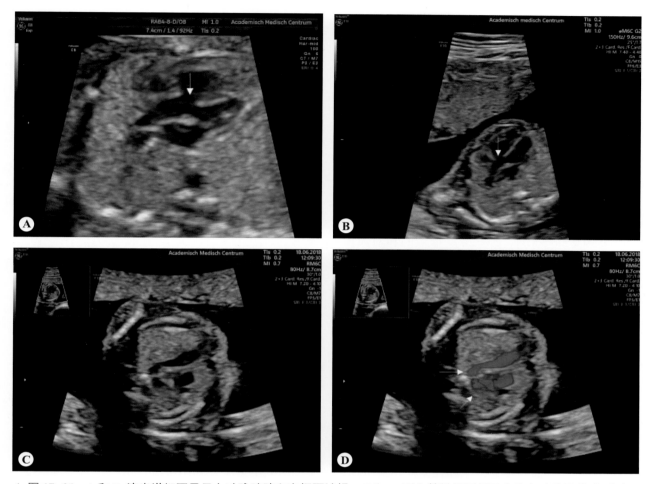

▲ 图 17-21　**A** 和 **B.** 流出道切面显示主动脉骑跨和室间隔缺损；**C** 和 **D.** 三血管横切面显示右位主动脉弓的 "U" 征，二维图像和彩色多普勒血流图像

中 213 例是在妊娠 11^{+0}—13^{+6} 周通过妊娠早期筛查检出，包括脐膨出、腹裂、巨膀胱和体蒂异常共 104 例 [17]。由于腹腔外发现肝脏组织不可能是一种生理性改变，因此在妊娠早期即妊娠 9—10 周检到大的包含肝脏组织的脐膨出即可诊断。如果在生理性疝区出现一个大于 5～10mm 的均质肿块，则提示为肝脏 [159, 160]。只有在妊娠 12 周后，当生理性中肠疝已消失，才有可能诊断出不含肝脏的脐膨出 [149]。脐膨出的诊断是在腹壁的背侧平面上进行的，可以显示突出的疝囊及其所容纳内脏且脐带于疝囊顶端插入（图 17-22）。

（二）腹裂

与脐膨出不同，腹裂是一种脐旁腹壁缺损，其中内脏通过腹壁疝出，发生部位通常位于脐带的右

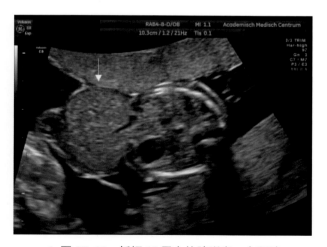

▲ 图 17-22　妊娠 13 周大的脐膨出，含肝脏

侧。肠管，有时与其他腹腔内脏器共同向外突入羊水中，自由漂浮。由于羊水中的肠襻没有腹膜覆盖，肠壁会变厚、水肿并缠结在一起。

目前已经提出了几种假说来解释腹裂的发病机制，所有假说都涉及在有肠疝的胚胎期体壁形成缺陷或破损。最新的假设提出，体壁的异常折叠会导致身体腹侧缺损，肠管通过该缺损疝出[161]。腹裂的发病率在世界范围内不断增加，近年来每4000例活产儿中即有1例患儿[162]。流行病学研究报道年龄是一个高危因素。一项欧洲研究发现，与25—29岁的母亲相比，20岁以下母亲的相对风险为7.0（95%CI 5.6~8.7），20—24岁母亲的相对风险为2.4（95%CI 2.0~3.0）[163]。吸烟、吸毒和低BMI也与腹裂密切相关[162]。腹裂通常是一个孤立的畸形，很少合并染色体异常[158,164]。与正常群体相比，单独腹裂的胎儿染色体异常率并没有增加。因此，独立性腹裂并不是进行有创诊断的有力指征。然而，在高达16.6%的腹裂病例中发现了其他结构畸形[165,166]。在过去几年中，腹裂病例术后存活率从75%增加到96%，并发症发生率下降[166,167]。

1. 妊娠早期　大多数腹裂病例在妊娠早期被发现。与脐膨出一样，常规超声筛查产前检出率超过90%[30]。腹裂的诊断是在横切面上进行的，通常可以显示正常位置的脐带。典型表现为中线右侧的脐旁腹壁缺损，并伴有自由漂浮的肠管突入羊膜腔内[168]（图17-23）。

2. 妊娠中晚期　妊娠中期或晚期，由于腹裂的

胎儿生长受限，因此会经常进行超声监测。由于测量腹围很复杂，因此经常会低估生长受限的严重程度。超声医师还应警惕腹腔内肠扩张（图17-24）、胃扩张和羊水过多，因为这些发现与肠道闭锁有关[169]。妊娠晚期发生"突发"胎死宫内的病例数量仍然很高（高达13.6%）。通常找不到死因[170,171]并且生长迟缓和非生长迟缓的胎儿均可以发生[170,172]。假说认为是由于肠道丢失蛋白质引起胎儿低白蛋白血症，从而导致胎儿低血容量而引发心血管问题[173]。定期胎儿监测似乎可以减少胎儿宫内死亡，但增加早产率。

（三）体蒂异常

体蒂异常是一种严重且致命的疾病，在大型流行病学研究中报道的发病率为1/31 000~1/14 000[155]。它是由于胚胎头、尾和侧褶发育障碍引起的。在这种严重的腹壁缺损中，胸腔和腹腔脏器位于腹腔外，直接附着在胎盘上被羊膜囊覆盖[174]，脐带缺失或极短[175]。胎儿可能同时存在多种其他缺陷，包括骨骼、四肢和颅面异常[176]。通常存在严重的脊柱后侧凸（图17-25）。在观察到胎儿以缺损的前腹壁附着在胎盘或子宫壁上后可进行超声的产前诊断（图17-26）。

（四）膀胱外翻和泄殖腔外翻

膀胱外翻是前腹壁尾部皱襞缺陷所致。小的缺损可能仅导致单独的尿道下裂，而大的缺损会导致膀胱后壁的暴露。泄殖腔外翻是一种严重的多系统

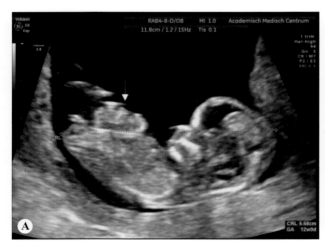
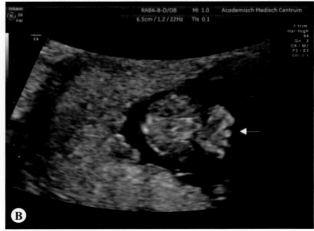

▲ 图17-23　妊娠12周时的妊娠早期腹裂
A. 正中矢状面胎儿的顶臀长视图；B. 横切面上的腹裂

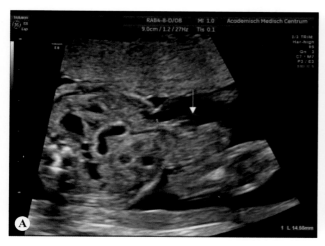
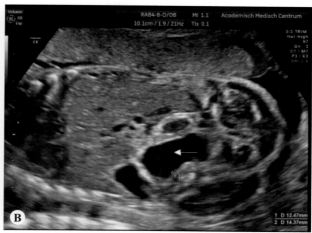

▲ 图 17-24　**A.** 横切面显示中期妊娠腹裂，检出于妊娠 **19.3** 周；**B.** 冠状平面显示同一胎儿在 **26.5** 周时肠管扩张

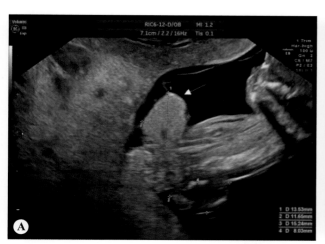
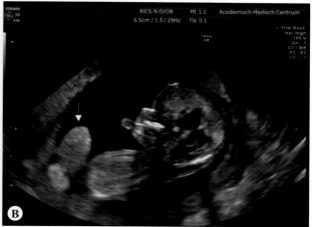

▲ 图 17-25　**妊娠 13 周时体蒂异常**
A. 正中矢状面有一个大的腹壁缺损，包含肝脏、肠管和膀胱；B. 严重的脊柱侧后凸和短脐带

先天畸形，累及泌尿道、胃肠道、肌肉骨骼和神经系统。这种疾病也被称为脐膨出 – 内脏外翻 – 肛门闭锁 – 脊柱裂（omphalocele-exstrophy-imperforate anus-spinal dysraphism，OEIS）综合征[177]。它很可能是由于腹侧体壁闭合的早期缺陷引起的，而不是与泄殖腔膜过早破裂相关的异常[178]。膀胱外翻的发生率为 1/4000～1/2000，女性居多。泄殖腔外翻极为罕见，发生率为 1/400 000～1/200 000[178]。它可能有遗传基础，但更可能是偶发性问题，因为它会导致不育。据报道，存活率为 83%～100%，但对肠道和生殖器的手术处理具有技术挑战性。尽管由于手术重建技术的进步，存活率有所提高，但生活质量仍然令人担忧[179]。由于这种疾病的罕见性，泄

殖腔外翻产前诊断的准确率似乎不到 25%。胎儿泄殖腔外翻的诊断具有主要和次要标准[180]。主要标准是膀胱不显示、脐下前腹壁大的缺损、脐膨出和脊髓脊膜膨出。次要标准是肾脏异常、下肢畸形和腹水[180]。与膀胱外翻相关的产前超声检查结果包括胎儿膀胱不充盈、脐部下移、耻骨分离、小生殖器和随着孕周增大的下腹部肿块[181, 182]（图 17-27）。产前检测通常在妊娠中期进行[182]。

六、消化道畸形

在超声检查中，胎儿胃位于腹部左上象限，是一个透声结构。由于胎儿开始吞咽羊水，因此在妊

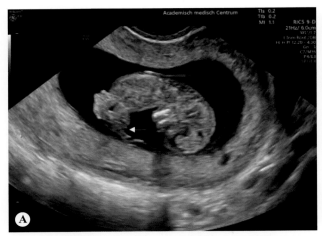

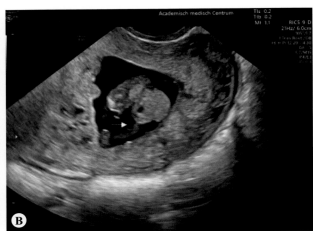

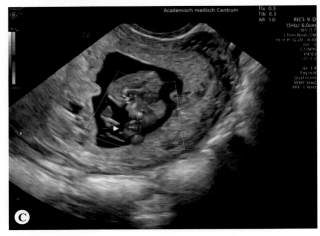

◀ 图 17-26　妊娠 10.3 周时体蒂异常（A 和 B）；正中矢状面（A）和横切面（B）显示附着在胎盘上的羊膜囊；（C）彩色多普勒显示脐带

11—14 周应该可以检测到充满液体的胃。肠管回声多变，直至妊娠晚期，此时通常可以看见明显的充满胎粪的大肠襻。正常的食道通常无法在超声检查中观察到，因为它会塌陷并且由于液体量太小而无法看到。

（一）食管闭锁

食管闭锁是指先天性食管中断，每 10 000 例新生儿中有 2.4 例发病[183]。通常，在妊娠第 4 周，原始前肠分离成气管和食管。食管闭锁源于这种分离的发育中断。在 90% 的食管闭锁病例中，存在气管食管瘘（trachea-esophageal fistula，TEF）。文献中描述了五种类型的食管闭锁：A 型——无 TEF 的食管闭锁（7%）；B 型——食管闭锁，食管近端段 TEF（2%）；C 型——食管闭锁，食管远端段 TEF（86%）；D 型——食管闭锁，近端和远端段食管均存在 TEF（＜1%）；E 型——TEF 无食管闭锁（4%）[184]。

食管闭锁相关的结构异常很常见，出现于

31%～50% 的病例中[183, 185]。最常见的相关异常是心脏畸形。如果怀疑食管闭锁，超声医师应注意 VACTERL 联合征（椎体异常、肛门闭锁、心脏异常、气管食管瘘、肾脏、肢体异常），因为伴有 TEF 的食管闭锁通常与 VACTERL 联合征有关。这种情况下应进行有创产前诊断，因为 6%～10% 的病例合并染色体异常，其中 21 三体综合征和 18 三体综合征是最常见的染色体异常[186]。

食管闭锁的产前诊断率很低，诊断仍然具有挑战性，据报道检出率为 23%～32%[187]。当胎儿超声未能显示胎儿胃部或胃部很小时，并且通常合并羊水过多时应可疑这种疾病的发生。不同类型的食管闭锁超声检查结果不同，取决于是否存在瘘管。A 型，没有瘘管，三个主要超声发现是：①羊水过多；②没有胃或胃部塌陷；③食管上段盲端扩张（"囊袋征"）（图 17-28）。合并气管食管瘘的食管闭锁产前诊断更加困难，因为通过瘘管胃部可以充盈

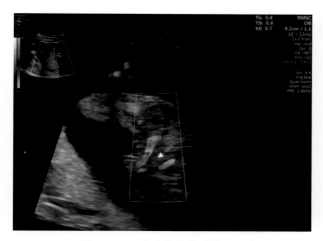

▲ 图 17-27 膀胱外翻伴膀胱不显像

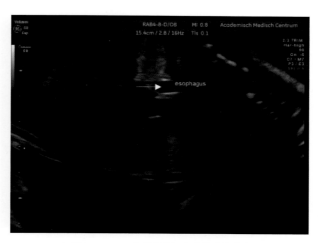

▲ 图 17-28 食管闭锁胎儿的"囊袋征"

羊水而得到超声显示。在对 1760 例患病胎儿的系统研究中，77.9% 的病例在产前被正确诊断，只有 21.9% 的病例合并 TEF[184]。仅行超声检查在食管闭锁的诊断中具有很高的假阳性率。因此，建议使用 MRI 来诊断或排除食管闭锁[188]。

（二）十二指肠闭锁

十二指肠闭锁的发生率约为 1/10 000[189]。在胚胎第 5 周，十二指肠管腔被增殖的上皮细胞阻塞。十二指肠闭锁被认为是由于上皮实索无法再通或内胚层过度增殖而引起的。伴随其他异常很常见，大约出现在 50% 的病例中。21 三体是十二指肠闭锁胎儿中最常见的染色体异常，发生率为 30%[190, 191]，其他相关异常包括 CHD（20%～30%）、其他胃肠道异常，或者也可能是 VACTERL 联合征的一部分[192]。

在欧洲的一项大型随机研究中，关于胃肠道梗阻产前诊断的十二指肠梗阻的产前检出率仅为 52%[193]。在超声检查中，当出现"双泡"征象时，应怀疑十二指肠闭锁，表现为胎儿腹腔内两个相邻的充满液体的透声结构（图 17-29）。第一个"泡"对应于扩张的胃，第二个"泡"对应于幽门后、狭窄前扩张的十二指肠襻。双泡征与十二指肠闭锁之间的关联是众所周知的。在一项回顾性队列研究中，产前双泡征是十二指肠闭锁的可靠预测指标；所有产前具有双泡征的活产胎儿生后都被诊断为十二指肠闭锁[191]。为了区分十二指肠扩张与其他囊性肿块，如胆总管或肝囊肿，应通过超声显示十二指肠与胃的连续性[194]。

妊娠中晚期 虽然可以在妊娠 20 周时检测到双泡征，但通常到妊娠中期的后期或妊娠晚期胃和十二指肠可能会扩张时才会做出诊断[195]。Syngelaki 等报道妊娠中期的检出率为 11%，而妊娠晚期的检出率为 89%[30]。在一项关于胃肠道梗阻的大型研究中，只有 32% 的十二指肠闭锁病例在妊娠 24 周之前被检出。与孤立性十二指肠闭锁相比，合并其他畸形的病例检出的孕周更小，在妊娠 24 周前后者的检出率为 60%，而前者为 17%[193]。羊水过多也是妊娠中期的中后期常见的超声发现，存在于高达 50% 的病例中。

（三）小肠梗阻

小肠狭窄的发病率为每 10 000 例新生儿中有 2～3 例。闭锁可发生在小肠的所有部位，但最常见的部位是远端回肠（35%）和近端空肠（30%）。6% 的病例会发生多个部位闭锁[196]。小肠闭锁和完全梗阻比小肠狭窄更常见。此疾病可能是由胎儿发育过程中的缺血引起的。高达 45% 的病例合并其他相关异常，并且这些异常可能是小肠闭锁的原因。它们包括小肠旋转不良、胎粪性腹膜炎、小结肠、食管闭锁和肠扭转[197, 198]。

如果胎儿出现长度＞15mm 且直径＞7mm 的扩张肠襻和（或）肠壁厚度＞3mm，则超声检查怀疑胎儿肠梗阻。有时会发生羊水过多。多个扩张的肠襻提示远端回肠梗阻，而少数扩张的肠襻提示空肠梗阻。尽管以上被认为是诊断小肠闭锁的一些征象，但诊断的敏感性和特异性存在很大差异。产前超声检测空肠和回肠闭锁的准确性差异很大，诊断率为 25%～90%，

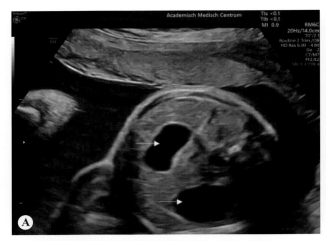

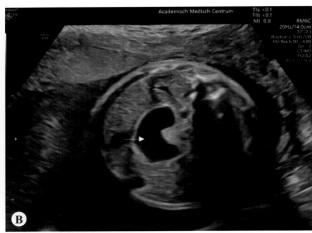

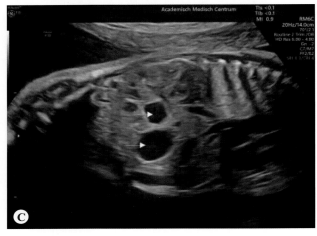

◀ 图 17-29　在横切面（A 和 B）和矢状面（C）显示十二指肠闭锁胎儿的"双泡"征

总体预测率为 40%～50%[193, 199]。如果在妊娠晚期之前怀疑小肠梗阻，则应在 32 周后再次进行超声检查（见第 18 章）。在肠管扩张超过 17mm 且羊水过多的情况下，诊断敏感性和特异性略有增加[200]。

（四）胎粪性腹膜炎

胎粪性腹膜炎是一种由肠穿孔引起的无菌性化学性腹膜炎，肠穿孔导致胎粪渗漏，继而引起腹膜的炎症反应。胎粪性腹膜炎的发生率约为 1/30 000[201]。超声对胎粪性腹膜炎胎儿进行评估十分必要，包括记录钙化的部位、大小和位置，并评估其他异常情况，如扩张或回声增强的肠襻、胎粪假性囊肿、腹水和胎儿水肿迹象。

由于这种胎儿生后可能出现潜在的其他异常，建议在胎儿医学中心进行分娩。胎粪性腹膜炎的发生与囊性纤维化伴肠梗阻、胃肠道异常包括回肠或空肠闭锁、肠扭转、小结肠和肠套叠有关[201, 202]。

其他原因包括 Meckel 憩室、肛门闭锁，在极少数情况下它与母体肝病有关[203]。

最近，一项对 37 例胎粪性腹膜炎新生儿的回顾性队列研究显示，半数患者无法确定胎粪性腹膜炎的根本原因[204]。据文献报道，最常合并的畸形是肠道闭锁[201, 202, 205]。

如果整个腹膜可见散在的强回声钙化灶，则应考虑胎粪性腹膜炎。这些钙化在妊娠 18 周后可见。有时肠道会扩张，如果出现细线状腹水，则肠穿孔的可能性会增加[206]。

（五）腹部囊肿

随着产前超声检查的广泛应用，产前诊断中胎儿腹部囊肿的检出有所增加[207, 208]。如果排除源自肾脏的囊性肿块，腹腔内囊肿最常见的病因是卵巢囊肿、肠道重复性囊肿、肝胆囊肿、胎粪假性囊肿和肠系膜囊肿[208]。正确诊断可能具有挑战性，但最可能的诊断通常可以由囊肿的位置、与其他结构的关系及其他器官的正常性来判断。

在临床实践中，腹部囊肿最常在妊娠中期被发现。然而，卵巢囊肿和胃肠道畸形主要在妊娠晚期的超声扫描中被发现[208-211]（见第 18 章）。无论病理如何，腹腔内囊肿最常见的超声表现是大小和位置不同的圆形无回声结构[208]（图 17–30）。以前的研究区分了单纯和复杂的卵巢囊肿。单纯性囊肿呈完全无回声、壁薄且单房[210]。复杂性囊肿含有高回声成分或液体碎片，含有分隔，囊壁较厚[212]。复杂囊肿的不同表现被认为是由囊内出血或卵巢扭转引起的[213]。大多数卵巢囊肿是良性的，会在生后自行消退。

七、肾脏和泌尿道畸形

先天性肾脏和泌尿道畸形（congenital abnormalities of the kidney and urinary tract，CAKUT）可表现为广谱的畸形，从一过性肾盂积水到严重的双侧肾缺如（表 17–3）。CAKUT 占所有先天畸形的 20%，估计发生率为每 1000 例新生儿中发生 2 例[214]。全世界 40%～50% 的终末期儿童疾病是由 CAKUT 引起的[215]。识别膀胱和肾脏的正常解剖结构是妊娠中期常规畸形筛查的一部分，通过筛查发现 CAKUT 至关重要。肾脏位于脊柱两侧的前方，低于胃的水平。在妊娠早期，通过超声检查可见胎儿的肾脏和膀胱。肾脏长度和周长均随着妊娠周数增加而增长，典型的髓质和皮质出现在妊娠中期的后半期。输尿管通常在超声下不可见，除非直径增大，而这通常是因为反流或梗阻。对肾脏的初步超声检查包括确认肾脏的存在、肾脏外形的评估和测量轴向平面的骨盆前后径（anteroposterior pelvic diameter，APPD）。如果对肾脏的存在有疑问，可以添加肾动脉的彩色多普勒，以增加肾缺如的检出[216]。妊娠期评估胎儿真正的肾功能是不可能的，但可以根据羊水量来推测。在妊娠早期，羊水来自母体血浆，主要通过渗透作用穿过胎膜[217]。从大约妊娠 16 周起，胎儿尿也成为羊水的来源。甚至在妊娠 16 周之前，在没有肾脏的情况下，也会出现羊水，因此羊水不是评估肾功能的有用指标。

一旦怀疑 CAKUT，应向胎儿未来的父母提供遗传咨询和检测，以明确诊断。多学科的团队，包括母胎医学专家、新生儿学专家、儿科肾病学或泌尿学专家，可以帮助优化围产期监护[218]（见第

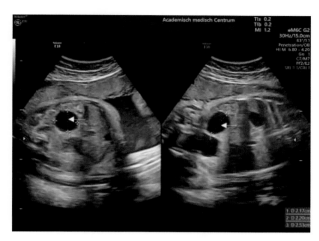

▲ 图 17–30　女性胎儿的单纯性腹部囊肿

29 章）。早产通常是禁忌的，因为它会使新生儿在 CAKUT 之外面临发育不成熟的风险。CAKUT 可以由不同的病因引起，胎儿的环境和遗传因素都可能起作用。CAKUT 可以是孤立性的，也可以是染色体疾病或综合征的一部分。

（一）肾脏发育和 CAKUT

此前一项针对 1456 例孕妇的前瞻性队列研究显示，妊娠 11—13 周超声筛查检测 CAKUT 的灵敏度为 9%，特异度为 99%[220]。在 Syngelaki 等的研究中，超过 10 万孕妇接受了妊娠早期筛查，确定了妊娠早期有限的筛查价值[30]，妊娠早期筛查能够发现 70% 的下尿路梗阻、21% 的双侧多囊肾、15% 的双侧肾缺如和 10% 的单侧肾缺如。其他 CAKUT 在妊娠早期超声检查时均未诊断。

（二）肾盂扩张

1. 产前肾盂积水　轻度肾盂扩张是肾盂扩张或产前肾盂积水（antenatal hydronephrosis，ANH）的同义词，最常见的潜在原因是输尿管肾盂连接处梗阻、膀胱输尿管反流或下位梗阻（如后尿道瓣膜）或重复肾。患有 ANH 的胎儿有发生肾脏不可逆损伤和肾功能受损的风险。轻度 ANH 是 21 三体的一个软指标。轻度肾盂扩张在妊娠中期超声检查中很常见（在一项研究中，1.7% 的患者被诊断为孤立性肾盂扩张[221]），其中许多会自行消退。因此，重要的是要确定哪些胎儿有发展为肾损害的风险，但同时应避免对轻度或一过性病例不必要的随访造成父母焦虑情绪。

肾脏异常的类型	产前检出的病例数[b]（占产前诊断的百分比）	产前和产后检出的病例总数（占病例总数的百分比）	占产前检出病例总数的百分比
上尿路扩张	259（28%）	309（27%）	84%
单侧多囊性肾发育不良	102（11%）	105（9%）	97%
单侧肾缺如	36（4%）	58（5%）	62%
双肾缺如 / 发育不全	86（9%）	95（8%）	91%
多囊肾	27（3%）	31（3%）	87%
额外肾	37（4%）	39（3%）	95%
异位肾	15（2%）	27（2.5%）	56%
后尿道瓣膜	19（2%）	27（2.5%）	70%
孤立性囊肿	19（2%）	25（2%）	76%
膀胱外翻	10（1%）	19（2%）	53%
伴染色体异常的综合征	107（12%）	128（11%）	84%
无明显染色体缺陷的综合征	54（6%）	64（6%）	54%
多发性畸形[c]	130（14%）	176（16%）	74%
合计	924（100%）	1130（100%）	82%

表 17-3　709 030 例新生儿超声检查肾脏异常的患病率[a]

a. 分娩总数包括活产、死产和流产；b. 产前检测平均孕周 24.3 周（18.5～28.3 周）；c. 多发性畸形定义为至少一种肾脏畸形和另一种或多种其他系统主要畸形；引自 Wiesel A, Queisser-Luft A, Clementi M, et al. Prenatal detection of congenital renal malformations by fetal ultrasonographic examination: an analysis of 709,030 births in 12 European countries. Eur J Med Genet, 2005, 48(2):131.[243]

在许多国家，诊断 ANH 的截点为：妊娠 18 周和 19 周时 APPD>4mm，妊娠 20 周时 APPD>5mm。之后预约在妊娠晚期进行超声复查。>10mm 的 APPD 通常是病理性的，是进一步评估的理由。妊娠晚期，诊断 ANH 的截点增加到 10mm。双侧异常病例的随访频率应更高（图 17-31）。

在最近的一项研究中，279 例妊娠中期存在孤立性 ANH（以 5mm 为截点）的婴儿中，72% 在妊娠晚期 ANH 恢复正常（APPD<10mm）。在妊娠中期扫查发现 APPD 为 5～7mm 的病例中（62% 的研究人群），无人因肾脏畸形或无功能而进行手术。因此，在一些国家，对于孤立的单侧 ANH，在没有膀胱或输尿管受累者的情况下，随访截点由 4～5mm 提高到 7mm[222]。

2. 输尿管肾盂连接处梗阻　输尿管肾盂连接处梗阻通常是孤立的，其中某些病例是解剖学原因（如输尿管瓣膜）导致，但大多数情况下为功能性梗阻。70%～90% 的病例是单侧的。输尿管膀胱连接处梗阻的特征是在膀胱正常的情况下出现肾盂积水和输尿管积水。当新生儿出生 1 周后恢复到出生体重时，应对其肾脏进行超声检查。其病因是多种多样的，包括输尿管狭窄或闭锁、输尿管囊肿和膀胱输尿管反流。输尿管囊肿通常与重复的集合系统有关。重复输尿管和泌尿集合系统是一种常见的解剖异常，可能是一种无症状的正常变异，也可能是与膀胱输尿管反流（vesicoureteral reflux，VUR）、尿失禁、输尿管囊肿或尿路梗阻、肾实质瘢痕或发育不良及肾功能减退等相关的异常。据报道，重复尿路的发生

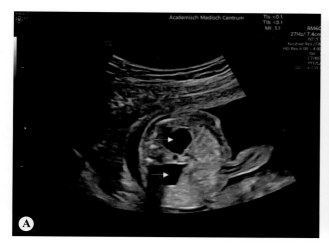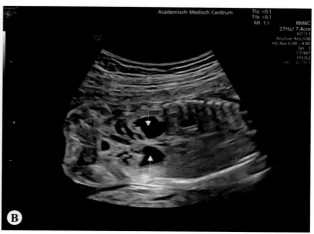

▲ 图 17-31　横切面（A）和冠状面（B）显示双侧肾盂积水

率和流行率为 0.7%～4%，且女性多于男性[223]。

当超声扫描时上尿路在短时间内出现间歇性扩张，应怀疑膀胱反流。在大量无梗阻的 VUR 中，偶尔出现膀胱持续扩张，因为它排空后会因反流尿液迅速再充盈。原发性巨输尿管症可因无肾盂积水而与尿道膀胱连接处梗阻区别开来。

3. 梗阻性尿路疾病　先天性下尿路梗阻（lower urinary tract obstruction，LUTO）描述了一组异质性的解剖性尿路疾病，其病理主要影响膀胱颈或尿道[224]。其患病率估计为每 10 000 个新生儿有 2.2～3.3 例[225]，膀胱的正常纵向径线不应超过 7mm。当膀胱直径在 7～15mm（中度扩张）或 >15mm（重度扩张）时，应诊断为巨膀胱。典型的 LUTO 诊断是依据超声异常三联征：①巨膀胱；②钥匙孔征；③肾盂积水[226]。由于 LUTO 可能发展为肾脏发育不良和严重的羊水过少，导致肾功能受损和肺发育不良，与高死亡率和产后发病率相关。LUTO 是唯一在妊娠早期检查正常的 CAKUT[30]，当在妊娠早期发现 >12mm 的巨膀胱时，预后极差，通常选择终止妊娠[227]。

63% 以上的 LUTO 由后尿道瓣膜导致，其次是尿道闭锁或狭窄，占 17%[225]。男性胎儿主要受后尿道瓣膜的影响，而女性胎儿的尿道闭锁更为常见。LUTO 少见的表现是巨膀胱 - 小结肠 - 肠蠕动不良综合征（megacystis-microcolon-intestinal hypoperistalsis syndrome，MMIHS）[228]，可能表现为梅干腹综合征[229]。

当怀疑有 LUTO 时，超声评估应包括性别、相关异常如心脏［椎体缺损、肛门闭锁、心脏缺损、气管食管瘘、肾异常、肢体异常（VACTERL 联合征）］、脐膨出［脐膨出、内脏外翻、肛门闭锁（omphalocele exstrophy imperforate anus，OEIS）综合征］、生长发育（过度生长综合征）、羊水量。在妊娠早期扫查中，超过 30% 的巨膀胱胎儿被诊断为三体综合征[230]，总计 10% 的 LUTO 与 21 三体、18 三体或 13 三体有关[218]。一般来说，中度巨膀胱比重度巨膀胱更常伴有三体综合征[230]。

虽然膀胱羊膜腔分流术在治疗后尿道瓣膜（posterior urethral valves，PUV）引起的 LUTO 方面似乎很有前景，但迄今为止，它似乎可以改善生存率，但并不能改善肾功能或减少肾脏替代治疗的需要[231]（见第 29 章）。

（三）肾脏结构畸形

1. 肾脏发育异常　多囊性发育不良肾（multicystic dysplastic kidneys, MCDK）是肾脏发育不良的一种严重形式，其中肾组织被囊肿取代。因此，肾脏由多个大小不等、互不连通的囊泡构成，并被发育不良的肾实质分隔。充满尿液的原始肾单位是多发囊泡的基础，最初见于肾脏边缘。肾脏增大、形态异常。受累肾脏无功能，当囊泡因无尿液产生而缩小时，肾脏常发生退化。

这会导致类似肾缺如的图像。单侧型 MCDK 普遍存在于 1/4300 的新生儿中，左肾和男性更容易受到影响[232]（图 17-32）。双侧 MCDK 的发生率为 1/10 000。MCDK 通常在妊娠中期被诊出，但最近

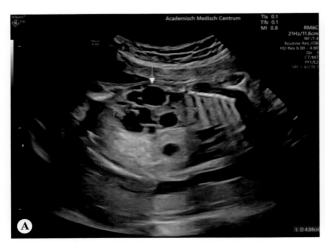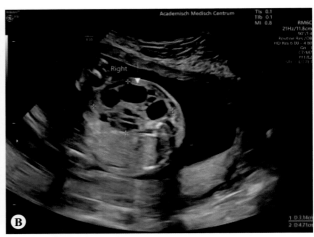

▲ 图 17-32　横切面（A）和冠状面（B）显示单侧多囊性发育不良肾

的研究表明，在妊娠早期二维和三维超声就可以发现 MCDK（表 17-4）。

不伴其他异常的单侧 MCDK 通常是散发的[234]，但双侧 MDCK 应除外非整倍体或遗传性疾病[218]。伴发的肾脏异常，常见于对侧肾，包括 VUR、肾盂输尿管连接处梗阻、重复肾、肾缺如或盆腔肾。最常见的肾外异常是心脏缺陷、食管或肠道闭锁、脊柱畸形和 VACTERL 联合征。

双侧 MDCK，以前被称为 Potter 2 型，可导致 "Potter 序列"，即继发于肾功能受损和无羊水的肺发育不良。最近一项对 53 例产前怀疑 MCDK 病例的研究显示，其中 46 例活产并在出生后被确诊（38 例存活，8 例未存活），提示肾外异常、双侧 MCDK、对侧肾畸形以及无羊水与死亡或需要透析显著相关（P＜0.0001）[235]。

2. 多囊肾　多囊肾通常是由于终末上皮分化破坏引起。包括了常染色体隐性遗传多囊肾病（autosomal recessive polycystic kidney disease，ARPKD），它发生在约 1/20 000 的新生儿中[236]。其特征是远端集合管中多发镜下囊肿。它是由 PKHD1 基因突变引起的。特征性超声表现为两个增大的高回声肾脏（图 17-33）。鉴别诊断包括 Beckwith-Wiedeman 综合征、13 三体或 Meckel-Gruber 综合征。无羊水可能出现在不同时间或有不同表现，但一旦出现，几乎总是致死的，既往这也被称为婴儿型多囊肾或 Potter 1 型肾发育不良。

常染色体显性遗传多囊肾病（autosomal dominant polycystic kidney disease，ADPKD）或成人型多囊肾更

为常见，发病率在活产新生儿中为 1/1000～1/500[237]，超声表现与 ARPKD 相似，双侧肾脏增大（高回声），伴或不伴囊肿。它可以是孤立的，也可以累及心血管和胆道[238]。ADPKD 占所有成人终末期肾脏疾病的 5%～10%。囊肿形成和肾衰竭的症状通常开始于中年，但有 2%～5% 的病例可能出现产前表现，主要是在妊娠晚期，并与不良结局相关。ADPKD 与 PKD1 或 PKD2 基因突变有关[239]。

3. 肾消耗病（以往的 Potter 3 型肾发育不良）　肾消耗病（nephronophthisis，NPH）是一种肾纤毛病，其特征是肾浓缩能力下降，慢性肾小管 – 间质性肾炎，囊性肾病，并进展为终末期肾病（end-stage renal disease，ESRD）[240]。包括在皮质 – 髓质区域形成多发囊肿的常染色体隐性肾病。

肾消耗病占儿童 ESRD 病因的 2.4%～15%[241]。在涉及纤毛结构或功能的 19 个已知 NPH 相关基因中的一个可以发现突变。众所周知的肾消耗病综合征有 Meckel-Gruber 综合征，其产前特征是高回声肾、多指 / 趾畸形和脑膨出，以及 Bardet-Biedl 综合征，其特征是高回声肾和多指 / 趾畸形。

（四）肾缺如

1. 单侧肾缺如　单侧肾缺如，定义为先天性单肾缺失，占肾脏畸形的 5%[243]（图 17-34）。新生儿单侧肾缺如发生率为 1/1000。虽然此疾病可能是继发于染色体异常或遗传综合征（如 Fraser 综合征）的一部分，但更常见的是一个孤立的表现。可以在产前或尿路感染的检查中被诊断出来。在非综合征

表 17–4　与增大的高回声肾相关的疾病，来自 Yulia 和 Winyard[218]							
	羊水量	肾囊肿	APPKD 扩张	肾脏大小	巨大儿	肾外异常	遗传特征
梗阻	无 / 少	±	+	+	−	±	散发
发育不良	无 / 少	±	±	+	−	±	10AD
ARPKD	无 / 少	−	−	−	−	−	AR
ADPKD	无 / 少	+	−	+	−	−	AD
Beckwith-Wiedeman 综合征	无 / 多	−	±	+	+	+	AD 或双体
Perlman 综合征	无 / 少	−	±	+	+	+	AR
Simson-Golabi-Behmel 综合征				+	+	+	X 染色体连锁
Meckel-Gruber 综合征	少			+		+	AR
肾钙盐沉着症	无						散发

ARPKD. 常染色体隐性遗传多囊肾病；ADPKD. 常染色体显性遗传多囊肾病；AD. 常染色体显性遗传；AR. 常染色体隐性遗传；引自 Yulia A, Winyard P. Management of antenatally detected kidney malformations. Early Hum Dev, 2018, 126:38. ©2018, Elsevier.[218]

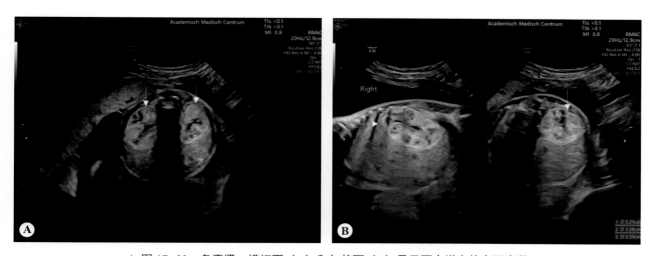

▲ 图 17–33　多囊肾，横切面（A）和矢状面（B）显示两个增大的高回声肾

病例中，复发的风险约为 3%。然而，患病婴儿的一级亲属中有 4.5% 的人本身有单侧肾缺如，而对照组只有 0.3%[244]。由于对侧肾脏的超滤和代偿性增生，以及正常的膀胱充盈，胎儿羊水量正常，所以单侧肾缺如很容易被忽视。鉴别诊断包括盆腔肾等。

2. 双侧肾缺如　双侧肾缺如占新生儿 1/10 000～3/10 000[242]。一般来说，这是一种致死的疾病，由于在妊娠 16—20 周肺发育的关键阶段缺乏羊水，因此会导致肺发育不全。虽然有可能在妊娠早期诊断，但羊水量正常时诊断存在困难。无论如何，患病胎儿膀胱无尿液充盈。

肾缺如可伴有输尿管和肾动脉的缺失，是由于输尿管芽未能形成或未能到达生后肾原基，继而发生凋亡[219]。妊娠 18—20 周时无羊水是超声检查中最显著的特征，可作为双侧肾缺如的诊断依据。肾动脉的彩色多普勒血流将有助于检测双侧肾缺如，

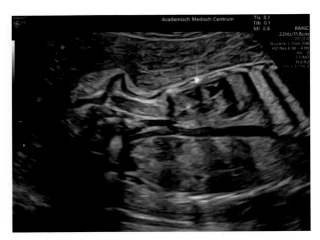

▲ 图 17-34　冠状面显示单侧肾缺如

特别是当由于羊水过少或无羊水而成像困难时 [216]。如果发现单侧或双侧肾缺如，则必须对所有其他器官系统进行详细的超声检查，因为发生遗传综合征的风险可能高达 30%[242, 246]。

（五）盆腔迁移异常

胚胎期肾脏的正常迁移被破坏导致肾脏异位（盆腔肾）和（或）融合异常（马蹄肾）。大多数患者无症状，但可能引起尿路感染或反流等并发症。

1. 盆腔肾　肾脏未在正常解剖位置显示而存在于盆腔时，可考虑盆腔肾。这种诊断很容易被忽略，因为肾上腺会被误认为是肾脏。其发病率约为 1/1700[247]。在大多数情况下，盆腔肾是孤立的，但它也可能与遗传疾病有关，包括 Turner 综合征（45，X）、Williams-Beuren 综合征和 Antley-Bixler 综合征 [248-250]，这些情况下，大多数盆腔肾并不是孤立的，还伴发其他的解剖异常。

最近的一项研究显示，用染色体微阵列分析检测胎儿的拷贝数变异（CNV），盆腔肾胎儿与正常胎儿间并没有差异 [251]。因此，仅针对孤立的盆腔肾的有创检查存在有争议。

2. 马蹄肾　在 1/400 的人群中可以看到马蹄肾。马蹄肾是在胚胎发育 4—6 周且在肾脏向上迁移并沿长轴旋转之前，肾脏上极或下极融合的结果 [252]。

八、骨骼异常

骨骼异常的范围很广，但潜在病因不同，如骨发育不良、特发性短肢、染色体异常、致畸物影响、遗传综合征和代谢疾病。骨发育不良相对少见，每种骨发育不良都有特定的遗传模式、基因型、表型、复发风险，以及对新生儿生存和生活质量的影响（见第 20 章）。

在过去，骨骼异常通常只在出生后才被发现，但随着常规筛查的引入，很多骨骼异常可能因为特定的超声表现在妊娠早期即被发现 [253, 254]。在骨发育不良的情况下，重要的是至少要区分致死型和非致死型。而了解骨发育不良的具体产前特征将大大有助于诊断。基因发现和 WES（见第 14 章和第 20 章）在其他病例中增加了产前诊断准确率。明确的诊断有助于父母进行必要的咨询，为父母提供准确的预后信息和自主生育的选择。

当在常规超声检查中发现骨骼异常或产前怀疑骨发育不良时，建议对所有的骨骼结构和所有的器官系统进行系统检查，以得出正确的诊断 [255]。

必须评估所有肢体的长度、形状、矿化程度和运动，以及其他系统的相关异常，特别是头、胸和脊柱，应进行仔细检查（见第 20 章）。假定的诊断可以通过突变分析明确。四肢系统的大部分骨骼在妊娠早期开始就可以进行成像，并且已经发表了一些长骨长度与胎龄或双顶径相关的列线图 [256]。对于其他骨骼结构，与头部、锁骨、下颌骨和胸部相关的列线图也已被广泛使用 [257-259]。

对怀疑骨骼异常的胎儿进行产前评估通常首先要测量所有的长骨。并评估缺如或发育不全的程度。异常既可以是对称的，也可以是不对称的，并且缩短的模式可能是多变的。最常见的情况是首先发现胎儿股骨短，进一步评估有无骨发育不良。应该认识到，股骨短的最常见原因是遗传上短小但胎儿健康，或者因胎龄小，或者因胎儿生长受限（表 17-5）。在股骨短的胎儿中最常见的异常是唐氏综合征。对于股骨短且产前怀疑软骨发育不良的情况，通常在妊娠晚期股骨生长速度突然下降，应测量股骨近端骨干 - 干骺端角度。从 20 周开始，与宫内发育迟缓（IUGR）胎儿、小于孕龄儿（SGA）和正常胎儿相比，软骨发育不良胎儿的这个角度通常更宽，并且超过 130°[260, 261]（图 17-35）。

严重的致死性骨发育不良，如成骨发育不全 II 型、软骨发育不全、致死性侏儒和骨畸形性发育不良，在妊娠早期的检出率为 70%[30]。然而，对于软

特征	SGA	FGR	唐氏综合征	软骨发育不良
超声异常	无	无	标志物、AVSD	额部隆起、短指
股骨长	妊娠中期，＜第5百分位值	多样	从妊娠早期起，＜第2、3百分位值	在妊娠晚期，＜第2、3百分位值
头围	正常	正常	正常 – 偏小	偏大
腹围	正常	多样	正常	正常 – 偏大
骨结构	正常	正常	正常	轻度弯曲
角度	正常	正常	正常	＞130°
AFI	正常	正常	羊水过少	羊水过多
多普勒	正常	异常	正常	正常
血清 hCG	正常	升高	升高	正常
血清 PAPP-A	正常	降低	降低	正常

表 17–5　股骨缩短的鉴别诊断

SGA. 小于胎龄儿；FGR. 胎儿生长受限；AVSD. 房室隔缺损；AFI. 羊水指数；hCG. 人绒毛膜促性腺激素；PAPP-A. 妊娠相关血浆蛋白 A

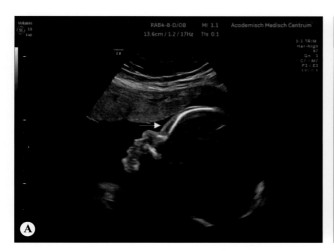
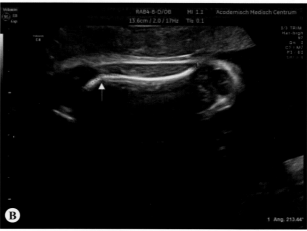

▲ 图 17–35　**A.** 软骨发育不良胎儿伴有额部隆起；**B.** 近端骨干 – 干骺端角度增宽

骨发育不良患者，直到妊娠晚期由于股骨生长速度突然下降，诊断才变得明显[262]。检查骨骼时，评估是否存在弯曲、骨折或骨骺点状钙化也很重要。轻微的股骨侧弯在正常胎儿中很常见。软骨发育不良的胎儿可能有轻度的股骨弯曲[262]。

然而，明显的弓状弯曲与短指发育不良、成骨发育不全、软骨发育不全和低磷酸酯酶症有关（见

第18章和第20章）。在后者中，也可发现骨折和骨痂形成。在致死性侏儒中，骨弯曲明显呈"电话听筒"样[263, 264]。骨回声减弱，提示矿化程度低，见于低磷酸酯酶症、成骨发育不全和软骨发育不全等疾病（图 17–36）。软骨发育不全的特征是脊柱骨化的缺失，这可能会导致误诊为完全脊柱发育不全。但是必须小心的是轻微的低矿化可能无法检测到。

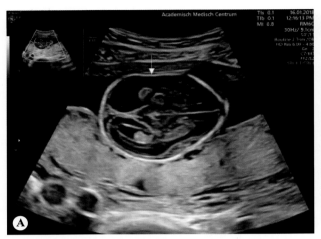
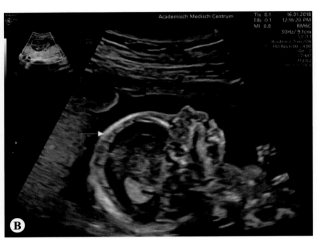
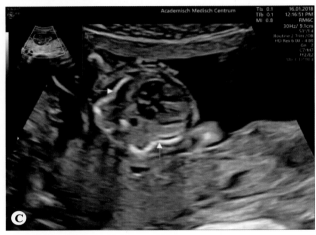

◀ 图 17-36　骨发育不全症 Ⅱ 型胎儿颅骨横切面（A）和矢状面（B）矿化程度低，胸廓窄小伴肋骨骨折（C）

肢体短缺最常发生在前臂，严重程度不一，包括上臂和（或）前臂和（或）手的完全缺失。此外，手也可能表现为拇指发育不良、少指或并指畸形。畸形可以是单侧或双侧的，也可以是孤立的或伴有其他结构异常。潜在疾病在严重程度上有很大差异。最常见的染色体异常是 18 三体。其他遗传综合征包括血小板减少无桡骨（TAR）综合征、阿姆斯特丹型侏儒征和心手综合征[254]。

对多指/趾和马蹄内翻足也应进行排除，因为它们可以在许多骨骼发育不良中被发现（图 17-37）。当有阳性家族史时，通常有良好的预后。此外，评估胎儿运动和挛缩的可能性也很重要。胎儿运动障碍可出现在多发翼状胬肉综合征中，但也可出现在更特异的先天性关节挛缩和胎儿运动障碍变形序列中[265]。

四肢检查完毕后，重点应该放在不同器官系统的其他畸形上[255]。表 17-6 列出了最常见的异常及其与骨骼发育不良的关系。应评估胎儿头部的大小、形状和矿化。相对的大头畸形可能是软骨发育不良和致死性侏儒的一个特征，尽管后者也可能出现颅缝早闭（三叶草形颅骨）。在矢状面，软骨发育不良时可见额部隆起，阿姆斯特丹型侏儒征时可见人中过长[266, 267]。

骨发育不良也应重点检查胎儿胸部，应在轴位、冠状位和矢状位进行检查。心胸比必须在轴向切面上测量胸廓和心脏周长来评估。心胸比大而胸腔小是肺发育不全的标志，通常是致死的。为了预测致死性，也可以计算股骨长度与腹围比值（FL/AC），可以显著区分致死性（<0.16）和非致死性骨发育不良[268, 269]。应采用二维及三维超声检查肋骨、椎体和脊柱是否有骨折、排列紊乱、半椎体和缺如。

九、胎儿颈后透明层厚度

胎儿颈后透明层厚度（NT）是指胎儿后颈部的

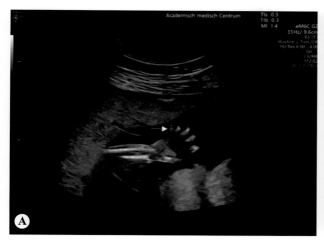 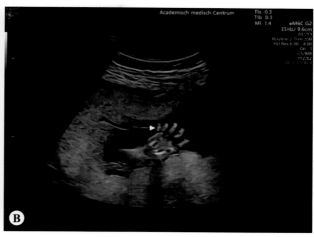

▲ 图 17-37　妊娠 20 周胎儿轴后多指畸形

一个小而低回声区域，位于皮肤和软组织之间。这个低回声区是皮下积液的集合[270]。在妊娠 10—14 周之前，胎儿颈部少量的液体被认为是一种常见且正常的发现。在正常胎儿中，NT 随 CRL 增加而增加[271]。然而，当 NT 增加超过规定阈值时，被认为与围产期不良结局相关[271-275]。通常定义 NT 值高于胎龄第 95 或 99 百分位为 NT 增加[276, 277]。

1992 年，Nicolaides 及其同事首次描述了妊娠早期出现的低回声空间与 NT 增厚和胎儿染色体异常的关系。他发现在 NT 增厚 3～5mm 的组别中，染色体缺陷的发生率为 35%，而在整个研究组别中的发生率为 3%[274]。许多年来，越来越多的研究显示 NT 增厚与染色体异常风险增加之间存在关联。最常见的染色体异常是唐氏综合征（21 三体）、Edwards 综合征（18 三体）和 Patau 综合征（13 三体）[271, 273]。通过 NT 筛查可以发现约 80% 的 21 三体和其他主要非整倍体的胎儿，假阳性率为 5%。将 NT、母体血清游离的人绒毛膜促性腺激素 β 亚单位（β-human chorionic gonadotropin，β-hCG）和妊娠相关血浆蛋白 A（pregnancy-associated plasma protein A，PAPP-A），以及母体年龄相结合，称为联合检测，可将检测率提高到 90%（见第 6 章）。现在有证据表明，通过同时检查鼻骨、静脉导管血流和三尖瓣血流，检测率可以提高到 95% 左右，假阳性率可以降低到 3%。

非整倍体发生的可能性随着 NT 增厚而增加；NT 越大，正常结果的可能性越小。如果发现 NT≥3.5mm，患者将被转到胎儿医学科进行进一步检查，这类患者将接受额外的超声检查，并被告知需要进行有创产前诊断，如绒毛膜绒毛取样或羊膜腔穿刺术。

此外，在多胎妊娠中，NT 被认为是对染色体异常进行早期超声筛查的有价值的方法[278, 279]。此外，NT 增厚不仅与染色体异常有关，还与结构异常、遗传综合征、流产和围产儿死亡率增加有关[272, 275, 280]。先天性心脏缺陷是最常见的胎儿结构异常之一，被认为与 NT 增加有关[272, 275, 281, 282]。遗传综合征大多数被认为与 NT 增加有关，包括 RAS 信号通路相关综合征，其中 Noonan 综合征最常被提及[283, 284]（见第 14 章）。

在当前的指南中，认为进行胎儿 NT 测量的最佳胎龄为 11+0—13+6 周，对应的 CRL 最小为 45mm，最大为 85mm[285]。目前的 NT 分布模型是由 Wright 等开发，反映了从 11+0（CRL 45mm）到 13+6 周（85mm）的 NT 厚度及其相应的第 1、5、95、99 百分位数[277]。胎儿医学基金会提供了一个测量 NT 的方案[286]。

自从无创产前筛查（NIPT）实施以来，妊娠早期联合筛查的使用和 NT 测量都有所减少[287]。利用在母体循环中的胎儿游离 DNA 进行 NIPT，可用于 21、18、13 三体综合征和>10Mb 的结构性染色体畸变的产前筛查（见第 7 章）。妊娠早期联合筛查使用的减少可以用 NIPT 的结果来解释，该结果显示较高的检出率和较低的假阳性率[288, 289]。但妊娠早期，没有接受系统性检查的孕妇应当选

表 17-6　骨骼异常的常见异常表现及其相关疾病

	异常表现	相关疾病
股骨		短指发育不良
		成骨发育不全
	弓状弯曲	软骨发育不全
		低磷酸酯酶症
	电话听筒样	致死性侏儒
	骨骺点状钙化	肢近端型点状软骨发育不良
	骨折	成骨发育不全
指骨	多指畸形	窒息性胸廓营养不良，短肋多指综合征
	少指畸形	阿姆斯特丹型侏儒征
	并指	Apert 综合征
	短（三叉戟手）	软骨发育不全
	搭顺风车样拇指	骨畸形性发育不良
头	巨头畸形	软骨发育不全
	三叶草形颅骨	致死性侏儒
		成骨发育不全症 Ⅱ 型
	低度矿化	低磷酸酯酶症
		软骨发育不全
面部	额部隆起	软骨发育不全
	小颌畸形	Stickler 综合征
锁骨	小	短指发育不良
胸廓		致死性侏儒
	狭小	短肋多指综合征
		软骨发育不全
	肋骨骨折	成骨发育不全症 Ⅱ 型
脊柱	半椎体	脊椎肋骨发育不全
水肿		软骨发育不全
生殖器	未分化	短指发育不良

引自 Pajkrt E, Chitty LS. A sonographicapproach to the prenatal diagnosis of skeletal dysplasias.Prenat Diagn, 2019, 39(9):701[255]

择 NIPT，这对于胎儿先天性异常的早期诊断很重要[3]。此外，最近的一项研究发现，独用 NIPT 进行筛查，34% 的先天畸形胎儿在妊娠早期仍未被诊断出来[283]。可能被遗漏的先天畸形包括性染色体异常、三倍体、单基因疾病、<5Mb 的亚显微畸变，以及妊娠早期诊断的结构异常[283]。总之，NT 测量仍然是一个重要的工具。

十、染色体异常的表型

在妊娠早期，染色体异常最常见的体征是 NT 增厚，其他早期体征包括三尖瓣反流和静脉导管的异常血流。在 0.9% 的单倍体胎儿，56% 的 21 三体，33% 的 18 三体，以及 30% 的 13 三体胎儿和 38% 的 Turner 综合征胎儿中观察到三尖瓣反流[290]。在 3.2% 的单倍体胎儿，66% 的 21 三体，58% 的 18 三体，以及 55% 的 13 三体胎儿和 75% 的 Turner 综合征胎儿中观察到反向 a 波[291]。

妊娠中期也可能出现超声指标异常（表 17-8）。除了超声指标，每个染色体缺陷也有其自身的异常综合征模式。大多数的具体特征在妊娠早期就已经出现了，有些可能直到妊娠中期才显现出来，有时甚至到妊娠晚期才显现（表 17-7）。

（一）21 三体——唐氏综合征

唐氏综合征是最常见的先天畸形（见第 1 章）。21 三体的胎儿通常表现为短头畸形或相对圆形的头部。在横切面上，可能同时存在脑室扩张和颈背部皮褶增厚。评估轮廓时，可能存在鼻骨缺失或发育不良[292]，鼻前厚度增加[293] 的情况。大约 44% 的患者存在心脏畸形，主要是房室隔缺损和（排列不良）室间隔缺损。这是唐氏综合征胎儿中最常见的结构畸形[144]，而非特异性肠管的超声回声增强和轻度肾盂扩张（低于常规使用的 7mm 界限）则需要在妊娠晚期进行随访。患者可能存在股骨短和肱骨短的畸形。在妊娠晚期可能会出现双泡征象，这是十二指肠闭锁的病理特征。表 17-8 列出了 21 三体最常见的超声标记。

（二）18 三体——Edwards 综合征

Edwards 综合征与以下因素相关：柠檬征、脉络丛囊肿、胼胝体缺失、枕大池扩张、唇裂伴或不伴腭裂、小颌畸形、颈水肿、心脏缺陷、膈疝、食管闭锁、脐疝、单脐动脉、肾脏缺损、肠管回声增强、脊髓脊膜膨出和四肢缩短、桡骨发育不全、重叠指、畸形足或摇篮底足。总体而言，大多数 18 三体的胎儿通常在早期妊娠就会出现 IUGR[294]。

（三）13 三体——Patau 综合征

在 13 三体中，常见的缺陷包括全前脑畸形和相关的面部畸形、小头畸形、心脏畸形、常有异常增大和呈无回声的肾脏畸形、脐疝和多指畸形。妊娠早期的一个特征是心率增加超过第 95 百分位值[295]。

（四）三倍体

现有两种不同类型的三倍体：双雄受精和双雌受精三倍体。仅用产前超声就可以很好地区分这两种不同的类型[296]。在双雄受精三倍体中，额外的一组染色体是父系衍生的。双雄受精三倍体最常发生于妊娠早期，通常会导致自然流产或胎儿宫内死亡。双雄受精三倍体的妊娠周期很少持续到 20 周，而且经常与妊娠剧吐、甲状腺功能亢进和严重的早发性高血压的发生有关[297]。对于双雄受精三倍体来说，胎盘葡萄样变是双雄受精三倍体的病理特征，42% 的胎儿将表现出重度均称型 IUGR。在双雌受精三倍体中，额外的一组染色体是母系衍生的。双雌受精三倍体的妊娠周期可能会持续到妊娠晚期，其最显著的特征是重度不均称型生长受限，几乎所有胎儿的头围都比腹部大得多，且腿又短又细（图 17-38）。胎盘也很薄。在这两种三倍体类型中，可能存在其他结构畸形，其中大脑和心脏畸形最为常见[296]。

（五）Turner 综合征

Turner 综合征的致死类型表现为巨大的颈部囊性水瘤。这一发现通常是渐进性的，导致胎儿全身性水肿、胸腔积液和腹腔积液。即使没有前述水肿，胎儿手部、小腿和足部水肿也可能是一种特征。在 50% 的胎儿中，由主动脉缩窄引起的轻度心脏结构比例失调，偶尔会导致心脏发育不良综合征。肾脏异常包括肾积水和马蹄肾。脐疝也很常见。非致死型 Turner 综合征在出生前可能完全没有症状，不表现出任何异常症状。

疾　病	妊娠早期检出例数（%）	妊娠中期检出例数（%）	妊娠晚期检出例数（%）
表 17–7　非染色体异常的检查			
中枢神经系统			
无脑儿	48（100）	0（0）	0（0）
无脑叶前脑无裂畸形	10（100）	0（0）	0（0）
脑膨出	15（100）	0（0）	0（0）
开放性脊柱裂	35（59.3）	24（40.7）	0（0）
小脑发育不良	2（13.3）	13（86.7）	0（0）
胼胝体发育不全	0（0）	25（96.2）	1（3.8）
小头畸形	0（0）	1（11.1）	8（88.9）
重度脑室扩张	0（0）	14（77.8）	4（22.2）
Blake 陷窝囊肿	0（0）	4（100）	0（0）
面　部			
唇腭裂	18（34.6）	34（65.4）	0（0）
唇裂	0（0）	24（85.7）	0（0）
腭裂	0（0）	0（0）	0（0）
小颌畸形	1（14.3）	6（85.7）	0（0）
胸　腔			
CDH	7（29.2）	14（58.3）	2（8.3）
CPAM	0（0）	39（90.7）	4（9.3）
心　脏			
HLHS	37（92.5）	3（7.5）	0（0）
AVSD	10（90.9）	1（9.1）	0（0）
TOF	11（39.3）	15（53.6）	1（0）
主动脉弓异常	12（31.6）	21（55.3）	4（10.5）
TGA	2（13.3）	12（80.0）	0（0）
双主动脉弓或右位主动脉弓	5（15.6）	27（84.4）	0（0）

（续表）

疾　病	妊娠早期检出例数（%）	妊娠中期检出例数（%）	妊娠晚期检出例数（%）
胃肠道			
食管闭锁	0（0）	4（50）	2（25）
十二指肠闭锁	0（0）	1（11.1）	8（88.9）
小肠梗阻	0（0）	0（0）	6（100）
腹　壁			
脐膨出伴肠或肝膨出	44（100）	0（0）	0（0）
腹裂	40（100）	0（0）	0（0）
泌尿生殖器			
LUTO	37（71.2）	11（21.2）	4（7.7）
双侧肾发育不全	2（15.4）	11（84.6）	0（0）
双侧多囊肾	1（7.1）	10（71.4）	3（21.4）
双侧多囊肾病	0（0）	4（100）	0（0）
重度肾积水	0（0）	47（59.9）	32（40.5）
重复肾	0（0）	69（79.3）	18（20.7）
两性生殖器	0（0）	4（80）	0（0）
尿道下裂	0（0）	1（3.8）	0（0）
骨　骼			
手、胳膊、腿或足缺如	18（75）	6（25）	0（0）
胎儿运动不能变形序列	8（72.7）	3（27.3）	0（0）
致死性骨骼发育异常	10（71.4）	4（28.6）	0（0）
非致死性骨骼发育异常	0（0）	10（83.3）	2（16.7）
脊柱半椎体/脊柱侧弯	4（33.3）	8（66.7）	0（0）
畸形足	2（2.2）	82（88.2）	5（5.4）

CDH. 先天性膈疝；CPAM. 先天性肺气道畸形；HLHS. 左心发育不良综合征；AVSD. 房室隔缺损；TOF. 法洛四联症；TGA. 大动脉转位；LUTO. 下尿路梗阻；引自 Syngelaki A, Hammami A, Bower S, et al. Diagnosis of fetal non-chromosomal abnormalities on routine ultrasound examination at 11-13 weeks' gestation. Ultrasound Obstet Gynecol, 2019, 54(4): 468[30]

超声标记	LR+（95%CI）	LR-（95%CI）	其他关联疾病
股骨短	3.72（2.79～4.97）	0.80（0.73～0.88）	骨骼畸形，IUGR
肱骨短	4.81（3.49～6.62）	0.74（0.63～0.88）	骨骼畸形，IUGR
肾盂扩张	7.63（6.11～9.51）	0.92（0.89～0.96）	肾盂积水，肾脏畸形
肠管回声增强	11.44（9.05～14.47）	0.90（0.86～0.94）	囊性纤维化，先天性感染，胃肠道畸形，IUGR，宫腔内积血
右锁骨下动脉异位	21.48（11.48～40.19）	0.71（0.57～0.88）	
鼻骨发育不良或缺失	23.27（14.23～38.06）	0.46（0.36～0.58）	
颈部皮襞增厚	23.30（14.35～37.83）	0.80（0.74～0.85）	遗传综合征
脑室扩张	27.52（13.61～55.68）	0.94（0.91～0.98）	颅脑畸形、遗传综合征、感染、自身免疫性血小板减少症

表 17-8 最常见的超声标记：21 三体的正和负似然比（LR），以及与其他疾病的关联

IUGR. 宫内发育迟缓

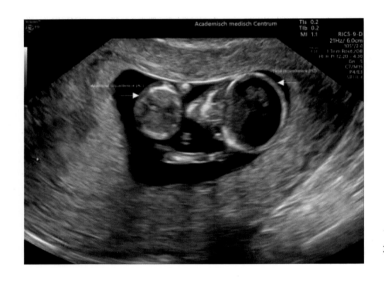

◀ 图 17-38 双雌受精三倍体，重度不均称型生长受限，头围 / 腹围差异大

第18章 妊娠晚期胎儿发育异常的产前诊断和处理

Prenatal Diagnosis and Management of Abnormal Fetal Development in the Third Trimester of Pregnancy

Roland Axt-Fliedner　Aline Wolter　著

闫丽盈　司曼飞　杨　铭　吕嘉欣　译

新生儿许多潜在的严重的临床疾病会在妊娠期间表现出来，包括神经、心脏、骨骼、胃肠、肺和其他全身性疾病。本章着重讨论妊娠晚期的胎儿超声心动图，四腔心平面的作用，左心发育不良的诊断和处理，心脏功能评估，以及适合胎儿治疗的条件等最新研究进展。从第17章的讨论中获得了关于胎儿畸形的更多见解，从而对胎儿畸形有了一个完整的概述。

一、心脏畸形

先天性心脏畸形主要是指在受孕后8周之前心脏发育过程中出现的心脏解剖异常[1, 2]。对任何心脏畸形的准确诊断都有可能预测出生后的功能，从而预测症状。为了准确诊断，必须采取一种结构化的方法[3]。因此，包括系列横切面和纵切面的胎儿超声心动图已被引入产前保健。能够正确诊断取决于：①设备；②获得正确切面的技能；③识别异常的能力；④识别和描述正常和异常之间差异的能力。

胎儿超声心动图的技术和程序要求专门用于胎儿心血管成像的超声波设备。设备应能够评估心脏实时运动的时间，以及脉冲多普勒、连续多普勒和彩色多普勒；还应有记录和储存系统，以便进行回放或录像。需要合适的传感器探头，最好是5～8MHz的凸阵探头。一个基本要求是，熟练的医生或具有专业知识的超声专家需要反复回顾图像和解读图像。

除了这些基本要求之外，检出率还取决于医疗保健系统和胎儿超声心动图的适应证。尽管大多数类型的胎儿先天性心脏病的母体没有特定风险因素（见第1章）。但是，存在母体和胎儿的危险因素者需要对胎儿心血管系统进行评估，如先天性心脏病家族史、母体代谢紊乱（糖尿病、苯丙酮尿症）、暴露于致畸物、接触前列腺素合成酶抑制药（布洛芬、水杨酸）、风疹感染、自身免疫性疾病（干燥综合征、红斑狼疮）、家族遗传性疾病、超声扫描异常、遗传异常、心律失常、羊水过多、胎儿水肿、妊娠早期胎儿颈后透明层厚度增加、多胎妊娠和双胎输血综合征（twin-to-twin transfusion syndrome，TTTS）[4]（见第17章）。

心脏畸形不仅可作为独立的疾病发生，也可与染色体正常或染色体异常的心外畸形合并发生。活产儿心脏畸形的发病率为68/1000（见第1章），妊娠中期胎儿发病率约为10/1000，心脏畸形不仅是最常见的畸形，而且导致非常高的死亡率和发病率。20%的新生儿期死亡和50%的一岁以内的先天畸形患儿的死亡都与严重的心脏畸形有关[4]。

特别是在严重心脏缺陷的情况下，产前诊断和尽可能优化围产期管理（选择分娩医院，保持胎儿分流开放）后，术前发病率（代谢性酸中毒、肾功能不全、多器官功能衰竭、需要复苏）和死亡率会降低。产前诊断对婴儿预后的优势已经在各种研究中得到明确证明，特别是左心发育不良、大动脉转位和主动脉缩窄[5, 6]。除了预后的改善，胎儿心脏缺陷的诊断还满足了对筛查方法的其他要求（高患病率和严重程度、简单安全的筛查方法、有效性和成本效益）。因为只有约20%的心脏缺陷发生在具有相应危险因素的胎儿身上，所以只有通过对所有胎儿进行检查，才能实现对其余80%的新生儿中全面发现严重孤立性心脏缺陷的目标[4]。

（一）四腔心平面在先天性心脏病筛查中的价值

在许多国家，四腔心平面（four chamber view，4CV）采集是妊娠第18—22周胎儿畸形Ⅰ级筛查的一项要求[7, 8]（图18-1）。检出率取决于筛查的范围：例如，4CV是一种基本筛查方法，而四腔心平面+流出道是一种扩展筛查方法。因此，在欧洲的医疗保健系统中，一些已建立筛查项目的检测率（20%～48%）高于未建立筛查项目的检测率（8%～11%）[7]。此外，通过标准化检查技术、使用高分辨率超声设备及对检查人员进行相应的理论和实践培训，可实现最高的检出率[3]。

在各种已发表的关于胎儿心脏筛查的资料中，许多方面存在差异，这可以解释检出率的极大分散宽度（表18-1）[4, 9]。尽管一线筛查主要关注低风险孕妇，但转诊中心的人群通常是混合风险和高风险的患者；相应地，心脏缺陷的发病率也更高。对"心脏缺陷"的定义并不统一，一些研究只检测到严重的心脏缺陷，而另一些则是指在4CV上"潜在"可检测到的缺陷。一项多中心前瞻性队列研究显示由普通产科医生在未经选择的人群中，在妊娠18—21周采用四腔心及三血管平面相结合的方法，检出率为42.8%（不包括室间隔缺损），尽管75.0%的严重结构异常是在产前诊断的，但瓣膜异常的产前检出率为0%[10]。在随访方面也存在差异，在一些研究中，随访检查是标准化的，而在其他研究中，只有在有明显异常发现的情况下才进行随访，或者根本不进行随访。个别具有高度专业化检查员的中心，其检出率高于检查员经验与水平参差不齐的中心（表18-1）。

（二）四腔心平面筛查的异常

4CV的异常会影响心率、大小、位置、心轴、间隔、房室（atrioventricular，AV）瓣、心室形态和心脏后方的血管。

1. 心率异常 心律失常主要通过4CV诊断。它们可能在胎儿胎盘多普勒检查中首先被诊断出来，而不需要特别注意胎心。心律失常的鉴别诊断通常

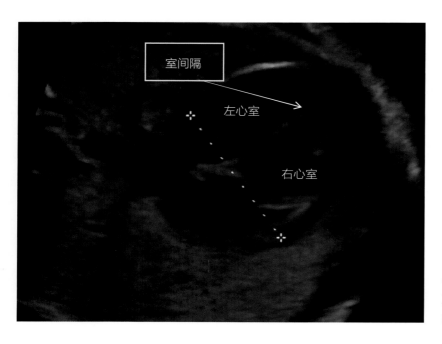

◀ 图18-1 妊娠早期四腔观二维灰阶及彩色多普勒超声心动图，可以区分由室间隔分隔的两个心房和两个心室

研　究	发病率（每千人）	风　险	检　查	孕　周	筛查级别	灵敏度
Buskens 等，1996	8	低	4CV	16—24	Ⅰ级	5%
Todros 等，1997	4.8	低	4CV	18—22	Ⅰ级	15%
Hafiier 等，2006	3（指严重先天性心脏病）	低	仅 4CV	16—22	Ⅰ级	39%
			4CV+ 流出道			57%
Hafner 等，1998	13	低	4CV+ 流出道	16—22	Ⅱ级	4%
Ogge 等，2006	9.1	低	4CV+ 流出道	>18	Ⅱ级	66%
Wong 等，2003	7	低	4CV+ 流出道	17—24	Ⅲ级	21%
						61%
Stümpflen 等，1996	7	混合	仅 4CV	8—28	Ⅲ级	48%
			4CV+ 流出道 + 彩色血流			88%
Yagel 等，1997	7.6	混合	4CV+ 流出道 + 彩色血流	13—22	Ⅲ级	81%

表 18-1　先天性心脏病产前筛查和检出率的研究

4CV. 四腔心平面；改编自 Carvalho et al.，2013[3]

基于心率的测定和使用 M 型超声心动图或频谱多普勒同时观察心房和心室的收缩或房室血流。在 4CV 中通过 M 型超声可以同时观察心房和心室的收缩，或者通过脉冲波多普勒同时观察二尖瓣和左心室流出道（在同一取样容积）上的血流。房室传导时间也可以用类似的方式估算。胎儿心律失常和快速性心律失常的鉴别诊断都可采用高时间分辨率的超声心动图技术进行。通过 M 型、脉冲波多普勒和（或）彩色多普勒 M 型采集的心脏、动脉和静脉内的壁和瓣膜运动，以及血流波形的记录，可将机械和血流模式随时间的变化与电活动间接关联[12]。

到目前为止，最常见的胎儿心律失常是室上性期前收缩（supraventricular extrasystoles，SVES）（图 18-2）。这些心房的异位起搏可能会，也可能不会传导到心室肌，因此可能存在或不存在提前发生的心室收缩；SVES 的特征是不完全代偿间歇、期前收缩后的间歇。根据 SVES 的发生率和房室传导，这会导致不规则的心室收缩，也可以通过多普勒超声在外周动脉中检测到。较少见的是，SVES 与生理性心房收缩呈固定关系，如 1∶1 节律（二联律）或 2∶1 节律，并在未下传的情况下呈缓慢但规则的心室节律。

胎儿对 SVES 有良好的耐受性，即使二联律未下传导致 60~80 次 / 分（beats/minute，bpm）的缓慢室性节律时，也总是有良好的预后。而心室频率为 40~60bpm 的完全性房室传导阻滞，即使在子宫内，也会导致心功能不全、水肿和死亡[13]。

胎儿快速性心律失常，定义为胎心率高于 180~200bpm，分为窦性心动过速、室性心动过速和室上性快速性心律失常，后者包括室上性心动过速（supraventricular tachycardia，SVT）和心房扑动。在胎儿中，SVT 比心房扑动更常见（75% vs. 25%），而室性心动过速非常罕见。产前 SVT 最常见的形式是通过旁路的房室折返性心动过速。由于胎儿右心房和全身静脉压升高，SVT 和心房扑动可能导致充血性心力衰竭和继发的胎儿水肿。

对 SVT 和心房扑动宫内的治疗及母体的用药根据快速性心律失常的类型和是否存在胎儿水肿而采用不同的疗法[12, 14]。这些药物包括地高辛、氟卡尼（一种 Ⅰc 类抗心律失常药）、索他洛尔（一种 Ⅱ

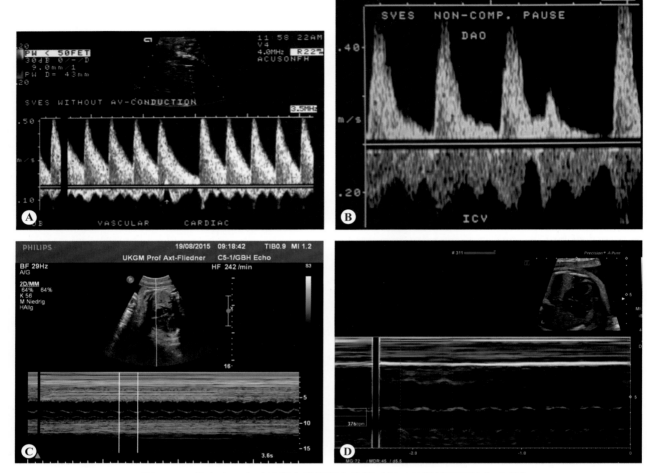

▲ 图 18-2　胎心率、心动周期中的间期和传导时间可以通过不同的方式成像

A 和 B. 伴有不完全代偿间歇的室上性期前收缩（SVES）；B. SVES 作用于关闭的房室瓣，导致所谓的大炮波，体静脉 a 波明显反向；C. 在妊娠 30 周时显示伴 1 ∶ 1 房室传导的室上性心动过速，室性心率为 242bpm；D. 显示 1 例妊娠 32 周时 2 ∶ 1 传导的心房扑动，M 型心室率（译者注：原著疑有误，应为心房率）为 376bpm

类和Ⅲ类抗心律失常药）或胺碘酮（一种Ⅲ类抗心律失常药）。地高辛、氟卡尼和索他洛尔作为一线治疗，没有数据支持哪种是最佳的初始治疗。胺碘酮毒性更强，因此应保留用于危及生命的快速性心律失常的三线治疗，治疗持续时间应最小化，并在水肿消退后停药[15]。对于阵发性间歇性 SVT 患者，不强制经胎盘治疗。然而，在这些情况下，建议密切观察以检测持续性心动过速。在持续性心动过速伴或不伴胎儿水肿的情况下，应开始治疗。对于患有持续性心动过速的水肿胎儿，不建议在妊娠 34 周前选择性分娩，因为结局很差。因此，多数情况下，宫内对水肿胎儿进行经胎盘治疗似乎是谨慎和最佳的方法（动物数据表明，水肿的发生是静脉压

升高和淋巴引流受阻的结果，而不是由于组织的缺氧性损伤）。重度水肿胎儿的额外直接治疗仅限于罕见的难治性病例[16]。

与 SVES 相反，房室传导阻滞可以观察到规则的、正常频率的房性节律。因为电兴奋首先在心房下方的房室结被阻滞，才会引起心室率缓慢（40～80bpm）。

先天性心脏传导阻滞（congenital heart block，CHB）可能与内脏异位综合征有关，主要是左侧异构伴下腔静脉离断、奇静脉 / 半奇静脉引流、AV 间隔缺损、流出道异常，以及腹部和胸部结构的进一步异常。CHB 可能是母体免疫球蛋白 G（immunoglob-ulin G，IgG）抗 SSA 和 SSB 核糖

核蛋白经胎盘传递的结果。在具有病理性自身抗体的母亲的胎儿中 CHB 的发病率为 1%～2%[17, 18]（见第 1 章）。

　　患有 CHB 的新生儿出生后，后续妊娠的复发率约为 19%，且新生儿红斑狼疮患儿出生后发生 CHB 的风险约为 24%[19, 20]。不建议使用不经胎盘代谢的氟化糖皮质激素进行预防性治疗，即使是在有既往受累胎儿的母亲中也是如此，因为这些药物对大多数不必要暴露的准妈妈及其胎儿的风险不会超过潜在益处。也不建议使用静脉注射免疫球蛋白（intravenous immunoglobulin，IVIg）进行预防性治疗，因为在两项多中心前瞻性观察研究中，从妊娠 12—24 周每 3 周给予 1 次替代剂量（400mg/kg）的 IVIg 不能有效预防 CHB[21-23]。建议对患有 Ⅱ 度房室传导阻滞的胎儿的母亲使用氟化糖皮质激素进行产前治疗。这是根据不完全性房室传导阻滞代表一种可逆的炎症状态而不是完全瘢痕的假设来完成的。如果胎儿进展到 Ⅲ 度阻滞或对药物无反应，停药是合理的。心肌病和心肌炎（胸腔积液、心内膜弹力纤维增生症）也可以在产前通过糖皮质激素治疗。但是，除了 CHB 降级外，氟化糖皮质激素不能改善胎儿或新生儿的存活率，延长治疗方案与胎儿和母体并发症的风险增加相关，特别是宫内发育迟缓（IUGR）和羊水过少[24]。

　　无任何心肌炎体征的 Ⅲ 度心脏传导阻滞通常不建议治疗，因为尚未有文献报道可逆转。对于曾生育过新生儿红斑狼疮心脏病表现的婴儿且具有抗 SSA/Ro 抗体的孕妇，建议使用羟氯喹 400mg/d 进行预防治疗。治疗应在妊娠 6—10 周开始[25]（图 18-3）。有些人甚至会在妊娠前开始治疗[26]。

　　2. 心脏大小异常　心胸面积比＞1/3 的心脏肥大，主要是胎儿贫血、TTTS、动静脉畸形（Galen 静脉瘤、不同部位血管瘤）和胎儿肿瘤（骶尾部畸胎瘤、绒毛膜血管瘤）的高心排血量心力衰竭的结

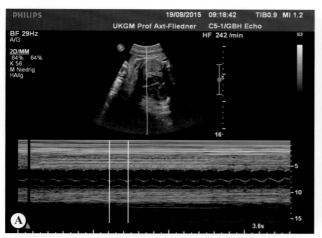

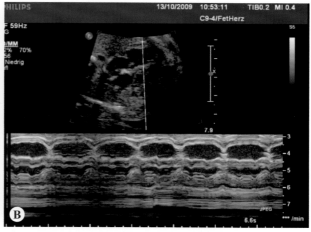

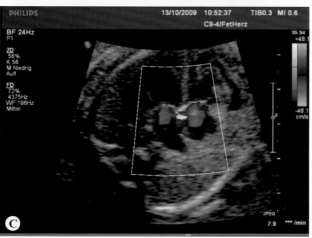

◀ **图 18-3**　母体抗 SSA/SSB 阳性导致的 Ⅲ 度房室传导阻滞伴心肌炎和房室瓣反流，胎心率为 54bpm

果。心脏肥大可能是原发性，如各种病因的心肌病、心脏缺陷（如 Ebstein 畸形）或持续性快速性心律失常和房室传导阻滞。由于骨骼发育不良或长期无羊水导致的胸廓发育不良或肺发育不良与心胸比值升高有关，但没有发生实际的心脏肥大 [27]。

3. 心脏位置异常 如果胸部占位性病变发生在单侧，心脏被推向另一侧，心脏发生右移或左移，如膈疝、先天性囊性腺瘤样畸形（congenital cystic adenomatoid malformation of the lung，CCAML）或肺隔离症。在胎儿中，这些疾病的主要超声征象通常是纵隔移位（图 18-4）。

4. 心轴异常 右位心和中位心是指整个心脏没有移位，而是有心轴的异常旋转，常发生在内脏异位综合征中，几乎总是伴随着复杂的心脏缺陷和位置异常。但是孤立右位心也常与心脏缺陷有关（66%～95%）[28]。因此，心轴异常是存在心脏缺陷的重要标志。

一些心脏缺陷可以在 4CV 中明确区分，而在其他情况下，心房和（或）心室只发生明显继发性变化，真正的心脏缺陷只有在评估流出道后才能诊断。在一些圆锥动脉干异常如法洛四联症、右室双出口和共同动脉干的胎儿中，心轴明显异常。因此，心轴分析可能是圆锥动脉干异常的另一个有用的筛查参数 [29]。

通过 4CV 能够诊断的缺陷主要涉及间隔异常、房室瓣异常，以及腔室排列异常（图 18-5）。

5. 心脏间隔缺损 室间隔缺损占所有遗传性心脏缺陷的 30%，与房室间隔缺损一样，是宫内诊断最常见的畸形 [30-33]。室间隔缺损根据位置分为流入道（房室瓣下方）、肌部（小梁间隔内）、膜周部（主动脉瓣下方膜周部室间隔，向周围肌部延伸）和流出道（肺动脉瓣下方）缺损。在 B 超和彩色多普勒中，横向 4CV 有助于准确检查和显示室间隔，而在心尖 4CV 扫描中，室间隔膜周部容易出现回声失落现象可能会产生误导。在 4CV 中，可对较大的肌性室间隔缺损和流入道室间隔缺损进行诊断，而膜周部缺损仅在缺损较大并延伸到肌性室间隔或流入道室间隔时才变得明显。在 B 超图像中，>2mm 的室间隔缺损可以被诊断，而较小的（多为肌部）缺损只有借助彩色多普勒超声才能显示。

小的肌部室间隔缺损通常表现为单发，并且在出生后的最初几年有很高的自发闭合率，而流出道的较大缺损通常伴有复杂的心脏缺损（法洛四联症、心室双出口、共同动脉干、主动脉弓离断、大动脉转位）和非整倍体（18 三体和 13 三体）[32, 33]。

房间隔缺损影响整个继发隔，由于胎儿卵圆孔开放，产前难以独立诊断，另外，原发隔缺损多为房室间隔缺损的一部分，可以在 4CV 中检测到。原发隔缺损酷似冠状静脉窦扩张，后者多因永存左上腔静脉回流所致 [34]。

房室间隔缺损的发生率为 16%～18%，是产前最常明确诊断的心脏缺损 [30, 31]。它们包括原发隔缺损、流入道室间隔缺损和共同房室瓣。在 4CV 中，尤其是在舒张期，十字交叉结构消失。在收缩期，

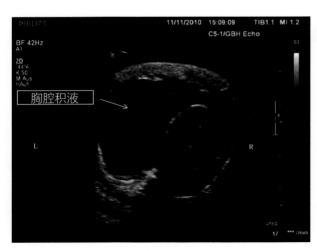

▲ 图 18-4 由于支气管肺隔离症导致左侧胸腔积液中胎儿心脏右移

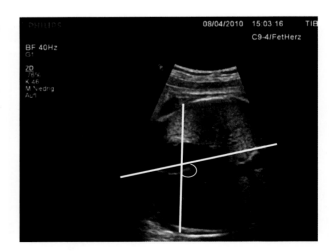

▲ 图 18-5 法洛四联症心轴异常，胎儿心轴左偏，与脊柱形成近 90° 角

正常三尖瓣附着点更靠近心尖的声像消失，三尖瓣和二尖瓣附着在同一水平。在心脏舒张期的彩色血流图像中，在缺失的"心脏十字交叉"上方可见融合的流入道血流，而在心脏收缩期，通常可检测到特征性的位于中心位置的房室瓣关闭不全。房室间隔缺损尤其与非整倍体（21 三体和 18 三体）、内脏异位综合征和复杂畸形综合征相关[35]。孤立的房室间隔缺损罕见。

6. 房室瓣异常　三尖瓣异常占产前诊断心脏缺陷的 6%～12%[30, 31]。三尖瓣发育不良和 Ebstein 畸形的特征是三尖瓣发育不良和功能不全，瓣膜增厚。4CV 中，心脏明显肥大，尤其右心房明显扩大。在多普勒超声心动图中，可以观察到重度三尖瓣关闭不全。在 Ebstein 畸形中，三尖瓣隔瓣心尖部移位，以致部分功能右心室转化为右心房。在三尖瓣发育不良中，瓣膜在室间隔上的附着点处于正常位置[36]。

三尖瓣闭锁时 4CV 中发现三尖瓣明显增厚回声增强，活动僵硬。右心室通常发育不良，通过几乎总是存在的室间隔缺损与左心室相通。在彩色多普勒超声检查中，仅能显示左室流入道的血流和经室间隔缺损的左向右分流。不伴主动脉闭锁的二尖瓣闭锁非常罕见；如果合并室间隔缺损，左心室可能略微减小。然而，主动脉瓣和二尖瓣闭锁多同时存在，在妊娠早期就会导致严重的左心室发育不全。

7. 心室形态异常　一部分心脏畸形会引起四腔心明显的形态改变和血流异常，但是只能通过流出道和半月瓣切面才能明确诊断。肺动脉闭锁和肺动脉狭窄大多与膜周部室间隔缺损有关，因此不会改变 4CV 的形态；它们是法洛四联症谱系的一部分。在肺动脉闭锁或重度肺动脉狭窄伴室间隔完整（pulmonary atresia or sever pulmonary stenosis with an intact interventricular septum，PA:IVS）的情况下，根据三尖瓣异常可以诊断出不同的类别。在三尖瓣直径较小的病例中，随着时间的推移，右心室壁可能会肥大，随后出现不同程度的发育不全，在 4CV 中表现出异常。对于肺动脉闭锁和重度狭窄伴室间隔完整的病例，通常可通过彩色多普勒超声检测到全收缩期三尖瓣反流。因此，右心房可中度扩张。在某些情况下，通过彩色多普勒超声心动图可以在 4CV 中识别心室 - 冠状动脉交通。PA:IVS 疾病谱中的一种包括所谓的壁对壁心脏，三尖瓣直径较大

及非常大的右心房。

在大多数情况下，主动脉闭锁伴室间隔完整一起发生，因此通常与严重的左心室发育不全有关。合并二尖瓣闭锁的情况下，很难观察到左心室，也不存在流入左心室的血流。在主动脉瓣闭锁伴二尖瓣开放（通常发育不良）的情况下，可以显示二尖瓣的流入道血流和关闭不全。左心室也发育不全，通常表现为影响心内膜和二尖瓣装置的心内膜弹力纤维增生症。

继室壁肥大后，重度主动脉瓣狭窄导致左心室功能障碍和心腔扩张加重。通常有二尖瓣关闭不全。随着时间的推移，左心室发育变得越来越差，不再形成心尖部。在大多数主动脉闭锁和严重狭窄的病例中，在宫内最终发展为左心发育不良，根据梗阻的严重程度和左心室储备情况不同，妊娠中期的初期或更大的孕周发展成左心发育不良[37]。左心发育不良占所有产前诊断心脏缺陷的 14%～16%[38]。应特别注意心房间交通，因为在一些严重主动脉瓣狭窄的病例中，卵圆孔早闭会对肺血管床产生不利影响。

主动脉缩窄也可以改变 4CV 的外观。其特征是构成心尖的左心室细窄。随着妊娠中期狭窄进行性加重上述表现会更明显。然而，不仅主动脉轻度狭窄的胎儿，而且主动脉弓正常的胎儿，在妊娠晚期左心室都会表现出明显窄于右心室[38]。妊娠晚期主动脉缩窄的主要诊断特征是胎儿左侧心腔和左侧大血管缩小，左右侧明显不相称[39]。

不是由左心室构成心尖的 4CV 中，应将罕见的心室转位（房室连接不一致）纳入鉴别诊断。在这种情况下，构成心尖的形态学左心室位于右侧（即靠近胸壁），而具有节制索的形态学右心室位于左侧。在这些病例中，经常存在伴有更加复杂心脏缺陷的内脏异位综合征[35, 40, 41]。

在罕见的复杂心脏缺陷中，如十字交叉心脏，详细的产前诊断仍然是一个挑战，但由于流入道血流交叉流入两个心室的异常 4CV，可以怀疑此诊断[42]。不改变 4CV 外观，只能在五腔心和三血管平面中诊断的缺陷包括法洛四联症、右室双出口、共同动脉干和大动脉转位。这些缺陷只有在室间隔缺损较大并向肌部延伸时或心轴异常时，4CV 中可见明显异常。

8. 心脏后方的血管　在 4CV 中检查心脏后方

可能会发现心脏缺陷的重要线索。这里首先要注意血管的数量和排列。在生理状态下，心脏左侧后方只有一条血管——降主动脉。如果心脏后面另有一条同样大的血管，则多为扩大的奇静脉，与下腔静脉离断同时出现。这种血管异常几乎只发生在内脏异位综合征中，并经常伴有复杂的心脏缺陷[34, 35, 40, 41, 43]。较少见的是心下型完全性肺静脉异位引流的垂直静脉，也常伴有内脏异位综合征。如果降主动脉位于脊柱右侧，合并右位主动脉弓，这种情况可能是孤立的，也可以出现在高达 35% 的法洛四联症、肺动脉闭锁伴室间隔缺损和共同动脉干的胎儿中[40, 41, 43]。

（三）左心发育不良

左心发育不良（hypoplastic left heart，HLH）是胎儿最常见的先天性心脏病之一[31, 44, 45]。活产儿 HLH 的发病率估计为 0.16/1000～0.36/1000，占先天性心脏异常的 4.8%～9%[45-48]。

很多心脏异常常合并不同程度的左心发育不良，包括房室连接不一致或单心室和主动脉弓畸形，被称为左心发育不良综合征。典型的左心发育不良其内脏心房正位、房室连接正常和大动脉连接正常。经典 HLH 的关键解剖特征包括：①二尖瓣和主动脉瓣闭锁而室间隔完整；②二尖瓣狭窄和主动脉瓣闭锁；③二尖瓣狭窄和主动脉瓣狭窄；④二尖瓣闭锁、室间隔缺损和主动脉瓣闭锁的胎儿。在这些变异型 HLH 中，左心的大小可能因个体而异，但远低于妊娠中期的正常值，这是新生儿诊断 HLH 的先决条件[44, 48, 49]。

在少部分胎儿中，且伴主动脉弓发育不良、主动脉缩窄或主动脉瓣狭窄时二尖瓣和主动脉瓣保持开放[39]。

已知主动脉瓣和二尖瓣开放伴主动脉弓发育不全、主动脉缩窄或主动脉瓣狭窄的病变可能在出生时进展到 HLH[37, 50]。这种病例可能要到妊娠晚期才能被发现和转诊。不幸的是，仍有新生儿直到出生才被诊断患有 HLH。目前的产科筛查指南因国际医疗保健提供者而异[51-53]。然而，在常规产科筛查期间，大多数 HLH 病例很容易通过异常四腔心切面识别[54, 55]。HLH 在子宫内通常耐受良好。患有 HLH 的新生儿可能无症状，但随着动脉导管闭合而病情加重。如果不治疗，这种心脏异常几乎肯定是致命的。在少数新生儿中，房间隔完整或小的房间隔缺损，如果不进行紧急房间隔造口术，这些婴儿通常会出现左心房高压和严重的出生后低氧血症，导致快速心力衰竭。为了避免这种情况出现，已经成功地对一小部分人类胎儿进行了胎儿心脏介入治疗[56]（见第 29 章）。目前的出生后手术策略包括分期姑息性手术（Norwood 手术）导致全腔静脉 - 肺动脉吻合（Fontan 循环）、混合经导管手术姑息治疗和心脏移植[57-59]。术前和围术期护理方面的最新进展使接受 Norwood 手术治疗的 HLH 病例的 30 天死亡率（从 21% 降至 3%）和阶段间死亡率（从 15% 降至 0%）显著下降，在一份 12 年的单中心调查报道中，接受 Norwood 手术的 HLH 病例的 5 年总生存率为 68.4%[60]。在 Sharland 先前报道的 471 例 HLH 胎儿中，在 Guy 医院 1994 年的终止妊娠率为 78%，引入 Norwood 手术之后 2001 年却为 63%[61]。在过去 10 年中，HLH 新生儿的前景有了明显的改善。然而，不同解剖亚组之间的结局也有差异。

在少数新生儿（6%～22%）中发现了完整或小的房间隔（intact or restrictive atrial septum，IAS/RAS）；IAS/RAS 的存在成为为该亚组患者预后较差的预测因素[56, 62-64]。Norwood 手术 I 期后的 HLH-IAS/RAS 新生儿的生存率低至 33%～48%，而在最近的研究中 30 天后的生存率为 81.1%[65-68]。出生后，肺血流量增加，新生儿和 HLH 胎儿一样，肺静脉回流必须通过房间隔分流。因此，心房水平的限制程度决定了肺静脉回流量。HLH-IAS/RAS 几乎不可避免地会导致左心房高压和严重低氧血症，导致快速心血管衰竭，除非进行紧急房间隔造口术。从出生后的组织学研究可知，IAS/RAS 可引起子宫内肺静脉高压，导致肺静脉动脉化，肺动脉中膜增厚和新生内膜增生，从而导致肺血管树发生不可逆的变化。与 HLH 和心房间交通正常的新生儿相比，HLH-IAS/RAS 新生儿的生存率仍然特别低。胎儿房间隔造口术已经在少数病例中成功实施，使受累新生儿的住院存活率更高。然而，这种实验性手术的胎儿并发症发生率高达 38%，在 9.5% 的病例中观察到手术相关的胎儿死亡。接受过胎儿房间隔造口术治疗的患者数量仍然太少，无法得出明确的结论[56, 62, 69]。

直接评价 HLH 胎儿的肺血管系统在两方面很

重要：①有助于选择可能进行子宫内房间隔造口术的患者；②可识别需要立即进行出生后房间隔造口术的胎儿。作者最近分析了 HLH 和房间隔分流受限胎儿的肺静脉多普勒血流模式，发现高度搏动的肺静脉多普勒频谱（双相往返血流）与受累新生儿 30 天后较低的生存率相关 [64]。母体高氧合引起的肺血管反应性表现为肺血管扩张，从而血管阻抗降低；Rasanen 等已经描述了这种情况 [70, 71]。无血管舒张反映了肺血管异常。因此，可在存在肺血管异常风险的胎儿中评估是否存在肺血管舒张。先天性心脏畸形、先天性膈疝（CDH）和其他疾病可能与胎儿肺发育不良相关。肺动脉反应性的高氧试验已用于预测可能导致肺发育不良的先天性异常（CDH、肾脏异常、胎膜早破、骨骼发育不良、肺囊性腺瘤样病变）胎儿的致死性肺发育不良。Done 等检测了母体高氧合在预测新生儿存活率和接受胎儿镜下气管球囊阻塞术（fetoscopic endoluminal tracheal occlusion，FETO）治疗的重度 CDH 胎儿的肺动脉高压方面的作用（见第 29 章）[72]。

回顾性分析 2008—2013 年 72 例患有 HLH 和严重主动脉瓣狭窄并进展为 HLH 的胎儿，研究人员对心室 - 冠状动脉连接（ventriculo-coronary arterial connection，VCAC）和心内膜弹力纤维增生症（endocardial fibroelastosis，EFE）的存在进行了系统评估。本系列研究纳入了 72 例胎儿。VCAC 的发病率为 11.1%（8 例），EFE 发生率为 33.3%（24 例）。二尖瓣狭窄 / 主动脉瓣闭锁亚组中有 5 例胎儿发生 VCAC（MS/AA，62.5%），二尖瓣闭锁 / 主动脉瓣闭锁组中有 2 例胎儿发生 VCAC（MA/AA，25%）。有 1 例 VCAC 病例中无法进一步分类（12.5%）。EFE 主要发生在 MS/AA、MA/AA 的亚组，以及主动脉瓣狭窄和进展性 HLH 病例中。根据意向性治疗分析，总的住院生存率为 91.2%（57 例新生儿中有 52 例）。MS/AA 亚组病例和所有其他解剖亚组的住院生存率为 91%。总之，胎儿超声心动图主要在流出道梗阻和二尖瓣一定程度开放的病例中可诊断 HLH 中 VCAC 的存在。EFE 经常共存。不同解剖亚组和 VCAC 病例的住院生存率相当。HLH 中 VCAC 的存在并不限制 30 天观察期内的手术缓解结果 [73]（图 18-6）。

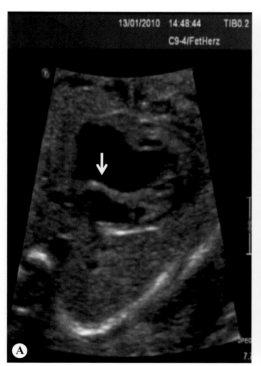
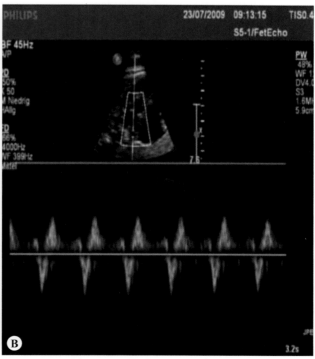

▲ 图 18-6 **A.** 左心发育不全（HLH）二尖瓣闭锁 / 主动脉瓣闭锁（**MA/AA**），不存在左心室腔；心房间交通增厚且受限（箭）；**B.** 显示肺静脉的频谱多普勒，在 **HLH** 的情况下，显示肺静脉内血流往返的搏动性增加；这高度提示新生儿肺血管病变伴预后恶化；应与儿科心脏病专家一起在导管室计划进行紧急新生儿房间隔造口术

（四）胎儿心脏的功能评估

随着胎儿超声心动图引入临床实践，它的出现设定了两个主要目标：识别结构性先天性心脏病[74, 75]和量化心脏功能[76]，这可能受到不同产前条件和干预措施或治疗程序的影响[77]。各种心内外结构的异常，以及心血管系统的异常，可能影响胎儿心室心肌功能。胎儿心肌功能的量化具有挑战性，迄今为止已经通过使用 B 超、频谱和彩色多普勒扫查或 M 型超声扫描进行了评估。这些方法提供的关于妊娠期心室心肌变形的局部变化的信息（如应变或应变率）很少。

多年来，人们提出了许多参数来试图定量评价心脏功能[78]。有些是基于多普勒血流测量，另一些则基于心脏生物测量或心动周期事件的时间，或这三者的组合。它们包括：①每搏量（速度时间积分 × 心率）和射血分数；②心排血量（每搏量 × 心率）；③射血分数（每搏量 / 舒张末期容积）；④缩短分数：（舒张末期心室直径 − 收缩末期心室直径）/ 舒张末期心室直径；⑤心肌射血力：1.055 × 瓣膜面积 × 加速度的速度时间积分 × 收缩期峰值速度 / 加速度时间；⑥心肌性能指数（myocardial performance index，MPI）：（等容收缩时间 + 等容舒张时间）/ 射血时间。

M 型超声扫描是研究超声波束上所有结构随时间的二维运动的检查。它能够计算缩短分数，即舒张末期和收缩末期之间的心室直径变化，作为舒张末期直径的比值，这是一个众所周知的功能参数。最近，有人描述了从舒张末期至收缩末期，三尖瓣和二尖瓣环与右心室（right ventricle，RV）和左心室（left ventricle，LV）游离壁之间交界处的瓣环位移 / 偏移。它是衡量长轴心室功能的指标。AV 瓣膜和心室流量测量提供关于心脏舒张和舒张特性的信息。在正常情况下，整个妊娠期间的 E 波通常小于 A 波。增加 E 波速度从而增加 E/A 是妊娠期间心室舒张改善的结果。在心肌肥大或心室功能障碍的疾病条件下，心室的充盈特征和多普勒血流模式将受到影响。据报道，TTTS 受体双胞胎的 E/A 降低，而 IUGR 胎儿和由于肺部病变导致的胎儿水肿病例中 E/A 增加。对心动周期中多普勒衍生的时间间隔的分析可以提供有助于了解心脏功能的信息。MPI 是包括收缩和舒张特性的整体心肌性能的

指数测量。在整个妊娠期间，胎儿 MPI 基本保持不变。至于心肌功能的大多数指标，数值具有负荷依赖性，不一定独立反映心肌功能。随着容量负荷增加，MPI 增加。然而，它是对心血管功能受损的未出生胎儿进行系列评估的有用工具，如在 TTTS 受体双胎、胎儿炎症反应综合征、胎儿水肿和 IUGR 中发挥作用。

组织多普勒成像（tissue doppler imaging，TDI）可以应用于心肌组织的评估，其方式与评估血流的方式相同。通过将速度标度改变为极低速度并调整信号滤波器，可以以光谱方式检查心肌组织的方向和速度。TDI 是第一种能够测量收缩力和松弛力的技术。与显示低强度、高速多普勒信号的血流多普勒超声相比，TDI 是一种以较低速度和高强度信号为特征的频率漂移[79-83]。TDI 测量用来检查心肌节段的峰值速度，与彩色 TDI 不同，它测量平均速度。TDI 已被用于测量出现水肿胎儿、IUGR 和心脏畸形的胎儿。它有助于鉴别胎儿的心律失常和评估心肌变形程度，如应变和应变率。

最近，斑点追踪超声心动图（speckle tracking echocardiography，STE）越来越普及，已经发表了几项关于其在胎儿超声心动图中的应用的研究[84-97]。它是基于二维图像后处理与逐帧分析，测量心肌斑点的追踪。斑点是由心肌中随机分布的散射回声的能量干扰引起的。这些散射回声太小，超声无法检测到。斑点通过产生精细的假结构降低空间和对比度分辨率，也称为"斑点噪声"[98]。这些斑点随组织移动，可在连续帧上识别和跟踪。二维 STE 的主要限制之一是斑点仅在采集平面上跟踪；实际上斑点在二维平面内跟踪，但在三维空间中移动。

此外，不同的超声仪和软件包获得的光谱多普勒和斑点追踪变形测量的结果不具有可比性[99]。因此，在成人和儿童超声心动图中引入三维斑点追踪可能在心动周期内提供更准确和可重现的追踪。过去许多不同的技术被用来研究胎儿的心脏功能。使用 TDI 使得在线评估瓣环或心肌速度，以及通过后处理分析评估应变和应变率进行离线分析成为可能[100]。对 TDI 的主要批评是该技术的定向偏倚[101-105]。

二维 STE 引入了一种相对角度独立的技术，可以评估心肌运动（平移和旋转）和变形指数：心肌增厚和变薄、心脏扭转[106-108]（包括心尖扭转）、径向运动[109]和局部增厚。根据斑点追踪软件的提供

者，要么仅限于追踪心内膜，如果适用，还包括心包（速度矢量成像，velocity vector imaging，VVI），要么追踪整个心肌（室壁运动追踪，wall motion tracking，WMT）。

与 TDI 相比，二维 STE 具有更高的空间分辨率，变形分析发生在二维空间，并且对信号噪声不太敏感[104]。不需要额外的图像，但是常规采集的 B 型视频回路适用于后处理和离线分析。然而，帧速率较低，这特别影响峰值应变率测量。心肌的三维结构及其在心动周期中的复杂运动使得在二维平面内进行追踪变得困难，因为斑点会从二维平面移到下一帧。因此，在技术限制范围内，只能检测到部分真实心肌运动[98, 103, 110]。因此，需要高帧速率来确保足够的追踪。

此处描述的技术用于确定心功能不全的诊断；然而，其中许多确立的参考标准尚未公布。尽管它们可能与心功能不全密切相关，但与明确的潜在病因无关。这些技术目前最适合在已知异常的情况下追踪心脏功能。即使右心室在解剖学和几何学上不太适合应用 TDI 技术，但这项技术通常应用于两个心室。迄今为止，更简单的模式，如 M 型超声、瓣环位移、心前静脉的频谱多普勒和 MPI，已经从实验进入临床。

心脏功能和左心发育不全 HLH，通常在子宫内耐受性良好，是胎儿最常见的结构性心脏病（先天性心脏病）之一[31, 45]。由于出生时左心室功能发育不全，如果不进行产后治疗，这种心脏异常几乎肯定是致命的，这是 HLH 的标志。胎儿的检出率可能因医疗保健提供者建立的筛查程序而异。HLH 的发病率占先天性心脏病的 4.8%～9%[46-48, 111]。HLH 是包括二尖瓣和（或）主动脉发育不良或闭锁导致左心室发育不良的心脏异常[112, 113]。其结果是出生后左心室无法支持体循环。产后策略包括人文关怀、复杂手术、单心室姑息治疗或心脏移植。随着早期诊断和连续产前管理，以及围术期护理的管理和手术技术的进步，先天性心脏病的检出率提升，已经降低了 HLH 儿童的死亡率，因此受累儿童的预后已得到极大改善[11, 37, 60, 64]（见第 29 章）。

在患有 HLH 的胎儿中，整个心排血量取决于右心室。HLH 罕见宫内心力衰竭、胎儿水肿和胎死宫内，一般仅在某些严重三尖瓣反流的病例中发生[114]。已有文章对 HLH 中胎儿脑血管灌注改变和

胎儿中枢神经系统（central nervous system，CNS）发育异常进行了描述。据推测，神经系统的远期发育将受到损害[115-117]。针对 HLH 患者右心室功能的宫内调查，可能对随后进行的产后循环系统改变或手术姑息治疗提供有关右心室心肌改变的新信息。最近的研究表明，与心脏解剖结构正常的胎儿相比，患有 HLH 胎儿右心室的 MPI 频谱多普勒衍生值升高，反映了右心室功能障碍[118-120]。此外，HLH 胎儿的心排血量减少了 20%，右心室射血力增加[114]。这些结果表明 HLH 胎儿的右心室功能发生了改变。TDI 基于超声波的频率变化以低速和高振幅计算心肌速度，而传统的多普勒技术则基于血流分析进行计算。TDI 可以准确、直接地定量评估心肌运动，并且有人认为 TDI 可以成为比标准方法更灵敏的检测心脏功能障碍的工具[121-123]。

二、肺部异常回声

（一）支气管肺隔离症

支气管肺隔离症（bronchopulmonary sequestration，BPS）被定义为与气管支气管树没有连接的无功能肺组织，并且具有来自主动脉的异常供血血管的独立血液供应。在胸内 BPS 病例中，典型发现是超声扫描显示与周围肺组织形成对比的均质回声病变。彩色多普勒成像可以通过观察供血动脉的血流来确认 BPS。在 6%～10% 的病例中，BPS 伴有单侧胸腔积液。在这些病例中可能会发展为胎儿水肿，并且可能与不良妊娠结局有关[124]。随着产前诊断的进步，越来越多的、甚至出生后无症状的 BPS 病例被检测到。然而，研究报告指出在妊娠期间只有 30%～35% 的病例得到正确诊断，因此仍缺乏诊断准确性[124-126]。

区分 BPS 与其他正常个体对于夫妇产前咨询及适当的妊娠管理至关重要。胎儿 MRI 对鉴别诊断很重要，其在组织鉴别方面具有很高的实用性。这有助于准确鉴别腹内 BPS 肿瘤（肾母细胞瘤或神经母细胞瘤）[127]。然而胎儿 MRI 在检测胸内 BPS 中的优势仍未得到证实[128]。BPS 的产前自然病程和结局取决于病变的解剖定位和是否存在水肿[129]。正如 Cavoretto 等[124] 报道的，没有胸腔积液的 BPS 的期待治疗与良好的预后相关，95 例患者中有 91 例存活。40% 的病例中，BPS 在产前消退，产后无须手术；其他病例中，病变持续存在并需要通过手

术治疗。合并胸腔积液和纵隔移位的期待治疗与肺发育不良导致的不良预后有关。胸腔积液进展为胎儿水肿是最严重的情况，它与围产期死亡有关。在这些情况下，建议进行宫内干预［胸羊膜分流术和（或）超声引导下的供血动脉激光凝固术[125]］，与良好的存活率相关[124]（图18-7）（见第29章）。

（二）先天性囊性腺瘤样畸形

CCAML是一种相对罕见的肺组织发育障碍，其特征是胎儿胸部的多囊性肿块。在Stocker术后可将其分为三种类型：Ⅰ型为大囊性（25%），有一个或多个大小不等的囊肿，最大可达10cm；Ⅱ型（25%）是较邻近区域回声增强的混合囊肿；Ⅲ型（50%）是微囊性（<5mm），并存在异常回声区[130]。

CCAML通常是单侧的，仅累及一个肺叶，且无侧向倾向。与BPS不同，CCAML的血管供应来自肺动脉（见第29章）。CCAML和BPS可以作为混合病变共存。

CCAML在子宫内的自然病程主要取决于有无胎儿水肿。MacGillivray等发现水肿对胎儿或新生儿死亡具有高度预测性[131]。Cavoretto等[124]发现无水肿的微囊性CCAML胎儿的存活率为95%，无须进行胎儿干预。这些病例中，50%的病例病变会在产前消退和消失[132, 133]。对于所有类型的CCAML，15%～20%的病例报道肿瘤大小减小[128]。对于发生胎儿水肿的病例，几乎100%的病例因围产期管理而导致胎儿死亡[134]。

通过超声对胎儿进行持续监测是有必要的。除了评估病变的大小及是否存在积水和羊水过多外，还应关注胎儿的多普勒参数和心脏功能，尤其是由于CCAML巨大导致纵隔移位或心脏受压的胎儿。在某些情况下，患有CCAML的胎儿可以从宫内治疗中受益（见第29章）。作为一种有前景的无创性方法，已经证明在选定的病例中母体给予倍他米松可以减缓CCAML的生长[135]。已有报道描述了使用乙醇胺或乙氧基硬化剂经皮超声引导的胎儿硬化疗法可以成功治疗复杂的Ⅱ型和Ⅲ型CCAML[136]。在大的囊性病变中分流术可以减少纵隔移位，从而改善心脏功能。对于患有微囊性CCAML和水肿的胎儿，开胸手术和肺叶切除术可以提高胎儿存活率，但与母体并发症的高风险相关[130, 137]。微创技术已被开发出来，用于降低胎儿和母体手术相关的发病率。Ruano等发表了他们在BPS和CCAML胎儿中进行血管与间质激光消融的经验[138]。产后诊断显示BPS的存活率为87.5%，而CCAML的存活率为28.6%。血管消融（100%）比间质消融（25%）更成功。当前综述中，Baud等[139]对用微创治疗方法治疗伴有水肿的肺回声肿块进行了评估。他们发现，与射频消融或线圈栓塞相比，饲管间质激光消融可以改善胎儿结局，减少手术相关并发症。分娩应在三级中心进行，以确保新生儿获得最佳的治疗（图18-8）。

（三）先天性高位气道阻塞综合征

先天性高位气道阻塞综合征（congenital high

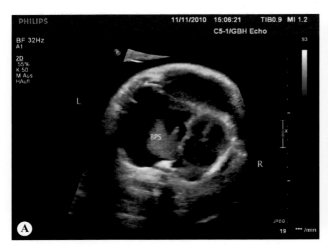 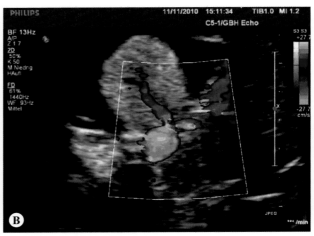

▲ 图 18-7　A. 具有支气管肺隔离症（BPS）和伴随胸腔积液的胎儿胸部的横斜面，注意纵隔移位，心脏右移；B. 彩色多普勒成像中带供血血管的 BPS，请注意该病例中的大量胸腔积液

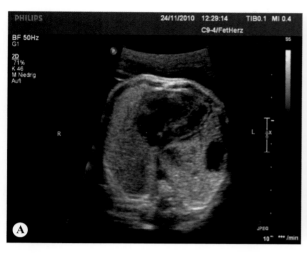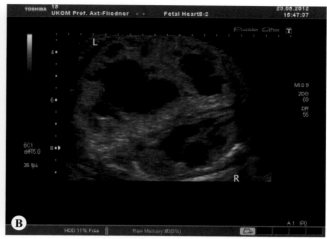

▲ 图 18-8　**A.** 肺左侧微囊性先天性囊性腺瘤样畸形（CCAML）回声肺病灶伴因病灶引起的一个大囊肿和中心位，心胸比（CTR）正常（0.495）；**B.** 伴有纵隔移位的大囊性 CCAML，值得注意的是由于大 CCAML 继发的心脏受压迫而导致 CTR（0.328）降低，胎心右移

airway obstruction sequence，CHAOS）是一种罕见的疾病，由胎儿气道完全或接近完全阻塞引起，通常原因是气管和（或）喉部的闭锁或狭窄。也可能是由于颈部和纵隔肿瘤或淋巴管畸形对上呼吸道的外在压迫等其他原因。气道阻塞导致肺液潴留，继而导致肺过早过度发育，体积更大，肺泡数量更多。在超声扫描中，双肺出现回声和增大。气管内充满液体。心脏位置在胸腔正中，直径小于等于正常情况。隔膜可能外翻或变平。由于静脉和淋巴引流受损导致的腹水和胎儿水肿，以及羊水过多较为常见。

由于观察到在喉闭锁病例中存在咽气管导管或存在气管食管（tracheo-esophageal，TE）瘘的胎儿不会因为胸膜腔内压降低而出现水肿，已经考虑到胎儿干预的选择（见第 29 章）。Paek 等 [140] 报道了通过气管切开术对妊娠 24 周的胎儿进行宫内减压术具有可行性。2009 年，Kohl 等 [141] 发表了一种成功采用单套针的微创胎儿镜激光气管减压术。另一种选择可能是创建咽气管瘘。由于对肺发育的长期影响和出生后的潜在益处了解很少（图 18-9），因此上述治疗方法需要进一步研究。

（四）胸腔积液

妊娠期间发生先天性胸腔积液的概率为1/15 000～1/10 000 [142]。原发性胸腔积液是由胸导管异常或其他淋巴系统异常（如肺淋巴管扩张）引起

的淋巴管渗漏到胸膜腔的结果（见第 29 章）。胸腔积液可以是单侧的，也可以是双侧的。有可能发展为胎儿水肿。继发性胸腔积液可见于对肺有压迫的畸形或引起胎儿水肿的疾病，包括心脏异常、染色体异常（尤其是 21 三体）、遗传综合征（Noonan 综合征）和胎儿感染等。在高达 25% 的病例中伴随畸形的存在 [143]。胸腔积液可以通过胎儿胸部存在无回声液体进行诊断。积液的体积从小的单侧积液到大量积液导致肺移位、纵隔移位和隔膜的扁平化。胸腔积液在妊娠期间是动态变化的。在妊娠中期诊断出的少量单侧积液可自发消退 [142]。另外，大量的双侧积液可引起心力衰竭所致的胎儿水肿和严重肺发育不良。

胎儿水肿与不良妊娠和新生儿结局有关，水肿胎儿存活率约为 47%，而非水肿胎儿的存活率为 94% [144]。为了改善这些胎儿和存在大量积液胎儿的结局，已有有创治疗手段的报道。在对 44 篇关于产前治疗孤立性胎儿胸腔积液的系统综述中，Deurloo 等 [145] 发现存活率大约 63%，范围从单次胸腔穿刺术的 54% 到胸膜固定术的 80%，不同方法之间存在显著的统计学差异。通过胸腔穿刺术对肺进行减压可以暂时改善症状，但积液复发较为常见 [146]。胸羊膜分流术由于持续有效的引流作用似乎更为有效，并且由于所需穿刺次数较少，可降低并发症风险，如膜破裂或感染。

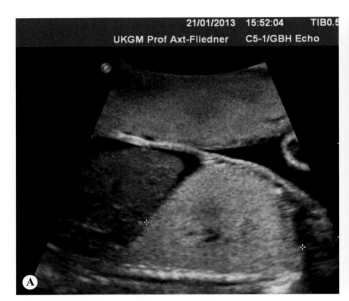
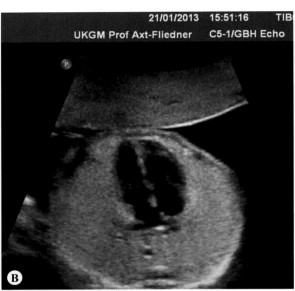

▲ 图 18-9　A. 先天性高位气道阻塞综合征（CHAOS）胎儿的纵切面，显示肺部高回声、膈肌反向和中度腹水；B. 同一胎儿的胸部横截面，显示肺部高回声和心脏受压，心胸比降低

（五）先天性膈疝

　　CDH 的特征是腹腔脏器通过膈肌缺损突出进入胸腔导致。该缺损可能是四个膈肌成分的延迟融合或原发性膈肌缺损导致腹部器官继发迁移到胸腔内。几乎所有的疝都发生在位于背外侧的胸腹裂孔，其特征是位于左侧（75%）。由于横膈发育不良，先天性胸骨后膈疝发生在横膈膜的前内侧胸骨后部分。横膈膜膨出的特征是内脏突出，被一个由腹膜层和先天性薄弱横膈膜组成的囊覆盖；尽管这种异常不是严格意义上的疝，但它对肺发育的影响可能与真正的 CDH 相同。存在膈肌缺损的胸腔和（或）心包积液会增加先天性膈肌外翻的可能性[147]。

　　膈疝的典型超声检查结果是由突出的内脏引起的纵隔移位和胸腔内腹部器官的显像（图 18-10）。羊水过多较为常见，一般认为是由胃肠道梗阻引起的，通常是初始超声检查的指征。胎儿膈疝的鉴别诊断包括肺囊性腺瘤样畸形、支气管源性囊肿和支气管肺隔离症。在子宫内诊断的膈疝的预后仍然很差，并且在很大程度上取决于相关解剖和染色体异常，以及继发性肺发育不良的程度。

　　在怀疑肺发育不良的情况下，肺周长和肺长度/直径的二维超声测量结果对于日常临床决策来说过于不准确。肺大小的二维生物测量的最佳诊断参数似乎是胸面积/头面积和肺面积/头围，肺面积通

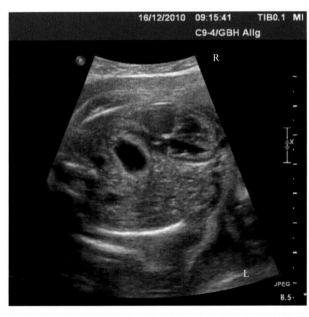

▲ 图 18-10　左侧膈疝，胎儿胃泡和右移心脏同时在胸腔横切面上，作为诊断的标志

过手动追踪肺的界限来测量，尤其是与 CDH 相关的肺面积[148, 149]。

　　尽管产后护理技术不断提高，肺组织空间的移位和减少仍会导致严重的肺发育不良，并且与受累新生儿的高死亡率和发病率相关。胎儿镜下气管球囊阻塞术（fetal endoscopic tracheal occlusion，FETO）

自 1998 年开始实施，并改善了重度 CDH 病例的胎儿存活率[150, 151]。在 FETO 中，在内镜下将一个小球囊放置在胎儿气管中以刺激肺生长（见第 29 章）。CDH 胎儿的心脏解剖结构和心肌功能会发生改变。Stressig 等[152]描述了由于静脉导管（ductus venosus, DV）向右心房的病理性流动，导致肝上升型 CDH 胎儿的左心室发育不良。除了心肌血流动力学的改变外，胎儿心脏也可能直接受到纵隔移位和心脏受压的影响，导致左右心室的收缩和舒张功能降低[153]。

三、胃肠道和腹壁异常

产前超声检查的广泛使用可以更早和更多地诊断各种胃肠道异常。所有异常中诊断最准确的是胃肠道畸形，占所有胎儿异常的 5%～7%（见第 17 章）。其中许多异常与其他严重的心脏、肾脏和染色体异常有关，这些异常会影响分娩时间和方式的选择。这些患者应转诊至有儿科外科专业的围产中心[154]。

（一）胃肠道梗阻

梗阻可发生在胃肠道的任何位置。远端梗阻的产前超声诊断比较困难，因此检出率较低[155]。

1. 食管闭锁　在食管闭锁中，食管近端和远端之间不存在连通，主要是由于器官形成过程中的血液供应中断导致食管中间部分缺乏发育。食管发育开始于妊娠 8 周左右，由于原始前肠未能分为腹侧气管支气管部分和背侧消化部分，导致食管闭锁。食管闭锁的发生率为 1/3000～1/2500[156-158]。

超过 50% 的食管闭锁儿童有其他异常，大多数涉及 VACTERL 联合征的一种或多种，包括椎体、胃肠道、心血管、肾或肢体畸形[159, 160]。与食管闭锁相关的染色体疾病是 21 三体、18 三体和 13q 缺失[158, 161]。

食管闭锁的病因在很大程度上不明确，可能为多因素。大多数病例为散发，兄弟姐妹的复发风险为 1%[162]。在 10%～20% 的病例中，食管闭锁是孤立性的，但多数情况下，食管闭锁与 TE 瘘相关。与 TE 瘘管的关联是造成宫内检出率低的原因——因为一些羊水可以通过瘘管到达胃部[162]。

食管闭锁有不同的类型，病例中约 86% 是最常见的近端食管闭锁和远端 TE 瘘[163]。具有孤立性食管闭锁的胎儿发生相关异常的风险最高[158]。由 Vogt[164] 设计的不同类型食管闭锁的初步分类方法，

仍在使用。

（1）超声诊断：食管闭锁 /TE 瘘的产前诊断依赖于两个非特异性体征，即羊水过多和胃泡缺失或胃泡小（图 18-11）。

此外，TE 瘘通常不会在宫内诊断出来，因为瘘可以使胃充盈[165]。羊水过多通常在妊娠晚期或妊娠中期的后期变得明显（见第 17 章）。

TE 瘘的超声标志——"盲袋症"，可在 50% 的病例中观察到——对食管闭锁具有高度特异性[166-168]。作为无回声的心后方结构，它由近端食管扩张组成，这种迹象可能只出现存在 TE 瘘管的特定类型的食管闭锁中[169]。但在罕见的食管闭锁伴近端瘘管的情况下，羊水可以进入气管，避免食管扩张，而上段食管仍然塌陷，此时超声无法看到异常。

鉴别诊断包括所有与胃泡不可见有关的情况，如其他胃肠道阻塞，包括唇裂或腭裂、CDH、严重羊水过少的神经肌肉缺陷、IUGR 或肾发育不良[170, 171]。

（2）产科管理、产后治疗和结局：当怀疑胎儿有食管闭锁时，应由专家进行详细的超声扫描检查，由于这与其他异常，包括 21 三体和 18 三体的遗传病有关，建议遗传咨询和细胞遗传学分析。

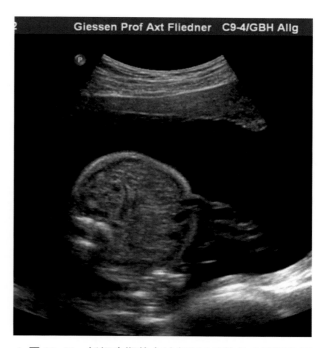

▲ 图 18-11　妊娠晚期羊水过多和无胃泡的典型图像可能与食管闭锁或气管食管瘘综合征或染色体异常相关，在本例中为 VACTERL 联合征

大约 1/3 患有孤立性食管闭锁的活产新生儿发生早产，有研究发现早产与羊水过多有关。如果存在其他相关异常，则该比例甚至更高[172]。应在具有新生儿重症监护病房和可以承担儿科手术的围产中心进行分娩[173]。无其他畸形且足月分娩的食管闭锁新生儿，存活率为 95%[174]。伴有严重先天性心脏缺陷的患者预后不良且死亡率高[159]。食管闭锁的产后治疗包括根据闭锁节段的长度在单次干预或两阶段手术中进行手术重建（见第 29 章）。一期修复是首选的手术方式，效果最好[175]。如果闭锁段较长，则需要进行插入手术：出生后进行颈部食管造口和胃造口术，1 年后进行胃或结肠管插入手术。并发症包括胃食管反流、肺部感染和食管再狭窄，营养不良和发育迟缓为常见预后[176, 177]。

2. 十二指肠闭锁　十二指肠梗阻是一种先天性异常，活产儿发病率大约 1/10 000，约占肠闭锁病例的 60%[178]。在十二指肠闭锁中，十二指肠近端和远端之间的管道是闭锁的。大约 30% 的病例与染色体异常（主要是 21 三体）有关[179]。在妊娠早期，十二指肠闭锁比远端肠畸形更容易诊断出来（见第 17 章）[180]。大约一半与其他异常病例相关，特别是心脏（25%）、椎体、肾脏和胃肠道异常，如肛门闭锁和 TE 闭锁[179, 181]。十二指肠闭锁的病因不明。一种理论认为十二指肠闭锁是由于妊娠第 9—10 周腔化失败而引起的[182]。

(1) 超声诊断：超声诊断基于对双泡的检测，常伴随羊水过多，通常发生在妊娠中期或妊娠晚期[178]。"双泡"是胃和十二指肠这些器官扩张的结果，两个扩张结构之间通常存在联系。十二指肠闭锁可能与环状胰腺有关（图 18-12），在超声上表现为十二指

肠周围的高回声带[183]。

在妊娠的最初几周，不存在羊水过多的情况，双泡也可能没有完全形成，因此唯一的发现是胃扩张，十二指肠仅初始扩张。在这种情况下，必须进行后续超声扫描。双泡多与十二指肠闭锁有关，但也应考虑可能是其他原因引起的上消化道梗阻和腹部囊性肿块，因为有关于十二指肠重复畸形导致双泡征的报道[184]。应观察两个气泡之间的连接以确认第二个气泡是十二指肠近端扩张，以排除罕见的肠道重复囊肿。

在十二指肠闭锁和食管闭锁的情况下，胃和十二指肠近端明显过度膨胀。引起远端食管、胃和十二指肠的肠闭环，可以看作是胎儿腹部特有的扩张的 C 形积液[185]。

鉴别诊断包括所有以上腹部囊性结构为特征的疾病，包括肠重复性囊肿、肝囊肿和胆总管囊肿。当看到十二指肠闭锁时，应显影胆囊，因为它可能合并胆道闭锁，预后较差[186]。健康胎儿也可能发现双泡，但这种情况很少见[187]。

(2) 产科管理、产后治疗和结果：当产前诊断出十二指肠闭锁时，由于存在 21 三体的高风险，应进行核型分析。应由专家进行详细的超声扫描，以排除通常与十二指肠闭锁相关的其他胃肠道畸形、椎骨畸形和心脏畸形[181]。因为羊水过多会导致早产和分娩的风险增加，因此在某些情况下需要羊膜引流。分娩应在有儿科手术设施的中心进行。

手术包括采用十二指肠-十二指肠吻合术的旁路手术，打开并连接近端和远端十二指肠袋，有效绕过闭锁段，或者十二指肠-空肠吻合术[178, 188]。如果无法进行十二指肠-十二指肠吻合术，则进行

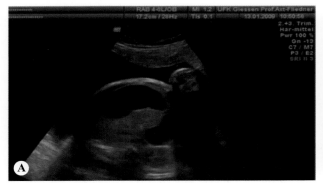
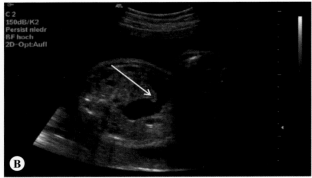

▲ 图 18-12　A. 21 三体胎儿，在 32 周时出现由于十二指肠闭锁或环状胰腺导致的双泡征（胃和十二指肠扩张）；B. 两个无回声之间相通（箭），这有助于诊断与鉴别诊断，如罕见的肠系膜重复囊肿

十二指肠－空肠吻合术，后者发生盲襻综合征的风险更高。十二指肠闭锁患者的预后通常良好，但也取决于是否存在相关异常情况[188]。伴有异常情况的相关死亡率约为 5%。远期结局通常非常好，肠道功能正常。极少数情况下，近端十二指肠可能会随着时间的推移而明显扩张，可进行再吻合术或锥形十二指肠成形术[188]。

（二）腹壁缺损

脐膨出和腹裂是最常见的先天性腹壁缺损。这些畸形和相关异常的早期检测可以促使孕妇在配备高危妊娠管理、小儿外科和新生儿科的中心进行多学科咨询和计划分娩。

1. 脐膨出 脐膨出是一种腹壁缺损，位于脐环处，其中肠、肝，偶尔还有其他器官留在腹外的一个囊中。囊壁由腹膜、华通胶和羊膜构成的三层膜覆盖[189]。这与没有覆盖物的腹裂及覆盖皮肤的脐疝不同[190]。

脐膨出的发病机制尚不十分清楚。有从致畸事件到生理性疝持续存在的理论[191]。脐膨出的患病率为 1/4000～1/3000。严重程度范围从小缺陷到大腹壁缺陷不等[192]。脐膨出与严重畸形的高发生率有关，包括心脏畸形、神经管缺陷和胃肠道畸形。据报道，脐膨出导致终止妊娠的比率很高（30%～52%）[189]。脐膨出胎儿存在多种异常，包括心脏缺陷（约 50%）和胃肠道畸形（约 40%）[192]。相关综合征包括 Beckwith-Wiedemann 综合征、Cantrell 五联症和泄殖腔外翻[189]。与腹裂相反，36%～40% 的脐膨出与染色体异常有关，如 21 三体、18 三体、13 三体和三倍体（见第 1 章）[189, 193]。

脐膨出复发的风险取决于病因：在没有相关染色体异常的孤立性病例中，通常认为脐膨出是散发的，没有复发风险[192]。也有一些关于 X 连锁、隐性和常染色体显性家系病例的报道[194, 195]。在仅包含肠襻的小的脐膨出中，染色体异常的风险似乎更高[191, 196, 197]。相比之下，包含肝脏的巨大脐膨出很少与染色体异常相关。根据 Shaw 等的说法，尽管核型异常的发生率明显更高，但囊内无肝脏的脐膨出与囊内有肝脏的脐膨出相比，患儿存活率更高（82% vs. 48%）[191]。

（1）超声诊断：产前诊断通常在妊娠早期的后期或妊娠中期的初期进行（见第 17 章）[189]。脐膨出

表现为起源于前腹壁的结构，包含腹腔脏器，如肠管或肝脏膨出，并在其凸面上呈现脐带插入。它是一种没有腹部肌肉、筋膜和皮肤的缺陷，仅被腹膜和羊膜覆盖[198, 199]。脐静脉存在于脐膨出内。由于具有肠壁缺陷的肠梗阻的存在，脐膨出可能与羊水过多[192]相关。脐膨出胎儿的母体血清中的甲胎蛋白（AFP）水平通常升高，但 AFP 水平与缺陷大小无关[200]。

大约 80% 的脐膨出内含有肝脏（图 18-13）。当大部分肝脏位于腹外时定义为巨大脐膨出[192]。在这些巨大脐膨出中，腹腔发育不良，内脏与腹部不成比例。横断面肺/胸面积比的测量可能有助于预测巨大脐膨出相关的肺发育不良[201]。大约 20% 的脐膨出胎儿存在 IUGR[202]，但对于腹围的评估非常困难。

一个重要的鉴别诊断是生理性中肠疝，在妊娠11 周或（和）顶臀长（crown-rump length，CRL）为 45mm 时可检测到[189]。如果有肝疝，在妊娠早期即可确定脐膨出，但如果只有肠襻很难区分脐膨出和生理性疝。脐膨出伴正常颈后透明层时，很可能是生理性疝[203]。应在 14 天左右复查以确认或除外脐膨出。子宫内脐膨出破裂是一种罕见的并发症，必须与腹裂相区分[192]。

（2）产科管理、产后治疗和结局：当诊断为脐膨出时，建议进行染色体分析[204]。应该在配备小儿外科手术的围产中心分娩。不需要提前终止妊娠，没有羊水过多时，大多数脐膨出新生儿可足月

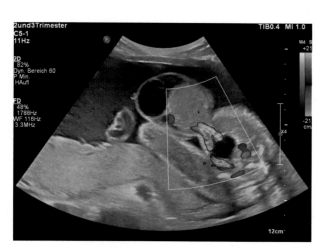

▲ 图 18-13 胎儿腹部横切面，显示一个主要包含胎儿肝脏的巨大脐膨出

出生[189]。因数据有限，最佳分娩方式尚未达成共识。一些数据表明剖宫产并不改善结局[205, 206]。根据研究结果，不需要剖宫产，但因为在分娩过程中存在外伤性囊破裂的风险，大多数人更倾向于对巨大脐膨出的新生儿实行剖宫产[202, 207]。

分娩后，新生儿的护理应集中于维持病情稳定，对缺损进行无菌包裹以防止热量和体液流失[198, 199]。对患有小到中等大小脐膨出的新生儿，标准手术是一期闭合。但是不适用肺发育不良的大面积缺损，因此需要采用其他技术覆盖脐膨出，以便后期进行修复[189]。在伴有相关异常，尤其是存在心脏缺陷的新生儿中，预后很差，存活率为 30%～70%[199]。但在核型正常且无相关畸形的新生儿中，死亡率较低[204, 208]。Heider 等发现在孤立性脐膨出的病例中无新生儿死亡[204]。长期患病与呼吸和喂养问题有关[209]。在缺损较大的患者中，胃食管反流的发生率很高，在出生后第一年内并发食管炎[210]。

2. 腹裂 腹裂的特征是腹壁的脐旁缺损，肠襻通过该缺损突出而漂浮在没有腹膜覆盖的羊水中。腹壁缺损位于脐部与正常皮肤的交界处，通常位于脐带右侧[189]。

据报道，腹裂的患病率为 1/10000～5/10 000，并且近年来呈上升趋势。年轻母亲的患病率较高[211, 212]，这可能由于更好的产前筛查，但也有可能是环境因素。已评估的腹裂危险因素包括年轻母亲年龄、初产妇、社会经济地位低、孕前体重指数（BMI）较低、母亲不良饮食、血管活性药物、母亲感染、吸烟、酒精和遗传多态性（见第 1 章）。大多数孤立性腹裂的病例为散发[213]。腹裂的发病机制有不同的学说。一种是由于卵黄囊和相关卵黄结构在胚胎发育时期未能融入体蒂而发生腹裂[214]。然而，也有一种血管假说，即腹裂作为一种脐旁缺损，继发于脐肠系膜动脉的宫内中断，导致缺血和坏死[215, 216]。

(1) 超声诊断：大约 90% 的腹裂病例是在产前诊断出来的。在常规超声检查流程完善的地区，检出率为 100%[217]。Garne 等发现 3% 的腹裂胎儿染色体异常，而脐膨出胎儿染色体异常比例为 27%[7]。腹裂可以在生理性疝还纳后的妊娠早期诊断出来。当检测到胎儿的肠道自由漂浮在腹部外的羊水中时，即可做出诊断。可以通过无腹膜覆盖和存在 2～3cm 的小的脐旁壁缺损与脐膨出相鉴别，脐膨出的缺损通常为 5cm 或更多，并覆盖腹膜[189]（图 18-14）。

由于羊水减少和病变的可见度降低，妊娠晚期的诊断更具挑战性[218]。在胎儿腹裂的病例中，母体血清 AFP 升高十分典型[219]。应每 2 周安排一次系列超声检查，检查突出肠襻的外观和局部并发症，如穿孔、水肿或肠扩张[189]。如果腹壁缺损很小，则有肠坏死的风险。肠壁增厚和水肿，伴有扩张，可能提示梗阻甚至坏死。肠扩张可能是产前肠道损伤的标志，多见于妊娠晚期[218]。羊水过多可见于肠梗阻或肠蠕动减弱的病例，但由于 IUGR 率高，羊水过少更为常见[217]。Netta 等[220]对腹裂进行了综述，与正常胎儿相比，44% 的病例胎儿体重低于第 5 百分位数，61% 低于第 10 百分位数。

(2) 产科管理，产后治疗和结果：如果检测到腹裂，因染色体异常的风险低，不强制进行核型分析。

腹裂胎儿早产很常见，同时可能是羊水过少伴脐带受压的原因，在分娩过程中经常会出现胎心监护异常[221]。关于分娩方式，不需要剖宫产以避免撕裂肠系膜蒂[222, 223]。然而，由于阴道分娩时存在肠道感染的风险，选择剖宫产更稳妥。分娩时间仍存在争议，需要权衡早产的风险与妊娠晚期肠道损伤的风险。一些研究人员建议在妊娠 36—37 周或更早的时候分娩，因为肠道暴露于羊水中易受到损伤[224, 225]。如果出现进行性肠道扩张，肠壁水肿或羊水过少，应计划分娩。

腹裂患儿出生后需立即手术，90% 以上的病例预后良好[226]。腹裂胎儿出生后闭合缺损的手术可能是一次完成也可能需要两次完成（见第 29 章）。修复的类型取决于肠道炎症的程度和腹部的大小[219]。可以将状况良好的肠道还纳回腹部并进行一期闭合[227]。延迟闭合包括用无菌硅胶袋覆盖以保护和进行早期肠外营养[219]。腹裂婴儿中新生儿死亡的预测因素是早产而不是胎龄小[226]。

四、泌尿道异常

（一）发病率和病因

泌尿道异常很常见，妊娠发病率约为 1/500。大多数异常是尿路梗阻[228, 229]。梗阻发生在不同的水平：上尿路（肾盂输尿管连接部）、中尿路（输尿管膀胱连接部）或下尿路（尿道）[230]。关于下尿路，胎儿下尿路梗阻（LUTO）可由多种原因引起，如后尿道瓣膜（PUV）、尿道狭窄或尿道闭锁[231, 232]。超声可诊

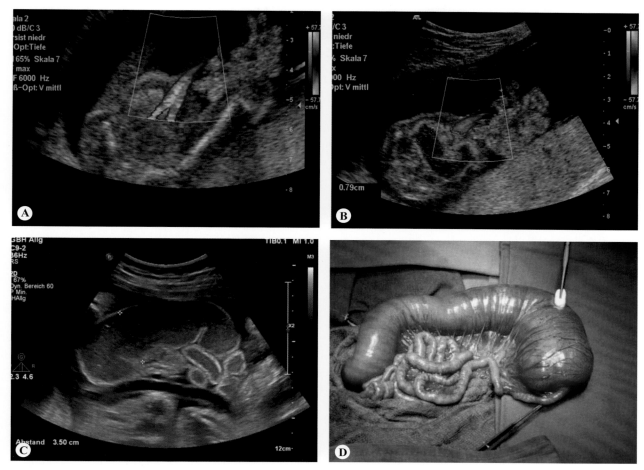

▲ 图 18-14 **A.** 胎儿腹部与脐带水平的横斜切面，右侧自由漂浮肠道的典型图像，主要是小肠；**B.** 腹腔内可见扩张的肠襻，提示肠闭锁或梗阻，这是腹裂的典型相关并发症；**C.** 妊娠晚期羊水中肠襻扩张的例子；**D.** 腹裂患儿术后标本，空肠闭锁和旋转不良

断梗阻，但无法在产前确定 LUTO 的原因[233, 234]。

单侧上尿路病变预后良好，但 LUTO 预后不良，且出生后死亡率高，是由于羊水过少引起的胎儿肾损伤和肺发育不良所导致[235]。LUTO 是儿童期肾功能衰竭的主要原因之一，大约 30% 的病例需要肾移植或长期透析[230, 236, 237]。关于 LUTO 发病率的信息很少。基于英国北部地区先天性异常疾病登记处的人口数据显示其出生率为 2.2/10 000[235]。

LUTO 最常见的原因是 PUV[232, 235, 238]，其次是尿道闭锁和尿道狭窄。Malin 等报道了一项基于 LUTO 人群的研究，其中 63% 的人患有 PUV，近 10% 的人患有尿道闭锁，7% 的人患有尿道狭窄（表 18-2）[232]。在另一项研究中，新生儿 LUTO 的发病率为 1.4/10 000，64% 的病例患有 PUV，39% 患有尿道闭锁（0.7/10 000）。4% 是先天性腹肌缺如综合征，而

其余的 LUTO 原因不明[235]。与欧洲孕妇相比，非洲或加勒比黑种人孕妇的 LUTO 发病率更高[232]。

大多数受累的胎儿是男性。在女性中，LUTO 的表现更为复杂，包括泄殖腔板发育不良和巨膀胱小结肠综合征[229, 232]。约 5% 的患者发现染色体异常，主要出现在复杂的 LUTO 病例中[232]。使用超声检查和胎儿尿液分析进行产前评估以预测胎儿肾功能，可用于"区分"那些最可能从宫内治疗中获益的婴儿[239]。

（二）诊断

胎儿泌尿道的评估是所有常规超声检查的一部分，由于与羊水过少等次要发现相关联，因此超声筛查的敏感性提高[229]。虽然大多数病例是在产前诊断的，但超声检查的时机至关重要：有报道称，

LUTO 亚型	复杂型	孤立型	所有病例	占 LUTO 总数的百分比
PUV	19	160	179	63.0%
尿道闭锁	18	10	28	9.9%
尿道狭窄	4	16	20	7.0%
先天性腹肌缺如综合征	5	2	7	2.5%
LUTO 未进一步分类	17	33	50	17.6%
所有 LUTO 病例	63	221	284	100%

表 18-2 不同类型的下尿路梗阻（LUTO）

PUV. 后尿道瓣膜；修改自 Malin et al., 2012[232]

常规妊娠中期扫描检测到的比例不到 50%，在妊娠 28 周后增加到约 80%[240, 241]。特征性的超声特征为羊水过少、膀胱扩张、张力增高，在某些情况下出现膀胱壁增厚，近端尿道扩张导致的特殊的"钥匙孔征"[232]。其他超声特征还包括双侧输尿管扩张、双侧肾积水和肾实质改变[242]（图 18-15A 和 B）。

这类疾病的范围很广，有些病例与羊水过多和妊娠早期肾囊性疾病的超声表现有关，而另一些病例的超声表现相对较细微[243]。排除其他畸形也很重要，如患有 LUTO 的胎儿中可能出现泄殖腔板发育不良、巨膀胱小结肠综合征、先天性腹肌缺如综合征，尤其是在女性胎儿中[232]。预测出生后肾功能不良的最佳超声标志物是羊水过少、肾实质回声或肾实质内的囊性改变[239]。存在明显的羊水过少，尤其是在妊娠 24 周前，与肺发育不良和肾功能损害的高风险相关[244]。如果存在羊水过多 / 羊水过少的情况，MRI 可提供更多的信息[245]。

LUTO 的诊断通常在妊娠中期进行，但在一些完全梗阻的病例中（发生率约 1/1600），可在妊娠早期诊断为巨膀胱[246, 247]。当胎儿膀胱的直径超过 7mm 时，应怀疑 LUTO[247]。也可能出现巨膀胱的自发消退。然而，妊娠早期严重的巨膀胱症通常与染色体异常有关，因此妊娠早期诊断的病例大多预后不良[247-249]。

胎儿尿液和（或）羊水分析可用于预测胎儿出生后肾功能的预后情况，并在这一诊断方面取得了不同程度的成功。膀胱穿刺可获得胎儿尿液[250]。Morris 等得出结论是，迄今为止利用胎儿尿液分析物预测出生后肾功能不良的研究，均没有足够的临床证据证实其准确性[251]。由于胎儿肾脏的成熟，胎儿尿液分析物随妊娠期的变化而显著变化[251]。在妊娠 20—30 周，胎儿尿液中电解质的正常浓度低于 90mmol/L。胎儿尿钠或氯值超过 100mmol/L 可用于预测因肾功能障碍或肺功能衰竭而导致的围产儿死亡[244, 252]。随着妊娠晚期肾小管吸收增加，采用第 95 百分位以上值比采用绝对值进行预测更精确[251]。

胎儿尿液或羊水中的肌酐是胎儿肾小球滤过率的标志物[253]。β_2- 微球蛋白和胱抑素是肾小球滤过的低分子量蛋白；因此，由于重吸收受损导致这些蛋白的浓度升高可反映肾小球损伤[251, 254, 255]。β_2- 微球蛋白浓度超过 130mg/L 是出生后肾功能受损的预测指标[256]。

Dreux 等在一个大型系列研究中研究了胎儿尿液生化指标与出生后远期（10～30 年随访）肾功能之间的相关性。他们发现，当使用 β_2- 微球蛋白作为单一参数时，胎儿尿液生化指标对预测出生后肾功能的敏感性为 87%，特异性为 72%。当使用多变量模型（β_2- 微球蛋白和氯化物）时，胎儿尿液生化指标对预测出生后肾功能的灵敏度为 93%，特异度为 71%[257]。然而，目前还没有能够准确预测肾功能的参数或阈值[251]。

（三）胎儿治疗

在动物模型中，对 LUTO 病例进行子宫内减压，可以使异常小的肺发育，缓解肾积水，并避免对肾实质的损害[258, 259]。因此，开展了对 LUTO 胎儿进行减压的干预措施。

胎儿治疗可改善围产期结局，尤其是在 PUV

病例中[238]。严格选择胎儿进行宫内治疗，可以避免对预后良好的胎儿进行不必要的干预，以免出现不必要的风险和并发症[242, 260]（见第 29 章）。目前认为，能够从胎儿治疗中受益的标准是：染色体核型正常、具有钥匙孔征的巨膀胱、除 LUTO 外无其他结构畸形、存在羊水过少或羊水过多，以及存在肾积水的情况[242]。

胎儿治疗的各种技术包括：多次膀胱穿刺术、经皮膀胱羊膜分流术、胎儿镜检查和开放性胎儿手术。由于并发症的发生率高[230]（见第 28 章），开放式胎儿手术基本上已被放弃。最简单的技术是膀胱穿刺术，包括穿刺胎儿腹部并抽吸尿液[230]。但是这种方法需要每周重复多次，因此感染、胎膜早破和流产的风险很高[230]。

超声引导下经皮膀胱羊膜分流术可用于治疗

LUTO 胎儿，并且已经应用了十多年[261, 262]。这是缓解尿路梗阻最常用的方法。具体操作方法是在超声监视和局麻下放置一根双 J 导管，远端位于胎儿膀胱内，近端位于羊膜腔内，引流胎儿尿液[229]（图 18-15C）。建议使用多普勒超声以防止血管损伤，对于严重羊水过少的病例，可能需要在放置分流管前进行羊膜腔灌注[230]。

大约 45% 的病例会出现导管错位、导管堵塞、胎膜早破和感染等并发症[230, 251, 263-266]。分流管移位可导致胎儿腹水、胎儿腹胀、膈肌抬高、血流动力学改变，甚至水肿[267]。最严重的母体并发症是感染，这与胎儿死亡的风险相关[266]。另外，分流是非生理性的，不能正常排尿，从而会影响膀胱的正常发育[268]。

胎儿膀胱镜检查是一种既能检查 LUTO 病因又

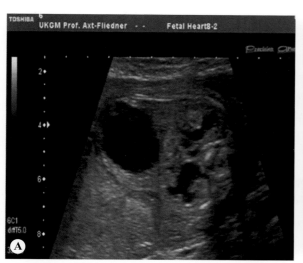

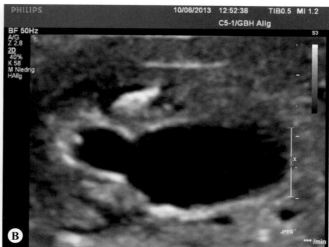

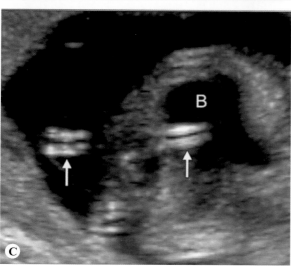

◀ 图 18-15 下尿路梗阻的典型图像
A. 妊娠晚期双侧肾积水伴巨大膀胱和羊水过少 / 羊水过多；胎儿肾脏中度回声增强，无皮质囊肿；B. 妊娠中期的初期巨大膀胱的典型钥匙孔外观；C. 膀胱羊膜腔分流术后膀胱（B）和羊膜腔内的双 J 导管

能进行 LUTO 治疗的技术 [230, 234, 260]（见第 29 章）。它保证了生理性排尿的存在 [221]。这项操作首先由 Quintero 等 [234] 进行，胎儿膀胱镜检查包括在超声引导和局麻下通过子宫将套管针或套管置入胎儿膀胱 [260]。必须从膀胱顶部进入，以便套管针可以向膀胱颈推进并进入尿道 [230]。进入膀胱后，可以对膀胱壁和尿道口进行详细检查 [260]。此方法不需要羊膜腔灌注 [230]。尿道瓣膜作为阻塞尿道腔的膜存在，可以采用水消融、导丝或激光电灼治疗 [230, 260]。但如果诊断为尿道闭锁，则不能进行消融，分流仍然是产前治疗的唯一选择 [269]。膀胱镜检查术后并发症的发生率似乎低于膀胱羊膜腔分流术，但该术式技术难度较大 [230]。关于胎儿膀胱镜检查的有效性的数据很少，大多数研究的队列规模都较小。现有数据显示，膀胱羊膜腔分流术和胎儿膀胱镜检查对围产期存活率和出生后肾功能正常率的影响没有显著差异 [269]。然而，一些数据表明，相比于膀胱羊膜腔分流术，胎儿膀胱镜检查术能够更好地保留正常的肾功能 [238]。

（四）预后

一项 Meta 分析得出结论是，与未经干预的病例相比，由于避免了致命性的肺发育不良的发生，经产前干预的 LUTO 显示出更好的围产期存活率，但与肾功能正常无明显正相关 [270]。LUTO 的预后取决于病因。尿道闭锁的结局似乎比 PUV 更差，在父母进行产前咨询时必须考虑到这一点 [238]。LUTO 远期肾功能不全的风险很高，LUTO 产前干预后的结局数据仍然很少。产前咨询时应考虑这一点，建议多学科联合咨询。

五、中枢神经系统畸形

在过去的 20 年中，对中枢神经系统（CNS）的产前检查和 CNS 异常的检测得到了改善。这是由于高分辨率经阴道和经腹探头和三维技术的发展，以及胎儿 MRI 专业知识的增加。此外，2007 年，国际妇产科超声学会（ISUOG）发布了关于胎儿 CNS 基本和扩展检查的指南，称为"胎儿神经超声检查"。

胎儿中枢神经系统的基本检查包括胎儿大脑的三个横切面（经侧脑室、经丘脑、经小脑），以及胎儿脊柱的横切面、矢状面和冠状面检查。通过观察这三个横切面可检测到三种主要的 CNS 异常：脑室扩大、中线结构异常（包括透明隔腔）和颅后窝异常（表 18-3）。如果在横切面对胎儿 CNS 进行基本检查后怀疑有异常，则需要对胎儿大脑进行冠状

表 18-3　脑室扩大和相关异常的原因

基本横切面的标志	可能原因
头部大小或形状异常	小头畸形、巨颅畸形、开放性脊柱裂的柠檬征、颅缝早闭（三叶草形）、脑膨出等
异常积液和囊肿	中央或中央旁（双侧或单侧）囊性病变（如脉络丛囊肿、蛛网膜囊肿、脑穿通囊肿）、脑室扩大、前脑无裂畸形、积水性无脑畸形、第三脑室扩张、透明隔腔扩张、Galen 静脉瘤、脑裂畸形
大脑结构不对称	脑裂畸形、单侧脑室扩大、半侧巨脑畸形
无中线，无透明隔腔	前脑无裂畸形、胼胝体发育不全，以及其他不同原因的脑室扩大
侧脑室形状或大小异常	神经管缺陷、导水管狭窄、胼胝体发育不全，以及其他不同原因的脑室扩大
异常回转（译者注：即神经元移行异常）	无脑回畸形、多小脑回、缺血性损伤
异常回声	脑实质内出血、肿瘤、感染性病变、结节性硬化症患者的错构瘤
小脑和颅后窝异常	表现为"香蕉征"的小脑扁桃体下疝畸形 II，枕大池扩张，Dandy-Walker 畸形，Blake 囊肿，小脑蚓部部分发育不全，小脑发育不全，菱脑融合畸形，蛛网膜囊肿

改编自 Karl et al.，2011[271]

面和矢状面的检查。这种扩展检查被称为胎儿神经系统超声检查[271]。

（一）胎儿脑室扩大

侧脑室扩张称为脑室扩大。妊娠后半期脑室宽度超过 10mm 时，即可作出此诊断。神经管缺陷和其他异常可能是胎儿脑室扩大的原因（表 18-4）。当后角宽度为 10～12mm 时，称为轻度脑室扩大；当后角宽度为 12～15mm 时，称为中度脑室扩大。在严重的脑室扩大时，其宽度超过 15mm，这与严重的躯体和精神活动障碍有关（图 18-16）。如果没有进一步的异常，脑室扩大被认为是孤立发生的。脑室扩大的处理和产前咨询具有挑战性[272]。

（二）脊柱裂

尽管在预防、诊断和治疗方面取得了进展，但神经管缺陷仍然是全世界发病率和死亡率的主要来源（见第 10 章）。在矢状面、横切面和冠状切面中，可以检测到椎体缺损。神经管缺陷通常是神经管后神经孔无法闭合的结果，可发生在脊髓的不同层面。最好的诊断线索是存在脊髓脊膜膨出囊和小脑扁桃体下疝畸形 Ⅱ 的脑部改变。高达 73% 的缺损位于腰椎，17% 位于骶椎，9% 位于胸椎，1% 位于颈椎。在椎骨水平，背部骨化中心张开，在横切面上

呈现出椎体的 V 形外观。在 80% 的病变中会有一个覆盖在表面的囊。在脊膜膨出的病例中，可以看到囊内仅包含脊膜的无回声包块。在脊髓脊膜膨出的病例中，存在更复杂的囊性肿块，囊内有受累的神经成分和脊膜。20% 的患者其病变没有囊覆盖表面，被归类为脊髓裂。不太常见的类型是脂肪骨髓脊膜膨出和隐性脊柱裂，其预后优于开放性神经管缺损。最重要的是大脑和颅骨的发现。横切面描绘了典型的病变：由于顶骨变形，形状异常的小头被称为"柠檬征"；小脑扁桃体下疝畸形 Ⅱ 伴后脑向下移位和枕大池消失（见第 17 章）。由于小脑受压和向下移位，小脑在中脑周围弯曲，在超声中呈香蕉状（图 18-17A 至 D）。临界或轻度脑室扩大是诊断时的常见发现。下肢异常可能包括马蹄内翻足或摇椅足。与之相关的异常高达 40%，包括非整倍体等异常[271]。

脊柱裂被认为是宫内治疗的潜在候选者，因为在妊娠中期超声检查时通常可以发现这一异常。动物模型表明，在妊娠期间去除病变后，子宫环境中发生的脊髓继发性损伤的某些方面可能会逆转，这为治疗提供了大量证据，这一研究结果表明，相对于标准的产后闭合，人类子宫内闭合可能会改善胎儿的结局。

随着时间的推移，已经开展出不同的手术方法。

表 18-4 脑室扩大和相关异常的原因

原　因	待核查
神经管缺损	不同切面的颅后窝和脊柱成像
胼胝体发育不全	正中矢状面和冠状面视图，透明隔腔缺失或异常，第三脑室扩张，前角狭窄，空洞脑
Dandy-Walker 综合征	小脑蚓部的正中矢状切面视图，以区分缺失的、发育不良的或发生旋转的正常的小脑蚓部
无脑回畸形	正中矢状面和冠状面上的外侧裂、顶枕沟等的回转情况
结构缺陷	除外不同切面的裂脑畸形、脑穿通畸形
感染	除外侧脑室、丘脑和基底节区域的异常回声、脑室粘连、脑实质内囊肿
染色体异常或综合征	检查非整倍体和综合征患者的脑外体征、面部、侧面、耳朵、头部大小
出血	比较脑室皮质层面的回声，比较冠状面上的两个脑室
导水管狭窄	严重脑室扩大和第三脑室颅窝扩张
X 连锁脑积水	男性胎儿，拇指外展，有智力障碍男性的阳性家族史

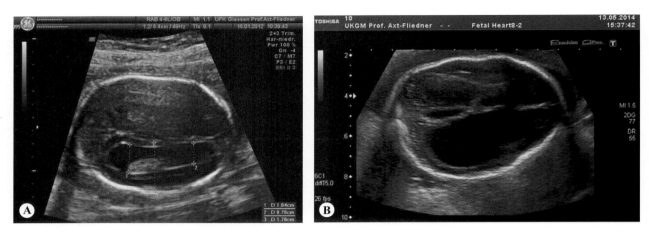

▲ 图 18-16　妊娠中期中度至重度脑室扩大的胎儿，横切面脑室扩大是其他脑部异常的一个重要指标，应通过额外的矢状面和冠状切面进行详细的解剖学检查

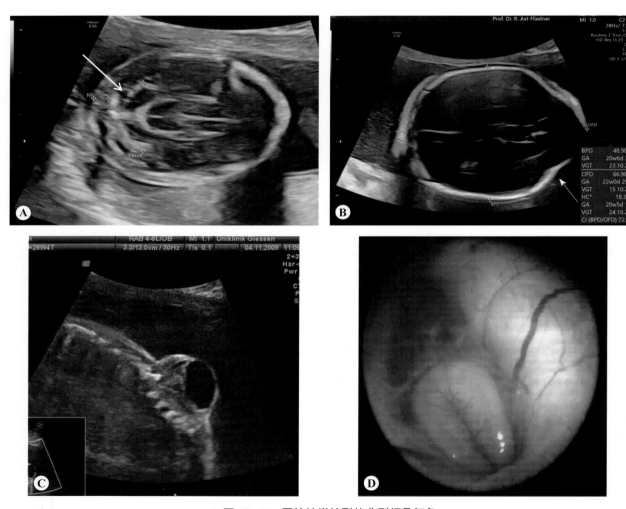

▲ 图 18-17　开放性脊柱裂的典型颅骨征象

A. 香蕉征（箭）对应于突出到枕骨大孔的受压的小脑半球；B. 柠檬征（箭）和边缘性小头畸形，这是由于液体流失导致的顶骨变形；C. 脊髓通过脊柱裂隙突出，在表面形成囊性病变；D. 宫内修复期间脊柱的胎儿镜图像；照片由 Kohl 教授提供

数百个人类胎儿中接受了脊柱裂（spina bifida aperta，SBA）的开放式胎儿手术（见第 29 章）。脊髓脊膜膨出管理研究（management of myelomeningocele study，MOMS）提供了一级证据，表明产前 SBA 闭合术可以保护受累胎儿的腿部功能，降低后脑疝和脑积水的严重程度 [273]。然而，开放式手术方法与孕产妇发病率显著相关，因孕妇需行剖腹手术并切开子宫对胎儿进行手术。子宫切开产生的瘢痕成为一个薄弱点，在胎儿手术后或未来妊娠时容易出现子宫壁裂开甚至破裂。由于存在子宫破裂的可能，在后续妊娠中需要剖宫产进行分娩。

为避免因开放式手术方法导致的子宫切开术对母体造成的创伤，人们对通过微创方法在产前治疗这种疾病产生了广泛的兴趣。由于技术困难和不良后果的发生，MMC 的微创或胎儿镜修复在美国暂时停止 [274-276]。然而，该技术后来在德国 [277-282] 和巴西 [283] 继续发展。该技术从完全经皮入路到开放式胎儿镜检查，这项操作需要剖腹手术，但对子宫和子宫入口（切口数量和大小）的有创性微乎其微，神经外科的操作也是微创的。

在对无生命模型、绵羊和死后人类胎儿的研究中，Kohl 等开发了一种用于 SBA 产前关闭的胎儿镜方法，该方法侵入性小，可完全经皮进入 [277-282]。德国胎儿外科和微创治疗中心已经报道了经皮小切口胎儿镜外科手术的开展和技术数据，以及 3 年多 51 例 SBA 病例在接受该手术治疗后的围术期结局 [284]。该回顾性分析显示技术成功率较高，与胎盘位置无关，围术期死亡率较低。与开放性胎儿手术方法一样，经皮胎儿镜补片覆盖畸形部位旨在保护脊髓组织，逆转后脑疝的形成，减少出生后进行脑室腹腔分流术的需要。与 SBA 的开放性胎儿手术相比，经皮最小入路胎儿镜手术避免了剖腹手术和子宫切开术，大大降低了母体损伤的风险。产妇的疼痛和不适通常在术后第二天之后降至极度轻微，大多数孕妇可以在一周内出院 [285]。

尽管它对 SBA 患者有潜在的益处，但围术期胎儿死亡或早产引起的严重慢性发病率的风险仍然存在。与这项技术开发期间的试验相比，妊娠 30 周前早产、胎儿死亡、技术失败和母体感染等并发症的发生率显著降低 [286]，这反映了这一复杂的操作过程在临床和技术管理等多方面进行了改进。

在最近的一次系统回顾和 Meta 分析中，Kabagambe 等比较了胎儿镜和开放式手术修复的结果 [287]。他们发现，两种手术方法在分流放置或脑室造口术、后脑疝逆转，以及 MMC 解剖水平的运动反应和胎盘早剥等方面。关于胎儿镜手术的胎膜早破（premature rupture of membranes，PROM）和早产的发生率高于开放式修复手术方法。开放式胎儿 MMC 修补术后子宫破裂的发生率较高，而胎儿镜 MMC 修复后由于缺少水密性闭合，需要更频繁地对 MMC 修复进行术后修复，以及对破裂或渗漏处进行治疗 [287]。

与完全经皮手术相比，开放式胎儿镜和产妇剖腹手术可最大限度地降低胎膜破裂和之后早产的风险 [288]。Belfort 等的研究表明，在胎儿镜方法和孕妇剖腹手术后，阴道分娩的可能性为 50% [289]。他们的手术可确保 100% 的胎儿和新生儿存活，只有 36% 的胎儿出生时间 <37 周，这低于之前报道的任何一个胎儿 MMC 修复队列。在 36% 的病例中，脑脊液渗漏需要 MMC 修复 [289]。然而，Giné 等最近在一些病例中证明，胎儿镜的两层闭合技术可以实现水密性，从而减少了出生后手术修复的需要 [290]。

关于不同手术方法后的结局，缺乏对开放式和胎儿镜宫内修复术的平行对照比较，以研究远期结局情况。然而，作者在 Giessen 中心的研究表明，在死亡率、早产、分流管置入率、运动和智力发育，以及自由行走的各方面，通过经皮胎儿镜检查进行宫内修复的结果，似乎与开放式宫内修复手术报道的结果相同 [291]。随着技术发展和经验积累，会有更好的技术对胎儿有利并减少对母亲的伤害。

（三）透明隔腔缺失和中线异常

在进行 CNS 基础检查时，透明隔腔在脑室横切面中的存在表明，前脑在生理上分裂为两个半球，胼胝体作为透明隔腔的顶部正常发育，并分离侧脑室前角。若没有透明隔腔的存在，则应进行额外的冠状面和矢状面检查。相关的 CNS 畸形包括前脑无裂畸形、胼胝体缺如或发育不良、视隔发育不良和脑裂畸形等。

（四）前脑无裂畸形

前脑无裂畸形（holoprosencephaly，HPE）是 CNS 胚胎发育过程中前脑不完全分裂的结果。由于已知的单基因、染色体和环境因素，HPE 与其他异常（如面部）有关。在经脑室和经丘脑的平面中，透明隔腔缺失，侧脑室前角融合。根据大脑后部结构的分离程度，HPE 的亚型可分为脑叶型、半脑叶型和无脑叶型。通常需要矢状面和冠状面扫查来正确区分 HPE 亚型。无脑叶型 HPE 的特征是单一脑室，大脑未分成两个半球、丘脑融合、大脑镰缺如，并且没有胼胝体和半球间裂（图 18-18）。半脑叶型和脑叶型 HPE 表现为前角融合，但两半球在后部分离。最常见的是大脑镰和大脑间裂。胼胝体可能发育不良，胼胝体膝部和嘴部的区域部分缺失[292]。

（五）胼胝体发育不全

胼胝体的异常一般在妊娠 20 周后被发现，因为该结构在妊娠前半期发育形成，并且在妊娠 18 周之前在常规切面中几乎不可见（见第 19 章）。胼胝体异常的范围从完全缺如到部分缺如和发育异常（发育不良性的和遗传障碍性的）。胼胝体由前部，即所谓的胼胝体嘴，膝部、体部和压部组成。在胼胝体部分缺如的情况下，通常前部存在，而在体部水平中断。然后胼胝体不覆盖第三脑室，也不到达四叠体面。胼胝体异常通常与进一步的大脑异常或综合征有关（如 Andermann 综合征、Shapiro 综合征、Goldenhar 综合征、Meckel 综合征、Apert 综合征、常染色体三体和代谢紊乱，如 Zellweger 综合征、新生儿白质营养不良和高甘氨酸血症）。在 Tang 等的出生后 MRI 研究中，47% 的大脑异常患者发现了相关的胼胝体异常[293]。在横切面上，胼胝体是连接两个半球的中线结构，当出现以下情况时，可能会怀疑胼胝体异常。透明隔腔缺失，可见两个不相连的侧脑室，有一个连续的中线镰。这一异常在冠状面和矢状面上可以得到确认（图 18-19）。在横切面上，胼胝体异常的一个重要提示是空洞脑，这一术语指的是侧脑室呈现泪滴状。在冠状面中，侧脑室的前角被压缩并分开相距较远，形成所谓的"牛角"征，大脑半球间的裂隙可连续显示。这是因为在生理上作为胼胝体交叉的纤维具有平行的旁正中方向，形成同侧脑室的顶部，并将侧脑室分开。这些纤维被称为"Probst 束"。

（六）脑裂畸形

脑裂畸形的特征是大脑皮质分裂。它是一种皮质疾病，会导致脑室系统和蛛网膜下腔之间存在异常连接。它分为单侧和双侧两种畸形，闭合型和开放型的区别取决于相邻的两半球是否相互接触。在横切面上，大的开放型可能很容易被诊断，而闭合型和单侧畸形只能通过矢状面和冠状面图像来诊断[271]（图 18-20）。

（七）透明隔腔缺失

透明隔腔（分隔侧脑室前角的腔）的缺失是一种罕见的情况，在儿童中的发生率为 23/100 000。严重的脑异常与无透明隔腔（胼胝体发育不全、前脑无裂畸形、严重脑积水、脑裂畸形或视隔发育不良）有关，更罕见的是，它可能是一种孤立性的异

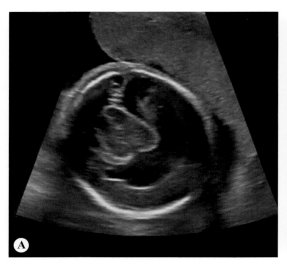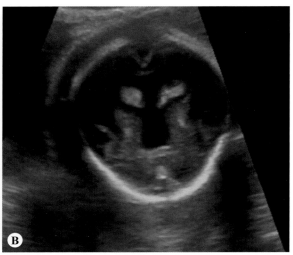

▲ 图 18-18　在无脑叶前脑无裂畸形中，没有半球间裂，没有胼胝体，脑室、丘脑和皮质融合；单一脑室呈新月形

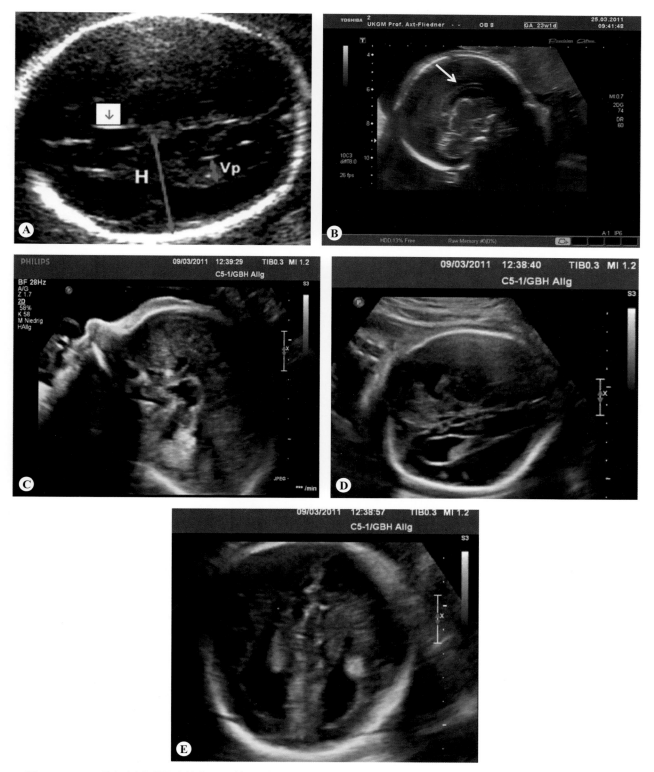

▲ 图 18-19 A. 前角和透明隔腔的位置（箭），在经脑室和经丘脑的横切面上很容易被观察到，注意大脑镰的前 1/3 被透明隔腔阻断；B. 正中矢状面胼胝体的正常外观（箭）；C. 在胼胝体缺失的情况下，此矢状面上看不到胼胝体；D. 侧脑室呈泪滴状（空洞脑）；E. 在冠状切面上，两侧大脑半球和前角完全分离，透明腔隔缺失

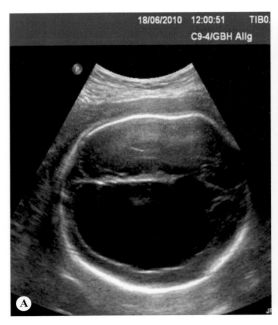 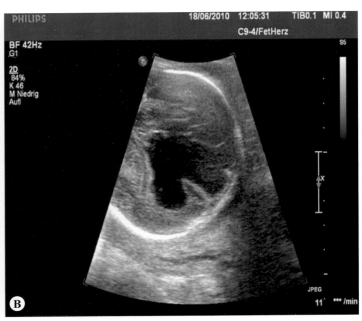

▲ 图 18-20　在脑裂畸形中，从额叶脑到蛛网膜下腔（开放型）的皮质有一个大的全半球裂隙，同时透明隔腔和顶叶的大部分缺如；在这个病例中，还出现了大量脑积水

常。Belhocine 等 [294] 描述了 83% 无透明隔腔儿童的相关脑异常，这一发现已经 MRI 研究证实 [293]。视隔发育不良（de Morsier 综合征）的特征是透明隔腔部分或完全缺如和视神经发育不良，以及下丘脑 – 垂体功能障碍，使用三维超声进行产前识别几乎是不可行的 [271, 295]。

　　在透明隔腔缺失的情况下，在横切面上可以看到侧脑室的两个前角之间的连接。冠状面和矢状面视图必须与前脑无裂畸形进行区分，前脑无裂畸形中穹隆融合，而在透明腔隔缺失的情况下，存在两个独立的穹隆（图 18-21）。

（八）颅后窝异常和小脑异常

　　经小脑横切面可以发现小脑的异常。通过该切面，可以看到小脑及其半球的大小和形状，以及将第四脑室与枕大池分开的小脑蚓部。在冠状面和矢状面视图中，可以显示小脑的位置、轮廓、小脑幕和脑干。颅后窝的异常包括小脑扁桃体下疝畸形 Ⅱ和不同的囊肿，如蛛网膜囊肿，这些病变通过压迫导致脑积水和小脑受压。Dandy-Walker 畸形是指与第四脑室相通的巨大颅后窝囊肿、小脑不同程度的发育不全 / 不发育，以及与脑积水相关的小脑幕抬高。有一种与小脑发育不全相关的罕见畸形是脑

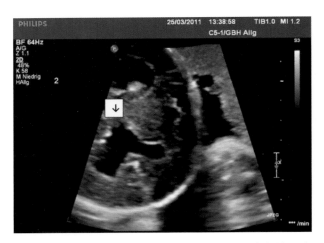

▲ 图 18-21　在透明隔腔缺失的情况下，侧脑室的两个前角相互独立的，成形良好，但因为透明隔腔的各层缺失，侧脑室融合；胼胝体和两个穹隆同时存在（箭）

桥小脑发育不全和菱脑综合征，表现为形状异常的小脑半球融合，小脑蚓部缺失。通过矢状面和冠状面检查，可以确定小脑蚓部和小脑解剖学囊性改变的不同潜在原因。在 Blake 囊肿中发现了一个略微向上旋转但形状正常的蚓部。这些发现可与部分或完全小脑蚓部发育不全及扩大的囊性颅后窝区分开来 [271, 296, 297]（图 18-22）。

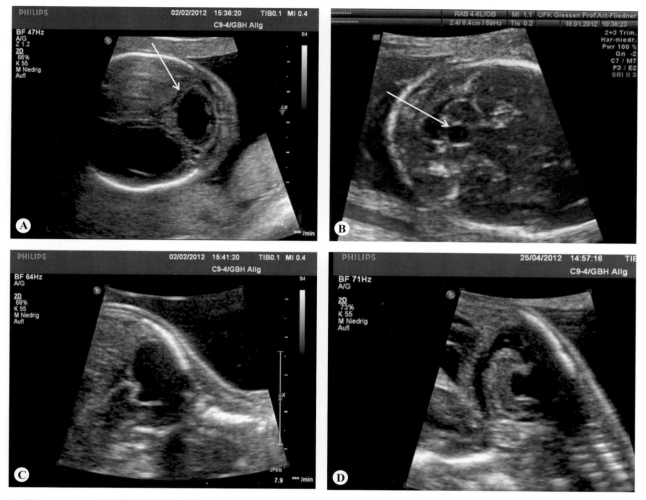

▲ 图 18-22　**A.** 经小脑斜切面扫查发现，**Dandy-Walker** 畸形胎儿小脑蚓部完全发育不全，颅窝充满液体（箭）；**B. Blake** 囊肿第四脑室和枕大池之间连接的钥匙孔外观（箭）；**C.** 矢状面显示小脑幕升高；**D.** 小脑蚓部部分发育不全矢状面图。蚓部因向颅骨旋转故不接触脑桥，下蚓部缺失

（九）胎儿大脑异常诊断后的产前咨询

胎儿诊断为大脑异常后如何为父母提供更有效的产前咨询和帮助可能是最困难的（见第 1 章）。为了准确的咨询，应了解诊断出的神经系统异常的可能结局。病例队列研究提供了越来越多的文献，但在少数实体中仍然缺乏数据。最可靠的预后可以用于更严重的脑部异常，如前脑无裂畸形、脑裂畸形、重度脑积水或 Dandy-Walker 畸形。然而，其他病变的预后可能从接近正常到严重残疾不等，如胼胝体部分 / 完全发育不全或临界性脑室扩大。与严重智力障碍和癫痫发作相关的迁移异常，如无脑回畸形、巨脑回或小脑回畸形，可能只能在出生后才被诊断出来。最近，来自胎儿 MRI 的信息增加了我们对大脑异常情况的认识（见第 19 章），并改善了产前咨询的情况。多学科的咨询是必须的。

第 19 章　胎儿磁共振成像产前诊断

Prenatal Diagnosis by Fetal Magnetic Resonance Imaging

Nadine Girard　Kathia Chaumoitre　著

刘　颖　王奥楠　译

虽然超声（ultrasound，US）目前是胎儿成像的主要筛查技术[1,2]，但磁共振成像（MRI）在评估胎儿疾病和畸形方面发挥着越来越重要的作用。结合超声检查和产前基因检测，MRI 有可能提高遗传性疾病的产前诊断能力。尽管 20 世纪 80 年代和 90 年代引入了胎儿 MRI，但随着单次激发 T_2 加权成像的出现，MRI 的适应证逐渐增多[3]。目前，可以在合理的采集时间内获得 T_2、T_1 和弥散加权成像，从 15s 到 100s[4]。胎儿中枢神经系统（CNS）的评估是胎儿 MRI 的主要指征。通过运动校正高分辨率图像帮助生成三维胎儿图谱的计算自动化技术正在兴起[5-8]。这些更精确地识别了脑体积增长、随着胎龄增长的皮质折叠[9-11]和白质组织。然而，这些技术并不用于诊断。

一、胎儿中枢神经系统 MRI

MRI 可以精准描述胎儿正常脑发育[12-21]和胎儿脑部疾病的形态学变化[22-27]。因此，当超声检查不确定时，MRI 通常可以提供有用信息。当超声受患者体型、胎儿位置或羊水过少的限制时，MRI 可以提高解剖分辨率。MRI 的另一个优点是颅内脑成像不受颅骨的影响，可清晰识别皮质、蛛网膜下腔[19,24]和颅后窝[28]。妊娠期间可多次进行 MRI 检查，可以记录脑损伤在孕龄期间的自然发展过程[29]。尸体 MRI 被认为是尸检的替代品[30,31]，可能是对于有 CNS 和非 CNS 异常的胎儿进行尸体解剖的有价值辅助手段。然而，尽管 MRI 可以看作是一种宏观分析，但它不能取代尸检提供的微观和免疫学信息。此外，尽管可以有效地显示大脑、胸部和腹部畸形，但对于心脏分析或检测需要视觉检查的浅表异常（如皮肤异常、形态异常、肛门闭锁）而言，尸体 MRI 并不是一个有用的工具。

（一）技术问题

尽管 MRI 没有电离辐射，但存在与致畸和听觉损伤相关的胎儿安全问题。谨慎的做法是仅妊娠中期和晚期使用 MRI。一些文献报道，胎儿的听觉损伤风险可以忽略不计[32,33]。尽管有研究报告显示 MRI 不会在哺乳动物细胞中产生可观察到的突变、细胞毒性或致畸作用[34]，出于安全的考虑，常见的做法是尽可能不在器官形成期间（即妊娠 18 周之前）进行 MRI 检查。

为了尽可能多的收集胎儿脑部信息，需要最优化的 MRI 技术。除了常规序列以外，扩散图像也可常规用于寻找血管源性和细胞毒性水肿[35-37]。也可获得采集时间长（5min 以上）的弥散张量成像（diffusion tensor imaging，DTI）。单体素质子磁共振波谱法（magnetic resonance spectroscopy，MRS）也可以在宫内进行，尽管该技术多用于研究，尚未用于常规临床[38-40]。与出生后相比，宫内检查存在技术限制。事实上，宫内检查没有专门的头颅线圈，可能导致信号丢失。然而，相控阵线圈的使用，以及并行采集和运动同步技术的使用有助于改善信号[19]。三维 T_1 加权图像可以在子宫内通过容积内插法屏气检查（volumetric interpolated breath-hold examination，VIBE）序列等方法进行。然而，其空间分辨率低于出生后使用专用头颅线圈进行的三维 T_1 加权图像。因此，皮质畸形的小病灶，如多小脑回等可能会被遗漏。由于缺乏一个脑脊液（cerebrospinal fluid，CSF）流动序列，无法完全评估脑积水或囊性畸形。静脉注射造影剂（钆螯合物）可以穿透胎盘，不允许在妊娠期间使用[41, 42]。因此，宫内不使用钆螯合物，这会妨碍识别异常血管和破坏的血脑屏障。评估胎儿脑部的方案包括胎儿头部三个平面的 T_2 加权图像、轴位和冠状位 T_1 图像、轴位扩散图像和（或）扩散张量图像。必要时可进行额外序列检查，包括血管畸形的磁共振血管成像、检测先天性感染病例的钙化或出血的梯度回波 T_2 加权图像，以及检测出血的磁敏感加权图像。目前常用的母体镇静药物为唑吡坦（10mg），通常在检查前 20～30min 口服，可降低孕妇焦虑和胎动，从而改善图像质量。

胎儿 MRI 通常在 1.5T 场强下进行 MRI 扫描。一些胎儿 MRI 的报道显示，临床成像中，胎儿 MRI 在较高磁场（3.0T）的扫描案例显著增加，但对于胎儿核磁共振成像的报道仍然很少[43]。3.0T 系统的优点是信噪比（signal-to-noise ratio，SNR）显著增加，从而有可能实现更快的扫描速度、更高的空间分辨率，MRS 研究中更高的光谱分辨率和改进的 BOLD 信号，能够检测钙化和出血。然而，3.0T 扫描时也出现了技术挑战，如敏感性伪影变化、B_1 不均匀性导致的伪影，以及导致胎儿温度升高的射频沉积[44, 45]。然而，Hand 等的研究表明，胎儿的平均体温仍低于 38℃ [46]。

（二）胎儿脑部 MR：何时做，为什么做

MR 通常在妊娠 18—20 周或更晚进行。低于这个胎龄，超声可以很好地识别严重畸形，因此没必要进行 MRI 检查。此外，大脑皮质薄意味着 MRI 解剖分辨率不够高，无法检测到脑实质内的细微信号变化[19]。

MRI 检查通常是因为超声发现异常。脑室扩张是最常见的适应证（40% 的病例），其次是怀疑中枢神经系统畸形（31% 的病例）或脑损伤[16, 21, 47, 48]。显然，这些情况可能重叠，因为脑室扩张可能是由破坏、畸形或脑积水引起的，无论有无损伤。MRI 在评估脑室扩张方面非常有用，因为它在检测相关

脑部病变方面比超声更敏感[49]。

在以下情况，尽管超声检查脑部正常，通常也进行 MRI 检查[16, 47]。

1. 家族性疾病——X 连锁脑积水、结节性硬化、神经纤维瘤病 1 型，有兄弟姐妹患皮质发育畸形，有兄弟姐妹患先天性代谢异常。

2. 产妇——急性妊娠 / 产妇事件；感染；凝血障碍。

3. 胎儿——双胎妊娠；胎儿表现为脑外多发畸形，可能与脑部病变相关，如胸部淋巴管瘤、巨脑畸形和可导致白质软化的心脏畸形。

MRI 通常不适用于宫内发育迟缓（IUGR）病例。然而，当 IUGR 与进行性小头畸形或其他异常（如胎儿水肿或关节挛缩）相关时，MRI 可以提供有用的信息。此外，与正常发育的胎儿相比，迟发性 IUGR 可能与脑部异常有关，如更深的脑裂、较小的脑体积和明显的右侧不对称[43]。

理想情况下，由专门的神经超声专家进行超声检查后[50]，在三级医疗机构的放射科进行 MRI 检查。因为妊娠中期可能遗漏颅内异常，所以 MRI 最好在妊娠中期的后期或妊娠晚期进行[51]。

（三）脑发育

解剖和成熟度对 MR 信号的影响随着胎龄而变化，相应地改变了 MRI 检测到的病理特征[24-26, 29]。因此，对不确定的 MR 检查应予复查，以显示病理性疾病的自然变化过程。此外，图像本身可能令人困惑，特别是在妊娠 20—25 周的胎儿中，因为不同的病因可能有相似的图像[4, 52-54]。

脑发育的特点是脑形态和成分的变化。脑形态的变化包括脑体积和重量的增加；由于脑沟发育所致的表面结构变化；脑室形态改变；蛛网膜下腔容积减少[55]。这些变化主要见于胎儿期，胎儿脑部 MRI 可以很好地显示出来[12-14, 16, 19-21, 28, 47, 56-59]（图 19-1）。从妊娠中期到婴儿期，脑生长发育反映神经元分化和突触形成，胶质细胞分化和髓鞘形成，细胞凋亡，神经递质发育和血管发育。妊娠 20—40 周，脑室大小很稳定，根据超声研究，轴位侧脑室三角区水平，正常侧脑室为（7.6±0.6）mm。一般认为上限为 10mm。蛛网膜下腔在妊娠周数较小的胎儿也很明显，从妊娠 30 周后开始体积减小。然而，一些胎儿顶枕水平的蛛网膜下腔仍然

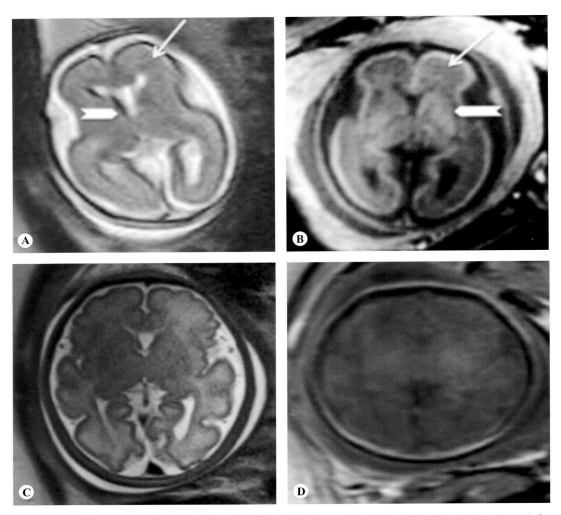

▲ 图 19-1　在妊娠 24 周（**A** 和 **B**）和妊娠 32 周（**C** 和 **D**）时，轴位 T_2 加权图像（**A** 和 **C**）和 T_1 加权图像（**B** 和 **D**）；妊娠 24 周时，大脑是光滑的，脑皮质具有多层结构模式（**A** 和 **B**，箭）；生发基质较厚（**A**，粗箭），基底节在 T_1 加权图像上显示高信号（**B**，粗箭），在 T_2 加权图像上为低信号，因为细胞密度高；在妊娠 32 周，大脑是褶皱的；在这个阶段，移行细胞的中间层不可分辨；生发基质不可见

引自 Nadine Girard

持续存在；它可能与轻度的单侧或双侧脑室扩张有关，这些方面反映了原发性脑膜空泡化，这种现象已知发生于从腹侧到背侧、从后到前发生，导致脑脊液向后部积聚 [60]。

在妊娠的后半期，脑沟发生了显著的变化，从无脑沟到褶皱模式，妊娠 30 周后脑沟形成加速 [61]。脑回在脑表面规律出现。外侧裂是最后形成的，取决于额盖和颞盖的发育。开放性岛叶被视为各种临床状况的标志，如早产、氨基酸病和皮质发育异常。从妊娠 30 周后就可以看到小脑的褶皱模式，在妊娠 33 周后始终可见 [3, 28, 62]。在妊娠 31—32 周之

前，小脑表面相当光滑。注意，体内 MRI 评估脑回显示与组织学不符 [55]，MRI 上存在时间延迟。脑干的形状具有特征性，最早在妊娠 20 周就可以看到，典型的脑桥前部隆起是评估颅后窝的重要标志。

生发基质的体积在妊娠 13—26 周增加，但此后减少；在妊娠 26—28 周，约减少一半体积，然后逐渐消退。请注意，这两周是生发基质出血的高风险时期，伴有高纤溶活性。

脑成分和髓鞘形成变化最快是在妊娠中期和出生后第二年之间。可以确定两个部分重叠的阶段：少突胶质细胞增殖和分化期，以及髓鞘快速合成

和沉积期。脑成分变化对 MR 信号的影响是 T_1 缩短（T_1 加权图像上的高信号）和 T_2 缩短（T_2 加权图像上的低信号）。导致这些效应的主要机制是含水量的下降（主要是白质），细胞密度和髓鞘脂质的 MR 特性。在皮质、基底节和生发基质中观察到的高细胞密度和细胞堆积形成了宫内大脑半球的多层模式。引起神经元迁移的星形胶质细胞和髓鞘形成（所谓的髓鞘胶质增生）前的少突胶质细胞的密集增殖为白质的中间层。这层移行细胞是暂时存在的，可以在妊娠 30 周内看到。从妊娠 30 周开始，一些残留的细胞巢可以持续存在，并表现为脑室周围结节，主要在额叶区域，不应与白质软化结节混淆。无论是何原因[16]，胎儿 MRI 上在妊娠 30 周前中间层的缺乏与白质损伤一致。相反，在无脑回 - 巨脑回畸形中可以看到妊娠 30 周后持续存在的皮质下层。

亚板是一个重要的短暂存在的结构[63-65]，因为它是来自丘脑、脑干核团、对侧和同侧大脑半球的传入纤维的临时目标。亚板还充当成熟神经元和瞬时突触的贮存器。亚板在妊娠 29 周很厚，因此在胎儿脑部 MRI 中很容易被识别，位于皮质带的正下方。妊娠 31 周后消退，出生后消失，因此似乎与脑回的增宽相吻合。

在较小的胎儿中，生发基质是高度细胞化的，在 29—30 周胎儿 MRI 上表现为厚层。脑室壁的破坏或者结节样表现与室管膜损伤反应一致，特别是脑室扩张、感染或炎症。

脑髓鞘形成的信号变化在妊娠早期即可检测到，妊娠 20 周在脑干后部、妊娠 33 周后在内囊后肢、妊娠 35 周后在视束和中央区下方的白质可以见到。

弥散加权成像对细胞密度和髓鞘形成的变化敏感，比 T_1 和 T_2 序列更早显示髓鞘相关信号变化[66, 67]。DTI 是一种技术，提供的参数反映了结构的特定细胞排列和体素内水分子扩散主要方向。该信息可通过纤维束成像算法估计白质纤维束的轨迹[68]。它还可以识别宫内成熟期间 DTI 参数变化的三个不同阶段[69]。第 1 阶段（妊娠 26.3 周之前）被认为是反映轴突构筑。第 2 阶段（妊娠 26.3—34.8 周）可能与未成熟少突胶质细胞的逐渐增多和组织学上描述的朝向轴突的细胞质突起的发出有关[70]。第 3 阶段（妊娠 34.8 周后）与细胞质树突消失、轴突鞘化和髓鞘致密化有关。皮质排列的变化是 DTI 信号变化的原因（特别是各向异性分数图）。事实上，大脑半球皮质的垂直层状结构在 23—25 周后开始变得明显[71]，并可以在各向异性分数图识别。这个参数的变化与妊娠周数呈非单调变化。它从 12 周增加到妊娠中期偏后期至妊娠晚期偏早期，达到峰值，然后开始下降。各向异性分数的变化被认为代表了神经元细胞的辐射状排列，随后是辐射方向的丧失[72, 73]。将来在临床环境中，皮质各向异性度的缺乏将有助于识别皮质发育异常[40]。

（四）发育异常

脑部畸形以其特定的形态变化为特征，而脑损伤表现为异常信号、脑室壁不规则、缺乏脑分层、皮质和白质的正常信号的缺失，以及缺乏成熟的重要阶段[16, 21, 26, 29, 47]。然而，这些标准可能重叠，因为脑部的破坏可能与畸形有关。血管畸形可导致大脑破坏。有些畸形表现为异常信号，如结节性硬化症（Bourneville 病）中的脂肪瘤或结节和白质病变。

（五）中枢神经系统畸形

很多中枢神经系统畸形可以在宫内被发现[24]，但是有一些疾病于产前很难被发现，如妊娠 24 周前的多小脑回畸形（polymicrogyria，PMG）、前脑无裂畸形、部分连合发育不全和颅后窝组织遗传性疾病[24]。通常根据大脑发育的不同阶段将畸形分为以下几大类：神经发育障碍，腹侧诱导异常（憩室），连合发育不全，组织发生障碍，以及其他各种各样的畸形，包括脑外囊肿、血管畸形、颅缝早闭。有些要点值得进一步强调。

胼胝体发育不全是最常见的畸形（图 19-2A）。胼胝体和其他连合的缺如是超过 70 个综合征的一部分的非特异性发现[71]。重要的特征是，胼胝体和相关海马连合的缺如或缺损。其所致的脑室复合体畸形（双侧侧脑室相互分离、远离中线，后部增宽）是有特点的，易于在胎儿颅脑 MRI 识别[75]。然而，要在产前使用 MRI 对胼胝体发育不全进行全面评价可能是非常困难的。这种局限性在涉及半球间囊肿的部分发育不全病例中尤其明显，这是因为囊肿的占位效应可能会影响到与大脑皮质发育异常（malformation of cortical development，MCD）相关的其他畸形[16]。相关的畸形可能更难发现，应当仔细寻找。许多畸形可能与连合发育不全有关，如眼部畸形、视 - 隔发育不全、下丘脑垂体缺损、颅后窝囊性畸形和颅面裂。在脑组织内，应当寻找其他发育异常，如皮质发育不良或灰质异位等。由于胎儿胼胝体通常很细，胼胝体发育不全比较难诊断。脑室严重扩张的病例中，胼胝体会被严重拉伸，因此即使胎儿脑部 MRI 也难以识别胼胝体连合。

透明隔缺如也是连合发育不全的一种。视隔发育不全包括透明隔缺如、视神经发育不全、嗅球发育不全 / 缺如，有时有垂体发育异常，通常在评估脑室轻度扩张时诊断。然而，视神经和嗅球发育不全很难诊断。

在神经管缺陷中，脊髓脊膜膨出很容易被超声识别，在大多数情况下没有必要进行 MRI，除非需要进行产前手术（见第 29 章）。MRI 还可以用来诊断除了小脑扁桃体下疝畸形 Ⅱ 型、脑积水并发症以外的其他畸形，并且进行颈部和背部脊髓脊膜膨出的评估以便规划新生儿手术。相比之下，MRI 通常用于脑膨出和单纯脑膜膨出，以评估脑膜膨出的含量。

脑憩室化障碍包括前脑无裂畸形和颅后窝囊肿。前脑无裂畸形可进一步分为：无脑叶型、半脑叶型（图 19-2B）、脑叶型。无脑叶型前脑无裂畸形的特征是皮质分隔缺如，由单个囊泡形成单个脑室腔，而不形成第三脑室和双侧侧脑室，伴透明隔缺如，共同的后脉络膜双侧丘脑和前基底节融合。半脑叶型前脑无裂畸形的特征是大脑后部出现裂隙。在脑叶型前脑无裂畸形中，裂隙几乎是完全的，但在额 - 基底部水平或顶部可以看到皮质融合。后一种形式被称为端脑融合畸形，或者半球中央变异型 [77]。与无脑叶型和半脑叶型相比，脑叶型是宫内最难诊断的类型。

MRI 对于诊断颅后窝囊性畸形非常有帮助，相较于超声检查能更好地观察硬膜结构，通常是小脑幕，是否正常或移位 [75]。因为颅后窝的脑脊液间隙通常较大，颅后窝囊肿是产前 MRI 的常见指征。

伴有闭合性或开放性囊肿的 Dandy-Walker 畸形（图 19-2C）的特征是：第四脑室囊状扩张，小脑幕和窦汇位置抬高（远远高于枕骨隆突），顶枕穹隆隆起，小脑蚓部部分或完全缺如，发育不全的小脑蚓部逆时针旋转。小脑后方囊肿（Blake 囊肿）同样表现为小脑幕位置上抬、第四脑室扩张，小脑蚓部

发育正常 [28]。与之不同的是，小脑扁桃体下疝畸形 Ⅱ 型的颅后窝变小。具有正常大小颅后窝的畸形中可以看到位置正常的小脑幕，如颅后窝组织遗传性疾病。在 50% 的病例中，Dandy-Walker 畸形和其他中枢神经系统发育畸形相关。据报道，许多染色体畸形和多达 40 种综合征与这种畸形相关。肢体远端畸形（多指）的存在高度提示遗传相关性 [78]。

枕大池是第四脑室腔向后部的扩张，可见簇状脉络丛。术语"大枕大池"用来描述在正常解剖范围内增大的枕大池，且小脑幕位置正常。在某些病例中，大枕大池于生后减轻甚至消失，这使得确定病因和预后变得困难。通常认为大枕大池属于正常变异，但在一些智力障碍疾病，如 oligophrenin1 基因突变 [79]，多种染色体异常、先天代谢异常中也能被发现。

MRI 能识别超声不能发现的遗传性疾病，可以为未来的妊娠提供遗传咨询 [80]。这些畸形总结如下。

1. 细胞增殖障碍，细胞分化异常，导致小头无脑回畸形，皮质发育不良（伴气球样细胞），结节性硬化症，半侧巨脑症。

2. 细胞迁移障碍导致异位，无脑回畸形（无脑回 - 巨脑回畸形），先天性肌营养不良。

3. 皮质晚期迁移和组织障碍，导致多小脑回畸形，脑裂畸形，局灶性皮质发育不良（不伴气球样细胞）。

小头畸形描述的是头部和脑部较小。通常在妊娠晚期做出诊断，胎儿头围至少低于平均值的 3 个标准差。额叶发育不全，侧脑室倾斜，皮质模式简化。额叶发育异常在妊娠早期很难诊断，因为额叶的正常发育要在足月时方可完成。散发性局灶性皮质发育不良（Taylor 型）和半侧巨脑症在宫内极其罕见。结节性硬化症是一种以皮质结节、室管膜下结节、白质病变为特征的局限性皮质发育不良，伴有脏器肿瘤样病灶，如心腹肌瘤，其在胎儿中是主要特征。脑部病变在 T_1 加权图像通常显示为高信号（图 19-2D），在 T_2 加权图像通常显示为低信号 [81]，在超声检查中通常被遗漏。然而，脑部没有病变并不能排除结节性硬化症的诊断。相较而言，大量皮质结节是癫痫、认知和精神发育预后不良的指征。

在宫内诊断的异位症并不常见。超声检查的提示性征象可能是脑室扩张。超声检查对无脑回畸形

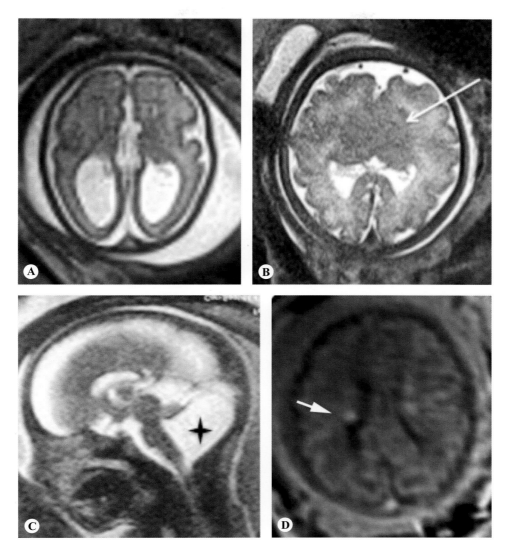

▲ 图 19-2 **A.** 轴位 T_2 加权图像显示妊娠 28 周时的胼胝体发育不全：半球间连合缺如，侧脑室扩张、分离且呈平行状排列；**B.** 轴位 T_2 加权图像显示妊娠 32 周时的前脑无裂畸形：轻度脑室扩张伴双侧基底节融合（箭）；**C.** 矢状位 T_2 加权图像显示妊娠 23 周时的颅后窝囊肿（星号）：颅后窝增宽，伴小脑蚓部缺如，符合 **Dandy-Walker** 畸形；**D.** 轴位 T_1 加权图像显示妊娠 32 周时的结节性硬化症：室管膜下结节表现为 T_1 加权图像高信号（箭）
引自 Nadine Girard

或巨脑回畸形不敏感，这些通常是基于家族史而进行 MRI 检查时被发现。然而，MRI 诊断可能很困难，尤其是在妊娠 32 周前。特别值得注意的是，在妊娠不到 30 周的胎儿中，皮质板和其下面的白质之间分隔不清或未分隔（在 T_2 加权图像表现为低信号）[24]，存在一个大的皮质下带而非亚板。妊娠 25 周前脑回没有发育，使得在此期间诊断变得极其困难。妊娠 30 周后，要格外注意和孕龄不匹配的脑回结构。无脑回畸形也被认为与小脑发育不全、小头畸形、

胼胝体发育不全相关。

在肌肉病性肌肉萎缩症，包括具有特征性中枢神经系统表现的先天性肌营养不良（如 Walker-Warburg 综合征，Fukuyama 型先天性肌营养不良，肌 - 眼 - 脑病）和微管蛋白相关性皮质发育不良中，可见到神经元的过度迁移[82]。Walker-Warburg 无脑回畸形罕见，表现为 "鹅卵石样" 皮质；通常因脑积水和家族史而怀疑该诊断。脑肝肾综合征也是皮质畸形的一种，以与过氧化物酶疾病相关的巨脑回

畸形和多小脑回畸形（PMG）为特征。

PMG 是宫内发生的脑皮质畸形中最常见的类型。从妊娠晚期的中期到结束，MRI 特征和宫外所见到的相似。PMG 在 MRI 表现为密集和锯齿状的小脑回、灰白质分界不规则，也能见到异常脑沟、萎缩、白质异常（如神经胶质增生）。PMG 通常分布在外侧裂周围，但并非完全如此，可以是单侧或双侧。可以见到假巨脑回样外观，但仔细观察灰白质交界处通常不规则[24, 25]。很难在妊娠早期和妊娠中期识别这种畸形，甚至在妊娠 20—21 周时几乎不可能诊断。MRI 表现包括皮质正常信号的消失（尤

其 T_1 加权图像）、大脑表面脑沟和胎龄不符，以及大脑半球表面不规则[24, 25]（图 19-3A 和 B）。对于胎龄较小的胎儿，有必要数周后复查 MRI 以获得更典型的 PMG 图像。通常由于超声发现轻度脑室扩张或 22 周前宫内感染或缺氧缺血，检测到 PMG。在感染性疾病中（尤其巨细胞病毒感染）、缺氧缺血疾病（如双胎输血综合征）、遗传性疾病尤其是双侧时，可以见到 PMG。然而，PMG 经常是特发性的。

脑裂畸形指的是裂隙从室管膜延伸至脑表面，开放型或闭合型，边缘由发育不良的皮质覆盖（通

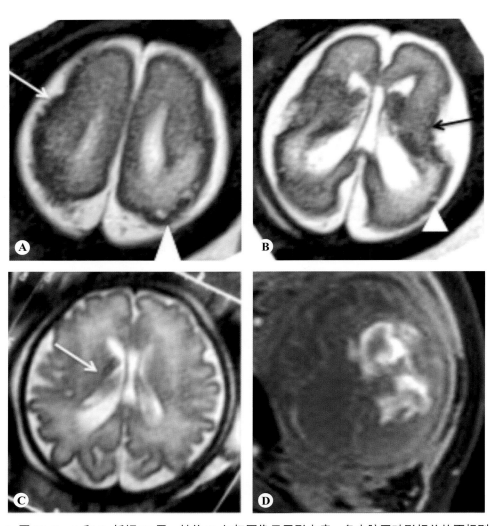

▲ 图 19-3　A 和 B. 妊娠 27 周，轴位 T_2 加权图像示弓形虫病：多小脑回畸形相关的不规则脑表面（箭），多发脑实质脓肿（箭头）；C. 妊娠 33 周，轴位 T_2 加权图像显示陈旧出血：注意右侧侧脑室脑室轻度扩张，陈旧的室管膜出血性病灶导致的侧脑室壁局部增厚（箭）；D. 妊娠 27 周，轴位 T_1 加权图像显示急性出血：脑室内和生发基质出血表现为 T_1 加权图像高信号
引自 Nadine Girard

常是多小脑回畸形），也可以见到灰质异位。缺陷可以是单侧或者双侧的。透明隔可能缺如，尤其当缺陷发生在额叶或外侧裂周围时[83]。发育不全的皮质在妊娠早期很难识别。

脑沟排列异常也可以在侏儒症中见到，尤其是致死性侏儒，颞叶脑沟呈水平方向排列，这与颅顶变形相关[24, 25]。在 FGFR3 基因突变患者中见到内侧颞叶脑沟排列异常[84]。不同的 FGFR3 突变导致骨骼发育不良和身材矮小，包括致死性侏儒（Ⅰ型和Ⅱ型）、软骨发育不全、软骨发育低下、严重软骨发育不全伴发育迟缓和黑棘皮病（severe achondroplasia with development delay and acanthosis nigricans，SADDAN）[85]。FGFR3 突变在正常身材的病例中亦有报道，如 Crouzon 病、矢状颅缝早闭和泪管 – 耳 – 牙 – 指综合征（见第 14 章和第 20 章）。

颅后窝组织发生异常并不常见[24, 28]，可能是因为超声无法检测到这类畸形。颅后窝通常是正常大小，囊性畸形者颅后窝增宽，神经管缺陷者颅后窝变窄。枕大池增宽可能是超声检查的提示征象。极其严重的脑桥小脑发育不良易于识别，小脑半球发育不良，脑干持续弯曲，模仿胚胎期脑发育停滞。严重的发育不全预后很差，表现为小脑半球变小、脑干变薄、前方脑桥隆起缺如。小脑发育不全有时可以见到正常脑桥隆起，尤其是单侧小脑发育不全，使得其与坏死难以鉴别。坏死时通常看不到小脑半球"皮质条带"征，然而无论是否规则，在小脑发育不全中通常可见。小脑蚓部发育不全是一种较常见且易于识别的颅后窝畸形。导致小脑发育不全的病因包括代谢性疾病、染色体异常（尤其 18三体）、胎儿酒精综合征。

小脑皮质发育不良不常见，超声检查经常漏诊，MRI 检查也难以识别。菱脑裂和菱脑融合非常罕见。颅后窝病变的特征通常是脑池的大小：诊断的不确定性为大枕大池，这可能是正常解剖变异；与智力障碍相关的小脑发育不全；小脑损伤；或者代谢退行性疾病，上述疾病的预后极其不同。

宫内常见的血管畸形有大脑大静脉动脉瘤样畸形（vein of Galen aneurysms，VGAM）和硬脑膜窦畸形（dural sinus malformation，DSM）。VGAM 在胚胎期结束时发生，所以超声检查可以在妊娠中期诊断这种畸形，因此 MRI 的作用是评估脑实质。最严重的类型会导致早期脑缺血。胎儿血管 MR 识别

高流速瘘。DSM 包括软脑膜和非大脑大静脉瘤样动静脉畸形，这些在宫内极为罕见。这一类血管畸形非常难以识别。已知有几种疾病是遗传性的，如 Osler-Rendu-Weber 病（遗传性出血性毛细血管扩张症），由以下四种基因（ENG、ACVRL1、GDF2 或 SMAD4）中的任何一个突变导致。

（六）脑室扩张和遗传性疾病

脑室扩张是进行胎儿中枢神经系统 MRI 检查的主要指征。它可能是由畸形、脑损伤，或者更少见的肿瘤引起的。遗传原因或脑畸形相关的脑室扩张大多是双侧的，然而脑损伤所致脑室扩张通常是单侧的[49]。脑室扩张也见于许多综合征，在这些病例中，侧脑室额角变方、变锐利。宫内胎儿脑室扩张的机制并不总是清楚的。胎儿脑室扩张的预后各不相同。提示更有利结局的指征包括：妊娠晚期诊断，缓慢发展，脑室半球比不超过正常值的 50%，孤立性脑室扩张。孤立性轻度脑室扩张（无论是单侧还是双侧）的预后具有挑战性，因为发育延迟的范围为 0%～36%。孤立性脑室扩张的潜在机制[49] 可能与胎儿缺氧（7%）、早期良性外部性脑积水（16%）[60]，以及常规 MRI 无法检测到的脑白质可能的细微变化（见第 17 章）。

就颅内压升高而言，脑积水较难诊断，因为与出生后比较，没有可用的评价标准。事实上，脑积水可以发生在正常头围的胎儿和可见的蛛网膜下腔间隙，因为高含水量的脑白质有可塑性。这会导致以脑白质为代价的脑室扩大，且由于羊水的反压力阻碍颅顶的扩张。长时间的脑积水则可能导致轴索变性、神经元丢失、胶质增生和脑组织水肿。导致脑室扩张和巨颅的畸形主要是小脑扁桃体下疝畸形Ⅱ型、Dandy-Walker 综合征和导水管狭窄。其他畸形也造成脑室扩张，但通常和巨颅不相关，包括胼胝体发育不全、全前脑畸形和蛛网膜囊肿[87]。

（七）先天性代谢异常

宫内的先天性代谢异常罕见，其诊断和预后方面极具挑战性。当发生胎儿水肿、宫内发育迟缓、羊水过多、脑部畸形时应怀疑代谢性疾病。宫内死亡、胎动受限和关节挛缩也是产前表现的一部分。非免疫性胎儿水肿见于溶酶体储存疾病如黏多糖病和唾液酸储积症[88, 89]。胼胝体发育不全可见于丙酮

酸脱氢酶缺乏症，异位可见于线粒体呼吸链缺陷，皮质异常可见于脑肝肾综合征。

（八）室管膜下囊肿

室管膜下囊肿可见于多种疾病。如果是先天性的，则可能是出血、缺氧缺血性损伤，或者嗜神经感染的结果。据报道他们和先天性病毒感染（主要是巨细胞病毒和风疹）、代谢性疾病（尤其脑肝肾综合征）[90]、染色体异常[91]、母体摄入可卡因相关。然而，室管膜下囊肿也可以在健康新生儿中发现[92]。室管膜下囊肿的病因和发病机制尚不清楚[55]。

（九）脑损伤

脑损伤也发生于遗传综合征中，尤其是胎儿血小板减少症并发的颅内出血[93]。胎儿血小板减少症的非免疫性病因包括：严重宫内发育迟缓，先天性病毒感染（尤其是巨细胞病毒、细小病毒 B19），细菌感染，遗传综合征如血小板减少无桡骨综合征、三体症，Wiskott-Aldrich 综合征，Kasabach-Merritt 综合征，巨核细胞增多症，或者巨血小板综合征（由先天性糖蛋白 I b/ V / IX缺乏引起的血小板功能不全，导致血小板减少症和巨血小板）。胎儿血小板减少症的免疫病因包括胎儿和新生儿同种免疫血小板减少和 RhD 同种免疫妊娠合并水肿性贫血胎儿。慢性期颅内出血常在 T_2 加权图像上表现为脑实质和（或）室管膜区内的局灶性低信号（图 19-3C）。急性期出血表现为 T_1 加权图像上高信号（图 19-3D）。颅内出血也见于 COL4A1 突变，尤其是在超声检查提示晶状体异常时[94]。在脑实质坏死伴钙化或微出血和脑裂畸形中也发现存在 COL4A1 突变[95]。

宫内妊娠中晚期胎儿发生脑梗死可导致脑穿通畸形。病因包括血管闭塞性疾病（先天性发育不良或凝血功能障碍）、感染、外伤、伴窃血的动静脉畸形、双胎输血、胎儿 - 母体出血。某些病例没有明确的病因。遗传易感性可能在围产期卒中的发病机制中起了作用，如凝血 V 因子 Leiden 突变和亚甲基四氢叶酸还原酶基因（ MTHFR ）突变[96]。基因多态性也改变着围产期缺血性卒中的风险，尤其是载脂蛋白 E[97]。

MRI 显示同一供血区的皮质和相邻白质的体积减小，通常伴随相邻侧脑室的扩张。病例多见于脑穿通畸形，提示是陈旧的损伤，而非急性期。然而，扩散成像的应用使显示宫内急性梗死成为可能，表现为细胞毒性水肿所致的水分子运动受限。在缺氧缺血性病例和相关疾病中，MRI 检查通常是在慢性期进行的，显示伴有不规则生发基质或脑室壁（由于室管膜的破坏）的脑室扩张和白质胶质增生。后者不能用 MRI 识别。DTI 和质子波谱可能显示这种异常。

先天性感染（尤其是巨细胞病毒和弓形虫）也是胎儿脑部慢性反应导致皮质畸形的病因（见第 34 章）[26,29,98]。近年来，先天性寨卡病毒感染已经出现，曾在巴西暴发。MRI 显示脑损伤，如钙化（也见于其他感染），脑室扩张，皮质异常，脑沟减少，主要在额叶区域（小头畸形），胼胝体异常（从发育不全到缺如），假性囊肿和脑室内粘连（在巨细胞病毒感染中见到），以及较少见的颅后窝畸形[99]。伪弓形虫病、其他风疹、巨细胞病毒和单纯疱疹病毒（ toxoplasmosis, other rubella, cytomegalovirus, and herpes simplex virus，TORCH ）综合征中包含的多种不同基因突变可能模拟先天性感染中所见到的脑损伤，尤其是干扰素病，如 Aicardi-Goutières 综合征[100]。

二、胎儿非中枢神经系统 MRI

MRI 是超声的替代检查方式，它具有良好的组织对比度和大视野，不受肥胖、骨骼覆盖或羊水过少的限制，并且对胎儿可以进行多平面成像。胎儿 MRI 有助于评估颈部肿块的范围，区分胸部肿块，如膈疝、囊性腺瘤样畸形、肺隔离症，分析复杂的泌尿生殖系统畸形，并检测肠道异常[101-104]。在选定的病例中，胎儿 MRI 也可用于探索骨骼疾病[105]和心脏畸形[106]。胎儿 MRI 可在 18 周后进行，具体取决于疾病的严重程度。MRI 必须在具备胎儿和新生儿专业知识的影像科进行。

（一）技术问题

MRI 基本序列包括，胎儿体部三个平面的 T_2 加权图像——半傅里叶采集单次激发快速自旋回波和（或）真稳态进动快速成像、平衡快速场回波、平衡超快速场回波——冠状位和矢状位的梯度回波 T_1 加权图像[107-110]。所有序列均采用屏气技术进行。整个检查时间不超过 20min。

其他序列，如扩散加权 MRI、水成像和质子磁共振波谱，可用于某些适应证[111-116]。扩散加权序列，是自旋回波平面回波成像单次激发序列，可通过自由呼吸技术进行。有研究报道了胎儿肾脏表观扩散系数（apparent diffusion coefficient，ADC）[112, 115, 117]和儿童肾脏 ADC 值的正常值[118]。少数报道描述了胎儿肺部扩散[111, 114]。评估胎儿肾脏 ADC 值是可行的，除了形态学探索外，可能是进一步探索胎儿肾脏的无创手段。由于不同胎龄 ADC 值变化较大，ADC 值［肺和（或）肾］和胎龄之间的相关性存在争议。

胎儿水成像是一种厚层弛豫增强快速采集序列[119, 120]，可以全面评估气管支气管、上消化道和泌尿道。它对于评估羊水量也很有用。使用时间分辨三维 MRI 技术进行快速自由呼吸胎儿成像仍然具有挑战性，但存在可能性[121]。

动态电影二维序列[116]也用于探索食管和肠蠕动。最近，这项技术为胎儿心脏病理提供了有趣的评估[122]。

质子磁共振波谱也可以在宫内进行肺、肝或羊水分析，但目前还没有用于常规临床[113, 123, 124]。

（二）胎儿颈部

超声可用于评估大多数胎儿颈部异常，如可能与遗传性疾病（Turner 综合征、Noonan 综合征）有关的囊性水瘤。MRI 检查可用于某些脑膜脑膨出病例，以精确检测相关的中枢神经系统异常。

侧方肿块主要包括囊性淋巴管瘤、畸胎瘤和鳃裂囊肿，而畸胎瘤和淋巴管瘤主要发生在颈前区。彩色多普勒超声在分析肿块成分（分隔、钙化、血管）方面比 MRI 更精确。淋巴管瘤，颈部最常见的肿块，通常为囊性分隔肿块，分隔内有血管生成。畸胎瘤多为实性的伴钙化肿块[125]。鳃裂囊肿很少分隔。MRI 的作用是确定大的颈部肿块的确切位置和范围[126, 127]（图 19-4A）。胎儿 MRI 是评估潜在气道阻塞胎儿的一种补充成像方式[128]。子宫外产时治疗（EXIT）用于在胎儿完全分娩前保护胎儿气道[129]。

注意，正常甲状腺组织在 T_1 加权图像上呈高信号，被认为是评估颈部异常的标志。

由于 T_2 加权图像较薄和三维 T_2 加权图像，MRI 还可用于改善胎儿超声难以发现的唇腭裂的产前诊断，并有助于检测继发性腭裂的受累程度[130]。

（三）胎儿胸部

胎儿 MRI 可用于显示所有胸部异常，可以清楚显示病变与邻近器官之间的解剖关系[131]。胎儿 MRI 可正确诊断先天性膈疝并评估对肺发育的影响。其他肺部畸形，如囊性腺瘤样畸形、肺隔离症和支气管囊肿，也很容易被识别[132]。肺部成熟度更难被识别，但功能序列（DWI 和 MRS）似乎具有一些进展[113, 123, 124, 133]。

1. 先天性膈疝　最常见的膈肌异常是胸腹膜裂口疝（Bochdalek 疝）（90% 的病例），其特征是膈肌后外侧缺损，常为单侧和左侧（80%）。先天性膈疝发生在 1/5500～1/2200 的活产婴儿中。它通常是单发和散发的，但需要进行核型分析。这种畸形也可能是综合征的一部分（如 Fryns 综合征、阿姆斯特丹型侏儒征、Beckwith-Wiedemann 综合征）[134]。胎儿 MRI 有助于确认先天性膈疝的诊断，通过测量疝出的肝脏体积精确识别疝出的内脏（肝、胃），确诊相关畸形（图 19-4B），诊断膈肌完全发育不全的严重形式，并可测量肺容积，这是先天性膈疝的一个预后因素[135-139]。肺体积低于正常预期体积的 25% 与出生后存活率显著降低相关。通过肺信号强度也可以判断肺的成熟程度[111, 114, 140]。

2. 支气管肺气道畸形　肺部畸形是一系列异常的一部分，通常相互关联。超声可用于对其进行检测和评估（见第 17 章）。囊性腺瘤样畸形是主要的肺部畸形：这些高回声肿块在 T_2 加权图像上表现为高信号，在妊娠期间体积会减小。由于肺隔离症在 T_2 加权图像上也是高信号，因此需要彩色多普勒显示 MRI 上经常遗漏的体循环动脉血供情况。尽管如此，囊性腺瘤样畸形和肺隔离症的鉴别诊断可能很困难。支气管囊肿通常沿着气管支气管树分布，可伴有肺叶气肿。支气管囊肿表现为单腔囊性结构。气管、喉部和支气管闭锁极为罕见，通常是致命的。最严重的形式是先天性高位气道阻塞综合征（CHAOS），表现为上呼吸道阻塞（闭锁或狭窄），伴有肺体积增大、回声增强和横膈反向[141]。产前 MRI 在确定先天性肺部异常方面非常准确[142]。先天性肺叶气肿很罕见，MRI 很容易确定病变的肺叶分布，在 T_2 加权图像上表现为高信号。因此，MRI 有助于评估支气管肺气道畸形，以确定病变的准确位置，实现精确诊断，确定双侧受累情况，寻找相

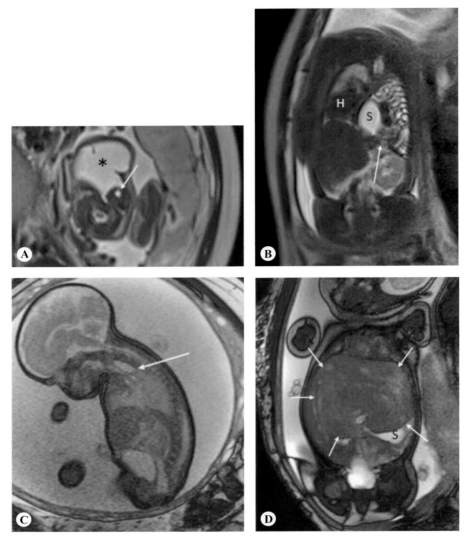

▲ 图 19-4　A. 妊娠 32 周，轴位 T₂ 加权图像，颈部囊性淋巴管瘤（*），占位效应推挤甲状腺和气管（箭）；**B**. 妊娠 31 周，冠状位 T₂ 加权图像：左侧先天性膈疝伴较大的膈肌缺损（箭），包括胃（**S**）、大肠和小肠，心脏（**H**）向右移位；**C**. 妊娠 30 周，矢状位动态 T₂ 加权成像：食管闭锁伴囊袋征（箭）和羊水过多；**D**. 妊娠 32 周，冠状位 T₂ 加权成像：巨大的肝脏肿块（箭），对应一个巨大的血管瘤，将胃（**S**）下压
引自 Nadine Girard

关畸形，并排除 CHAOS。

3. 肺发育不全　单侧肺发育不全是罕见的。双侧肺发育不全更常见于羊水过少（胎膜早破、双侧肾功能损害、IUGR）或骨骼发育不良。胎儿 MRI 有助于测量肺体积[143, 144] 和评估肺成熟度[111, 114]。T₂ 加权图像上胎儿肺肝信号强度比与胎儿肺成熟度相关[140]。

4. 胎儿心脏和纵隔　彩色多普勒超声、三维和四维实时技术是评估胎儿心脏的主要工具。胎儿心脏

MRI 目前用于研究，尚未用于常规临床检查[106]。胎儿心脏 MRI 为评估心脏结构和功能提供了先进的方法，这些措施不是常规的，但结果令人鼓舞[145, 146]。在未来，胎儿心电门控 MRI 将为胎儿心脏的研究开辟一系列新的可能性[147, 148]。动态二维序列也可使用[116, 122]，尽管在常规实践中仍然难以执行[149]。MRI 有助于评估纵隔或心脏肿块，以精确确定肿瘤（淋巴管瘤、畸胎瘤、横纹肌瘤）范围。它在怀疑食管闭锁（羊水过多，小胃）的病例中也有价值（图 19-

4C），因为它可以检查胎儿吞咽情况并检查食管的整个运动过程[119, 150-152]。

（四）胎儿腹部和盆腔

胎儿MRI成像可以准确诊断多种泌尿系统疾病，在评估泌尿系统时，必须被视为超声的有价值补充工具，特别是在超声不能确定的双侧异常[153, 154]。产前MRI有助于进一步确定肠梗阻、腹部肿块和生殖器畸形[155]。在这些情况下，MRI检查在妊娠28周后进行，为了正确分析消化道，最好等待到32周。

1. 肝胆病理　由于 T_2^* 加权图像上的肝脏信号较低，因此通过MRI可以轻松诊断血色病[156]。在早期检测胎儿生长和代谢紊乱时，可以使用MRI正反相位和测量肝脾比[157]。许多遗传综合征与胆道异常有关，这些异常在MRI上被精确识别，如胆囊异位或发育不全，以及胆总管囊肿[158]。产前的肝脏肿瘤并不常见。然而，胎儿MRI有必要精确定位肿瘤并在 T_1、T_2 和弥散加权图像上描绘信号特征，以区分三种主要肝脏肿瘤（错构瘤、血管瘤或肝母细胞瘤）[159]（图19-4D）。

2. 腹部或盆腔肿块　MRI对于探查腹部肿块是必要的，因为它具有良好的组织特征并可获得精确解剖信息[160]。MRI能够在 T_1 加权图像上识别与出血性病变（如肾上腺血肿）一致的高信号（肾上腺肿块的评估是一种常见的临床情况），通过弥散加权成像显示囊性病变分隔，如神经母细胞瘤。MRI也有助于评估骶尾部畸胎瘤，以勾画骨盆和椎管的延伸，以及描述实性和囊性成分[161]（图19-5A）。另外，MRI在评估孤立性囊性肿块方面不如超声准确，因为它不能区分卵巢囊肿和肠道重复畸形。

3. 肠梗阻、肛门直肠畸形　由于结肠（ T_1 加权图像上的高信号和 T_2 加权图像上的低信号）和小肠（ T_2 加权图像上的高信号）易于区分，胎儿MRI在显示胃肠道异常方面具有价值。超声检查通常足以诊断常伴有21三体的十二指肠闭锁。相反，胎儿MRI有助于精确定位其他肠梗阻[162]（图19-5B），检测可能提示完全梗阻的细小结肠，并分析直肠位置[155, 163-166]。MRI也用于分析脐膨出和腹裂的肠道并发症[167, 168]（图19-5C）。先天性巨结肠不能在产前诊断，因为功能异常只出现在新生儿期。细小结肠在MRI上很容易识别，可以诊断为巨膀胱-小结肠-肠蠕动不良综合征[164]。超声很难识别肛门

直肠畸形。胎儿MRI可以检测到这种畸形，尿瘘可以通过直肠内 T_2 加权图像的异常高信号，和（或）当直肠陷凹位于膀胱颈上方（盆腔直肠间隙损伤）时进行诊断。这种畸形可以单独发生，也可以作为VACTERL关联征（脊柱、肛门、心脏、气管、食管、肾脏和肢体异常）的一部分。泄殖腔畸形是最严重的肛门直肠畸形，超声难以诊断。MRI是评估这种罕见畸形的最佳成像技术，几乎总是在女性中发现，其特征是单一的会阴区开口[169]。

（五）尿路病理、肾脏疾病和生殖系统畸形

尿路畸形是常见的，通常超声可以检测到并充分解析（见第17章）。胎儿MRI可以作为羊水过少时的一种辅助工具，羊水过少通常与严重尿路畸形相关[153, 170, 171]。MRI不适用于单侧异常的情况。相反，MRI有助于在双侧扩张情况下，以检查膀胱颈和可能的尿道瓣膜（图19-5D），确定复杂的双侧畸形（重复畸形，输尿管膨出），并排除细小结肠。MRI在检测肾脏高回声和（或）肾脏增大的微囊和（或） T_2 加权图像上异常高信号方面也有帮助。因此，它在评估多种胎儿肾病（如多囊肾、Bardet-Biedl综合征、Meckel-Gruber综合征）方面是一种有用的技术。注意，肾功能可以通过弥散加权成像来评估[112, 115, 117]。已发表了正常胎儿肾脏的MR体积测定[172]。MRI也可用于评估生殖器畸形[173]，特别是超声难以扫描到的内部生殖器官，还有阴茎和某些情况下女性外生殖器异常[174, 175]。

（六）骨骼畸形

三维超声的发展改善了骨骼畸形的诊断。这些可能是散发性的，与多种综合征（如VACTERL）相关，或者可能代表一种骨软骨发育不良（见第20章）。MRI用梯度回波 T_2 加权成像进行脊柱检查。产前MRI利用梯度回波序列显示干骺端的特征和骨骼形态，分析骨骼发育不良或评估胎儿肌肉骨骼系统是可行的[105, 176-178]。然而，三维CT扫描仪目前是胎儿骨骼异常的最佳成像工具[108, 179-181]。

结论

胎儿MRI对中枢神经系统和非中枢神经系统结构是一种有价值的成像技术，特别是对脑部和胸

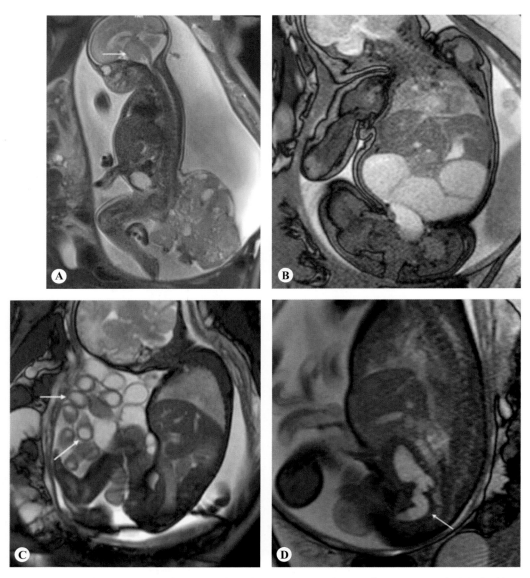

▲ 图 19-5　A. 妊娠 30 周，矢状位 T_2 加权图像：巨大的骶尾部畸胎瘤，偶然发现脑桥肿瘤（箭）；
B. 妊娠 32 周，冠状位 T_2 加权图像：回肠梗阻伴肠管扩张；C. 妊娠 34 周，矢状位 T_2 加权图像：
腹裂伴肠管壁增厚（箭）支持肠管病变；D. 妊娠 34 周，矢状位动态 T_2 加权成像：后尿道瓣膜（箭）
伴膀胱增厚
引自 Nadine Girard

部病变。与超声扫描相比，MRI 组织对比度高、视野大和可以提供功能信息（弥散加权成像、MRS）。这些因素解释了过去十年胎儿 MRI 的飞速发展。然而，胎儿 MRI 仍然是一种补充成像技术，由专门超声医生检查后，在三级医疗机构影像科进行胎儿 MRI 检查。

第20章　骨骼发育不良和结缔组织病的产前诊断

Prenatal Diagnosis of Skeletal Dysplasias and Connective Tissue Disorders

Andrea Superti-Furga　Sheila Unger　著

王　楠　陈　希　李　遥　译

　　骨骼发育不良是一种以骨骼畸形和矮小为特征的异质性疾病。目前已报道 400 多个不同的临床和遗传类型，其表型严重程度不等，从围产期致死到病情较轻甚至出生后几年不发病等[1]。骨骼发育不良根据不同标准分类为致死性 / 非致死性；短肢 / 短躯干型；20 世纪 70 年代之前，会按照出生时或后天成长过程中临床是否能识别进行分类[2-5]。

　　如今，基本上所有致死的骨骼发育不良和许多中度严重的骨骼发育不良可以在出生前通过超声发现[6]。然而，与骨骼发育不良相反，大多数结缔组织的疾病不能被超声检查发现。迄今为止，产前诊断需要已知的生化或分子数据；在这方面，产前诊断的方法与其他代谢或遗传的诊断方法相类似。因此，不同病例的临床诊断方法是非常不同的，必须根据每个受累的个人或家庭的情况具体分析。

　　然而，随着二代测序技术（next-generation sequencing，NGS）的出现，产前诊断的模式也发生转变。如今成本的降低和测序速度的提高，使得诊断的可能性显著提高，包括接受程度更广泛的隐性遗传疾病的孕前 / 产前携带者筛查，以及隐性和新发显性疾病的无创产前检查[7, 8]。随着以上技术的进步和影响深远化，现在可以在没有家族史和（或）超声表征的情况下进行诊断。但是，医师在解释由此检测到的序列变化（突变）时必须谨慎，

除非它们具有明确的致病性（见第 14 章）。

　　介绍如何治疗骨骼发育不良和结缔组织疾病的传统最早可追溯到弗吉尼亚州 McKusick 和他的专著 *Heritable Disorders of Connective Tissues*，书中他讨论了各类异质性的疾病，如马方综合征、Ehlers-Danlos 综合征、黏多糖贮积症、成骨不全和骨骼发育不良[9]。1 型和 2 型胶原蛋白等关键分子可导致多种影响软结缔组织（皮肤、肌腱和韧带）及骨骼元素的疾病。除骨和软骨以外的组织也经常受到这种影响。

一、骨骼发育不良的产前超声诊断

　　因父母或先前子女有过相关病史（骨骼发育不良或结缔组织疾病）而进行致病性分析的产前诊断相对简单。然而，最常见的骨骼发育不良［致死性发育不全，成骨不全（osteogenesis imperfecta，OI）2 型、2 型胶原疾病和软骨发育不全］一般是由无家族史的新发突变引起的，在未知风险的妊娠常规超声筛查时表现为意外的影像学发现[10]。

　　骨骼发育不良的产前超声检测是一个需要正确看待的复杂课题。对遗传性骨骼疾病分子基础的更多了解，从理论上可能会提高产前分子检测的可能性。另外，相似表型背后广泛的遗传异质性和个体

中等位基因异质性使得快速的分子诊断成为一项艰巨的任务。因此，针对骨骼发育不良的诊断，其形态学超声资料的专家评估，在产前期比婴幼儿时期更重要。其他的成像方式，如磁共振成像（MRI）或胎儿计算机断层扫描（computed tomography，CT）三维重建，通常对骨骼发育不良的诊断没有什么额外的帮助：MRI 不太适合骨骼成像，而 CT 虽然在妊娠后期能够提供有用的图像，但存在相当大的辐射负担 [11, 12]。图像采集的进步和辐射暴露的减少可能会使胎儿 CT 在未来发挥更大的作用 [12, 13]。然而，作为医生，我们应该警惕使用那些对智力有刺激但对患者没有或很少益处的技术，这可能只会推迟做出准确诊断的时间。CT 扫描在致死性骨骼发育不良中没有作用，但可能在非致死性病例中发挥作用，因为更方便与远程中心的骨骼发育不良专家分享图像寻求诊断帮助。

骨骼发育不良的形态学诊断依赖于多个骨骼成分不同变化模式的识别 [10, 14]。对于大多数儿科放射科医生和临床遗传学家来说，常见的如致死性侏儒之类的诊断可能很容易，但对于不常见的疾病来说仍然很困难，而这些情况才是骨骼发育不良的大多数。由于这些困难，诊断材料通常被提交到提供诊断审查的区域或国家专家中心。这些疾病的产前超声诊断不仅需要对出生婴儿的骨骼变化模式有广泛的认识，还需要识别不同疾病状态下超声与射线的成像特征。出于这个原因，骨骼发育不良超声诊断的成功需要作为超声专家的产科医生与熟悉特定发育障碍的骨骼变化的临床遗传学家或放射科医生之间的密切合作。

遗憾的是，医学文献中大多报道的是特定骨骼发育不良的"产前诊断"，参考意义较小；在这些病例中，大多数是在终止妊娠后或出生后才做出具体诊断。因此，必须谨慎解释较早期的报告。较新的研究侧重于开发可靠的诊断标志物或指标 [14-23]。尽管如此，骨骼异常的产前超声诊断领域仍然相当复杂，虽然个别中心具有出色的诊断能力，但大部分病例不会在这些中心进行评估。

夫妻双方由于之前的孕产史或新生儿受到骨骼发育不良影响寻求遗传咨询和产前诊断（见第 1章）。如果先证病例中的诊断过程已经成功，则有可能获得明确诊断的分子研究结果。在这种情况下，从绒毛膜绒毛取样或羊膜腔穿刺术中提取 DNA

进行分子诊断可能是产前诊断最安全的手段。然而，在有中度风险增加（例如，既往妊娠史患有新发显性疾病、致死性侏儒或致死性 OI 或丘脑发育不良）的妊娠中，妊娠 14 或 15 周进行超声检查可能具有较小的有创性和良好的敏感性，特别是结合无创产前筛查（noninvasive prenatal testing，NIPT）。如果要提供超声诊断，重要的是对骨骼改变的严重程度进行专家估计，尽早确定妊娠期超声识别的时间点。在这方面，审查先证者的产前超声成像材料是有很大帮助的。

先证者受到骨骼发育不良的影响，但具体诊断尚未确定，或当骨骼发育不良只是鉴别诊断之一时，可以寻找骨骼发育不良的非特异性超声指征。然而，在后两种情况下，应努力取得妊娠先证者的书面和成像记录，并审查这些记录，尝试给出明确的诊断，至少可进一步评估患病时可能出现的体征。

二、意外发现异常的胎儿形态

在妊娠期间实施常规超声检查，通过异常生长参数和（或）异常形态诊断的胎儿骨骼疾病的病例稳步增加。通常，超声发现长骨短于正常值提示医生怀疑骨骼发育不良。如果没有额外的骨骼特征，鉴别诊断的工作量和难度是巨大的，在鉴别时必须考虑引起生长受限的其他条件（胎盘功能紊乱、感染、染色体异常、单基因畸形综合征）。在发现异常生长参数时，最常见的决策之一是在两周或更长时间内安排进一步的超声检查；然而，这种常见的做法可能是不适当的，因为明显的生长受限在妊娠早期和中期（假设妊娠的日期是正确的）很难追上正常发育，通常会变得更加明显。对胎儿有明显生长延迟的妊娠诊断评估应在三级医院进行，因为鉴别诊断非常庞大复杂，只有较少执业产科医生 / 妇科医生可以掌握这项技术。评估妊娠中期的胎儿生长受限时需要考虑的一些事项如下。

- 造成整体生长受限的最常见原因是母体和胎盘因素，如胎盘功能不全。
- 骨骼发育不良胎儿生长异常主要影响四肢，其次是胸廓，很少影响头部；因此，显著的小头畸形不符合单纯的骨骼发育不良。
- 其他畸形（如神经管缺陷、腹裂、脐膨出、膀胱外翻、先天性心脏病、多囊肾、肾积水或其他泌尿生殖系统异常；口腔颌面部裂；多指或少指）必须全面检查后排除（或确诊），因为它们的存在可能指向其他诊断，很少指向特定的骨骼发育不良。

- 诊断发现得越早，其严重或致命的可能性越大；因此，各种类型的软骨成长不全、致死性骨发育不全或致死性 OI 的都可以在 14—16 周被识别，而常见软骨发育不全在 24 周以前很少被检出。

- 骨骼发育不良的诊断基于影像学表现、临床表型和其他的临床信息。胎儿超声提供的骨骼形态学细节较少，三维重建（如面部特征）只能部分替代产后的临床观察。在这种情况下，即使是研究发育障碍专家也很难仅依赖超声作出明确诊断。尽管如此，三维重建还是可以帮助专家识别诊断形态学特征[11]。

由于进行明确的诊断较为困难，因此在妊娠中早期，更重要的是评估胎儿的存活能力。在没有严重器官畸形的情况下，胎儿的存活能力与其胸廓发育情况息息相关。因此，即使不能进行致死性侏儒或短肋多指综合征（无多指）之间的鉴别诊断，如果在第 16 周观察到胸廓窄小和腹部凸出也提示存在致命性发育障碍。目前已经提出了各种关于致死性 / 生存能力最佳指标的各种建议（胸围、胸围与腹围之比、股骨长与腹围之比、观察 / 预期肺活量

等），但实际上鉴于这项决定的重要后果，仔细评估所有因素可能是最谨慎的办法[25-28]（图 20-1）。

如果发现股骨低于参考值范围第 5 百分位数，应对生长受限的原因进行彻底的评估。这应该包括：①测量所有长骨，以评估长骨发育模式和缩短程度；②手和足的形态，以评估位置和数量；③评估颅骨和面部，以评估颅缝闭合情况，面中部发育情况，下颌发育情况等；④评估脊椎和肩胛骨，长骨的弯曲经常被误认为是躯干发育异常的重要标志，而实际上它是非特异性的，肩胛骨的可视化有效排除了这一诊断（图 20-2），但需要注意的是，诊断绝不应该基于单一的发现，而应考虑到所有的特征和统计概率；⑤评估胎儿姿势，评估关节脱位或固定位置异常；一些发育不良，如致死性形态改变，可表现为肢体活动减少或位置固定。

已有学者提议增加解剖学标志物，但目前缺乏证据证明这提高了诊断率或准确性[10]。

大约一半产前检查发现的骨骼发育不良属于"致死性"范畴，其中致死性侏儒和致死性 OI 是迄今为止最常见的疾病。就妊娠管理的目的而言，致死性的测定是一个关键因素，这通常是可靠的。如果胎儿疑似致死性骨骼发育不良，为了加快诊断速度，可以在终止妊娠或分娩后，根据 X 线片和分子检测进行准确的诊断。但值得注意的是，NGS 技术的出现导致了临床检测方法的改变，在超声提示骨骼发育不良后进行快速检测多基因变得可行[8]。

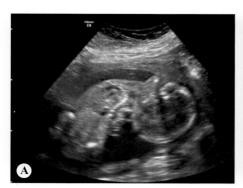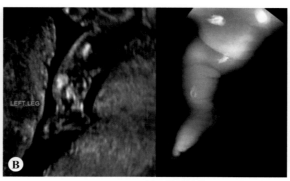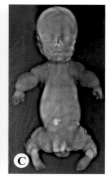

▲ 图 20-1　低碳酸酯酶症的超声和放射影像学表现。胸腔大小并没有剧减，但总体评估为致死性（对于低碳酸酯酶症，目前对致死性的评估可能受到获得性酶替代治疗的影响）
A. 严重的颈椎过度持续伸展 / 致死性骨骼发育不良的标志；B. 超声和 X 线图像提示左腿骨骼极其短小和畸形，作为严重 / 致死的标志；C. 终止妊娠后的 X 线图像显示"无骨"胎儿，仅在锁骨和髂骨处有小的骨化岛；图片由 Dr. Melissa Carter 和 Dr. Juan Llerena 提供

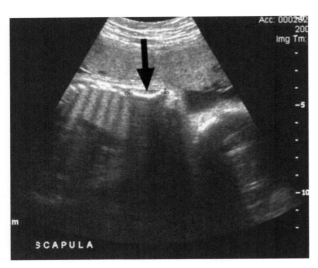

▲ 图 20-2 妊娠 18 周的超声图像显示正常长度的肩胛骨，对该骨进行检查，评估躯干发育异常的可能性

三、妊娠期间的分子检测

那些为骨骼发育不良提供分子检测的实验室，常常面临超声图像诊断结果为怀疑胎儿发育不良，所以需要进行绒毛膜绒毛取样（CVS）或羊水细胞 DNA 检测的紧急请求。经验表明，一般的胎儿超声检查在鉴别发育不良和指导正确的分子检测方面的准确性不高。然而，随着 NGS 的出现及随之发展的多基因同时测序法（鸟枪法测序），分子检测在骨骼发育不良的产前诊断中的作用发生了显著变化[8]。这项技术的进步缓解了在分子检测之前需要进行特定的诊断（无须将测序限制在单个感兴趣的基因上），并且可以在一个时间范围内得到结果，这对于产前诊断非常有用。大的基因组合或全外显子组测序的方法对于以下情况是有帮助的：①大多数骨骼发育不良是罕见的，对于大多数人而言是没有家族史信息的；②许多异常的表型可能产前无法发现（如软骨发育不良的干骺端发育不良）和（或）在超声下也不可见（如窒息性胸廓发育不良的锥状骨骺）；③软骨发育不良是唯一的遗传同质性骨发育不良，约 98% 的病例是由 FGFR3 基因第 1138 位核苷酸突变引起的。尽管软骨发育不全是最常见的疾病之一，但妊娠 24 周前超声很少能检出，通常在 26 周左右或更晚才能鉴别出来[21]。

即使在最常见的严重或致死性骨骼发育不良〔致死性侏儒、OI、躯干发育异常和软骨发育不全

2 型（achondrogenesis type 2，ACG2）/ 软骨发育不良〕中，也存在广泛的遗传异质性。致死性侏儒是由 FGFR3 突变引起的；突变 p.R248C 出现的频率较高（约 50% 的病例），而其他病例是由各种不常见的突变引起的[29, 30]。OI 遗传上是相当异质性的，在十几个基因中存在点突变——COL1A1 和 COL1A2（显性形式，约占 90%）[31]和多重隐性形式[32]。躯干发育异常与 SOX9 基因座内及周围的显著等位基因异质性相关，胶原蛋白 2 相关的严重发育不良〔ACG2/ 软骨发育不良、Torrance 发育不良、Kniest 发育不良和严重先天性脊柱骨骺发育不良（spondyloepiphyseal dysplasia congenita，SEDc）〕和低频率变异相关[33-36]。

总之，当超声检查提示胎儿存在严重的发育不良时，应仔细考虑是否选择等待几天或几周以获得分子证据。此类夫妇应接受遗传咨询，阴性结果的分子分析不会排除遗传性疾病，也不会因此否认超声检查结果。如果这对夫妇决定继续妊娠或根据超声预测进行人工流产，那么就可以合理地等到出生或胎儿尸检，以便更有针对性地进行分子检测和变异的致病性分析。

骨骼发育不良领域的元老 David L Rimoin 认为，"没有表型的基因型是没有意义的，甚至导致误诊"。从实用意义上讲，这意味着当有明确的临床诊断和相应明确的致病分子突变时，这个诊断才准确可靠。然而，临床医生往往面临较少的"明确"情况，不过仍然可以建立诊断，但需要这两个要素中至少有一个必须是明确的（临床诊断或突变致病评级）。如果你有一个明确的临床 / 超声诊断，但在你感兴趣的基因中只有一个意义未明的变异（variant of unknown significance，VUS），你可以利用该突变的基因流行病学来对其致病性给出合理的结论。如果没有明确的临床 / 声像图诊断但确实检测到了已知的致病变异型，反向推理表型可以帮助诊断。然而，在临床 / 超声诊断不明确的情况下，应始终谨慎地解释 VUS（见第 14 章）。

当面临阴性的分子结果时，你不仅要考虑分析基因组合 / 外显子组测序中存在哪些基因，还要考虑那些没有涵盖在检测包内的基因。在使用基因组合时，如果认为是"代谢紊乱"引起的而不是骨骼发育不良，那么 ALPL（低磷酸酶血症）等基因则可能没有包括在内。即使是全外显子分析也可能不

包括你所有感兴趣的基因。传统上，外显子分析被定义为蛋白质编码基因所有外显子的测序。*RMRP*，软骨 - 毛发发育不良的致病基因，是一个没有外显子和内含子的小的非编码基因，因此可能不包括在全外显子捕获过程中。

在没有超声异常或家族史的情况下，NIPT 的发展大大提高了产前诊断的可能性，因为 NIPT 与 CVS 和羊膜腔穿刺术不同，对发育中的胎儿没有风险。NIPT 最初主要用于检测非整倍体，现在也越来越多地被用于单基因疾病的检测 [24]。当作为筛查试验时，还是应通过明确超声异常或传统的有创检查确认阳性结果。

四、评估复发的概率

在妊娠前或胎儿形态异常的情况下提供遗传咨询时，不仅有助于定性诊断，而且有助于考虑潜在的遗传机制。当父母一方携带变异时，常染色体显性（如 OI 或软骨发育不全等）的复发概率为 50%。父母双方携带变异时，已知隐性［如软骨发育不全 1A 和 1B（ACG1A 和 ACG1B）］或严重低磷血症的复发概率为 25%，而新发变异的复发概率极低。对于以新发突变占优势的情况，如致死性侏儒、*ACG2*、致死性 OI 或散发软骨发育不全等，获得确切的复发概率数据较难；性腺和（或）体细胞嵌合可能出现在各种遗传模式的疾病中，但其发病率通常差异很大，以 OI 最高，*COL2A1* 居中，*FGFR3* 中最低 [37-42]。

五、软骨发育不全、致死性侏儒和软骨发育不良（*FGFR3* 疾病）

成纤维细胞生长因子受体 3 基因（fibroblast growth factor receptor 3，*FGFR3*）突变与最常见的骨骼发育不良及孤立型颅缝早闭有关 [29, 43, 44]。FGFR 作为酪氨酸激酶发挥作用。所有的突变都表现为功能获得性突变（除单个 *FGFR3* 突变引起身高表型外），并以显性方式遗传 [45, 46]。

FGFR3 骨发育不全包括软骨发育不全、软骨发育不良、致死性侏儒和严重软骨发育不全伴生长受限和黑棘皮病（severe achondroplasia with developmentaldelay and acanthosis nigricans，SADDAN）。患者四肢短小，

面中部发育不良，大头颅伴额部隆起。肘关节伸展受限，第三、四指远端指间有一间隙（三叉戟手）。长骨短小，且以主要的根状枝为特征。新生儿呈低肌张力状态，虽然这种情况可以改善，但需要注意的是存在枕大孔狭窄。受累儿童死亡率增加归因于枕大孔狭窄，但与这种解剖差异有关的并发症发生频率仍有争议。在其他方面，软骨发育不全的自然史比较为人熟知，除身材矮小外还可能有骨科并发症 [47, 48]。平均成人身高为男性 131cm，女性 124cm。智力发育不受影响。纯合软骨发育不全是父母双方均受影响的夫妇所生的婴儿，其可能遗传了 *FGFR3* 基因 2 个拷贝突变而致死。大多数软骨发育不全的发生是由于 *FGFR3* 中存在 p.Gly380Arg 变异 [49, 50]。罕见病例与 p.Gly375Cys 相关 [51, 52]。

软骨发育不良具有软骨发育不全的表型特征，但较温和。受影响的个人不那么矮，面部表现也不那么严重。最常见的 *FGFR3* 突变是 p.Lys540Asp [53]，还有其他几个已被报道的 [54-57]。软骨发育不全的神经并发症通常不会发生在软骨发育不良中。

致死性侏儒通常表现为围产期致死状态（图 20-3）。婴幼儿肢体短缩严重，肋骨极短，面中部发育不良。死亡是小胸廓继发呼吸障碍或小枕

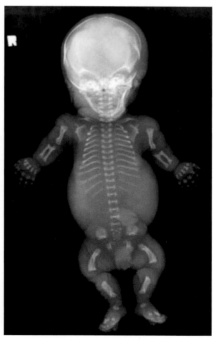

▲ 图 20-3　20 周的致死性侏儒胎儿的 X 线表现出典型的特征，包括窄胸、三叉骨盆、H 型扁平椎体和短肢

大孔继发神经功能障碍所致。目前已确认至少有 2 种亚型与某些突变相关。Ⅰ型呈现弯曲的管状骨，涉及 FGFR3 上许多不同的突变[30]。Ⅱ型则表现为三叶草颅骨和直股骨，常与特定突变有关，即 p.Lys650Glu[30]。

产前诊断

几乎所有的致死性侏儒病例和大多数软骨发育不全病例都是新发的，父亲高龄的影响相对较大。软骨发育不全在妊娠 22—24 周之前无法通过超声检测到；这时，股骨长度会逐渐偏离正常的生长曲线[58, 59]（图 20-4）。在妊娠晚期，软骨发育不全的超声征象通常包括大头畸形、鞍鼻、三叉戟手和长骨的缩短[60, 61]（图 20-5）。在这种情况下，FGFR3 的快速分子检测可能有助于确认诊断。致死性侏儒最早可在第 13 周检测到；严重的生长延迟将在第

16 周（图 20-6 和图 20-7）后明显。超声征象包括长骨明显短缩（短肢畸形）伴轻度弯曲、小胸廓伴胸骨下腹部突出，相对大头畸形，额骨隆起。骨密度是正常的。致死性侏儒是一种新发显性疾病，是低危妊娠常规超声检查中发现的较常见的严重发育不良之一。

尽管多数软骨发育不良的病例在出生时没有表型，但少数病例可能在妊娠晚期出现生长减慢[62, 63]。与软骨发育不全相比，软骨发育低下一般起病晚，病情较轻，面部轮廓正常（图 20-8 和图 20-9）。软骨发育不全症实际上比成骨不全症要罕见得多；对于不携带 FGFR3 变异的身材矮小的患者，在进一步咨询前需要再次确认分子诊断结果。尽管所有 FGFR3 相关的发育不良都具有共同的特征，但致死性侏儒、软骨发育不全和软骨发育不良的表型是离散的，几乎没有重叠。因此如果妊娠过程中出现软

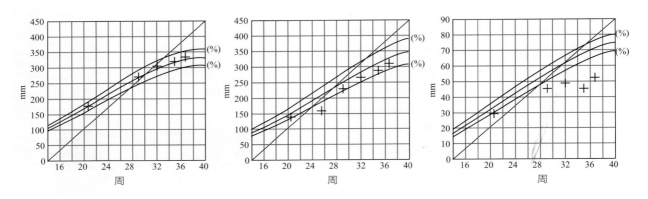

▲ 图 20-4　显示软骨发育不全胎儿的生长曲线典型模式

左至右：头围、腹围和股骨长度；在妊娠 28 周左右，股骨短于参考值范围的第 5 百分位，随着妊娠的进展，股骨偏离正常曲线

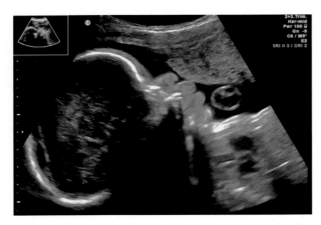

▲ 图 20-5　妊娠 28 周软骨发育不全胎儿的面部轮廓，注意额部隆起和面中部发育不全

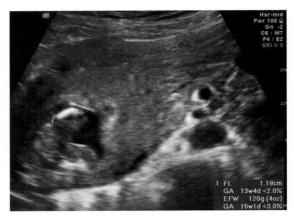

▲ 图 20-6　致死性侏儒Ⅰ型的胎儿在 16 周被发现有短而弯曲的股骨

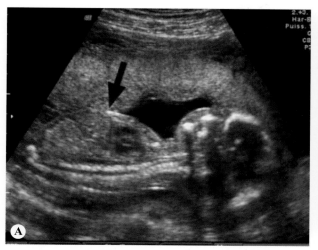
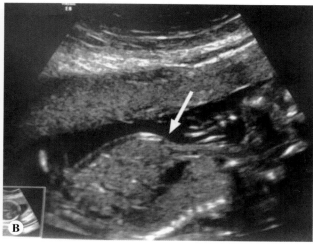

▲ 图 20-7　**A.18** 周龄正常胎儿的超声侧位图，胸腹部过渡处呈现顺畅的圆形轮廓，膈肌上下无凹陷；**B.** 致死性侏儒 I 型胎儿超声侧位图，箭所指的位置为胸腹部的过渡处，可以看出，因为胸廓发育受限导致腹部视觉上明显突出

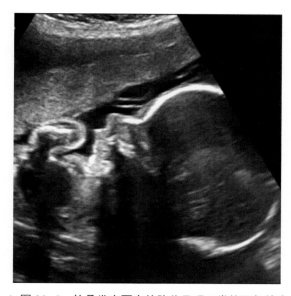

▲ 图 20-8　软骨发育不良的胎儿呈现正常的面部轮廓

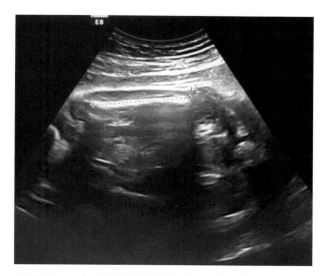

▲ 图 20-9　软骨发育不良胎儿外观虽然正常，但是股骨较短，妊娠 32 周时，股骨长度低于正常参考值范围的第 5 百分位

骨发育异常的问题，绝大多数可以通过软骨短缩程度和短缩发生时间准确区分这三种情况。

在父母一方患有软骨发育不全或软骨发育不良，并且相关 *FGFR3* 突变已知的情况下，可进行 CVS 或羊水细胞 DNA 的产前检测，如果需要的话，甚至可用从母血中提取的胎儿 DNA[64, 65]。对于父母双方都有软骨发育不全，或者父母一方有软骨发育不全，另一方患有其他显性遗传的骨骼发育不良或身材矮小，妊娠前的遗传咨询至关重要[66]。据报

道，已有若干例儿童受到两种疾病的影响，往往有严重或致命的病程[67-70]。

六、成骨不全

成骨不全是一种同时涉及骨骼和结缔组织的异质性疾病。根据临床不同的严重程度包括骨折，肢体弯曲，蓝色或深色巩膜，听力损失，牙本质发育不全，关节松弛，心脏瓣膜异常，以及近视[31, 71]。

表型包括死产合并多处骨折和软骨骨折，或者身高正常，仅偶尔出现骨折。大部分病例中呈常染色体显性遗传，且大部分为新发突变。常见的显性成骨不全基因突变发生在 COL1A1 或 COL1A2 这两个基因中，他们编码 I 型胶原的前 α_1 和前 α_2 链[32, 71]。然而，已有报道显示体细胞或者生殖腺中存在显性突变嵌合，这也解释了临床上没有表型或者表型轻微的父母育有患病后代的现象[37, 38, 41, 73, 74]。此外，成骨不全还可能是其他 15 个基因变异引起的，他们的遗传模式可表现为常染色体隐性、常染色体显性和 X 连锁遗传[32]。因此，在分子基础尚未明确的情况下，成骨不全的遗传咨询仍然具有相当大的挑战性。

虽然目前已经很清楚成骨不全的基因表型谱是连续的，但是仍没有临床或放射学的标志可以准确地区分不同的基因型。Van Dijk 和 Sillence 主要依据病情严重程度提出了四种成骨不全临床分型[32, 75]。I 型是轻微变异，I 型患者的长骨、肋骨和手部骨骼易骨折，其骨折发生率不同。由于骨折愈合时不出现畸形，患者的身高可以达到正常人或接近正常人。在大多数情况下，I 型成骨不全是由继发于无义突变介导的 mRNA 衰变的 COL1A1 单倍剂量不足引起的[32]。

II 型成骨不全是围产期致死变异[31]。特征是新生儿早产，出生体重低，下肢骨屈曲，肋骨串珠，颅骨软化，巩膜颜色深，四肢短小，髋关节挛缩，胸廓窄小。II 型病例的主要病因是 COL1A1 或 COL1A2 的点突变导致前 α_1（I）或前 α_2（I）链的三螺旋区域中的甘氨酸被替换。其他突变类型包括分子 C 端非甘氨酸替换的突变、终止密码子突变、剪接突变引起的外显子跳跃，以及开放阅读框内的小片段插入或缺失。突变可能是通过干扰前胶原链的组装或是干扰前胶原分子的三螺旋区域稳定性产生表型的。在一些复发畸形的家庭中，报道过嵌合的情况[37]。II 型成骨不全可以在妊娠期间通过 B 超监测发现[15]。

III 型成骨不全被称为进行性骨骼变形变异[31]。胎儿的骨折、身材矮小和骨骼畸形在宫内就可被识别。这些患者通常有全身性骨量的减少，是所有成骨不全类型中骨折发生率最高的（图 20-10）。这会导致角骨畸形，甚至出现严重脊柱后凸侧弯，减少寿命。大多数病例呈常染色体显性遗传，主要遗传病因是 COL1A1 和 COL1A2 发生突变，导致剪接位

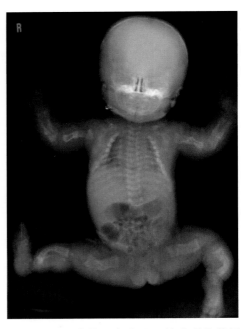

▲ 图 20-10 III 型成骨不全胎儿 X 线表现为长骨变短，弯曲，骨量减少，呈典型的骨质疏松；该妊娠提前终止，因此无法确定这名胎儿是否患有 II 或 III 型成骨不全；但总体判断程度严重，并伴有肋骨骨折

点改变、甘氨酸替换或单个甘氨酸缺失。III 型成骨不全呈现高度的遗传异质性，至少存在 11 个基因与该疾病的隐性遗传模式相关。

IV 型成骨不全为中度严重变异，特征是身材矮小，骨骼变形轻微[31]。宫内可能发生股骨骨折。这些患者的脊柱通常较短，在发育过程中可能会发展成脊柱侧凸或后凸，影响呼吸功能。该表型的遗传模式只有常染色体显性遗传，大多数是由于 COL1A1 和 COL1A2 突变导致甘氨酸被替换，还有一些是剪接突变及框内插入或缺失引起的。

产前诊断

遗传学的产前诊断可用于检测成骨不全，这项检测可以应用于已明确突变的家庭。由于成骨不全 DNA 碱基的异质性，对可疑病例进行遗传学检测是有必要的，但对阴性结果应谨慎解读。此外，超声检查可以检测出胎儿中度到重度的成骨不全。成骨不全的超声征象包括矿化不良导致的颅骨易变形和颅骨内容物过于可视化，四肢骨弯曲，长骨皮质显示不清，长骨形态改变——提示骨折或骨痂形成（图 20-11 至图 20-13）。股骨异常是成骨不全最敏

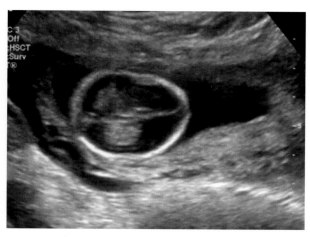

▲ 图 20-11　超声图像显示Ⅲ型成骨不全胎儿头部，异常头盖骨被超声探头压迫，导致颅内内容物可见度增加

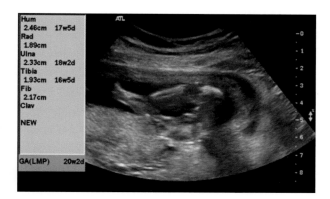

▲ 图 20-12　妊娠 20 周的Ⅲ型成骨不全胎儿腿部侧视；股骨短、弯、宽，胫骨和腓骨也会受到影响，但不太明显

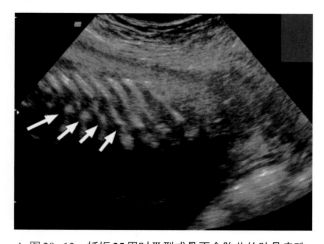

▲ 图 20-13　妊娠 35 周时Ⅲ型成骨不全胎儿的肋骨串珠；尽管伴有严重的成骨不全，且多处肋骨骨折，但胎儿依然存活

感的指征，容易出现骨折等形态学改变。肋骨也容易出现类似的改变（严重的病例会出现肋骨串珠），一般提示预后不良。成骨不全一般是胎儿四肢弯曲的最常见原因，比低磷酸盐血症更为常见，这两者存在共同的超声指征，后者通常是在宫内观察到四肢弯曲时第一个疑似诊断。Ⅳ型成骨不全在妊娠 6—9 个月时可能观察到股骨弯曲的表型。

七、Ⅱ型胶原缺陷所致的疾病（软骨发育不全 2 型、软骨生长低下和先天性脊柱骨骺发育不良）

Ⅱ型胶原的变异会导致大范围的软骨发育不良，表型范围包括围产期致死，轻度，乃至无症状 [5, 34, 35]。软骨发育不全 2 型（ACG2），和软骨生长低下是Ⅱ型胶原缺陷疾病中最为严重的两种（图 20-14），胎儿的通常表现为四肢短小、脖颈短、腹部凸出、头围大、面部扁平等。这两种疾病均与早产和胎儿水肿相关。ACG2 会导致死产和围产期死亡，而软骨生成低下症在短期内不会导致新生儿死亡。Torrance 发育不良是一种致死性变异，由 COL2A1 的 C 端突变引起 [36]。

先天性脊柱骨骺发育不良（SEDc）和它的变异型——先天性脊柱干骺端发育不全即 Strudwick 型，特征是躯干短、脖颈短、四肢近端骨明显缩短。其他相关的表型可能包括腭裂和马蹄内翻足，但头围正常。受影响的个体可能患有严重近视，甚至发生视网膜脱落。新生儿的椎体是卵圆形，髂骨短且方，耻骨联合骨化不全。骨骺的骨化会延迟发生。Strudwick 型出生时的表型与 SEDc 类似，但在年幼时更多表现为干骺端的受累。在其他各个时期中，干骺端受累相当明显。所有 SEDc 变异型都是由 COL2A1 缺陷引起的 [34, 76-79]。

Kniest 发育不良是一种严重的疾病，表现为与年龄不成比例的身材矮小 [26]。患者的躯干和四肢都很短，可能伴有腭裂、马蹄内翻足和腹股沟疝，此外还有关节增大、面部平坦、髋内翻明显等表现。在生长发育过程中还会出现近视和听力受损的情况。许多 COL2A1 的变异类型已经明确，主要是外显子跳跃相关变异，以及其他小片段的缺失或插入。这些变异类型不会影响胶原蛋白三螺旋结构，

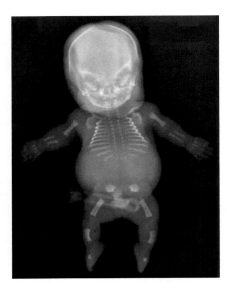

▲ 图 20-14　已经从分子遗传学诊断为软骨生长低下（*COL2A1* 突变）；脊柱和耻骨的骨化程度差；髂骨翼的形态异常，轮廓为圆形，关节面平坦

但是会影响其中一条 α 链的长度，但是这种影响具有不确定性[34, 80]。

Stickler 综合征 Ⅰ 型是由于 *COL2A1* 的特殊突变所致，引起等位基因功能缺失，进而影响 *COL2A1* 的单倍剂量[81-83]。患者可能有腭裂、小下颌畸形、严重近视合并视网膜脱离，并可发展为感觉神经性听力障碍，但是不会引发身材矮小。有的携带者临床表型并不明显。与 Stickler 综合征 Ⅰ 型相比，Stickler 综合征 Ⅱ 型和相关的 Marshall 综合征是由于 *COL11A1* 的缺陷所致[82, 84]。而无眼部表型的 Stickler 综合征 Ⅲ 型主要是由 *COL11A2* 缺陷导致的[85, 86]。

产前诊断

Ⅱ 型胶原基因变异引起的疾病相对严重（如 ACG2、软骨生长低下、Torrance 发育不良、Kniest 发育不良和 SEDC），可以通过妊娠期超声检查出这些异常。ACG2、软骨生长低下和 Torrance 发育不良可能在妊娠早期出现相应表型，如四肢短小和颈后皮褶厚度增加。Kniest 发育不良和 SEDC 的表型会出现在妊娠中期，主要表现为四肢短小、脊椎成熟延迟、胸廓窄小，有时还会出现马蹄内翻足的情况，但是手足的长度是正常的。但以上超声表型大多是非特异性的，在没有阳性家族史支持的情况下，鉴别诊断的难度很大。胎儿面部的影像学

检查对于诊断具有一定意义，大多数 Ⅱ 型胶原异常的胎儿都表现出不同程度的面中部发育不良和下颌后缩畸形（图 20-15）。这种面部特征也可以作为 Stickler 综合征的诊断依据，Stickler 综合征一般没有骨骼发育的异常，通常在出生后才能确诊[87]。对于 *COL2A1*、*COL11A1* 或 *COL11A2* 相关疾病，如果已有影像学的表现，可借助于分子遗传学检测方法进行产前诊断。涉及胶原相关疾病的变异类型和变异基因较多，通过 NGS 可能检测到新的致病变异。但是，对于阴性结果的解读应当慎重，对于临床意义不明的结果不宜进行过度解读。

八、硫酸盐转运蛋白基因缺陷所致的疾病（软骨发育不全 1B 型、骨发育不全 2 型和骨畸形发育不良）

硫酸盐转运蛋白（*DTDST*；*SLC26A2*）基因突变会导致一系列骨骼发育不良，包括软骨发育不全 1B 型（ACG1B）、骨发育不全 2 型（atelosteogenesis type 2，AO2）、骨畸形发育不良（diastrophic dysplasia，DTD）和隐性多发性骨骺发育不良（recessive multiple epiphyseal dysplasia，rMED）等[88-95]。该基因编码的跨膜蛋白与细胞内外阴离子交换相关，其功能是将细胞外的硫酸盐转运通过细胞膜。*SLC26A2* 基因突变导致软骨细胞内硫酸盐减少，主要表现为软骨基质中硫酸化蛋白多糖减少或缺失。该基因导致的

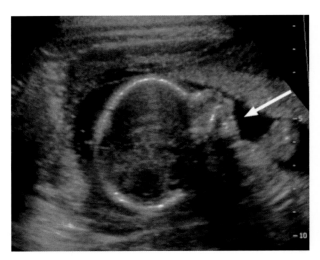

▲ 图 20-15　胎儿的超声图像：面部侧面显示明显的下颌后缩，是 Ⅱ 型胶原紊乱的一个特征

疾病严重程度不等，致死型疾病有 ACG1B、AO2，中等严重程度的有 DTD，还有一般与正常人差异不大的 rMED。这些也是疾病类型划分的体现，同时也反映了该类综合征表型谱的连续性。

　　与 ACG2 类似，ACG1B 也会导致围产期的死亡[96]。这两种疾病的表型类似，除了 ACG2 的胸廓为桶形，而 ACG1B 的胸廓为狭窄。另一个重要的区别是 ACG1B 患者的足趾和手指比正常人短而粗。以上征象可以通过 X 线和软骨组织学检查进行区分[96]。AO2 也是一种严重的骨骼发育不良，患儿通常四肢短小、足内翻、拇指远端过度伸展等，有时也会出现肱骨远端变细的情况，该疾病通常是致死的[93]。

　　DTD 是一种与严重的发育不良相关的疾病，主要表现为躯干及四肢短小，跟腱挛缩引起的马蹄内翻足，腭裂，远端过度伸展的拇指和足趾，以及其他明显的 X 线征象改变，因此可以在出生前或出生时发现，通常不致死[93]。rMED 是 *DTDST* 基因变异引起的表型中最轻微的一类[88]。

产前诊断

　　ACG1B 是最严重骨骼发育不良的表型之一，通常在妊娠 13 周时，因四肢短小和颈水肿被发现。然而，ACG1A、ACG1B 和 ACG2 的鉴别诊断通常复杂且具有不确定性。即使马蹄内翻足和拇指远端过度伸展是 ACG1B 的明显征象，但也不是完全特异的，因此分子遗传学检测还是有必要的。软骨组织影像学检查和组织学检查能够准确地区分这些严重的非特异性增生表型，并指导进一步的分子检测。因为患儿会出现四肢短小，拇指远端过度伸展等表型，故而骨畸形发育不良可以通过常规超声检查发现（图 20-16）。除了一种高频率的芬兰基因突变[92, 93]，其他变异类型存在广泛异质性，妊娠期间骨畸形发育不良的分子检测具有不确定性[94]。如果该突变以前在另一个受影响的家庭成员中出现相关表型时，突变致病分析是具有较高的准确性，并可应用早期产前诊断进行遗传阻断。

九、关节脱位：Larsen 综合征和结缔组织疾病

　　Larsen 综合征是通常在产前或者出生时发现，伴有膝盖和髋关节脱位[97, 98]。患者面部低平，额部

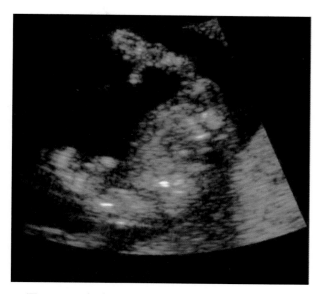

▲ 图 20-16　超声图像显示的是一对无血缘关系夫妇的第二个胎儿；他们第一个胎儿在妊娠 20 周左右通过超声检测出骨骼发育不良，然后被诊断为骨畸形发育不良，后续的分子遗传学检测证实了这一诊断，并建议下次妊娠进行 CVS；第二次妊娠 10.5 周时，超声发现拇指远端过度伸展，分子遗传学检测证明为复发性

隆起，手指有时出现特异性畸形，比如远端指骨短宽（呈"匙状"）。病例多为散发，但也可能出现家庭聚集，呈显性遗传。腕骨过多且伴有腕骨过早骨化，指骨宽大，指骨关节脱位等影像学改变有助于该病的诊断[97, 98]。引发该疾病的一个重要原因是编码细丝蛋白 B（*FLNB*）的基因发生突变[99]。该基因的突变也可能导致更严重的骨骼发育不良，如骨发育不全Ⅰ型，骨发育不全Ⅲ型，以及"回旋镖"样骨发育不良[100]。这类疾病的 X 线征象包括肱骨 / 股骨发育不良，一般显示缺如，椎体发育不良，指骨短宽，这类疾病通常是致死的，但患者也有继续存活的可能，伴随着表型的恶化，最后演变为严重的 Larsen 表型。在极少数情况下，*FLNB* 基因突变引起的疾病呈常染色体隐性遗传模式，表现为躯干短小，发育不良，称为脊柱 – 腕骨 – 跗骨融合。这种情况下，相邻椎体的融合导致躯干缩短和脊柱侧弯。Larsen 综合征并非都是 *FLNB* 基因变异引起的，部分病例呈常染色体隐性遗传模式，这其中有一部分由编码软骨素 –6– 磺基转移酶的基因（碳水化合物磺基转移酶 3，*CHST3*）突变导致的[101]。除了出生时表现为膝关节和肘关节脱位外，受累患者的脊

柱改变也不同于典型的 Larsen 综合征 [100]。他们的表型会转变为更严重的软骨发育不良伴躯干短缩和脊柱后凸（即 Omani 型脊柱骨骺发育不良）。在明确 CHST3 突变之前，患病个体通常已被诊断为肱骨骨骺发育不良或"软骨发育不良伴多发性脱位" [101]。

产前诊断

虽然 Larsen 综合征的膝关节脱位可以通过产前超声发现，但临床经验表明大多数病例并未能在产前检出。表型严重的骨发育不全 I 至 III 型可以在妊娠中期被发现；当肱骨或股骨出现显著发育不良时，便可以作出初步诊断，但与其他骨发育不良鉴别较难。如 Desbuquois 综合征，产前检查时也可能发现关节脱位和明显的肢体缩短 [102]。关节脱位可以作为结缔组织疾病的产前指征，但鉴别诊断难度很大。更多情况下，关节脱位通常表现为畸形（如羊水过少引起）或关节挛缩（通常继发于神经肌肉疾病）[103, 104]。绝大多数单纯的结缔组织疾病（包括 Ehlers-Danlos 综合征）很难在出生前发现。

十、马方综合征及相关疾病

马方综合征是一种来源于"结缔组织"的疾病 [9]。大多数马方综合征病例是由编码纤维蛋白 1 的 FBN1 基因突变所致。马方综合征患者的典型表现是个子高、四肢长、手指长。这些特征通常在出生后第一年便出现，严重的患者甚至在出生时就会出现这些异于常人的表型。马方综合征的临床表现包括以下几个方面，骨骼系统的表现包括漏斗胸、鸡胸、扁平胸、单个或多个异常的脊柱弯曲、髋臼前凸和关节松弛 [105, 106]；眼部表现包括眼轴延长、角膜扁平，更严重的是晶状体脱位导致异位晶状体；心血管系统的表现包括二尖瓣脱垂伴严重反流、瓣环扩张和房室瓣赘生物等，出现心律失常可能导致猝死；胎儿在宫内时，主动脉根部便开始扩张，可能导致瓣膜反流，主动脉瘤和潜在的主动脉夹层可能危及生命；对于呼吸系统而言，肺尖肺小泡的破裂可能导致气胸；中枢神经系统表现相对单一，主要为硬脑膜扩张症。相比较于正常人，马方综合征患者可能产生瘀伤，但最常见的皮肤表现是萎缩纹。新生儿马方综合征是一种比较严重的类型，出生开始便表现出蜘蛛指（趾）、关节挛缩和严重的心脏瓣膜功能不全。通常患儿有特征面容且预后较差 [107–110]。

马方综合征的患者临床特征有时并不明显，这也为诊断带来了一定难度。患者的临床表现和 FBN1 突变导致的其他疾病表型出现重叠，但这些疾病并不符合马方综合征的诊断标准 [105, 111, 112]。目前，马方综合征的诊断标准相对明确，其中也涵盖了分子遗传学的标准 [113]。但是儿童马方综合征的诊断标准相对特殊 [114]。

妊娠相关问题及产前诊断

马方综合征之所以放在本章节中，是因为其发病率相对较高且马方综合征患者在妊娠期间需要特殊注意。大多数患有其他结缔组织疾病（Ehlers-Danlos 综合征 IV 型除外）的孕妇不需要特别的预防措施。马方综合征的女性在妊娠及围产期间出现主动脉扩张或主动脉夹层的风险升高，应当在妊娠期间随时监测 [106, 115–117]。本身主动脉已经扩张的女性发病风险会更高，更需要严密的监测。目前，β 受体拮抗药是一线治疗药物，必要时可行外科手术治疗。通常而言，马方综合征在超声诊断中一般很难引起注意，但是严重的马方综合征在妊娠中晚期会出现股骨长度超过参考值范围的 90% 伴或不伴有主动脉根部扩张或心脏扩张。对于怀疑或者已经确诊马方综合征的家庭而言，可以施行 FBN1 产前分子遗传学检测。

综上所述，对于散发性骨骼发育不良及结缔组织疾病而言，产前诊断难度较大，多学科会诊可能有助于诊断。准确判断致病性对于遗传咨询而言很重要。无论在什么情况下，即使已经终止妊娠或者分娩，都应积极进行分子诊断。如果已经终止妊娠，提供影像学检查（X 线片）和患儿 DNA 等全面准确的信息对于复发风险的评估具有重要意义。在妊娠期间，NGS 的使用让分子遗传学诊断发挥更好的作用。

致谢：感谢以下同事们，他们分享了病例及各种超声图像。他们是 Nathalie Beurret Lepori 博士、Melissa Carter 博士、Dirk Emmerich 博士、Katyuska Francini 博士、Juan Llerena 博士和 Yvan Vial 博士等。

第 21 章　碳水化合物代谢障碍的产前诊断

Prenatal Diagnosis of Disorders of Carbohydrate Metabolism

Deeksha Sarihyan Bali　Stephanie L. Austin　Priya S. Kishnani　著

贺麒龙　徐凡清　彭雨旸　译

遗传性碳水化合物代谢紊乱是由于参与糖酵解、糖原生成或糖原代谢的酶或运输蛋白的缺陷造成的。糖原代谢的缺陷通常导致糖原在组织中的积累，因此被称为糖原贮积症。然而，糖异生紊乱或半乳糖和果糖代谢缺陷通常不会导致糖原在组织中堆积。各种碳水化合物代谢紊乱的临床表现有明显不同，其症状从轻症到致死不等。在碳水化合物代谢紊乱中，与其他贮积性疾病如黏多糖贮积病不同，饮食疗法对控制和改善许多症状是有效的，尽管其没有治疗作用。例如，早期诊断、早期饮食管理和对症治疗改善了糖原贮积症 I 型患者的治疗效果和生活质量。但即使有症状改善，长期并发症仍然存在。

本章要讨论的碳水化合物包括三种单糖：葡萄糖、半乳糖和果糖。葡萄糖是人类能量代谢的主要底物。饮食中的葡萄糖摄入、糖原生成和糖原分解可维持人类正常的血糖水平，这对细胞发挥功能起着重要作用，为大多数代谢过程提供所需的能量。我们饮食中的葡萄糖是通过摄取多糖（主要是淀粉）和双糖（包括乳糖、麦芽糖和蔗糖）获得的。另外两种单糖，半乳糖和果糖，也为细胞代谢提供燃料；然而，它们的作用远不如葡萄糖重要。半乳糖来自乳糖（半乳糖和葡萄糖），它存在于牛奶和奶制品中。果糖的两个膳食来源是蔗糖（果糖加葡萄糖），是一种常用的甜味剂，而果糖本身存在于水果、蔬菜和蜂蜜中。我们摄入总热量的 1/5 是由果糖提供的。

本章讨论了人群中常见的碳水化合物疾病（表 21-1）。对每种疾病的讨论包括疾病的病理生理学（主要的酶学缺陷）、临床表现、治疗方法、遗传信息、携带者检测和产前筛查。

一、糖原贮积症

糖原贮积症（glycogen storage disease，GSD）是影响糖原代谢的遗传性疾病[1-3]。GSD 中发现糖原在数量或质量上存在异常，或者两者都有。基本上，所有已知的酶和一些参与糖原的合成或降解及葡萄糖释放的运输蛋白都被发现会导致某类 GSD。按照这些酶缺陷被发现的时间顺序，将不同形式的GSD 进行了分类。在器官受累、发病年龄和临床严重程度方面，GSD 的临床表现有明显的不同[1]。因此，产前诊断 GSD 的临床指征是多变的。

糖原分子是葡萄糖的储存形式，由许多直链和支链的葡萄糖残基组成。葡萄糖储存（糖原生成）和葡萄糖释放（糖原分解）的精确调节对葡萄糖稳态至关重要。同时，一种阻碍糖原分解为葡萄糖的酶缺陷会导致肝脏和骨骼肌贮存功能严重受损。

由于肝脏和肌肉有大量的糖原，它们是最常见和最严重的受损组织。当葡萄糖充足时，肝脏将葡萄糖储存为糖原，当需要能量时又能够释放葡萄糖。由于肝脏的碳水化合物代谢负责维持血浆葡萄糖稳态，在主要影响肝脏的 GSD 中，其特征表现通常为肝大和低血糖。主要影响肝脏的类型（和相关的酶学缺陷）有：GSD I（葡萄糖 -6- 磷酸酶、葡萄糖 -6- 磷酸转化酶）、III（脱支型）、IV（分支型）、VI（肝脏磷酸化酶）、IX（磷酸 b 激酶）和

疾　病	常用名	酶缺陷	临床表现	能否检测携带	能否进行产前诊断
表 21-1　碳水化合物代谢障碍的产前诊断					
常见糖原贮积症					
Ⅰa 型	Von Gierke 病	葡萄糖 -6- 磷酸酶	• 娃娃脸，生长受限、肝大，低血糖，血乳酸、胆固醇、甘油三酯和尿酸升高 • 长期肝脏并发症，包括肝脏腺瘤和 HCC	是	是
Ⅰb 型	Von Gierke 病	葡萄糖 -6- 磷酸转运酶	与 Ⅰa 型相同，另外发现中性粒细胞减少和中性粒细胞功能受损 长期肝脏并发症	是	是
Ⅱ 型	婴儿型 Pompe 病	酸性 α 葡糖苷酶（GAA，又称酸性麦芽糖酶）	心肌病，肌张力低下，发病时间：出生至出生后几周	是	是
	晚发型 Pompe 病（青春期和成人）	酸性 α 葡糖苷酶（GAA，又称酸性麦芽糖酶）	肌病，呼吸系统受累，1 岁后有不同程度的心脏受累；发病时间：儿童期至成年期	是	是
Ⅲa 型	Cori-Forbes 病	肝脏和肌肉糖原脱支酶缺乏（淀粉 -1，6- 葡糖苷酶）	儿童期：肝大、生长受限、肌肉无力、低血糖、高脂血症、转氨酶升高；长期肝脏并发症包括纤维化、肝硬化和 HCC	是	是
Ⅲb 型		肝脏糖原脱支酶缺乏；正常肌肉酶活性	• 肝脏症状与 Ⅲa 型相同；没有肌肉症状 • 长期肝脏并发症包括纤维化、肝硬化和 HCC	是	是
Ⅳ 型	Andersen 症	• 支链酶缺乏 • 具有酶学和分子异质性的多种形式	• 典型性（进行性）肝脏亚型：FTT、肌张力低下、肝大、脾大、进行性肝硬化（通常在第 5 年以前死亡）、转氨酶升高；肝外表现包括心脏和中枢神经系统受累 • 非进行性肝病亚型：病情较轻的非进展性肝病形式 • 先天性神经肌肉亚型：多系统受累的变体，包括骨骼肌和心肌 • 围产期致命神经肌肉亚型：心肌病、关节囊肿甚至胎儿水肿 • 儿童神经肌肉亚型：病程多变，发病年龄不一，早期死亡 • 成人多聚糖体病：以广泛的上下运动神经元病变为特征	是	是

（续表）

疾 病	常用名	酶缺陷	临床表现	能否检测携带	能否进行产前诊断
Ⅴ型	McArdle 病	肌磷酸化酶缺乏症	运动不耐受，肌肉痉挛，疲劳感增加，肌红蛋白尿	是	是
Ⅵ型	Hers 病	肝磷酸化酶	肝大，可变的酮性低血糖症，高脂血症	不推荐	不推荐
Ⅶ型	Tarui 病	果糖磷酸激酶	运动不耐受，肌肉痉挛，溶血性贫血，肌红蛋白尿	是	是
Ⅸ型	磷酸化酶激酶缺乏症	磷酸化酶 b 激酶肝亚型：PHKA2（GSD Ⅸ α2）、PHKB（GSD Ⅸ β）和 PHKG2（GSD Ⅸ γ2）	肝脏亚型：肝脏肿大、酮症低血糖症和生长延迟	是	是
		磷酸化酶 b 激酶肌肉亚型：PHKA1（GSD Ⅸ α1）、PHKB（GSD Ⅸ β）	肌肉亚型：运动不耐受，肌痛，肌肉痉挛，进行性肌无力		
Fanconi-Bickel 综合征	葡萄糖转运体 2 缺陷 • GLUT2 缺陷 • Fanconi-Bickel 综合征	SLC2A2	肝大、低血糖、肾脏、生长延迟	是	是
0 型	糖原合成酶缺陷	GYS2：肝脏特异性糖原合成酶缺陷	严重的低血糖症并伴有酮症	是	是
		GYS1：肌肉糖原合成酶缺陷	骨骼肌和心肌受损		
PRKAG2	AMP 激活蛋白激酶的 γ2 亚单位（AMPK）	心脏代谢的重要调节因子	心室肥大、预激和进展性传导系统疾病	是	是
半乳糖障碍					
GALT——经典半乳糖血症	半乳糖血症伴转移酶缺乏症 半乳糖血症 1 型	半乳糖 –1– 磷酸尿苷酰转移酶（GALT）	喂养困难，呕吐，FTT，黄疸，肝大，凝血功能异常、白内障、大肠埃希菌败血症	是	是
半乳糖核酸酶缺陷	GALK1 半乳糖血症 2 型	半乳糖苷酶	白内障	不推荐	是

（续表）

疾　病	常用名	酶缺陷	临床表现	能否检测携带	能否进行产前诊断
普遍性尿苷二磷酸酯 -4- 半乳糖嵌合酶缺乏症	• GALE • 半乳糖血症 3 型	二磷酸尿苷半乳糖 -4- 外聚酶	类似于转移酶缺乏症，另外发现有感音神经性听力障碍，身体和认知发育迟缓，以及学习困难	是	是
果糖代谢紊乱					
原发性果糖尿症	果糖激酶		良性	未报道	不推荐
遗传性果糖不耐受症（HFI）	果糖 -1- 磷酸醛缩酶		• 急性：腹痛、乏力、低血糖、恶心和呕吐 • 慢性：黄疸、肝大、肾功能障碍和肝衰竭	是	是
糖异生障碍					
果糖 -1，6- 二磷酸酶缺乏症	果糖 -1，6- 二磷酸酶		偶发性低血糖；呼吸暂停、酮症、酸中毒	是	是
磷酸烯醇丙酮酸羧激酶（PEPCK）缺陷	磷酸烯醇丙酮酸羧激酶		低血糖症、肝大、肌张力低下、FTT	是	是
其他碳水化合物紊乱					
戊糖尿	左旋木酮糖还原酶		良性	不推荐	是

FTT. 成长受阻；HCC. 肝细胞癌

XI（葡萄糖转运体 –2 缺乏症）。GSD 0（肝脏和肌肉糖原合成酶缺乏症）缺乏糖原的储存，因此与上述其他 GSD 亚型不同。一些肝脏 GSD（Ⅲ、Ⅳ、Ⅸ）也与肝脏纤维化和肝硬化有关，有患肝细胞癌（hepatocellular carcinoma，HCC）的风险。在 GSD Ⅰ 中，肝脏腺瘤常常在 20 岁左右出现，HCC 也发生在 GSD Ⅰ 患者中。主要影响肌肉的 GSD 可分为两组。第一组涉及溶酶体酶的缺乏（Pompe 病或 GSD Ⅱ），其临床表现多种多样，发病年龄、器官受累和严重程度各不相同。第二组，肌磷酸化酶和肌磷酸果糖激酶缺乏（GSD Ⅴ 或 McArdle 病；GSD Ⅶ 或 Tarui 病）是其原型，其特点是肌肉疼痛、运动不耐受、横纹肌萎缩、肌红蛋白尿和易疲劳。肌肉细胞在短暂的剧烈运动中使用糖原作为燃料来源。

在一些 GSD 中，症状通常在成年后才出现，如肌糖原病 GSD Ⅴ 和 GSD Ⅶ，以及一些晚发的 Pompe 病患者（尽管现在这种情况不太常见，因为 Pompe 病已被列入许多美国新生儿筛查项目），先证者的诊断通常要等母亲超过育龄期才能做，与产前诊断并不相关。另外，婴儿期发病的 GSD，如 Ⅰ 型、Ⅱ 型［婴儿型 Pompe 病（infantile-onset pompe disease，IOPD）］、Ⅲ 型、Ⅳ 型、Ⅸ 型和 PRKAG2 缺乏症，如果在婴儿期不被发现或不被治疗，其预后极其不良，因此婴儿期发病的 GSD 是需要考虑进行产前诊断或新生儿筛查的对象。2015 年 6 月，Pompe 病被加入美国推荐的新生儿筛查统一筛查项目（US Recommended Uniform Screening Panel，RUSP）。美国约有 20 个州加上华盛顿特区（2020 年 6 月）正在筛查 Pompe 病，检测 Pompe 病的婴儿型和晚期发病的表型，而且筛查的州数还在继续增加。产前诊断有助于缓解父母的焦虑，让父母放心，并为另一个患病的孩子的出生做好准备。产前诊断和新生儿筛查都可以在出生时立即对可治疗的疾病进行治疗，从而降低一些长期后遗症的可能性和发生率。

所有形式的 GSD 的总概率约为 1/10 000 活产婴儿。Ⅰ、Ⅱ、Ⅲ、Ⅵ和Ⅸ型是最常见的，约占所有 GSD 的 90%[1-3]。随着 Pompe 病新生儿筛查的进行，该病的发病率已上升到 1/9000；其他 GSD 也可能出现类似上升[4]。大部分 GSD 是常染色体隐性遗传的，例外的是磷酸甘油酯激酶和一种常见的磷酸 b 激酶缺乏症，它们是 X 连锁的，还有 AMP 激活蛋白激酶 γ2（PRKAG2）缺乏症，它是作为常染色体显性遗传的疾病[3]。

（一）GSD Ⅰ（葡萄糖 –6– 磷酸酶和葡萄糖 –6– 磷酸转运酶缺乏症，Von Gierke 病）

GSD Ⅰ［Von Gierke 病（Ⅰa 型）］[5, 6]，是由葡萄糖 –6– 磷酸酶（G6Pase）催化酶活性不足[7]（Ⅰa 型）或葡萄糖 –6– 磷酸转运酶（G6PT）缺陷（Ⅰb 型）引起的，G6PT 是一种转运酶[8, 9]，可将葡萄糖 –6– 磷酸（G6P）转运过微粒体膜。这两种酶的缺陷都会导致糖原和脂肪在受影响的器官（肝脏、肾脏和肠道）中积累，但不会在羊水细胞或绒毛膜中积累。肝脏中储存的物质不仅包括糖原，还包括大量的脂肪。由于肝脏中缺乏 G6P 酶的催化活性或转运酶的活性，导致 G6P 不能通过正常的糖原分解和糖异生转化为葡萄糖。

患该病的患者可能在新生儿期出现低血糖；然而，他们更常在 3—4 个月大时出现肝大和（或）低血糖发作[6]。其他继发性代谢异常包括乳酸血症、高尿酸血症和高血脂。该病还损害了血小板功能，因此出血时间可能延长。除上述发现外，Ⅰb 型患者有中性粒细胞减少症，中性粒细胞功能受损，并可能有反复的细菌感染。这些儿童有娃娃脸，脸颊肥胖，腹部突出，四肢相对瘦弱，身材矮小。腹部增大是由肝脏极巨肿大引起的。脾脏的大小正常。可能存在黄疸和腹泻，可能经常出现鼻出血。频繁的鼻出血伴出血时间延长，一些女性出现月经不调，均是血小板聚集和黏附力受损的结果[10, 11]。

高尿酸血症存在于幼儿中，但很少在青春期前发病。高脂血症包括甘油三酯、胆固醇和磷脂的升高。高甘油三酯血症导致血浆呈现"乳白色"。脂质异常类似于高脂血症Ⅳ型，其特点是极低密度脂蛋白（very low-density lipoprotein，VLDL）和低密度脂蛋白（low-density lipoprotein，LDL）水平升高；脂蛋白 B、C 和 E 水平升高；脂蛋白 A 和 D 水平正常或降低[12, 13]。红细胞聚集指数和解聚剪切速率阈值升高。

由于青春期常常推迟，一些女性会做超声检查，结果发现与多囊卵巢一致的影像；但是，多囊卵巢综合征的其他临床特征，如痤疮和多毛症并不存在[14]。已有Ⅰa 型和Ⅰb 型 GSD 女性成功妊娠的报道[15, 17]；低血糖症状和肾小球滤过率的恶化可能因妊娠而加剧[19]。继发于血脂异常，胰腺炎的风险增加[20]。血脂异常加上红细胞聚集的升高，使这些患者容易发生动脉粥样硬化。然而，除极少数病例外，尚未明确报道过早发性动脉粥样硬化[21, 22]。血小板聚集受损和抗氧化防御增加可能作为一种帮助降低动脉粥样硬化的风险保护机制[23, 24]。频繁骨折和骨质疏松症的影像学证据在成年患者中并不少见，患者的骨矿物质含量明显减少。

相当多的患者发生肝腺瘤，可能发生恶性转化，有时需要进行肝移植[25-27]。在青春期，继发于长期高尿酸血症的痛风症状可能出现。其他并发症包括铁排斥性贫血、肺动脉高压[28, 29]和肾脏疾病。

肾脏疾病是一种严重的晚期并发症，表现为蛋白尿、高血压、Fanconi-like 综合征或肌酐清除率的改变[30-33]。肾功能不全的早期阶段经常发现肾小球超滤。可能发生微量白蛋白尿和进行性肾脏损害。活检中常见局部节段性肾小球硬化和间质纤维化。其他肾脏异常包括淀粉样变、低尿酸、高钙尿和远端肾小管酸化缺陷[34]。

GSD Ⅰb 型有类似的临床过程，另外还有中性粒细胞减少和中性粒细胞功能受损的问题，导致反复的细菌感染。口腔和黏膜溃疡很常见，在某些情况下会发生肠炎[35, 36]。源于 G6PT 缺乏的中性粒细胞压力也减少了内质网的内源性葡萄糖生产，并诱导中性粒细胞的凋亡[37, 38]。

根据临床表现和血浆乳酸和脂质的异常值，可以怀疑诊断为 GSD Ⅰ。此外，注射胰高血糖素或肾上腺素几乎不引起血糖升高，但乳酸水平明显升高；然而，该试验并非推荐用于 GSD Ⅰ诊断。在克隆 G6Pase 和 G6PT 基因之前，确诊需要进行肝脏活检来证明酶的缺乏。现在，基因变异分析、GSD 序列筛查和外显子组测序（exome sequencing，ES）

的出现为 GSD Ⅰa 和 Ⅰb 型患者提供了无创诊断的选择[39]。随着二代测序的兴起，这些基因经常被列入各种低血糖和 GSD 的筛查项目。然而，在某些情况下，由于在各自的基因中发现了新生突变或意义未明的变异（VUS），对肝脏组织进行酶测试也可能有助于做出明确的诊断。

GSD Ⅰ 的治疗旨在维持正常血糖，这可以纠正大部分的代谢异常并减少该疾病相关发病率。正常血糖可以通过其他不同方法实现。夜间鼻胃输注葡萄糖和口服未煮熟的玉米淀粉是公认的治疗手段[40-44]。对于 2 岁以下的患者，当前治疗方法是每 4 小时口服剂量为 1.6g/kg 体重的未煮熟玉米淀粉[43-45]，年长的患者每 6 小时 1.75~2.5g/kg。对玉米淀粉没有反应的患者，夜间鼻胃输注葡萄糖加上白天频繁喂食是有效的。随着一种吸收速率较慢的新型糯玉米淀粉缓释制剂（Glycosade）的出现和批准使用，夜间喂食和反复低血糖发作的问题已经得到缓解[46]。目前，该蜡质玉米淀粉在美国被批准用于年龄≥5 岁，在加拿大被批准用于≥2 岁的 GSD Ⅰ 患者的夜间使用。饮食中摄入果糖和半乳糖也应受到限制。良好的代谢控制可以减少 GSD Ⅰ 的许多继发性影响。如果在纠正低血糖和代谢控制良好的情况下，尿酸水平没有下降，可以给予别嘌醇以降低痛风时的尿酸水平。高脂血症可以用调血脂药如羟甲基戊二酰辅酶 A（hydroxymethyglutaryl-CoA，HMG-CoA）还原酶抑制药和贝特类来改善。研究表明，使用血管紧张素转换酶（angiotensin-converting enzyme，ACE）抑制药，如利辛普利，对治疗微白蛋白尿（一种 GSD Ⅰ 患者肾功能障碍的早期指标）有益。补充柠檬酸盐可能有利于预防或改善和尿路结石的发生。通过早期诊断和治疗，生长期和青春期可以达到正常，希望这些患者出现长期并发症的概率可以降到最低。

对于 Ⅰb 型 GSD 患者，粒细胞集落刺激因子已被成功用于治疗中性粒细胞减少症，降低细菌感染的严重程度，并改善慢性炎症性肠病[47, 48]。一种可靠的新疗法，恩格列净（Empagliflozin），最近被考虑用于 GSD Ⅰb 型的治疗。在 GSD Ⅰb 中，G6PT 和 G6PC3 协同分解 G6P 类似物，1,5- 脱水葡萄糖醇 -6- 磷酸[49]。当 G6PT 或 G6PC3 失活时，细胞中会积累 1,5- 脱水葡萄糖醇 -6- 磷酸。这种化合物是己糖酶的强抑制药，因此它的积累可能会影响

葡萄糖的正确利用。中性粒细胞特别容易被己糖酶抑制，因为它们在成熟过程中失去了线粒体，完全依赖葡萄糖代谢获得能量。恩格列净主要抑制位于肾脏近端小管中的钠葡萄糖转运体（sodium glucose transporter，SGLUT2）。这种作用导致葡萄糖尿症，使 1,5- 脱水葡萄糖醇同时在尿液中消失。据推测，血清中 1,5- 脱水葡萄糖醇的减少会降低其类似物 1,5- 脱水葡萄糖醇 -6- 磷酸的毒性，从而减少其对中性粒细胞的有害影响。

GSD Ⅰ 是一种常染色体隐性遗传病。通过评估肠黏膜中的酶活性，已报道携带者的 G6P 酶活性降低[50]。G6PC（GSD Ⅰa 型）和 SLC37A4（GSD Ⅰb 型）[51, 52]的分子遗传测试可以检测出 GSD Ⅰ 中 88% 的突变。

基于 G6P 酶或 G6PT 活性检测的产前检测是不可取的，因为准确率低，而且胎儿肝脏活检有风险[53, 54]。

如果受影响的家庭成员（先证者）的两个致病等位基因都是已知的，可以根据目标分子测试进行产前检测。通过分析从羊膜腔穿刺术获得的胎儿细胞中提取的 DNA，可以对风险增加的孕妇进行产前诊断，羊膜腔穿刺术通常在妊娠 15—18 周进行，或者在妊娠 10—12 周进行绒毛膜绒毛取样（CVS）。然而，为了排除母体细胞污染（maternal cell contamination，MCC），为保证结果的准确性，此类产前检测必须进行 MCC 分析。目前，如果已知道家族的致病变异，利用绒毛细胞或羊水细胞进行基因变异分析，为以前做的胎儿肝脏活检提供了可靠和准确的替代选择[55-57]。一些常见的种族特异性基因变异（GSD Ⅰa:[58, 59] p.Arg83Cys, p.Arg83His, p.Tyr128Thrfs*3, p.Leu216Leu, p.Gln347*, c.379_380dupTA；GSD Ⅰb: p.Gly339Cys, p.Trp118Arg, p.Leu348Valfs*53），在特定的种族群体中更为普遍，已成功用于准确的产前诊断，并将携带者妊娠与受 GSD Ⅰ 影响的妊娠区分开来[6, 55, 60, 63]。如果所有家系的疾病致病因素是已知的，可以通过产前诊断对家系进行目标突变检测。这可以进一步帮助受 GSD Ⅰ 影响的家庭，为其提供遗传咨询服务。

（二）GSD Ⅱ（酸性 α 葡糖苷酶缺乏症，Pompe 病）

GSD Ⅱ，又称 Pompe 病，是由溶酶体酸性 α

葡糖苷酶（acid α-glucosidase，GAA，又称酸性麦芽糖酶）[64]的缺陷引起的，这种酶负责溶酶体中糖原的降解。GAA 的缺乏导致糖原在多种组织中的沉积，主要是骨骼肌、心肌和平滑肌。虽然发病年龄和症状差别很大，但该病大致可分为婴儿期和晚期发病的 Pompe 病[65, 66]。

在最严重的婴儿型 Pompe 病（IOPD）中，由于存在严重的 GAA 致病突变，GAA 活性会非常低或微不可测。IOPD 患者在出生时或出生后几周内出现肥厚型心肌病、肌张力低下和巨结肠，随后出现快速进展的恶化过程。由于心肺功能衰竭，患者通常在出生后第二年就会死亡。特征性的心电图结果包括 QRS 波群电压增高、T 波倒置和 PR 间期缩短。血液中肌酸激酶（creatine kinase，CK）、乳酸脱氢酶、AST 和 ALT 水平升高。尿液中糖原降解的生物标志物 hex4 也常常升高。肌肉或其他组织的光镜检查显示糖原积聚。在电子显微镜检查中，糖原通常与膜结合，但也可以发现它自由地分散在细胞质中[67, 68]。

Pompe 病的晚期发病形式是残留的 GAA 酶活性水平略高，并以影响行走的进行性下肢无力、吞咽功能障碍和呼吸肌无力为特征，不存在或无明显心肌病。发病时间为 1—60 岁，患者有明显的不健全。随着疾病的发展，患者开始依赖轮椅，需要人工通气。血液中 CK 水平并不总是升高，肌肉活检可能不显示特征性的膜结合糖原，特别是在未受累的部位。晚发型 Pompe 病的死因通常是呼吸衰竭或基底动脉动脉瘤破裂[68, 69]。因为晚发型的发病时间可晚至 60 岁，因此有患者曾经历妊娠。这些孕妇的风险似乎没有增加，但可能会出现呼吸道症状和肌肉无力的情况[70]。

明确诊断需要使用干血纸片法（dried blood spot，DBS）样本、血液白细胞样本、皮肤成纤维细胞或肌肉样本降低 GAA 酶的活性。随着 Pompe 病被纳入 RUSP 小组，DBS 或血样分析是首选方案，因为它是微创的。一般来说，婴儿型的酶缺乏比晚发型的酶缺乏程度更为严重。目前，测量血斑和尿液中的 GAA 酶活性是筛查 Pompe 病患者最有用的方法[71-76]。血斑已成功用于新生儿筛查，以早期诊断婴儿 Pompe 病[77]。

几十年来，治疗所有类型的 Pompe 病都是通过支持性护理来缓解症状。2006 年，阿糖胞苷酶 α（Myozyme®/Lumizyme®），一种专门针对症状根本原因的酶替代疗法（enzyme replacement therapy，ERT），在北美和欧盟被批准用于商业[78, 79]。阿糖胞苷酶 α 为患者提供外源性重组人 GAA，由转染的中国仓鼠卵巢细胞产生。它已被证明可以改善总生存率和无呼吸机生存率，逆转心肌病，改善婴儿的运动发育，并改善成人 Pompe 病患者的运动和肺部状况（http://www.lumizyme.com）。

早期诊断和治疗是获得最佳效果的必要条件[77]。成功的新生儿筛查项目已经诊断出一些婴儿，并使他们能够获得早期治疗[80]。在开始治疗 IOPD 之前，还应该明确交叉反应性免疫学物质（crossreactive immunological material，CRIM）状态。CRIM 阴性的患者（约占所有婴儿病例的 20%）和一些 CRIM 阳性的患者需要在开始治疗的同时进行免疫调节，以减少负向免疫反应[81-83]。

Pompe 病突变数据库（www.pompevariantdatabase.nl/pompe_mutations_list）列出了近 700 个不同的突变，其中几个是私人的。然而，一些常见的突变存在于特定的种群中，包括亚洲人、非裔美国人和高加索人的晚期突变[84]。

Pompe 病（GSD II）是一种常染色体隐性遗传的疾病。如果已经知道家族突变，可以使用 GAA 基因突变分析进行携带者检测，并且可以广泛使用[85]。GSD II 的产前诊断已经通过测量培养的绒毛细胞和羊水细胞的酶活性实现[86]。Pompe 病的产前诊断也已通过电镜观察妊娠早期和妊娠晚期的非培养绒毛细胞样本和羊水细胞实现[87-92]。对于基于 GAA 酶的分析，天然底物麦芽糖或人工底物 4- 甲基戊烯酮（4-methylumbelliferone，4-MU）可用于测量酸性 pH 下的酶活性[88-91]。而在其他应用于产前诊断的酶学方法中，CVS 的 MCC 是需要关注的。如果检测到残留的酸性 α 葡糖苷酶活性，应通过测定培养细胞中的酶活性和（或）通过电镜检查胎儿细胞来确诊。后者可用于排除 MCC，因为它是在基底膜下的基质成纤维细胞上进行的，而基底膜是胎儿来源的细胞[93]。这种方法要求很高，需要采用一些质量控制措施。因此，由于容易开展分子基因分析，如果家族性的致病突变已知，则应该首选基于基因的 Pompe 病产前诊断[94]。

对于以前已知变异的家庭，基于基因的携带者筛查和产前诊断是可能的，并已在许多不同的人群中成功应用[95, 96]；它是对高危胎儿进行产前诊断的最可靠的方法[94]。然而，曾有报道过父母和孩子都被诊断为 Pompe 病——父母为晚发型疾病，孩子为婴儿型疾病。在产前检查之前，父母双方都应该进行 GAA 酶分析和 *GAA* 全基因测序，以确保他们只是 Pompe 病的携带者[97]。基因突变分析可能会有帮助，例如，当胎儿的残余酶活性较高，有可能出现晚发型 Pompe 病，或者父母一方的酶活性低。

（三）GSD Ⅲ（脱支酶缺乏症、局限性糊精病、Cori 病、Forbes 病）

GSD Ⅲ 是因缺乏糖原脱支酶活性而引起的[98]。脱支酶缺乏会影响糖原中葡萄糖的释放，从而导致短外链糖原的积聚。然而，这并不影响糖异生对葡萄糖的释放。积累的糖原具有类似于局限糊精（具有短外链的糖原）的结构。脱支酶活性不足会导致肝脏、心脏和肌肉等受影响组织中异常结构的糖原积累过多。除了糖原积累之外，电子显微镜照片还显示受影响组织中的脂肪积累，但程度不及 GSD Ⅰ。大多数 GSD Ⅲ 患者的脱支酶活性水平较低，甚至没有[99-101]。此外，编码人类脱支酶的基因在分子水平上具有高度的临床和遗传异质性[102-104]。

大多数 GSD Ⅲ 患者（约 85%）同时会受累于肝脏和肌肉（Ⅲa 型）。在剩下的 15% GSD Ⅲ 患者中，只有肝脏受到影响，没有明显的肌肉疾病（Ⅲb 型）[100, 101, 104]。在婴儿期或幼儿期，GSD Ⅲ 患者以肝脏症状为主，包括肝大、低血糖和高脂血症[105, 106]。在疾病初期，患病幼儿的症状与 GSD Ⅰ 的症状非常相似；但对于 GSD Ⅲ 的患儿来说，其乳酸和尿酸水平是正常的。此外，与 GSD Ⅰ 不同，GSD Ⅲ 患者肝转氨酶可显著升高。患病的幼儿被发现存在 Frank 肝纤维化[107]，而肝脏大小和症状在儿童期和青春期有所改善；此外，转氨酶水平正常的无症状患者可能伴有持续的肝纤维化，并且有少数患者出现了肝腺瘤。一些成年患者还会发展为进行性肝硬化，并进而可能发展为 HCC。

GSD Ⅲa 型患者在儿童时期常有累及肌肉的表现，但由于患儿包括肝大和血糖异常等问题更加凸显，肌肉的问题常被忽视。然而，随着年龄增长，患者在三四十岁时肌病表现更为明显。肌病的症状主要是近端和远端肌肉无力和肌肉萎缩[108]。据报道，GSD Ⅲa 型患者随着年龄的增长，神经病变和

腕管综合征常常出现[109]。不同的患者骨骼肌受累程度各不相同，有些人仅轻微受累，而一部分人甚至需要依靠轮椅。此外，心肌受累也会导致心室肥厚，并已有一些心脏移植病例的报道[110]，并且部分病例曾出现过罕见的危及生命的心律失常，在妊娠期间也出现心脏代偿失调[111]。

GSD Ⅲ 患者在儿童期常发生低血糖、高脂血症和肝转氨酶升高，肝脏转氨酶可达到 1000～2000U。目前 GSD Ⅲ 是对症治疗，低血糖症通过多餐、玉米淀粉补充剂和（或）夜间鼻饲来治疗，随着吸收速度较慢的新型缓释糯玉米淀粉（Glycosade）的问世和批准，儿童夜间进食的问题得到了缓解。据报道，高蛋白饮食可以改善心肌病[114]，虽然目前尚没有针对该疾病的肌肉症状的有效疗法，但可以考虑高蛋白饮食进行改善[112, 113]。其他能量来源，如中链甘油三酯（medium-chain triglyceride，MCT）也曾被使用，患者不需要像 GSD Ⅰ 的患者那样限制果糖和半乳糖的饮食摄入量[46]。

CK 有助于识别肌肉受累的患者，但正常 CK 水平并不能完全排除肌酶缺乏症。由于 GSD Ⅲ 以常染色体隐性方式遗传，可以通过突变分析进行携带者筛查。迄今为止，除了阿什肯纳兹犹太人群体中的特异性突变与 GSD Ⅲb 型相关的亚型特异性突变之外，尚未发现其他的突变[104, 115-117]。GSD Ⅲ 的诊断以前是使用冷冻的肝脏和（或）肌肉组织活检显示脱支酶缺乏症[118, 119]。目前，GSD Ⅲ 的诊断通常是通过直接的 DNA 分析来检测致病的疾病相关变异。越来越多的人推荐使用单基因 Sanger 测序或基于二代测序的无创 DNA 检测，而不是有创肝脏或肌肉活检酶学分析。然而，对于某些新型基因变异或 VUS，可能仍然需要对肝脏活检进行酶含量的检测。

如果家族中已知致病变异，则可以通过靶向突变分析培养的羊水细胞或绒毛膜绒毛细胞的 *AGL* 基因进行产前诊断[119, 120]。由于在培养的羊水细胞或绒毛膜绒毛细胞中，测定糖原脱支酶活性的技术难度大且脱支酶活性相对较低，因此不推荐用测定糖原脱支酶活性方法进行 GSD Ⅲ 的产前诊断。

（四）GSD Ⅳ（分支酶缺乏症、支链淀粉病、Andersen 病）

GSD Ⅳ 是由糖原分支酶活性缺乏引起的，常

导致异常的具有无分支的支链淀粉样多糖糖原在组织中积累，特别是在肝脏、心脏、骨骼肌和中枢神经系统（CNS）中[98, 121, 122]。GSD Ⅳ在临床上的表现包括孤立的非进行性肝病和伴有关节挛缩的严重婴儿型。还有一种病程缓慢进展的肝脏和（或）肌肉表型，并且已知该表型具有分支酶缺乏症。该疾病的晚发形式被称为成人多聚糖体病，其特征是神经源性膀胱、周围神经病变和脑白质营养不良并伴进行性锥体截瘫和可能的痴呆，通常发生在成年期。早发性和暂时性的神经系统症状已有文献报道——可能通过这些症状进一步对婴儿型和晚发型病例表型进行区分[123]。临床发现，患者在家庭内部和家庭之间可能有所不同。GSD Ⅳ的严重婴儿型临床表现非常多变，最常见的是在生命的最初几个月出现肝脾大和成长受阻，但少见低血糖的发生。患者通常在5岁之前出现进行性肝硬化，并伴有门脉高压、腹水、食管静脉曲张，甚至死亡，有些患者存活下来且无明显的进行性肝病[124-126]。患者在神经肌肉系统受累的情况下，很可能在围产期、少儿期甚至成年期死亡[127, 128]。GSD Ⅳ患者常见的症状是肌张力低下和深腱反射减弱或消失，也有部分病例的主要症状是出现严重的心肌病[129, 130]。

GSD Ⅳ没有特定的治疗方法，目前来说进行肝移植可能是一种有效的治疗手段[124]。患者肝移植后的研究显示，组织中支链淀粉的含量减少。然而，由于GSD Ⅳ是一种多系统疾病，肝移植的长期成功率尚不清楚，尤其是移植后的长期结果及对其他器官（如心脏、肌肉和中枢神经系统）的影响。

GSD Ⅳ的诊断是通过肝脏和（或）肌肉活检中对异常糖原（长外链，一种支链淀粉样多糖）的组织学检测，以及通过生化分析肝脏或肌肉活检组织中缺乏的分支酶，还包括白细胞、红细胞或皮肤成纤维细胞的分析等[131, 132]。

在早期，GSD Ⅳ的诊断是使用快速冷冻的肝脏和（或）肌肉活检组织，以及在患者中检测皮肤成纤维细胞中的分支酶，若缺乏分支酶，则可以诊断。目前，GSD Ⅳ的诊断通常是分析有致病变异的DNA。目前，临床诊断推荐使用单基因Sanger测序或基于GSD的无创DNA高通量测序，这些方法逐渐取代了有创肝脏或肌肉的活检酶分析。然而，在某些新型基因变异或VUS存在的情况下，可能仍然需要对冷冻快速切片的肝脏活检进行酶含量检测。

GSD Ⅳ为常染色体隐性遗传病，目前已经确定了导致GSD Ⅳ不同形式的突变类型，并可用于预测临床结果[129]。成人多聚糖体病（adult polyglucosan body disease，APBD）在阿什肯纳兹犹太人中的携带率较高，在APBD中，糖原分支酶（glycogen branching enzyme，GBE）活性正常或降低。受影响的个体是纯合子或复合杂合的GBE1致病性错义变异，包括p.Tyr329Ser、p.Arg515His和p.Arg524Gln，它们可能都是新发突变。临床上对于携带者可以进行检测，如果已知家族突变，则可以对有风险的家族成员进行检测。通过检测，已在携带者中观察到部分白细胞、红细胞或皮肤成纤维细胞中的酶活性降低，但这个指标不应用于确定携带者是否患病[133, 134]。

目前可通过多种方法对具有生命危险的婴儿型GSD Ⅳ进行产前诊断。如果家族中具有已知致病变异，则可以使用培养的羊水细胞或绒毛膜绒毛细胞对GBE1基因进行靶向突变分析。也可以测量培养的羊水细胞或培养的绒毛膜绒毛细胞中的分支酶活性，但这些结果需要结合突变分析来最终确认[135, 136]。由于对绒毛的直接检测会得出不一致的结论，因此其不适用于基于酶活性的产前诊断。DNA突变分析可以补充用于产前诊断的酶活性研究，特别是在具有高残留酶活性（与杂合子重叠）和已知致病家族突变的胎儿中[137]。已发表的研究表明，对GSD Ⅳ的产前诊断使用胎盘活检组织进行组织学评估也是可行的[138]。

（五）GSD Ⅴ（肌肉磷酸化酶缺乏症、McArdle病、肌磷酸化酶缺乏症）

GSD Ⅴ是由缺乏肌肉磷酸化酶活性引起的，因此被称为肌肉能量障碍。肌磷酸化酶的缺乏会损害糖原直链上葡萄糖基分子的裂解，因此糖原分解受到严重限制，导致骨骼肌中糖原积累过多，使得ATP合成显著减少。因此，当肌肉收缩或长时间剧烈运动时，无法使用由糖原分解提供的额外能量，从而在临床上表现为肌肉疲劳和剧烈运动后抽筋。GSD Ⅴ的症状通常出现在成年期，其特征是运动不耐受，伴有肌肉痉挛，同时可伴有横纹肌溶解症和肌红蛋白尿症。尽管大多数患者在二三十岁的青年时期出现症状，但许多人报道说从童年开始就虚弱和缺乏耐力。此外，肌红蛋白尿可导致肾衰竭，临床表型的不同可能是受血管紧张素转化酶基因的调节[139]。GSD V 患者没有肝脏或心脏受累，没有表现出明显的临床异质性。部分患者本病迟发，甚至直到 80 岁时才出现症状。GSD V 早发致命，伴有肌张力减退、全身肌肉无力和进行性呼吸功能不全等。

本病患者的血清 CK 通常在运动后升高，转氨酶、血氨、肌苷、次黄嘌呤和尿酸的含量也会随着运动而增加，这些分子的升高可能归因于肌肉嘌呤核苷酸的加速降解。GSD V 的诊断常使用异常前臂缺血性运动试验，在该测试中，本病患者具有特征性的前臂"收缩"、血乳酸浓度增高障碍和血氨过度升高。

一般而言，避免剧烈运动可以预防横纹肌溶解症的严重发作，但依旧建议定期和适度运动以提高患者的运动能力。一般来说，本病患者的寿命似乎不会受到影响。但有报道指出，婴儿型磷酸化酶缺乏症可能会致命[140-143]。其表现特征是肌张力减退、全身肌肉无力和进行性呼吸功能不全，患儿通常会在 4 个月前死亡。有报道，曾有 1 例早产患儿观察到先天性关节挛缩[143]。由于潜在的磷酸化酶激酶缺乏，可以人为地抑制磷酸化酶活性来缓解。此外，还有研究报道了 1 例 4 岁男孩的磷酸化酶缺乏症，该男孩表现为精神运动发育迟缓、近端无力、CK 升高和肌病性肌电图改变[140]。

磷磁共振成像（phosphorus magnetic resonance imaging，^{33}P MRI）可以对肌肉代谢进行无创评估，GSD V 患者的细胞内 pH 没有显著降低，但在运动后磷酸肌酸过度降低[144]。因此，本病诊断应通过肌肉的酶学评估来确认，肌肉负荷能力可以通过测量活检肌肉中的酶活性[145]或使用 ^{33}P MRI 来量化肌肉代谢水平[146]。本病的治疗建议包括避免剧烈运动和通过合理膳食补充葡萄糖和蛋白质以提高运动耐量，运动前给予蔗糖可以显著提高这些患者的肌肉耐受性[147, 148]。

McArdle 病是一种常染色体隐性遗传病，临床上可以通过 PYGM 的全基因测序、肌病靶向测序或外显子组测序进行基因突变分析。本病在白种人和日本人中存在常见突变[149, 150]。如果在胎儿家系中已知致病变异，则可以通过胎儿运动的超声评估或通过培养的羊水细胞或绒毛膜绒毛细胞的 DNA 突变分析对罕见和致命的婴儿疾病型进行产前诊断。

不能在产前阶段进行生化检测，因为肌磷酸化酶仅在分化的肌肉细胞中表达。

（六）GSD Ⅵ（肝磷酸化酶，Hers 病）

GSD Ⅵ 患者缺乏肝脏特异性磷酸化酶，磷酸化酶的缺乏会削弱糖原直链上葡萄糖基分子的裂解，从而导致肝组织中糖原的积累。肝脏和肌肉磷酸化酶是不同的酶，由不同的基因编码，大多数患有这种疾病的患者表现为肝大和成长受阻[151]。本病患者中，低血糖、高脂血症和高酮症（如果存在）通常是轻微的，但也有一系列受累。患者血乳酸和尿酸水平正常，通常不涉及心脏和骨骼肌。肝大可在青春期前后改善和消失，然而也有报道了局灶结节性增生[152]和 HCC[153]。本病可以通过肝脏酶分析或通过 PYGL 基因的全基因测序、肝脏 GSD 靶向测序或外显子组测序进行诊断。

GSD Ⅵ 通常是对症治疗[151]，膳食中包含复合碳水化合物和高蛋白质的饮食是主要治疗方法，并可有效预防早年发生的低血糖症。本病患者的青春期通常是正常的，且最终生长不受影响。肝磷酸化酶缺乏症为常染色体隐性遗传病，其 PYGL 基因发生突变[154, 155]，因此可以通过 PYGL 突变分析实现携带者检测。鉴于 GSD Ⅵ 通常具有良性病程，产前诊断并不常见。若已知两种家族突变，可通过对培养的羊水细胞或绒毛膜绒毛细胞进行 DNA 突变分析进行产前诊断，预判可能存在的风险。

（七）GSD Ⅶ（肌磷酸果糖激酶缺乏症，Tarui 病）

GSD Ⅶ 是由肌磷酸果糖激酶（phosphofructokinase，PFK）缺乏引起的。许多同工酶已从各种类型的组织中分离出来[156]，目前肌肉 PFK 的基因已被克隆，并且突变已被鉴定[157-160]。在阿什肯纳兹犹太人中，95% 的突变等位基因要么是剪接缺陷，要么是核苷酸缺失[159]。本病的临床特征与 McArdle 病（GSD Ⅴ）的临床特征非常相似但表型更严重。患者表现为运动诱发的肌肉痉挛和肌红蛋白尿，但在Ⅶ型中，也可能涉及红细胞异常并发生溶血。本病患者应避免剧烈运动，以防止继发于横纹肌溶解症的急性肾衰竭。

已经报道了一种致命的婴儿型 PFK 缺乏症[161, 162]，这些患者在婴儿期即出现肢体无力、癫痫发作、皮质盲和角膜混浊，4 岁前因呼吸衰竭而死亡。临床诊断可活检肌肉组织并通过生化或组织化学分析酶缺陷，PFK 的 M 型同工酶缺失也可以在血细胞和成纤维细胞中得到验证[163, 164]。

GSD Ⅶ作为常染色体隐性遗传病遗传。据报道，确诊携带者中存在部分酶缺乏症[164]。PFK 基因的全基因测序在临床上是可行的，在已知致病突变时的家族中可以进行产前诊断。

（八）GSD Ⅸ（磷酸化酶 b 激酶缺乏症）

GSD Ⅸ与磷酸化酶 b 激酶（phosphorylase b kinase，PhK）的缺乏有关[165]。PhK 可以激活糖原磷酸化酶以促进糖原分解为葡萄糖，PhK 是一种复杂的异源四聚体酶，由四个亚基——α、β、γ 和 δ——组成，每个亚基都具有由不同基因编码的肌肉和肝脏特异性亚型——PHKA1、PHKA2、PHKB、PHKG1、PHKG2、CALM1、CALM2 和 CALM3。PHKA1 和 PHKB 基因的突变与肌肉特异性 GSD Ⅸ疾病表型有关。PHKA2、PHKB 和 PHKG2 基因的突变与肝脏特异性 GSD Ⅸ疾病表型有关。PHKG1、CALM1、CALM2 和 CALM3 基因与 GSD Ⅸ无关[166-169]。分别编码肌肉和肝脏 α 亚基的基因 PHKA1 和 PHKA2 位于 X 染色体上[170, 171]。目前，许多导致 PhK 缺陷的致病变异已被报道[172-175]。

GSD Ⅸ分为两种疾病亚型——肌肉 GSD Ⅸ和肝脏 GSD Ⅸ。肌肉 GSD Ⅸ可以进一步细分为受影响的 GSD Ⅸ α1（PHKA1 基因相关酶缺乏症）和 GSD Ⅸ β（PHKB 基因相关酶缺乏症）。肌肉 GSD Ⅸ通常与运动不耐受、肌痛、肌肉痉挛和进行性肌肉无力有关[151]，同时伴有血清 CK 水平升高。本病治疗包括物理治疗和根据机体活动改善血糖水平。

肝脏 GSD Ⅸ也可以通过受影响的亚基进一步细分——GSD Ⅸ α2（PHKA2 基因相关酶缺乏症）、GSD Ⅸ β（PHKB 基因相关酶缺乏症）和 GSD Ⅸ γ2（PHKG2 基因相关酶缺乏症）。肝脏 GSD Ⅸ通常会导致肝大、酮症性低血糖、高脂血症、高甘油三酯血症和生长延迟[151]，但血乳酸和尿酸浓度正常。肝脏 GSD Ⅸ最常见 X 染色体连锁遗传形式（PHKA2 基因相关酶缺乏症，GSD Ⅸ α2），对于 GSD Ⅸ α2 患者而言，症状通常会随着年龄的增长而改善，患者成年后身材正常，肝轻微肿大[176]。肝脏 GSD Ⅸ的第二种最常见形式是常染色体隐性遗传形式（PHKG2 基因相关酶缺乏症，GSD Ⅸ γ2）。GSD Ⅸ γ2 患者的症状通常持续存在并会发展为严重的肝病，从肝纤维化、肝硬化发展为肝衰竭和 HCC。肝脏 GSD Ⅸ患者的主要治疗方法是调整饮食[46]，患者可食用含有玉米淀粉补充剂的高蛋白膳食，可预防低血糖发作和酮症。虽然饮食干预可改善症状，但不能解决疾病的潜在病理状况。这可能是由于 γ2 亚基是肝脏 PhK 的催化结构域。尽管饮食有所改变，但 GSD Ⅸ γ2 患者仍有持续的肝糖原积累，导致进行性肝纤维化和肝功能下降，通常需要进行肝移植治疗。

GSD Ⅸ疾病亚型中，最终诊断磷酸化酶 b 激酶缺乏需要证明肌肉和肝脏中酶的缺乏。磷酸化酶 b 激酶可以在血白细胞和红细胞中测量[177, 178]，但由于酶具有许多异构体，在没有肝脏和肌肉分析的情况下可能会误诊，但这取决于肌肉或肝脏的亚型。据报道，携带者母亲体内的中间酶水平为 X 连锁形式[179, 180]。全基因测序和缺失 / 重复分析可用于各种 GSD Ⅸ亚型（PHKA1、PHKA2、PHKB 和 PHKG2 基因）。对于多种形式的磷酸化酶 b 激酶缺乏可以进行携带者突变检测[172-175]，当家系突变已知时还可以通过培养的羊水细胞或绒毛膜绒毛细胞进行 DNA 突变分析来对风险较高的妊娠进行产前诊断。

GSD Ⅸ以前的诊断是使用快速冷冻的肌肉和（或）肝活检组织，检测患者 PhK 酶是否减少。目前，GSD Ⅸ的诊断通常是直接对 DNA 进行致病变异分析。推荐使用单基因 Sanger 测序或基于高通量测序的无创 DNA 检测来代替有创活检酶分析。然而，在某些新基因变异或 VUS 存在的情况下，对快速冷冻的肌肉和（或）肝脏活检进行酶检测仍然是有必要的。

（九）糖原合成酶缺乏症

严格来说，糖原合成酶缺乏症不属于 GSD，因为缺乏该酶会导致糖原储备减少。由于肝脏和肌肉糖原合成酶是不同的基因产物，临床上存在两种不同的糖原合成酶缺陷情况。肌糖原合成酶（GYS1）的遗传缺陷会导致心肌病和运动不耐受[176]。肝糖原合成酶（GYS2）活性的遗传缺陷会导致清晨嗜睡和疲劳，有时还会导致与低血糖和高酮血症相关的抽搐。

肝糖原合成酶缺乏时，血乳酸和丙氨酸水平

低，无高脂血症或肝大。服用葡萄糖后，持续高血糖和乳酸升高，但胰岛素水平正常则可能诊断为糖原合成酶缺乏症[181, 182]。本病患者的治疗包括多餐、给予富含蛋白质饮食和夜间补充生玉米淀粉。目前尚没有针对肌糖原合酶缺乏症的特定治疗方法。

由于糖原合成酶缺乏症在红细胞或培养的成纤维细胞中不表达，因此最终诊断需要进行肝脏或肌肉活检。该病以常染色体隐性遗传方式遗传，已知包含多个突变[183]。当已知亲本突变时，可通过基于基因的方法进行携带者检测和产前诊断。

（十）肝糖原增多症伴肾 Fanconi-Bickel 综合征

这种罕见的糖原储存疾病是由促葡萄糖转运蛋白 2（glucose transporter 2，GLUT2）缺陷引起的，GLUT2 将葡萄糖转运进肝细胞、胰腺细胞，以及肠上皮和肾上皮细胞的基底外侧膜[184]。该疾病临床表现不一，有报道轻度表型表现为轻微糖尿和肾小管蛋白尿[185]，而更严重的病例表现为以近端肾小管功能障碍、葡萄糖和半乳糖利用受损及肝肾糖原积累为主要特征。本病主要是通过合理膳食进行治疗，包括限制游离葡萄糖和半乳糖的摄入。有文献报道，本病患者可以成功妊娠[186]，并且可以通过分子分析对已知突变的家庭进行产前诊断。

二、半乳糖代谢紊乱

半乳糖血症是一个通用术语，用于描述半乳糖代谢的三种不同疾病[187]。牛奶和乳制品中含有乳糖，是半乳糖的主要膳食来源。通常，半乳糖的代谢通过转化为葡萄糖 –1– 磷酸产生大量能量。半乳糖在半乳糖苷的形成中也起着重要作用，半乳糖苷包括糖蛋白、糖脂和糖胺聚糖。这三种半乳糖代谢紊乱可由半乳糖 –1– 磷酸尿苷酰转移酶、半乳糖激酶和尿苷二磷酸半乳糖 –4– 差向异构酶的缺陷而引起。

（一）半乳糖血症伴转移酶缺乏

在半乳糖血症伴转移酶缺乏症中缺乏的酶是半乳糖 –1– 磷酸尿苷酰转移酶。该酶催化半乳糖 – 葡萄糖相互转化的第二步，其中 1– 磷酸半乳糖转化为尿苷二磷酸半乳糖（uridine diphosphate galactose，

UDPgal）。转移酶缺乏导致 1– 磷酸半乳糖、半乳糖醇、半乳糖酸盐的积累以及 UDPgal 的水平降低。编码半乳糖 –1– 磷酸尿苷酰基转移酶的基因已被鉴定[188, 189]，并且突变已被广泛表征[190-192]。

患有这种疾病的患者在出生时表型似乎正常。在喂养含半乳糖的食物（母乳或基于母乳的配方奶粉）的几天内，婴儿会出现呕吐、腹泻和脱水的症状。出生后第一周出现黄疸、肝大和肝功能异常。通过眼部裂隙灯检查，几天到几周内会发现眼睛中存在白内障。大肠埃希菌或克雷伯菌败血症可能使病程更加复杂化。

生化检查结果包括肝功能异常、高氯血症性酸中毒、蛋白尿和全氨基酸尿。在尿液中存在还原性物质，但其不与葡萄糖氧化酶试剂发生反应，则可以确诊，但应当注意果糖、乳糖和戊糖也能给出类似的结果。停止摄入牛奶后一天内，尿中的半乳糖消失，可通过测量红细胞半乳糖 –1– 磷酸水平和转移酶活性来确诊，而不应只通过半乳糖刺激试验进行判断。

通过使用无乳糖配方从饮食中去除半乳糖可以逆转生长障碍，以及肾和肝功能受损，并且白内障会消退，大多数患者没有视力受损。早期诊断和治疗改善了半乳糖血症的预后。然而，卵巢功能衰竭、轻度语言发育迟缓及神经系统缺陷等并发症仍会在很多患者身上发生，这可能是由于内源性 1–磷酸半乳糖所产生的作用[187, 193-196]。母乳喂养可能因内源性乳糖产生导致中毒而变得复杂[197, 198]，而从饮食中去除半乳糖并不能完全消除该疾病未来所有的并发症。

酶缺乏可在红细胞、白细胞、皮肤成纤维细胞、肠黏膜和肝脏中表现出来。由于目前对新生儿进行广泛的半乳糖血症筛查，大多数患者都能被及早确诊。半乳糖血症是一种常染色体隐性遗传疾病，新生儿经典半乳糖血症的发生率约为 1/48 000[199]。半乳糖血症有几种的酶变体[187, 200]，如常见的 Duarte 变体，因单个氨基酸的替代（p.Asn314Asp）降低了红细胞酶活性，但通常没有临床表现。尽管红细胞中缺乏可测量的转移酶活性，但一些非洲裔美国患者的症状较轻，这些患者在肝脏和肠黏膜中保留10% 的酶活性，而大多数白种人患者在这些组织中没有检测到酶活性。在非裔美国人患者中，62% 的等位基因由 p.Ser135Leu 突变，该突变导致的表型

较轻（或正常）。在白种人中，70% 的等位基因由与严重疾病相关的 p.Gln188Arg 和 p.Lys285Asn 错义突变所表征[191, 192]。

携带者可以通过基因检测或在红细胞、皮肤成纤维细胞或白细胞中进行检测[201]。目前可以使用培养的羊水细胞，使用未经培养的 CVS 样本测量酶活性，或者通过质谱法分析羊水半乳糖醇来进行产前诊断[202-207]。由于半乳糖血症有许多罕见的变异和表现，父母和先证者的酶水平应有详细记录，以确保产前检测的准确性[208]。如果已知家族中的致病突变，基于 DNA 的检测也可以进行产前诊断和携带者筛查[190]。

（二）半乳糖激酶缺乏症

在半乳糖激酶缺乏症中，酶缺乏与半乳糖激酶有关，半乳糖激酶通常催化半乳糖的磷酸化。这种疾病中积累的主要代谢物是半乳糖和半乳糖醇，导致半乳糖激酶缺乏的突变原因目前已被确定[209]。

与转移酶缺乏症影响的多个系统相反，半乳糖血症、白内障和罕见的假瘤是半乳糖激酶缺乏症唯一一致的表现[210]，患儿在其他方面无症状。这些患者血液中半乳糖浓度升高，红细胞中的转移酶活性正常，半乳糖激酶活性缺失。本病的治疗方法通常是通过饮食控制半乳糖的摄入量。

该疾病作为常染色体隐性遗传方式遗传。已经通过检测红细胞或皮肤成纤维细胞酶活性实现携带者检测[211]。通过测量培养的羊膜细胞中的半乳糖激酶活性可以进行产前诊断。基于 DNA 的产前诊断是可行的，但并不常见。

（三）尿苷二磷酸半乳糖 –4– 差向异构酶（UDPgal-4– 差向异构酶）缺乏症

尿苷二磷酸半乳糖 –4– 差向异构酶（UDPgal-4– 差向异构酶）缺乏症中异常累积的代谢产物与转移酶缺乏症中的代谢产物非常相似，但细胞 UDPgal 也会有增加。有两种不同形式的差向异构酶缺乏症，通过新生儿筛查，意外发现有良性病例存在[212]。该情况的受累患者无明显疾病表型，酶缺乏仅限于白细胞和红细胞，其他组织中无代谢紊乱。第二种形式较为严重，临床表现类似于转移酶缺乏症，并伴有张力降低和神经性耳聋[213, 214]，患者普遍存在酶缺乏症，限制半乳糖饮食可以改善临床症状。由于

差向异构酶缺乏症患者不能产生半乳糖，但半乳糖是许多神经系统结构蛋白的重要组成部分，因此患者需要限制半乳糖饮食，而不是停止摄入半乳糖。

UDPgal-4– 差向异构酶基因（GALE）已被鉴定为在患者中具有突变特征[215, 216]。可通过测量红细胞中的差向异构酶活性来实现携带者检测[213]，可利用经培养的羊水细胞的酶分析对严重形差向异构酶缺乏症进行产前诊断。基于已知的家族突变，对于表型严重的疾病形式也可以进行 DNA 的产前诊断和携带者筛查。

三、果糖代谢紊乱

（一）原发性果糖尿症

原发性果糖尿症是一种无症状的代谢异常，由肝脏、肾脏和肠道中果糖激酶活性不足引起[217]。患者通常在尿液常规分析中发现有还原性物质，通过薄层纸或气 – 液色谱法对果糖进行鉴定即可进行诊断。仅通过肝脏活检证明酶缺乏通常不适用于本病的诊断。该疾病是作为常染色体隐性遗传疾病遗传的，编码果糖激酶的基因突变已被证明与本病有关[218]。

（二）遗传性果糖不耐受症（1– 磷酸果糖醛缩酶 B 缺乏症）

遗传性果糖不耐受症（hereditary fructose intolerance, HFI）是由肝脏、肾脏和肠道中缺乏 1– 磷酸果糖醛缩酶 B 活性引起的[217]。该酶催化 1– 磷酸果糖水解为磷酸丙糖和甘油醛，酶活性的缺乏会导致 1– 磷酸果糖的快速积累，并在接触果糖时引发严重的中毒症状。本病的早期诊断很重要，如果 HFI 患者能尽快停止摄入果糖，大多数都可以过上正常的生活。然而，如果不及时治疗，本病会对身体造成永久性的伤害，包括严重的肝脏和肾脏损伤。HFI 是一种常染色体隐性遗传疾病，已识别出醛缩酶 B 基因的突变[219, 220]。

在食用含有果糖的固体食物（通常是水果、果汁或含蔗糖的食物）之前，患有果糖不耐受症的婴儿是完全健康和无症状的。摄入果糖后，患病婴儿病情严重，出现呕吐、腹痛、出汗、嗜睡，甚至抽搐和昏迷症状，而反复接触果糖会导致肝大和生长迟缓。

本病患者临床表现为肝肾代谢紊乱，表现为凝血时间延长、低蛋白尿、胆红素和转氨酶升高，以及近端肾小管功能障碍。发病期间尿液中存在还原性物质，从而可能怀疑患有酶缺乏症。诊断本病可以通过静脉果糖耐量试验，该试验将导致血清磷酸盐迅速下降，然后是血糖下降，随后尿酸和镁离子升高，结合肝活检中果糖醛缩酶 B 活性的测定做出最终诊断。急性疾病的治疗包括完全去除所有饮食来源的蔗糖、果糖和山梨醇。本病积极干预后，肝肾功能障碍是可逆的，并且通常能够正常生长发育，且智力通常也不会受到影响。遗传性果糖不耐受的发生率约为 1/20 000。在进行分子分析时，一种单一的错义突变，即外显子 5 中的 G 突变成 C，导致第 149 位的正常丙氨酸被脯氨酸取代（p.Ala149Pro），是北欧人最常见的突变。该突变加上另外两个点突变，约占欧洲和美国遗传性果糖不耐受症的 80%～85%[221-224]。本病分析建议使用单基因 Sanger 测序、基因组合为基础的二代测序或外显子组测序进行无创 DNA 检测，然而在某些新基因变异或 VUS 的情况下，需要结合对快速冷冻肝活检的酶检测可能仍是必要的。

通过直接基因测序，某些种族人群的 HFI 突变检出率接近 97%[225]。在已知家族突变的情况下，可通过羊膜腔穿刺术和绒毛膜绒毛细胞的直接 DNA 序列分析进行产前诊断。

四、糖异生障碍

（一）果糖 -1,6- 二磷酸酶缺乏症

果糖 -1,6- 二磷酸酶（fructose-1,6-bisphosphatase，FBP1）缺乏不是果糖代谢途径的缺陷，相反，它是一种与糖异生有关的缺陷。该病的特点是出现危及生命的酸中毒、低血糖、过度换气、抽搐和昏迷[217,226]。在婴幼儿中，当食物摄入减少时，疾病会发作。该病与遗传性果糖不耐受相似，因为对果糖的耐受性降低。然而，患者并不厌恶甜食，肾小管和肝功能通常正常。治疗包括避免空腹和去除饮食中的果糖和蔗糖。为了长期预防低血糖症，可以使用缓慢释放的碳水化合物，如玉米淀粉。存活过童年的患者似乎发育正常。该疾病患者需要在妊娠期间进行医疗管理[227]。对于患有 FBP1 缺乏症的孕妇，可能需要转诊至高危产科中心并咨询代谢科医师。由于妊娠期间碳水化合物需求量的增加，可能需要在夜间服用未煮熟的玉米淀粉。建议在妊娠期间进行家庭血糖监测并持续输注葡萄糖，以维持妊娠期间的血糖正常。

本病通常通过活检肝脏或肠道中存在的酶缺陷来诊断[228]，此外白细胞或培养的淋巴细胞中也可能检测到酶缺乏[229]，尿液中的甘油 -3- 磷酸和甘油也可用于检测 FBP1 缺陷[230]。专性杂合子在肝脏中具有中等酶活性水平，由于 FBP1 的活性在羊水细胞或绒毛膜绒毛细胞中很低，因此不能通过测量这些组织中的酶活性进行产前诊断。对于本病而言，由于人类胎盘中的 FBP1 酶活性较低，因此生化检测不是一种可靠的产前诊断方法。FBP1 的基因编码已通过突变鉴定，如果先证者中已知致病性突变，则可以使用基于 DNA 的携带者检测和产前诊断[231,232]。包括 FBP1 或外显子组测序的多基因组（如低血糖症或乳酸酸中毒）检测通常用于临床上诊断本病[226]。

（二）磷酸烯醇式丙酮酸羧化激酶缺乏症

磷酸烯醇式丙酮酸羧化激酶（phosphoenolpyruvate carboxykinase，PEPCK）是糖异生的关键酶，它可以催化草酰乙酸转化为磷酸烯醇式丙酮酸和二氧化碳[233]。该酶被认为是葡萄糖稳态的关键调控因素，PEPCK 缺乏症被描述为线粒体酶缺乏症和细胞溶质酶缺乏症，细胞质和线粒体亚型分别由 PEPCK1 和 PEPCK2 编码[234,235]。

该病极为罕见，目前仅在少数病例中报道过（已知约 16 例）。这种情况的总体频率约为 1/250 000。本病临床特征具有异质性，以低血糖、肝大、肌张力减退和生长发育不良为主要表现[234-237]，并可能存在肝肾功能障碍。通过分析肝脏、成纤维细胞或淋巴细胞中 PEPCK 的活性，发现活性降低即可诊断本病。在受影响的个体中，酶活性小于正常活性的 5%。成纤维细胞和淋巴细胞中仅含有线粒体 PEPCK，因此这些细胞类型不适合诊断 PEPCK 缺乏症。分子遗传学检测可通过检测 PCK1 或 PCK2 基因是否发生突变。如果在受影响的家庭成员中发现了特定的 PC 基因突变，则可以通过分子检测进行携带者筛查和产前诊断。两种形式的 PEPCK 缺陷都是非常罕见的疾病，以常染色体隐性方式遗传，且男性和女性都会罹患本病。使用经培养的羊水细胞

并基于 DNA 检测，可以对线粒体形式的 PEPCK 缺陷进行产前诊断。

五、戊糖尿症

戊糖尿症是一种良性病症，其中戊糖 L- 木酮糖可随尿液排出。该疾病是由烟酰胺腺嘌呤二核苷酸磷酸（nicotinamide adenine dinucleotide phosphate，NADP）连接的木糖醇脱氢酶（L- 木酮糖还原酶）的活性缺乏引起的，该酶可参与葡萄糖醛酸氧化途径。本病是一种常染色体隐性遗传病，主要发生在犹太人口中。戊糖尿症可能被误诊为糖尿病。尿液中存在不与葡萄糖氧化酶试剂反应的还原性物质则可以进行临床诊断，但应注意果糖、半乳糖和乳糖可给出相似的结果。杂合子可以在葡醛内酯负荷试验中检测出中等水平的红细胞酶活性或增加的尿或血清左旋木酮糖或两者兼而有 [238]。这种良性病症不需要进行产前诊断。

致谢：感谢 Surekha Pendyal 和 Rebecca Gibson 对本章内容的审阅。

第 22 章　氨基酸及相关化合物代谢异常

Disorders of Metabolism of Amino Acids and Related Compounds

Andrea Gropman　Georgianne Arnold　Jerry Vockley　著

宋　石　丁　灵　彭雨旸　译

随着氨基酸代谢相关疾病患者预期寿命及护理质量的提高，许多患有这类疾病的女性可以正常妊娠并分娩。然而在妊娠过程中，可能会出现各种各样的母体和胎儿特异性的医疗问题。本章节将探讨较为常见的氨基酸代谢性疾病，它们的表现形式以及对患有该疾病的母亲、可能受到影响的胎儿，以及已知这些信息时的母胎单元的影响。

绝大多数患有氨基酸疾病的胎儿由于出生之前受到胎盘的保护，所以常在新生儿期或之后出现症状。但是，母体遗传性疾病会影响胎儿的发育，氨基酸代谢异常引起的副产物浓度的累积可能对胎儿健康产生影响。

母体在妊娠期间的营养状态，尤其是膳食蛋白质的摄入，对胎儿的存活、生长和发育起着至关重要的作用。由于缺乏对细胞代谢和功能至关重要的特定氨基酸，母体膳食蛋白质摄入量降低会导致流产、胎儿宫内发育迟缓（IUGR）和产后生长受限等严重问题；由于过量氨基酸的堆积，以及在氨基酸分解代谢过程中产生的氨、同型半胱氨酸和其他代谢物的毒性，母体膳食蛋白质摄入量增高也可能导致 IUGR 和胚胎死亡。

患有一种或一种以上氨基酸异常疾病的女性（见"母体苯丙酮尿症"），如果病情没有得到很好的控制，会对胎儿产生直接的致畸性，同时要进行强制且严格的妊娠期检查。由于代谢紊乱对母体营养的分解代谢或产生的异常作用可能对胎儿的生长产生影响。在某些罕见病例中，代谢异常的胎儿可能会引起母亲的不良妊娠结局（表 22-1）。

一、先天性代谢缺陷

尽管患病个体数量较少，但是先天性代谢缺陷（inborn errors of metabolism，IEM）本身并不算少见。此类疾病大多数是由于单基因缺陷引起的，这些基因编码的酶是细胞质或细胞器中生化反应所必需的。在大多数疾病中，其症状的产生可能是由于有毒物质的积累（中毒型）或干扰正常功能，或者合成必需化合物的能力下降（底物耗竭）[1]。IEM 包括蛋白质代谢（氨基酸）、碳水化合物（糖）和脂肪代谢过程中的小分子和细胞器紊乱。高达 25% 的 IEM 可能在新生儿期出现症状。患有 IEM 的新生儿出生时通常是健康的；然而在出生后的数小时到数天内，他们可能会出现非特异性的体征。这种在无症状期后出现非特异性症状的现象在其他几种新生儿疾病中也是常见的。在少数情况下，部分胎儿在此期间即可出现疾病表型。

二、氨基酸紊乱

氨基酸紊乱是 IEM 的一种类型。氨基酸是蛋白质的组成成分，他们具有以下功能：①被用于体内的合成代谢过程（如合成蛋白质或作为神经递质）；②分泌；③转化为其他氨基酸；④分解代谢产生能量（图 22-1）。对于某些氨基酸，分解代谢始于脱氨作用，并通过尿素循环解毒，而残余的碳骨架有机酸，最终将在三羧酸循环中被代谢。先天性异常可能在氨基酸 / 有机酸及脂肪酸代谢的多个步骤中

表 22–1　氨基酸和相关疾病对母婴健康的影响		
母体氨基酸异常对胎儿的影响	母体氨基酸异常对妊娠期母体健康的影响	代谢异常的胎儿对健康母体的影响
中毒型异常：营养不良、胎儿生长受限	酸中毒：中毒型异常（OTC 除外）	选择性脂肪酸氧化缺陷：妊娠期急性脂肪肝、HELLP
MTHFR：宫内脑卒中、神经管缺陷	低血糖：4- 羟基丁酸尿，2-MBG，3-MCC，3-MGA，HMG-CoA 裂解酶缺乏症，GA-Ⅱ	
PKU：致畸性	• 肾结石：肾转运障碍（如胱氨酸尿） • 子痫前期：赖氨酸尿蛋白不耐受症 • 蛋白质过剩：尿素循环、有机酸中毒 • 蛋白质营养不良：尿素循环障碍，PKU • 血栓栓塞事件：CBS、MTHFR	

2-MBG. 2- 甲基丁酰甘氨酸尿症；3-MCC. 3- 甲基丙二酰辅酶 A 羧化酶缺乏症；3-MGA. 3- 甲基戊二酸尿症；CBS. 胱硫醚 β- 合酶缺乏；GA-Ⅱ. 戊二酸血症Ⅱ型；HELLP. 溶血肝功能异常血小板减少综合征；HMG-CoA. 3- 羟基 -3- 甲基戊二酰辅酶 A；MTHFR. 亚甲基四氢叶酸还原酶；OTC. 鸟氨酸甲酰基转移酶缺乏症；PKU. 苯丙酮尿症

出现错误。

氨基酸和有机酸代谢紊乱的临床表现各不相同。部分个体可能有轻微症状或无症状，而其他个体可能表现出更严重甚至致命的疾病表型。症状的发病年龄也各不相同，较严重的疾病通常在新生儿期发病，较轻的疾病可能从儿童期到成人期间的任意时段发病。氨基酸紊乱的临床表现可能是器官特异性的或是较为普遍性的。它可能局限于中枢神经系统，其中，智力障碍、癫痫发作和运动异常为常见表现，且与急性和复发性代谢危象相关，或者为慢性表型，引起畸形和器官功能障碍，如肝脏功能异常等。新生儿筛查、优化的诊断性检查和有效的治疗措施对此类疾病通常是有效的[2-4]。另外还有部分疾病通过新生儿筛查无法发现，此类疾病的初始症状常为突发的代偿不良表现。对于已知存在家族风险或是由于遗传因素导致的风险增高的人群来说，基于 DNA 基因测序技术的产前诊断及携带者筛查通常是比较好的方式。下面将讨论其他分析方法，产前筛查的相关流程的详细信息可参考本书的其他章节。

（一）氨基酸紊乱产前筛查的方法

筛查氨基酸紊乱患儿最好的时机是从识别携带者开始。然而，如果已经确定妊娠，识别高危胎儿可通过以下几种宫内筛查的方法（表 22–2）。

1. 胎儿细胞酶的测定　理论上来说，IEM 患者酶的活性可在任一表达此酶的组织中被检测到，因此，在成纤维细胞组织中表达的酶可以通过羊水（amniotic fluid，AF）培养进行检测。然而，并不是每种酶都能在成纤维细胞中表达，因此胎儿血液或肝脏可能是更适合进行产前诊断的组织。

2. 羊水分析　尽管胎盘可以过滤有毒物质，以避免影响胎儿，但对于某几种氨基酸紊乱，母体循环是无法完全清除异常的胎儿代谢物的，最终便导致代谢物在羊水中的沉积。通过气相色谱 / 质谱仪测量后提示，在正常 AF 中，有机酸可以产生 30 多种主要的中间代谢物[5, 6]。特征性异常代谢物通常在受累胎儿的羊水中堆积。通过专用于特定代谢物的稳定同位素稀释技术，或者通过更传统的代谢物检测方法可以对于这些代谢疾病进行精确的产前诊断[7, 8]。得益于将电喷射串联质谱法（electrospray tandem mass spectrometry，ESI-MS/MS）引入临床医学和新生儿筛查，IEM 的产前检查有了极大的进步[9, 10]。然而如果待检测的代谢物不稳定，则可能出现假阴性结果。例如，在肉碱棕榈酰基转移酶Ⅱ（carnitine palmitoyltransferase Ⅱ，CPT2）缺乏症的诊断中，采用酰基卡尼汀分析就会出现假阴性结果[11]。

3. DNA 分析　如果存在已知的家族性突变，基因突变分析是最有效和最准确的诊断检测。当已知家族突变时，可进行胚胎着床前遗传学检测，这可

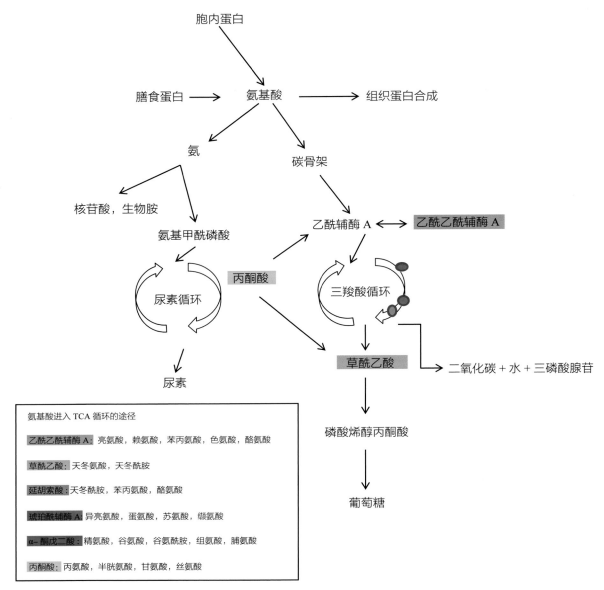

▲ 图 22-1 氨基酸代谢与代谢途径

					表 22-2 氨基酸紊乱和相关化合物的产前筛查	
胎儿血液	羊水酶分析	成纤维细胞 / AFC 酶分析	分子诊断	胎儿细胞游 离 DNA	AF 中的异常 成分	母体尿液
精氨酸酶 缺乏症	2- 羟基戊二酸尿	2-MBG	3-MGA	甲基丙二酸 血症	2- 羟基戊二酸尿	精氨酸琥珀酸 裂解酶缺乏症
	精氨酸琥珀酸裂 解酶缺乏症	3- 羟基异丁酸	精氨酸琥珀酸 合成酶缺乏症	丙酸血症	D-2- 羟基戊二酸	甲羟戊酸尿症
	精氨酸琥珀酸合 成酶缺乏症	4- 羟基丁酸尿	氨甲酰磷酸合 成酶 I		戊二酸尿症 II 型 （戊二酸、酰基 卡尼丁曲线）	丙酸血症

（续表）

胎儿血液	羊水酶分析	成纤维细胞 / AFC 酶分析	分子诊断	胎儿细胞游离 DNA	AF 中的异常成分	母体尿液
戊二酸尿症 II 型	精氨酸琥珀酸合成酶缺乏症	柠檬酸缺乏症		HMG-CoA 裂解酶缺乏症（有机酸）	
HMG-CoA 裂解酶缺乏症	CBS	胱硫醚 β– 合成酶缺乏		高胱氨酸尿	
MTHFR 缺乏症	戊二酸尿症 II 型	D-2– 羟基戊二酸		L-2– 羟基戊二酸	
鸟氨酸氨甲酰转移酶缺乏症	高胱氨酸尿	HMG-CoA 裂解酶缺乏症		MTHFR 缺乏症	
亚硫酸氧化酶缺乏症	高鸟氨酸血症 – 高氨血症 – 高瓜氨酸尿	异戊酸血症		鸟氨酸转氨淀粉酶缺乏症（乳清酸）	
四氢生物蝶呤缺乏症	异戊酸血症	L-2– 羟基戊二酸		苯丙酮尿症	
酪氨酸血症 I 型	枫糖尿症	赖氨酸尿性蛋白不耐受		氨酰基脯氨酸二肽酶缺乏症	
	甲基丙二酸血症	枫糖尿症		四氢生物蝶呤缺乏症（蝶呤）	
	MTHFR 缺乏症	甲基丙二酸血症		酪氨酸血症 I 型	
	鸟氨酸氨甲酰转移酶缺乏症	甲羟戊酸尿症		酪氨酸血症 I 型（琥珀酰丙酮）	
	氨酰基脯氨酸二肽酶缺乏症	N– 乙酰谷氨酸合成酶缺陷症			
	丙酸血症	鸟氨酸转氨酶缺乏症			
	琥珀酰辅酶 A 3– 酮酸辅酶 A 转移酶缺乏症	鸟氨酸氨甲酰转移酶缺乏症			
	四氢生物蝶呤缺乏症	丙酸血症			
		SCOT			
		SSADH			
		亚硫酸氧化酶缺乏症			
		酪氨酸血症 I 型			
		酪氨酸血症 II 型			

AF. 羊水；AFC. 羊水细胞；2-MBG. 2– 甲基丁酰甘氨酸尿症；3-MGA. 3– 甲基戊二酸尿症；HMG-GoA. 3– 羟基 –3– 甲基戊二酰辅酶 A；MTHFR. 亚甲基四氢叶酸还原酶；CBS. 胱硫醚 β– 合酶缺乏；SCOT. 琥珀酰辅酶 A3– 酮酸辅酶 A 转移酶；SSADH. 琥珀酸半醛脱氢酶缺陷病

以与体外受精相结合。当突变未知时，可以使用单倍型标记法进行连锁分析，但由于可能存在重组，因此此方法可能不够准确。研究显示，通过母体血液 DNA 分析进行的无创性产前检测可用于多种代谢紊乱的分析，其精准度各不相同（见第 8 章）。

如果胎儿或新生儿死亡，建议收集细胞或组织样本（包括血液）以用于代谢分析、酶活性检测并提取 DNA，以便将来提供遗传咨询和风险评估。全外显子组测序（见第 14 章）在解读潜在诊断时具有很大价值。显微镜下观察到醋酸化细胞可能证明存在溶酶体贮积病（lysosomal storage disorder，LSD）。血浆可用于诊断过氧化物酶相关疾病、脂肪酸氧化缺陷、LSD，可能还有先天性糖基化紊乱和氨基酸代谢病。

（二）胎盘的过滤作用

大多数 IEM 患儿在出生时都是正常的，这主要得益于胎盘代谢的保护，但是由于先天性的缺陷，胎儿只能受到部分的保护。在宫内条件下，只要胎盘能够提供足够的营养，分解代谢途径就不活跃，即使存在危险，也只是缓慢地形成毒性代谢物。

胎儿快速生长的组织容易受到这些代谢产物的不利影响。在成人中仅引起轻微症状的疾病，若出现在发育的胎儿中可能会导致严重异常。胎儿的某些先天性缺陷具有致畸作用，但是其致病机制尚不清楚。此外，胎儿的 IEM 可能不会在子宫内对胎儿造成影响，但会在妊娠期间对母亲造成严重危害，如某些脂肪酸氧化障碍等（见第 24 章）。

妊娠期间，胎盘的作用是通过促进营养物质运输和气体交换来支持胎儿的生长和发育。同时，胎盘可以产生激素并将其释放到母胎循环中[12, 13]；胎盘还有保护胎儿免受毒素、感染和母体疾病的干扰[14]。

伴随宫内发育进程，胎儿在各个代谢途径中发生了重要的适应性改变，包括氨基酸、碳水化合物、脂质和线粒体能量产生。不同的代谢环境可能会影响胎儿发育。此类疾病可能涉及胎儿自身的疾病或母体氨基酸紊乱。这些疾病可分为中毒型疾病（经典半乳糖血症、鸟氨酸氨甲酰转移酶缺乏症和母体苯丙酮尿症）、贮积障碍（在第 23 章讨论的溶酶体障碍）和能量缺乏（包括第 24 章讨论的长链脂肪酸氧化障碍、丙酮酸脱氢酶缺陷和线粒体呼吸链缺陷等）。

（三）母体营养和氨基酸紊乱：对胎儿的潜在影响

母体营养状态在妊娠中起着重要作用。一些患有 IEM 的女性妊娠可能会有生命危险，并对胎儿和母体安全都造成威胁。母亲由严重的妊娠剧吐引起或其他原因导致的蛋白质性营养不良或分解代谢，以及子宫复旧期间母体内的大量蛋白质负荷都可能导致母亲严重甚至致命的代谢危象，可能影响胎盘的功能充足性，导致胎儿生长受限。在中毒性疾病（见"中毒性障碍"）中，妊娠期间代谢控制不良会影响胎儿发育，甚至会导致胎儿畸形（母体苯丙酮尿症）。

因此，对于患有氨基酸和其他中间代谢紊乱的女性的妊娠和分娩应被视为高风险，并由产科医生与代谢内科医生或遗传学家共同进行协商管理。此外，先前未被诊断 IEM 的女性通常会在妊娠或是产后阶段发病。最后，孕有脂肪酸氧化障碍患儿的母亲可表现为妊娠期脂肪肝和低血小板（hemolysis, elevated liver enzymes, and low platelets，HELLP）综合征（溶血、肝酶升高、血小板降低），且表型多变（在本章后面有所提及，第 24 章会有详细讲述）[15]。

以下章节将讨论几种氨基酸紊乱及其对胎儿和母亲健康的影响。了解妊娠期间发生的代谢性适应，为理解和预测 IEM 的影响提供了理论基础。

三、中毒性障碍

由于生化缺陷引起的有毒代谢物堆积从而导致急性和进行性中毒的 IEM 包括氨基酸紊乱（如苯丙酮尿症、酪氨酸血症、枫糖尿病、高胱氨酸尿症）有机酸血症、尿素循环缺陷、半乳糖血症和遗传性果糖不耐受。患者通常在无症状间期后出现急性症状，如呕吐、嗜睡、急性脑病、血栓性并发症、肝衰竭或慢性、持续性和进行性发育迟缓。IEM 患者因急性中毒，存在出现终身复发性代谢危象伴随代谢性脑病的风险[16]。

（一）尿素循环障碍

尿素循环障碍（urea cycle disorder，UCD）是中毒型 IEM 的典型例子。尿素循环由六种酶和两种载体蛋白组成，通过此循环可将氨（一种神经毒素）

转化为无毒且可通过肾脏安全排出的尿素。虽然UCD个体罕见，但总体上是相对常见的遗传性代谢疾病。此类疾病在临床表现上较为相似，但是精氨酸酶缺乏症症状相对较为独特，其临床特征主要是在无新生儿缺氧史的情况下，表现为类似脑瘫的痉挛性双瘫/四肢瘫痪[17]。新生儿、婴儿，以及晚发性疾病对每种UCD的严重程度有连续的影响。最严重的患者在新生儿期蛋白质喂养后立即发病，出现高氨血症、低体温、通气过度、厌食或呕吐、癫痫发作和嗜睡，如果不及时治疗，将进展为昏迷和死亡。在婴儿期后期出现症状的患者中，通常由于生理性应激（如并发的病毒感染性疾病）或饮食变化（如从母乳转换为奶粉）引起。这些患者也可能表现为高氨血症，伴/不伴癫痫发作；UCD患者还可能表现为长期的症状，如呕吐、喂养问题或神经系统异常、发育障碍等，诊断可能在发病数年或数十年后确定。迟发性患者的症状可能从儿童期到成年期任意时间出现，甚至可以到60岁，其表现通常为行为或精神症状。

在某些情况下，所有UCD患者都观察到高氨血症。氨及其替代物谷氨酰胺可能与这些患者的神经系统表现有关。急性高氨血症是一种急性病，需要积极的采用降氨疗法进行治疗，如透析、氮清除药、减少蛋白质的摄入，同时防止由于过度限制热量摄入引起的分解代谢。长期管理包括饮食上限制蛋白质的摄入及氮清除剂的应用[18]。

患有鸟氨酸氨甲酰基转氨酶（ornithine transcarbamylase，OTC）缺乏症的女性在妊娠期间可能会出现病理症状，比如由于分解代谢或感染引发的呕吐。目前已报道的大部分并发症发生在妊娠早期或产后。发育中的胎儿与母体妊娠中期的合成代谢更为稳定。一些UCD患者可能出现某些非特异性症状。患有UCD的胎儿在子宫内受到母体的保护，如果不预先进行治疗，在开始摄入蛋白质的48～72h内即会出现症状。这也会导致母亲在产后出现严重症状，包括精神症状等。

1. 氨甲酰磷酸合成酶Ⅰ缺乏症　大多数氨甲酰磷酸合成酶Ⅰ（carbamoyl phosphate synthetase，CPS1）缺乏症的患者在新生儿期即会发病。与OTC缺乏症类似，此类疾病的预后较差，可能是婴儿死亡或智力障碍和（或）神经功能缺陷。两种疾病遗传方式不同，CPS1为常染色体隐性遗传，而

OTC为X连锁遗传[17]。晚发型患者症状较轻，除非接受肝移植，否则此类患者需采用限蛋白质饮食及氮清除药以长期生存[18-20]。为了不受高氨血症的干扰，肝移植是CPS1缺乏症患者首选的治疗方法。此类疾病的病理本质是肝脏CPS1活性缺乏。目前已经解析了人类基因CSP1的结构，同时发现了部分突变位点。

（1）CPS1缺乏症对孕妇的风险：母亲存在营养不良或分解代谢的风险，可能导致其出现高氨血症性脑病。

（2）CPS1缺乏症对胎儿的风险：如果母亲营养失调，有出现胎盘功能不全和胎儿生长受限的风险。新生儿期的临床表现与OTC缺乏症相似，即正常喂养和行为活动24～48h后出现高氨血症。对于应用苯甲酸钠和苯丁酸钠作为妊娠治疗的安全性信息尚且有限。根据动物数据显示，苯丁酸甘油酯可能产生不利影响。

（3）产前诊断：如果已知突变，可通过CPS1基因的直接突变分析进行产前诊断[21, 22]。

2. N-乙酰谷氨酸合成酶缺陷症　N-乙酰谷氨酸合成酶（N-acetylglutamate synthase，NAGS）缺陷症较为罕见，但却是唯一有望治疗的UCD，其表现为高氨血症及不同的神经特征。许多临床特征可能与CPS1缺陷相似。人类NAGS基因已被解析，同时发现了部分突变位点[23]。

NAGS的产物N-乙酰谷氨酸是氨甲酰磷酸合成酶的辅助因子。无法合成N-乙酰谷氨酰胺可导致氨甲酰磷酸合成酶受损。使用N-氨基甲酰谷氨酸（Carbaglu™）作为氨甲酰磷酸合成酶的替代底物，使得许多患者能够恢复正常饮食并解决其相关脑病[24,25]。

（1）NAGS缺陷症对孕妇的风险：如果病情得不到很好的控制，蛋白质营养不良和分解代谢是最常见的。胎儿可能会出现生长受限；新生儿期的表现与OTC缺乏症相似。

（2）NAGS缺陷症对胎儿的风险：NAGS缺乏的胎儿在宫内无明显症状；如果母体饮食和代谢控制不理想，可能会出现生长受限；出生后及在摄入蛋白质或代谢应激的情况下可能发生高氨血症性脑病。卡谷氨酸（Carbaglu）在妊娠期间是基本安全可用的。

（3）产前诊断：明确的基因突变可进行产前诊断；通过肝活检（包括胎儿肝活检）进行酶检测是

可行的，但仍需要分子层面的证实 [10]。

3. 鸟氨酸氨甲酰基转移酶缺乏症 OTC 缺乏症是尿素循环中最常见的疾病，为 X 连锁遗传疾病 [17, 26]。早发性疾病定义为在出生的前 6 周出现症状。通常半合子男性患有严重疾病，可能在新生儿期死亡；如果存活，则出现神经功能受损症状 [17]。此类疾病的预后在过去十年中由于治疗方法的进步有所改善。疾病的亚临床发作也可能对预后产生不利影响 [27]。但是有报道称，即使出现严重的突变，部分患者的发病仍较晚或较轻（最晚至 60 岁）；因此，任何年龄的患者都不应将其排除在诊断之外，因为早期治疗对于预防不良后果至关重要。

杂合子女性有不同的临床表现，从无症状或轻微症状（如蛋白质不耐受）到严重的潜在致死性高氨血症。晚发性疾病患者可能表现出类似精神疾病的行为。

(1) OTC 缺乏症对孕妇的风险：具有 OTC 基因突变的女性在妊娠期间，如果发生分解代谢，有极高可能发生高氨血症危象，同时由于子宫复旧期间产生的蛋白质负荷，尤其有可能引发产后危象 [28]。

(2) OTC 缺乏症对胎儿的风险：患有 OTC 缺乏症的胎儿在宫内无明显症状，但如果母亲的饮食和代谢控制不满意，可能会出现生长受限；出生后以及在摄入蛋白质或代谢应激的情况下可能发生高氨血症性脑病。

(3) 产前诊断：若母亲是杂合子，当突变已知且连锁分析明确，最好通过分子分析进行产前诊断。这可以用来为胎儿的早期治疗提前做好准备。正常培养的羊水细胞（AF cell，AFC）不表达 OTC 活性，不能用于诊断。在蛋白质或别嘌醇负荷后检测到血液或尿液中乳清酸和乳清酸苷增加已被用作部分 OTC 缺乏症的诊断标准之一 [29]。DNA 分析是有效的检测手段，现已在 OTC 基因中鉴定出 400 个突变位点和多态性；然而，目前的分子遗传检测只能识别大约 80% 的突变 [30, 31]。OTC 缺乏症患者尿液中的乳清酸显著增加，但受累胎儿的羊水中经过检测并没有发现乳清酸升高 [32]，着床前遗传学诊断已被应用于临床 [33, 34]。

4. 精氨酸琥珀酸合成酶缺乏症（或瓜氨酸血症 I 型） 瓜氨酸血症 I 型是一种常染色体隐性疾病 [17]。瓜氨酸血症是由于精氨酸琥珀酸合成酶活性不足，此变化可在组织（包括肝脏）和成纤维细胞（包括

培养的绒毛膜绒毛或羊水细胞）中检测到。该疾病与其他 UCD 的区别在于瓜氨酸水平升高。大多数患者在 *ASS1* 基因可发现突变位点 [35, 36]。

(1) 精氨酸琥珀酸合成酶缺乏症对孕妇的风险：与其他 UCD 一样，此类孕妇也有蛋白质营养不良和分解代谢的风险。

(2) 精氨酸琥珀酸合成酶缺乏症对胎儿的风险：由于母体营养不良，患病胎儿存在宫内发育迟缓的风险。新生儿期的表现与 OTC 相似。发病或早或晚。急性新生儿型的患儿在出生时表现正常，但随后出现高氨血症，逐渐嗜睡，喂养困难，经常呕吐，并可能出现颅内压升高的征象，与之前所提到的其他 UCD 症状相似。对于应用苯甲酸钠和苯丁酸钠作为妊娠治疗的安全性信息尚且有限。根据动物数据显示，苯丁酸甘油酯可能产生不利影响。

(3) 产前诊断：通过直接突变位点分析进行产前诊断是最可靠的 [37]。对经培养的羊水细胞和绒毛膜绒毛活检中测量精氨基酸琥珀酸合成酶活性，更具有创伤性。根据所使用的细胞类型，酶活性可能会有变化 [38, 39]。

5. 精氨酸琥珀酸裂解酶缺乏症（或精氨酸琥珀酸尿症） 精氨酸琥珀酸裂解酶缺乏症的临床表现与其他 UCD 相似，包括新生儿高氨血症性脑病、癫痫发作、偶发性高氨血症和晚发性智力障碍等。显著特征包括结节性脆发症（异常脆性且短的头发）、肝大伴进行性肝纤维化。晚发性疾病可能并没有高氨血症表现。

酶活性表达于脑、肝、红细胞，以及经培养的皮肤成纤维细胞中。如果已知突变，最有效的产前诊断方式是通过分子水平检测确认 [40]。尽管检测数据有限，但人们发现在妊娠 12 周时检测羊水中的精氨酸琥珀酸似乎是鉴别胎儿严重和轻度精氨酸琥珀酸裂解酶缺乏症的可靠方法。在某些情况下，代谢物可能来源于母体，因为孕育患病胎儿的母亲尿液中也检测到精氨酸琥珀酸。

(1) 精氨酸琥珀酸裂解酶缺乏症对孕妇的风险：与其他 UCD 一样，精氨酸琥珀酸裂解酶缺乏的孕妇也有营养不良和代谢异常的风险。大多数患者存在智力障碍，迄今为止还没有患者妊娠的报道。

(2) 精氨酸琥珀酸裂解酶缺乏症对胎儿的风险：由于母体营养不良，患病胎儿存在宫内发育迟缓的风险。新生儿期的表现与 OTC 相似。新生儿出

生时表现正常，但随后出现高氨血症，症状与其他UCD相似，痉挛和癫痫发作风险增加。关于精氨酸及氮清除药在胎儿中的应用安全性信息有限，但苯丁酸甘油酯可能致畸。

（3）产前诊断：在培养的羊水细胞、培养的和未培养的绒毛膜绒毛组织中可测定出精氨酸琥珀酸裂解酶活性，但要注意假阳性结果[41,42]。也可通过测序或连锁分析进行分子诊断。

6. 精氨酸酶缺乏症（高精氨酸血症） 精氨酸酶缺乏症在临床上与其他UCD不同，由于这种酶是一种主要参与调节运动系统的成分，患儿出生后主要表现为进行性痉挛性双侧瘫痪/四肢瘫痪伴小头畸形、智力障碍，也可能合并癫痫发作。既往认为患者不会有高氨血症的风险，但最近的报道表明部分新生儿出现脑病、脑水肿，以及晚发性高氨血症及癫痫[43-47]。精氨酸酶A1缺陷可在红细胞和肝脏中检测到，但在培养的皮肤成纤维细胞或羊水细胞中不表达。大多数患病个体可检测到基因突变，因此建议在已知突变的家庭中进行分子诊断[42]。

（1）精氨酸酶缺乏症对孕妇的风险：由于此病病情较重，目前没有妊娠案例的报道。

（2）精氨酸酶缺乏症对胎儿的风险：由于母体营养方面的原因，胎儿可能出现宫内发育迟缓。

（3）产前诊断：产前诊断是通过采集胎儿血液，直接测定红细胞中精氨酸酶活性来进行的[48]。如果已知突变，可进行分子诊断。

（二）其他表现为高氨血症或涉及尿素循环中间产物的疾病

Citrin 蛋白缺乏症（瓜氨酸血症Ⅱ型） 瓜氨酸血症Ⅱ型最初被认为是成人发病的瓜氨酸血症，在日本个体中发病率较高。它是由于肝脏特异性精氨酸琥珀酸合成酶缺乏引起的[49,50]。成年患者的临床特征包括突然意识障碍、躁动、嗜睡和昏迷。婴儿和儿童期发病的表现多样，主要为成长受阻和血脂异常[51]。SLC25A13基因编码Citrin，它是天冬氨酸/谷氨酸的线粒体转运体[52]。临床95%的患者可检测到基因突变[51]。

（1）Citrin 蛋白缺乏症对孕妇的风险：目前没有妊娠案例的报道。

（2）Citrin 蛋白缺乏症对胎儿的风险：未知。

（3）产前诊断：分子诊断可作为选择方案。

（三）鸟氨酸代谢异常

1. 高鸟氨酸血症 - 高氨血症 - 高瓜氨酸尿 高鸟氨酸血症 - 高氨血症 – 同型瓜氨酸尿症（hyperornithinemia, hyperammonemia, and homocitrullinuria, HHH）综合征的临床表现与其他高氨血症综合征相似，包括蛋白质不耐受、脑病、间歇性嗜睡和共济失调等。HHH综合征是由于鸟氨酸进入线粒体的转运过程受损[54-56]。鸟氨酸无法到达线粒体酶鸟氨酸氨甲酰转移酶和鸟氨酸转氨酶，引起这两种酶的功能缺陷，进而导致高氨血症和高鸟氨酸血症。ORNT1中描述了多种该基因突变，包括法裔加拿大HHH综合征患者中的常见的缺失变异。

（1）HHH综合征对孕妇的风险：未知。

（2）HHH综合征对胎儿的风险：未知，孕妇补充鸟氨酸对胎儿的风险同样未知。

（3）产前诊断：羊膜腔穿刺结果提示鸟氨酸利用缺陷已被用于评估受累胎儿[57-59]。由于99%的受累患者有明确的突变位点，分子诊断是这种常染色体隐性疾病可选的诊断方法。

2. 鸟氨酸转氨酶缺乏伴脉络膜和视网膜旋转性萎缩 脉络膜和视网膜的旋转性萎缩是一种罕见的视网膜色素变性，由鸟氨酸转氨酶（ornithine aminotransferase, OAT）缺乏和鸟氨酸升高引起，导致进行性夜盲和中年（40—60岁）周围视力丧失[60-62]。大多数患者智力正常；有些会发展为周围神经病变，患病新生儿偶尔会表现出高氨血症。治疗的重点是通过低精氨酸（鸟氨酸的前体）饮食来降低血浆鸟氨酸水平。新生儿发病表现为高氨血症[63,64]。

在肝脏、培养的成纤维细胞和培养的淋巴母细胞中可检测到OAT缺乏。这种分子缺陷异质性较高，据报道有60多个突变位点[65]。

（1）OAT缺乏症对孕妇的风险：未知。

（2）OAT缺乏症对胎儿的风险：母体使用吡哆醇和（或）肌酸对胎儿的风险尚不清楚。新生儿可能出现高氨血症。

（3）产前诊断：当这种隐性疾病的突变已知时，通过胎儿DNA分析进行产前诊断是最有效的。也可以测量培养的羊水细胞、绒毛膜绒毛组织和培养的绒毛膜绒毛中的OAT活性[66,67]。

3. 赖氨酸蛋白不耐受 赖氨酸蛋白不耐受（lysinuric protein intolerance，LPI）是一种罕见的疾病，涉及阳离子氨基酸赖氨酸（一种必需氨基酸）和鸟氨酸（尿素循环中间产物）的转运。它与 UCD 的特征部分重合，但又不完全包括在其内。赖氨酸缺乏会导致蛋白质不耐受、餐后高氨血症、成长受阻和蛋白质营养不良等。常见的全身表现主要包括肝脾大、进行性间质性肺病和淋巴增生性组织细胞增多症等。母乳喂养时婴儿并无异常，但当膳食蛋白质增加时则会出现症状。患者在饮食中可能厌恶蛋白质摄入[68-70]。

LPI 是由于 *SLC7A7* 基因隐性突变引起的。芬兰有一种常见的始祖突变，c.895-2A＞T，但在不同种族人群中也有许多其他突变位点。

(1) LPI 对孕妇的风险：患有 LPI 的孕妇患先兆子痫 / 子痫、贫血、血小板减少症的风险很高，胎儿可能出现 IUGR[71-73]。孕妇应限制蛋白质摄入并进行补充治疗（包括赖氨酸和瓜氨酸），患者管理应由代谢治疗中心和高危妊娠机构联合进行。

(2) LPI 对胎儿的风险：尚无报道；考虑到妊娠期母体的风险，可能导致胎儿生长受限。

(3) 产前诊断：如果双方突变都已知，可以进行分子诊断[74]。

（四）亚硫酸盐氧化酶缺乏症

亚硫酸盐氧化酶是一种位于线粒体膜间隙的含钼酶，催化亚硫酸盐氧化为硫酸盐，这是含硫氨基酸和环境中亚硫酸盐降解的最后一步[75-79]。亚硫酸盐氧化酶缺乏可能是由于亚硫酸盐氧化酶缺乏症（isolated sulfite oxidase deficiency，ISOD）或钼辅助因子缺乏症（molybdenum cofactor deficiency，MoCoD）。两者的特点都是患者的组织和体液中堆积亚硫酸盐、硫代硫酸盐和 S- 硫氰酸酯[79]。

ISOD 是一种非常罕见的常染色体隐性遗传神经代谢疾病，由于亚硫酸盐氧化酶基因（*SUOX*）突变引起。新生儿期发病的 ISOD 患者通常在婴儿期和新生儿期出现严重且致命的表现。发病时主要临床症状包括喂养困难、易怒、新生儿惊厥、严重成长受阻、肌肉张力异常、舞蹈病和肌张力障碍等异常运动。磁共振成像（MRI）提示明显异常。

虽然 ISOD 是不可治疗的，但通过对 *SUOX* 基因的突变分析，未来可对此疾病进行产前检测。此外，大部分患者存在面部畸形和晶状体脱位。已报道的患者中有一半死于儿童早期[79]。患者排出的黄

嘌呤增多，表现为低尿酸血症和尿硫酮缺乏。引起 MoCoD 的突变主要源自以下三个基因中：*MOCS1*（A 型缺陷）、*MOCS2*（B 型缺陷）和 *GPHN*[80]。

对于患有多囊性脑软化症且无明显出生损伤的新生儿。其中一个特征性表型是囊性脑损伤，可能发生在产前，影响大脑皮质的发育和发育中期大脑皮质的分化。许多 ISOD 患儿被诊断为缺氧缺血性脑病（hypoxic ischemic encephalopathy，HIE）。对于患有多囊性脑软化症且无明显出生损伤的新生儿，应考虑 ISOD，因为 HIE 中病变需要发展时间。特征性神经影像学表现包括发病时皮质肿胀，在随后的数天到数周内迅速演变为双侧大脑皮质上的多囊性脑软化症，并伴有双侧基底节和丘脑内的高信号[81-83]，这在妊娠晚期的产前超声中也有报道[83]。这是一种可以通过超声波或 MRI 进行产前诊断的氨基酸疾病（表 22-3）。

最近报道了一种治疗方法，可使用环吡喃蝶呤单磷酸盐逆转 MoCoD A 型的生化表型[78]。

1. 亚硫酸氧化酶缺乏症对孕妇的风险：大多数患者严重受损，无法妊娠。

2. 亚硫酸氧化酶缺乏症对胎儿的风险：产前囊性脑病可能类似 HIE，因此诊断对区分两者非常重要[83]。

3. 产前诊断：在已知突变的家庭中，最好通过突变位点分析进行产前诊断。此类疾病的产前诊断是通过发现羊水中增多的磺酰半胱氨酸和在培养的羊水细胞或未培养的绒毛膜绒毛中检测亚硫酸盐氧化酶缺乏来确定[84]。

（五）非酮症高甘氨酸血症

非酮症高甘氨酸血症（nonketotic hyperglycinemia，NKH），也称为甘氨酸脑病，是一种相对常见的致死性隐性代谢障碍。新生儿通常在出生后数小时内出现症状。最常见的症状包括呼吸暂停、癫痫发作、新生儿张力过低和昏迷。孕妇可能反应胎儿在子宫内"打嗝"[85]。婴儿可能在出生后的前 6 个月内死亡，即使生存也伴有严重的神经损伤[86]。

NKH 的代谢缺陷存在于甘氨酸裂解系统中，这是一种线粒体酶复合物，由四条不同染色体编码的四个单独的蛋白质成分组成。NKH 的分子缺陷表现异质性较大。在甘氨酸裂解酶亚单位中发现了许多突变位点[87]。目前的治疗主要是应用苯甲酸钠和右

疾病类型	脑部异常	结肠高回声	IUGR	左心室致密化不全	肾异常	骨骼异常
氨基酸病	×	×	×			
Barth 综合征，甲羟戊酸尿症	×	×	×	×		
胱氨酸尿症		×				
羧化酶合成酶缺乏症	×		×			
MADD					×	
甲基丙二酸血症	×	×	×			×
MTHFR 缺乏症	×					
非酮症高甘氨酸血症	×					
亚硫酸氧化酶缺乏症	×					
四氢生物蝶呤缺乏症			×			

表 22-3　某些氨基酸紊乱疾病的超声异常

IUGR. 宫内发育迟缓；MADD. 多酰基辅酶 A 脱氢酶障碍；MTHFR. 亚甲基四氢叶酸还原酶

美沙芬。

独特的 MRI 表现包括进行性脑萎缩和白质低信号，伴有海绵状改变，胼胝体生长受限，弥散加权成像（diffusion-weighted imaging，DWI）显示内囊后肢和脑干扩散受限。质子磁共振波谱（proton magnetic resonance spectroscopy，^{1}H-MRS）可以在长回声中检测到一个突出的甘氨酸峰，它与肌醇峰重叠。^{1}H-MRS 可用于诊断和监测 NKH 病情变化[88]。

DWI、弥散张量成像和具有分数各向异性和扩散率测量的纤维束成像可以描述 NKH 中可能发生的白质微结构改变的细节[89]。除了白质改变外，胼胝体是大脑中最大的白质结构，在患者中经常发现萎缩现象。重症患者的甘氨酸肌酸比极高。在重症病例中经常发现胼胝体生长停滞，而反映微海绵体病的扩散限制模式并不代表症状的严重程度。因此，NKH 是一种大脑发育障碍，最常见于胼胝体，而海绵体并不能帮助诊断[90]。

1. NKH 对孕妇的风险：轻度患者可以妊娠。曾有 1 例轻度 NKH 患者成功妊娠的案例报道[91]。

2. NKH 对胎儿的风险：有报道通过超声检查发现类似 HIE 和胼胝体发育不良的囊性脑病[92]。

3. 产前诊断：对于已知突变的家族首选分子分析进行产前诊断。已尝试通过测量羊水中的甘氨酸水平或甘氨酸与丝氨酸的摩尔比进行产前诊断；但这项测试在预测胎儿的表型方面是不可靠的[93]。甘氨酸裂解酶系统在正常培养细胞中不表达，包括培养的绒毛膜绒毛细胞；甘氨酸裂解酶系统的活性可在绒毛膜组织中直接测定，但有 1 例错误诊断被报道。

（六）甲羟戊酸尿症

甲羟戊酸激酶（mevalonate kinase，MVK）缺乏引起的甲羟戊酸尿症是一种罕见的胆固醇三醇生物合成障碍，可导致轻度至重度发育障碍、复发性腹泻、贫血、肝大、白内障、畸形特征和发育迟缓等。在急性危象期间，高免疫球蛋白血症 D 和周期热综合征（hyperimmunoglobulinemia D and periodic fever syndrome，HIDS）患者也出现了程度较轻的甲羟戊酸尿症，伴有神经系统异常[95]。现已报道 MVK 基因中许多隐性突变位点[96]。

1. 甲羟戊酸尿症对孕妇的风险：尚无报道。

2. 甲羟戊酸尿症对胎儿的风险：脑成像可显示类似 HIE 的囊性脑病。

3. 产前诊断：据报道，甲羟戊酸尿症有异常产前超声表现，主要包括腹水、羊水过多、肠源性肥大和骨骼发育不良[97]。在孕妇尿液中和妊娠 17 周时的羊水中，甲羟戊酸显著增加，这为重症甲羟戊酸尿症的产前诊断提供了依据[98]。通过酶分析和 CV 的突变分析，可对患病胎儿进行诊断[99]。

（七）4- 羟基丁酸尿症（琥珀酸半醛脱氢酶缺乏症）

4- 羟基丁酸尿症是一种罕见常染色体隐性遗传的 γ- 氨基丁酸（γ-aminobutyric acid，GABA）代谢疾病。患者有轻度至重度智力障碍[100]。近 50% 的患者存在共济失调、行为问题、癫痫发作和屈曲乏力[101]。该病的发病年龄从新生儿期到青年期不等。新生儿可能为早产儿。其他新生患儿表现为嗜睡、吮吸减少、呼吸困难和低血糖[102]。琥珀酸半醛脱氢酶缺陷病（succinic semialdehyde dehydrogenase deficiency，SSADH）的患者在尿液中排出 4- 羟基丁酸。脑部 MRI 显示多个区域的 T_2 高信号，涉及苍白球、小脑齿状核、丘脑底核、皮质下白质和脑干，同时可能伴有脑萎缩，有时伴有小脑萎缩[103]。

1. SSADH 缺乏症对孕妇的风险：尚无报道。

2. SSADH 缺乏症对胎儿的风险：胎儿可能因母体癫痫发作而受损。

3. 产前诊断：在已知突变的家庭中，可应用分子产前诊断。可在淋巴细胞和培养的淋巴母细胞中发现 SSADH 活性缺乏。产前诊断可以通过分析羊水中的异常代谢物水平，以及经培养的羊水细胞或 CVS 细胞中的 SSADH 活性进行检测[102]。

（八）有机酸紊乱

有机酸是多种代谢途径的中间产物，如氨基酸降解过程等[104]。有机酸血症通常会导致线粒体能量代谢紊乱，部分原因是阻隔游离辅酶 A（coenzyme A，CoA）（图 22-1）。这可能导致代谢失代偿和代谢性酸中毒。这些途径的部分产物，如甲基丙二酸和丙酸代谢物，反过来会抑制氧化磷酸化、甘氨酸裂解系统和尿素循环相关的酶系统（如前所述）[109]。这可能导致多器官并发症，包括神经系统并发症、心肌病或肾脏疾病等。

有机酸血症的常见急性表现包括阴离子间隙酸中毒、酮症、全血细胞减少和尿素循环抑制引起的高氨血症。晚发性表现为伴有分解代谢应激的急性失代偿，或者表现为不明原因的智力迟滞、癫痫发作、发育迟滞、肌张力减退和（或）呕吐。此处针对几种较常见的有机酸血症进行讨论。

1. 丙酸血症（丙酰辅酶 A 羧化酶缺乏症） 丙酸血症是一种较常见的有机酸代谢疾病。胎儿在宫内不会出现任何症状，新生儿在接触蛋白质或分解代谢 24~48h 后则会发病。此病典型特征是喂养困难、体温过低、高氨血症、癫痫发作和代谢性酮症酸中毒[110, 111]。在最初发病后存活的婴儿有反复发作、急性代谢失代偿、癫痫发作和智力障碍的风险。晚发性特征是全血细胞减少、发育迟滞及心肌病。

丙酸血症是由位于常染色体上的丙酰辅酶 A 羧化酶基因隐性突变引起的[112]。丙酰辅酶 A 羧化酶需要生物素作为辅助因子，是生物素代谢紊乱中受影响的多种羧基酶之一。该酶是一种由两个亚单位组成的四肽，目前已报道多种突变位点[113]。

(1) 丙酸血症对孕妇的风险：风险与其他蛋白质限制性疾病类似，即分解代谢和营养不良。

(2) 丙酸血症对胎儿的风险：由于孕妇的营养问题，胎儿可能出现生长发育迟滞。

(3) 产前诊断：产前诊断的最佳方式是通过分子分析进行[114]。在已知父母双方均携带不同突变的特定情况下，可以通过检测母体血浆中游离胎儿 DNA 来排除父系突变[114]。还可以检测经培养的 AFC 中丙酰辅酶 A 羧基酶的活性；通过对羊水中异常代谢物的稳定同位素稀释分析进行检测是较为快速且准确的方法[115]。受累患儿的羊水中出现丙酰肉碱增加，并通过测量干燥滤纸上羊水样本中的柠檬酸甲酯可完成产前诊断[116]。在孕育受累胎儿的孕妇尿液中可检测到柠檬酸甲酯增加，但此方法尚未被证明是产前诊断的可靠方法[117]。当突变状态未知的情况下，C3/C2 似乎是最可靠的羊水检测方法[118]。

2. 甲基丙二酸血症（甲基丙二酰辅酶 A 变位酶缺乏症） 甲基丙二酸血症（methylmalonic acidemia，MMA）是较常见的有机酸血症之一。它可以分为维生素 B_{12} 反应型或无反应型。第 28 章讨论了由于钴胺素辅因子合成缺陷引起的维生素 B_{12} 反应型 MMA。甲基丙二酰辅酶 A 变位酶（*mut*）缺乏导致维生素 B_{12} 无反应性 MMA 的临床表现和生化特征与丙酸血症的特征相似（如前所述）。发病时间可能在新生儿期或新生儿后期。新生儿在进行正常喂养 24~48h 后出现急性失代偿、代谢性酸中毒和高氨血症，通常伴有嗜睡和喂养困难等。疾病发作及之后常出现癫痫。当出现癫痫时，临床表型多样，并易导致早期死亡或严重的神经功能障碍。丙酸血症患者的智力通常受到严重影响，MMA 患者晚期并发症通常为慢性肾脏疾病，而丙酸血症患者主要为心肌病[119, 120]。即使限制蛋白质摄入，患者的预后依然较差[121]。MRI 提示，在没有任何症状的情况下也可发生代谢性卒中的情况。

甲基丙二酰辅酶 A 变位酶缺乏可在白细胞和培养的皮肤成纤维细胞中检测到。大约 60% 的 MMA 患者 *mut* 基因存在缺陷。有两种类型的 mut 脱辅基酶蛋白缺陷。*mut*⁰ 型患者更为严重，在新生儿期即出现酶活性显著降低或无酶活性。*mut*⁻ 患者可产生一种结构异常的酶。MMA 的特征性标志是出现局限于苍白球的双侧梗死，这种表现很少在其他情况下出现[122]。散发型 MMA 中苍白球梗死的阶段性模式显示对代谢损伤不均匀的、区域特异性的细胞易感性，甚至在生化表型较轻且无卒中症状的患者中也可以观察到此类现象[123]。有报道显示在出生前患儿大脑中观察到皮质分层缺损[124]。

(1) MMA 对孕妇的风险：风险与其他蛋白质限制性疾病类似，即分解代谢和营养不良。

(2) MMA 对胎儿的风险：由于孕妇的营养问题，胎儿可能出现生长发育迟滞。

(3) 产前诊断：当已知突变位点时，通过分子分析对常染色体隐性遗传的 MMA 进行产前诊断是最有效的。也可以对母体血液中的胎儿 DNA 进行无创性分析[125]。在培养和非培养的羊水细胞和绒毛膜绒毛细胞中也可以通过酶分析进行产前诊断。但绒毛膜绒毛 [¹⁴C] – 丙酸盐掺入试验曾有报道假阴性结果，而在培养的绒毛中也有可能出现假阳性结果[126, 127]。

尽管已报道过通过同位素稀释法对柠檬酸甲酯和丙二酸甲酯进行羊水代谢物分析，从而成功进行产前诊断的案例，但缺乏绝对可靠的数据。代谢物的浓度升高可能表明一种异质性状态，在这种情况下，应通过酶分析进行后续检查。当无法进行 DNA 检测时，最谨慎的建议可能是对培养的 CVS 细胞或羊水细胞进行代谢物分析和酶学分析，并在出生后胎儿的成纤维细胞中进行确认。目前在一个伊朗家庭中实现了针对此病的胚胎着床前诊断的操作[128]。

3. 异戊酸血症 异戊酸血症（isovaleric acidemia，IVA）是一种常染色体隐性遗传的有机酸血症，其

表现严重程度不同[129-133]。IVA 患者可在新生儿期或新生儿后期出现酮症酸中毒、全血细胞减少或类似于甲基丙二酸或丙酸血症的高氨血症，而晚发症状可能包括复发性胰腺炎、喂养困难、呕吐或智力障碍。尿液可能有"汗脚"的气味。预防性禁食是一种重要的治疗方法。治疗主要包括限制蛋白质摄入，以及应用甘氨酸和卡尼汀的补充药[129]。

IVA 是异戊基辅酶 A 脱氢酶活性的缺乏所导致的，在培养的成纤维细胞中可以检测到此种改变[129]。在患者中发现了许多突变位点。在新生儿筛查诊断的病例中常见的一种突变（c.932C＞T；A282V），但迄今为止，此突变的纯合子患者或携带此突变的复合杂合子患者尚未出现症状[129]。

(1) IVA 对孕妇的风险：与其他蛋白质限制性疾病类似，即分解代谢和营养不良。

(2) IVA 对胎儿的风险：由于孕妇的营养问题，胎儿可能出现生长发育迟滞。但文献中曾不止一次报道过无病患儿[130]。

(3) 产前诊断：据报道，通过使用稳定同位素稀释[131-133]检测羊水中异戊基甘氨酸的增加或通过从培养的羊水细胞或绒毛组织中检测 2– [¹⁴C] – 亮氨酸释放 ¹⁴CO₂ 可进行产前诊断[134-136]。对于已知突变的家庭，通过直接突变分析进行产前诊断是首选方法[137-139]。

（九）支链氨基酸分解代谢的其他疾病

支链氨基酸（branched-chain amino acids，BCAA）代谢途径中的几种疾病值得关注，主要包括亮氨酸、异亮氨酸和缬氨酸。其中包括枫糖尿病（maple syrup urine disease，MSUD）、β酮硫解酶缺乏症、3- 羟基异丁酸尿症、散发型 2- 甲基丁酰辅酶 A 脱氢酶缺乏症（异亮氨酸代谢紊乱）、生物素抵抗 3- 甲基戊二酰甘氨酸尿症、3- 甲基戊二酸尿症、羟基 –3- 甲基戊二酰辅酶 A 裂解酶缺乏症、戊二酸血症 I 型、四氢生物蝶呤缺乏引起的高苯丙氨酸血症和酪氨酸血症。

1. 枫糖尿病（支链酮症酸尿、白细胞增多症） MSUD 是由支链 α- 酮酸脱氢酶复合物缺陷引起的常染色体隐性遗传的先天性代谢异常，此病引起血浆中 BCAA 升高，尿液中的 α- 酮酸和病理性疾病标志物异亮氨酸的产生。该疾病具有很大的可变性和多样的临床表现。有 5 种公认的临床变异，

与已知的基因型没有联系 [140]。

经典型 MSUD 是最严重的形式，新生儿期起病 [141, 142]。患者通常在出生后 2～3 天出现症状；1 周内出现喂养困难、嗜睡、癫痫发作和酮症酸中毒等，并逐渐加重。与其他急性发作性疾病不同，MSUD 患者没有高氨血症。患者的尿液和耵聍中有一种类似枫糖浆的气味，特别是在发病期间。在缺乏治疗的情况下，可能会出现反复的代谢危象和严重的神经损伤，包括刻板运动、代谢失代偿甚至死亡 [143]。经典型 MSUD 患者的 MRI 显示中脑、大部分脑桥、基底节、小脑、幕上区和丘脑明显受累 [144]。弥散成像显示，在急性期和早期脑病危象期间，新生儿中患儿出现髓白质受累 [145]。治疗包括限制饮食中的 BCAA。及早开始治疗，一般预后较好。

一种间歇性发病的轻度 MSUD 和一种硫胺素反应型 MSUD 表现为晚发性表型。其症状和生化变化可能只是间歇性出现，通常由于感染、其他应激源或饮食不当引起；然而，当此种类型的病症急性发作时仍可能导致死亡。

MSUD 是由于支链 β- 酮酸脱氢酶（branched-chain β-ketoacid dehydrogenase，BCKD）活性缺乏所致，影响三种 BCAA（缬氨酸、亮氨酸和异亮氨酸）的分解代谢 [146]。可通过测量亮氨酸氧化反应或直接测定白细胞、成熟的淋巴细胞和培养的成纤维细胞中的酶活性来明确诊断。在经典型 MSUD 中，酶活性 <2%；在较轻的病例中，残留酶活性较高（2%～15%）。BCKD 活性的体外测量与体内亮氨酸氧化反应 [147]、饮食亮氨酸耐受性及人体对 BCKD 激活药物的反应无关 [148]。

BCKD 是由 6 种独立的酶组成的多酶复合物。根据 BCKD 复合物中受影响的不同亚单位，可以定义四种分子表型。MSUD 在宾夕法尼亚阿米什人和门诺人中的比例很高。目前所发现的所有门诺人患者在 $E_1\alpha$ 亚单位中都有相同的错义始祖突变（c.1312T＞A；p.Y393N）[142, 149, 150]。大多数受影响的个体是罕见序列突变的复合杂合体。大多数病例是通过新生儿筛查确定的，但是新生儿可能在结果确定之前就已经发病了 [151, 152]。在急性代谢失代偿期，限制 BCAA 饮食的长期治疗、硫胺素管理和积极干预可改善患者的长期预后。肝脏移植是另一个可以考虑的选择 [19]。

(1) MSUD 对孕妇的风险：妊娠女性有分解代谢的风险。

(2) MSUD 对胎儿的风险：一些早期接受治疗的 MSUD 女性可产下正常婴儿 [153]。

(3) 产前诊断：DNA 分析是鉴定携带者和产前诊断的首选方法。尚不能通过检测 AF 代谢物进行产前诊断 [154]。可通过测定培养的 AFC 和完整的绒毛膜绒毛中的 1- [^{14}C] - 亮氨酸氧化水平进行产前诊断。已有通过突变位点分析进行产前诊断的报道 [155, 156]。如果继续妊娠，在出生后 24～48h 内测量血浆支链氨基酸和别异亮氨酸可以进行早期诊断和早期治疗。

2. β 酮硫解酶缺乏症（酮溶性疾病）（酮生成障碍） β 酮硫解酶缺乏症是一种异亮氨酸和酮体代谢紊乱。它是一种常染色体隐性疾病，通常伴有反复的酮症酸中毒。尿液中的特征性代谢物为 2- 甲基 -3- 羟基丁酸，还可出现高氨血症和高甘氨酸血症 [157]。脂肪酸和支链氨基酸产生的酮体是能量代谢的中间媒介。BCAA 的酮解作用由 β 酮硫解酶介导。线粒体乙酰乙酰辅酶 A 硫解酶（T2）和琥珀酰辅酶 A 3- 酮酸辅酶 A 转移酶（succinyl-CoA 3-ketoacid-CoA transferase，SCOT）是该组疾病的两种主要酶 [156-158]。

经典型 β 酮硫解酶缺乏症会导致复发性酮症酸中毒，通常发生在死亡前 2 年。患者可能在发作间期表现为无症状或持续性酮尿症。智力障碍和肌张力障碍是主要的神经后遗症，此外，心肌疾病在 SCOT 缺乏症中已有报道 [159]。β 酮硫解酶缺乏症的诊断是通过在白细胞或培养的皮肤成纤维细胞中发现酶活性降低从而进行诊断的。目前已知 ACAT1 基因（T2）和 OXCT1 基因（SCOT 缺乏症）中的大量突变位点。

(1) β 酮硫解酶缺乏症对孕妇的风险：妊娠女性有分解代谢的风险。

(2) β 酮硫解酶缺乏症对胎儿的风险：目前已报道了 1 例 T2 缺乏症女性妊娠的病例 [160]。

(3) 产前诊断：通过对培养的 AFC 和绒毛膜绒毛进行酶学分析，可对 SCOT 缺乏症进行了产前诊断 [161-163]。分子诊断技术已被用于 T2 缺陷的产前诊断 [162]。

3. 3- 羟基异丁酸尿症（缬氨酸代谢紊乱） 3- 羟基异丁酸尿症的代谢缺陷是指缬氨酸的氧化异常；可能会影响甲基丙二酰半醛的代谢或线粒体功能，此病报道的患者极少。患者主要表现为面部畸形、呕吐、复发性酸中毒和肌张力减退。曾报道过 1 例 4 月龄的患者出现急性脑病和严重的脑损伤，然而，另有一个患者则病情比较乐观[164]。

(1) 3- 羟基异丁酸尿症对孕妇的风险：未知。

(2) 母体 3- 羟基异丁酸尿症对胎儿的风险：未知。

(3) 产前诊断：可以通过羊水测量 3- 羟基异丁酸进行产前检测。已经报道过有 1 例成功进行产前诊断的案例[165]。

4. 孤立的 2- 甲基丁酰 –CoA 脱氢酶缺乏症（异亮氨酸代谢障碍） 这种常染色体隐性遗传病涉及 L- 异亮氨酸降解异常。第一个病例是 1 例 4 个月大的婴儿，出现轻度低血糖、嗜睡和呼吸暂停[166]。表现为胞质内短链酰基肉碱和尿 2 甲基丁基甘氨酸（2-methylbutyrylglycine，2-MBG）和 2- 甲基丁酰肉碱（2-methylbutyrylcarnitine，2-MBC）的增多。这种罕见的疾病在苗族人中常见，与其祖先携带 c.1165A > G 突变有关。通过新生儿筛查发现大多数婴儿表现为无症状，但该病的临床意义需要进一步验证。

(1) 2- 甲基丁酰辅酶 A 脱氢酶缺乏症对孕妇的风险：未知。

(2) 母体 2- 甲基丁酰辅酶 A 脱氢酶缺乏症对胎儿的风险：未知。

(3) 产前诊断：在妊娠 15 周时产前诊断显示羊水中 2-MBG 的浓度增加，证明胎儿患病。证实新生儿出现了血浆 C5- 酰基肉碱和尿液中 2-MBG 的增加。并且可以通过检测已知突变进行产前诊断。

5. 生物素抵抗 3- 甲基戊二酰甘氨酸尿症（亮氨酸代谢紊乱） 生物素抵抗 3- 甲基戊二酰甘氨酸尿症是一种亮氨酸分解代谢障碍疾病。临床特征异质性很大。患者可能完全没有症状，或者出现低血糖、饮食蛋白质不耐受相关的复发性代谢性酸中毒和发育障碍[168]。患者尿液中积累大量的 3- 羟基异戊酸和 3- 甲基甘氨酸，其他在丙酸血症或多羟化酶缺乏症患者中的沉积物均不存在。一些无症状的妇女在产后被发现，是由于在新生婴儿中检测出假阳性结果（母体）[169]。在既往患者中报道过 MCCC1 和 MCCC2 两个基因的突变。通过 DNA 检测或通过白细胞、培养的成纤维细胞或肝脏中的酶测定可以实现生物素抵抗 3- 甲基戊二酰甘氨酸尿症的诊断[170]。

(1) 生物素抵抗 3- 甲基戊二酰甘氨酸尿症的孕妇的风险：母亲可以无症状。

(2) 母体生物素抵抗 3- 甲基戊二酰甘氨酸尿症对胎儿的风险：未知；尚无报道。

(3) 产前诊断：产前诊断可通过 DNA 分析或通过酶测定法。

6. 3- 甲基戊二酸尿症（亮氨酸代谢紊乱） 3- 甲基戊二酸尿症（3-methylglutaconic aciduria，3-MGA，译者注：国内惯用 3-MGCA）是一组异质性的 3-MGA 代谢障碍疾病，影响线粒体功能。截至目前已有 5 种主要类型被阐明[171]。I 型是由于 3- 甲基戊烯二酰辅酶 A 水合酶缺陷，是一种亮氨酸分解代谢障碍疾病。患者可能有智力障碍、反复性低血糖和代谢性酸中毒。其他类型的疾病出现在多系统疾病继发的 3-MGA 的情况中。其中较广为人知的包括 II 型或 Barth 综合征（X 连锁心肌病），这是由于 Tafazzin 基因突变所致[172]。除了 3-MGA，Barth 综合征患者通常会出现中性粒细胞减少，生长不良，肌张力减退，肌无力和肌肉发育不全等特征。III 型 3-MGA，或者称 Costeff 综合征（视神经萎缩以及其他严重的神经损伤），是由于 OPA3 基因突变导致的[173-175]。IV 型 3-MGA 相对罕见，表现为严重智力障碍和小脑发育不全[176]。V 型（扩张型心肌病和运动失调）是由于 DNAJC19 基因突变引起的[177]。

(1) 3-MGA 对孕妇的风险：未知。

(2) 母体 3-MGA 对胎儿的风险：未知；尚无报道。

(3) 产前诊断：基于对相应基因的 DNA 分析，可对已知突变的家庭进行产前诊断。I 型（3- 甲基戊二酰辅酶 A 水合酶缺乏症）的产前诊断可通过酶测定或突变分析实现。Barth 综合征检测可通过 33.5 孕周时使用超声和胎儿超声心动图来实现[178]。不过也有报道在监测 IV 型 3-MGA 高风险孕妇时发现羊水中 3- 甲基戊烯二酸正常的胎儿[179]。

7. 3- 羟基 –3- 甲戊二酸单酰辅酶 A 合成酶缺乏症（亮氨酸代谢障碍） 3- 羟基 –3- 甲戊二酸单酰辅酶 A（3-hydroxy-3-methylglutaryl-CoA，HMG-CoA）合成酶缺乏症是由于亮氨酸降解产生酮体异常导致的。HMG-CoA 合成酶缺乏症的临床表现包括肝大、呕吐、偶发性低酮性低血糖、代谢性酸中毒和高氨血症。可能发生新生儿死亡和致命性心肌病。在大多数存活新生儿或后期发病患者伴随癫痫等运动精神异常表现[180]。HMG-CoA 合成酶缺乏症患者的尿液有机酸排泄特征包括：尿液中 3- 羟基 -3- 甲基戊二酸、3- 甲基戊烯二酸、3- 甲基戊二酸和 3- 羟基异戊酸显著增加。尿液中的 3- 甲基戊二酰基肉碱也会增加。可以在患者的白细胞、培养的皮肤成纤维细胞和肝脏中检测 HMG-CoA 合成酶活性的缺乏，相关研究已经报道了几种相关基因的突变[180]。

(1) HMG-CoA 合成酶缺乏症对孕妇的风险：以往研究中有 3 篇关于 HMG-CoA 裂解酶缺乏症患者妊娠的报道[181, 182]，只有 2 例患者成功分娩了正常婴儿。患者常伴随着蛋白质营养不良、禁食、低酮性低血糖和代谢性酸中毒等风险，如果不及时治疗可能是致命的。妊娠和分娩过程对 HMG-CoA 合成酶缺乏症患者造成沉重负担，可能导致代谢异常。

(2) 母体 HMG-CoA 裂解酶缺乏症对胎儿的风险：母体饮食导致胎儿生长受限，已经有妊娠不足和胎儿死亡案例报道。

(3) 产前诊断：产前诊断是在妊娠第 16 周检测羊水中有机酸分泌模式，以及在培养的羊水细胞中和在绒毛膜绒毛组织中检测酶活性来实现的[183-185]。如果所述突变是已知的，可以进一步通过产前分子诊断来进行确诊[186]。

8. 戊二酸血症Ⅰ型（赖氨酸代谢紊乱） 戊二酸血症Ⅰ型的主要临床表现是大头畸形、进行性运动障碍，包括舞蹈手足徐动症和肌张力障碍，以及复发性代谢脑病[187-190]。可能出现肝性脑病并发反复感染，但也可能潜伏期没有明显的急性表征。神经影像学发现包括背外侧壳核病变，前额颞叶萎缩和硬膜下积液[191]，后者可能类似于非偶然创伤。在无典型症状的患者中也曾出现过戊二酸尿症的报道[192]。

戊二酸尿症是一种常染色体隐性遗传病，由于缺乏戊二酰辅酶 A，导致戊二酸和 3- 羟基戊二酸贮积（疾病诊断标志物）。通过测定培养的成纤维细胞中戊二酰辅酶 A 脱氢酶活性证实诊断。与该病相关很多突变已确定，p.R402W 突变在欧洲患者中很常见[192]。而在兰开斯特门诺派人群中，戊二酸血症Ⅰ型主要是由于 p.A421V 突变引起的[193]。

(1) 戊二酸血症Ⅰ型的孕妇的风险：该病重要的措施是通过输注葡萄糖确保足够的热量摄入和提供肉碱补充剂来预防脑病风险。已有成功妊娠的报道[194]。

(2) 母体戊二酸血症Ⅰ型对胎儿的风险：尽管已经证实戊二酸血症Ⅰ型患者能够成功妊娠，但由于母体饮食不足导致胎儿生长受限是一个值得关注的问题[195]。

(3) 产前诊断：如果突变已知，则可以通过分子分析进行产前诊断[196]。也可以通过检测羊水中戊二酸增加以及培养的羊水细胞中缺乏的戊二酰辅酶 A 脱氢酶活性来进行产前诊断[197]。异常的产前超声检查结果也是重要诊断指标[198]。此外也可以通过 MRI 诊断，已经发现一例胎儿产前 MRI 提示戊二酸尿症Ⅰ型，后来进一步通过产后生化和影像学得到证实[199]。

9. 苯丙酮尿症 苯丙酮尿症（phenylketonuria, PKU）是一种影响苯丙氨酸转氨基为酪氨酸的疾病。它可能由苯丙氨酸羟化酶（phenylalanine hydroxylase, PAH）的原发缺陷或其必需辅因子四氢生物蝶呤的生物合成或再循环不足引起（参见"四氢生物蝶呤缺乏引起的高苯丙氨酸血症"）[200, 201]。它是最常见的氨基酸代谢病之一，发生率从土耳其的 1/2600 到芬兰的 1/200 000 不等[202, 203]。在美国，新生儿发病率约为 1/14 000[204]。通过新生儿筛查和早期低苯丙氨酸饮食控制，可以预防智力障碍。然而，即使在成功治疗的患者中也可能出现某种程度的认知缺陷，尤其是在停止饮食治疗后。大量研究表明，即使是早期治疗的 PKU 患者，在工作记忆、解决问题的能力和策略方面也存在显著缺陷，而反应速度可能不会受到那么严重的影响。这不一定与苯丙氨酸水平有关，因为与苯丙氨酸水平显著升高的患者相比，苯丙氨酸水平较低的患者也未能获得更好的检测结果[204]。工作记忆代表了执行功能的一个方面，在早期接受治疗的 PKU 患者中似乎尤受损严重[205]。因此，目前认为一旦确诊，终身治疗是必不可少的[206, 207]。

10. 母体苯丙酮尿症 一个需要理解的重要概念是，母亲如果有先天性缺陷，那么可能导致胎儿畸形。通过改善生化紊乱的代谢控制，可以减少这些的不利影响。氨基酸过量或中毒导致胎儿畸形的一个典型例子是母体 PKU。

苯丙氨酸对发育中胎儿的致畸作用，称为母体 PKU 综合征，是指在子宫内暴露于高水平苯丙氨酸的环境对胎儿身体和认知的影响，包括小头畸形、胎儿生长不良、先天性心脏缺陷、非家族性面部特征和智力障碍。由于宫内苯丙氨酸水平持续升高，PKU 控制不佳的母亲影响发育中的胎儿。母体苯丙酮尿症协作研究确定，妊娠期间母体血液苯丙氨酸水平升高具有致畸作用[208]。本研究报道了来自美国、加拿大和德国的 149 名女性和 253 名子代队列，子代在 4 岁时进行认知测量评估。患有母体 PKU 综合征的儿童有多种结构异常，包括面部畸形、心脏缺陷以及低出生体重、行为问题、小头畸形和智力障碍[209-215]。受累后代的风险与母体血液苯丙氨酸浓度直接相关。通过严格遵守苯丙氨酸限制饮食，患有 PKU 的孕妇的胎儿结局得到显著改善[209, 212, 214]。剂量依赖性似乎会影响婴儿疾病的严重程度。研究发现，如果母亲在妊娠 20 周时没有达到代谢控制要求（≤100mg/L），则 47% 的患儿的一般认知指数得分将比年龄平均值低 2 个标准差。

苯丙氨酸通过胎盘运输，导致胎儿体内苯丙氨酸水平高于母体血液水平。目前的数据支持正常母亲苯丙氨酸水平为 60～360μmol/L，然而国际建议维持在低于 240μmol/L 更安全[216, 217]。母亲苯丙氨酸水平低，尤其是在妊娠中期和晚期，可能与 IUGR 风险增加有关[209]。并非所有可用于 PAH 缺乏症患者的药物和膳食补充都适合在妊娠期间使用。具体来说，在妊娠期间不应使用大分子中性氨基酸，因为它们不能持续改变母体血液苯丙氨酸水平。沙丙蝶呤（Sapropterin）是 C 类药，可以在妊娠期间使用，没有证据表明沙丙蝶呤相关的致畸性或不良妊娠反应，使用沙丙蝶呤后成功妊娠的报道逐年增多[218]。由于母体血液苯丙氨酸升高引起的致畸作用已得到充分证实，因此针对仅通过饮食治疗无法达到满意的血液苯丙氨酸水平的 PKU，沙丙蝶呤可作为一种有效的治疗选择[218]。

同时，应在整个妊娠期间监测胎儿的生长情况。建议对胎儿异常进行超声筛查。胎儿超声心动图应在妊娠 18—22 周时进行。母体对苯丙氨酸的需求在整个妊娠期间发生显著变化，需要频繁检测和调整饮食。应避免过度的饮食限制，因为蛋白质和热量摄入量不足会导致母体苯丙氨酸水平升高。此外，异常的酪氨酸水平与婴儿不良结局无关[214]。应监测维生素和矿物质的摄入量，因为与治疗 PAH 缺乏症的药物一起服用的标准产前维生素补充药，可能会导致维生素 A 过量，这可能会导致出生缺陷。维生素 B$_{12}$ 摄入量的减少可能会导致先天性心脏缺陷的风险增加[215]。产后母亲的苯丙氨酸需求将随着妊娠晚期合成代谢需求的增加而减少，应继续进行严密的代谢和营养监测。母乳喂养没有禁忌证，因为未受 PAH 缺乏影响的婴儿能够顺利地代谢母亲母乳中略高的苯丙氨酸[208, 209]。

一些较新的疗法，比如注射 Pegvaliase（一种聚乙二醇化重组苯丙氨酸解氨酶），已显示可有效降低苯丙氨酸水平，且不良反应耐受性好[218]。聚乙二醇化重组苯丙氨酸解氨酶可将苯丙氨酸转化为反式肉桂酸和氨，可替代 PKU 患者的饮食疗法。目前没有关于它在妊娠期间使用的固定指南。一些女性在妊娠和哺乳期间选择停药[219]。

PAH 基因分析已鉴定出 950 多种变异，是产前诊断的首选方法[202, 203, 220]。DNA 测序分析现在可以检测证实多达 99% 的临床受影响患者。

(1) 患有 PKU 的孕妇的风险：过度限制饮食，以及蛋白质和热量摄入量不足会导致母体苯丙氨酸水平升高。

(2) 母体 PKU 对胎儿的风险：没有观察到与沙丙蝶呤相关的致畸性或不良妊娠影响，并且聚乙二醇化重组苯丙氨酸解氨酶对胎儿的影响未知。已有母乳喂养婴儿的报道[221, 222]。

(3) 产前诊断：很少对 PKU 进行产前诊断，但对于已知突变可进行分子分析。已有报道 PKU 的着床前遗传学诊断的案例[223]（见第 2 章）。

11. 四氢生物蝶呤缺乏引起的高苯丙氨酸血症　四氢生物蝶呤（tetrahydrobiopterin，BH4）缺乏症是一种罕见的高苯丙氨酸血症，发生在大约 2% 的血液苯丙氨酸水平升高的新生儿中[224]。临床上，尽管可采用低苯丙氨酸饮食治疗，BH4 缺乏症仍表现出进行性脑病和致残性肌张力障碍的特点。患者经常表现为智力障碍、肌阵挛性癫痫发作、四肢肌张力增高、流口水和吞咽困难等症状。此外，患者的行为动作类似帕金森病。BH4 作为三种芳香族氨基酸羟化酶的辅助因子，介导苯丙氨酸转化为酪氨酸、酪氨酸转化为 L- 多巴及色氨酸转化为 5- 羟色氨酸的过程。BH4 缺乏导致苯丙氨酸积累，更重要的是会导致神经递质多巴胺和血清素缺乏。针对此病，常使用神经递质前体和 BH4 或亚叶酸结合的疗法，但结果存在差异，仍需探索其他疗法[224, 225]。

BH4 缺乏可能是由于该辅因子的生物合成减少或循环受损所致。在 BH4 的合成中已经发现了几种酶的缺陷，包括鸟苷三磷酸环化水解酶 I（guanosine triphosphate cyclohydrolase I, GTPCH）、6- 丙酮酰四氢生物蝶呤合成酶（6-pyruvoyl tetrahydrobiopterin synthase，PTPS）和墨蝶呤还原酶（sepiapterin reductase，SR）。参与将生物蝶呤循环回活性形式的酶包括二氢蝶呤还原酶（dihydropteridine reductase，DHPR）和蝶呤 -4α- 甲醇胺脱水酶（pterin-4α-carbinolamine dehydratase，PCD 或 primapterinuria）。PTPS 和 DHPR 缺乏症与轻度高苯丙氨酸血症有关，可通过新生儿尿液蝶呤筛查检测到，并可通过酶测定法证实[226]。培养的成纤维细胞可检测 DHPR 活性是否缺乏。可在培养的淋巴细胞中筛选出罕见的 GTPCH 缺乏症。PTPS 缺乏可以通过红细胞中的酶分析来确认。

（1）BH4 缺乏对孕妇的风险：对 16 例病例的回顾性研究显示，未发现大多数妊娠期间原有神经系统症状的进展或新症状的出现，但这些妊娠需要仔细监测[227]。

（2）母体 BH4 缺乏对胎儿的风险：已有报道胎儿 IUGR 的病例[227]。

（3）产前诊断：BH4 缺乏症的产前诊断是可行的，并且可以通过分析 AF 中蝶呤（新蝶呤和生物蝶呤）来实现，通常与酶测定相结合[213]。PTPS 活性在培养的羊水细胞中不表达；然而，第一例产前诊断是通过在 AF 中发现高新蝶呤和低生物蝶呤来完成的，并通过测量胎儿红细胞中的 PTPS 来证实。GTPCH 在羊水细胞中不表达，通过在 AF 中发现新蝶呤和生物蝶呤减少来进行产前诊断[228, 229]。另外，在 AFC 和绒毛膜绒毛组织中可检测到 DHPR 缺乏，在一例有风险的胎儿的 AF 中检测到生物蝶呤增加[228]。已有报道通过绒毛膜绒毛的突变分析对 DHPR 进行产前诊断[229]。编码 PCD 蛋白的基因的 7 个突变位点已被描述与此病有关，但尚未报道进行产前诊断的尝试[224]。

12. 遗传性酪氨酸血症 I 型（肝肾类型） 遗传性酪氨酸血症 I 型是一种常染色体隐性遗传病，表现为婴儿早期肝大和肝功能障碍[230]。其他特征包括凝血功能障碍、肾小管功能障碍和随之而来的佝偻病，以及患肝癌的风险增高。周围神经病变的急性发作在加拿大患者中很常见[231]。如果不进行治疗，大多数患者会在儿童早期死于肝衰竭。苯丙氨酸和酪氨酸限制饮食疗法效果有限。在 FDA 批准了药物 2-（2- 硝基 -4- 三氟甲基苯甲酰基）-1,3-

环己二酮（NTBC 或尼替西农）之前，该病一直以肝移植治疗为主，该药物可有效减少有害代谢物，并且是首选药物[232, 233]。

该病的酶缺陷是由于延胡索酰乙酰乙酸水解酶（fumarylacetoacetate hydrolase，FAH）活性的缺乏，该酶在肝、肾、红细胞、淋巴细胞和成纤维细胞中表达。在 FAH 基因中已鉴定出 80 多个突变形式[234, 235]。临床发现 95% 的患者具有可检测的突变位点。

（1）患有酪氨酸血症 I 型的孕妇的风险：迄今为止，文献中已经报道了 3 例酪氨酸血症 I 型患者的妊娠[236-239]。他们继续服用 NTBC，并未对胎儿造成不良影响。有人认为在妊娠期间停止 NTBC 治疗会使母亲面临急性肝衰竭、癫痫发作和以后发展为肝癌的风险，但没有进一步的研究来解决此问题[237]。

（2）母体酪氨酸血症 I 型对胎儿的风险：未见报道。

（3）产前诊断：有报道通过突变分析对受累和未受累的胎儿进行产前诊断[240]。如果无法识别突变类型，则可使用其他产前诊断方法，包括敏感稳定同位素技术检测羊水中琥珀酰丙酮的增加，不过该方法有报道过假阴性病例[241, 242]。也可通过测量培养的羊水细胞或绒毛膜绒毛组织中的延胡索酰乙酰乙酸酶活性进行诊断[243, 244]。

13. 其他类型的酪氨酸血症 酪氨酸血症 II 型也称为 Richner-Hanhart 综合征，是一种由于肝细胞溶质酪氨酸转氨酶活性缺乏导致的眼皮肤角膜糜烂和斑块，以及手掌和足底角化病变的病症[245, 247]。在一些患者中可见轻度至重度智力障碍，酪氨酸水平通常远高于酪氨酸血症 I 型。低酪氨酸、低苯丙氨酸饮食治疗可导致眼部皮肤病变消退，但神经表型不受影响[245]。

一种罕见的第三类酪氨酸血症［由于缺乏肝脏 4- 羟基苯丙酮酸二氧化酶（hepatic 4-hydroxyphenyl-pyruvate dioxidase，HPD）］已有报道。大多数患者出现神经系统症状。一些患者通过新生儿筛查发现，从婴儿期开始接受低酪氨酸和低苯丙氨酸饮食治疗的患者发育正常[248]。

（1）患有酪氨酸血症 II 型的孕妇的风险：据报道，一名患有酪氨酸血症 II 型的女性妊娠两次[247]。

（2）母体酪氨酸血症 II 型对胎儿的风险：未经治疗的母体酪氨酸血症 II 型血浆酪氨酸水平超过

1100μmol/L，可能对发育中的胎儿产生不利影响。一名在妊娠期间接受蛋白质限制饮食治疗的女性产下正常婴儿[247]。

(3) 产前诊断：如果适用，酪氨酸血症 II 型和 III 型的产前诊断需要胎儿肝活检或 DNA 突变检测。两种疾病均可进行产前测序分析。羊水中酪氨酰代谢物的分析有效性尚无定论。

（十）硫氨基酸代谢障碍

从甲硫氨酸到无机硫酸盐的代谢途径存在许多障碍。涉及维生素 B$_{12}$ 和叶酸代谢缺陷的疾病将在第 28 章中讨论。

由于胱硫醚 β- 合成酶缺乏引起的高胱氨酸尿症 由于胱硫醚 β- 合成酶（cystathionine β-synthase，CBS）缺乏症导致的高胱氨酸尿症是一种相对常见的常染色体隐性代谢疾病[249]。CBS 缺乏症是一种多系统疾病。临床表现类似于马方综合征体质，伴有蜘蛛状指和晶状体脱位，此外，还包括智力障碍、精神疾病行为、动脉和静脉血栓形成的风险增高、骨质疏松症、骨骼异常、肤色白皙和发质脆弱。在轻症患者中，唯一的发现可能是晶状体脱位。心脏病发作或脑卒中的血管并发症通常是患者的死亡原因。降低 CBS 缺陷患者的血浆同型半胱氨酸水平可显著降低心血管并发症的风险（即使水平仍高于正常人群平均值的数倍）[250]。通过新生儿筛查发现患者并进行早期治疗可以大大减少这些并发症[251]。

根据吡哆醇激发后甲硫氨酸和同型半胱氨酸水平的变化，CBS 缺乏可能对吡哆醇有反应或对吡哆醇无反应。对吡哆醇有反应的患者的临床表现通常比对吡哆醇无反应的患者轻[249]。

CBS 活性的缺乏已在多种组织中得到证实：如肝脏、培养的皮肤成纤维细胞和短期培养的淋巴细胞，但在未培养的白细胞中则没有。皮肤成纤维细胞中的酶活性可能与对照范围重叠。超过 95% 的患者可见突变[252]。p.G307S 突变在对吡哆醇无反应的凯尔特人种患者中普遍存在，而 p.I278T 突变在对吡哆醇有反应的患者中普遍存在。这两种突变约占 CBS 缺乏症患者突变等位基因的 50%。

(1) CBS 缺乏症对孕妇的风险：妊娠管理对这种疾病很重要，应持续接受所有治疗，如饮食、维生素 B$_6$ 或甜菜碱的补充[253]。CBS 会导致血栓栓塞事件的风险增加，建议在妊娠最后几周和产后第一周进行抗凝治疗。在已经跟踪随访的 100 多例妊娠中，其中大多数为吡哆醇反应型。

(2) 母体 CBS 缺乏对胎儿的风险：母体高胱胺酸尿症中高血甲硫氨酸和高胱氨酸水平也可能导致胎儿异常，但尚未报道高胱氨酸对胎儿有致畸作用。

(3) 产前诊断：携带已知突变的家系可以进行产前分子诊断。CBS 的活性在培养的羊水细胞（但不是绒毛膜绒毛组织）中很容易证明[254]。培养的羊水细胞已被用于进行产前诊断[255]。

四、能量生产障碍

（一）L-2- 羟基戊二酸尿症

L-2- 羟基戊二酸尿症（L-2-hydroxyglutaric aciduria，L-2-HGA）是一种罕见的常染色体隐性遗传病，与脑脊液、血浆和尿液中大量的 L-2- 羟基戊二酸有关。脑脊液和血浆中的赖氨酸也可能轻度升高[256]。目前报道过少数病例。患者可能度过正常发育关键期后，出现发育退行的迹象。该病起病隐匿，进展缓慢，通常在儿童晚期至青春期可进行早期诊断。这可能是癫痫发作的先兆，但目前已报道部分运动障碍，如小脑功能障碍和步态异常及构音障碍等。癫痫发作可能是在发热的情况下发生的。神经影像学研究显示皮质下白质丢失和小脑萎缩[257, 258]。齿状核和壳核也存在信号变化[259]。使用质子磁共振波谱（^{1}H-MRS），可在白质中检测到 L-2- 羟基戊二酸峰并对其进行定量。3 例 L-2-HGA 患者呈阳性反应，而对照组均为阴性[260]。

1. L-2-HGA 对孕妇的风险：未知。

2. 母体 L-2-HGA 对胎儿的风险：未知。

3. 产前诊断：通过发现羊水中的异常代谢物可以进行产前诊断，目前已报道 1 例阳性产前诊断结果[261]。通过遗传突变分析也可以实现产前诊断。

（二）D-2- 羟基戊二酸尿症

D-2- 羟基戊二酸尿症（d-2-hydroxyglutaric aciduria，D-2-HGA）是一种罕见的常染色体隐性有机酸疾病，临床特征从轻度到重度不等。包括婴儿期脑病、癫痫发作和肌张力减退，甚至在同卵双胞胎中也有所不同[262, 263]。患者 D-2- 羟基戊二酸水平在脑脊液、血液和尿液中升高。已鉴定出参与 D-2- 羟基戊二酸代谢的两种酶[263]。大约 50% 的患者中

鉴定出 *D2HGDH* 基因突变，具有严重和轻度两种表型[262]。

1. D-2-HGA 对孕妇的风险：未知。

2. 母体 D-2-HGA 对胎儿的风险：未见报道。

3. 产前诊断：通过发现羊水中的异常代谢物可以对受累胎儿进行产前诊断[264]。通过遗传突变分析也可以实现产前诊断。

（三）戊二酸尿症 II 型（多酰基辅酶 A 脱氢酶障碍）

戊二酸尿症 II 型或多酰辅酶 A 脱氢酶障碍（multiple acyl-CoA dehydrogenase disorder，MADD）是呼吸链的常染色体隐性遗传疾病，影响脂肪酸 β 氧化（酰基辅酶 A 脱氢酶）和支链氨基酸、赖氨酸、色氨酸、肌氨酸代谢中多种酶的功能。大多数情况下的潜在缺陷是缺乏 α 或 β 亚基的电子传递黄素蛋白（electron transfer flavo protein，ETF，酰基辅酶 A 脱氢酶的生理电子受体）的或一种 ETF 缺乏症：泛素氧化还原酶（ETF-QO）。在极少数患者中，怀疑其缺陷可能在于含黄素酶的核黄素辅因子的代谢异常[265, 266]。

戊二酸尿症 II 型的临床和生化检测结果因疾病严重程度而异，受影响最严重的患者在出生后的最初几天出现严重的低血糖、代谢性酸中毒，并且通常会出现新生儿或婴儿死亡。这些婴儿的其他临床表现包括面部畸形、大头畸形、多囊肾和先天性心脏病[267]。临床疾病最早可在出生后的第一天出现，严重的低血糖和代谢性酸中毒通常会在第一周内导致死亡。疾病也可能较轻，在儿童期或成年后发病。在轻症患者中，发病年龄和症状各不相同，可表现为间歇性发作的波动性近端肌肉无力或横纹肌溶解。其他表现包括感觉神经病变、腱反射丧失或脂肪肝，这些轻度形式使得在许多情况下该疾病难以诊断[268]。

ETF-QO 基因的结构已被阐明，相关研究已经确定了许多致病突变[267]。单独测量羊水中戊二酸的水平可能无法准确地诊断，但分子遗传学检测结果通常比较准确。

1. MADD 孕妇的风险：已经有 MADD 妊娠的报道[269, 270]，但对妊娠母亲的风险尚未完全阐明。

2. 母体 MADD 对胎儿的风险：据报道，母体核黄素缺乏会导致暂时性的新生儿型戊二酸尿症

II 型[271]。

3. 产前诊断：已通过分子检测、羊水中戊二酸升高的检测和（或）培养的羊水细胞中的酶活性测定进行产前诊断[272]。利用戊二酰肉碱、异戊酰肉碱、己酰肉碱和丙酰肉碱的羊水中酰基肉碱谱进行产前诊断可能是有效的[273]。超声对检测与戊二酸尿症 II 型相关的胎儿肾脏异常的结果可以明确患儿的诊断。

五、非常罕见的氨基酸疾病

（一）高缬氨酸血症（缬氨酸代谢疾病）

目前仅有少数高缬氨酸血症病例报道，主要发生在儿童中，但最近也发现了一些成人罹患高缬氨酸血症的病例[273]。主要的临床表现是精神运动发育迟缓。这种疾病是由于缬氨酸转氨酶活性的缺乏导致的，这在外周血白细胞和培养的皮肤成纤维细胞中很明显。产前诊断仍然只是一种潜在的诊断方法。在 ^{1}H-MRS 上应该可以检测到一个在 0.9/100 万处升高的缬氨酸单峰。

（二）甲硫氨酸腺苷转移酶缺乏引起的高甲硫氨酸血症

高甲硫氨酸血症是一种罕见的代谢性疾病。大多数患者是通过常规新生儿筛查而发现的[274]。在报道的 30 例患者中，除了 2 例患者在 MRI 上显示脱髓鞘外，没有明显的高甲硫氨酸血症导致的临床后果。患者的酶异常导致肝脏甲硫氨酸腺苷转移酶活性的部分缺失。来自这些患者的红细胞、培养的皮肤成纤维细胞和淋巴母细胞中的酶活性是正常的。可以通过基因测序进行产前诊断，但鉴于这种疾病通常是良性的，所检测的意义不是很大。

（三）并发 D-2- 和 L-2- 羟基戊二酸尿症

有报道描述了 3 例合并 D-2- 和 L-2- 羟基戊二酸尿症并伴有新生儿代谢性脑病的患者。在该报道的病例中，产前诊断结果并不可靠[276]。

（四）亚甲基四氢叶酸还原酶缺乏症

亚甲基四氢叶酸还原酶（methylenetetrahydrofolate reductase，MTHFR）在同型半胱氨酸再甲基化为甲硫氨酸的酶促过程中起作用。从婴儿期到

成年期的任何年龄都可能出现严重的 MTHFR 缺乏症[277, 278]。这种疾病的临床严重程度差异极大。然而，大多数患者在婴儿期或幼儿期即会发病。在临床实践中，诊断的年龄范围从出生前到成年均可完成。在严重的情况下，MTHFR 缺乏症最常见的临床表现是发育迟缓、癫痫发作和其他神经系统异常及精神症状。大约一半的患者存在小头畸形。生化检查结果包括高胱胺酸尿症和高胱胺酸血症，其血浆甲硫氨酸可为正常值或较低水平[279]。治疗可应用甜菜碱，在某些情况下可使用亚叶酸、钴胺素或吡哆醇。受累患者可能对一氧化二氮麻醉敏感[280]。

MTHFR 缺乏症是一种常染色体隐性遗传病。大多数突变是散发的，但在旧阿米什教派中，c.1141C＞T（p.R377C）突变的发生频率很高[281]。MTHFR 缺乏已通过肝脏、白细胞、培养的成纤维细胞和淋巴母细胞的研究中得到证实。MTHFR 基因中有几种常见的多态性与其较差的热稳定性及轻微下降的酶活性相关。两种常见的多态性，c.665C＞T 和 c.1286A＞C，可能存在于某些特定人群高达 35% 的个体中，并且可能与同型半胱氨酸水平升高以及叶酸水平降低有关。对于 c.665C＞T 的纯合子，冠状动脉疾病、脑卒中和静脉血栓形成的风险比一般人群增加 20%[282]。

1. MTHFR 缺乏症对孕妇的风险：纯合突变导致的 MTHFR 缺乏症与血栓栓塞事件相关。

2. 母体 MTHFR 缺乏症对胎儿的风险：胎儿和母体的纯合子已被证实会引发宫内妊娠脑卒中[283]。母体或胎儿中这些纯合多态性也可能与神经管缺陷的风险增加有关[284]。目前已在其他出生缺陷或自闭症谱系中出现过相关报道，但证据尚不充分。多囊性脑软化症已在产前通过超声检测到[285]。

3. 产前诊断：如果已知突变，则可以进行产前分子检测。产前诊断可通过酶测定或在培养的羊水细胞中进行标记掺入检测完成，并且在绒毛膜绒毛中可检测到相关的酶[286]。

（五）脯氨酸酶缺乏症

脯氨酸酶缺乏症是一种罕见的常染色体隐性遗传病。临床特征不尽相同。一些患者可能没有症状，而另一些患者则有严重的症状，如肝大、生长受限、皮肤损伤包括下肢多处进行性溃疡、毛细血管扩张、红斑皮疹、反复呼吸道感染等。在某些情

况下，精神发育迟缓表现出明显家族间和家族外差异[287-289]。许多患者有面部畸形。可以通过在血细胞、培养的皮肤成纤维细胞和皮肤中测量脯氨酸酶活性进行检测。在脯氨酸酶缺乏症中已经发现了几种分子缺陷[290]。

1. 脯氨酸酶缺乏症对孕妇的风险：未知。

2. 母体脯氨酸酶缺乏症对胎儿的风险：未知。

3. 产前诊断：在已知 PEPD 基因突变的家庭中，可以通过分子产前诊断进行检测。一个产前诊断病例显示，通过羊水细胞中的低脯氨酸酶活性发现该缺陷家庭出生的胎儿罹患该病[291]。

六、脯氨酸代谢障碍

有两种类型的高脯氨酸血症。以中度高脯氨酸血症为特征的 I 型被认为是一种良性生化疾病[292]，然而，有病例报道称在精神疾病患者中发现染色体 22q11 缺失，其中包括 PRODH 基因。一些人认为，22q11.2 缺失综合征可能存在单独的表型及与精神特征有关的特征表现[293]。

Ⅱ 型的高脯氨酸血症程度更为严重，此外还有 Δ - 吡咯啉 -5- 羧酸盐的累积[294-296]。这种疾病的临床结局是不尽相同的。已经报道的 Ⅱ 型患者中约有一半是正常的。其余出现智力障碍、癫痫发作或脑电图异常。脯氨酸代谢途径的前两个步骤中的任何一个步骤出现问题都会导致高脯氨酸血症。I 型酶缺陷是脯氨酸氧化酶缺乏症，此缺陷仅在肝脏中得到证实。

- 妊娠期高脯氨酸血症 Ⅰ/Ⅱ 型的风险：未知。
- 母体高脯氨酸血症 Ⅰ/Ⅱ 型对胎儿的风险：未知。
- 产前诊断：在 Ⅱ 型高脯氨酸血症中，培养的皮肤成纤维细胞中显示出 Δ - 吡咯啉 -5- 羧酸脱氢酶活性缺乏。因此，针对 Ⅱ 型进行产前诊断是可行的。

七、肾脏氨基酸转运障碍

已知的肾脏氨基酸转运障碍有四种：胱氨酸尿症，影响胱氨酸和二元氨基酸的转运；Hartnup 遗传性疾病，影响中性氨基酸的转运；家族性亚氨基甘氨酸尿症，影响甘氨酸、脯氨酸和羟脯氨酸的转

运；以及二羧基氨基酸尿症，影响谷氨酸和天冬氨酸的转运。这些患者的尿液中排泄大量上述所涉及的氨基酸。胱氨酸尿症是一种常染色体隐性遗传疾病，是肾结石的罕见病因，其特征是胱氨酸、鸟氨酸、赖氨酸和精氨酸（cystine，ornithine，lysine，and arginine，COLA）的转运受损。胱氨酸的不溶性足以导致结石形成[297]。胱氨酸和二元氨基酸（赖氨酸、鸟氨酸和精氨酸）的肾脏和肠道运输受到影响。分子研究已确定患者的 *SLC3A1* 和 *SLC7A9* 基因中存在突变[298-301]。

- 患有肾转运障碍的孕妇的风险：在少数 Hartnup 遗传性疾病病例中有正常妊娠的报道[302]。在胱氨酸尿症中存在结石形成的风险，妊娠期间补水是必不可少的。在 46 例胱氨酸尿症妊娠病例中，18 例妊娠形成新结石，其中 4 例早期结石排出。未有过患者在妊娠期间去除结石

的报道。其他与妊娠相关的问题包括高血压和尿路感染，这些病症可以实施常规治疗。
- 母体肾转运障碍对胎儿的风险：青霉胺在胱氨酸尿症中的作用未知。
- 产前诊断：目前尚无对胱氨酸尿症进行产前诊断的报道。已经报道了与胎儿结肠部位高回声相关的胱氨酸尿症的产前生化检测结果[303]。

结论

虽然只有少数母体先天性突变被证实具有致畸性，但也需要考虑治疗的影响。对于大多数药物，没有关于妊娠期安全性的信息。治疗时必须权衡妊娠期停止治疗对母亲的风险与对胎儿可能产生的不利影响。本章讨论的许多罕见疾病都有充分的妊娠相关报道支持，未来可能会补充更多信息。

第23章 黏多糖贮积症：产前诊断、新生儿筛查和新兴疗法

The Mucopolysaccharidoses: Prenatal Diagnosis, Neonatal Screening and Emerging Therapies

Lorne A. Clarke 著

王 静 吴奕璇 译

在过去的 20 年里，针对黏多糖贮积症（muco polysaccharidosis，MPS）有效疗法的迅速出现与联合应用推动了早期诊断的建立，包括新生儿筛查、产前诊断，以及对其症状和致病机制的精确描述。MPS 患儿终身受到疾病的困扰，早期诊断对预后至关重要。近期，采用酶替代疗法对改善 MPS 患者的症状取得了一定疗效，推动了对 MPS 替代疗法，包括针对中枢神经系统（central nervous system，CNS）靶向治疗及基因治疗等方法的开发和评估。许多治疗方案都可能对该病的自然进程产生深远的影响，也有可能用于胎儿治疗。

一、疾病和生化特征

（一）临床和生化基础

MPS 是一组 11 种泛种族的遗传病，与糖胺聚糖（glycosaminoglycan，GAG）代谢中一个特定的代谢障碍相关（表 23-1）。虽然个体发病罕见，但整体发病率在新生儿中为 1/25 000～1/20 000[1-4]。其他涉及溶酶体翻译后修饰缺陷的遗传病，可导致包括 GAG 代谢在内的多种溶酶体途径的缺陷，相应疾病与 MPS 具有相似的特征[5-9]。本章不对这些疾病进行相关讨论，但是作为一名临床医生，应牢记这些疾病与 MPS 病理和临床表型的相似之处（表23-2）。

（二）糖胺聚糖的结构与功能

多种分子参与构成 MPS-GAG 的主要储存产物。GAG 链的大小及可能的糖残基修饰表明 GAG 可能是目前已知的信息密度最大的生物分子[10-13]。因此，GAG 缺陷会导致复杂的多系统疾病也不足为奇，GAG 是由重复的双糖单位构成的线性多糖分子，典型的 GAG 单位长度为 50～150 个双糖单位。根据单糖单位的不同来定义 GAG 亚型：硫酸乙酰肝素由氨基葡萄糖和己糖醛酸艾杜糖醛酸或葡萄糖醛酸组成；硫酸皮肤素包含半乳糖胺和己糖醛酸艾杜糖酸盐；硫酸软骨素包含半乳糖胺和己糖醛酸葡萄糖醛酸；硫酸角质素包含半乳糖和葡糖胺；透明质酸包括葡萄糖醛酸和葡萄糖胺。除了核心糖，乙酰透明质酸以外的所有 GAG 链都被 N- 乙酰化、N- 硫酸化、O- 硫酸化和差向异构化广泛修饰。这些修饰发生在 GAG 链的部分区域，由此产生了丰富的分子多样性。除透明质酸之外，GAG 可通过丝氨酸或天冬酰胺酸残基与核心蛋白相连，形成蛋白多糖。核心的硫酸乙酰肝素蛋白聚糖包括磷脂酰肌醇蛋白聚糖、基底膜蛋白多糖及多配体蛋白聚糖（syndycan）均发挥重要作用，尤其是在中枢神经系统、细胞信号传导和黏附，以及细胞表面受体功能中[14, 15]。因此，硫酸乙酰肝素分解代谢缺陷会导致中枢神经系统功能障碍。每个蛋白多糖的功能很大程度

表 23–1　黏多糖贮积症的分子基础				
名　称	**OMIM**	酶（基因）	基因定位	**GAG 底物**
MPS Ⅰ（Hurler 综合征， Hurler-Scheie 综 合 征， Scheie 综合征）	• 607014 • 607015 • 607016	α-L- 艾杜糖醛酸酶（*IDUA*）	4p16.3	DS，HS
MPS Ⅱ（Hunter 综合征）	309900	艾杜糖 -2- 硫酸酯酶（*IDS*）	Xq28	DS，HS
MPS Ⅲ A（Sanfilippo 综 合征 A 型）	252900	N- 磺 氨基 葡 糖 磺 基 氢 化酶 （*SGSH*）（译者注：硫酸酰胺酶）	17q25.3	HS
MPS Ⅲ B（Sanfilippo 综 合征 B 型）	252920	α-N- 乙酰葡萄糖胺酶（*NAGLU*）	17q21.2	HS
MPS Ⅲ C（Sanfilippo 综 合征 C 型）	252930	乙酰辅酶 A：α- 氨基葡萄糖 N- 乙酰转移酶（*HGSNAT*）	8p11.1	HS
MPS Ⅲ D（Sanfilippo 综 合征 D 型）	252940	N- 乙酰氨基葡萄糖 -6- 硫酸酯 酶（*GNS*）	12q14	HS
MPS Ⅳ A（Morquio 综合 征 A 型）	253000	半乳糖胺 -6- 硫酸酯酶（*GALNS*）	16q24.3	KS，CS
MPS Ⅳ B（Morquio 综合 征 B 型）	253010	β-D- 半乳糖苷酶（*GLB1*）	3p21.33	KS，GM1
MPS Ⅵ（Maroteaux-Lamy 综合征）	253200	半乳糖胺 -4- 硫酸酯酶（*ARSB*）	15q12	DS，CS
MPS Ⅶ（Sly 综合征）	253220	β-D- 葡萄糖苷酸酶（*GUSB*）	7q21.11	DS，HS，CS
MPS Ⅸ（Natowicz 病）	610492	透明质酸酶（*HYAL1*）	3p21.3	HA

DS. 硫酸皮肤素；HS. 硫酸乙酰肝素；KS．硫酸角质素；CS. 硫酸软骨素；HA. 透明质酸；GM1. GM1 神经节苷脂；
MPS. 黏多糖贮积症；OMIM. 人类孟德尔遗传线上数据库；GAG. 糖胺聚糖

表 23–2　原发性阻滞导致多种溶酶体酶缺乏的遗传性疾病，包括与糖胺聚糖分解代谢有关的遗传性疾病				
名　称	**OMIM**	酶（基因）	基因定位	底　物
多发性硫酸酯酶缺乏症 （Austin 病）	272200	甲酰甘氨酸生成酶 （*SUMF1*）	3p26.1	• 磺酸盐 • 硫酸化糖胺聚糖 • 鞘磷脂 • 类固醇硫酸盐
黏脂贮积症 Ⅱ 型 α/β（Ⅰ 细 胞病）	252500	UDP-GlcNAc 1- 磷酸转移酶 （*GNPTAB*）	12p23.3	溶酶体酶靶向错误
黏脂贮积症 Ⅲ 型 α/β（pseudo- Hurler polydystrophy）	252600	UDP-GlcNAc 1- 磷酸转移酶 （*GNPTAB*）	12p23.3	溶酶体酶靶向错误
黏脂贮积症 Ⅲ 型 γ	607838	UDP-GlcNAc 1- 磷酸转移酶 （*GNPTG*）	16p13.3	溶酶体酶靶向错误

OMIM. 人类孟德尔遗传线上数据库

上取决于与其复合的 GAG 分子类型。蛋白聚糖的 GAG 成分可独立于核心蛋白发挥功能。含有硫酸皮肤素和硫酸角质素的关键蛋白聚糖包括核心蛋白聚糖和骺蛋白聚糖，以及小的富含亮氨酸的蛋白聚糖（small leucine-rich proteoglycan，SLRP；基膜聚糖、角膜蛋白聚糖和 mimiecan）、纤维调节蛋白、富含脯氨酸/精氨酸的末端富含亮氨酸的重复蛋白（proline/arginine-rich end leucine-rich repeat protein，PRELP）、聚集蛋白聚糖和 CD44[16-19]。这些蛋白多糖在 MPS 患者的主要受累器官中发挥关键作用，例如结缔组织、骨骼和角膜。

GAG 由核苷酸糖合成，在高尔基复合体中组装至它们的核心蛋白上，同时进行修饰。有关 GAG 的聚合、修饰及与核心蛋白连接的过程不在此赘述[20]。GAG 合成的调节因素和修饰模式仍未完全解析。蛋白多糖靶向细胞表面或细胞外基质，进一步糖修饰。在细胞表面，就硫酸乙酰肝素蛋白聚糖而言，硫酸乙酰肝素侧链可以通过乙酰肝素酶释放到细胞外基质中。由于携带负电荷，GAG 通过稳定细胞表面的受体，以及配体与受体的直接结合和呈递，影响配体-受体相互作用。细胞外基质中的游离 GAG 还可以隔绝体液因子，从而调节其生物学效应，最终影响细胞之间持续的相互作用。蛋白多糖在调节发育过程和代谢中的关键作用已被广泛论证[14, 15, 20-23]。当这种模式扩展到不同的组织时，GAG 和蛋白聚糖在完整生物体代谢中的复杂性和重要作用就变得更为明显。

GAG 的降解主要在溶酶体内进行，通过切割糖链的非还原末端发生使其降解。待降解的分子被细胞表面网格蛋白包被的小凹内吞后，在内质网系统中传递，最终被溶酶体降解，或者通过细胞器、细胞膜和细胞质的自噬过程而降解。最终，GAG 完全降解产生的单糖和无机硫酸盐从溶酶体中释放出来。

二、产前诊断

分子遗传学技术的出现，包括染色体微阵列分析、Sanger 测序和二代测序（NGS）方法，提供准确的单基因、基因 panel、全外显子组和全基因组测序，很大程度上取代了基于酶的 MPS 产前诊断。尽管之前使用直接或培养的绒毛膜绒毛样本及培养的

羊水细胞进行直接酶分析被认为是 MPS 产前诊断的"金标准"，但目前的共识认为，除了 MPS Ⅸ 中的有限经验[24]，这种方法费力而且需要很强的专业性。事实上，现在很难找到一个可以进行这种酶促检测及符合产前诊断质量控制要求的诊断实验室。这并不是否定产前 MPS 酶学研究的潜在价值，但现实是，基于酶的产前检测方法需要经验及相当多的专业知识来确保分析和解释的准确性。基于 DNA 的 MPS 诊断相对容易并且适用性广泛，这也导致产前诊断实验室的 MPS 酶学检测逐步减少。然而，在具有 MPS 特定表型而致病基因变异未知的病例或家庭中，或者当基因变异不确定是否具有致病性时，基于酶学的产前诊断可能是唯一的选择。

使用直接或培养的绒毛膜绒毛样本组织或羊水细胞的 DNA 可以有效完成 MPS 的分子遗传学分析；其中前者需要分析母源污染。在有患儿生育史或亲属中有患者的家庭中，准确掌握潜在致病基因变异对于后续妊娠中基于特定 DNA 变异的产前诊断至关重要。值得注意的是，MPS Ⅱ 患者可能具有复杂的 IDS 基因/假基因重排，使用上述方法进行诊断可能具有较大挑战性；需要 DNA 印记分析在内的其他方法进行检测[25]。重要的是，先前诊断的 MPS 病例必须通过酶学和基于底物浓度的测定确诊（尿液或血液 GAG 升高），并且检测到的基因变异是特定 MPS 疾病的致病性突变。其中后者必不可少，而且应该包括：①确定变异的阶段（即对于隐性 MPS，确定哪个亲本携带何种变异）；②寻找证据，通过各种突变和人类基因组变异数据库，包括人类基因突变数据库（Human Gene Mutation Database，HGMD）和 ClinVar 提供的信息，以及专病队列研究或注册登记研究中已发表的分子遗传学因果关系证据，了解变异的致病性；③在特殊病例中，对特定变异进行功能研究以证明其致病性。要注意确保已识别的等位基因不代表假性缺陷等位基因。许多溶酶体酶的假性缺陷已有报道，特别是 MPS Ⅰ 和 MPS Ⅱ 的假性缺陷[26, 27]。假性缺陷指的是当使用人工底物进行酶活性检测时，存在缺陷酶的证据，但实际在生理上该酶并不缺乏（即对天然底物的催化活性是正常的）。对于 MPS，检测底物是基于 4- 甲基戊烯酮（4-MU）的二糖底物。在 MPS Ⅰ 中，至少存在六种常见的假缺陷 IDUA 变异：p.A79T、p.H82P、p.T99I、p.D223N、p.V322E

和 p.G409R，还可能存在其他尚未确定的变异[28, 29]。在特定亚群中，这些变异的等位基因频率相对较高。据报道，A79T 和 G409R 在非裔美国人中的等位基因频率分别为 3.1% 和 5.7%。基于酶学检测的新生儿筛查之前，假性缺陷等位基因的频率并不明显。在 MPS Ⅰ 和 Ⅱ，以及 Pompe 病、异染性脑白质营养不良、Tay-Sachs 病、Sandhoff 病和 Krabbe 病中已证实存在假性缺陷，表明大多数溶酶体酶都存在这些类型的突变。随着全外显子组和全基因组测序广泛使用、更常用作人群中的筛查工具和常见的产前检测手段，认识和理解这一概念至关重要。

三、临床特征及发病机制

（一）临床异质性

每种 MPS 均表现为进行性多系统疾病，其主要表现包括：①骨骼和结缔组织，表现为面部粗糙，进行性骨骼、关节和脊柱疾病；②呼吸系统，导致阻塞性气道疾病；③心脏系统，导致瓣膜功能障碍、肌肉和节律紊乱；④躯体受累，肝脾大；⑤感官受累，导致角膜混浊、视网膜和听力障碍；⑥在某些疾病中，中枢神经系统受累，导致进行性神经变性[30]。

所有 MPS 都显示出相当大的临床异质性，主要体现在发病年龄和疾病进展速度上。实际上，每一种 MPS 都存在疾病发展的线性谱，重度——表现为发病年龄较早，如果在前十年内未接受治疗，通常在发病一年内多系统受累进展，导致死亡。轻度——特征是发病较晚，甚至晚至成年早期，疾病进展缓慢，在特殊案例中寿命也可相对正常（图 23-1）。许多患者的临床病程介于两者之间。MPS Ⅰ 中令人困惑的疾病分类恰好说明了这种临床异质性。一直以来，MPS Ⅰ 患者根据表型被分为三类：Hurler、Hurler-Scheie 和 Scheie 综合征[31-33]。这种疾病分类主要基于症状出现的年龄和是否存在进行性智力障碍，其中 Hurler 综合征代表受影响最严重的个体，其特征是在婴儿早期出现症状，并有早期进行性智力衰退，如果不接受治疗，将在 10 年内死亡。Hurler-Scheie 和 Scheie 综合征表现为疾病症状出现的年龄较晚，进展较慢，智力相对正常。尽管 Hurler 综合征代表了一种独特的表型，但 Hurler-Scheie 和 Scheie 综合征的表型广泛，缺

少精确描述。事实上，在阐明 MPS Ⅰ 的生化和分子基础之前，Scheie 综合征最初被认为是一种独特的疾病，并被称为 MPS Ⅴ。目前主流学术观点对 MPS Ⅰ 使用二元命名方式，即重度和轻度，重度指 Hurler 综合征，其余患者为轻度。每种 MPS 严重程度范围都相似。

（二）遗传异质性

MPS 疾病中的异质性是由于每个患者特定等位基因的突变导致缺陷酶，其通过各种机制影响残留溶酶体的酶活性，包括基因转录、mRNA 稳定性、mRNA 剪接、蛋白质折叠、溶酶体靶向效率、蛋白质稳定性和酶催化能力等。每种 MPS 都有明确的基因型 – 表型关系（见下文），但大量潜在致病性变异及罕见性变异，使仅基于基因型的直接预测变得较为复杂。MPS 相当大的临床异质性使其早期诊断成为难点，缺乏经验的临床医生通常只熟悉更经典的重症患者的临床表现，而不了解轻微的早期症状和体征，以及患有轻型 MPS 患者缓慢进展的临床表现（表 23-3）。除了前文所述的出生后的临床特征外，还有与 MPS ⅣA、MPS Ⅵ 和 MPS Ⅶ，以及其他溶酶体疾病相关的非免疫性胎儿水肿的产前表现的相关报道[34-36]。这些 MPS 表现出的早期发病且可致死的症状背后的确切机制尚不清楚。

（三）基因型 – 表型相关性

广泛的临床研究和病例注册登记研究让我们对所有类型 MPS 临床异质性的遗传基础有了相当多的了解。目前来看，通过直接基因测序方法或特定突变（致病基因变异）检测每种 MPS，可发现很明显的等位基因异质性。许多罕见的致病变异仅发生在单个病例或家族中。对于较为常见的 MPS，如 MPS Ⅰ、Ⅱ 和 ⅣA，已经确定了 300 多种不同的潜在致病变异[37-45]。针对特定类型的致病变异与重度（早发且进展迅速）或轻度（晚发且进展缓慢）的临床表型之间的相关性方面研究有以下几点发现。

1. 对于隐性 MPS 疾病（如 MPS Ⅰ、Ⅲ A-D、ⅣA、Ⅵ、Ⅶ），需要确定两个致病等位基因，以判断基因型与临床表型之间的相关性。由于 MPS Ⅱ 是 X 染色体连锁疾病，男性患者是携带致病变异的半合子。

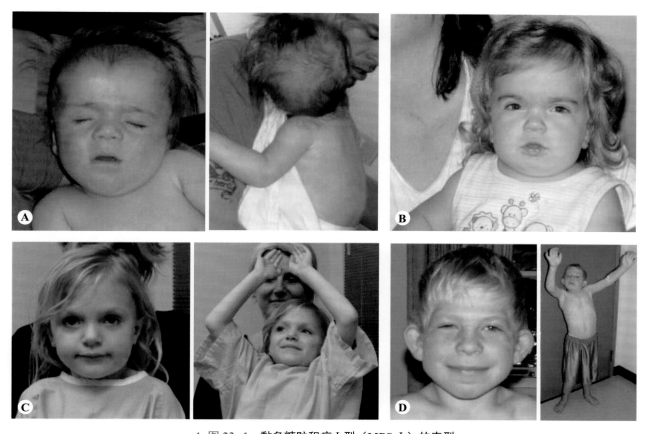

▲ 图 23-1 黏多糖贮积症 I 型（MPS I）的表型

A. 重度 MPS I：5 个月大，驼背；B. 重度 MPS I：18 个月大；C. 轻度 MPS I：5.5 岁，缺乏面部特征，肩关节屈曲受限；D. 轻度 MPS I：8 岁，注意缺乏面部特征，出现肩肘关节病。照片的使用已获得个人和（或）父母的允许

2. 当患有隐性 MPS 的患者存在两个基因变异或患有 MPS II 的男性携带单一变异，会导致基因转录或蛋白质翻译的严重破坏（即大片段缺失、框外插入缺失、无义突变、起始密码子突变和典型剪接位点突变），患者表现为重度临床表型。

3. 轻度表型是由致病错义突变或剪接突变引起，可能导致极少量残余酶活性。值得注意的是，目前用于测量各种水解酶活性的方法，无法准确检测所剩残余酶的活性。在 MPS I 患者细胞系中使用天然底物进行的研究表明，在轻症患者中，残留的 α-L- 艾杜糖苷酸酶（α-L-iduronidase，IDUA）活性不超过正常值的 1%。

4. 尽管轻度表型是由错义变异引起的，但许多错义突变会严重破坏蛋白质稳定性、溶酶体靶向和（或）酶催化活性，并最终导致重度表型。

5. MPS 中个别罕见的错义突变给仅应用基因型来预测 MPS 的表型带来了挑战。利用生物信息学方法或使用各种 MPS 水解酶的晶体结构来模拟突变对蛋白质的影响，是基于基因型来预测表型的新兴策略。

（四）黏多糖贮积症的发病机制

MPS 历来被认为是典型的溶酶体贮积病（lysosomal storage disorder，LSD）。因此提出了一个 GAG 逐渐沉积导致渐进式症状的简单模型。该模型假设 GAG 是一种惰性沉积物质，这种沉积是导致疾病症状的唯一且直接的介质。对此观点产生怀疑的一个关键性证据是来自各种 MPS 动物模型研究，这些研究表明，尽管 MPS 表现为进行性症状，但大多数器官和组织并未表现出进行性的 GAG 沉积[46-48]。电喷雾电离串联质谱和基于 MS-MS 的 GAG 糖分析，其中包括非还原端 GAG 分析，已被用于检测 MPS 患者培养的成纤维细胞、尿液和血液中 DS 和 HS 寡糖底物主要沉积物的相对量。这

疾　病	胎　儿	典型患者（重度）→轻度患者		
		第 1 年	1 至 5 年	5 年以上
MPS Ⅰ	—	• 圆凸驼背畸形 • 脑积水 • 肝脾大 • 五官粗糙 • 髋关节发育不良 • 角膜混浊 • 脐 / 腹股沟疝 • 心内膜弹性纤维变性	• 关节僵硬 • 角膜混浊 • 心脏瓣膜病 • 发育迟缓 • 听力丧失 • 复发性耳鼻咽喉疾病	• 关节僵硬 • 角膜混浊 • 腕管综合征
MPS Ⅱ	—	• 圆凸驼背畸形 • 脑积水 • 脐 / 腹股沟疝	• 发育迟缓 • 五官粗糙 • 关节僵硬 • 脑积水 • 肝脾大 • 听力丧失 • 复发性耳鼻咽喉疾病	• 关节僵硬 • 发育迟缓 • 腕管综合征
MPS Ⅲ A-D	—	—	• 发育迟缓 • 行为不稳定 • 面部粗糙 • 听力丧失	• 自闭症 • 学习障碍 • 行为障碍
MPS Ⅳ A-B	胎儿水肿	胸部畸形，鸡胸	• 身材矮小 • 胸部畸形 • 关节活动范围增大 • 角膜混浊	• 身材矮小 • 脊椎骨骺 • 发育不良 • 角膜混浊
MPS Ⅵ	胎儿水肿	• 圆凸驼背畸形 • 脑积水 • 肝脾大 • 五官粗糙 • 髋关节发育不良 • 角膜混浊 • 脐 / 腹股沟疝	• 关节僵硬 • 角膜混浊 • 心脏瓣膜病 • 发育迟缓 • 听力丧失 • 复发性耳鼻喉疾病	• 关节僵硬 • 角膜混浊 • 腕管综合征
MPS Ⅶ	胎儿水肿	• 圆凸驼背畸形 • 脑积水 • 肝脾大 • 五官粗糙 • 髋关节发育不良 • 角膜混浊 • 脐 / 腹股沟疝	• 关节僵硬 • 角膜混浊 • 心脏瓣膜病 • 发育迟缓 • 听力丧失 • 复发性耳鼻咽喉疾病	• 关节僵硬 • 角膜混浊 • 腕管综合征
MPS Ⅸ	—		• 关节疼痛 • 关节肿胀和僵硬	• 关节疼痛 • 关节肿胀和僵硬

表 23-3　各种黏多糖贮积症（MPS）随年龄增长的主要临床特征

些指标与临床发病率及是否存在中枢神经系统的疾病相关。这些 GAG 片段的数量和组分可能与 MPS 的临床进展速度相关，但它们的直接预测作用尚不能确定。这些分析方法逐渐成为此类疾病临床病程预测的重要生物标志物及监测治疗效果的重要手段 [49-51]。

（五）疾病的病理生理

正如后续详细所述，虽然这些疾病的主要问题是 GAG 的分解代谢导致的溶酶体 GAG 沉积，但许多其他溶酶体和细胞途径会受到二次干扰。最近的证据表明，某些临床特征与 GAG 积聚之间的联系可能较为复杂，不一定是线性的或直接的，因此最好将其概念理解为"复杂的致病级联反应" [52-61]。这一概念已经被许多先天性代谢障碍疾病所证实，说明单一代谢缺陷对细胞内稳态的广泛影响可能是患者症状和病程进展的基础。这些更为广泛的细胞和组织内稳态所引起的次级改变，或者"致病性级联反应"，可能是 MPS 疾病症状和进展的主要原因。因此，针对原发性代谢障碍的疗法可能并无益处，也可能无法逆转现有的症状和体征，而这些症状和体征是疾病早期启动的继发性致病级联的直接后果。溶酶体是一种关键的细胞器，直接参与细胞表面和细胞外蛋白质的分类和运输，降解大量分子，包括自噬的核心成分鞘糖脂和酯化胆固醇。因此，由于每种 MPS 疾病的原发代谢障碍，溶酶体 GAG 的贮积会间接改变这些其他关键途径。使用来自 MPS 患者的细胞系或 MPS 动物模型进行的研究已经确定了许多可能潜在导致疾病症状和自然发展病程的继发致病性级联反应（表 23-4）。骨关节及中枢神经系统是 MPS 发病的两个主要系统，对这两个系统中 MPS 发病机制的研究突出了其症状发生背后病理生理机制的复杂性，也为疾病的治疗提供了更多的线索。

（六）MPS 骨骼疾病的发病机制

MPS 中的关节疾病以不伴有明显炎症表现的进展性疾病为特征 [86, 87]。MPS Ⅰ、Ⅱ、Ⅵ和Ⅶ患者表现为累及所有关节的进行性关节僵硬，关节挛缩，最终导致破坏性关节疾病，以及长骨生长停滞。患者主要表现为手部灵巧度的逐渐丧失、脊柱排列不整齐、关节疼痛、关节活动度减小及身材矮

小。MPS Ⅲ 患者具有相似的关节受累，但程度较轻。MPS Ⅳ 患者也存在进行性关节受累，但相比之下，突出表现为关节过度伸展、关节过度活动和严重的骨骼发育不良，伴有身材矮小和脊柱发育不良。MPS 中内环境稳态的改变可能致使生长板和关节功能障碍，许多综合性研究阐述了其复杂性。在多种 MPS 动物模型中，储存硫酸皮肤素的各种的关节软骨细胞和滑膜组织中显示，关节软骨细胞的凋亡随着年龄的增加而增加，并伴随一氧化氮和炎性细胞因子释放的增多 [74]。MPS 中这种凋亡的增加可能在关节软骨细胞中具有特异性。硫酸皮肤素由于其结构与脂多糖（lipopolysaccharide，LPS）相似，已被证明介导 LPS 信号转导途径的激活，包括 LPS 结合蛋白（LPS-binding protein，LBP）、Toll 样受体 4（Toll-like receptor 4，TLR4）、CD14 和趋化因子受体 CXCR4 表达的升高 [54, 55, 72]。LPS 的激活可活化肿瘤坏死因子 α（tumor necrosis factor-α，TNFα）、白细胞介素 1α（interleukin-1α，IL-1α）和巨噬细胞炎性蛋白 1β（macrophage inflammatory protein-1β，MIP-1β），在滑液样本中表现为 TNFα 和 IL-1α 的增加。此外，胶原酶 MMP13、RANK 配体、神经酰胺和鞘氨醇 -1- 磷酸在 MPS 滑膜细胞中过度表达 [54, 56]。因此，由 MPS 滑膜细胞及通过细胞因子和趋化因子募集的巨噬细胞可通过复杂级联反应导致软骨细胞凋亡、滑膜增生和炎症性关节破坏，此为 MPS Ⅰ、Ⅱ、Ⅲ、Ⅵ和Ⅶ进行性关节病和发育不良的原因。有趣的是，尽管缺乏关节炎症的临床证据，但在这些 MPS 中，炎症通路的激活是关节疾病的重要原因。对 MPS Ⅰ 和Ⅵ模型中生长板和生长板软骨细胞的进一步研究揭示了在发育中细胞外基质蛋白质的主要变化，其中包括 Ⅰ 型胶原、富含亮氨酸的小重复蛋白（small leucine-rich repeat proteins，SLRPS）及丝氨酸 F 家族成员 1（serpin family F member 1，SERPINF1），表明这些疾病中存在软骨细胞早期发育缺陷 [62]。另有证据表明在生长板软骨细胞组织和骨小梁中出现结构紊乱 [53, 54, 72, 88, 89]。Wilson 等利用 MPS Ⅰ 小鼠模型进行的研究显示，发生破骨细胞功能障碍之后，软骨内骨化存在缺陷 [64, 65]。骨化缺陷主要是由于乙酰肝素酶和硫酸皮肤素的局部积累抑制了组织蛋白酶 K 的胶原酶活性。然而，组织蛋白酶 K 的蛋白水平似乎在 MPS Ⅰ 小鼠的亚生长板区域上调，但其

表 23-4　黏多糖贮积症（MPS）的继发性致病级联反应				
组　织	通路 / 分子	MPS	症　状	参考文献
生长板	• 细胞外基质 • 中断 • 软骨细胞 • 成熟 /Toll 样受体 4 • 激活 • 组织蛋白酶 K • 组织蛋白酶 B • 胶原 • 小的富含亮氨酸的蛋白聚糖	MPS Ⅰ、Ⅵ、Ⅶ	• 骨骼发育不良 • 身材矮小	[53, 55, 62–67]
心脏	• 弹性蛋白酶 • 基质金属蛋白酶 12	MPS Ⅰ、Ⅶ	• 瓣膜病 • 主动脉疾病	[52, 68, 69]
关节软骨，滑膜	• 细胞凋亡 • 炎症 • 一氧化氮 • 肿瘤坏死因子 α（TNFα） • 基质金属蛋白酶	MPS Ⅰ、Ⅵ	• 骨骼发育不良 • 关节病	[67, 70–74]
脑	• 神经炎症 • 氧化应激 • 自噬 • 细胞信号 • 线粒体 • 溶酶体水解酶 /Tau 蛋白 • 糖鞘脂 • 白细胞介素 6 • 酯化胆固醇 • 组织蛋白酶 B • 淀粉样蛋白	MPS Ⅰ、ⅢA、ⅢB	神经变性	[59, 75–83]
血液	• 炎症 /TNFα	MPS Ⅰ、Ⅱ、Ⅳ	一般疾病负担	[84, 85]

切割 Ⅱ 型胶原的能力随着 GAG 的积累而受到抑制。MPS Ⅶ 小鼠中也证实了破骨细胞功能原发缺陷的存在[54, 90]。对 MPS Ⅶ 小鼠生长板的研究显示，软骨素 –4– 硫酸盐显著累积，增殖区细胞数量减少，其原因可能是由于软骨细胞增殖减少所致[53]。关于生长板 mRNA 表达的研究显示，IL-6 家族成员的表达显著下降，包括白血病抑制因子（leukemia inhibitory factor，LIF）、抑瘤素 M（oncostatin M，OSM）、心肌营养素 1 和心肌营养素样细胞因子 1。另外，细胞因子干扰素 γ（cytokines interferon-γ，

IFN-γ）、IL-1β、参与肿瘤坏死因子 1 途径的蛋白质，以及信号转导和转录激活因子（signal transducer and activator of transcription，STAT）的各种负性调节因子少量降低[53, 73]。总的来说，这些数据表明 MPS Ⅶ 中的骨缩短是由软骨素 –4– 硫酸盐的原发积聚引起的，通过改变 Janus 激酶 /STAT（JAK/STAT）信号和转导途径的关键成分介导发生。

MPS ⅣA 中关节软骨的生化和组织学特征表明，除关节软骨细胞周围的细胞外基质中蛋白多糖的排列改变外，胶原纤维直径变宽，赖氨酰羟基化

和吡啶啉总量减少[91]。对患有 MPS ⅣA 的双胞胎进行股骨髁活检表明，除了检测到硫酸角质素外，蛋白质和 mRNA 水平的 Ⅰ 型胶原蛋白显著增加，Ⅱ型胶原蛋白和蛋白多糖聚合体在蛋白和 mRNA 水平上减少[92]。这些研究表明，在 MPS ⅣA 中，关节软骨的蛋白质成分似乎也存在变异，但其潜在机制及观察到的结果与硫酸角质素降解的缺陷之间的关系仍然未知。

（七）MPS 神经系统疾病的发病机制

中枢神经系统受累常见于 MPS Ⅲ A-D、MPS Ⅶ，以及一些 MPS Ⅰ 和 Ⅱ 患者，表现为伴有认知功能下降、癫痫发作、脑积水和行为障碍的神经退行性变。即使是轻度 MPS Ⅰ、Ⅱ 和 Ⅶ 患者，也有中枢神经系统受累的迹象，患者伴有执行功能缺陷和轻微的认知或精神症状。MPS Ⅳ 和 Ⅵ 的患者几乎没有任何认知方面的症状。对 MPS Ⅲ A-C 及 MPS Ⅰ、Ⅱ 和 Ⅶ 的小鼠模型分析显示，神经炎症的核心作用是激活小胶质细胞和星形胶质细胞，增加 CD38、溶菌酶 M、组织蛋白酶 S 和 Z、细胞色素 b558、DAP12 及补体因子 C1q 和 C4 在 CNS 中的表达[93]。神经节苷脂（GM2 和 GM3）及胆固醇、泛素、线粒体 ATP 酶亚单位 c 的累积和双股螺旋细丝 P-tau 的聚集也已在各种 MPS 模型中得到证实[79, 94-96]。这些研究强调了 MPS 中 CNS 疾病的继发性代谢改变，以及溶酶体在正常大脑发育和稳态中的关键作用。一个重要的问题是，这些致病级联反应是否可逆及在早期发育阶段的何时开始发生的，回答这些问题对于理解出生后开始的 MPS 治疗的潜在局限性至关重要。

四、出生后 MPS 的治疗

目前，没有一种单一的治疗方法可以全面缓解 MPS 疾病在各个系统的症状。然而，最近造血干细胞移植（hematopoietic stem cell transplantation，HSCT）治疗重症 MPS Ⅰ 患者，以及对于部分 MPS 患者直接进行静脉酶替代疗法的经验表明，有可能改变此类疾病的表型。Elizabeth Neufeld 博士在 20 世纪 60 年代后期的开创性研究表明，将 Hunter 综合征和 Hurler 综合征患者的成纤维细胞混合在一起可纠正代谢问题，为 LSD 的治疗发展奠定了基础[97-99]。随后的研究表明，由 Neufeld 博士指出的溶酶体纠正因子是溶酶体酶自身的分泌形式，并在研究酶的溶酶体靶向性方面取得了进展——特别是各种 MPS 相关酶的低聚糖链末端甘露糖 -6- 磷酸残基可以将重组酶由细胞表面反向定位于溶酶体——开创了 MPS 和其他 LSD 的直接酶替代疗法的概念[100, 101]。这些研究合并每个 MPS 的基因克隆和鉴定结果，结合在学术和企业生物技术能力的基础上商业化合成和纯化的各种 MPS 酶，为许多 MPS 患者提供经批准的静脉直接酶替代疗法（enzyme replacement therapy，ERT）的产品（表 23-5）。

对于 MPS，最早使用骨髓移植（bone marrow transplantation，BMT）进行酶替代疗法，更贴切的来说是进行 HSCT，作为一种间接酶替代的形式。HSCT 成功后，供体来源的干细胞提供了缺陷酶的持续来源，供体骨髓来源的巨噬细胞浸润到各种组织中，分泌酶，然后被邻近的细胞吸收。对 MPS 进行 HSCT 最早的经验是在 20 世纪 80 年代，当时第一位 Hurler 综合征患者接受了 BMT 治疗[139]。在此之后，大多数 MPS 患者进行了移植，获得了重症 MPS Ⅰ 的广泛而全面的数据[140, 141]。对接受 HSCT 的重症 MPS Ⅰ 患者长期随访结果显示，在 24 月龄之前进行 HSCT 时，进行性神经系统疾病会趋于稳定。接受移植的 MPS Ⅰ 患者远期发育结局取决于发育障碍的程度与接受 HSCT 时的年龄[142-145]。MPS Ⅰ 患者接受 HSCT 后认知能力的稳定似乎仅见于在 18—24 月龄前接受移植且在 HSCT 前智力接近正常或稍低于正常的患者。现在，HSCT 被认为是重症 MPS Ⅰ 患者的标准治疗方案。其他 MPS 与 MPS Ⅰ 相比，研究的病例较少，在这些病例中，接受 HSCT 后未观察到类似的认知能力的稳定[146-153]。目前尚不清楚对于此类患者，早期移植是否会改善预后。尽管 HSCT 改变了 MPS 中躯体疾病的自然病程，但患者仍存在角膜、骨骼和心脏等器官进行性损害，因此接受 HSCT 后，患者仍有相当大的医疗需求。

使用静脉注射重组酶的直接 ERT 现在用于 MPS Ⅰ、Ⅱ、ⅣA、Ⅵ 和 Ⅶ 患者。针对这些疾病的双盲安慰剂对照临床试验和 ERT 治疗后续开放性经验表明，在先前存在重症表型的患者中，其疾病症状有所改善或稳定（表 23-5 中引用的参考文献）。正如预期，静脉注射的酶不能穿过血脑屏障，

表 23-5 目前批准用于黏多糖贮积症（MPS）的酶替代疗法产品

疾 病	产品（商品名）	美国批准日期	临床试验参考文献	结局参考文献
MPS Ⅰ	拉罗尼酶（Aldurazyme）	2003 年	[102, 103]	[104—111]
MPS Ⅱ	艾杜硫酸酶（Elaprase）	2006 年	[112, 113]	[114—119]
MPS ⅣA	磺胺酶 α（Vimizim）	2014 年	[120, 121]	[122—128]
MPS Ⅵ	加硫酶（Naglazyme）	2005 年	[129, 130]	[131—135]
MPS Ⅶ	Vestronidase alfa-vjbk（Mepse Ⅶ）	2017 年	[136]	[137, 138]

因此对疾病的中枢神经系统表现没有作用。这对于所有 MPS Ⅲ 患者，以及患有进展性中枢神经系统疾病的 MPS Ⅰ、MPS Ⅱ 和 MPS Ⅶ 部分患者尤为关键。关于 ERT 在各种 MPS 中长期疗效的详细讨论不在本章的讨论范围之内，但以下原则是确定的：①尿 GAG 排泄减少；②尽管在许多个体中可以检测到 ERT 的 IgG 抗体，但缺乏强有力的证据表明 ERT 疗效会发生改变；③肝脾大（如有）得到改善；④面部粗糙减少；⑤肺功能稳定；⑥活动能力指标（如 6min 步行测试、爬楼梯测试和大关节活动范围的测量）最初有所改善，随病情进展速度发生改变；⑦心脏瓣膜疾病、角膜疾病、听力障碍、脊髓压迫、周围神经卡压和上呼吸道疾病可能仍有持续进展。

关于 MPS 治疗的普遍共识是，开始进行 ERT 时的疾病程度与远期预后相关，且 ERT 对疾病晚期患者的治疗效果可能较为有限。因此疾病早期便需明确诊断，并对疑似 MPS 新生儿的筛查。早期诊断成功的核心要素是在诊断时预测特定患者的病程，以确保应用最合适的治疗方案，这对于 MPS Ⅰ（Hurler 综合征）至关重要，因为 HSCT 目前是重度 MPS Ⅰ（Hurler 综合征）的标准治疗方案，而 ERT 是轻度 MPS Ⅰ（Hurler-Scheie 或 Scheie 综合征）患者恰当的治疗方法[154]。目前尚不清楚极早期 HSCT 是否会对其他 MPS 患者带来益处。对 MPS 疾病发病机制及对基因型 - 表型相关性的研究是其关键。另外需要思考的是，在 MPS 中针对 ERT 外源酶的抗体的产生是否会影响长期疗效，因此是否应考虑免疫耐受或免疫抑制方案[155]。在婴儿 Pompe 病中，对于 α 葡糖苷酶交叉反应物质阴性（α-glucosidase crossreactive material negative, CRIM⁻）的病例，为了确保最佳的远期预后建立对重组酶的免疫耐受性是十分必要的[156, 157]。出于此种考虑，当产前诊断已确定胎儿患病时，通过将胎儿暴露于重组酶来获得免疫耐受，现在认为是一个值得考虑的潜在治疗手段。

五、新生儿筛查

从 MPS Ⅰ、Ⅱ、ⅣA 和 Ⅵ 的出生后治疗的长期随访研究中可知，开始治疗的年龄对预后有很大影响，因此对新生儿 MPS 的筛查是近期的热点问题。采用基于干血纸片法（dried blood spot, DBS）的串联质谱（tandem mass spectrometry, MS/MS）和数字微流控芯片方法进行新生儿筛查，可以扩大筛查范围，在大多数中心可囊括多达 50 种严重代谢紊乱疾病。2016 年，向美国卫生和公共服务咨询委员会秘书长提交的新生儿和儿童遗传性疾病 MPS Ⅰ 新生儿筛查提案获得了推荐，随后美国秘书长批准将 MPS Ⅰ 添加到推荐的统一筛查基因 panel（recommended uniform screening panel, RUSP）中[28]。这项建议是在美国、中国台湾省、意大利、奥地利和匈牙利基于 DBS 衍生样本中 IDUA 活性测量的 MPS Ⅰ 新生儿筛查的试点研究之后提出的，该研究证明可以准确测量 DBS 中 IDUA 的活性[158-162]。通过多个美国和亚洲新生儿筛查项目和试点，MPS Ⅰ 新生儿筛查经验验证了将二级筛查纳入 MPS Ⅰ 新生儿筛查的重要性。当使用基于酶的 IDUA 活性测定的 MPS Ⅰ 新生儿一级筛查，其阳性预测值非常低，仅为 3%[29, 163-168]。这种低阳性预测值主要是因为，与真性 IDUA 缺陷相比，IDUA 假性缺陷发生率更高。根据人群的不同，假性缺陷的发生率可能比真正的疾病高 16 倍。

这也导致评估新生儿筛查阳性病例会占据较多的医疗资源，而且在此过程中对家庭的心理影响较大。结合采用 DBS 定量硫酸乙酰肝素和（或）硫酸皮肤素的二级 MPS Ⅰ 新生儿筛查可显著提高阳性预测值[169-171]。目前，对于哪种基于 DBS 的 GAG 定量方法最适合用于二级筛查，存在相当大的争议。潜在的方法包括基于液相色谱 – 串联质谱（liquid chromatography with tandem mass spectrometry，LC-MS/MS）的方法来定量碎片化 GAG 中的内部二糖肝素和皮肤素片段，电喷雾电离串联质谱（electrospray ionization with tandem mass spectrometry，ESI-MS/MS）非还原性末端肝素 / 皮肤硫酸素标志物定量，或者酶消化 GAG 后基于 LC-MS 的非还原性末端乙酰肝素 / 硫酸皮肤素标志物定量。关于这些方法的研究都仍在进行中。尽管患有重度 MPS Ⅰ 的新生儿 DBS GAG 的水平明显升高，但对于轻度 MPS Ⅰ 新生儿是否始终表现出 DBS GAG 水平的升高仍不得而知。分子遗传学检测作为 MPS Ⅰ 新生儿二级筛查的应用手段也在考虑之中，MPS Ⅰ 中罕见的非复发性 IDUA 变异和意义未明的变异（VUS）的 IDUA 变异的高频出现，表明在新生儿筛查的病例确诊阶段，最好使用分子遗传学检测[28]。

关于其他 MPS 的新生儿筛查经验有限，在中国台湾省首次使用多重平台超高效液相色谱串联质谱（ultraperformance liquid chromatography with tandem mass spectrometry，UPLC-MS/MS）的方法检测 MPS Ⅰ、MPS Ⅱ、MPS Ⅲ B、MPS Ⅳ A 和 MPS Ⅵ 的缺陷酶，目前这种方法已被证明其可行性[172]。尽管在这项涉及 73 743 例新生儿的首次研究中，阳性人数较低，仅有 12 例，但预测疾病严重程度的能力及是否存在假性缺陷仍有待探索。为有效实施此类筛查计划，有必要对导致 MPS Ⅰ 的主要 GAG 贮积物进行二级检测。最近在伊利诺伊州报道了基于 IDS 酶的 MPS Ⅱ 新生儿初级筛查[167]。在筛查的 162 000 例婴儿中，16 例被确定为阳性，1 例在反复检测中被确定为正常；其余 15 例中，1 例确诊为 MPS Ⅱ，且有家族史，其余 14 例被认为是假性缺乏。14 例中至少有 8 例的 IDS 活性显著降低，因此"假性缺乏"一词可能不是最合适的名称。

六、有关胎儿的思考

虽然目前对于某些 MSP 的出生后疗法已显著改善了患者的病程进展，但已有明确证据表明早期开始治疗是取得最佳疗效的关键，这使得胎儿治疗成为热点问题。从很多角度来看，宫内胎儿治疗对于 MPS 和许多 LSD 都是很有前景和吸引力的。正如本章前文所述，MPS 的一个重要的病理机制不是直接与组织或细胞中的 GAG 贮积物相关，而是次级致病级联反应和溶酶体功能障碍更彻底地改变了其生理功能。这些级联反应的激活，特别是在发育中的神经系统和形成软骨细胞的间充质干细胞中的级联反应，表明 MPS 的发病机制可能在子宫内已经启动，因此可能无法通过出生后治疗逆转。在胎儿时期开始治疗可能会规避这些早期发育影响。此外，胎儿疗法可能具有诱导免疫耐受的作用，有利于出生后外源性酶的使用，胎儿疗法可以利用更具通透性的血脑屏障，从而确保早期正常的神经系统发育。

对产前诊断为 MPS 后终止妊娠的胎儿进行早期病理学研究表明，早在妊娠 20—23 周已出现病理学证据，尽管 MPS Ⅳ A 和 Ⅶ 早期即可出现胎儿水肿表现。在 1 例 23 周龄的 MPS Ⅱ 胎儿中，Meier 等在周围神经系统和中枢神经系统中发现广泛的空泡包涵体，主要存在于间充质来源的细胞（即脑膜和内皮细胞），但在神经元、成神经细胞、施万细胞和星形胶质细胞中也有少量空泡包涵体[173]。有趣的是，在胎儿中发现的内含物包括"斑马体"，这是由神经节苷脂而非 GAG 的继发贮存引起的，这个现象表明继发贮存在子宫内已经启动。Wiesmann 等在 1 例 22 周龄的 MPS Ⅱ 胎儿中报道了类似的发现[174]。Ceuterick 等证明了 22 周龄的 MPS Ⅲ A 胎儿离散的中枢神经系统神经元贮积，明确累及感光细胞、胶质细胞和神经系统内皮细胞[175]。尽管这些研究的范围有限，但它们仍然显示出 MPS 中复杂的病理过程在子宫内即开始启动的证据。

最近已有尝试 MPS Ⅶ 小鼠的宫内酶替代疗法（in utero enzyme replacement，IUERT）和子宫内造血干细胞移植（in utero hematopoietic stem cell transplantation，IUHCT），并有望转化为人类的应用。Nguyen 等证明，在 E14.5 天（正常小鼠妊娠期为 21 天）的 MPS Ⅶ 小鼠胎仔中进行宫内肝内酶替代，然后在出生后三次静脉注射 Vestronidase alfa-vjbk 可提高患病小鼠的存活率[176, 177]。此外，即使在出生后使用外源性酶治疗，IUERT 也能防止抗酶抗体的产生。结合产前与产后治疗显示，肝脏、脾脏和肾脏的病症得到改善，骨生长也得到了改善，小胶质细胞内可检测到酶的存在。同时，Nguyen 指出，在同一IUHCT 小鼠模型中，可在仔鼠出生后检测到多系血液嵌合，供体来源的小胶质细胞植入到了整个仔鼠的大脑。在代谢方面，IUHCT 小鼠的中枢神经系统炎症有所减轻。这些对 MPS Ⅶ 小鼠宫内治疗的综合研究表明，这种方法对人类存在潜在的适用性。

最近，对一个宫内诊断为胎儿水肿的 22 周龄的 MPS Ⅶ 胎儿的治疗，推动了一项 IUET 协议和单一患者 FDA 新药研究的申请（investigational new drug，IND），此研究由加州大学旧金山分校与 Ultragenyx 发起[178]。不幸的是，在开始治疗之前，患者的病情恶化到了不适合接受胎儿治疗的程度。然而，这个案例已成为建立和接受 IUERT 临床试验方案，以及不久的将来，可能进行其他 MPS宫内治疗方案的基础。今后需要解决和研究的关键问题包括适给药剂量和给药频率，以及与生后早期治疗相比，宫内治疗是否能改善预后。随着对许多MPS 新生儿筛查的扩大，后者的数据正在不断研究产生。

七、未来展望

黏多糖贮积症相关基因鉴定技术的快速发展、部分 MPS 的酶替代治疗策略的建立及长期治疗经验的积累都为未来的发展指明了方向。MPS 和其他溶酶体贮积症将成为罕见病诊断和医疗保健疗法的建立和伦理整合的重要参考模式。未来 MPS 的诊断治疗将在以下方面发生变革：MPS 新生儿筛查、MPS 的早期靶向筛查、MPS 临床病程相关生物标志物及新的治疗方法的开发。

串联质谱技术及微流体筛查方法的发展，对于建立合适的生物标志物至关重要，其对于新生儿MPS 二级筛查是必需的。这些生物标志物也将作为评估 MPS 治疗效果的重要手段。迄今为止，尿液 GAG 仍然是 MPS 的首选生物标志物，但只是MPS 的诊断标志物，而不是疾病程度或预后的生物标志物。由于 MPS 严重影响骨骼和中枢神经系统的功能，因此基于血液或脑脊液的生物标志物的开发对于未来诊疗 MPS 都至关重要。建立一个国际共享的临床数据和生物样本资源库是成功诊断并治疗 MPS 的关键因素之一，它可以促进这些罕见疾病的国际合作研究。尽管已经建立了许多 MPS 疾病登记处，但这些登记处历来由行业赞助，并没有建立与学术界的开放合作研究机制。希望未来将有更多慈善社团可以推动并坚持建立类似的资源库。

ERT 对 MPS 的成功治疗为这种方法的原理提供了证据，但也强调了其局限性。尽管部分将重组酶直接注射到 MPS 患者脑脊液中的临床研究并未产生显著的临床效果，但对该方法的进一步评估及能够穿过血脑屏障的嵌合重组酶的开发毫无疑问会得到进一步探索[179-182]。目前，针对 MPS 的基因疗法的建立和评估正在快速进展[183-191]（见第 30 章）。目前正在进行的临床试验中主要评估三种基于基因的治疗方法：①使用基因编辑技术将正常功能基因插入基因组内的"安全站点"。这种方法被用于靶向定位于肝细胞白蛋白位点，是利用 MPS 患者的肝脏作为持续酶源的一种手段。②将表达缺陷 MPS基因的基因治疗载体直接注射到脑脊髓液循环系统中（如脑室、小脑延髓池或鞘内）或直接注射到脑实质中。③离体基因治疗可将缺陷基因的功能拷贝整合到体外培养的患者造血干细胞中，使其基因和蛋白表达水平远高于生理水平，然后患者接受这些干细胞的自体造血移植。

新生儿 MPS 筛查的快速发展及未来通过各种方法改变这些疾病自然进展的成功经验，无疑将开辟 LSD 胎儿治疗新纪元。

第24章 过氧化物酶体和线粒体脂肪酸氧化缺陷疾病的产前诊断

Prenatal Diagnosis of the Peroxisomal and Mitochondrial Fatty Acid Oxidation Deficiencies

Ronald J.A. Wanders　Hans R. Waterham　著

陈依东　郭倩颖　译

脂肪酸氧化是重要的代谢过程，脂肪酸氧化缺陷患者会出现严重的临床症状，且死亡率和发病率很高。

脂肪酸（fatty acid，FA）有三种不同的氧化机制：脂肪酸 β- 氧化、脂肪酸 α- 氧化和脂肪酸 ω- 氧化。但至今尚无脂肪酸 ω- 氧化缺陷相关疾病。目前仅确定了一种脂肪酸 α- 氧化缺陷相关疾病，即 Refsum 病[1]。尽管使用绒毛膜绒毛（chorionic villus，CV）样本中植烷酰辅酶 A 羟化酶进行酶学分析或遗传分析在技术上是可行的，但目前尚无 Refsum 病的产前诊断的描述。

脂肪酸 β- 氧化可以发生在两种不同的亚细胞器中：线粒体[2] 和过氧化物酶体[3]。这两个细胞器在全细胞水平的脂肪酸氧化中发挥着完全不同的功能。线粒体 β- 氧化系统负责日常饮食来源的大部分脂肪酸的氧化，包括主要的长链脂肪酸棕榈酸酸、油酸、亚麻酸和亚油酸[2]。过氧化物酶体 β- 氧化系统在催化次要脂肪酸的氧化中发挥重要作用，包括极长链脂肪酸（尤其是 C26:0）、降植烷酸和胆汁酸中间体（二羟基胆甾烷酸和三羟基胆甾烷酸）[4]，这个氧化过程对机体供能并不是特别重要。

线粒体脂肪酸氧化系统（mitochondrial FA oxidation，mFAO）和过氧化物酶体脂肪酸氧化系统（peroxisomal FA oxidation，pFAO）的不同生理作用也反映在与这两种系统缺陷相关的不同临床表型上。长链脂肪酸的线粒体氧化缺陷表现为心脏异常、肌肉相关症状（包括肌病、乏力和横纹肌溶解症）、肝功能障碍和神经系统功能改变。而过氧化物酶体 β- 氧化缺陷患者的临床体征和症状要严重得多，同时还伴有严重的神经系统异常。心脏异常是 mFAO 缺陷的主要特征，但在 pFAO 缺陷患者中相对罕见。mFAO 缺陷和 pFAO 缺陷的另一个主要区别在于是否患有低酮性低血糖，低酮性低血糖常见于 mFAO 缺陷，而 pFAO 缺陷中罕见。

一、线粒体与过氧化物酶体脂肪酸 β- 氧化

尽管过氧化物酶体和线粒体中的 β- 氧化途径的生化机制基本相同，均涉及脱氢、水合、二次脱氢和硫解四个连续步骤，但两个系统之间存在极大差异。

- 线粒体和过氧化物酶体 β- 氧化途径中的四个反应由不同基因编码的不同的酶进行催化（图 24-1）。
- 每一个反应都可以被多种酶催化，每一种酶都可与一组特定的脂肪酸反应，或者更确切地说，与它们的辅酶 A 酯（酰基辅酶 A）反应。
- 催化 β- 氧化第一步反应的线粒体酶是黄素腺嘌呤二核苷酸（flavin adenine dinucleotide，FAD）依赖的脱氢酶，通过电子传递黄素蛋白

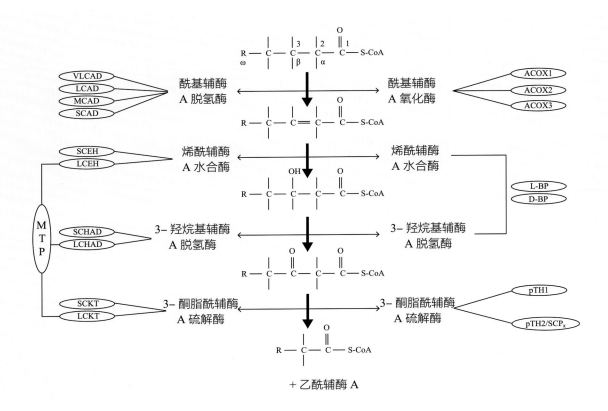

▲ 图 24-1　线粒体和过氧化物酶体中脂肪酸 β- 氧化途径的四种相同的化学反应，以及分别在线粒体（左）和过氧化物酶体（右）中催化这些反应的酶

ACOX1. 酰基辅酶 A 氧化酶 1（直链特异性）；ACOX2. 酰基辅酶 A 氧化酶 2（分支链特异性）；ACOX3. 酰基辅酶 A 氧化酶 3（直链特异性）；D-BP. D- 双功能蛋白；L-BP. L- 双功能蛋白；LCAD. 长链酰基辅酶 A 脱氢酶；LCEH. 长链烯酰辅酶 A 水合酶；LCHAD. 长链 3- 羟酰基辅酶 A 脱氢酶；LCKT. 长链 3- 酮脂酰辅酶 A 硫解酶；MCAD. 中链酰基辅酶 A 脱氢酶；MTP. 线粒体三功能蛋白；pTH1. 过氧化物酶硫解酶 1；pTH2. 过氧化物酶硫解酶 2；SCAD. 短链酰基辅酶 A 脱氢酶；SCEH. 短链烯酰辅酶 A 水合酶；SCHAD. 短链 3- 羟基辅酶 A 脱氢酶；SCKT. 短链 3- 酮脂酰辅酶 A 硫解酶；SCP$_x$. 固醇载体蛋白；VLCAD. 极长链酰基辅酶 A 脱氢酶

（electron-transfer flavoprotein，ETF）循环将电子转移入呼吸链，而过氧化物酶体酶是 FAD 依赖性酰基辅酶 A 氧化酶，并将电子直接供给氧分子（O_2）。

- 脂肪酸以酰基辅酶 A 的形式在过氧化物酶体上进行跨膜转运，而脂肪酸在线粒体膜上的转运是通过肉碱循环由肉碱棕榈酰转移酶 Ⅰ（carnitine palmitoyl transferase 1，CPT1）、肉碱 – 脂酰肉碱转位酶（carnitine-acylcarnitine translocase，CACT）和肉碱棕榈酰基转移酶 Ⅱ（carnitine palmitoyl transferase 2，CPT2）协同介导的，因此包括了脂肪酸衍生的酰基肉碱酯类。

- 肉碱在过氧化物酶体摄取脂肪酸这一过程中不发挥作用，但参与将过氧化物酶体 β- 氧化的终产物转运至线粒体，最终完全氧化为 CO_2 和 H_2O 的过程。这一过程需要在柠檬酸循环和线粒体氧化磷酸化系统（呼吸链）的参与下完成。

- 线粒体能够将脂肪酸降解为 CO_2 和 H_2O，而过氧化物酶体只能将脂肪酸缩短成为乙酰辅酶 A、丙酰辅酶 A 和不同的中链酰基辅酶 A，这些产物都需要被转移到线粒体进行完全氧化，最终变成 CO_2 和 H_2O。

- 过氧化物酶体和线粒体都能在辅酶的协助下，完成不饱和脂肪酸和 2R- 甲基支链脂肪酸的氧化。图 24-2 描绘了线粒体（A）和过氧化物酶体（B）氧化系统的酶促通路。

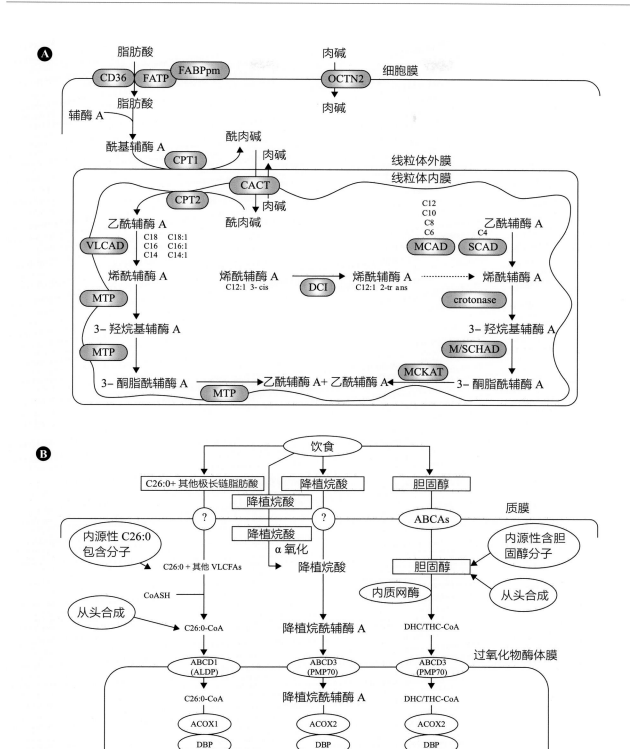

▲ 图 24-2 人类线粒体（A）和过氧化物酶体（B）脂肪酸氧化系统的酶体系（背景信息参见文本）

ABC. ATP 结合盒式转运蛋白；CACT. 肉碱 – 脂酰肉碱转位酶；CPT1. 肉碱棕榈酰基转移酶Ⅰ；CPT2. 肉碱棕榈酰基转移酶Ⅱ；DHC/THC-CoA. 二羟基 / 三羟基胆甾烷辅酶 A；VLCFA. 极长链脂肪酸；其他缩写见图 24-1 中图例

二、线粒体脂肪酸 β- 氧化缺陷

mFAO 缺陷可细分为两类：原发性 mFAO 障碍和继发性 mFAO 障碍（表 24-1）[5]。原发性 mFAO 障碍是由 β- 氧化中四个连续酶促反应步骤或直接参与 mFAO 肉碱循环转运体中的任一环节出现问题引起的疾病，而继发性 mFAO 障碍则是由不涉及酶促反应或转运体的缺陷引起的。其中 ETF 循环障碍，也称为多种酰基辅酶 A 脱氢酶缺乏症（multiple acyl-CoA dehydrogenase deficiencies，MADD），是继发性 mFAO 障碍的一种。ETF 循环由 ETFα、ETFβ 和 ETF- 脱氢酶共同构成，编码它们的基因发生突变则会引起 MADD。ETF 循环介导了来自酰基辅酶 A 脱氢酶的电子传递，在脂肪酸及其他代谢物（如戊二酸）的氧化中也发挥重要作用，包括戊二酸被戊二酰辅酶 A 脱氢酶氧化。这就是为什么 ETF 循环中 ETFα、ETFβ 或 ETF- 脱氢酶的缺陷也常被称为戊二酸尿症 II 型。

低酮性低血糖症是 mFAO 疾病的一个共同特征，是由 mFAO 系统功能紊乱，肝脏不能利用脂肪酸合成酮体（乙酰乙酸和 3- 羟基丁酸）而导致肝外组织葡萄糖的利用增加。mFAO 患者的其他症状或体征取决于缺陷酶本身的功能。例如，受长链脂肪酸氧化缺陷，包括极长链酰基辅酶 A 脱氢酶（very long-chain acyl-CoA dehydrogenase，VLCAD）和肉碱 – 脂酰肉碱转位酶（carnitine-acylcarnitine translocase，CACT）缺陷影响的患者，其心脏相关症状体征比短链或中链脂肪酸的氧化缺陷的患者要严重得多，如中链酰基辅酶 A 脱氢酶(medium-chain acyl-CoA dehydrogenase，MCAD）缺乏症。肝脏和骨骼肌相关症状体征也是如此。此外，Baruteau 等的研究显示 [6]，MCAD 缺乏症（80%）等中链脂肪酸氧化缺乏症患者的存活率比 CACT 缺乏症（8%）、肉碱棕榈酰基转移酶 II（carnitine palmitoyltransferase-2，CPT2）缺乏症（33%）及 VLCAD 缺乏症（40%）的存活率高很多。Baruteau 团队开展的这项回顾性研究共包括 1977—2009 年确诊的 187 例病例，而在此期间法国的新生儿疾病筛查并不涉及这些疾病。世界各地的机构将这类疾病纳入新生儿筛查后，mFAO 缺陷相关疾病的死亡率大大降低，其中 MCAD 缺乏症的死亡率几乎为零。

串联质谱法的应用极大程度地提升了先天性代谢性疾病相关实验室对 mFAO 缺陷患者的诊断正确率。其中，酰基肉碱的串联质谱分析大大提高了对 FAO 障碍的诊断水平。每种酶的缺陷通常会导致一组特定的酰基肉碱异常，并可由此快速推断出具体发生缺陷的酶（图 24-3）。CACT 和 CPT2 缺陷是此项应用唯一的例外，因为这两种缺陷引起的是同一种酰基肉碱异常。

为了确定患者真正的酶促反应异常和遗传缺陷，应在进行酰基肉碱分析后对淋巴细胞和（或）成纤维细胞进行详细的酶学研究，并对相关基因进行突变位点分析（参见 Wanders 等于 2010 年的研究 [7]）。以下我们将对 mFAO 疾病及其产前诊断进行阐述。

（一）原发性肉碱缺乏症（OMIM 212140）

原发性肉碱缺乏症（或系统性肉碱缺乏症）是一种常染色体隐性遗传疾病，该病的主要病因是编码 Na^+/ 肉碱共向转运蛋白 OCTN2 的 SLC22A5 基因突变导致 OCTN2 失活，从而导致肉碱从尿液中过度流失。OCTN2 存在于多种细胞类型中，在跨细胞膜的钠浓度梯度下驱动 Na^+ 和肉碱（1:1）的同向转运。细胞膜上的钠钾泵使血浆中的 Na^+ 维持在较高的水平而细胞内的 Na^+ 维持在很低的水平 [8]。OCTN2 功能失调不仅影响肾脏对肉碱的重吸收，从而导致尿液中肉碱的丢失，还会损害组织对肉碱的摄取，从而导致长链脂肪酸的氧化速率降低。SLC22A5 基因突变导致的 OCTN2 缺乏症在发病年龄、受累器官、症状严重程度和死亡率方面差异很大 [9]。SLC22A5 基因双等位突变的患者在婴儿期或儿童早期就会出现代谢失衡或心肌病的临床表现。约一半的患者在 2 岁左右（3 月龄至 2 岁半）即会出现代谢失衡，其特征是低酮性低血糖发作、高氨血症、肝大、转氨酶升高和肝性脑病，可由禁食或感染等常见疾病引发。上述患者大多因为极低的血浆肉碱水平而确诊；其余一半的患者通常在儿童后期，即 4 岁左右（1—7 岁）确诊，伴有扩张型心肌病、肌张力减退、肌无力和肌酸激酶升高。OCTN2 缺乏症患者的心肌病可进行性加重，在诊治不及时的情况下可能导致死亡。OCTN2 缺乏症也可见于无症状或症状相对较轻的成人，包括体力下降或乏力。这些患者的基因突变致病性不强，其肉碱缺

疾　病	缩　写	缺陷蛋白质或酶	基　因	OMIM 条目编号
表 24-1　线粒体脂肪酸 β- 氧化缺陷				
原发性线粒体脂肪酸障碍				
原发性肉碱缺乏症	OCTN2 缺乏症	OCTN2	*SLC22A5*	212140
肉碱棕榈酰基转移酶 I A 缺乏症	CPT1A 缺乏症	CPT1A	*CPTI*	600528
肉碱 – 脂酰肉碱转位酶缺乏症	CACT 缺乏症	CACT	*SLC25A20*	212138
肉碱棕榈酰基转移酶 II 缺乏症	CPT2 缺乏症	CPT2	*CPT2*	600650
极长链酰基辅酶 A 脱氢酶缺乏症	VLCAD 缺乏症	VLCAD	*ACADVL*	201475
中链酰基辅酶 A 脱氢酶缺乏症	MCAD 缺乏症	MCAD	*ACADM*	201450
短链酰基辅酶 A 脱氢酶缺乏症	SCAD 缺乏症	SCAD	*ACADS*	201470
线粒体三功能蛋白缺乏症	MTP 缺乏症	MTP	*HADHA*	600890
			HADHB	600890
短链 3- 羟酰基辅酶 A 脱氢酶缺乏症	SCHAD 缺乏症	SCHAD	*HADHSC*	201470
多种酰基辅酶 A 脱氢酶缺乏症 / 戊二酸尿症	MADD/GA2	ETFα	*ETFA*	231680
		ETFβ	*ETFB*	130410
		ETF-DH	*ETFDH*	231675

OMIM. 人类孟德尔遗传线上数据库

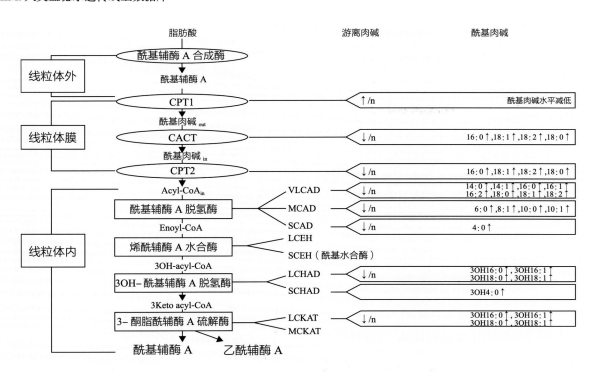

▲ 图 24-3　直链脂肪酸线粒体氧化的酶促反应步骤、线粒体脂肪酸氧化的不同紊乱形式及每种特定酶或转运体缺乏对血浆中游离肉碱和不同酰基肉碱水平的影响示意；缩略语见图 **24-1** 的图例，更多细节详见文本

乏症的症状也不太明显。许多女性确诊 OCTN2 缺乏症是因为其后代在新生儿筛查时肉碱水平较低，导致新生儿肉碱水平较低的原因可能是母亲缺乏 OCTN2，而非新生儿自身缺乏 OCTN2。

目前认为 OCTN2 缺乏症通常表现为血浆中肉碱水平低，尿液中的肉碱水平较高。酶学分析和（或）遗传学分析可以用于确诊 OCTN2 缺乏症。阿姆斯特丹大学研究所建议同时进行遗传学和酶学分析，包括成纤维细胞的肉碱摄取分析。分析结果通常为肉碱摄取率降低（＜对照组的 10%），而遗传学分析的结果并非在所有情况下都有结论[9]。在一项对 358 例疑似患有原发性肉碱缺乏症的受试者进行的研究中，研究者发现在 140 例受试者培养的皮肤成纤维细胞中肉碱转运活性降低至 20% 以下，进一步对这 140 例 OCTN2 缺乏（经生化检测证实）的受试者中的 95 例进行 Sanger 测序，发现仅有 84% 的 SLC22A5 等位基因编码区存在突变[10]。SLC22A5 基因的 5' 非翻译区（untranslated region，UTR）变异（c.–149G＞A）能够引入一个功能性的上游框外翻译起始密码子，通过对该变异的鉴定能够在很大程度上解决 SLC22A5 基因诊断率较低的问题[11]。该变异抑制野生型 SLC22A5 AUG 起始密码子的翻译，导致 OCTN2 蛋白水平降低，从而降低了 OCTN2 转运活性，这也是携带该变异的患者存在肉碱转运缺陷的原因。Ferdinandusse 等在 236 例原发性肉碱缺乏症的可疑患者中，发现共有 65 个等位基因（总共 472 个等位基因）存在此种变异，这也提示这一新发变异的重要性[11]。

1996 年，Christodoulou 等首次通过分析羊水（AF）细胞对肉碱的摄取从而实现对 OCTN2 缺乏症的产前诊断[12]。OCTN2 也在绒毛膜绒毛成纤维细胞中表达，因此也可以以肉碱摄取为参数，利用绒毛膜绒毛成纤维细胞进行产前诊断。目前遗传学分析仍是首选的诊断方法，尤其是在存在位点突变的情况下。然而，产前诊断中很少进行 OCTN2 缺陷检测，仅当患者具有严重的双等位基因突变时才需要对此进行诊断。只要患者对于肉碱补充药的依从性较好[13]，OCTN2 缺乏症即是一种可治疗的疾病。

（二）肉碱棕榈酰基转移酶ⅠA 缺乏症（OMIM 600528）

1981 年，Bougnères 等首次对 1 例 8 月龄的肉碱棕榈酰基转移酶ⅠA（carnitine palmitoyl transferase-1 A，CPT1A）缺乏症女婴进行了描述，该女婴在禁食 16h 后出现晨间癫痫和昏迷，且此时血糖偏低（1.2mmol/L），在静脉注射葡萄糖后迅速恢复。24h 禁食试验显示血浆葡萄糖浓度迅速下降，而血浆酮体没有增加。该家族中曾有一个孩子于 15 月龄因反复低血糖而去世，此情况也使得人们对于该疾病的家族史格外留意。尽管 CPT1A 缺乏症仍然是一种较少见的 mFAO 疾病，但是之后的文献中对于此类疾病也有许多报道。一般来说，患者常在早期出现一系列症状，包括（肝性）脑病、癫痫、肝大、嗜睡、肾小管酸中毒、昏迷和呼吸停止。大多数 CPT1A 缺乏症患者在儿童早期就出现禁食诱发的肝性脑病。CPT1A 缺乏症是一种潜在的致死性疾病，患者在两次代谢失衡发作之间的发育和认知均表现正常，除非先前的代谢失衡已造成神经系统损伤。由于 CPT1A 在心肌和骨骼肌中均不表达，因此 CPT1A 缺乏症的临床表现不涉及这些系统。胎儿 CPT1A 缺乏症也与妊娠期急性脂肪肝（acute fatty liver in pregnancy，AFLP）相关[15]。大多数患者在建立富含碳水化合物的饮食习惯并辅以中链甘油三酯（medium-chain triglyceride，MCT）及严格避免禁食后情况好转。

大多数 CPT1A 缺乏症患者血浆中游离肉碱水平升高，其中大部分酰基肉碱水平降低，因此相比游离肉碱单个指标，游离肉碱与总酰基肉碱的比值是更优的诊断参数。基于该原理衍生的诊断参数是游离未酯化肉碱（C0）与 C16- 和 C18- 酰基肉碱种类（C16+C18）总和的比值。目前仍需要在成纤维细胞中进行酶学分析以确定酶缺乏症。IJlst 等首先描述了 CPT1A 缺乏症的遗传缺陷[16]，随后又描述了其他突变位点。

目前没有关于 CPT1A 缺乏症的产前诊断的报道，但阿姆斯特丹大学的研究中心已利用 DNA 分析开展了多次检测。原则上，也可以通过绒毛膜绒毛成纤维细胞中 CPT1A 的酶学分析来进行。

（三）肉碱 – 脂酰肉碱转位酶缺乏症（OMIM 212138）

肉碱 – 脂酰肉碱转位酶（carnitine-acylcarnitine translocase deficiency，CACT）缺乏症是一种罕见的、危及生命的 mFAO 障碍，其特征是由禁食和（或）感染引起的酮症低血糖，并且通常涉及多种 FAO 依赖性组织，如肝脏、心脏和骨骼肌，可导致肝衰竭、肥厚型心肌病和肌病。文献中报道的大多数患者均在 3 岁之前死亡，也有一些表型较轻的患者[17-19]。

线粒体中 CACT 催化酰基肉碱从线粒体外进入线粒体内部，并交换转运游离肉碱。准确诊断 CACT 缺乏症需要确定线粒体中 CACT 的活性。目前已报道了几种检测 CACT 活性的方法。但这些方法需要基于完整的细胞或完整的线粒体才能进行。阿姆斯特丹大学研究所开发了一种方法，检测洋地黄皂苷纤维透膜处理的成纤维细胞中放射性标记的乙酰肉碱降解的 $[^{14}C]CO_2$ [7]。通过酶学分析确认 CACT 缺乏后，应进行 SLC25A20 基因的遗传学分析[18, 20]。目前已有一些 CACT 缺乏症的产前诊断的报道[21-23]。也可通过检测绒毛膜绒毛成纤维细胞中的 CACT 活性来进行产前诊断，这可能对于未能通过遗传分析确定双等位基因致病突变分析的情况是有意义的。

（四）肉碱棕榈酰基转移酶 II 缺乏症（OMIM 600649、600650、255110、608836）

肉碱棕榈酰基转移酶 II（carnitine palmitoyl transferase 2，CPT2）缺乏症于 1973 年由 DiMauro 和 DiMauro 在一名患有家族性复发性肌红蛋白尿症的患者中首次被报道[24]。随后，有许多 CPT2 缺乏症患者被确诊。该疾病的症状通常出现在青春期或青壮年时期（OMIM 255110），主要表现为肌肉受累，伴有运动不耐受和肌红蛋白尿。此病也可在婴儿期（OMIM 600649）和新生儿期（OMIM 608836）发病。新生儿型 CPT2 缺乏症，在患者出生后几小时到 4 天内即出现症状，表现为呼吸窘迫、癫痫发作、精神状态改变、肝大、心脏扩大、心律失常，常伴有畸形特征、肾发育不全，甚至神经元迁移缺陷。脑肝肾综合征、丙酮酸脱氢酶缺乏症和戊二酸尿症 II 型等严重的先天性代谢异常也常出现类似的症状。新生儿型 CPT2 缺乏症是进展极快且

致命的。婴儿型 CPT2 缺乏症通常在 6—24 月龄时出现症状，表现为反复发作的低酮性低血糖症，导致意识丧失、癫痫发作、肝衰竭和肝大。通常由感染、发热或禁食引起低酮性低血糖的发作。许多患者也常有心脏受累的表现，包括心肌病和心律失常。除了伴有肌酸激酶水平升高的低酮性低血糖外，患者还经常表现出高氨血症。就实验室化验指标而言，游离未酯化肉碱（C0）的血浆水平通常降低，长链酰基肉碱水平增加，尤其是 C16–、C18–、C18:1– 和 C18:2– 酰基肉碱（图 24–3）。可通过在淋巴细胞和（或）培养的皮肤成纤维细胞进行各种不同酶学检测以确诊 CPT2 缺乏症[18]，并应进行遗传学分析确认。目前已在 CPT2 缺乏症患者中鉴定出许多不同的基因突变位点。Taroni 等首先报道了 CPT2 缺乏症的一种常见突变——p.S113L[25, 26]，其可导致 CPT2 部分失活。

目前已有直接使用非培养的绒毛活检组织进行酶学和遗传学分析，进行 CPT2 缺乏症的产前诊断[27, 28]。

（五）极长链酰基辅酶 A 脱氢酶缺乏症（OMIM 201475）

极长链酰基辅酶 A 脱氢酶（very long-chain acyl-CoA dehydrogenase deficiency，VLCAD）缺乏症于 1993 年由三个独立的研究小组在既往诊断为长链酰基辅酶 A 脱氢酶（long-chain acyl-CoA dehydrogenase，LCAD）缺乏症的患者中首次发现[29-31]。Hashimoto 等发现了一种新的名为 VLCAD 的酶，该酶参与线粒体 β– 氧化并发挥较重要的功能[32]。VLCAD 缺乏症可分三种亚型，一种为重症表型，另外两种的表型较轻。重症型（VLCAD-C）通常在生命早期出现症状，甚至可能在出生后的最初几个小时内即出现临床表型，以心律失常、心肌病和肝病为主要症状。两种较轻的形式是：①肝型（VLCAD-H），表现为婴儿期或幼儿期发病的低酮性低血糖症；②肌病型（VLCAD-M），伴有运动耐力差、肌痛和横纹肌溶解症，症状通常出现在儿童后期或成年期[33]。VLCAD 缺乏的患者传统上是依据临床症状和体征来诊断。目前，新生儿的筛查范围扩展使得 C14:1 酰基肉碱和其他各种长链酰基肉碱升高的患者症状前被提前识别（图 24–3）。虽然 VLCAD 缺乏症以前被认为是罕见病，但现在已确定其发病率高达

1/31 500[33]。

酰基肉碱分析是对患者进行初步筛查的首选方法，VLCAD 缺乏症是新生儿筛查项目的一部分，或者在已出现症状的疑似 VLCAD 缺乏症的患者中通过血清学检查进行筛查。由于在 VLCAD 缺乏的情况下通常伴有酰基肉碱水平的明显异常，因此酰基肉碱分析是一种可靠的方法，但也有一些后期被诊断为 VLCAD 缺乏症的患儿，其酰基肉碱水平是正常的[34-36]。因此，现在广为接受的观点是：后续随访时的正常生化检测指标并不能排除 VLCAD 缺乏症[33]，这意味着应对任何怀疑患有 VLCAD 缺乏症但血浆酰基肉碱水平正常的患者进行 DNA 和（或）酶学分析检测酰基肉碱。分子基础研究已经证明 VLCAD 缺乏症是极强异质性的，患者中有许多点（通常是个体的）突变[37]。VLCAD 缺乏症的治疗在很大程度上取决于缺乏症的类型，无论是 VLCAD-C、VLCAD-H 还是 VLCAD-M 的治疗方法中，都包括减少长链甘油三酯（long-chain triglyceride, LCT）的摄入、补充 MCT 和避免禁食。

VLCAD 缺乏症的产前诊断是通过在绒毛活检样本中直接检测 VLCAD 的活性[38]，然后在绒毛成纤维细胞和（或）羊水细胞中进行全细胞长链脂肪酸 β- 氧化研究。目前可应用多种方法进行产前诊断，包括完整细胞中的酰基肉碱谱[39]和（或）[3H] 油酸氧化检测等。如果疑似病例家庭中 VLCAD 缺陷的分子基础已经明确[40]，也可直接通过非培养绒毛膜绒毛样本进行 DNA 分析。

（六）中链酰基辅酶 A 脱氢酶缺乏症（OMIM 201450）

中链酰基辅酶 A 脱氢酶（medium-chain acyl-CoA dehydrogenase, MCAD）缺乏症是最常见的导致 mFAO 的遗传性疾病。在世界各国引入新生儿筛查之前，患者常因空腹或其他原因引起的分解代谢应激期间出现临床症状，有时可导致急性症状，包括嗜睡、癫痫、昏迷，甚至由低酮性低血糖而引发猝死。事实上，Iafolla 等的一项回顾性分析显示，120 例 MCAD 缺乏症患者中有 23 例（19%）儿童在确诊前已经死亡[41]。有临床表型的患者最初体征和症状包括嗜睡（84%）、呕吐（66%）、脑病（49%）、呼吸骤停（48%）、肝大（44%）、癫痫（43%）、呼吸暂停（37%）和心脏骤停（36%）。对 73 例 3 岁以上患者的心理发育数据分析显示，其发病率非常高，临床表现包括发育和行为障碍、慢性肌无力、发育不良和脑瘫。其他研究也报道了类似的结果[41-45]。总的来说，临床上确诊的患者中，有 20%～25% 的人，通常是在第一次发作时即死亡，还有 20% 的人遭受神经损伤。已有研究表明，新生儿筛查项目的实施大大改善了急性代谢紊乱患者的高死亡率和高发病率，几乎消除了 MCAD 缺乏症患者的死亡率，同时极大降低了本病的发病率[46]。

Bennett 等首先描述了 MCAD 缺乏症的产前诊断方法，即在 AF 细胞中使用放射性标记辛酸盐的氧化进行检测[47]，随后其他文章对此方法加以佐证[48, 49]。Gregersen 等在绒毛膜绒毛活检材料中直接使用分子方法进行产前诊断[50]，异常的胎儿会选择流产。MCAD 缺乏症被认为是一种可治疗的疾病，目前产前诊断主要用于确定高危家庭分娩前后的诊疗方法。目前，着床前遗传学检测技术也已成功用于本病[51]。

（七）线粒体三功能蛋白缺乏症（OMIM 600890）

目前已报道了不同形式的线粒体三功能蛋白（mitochondrial trifunctional protein, MTP）缺乏症，其中最常见的是长链 3- 羟基酰基辅酶 A 脱氢酶（long-chain 3-hydroxyacyl-CoA Dehydrogenase, LCHAD）缺乏症。1989 年，Wanders 等在一个三孩家庭中首次报道了这种疾病[51]。该家系中一个孩子在出生后的第三天死亡，第二个孩子健康，而第三个孩子在 5 个月龄时出现低酮性低血糖和嗜睡，需要住院治疗。尿液分析显示患儿尿液中存在一系列长链 3- 羟基脂肪酸，因此接下来便进行了详细的酶学研究，发现长链 LCHAD 的特异性缺陷导致了疾病发生[52]。随后 Hashimoto 及其同事发现了一个由 4 个 α 和 4 个 β 亚基组成的 MTP，该 MTP 被认为具有 3 种酶活性，包括长链烯基 - 辅酶 A 水合酶、长链 3- 羟基酰基辅酶 A 脱氢酶和长链 3- 酮硫解酶活性[53]。免疫印记分析表明，在 LCHAD 缺乏症患者中，MTP 复合体可正常形成，长链水合酶和长链硫解酶的活性保持不变，但 MTP 复合体中 LCHAD 组分的酶活性缺乏。这是由 α 亚基上一个非常常见的特异性突变导致，使得 MTP 的 LCHAD 组分由于氨基酸置换而完全失活[54]。此后不久，经免疫印记分析评估后发现患者 MTP 中 α 和 β 亚基全部缺失，所有三种酶完全丧失活性，从而被确诊为完全性 MTP 缺陷[55, 56]。最近也有报道显示，某些患者仅存在 MTP 的长链硫解酶成分缺乏[57]。

Den Boer 等对 50 例 LCHAD 缺乏症的患者进行研究发现，从出生后不久到儿童早期出现症状的患儿年龄差异很大，大多数患者（78%）出现低酮性低血糖，而其余 11 例（22%）出现慢性问题，包括发育不良、喂养困难、胆汁淤积性肝病和（或）肌张力降低[58]，这些患儿的死亡率很高（38%），均在确诊后 3 个月内死亡。存活患者的发病率同样较高，即使经过治疗仍有反复性代谢危象和肌肉问题出现。在所有类型的 MTP 中，视网膜病变和神经病变十分常见，即使是在严格随访治疗的患者中也是如此。

LCHAD 缺乏症患者血液中酰基肉碱典型特征表现为多种羟酰基肉碱浓度升高，包括羟棕榈酰肉碱（C16-OH）、羟十六烯基肉碱（C16:1-OH）、羟基十八烯基肉碱（C18-OH）和羟基十八烯基肉碱（C18:1-OH）（图 24-3）。区分不同类型的 MTP 缺乏症需要对患者的淋巴细胞和（或）成纤维细胞的 MTP 复合体进行酶学分析[18]。MTP 缺乏症患者之间存在广泛的遗传异质性，分别在编码 MTP α 和 β 亚基的 HADHA 和 HADHB 基因中发现此病的不同突变位点[59]。产前诊断可以通过结合酶学、细胞生物学（免疫印记分析、免疫荧光）和分子检测的手段来完成[60, 61]。产前分子诊断方法仍然是可能存在遗传缺陷的家庭确诊的首选方法，也可以进行着床前胚胎基因检测（见第 2 章）。

三、线粒体脂肪酸氧化的继发性疾病

线粒体中 FA 的氧化不仅需要 mFAO 过程中所有酶与转运体保持催化活性，还依赖于其他系统的平衡，其中包括 ETF 循环，它由定位于线粒体基质中的转运电子载体 ETF 和 ETF 泛素氧化还原酶（ETF ubiquinone oxidoreductase，ETFQO）组成，ETF 泛素氧化还原酶是一种线粒体外周膜蛋白。如果 ETF 循环不能正常运作，不同线粒体酰基辅酶 A 脱氢酶（acyl-CoA dehydrogenase，ACAD）中包含

的 $FADH_2$ 不能被氧化为 FAD，就会导致 mFAO 的异常。ETF 由两个不同的亚基（ETFα 和 ETFβ）组成，ETF 脱氢酶由一个基因编码，因此 ETF 循环缺陷由三个不同的基因影响。鉴于 ETF 循环中的一个功能缺陷会影响所有线粒体酰基辅酶 A 脱氢酶的功能，这种疾病通常被称为多种酰基辅酶 A 脱氢酶缺乏症（multiple acyl-CoA dehydrogenase deficiency，MADD）。该疾病也可命名为戊二酸尿症 II 型，这个名字来源于早期报道的戊二酰辅酶 A 脱氢酶活性正常，同时尿液中戊二酸水平升高的患者。

目前已报道了 MADD 的三种临床分型，分为具有（I 型）或不具有（II 型）先天性异常的新生儿致死型，其症状类似于在其他先天性代谢异常中观察到的表型（包括脑肝肾综合征和丙酮酸脱氢酶缺乏症）；III 型是一种症状较轻、死亡率较低的变异类型。I 型和 II 型 MADD 的特征是严重的低酮性低血糖、代谢性酸中毒和多器官功能衰竭。III 型 MADD 的发病年龄和临床诱因差异极大，患者可表现为反复发作的低酮性低血糖、代谢性酸中毒和嗜睡，同时伴有肝大、肌张力减退，有时伴有心肌病，在儿童晚期或成年期以肌病为主要表现[64, 65]。研究发现对许多轻度 MADD 患者应用高剂量核黄素进行治疗可取得良好效果[64, 65]。最近，有患者出现了一种类似于 MADD 样的表型，但不是由 ETF 系统缺陷引起的，而是核黄素稳态受到影响，包括核黄素跨膜转运及细胞内黄素单核苷酸（flavin mononucleotide，FMN）和 FAD 的生物合成[66]。

酰基肉碱分析和有机酸的气相色谱/质谱分析（gas chromatography/mass spectrometric，GC/MS）是诊断 MADD 的关键手段，随后需要进行酶学研究，以查明 ETF 循环中的缺陷。直接酶法测定 ETFα、ETFβ 和（或）ETF 脱氢酶是极其困难的，目前全世界只有极少数实验室可进行直接酶法检测。因此，在提示 MADD 的尿液有机酸和（或）血浆酰基肉碱水平异常时，通常直接对编码 ETFα、ETFβ 和 ETF 脱氢酶的基因进行遗传学分析。

MADD 因其严重的临床后果有必要进行产前诊断，Olsen 等详细描述了基于 DNA 的 MADD 产前诊断[67]。重要的是，MADD 的产前诊断也可使用培养的绒毛膜绒毛细胞，使用棕榈酸酯处理细胞后的酰基肉碱，或者［³H］- 油酸氧化作为指标。

四、过氧化物酶体脂肪酸 β- 氧化障碍

表 24-2 中，pFAO 缺陷可细分为两类：①原发性缺陷；②继发性缺陷。截至目前，已经发现了多种影响 pFAO 的过氧化物酶体单酶缺乏症，包括酰基辅酶 A 氧化酶 1 和 2（acyl-CoA oxidase 1 and 2，ACOX1 和 2）缺乏症、D- 双功能蛋白（D-bifunctional protein，D-BP）缺乏症、固醇载体蛋白 X（sterol carrier protein X，SCPx）缺乏症、2- 甲基酰基辅酶 A 消旋酶（2-methylacyl-CoA racemase，AMACR）缺乏症、PMP70 缺乏症，以及最常见的疾病——X 连锁肾上腺脑白质营养不良（X-linked adrenoleuko-dystrophy，X-ALD）。最近，一种由 ACBD5 基因突变引起的新疾病也被添加到这个列表中，ACBD5 基因编码过氧化物酶体膜蛋白，该蛋白以某种方式参与过氧化物酶体中超长链脂肪酸的氧化。在继发性 pFAO 疾病（Zellweger 谱系障碍）中，pFAO 的缺陷是由于过氧化物酶体生物发生过程中不同的 PEX 基因突变引起的，PEX 基因编码过氧化物酶体正常的生物合成、维持和遗传所需的蛋白质（过氧化物酶）[68-72]。目前，在一类过氧化物酶体生物发生障碍的患者中，已经发现 14 种不同的 PEX 基因突变类型[73]。近年来，人们逐渐认识到，受过氧化物酶体生物发生紊乱影响的患者的临床表型差异很大，以多方面异常为特征的经典型脑肝肾综合征（Zellweger syndrome），包括神经、颅面、肝脏、眼部、骨骼，以及其他系统异常，还有包括共济失调在内的轻度表型[74, 75]。据报道，脑肝肾综合征目前已经可以通过着床前遗传学检测进行筛查[76]。

五、原发性过氧化物酶体脂肪酸氧化障碍

（一）X 连锁肾上腺脑白质营养不良（OMIM 300100）

最常见的过氧化物酶体氧化障碍是 X 连锁肾上腺脑白质营养不良（X-ALD）。最初，X-ALD 至少被细分为 6 种不同的临床表型，但是此类疾病是一种进行性神经退行性疾病，其分类代表的是一个

疾 病	缩 写	缺陷蛋白或酶	基 因	OMIM
表 24-2　过氧化物酶体脂肪酸 β- 氧化缺乏				
过氧化物酶体 β- 氧化的原发性疾病				
X 连锁肾上腺脑白质营养不良	X-ALD	ALDP	*ABCD1*	300100
酰基辅酶 A 氧化酶 1 缺乏症（假性新生儿 ALD）	ACOX1 缺乏	直链酰基辅酶 A 氧化酶（SCOX/ACOX1）	*SCOX1* *ACOX1*	264470
酰基辅酶 A 氧化酶 2 缺乏症	ACOX2 缺乏	支链酰辅酶 A 氧化酶（ACOX2）	*ACOX2*	601641
D- 双功能蛋白缺乏症	D-BP 缺乏	D-BP	*HSD17B4*	261515
固醇载体蛋白 X 缺乏症	SCPx 缺乏	SCPx	*SCP2*	184755
2- 甲基酰基辅酶 A 消旋酶缺乏症	消旋酶缺乏	AMACR	*AMACR*	604489
PMP70 缺乏症	PMP70 缺乏	• PMP70 • ABCD3	*ABCD3*	170995
ACBD5 缺乏症	ACBD5 缺乏	ABCD5	*ABCD5*	616618
过氧化物酶体 β- 氧化的继发性疾病				
Zellweger 谱系障碍	ZSD	不同的过氧化物酶	不同的 *PEX* 基因	214100 202370

疾病谱系，而不是不同的临床症状，这使得最初的分类标准已经过时。在男性患者中，最先出现的症状通常是肾上腺功能减退；这可能发生在（早期）儿童时期，也可能发生在成年时期，其终身患病率约为 80%[77]。由脊髓疾病引起的进行性步态障碍和尿失禁，主要累及锥体束和后索，男性患者发病年龄常见为 20—30 岁，女性患者常见为 40—50 岁。大约 60% 的男性患者会发展成渐进性脑白质营养不良，其中 40% 的人会在儿童时期发病[78]。经体外慢病毒基因治疗后，无论是异体的或自体的造血细胞移植（hematopoietic cell transplantation，HCT）都是早期治疗脑白质营养不良的一种优选方案[79, 80]。

X-ALD 是由 *ABCD1* 基因突变引起的，该基因编码一种名为肾上腺脑白质营养不良蛋白（adrenoleukodystrophy protein，ALDP）的过氧化物酶体半 ABC 转运体。ALDP 在过氧化物酶体膜上形成同型二聚体，而不是与 *ABCD2* 和 *ABCD3* 分别编码的 ALDRP 和 PMP70 上的两个半 ABC 转运体形成异型二聚体[81]。

X-ALD 最初使用生化（全细胞 C26:0 β-氧化）和细胞生物学（免疫荧光显微镜分析）方法进行产前诊断[82-86]。不推荐直接检测经培养的绒毛细胞中的超长链脂肪酸水平作为 X-ALD 的产前诊断结果。Gray 等曾报道，通过检测超长链脂肪酸水平可能导致 X-ALD 的误诊[87]。如今，生化检测和细胞生物学分析几乎完全被遗传方法所取代。目前，X-ALD 的着床前遗传学检测方法也已获得成功。

（二）酰基辅酶 A 氧化酶 1 缺乏症（OMIM 264470）

1998 年，Poll-Thé 等[88]首次在一名患者中描述了酰基辅酶 A 氧化酶 1（acyl-CoA oxidase 1，ACOX1）缺乏症，表现出新生儿肾上腺脑白质营养不良全部症状和体征，这解释了假 NALD 这一名称。从那时起，许多类似的患者被确诊为此病。2007 年有临床研究报道了 26 例酰基辅酶 A 氧化酶缺乏症患者的临床症状、生化特征和基因突变谱。所有确诊的患者都表现为精神运动性迟滞，也有一些患者尚具备一些基本生活自理能力，包括无支撑的坐立能力、自主控制手部运动功能和有限的语言能力。然而，大多数患者（83%，12 例中有 10 例）

在平均年龄为 28 个月时，即丧失了运动能力。脑成像［磁共振成像和（或）计算机断层扫描］显示所有患者的大脑和（或）小脑白质出现异常（12 例均出现异常），其中 3 例患者表现为新皮质发育不良。其他异常包括：肌张力减退（92%，13 例中有 12 例），癫痫（91%，11 例中有 10 例），视觉系统异常（78%，9 例中有 7 例），听力受损（77%，13 例中有 10 例），面部畸形（50%，10 例中有 5 例），肝大（50%，10 例中有 5 例），发育不良（38%，8 例中有 3 例）。患者平均死亡年龄为 5 岁，具体从 4 岁到 10 岁不等。

ACOX1 缺陷的产前诊断方法起初是应用包括全细胞 C26:0 β-氧化和免疫印记分析在内的生化方法进行[90]，但这些方法目前已被分子检测手段所取代。

（三）酰基辅酶 A 氧化酶 2 缺乏（OMIM 601641）

酰基辅酶 A 氧化酶 2（ACOX2）缺乏症于 2016 年被首次报道[91]，此后仅报道了另外 2 例患者[92, 93]。到目前为止，此疾病的产前诊断方法尚未报道。

（四）D-双功能蛋白缺乏症（OMIM 261515）

D-双功能蛋白（D-BP）缺乏症首次由 Suzuki 等[94]和 van Grunsven 等[95]独立发现并进行报道。2006 年，作者所在团队报道了 126 例 D-BP 缺乏症患者的临床症状和生化指标异常。D-BP 缺乏症的临床表现主要为新生儿肌张力过低（98%）和出生后前几个月的癫痫发作（93%）。43% 的患者出现发育不良。视觉系统障碍包括眼球震颤、斜视和（或）无法聚焦等也是常见症状。此外，分别有 35% 和 46% 的患者出现视力和听力的进行性减退。几乎全部患者的精神运动发育均出现异常，少数有改善的患者随后出现运动能力的进行性丧失。此外，患者经常出现身体的外在畸形（58%）。

值得注意的是，在这些患者中表现出的畸形表征类似于脑肝肾综合征患者，其特征是高额头、大囟门、内眦赘皮、眼距过窄、小头、眶上嵴、颌后缩和耳位低。脑成像（MRI、CT 或超声）显示29% 的患者出现脑室扩张，27% 的患者新皮质发育不良。此外，已报道的 47 例患者中有 16 例在 1 年内出现脑白质发育迟滞，14 例患者中有 5 例在 1 年后出现脑白质发育迟滞。7% 和 17% 的患者分别出现小脑和大脑半球脱髓鞘。

D-BP 缺乏症可细分为三种不同的类型，完全 DBP 缺乏为Ⅰ型，水合酶缺乏为Ⅱ型，3- 羟基酰基辅酶 A 脱氢酶缺乏为Ⅲ型。Kaplan-Meier 生存分析显示，所有Ⅰ型患者均在出生后 14 个月内死亡，平均死亡年龄为 6.9 个月。4 例Ⅱ型患者生存期超过了 2 岁。在 Ferdinandusse 等进行研究期间，2 例患者依然存活，队列中年龄最大的患者为 15.2 岁[96]。Ⅱ型缺乏症的平均死亡年龄为 10.7 个月。在 Ferdinandusse 等的研究中，年龄最大的Ⅲ型患者为 13.1 岁，在这个亚组中有 8 例患者生存期超过了 2 岁[96]，平均死亡年龄为 17.6 个月，且几乎所有患者的直接死因都是肺炎。

一些患者症状较轻，对其进行全外显子组测序结果显示，在 4 例小脑共济失调、听力减退、末梢神经炎和卵巢早衰的发病相对较轻的青少年患者中，编码 D-BP 的 HSD17B4 基因发生突变，这提示他们患有 Perrault 综合征[97, 98]。2014 年，Lines 等[99]在 3 例青春期起病且病程进展缓慢的成年兄弟姐妹报道了 HSD17B4 基因的突变，其表型包括小脑萎缩和共济失调、智力下降、听力减退、性腺功能减退、反射亢进和脱髓鞘性感觉运动神经病变。3 例先证者中有 2 例出现幕上脑白质改变，先前的检查中没有发现这些患者存在潜在的缺陷。

最初，对于存在 DBP 缺乏症病史的家庭通过包括超长链脂肪酸水平的定量分析代谢检测完成产前诊断。Carey 等[100]的研究表明，由于偶尔会发现假阴性结果，因此当使用超长链脂肪酸分析作为产前诊断方法时，必须注意其假阴性的可能。由于 D-BP 在绒毛膜绒毛样本中高表达，因此长期以来，可对未培养绒毛膜绒毛活检样本应用酶学分析（Ⅰ-Ⅲ型）和（或）免疫印记分析（Ⅰ型）进行产前诊断。除此之外，还有包括放射性标记的 C26:0 氧化和降钙素酸的氧化在内的其他几种方法可以用于绒毛膜绒毛成纤维细胞检测[101, 102]。并在阿姆斯特丹将我们的方法从生物化学方法和细胞生物检测完全改为分子检测。我们主要使用分子方法对 CV 活检材料进行了多次产前诊断测试，没有出现任何问题。目前使用分子检测方法对绒毛膜绒毛活检样本进行了多次产前诊断，未发现任何问题。

（五）固醇载体蛋白 X 缺乏症（OMIM 613724）

截至目前，仅报道过 2 例固醇载体蛋白 X（SCPx）缺乏症[103, 104]，尚无针对这种情况的产前诊断被报道过。

（六）2- 甲酰基辅酶 A 消旋酶缺乏症（OMIM 604489）

过氧化物酶 2- 甲酰基辅酶 A 消旋酶（peroxisomal enzyme 2-methylacyl-CoA racemase，AMACR）在原烷酸、二羟基胆甾烷酸和三羟基胆甾烷酸的降解中起到关键作用（图 24-2）。迄今为止，仅报道了少数 AMACR 缺乏症患者。本病目前报道了两种不同的临床表现形式。一种症状相对较轻，类似于 Refsum 病[105]，而另一种症状较重且早发的肝脏病变[106]。最近，研究报道了另一种 AMACR 缺乏症变异，携带该变异的患者于成年发病，表现为末梢神经炎、癫痫、复发性脑病、双侧丘脑病变、白内障、色素视网膜病变及震颤[107]。

AMACR 参与了（2R）- 甲基支链脂肪酸的氧化，这也解释了为什么大多数患者均会出现原烷酸和胆汁酸中间体（二羟基胆甾烷酸和三羟基胆甾烷酸）的贮积，而缺乏正常的超长链脂肪酸。目前还没有关于 AMACR 缺陷症的产前诊断的报道，但当致病突变已知时，可进行 DNA 检测。

（七）PMP70 缺乏症（OMIM 170995）和 ACBD5 缺乏症（OMIM 616618）

PMP70 缺乏症影响二羟基和三羟基胆甾烷酸的 β- 氧化，ACBD5 缺乏症影响原烷酸的 β- 氧化，由于仅报道过少数病例，且尚无产前诊断相关报道，因此不做讨论。

六、继发性过氧化物酶体脂肪酸氧化的继发性障碍

单一过氧化物酶体缺乏患者会出现过氧化物酶体 β- 氧化缺陷，部分过氧化物酶体生成异常的患者中过氧化物酶体 β- 氧化也会受到影响。实际上，在肢根型点状软骨发育不良（rhizomelic chondrodysplasia punctata，RCDP）的患者中（至

少在 I 型患者中），其仅有部分过氧化物酶体的生物生成受到影响，过氧化物酶体 β– 氧化不受影响。继发性过氧化物酶体 β– 氧化缺乏的障碍，现在被称为 Zellweger 谱系障碍（zellweger spectrum disorder，ZSD）[108, 109]。ZSD 脑肝肾综合征，这是一种多系统的疾病，主要包括：①典型的颅面特征，包括高额头、大前囟、眶上嵴发育不良、内眦赘皮、耳垂畸形；②严重的神经系统异常：患儿表现为严重的精神运动迟缓、重度肌张力减退、新生儿癫痫、青光眼、视网膜变性和听力受损[109]，骨骺常有点状钙化，并伴有小的肾囊肿。脑肝肾综合征的脑异常不仅包括皮质发育不良和神经元异位，同时还包括退行性改变。此外，还存在髓鞘形成障碍，而不是脱髓鞘。除了新生儿期起病、早期致死的脑肝肾综合征外，目前还报道了一些症状较轻的类别，起初称为新生儿肾上腺脑白质营养不良（neonatal adrenoleukodystrophy，NALD）和婴儿 Refsum 病（infantile Refsum disease，IRD）。Zellweger 谱系障碍是一个疾病谱，而不是不同的、定义明确的单一疾病。此疾病可大致分为三种主要的类型：①以肌张力减退、癫痫发作、发育不良、肝功能障碍和颅面畸形为特征的严重的新生儿型；②以较轻症状为特征的儿童型，包括轻度肌张力减退、发育迟滞、发育不良、（较轻的）肝功能障碍、肾上腺功能不全和轻度至无颅面异常；③青少年到成年患者症状最轻，表现为眼部异常、（轻度）发育迟滞、感音神经性听力损失及小脑共济失调。

目前已经应用多种不同的方法对继发性过氧化物酶体 β– 氧化障碍进行产前诊断，首选使用生化检测和细胞生物学方法，包括：①羊水细胞和绒毛膜绒毛成纤维细胞中 C26：0 的 β– 氧化的检测[110]；②酶学分析测定二羟丙酮磷酸酰基转移酶（dihydroxyacetone phosphate acyltransferase，DHAPAT）[111]；③血浆色素生物从头合成[112]；④直接分析绒毛膜绒毛细胞中的长链脂肪酸[113]；⑤使用二氨基联苯胺染色对过氧化物酶体进行直接观察[114]；⑥直接进行未培养的绒毛膜绒毛样本中过氧化物酶体酰基辅酶 A 氧化酶、双功能蛋白和过氧化物酶体硫代酶 1 的免疫印记分析[111, 115]；⑦过氧化物酶体的免疫荧光分析[116-118]；⑧羊水代谢产物分析，特别是三羟基胆甾酸[119]；⑨用差速离心法或洋地黄苷分步法对过氧化氢酶进行亚细胞定位，以区分胞质过氧化氢酶和过氧化物酶体[120, 121]。

ZSD 的产前诊断主要应用分子方法，但当某一患者的基因缺陷无法诊断，或者某一特定 PEX 基因的单一突变已被确认时，就可以采用非分子方法进行 ZSD 的产前诊断[122, 123]。在已有研究中，直接对未培养的绒毛膜绒毛样本，应用免疫印记法分析酰基辅酶 A 氧化酶和过氧化物酶硫代酶 1（acyl-CoA oxidase and peroxisomal thiolase 1，ACAA1），并结合酶法分析 DHAPAT，也是检测此类疾病的好方法。

综上所述，我们已经对线粒体和过氧化物酶体脂肪酸氧化缺陷有了许多了解，对于已经建立的所有这些疾病的产前和着床前诊断方法并发展应用。

第 25 章　脂质代谢紊乱的产前诊断
Prenatal Diagnosis of Disorders of Lipid Metabolism

James E. Davison　Steven E. Humphries　Bryan G. Winchester　Sara E. Mole　著

赵　越　张玉瑢　杨　俊　龙　川　黄嘉琦　丁　灵　张嘉琪　译

哺乳动物细胞通过对外源物质进行内吞作用及细胞内的生物合成生成脂质，而脂质在细胞的结构和功能中发挥着至关重要的作用。脂蛋白和脂蛋白受体及其相关酶共同调节血浆中的脂质水平。这些蛋白质发生突变会导致血液和组织中某些脂质浓度的变化，从而致使冠心病等疾病发生（表 25-1）。细胞内脂质不断地进行代谢从而来实现其细胞功能及氧化供能。脂肪酸氧化发生在线粒体和过氧化物酶体中，这些不同氧化途径的缺陷会导致不同程度的临床症状。脂肪酸氧化缺陷已在第 24 章讨论。

内源性和外源性复合脂质（如鞘糖脂和胆固醇酯）的降解与循环主要发生在溶酶体中（图 25-1）。参与鞘糖脂降解的溶酶体酶和相关蛋白质的缺乏会导致分解代谢不完全的脂质在溶酶体系统内积聚。这类鞘糖脂贮存紊乱根据其生物化学和遗传学特征属于典型的溶酶体贮积症（表 25-2）。脂质在溶酶体内累积也会导致细胞脂质谱的改变。在正常条件下，鞘糖脂在溶酶体内的分解代谢产物被细胞回收并再利用。另外，鞘糖脂也可以通过从头合成途径产生。特别是利用二代测序技术，已经发现了生物合成途径中的一些基因缺陷（表 25-3）。内源性补救合成途径与外源性鞘脂摄取之间的交互作用调控了膜生物合成过程的脂质供应及许多由鞘脂介导的细胞内信号功能[1]。另一组存在溶酶体脂质贮积的疾病是神经元蜡样质脂褐质沉积症（neuronal ceroid lipofuscinosis，NCL）（表 25-4），其特征是自发荧光色素的沉积，此类色素的苏丹黑B染色呈阳性。然而，这种物质的来源尚不完全清楚，由于大多数 NCL 的发生并不是由于溶酶体水解酶的缺乏所致，因此此类疾病的病生理机制趋于复杂。目前已知的一些基因突变形式加深了我们对 NCL 的分子缺陷的了解。

虽然不同类别脂质的代谢缺陷最初可能会引起不同的临床表现和生化异常，但这些化合物的代谢途径是相互关联的[1]。因此，一种途径中的缺陷可能会对另一种途径产生影响，从而继发地产生副作用和非典型症状。由于脂质在许多细胞反应中扮演重要角色，包括发育、分化和细胞内信号传导等[2-4]，其代谢缺陷将影响多个系统，并引起一系列的症状和体征，包括发育迟滞及其他神经病变等[5]。

本章将介绍脂蛋白相关疾病、鞘糖脂生物合成和溶酶体分解代谢异常相关疾病、胆固醇酯的溶酶体降解和转运异常疾病，以及 NCL 的分子和遗传学基础、诊断及有效治疗方法。

一、脂蛋白相关疾病

这组遗传性疾病是由于蛋白质脂质载体（脂蛋白）、脂蛋白受体或负责水解及清除脂蛋白脂质复合物的酶发生缺陷引起的血脂变化[34, 35]（表 25-1）。负责维持正常血浆和组织中脂质（主要是甘油三酯和游离及酯化的胆固醇）水平的蛋白质主要包括载脂蛋白（apolipoprotein，apo）A- I 、A- II 、A-IV、A-V、B、C- I 、C- II 和 C-III，关键酶包括脂蛋白脂肪酶（lipoprotein lipase，LPL）、肝甘油三酯脂肪

表 25-1 脂蛋白单基因突变相关疾病

OMIM 数据库基因	疾病	遗传特征	基因产物	血浆脂蛋白谱变化	主要特征	参考文献
影响高密度脂蛋白胆固醇水平的相关紊乱						
APOA1	apo-A-I 缺乏症	AR	apo-A-I 和 apo-C-III	↓ HDL		[6]
	apo-A-III 缺乏症	AR	apo-A-I	↓ HDL	CHD，角膜混浊	[7, 8]
APOC3	载脂蛋白 C-III 缺乏症	AD	apo-C-III	↓ HDL		[9]
APOA4	apo-A-II 缺乏症	AR	apo-A-I，apo-C-III，apo-A-IV [b]	↓ HDL	CHD，角膜混浊	
CETP	胆固醇酯转移蛋白缺乏症 高 α-脂蛋白血症	AD	胆固醇酯转移蛋白	↑ HDL，HDL 改变	正常	[10, 11]
LCAT	家族性 LCAT 缺乏与鱼眼病	AR	卵磷脂胆固醇酰基转移酶	↓ HDL	角膜混浊、贫血、蛋白尿、尿毒症	[12, 13]
LIPG	内皮脂肪酶缺乏	AR	内皮脂肪酶	↑ HDL	正常	[14]
LIPC	高 α-脂蛋白血症	AR	肝甘油三酯脂肪酶	↑ HDL	CHD 风险增加	[15]
ABCA1	Tangier 病	AR	ATP 结合盒转运体 1	↓ HDL	角膜混浊、橙色扁桃体、神经病变	[16]
影响低密度脂蛋白胆固醇水平的相关紊乱						
LDLR	常染色体显性家族性高胆固醇血症 1 型	AD [a]	LDL 受体	↑ LDL	CHD，腱鞘黄色瘤	[17, 18]
PCSK9	常染色体显性家族性高胆固醇血症 3 型	AD [a]	前蛋白转化酶枯草杆菌素 / kexin 9	↑ LDL	CHD，腱鞘黄色瘤	[17, 18]
APOB	常染色体显性家族性高胆固醇血症 2 型（家族性 apoB 配体缺失，FLBD）	AD [a]	apo-B	↑ LDL	轻度 CHD 风险增加	[17-19]
STAP1	常染色体显性家族性高胆固醇血症	AD [a]	信号转导衔接蛋白家族成员 1	↑ LDL	轻度 CHD 风险增加	[20]

（续表）

OMIM 数据库基因	疾病	遗传特征	基因产物	血浆脂蛋白谱变化	主要特征	参考文献
LDLRAP1	常染色体隐性家族性高胆固醇血症 4 型	AR[a]	低密度脂蛋白受体衔接蛋白 1, 常见截短突变	↑ LDL	CHD, 腱鞘黄色瘤	[21, 22]
LIPA	• 胆固醇酯贮积病 • Wolman 病	AR[a]	溶酶体酸性脂肪酶[c]	↑ LDL	无 CHD, 肝脏胆固醇积聚	[23]
APOB	低 β 脂蛋白血症	AR[a], AD	apoB（患者通常具有截短突变）	↓ apoB 脂蛋白（乳糜微粒, VLDL, LDL）	脂肪吸收不良、视网膜变性、贫血、神经肌肉无力	[24, 25]
MTTP	β- 脂蛋白缺乏症	AR[a]	微粒体甘油三酯转移蛋白大亚基	↓ apoB 脂蛋白、无乳糜微粒, ↓ HDL	脂肪吸收不良、视网膜变性、贫血、神经肌肉无力	[24, 25]
SAR1B	乳糜微粒滞留障碍	AR[a]	GTP 酶缺乏（Sar1b）	↓ apo-B48 脂蛋白（乳糜微粒）, ↓ HDL	脂肪吸收不良, 肝脂肪变性	[26]
影响甘油三酯水平的相关紊乱						
LPL	I 型高脂血症：家族性脂蛋白脂酶缺乏	AR[a]	脂蛋白脂肪酶	↑乳糜微粒, VLDL	腹痛、HSM、胰腺炎、皮肤黄色瘤	[27, 28]
APOC2	• I b 型高脂血症 • I 型高脂血症：载脂蛋白 C- II 缺乏症	AR[a]	apo-C- II （LPL 激活的协同因子）	↑乳糜微粒, VLDL	急性胰腺炎、贫血、发疹性黄色瘤	[27, 28]
APOAV	I 型高脂血症：apoA- V 缺乏症	AR[a]	apo-A5	↑乳糜微粒, VLDL	腹痛、HSM、胰腺炎、皮肤黄色瘤	[22, 29]
ANGPTL3/ ANGPTL4/ ANGPTL5	• 家族性低 β 脂蛋白血症 2 型 • 高甘油三酯血症：血管生成素样蛋白家族（ANGPTL3, 4, 5）	AD[a]	血管生成素样蛋白 3、4 和 5	↑乳糜微粒, VLDL	腹痛、HSM、胰腺炎、皮肤黄色瘤	[30]
GPIHBP1	I 型高脂血症：糖基磷脂酰肌醇化高密度脂蛋白结合蛋白 1 缺乏症	AR[a]	糖基磷脂酰肌醇化高密度脂蛋白结合蛋白 1	↑乳糜微粒, VLDL	腹痛、HSM、胰腺炎、皮肤黄色瘤	[31]

（续表）

OMIM 数据库基因	疾病	遗传特征	基因产物	血浆脂蛋白谱变化	主要特征	参考文献
LMF1	复合脂肪酶缺乏症，联合脂肪酶缺乏症	AR^a	脂肪酶成熟因子	↑乳糜微粒、VLDL	胰腺炎，结节性黄色瘤	[32]
APOE	Ⅲ型高脂蛋白血症（β–脂蛋白血症）^d	AR 和 AD	Apo-E	↑乳糜微粒残留物，VLDL	成人型皮肤黄色瘤，动脉粥样硬化	[33]

AD. 常染色体显性遗传；apo. 载脂蛋白；AR. 常染色体隐性遗传；CHD. 冠心病；HSM. 肝脾大；HDL. 高密度脂蛋白胆固醇；LDL. 低密度脂蛋白；LPL. 脂蛋白脂肪酶；VLDL. 极低密度脂蛋白；a. 儿童期出现的重要的临床表型；b. APOA1，APOC3 和 APOA4 是 11 号染色体上的相邻基因；c. 已知 LIPA 突变会导致胆固醇酯贮积病；d. 受试者是 APOE e2 的纯合突变，仍需要其他的遗传或环境因素来解释血脂异常的原因；引自 Humphries S. Prenatal diagnosis of disorders of lipid metabolism. In: Milunsky A, Milunsky JM, eds. Genetic disorders and the fetus: diagnosis, prevention and treatment, 7th. Hoboken, NJ: John Wiley & Sons, 2016:773.

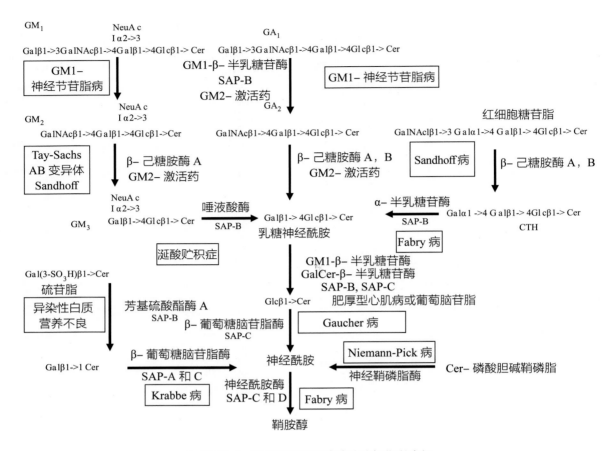

▲ 图 25-1　部分鞘糖脂的溶酶体分解代谢途径

SAP. 鞘磷脂激活蛋白；引自 Milunsky A, Milunsky JM, eds. Genetic disorders and the fetus: diagnosis, prevention and treatment ,7th. Hoboken, NJ: John Wiley & Sons, 2016:773.

酶（hepatic triglyceride lipase，LIPC）、卵磷脂胆固醇酰基转移酶（lecithin cholesterol acyltransferase，LCAT）和胆固醇酯转移蛋白（cholesterol ester transfer protein，CETP），关键受体包括低密度脂蛋白胆固醇受体（low-density lipoprotein receptor，LDL-R）、调节高密度脂蛋白（high-density lipoprotein，HDL）胆固醇水平的 ATP 结合盒转运体 1（ATP-binding cassette transporter-1，ABC1A）（表 25-1）。这些蛋白质的编码基因都已被克隆，且已有综述总结了这些血浆脂蛋白的正常结构和代谢过程。在过去的 15 年中，随着生物信息学、无假设全基因组关联研究和全基因组关联研究的出现，许多既往未被发现的与脂质代谢有关的新基因已经逐渐被挖掘出来[36]。尽管这些基因位点的常见变异决定了普通人群的血脂水平，但其中一些基因位点也可能存在功能完全丧失的"敲除"突变，从而导致

单基因血脂异常疾病。

编码载脂蛋白和酶的基因缺陷较为少见，大多数疾病可以通过饮食控制、降胆固醇药物治疗，以及在某些情况下补充维生素来控制病情。此外，虽然部分疾病不会对儿童造成影响（如家族性合并高脂血症或Ⅲ型血脂异常），但通过筛查项目和家族史调查对儿童期发病的疾病进行早期诊断，及早进行饮食管理可防止严重的、危及生命的冠心病（coronary heart disease，CHD）或其他远期并发症的发生。例如，LPL 纯合缺失（发生频率约为百万分之一）的儿童表现为非常高的血浆甘油三酯水平、胰腺炎和成长受阻等表型[27]。尽管已有学者提出基因治疗方法[24]，但通过改变饮食和食用短链脂肪酸，儿童可以得到非常有效的治疗。同样，血液中完全缺乏含 apoB 脂质颗粒的儿童〔例如，微粒体甘油三酯转运蛋白（microsomal triglyceride transport

疾 病	主要贮积产物	检测缺失	产前诊断
	表 25-2 溶酶体脂质代谢异常		
GM1 神经节苷脂贮积症	GM1 神经节苷脂	酸性 β- 半乳糖苷酶糖蛋白，低聚糖	CVS/CAC
半乳糖涎酸贮积症	糖蛋白类	酸性 β- 半乳糖苷酶寡糖和唾液酸酶	CVS/CAC
GM2 神经节苷脂贮积症变异型 B（Tay-Sachs/B1 变异型）	GM2 神经节苷脂	己糖胺酶 A	CVS/CAC
GM2 神经节苷脂贮积症变异型 O	GM2 神经节苷脂，GA2，红细胞糖苷脂	己糖胺酶 A 和 B	CVS/CAC
GM2 神经节苷脂贮积症变异型 AB	GM2 神经节苷脂，GA2	GM2 激活蛋白脂质负荷 /Ab 突变	培养的 CVS 突变
Fabry 病	三己糖神经酰胺	α 半乳糖苷酶	CVS/CAC
Gaucher 病 SAP-C 缺陷	葡糖神经酰胺	β 葡糖苷酶突变 /Ab	CVS/CAC Mutations/Ab
异染性脑白质营养不良	硫脂	芳基硫酸酯酶 A 或 SAP-B（SAP-1）	CVS/CAC
多种硫酸酯酶缺乏症	硫苷脂，黏多糖	大多数硫酸酯酶	CVS/CAC
Krabbe 病	半乳糖神经酰胺，鞘氨醇半乳糖苷	半乳糖苷酶	CVS/CAC
Niemann-Pick 病 A 型和 B 型	鞘磷脂，胆固醇	鞘磷脂酶	CVS/CAC
Niemann-Pick 病 C 型（NPC1 和 NPC2）	胆固醇，鞘磷脂，糖脂	胆固醇酯化	培养 CVS 突变
Farber 病	神经酰胺	酸性神经酰胺酶，脂质负荷	CVS/CAC
Wolman 病和胆固醇酯贮积病	胆固醇酯和甘油三酯	酸性脂肪酶	CVS/CAC
鞘脂激活蛋白原缺乏症	鞘糖脂	成纤维细胞的脂质负荷	培养 CVS 突变

CAC. 培养的羊水细胞；CVS. 绒毛膜绒毛取样；SAP. 鞘磷脂激活蛋白；Ab. 抗体检测；如果一种酶被标注为可用于缺陷检测，则可通过测量酶活性进行产前诊断，但检测特定突变已成为首选方法，酌情采用或不采用酶测定；引自 Humphries S. Prenatal diagnosis of disorders of lipid metabolism. In：Milunsky A, Milunsky JM, eds. Genetic disorders and the fetus: diagnosis, prevention and treatment, 7th. Hoboken, NJ: John Wiley & Sons, 2016:773.

protein，MTTP）纯合缺陷导致的 β- 脂蛋白缺乏症，或者由 *APOB* 基因截断突变引起的纯合子低 β 脂蛋白血症〕需要通过饮食改变和补充维生素来避免神经损伤[26]。

儿科医生需要了解最常见的一类脂质缺陷疾病，即常染色体显性家族性高胆固醇血症（familial hypercholesterolemia，FH），主要是由 *LDLR* 基因缺陷引起，*LDLR* 基因编码负责清除血液中 LDL 胆固醇颗粒的受体（LDL-R）。在普通人群中每 500 人就有至少 1 人携带该基因突变，而一些存在遗传学奠基者效应的国家报道的突变发生频率更高[17]。FH 的表型特征是出生时总胆固醇水平升高，尤其是低密度脂蛋白胆固醇水平显著升高（16 岁以下儿童的 LDL＞4.0mmol/L），以及存在胆固醇升高或早

表 25-3 鞘糖脂生物合成缺陷

疾 病	酶缺陷（基因，遗传特征）	生化表型	主要症状	产前诊断 a	疾病特异性治疗	参考文献
遗传性感觉和自主神经病 1A 型	丝氨酸棕榈酰转移酶亚基 1 (*SPTLC1*, OMIM 605712, AD)	神经毒性脱氧胞嘧啶	感觉神经病	DNA[37]	*L-* 丝氨酸补充试验	[38, 39]
遗传性感觉和自主神经病 1C 型	丝氨酸棕榈酰转移酶亚基 2 (*SPTLC2*, OMIM 605713, AD)	神经毒性脱氧胞嘧啶	感觉神经病	DNA	丝氨酸补充	[40, 41]
进行性肌阵挛性癫痫亚型 8	神经酰胺合成酶 1 (*CERS1*, AR/AD)	C18:0 神经酰胺减少	全身强直阵挛发作和肌阵挛	DNA		[42, 43]
进行性肌阵挛性癫痫	神经酰胺合成酶 2 (*CERS2*, AD)	长酰基链鞘磷脂减少	全身强直阵挛发作，肌阵挛发展迟滞	DNA		[44]
常染色体隐性遗传先天性鱼鳞病	神经酰胺合成酶 3 (*CERS3*, AR)	长酰基链神经酰胺减少	出生时的火棉胶样膜，全身皮肤脱屑，轻度红皮病	DNA		[45-47]
进行性和异质性神经障碍 (OMIM 611026)	脂肪酸 2- 羟化酶 (*FA2H*, AR)	2- 羟基半乳糖苷减少	痉挛性截瘫或脑白质营养不良或神经退行性变	DNA	2- 羟基脂肪酸补充	[48, 49]
GM3 合成酶缺乏症：盐和胡椒综合征	GM3 合成酶 (*ST3GAL5*, AR)	GM3 减少	婴儿期癫痫，失明和发育停滞	DNA		[50-55]
GM2 合成酶缺陷	GM2 合成酶 (*B4GALNT1*, AR)	GM2 减少	痉挛性截瘫	DNA		[56, 57]
早期婴儿癫痫性脑病亚型 15	*N-* 乙酰 - 乳糖酰胺 α-2,3- 唾液酸转移酶 (*ST3GAL3*)		婴儿惊厥，发育迟缓	DNA		[58, 59]

a. 详见 NIH 基因检测登记平台（https://www.ncbi.nlm.nih.gov/gtr/）以获取相关产前诊断检测信息；AD. 常染色体显性遗传；AR. 常染色体隐性遗传

发性冠心病的家族史[17]。这种表型也可能由 LDL-R
的配体缺陷引起，即 LDL 胆固醇颗粒的主要载脂
蛋白 apoB 异常，英国约有 5% 的 FH 是由于 *APOB*
基因的常见突变 p.R3527Q 导致的[60]。此外，较少
见的情况是，FH 由编码前蛋白转化酶枯草杆菌蛋
白酶 9（proprotein convertase subtilisin/kexin 9）基
因突变引起，约 2% 的 FH 病例可通过此基因的功
能获得性突变（英国最常见的突变是 p.D374Y）解
释[60]。最近，研究显示一个新基因 *STAP1* 的突变也
会引起 FH[61]，但尚未报道过相同的病例。在某些带
有 FH 表型的个体当中，并未检测到上述三个基因
的突变，因此多基因效应可能是 FH 最合理的解释，
其中脂质基因中的 LDL-C 变异表现出较强的遗传效
应，其遗传变异数量已超过平均水平[62]。另外在少
数情况下，常染色体隐性高胆固醇血症（autosomal
recessive hypercholesterolemia，ARH）常由 LDL-R
衔接蛋白（LDL-R adaptor protein，LDLRAP1）的
无义突变引起的[63]。

英国国家健康与护理卓越研究所（National
Institute for Health and Care Excellence，NICE）指
南[64]及最新发布的欧洲指南[17]均建议，有 FH 杂
合突变风险的儿童应在 10 岁之前接受检测，并应
考虑接受他汀类降血脂药物治疗。临床上启动或延
迟他汀类治疗的评价标准包括孩子的 LDL 胆固醇
水平及父母的发病年龄[65]。研究证据表明，对 FH
儿童进行早期他汀类治疗是安全的，并且超声监测
显示，药物治疗可以减缓颈动脉粥样硬化物质沉积
的进展[20]。相比之下，FH 纯合突变的儿童（发病
率约百万分之一）常在 20 岁前死于儿童期 CHD 后
心肌梗死。他汀类降血脂药物通常对此类患者无效
（因为他们缺乏本可被药物上调的功能性 LDL 受
体），并且患者需要长期进行 LDL 血浆置换，用于
延缓重度 CHD 及相关并发症的发生[21]。患者妊娠
期间可继续进行血浆置换治疗，以防止高脂血症和
胎盘功能不全[66, 67]。

对于 FH 来说，在 *LDLR* 中已发现了超过 1200
个突变位点，并且在基因隔离的种群中显示出遗传
学奠基者效应[68]。上述发现具有指导性意义，通过
对一级亲属进行 DNA 检测可识别 FH 携带者，这
一过程称为级联测试，目前已成功在荷兰应用[69]。
FH 具有明确的遗传决定因素，与之相比，成年发
病、同时伴有胆固醇和甘油三酯水平升高的疾病

（即家族性合并高脂血症），其遗传病因仍不清楚。
尽管单基因的缺陷会对疾病造成影响，但目前广泛
认可其存在多基因效应[70]。

目前可通过可靠的 DNA 检测方法对高危妊娠
胎儿样本进行产前诊断。尽管这有助于在患儿出生
后对其尽早应用饮食控制或他汀类药物干预，但由
于缺乏临床报道，目前很少对这些脂质紊乱进行产
前检查。临床应用的唯一一种情况是针对胎儿的 FH
纯合突变可以考虑终止妊娠，既往主要通过羊水检
测[71]或胎儿血液中胆固醇水平检测进行诊断[72]。
由于目前父母的突变状态通常是已知的，分子遗传
学分析将是首选方法，因此产前分子遗传学检测将
成为首选的检测方法。

通过胎儿镜检测人类胎儿血液中载脂蛋白
A-Ⅰ、A-Ⅱ、B 和 E 的浓度，可作为在产前诊断其
他先天性载脂蛋白缺陷的潜在方法[73]，但 DNA 检
测仍是目前的首选方法。通过蛋白质组学对高密度
脂蛋白进行定量分析，可以为 DNA 检测和血脂分
析提供一种替代或补充方法，以识别不同潜在病因
的高胆固醇血症患者。对这些疾病的研究有助于
更好地理解饮食摄入和脂质从头合成之间的微妙平
衡，同时可以了解负责运输和加工胆固醇及甘油三
酯的蛋白质功能[74, 75]。

二、鞘糖脂代谢缺陷

（一）鞘糖脂的结构

鞘脂含有一个 18 碳的氨基醇骨架；碱性鞘氨
醇分子在神经酰胺合成酶的作用下与部分乙酰辅酶
A 进行酰化反应，生成神经酰胺。疏水的神经酰胺
与亲水的低聚糖链的糖苷连接形成鞘糖脂[76-78]。神
经酰胺将鞘糖脂锚定在膜上，低聚糖链从膜表面伸
出。在大多数人体组织中，神经酰胺中的鞘膜长链
碱基主要是 C-18 鞘氨醇，但在一些组织中也发现
了变异体（如真皮中的 4- 羟基鞘氨醇和神经节苷
脂中的 C-20 鞘氨醇）。另外，鞘糖脂的异质性还体
现在其存在超过 20 种不同的脂肪酸酰基[3]。带有单
糖基团的鞘糖脂，通常由带有不同酰基的神经酰胺
异构体聚合。鞘糖脂这种微观层面上的异质性取决
于它的细胞来源，最简单的鞘糖脂由一个单糖、葡
萄糖或半乳糖与神经酰胺（脑苷脂）相连组成。糖
类部分复杂性的增加，鞘糖脂的功能也随之增加。

大多数鞘糖脂有一个核心的葡萄糖–神经酰胺结构，但同时也存在具有核心半乳糖神经酰胺结构的鞘糖脂亚类，主要分布于髓鞘和肾脏。如果寡糖链上有唾液酸，鞘糖脂则在生理 pH 下带负电荷，被称为神经节苷脂，神经节苷脂在神经系统中丰度较高。神经节苷脂的命名反映了唾液酸残基的数量［例如，GM（mono）1—3 分子有一个唾液酸残基，寡糖链复杂性增加，GD（di）有两个唾液酸，GT（tri）有三个］。目前在鞘糖脂中已发现超过 400 条不同的寡糖链[3]。

（二）鞘糖脂的功能和分布

鞘糖脂是真核细胞质膜中重要且普遍存在的组分，在相关的细胞内溶酶体和高尔基体膜中也有少量存在[3]。它们不是均匀分布在膜表面，而是聚集在脂质微结构域或脂筏上[79]，其功能与信号转导分子相关[80, 81]。不同细胞类型间，膜的鞘糖脂组成明显不同，鞘糖脂在不同细胞功能中发挥不同作用[5, 78]。鞘糖脂的神经酰胺部分能对质膜的结构产生影响，寡糖链作为配体参与凝集素型细胞间相互作用。鞘糖脂介导许多细胞内信号机制，并可与其他代谢途径相互作用[82]，同时在某些细胞类型中可能具有特定的功能。在中枢神经系统（CNS）的细胞中存在高浓度的神经节苷脂，它们参与许多生物过程，包括突触传递及神经突生成。少突胶质细胞合成大量半乳糖神经酰胺及其硫酸化衍生物，用于融入髓鞘。膜糖脂的组成随细胞的生理及发育状态的变化而变化，使不同的信号在不同条件下得以传递。从头合成过程中糖基转移酶和其他酶类物质的表达变化，以及溶酶体中鞘糖脂的重塑与分解致使膜糖脂的组成改变[1]。因此，鞘糖脂在生物合成和分解代谢中的遗传缺陷可以对许多不同的细胞过程产生深远影响[1, 80, 81]，并引起一系列的临床症状。

（三）鞘糖脂的生物合成

鞘糖脂在内质网和高尔基膜上进行从头生物合成[78, 83-85]。随后，鞘糖脂通过膜与细胞表面之间的囊泡被运输到质膜上[86]。该合成途径的第一阶段是疏水锚——神经酰胺的形成，首先丝氨酸和棕榈酰辅酶 A 在丝氨酸棕榈酰转移酶的催化下，缩合生成 3- 酮鞘氨醇，这是鞘磷脂生成途径的限速步骤。产物 3- 酮鞘氨醇被还原为鞘氨醇，而后在神经酰胺

合成酶的催化下，酰化生成二氢神经酰胺，进而被还原生成神经酰胺。神经酰胺合成酶存在 6 种不同的基因编码形式，分别由 CERS1—CERS6 编码，其对于脂肪酸链长度和典型组织分布的特异性各有不同[87]。神经酰胺和鞘糖脂的脂肪酸链长度不同，其生理功能亦不同。在第二阶段，神经酰胺可以通过添加磷酸胆碱而转化为鞘磷脂，也可以转化为葡糖神经酰胺和半乳糖神经酰胺，这两种神经酰胺是两类神经鞘糖脂的核心前体。以葡糖神经酰胺为基础的鞘糖脂寡糖链是由膜结合的糖基转移酶将单糖顺序添加于其上形成的。糖基转移酶的表达模式和亚细胞位置决定了寡糖链的最终结构。神经酰胺的半乳糖基化主要发生在少突胶质细胞中，形成 3'- 硫酸化的半乳糖基神经酰胺（硫脂）融入髓鞘，或在肾脏中形成双半乳糖基神经酰胺。

神经酰胺也可以由溶酶体分解代谢途径产生的鞘氨醇重新乙酰化形成[88]。内源性鞘糖脂来源的鞘氨醇似乎会被优先回收利用[89]。内源性鞘氨醇的回收途径与生物合成途径在空间上是有所区分的。回收途径是受到调控的，并能够调节神经酰胺在细胞中的水平及经其介导的特定细胞功能。

（四）鞘糖脂生物合成缺陷

最近，已发现了鞘糖脂生物合成不同步骤的遗传缺陷[90-93]（表 25-2）。丝氨酸棕榈酰转移酶由三个亚基组成，共同的 SPTLC1 亚基与 SPTLC2 或其异构体 SPTLC2L 结合，之后再和第三个更小的亚基 SSSPTA 或 SSSPTB 结合[94, 95]。遗传性感觉和自主神经病变 I A 和 I C 型分别与 SPTLC1 和 SPTLC2 突变引起的常染色体显性疾病相关[96, 97]。携带 SPTLC2 的 p.S384F 突变患者同样也会出现毛细血管扩张[98]。如内质网中神经酰胺的组装及高尔基体中碳水化合前端合成过程出现异常，这一过程将产生大量的鞘糖脂结构。这在临床上主要表现为神经疾病或皮肤病，反映了鞘糖脂在神经系统和皮肤中的重要性。编码脂肪酸 2- 羟化酶（fatty acid 2-hydroxylase，FA2H）的基因（FA2H）突变导致的疾病恰可说明这一结论。此酶参与将羟基引入脂肪酸的催化反应，脂肪酸特异但并不完全地结合到髓鞘中的半乳糖脂中。此后 FA2H 催化神经酰胺部分的 N- 酰链第二位的羟基化反应。尽管 FA2H 基因突变的患者在临床上异质性很强，但他们都表现

为进行性的神经系统疾病，伴有脑白质退变[48]。相对地，神经酰胺合酶 3 基因突变的患者可表现出鱼鳞病，这可能是由于缺乏长酰基链的神经酰胺的形成，而这些物质对于构成皮肤屏障至关重要[45]。在大多数神经鞘糖脂中，都存在核心葡糖神经酰胺结构，该结构若出现缺陷，生命可能无法耐受引起死亡；但与此相比，特定神经节苷脂上极性头基的形成缺陷是可耐受的，但会产生神经功能障碍。目前已报道两种神经节苷脂生物合成缺陷。GM3 合成酶参与复杂型神经节苷脂生物合成的第一步，该酶的缺乏是旧秩序阿米什人种族中出现婴儿期症状性癫痫综合征患者的原因[50]。神经节苷脂 GM3 及其衍生物的缺失刺激鞘糖脂类替代物如 Gb3 和 Gb4 的合成增加，这将进一步干扰呼吸链功能[51]，从而引起线粒体功能障碍及相关症状。这种继发性线粒体功能障碍使得临床表现及疾病诊断复杂化。在患者中也发现了疾病特异性的色素改变[52]。在 1 例患有盐和胡椒锅样综合征（salt-and-pepper pot syndrome）的患者中发现了 GM3 合成酶基因的突变，这与皮肤色素沉着改变、癫痫、严重精神发育迟缓、脊柱侧弯、舞蹈手足徐动症和面部畸形有关[53]。值得注意的是，编码神经节苷脂生物合成第二步的 GM2 合成酶基因突变可致复杂型遗传性痉挛性截瘫[56, 57]。且前体 GM2 的缺失会导致这些患者的神经鞘糖脂谱发生显著变化。目前很难预测这些疾病中的哪些临床特征是由于特定神经节苷脂及其代谢物的原发性缺乏所导致的，哪些是由于神经节苷脂谱的变化导致的。在两个存在非综合性精神发育迟缓的患者家系中发现携带有 ST3GAL3 基因突变，该基因编码 N- 乙酰乳糖胺 -2，3- 唾液酸转移酶，该酶参与唾液酸 Lewis 表位的形成，主要存在于蛋白质上[58]。这些突变导致酶的定位错误和功能丧失。在以癫痫发作和发育迟滞为特征的 West 综合征患者中发现了该基因的不同突变形式[59]。

糖基转移酶 Gb3- 和 Gb4- 合成酶的突变会改变红细胞和其他组织上的鞘磷脂血型抗原，导致血液性疾病。

1. 实验室诊断　对于此类疾病最初仍是通过临床症状来识别，但确定了先证者分子基础后，就可以进行对患病亲属的可靠诊断、杂合子检测和产前诊断。脂质谱将为基因诊断提供支持证据，同时有助于在有相关症状的患者群体中筛查鞘脂生物合成

缺陷[99]。毫无疑问，二代测序将发现更多的糖脂生物合成缺陷，并拓宽特定基因缺陷的表型范围。

2. 治疗　目前可以通过补充缺陷酶的底物来治疗部分相关疾病，如应用 L- 丝氨酸来补充 HSAN1 中的丝氨酸棕榈酰转移酶[100]。有一种方法是调节神经酰胺合成酶的活性，其中两种酶在疾病情况下是有缺陷的，但目前的抑制药未对单个神经酰胺合成酶显示出足够的特异性[87]。降低鞘糖脂合成速率是治疗糖脂分解代谢某些缺陷的一种治疗策略。抑制生物合成途径中的任何一步都会影响细胞的脂质谱，从而可能产生有害的结果和靶向效应[92]。酶替代疗法（ERT）是一种不太可能的方法，因为缺陷的酶是膜结合的。针对神经系统的基因治疗可能是一种可行的策略。

（五）鞘糖脂的溶酶体分解代谢

鞘糖脂通过内吞、自噬和吞噬与其他膜成分一起被运输到溶酶体。在那里，它们被可溶性溶酶体水解酶与辅助蛋白逐步分解（图 25-1），最终产生鞘氨醇[76, 84, 90, 101, 102]。鞘氨醇随后在胞质中被磷酸化并裂解，得到十六醛和磷酸乙醇胺[85]。

可溶性酶与不溶性脂质底物的结合需要酶与溶酶体膜相结合，并使用非酶蛋白洗涤剂和辅酶因子[103]。β 葡糖脑苷脂酶可裂解大多数神经系统外鞘糖脂的 β 葡糖神经酰胺核心键，与膜成分结合，使其能够直接与其主要疏水性底物相互作用[104]。如果鞘糖脂的聚糖长于四糖，则非还原末端的单糖可以由外切糖苷酶单独释放，而较短的糖链降解需要非酶蛋白辅酶因子或鞘脂激活蛋白（Saposin，简称 SAP）的辅助[103, 105, 106]。目前为止，已鉴定出两个编码鞘磷脂激活蛋白的基因。其中一个（GM2A，OMIM 613109）编码 GM2 激活蛋白，其可加强氨基己糖苷酶 A 对神经节苷脂 GM2 的作用[107]，在 GM2- 神经节苷脂病的 AB 变体中出现缺失。另一个是前激活蛋白（或激活蛋白前体）[108]（PSAP，OMIM 176801），它从 N 端依次发生蛋白水解，得到四种同源激活蛋白 A—D，分别具有不同的鞘脂特异性。缺乏激活蛋白会导致一系列鞘糖脂的堆积[109]。酸性脂质，如磷脂酰丝氨酸或磷脂酰肌醇及双（单酰基）甘油 - 磷酸，也能刺激 SAP-B、GM2 激活蛋白和 β 葡糖脑苷脂酶的活性。使用这样的检测方法可能遗漏鞘脂激活蛋白的缺陷。如果患

者有很强的脂肪贮积症的临床特征，但酶活性是正常的，应该考虑鞘脂激活蛋白的缺乏。

相反，如果溶酶体酶前体存在翻译后修饰缺陷，溶酶体水解酶可能会出现多重缺陷。在黏脂贮积症Ⅱ型（Ⅰ细胞病）和Ⅲ型中，N- 乙酰氨基葡萄糖 –1 磷酸转移酶的缺乏意味着可溶性溶酶体水解酶（包括作用于糖磷脂的酶）不能获得溶酶体识别标记，即甘露糖 –6– 磷酸。且在许多细胞类型中，包括成纤维细胞、白细胞、培养的羊水细胞（cultured amniotic fluid cell，CAC）和绒毛膜绒毛（chorionic villi，CV）中，这些水解酶从溶酶体中被释放到细胞外室[110]。N- 乙酰氨基葡萄糖 –1– 磷酸转移酶由 α、β（均由 GNPTAB 编码）和 γ（由 GNPTAG 编码）亚基组成。较严重的 Ⅰ 细胞疾病（黏脂贮积症Ⅱ型 α/β）是由 GNPTAB 突变引起的，而较轻的黏脂贮积症Ⅲ型（γ 或 α/β）可能是由任一基因的突变引起的[111]。检测两种或更多相关酶可以区分多酶缺陷导致的黏脂贮积症Ⅱ / Ⅲ及因单一酶缺陷导致的真正的鞘脂贮积症。

鞘脂类代谢障碍诊断中的另一个困难之处是，所有的溶酶体硫酸酯酶，包括芳基硫酸酯酶 A（arylsulfatase A，ASA），都经过一个共同的活性位点半胱氨酸的修饰，这是硫酸酯酶活性所必需的[112, 113]。部分半胱氨酸被 FGly 生成酶（FGly-generating enzyme，FGE，由 SUMF1 编码）修饰成 Cα– 甲酰甘氨酸（FGly）。这将导致多种硫酸酯酶缺乏，在临床上表现为许多单一酶缺陷的组合特征[114]。

有一个问题是溶酶体酶存在假性缺乏，这由基因的突变或多态性（等位基因假性缺失）引起，这些突变或多态性会使某种酶的活性急剧降低，但并不引起实际的疾病[115, 116]。这些由于等位基因假性缺失或致病突变导致的酶活性降低不能通过酶分析进行区分，但是对于那些已知的假性缺失等位基因，通常可以通过分子遗传学分析进行识别[117]。

对于不同种类的鞘糖脂，目前已知其溶酶体的分解代谢途径，它们最终都通过鞘氨醇进入共同的降解途径（图 25–1）。其中一旦有一步酶解步骤受到阻滞都将会导致部分代谢的脂质在溶酶体中蓄积，这种病理情况被称作溶酶体贮积病。其中，有一种溶酶体贮积病就是鞘糖脂贮积症，除乳糖基神经酰胺的降解可由不止一种酶降解以外，鞘糖脂贮

积症的发生与这些代谢每一步分解途径均有关。

每种缺陷都有其特定的检测方法，包括那些由于非酶鞘脂激活蛋白的病变造成的缺陷。尽管分子遗传学检测是一种可行的检测方法，但是对于可能存在的新的基因变异，用该方法检测具有不确定性，因此酶分析仍然是主要的诊断检测方法。脂肪贮积症中受累溶酶体蛋白的编码基因已被克隆完成，并且已确定致病的突变，这些突变通常是家族独特性的[118]。这可以实现生化诊断和准确可靠的携带者检测，这对于 X 连锁疾病，Fabry 病的诊断具有特殊意义。突变分析为出现临床变异的原因提供了一些思路，但其他遗传和环境因素显然可以影响发病的严重程度和年龄。利用二代测序技术，在非典型临床表型中识别已知致病基因的突变，拓宽了临床上多种鞘糖脂疾病的临床疾病谱[119, 120]。基因检测已经成为确认生化诊断和检测假性缺乏症的诊断步骤中的组成部分。

目前已经阐明了每种鞘糖脂贮积症的沉积物的结构，通过鉴定和定量检测这些沉积物可助于完成病症的确诊，特别是 SAP 缺乏症的诊断及疾病的疗效监测。另外，脂谱分析也可用于筛查鞘糖脂贮积症，并可能对个体疾病的病理生理学有所启示。

由于可行的治疗手段有限，因此对于受鞘脂贮积症影响的家系来说，遗传咨询和产前诊断仍然是非常重要的。目前已发表了两篇关于溶酶体贮积症的生化和细胞学诊断方法的系统性综述[121, 122]。可靠的产前诊断依赖于先证者的可靠诊断和对高危妊娠时胎儿的精准检测。通过基因检测，在先证者中确立突变位点并确认父母的基因型是产前诊断的关键，因此对比功能性生化检测，目前基因检测更为常用。让父母清楚地理解基因型和表型之间的关系是至关重要的。无论使用哪种技术，实验室必须具备处理胎儿细胞或组织并解释分析结果的能力。

着床前遗传学检测（preimplantation genetic testing，PGT）已经用于患有某些溶酶体贮积病风险的夫妇，包括鞘糖脂贮积症如 Tay-Sachs 病、Gaucher 病、Sandhoff 病和 Niemann-Pick 型 A/B 病[122]（见第 2 章）。目前，检测母体循环中胎儿游离 DNA 中的已知突变，成了一种无创性产前诊断的方法[123]（见第 7 章）。

目前，针对包括鞘糖脂贮积症在内的溶酶体贮

积病，已明确相关的临床诊断[124-126]、生化和基因诊断[120, 127-131]的规范化流程及标准。

目前，临床上鞘糖脂贮积症常规的治疗方案包括 ERT（Fabry 病、Gaucher 病）、底物还原疗法（例如 Gaucher 病）和口服伴侣疗法（Fabry 病）。在某些情况下，也会采用造血干细胞移植。另有几种疾病的基因疗法正在研究中[132-137]。通过增强溶酶体的胞吐作用以去除沉积物是一个颇有潜力的思路，但距离应用于临床实践仍有待进一步的研究[138, 139]。利用热休克反应治疗溶酶体贮积症也是一种潜在的治疗方法[140]。大多数鞘糖脂贮积症都会影响中枢神经系统，由于血脑屏障的存在，静脉注射重组人酶或造血干细胞移植（HSCT）（除非早期进行）疗效甚微。然而，对于那些很少或没有累及中枢神经系统的鞘糖脂贮积症，酶替代治疗或已经获得许可或处于临床研究阶段。将替代酶类物质直接输送到中枢神经系统的研究也尚在进行中。应用药理学方法治疗的一个可能的优势是许多低分子药物可以通过血脑屏障。随着病毒载体安全性和有效性的提升，以及在动物临床前试验模型上成功的案例，几种鞘糖脂贮积症的基因治疗临床试验正在进行中或已获得批准[141-143]。

由于早期治疗的效果甚佳，科学家们使用荧光底物配合微滴定板技术[144]或微流控技术[145]，新型合成底物和串联质谱[146, 147]或蛋白谱学技术，致力于在新生儿干血斑中开发筛查溶酶体贮积病的方法[148]，目前正在对不同方法的优劣进行对比[149]。在使用串联质谱法进行的多重检测的 9 种 panel 中，包含了鞘脂贮积症如 Fabry 病、Gaucher 病、Krabbe 病和 Niemann-Pick 病 A/B 型等疾病[147]。当在干血斑上的初级酶学分析获得阳性结果时，在明确诊断前应通过常规的全血检测和基因检测来确认酶缺乏症。除了检测具有经典疾病基因型/表型外，新生儿筛查还可检测到具有晚发性或减弱表型可能，以及具有未知致病性突变的婴儿。因此，新生儿筛查所发现的疾病患病率比既往报道的有所增加[146, 150]。疾病筛查实验室应与专门的诊断实验室及遗传和临床服务密切合作，以确保对相关的婴儿进行准确的诊断和适当的临床治疗，并对患病家庭进行遗传咨询[151]。

下一部分将介绍鞘脂和胆固醇酯分解代谢或加工缺陷导致的个体溶酶体贮积症，以及其分子基础、基因型/表型相关性、产前和产后诊断及治疗。

三、GM1 神经节苷脂病 / 黏多糖贮积症Ⅳ B 型（Morquio B）

酸性 β 半乳糖苷酶缺乏（EC 3.2.1.23）是两种常染色体隐性溶酶体贮积症的潜在缺陷，包括 GM1- 神经节苷脂贮积症（OMIM 230500）和 Morquio 综合征 B 型（OMIM 253010）（黏多糖贮积症Ⅳ B 型；见第 23 章）[152-156]。这些疾病代表了由 GLB1 基因突变引起的临床表型谱中的两个极端。

β 半乳糖苷酶具有较为广泛的特异性，其作用于 N- 聚糖和硫酸角蛋白中的 β1-4 半乳糖苷键和糖脂中的 β1-3 和 β1-4 半乳糖苷键。因此，此酶缺乏会导致其上游产物的混合沉积，其组成取决于突变的差异。β 半乳糖苷酶与神经氨酸酶（由 NEU1 编码）和组织蛋白酶 A（cathepsin A，CTSA；由 CTSA 编码的保护蛋白）一起，组成溶酶体多酶复合物的一部分。CTSA 激活神经氨酸酶，并可保护这两种酶产生抗蛋白水解的作用[157]。CTSA 缺乏导致 β 半乳糖苷酶和神经氨酸酶活性的继发性损害，从而导致半乳糖苷症联合缺陷[158, 159]。体外，鞘脂激活蛋白 B 和 C 分别刺激 GM1 神经节苷脂和乳糖基神经酰胺的水解过程[160]，但是鞘脂激活蛋白 B 的突变不会引起 GM1 神经节苷脂增多症或 Morquio 综合征的表型。有一种半乳糖苷酶，是一种在遗传上不同的溶酶体 β 半乳糖苷酶，可作用于半乳糖神经酰胺和半乳糖基鞘氨醇，表现为在球形细胞脑白质营养不良缺乏。

（一）临床特征

组织学上，GM1- 神经节苷脂贮积症分为三种类型，婴儿型 1 型（OMIM 230500），婴幼儿晚发型/青少年 2 型（OMIM 230600），成人/慢性型 3 型（OMIM 230650），大部分患者是 1 型。三种类型中，GM1- 神经节苷脂及其去唾液酸衍生物 GA1 均在脑内蓄积，1 型和 2 型患者尿液中均有半乳糖端基低聚糖出现。在严重骨骼发育不良的 1 型患者尿液中有部分硫酸角蛋白衍生的糖胺聚糖，但该现象目前认为与疾病的病理类型无关。残留酶活性的多少和沉积物水平及神经系统恶化的严重程度及速度相关。相比之下，Morquio 综合征 B 型患者的主要沉积物是硫酸角蛋白，但它与 GM1 神经节苷脂贮积症 1 型患者不同，Morquio 综合征 B 型患者有广泛的骨骼发育不良，但智力正常。疾病不累及中枢神经系统，这与 GM1 神经节苷脂缺乏症的表型相似。然而，随着更多病例的深入调查，GM1 神经节苷脂贮积症和 Morquio 综合征 B 型之间的生化和临床差异之间可能相差无几。

（二）遗传学和基因型 / 表型特征

在 GLB1 基因中发现了 240 多种不同的突变（www.hgmd.cf.ac.uk）[155, 161, 162]，包括无义突变、移码突变和剪接位点突变、重复、插入，以及最常出现的错义突变。GM1- 神经节苷脂贮积症是一种异质性很大的疾病，其突变的类型、位点位置与表型之间的相关性有限[163]。在基因表达研究中，大多数突变形式使得酶缺乏活性，而这些突变的组合导致了这种疾病严重的婴儿表型。在纯合子或复合杂合子中，具有酶残留活性的突变形式与幼年、成年和 Morquio B 变异[164]相关。第二个等位基因可以改变成人神经节苷脂贮积症的疾病进展速度，轻微突变的纯合子个体可能没有症状。一种常见的突变和 β 半乳糖苷酶特定区域的突变与 Morquio B 表型相关。GLB1 基因中存在等位基因假性缺失[165]。对有遗传缺陷的患者使用二代测序技术检测后发现了导致 GM1- 神经节苷脂增多症非典型表型的新基因型[119]。在对应用人类 β 半乳糖苷酶的晶体结构进行建模[166]并解析[167]后可以将突变投影到酶的三维结构，并预测其致病性的分子基础。

（三）实验室诊断

神经节苷脂 GM1 病和 Morquio 综合征 B 型的确诊是基于检测白细胞或培养的皮肤成纤维细胞中酸性 β 半乳糖苷酶活性不足，通常使用合成底物 4- 甲基戊烯酮 -β-D- 半乳糖苷[153, 155]。通常通过基因诊断确诊，也用于携带者识别。可以通过直接测定绒毛膜绒毛、培养的绒毛膜绒毛细胞及培养的羊水细胞中的 β 半乳糖苷酶活性对神经节苷脂贮积症和 Morquio 综合征 B 型进行的产前诊断。在 1 例 GM1 神经节苷脂贮积症的病例中报道了胎儿水肿的表型[168]。

可通过培养的成纤维细胞或绒毛膜绒毛中出现组织蛋白酶 A（保护蛋白）的缺乏，以及 β 半乳糖苷酶和 α 神经氨酸酶的继发性缺乏来诊断半乳糖涎酸贮积症[169, 170]，这也是引起胎儿水肿的原因，同时导致胎儿血液空泡的形成[171]。

（四）治疗

晶体结构已经应用于分子伴侣的设计，以治疗 β 半乳糖苷酶的缺乏[172]。目前正在应用动物模型评估底物减少疗法[173]。据报道，此方法在一些进展较慢的青少年或成人型患者中获得了成功[174]。目前分子伴侣疗法也在评估中[175]。酶替代疗法需要穿透中枢神经系统屏障，已有报道通过在动物模型中直接采用脑室内注射疗法进行治疗[176]。

在啮齿类动物和猫科动物 GM1 神经节苷脂的中毒模型中也报道了采用腺病毒相关的基因疗法，目前各种载体输送系统和路径的临床试验已经逐步展开[177]。

无神经系统受累的 Morquio 综合征 B 型，理论上应该可以通过使用酶替代疗法或骨髓移植（bone marrow transplantation，BMT）进行治疗。

四、GM2- 神经节苷脂贮积症

GM2 神经节苷脂贮积症的特点是由于缺乏 β-N- 乙酰基 -D- 己糖胺酶（EC 3.2.1.52）活性，在溶酶体中积累了大量 α 神经节苷脂和相关的脂质，此沉积主要发生在神经元中[153, 154, 178-180]。三种基因产物参与了 β-N- 乙酰基 -D- 己糖的亚基 β 神经节苷脂和 GM2 亚基的溶酶体分解代谢——分别位于 15 号和 5 号染色体上的 β-N- 乙酰基 -D- 己糖胺酶（HEXA 和 HEXB）的 α 亚单位和 β 亚单位，以及同样位于 5 号染色体上的 GM2 激活蛋白（GM2A）[84, 102]。β-N- 乙酰基 -D- 氨基己糖苷酶的单体亚基具有失活的催化位点，但结合起来可以活化形成二聚体，称为氨基己糖苷酶 A（αβ）、氨基己糖苷酶 B（ββ）和氨基己糖苷酶 S（αα）。所有这些形式的氨基己糖都专用于末端非还原性 β 糖苷键连接的 N- 乙酰氨基葡萄糖或 N- 乙酰半乳糖胺的水解。然而，由于 α 和 β 亚基上催化位点的特异性不同，它们具有不同的底物特异性。α 亚基催化位点可以作用于中性或带负电荷的糖脂、低聚糖、糖胺聚糖和合成底物。相反，β 亚基优先作用于中性的、水溶性的、天然的及合成的底物。如要在体内降解，亲脂性的 GM2 神经节苷脂必须与 GM2 激活蛋白结合，GM2

激活蛋白可将神经节苷脂带出膜，并将亲水性的低聚糖部分呈递给水溶性酶。只有氨基己糖苷酶 A（αβ）能作用于 GM2 神经节苷脂 /GM2 激活剂蛋白复合物。除了 GM2 神经节苷脂外，患者还会出现一系列其他糖脂和低聚糖的贮积，具体贮积物质取决于哪个基因发生了突变。GM2 神经节苷脂贮积症可由 HEXA、HEXB 或 GM2A 三个基因中的任何一个基因的缺陷引起[181]。这三个基因都已完成克隆，在每个基因中均鉴定出的大量突变位点（HEXA 近200 个、HEXB 126 个和 GM2A 12 个[162]），为 GM2 神经节苷脂贮积症的大部分临床变异提供了分子基础。目前已鉴定出人氨基己糖苷酶 A[182]、氨基己糖苷酶 B[183-185] 和 GM2 激活蛋白[186] 的晶体结构。这些结构显示了活性二聚体的形成过程，它们底物的分子基础以及与活性位点抑制剂的相互作用特异性，以及基因突变导致不同形式的 GM2 神经节苷脂沉着症。不同类型或突变的 GM2 神经节苷脂贮积症在临床上非常相似，但严重程度和发病年龄有所不同。

（一）Tay-Sachs 病：HEXA 基因（α 亚基）突变（OMIM 272800）

HEXA 基因突变导致氨基己糖苷酶 A（αβ）和氨基己糖苷酶 S（αα）缺失，但氨基己糖苷酶 B（ββ）活性正常[187]。氨基己糖苷酶 A 缺乏的患者因为存在氨基己糖苷酶 B 而被称为 B 变异体。HEXA 中已报道了近 200 种不同的突变[162]。无效等位基因的组合，如所有的无义突变、产生框架移位的缺失和插入，以及大多数剪接位点突变都会导致严重婴儿形式的 GM2 神经节苷脂贮积症，或者典型的婴儿 Tay-Sachs 病[188]。在阿什肯纳兹犹太人和其他遗传隔离的群体，如法国加拿大人、阿卡迪亚人和旧秩序阿米什人中发现 Tay-Sachs 病的患病率较高（阿什肯纳兹犹太人在携带者筛查之前，大约每3600 人中有 1 人患病）。在阿什肯纳兹犹太人群体中，三种突变占突变等位基因的 98% 以上[189]。其他许多无效等位基因的组合会导致个别非犹太家庭出现婴儿 Tay-Sachs 病。如果这个家庭是近亲，患者通常是罕见突变的纯合子，如果不是，他们通常是频发突变与罕见突变的复合杂合子。典型的 Tay-Sachs 病患者在 3~6 个月发病，表现为对周围环境失去兴趣，低眼压，头部控制不良，冷漠，对刺

耳的声音有异常的惊吓反应[180]。通常在 18 个月时出现明显的耳聋，失明，癫痫发作和全身痉挛。由于黄斑周围脂肪沉积和巨头畸形，患儿黄斑处几乎全部存在双侧樱桃红斑。患者通常在 3~5 年内因呼吸道感染死亡。由于筛查的普及，阿什肯纳兹犹太人后代中的 Tay-Sachs 病目前较为罕见，如今确诊的大多数患者是非犹太人，包括患有氨基己糖酶 A 缺乏的青少年和成年型患者[173, 190]。青少年患者通常在 2—8 岁出现共济失调和进行性精神运动发育迟缓。语言功能丧失、渐进性痉挛、手部和四肢的肢体动作，以及轻微的运动性抽搐逐步加重。可见与典型的 Tay-Sachs 病相似的 GM2 神经节苷脂的神经元沉积症状。在许多伴或不伴精神疾病的成年脊髓小脑变性患者（共济失调、肌肉萎缩、弓形足、足下垂、痉挛和构音障碍）中，已证实存在氨基己糖苷酶 A 缺乏[191, 192]。其中一些患者最初是健康的，只表现为氨基己糖苷酶 A 活性降低[193]。婴儿、儿童或成人，出现原因不明精神运动迟缓和退化，应接受氨基己糖苷酶 A 检测。

对有症状的患者的诊断是通过以下方式进行的，在同工酶 β 氨基己糖苷酶 B 活性正常或升高的情况下，证明血清、白细胞或干血斑中的 β 氨基己糖苷酶 A 活性不足[194]。这两种同工酶的活性可以通过 β 氨基己糖苷酶 A[195] 的热变性或根据它们对两种合成的产氟底物的活性来区分[196]。β 氨基己糖苷酶 A 和 β 氨基己糖苷酶 B 都能水解中性底物，而只有 HexA 和少量同工酶 HexS 能水解带负电荷的合成底物。所有年龄段的大多数患者的氨基己糖苷酶 A（对这些底物有热不稳定活性或基础活性）都严重缺乏，通常为总氨基己糖苷酶活性的0~10%，而对照组的氨基己糖苷酶活性为总活性的58%~70%。标准做法是对一组常见突变进行有针对性的突变分析或在必要时对 HEXA 基因进行测序。

（二）B1 变异型

应用中性合成底物 4- 甲基戊烯酮 -β-D- 乙酰氨基葡萄糖苷（MU-β-GlcNAc）进行测定时，一些患者的氨基己糖苷酶 A 活性接近正常水平，但当使用天然或合成底物进行测定时，氨基己糖苷酶 A 活性明显降低[197]。为了区别于经典的 B 变异型 Tay-Sachs 病患者，这些过去可能未被确诊的患者被称为 B1 变异型。在大多数患者中，这种酶特异性的

变化是由 p.R178H 突变（DN 等位基因）引起的，它可以导致 α 亚基失活[198]，但不影响 α 和 β 亚基的结合或 β 亚基的活性，最终使得突变后的氨基己糖苷酶 A 二聚体主要水解不带电荷的底物，类似于氨基己糖苷酶 B。这种突变在葡萄牙北部尤为普遍。B1 变异型的纯合突变通常在青少年期发病，但复合杂合突变和无效等位基因型在婴儿晚期发病，且表型更为严重[199, 120]。发生在相同密码子处的另外两个突变 p.R178C 和 p.R178L 会产生更严重的急性 B1 样表型。精氨酸 178 位于 α 亚基活性位点的裂隙，而位于 α 亚基活性位点的另一个突变 p.D258H 也会导致 B1 变异型表型[201]。HEXA 基因的 c.533G ＞A 是导致 B1 变异型的常见突变形式，目前可以通过突变筛查快速有效地进行检测[202]。先前报道过的生化分析检测方法[203]如今已被分子遗传分析所取代。

（三）假性缺乏

HEXA 基因上的三个良性突变可导致氨基己糖苷酶 A 的假性缺乏[188, 204, 205]，即 A 亚基失去对合成底物的活性，但保留对 GM2 神经节苷脂的活性，因此不会引起疾病。尽管突变位于酶的活性位点，但其对合成底物活性的丧失是由于稳定性的下降而不是对底物识别功能的改变。这些突变是大多数 Tay-Sachs 病携带者酶学筛查时出现假阳性结果的原因。幸运的是，它们在阿什肯纳兹犹太人中的发生频率非常低。分子遗传学检测可以鉴别酶的异常低活性是由假性缺乏还是等位基因致病突变导致的。

1. 人群携带者筛查　人群携带者筛查的主要方法是通过合成底物测定血清或白细胞中 β 氨基己糖苷酶 A 的活性，该方法已被用于对世界各地的阿什肯纳兹犹太人社区的大规模筛查[206]。由于 Tay-Sachs 病携带者筛查项目、遗传咨询和妊娠监测的成功推进，北美阿什肯纳兹犹太人中 Tay-Sachs 病的发病率下降了 90% 以上[207]，且目前被诊断的大多数患者都不是阿什肯纳兹犹太人。阿什肯纳兹犹太人的携带率约为 1/27，而一般人群的携带率为 1/300～1/250。由于三个突变占等位基因突变的 98%，因此犹太人群中的携带者也可以通过靶向突变分析来识别[189]。据报道，酶学和分子检测方法相结合具有更高的灵敏度和特异性[207]。突变分析还有其他优势，它可以鉴别婴儿型突变、成人型突

变及假性缺乏突变[205, 208]。在一个家庭中检测到突变后，可以对其他家系成员进行快速、准确的 DNA 检测分析并提供遗传咨询（见第 1 章）[209]。

一项利用酶活性测定、已知突变检测和 HEXA 基因测序的研究表明酶活性测定和基因测序的结合提高了非阿什肯纳兹犹太人群携带者检出的准确性[210]。孕妇不适合用血清和血浆进行筛查，但可以通过研究混合白细胞中的氨基己糖苷酶 A 或基因检测来准确识别携带者[206]。一些服用口服避孕药的非携带者女性被发现氨基己糖苷酶 A 活性降低，因此，建议对白细胞进行检测。由于阿什肯纳兹犹太人群中 HEXB 基因的常见多态性（delTG ＋ c.619A＞G）发生频率较高，导致多达 10% 的 Tay-Sachs 病携带者可能存在氨基己糖苷酶 A 活性正常，而总氨基己糖苷酶活性降低。因此，在总氨基己糖苷酶活性降低的情况下，需要在白细胞中进行进一步检测[211]。

2. 产前诊断　Tay-Sachs 病是最早应用绒毛膜绒毛取样（CVS）进行产前诊断的溶酶体贮积病之一[212]。用合成底物测定未培养的绒毛膜绒毛中 β 氨基己糖苷酶 A 可以准确诊断胎儿是否患有 Tay-Sachs 病。大多数检测可在吸取术后数小时内完成[213]。培养的绒毛膜绒毛（cultured chorionic villi，CCV）细胞可被用于确认直接绒毛膜绒毛取样的初步结果。羊水细胞也被用于该检测。当父母双方的致病突变被确认后，且排除了等位基因假性缺失时，用 DNA 进行分子诊断非常可靠且特异性很高。首选策略是同时在羊水上清液或绒毛膜绒毛中进行酶活性分析，并应用羊水细胞团或绒毛膜绒毛中的 DNA 进行分子检测[214]。Tay-Sachs 病的产前诊断适用于生育过患儿及在携带者筛查中被确定为有生育风险的夫妇，后者占大多数。如果由于杂合子筛查结果不明而无法确定父母双方是否都是携带者，或者为了让携带者与新的伴侣安心，则可进行产前诊断。PGT 已经可用于 Tay-Sachs 病，并且可以对同时携带 Tay-Sachs 病和 Gaucher 病两种疾病的父母进行检测[215]。

（四）氨基己糖苷酶 S

氨基己糖苷酶 S（αα）不稳定，在 Sandhoff 病中，只有在氨基己糖苷酶 A 和 B 均不存在的情况下才可被检测到。在 B 变异型中也表现为氨基己糖苷

酶 S 缺乏。在 GM2 激活蛋白和硫酸化寡糖存在下，它对硫酸糖脂（如 SM2）的活性比氨基己糖苷酶 A 更高[216]。Hexa 和 Hexb 双基因敲除小鼠表现出黏多糖病和 GM2 神经节苷脂病的症状。这表明 β 氨基己糖苷酶在糖胺聚糖的降解中发挥作用[217]。目前氨基己糖苷酶 α 和 β 亚基完全缺陷的患者尚未有过报道。

（五）氨基己糖苷酶缺乏症（Sandhoff 病）：HEXB 基因突变（β 亚基）（GM2 神经节苷脂贮积症 O 型）（OMIM 268800）

β 亚基（HEXB 基因）的突变导致 β 氨基己糖苷酶 A 和 B 的联合缺乏或 Sandhoff 病（GM2 神经节苷脂贮积症变异型）[218]。在 HEXB 基因上已经报道了超过 126 种突变[162]。大多数都与该病的严重婴儿型相关，其在临床上与典型的婴儿型 Tay-Sachs 病相同，但在某些患者中存在肝大的情况[180]。这种常染色体隐性疾病没有种族偏好，但在加拿大的萨斯喀彻温省[219]、阿根廷和黎巴嫩发病率较高。青少年型和成人型病例也有过报道[180, 220, 221, 223]。GM2 神经节苷脂及其去唾液酸衍生物（GA2）在大脑中积聚，而球苷（一种主要的红细胞糖苷脂）积聚在内脏器官中[180]。在患病儿童的血清、血浆、白细胞、成纤维细胞或组织[180, 181]中，用 MU-β-GlcNAc 底物测定的总氨基己糖苷酶活性低于正常值的 10%。如果用合成底物进行 Sandhoff 病的诊断时，由于存在过量的 α 链会结合形成能够水解该底物的氨基己糖苷酶 S（αα），因此会发现大量残余酶活性。目前可以通过 DNA 测序检测引起 Sandhoff 病的等位基因突变[224]。与对照组相比，携带者的总氨基己糖苷酶活性较低，但氨基己糖苷酶 A 的百分比较高。携带者筛查可检测其白细胞和血浆[225, 226]，但与 Tay-Sachs 病一样，血浆的检测不适用于孕妇或服用口服避孕药的女性携带者。DNA 分析是携带者筛查的可靠方法。在萨斯喀彻温省一项使用新的酶促测定法和致病突变检测法的回顾性筛查项目中表明，Sandhoff 病携带率为 1/15[219]。产前诊断是通过用 MU-P-GlcNAc 测定未培养的 CV、培养的 CV 和 CAC 中总氨基己糖苷酶活性[227]。酶学方法无法诊断 β 亚基突变导致的氨基己糖苷酶 A 和 B 的假性缺乏，特别是在同一个家系中同时有 β 亚基突变导致的 Sandhoff 患者时[228]。但如果先证者和父母的突变已知，则可通过 DNA 分析进行诊断。DNA 分析结合功能性酶学测定是产前诊断的首选方法。

（六）AB 变异型

GM2A 基因（AB 变异型）突变导致 GM2 激活蛋白的缺乏，阻止了 GM2 神经节苷脂 /GM2 激活蛋白复合物的形成，同时使得氨基己糖苷酶 A 对 GM2 神经节苷脂丧失水解活性[103, 107]。迄今为止，已经发现了 GM2A 基因的 12 种不同突变可导致 GM2 激活蛋白缺乏[101, 162, 181, 186, 229, 230]。纯合突变会导致严重的婴儿型 GM2 神经节苷脂贮积症，而复合杂合突变则会导致在青少年期迟发性表型[230]。由于氨基己糖苷酶 A 和 B 对合成的可溶性底物的活性不受影响，使得这种变异在产前和产后的诊断都很困难。GM2 激活剂活性可通过其刺激纯化的氨基己糖苷酶 A 水解 GM2 神经节苷脂的能力[197] 或通过在培养细胞中水解放射性标记的 GM2 神经节苷脂的能力在体外被测定[231]。ELISA 也可以检测 GM2 激活蛋白是否缺乏[232]。在先证者中检测出突变对于可靠的携带者筛查至关重要，如果满足分子遗传学诊断的标准，还可用于产前诊断。

治疗　迄今为止，对于这些疾病尚无公认的有效治疗方法，但近期在底物减少治疗方面取得了进展，尤其是分子伴侣和基因治疗[233-235]。尽管 ERT 在许多溶酶体贮积病中有效，但对于 GM2 神经节苷脂贮积症的疗效尚未知。纯化的氨基己糖苷酶 A 静脉输注或通过脑脊液给药均无效果[234]。在 Sandhoff 病小鼠模型中，通过侧脑室途径将重组酶直接注入中枢神经系统后的疗效有限[236]。目前没有针对 GM2 的 ERT 试验。

HSCT 作为一种替代酶的方法在小鼠模型中进行了评估，结果显示有一些功效[237]。目前为止，尚未见这种治疗方法对人类有益的报道[234, 238]，但最近有报道表明造血干细胞移植在减缓迟发性疾病进展方面有功效[239]。

底物减少疗法旨在降低底物产生的速度，使得有限的残留酶活性能够应对底物负荷[234]。依利格鲁司特（Eliglustat）是 GM2 早期合成步骤中的一种葡糖神经酰胺类似物，可抑制葡糖神经酰胺合酶。依利格鲁司特目前已获准用于治疗非神经性 Gaucher 病[240]，但由于它不能穿透血脑屏障并主动转运出中枢神经系统，因此对于 GM 相关疾病无效。

文格鲁司特（Venglustat）能够穿透中枢神经系统，并且正在一项针对迟发性GM2的随机双盲安慰剂对照研究（NCT04221451）中进行评估。一项关于Sandhoff病小鼠的实验证明，亚氨基糖底物减少药物米格鲁司特（N-丁基脱氧野尻霉素）用于治疗Niemann-Pick病C型有一定疗效[241]，并且在一项纳入30例迟发性Tay-Sachs病患者的开放性研究中耐受性良好，但2年内未见临床获益[242]。在接受米格鲁司特治疗超过2年后，2例患有青少年型Sandhoff病的患者临床病情并未进一步恶化[243, 244]。

β氨基己糖苷酶基于碳水化合物[245]和基于非碳水化合物[246]的分子伴侣均增强了成人Tay-Sachs病和Sandhoff病患者成纤维细胞中残留的β氨基己糖苷酶活性。分子伴侣乙胺嘧啶的临床试验表明，它可以使慢性GM2神经节苷脂贮积症（Tay-Sachs变异型或Sandhoff变异型）患者白细胞的β氨基己糖苷酶A的活性提高四倍，但尚未充分评估其治疗效果[247]。同样的，目前也在评估使用阿瑞洛莫（Arimoclomol）后热休克蛋白70的上升水平[248]。

修饰后的N-乙酰-L-亮氨酸是一种用于治疗眩晕和小脑共济失调的药物，目前一项Ⅱ期研究正在将其作为GM2疾病的对症治疗药物进行评估（NCT03759665）。

基因治疗的转化治疗目前仍在评估中。重组AAV（rAAV）载体已用于治疗Sandhoff小鼠[249, 250]，值得一提的是，在较大的猫科动物和绵羊模型中也有相同的疗效[251, 252]。氨基己糖苷酶系统的复杂性是由于两个亚基需要共表达，而杂交载体的产生是一个重要的进步[253]。根据动物模型临床前研究的结果[254, 255]，欧盟批准了一项针对Tay-Sachs病和相关疾病的颅内基因治疗的Ⅰ期和Ⅱ期试验，该试验使用携带HEXA或HEXB基因的单顺反子rAAV载体作为脑内和心室内的递送载体。在一项研究中，商业公司Axovant于2019年末公布了其对1例晚期婴儿型Tay-Sachs病患者通过小脑延髓池内和腰椎注射进行基因治疗的初步结果。

五、Fabry病

（Anderson-）Fabry病（OMIM 301500）是由溶酶体酶α-乳糖苷酶A（EC 3.2.1.22）缺乏引起的X连锁鞘糖脂贮积症[256-261]。虽然该病为X连锁，但女性携带者通常也会受累。据报道，它是一种泛种族病，发病率为1/117 000~1/40 000[262]。Fabry病晚发型患者症状较轻，主要影响心脑血管或肾脏系统，可能出现漏诊。新生儿筛查的结果也证实了这一点，该筛查显示婴儿携带有已知的或可能与晚发型相关突变的概率非常高[144, 146, 150, 263]。

Fabry病的生化特征是末端带有α半乳糖苷残基的鞘糖脂在溶酶体中逐渐积累，α半乳糖苷残基为球形三酰基神经酰胺（Gb3），在较小程度上还包括半乳糖神经酰胺及AB型和B型相关糖脂。其主要贮积在血管的内皮、外皮，以及平滑肌细胞中，也存在于许多其他类型的细胞中。在患者组织中发现有细小的嗜苏丹染色性、高碘酸希夫反应（periodic acid-Schiff，PAS）阳性颗粒和泡沫状贮积细胞，骨髓样本显示组织细胞中有颗粒状物质。经典的Fabry病男性患者的尿液和血浆中贮积的Gb3水平升高，但女性和携带某些变异的患者则没有升高[264]，血浆水平与细胞脂质贮积和临床症状之间的相关性较小。球形三酰基鞘氨醇（globotriaosylsphingosine，Lyso-Gb3）是Gb3的脱酰基形式，尽管其水平低得多，但在典型男性患者和大多数典型女性患者的血浆中较正常人升高了数百倍[265]。这表明它是Gb3在上皮细胞中贮积的一个很好的标志物，并且可能参与Fabry病的病理生理学及由于Gb3早期贮积引发的其他继发效应[267]。

（一）临床特征

目前已发表了几篇关于法布里病临床特征的综述[256-261, 267]。患有Fabry病的男性半合子通常表现为四肢疼痛、出汗少、不明原因的蛋白尿、发热、角膜萎缩及紫色皮肤病变。在岩藻糖苷贮积症、GM1神经节苷脂贮积症、涎酸贮积症、半乳糖涎酸贮积症和Schindler病（α半乳糖胺酶缺乏症）患者中也发现了类似的紫色皮肤病变。大多数患者在20岁左右出现症状，部分患者在5岁之前，其他患者则在40岁左右出现症状。随着疾病的进展，会出现易疲劳（由于沉积物贮积在骨骼肌中）、视力不佳（角膜混浊、视网膜和结膜血管曲张、白内障）和高血压（由于持续的血管贮积）相关的症状和体征。在30—40岁，贮积会导致心脏或肾衰竭。在具有典型临床表现的男性半合子中，存在极微量的残留α半乳糖苷酶活性[268]，且几乎检测不到α半乳糖苷酶蛋白[269]。一组缺乏典型早期症状的非典型患者表现为迟发性心肌病或左心室肥厚（"心脏变异型"）[270]。这些患者和其他可能无症状或症状较轻的患者都能检测到残留酶活性。矛盾的是，据报道一些具有典型临床症状的男性患者，酶的体外活性正常。此外，在接受血液透析的终末期肾病患者[271]和没有其他已知疾病的年轻脑卒中患者[272]也被发现患有 Fabry 病。

由于 X 染色体随机失活的特征，所有携带变异的女性杂合子中的 α 半乳糖苷酶活性值范围从接近零到正常不等，且只能通过分子遗传技术对杂合子进行准确的检测[268]。只有少数女性杂合子没有症状，有些患者会出现像典型的半合子一样严重的症状[273-275]。由于 X 染色体随机失活的模式，他们的症状可能仅限于单个器官（例如，在一些女性患者中，特征性角膜和视网膜变化可能是唯一的指征）。在两个相同的女性双胞胎携带者中可以看到嵌合现象的极端情况，即由于随机的 X 失活而表现出完全不同的表型[276]。有文章提出 X 染色体随机失活可能是决定 Fabry 杂合子临床受累严重程度的主要因素，因为随机和非随机 X 染色体失活的杂合子的严重程度评分值之间存在显著的统计学差异[144]。相反，已有证据表明杂合子表现出 X 染色体随机失活[144, 277]或与一般非老年女性群体[278]相同的模式，并且大多数 Fabry 杂合子疾病的发生和表型的严重程度与 X 失活偏移无关[279]。

部分迟发性 Fabry 病及女性患者可能存在漏诊，这表明需要提高临床医生对该病的认识，并进一步探索新发突变的基因型与表型间的关系[280]。

（二）遗传学及基因型 / 表型

GLA 基因已经被确认是 Fabry 病的致病基因[281, 282]，且已报道超过 1000 种不同的突变形式[162]。大多数突变是独有的，除少数错义突变外，所有突变都会产生无效等位基因和半合子的典型表型[283]。它们包括无义突变、基因重排、剪接及错义突变。"心脏变异型"患者携带可产生残留 α 半乳糖苷酶 A 活性的错义突变[284]。其他病程较慢或症状范围有限的非典型患者存在错义突变[285]，这表明 α 半乳糖苷酶 A 残留活性的量和分布情况决定了其表型的不同。具有典型表型的患者也携带这些变异中的其中一些突变[286]，另外，还发现了一些无效等

位基因的家族内变异[287]，这表明其他遗传因素也会影响表型[288]。据报道，一些女性患者 α 半乳糖苷酶 A 活性降低，但 GLA 基因未发生突变[289]。此外，0.5% 的正常人也携带可导致血浆 α 半乳糖苷酶 A 升高的突变[290]。在对 Fabry 病进行酶学诊断时，知道这些遗传变异非常重要。新生儿筛查已经报道了几种致病性未知的新发突变。目前已经出版了 Fabry 病的分子遗传学检测指南[291]。

目前已阐明了重组人 α 半乳糖苷酶 A 蛋白的三维结构[292]。使用该模型能计算出经典 Fabry 患者的错义突变会在酶的核心或活性位点裂隙中产生大的结构改变，而变异中引起变化很小或位于分子表面的错义突变则远离酶的活性中心[293]。该模型可用于预测新发突变的影响及为患者制订合理的伴侣治疗方法[294]。

（三）实验室诊断

Fabry 病男性患者的明确诊断基于白细胞、血清或血浆、培养的皮肤成纤维细胞或干血斑中 α 半乳糖苷酶 A 活性是否缺乏[268, 295, 296]。荧光底物 4- 甲基戊烯酮 -α-D- 吡喃半乳糖苷（MU-α-Gal）通常被用作检测底物。α-N- 乙酰半乳糖胺酶（也被称为 α 半乳糖苷酶 B）也作用于这种合成底物，因此为避免此化合物掩盖 α 半乳糖苷酶 A 缺乏的检测结果，需将特异性抑制药，N- 乙酰半乳糖胺添加到该测定中以消除这种作用。该酶在具有典型表型的男性中活性极低（<1%），而变异型具有残留活性。与白细胞相比，p.Asn215Ser 突变导致血浆中酶活性降低幅度更大。通过酶法检测女性杂合子是不准确的。当家系突变已知时，男性患者或女性杂合子的诊断应通过靶向突变分析或基因缺失 / 重复的分析明确 GLA 基因中的等位基因突变。如果突变未知，则需要全基因组测序来检测突变。一组欧洲专家已经研发出了一种实验室诊断 Fabry 病的算法[298]。

为了确定可从 ERT 中受益的患者，对新生儿和因特定症状或体征（如脑卒中[272]、迟发性肥厚型心肌病[299]、左心室肥厚或肾脏疾病[300]）被认为是 Fabry 病高风险的人群通过酶促检测进行了 Fabry 病筛查[301]。新生儿筛查的患病率为 1/3859～1/1250，比以前报道的患病率高约 30 倍[144, 146, 150, 263]，这些新生儿中的大多数具有致病性未知的突变或与临床变异相关的特异性突变[263]。在这些研究中大多数

个体携带致病性未知的突变，这使得筛查发现的 Fabry 病患病率远高于诊断出的有症状患者的患病率[301]。这些突变的致病性需要在开始治疗前确定，并找出 Fabry 病的经典和变异型的真实患病率。

Fabry 病的产前诊断可以在未培养的 CV、CCV、CAC 中通过测量 α 半乳糖苷酶 A 活性和（或）突变分析进行（如果家族突变已知）[268, 302]。如通过荧光原位杂交和后续的染色体分析来确定胎儿性别以验证男性患儿的诊断。女性杂合携带者可通过胎儿的突变分析进行检测。由于无法预测特定突变的女性杂合子的表型和严重程度，因此对女性胎儿的检测尚未广泛开展。然而，由于大多数女性杂合子会出现 Fabry 病的症状和体征[279]，有人建议应就此问题向家庭提供咨询，并应给予女性杂合子胎儿 Fabry 病的诊断[303]。目前已经开展了通过突变分析对 Fabry 病行胚胎着床前诊断（见第 2 章）。

（四）治疗

典型 Fabry 病患者的主要死亡原因是肾衰竭，在 2001 年 ERT 出现之前，只能通过血液透析和肾移植挽救患者的生命[304]。虽然肾移植提高了肾清除率，但并未改善其他症状[305]。由于 Fabry 病不累及主要的中枢神经，因此适合应用 ERT 治疗。经过试验，两种形式的重组人 α 半乳糖苷酶，即阿糖苷酶 α（Replagal）和阿糖苷酶 β（Fabrazyme），于 2001 年在美国和欧洲获得 ERT 许可[306, 307]。虽然阿糖苷酶 α 和 β 的生化特性基本相同，但使用的剂量不同，分别为 0.2mg/kg 和 1.0mg/kg。一项使用两种药物较低剂量的小型比较试验表明，24 个月后它们对疾病的疗效没有差异[308]，且从阿糖苷酶 β 转换为 α 也没有影响[309]。据报道，包括女性[274]和儿童[311]在内，这两种药物在试验和临床用药中都有显著的临床成效[310]。最近的一项头对头研究表明，较高剂量的阿糖苷酶 β 具有更好的生化反应，但两种药物的临床结局没有显著性差异[312]。此外，对接受治疗的有症状患者的长期研究表明，应用两种药物进行 ERT 对患病后生活质量及疾病进展为终末期疾病的疗效尚且有限[313-315]。尽管如此，由于出现严重症状的风险很高，一个医生专家小组建议对所有有症状的患者启动 ERT 治疗[316]。人 α-N-乙酰半乳糖胺酶（α 半乳糖苷酶 B）的修饰形式具有 α 半乳糖苷酶活性但不具有免疫原性，是交叉

反应性免疫材料阴性患者治疗性酶类物质的潜在来源[317]。

因为 GLA 基因中超过 50% 的突变是错义突变，分子伴侣疗法成为治疗 Fabry 病的一种极具吸引力的选择。分子伴侣疗法的首次尝试是应用在每天对心脏变异型患者输注半乳糖以稳定其突变酶，半乳糖是由 α 半乳糖苷酶催化的反应产物之一[318]。患者可以耐受这种治疗方法并且可使患者心脏异常指标得到改善。这种尝试在临床前试验中获得令人满意的结果[319]，同时随着易感型遗传突变的体外试验不断发展[320]，亚氨基糖米加司他（Migalastat）的早期试验也取得了一些振奋人心的初步结果[321-323]。小鼠的前期临床研究表明，与单独使用酶类物质相比，米加司他与 α 半乳糖苷酶共同给药可以稳定血液循环中的酶，并增加了主要病变器官对药物的摄取[324]。在随后的第二阶段研究发现，血浆和皮肤活检组织中活性酶的浓度也有所增加，这表明同时给予分子伴侣药物增加了患者细胞对替代酶的摄取[325]。第三阶段研究发现，米加司他对肾脏有类似 ERT 的影响，同时对左心室质量指数，以及肾脏、心脏和脑血管都有较好的疗效[326-331]。米加司他现已被美国食品药品管理局（Food and Drug Administration，FDA）及欧洲药品管理局（European Medicines Agency，EMA）批准用于具有易感性遗传突变患者的临床使用[332]。

使用酒石酸依来司他酯（Eliglustat Tartrate）与 ERT 联合进行的底物还原疗法已被证明是一种将贮积物分散到 Fabry 小鼠关键器官中的非常有效的方法，这表明该方法可能是一种对患者有用的策略[333]。通过基因操作阻断 Fabry 小鼠体内球苷和异球苷的合成，从而阻止典型贮积物在组织中的积累并使溶酶体形态正常化，这将成为底物限制治疗的另一种替代方法[334]。

目前已在早期临床试验中评估了其他两种底物还原治疗分子卢塞司他（Lucerastat）和文古司他（Venglustat）的疗效[335, 336]。

大量前期临床试验已经对使用病毒和非病毒载体进行基因治疗完成了临床前试验。基于这些结果，加拿大于 2014 年首次批准了基因治疗试验，该试验将携带人类 GLA 基因的慢病毒载体在患者移植前转导入自身的造血干细胞。目前已经证明在小鼠体内使用 AAV 载体的研究是有效的，相关人体

研究也在计划中[338, 339]。

六、Gaucher 病

Gaucher 病[340-346] 由酸性 β 葡糖苷酶（β 葡糖脑苷脂酶，EC 3.2.1.45）缺乏引起[347]，该酶在皂苷 C 存在时催化葡糖神经酰胺及其脱酰衍生物葡糖鞘氨醇中 β 葡糖苷键的溶酶体水解[84, 348]。酸性 β 葡糖苷酶的缺乏很少是由皂苷 C 的缺乏引起的[349]。LIMP-2（溶酶体整合膜蛋白 2）（SCARB2）是一种参与酸性 β 葡糖苷酶向溶酶体转运的蛋白质，某些细胞也会由于 LIMP-2（SCARB2）缺陷出现 β 葡萄糖苷酶缺乏症，导致动作性肌阵挛性肾衰竭综合征，其临床表型和生化特征与 Gaucher 病不同[350, 351]。

Gaucher 病被认为是最常见的溶酶体贮积病，在澳大利亚的发病率约为 1/57 000[262]，在荷兰约为 1/62 500[352]，奥地利新生儿筛查报道显示其发病率较高，约为 1/17 000[146]。尽管该病是泛民族的，但在阿什肯纳兹犹太人中患病率较高，携带率约为 1/17，预计出生率为 1/850[344]，而在其他群体中，则取决于特定致病等位基因的创始者效应。

β 葡糖苷酶的缺乏导致葡糖神经酰胺和葡糖鞘氨醇在单核巨噬细胞系统中贮积，且在大多数患者的组织中发现了大的载脂组织细胞（Gaucher 细胞）。葡糖神经酰胺作为鞘糖脂生物合成和分解代谢的中间产物分布广泛，且通常处于较低水平，在患者的脾脏（10～1000 倍）、肝脏和骨髓中的水平显著升高。这导致大多数此病患者的骨髓中有大量贮积物，且伴随肝和脾大，血浆和红细胞中的葡糖神经酰胺增加[353]。在所有 Gaucher 病患者的肝脏和脾脏中都能检测到高浓度的葡糖鞘氨醇（正常人中几乎检测不到），但仅在有神经病变患者的大脑中检测到高浓度的葡糖鞘氨醇[354]。这是大脑特异性贮积物所导致的神经元损伤，而不是由葡糖神经酰胺的贮积导致的神经元病变[355]。贮积物的结构反映了其组织来源，只有存在神经病变的脑贮积物是神经来源的。葡糖鞘氨醇在 Gaucher 病的病理生理学中发挥了重要作用[356]，并且是监测疾病进程和疗效生物标志物[266, 357]。非溶酶体同工酶 β 葡糖苷酶 2（GBA2）在 Gaucher 病发病机制中的作用目前仍在研究中[358]。

（一）临床特征

Gaucher 病三种主要临床表型[340, 343, 344] 是根据神经系统不受累（1 型，OMIM 230800）[341] 或受累及其进展速度（急性 2 型，OMIM 230900；慢性 3 型，OMIM 231000）[340, 342-344, 359] 进行区分。1 型是最常见的亚型，在阿什肯纳兹犹太人中尤为普遍。患者通常表现为脾大和血小板减少，容易出现瘀伤和骨痛，但没有神经系统疾病。该病酶学诊断的年龄从 2 岁以下到 84 岁不等。这些患者的多数症状是由于充满 Gaucher 细胞的骨髓代替了健康骨髓，从而导致脾脏持续增大和中度至重度骨骼退化。一些更为严重的 Gaucher 病患者，表现出肝病和肺浸润。尽管许多 1 型 Gaucher 病患者寿命不受影响且有完整的生命周期，但部分患者的葡糖神经酰胺贮积速度很快，导致患者在 10—30 岁死亡。并且，在少数接受尸检的成年患者的脑组织中也观察到了病理改变[360]。Gaucher 病患者的发病年龄和其严重程度具有较大差异，甚至在同一个家系内，即使通过基因分型也很难预测其临床进程。

2 型 Gaucher 病患者的急性神经元病变非常罕见［每 500 000 例活产婴儿中有 1 例，或者占国际 Gaucher 病合作组织（International Collaborative Gaucher Group，ICGG）患者的 1%］[361]，且内脏和中枢神经系统疾病进展迅速[342]。

患者通常在出生后的最初几个月出现肝脾大、发育缓慢、斜视、吞咽困难、喉部痉挛、前庭畸形和"假性延髓麻痹"的症状[340]。大多数患者持续存在呼吸问题和慢性支气管肺炎，最终导致在 1 岁半左右（平均 9 个月）时死亡。有些婴儿在出生前死于胎儿水肿[362, 363]。这种围产期的致死性变异可能比我们最初设想的更常见。

3 型 Gaucher 病的亚急性神经元病变的特征是神经系统症状出现的年龄较晚，且比 2 型病程发展更缓慢[342, 364]。尽管罕见，但在 Gaucher 病登记处，活产婴儿的发病率约为 1/10 万，占患者总数的 5%[361]。瑞典诺尔博顿地区有大量病例报道[365]。这些患者是 p.L444P 突变的纯合子，该突变在该人群中具有多态性。儿童通常在早期出现类似于 1 型 Gaucher 病的肝脾大症状。然而到青春期早期，痴呆、癫痫、锥体外系和小脑体征变得明显。此外，在诊断时发现这些患者都有水平凝视麻痹[366]。一些患者脾大的症状很轻。在一个家系中，一个堂兄弟患有 2 型 Gaucher 病，另一个患有 3 型 Gaucher 病，没有脾大或葡糖神经酰胺贮积的症状[367]，表明 2 型和 3 型之间可能存在连续的表型谱[368]。

据报道，有一例罕见的 3 型突变病例，其基因型为 p.D409H/p.D409H，临床表现为脑积水和心脏瓣膜钙化，轻度至中度累及肝脏、脾脏和骨骼[369]。从新生儿期到成年期，神经系统体征的发病年龄差异很大[370]。且随着对不同人群的研究，神经病变异的范围也会增加[359]。由于 Gaucher 病临床表现变异度大，其最终的生化结果、基因诊断及后续治疗往往会被延误。为了尽量减少延误，专家们组织了一次共识会议，目的在于制订 Gaucher 病的诊断和疾病管理规程[371]。据报道，一些 Gaucher 病患者同时有帕金森病体征[372]，因为 5%～10% 的帕金森患者存在 GBA 基因的突变[373]，因此，有人认为葡糖脑苷脂酶或葡糖脑苷脂代谢缺陷可能是诱发帕金森病（PD）的风险因素。据估计，Gaucher 病患者发展为帕金森的风险是普通人群的 20～30 倍[374, 375]。一项基于家系报道的研究表明，帕金森病的发病率在 Gaucher 病的杂合子患者中也较高[376]。在帕金森病患者的队列中发现了几种不同的 GBA 基因突变，其频率高于其他帕金森病的遗传因素，这进一步说明 GBA 突变是帕金森病的重要且常见的风险因素[377, 378]。与 GBA 基因突变相关的帕金森病发病稍早（约早 5 年），且认知功能障碍发生的更频繁[377]。GBA 基因的 p.E326K 突变导致 β 葡糖苷酶的活性降低，但其纯合子突变不会引起 Gaucher 病。该突变类型是一组早发性帕金森病患者中最常见的 GBA 基因突变，在迟发性患者中并不常见[379]。犹太 Gaucher 病患者和 GBA 基因杂合子患者发展为帕金森病的风险因素具有可比性[380]。目前的共识是 GBA 基因的多个杂合子突变是导致帕金森病的一个因素。体外研究表明，皂苷 C 可以保护 β 葡糖脑苷脂酶免受参与帕金森病细胞病理学的 α 突触核蛋白的抑制[381]。因此，阐明 GBA 基因突变与帕金森病之间的病理生理学联系将增加对这两种疾病的了解并促进治疗方法的进步[382, 383]。

通过基因组测序发现，Gaucher 病患者可能具有血液系统和非血液系统恶性肿瘤易感性增加的遗传基础[384]。据报道，患有 Gaucher 病 /T 细胞急性淋巴母细胞淋巴瘤的两兄妹携带 GBA 基因新发

的 p.D137N 纯合突变及 MSH6 基因上新发纯合突变，导致结构性错配修复缺陷综合征和癌症风险的增加。另一个基因发生致病突变会使 Gaucher 病的临床表型复杂化，但通过基因组分析发现，这将有助于了解临床表型谱，也可能有助于开发新的治疗方法。

据报道，在 5 例皂苷 C 缺乏的患者中[385]，其中的两兄妹无神经病变表型[386]，3 例无关联患者有神经病变表型[349, 387, 388]。1 例 β 葡糖脑苷脂酶活性正常的神经病变型患者，其在鞘脂激活蛋白原的皂苷 C 结构域和皂苷 D 结构域各有一个突变[389]。在所有研究的病例中，加速降解可能是缺乏功能性皂苷 C 的原因[385]。

（二）遗传学特征

酸性 β 葡糖苷酶基因 GBA 已经被充分证实是该病的致病基因[390, 391]，且目前已报道了 500 多个突变位点[162]。然而，与功能基因高度同源的假基因给功能基因致病突变的检测带来了问题[392, 393]。在约 20% 的患者中发现了重组等位基因[394]。基因分型为了解不同表型的分子基础提供了一些见解[340, 359, 395]。四种常见突变（p.N370S、c.84-85insG、IVS211GRA 和 p.L444P）占 1 型犹太患者突变的 93% 以上，但在 1 型非犹太患者中仅占 49%[394]。最常见的 p.N370S 突变（在犹太患者中占 75%，在非犹太患者中占 30%）可以产生足够的具有残留活性的酶来预防神经系统疾病，而 p.N370S 纯合的个体甚至可能没有 Gaucher 病的症状[396]。无效等位基因 c.84-85insG 和 IVS211GRA 从未在同源等位基因中发现过，且在 1 型非犹太患者中也很少见。在 1 型患者中合并无效等位基因的其他突变形式目前认为能够产生残余酶活性。p.L444P 突变也是以复合杂合子的形式出现，其通常与神经病变相关。p.L444P 突变与其他突变组合的复合杂合子通常会引起 2 型疾病，但 p.L444P 突变的纯合子通常与 3 型疾病相关。考虑到复杂的重组等位基因及其他等位基因的额外序列变异，应对整个 GBA 基因进行测序，以便对 Gaucher 病患者进行可信的突变位点分析，从而可以为家庭成员开发特定的基因检测。

（三）实验室诊断

Gaucher 病所有类型的诊断均基于通过荧光或

质谱酶学技术，分析白细胞、血小板、培养的皮肤成纤维细胞或干血斑[147, 398]中酸性β葡糖苷酶活性是否缺乏[397, 398]。测定时，将清洗剂添加到测定混合物中以促进酶和底物之间的相互作用。当β葡糖苷酶同工酶存在时，需要严格控制测定条件，尤其是 pH。Gaucher 病患者通常只有不到 15% 的正常活性，且临床亚型之间没有显著差异。1 型 Gaucher 病患者的β葡糖苷酶残余活性受到鞘脂激活蛋白 SAP-C 和磷脂酰丝氨酸的刺激，而 2 型 Gaucher 病患者则没有[399]。Gaucher 病可通过检测致病突变得到进一步的诊断，但必须在已经证实酸性β葡糖苷酶缺乏的基础上，因为检测到的基因新发序列变异可能是非致病性的。Gaucher 病已被包括在当前使用荧光法[145]与微流体或质谱[146, 147]联合进行溶酶体贮积症新生儿筛查的疾病基因组合中。

通过酶学检测确定携带者是一种不可靠的方法，当家系中的突变已知时，应通过 DNA 测序确定杂合携带者。由于 1 型 Gaucher 病的高发病率及在阿什肯纳兹犹太人中少数突变的普遍性，通过突变分析进行携带者筛查已被纳入许多犹太人遗传病筛查项目中。五个突变约占该人群携带者的97%[340]。由于存在大量个体化突变，这种方法只能检测到非犹太人人群中大约 75% 的突变。因此，如果 Gaucher 病患者的父母双方都是阿什肯纳兹犹太人，可以通过突变分析进行准确的生殖风险评估，但如果父母一方是非犹太人，则可获得的信息较少[400]。

Gaucher 病的产前诊断可以通过在胆汁盐存在的情况下使用天然或合成底物测量未培养的 CV 细胞、培养的 CV 细胞和 CAC 中的酸性β葡糖苷酶活性来实现[361, 401, 402]。如果父母的突变位点是已知的，可以通过 DNA 分析进行明确诊断，但对于 1 型 Gaucher 病患者，不存在精确的基因型 / 表型相关性[396]。如果父母一方是 1 型患者而另一方是携带者，则表型的预测将很复杂[361]。对于已经生育过患者的家庭及通过 Gaucher 病携带者人群筛查确定有生育风险的夫妇应当进行产前诊断[403]。非神经病变型 Gaucher 病产前诊断需要注意的是其缺乏可靠的基因型 / 表型相关性及有效的治疗措施[404]。目前可通过应用卵母细胞极体[405]和卵裂球[406]行PGT（见第 2 章）完成诊断。对于同时携带 Tay-Sachs 病和 Gaucher 病突变的父母，可以同时针对 Tay-Sachs 病和 Gaucher 病行 PGT。某些分型的Gaucher 病治疗的有效性对于生殖咨询和生育决策具有重要意义。

（四）治疗

Gaucher 病内脏贮存的主要原因是巨噬细胞中β葡糖神经酰胺的贮积，骨髓移植（BMT）[407, 408]或静脉注射靶向巨噬细胞[409, 410]的重组人β葡糖苷酶，可将替代酶递送到靶向巨噬细胞，使得贮积物向外周分散。尽管针对患有严重的慢性神经系统受累型（Gaucher 病 3 型）[407]或 Norbottnian 型患者[408]，BMT 可能是一种永久的治疗方法，但是 Gaucher 病 1 型治疗已被酶替代疗法（ERT）取代[411]。Gaucher 病是 ERT 治疗的第一种溶酶体贮积病，最初使用的β葡糖脑苷脂酶（阿糖苷酶）是通过纯化人类胎盘获得[409]，随后使用重组人类酶物质（伊米苷酶，imiglucerase）[412, 413]。现有两种其他形式的重组酶：从人细胞系中产生的维拉苷酶（velaglucerase）α[414, 415]和从转导的胡萝卜细胞中产生的他立苷酶（taliglucerase）α[416]，所有形式的替代酶都经过修饰以靶向作用于巨噬细胞甘露糖受体。ERT 对 1 型Gaucher 病安全有效，经治疗后患者脾脏和肝脏的体积减小，血红蛋白和血小板计数增加，疲劳感减轻。然而，许多患者接受治疗后仍有明显的症状，一些有症状的患者反应不佳[344]。ERT 可以清除 3型 Gaucher 病的内脏沉积，但尚未有明确证据表明其能逆转中枢神经系统病变[364]。ERT 不适用于 2型患者。关于使用 ERT 治疗不同类型的 Gaucher 病，目前已经发表了一些共识声明与指南[345]。

神经酰胺特异性葡萄糖基转移酶的可逆抑制药 N– 丁酰基葡萄糖基野尻霉素［米格鲁司特（Zavesca）］，1998 年首次作为 Gaucher 病的底物限制性治疗药物进行测试[417]，治疗后 12 个月，患者肝脏和脾脏体积显著减小，血液学参数改善，生物标志物壳三糖苷酶活性下降。虽然 N– 丁酰基葡萄糖基野尻霉素可以穿过血脑屏障，但尚未观察到神经系统症状的改善。有趣的是，有 1 例 3 型患者在接受替代酶伊米苷酶和米格鲁司他联合治疗时表现出神经系统症状改善[418]。已报道的米格鲁司他的不良反应包括腹泻、体重减轻、震颤和腹胀等。米格鲁司他已获准用于不适合 ERT 的轻中度 Gaucher病成年患者。多中心多项试验研究结果验证了米格鲁司他治疗 1 型 Gaucher 病患者的效果[419-421]。有一种葡萄糖基转移酶抑制药，神经酰胺类似物利格司他酒石酸盐[422-424]，获得多项良好的临床症状改善结果，目前已被批准用于治疗 Gaucher 病[425, 426]。临床症状的改善主要表现为肝脏和脾脏体积减小、血红蛋白和血小板计数升高、生物标志物水平下降，腰椎平均骨密度增加和股骨深色骨髓减少，这些 Gaucher 细胞浸润骨髓的反应。利格司他不能穿过血脑屏障，不会改善神经系统症状。目前研究正在评估文古司他联合 ERT 对 Gaucher 病患者 3 型成年患者的疗效（NCT02843035）。

如果分子伴侣可以穿过血脑屏障，分子伴侣疗法可能适用于神经元和非神经元型的 Gaucher 病[427, 428]。目前已在细胞系统中评估了几类化合物作为 Gaucher 病分子伴侣的潜力[429, 430]，主要评估特定药物对特异性突变位点的反应[431]。一项针对异桑叶生物碱的 II 期临床试验证明其尽管对细胞有积极影响，但未能满足科学家期望的临床结局，预计不会有进一步的发展[432]。氨溴索，是一种用于呼吸系统疾病的黏液溶解药，在筛选 β 葡糖脑苷脂酶的分子伴侣蛋白[433]时被鉴定出来，并进行了一项小型的超适应证试验[434, 435]。口服高剂量的氨溴索安全性较好，能增加淋巴细胞葡糖脑苷脂酶活性，降低脑脊液中的葡萄糖基鞘氨醇水平，尤其可以改善症状性肌阵挛[436]。

在 Gaucher 病基因治疗的 I 期临床试验中，将葡萄糖脑苷脂酶基因通过逆转录病毒载体导入患者的干细胞中，然后将其注入无脊髓抑制的患者体内，虽然部分载体及基因确实完成导入，但是患者的酶水平并没有增加，也没有任何临床获益[437]。在子宫内使用 AAV 载体治疗 2 型 Gaucher 病的临床前试验正在进行中[438]。携带细胞启动子自失活慢病毒载体在 1 型 Gaucher 病小鼠模型中已显显示出疗效证据[439]。由 AvroBio 赞助的慢病毒载体基因治疗 1 型 Gaucher 病的 I 期和 II 期研究目前正在进行中（NCT04145037）。

七、异染性脑白质营养不良

异染性脑白质营养不良（metachromatic leukody-strophy，MLD）（OMIM 249900）是一种常染色体隐性遗传病，由硫苷脂（3- 磺基半乳糖神经酰胺）硫酸根基团释放缺陷导致[440-444]（图 25-1）。硫酸盐部分的水解释放由溶酶体酶芳基硫酸酯酶 A（arylsulfatase A，ASA，也称为硫酸酯硫酸酯酶，EC 3.1.6.1）催化[445, 446]，由 ARSA 在神经鞘脂激活蛋白 B（saposin B，SAP-B）存在的条件下编码。因此，ASA 或 SAP-B 的缺陷导致 MLD[447, 448]，该疾病发病率为 1/60 000～1/40 000[440, 449]，用分子遗传学的方法进行普通人群携带者筛查结果显示波兰发病率显然不止于此[450]。MLD 的病理特征是少突胶质细胞的丢失，硫脂主要存在于中枢和外周神经系统的髓鞘中，胆囊、肾脏和肝脏中含量较少。MLD 的缺陷导致这些组织细胞溶酶体中硫苷脂累积和储存颗粒沉积，颗粒呈现异染性，PAS 和阿尔辛蓝染色呈强阳性。髓鞘转换障碍最终导致中枢和外周神经系统脱髓鞘，这是 MLD 产生神经系统症状的主要原因。

（一）临床特征

MLD 的严重程度和发病年龄有很大差异，但公认分为三种临床亚型：婴儿晚期型 MLD（50%～60% 的病例）、青少年型 MLD（20%～30% 的病例）和成人型 MLD（15%～20% 的病例）[440-444]。婴儿晚期型患者在 1—2 岁运动功能迅速退化[451]，查体显示腱反射减弱或消失，这种患者在几个月或几年的时间内会出现眼球震颤、小脑功能障碍、痴呆、强直性发作、视神经萎缩和四肢瘫痪，通常在 10 岁之前死亡。青少年型患者通常在 5—12 岁出现共济失调和智力衰退，这些患者精神活动持续恶化，通常在确诊后 4～6 年死亡。成年型患者在 18 岁后出现精神疾病、共济失调、乏力和痴呆[452]，一些患者会出现情绪不稳、淡漠或性格改变，神经系统持续恶化直至 40—50 岁死亡。部分患者最初被误诊为多发性硬化症，神经传导速度降低及通过磁共振成像或计算机断层扫描检测到脱髓鞘症状有助于诊断。尽管皂苷 B 刺激许多糖脂的水解，但缺乏皂苷 B 的患者临床症状主要与 MLD 相关，少数例外[103, 105, 453]。

（二）遗传学特征

目前已针对芳基硫酸酯酶 A（ARSA）[454]和 SAP-B[455]（PSAP）的基因完成了克隆。已在 ARSA 中鉴定出 270 多个突变位点[162]，其中许多个体突变是导致 MLD 临床异质性的遗传基础。欧洲患者中出现三个重复性变异的频率很高，其他突变均与种族有关。许多突变的功能意义已通过体外表达研究进行评估，基因型/表型相关性有限[442,456]。婴儿型 MLD 患者有两个零效等位基因，而青少年型或成人型至少有一个等位基因具有残余酶活性。残余酶活性是临床严重程度的一个影响因素，但存在相当大的临床差异，特别是在较晚发病的患者中，甚至在兄弟姐妹中也有所不同。另有其他遗传因素影响疾病的进展。生化分析，包括酶学检测、蛋白质谱分型和尿液成纤维细胞中的硫化物测定等，被用于预测疾病的严重程度[457]。在鞘脂激活蛋白原基因的皂苷 B 部分中已鉴定出至少 10 种不同的突变形式，该基因编码四种特定皂苷的常见前体[453]。

（三）实验室诊断

MLD 的临床诊断是通过使用合成显色剂[458,459]或荧光底物[460,461]和热稳定性或特异性抑制药来鉴别芳基硫酸酯酶 A 和 B 的活性，检测血清、白细胞或培养细胞中 ASA 缺乏。通过甲苯胺蓝染色检测尿液中的异染颗粒及定量测定排泄的硫苷脂，可以为诊断提供支持依据[462,463]。然而，MLD 的酶学诊断因两个原因而复杂化。首先，皂苷 B 中的缺陷不能使用合成底物进行检测，因为它们的水解不依赖于皂苷的存在。如果测定中包括去污剂，这些患者使用这些底物和天然放射性标记底物检测具有正常的 ASA 活性。通过检测异染性颗粒或尿液中硫苷脂分泌增加可为诊断提供依据。由于皂苷 B 具有广泛的特异性，分泌糖脂的特征也可以提供线索，因为除了硫苷脂之外，还应该存在糖脂，如球三糖神经酰胺（globotriaosylceramide）和二半乳糖神经酰胺（digalactosylceramide）等[464]。可通过酶联免疫吸附测定（enzyme-linked immunosorbent assay，ELISA）检测皂苷 B[465]或在培养细胞中进行硫苷脂负荷试验进行确诊[466]。如果该检测是在具有皂苷 B 已知突变家庭中的患者进行，则可以通过 DNA 分析进行确诊。MLD 酶学诊断的第二个严重问题是大量健康人群的 ASA 水平接近患者的水平，这是由于良性假性缺陷等位基因（Pd 等位基因）的纯合子所致，其残留酶活性仅为正常活性的 15%[115]。这些人不会分泌过多的硫苷脂或表现出任何 MLD 的临床症状[442]，1%～2% 的欧洲人口是 Pd 等位基因的纯合子，在大多数种族中携带率约为 1/7。Pd 等

位基因会导致某些家庭中对患者和携带者的错误识别。Pd 等位基因的分子基础已被证明是聚腺苷酸化信号的突变所致，使得仅产生约 10% 的信使 RNA。通常情况下顺式构象具有多态性，该多态性消除了蛋白质上的糖基化位点，但目前人们认为其不会影响酶的催化特性。DNA 测序可以有效检测 Pd 等位基因，如果发现 ASA 活性水平降低，则有必要进行此检测[117]。Pd 等位基因和 MLD 等位基因的复合杂合子 ASA 活性低于 Pd 纯合子，但它们没有与 Pd 等位基因相关的神经系统问题或分泌过多的硫苷脂[467]。然而，通过 DNA 分析检测出有症状患者的基因型是 Pd 等位基因的纯合子并不能排除 MLD 的诊断，因为 ASA 基因中的致病突变在 Pd 等位基因的染色体上[115,128,468]。据估计，1/5 的 MLD 突变发生在 Pd 背景下[116,469]。MLD 家族携带者的鉴定必须包括对 Pd 等位基因和先证者突变的 DNA 检测[470]。重要的是对受影响儿童的父母进行基因分型以确定致病突变是否存在于 Pd 等位基因中。有了这些信息，通过验证未培养的 CV 细胞、CCV 细胞或 CAC 中的 ASA 缺乏，以及对 Pd 等位基因和 MLD 突变位点的 DNA 分析，可以在未来的妊娠中对 MLD 进行准确的产前诊断。当父母双方都是包含 Pd 等位基因和 MLD 突变的等位基因的杂合子时，就如同近亲关系夫妇中发生的那样，分析胎儿 DNA 的两种突变是非常必要的。用 CCV 细胞或 CAC 进行的硫苷脂负荷试验有助于解决复杂情况。

假性缺陷导致使用酶促测定和干血斑的 MLD 新生儿筛查变得复杂。然而，通过对干血斑中洗脱物质进行蛋白质分析，可以准确地鉴别 MLD 患者[471]。MLD 也可以通过测量干尿斑中的硫苷脂来诊断，这两种方法可能适用于新生儿筛查[472]。

（四）治疗

血脑屏障是将替代酶递送至 CNS 的主要障碍[473,474]。然而，基于动物临床前试验，多种 MLD 治疗方法正在开发中。造血干细胞移植（HSCT）已尝试用于 MLD，但结果不一[475-477]，尚未得到关于其有效性的明确结论[442]。对于早期有轻度神经系统症状的迟发型患者[441,478]和部分成年患者[476]，这种方法可能是一种选择，但不推荐用于有症状的婴儿晚期型患者。假设有足够骨髓来源的单核细胞可以穿过血脑屏障形成血管周围小胶质细胞，它可以

为有缺陷的神经胶质细胞分泌替代酶。BMT 并不能阻止患有皂苷 B 缺陷症的 2 岁男孩的病情恶化[479]，通过静脉给予重组人芳基硫酸酯酶 A（Metazym）并没有有益的疗效。因此，为了绕过血脑屏障，一种稍加修饰的酶通过鞘内途径递送给患有 MLD 的患者，主要是具有晚期失能表型（NCT01303146）的儿童。为了尝试提高重组 ERT 的功效，该酶的修饰形式也在进行临床评估中[480]。

目前对于基因治疗的方法也有研究。通过脑内给药途径，基于 AAV 的基因治疗在临床前研究中被证明是有效的[481]。一项临床试验使用单剂量 12 次同时注射 AAVrh.10cuARSA，该试验曾在症状发生前（或在早期阶段）的早发性疾病的儿童中开始应用（NCT01801709）。

有一种方法是利用体外基因 HSCT 治疗。使用慢病毒载体将 ARSA 基因转入 3 例生化和遗传上均表现为晚婴型 MLD 患者症状前的造血干细胞中，治疗已取得了积极的初步结果[143]。经过修正的细胞回输后，在脑脊液和造血谱系细胞中发现了高水平的芳基硫酸酯酶 A 活性。修饰后的细胞具有良好的移植性，不过并没有克隆优势，这可能与插入突变有关。治疗 7~21 个月后，疾病没有进展或出现症状，这表明这种方法可能将治疗基因传递到中枢神经系统和外周神经系统。随后将试验扩大到 9 例患者，证实了在症状前或非常早期的症状期接受治疗的患者都产生积极的疗效，目前正在等待多达 20 例已接受治疗患者的进一步结果[482]。理想情况下需要在症状前阶段进行治疗，因此需要进一步考虑新生儿筛查。

八、多种硫酸酯酶缺乏症

溶酶体硫酸酯酶，包括 ASA，经过特定的翻译修饰以产生活性位点，将活性位点半胱氨酸转化为甲酰甘氨酸（formylglycine，FGly）[112]。催化该反应的甲酰甘氨酸生成酶（FGly-generating enzyme，FGE）已完成纯化，并已对其基因（SUMF1）进行了鉴定[486, 487]。该基因的突变导致溶酶体和其他硫酸酯酶类的多重缺失，称为多种硫酸酯酶缺乏症或多重硫苷脂贮积症（multiple sulfatidosis，MSD）（OMIM 72200）[113, 483–485, 488]。这导致硫酸化糖脂和糖胺聚糖及硫酸胆固醇（芳基硫酸酯酶 C）的溶

酶体分解代谢中断，导致硫酸化脂和糖胺聚糖的堆积，由此产生的表型通常会合并硫酸酯酶个体缺陷所导致的疾病特征，即 MLD，黏多糖贮积症（MPS）Ⅱ、ⅢA、ⅢD、ⅣA 和Ⅵ等，以及非溶酶体 X 连锁鱼鳞病。预计发病率约为 1/1 400 000。

（一）临床特征

临床表现从严重的新生儿型到轻度神经系统受累的较轻表型均存在。新生儿的症状类似 MPS，主要表现为面部粗糙、白内障和脑积水[489–491]。MSD 患儿的临床特征与晚期非功能性 MLD 相似，但面部较粗糙、低脂肪软骨营养不良、关节僵硬等特征与 MPS 的表型相关。硫酸皮肤素（芳基硫酸酯酶 B 和碘磺隆硫酸酯酶的底物）和硫酸乙酰肝素（肝素硫酸酯酶和泛酸硫酸酯酶的底物）及糖肽的尿液排泄增加。尤其是年轻患者有可能与 MPS 患者难以鉴别[492, 493]。在 2 岁以内，患者表现为发育迟滞、骨骼改变、面部特征粗糙、肝脾大、鱼鳞病等（由于芳基硫酸酯酶 C 的缺乏）。患者体内可见空泡化淋巴细胞和 Alder-Reilly 小体。通常在快速神经变性后出现症状的几年内死亡。

（二）遗传学特征

在 SUMF1 基因中发现了大约 30 个突变位点[494, 495]，但由于几种酶的缺乏，导致其生化和临床表型的复杂性，使得基因型 / 表型的相关性尚不明晰[496]。对突变患者的功能表征研究表明，突变 FGE 蛋白的残余酶活性和稳定性均与临床表型有关[497–499]。由此推断 MSD 是由于亚纯合突变所致，完全去除 SUMF1 活性将具有致死性[499]。这些 FGE 功能检测的应用具有判断预后的价值。

（三）实验室诊断

通过检测血浆、白细胞或成纤维细胞中几种硫酸酯酶类的缺陷可作出诊断[493, 500]。硫酸酯酶缺乏的模式各不相同，这反映了 MSD 的临床和生化异质性。一般而言，酶活性水平降低越多，表型越严重。患儿的父母并不会有中间水平的硫酸酯酶，因为主要缺陷无法被定量，这也加大了在患病家庭的其他成员中检测到携带者的难度。目前该基因已完成克隆，并报道了 50 多种突变形式。产前诊断是通过检测 CAC 和 CV[501] 中的硫酸酯酶完成的，并

可以通过 DNA 分析获得结果。通过质谱检测 AF 中的生物标志物有助于诊断[502]。

（四）治疗

目前尚无针对这些儿童的治疗方法，但是，通过在 MSD 小鼠脑内和全身联合递送 *SUMF1* 基因，可改善小鼠的生化指标和行为方式[503]。*SUMF1* 的共表达对于生产 ERT 的重组溶酶体硫酸酯酶和其他溶酶体储存酶非常重要[504]。在缺乏疾病改善治疗的情况下，需要多学科的护理来解决疾病的多系统并发症[505, 506]。

九、Krabbe 病（球形细胞脑白质营养不良）

Krabbe 病（KD）（OMIM 245200）[442, 507-510]是由半乳糖脑苷脂酶（galactocerebrosidase，GALC）（EC 3.2.1.46）缺乏引起，该酶催化水解各种半乳糖脂中的 β 半乳糖苷键，如半乳糖神经酰胺、半乳糖鞘氨醇、单半乳糖甘油二酯，可能还有乳糖神经酰胺[511]（图 25-1）。半乳糖脑苷脂酶在基因上不同于在 GM1 神经节苷脂贮积症中缺乏的 GM1 神经节苷脂 β 半乳糖苷酶。KD 是泛种族疾病，在美国和欧洲，估计每 100 000 名新生儿中就有 1 人发病，犹太人种群没有发现病例，但在以色列的穆斯林和德鲁兹种族发病率较高[512]。

半乳糖脑苷脂酶是一种疏水性很强的蛋白质，其对半乳糖苷神经酰胺的活性受磷脂酰丝氨酸和鞘脂酶激活蛋白 A 和 C 的激活。在 1 例出现 KD 表征的婴儿身上发现，由于前鞘脂激活蛋白基因的鞘脂激活蛋白 A 编码区发生突变，导致半乳糖脑苷脂酶对半乳糖神经酰胺的活性缺乏[513]。半乳糖苷神经酰胺及其硫酸化衍生物硫脑苷脂几乎只存在于髓鞘中。因此，半乳糖脑苷脂酶活性的缺乏会产生影响中枢神经系统和周围神经系统白质的进行性脑退行性疾病。脑的病理学检查[514, 515]显示，大多数患者都有特征性的多核球样细胞，其中含有未消化的半乳糖神经酰胺。白质中糖脂大量消耗，但由于疾病过程中合成髓鞘的细胞被清除，大脑中半乳糖苷神经酰胺的总浓度并没有增加。有毒代谢物半乳糖基琥珀酰肌苷（鞘氨醇半乳糖苷）也是半乳糖脑苷脂酶的底物，推测其积累是造成少突胶质早期破坏的

原因[356, 516-519]。血鞘氨醇半乳糖苷水平的测定可用于诊断或监测疾病进展[520]。

（一）临床特征

大多数患者（约 90%）患有严重的婴儿期疾病，但也有报道称发病较晚的患者，可在成年期发病[521-524]。婴儿期发病通常出现在 6 月龄之前，伴有易激惹、肌张力增高、发作性低体温、智力减退，并可能出现视神经萎缩和癫痫发作[525-527]，随后出现肌张力进一步增高、角弓反张、高热甚至失明等症状，大多数患者在 2 岁前死亡。其脑脊液蛋白浓度升高（常见值为 1000～5000mg/L），神经传导速度降低。即使相同基因型的患者，其发病年龄和病情进展高度异质性[528]。迟发性患者的表型已被编入登记册[526]。神经成像可作为诊断的辅助手段，但必须结合生物化学和基因检测进行，以免发生误诊[529]。

（二）遗传学特征

GALC 基因已完成克隆[530, 531]，目前已发现超过 270 种突变形式[162, 442, 507, 510]。大多数患者为复合杂合子，但已发现一些纯合子形式的错义突变，可将其命名为零效或轻度等位基因，但需要注意表型的异质性。欧洲血统的婴儿患者中，等位基因缺失 30kb 的占 40%～50%，墨西哥婴儿患者中占 35%[532]。这种突变在日本患者中不存在，他们则常见不同的重复序列突变[533]。一些突变可能产生具有残留活性的酶，这与在青少年/成人或成人患者中的等位基因相同。对于这些突变之一和大片段缺失的复合杂合子患者出现青少年或成人表型，但严重程度差异很大。*GALC* 基因具有高度多态性，大约 80% 的致病突变发生在具有至少一种多态性的等位基因上，这些多态性影响正常和突变等位基因的活性。最常见的多态性（p.I546T）在一般人群中频率为 40%～50%，其抑制高达 70% 的酶活性。常见的缺失总是与一种基因多态性（p.C502T）相关。这些多态性影响正常和突变等位基因的活性，也与疾病基因型的某些变异有关，但并非所有的变异都与此相关[534]。β 葡糖脑苷脂酶晶体结构上的突变位点为其致病性提供了分子基础，特别是与致死性极高的婴儿型疾病相关的突变位点[535]。该结构对于分子伴侣的设计和预测哪些患者可能对分子伴侣治

疗产生反应提供了生物学依据。

（三）实验室诊断

此病的诊断依据是利用放射性标记的天然底物半乳糖苷神经酰胺[537] 或人工合成的非放射性底物[538]，在白细胞或培养成纤维细胞[536] 中半乳糖脑苷脂酶（GALC）活性明显缺乏（正常活性的 0%～5%）。通过靶向突变分析、基因测序和缺失 / 重复分析[507] 鉴定 GALC 基因的致病突变和多态性完成确诊，进行的测试将取决于表型和患者种族。活性降低（8%～20%）可能见于正常人、具有非典型 KD 症状的神经系统患者或通过新生儿筛查发现的婴儿，这是因为它们在两个 GALC 等位基因上有多个多态性拷贝或一个等位基因（杂合子）上有致病突变，而另一个或两个等位基因上有多态性，这可以通过 DNA 分析来检测[539]。携带者检测是通过 DNA 检测进行的，因为正常个体由于基因的多态性而具有广泛的半乳糖脑苷脂酶活性，有的健康人酶值几乎与患儿的水平一样低[536, 540]，有的携带者酶值在正常范围内。KD 目前可以通过串联质谱进行新生儿筛查[147]。

现已对全世界 1000 多例有生育风险的孕妇进行了 KD 产前诊断[508]。半乳糖脑苷脂酶可在非培养的 CV 细胞[541, 542]、CCV 细胞和 CAC 中检测[543, 544]。了解先证者和专性杂合子亲本的活性水平对于解释结果至关重要。一种基于［14C］脂肪酸标记的氨基磺酸肽在羊水细胞中的摄取和使用的方法可用来准确地识别 KD 胎儿[545]。然而，在已知基因型的家族中，酶分析法结合特定突变的检测可进行可靠的杂合子检测。当父母的突变状态确定时，可应用着床前遗传学检测（PGT）。

（四）治疗和新生儿筛查

BMT 减轻了一些迟发性和进展缓慢的 KD 患者的症状[546]，但也有一些患者因手术并发症而死亡。典型的婴幼儿患者由于病程进展较快不适合做 BMT。已尝试对可能患有 KD 的胎儿进行子宫内 HSCT，收效甚微[547]。如果在症状前期进行无亲缘关系的供体脐血移植，似乎可以减缓患儿病情的进展[548]。在此项研究的基础上，纽约州开始对 KD 进行选择性新生儿筛查。120 多万例婴儿接受了检测，其中 206 例初筛呈阳性。明确的二级生化和

遗传检测表明，4 例为婴儿型，6 例发病较晚，但均无症状。另外 88 例处于进行性 Krabbe 病的中低风险状态。4 例诊断为婴儿型的患者中，有 3 例在 1 个月大时进行了 HSCT，其中 1 例死于移植并发症，另外 2 例存在严重的移植物抗宿主反应及其他神经问题，但比没有接受移植的情况相对要好。被确诊为迟发或低风险的儿童正在接受监测[549]。通过筛查对比阳性婴儿和无症状病例的干血斑中鞘氨醇半乳糖苷水平[550]，发现该水平在婴儿病例中显著升高，而在无症状病例中未检测到，提示鞘氨醇半乳糖苷浓度可能是预测初筛阳性婴儿疾病严重程度或进展有用的辅助指标。最近，一项为期 15 年的婴儿 KD 症状前移植结果的研究取得了积极的结果[551]。

在 KD 的细胞和动物模型中，目前正在研究其他的治疗策略，包括分子伴侣治疗[552, 553] 和基因治疗[554-556]。可能需要进行联合治疗才能发挥疗效，如同时使用移植和基因治疗，这在抽搐小鼠模型中得到证实[557]。

关于 KD 患者的筛查、诊断、监测和治疗的共识指南已经发表，但值得注意的是，新生儿筛查并没有被广泛采用，如果没有这种筛查，早发性疾病患者将只能根据症状进行诊断，因此可能不符合接受某种疾病改善治疗的资格[558]。

十、Niemann-Pick 病

Niemann-Pick 病（NPD）是一组常染色体隐性遗传性溶酶体脂质贮积性疾病，其共同特征是鞘磷脂、胆固醇，以及其他脂质在机体多个组织中的贮积[559-561]。NPD A 和 B 是由于 SMPD1 基因突变导致酸性鞘磷脂酶（EC 3.1.4.12）的原发性缺陷，从而导致鞘磷脂溶酶体积聚[562, 563]（图 25-1）。相比之下，NPD C 由于 NPC1 和 NPC2/HEI 两个基因突变，导致内吞胆固醇的转运改变[564, 565]。

（一）Niemann-Pick 病 A 型和 B 型（酸性鞘磷脂酶缺乏症）

酸性鞘磷脂酶的缺乏导致鞘磷脂溶酶体的积聚，鞘磷脂是所有细胞膜中普遍存在的结构成分[566-572]。因此，膜结构和功能异常，许多细胞功能，如细胞信号传导、受体表达和转运均会受到破

坏。同时此病还伴有其他具有重要细胞功能的脂类的继发性贮积，神经酰胺、鞘氨醇和胆固醇堆积是Niemann-Pick病群的共同特征。除了溶酶体外，酸性鞘磷脂酶还会被转运到细胞表面，并在细胞受到压力时排出胞外，这一方面功能缺陷的意义尚不清楚。尽管鞘磷脂酶缺乏患者的肝脏、脾脏和肺都堆积大量的鞘磷脂，但A型和B型在严重程度和神经受累程度上有所不同。NPD A（OMIM 257200）是一种严重的脑脊髓与交感神经系统的疾病，而NPD B（OMIM 607616）仅有内脏受累，病程较长[573, 574]。NPD A患者通常在6个月前出现肝大，运动和精神活动减慢，随后神经功能和健康状况恶化，大约一半的儿童有黄斑樱桃样红斑，类似于Tay-Sachs病，通常在3岁之前会因呼吸道感染引起死亡。NPD B患者可在出生后最初几年内出现肝大，成人也可因肝大而确诊此病。鞘磷脂和其他脂质（尤其是胆固醇）在肝脏、脾脏和肺中的持续贮积会导致许多健康问题。虽然有些人在黄斑区可见一樱桃红斑[575]，但是没有明显的精神恶化或发育迟缓。中间表型的患者，具有显性、交界性或亚临床神经病学的长期神经元病变体，这表明此病有广泛的临床表型谱[576]。NPD A和B的发病率估计为每100 000活产0.5～1.0例[262, 352]，尤其是B型[569]。在阿什肯纳兹犹太血统的儿童中发现NPD A的发生率较高，携带频率约为1/80。互补试验和分子遗传学研究表明NPD A和NPD B是SMPD1基因内的等位基因变异。

1. 遗传学特征 酸性鞘磷脂酶基因（SMPD1）已被鉴定[563]。它优先在母体染色体上表达，是父系印记中唯一已知的溶酶体蛋白[577]，这导致了表型变异，甚至可能导致杂合子的临床和生化异常[578]。NPD A和B患者中已经鉴定出180多个不同的突变位点（www.hgmd.cf.ac.uk）。NPD A患者有两个无效等位基因，三个突变占NPD A阿什肯纳兹犹太人患者突变的92%[579]。在B型患者中发现的常见轻度突变（p.δR608）具有足够的残余酶活性，可以不表现神经症状[580]。在NPD B患者中发现轻度等位基因突变和缺失等位基因的组合或两种轻度突变的组合。在特定人群中发现了几种常见的突变，这个发现可能有助于在这些人群中筛查NPD B。与NPD A相比，病程更长的神经病理性患者具有比典型NPD B突变产生更少的鞘磷脂酶活性的突变组合[576]，

但这种特定基因型临床病程并不总是相同[581]。

2. 实验室诊断 NPD A和B的诊断可以通过以胆碱结构中标记的鞘磷脂为底物或人工合成底物，检测白细胞或培养的成纤维细胞/EBV转化的淋巴母细胞中酸性鞘磷脂酶来进行[582-584]。[³H]胆碱鞘磷脂因其灵敏度、易于测定和特异性目前仍被使用[585]。通过放射性底物[397]或串联质谱法在干血斑中也可检测到酸性鞘磷脂酶缺乏[586]。在体外常规检测中，通过测定酸性鞘磷脂酶的残留量不能区分NPD A和B[586]，而用标记的鞘磷脂装载细胞测定水解率来测定活性时，B型比A型细胞中有更多的酶残留活性[587]。这与NPD B表型较一致，通过靶向突变分析检测SMPD1基因中的突变可以进行确诊，特别是具有NPD A的阿什肯纳兹犹太人背景的个体，通过基因测序确诊是更好的方法。据报道，SMPD1中有超过250种突变形式[162]，通过酶学检测来检测杂合子并不可靠，而应该基于DNA分析。NPD A/B和C可通过液相色谱质谱测量血浆中胆固醇氧化产物7-酮基胆固醇来检测[588]。

NPD A和B的产前诊断可以通过直接测定CV样本中的酸性鞘磷脂酶来进行[585]。在CCV细胞和CAC中能获得较高的活性，但这同时也会使结果延迟。如果突变在先证者和（或）父母中已知，则对CV样本的突变分析是有效的。目前已成功对NPD B进行了PGT[589]。酸性鞘磷脂酶被列入通过串联质谱[146, 586, 590]或蛋白质表达谱[148]进行新生儿筛查的酶组中，在新生儿血斑中发现的壳三糖苷酶活性不是NPD A/B的预测因子[591]。

3. 治疗 由于在NPD B中中枢神经系统受累并不明显，因此通过直接给予重组酶、HSCT或基因治疗等可能成为ERT的候选治疗方法。1例4个月大的NPD A患者进行了肝移植手术，但结果显示这种手术并不能获得明显的益处[592]。部分NPD B患者接受了羊膜植入术，患者一些临床参数得到显著改善[593]。目前已经进行了三次BMT的尝试[594-596]，但结果喜忧参半。

在前期临床试验的基础上，针对非神经病理性酸性鞘磷脂酶缺乏的患者进行了重组人ASM（脂肪酶α；Sanofi Genzyme）的人体试验，包括1期（NCT00410566），2/3期（NCT02004691）和近期报道的成人长期延伸研究（NCT02004704）[597]。结果发现，治疗后肝脏和脾脏体积显著减小，且具有

统计学意义，肺弥散量增加。重要的是，浸润性肺疾病相关临床参数也有所改善，并可改善脂代谢。该治疗具有良好的耐受性，先前的经验发现神经酰胺快速释放的毒性与首剂药物不良反应相关，因此需要逐渐增加剂量以缓慢减少贮积的鞘磷脂[598-600]。

有研究利用 ICAM1 融合分子改善重组 ASM 在体外模型中的摄取，以克服正常内吞过程中损伤的其他策略[601]。

最近发布了临床监测和管理的建议[602]。

（二）Niemann-Pick 病 C 型

Niemann-Pick 病 C 型（NPC）的遗传和代谢基础与 A 型和 B 型完全不同[603-608]，因为未酯化胆固醇的溶酶体贮积是由两种蛋白质 NPC1（OMIM 257220）和 NPC2 中任一种的功能缺陷引起的（OMIM 607625），它们在内吞的 LDL 衍生胆固醇和其他分子的加工和细胞内转运中紧密结合。这导致未酯化的胆固醇在溶酶体和次级内体中贮积，这是 NPC 的特点。NPC 比 NPD A 和 B 更为常见，每 100 000～120 000 例活产中就会发生 1 例[607, 609]。它是泛种族疾病，但是在几个遗传家系中发生率更高。

1. 临床表现 NPD C 在临床上极具特异性[603-609]。大多数患者患有进行性神经系统疾病，伴有轻度但可变的内脏肿大（疾病进展见参考文献[608]）。典型表型为儿童时期出现共济失调、垂直核上性麻痹、可变的肝脾大、构音障碍、肌张力障碍和精神运动退化，患者通常在 20—30 岁死亡。变异型表现为急性水肿、致命性早期型新生儿肝病、肌张力减退和运动发育迟滞的早发型及成人型疾病[610]。更多研究表明，严重肺部受累和早期死亡的患者在基因突变形式上是不同的[612, 613]，被称为 NPC2。其他患者涵盖了多种临床和细胞表型，被称为 NPC1。两组患者都没有明显的生化特征，也并非所有 NPC2 患者都有明显的肺部受累[613]。还有研究表明互补组 NPC1 和 NPC2 是由于编码两种不同蛋白质 NPC1[614] 和 NPC2[615] 的不同基因发生突变，这些蛋白质参与胆固醇的细胞内转运。大约 95% 的病例属于 NPC1 型。新斯科舍州一组聚集性患者具有同质亚急性表型，最初被诊断为 NPD D[616]。然而，互补研究[617] 及随后发现的 NPC1 基因点突变[618] 表明他们是 NPC1 的等位基因变

体，目前术语 NPD D 已被停用。近日，专家组对 Niemann-Pick 病患者的诊断和管理提出了建议，并更新了检测诊断指南[619]。

2. 遗传学特征 目前已在 NPC1 基因中鉴定出超过 520 种致病突变位点[162, 608, 620]，该基因编码主要位于晚期内体但与溶酶体相互作用的大跨膜糖蛋白。NPC1 中大约 1/3 的突变是错义突变，并且有 50 多个多态性位点。尽管大多数突变是特异的，但也有一些反复发生突变的位点。pI1061T 纯合等位基因形式与幼年发病病例相关，同时在除严重的婴儿期发病、神经系统表型之外的所有类型中均为杂合子发病。pP1007A 与细胞运输受损程度低于经典形式的青少年型患者相关[621]。

尽管对基因进行了完整的测序，但许多患者的基因型并不完善[603]。在极小的基因 NPC2/HEI 中也发现了超过 25 个突变位点[162, 615, 622]，该基因编码一种小的可溶性蛋白，该蛋白可以高亲和力结合胆固醇，并通过 6- 磷酸甘露糖途径分泌、重新捕获并递送至溶酶体。NPC2 中的几种突变可导致蛋白质截断，包括相对常见的无义突变 E20X，此突变与非常严重的表型相关。NPC2 中的错义突变导致更多样化的表型，包括青少年发病和晚发型患者。外显子组测序揭示了一个非典型表型的 NPC2 病例[623]。NPC1 和 NPC2 的大型复合家族的神经系统方面的基因型和表型之间存在密切的相关性，但无全身症状方面的相关性[624]。据推测，由 NPC1 和 NPC2 编码的蛋白质在胞内胆固醇的细胞内途径中相互密切作用，但它们的确切功能尚不清楚。

3. 实验室诊断 Niemann-Pick 病的诊断很复杂，因为其同时合并有两种遗传缺陷，这两种缺陷都不是简单的酶缺乏症[607, 608, 625]。如果临床上强烈怀疑 NPC，可以通过 Filipin 染色证实活细胞（如培养的皮肤成纤维细胞）中内吞胆固醇的运输存在缺陷，然后对 NPC1 和 NPC2 基因进行突变位点分析，从而进行确诊。"Filipin"检测通过荧光显微镜检测固定细胞中核周囊泡中未酯化胆固醇的贮积[605, 607-609]。由于特定突变的原因，10%～15% 的病例染色强度较低，突变分析对于解决这些"生化变异"病例至关重要[626]。这种染色模式可以在一些杂合子或酸性鞘磷脂酶的情况下见到。根据既往经验，低密度脂蛋白诱导的胆固醇酯形成的动力学指标是使用标记油酸盐作为辅助支持测试进行测量的[627]，但该

测试的结果差异性很大，不再推荐应用于临床。如果在先证者中已经确定了遗传缺陷（即 NPC1 或 NPC2），并且已知突变的病理意义，则可以通过突变分析来诊断家族内其他患者并进行携带者检测。实验结果表明 7-OH 胆固醇和胆固醇的其他氧化产物是 NPC 血液中敏感且特异的生物标志物[628]，这为 NPC 提供了一种额外的检测方法[625, 629-631]，可与基因检测结合使用以进行诊断。目前有一种用于 NPC 实验室诊断的算法，该算法结合了所有当前的生化和遗传测试，以及临床和遗传变异[632]。

基于细胞水平的检测已成功应用于 CCV 细胞中 NPC1 和 NPC2 的产前诊断，适用于具有经典、显著表型的家系，但它们有 10%～15% 错误率。如果在先证者中已确定遗传缺陷并且已知突变的病理学意义，则对 CV 样本进行分子遗传学分析是首选方法。它对于 NPC1 和 NPC2 的诊断都是快速且可靠的[604, 605, 633, 634]。

4. 治疗　目前已有几种治疗 Niemann-Pick 病的治疗方案。一些 Niemann-Pick 病患者接受了低胆固醇饮食和降胆固醇药物治疗，但结果并不满意[635]。另一名 Niemann-Pick 病患者接受了原位肝移植，但症状没有改善，最近的一项综述表明肝移植疗效不佳。由于 NPC2 蛋白是一种典型的可溶性溶酶体蛋白，它存在分泌及再捕获的过程，HSCT 或 ERT 理论上可以治疗 NPC2 的非神经症状。1 例没有呼吸系统损害的 NPC2 患者接受了造血干细胞移植，5年后神经系统发育有所进步，但在语言表达能力方面仍有明显迟滞[638, 639]。

在 Niemann-Pick 病患者的神经元中存在 GM2 和 GM3 神经节苷脂的二次贮积，这与神经元特异性树突生成有关[640]。美格鲁特（Miglustat）是一种糖脂合成抑制药，目前已证明可以减少 Niemann-Pick 病小鼠和猫[641] 中神经节苷脂的累积，并逆转人类患者血液淋巴细胞中的脂质运输缺陷。在这些研究的基础上，对 12 岁以上有神经系统症状的 Niemann-Pick 病患者使用美格鲁特进行底物剥夺试验[643]。该试验的有效结果使得后续在少年、青少年和成年患者中开展了进一步试验[644]。大多数患者的疾病进展速度降低，较晚发病的患者通常反应更好。对这些试验和大量病例报道的分析表明，美格鲁特可以稳定儿童和成人的中枢神经系统表现，但伴有轻中度但可控的胃肠道不良反应和体重减

轻[645-647]。它对晚期发病、进展缓慢的患者最为有益。最近对美格鲁特使用的大规模"真实世界"分析证实了其改善疾病进展的功效[648, 649]。目前已提出一系列使用美格鲁特进行治疗的建议[650]。

环糊精是一种胆固醇结合药物，在 Niemann-Pick 病的细胞和动物模型起到转运胆固醇向的作用，已经能够替代 NPC1 和 NPC2[651, 652]。实验已证实了环糊精在临床中的安全性，FDA 已批准通过外周注射羟丙基 -β- 环糊精作为 NPC 患者的"安慰剂"。注射羟丙基 -β- 环糊精使患者的肝脾大和神经功能障碍等方面有所改善，但对于两名接受治疗的患者并未改善其神经功能缺损[653]。静脉注射羟丙基 -β- 环糊精的临床试验目前正在进行中（如 NCT03471143）。通过鞘内给药直接输送到大脑的研究也在进行中，Ⅰ 期和 Ⅱ 期研究报道了此药物减缓疾病进展的积极作用[654, 655]，Ⅱ 期和 Ⅲ 期研究正在进行中。静脉和鞘内的组合给药也正在进行探索（如 NCT03887533）。应用药物前体、可生物裂解聚轮烷的形式运输羟丙基 -β- 环糊精可降低毒性并提高疗效[656]。

经过修饰的乙酰亮氨酸可用于治疗与共济失调相关的多种疾病，对 Niemann-Pick 病的早期评估显示出其潜在的益处[657]，进一步的临床试验目前正在进行中（如 NCT03759639）。

热休克蛋白（heat shock protein，HSP）可以保护因溶酶体的病理变化而处于应激状态的细胞，基础研究发现正确的 NPC1 蛋白折叠需要 HSP70，可以改善溶酶体病理性变化的重组 HSP70 出现于包括 NPC1 在内的各种鞘脂贮积症患者的成纤维细胞中[658]。此外，阿瑞洛莫（Arimoclomol）是一种 HSP 的小分子诱导药，具有相似的体外作用，目前正在临床试验中作为 NPC1 的口服药物检验其药物疗效（NCT02612129）。

组蛋白去乙酰化酶抑制药已证明可显著降低突变人成纤维细胞 NPC1 中胆固醇的积累，但不会显著降低 NPC2 成纤维细胞[601, 659] 和其他细胞类型[660] 中的胆固醇累积。由于它们增加了 NPC1 蛋白的数量，因此可能有助于治疗那些因突变导致 NPC1 生成减少或定位错误的患者症状[661]。临床前研究已经证明了 NPC1 小鼠的耐受性[662] 及其改善肝脏溶酶体功能的能力[663, 664]。大脑也是药物临床疗效的靶点，伏立司他（Vorinistat）＋环糊精＋

聚乙二醇的联合治疗可改善药物在小鼠大脑的穿透作用并发挥功能。一项在 NPC1 患者中口服伏立诺他（Vorinostat）的Ⅰ期和Ⅱ期研究（NCT02124083）已经完成试验。

针对基于 AAV 的基因治疗方法的潜在效用的临床前研究继续正在进行中[665]。

所有这些新的治疗方法都需要通过生物标志物来监测神经组织对治疗的反应[666]。

十一、Farber 病

Farber 病（OMIM 228000）是一种罕见的常染色体隐性溶酶体鞘脂贮积症，由酸性神经酰胺酶[也称为 N- 酰基鞘氨醇酰胺水解酶（EC3.5.1.23）]缺乏引起[667-669]。酸性神经酰胺酶的缺乏导致大部分组织（包括心脏、肝脏、肺和脾脏）中鞘糖脂的不全分解，导致神经酰胺在溶酶体内积聚（图 25-1）。在尿液中可以检测到极高水平的神经酰胺[670]，但在患者血浆中的水平并没有增加。大多数细胞中存在的碱性神经酰胺酶在这种疾病中不受影响。溶酶体内积累的神经酰胺不会直接干扰其他细胞区室中神经酰胺和衍生物的细胞功能[671]，但它可能会改变膜流动性和脂筏的形成，从而影响受体介导的信号传导[672, 673]。酸性神经酰胺酶的异常表达可能与其他疾病有关[674]。尽管目前只报道了约 100 例患者，但该疾病似乎是泛种族的。

（一）临床表现

因为在关节和其他压力点附近形成皮下结节，Farber 病也称为 Farber 脂肪肉芽肿病[667, 668, 675]。特征型表现包括由于喉部受累引起的进行性声音嘶哑、关节肿胀疼痛、皮下结节和肺部浸润。鉴于明显的关节受累表现，它可能被误认为是幼年特发性关节炎的一种形式[676]。临床症状出现在 2—4 月龄，在 2 岁之前患儿通常发生死亡，但已知最大能存活到 16 岁。患者的精神运动发育大部分是正常的，但是在疾病后期也会出现明显恶化。与之相反，据报道，一些严重的病例也会出现角膜混浊、肝脾大、显著的组织细胞增生症，以及在出生后 6 个月前死亡或胎死宫内。

尽管患者数量很少，但根据发病年龄、严重程度，以及受神经酰胺贮积影响的组织，Farber 病

已被分为 7 种亚型[668, 675]。1—5 型被称为经典、中度、轻度、新生儿和神经系统进展型。6 型源自 Farber 病 和 Sandhoff 病 的 偶然组合[677]。在 7 型中，鞘脂激活蛋白原的缺陷导致酸性神经酰胺酶的功能缺陷，以及 β 半乳糖脑苷脂酶和 β 葡糖脑苷脂酶活性的缺陷。这些患者在新生儿时表现为快速进展的神经内脏脂质贮积症[678]。酸性神经酰胺酶在体外被皂苷 D 激活[679]。虽然未曾出现单独缺乏皂苷 D 的病例报道，但鞘脂激活蛋白基因皂苷 D 结构域突变的小鼠会出现泌尿系统缺陷和小脑浦肯野细胞变性，并伴有含羟基脂肪酸的神经酰胺的贮积[680]。

（二）遗传学和基因型 / 表型

酸性神经酰胺酶基因（ASAH1）已被克隆[681]，并在患者中发现了 70 多个突变位点[162]，包括外显子跳读[682] 和缺失[683]。由于分析的患者数量很少，因此无法对基因型 – 表型相关性做出任何推断[684]。临床严重程度与在非生理条件下测量的残留活性无关[685]，但与神经酰胺的溶酶体储存水平有明显的相关性[686]。

ASAH1 中的双等位基因突变还与一种临床表现明显但症状较轻的疾病相关，即脊髓性肌萎缩伴进行性肌阵挛性癫痫（spinal muscular atrophy with progressive myoclonic epilepsy，SMAPME），其病理学改变仅限于中枢神经系统[687]。虽然患者缺乏酸性神经酰胺酶，但残留活性的程度（约 5%）可以解释其较轻临床表现的原因[688]。

（三）实验室诊断

Farber 病的诊断包括证明酸性神经酰胺酶缺乏，后续通过检测到 ASAH1 基因突变进行确认。既往，酸性神经酰胺酶活性是直接使用放射性标记的底物或通过分析外源性放射性标记的鞘脂在培养细胞中的代谢水平进行间接测定的[689]。现可以通过色谱法[690]、质谱法[691] 或酶法[692] 测定细胞中神经酰胺的水平来进行诊断。目前已经开发了一种使用包含伞形酮的合成荧光底物测量酸性神经酰胺酶活性的方法[689]，这将简化并加速 Farber 病的诊断。通过突变分析可以准确地判定携带者。产前诊断通过测量 CV[693] 和 CAC[694] 中神经酰胺酶活性或通过 CAC 中的脂质负荷试验[677] 进行确诊，但预测酸性神经酰

胺酶和分子遗传学检测的新式检测方法将取代这些方法。

（四）治疗

一些患者接受了骨髓移植。婴儿 Farber 病的外周神经系统表现有所改善，但即使在轻度症状患者中，其神经功能恶化仍在继续[695]。但在没有神经系统受累的患者中，异基因干细胞移植可以使得疾病产生的肉芽肿和关节挛缩几乎完全消退，活动能力和关节运动能力得到显著改善[675, 696, 697]。一项 HSCT 的临床前试验正在非人类灵长类动物中进行，该试验使用患者的造血干细胞转导一种过表达人类酸性神经酰胺酶的慢病毒载体[698]。

十二、溶酶体酸性脂肪酶缺乏：Wolman 病和胆固醇酯沉积症

溶酶体酶酸性脂肪酶（lysosomal enzyme acid lipase，LAL）（EC3.1.1.13）的缺乏导致两种主要表型：婴儿的 Wolman 病，以及儿童和成人的胆固醇酯沉积症（cholesteryl ester storage disease，CESD）（OMIM 278000）[699-702]。Wolman 病在一般人群中非常罕见，估计频率约为 1/50 万，但在伊朗 - 犹太社区的发病率较高，为 1/4200[703]。CESD 更为常见，估计频率为 1/300 000～1/40 000[702, 704]，但由于症状与其他疾病（如隐源性肝硬化和非酒精性脂肪性肝病[705]）相似，因此发病率可能被低估。

（一）临床表现

Wolman 病或原发性家族性黄色瘤病，累及肾上腺并伴有钙化，是由于完全缺乏酸性脂肪酶活性所致[699-703]。胆固醇酯和甘油三酯在溶酶体中贮积导致肝脏和胃肠道问题。在生命的最初几周，出现严重的成长受阻、腹泻、呕吐和肝脾大。胃肠道对营养的吸收不足是导致生长衰竭和疾病进展的主要原因。由于恶病质并发外周水肿，患者通常在出生后 6 个月内死亡。虽然大多数患者表现有肾上腺钙化，但一些严重患者不存在此体征[706]。同时在骨髓和其他器官中会出现泡沫细胞。这些器官含有富有中性脂质的细胞，特别是胆固醇酯和甘油三酯，但在血浆中胆固醇和甘油三酯水平正常。

胆固醇酯沉积症是一种症状较轻的疾病，因

为存在残留的酸性脂肪酶活性（正常值的 1%～10%）[699-702]。该疾病有多种临床表现[707]。它的特点是肝大，这可能是早期唯一的症状，同时常见身材矮小、慢性消化道出血、慢性贫血、头痛和腹痛。患者通常没有肾上腺钙化，但可能有海蓝组织细胞增生症。有些患者在少年时期死亡，但少部分患者却可以活到成年[708, 709]。检查发现患者肝脏中胆固醇酯的水平显著升高，而甘油三酯的水平仅中度升高。患者存在高脂血症，血浆高密度脂蛋白显著降低，肝酶轻度升高。对已发表的 135 例胆固醇酯沉积症[707]病例的回顾显示，除 1 例患者之外[710]，所有患者均患有肝大，3/4 的患者同时患有脾大。所有人都有明显的肝病表现，特征是微泡性脂肪变性，进展为微结节性肝硬化和肝衰竭。

（二）遗传学和基因型 / 表型

酸性脂肪酶基因 *LIPA* 已完成克隆[711]，目前已鉴定出约 100 个突变位点[162, 700, 712]。在 Wolman 病患者中发现的突变可以导致没有残留的酶活性或酶蛋白缺失，而在胆固醇酯沉积症患者中发现的突变产生具有一些残留活性的酶[713]。Wolman 病似乎比胆固醇酯沉积症在遗传上更具异质性[714, 715]。在胆固醇酯沉积症患者中发现的常见剪接位点突变（c.894G＞A），会产生一个跳过第 8 号外显子的主要无功能转录本和一个正常剪接的次要转录本后者会产生 5%～10% 的残余 LAL 活性，既便在杂合的情况下也能避免严重的 Wolman 表型[716]。这种突变在白种人 / 西班牙裔人群中可能发病人数较多，但在其他人群中并不那么普遍[717]。酸性脂肪酶分子模型上的突变位置表明，功能重要残基的构象变化和（或）大的构象变化往往会导致严重的 Wolman 病表型，而小的构象变化往往会导致较轻微的胆固醇酯沉积症表型，但是也有例外[718]。

（三）实验室诊断

在临床可疑后，可以通过使用各种底物（包括放射性标记的甘油三酯和胆固醇酯以及 4- 甲基戊烯酮脂肪酸酯、*p*- 硝基酚脂肪酸酯）[719]证明白细胞或成纤维细胞中酸性脂肪酶活性缺乏进行 Wolman 病和胆固醇酯沉积症的诊断。由于全血中存在其他脂肪酶（如胰脂肪酶）干血斑中酸性脂肪酶的测定变得复杂。但是酸性脂肪酶会被 Lalistat2 特异性

抑制 [720]，从而能够通过从总脂肪酶活性中减去未抑制的活性来选择性地在干血斑中对其水平进行测定 [721-723]。后续通过靶向突变筛选或基因测序的突变分析来确诊。突变分析是准确检测家庭成员携带者的首选方法。产前诊断是通过使用合成底物 [724, 725] 和放射性标记的胆固醇油酸酯 [726] 对 CV 和 CCV 细胞，以及 CAC 进行直接酶测定来实现，但如果已在家族中鉴定出致病突变，则可以选择分子检测的方法。

（四）治疗

有 1 例胆固醇酯沉积症患者进行了肝移植，虽然最初有所改善，但随后出现严重的高血压和肾衰竭，导致死亡 [727]。有一些报道称，Wolman 病患者可通过骨髓移植 [728, 729] 或无关脐带血移植 [730] 成功进行干细胞移植，但死亡率和发病率很高。基于酸性脂肪酶缺陷大鼠和小鼠的临床前试验得到了积极的结果，使用鸡蛋中产生的人类重组酸性脂肪酶，在 Wolman 病和胆固醇酯沉积症患者中进行激素替代治疗试验有效 [731]。初步结果表明，该酶制剂安全，血浆肝酶水平正常，肝脏脂肪含量降低，血清低密度脂蛋白胆固醇升高，表明储存在溶酶体中的胆固醇酯已被分解 [732-735]。在成人胆固醇酯沉积症中，长期使用该制剂超过 52 周，已被证实对改善肝脏大小和血清脂质水平有益 [734]。一项在 66 例成人和儿童中进行的 III 期研究，通过改善谷丙转氨酶水平、改善血清脂质水平和降低肝脏脂肪含量进行评估，证实了此药物的耐受性和有效性 [736]。

一项纳入 9 例 Wolman 病表型婴儿进行的 II 期和 III 期研究表明，产品塞贝脂酶 α 显著改善了存活率、生长发育和血液指标。3 例接受治疗的患者未能存活至 12 个月，2 例是因为疾病已经晚期，另 1 例是由于非方案驱动的腹腔穿刺引起的并发症 [737]。根据试验数据，塞贝脂酶 α（Kanuma，Alexion）已获得 FDA 和 EMA 的上市许可。

尽管他汀类可以降低胆固醇酯沉积症患者中的血脂，但没有明确的证据表明它们能改善肝纤维化/肝硬化 [738]。目前已经对他汀类与酶替代疗法联合使用的可能性进行了探索 [739]。磁共振波谱提供了一种检测异常肝脏脂质成分和监测治疗模式变化的无创方法 [740]。

十三、神经元蜡样质脂褐质沉积症

神经元蜡样质脂褐质沉积症，也统称为 Batten 病，包括一组 10 多种遗传上不同的、严重的、进行性的、退行性疾病，其特征是自发荧光蜡质脂色素在神经和外周组织中的沉积 [741-746]。临床上，患者表现出进行性视力衰竭、神经变性、癫痫和早期死亡。历史上，根据症状出现的年龄和沉积物的超微结构形态，将神经元蜡样脂褐素病分为婴儿型（infantile NCL，INCL）、晚期婴儿型（lat-infantile NCL，LINCL）、青少年型（juvenile NCL，JNCL）和成人型（adult NCL，ANCL）。最初认为每种类型是由单个基因的突变引起的，大多数是常染色体隐性遗传（表 25-4）。随着 NCL 潜在基因的确定，发现存在许多遗传类型，其中一些类型在特定人群中富集。NCL 可以被视为溶酶体贮积病，因为自发荧光蜡质脂色素在溶酶体中累积，但这种累积不是疾病特异性的：它不是每种疾病中缺陷酶的底物。该沉积物具有复杂的基础，其主要蛋白质成分是线粒体 ATP 合酶的亚基 c 或鞘脂激活蛋白 A 和 D（皂苷 A 和 D）（表 25-4）。其他分子也存在沉积现象 [744, 747-749]。

通过电子显微镜（electron microscopy，EM）观察到的超微结构形态和沉积物的组成，在皮肤活检或白细胞血沉棕黄层中观察最清晰（表 25-4）。在诊断为经典婴儿型的患者中经常观察到颗粒状嗜锇沉积物（granular osmiophilic deposit，GROD），这些患者在出生后的第一年或第二年出现症状。曲线样沉积（curvilinear body，CL）主要见于经典晚期婴儿型患者，而指状沉积（fingerprint profile，FP）及光学显微镜下可见的空泡淋巴细胞对于经典青少年型患者来说非常独特。随着发现更多 NCL 的变异型，沉积物谱变得更加复杂，在晚期婴儿型患者变异体中经常观察到 FP 和 CL 的混合物，或者浓缩的 FP，或者直线样沉积（rectilinear profile，RL）。成人患者通常混合有 FP 和 CL，但在某些情况下，只有 GROD 明显。随着 NCL 的潜在基因被确定，沉积物的种类可能与某些基因有关（例如，如果突变在 *CLN1* 中，则沉积物为 GROD），或者随着发病年龄或疾病严重程度而变化，而非与潜在的遗传缺陷有关。沉积物、遗传缺陷和临床症状之间的关系仍在研究中 [750, 751]。

表 25-4 神经元蜡样脂质褐质沉积症

基因	临床表现	蛋白质	沉积形态（蛋白质）	产前诊断
CLN1 (PPT1)	婴儿型、晚期婴儿型、青少年型和成人型	PPT1	GROD (SapsA 和 D)	酶学分析, DNA（组织学）
CLN2 (TPP1)	晚期婴儿型、青少年型、延长型、SCAR7	TPP1	CL (c 亚单位)	酶学分析, DNA（组织学）
CLN3	仅青少年型、延长型、仅有视力障碍	CLN3, 内溶酶体膜蛋白	FP (c 亚单位)	DNA, 组织学, 空泡淋巴细胞
CLN4 (DNAJC5)	成人型（占优势）	CSPα, 半胱氨酸延伸蛋白	CL/FP/GROD (c 亚单位)	DNA, 组织学
CLN5	晚期婴儿型、青少年型、延长型、成人型	CLN5, 可溶性溶酶体蛋白	RL, 压缩的 FP/CL (c 亚单位)	DNA, 组织学
CLN6	晚期婴儿型、延长型、成人型（Kufs 病 A 型）、青少年小脑共济失调	CLN6, ER 跨膜蛋白	RL, 压缩的 FP/CL (c 亚单位)	DNA, 组织学
CLN7 (MFSD8)	晚期婴儿型、青少年延长型、成人黄斑营养不良、成人视锥视杆细胞营养不良	MFSD8, 溶酶体膜蛋白	RL, 压缩的 FP/CL (c 亚单位)	DNA, 组织学
CLN8	晚期婴儿型、延长型、北方癫痫	CLN8, ER 跨膜蛋白	RL, 压缩的 FP/CL (c 亚单位)	DNA, 组织学
CLN10	先天性晚期婴儿型、青少年型、成人型	CTSD, 组织蛋白酶 D	GROD (Saps A 和 D)	酶学分析, DNA（组织学）
CLN11	青少年型、成人型（杂合子表现为额颞叶痴呆）	GRN, 三肽基肽酶 1	RL	DNA, 组织学
CLN13	成年 Kufs 病 B 型	CTSF, 组织蛋白酶 F	FP	酶学分析, DNA（组织学）

其他基因的基因变异与神经元蜡样脂质褐质沉积症表现型相关：CLN12/ATP13A2，突变通常导致 Kufor-Rakeb 综合征；CLN14/KCTD7 在婴儿型和晚期婴儿型的病例中，所有其他已知突变导致 Kufor-Rakeb 综合征；SGSH 在成人发病的病例中，所有其他已知突变导致 MPS III A；CLCN6，可能改变疾病表型；注意未识别 CLN9；ATP13A2. 5 型 P 型 ATP 酶；CL. 曲线样沉积；ER. 内质网；FP. 指状沉积；GRN. 颗粒蛋白前体；GROD. 颗粒状嗜锇沉积物；KCTD7. 含钾通道四聚化结构域蛋白 7；MFSD8. 主要催化超家族结构域 8；PPT1. 棕榈酰蛋白硫酯酶 1；RL. 直线样沉积；Saps A 和 D. 皂苷 A 和 D；c 亚单位. 线粒体 ATP 合酶 c 亚单位；TPP1. 三肽基肽酶 1；引自 Humphries S. Prenatal diagnosis of disorders of lipid metabolism. In: Milunsky A, Milunsky JM, eds. Genetic disorders and the fetus: diagnosis, prevention and treatment,7th. Hoboken, NJ: John Wiley & Sons, 2016:773.

在研究不同形式 NCL 的遗传基础方面取得了巨大进展（表 25-4）[746, 752, 753]。目前，在 13 个人类基因中已报道了 500 多个致病突变（http://www.ucl.ac.uk/ncldisease），这导致了命名法的改变，现在该疾病是基于基因命名的[754]。除一种外，所有类型的 NCL 均为常染色体隐性遗传疾病[755-757]。在最常见的类型中，编码溶酶体酶，棕榈酰蛋白硫酯酶 1（palmitoyl protein thioesterase1，PPT1）的 *CLN1* 突变会导致典型的婴儿型 CLN1 疾病（INCL），但也会导致发病年龄较晚甚至到成年的疾病。有两种广泛的突变，其中一种在芬兰人群中特别常见，该疾病是在芬兰首次被发现的。*CLN2* 还编码一种溶酶体酶，即三肽基肽酶Ⅰ（tripeptidyl peptidase，TPP1）。TPP1 的缺乏会导致典型的晚期婴儿型 CLN2 病（LINCL），也会导致疾病晚发或延迟。在加拿大还有一种更常见的突变。典型的青少年 CLN3 疾病（JNCL）是由 *CLN3* 突变引起的；全世界范围内发现的 1kb 以内基因缺失约占受影响等位基因的 90%[758]。目前已知一些突变导致较轻的表型，包括视力减退或心脏问题等。CLN3 蛋白的功能仍有待确定。成人型 NCL 是由多种基因突变引起的，其中一些基因突变也会导致儿童发病（表 25-4）。剩下的已确认的 NCL 基因影响的患者较少，其中一些基因仅在一个或几个被诊断为 NCL 的家庭中被报道过。对于大多数 NCL，有一种可识别的"经典"疾病表型与基因功能完全丧失相关[3]。由于所谓的"较轻"突变，蛋白质功能并未完全丧失，因此会出现发病较晚、病程较长或不包括典型表型的情况，这些突变不会完全消除蛋白质功能。

至少有 5 个其他的基因导致动物 NCL；然而到目前为止，还没有在任何患者中发现这些基因是疾病的唯一遗传原因[759, 760]。其中一些缺陷，如编码氯通道蛋白家族（CLCN3、6 和 7），由于其在内体膜中的位置和功能，可能导致溶酶体功能障碍，以及其他细胞过程被破坏。

大多数 NCL 的诊断可以联合采用生化和遗传技术来实现[746]。通过检测白细胞、干血斑、唾液或培养成纤维细胞中 PPT1、TPP1 或 CTSD 的活性，可以可靠地诊断 CLN1、CLN2 和 CLN10 疾病。CLN13 疾病［组织蛋白酶 F（CTSF）］也同样可以诊断。对于所有其他 NCL 类型，最终诊断依赖于 DNA 分析。DNA 分析甚至更为重要，因为现在已

经知道，不同 NCL 基因的突变可能会产生相似的表型，而同一基因的突变可以产生不同的表型。因此，酶分析应始终应用于表现异常或发病较晚的病例，所有诊断应尽可能通过 DNA 测序和突变分析确认。棕黄色外壳白细胞的特征性超微结构形态仍然是诊断的一种非常有效的辅助手段，有时有助于识别非典型病例。目前还没有生化检测可用于诊断非溶酶体酶突变导致的 NCL。用组织学方法检测携带者是不可行的，另外用酶分析方法也是不可靠的，必须始终以突变分析为基础。

有必要研究典型病例以准确诊断 NCL 的遗传亚型，为其提供可靠的产前诊断。出生后诊断应包括酶学（如适用）、突变分析和组织学方法。根据 NCL 亚型的不同，所有这些方法都可联合用于产前诊断[761]。NCL 的第一次产前诊断是在未培养的羊膜细胞上进行的，诊断为 CLN2 疾病，并且在随后进行了证实[762-764]。这些细胞的 EM 在两次妊娠中，以及在皮肤、羊膜、脐血管、血液、肝脏和大脑中显示出特征性 CL 图谱。

在适当的情况下，将 PGT[765]，以及对妊娠 12—15 周时获得的 CV 样本[769] 酶分析[766-768] 和超微结构检查三者相结合，可以快速诊断。突变分析和组织学的结合已应用于 CLN3[770]、CLN5[771]、CLN6[772] 和 CLN10 疾病[773] 的产前诊断。芬兰已经对婴儿 CLN1 疾病低风险夫妇进行了产前基因检测[774]。

目前，对于大多数的这类疾病没有有效的治疗方法，但在各种治疗策略上已经做了尝试或正在进行临床前研究[775-777]。对患有 CLN2[778]、CLN3[779] 和 CLN1[780] 疾病的患者进行骨髓移植，但在病理神经学方面没有任何显著改善。无论是通过在Ⅰ期试验[781] 中将人类神经干细胞移植到患有 CLN1 或 CLN2 疾病的儿童的大脑中，还是通过 AAV 血清型 2 介导的基因治疗，直接将 CLN2 基因注射到患有 CLN2 的儿童的大脑中，均没有明显的不良反应。在对狗和猴子[783-785] 进行临床前研究并取得成功后，正在对患儿和无症状儿童进行临床试验。FDA 和 EMA 批准的第一种 NCL 治疗方法是针对 CLN2 疾病的。它是在侧脑室内，以每 2 周 300mg 蛋白质的剂量，通过 Rickham 或 Ommaya 贮液器向侧脑室内注射重组原酶达 4h 以上[786]。预计治疗将是终身的[786, 787]。同时在动物的临床前研究，Ⅰ期和Ⅱ期

试验正在评估鞘内注射 AAV9 介导的基因治疗（如 CLN6 病患者，NCT02725580）。这些脑内新疗法可能不会对 NCL 相关的视网膜变性或周边病变产生疗效。

小分子量分子有望成为 NCL 的潜在治疗药物，因为它们可以穿过血脑屏障并靶向外周病灶。目前治疗重点一直放在尽量减少癫痫等临床症状上，而不是针对疾病潜在的根本原因，尚无任何药物治疗被证明具有确切的疗效 [743]。如果同时解决中枢神经系统和外周疾病，并且在首次出现症状之前尽早开始治疗，那么治疗很可能是最成功的 [788]。

致谢：本章著者 James Davison 感谢伦敦 Great Ormond Street 医院的临床和实验室溶酶体多学科团队。本章著者 Bryan Winchester 感谢他的同事们的奉献精神、经验和友谊，特别是在伦敦 Great Ormond Street 医院酶诊断实验室的 Elisabeth Young，他与他们共事多年，没有他们，本章不可能顺利完成。本章著者 Sara Mole 感谢 UCL 和医学研究委员会的支持。本章著者 Steve E. Humpries 感谢英国心脏基金会的支持。

第26章　原发性免疫缺陷病的产前诊断
Prenatal Diagnosis of Primary Immunodeficiency Diseases

Jennifer M. Puck　著

智　旭　杨婧祎　译

免疫系统是人类防御系统的一部分，该系统是为保护人类免受有害微生物入侵而存在。巨噬细胞、淋巴细胞及其分泌产物构成了一个高度特异性、相互协调的网络，负责选择性识别并消除通过身体外部屏障的微生物。世界范围内最常见的免疫缺陷病的原因是后天获得性的，通常因营养不良或继发于感染的免疫抑制，病原体除了人类免疫缺陷病毒（human immunodeficiency virus，HIV），还有麻疹病毒、肺结核杆菌和其他病原体。在发达国家，免疫抑制可能是由于恶性肿瘤、自身免疫性疾病或过敏性疾病治疗过程中药物产生的不良反应。由特定基因异常导致的遗传缺陷所引发的原发性免疫系统疾病并不常见，然而这些疾病证明了免疫通路和免疫网络的组成部分在正常免疫反应过程中的必要作用。此外，在过去30年中，随着导致宿主防御能力受损的400多种单基因疾病得到鉴定并完成分子克隆，有关患病家系的诊断、治疗和遗传学管理发生了快速且根本性的转变[1, 2]，特异性免疫缺陷疾病的产前诊断为已知可能生育患儿的家庭提供了更多的选择，而终止妊娠只是其中选项之一。

在美国全国范围内，针对严重的适应性免疫缺陷进行新生儿筛查是基本医疗服务，同时越来越多的国家通过人口普及的公共卫生项目进行T细胞干血斑分析[3-5]。利用系列同种异体的供体细胞进行造血干细胞移植以治疗严重免疫缺陷的情况越来越多，其预后也得到了改善[6]。目前已经实现了宫内骨髓移植[7]，但是由于过去20年间产后治疗相关的风险大大降低，该技术尚未广泛应用。此外，尽管

在一些早期应用案例中显示基因插入突变有导致白血病的风险，但在五种原发性免疫缺陷基因型的实验中，应用基因治疗自体纠正免疫缺陷被证明是有效的，并有望在未来成为一种重要的治疗方式。

除了主要的免疫缺陷病种之外，越来越多的研究集中在引发免疫失调的单基因疾病上[8]。其致病基因包括：编码与极早发型炎性肠病相关的白细胞介素10通路成员的基因[9]，以及多系统综合征如IPEX综合征［X连锁免疫失调、多发性内分泌病和肠病（X-linked immune dysregulation，polyendocrinopathy，and enteropathy，IPEX）][10]和伴有念珠菌病和外胚层发育不良的自身免疫性多发性内分泌病（autoimmune polyendocrinopathy with candidiasis and ectodermal dysplasia，APECED）[11]相关的基因。

一、家族史

遗传性免疫缺陷病的严重程度和发病年龄非常多样。因为这些疾病很少见，且在某些情况下，死于感染的婴儿或儿童不能被明确诊断，因此既往这些疾病的患病率未知。较为常见的疾病主要影响B细胞及其产生保护性抗体的功能，但与影响T和B细胞联合功能的疾病相比，它们的发病时间往往较晚。据估计，重症联合免疫缺陷（severe combined immunodeficiency，SCID）等危及生命的免疫缺陷疾病的发生率约为1/10万，但目前对SCID进行的前瞻性人群新生儿筛查显示无偏倚的数字接近1/65 000～1/50 000[3, 4]。因为发病率较低，现阶段通

常是在有原发性免疫缺陷患病亲属的情况下要求孕妇进行产前评估，对亲属中患病的先证者进行明确的评估对胎儿诊断有很大帮助。另外，近年来免疫诊断变得更加精确，了解和调查因感染导致的过早死亡家族史意义重大，查看患病亲属的病历或尸检报告可以提供重要线索。

当遇到有反复感染个体家族史时，需要知道免疫系统正常的儿童在 10 岁以前平均每年有 6～8 次呼吸道感染，因为适应性免疫系统会积累经验并产生免疫记忆。健康的儿童通常能妥善地控制感染，相比之下，宿主防御受损的儿童尽管接受了标准治疗，但仍会出现严重的甚至致命的感染、持续性感染及反复感染。严重感染的一个重要指标是成长受阻。感染的时间也很重要；患有免疫缺陷的足月婴儿在出生后的前几个月受到来自胎盘的母体免疫球蛋白 G（immunoglobulin G，IgG）的保护。许多免疫缺陷儿童表现为慢性皮疹，一部分患有原发性免疫缺陷的婴儿同时存在其他先天性异常，如面部、骨骼、心脏、肠道、牙列发育异常或色素沉着，以及毛发异常。

引起感染的病原体不仅可以有效提示免疫缺陷病，如发现与肺炎相关的机会病原菌，如耶氏肺孢子虫，同时还可以提示特定的免疫缺陷。表 26-1 总结了各部分免疫系统疾病中常见的感染病原体类型。T 细胞通过直接细胞毒性控制病毒和真菌性疾病，同时它们也可以为 B 细胞进行有效的抗体反应提供辅助功能，并释放可激活巨噬细胞的可溶性细胞因子，杀死入侵的病原体。因此，T 细胞疾病引发 T 细胞和 B 细胞联合免疫缺陷，机体对所有类型的细菌、病毒和真菌感染的易感性增加。单纯 B 细胞缺陷会导致复发性窦肺感染，患者通常伴有细菌性败血症，无法产生持久或记忆性的、抵御同一病原体反复感染的适应性免疫。缺乏黏膜抗体防御的患者（主要以 IgA 缺乏为代表），也特别容易患肠道病毒引起的侵袭性疾病，并导致慢性病毒性脑膜炎及严重的胃肠炎。粒细胞疾病患者易发生侵袭性葡萄球菌感染，因为这种微生物通常由吞噬作用和粒细胞特化囊泡中超氧化物介导的杀伤作用所消灭。巨噬细胞缺陷患者容易感染非典型分枝杆菌及其他可于胞内存活的病原体。补体结合是控制奈瑟菌属细菌感染的重要机制，晚期补体成分缺乏的患者容易患化脓性关节炎、脑膜炎及此类病菌引起的

严重败血症。表 26-2 中列出了由先证者的感染症状提示所需进行的免疫学检查。

常染色体隐性遗传病对男性和女性均造成影响，但携带者频率很低，因此不太可能找到亲兄弟姐妹以外的同病亲属。在近亲婚配、密切相关或来自有限祖先库的人群中的情况下有可能出现例外，其中高达 90% 的病例可能是由于常染色体隐性遗传性疾病的等位基因来自共同的祖先[12]。X 连锁免疫缺陷病包括 Wiskott-Aldrich 综合征、X 连锁慢性肉芽肿病、SCID、无丙种球蛋白血症、高 IgM 综合征、备解素缺乏症、两种遗传形式的 X 连锁淋巴组织增生性疾病和 IPEX 综合征[10]。因为过去诊断特定免疫缺陷的能力有限，家族史可能不太明确，偶有病史提示女方有男性亲属于年轻时去世，伴有体重不增、腹泻或肺炎等症状。过去几代人中，此类患者经常被误诊为囊性纤维化病，但回溯起来，他们可能患有 X 连锁 SCID，因为这两种情况都表现出反复发作的肺炎及成长受阻。此外，原发免疫缺陷多由新发突变引起，其中以 X 连锁尤为显著，然而发达国家中兄弟姐妹的数量特别少，以至于大多数已证实有 X 连锁免疫缺陷突变的先证者没有男性亲属受累的病史。

大部分与 X 连锁免疫缺陷相关的表型偶尔在女性中出现。尽管大多数情况下是一种明显的非遗传现象，但其机制之一是女性自然状态下罕见发生的不平衡的 X 染色体失活，其突变的 X 染色体充当免疫细胞中的活性 X 染色体，这种情况可能发生在 X 染色体和常染色体易位的女性中。此外，常染色体隐性拟基因型也表现为 X 连锁免疫缺陷，这是由于该基因的纯合或复合杂合缺陷编码的蛋白与 X 连锁基因产物在免疫通路中相互作用。

免疫系统的常染色体显性遗传病占少数，但通过外显子组测序技术，近期经鉴定的基因数量有所增加[1, 13]。重要的显性原发性免疫缺陷包括由三聚体细胞表面凋亡受体 Fas 突变引起的自身免疫性淋巴增殖病（autoimmune lymphoproliferative disease，ALPS）[14, 15]，以及由信号转导和转录激活因子（signal transducer and activator of transcription，STAT）基因 STAT3 功能失活导致的高免疫 IgE 综合征（又称 Job 综合征）[16, 17]，此外，包括 STAT3 在内的许多基因中，不同形式的突变会导致不同的功能丧失或获得，从而导致不同的显性表型[17]。

表 26-1 明确与免疫系统各主要成分缺陷相关的病原体

		T 细胞缺陷	B 细胞缺陷	粒细胞缺陷	巨噬细胞活化缺陷（IFN-γ/IL-12 轴）	补体缺陷
病原类型	细菌	细菌性败血症	链球菌、葡萄球菌 嗜血杆菌	葡萄球菌、假单胞菌、沙雷菌	沙门菌、胞内细菌	奈瑟菌属，其他化脓性细菌
	病毒	巨细胞病毒、EB 病毒、水痘病毒、腺病毒、呼吸道和肠道病毒	肠病毒性脑炎			
	真菌和寄生虫	念珠菌、肺孢子菌、隐孢子虫	重症肠道贾第虫病	念珠菌、诺卡菌、曲霉菌		
	分枝杆菌	播散性 BCG，典型和非典型分枝杆菌			播散性 BCG，典型和非典型分枝杆菌	
	特征	机会性致病病原体的侵袭性疾病；未能清除感染	复发性窦肺感染；败血症；慢性脑膜炎	肉芽肿，自身免疫		自身免疫

EB. 人类疱疹病毒 4 型；BCG. 卡介苗；IL-12. 白细胞介素 12；IFN-γ. 细胞因子干扰素 γ；引自 Puck JM. Prenatal diagnosis of primary immunodeficiency diseases. In: Milunsky A, Milunsky JM, eds. Genetic disorders and the fetus: diagnosis, prevention and treatment. 7th edn. Hoboken, NJ: John Wiley & Sons, Inc., 2016. Reproduced with permission of John Wiley & Sons, Ltd.[105]

表 26-2 免疫学测试，用于明确怀疑有免疫缺陷个体的主要缺陷类型

		检 测	需要注意的具体方面
缺陷类型	任何免疫缺陷	全血细胞计数；分类计数和涂片；血小板计数	淋巴细胞、中性粒细胞和嗜酸性粒细胞数量、颗粒形态，血小板大小
	抗体缺陷	定量免疫球蛋白；B 细胞数；强化免疫前后对破伤风和肺炎球菌的抗体滴度	对抗原的特异性抗体反应较差，如疫苗接种，从 IgM 到 IgG、IgA 的同型转换
	T 细胞缺陷	迟发性超敏反应的皮肤试验；T 细胞表面标志物亚群 CD3、CD4、CD8；对有丝分裂原和抗原的体外反应	2 岁前不能诊断皮试无反应性，使用年龄匹配的淋巴细胞亚群正常值
	吞噬细胞缺陷	中性粒细胞计数；中性粒细胞氧化功能［中性粒细胞氧化指数（neutrophil oxidative index，NOI）］	
	补体缺陷	CH50 测定	经典途径和旁路途径的个体补体成分
	分子诊断	单基因测序或基因芯片、全外显子组或全基因组	怀疑特定基因缺陷时，多个基因可能包含有害变异并引发观察到的疾病，逐渐应用于临床实验室

引自 Puck JM. Prenatal diagnosis of primary immunodeficiency diseases. In: Milunsky A, Milunsky JM, eds. Genetic disorders and the fetus: diagnosis, prevention and treatment. 7th edn. Hoboken, NJ: John Wiley & Sons, Inc., 2016. Reproduced with permission of John Wiley & Sons, Ltd.[105]

二、特异性免疫缺陷

表 26–3 列出了选定原发性免疫疾病的分类，部分基于国际免疫学会联盟委员会发布的关于原发性免疫缺陷的报道 [1, 2]。目前，几个分子诊断实验室为其中大部分疾病进行临床诊断检测，包括产前检测。随着基因检测的迅速发展，在散发先证者或新确诊家庭的具体诊断中，基因芯片和全外显子组测序（见第 14 章）的功能逐渐优于单基因测序。然而，有关新发变异的解释和遗传咨询的可行性仍存在诸多挑战。迄今为止发现的单基因免疫缺陷中，很少有单一的主要或常见突变，如囊性纤维化中的 ΔF508 突变。相反，通常发现的是在整个开放阅读框、基因的调控和剪接序列上存在各种各

表 26–3	与选定的原发性免疫缺陷疾病相关的基因分类（来自 400 多个已知疾病基因）[a]			
疾病名称	免疫异常 [a]	基因缺陷；病因	基因名称和遗传方式 [b]	产前诊断选择 [c]
重度联合 B 和 T 细胞缺陷				
X 连锁重症联合免疫缺陷（X-SCID）	低 T 细胞；B 细胞异常；低 NK 细胞，低 Ig 水平	IL-2 和其他细胞因子 IL-4、-7、-9、-15、-21 的受体 γ 链缺陷	X, *IL2RG*（*SCIDX1*）	CVS, amnio：G；FB：CP
JAK3 缺陷（JAK3 SCID）	低 T 细胞；B 细胞异常；低 NK 细胞，低 Ig 水平	JAK3 细胞内信号激酶缺陷	AR, *JAK3*	CVS, amnio：G；FB：CP
IL-7α 受体缺陷（IL7RA SCID）	低 T 细胞；B 细胞异常；低 Ig；存在 NK 细胞	IL-7α– 链细胞因子受体缺陷	AR, *IL7R*	CVS, amnio：G；FB：CP
腺苷脱氨酶（ADA）缺陷	低 T 细胞和 B 细胞；低 NK 细胞，低 Ig	嘌呤补救途径中间体的选择性淋巴细胞毒性	AR, *ADA*	CVS, amnio：E, G；FB：E
重组酶激活基因（RAG1、RAG2）缺陷	低 T 细胞；B 细胞缺失；缺乏 Ig	无 T 或 B 细胞抗原受体重排；阻滞 T 和 B 细胞的发育	AR, *RAG1* 和 *RAG2*	CVS, amnio：G；FB：CP
Artemis DNA 修复蛋白缺陷（纳瓦霍印第安人 SCID）	缺乏 T、B 细胞；缺乏 Ig；辐射敏感性	无 T 或 B 细胞抗原受体重排；阻滞 T 和 B 细胞发育	AR, *DCLRE1C*	CVS, amnio：G；FB：CP
CD3 受体成分 δ、ε 和 ζ 缺陷	缺乏 T 细胞	T 细胞发育停滞	AR, *CD3D*, *CD3E*, *CD3Z*	CVS, amnio：G；FB：CP
CD45 缺陷	缺乏 T 细胞	T 细胞发育停滞	AR, *PTPRC*	CVS, amnio：G；FB：CP
网状组织发育不全	低 T、B 细胞；低 Ig；低粒细胞；耳聋	AK2 或其他未知的骨髓干细胞缺陷	AR, *AK2*	CVS, amnio：G；FB：CP
冠蛋白 –1A 缺陷	低 T 细胞	胸腺迁出缺陷	AR, *CORO1A*	CVS, amnio：G；FB：CP
SCID，常染色体隐性遗传，基因型未知	低或缺乏 T 细胞；T 细胞和 B 细胞功能受损	未知；多重缺陷	未知	FB：CP，低 T 细胞，低 TREC；CVS, amnio：G（如果突变已知）

（续表）

疾病名称	免疫异常 [a]	基因缺陷；病因	基因名称和遗传方式 [b]	产前诊断选择 [c]
B 细胞和 T 细胞联合缺陷				
嘌呤核苷磷酸化酶（PNP）缺陷	低 T 细胞；B 细胞异常；低 Ig	嘌呤途径中间体的淋巴细胞毒性	AR，*PNP*	CVS，amnio：E，G；FB：CP，E
MHC Ⅱ 类缺陷	低 CD4 T 细胞；缺乏细胞表面 MHCII	控制 MHC Ⅱ 基因表达的因子发生突变	AR，*CIITA* 和 *RFX5*	CVS，amnio：G；FB：CP
ZAP70 激酶缺陷	低 CD8 T 细胞；功能不良的 CD4 T 细胞	胸腺细胞内激酶缺陷；T 细胞成熟受阻	AR，*ZAP70*	CVS，amnio：G；FB：CP
Omenn 综合征	低 T 和 B 细胞；低 Ig	RAG1/RAG2 或其他具有残留活性的 SCID 基因缺陷	多种 AR，X	CVS，amnio：G；FB：CP
X 连锁高 IgM 综合征 CD40 配体缺陷	IgM 正常或高；其他 Ig 同型体低	缺乏 T 细胞帮助 B 细胞同型体转换为 IgG、IgA、IgE	X，*CD40L*	CVS，amnio：G
DiGeorge 综合征	正常至低 T 和 B 细胞；正常至低 Ig	胸腺和其他结构的胚胎学缺陷；多变缺陷（如心脏、甲状旁腺、上腭）	AD，杂合的 22q11.2 缺失和其他罕见基因座，*TBX1* 突变	M：CMV，CVS；amnio：CNV，FISH；胎儿心脏超声，其他异常
抗体缺陷				
X 连锁无丙种球蛋白血症（XLA）	低 B 细胞；低至无 Ig	B 细胞特异性布鲁顿酪氨酸缺陷激酶	X，*BTK*	CVS，amnio：G；FB：CP（缺少 κ 切除环）
μ - 重链缺陷	低 B 细胞；低至无 Ig	细胞表面 μ 链表达缺陷	AR，*IGM*	CVS，amnio：G；FB：CP
其他无丙种球蛋白血症	B 细胞和低至无 Ig	μ 重链基因缺陷；*λ5 Vpreb* 基因；*BLNK* 基因；*syk* 基因，其他	AR，多样	潜在的 CVS，amnio：G
常染色体 IgG，IgA，IgE 缺陷	选择性的同型体缺陷	活化诱导的胞苷脱氨酶缺乏症	AR，*ACDA*	潜在的 CVS，amnio：G；FB：CP
常见变异免疫缺陷	迟发性，正常至低 B 细胞；一种或多种 Ig 亚型低	B 细胞偶尔于 T 细胞的功能和调节中已知和未知的迟发性变异缺陷	复杂；高达 30% 存在已知基因缺陷	CVS，amnio：G（如果基因已知，但表型是可变的）
其他特殊综合征				
高 IgE 综合征（Job 综合征）	高 IgE	STAT3 信号通路缺陷；疖，肺囊肿肺炎	AD，*STAT3*	CVS，amnio：G

（续表）

疾病名称	免疫异常[a]	基因缺陷；病因	基因名称和遗传方式[b]	产前诊断选择[c]
Wiskott-Aldrich 综合征	可变 T，B 和 Ig 缺陷	参与细胞骨架的 WASP 基因缺陷；稀疏的小血小板；湿疹	X，WASP	CVS，amnio：G；FB：CP
共济失调毛细血管扩张症	多变	ATM 基因 DNA 修复缺陷；共济失调，进行性神经变性；癌症；辐射敏感性	AR，ATM	CVS，amnio：G；FB：CP（辐射敏感度）
Bloom 综合征	正常	BLM 基因 DNA 修复缺陷；进行性神经变性；癌症；辐射敏感性	AR，BLM	CVS，amnio：G；FB：CP
X 连锁淋巴组织增生性疾病（XLP1/2）	正常	感染 EB 病毒后出现严重或致命的感染或免疫功能低下	X，SH2D1A 或 XIAP/BIRC4	CVS，amnio：G，CNV
自身免疫和免疫失调障碍				
自身免疫性淋巴增生综合征	升高的 CD4⁻/CD8⁻（双阴性）T 细胞；高 Ig	Fas 介导的 B 和 T 细胞凋亡受损；淋巴结病：自身免疫	AD，FAS	CVS，amnio：G
X 连锁免疫失调，多发性内分泌病，肠病（IPEX）	调节性 T 细胞	免疫调节缺陷	X，FOXP3	CVS，amnio：G
伴有念珠菌病和外胚层发育不良的自身免疫性多发性内分泌病（APECED）	自身免疫性内分泌失调，念珠菌病	免疫耐受缺陷	AR/AD，AIRE	CVS，amnio：G
免疫缺陷与免疫失调	自身免疫性血细胞减少症，肠病，肺部疾病，反复感染	T 调节细胞功能受损	AD，CTLA4；AR，LRBA	CVS，amnio：G（如果突变已知）
噬血细胞淋巴组织细胞增生症	活化的 T 细胞增加	NK 和细胞毒活性降低，过度炎症	AR，PRF1，UNC13D，RAB27A 等	CVS，amnio：G（如果突变已知）
细胞异常色素减退综合征	正常	LYST 基因缺陷导致溶酶体组装错误，巨大的细胞质颗粒	AR，LYST	CVS，amnio：G；FB：CP
免疫失调与早发性结肠炎	IL-10 通路缺陷	IL-10 产生或反应受损	AR，IL10，IL10RA	CVS，amnio：G（如果突变已知）
吞噬细胞疾病				
慢性肉芽肿病（CGD）	正常	由于编码细胞色素氧化酶系统酶的基因缺陷导致对入侵生物的杀伤作用减弱	X，CYBB（gp91^{phox}），AR，CYBA（p22^{phox}），NCF1（p47^{phox}），NCF2（p67^{phox}），NCF4	CVS，amino：G；FB：CP

（续表）

疾病名称	免疫异常[a]	基因缺陷；病因	基因名称和遗传方式[b]	产前诊断选择[c]
白细胞黏附 1 型缺陷（LAD1）	正常	CD18 或其他运动，黏附和内吞所需的白细胞表面蛋白缺陷	AR，CD18	CVS，amino：G；FB：CP
白细胞黏附 2 型缺陷（LAD2）	正常	岩藻糖糖基化缺陷	AR，SLC35C1	CVS，amino：G
补体缺陷				
个别组件缺陷	正常	C1、C2、C4、C3 缺陷，自身免疫和化脓性感染；C3、C5 至 C9 和备解素缺乏；奈瑟菌感染	AR；X：备解素	未知

a. Ig. 免疫球蛋白血清浓度；b. 遗传名称和遗传方式；AD. 常染色体显性遗传；AR. 常染色体隐性遗传；X. X 连锁遗传；c. 产前诊断选择：amnio. 羊水细胞样本；CNV. 通过阵列或缺失 / 重复分析进行的拷贝数变异检测；CVS. 绒毛膜绒毛取样；E. 酶或生化测定；FB：CP. 胎儿血样细胞表型（白细胞数量、细胞表面特性或体外功能）；FISH. 荧光原位杂交；G. 基因分型（即特定突变检测或如果未知突变则连锁分析）；M. 母体游离 DNA；TREC. T 细胞受体切除环（通过 DNA 进行 PCR 测定）；引自 Puck JM. Prenatal diagnosis of primary immunodeficiency diseases. In: Milunsky A, Milunsky JM, eds. Genetic disorders and the fetus: diagnosis, prevention and treatment. 7th edn. Hoboken, NJ: John Wiley & Sons, Inc., 2016. Reproduced with permission of John Wiley & Sons, Ltd.[105]

样的突变，主要是一个或几个核苷酸的变化。突变的多样性，再加上免疫疾病致病基因的总体稀有性和广谱性，意味着过去大多数对这些疾病的产前诊断都是在研究的层次上进行的。然而，随着临床测序可用性的增加，家族性突变正在被识别，这为着床前遗传学诊断和产前诊断提供了机会。有关特定疾病的更多信息可以在互联网上查询到，包括越来越多疾病的突变数据库[18–22] 及 NIH 基因检测登记处（Genetic Testing Registry，GTR）[23]。免疫缺陷基金会（http://www.primaryimmune.org）和 Jeffrey Modell 基金会（http://jmfworld.com/）还为医生和家庭提供了有关原发性免疫缺陷诊断和治疗的相关信息。

当下测序技术变得更加快速、更加便宜且更易获取，与此同时，另一个越来越重要的产前诊断工具是胎儿游离 DNA 的无创产前筛查（见第 7 章），它存在于孕妇的外周血中，能够检测主要的染色体异常和片段缺失，如 22q11.2 缺失，这是 DiGeorge 综合征的最常见原因[24]。在游离 DNA 分析时必须加以小心，因为并非所有 DiGeorge 综合征的病例都有相同大小的缺失片段。事实上，据报道，

DiGeorge 综合征关键缺失区域中 TBX1 基因内单核苷酸突变可导致 22q11.2 缺失拟表型。尽管我们希望无创、游离 DNA 技术在产前阶段的应用能够诊断大多数原发性免疫缺陷的致病性突变，但临床诊断实验室目前无法常规进行定制化检测以筛查特定突变。

三、淋巴细胞缺陷

T 细胞和联合缺陷

联合淋巴细胞缺陷包括 T 细胞和 B 细胞的原发性异常，以及 T 细胞缺陷限制正常 T 细胞 /B 细胞的协同合作。自然杀伤（natural killer，NK）细胞也可能有缺陷，取决于基因的缺陷。患有这些疾病时出现的感染不能通过常规治疗根除，最严重的疾病类型为 SCID。除非患者的免疫系统可以重建，否则在出生后第一年内存活下来的可能性非常低。而重建免疫系统可以通过来自健康供体的造血干细胞的同种异体移植来实现，如骨髓、脐带血或动员外周血细胞中的造血干细胞[6, 25]。

SCID 最常见的类型是 X 连锁，在人群大规

模的新生儿筛查中，该类型占所有 SCID 病例的 $1/4\sim1/3$[3,4]。SCID 这种基因型主要影响男性。1993 年人们发现 X 连锁 SCID 是由于 *IL2RG* 基因缺陷所致，*IL2RG* 是编码白细胞介素 2（IL-2）受体 γ 链的基因[26,27]。这种跨膜细胞因子受体蛋白也是 IL-4、IL-7、IL-9 和 IL-15 受体复合物的一部分；因此它被称为共用 γ 链（γc）。在 X 连锁 SCID 中，B 细胞通常可以产生，但其功能本质上是异常的，健康的女性携带者可以通过淋巴细胞中的 X 染色体非随机失活进行确诊，但不能通过其粒细胞或非淋巴细胞中的 X 染色体非随机失活进行判断[28,29]。这种谱系特异性偏倚的 X 染色体失活是淋巴细胞前体存在选择劣势的结果，这些细胞未能激活携带完整 *IL2RG* 基因的 X 染色体。然而，正如预期的那样，X 连锁致死性疾病常见新的突变位点，这使得基于母系 X 染色体失活检测进行的预测可能不够准确。与许多 X 连锁疾病一样，新发突变和女性生殖系嵌合体均有记录在案[30]，并且存在一些女性，其自身的淋巴细胞没有突变和 X 染色体随机失活，但生殖系 *IL2RG* 突变却传递给多个患病后代[31,32]。此病突变极其多样，主要由一到几个核苷酸的变化组成；在一组 240 例无亲缘关系的患者中发现了 153 种不同的突变形式[33]，并且仍有新的突变被陆续发现[34]。

目前针对所有遗传形式的 SCID 的最佳治疗方法是利用人类白细胞抗原（human leukocyte antigen，HLA）匹配健康的兄弟姐妹或其他亲属进行造血细胞移植（hematopoietic cell transplantation，HCT），但大多数患者缺乏匹配的亲缘供体。来自替代供体的移植的成功率越来越高，最近相关报道中的存活率和免疫重建率超过 90%，特别是那些通过新生儿筛查检查出的病例[4,35]。现已广泛使用来自亲本的半相合的 T 细胞耗竭的 HCT，但其他供体来源现在更为常见，包括 HLA 匹配（或极少不匹配）的无亲缘关系的成人造血细胞和储存的脐带血移植。这是因为供体登记处已经发展到足够大的规模，使得匹配的无亲缘关系的供体 HCT 成为许多患者的最佳治疗方法。然而，移植后的并发症包括移植物抗宿主病及全部或部分移植失败。在没有足够的 B 细胞免疫产生抗体的情况下也可实现 T 细胞免疫，但这需要长期的免疫球蛋白替代治疗。由于淋巴细胞失调，一些患者在移植后患有自身免疫性疾病，还有一些患者因移植前感染或移植相关的细胞毒性调节治疗而出现晚期并发症。然而，在大多数情况下，HCT 的 SCID 幸存者都是健康的，有些人也有了自己的后代。

基因治疗也已在 X 连锁的 SCID 和腺苷脱氨酶（adenosine deaminase，ADA）缺陷型 SCID 中成功试行，使 SCID 成为第一种以基因治疗作为唯一治疗方法而治愈的人类疾病[36,37]。巴黎的 Alain Fischer 和米兰的 Alessandro Aiuti 小组率先从患有 SCID 的受试者身上抽吸骨髓细胞来富集干细胞，再将携带正确拷贝 cDNA 的逆转录病毒从体外转入干细胞中，然后将自体校正的细胞重新注入患者体内。修正后的细胞进入骨髓干细胞生态位，并增殖产生正确分化的、基因修正的、功能性淋巴细胞。T 细胞和 B 细胞功能都将得到改善，但只有在低剂量白消安的调节下，骨髓中腾出空间后才会发生持久的多向校正。此外，在 X-SCID 的情况下，在使用原始逆转录病毒载体治疗 2 年或更长时间后，20% 的治疗个体发生白血病，这是由于治疗导致的插入突变引起的[37]。目前已开发出更安全的载体，新的载体使用 HIV 慢病毒作为骨架而不是第一代 γ 逆转录病毒，携带的绝缘子可防止相邻基因激活，并有自我失活特征，携带的内部启动子可驱动基因表达，而不是逆转录病毒的长末端重复序列。结合低剂量白消安预处理，这些较新的载体在 X-SCID 的临床试验中取得了优异的结果，迄今为止在先前移植的不完全免疫重建的儿童[38] 和新诊断的婴儿中均未报道白血病[39]。临床试验也在其他的 SCID 基因型中进行，包括 Artemis 缺陷的 SCID[40]。

产前诊断可以通过连锁分析（目前很少使用）进行，或者如果家族基因型已知，则通过使用来自绒毛膜绒毛（chorionic villus，CV）样本或羊水细胞的 DNA 进行特异性突变检测[7,41]。胎儿血液样本也可以使用，如淋巴细胞减少、携带 T 细胞标志物 CD3 的细胞数量少，以及 T 细胞对有丝分裂原的不良返幼反应可以在妊娠 17 周时患病的胎儿中得到明确证实[42]。用带荧光标记的单克隆抗体对胎儿血液样本进行染色，通过流式细胞术测定血液谱系细胞，均可以广泛地诊断原发性免疫疾病，且有很高的成功率。建立淋巴细胞亚群、白细胞黏附分子、HLA 决定因子和中性粒细胞氧化爆发的正常参考范围为 Mishra 及其同事[43] 进行的 13 例产前诊断奠定了基础，他们在 13 例有原发性免疫缺陷高风险妊娠中诊断出 8 个未患病的胎儿和 5 个患病的胎儿。对于怀有患病胎儿并拒绝终止妊娠的家庭，需要对产前诊断与出生时的检查进行权衡。

无论是否进行产前检测，宣教和咨询中都应强调对患儿的早期诊断和治疗。围产期或产前诊断出 SCID 的患者具有较好的预后，该结果支持使用干血斑分析对新生儿进行 SCID 的普查，该方法是 Chan 和 Puck 开发的，其通过对 T 细胞受体切除环分析实现筛查目的 [44]。如果通过 PCR 检测出这些 T 细胞受体重排的环状 DNA 副产物缺如，无论基因型是如何均可诊断为 SCID；因此，该测试可以检测 X 连锁和常染色体的 SCID，以及 T 细胞明显受损的非 SCID 疾病，或者一些 T 细胞可以产生但由于继发性原因从外周血中迅速耗竭的情况 [3, 4]。2008 年基于人群的 SCID 新生儿筛查在美国威斯康星州启动，到 2019 年年底成为美国所有筛查项目的指标之一。一份报告对 11 个项目中超过 3 000 000 例婴儿进行筛查的结果进行总结分析，SCID 的发病率为每 58 000 例新生儿中就有 1 例（95% 置信区间为 1/80 000～1/46 000）[3]；一项美国加利福尼亚州的研究对 3 240 000 例新生儿进行筛查，也证实了这一点 [4]。多项研究已经确定了不同 SCID 基因型的相对频率，并证明筛查和早期转诊治疗可确保最佳生存期。

Puck 等 [41] 研究了已知有 X 连锁 SCID 疾病风险家庭的产前诊断情况，他们发现绝大多数人无论是否考虑终止妊娠都希望进行产前检查。事实上，在 13 例预计可能患病的男性胎儿中，仅有 2 例胎儿的父母选择终止妊娠。为了对患病新生儿进行最佳治疗，家庭及其医疗提供者选择了 HCT 中心，对家庭成员进行 HLA 检测，甚至开始寻找匹配的、无亲缘关系的供者。一个家庭选择了一项实验性的子宫内骨髓移植，并获得成功 [7]。

有关 SCID 的产前治疗概念存在争议。子宫内治疗的理论优势包括早期重建、宫内环境可以防止感染，以及在胎儿时期引入正常造血干细胞的可能性，此时胎儿的造血功能正在从胎肝转移到骨髓，此时骨髓中的干细胞生态位应该较为充足。人类子宫内骨髓移植的早期尝试受限于技术、败血症并发症，以及引起移植物抗宿主反应的成熟同种异体 T 细胞污染干细胞移植物，现在这些困难至少在 3 例患者中已被克服 [7, 45, 46]。在妊娠 17—20 周，患有 X

连锁 SCID 的胎儿在腹膜内注入半相合 T 细胞衰竭的 CD34 阳性亲本骨髓细胞，婴儿出生时可携带移植后的功能性 T 细胞，并且至少与出生后移植的患者预后一样好。然而，需要权衡宫内治疗的感染并发症风险与 SCID 新生儿 HCT 预后的利弊。

现在已知有 20 多种基因在 SCID 中存在缺陷 [1]，最常见的基因列于表 26-3 中。细胞内激酶 JAK3 是 γc 信号的下游介质，若其发生突变在男女中均会导致 SCID [47]。产前诊断通过对来自 CV 样本的 DNA 进行突变分析，可以排除 JAK3 型 SCID [48]。第一个发现与 SCID 相关的遗传缺陷是 ADA 型，其患病率是 X 连锁 SCID 的一半。ADA 存在于所有组织中，在嘌呤代谢中起重要作用。这种在淋巴细胞中含量最高的酶缺乏会导致嘌呤中间体（尤其是脱氧腺苷）的毒性作用在细胞内积累 [49, 50]，该病表现为肋骨和髋骨处的特征性骨骼异常，以及 T 和 B 细胞数量明显下降，此病出现耳聋和认知障碍的可能性也比其他局限于淋巴细胞基因发生突变的 SCID 更常见。一些突变保留部分酶活性，导致 ADA 部分缺陷，从而导致较轻的联合免疫缺陷，表现为儿童期甚至成年期 T 细胞数量下降。在任何年龄段的疾病诊断均依赖于检测发现 ADA 酶活性低下及循环系统中高浓度的脱氧腺苷。尽管来自兄弟姐妹的 HLA 匹配骨髓移植是严重 ADA 缺乏症的首选治疗方法，但基因治疗已被批准作为标准治疗方法，其结果与来自供体的同种异体移植相同或更好 [51]。

如果是已知的突变，最好通过测序来完成 ADA 缺乏症的产前诊断，目前是通过连锁 DNA 标记或酶测定法进行检测，这得益于该酶在各种组织中的广泛表达，包括在 CV 样本和羊水细胞样本中 [52, 53]。然而，携带者亲本中可变的酶活性使得找出胎儿与家庭成员的酶活性间的相关性十分重要，ADA 活性在体外培养的细胞中也可能有所不同，羊水细胞模棱两可的检测结果可以通过随后的胎儿血样进行证实。在胎儿血样中，除了确定淋巴细胞数量外，还可以通过测量红细胞和淋巴细胞酶水平进行诊断。

常染色体隐性 SCID 的致病基因包括重组酶激活基因 RAG1 和 RAG2，它们是 T 细胞受体的可变区（V）、多样区（D）和连接区（J）的 DNA 重排和免疫球蛋白基因所必需的 [54]。

一些种族的常染色体隐性 SCID 发生率增加，如阿米什人（Amish）。他们同时携带 ADA 和 RAG1

突变[55]，阿萨巴斯卡裔的纳瓦霍人和阿帕奇美洲原住民，他们在 DNA 修复蛋白 *DCLRE1C* 中有一个始祖突变[56, 57]。阿萨巴斯人的 SCID 突变在产前诊断中很容易被检测到[58]。

生育过 SCID 患儿的夫妇的再发风险约为 25%。在缺乏特定分子诊断性研究的情况下，可以通过妊娠 17 周后的胎儿血样对未知基因型的 SCID 进行产前诊断，目前已有正常胎儿血液白细胞的可用数据[59-61]。此外，最近的一项研究为足月和妊娠 22 周及以后的早产儿建立了淋巴细胞亚群数据[62]。通过对患病先证者免疫学特征的精确分析，可以预测高风险胎儿的潜在异常。

如果能够确定基因缺陷或胎儿血液表型，除了典型 SCID 以外的其他先天免疫缺陷也可以进行产前诊断，目前已有几份关于非 SCID 联合免疫缺陷产前诊断的报道[63, 64]。总的来说，建议进行早期诊断和治疗以优化患儿出生后的身体状况和生活质量。患者可以使用抗生素和丙种球蛋白替代疗法对疾病进行有效管理，但确实存在发病可能并有夭折的风险。其中一些疾病可以通过骨髓移植成功治疗，但是由于部分免疫功能仍然存在，因此需要有效的移植前化学治疗以防止移植排异。例如，超 IgM 综合征最初被认为是一种 B 细胞疾病，患者的 B 细胞亚型没有从 IgM 转换为 IgG、IgA 或 IgE，患者通常具有高水平的 IgM，且次级或加强 B 细胞抗体反应缺如，故疾病以此命名。然而，这些患者的念珠菌和肺孢子菌感染表明该疾病同时与 T 细胞相关，最常见的原因是 CD40 配体（CD40L）缺陷，CD40L 是一种在 X 染色体上编码的、在活化的 T 细胞上表达的受体，对稳定 T 细胞 /B 细胞相互作用和激活 B 细胞亚型转换十分重要。可利用 CV 样本的 DNA，通过检测 CD40L 基因中信息量丰富的二核苷酸重复多态性进行产前诊断，并通过特异性突变检测对结果进行验证[65]。其他一系列调控 T 细胞 /B 细胞相互作用的基因导致的 X 连锁和常染色体隐性遗传疾病表征与 CD40L 缺乏症相似，这些基因包括 CD40、NEMO 和一个编码活化诱导胞苷脱氨酶（activation-induced cytidine deaminase，AID）的基因，其他更多的基因型仍有待发现[66]。

最后，通过分子遗传学工具可以更好地理解其他公认的免疫缺陷综合征。DiGeorge 综合征是最常见的因中间缺失或拷贝数变异引起的免疫缺陷病，其与胎儿第三和第四咽囊结构的多种异常发生有关，包括胸腺发育不良或先天萎缩[67]。虽然面裂、甲状旁腺功能减退引起的低钙血症和心脏缺陷可能在生命早期更为显著，但是不同程度的免疫缺陷、由轻到重的 T 细胞和 B 细胞缺陷、自体免疫现象等都很常见，完全性 DiGeorge 综合征是一种 T 细胞缺乏且 B 细胞功能丧失的 SCID。尽管荧光原位杂交（fluorescence *in situ* hybridization，FISH）的细胞遗传学技术最初用于识别 22q11.2 染色体片段缺失［该片段缺失在 90% 的患者中均有发现（见第 11 章）］[68]，但拷贝数芯片也可检测这些缺失并提供有关整个基因组的信息（见第 13 章）。目前已发现位于 DiGeorge 关键区域的转录因子 *TBX1* 存在基因内突变，其可再现人类 DiGeorge 综合征的大部分或全部特征[69]，可通过胎儿超声检查和超声心动图评估这种综合征的非免疫方面症状。CV 样本细胞或羊水细胞中的 22 号染色体微缺失可通过 FISH、拷贝数芯片或 *TBX1* 拷贝数和基因序列进行评估，以此进行产前诊断。少数 DiGeorge 综合征患者没有 22 号染色体缺失，而是存在 10p13-p14 处染色体微缺失[70]。由于该综合征的遗传异质性，在任何产前评估中对家庭成员的研究都是十分必要的部分。此外，由于疾病高度变化的表现度，产前诊断中发现的异常通常很难解释，特别是对于同时包含重症及轻症成员的家庭（见第 1 章）。

四、抗体缺陷

抗体缺陷最常见的并发症是复发性窦肺感染和荚膜类细菌导致的败血症。该类别中最严重的缺陷是无丙种球蛋白血症，目前最常见于男性，通常为 X 连锁遗传模式。1993 年发现 X 连锁无丙种球蛋白血症（X-linked agammaglobulinemia，XLA）的致病基因为 *BTK*[71, 72]，该基因编码布鲁顿酪氨酸激酶（Bruton tyrosine kinase，BTK），其根据人类无丙种球蛋白血症致免疫缺陷的发现者命名。缺乏 BTK 蛋白的 B 细胞无法从骨髓中的前 B 细胞发育而来。可通过检测免疫球蛋白水平极低或缺失，以及 B 细胞极少或缺失来进行诊断（包括产前诊断）[73]；特定突变检测或 BTK 活性测量可以为没有 X 连锁家族史的患者明确遗传学病因。早期进行终身丙种球蛋白替代治疗可使许多患者免受感染的威胁，然而，预期寿命受限于反复肺炎和支气管扩张引起的肺功能不全。此外一个特别棘手的并发症是慢性肠道病毒性脑膜炎。XLA 的产前筛查最初是通过胎儿血液的 B 细胞计数完成[73]，但现在使用特异性突变检测来进行胎儿 DNA 诊断。

在没有 BTK 突变的男性和女性患者中发现了其他可能导致无丙种球蛋白血症的基因缺陷，包括了常染色体免疫球蛋白 μ 重链基因座本身的缺陷[74]。患者的临床表现与 XLA 患者非常相似，表现为完全的 B 细胞缺如，这表明完整的膜结合 μ 链表达对于 B 细胞成熟十分重要。通过基于 DNA 的方法或胎儿血液表型可以进行产前诊断。

B 细胞缺陷的最常见形式不是单一疾病，而是被归入常见变异型免疫缺陷病（common variable immunodeficiency，CVID）的多种异常[75]。CVID 最常出现在儿童晚期至成年期，伴有低球蛋白血症或无丙种球蛋白血症、感染或接种疫苗后保护性抗体滴度丧失、抗体亚类缺乏或 IgG 缺乏，或者自身抗体导致免疫系统失调、淋巴结病、脾大和（或）溶血性贫血、恶性贫血和其他自身免疫性疾病。在某些类型中发现的肺结节通常与进行性肺功能不全有关。CVID 患者患肿瘤的风险增加，尤其是淋巴瘤。越来越多的病例（现在约为 25%）归因于单基因突变，这可能是常染色体显性遗传，其具有可变外显率和表现度，也可以是常染色体隐性遗传。基因 ICOS、LRBA、CTLA4 和许多其他基因突变可能导致 CVID[1, 75]，但是每种特定的基因疾病都很罕见。相比之下，人们发现 10% 的 CVID 患者中在 B 细胞上编码跨膜激活物和钙调节相互作用因子（transmembrane activator and calcium modulator interactor，TACI）的 TNFRSF13B 基因中存在纯合或复合杂合突变，但表型多变，携带突变的个体中相当大比例无患病表现，考虑可能是由于患病表型的出现需要额外的遗传或环境因素影响。

五、吞噬细胞缺陷

慢性肉芽肿病（chronic granulomatous disease，CGD）患者表现为淋巴结肿大、淋巴细胞计数高和反复感染（表 26-1）。X 连锁的 CGD 占总病例的 2/3，是最早通过定位克隆发现致病基因的人类疾病之一[76]。四个常染色体隐性基因缺陷也会导致 CGD（表 26-3）。所有这些基因编码的蛋白质均为消灭入侵微生物的氧化杀伤通路的一部分，该疾病是通过证实中性粒细胞激活后正常呼吸爆发失败而诊断的（表 26-2）。如果有匹配的供体，骨髓移植可以治愈该病，干细胞基因治疗在实验性临床试验中也取得过成功。此外，无其他特异性疗法。持续给予预防性抗葡萄球菌和抗真菌药大大降低了严重感染的频率，但自身免疫性疾病是一种常见的并发症，包括瘘管炎性结肠炎。分子学产前诊断可用于已知突变的家庭。

白细胞黏附缺陷症（leukocyte adhesion deficiency，LAD）是一种罕见的吞噬细胞缺陷病，患者的中性粒细胞无法动员并迁移到组织损伤部位。婴儿期脐带脱落延迟是一个提示，患者也会发生严重的皮肤和软组织瘢痕感染、牙龈炎及全身细菌感染。与大多数病例相关的原始基因缺陷为编码 CD18 的基因出现异常，CD18 是几种白细胞表面整合素复合物共有的 β 链。其他与 LAD 相关的非常罕见的缺陷，包括选择素配体的岩藻糖基化缺陷合并发育和生长受限[77]，可对已知基因型的家庭进行基于 DNA 的产前诊断进行诊断。白细胞异常色素减退综合征（Chediak-Higashi syndrome，CHS）是一种常染色体隐性遗传病，其特征是吞噬细胞、黑色素细胞和其他细胞（甚至包括羊水细胞和绒毛膜绒毛细胞）中存在巨大的溶酶体颗粒。患者表现为色素减退和复发性化脓性感染，对常规治疗反应不佳。CHS 的一个遗传位点是基因 LYST[78]。然而由于遗传异质性，最好对具有已知突变的家庭进行产前诊断，产前诊断可以通过胎儿血液中的异常粒细胞和 DNA 分析进行[79, 80]。

六、自身免疫缺陷或免疫失调

单基因缺陷可导致遗传性免疫反应调节异常或自身免疫性疾病。要描述的第一个此类遗传疾病是自身免疫性淋巴增殖综合征（autoimmune lymphoproliferative syndrome，ALPS），该疾病是细胞凋亡缺陷或程序性细胞死亡造成的结果[81-83]。ALPS 最常由 Fas 中的杂合显性干扰突变引起，Fas 是细胞表面受体，也是淋巴细胞凋亡的重要介质。患有 ALPS 的儿童有淋巴结病、自身免疫性疾病和正常情况下罕见的 $CD4^-CD8^-$ T 细胞群的扩增，体外也有 T 细胞和 B 细胞凋亡受损的情况。在 ALPS 患者家系中细胞凋亡缺陷以常染色体显性方式遗传，但显著的自身免疫的发生可能取决于其他因素。罕见的患有纯合 Fas 缺陷的婴儿会出现水肿，这是由子宫内严重的自身免疫性溶血性贫血造成的。

有一种遗传性自身免疫性疾病是 IPEX，是由转录调节因子 FOXP3 的缺陷导致调节性 T 细胞的缺如，进而导致新生儿糖尿病、严重腹泻、皮疹和夭折[84]。第三个公认的遗传性自身免疫性疾病是 APECED（或 APS1），由转录因子 AIRE 中的常染色体隐性缺陷引起，AIRE 可以调节自身抗原耐受性的形成[85, 86]，这种疾病的特征是甲状旁腺功能减退、肾上腺功能不全或其他内分泌缺陷，合并脱发、念珠菌感染和反复感染的发生。可以用产前 DNA 样本对每种疾病进行突变诊断，值得注意的是，在染色体 21q22.3 上 AIRE 基因的胎儿特异性甲基化是一种标记，在利用母体外周血诊断唐氏综合征中有辅助作用[87]。

全外显子组测序（见第 14 章）在未确诊个体中的广泛应用，使得人们认识到了大量罕见的原发性免疫调节疾病（primary immune regulatory disorder，PIRD）[8]。其中许多疾病可能表现为联合免疫失调和免疫缺陷，其中许多疾病非常严重，骨髓移植是目前控制疾病进展的唯一方法。

七、补体缺陷

补体系统涉及整个基因组编码的 30 多种蛋白质，在染色体 1q 和 6p 的 MHC 区域内具有重要的基因簇。鉴于几乎所有这些蛋白质的缺陷都已被描述过[88]，因此该部分不在本章的讨论范围之内。补体缺陷会导致对感染、风湿性疾病或血管性水肿的易感性增加。补体发挥裂解作用的终末成分（C5–C9）以及旁路途径中成分的异常使患者易患侵袭性奈瑟菌感染。在早期组件（C1、C4 和 C2）缺陷情况下，可见复发性细菌感染。在已知特定基因缺陷的情况下，可以对补体缺陷进行产前检测。

八、其他免疫缺陷综合征

Wiskott-Aldrich 综合征（WAS）的特征是血小板减少症，常为男性患病，属于 X 连锁隐性遗传，同时伴有功能障碍的小血小板、湿疹和变异型免疫缺陷。婴儿期出现瘀点或出血；皮疹在婴儿早期到 1—2 岁出现；儿童时期对肺炎、败血症、慢性严重性病毒感染，以及自身免疫性疾病的易感性增加[89]；存活至成年的患者患淋巴瘤的风险较高。1994 年，该疾病基因被确定并命名为 WASP，编码 WAS 蛋白[90]。WAS 蛋白位于造血细胞的胞膜下方，在此它与肌动蛋白交联，并与细胞表面到细胞核传递信号的免疫突触有关[91]。一些患者的表型轻微，伴有血小板减少症，免疫缺陷很少或没有，部分是由于 WASP 基因内突变的位置和类型存在差异[92]，基因突变可在一个集中式数据库中被检索到[5]。由于感染、自身免疫和恶性肿瘤，患者预期寿命受到限制，骨髓移植成为治疗的选择之一并在近年来取得显著成效[93]。然而，由于疾病表型的多样性，针对无匹配供体的患病男孩的治疗决策十分复杂，在出现严重并发症之前病情发展可能相对缓慢，发生并发症后移植风险会增加。可以通过 CVS 或其他产前 DNA 样本中的突变检测来进行产前诊断[94]。

共济失调毛细血管扩张症的特征是进行性神经功能障碍伴共济失调、变异型免疫缺陷，以及眼部和皮肤毛细血管扩张症。有研究表明实体瘤和淋巴网状恶性肿瘤的发生频率增加，并且患者辐射敏感性增高。疾病基因 ATM 是磷脂酰肌醇 3– 激酶基因家族的成员，该家族参与细胞周期调控[95]。AT 蛋白在 DNA 损伤修复和淋巴细胞 DNA 重组中的重要作用有助于解释这种疾病的临床特征，此外 ATM 的杂合缺陷也增加了患癌风险，尤其是乳腺癌。在过去，可通过分析羊水细胞在辐射照射下合成的新 DNA 进行产前诊断[96]，特定的突变诊断可以提供更明确的信息。Bloom 综合征也是相关的 DNA 断裂综合征，伴有癌症易感性和变异型联合免疫缺陷[97, 98]。

目前发现细胞内信号递质 STAT3 中的显性干扰突变是高 IgE 综合征的分子基础，高 IgE 综合征也称为 Job 综合征，得名于首次描述出现复发性疖的患者[99, 100]。这是一种多系统疾病，可造成严重感染如肺炎，继而形成肺大疱，IgE 抗体水平极高。非免疫特征包括具有宽鼻子和皮肤粗糙的独特面容、频繁骨折、过度伸展的关节和乳牙延迟脱落。大多数病例是由引起 STAT3 功能丧失的新发突变导致的，但也有引起 STAT3 功能获得性的突变导致的显性疾病，包括反复感染、免疫失调和间质性肺病[101]，对于已知家系突变可以进行产前诊断。

有一种 X 连锁免疫缺陷疾病是 X 连锁淋巴增殖综合征（X-linked lymphoproliferative syndrome，XLP）。患病男性不感染 EB 病毒（Epstein-Barr virus，EBV）则不会出现持续的免疫功能障碍，从历史上看，大多数人死于严重的单核细胞增多症，而幸存者则出现再生障碍性贫血、B 细胞发育不全、B 细胞淋巴瘤的一系列异常。EB 病毒感染后出现 T 细胞和 NK 细胞的异常，以及低丙种球蛋白血症。在发现该基因位于 Xq25-q26 时，人们开始通过连锁分析进行产前诊断[102, 103]。现在可以在 SH2D1A 基因中寻找到突变，这是一种在淋巴细胞中发现的含有 SH2 结构域的衔接蛋白[104]；其附近的第二个基因 XIAP/BIRC4 也已被证实与疾病相关，其中的突变可导致类似的表型。由于已知第一次 EB 病毒感染即有死亡的风险，因此已经确定有 XLP 遗传病的男孩在出现症状前需要进行骨髓移植。

每当已知或怀疑有遗传性宿主防御缺陷风险的婴儿出生时，都应进行免疫学评估（表 26-2）。在婴儿的免疫状态明确之前，应该防止其感染并防止可能致命的医源性治疗。在排除免疫缺陷诊断之前，不应给此类婴儿接种活疫苗，包括卡介苗或轮状病毒疫苗。同样，只应给予经辐照的血液制品，以避免因输血介导的淋巴细胞注入引起移植物抗宿主疾病，因为当患者自身缺乏功能性 T 细胞时，输入的淋巴细胞无法消除。在明确诊断并完成免疫恢复治疗之前均应进行预防，措施包括使用丙种球蛋白和抗生素。

第 27 章　血红蛋白病的产前诊断
Prenatal Diagnosis of the Hemoglobinopathies

John M. Old　Jan Traeger-Synodinos　著
李佳成　常　笛　李　遥　译

血红蛋白病是一组复杂多样的常染色体隐性遗传疾病，由于是合成的珠蛋白结构异常（血红蛋白变异体）或一条或多条珠蛋白链的合成减少（地中海贫血）所导致的[1]。血红蛋白病是世界范围内最常见的单基因疾病，使其在许多国家成为严重的公共卫生问题。预计全球每年有超过 300 000 例患儿出生；其中，大约 60 000 例患有地中海贫血，其余的则患有镰状细胞病[2]。此类综合征中的多种疾病在没有充分治疗的情况下会导致患者死亡。尽管自 20 世纪 60 年代以来的治疗方法稳步改善了患者的预后，但治疗费用昂贵，对于资源贫乏的国家来说，通过发病后治疗来控制疾病并不现实。如果由于缺乏足够的资源或对病情了解不足而导致治疗不充分，就会降低患者的生存率，并严重影响其生活质量。此类疾病的携带者很容易被鉴别，如果大多数国家建立起携带者筛查制度、咨询和产前诊断机制，对于控制血红蛋白病发生具有重要的临床意义[3]。

随着胎儿血液取样技术的发展，在 1974 年首次通过分析胎儿血液中的珠蛋白合成成功进行了产前诊断[4]。这种方法经验证是非常有效的，但随着对常见的珠蛋白基因突变位点的鉴定，珠蛋白链合成的方法就普遍被使用羊水 DNA 分析胎儿基因所取代，从而避免了因血液采样引起的胎儿流产风险[5]。1982 年之后，绒毛膜绒毛被证明是胎儿 DNA 更好的来源，于是大多数诊断中心迅速改用妊娠早期的绒毛膜绒毛取样（CVS），用于地中海贫血和镰状细胞贫血的分子分析和产前诊断[6]。初步研究表明，在妊娠 10 周前进行 CVS 可能会导致胎儿肢体发育缺陷[7]。因此，大多数中心在妊娠 11 周左右进行 CVS，此时仍有足够的时间将样本送到分子诊断实验室，以便在孕早期获得产前诊断结果。

聚合酶链反应（PCR）技术在产前诊断中的应用不仅缩短了诊断所需的时间，而且使得在单个细胞中分析 DNA 成为现实，为血红蛋白病的着床前遗传学检测（PGT）开辟了道路。自从 PCR 技术引入 PGT 以来，产前诊断的发展已转向无创性胎儿取样，首先通过分析母血循环中的胎儿细胞，然后人们成功地采集母体血浆中的胎儿游离 DNA 进行分析。然而，前两种技术虽然对胎儿更为安全，但在有指征时仍需终止妊娠，且存在技术问题，这些问题限制了该技术在产前诊断中的临床应用。同样，数字 PCR 和二代测序（NGS）等新技术已应用于血红蛋白病筛查和突变检测，但目前大多数遗传诊断实验室并未将其用于常规筛查和产前诊断之中。

一、临床分型

血红蛋白病包括由异常（变异体）血红蛋白生成引起的疾病，如镰状细胞病；由珠蛋白链合成减少或完全缺乏引起的地中海贫血；或者由于异常的血红蛋白和地中海贫血基因变异共同作用引起的疾病，如血红蛋白 E 地中海贫血。地中海贫血类疾病的特征为其中一条珠蛋白链缺失，因此患者体内构成血红蛋白的两条珠蛋白链之间的生物合成比例异常。根据受影响的珠蛋白基因，以及突变是否导致受累基因编码的珠蛋白合成减少（"+"上标）进行分类，如 β^+ 地中海贫血用于表示 β 珠蛋白基因的表达降低，或者基因表达完全缺失（"0"上标），如 $(\delta\beta)^0$ 地中海贫血表示的是没有表达 δ 和 β 珠蛋白基因的分型。

导致地中海贫血和变异血红蛋白的基因突变具有区域特异性，不同地区的人群都有自己的特征性突变谱。对于大多数人群，已通过分子分析确定了突变范围，并且已确定并公布了杂合个体中每个突变相对于其他突变的频率[8]。不同地中海贫血突变的完整列表存储在两个数据库中并持续更新：珠蛋白基因服务器上的 HbVar（http://globin.bx.psu.edu/hbvar）[9] 和 Ithanet 网站上的 IthaGenes（http://www.ithanet.eu/db/ithagenes）[10]。

异常血红蛋白主要是由于珠蛋白基因突变导致了编码珠蛋白链的序列发生变化，引起一个或多个氨基酸的替换、增加或缺失。更为罕见的情况是，由于减数分裂期间两个相似基因之间的错配和交叉互换，产生了两个基因序列的融合蛋白（如血红蛋白莱波雷、血红蛋白肯尼亚）。第一批被发现的血红蛋白变异体是用字母表的字母进行排序的（例如，血红蛋白 E 是 1954 年发现的第四个异常血红蛋白），但随着更多的异常血红蛋白被发现，而后演变为根据首次描述的位置对其进行命名。现在已通过蛋白质测序和（或）DNA 测序确定了 700 多种变异类型，但许多类型在临床上是没有表型的。仅当分子缺陷导致其功能、溶解度或稳定性的变化，或血红蛋白分子的合成减少时，才会导致血液系统变化或疾病。

二、α 地中海贫血

α 地中海贫血由 α 珠蛋白链合成缺陷引起，可分为两种类型：一种是重型（称为 α^0 地中海贫血或 α1 型），α1 和 α2 基因均不表达 α 珠蛋白，并且与杂合子中典型的地中海贫血血象相关；另一种是轻型（α^+ 地中海贫血或 α2 型），表达两个 α 珠蛋白基因之一，与杂合子中接近或正常的红细胞指数相关。虽然许多类型的 α^+ 地中海贫血已被证明是由非缺失型分子缺陷（称为 $\alpha^T\alpha$）引起的，但 α 地中海贫血的最常见原因是大片段 DNA 缺失（称为 -α）。α^+ 地中海贫血突变导致两个 α 珠蛋白基因中的一个

不表达，杂合状态的基因型可以表示为 -α/αα，纯合状态的基因型可以表示为 -α/-α。与 α^0 地中海贫血相关的基因缺失使得两个 α 珠蛋白基因均发生丢失。纯合子 α^+ 地中海贫血的临床表型与 α^0 地中海贫血（基因型 --/αα）的临床表型相似，这两种类型可以通过基因分析进行区分。α 地中海贫血主要类型的血液学特征及其产前诊断的指征总结于表 27-1。

（一）血红蛋白 Bart 胎儿水肿综合征

α 地中海贫血最严重的形式是 α^0 地中海贫血的纯合子状态，称为血红蛋白 Bart 胎儿水肿综合征。这种情况是由于四个珠蛋白基因全部缺失，受累胎儿无法合成任何 α 珠蛋白来制造血红蛋白 F 或血红蛋白 A。胎儿血液中仅含有异常血红蛋白 Bart（γ4）和少量血红蛋白 Portland。胎儿血中血红蛋白 F、血红蛋白 A_2 和血红蛋白 A 的缺乏可以通过高效液相色谱（high-performance liquid chromatography，HPLC）分析便捷地诊断出来，因此，在 α^0 地中海贫血的高发人群中，在疑似胎儿水肿病例中通过脐带穿刺采集胎儿血液进行 HPLC 检测，仍然是对纯合子 α^0 地中海贫血进行产前诊断的一种方便的方法[11]。

血红蛋白 Bart 胎儿水肿综合征会导致胎儿窒息、胎儿水肿、死产或新生儿死亡，因此产前诊断是必要的，以避免妊娠水肿胎儿时经常发生的严重毒血症并发症。血红蛋白 Bart 胎儿水肿通常是致命的，婴儿要么在子宫内（23—38 周）死亡，要么在出生后不久死亡（除非接受宫内输血治疗）。即使采用围产期治疗，此类患者的病情也十分严重，需要终身输血和铁螯合治疗，一些患儿还患有远期的神经系统并发症[12]。此外，水肿妊娠通常与母亲的严重并发症相关，并且大多数异常的妊娠会因胎儿和母亲发病风险的增加而终止。

（二）血红蛋白 H 病

血红蛋白 H 病是由 α^0 和 α^+ 地中海贫血（--/-α）的复合杂合状态引起的，较为罕见的是，由影响显性 α2 基因的非缺失型 α^+ 地中海贫血突变的纯合状态（$\alpha^T\alpha/\alpha^T\alpha$）所引起。患有血红蛋白 H 病的个体患有中度的小细胞低色素性贫血，并且由于网织红细胞中的 β 链过多，会产生大量的血红蛋白 H（β4）。患者可能会出现疲乏、全身不适、脾大等症状和体

表 27-1 α 地中海贫血：产前诊断和胚胎着床前遗传学诊断的相互作用和适应证		
基因型相互作用	**临床表型**	**PND 指征**
纯 合		
α⁰ 地中海贫血（--/--）	血红蛋白 Bart 胎儿水肿	是
α⁺ 地中海贫血（-α/-α）	无临床意义	否
α⁺ 地中海贫血（αᵀα/αᵀα）	重症 α 地中海贫血特征转为重症血红蛋白 H 病	偶尔ᵃ
复合杂合		
α⁰/α⁺ 地中海贫血（--/-α）	血红蛋白 H 病	否
α⁰/α⁺ 地中海贫血（--/αᵀα）	严重血红蛋白 H 病至血红蛋白 H 胎儿水肿	偶尔ᵃ

a. 偶尔，取决于遗传咨询后的患者选择；PND. 产前诊断

征，但很少需要住院治疗，其生活相对正常。

然而，也有一种更严重的血红蛋白 H 病，由 α⁰ 地中海贫血和非缺失型 α⁺ 地中海贫血（--/αᵀα）或纯合非缺失型 α⁺ 地中海贫血（αᵀα/αᵀα）的复合杂合状态引起。这些患者似乎表现出更严重的症状，可能需要反复输血和脾切除术。在以上几种情况下，α⁺ 地中海贫血表型都是由高度不稳定的 α 珠蛋白变异[13]或聚腺苷酸化信号[14]相关的 α2 基因突变引起的。不稳定的地中海贫血 α 链变异体包括血红蛋白 Adana、血红蛋白 Quong Sze、血红蛋白 Dartmouth、血红蛋白 Suan Dok 和血红蛋白 Taybe。在少数情况下，表型的严重程度足以导致血红蛋白 H 胎儿水肿综合征。这种综合征不同于由纯合子 α⁰ 地中海贫血引起的血红蛋白 Bart 水肿，因为胎儿有大约 35% 的血红蛋白 Bart 和 65% 的血红蛋白 F+ 血红蛋白 A。胎儿的水肿变化很可能是由于严重的宫内贫血。因此，一些有患此类重症血红蛋白 H 病风险的夫妇选择进行产前诊断并终止受累胎儿妊娠[15]。

三、β 地中海贫血

β 地中海贫血是一组异质性疾病，其特征是缺乏 β 珠蛋白链合成（β⁰ 型）或合成速率大大降低（β⁺ 型）。目前已确定 200 多种不同的 β 地中海贫血变异类型，并在前面提到的数据库中进行了详细描述（见"临床分型"）。通过产前筛查项目中未知样本

的 DNA 测序，不断发现了新的地中海贫血和血红蛋白变异类型[16]。这些突变会导致异常转录、RNA 剪接或修饰、移码效应或新生的无义密码子引起的异常 RNA 翻译，最终产生不稳定的 β 珠蛋白链。根据其不同表型效应，可将此类疾病分为几组。大多数 β⁰ 和 β⁺ 型突变被称为重度突变，因为在纯合子或复合杂合子状态下，它们会产生重度 β 地中海贫血的表型，这是一种需要终身输血的贫血症。β 地中海贫血主要类型的临床表型和产前诊断的指征总结于表 27-2。

（一）β 重型地中海贫血

由于在出生时血红蛋白 F 的生成量较高，患有 β 重型地中海贫血的婴儿在最初并没有症状，但随着血红蛋白 F 的减少，患儿在出生后的第一年或第二年会出现严重的贫血。治疗方法是通过频繁输血将血红蛋白水平维持在 100g/L 以上，再加上铁螯合疗法以控制铁超负荷，否则患者会在 20—30 岁因心力衰竭而死亡。这种治疗不能治愈 β 重型地中海贫血，但是许多患者在 40—50 岁的年纪仍身体健康，结婚生子。尽管近来随着基因编辑技术的新发展，基因治疗的前景有所改善，但在未来一段时间内，骨髓移植仍将是 β 地中海贫血的唯一治愈方法。在年幼的时候进行骨髓移植治疗已被证明是有效的，但它受到与患者 HLA 匹配的兄弟姐妹或亲属要求的限制。

表 27–2 β 地中海贫血和 β 珠蛋白基因疾病：产前诊断和胚胎着床前遗传学诊断的相互作用及适应证		
基因型	**临床表型**	**PND 提示**
纯 合		
β^0 或重度 β^+ 地中海贫血	重型地中海贫血	是
轻度 β^+ 地中海贫血	地中海贫血	偶尔[a]
轻度 β^{++} 地中海贫血（静止型）	非常轻微的中间型地中海贫血	否
$(\delta\beta)^0$ 地中海贫血	中间型地中海贫血	偶尔[a]
血红蛋白 Lepore	中间型到重型地中海贫血（可变）	偶尔[a]
HPFH	无临床意义	否
血红蛋白 C	无临床意义	否
血红蛋白 D-Punjab	无临床意义	否
血红蛋白 E	无临床意义	否
血红蛋白 O-Arab	无临床意义	否
复合杂合		
β^0/ 重度 β^+ 地中海贫血	重型地中海贫血	是
轻度 β^+/β^0 或重度 β^+ 地中海贫血	中间型到重型地中海贫血（可变）	偶尔[a]
轻度 β^{++}/β^0 或重度 β^+ 地中海贫血	轻度中间型地中海贫血（可变）	偶尔[a]
$\delta\beta^0/\beta^0$ 或重度 β^+ 地中海贫血	中间型到重型地中海贫血（可变）	偶尔[a]
$\delta\beta^0$/ 轻度 β^+ 地中海贫血	轻度地中海贫血	偶尔[a]
$\delta\beta^0$/ 血红蛋白 Lepore	中间型地中海贫血	偶尔[a]
血红蛋白 Lepore/β^0 或重度 β^+ 地中海贫血	重型地中海贫血	是
血红蛋白 C/β^0 或重度 β^+ 地中海贫血	β 中间型地中海贫血表型（可变）	偶尔[a]
血红蛋白 C/ 轻度 β^+ 地中海贫血	无临床意义	否
血红蛋白 D-Punjab/β^0 或重度 β^+ 地中海贫血	无临床意义	否
血红蛋白 E/β^0 或重度 β^+ 地中海贫血	中间型至重型地中海贫血（可变）	是
血红蛋白 O-Arab/β^0 地中海贫血	重度中间型地中海贫血	是
$\alpha\alpha\alpha/\beta^0$ 或严重的 β^+ 地中海贫血	轻度地中海贫血	否
$\alpha\alpha\alpha\alpha/\beta^0$ 和 $\alpha\alpha\alpha\alpha\alpha/\beta^0$ 地中海贫血	轻度至重度中间型地中海贫血（可变）	偶尔[a]

a. 偶尔，取决于遗传咨询后的患者选择；PND. 产前诊断

（二）β中间型地中海贫血

一些纯合状态的β地中海贫血变异与称为中间型地中海贫血的轻症类型相关。与重型地中海贫血患者相比，中间型地中海贫血患者发病年纪较晚，并且能够在不输血的情况下维持高于60g/L的血红蛋白水平。中间型地中海贫血由多种基因变异引起，包括β地中海贫血、δβ地中海贫血和血红蛋白Lepore，临床表型多样。病情严重的患者在2—6岁发病，虽然他们能够以50～70g/L的血红蛋白水平存活，但他们不能正常发育，需要接受少量的输血治疗。有一种情况是，患者在成年后才出现症状，并且血红蛋白水平为80～100g/L，不依赖输血。然而，即使是这些症状较轻的患者也往往会随着年龄的增长而逐渐出现铁沉积，且许多中间型地中海贫血患者在30岁后出现与铁过载相关的临床问题。由于表型的不可预测性，有生育中间型地中海贫血孩子风险的夫妇经常要求进行产前诊断，特别是在其中一方携带严重突变及双方均携带轻度突变的情况下。

中间型地中海贫血可能由调节效应产生，这个调节效应可能是由于两个严重β地中海贫血突变与α^0地中海贫血特征突变或遗传性胎儿血红蛋白持续存在（hereditary persistence of fetal hemoglobin，HPFH）决定簇，如部分上游启动子在-158位置发生替换（C→T）使其变为Gγ-珠蛋白基因［HBG1:c.-221C＞T］的共遗传。例如，β地中海贫血突变IVS Ⅱ-1（G→A）［HBB:c.315+1G＞A］的纯合状态会导致某些种族的中间型地中海贫血，这是由于连锁HPFH突变导致血红蛋白F合成增加。然而，一些β中间型地中海贫血患者只是β轻型地中海贫血突变的纯合子。具体来说，这些是IVS Ⅰ-6（T→C）［HBB:c.92+6T＞C］、CAP+1（A→C）［HBB:c.-50A＞C］，是发生在β珠蛋白基因上游启动子序列大约-30、-90、-150核苷酸处的转录突变，以及poly（A）AATAAA→AACAAA突变［HBB:c.*110T＞C］。有一种例外情况是，β^+地中海贫血突变-29（A→G）［HBB:c.-79A＞G］，它与非洲人的轻度表型有关，但与中国人的重度表型相关，并导致β纯合子状态的重型地中海贫血[17]。这是因为该突变与非洲人的-158 Gγ-珠蛋白HPFH突变有关，但在中国人中没有这个突变。因此，这些β轻度地中海贫血突变的纯合子通常会导致非常轻微的疾病，通常不需要进行产前诊断。

然而，当这些轻度突变之一与严重突变相结合时，复合杂合状态导致的症状复杂多变。其中一些人的临床症状轻微，特别是如果其基因型涉及一种非常轻微的突变，如"β静止型地中海贫血"突变［那些与正常血红蛋白A_2和平均红细胞血红蛋白含量（mean corpuscular hemoglobin，MCH）相关的突变］。目前已知的最常见的突变之一，-101（C→T）［HBB:c.-151C＞T］在纯合子状态或与严重的β地中海贫血突变相互作用时产生非常轻微的临床表型[18]。因此，不应考虑对存在这种静止型等位基因的高危夫妇进行产前诊断。然而，其他静止型突变的位置，如-92（C→T）［HBB:c.-142C＞T］、5'端非翻译区（5' untranslated region，5' UTR）突变IVS Ⅱ-844（C→G）［HBB:c.316-7C＞G］、+1480（C→G）［HBB:c.8+6C＞G］，以及其他正常血红蛋白A_2突变如CAP+1（A→C），目前尚无法明确。由于此类突变非常罕见，因此不存在纯合子个体，且普遍缺乏与其他β地中海贫血等位基因共同遗传的病例的已发表数据。这些突变的复合杂合子表型的不可预测性仍然是诊断和咨询中的问题。在Weatherall和Clegg所著之书的第4版中可以找到对较为常见的静止和温和等位基因相互作用的极好总结[1]。

其他与中间型地中海贫血（血红蛋白F表达增加所致）相关的基因型包括血红蛋白Lepore缺失突变的纯合状态（尽管据报道部分此类个体具有更严重的重型地中海贫血表型）、某些β地中海贫血突变的纯合状态或复合杂合状态（"+"型和"0"型），以及由大片段缺失引起的几种罕见β^0地中海贫血突变的纯合状态。这些突变（不包括619bp亚洲印第安人缺失基因）的特征是杂合个体表现出异常高值的血红蛋白A_2值（＞6.5%）的β地中海贫血性状表型。

最后，第三类突变组成了严重程度谱的另一端。这些突变比主要的重型β^0和β^+突变更严重，在杂合状态下导致中间型地中海贫血的表型，即所谓的显性遗传包涵体β地中海贫血。这些突变几乎都发生在3号外显子，并产生一个高度不稳定的β珠蛋白链，它被迅速分解，导致红细胞内的蛋白分解系统负荷过重，随后在骨髓前体中游离的 α 链沉淀为包涵体。这导致了无效的红细胞生成和中间型地中海贫血表型的出现。

四、血红蛋白 E 病

血红蛋白 E（β26 Glu → Lys）是东南亚人中最常见的异常血红蛋白类型；血红蛋白 E 杂合子和纯合子是无症状的。杂合子在临床上是正常的，血红蛋白 E 含量占 25%～30%（因存在地中海贫血而降低），纯合子可能出现轻度贫血，但临床症状少见。血红蛋白 E 的危害性在于它与不同的 α 和 β 地中海贫血相结合，产生一系列有症状的疾病。其可以考虑进行产前诊断。表 27-3 总结了主要类型血红蛋白 E 病的血液学特征和产前诊断的指征。

（一）血红蛋白 E/β 地中海贫血

血红蛋白 E 和 β 地中海贫血的复合杂合状态是泰国和东南亚部分地区发病的常见基因型。其可引起与纯合子 β 地中海贫血相似的各种临床表现，通常为中等严重程度。然而，由于 β 地中海贫血基因变异类型不同，导致其临床表型异质性，表现为从

类似重型地中海贫血到轻度中间型地中海贫血不等的病症。最严重的情况发生在 β⁰ 地中海贫血患者中，他们的血红蛋白 F 水平通常为 40%～60%，其余为血红蛋白 E。血红蛋白 E 和 β⁺ 地中海贫血的复合杂合状态症状较轻，产生不同数量的血红蛋白 A。与 β 地中海贫血一样，在某些患者中导致较轻表型的遗传因素包括轻度的 β⁺ 地中海贫血突变及 α 地中海贫血的共同遗传。

（二）血红蛋白 AE Bart 病

血红蛋白 AE Bart 病是血红蛋白 H 病与血红蛋白 E 杂合状态相互作用的结果。该疾病的特征是血红蛋白分析中存在血红蛋白 A、血红蛋白 E（13%～15%）和血红蛋白 Bart。虽然有时可能会观察到血红蛋白 H 包涵体，但血红蛋白 Bart 通常在此类成年患者的电泳中被发现。临床表现与血红蛋白 H 病相似，患者有不同程度的贫血和脾大。由于 α 地中海贫血和 β 地中海贫血基因型的相互作用，目前已观察到两种常见的血红蛋白 AE Bart 病亚型：α⁰ 地中海贫血 /α⁺ 地中海贫血与 βᴬ/βᴱ；α⁰ 地中海贫血 / 血红蛋白 Constant Spring 与 βᴬ/βᴱ。后一种疾病表现为更为严重的临床综合征。然而，产前诊断通常不适用于血红蛋白 AE Bart 病。

表 27-3 血红蛋白 E 病产前诊断的相互作用和适应证		
基因型	**临床表型**	**PND 指征**
血红蛋白 E/β 或血红蛋白 E/β⁺（重型）	中间型到重型地中海贫血（可变）	是
血红蛋白 E 伴 α⁰/α⁺ 地中海贫血（−−/−α）	血红蛋白 AE Bart 病	否
血红蛋白 E 伴 α⁰/α⁺ 地中海贫血（−−/αᵀα）	血红蛋白 AE Bart 病	否
血红蛋白 EE 伴 α⁺/α⁺ 地中海贫血（αᵀα/αᵀα）	轻度中间型地中海贫血	否
血红蛋白 EE 与 α⁰/α⁺ 地中海贫血（−−/−α）	血红蛋白 EF Bart 病	否
血红蛋白 EE 与 α⁰/α⁺ 地中海贫血（−−/αᵀα）	血红蛋白 EF Bart 病	否
血红蛋白 E/β⁰ 与 α⁰/α⁺ 地中海贫血（−−/−α）	血红蛋白 EF Bart 病	否
血红蛋白 E/β⁰ 与 α⁰/α⁺ 地中海贫血（−−/αᵀα）	血红蛋白 EF Bart 病	否
血红蛋白 E 伴 α⁰/α⁺ 地中海贫血（−−/−α）	血红蛋白 EF Bart 病	否
血红蛋白 E 伴 α⁰/α⁺ 地中海贫血（−−/αᵀα）	血红蛋白 EF Bart 病	否

PND. 产前诊断

（三）血红蛋白 EF Bart 病

血红蛋白 EF Bart 病是血红蛋白 H 病与纯合血红蛋白 E 相互作用的结果。该疾病的特征是血红蛋白分析中存在血红蛋白 E、血红蛋白 F 和血红蛋白 Bart。血红蛋白 E 约占 80%，血红蛋白 F 约占 10%，血红蛋白 Bart 约占 10%。此类患者患有严重的中间型地中海贫血，血红蛋白水平为 60~100g/L，平均红细胞体积（mean cell volume，MCV）和 MCH 值显著降低，表现为中度至重度贫血。不存在包涵体或血红蛋白 H，可能是因为异常的 β^E 珠蛋白链不能形成四聚体。已确定导致血红蛋白 EF Bart 病的四种复杂基因型：①血红蛋白 H 病，由于 α^0/α^+ 地中海贫血，具有纯合血红蛋白 E；②血红蛋白 H 病，由于 α^0– 地中海贫血 / 血红蛋白 Constant Spring，与纯合血红蛋白 E 相结合；③血红蛋白 H 病，由于 α^0/α^+ 地中海贫血，伴血红蛋白 E/β 地中海贫血；④血红蛋白 H 病，由于 α^0 地中海贫血 / 血红蛋白 Constant Spring，与血红蛋白 E/β 地中海贫血相结合。

为了区分这些基因型，需要通过 DNA 分析进行家族研究和进一步调查。产前诊断通常不适用于血红蛋白 EF Bart 病。

（四）血红蛋白 E/E+$\alpha^{CS}\alpha/\alpha^{CS}\alpha$

已观察到血红蛋白 E 纯合子和血红蛋白 Constant Spring 纯合子个体。其表现为轻度的中间型地中海贫血。与单独的纯合血红蛋白 E 相比，红细胞变化很小。这可能是由于血红蛋白 E 中 α 地中海贫血与 β 地中海贫血样血红蛋白合成减少的相互作用。这种情况通常不推荐应用产前诊断。

五、镰状细胞病

镰状细胞病的特征表现为终生溶血性贫血、急性加重的发生（危象），以及由于感染倾向增加和反复血管闭塞发作的有害影响所引起的各种并发症。通过积极管理，预计活到 20 岁的患者比例约为 90%。此疾病的病程变化很大，即使在兄弟姐妹之间也是如此，更不用说不同的种族群体间了。

镰状细胞病可由多种不同的基因型引起。这些包括镰状细胞基因的纯合状态（镰状细胞贫血），

加上血红蛋白 S 与 β 地中海贫血、δβ 地中海贫血、血红蛋白 Lepore、血红蛋白 D-Punjab、血红蛋白 O-Arab、血红蛋白 C，以及其他少数罕见异常血红蛋白的复合杂合基因型，如血红蛋白 C-Harlem，它是具有两个氨基酸替换的 13 种镰状变异体之一。表 27-4 总结了血红蛋白 S 病主要类型的血液学特征和产前诊断的指征。

（一）镰状细胞贫血

血红蛋白 S 病纯合子的典型表现是慢性贫血、儿童时期对多种感染源易感，以及周期性的疼痛或溶血危象。婴幼患儿最常见的死亡原因是感染。美国和英国的患儿死亡率每年为 1%~2%；在资源匮乏的国家，如非洲的一些国家，其患儿死亡率更高。然而，镰状细胞贫血的临床表现实际上是异质的，疾病的表型表达存在很大差异。根据 β 珠蛋白单倍型分析提供的数据，镰状细胞突变在非洲至少独立出现了五次，在亚洲出现了一次。其单倍型根据此类突变被报道最多的地理区域进行命名。最常见的四种非洲单倍型是贝宁、塞内加尔、喀麦隆和中非共和国（Central African Republic，CAR）或班图型，在苏丹血红蛋白 SS 患者中观察到了第五种[19]。DNA 序列研究表明，在地中海个体中发现的镰刀状基因源自非洲贝宁单倍型。阿拉伯 – 印度单倍型与沙特阿拉伯东部、伊朗和印度患者的血红蛋白 S 基因相关。

不同的血红蛋白 F 水平与不同 β 珠蛋白基因单倍型的纯合子相关：喀麦隆（5%~6%）、贝宁和班图（6%~7%）、塞内加尔（7%~10%）和阿拉伯 – 印度（10%~25%）。流行病学研究表明，导致最低血红蛋白 F 水平的单倍型与临床上最严重的表型相关，而血红蛋白 F 水平最高的阿拉伯 – 印度型与最轻的病程相关。已知影响疾病的另一个因素是 α 地中海贫血的共同遗传。在非洲人和印度人中，这始终是 α^+ 类型。α^+ 地中海贫血纯合子的血红蛋白 SS 患者的血红蛋白 F 水平较低，但根据较高的血红蛋白水平判断，其溶血发生率降低。家族内疾病的一些变异性可能是由于 α 地中海贫血的不同遗传模式。

（二）血红蛋白 S/β 地中海贫血

在血红蛋白 S/β 地中海贫血中，β 地中海贫血基因与 β^S 基因相互作用，将血红蛋白 S 的水平从

表 27-4 镰状细胞疾病：产前诊断和胚胎着床前遗传学诊断的相互作用和适应证		
基因型	临床表型	PND 指征
纯 合		
血红蛋白 S	镰状细胞贫血	是
复合杂合		
血红蛋白 S/β⁰ 或严重 β⁺ 地中海贫血	镰状细胞贫血	是
血红蛋白 S/ 轻度 β⁺ 地中海贫血	轻度镰状细胞病	偶尔 [a]
血红蛋白 S/（δβ）⁰ 地中海贫血	轻度镰状细胞病	偶尔 [a]
血红蛋白 S/ 血红蛋白 Lepore	轻度镰状细胞病	偶尔 [a]
血红蛋白 S/ 血红蛋白 C	镰状细胞贫血（不同严重程度）	是
血红蛋白 S/ 血红蛋白 D-Punjab	镰状细胞贫血	是
血红蛋白 S/ 血红蛋白 O-Arab	镰状细胞贫血	是
血红蛋白 S/ 血红蛋白 C-Harlem、S-Southend、S-Antilles	镰状细胞贫血	是
血红蛋白 C/ 血红蛋白 S-Antilles	镰状细胞贫血	是
血红蛋白 S/ 血红蛋白 Quebec-Chori、C-Ndjamena、O-Tibesi	镰状细胞贫血	是
血红蛋白 S/ 血红蛋白 I-Toulouse、Shelby、Hope、North Shore	溶血性贫血	否
血红蛋白 S/ 血红蛋白 E	轻度至重度镰状细胞贫血	偶尔 [a]
血红蛋白 S/HPFH	镰状细胞性状	否

a. 偶尔，取决于遗传咨询后的患者选择；具有可能导致后代具有不可预测表型的基因型的夫妇偶尔会选择进行产前诊断或 PGT；PND. 产前诊断；HPFH. 遗传性胎儿血红蛋白持续存在；PGT. 着床前遗传学检测

50% 以上增加到接近血红蛋白 SS 个体水平。镰状细胞 β 地中海贫血的临床病程变化很大，从与镰状细胞贫血相同的症状到完全无症状。血红蛋白浓度从 50g/L 到正常范围均可能出现。异质性主要是由共同遗传的 β 地中海贫血突变类型所致。它在非洲人中往往非常症状较轻，因为该种族群体中常见的三种轻度 β⁺ 突变之一可能存在共同遗传：−88（C → T）[HBB:c.-138C>T]；−29（A → G）[HBB:c.-79A>G]；CD 24（T → A）[HBB:c.75T>A]。然而，那些遗传了 β⁰ 地中海贫血等位基因的患者表现出与镰状细胞贫血症状非常相似的临床疾病。

血红蛋白 S/β 地中海贫血的特征是小细胞型红细胞及靶形细胞，偶尔呈镰状。血红蛋白电泳显示血红蛋白 S（60%～90%）、血红蛋白 A（0%～30%）、

血红蛋白 F（1%～20%），以及血红蛋白 A_2 水平高于正常值。血红蛋白 S 和血红蛋白 A 的百分比取决于 β⁺ 地中海贫血突变的类型，如果是 β⁰ 型，则血红蛋白 A 为 0%。共存的 α 地中海贫血会增加血红蛋白浓度、MCV 和 MCH。

（三）血红蛋白 S/δβ 地中海贫血

血红蛋白 S/δβ 地中海贫血是一种比镰状细胞贫血更为轻症的镰状细胞病，因为 δβ 地中海贫血等位基因产生的高比例血红蛋白 F 可防止镰状细胞病。血红蛋白 S/δβ 地中海贫血已在西西里人、意大利人、希腊人、阿拉伯人和非裔美国人中被报道过。患者出现轻度贫血，血红蛋白浓度为 100～120g/L，MCH 和 MCV、血红蛋白 S、血红蛋白 F 显著降低，血红蛋白 A_2 水平正常或偏低。可

能会发生血管闭塞问题，但其发生频率低于镰状细胞贫血或血红蛋白 S/β 地中海贫血。

（四）血红蛋白 S/ 血红蛋白 C

血红蛋白 C 存在于西非部分地区，在那里它与血红蛋白 S 共存。血红蛋白 S/C 病是镰状细胞病的轻症类型，临床病程多变。大多数并发症的发生频率低于血红蛋白 SS 疾病。血红蛋白 C 突变 β6 Glu → Lys 导致血红蛋白 C 的含氧和脱氧形式的溶解度均降低，从而导致晶体形成。在血红蛋白 C 纯合子个体中，红细胞变得脱水和僵硬，导致溶血性贫血，但这些患者不会出现任何镰状症状，也没有进行产前诊断的指征。

（五）血红蛋白 S/ 血红蛋白 E

血红蛋白 S 和血红蛋白 E 的复合杂合状态被描述为血红蛋白 SE 疾病，虽然由于两种变异血红蛋白的种族背景不同并不常见，但由于人口迁移和种族通婚的增加，预计其发生率可能会有所上升。据报道，血红蛋白 SE 疾病表型多变，对已报道病例进行回顾的结果显示，此类患者中大约一半通常无症状，另一半表现出轻微的镰状细胞病。有症状的患者出现镰状相关并发症，并且具有与血红蛋白 S/ 轻度 β⁺ 地中海贫血患者相似的血液学特征和临床病程。

（六）血红蛋白 S/ 血红蛋白 D-Punjab

血红蛋白 S/ 血红蛋白 D-Punjab（β121 Glu → Gln）导致中度严重的镰状细胞病。这种复合杂合状态已在非洲裔、中美洲和南美洲、印度，以及仅具有地中海或北欧血统的个体中有所报道。患者表现为轻度至中度溶血性贫血（血红蛋白为 50～100g/L）并伴有镰状细胞危象。

（七）血红蛋白 S/ 血红蛋白 O-Arab

血红蛋白 S/ 血红蛋白 O-Arab（β121 Glu → Lys）会导致严重的镰状细胞病，患者的血液学和临床表现与镰状细胞贫血症无法区分。血红蛋白 S/ 血红蛋白 O-Arab 已在阿拉伯人、非洲人、加勒比黑种人和美国黑种人中均有观察到。患者血红蛋白浓度为 60～100g/L，血涂片类似于镰状细胞贫血，显示靶形细胞和镰状细胞。

（八）血红蛋白 S/ 血红蛋白 C-Harlem

血红蛋白 S/C-Harlem（β6 Glu → Val 和 β73 Asp → Asn）是一种严重的镰状细胞病。血红蛋白 C-Harlem 有两个氨基酸替换，镰状细胞替换发生在密码子 6 和密码子 73，这使得血红蛋白在碱性 pH 下的电泳中像血红蛋白 C 一样移动。与血红蛋白 S 结合后，其会导致严重的镰状细胞病。

（九）血红蛋白 S/ 血红蛋白 S-Southend

据报道，血红蛋白 S/ 血红蛋白 S-Southend（β6 Glu → Val 和 β132 Lys → Asn）会导致严重的镰状细胞病。血红蛋白 S-Southend 仅在血红蛋白 S 复合杂合状态的患者中出现。

（十）血红蛋白 S-Antilles

血红蛋白 S-Antilles（β6 Glu → Val 和 β23 Val → Ile）有两个氨基酸替换，类似于血红蛋白 C-Harlem。它比血红蛋白 S 本身更容易形成镰状，在杂合状态下会导致轻度贫血和中度镰状病变。据报道，与血红蛋白 S 结合后，会产生一种非常严重的镰状细胞病，并伴有严重的慢性溶血性贫血。血红蛋白 C 和血红蛋白 S-Antilles 的复合杂合性也会产生严重的镰状细胞病。

（十一）血红蛋白 S-Oman

血红蛋白 S-Oman（β6 Glu → Val 和 β121 Glu → Lys）在杂合状态下有两种不同的表型，这取决于患者是否具有共同遗传的 α 地中海贫血性状或纯合 α 地中海贫血（所有血红蛋白 S-Oman 患者均患有一种 α 地中海贫血）。具有 α⁺ 地中海贫血特征的患者有大约 20% 出现血红蛋白 S 和中度镰状细胞病。血涂片显示了一种独特形式的非逆转性镰状细胞，称为"拿破仑帽细胞"或"纱线和针织针细胞"。相比之下，具有血红蛋白 S-Oman 特征和纯合 α⁺ 地中海贫血的患者大约有 14% 为血红蛋白 S-Oman 且没有症状。

已在少数 Omani 患者中发现了血红蛋白 S 和血红蛋白 S-Oman 的复合杂合状态。患者的血红蛋白 S 为 25%，血红蛋白 S-Oman 为 11%，血涂片显示拿破仑帽细胞。患者患有非常严重的镰状细胞病，血红蛋白水平为 70g/L。

（十二）其他镰刀状变异体

有 14 种罕见的镰状血红蛋白变异体，其中血红蛋白 S 替换与第二种氨基酸替换相结合，当通过电泳或色谱技术筛选时，这种特征阻滞了大多数此类变异体在血红蛋白 S 位置发生迁移。除了上述四种此类变异体，还有血红蛋白 C-Ziguinchor（β6 Glu→Val 和 β58 Pro→Arg）、血红蛋白 S-Providence（β6 Glu→Val 和 β82 Lys→Asn）、血红蛋白 S-Travis（β6 Glu→Val 和 β142 Ala→Val）、血红蛋白 S-Clichy（β6 Glu→Val 和 β8 Lys→Thr）、血红蛋白 S- Cameroon（β6 Glu → Val 和 β90 Glu → Lys）、血红蛋白 Jamaica Plain（β6 Glu → Val 和 β68 Leu → Phe）、血红蛋白 S-Sao Paulo（β6 Glu → Val 和 β65 Lys → Glu）、血红蛋白 S-San Martin（β6 Glu → Val 和 β105 Leu → Pro）、血红蛋白 S-Wake（β6 Glu → Val 和 β65 Asn → Ser），以及血红蛋白 S-Northwick，也称为血红蛋白 C-Ndjamena（β6 Glu → Val β37 Trp → Gly）。所有这些都只报道过杂合病例，但如果与血红蛋白 S 共同遗传，预计会导致严重的镰状细胞病，如在下一节中提到的血红蛋白 C-Ndjamena 的情况。

（十三）血红蛋白 S/ 其他稀有 β 链变异体

现在已经观察到许多 β 链变异体与血红蛋白 S 呈复合杂合状态，当与血红蛋白 S 共同遗传时，这些变异中的大多数不表现镰状细胞病的任何血液学和临床特征。据报道，其在复合杂合状态下与溶血性贫血有关，但这似乎是与变异的表型相关而不是影响血红蛋白 S 聚合。特别是，已发现血红蛋白 Shelby 和血红蛋白 Hope 与血红蛋白 S 相互作用可产生溶血性贫血，其原因最有可能是它们的轻度不稳定性，同时与血红蛋白 North Shore 类似，此类疾病可导致轻度 β 地中海贫血表型。血红蛋白 I-Toulouse 在与血红蛋白 S 的复合杂合状态下可导致溶血性贫血，同时该变异也与杂合子中的轻度慢性溶血性贫血有关。

然而，既往曾报告过 3 例罕见的 β 链变异在同血红蛋白 S 复合杂合状态下与重症镰状细胞病相关，此类疾病需要进行产前诊断：血红蛋白 C-Ndjamena/ 血红蛋白 S、血红蛋白 O-Tibesti/ 血红蛋白 S 和血红蛋白 Quebec-Chori/ 血红蛋白 S。血红蛋白 Quebec-Chori（β87 Thr → Ile）由于其变体参与了血红蛋白 S 的聚合过程，因此会导致轻度至中度的镰状细胞病。血红蛋白 O-Tibesti（β11 Val → Ile 和 β121 Glu → Lys）包含血红蛋白 O-Arab 突变，因此当后者与血红蛋白 S 共同遗传时，也会出现镰状细胞病表型。

六、携带者筛查

有效的大规模人群筛查可以推动有关镰状细胞贫血和地中海贫血的社区防控。使用血液学方法进行筛查是遗传诊断的第一步，筛查内容通常包括红细胞指数测量、通过电泳或色谱法进行血红蛋白含量分析、通过毛细管电泳或高效液相色谱法定量血红蛋白 A₂ 和血红蛋白 F 及铁状态的测定[3]。很多指南和流程图使用了临界值对可能的杂合性地中海贫血或血红蛋白病进行诊断（如英国血液学学会[20]）。由于当地人群中存在不同的血红蛋白病的等位基因，不同流程图之间存在差异，因此算法中的参考值应针对进行筛选的人群进行个体化设定。需要注意的是，此类筛查程序旨在提供可靠的推定诊断。当需要明确诊断时，如产前诊断时候必须使用基于 DNA 分析的其他方法。

大规模筛查能够发现大多数 β 地中海贫血的病例，然而，目前还没有针对 α 地中海贫血进行的特异性筛查试验，此类疾病的诊断通常通过排除血红蛋白 A₂ 水平升高和铁缺乏症来进行确定。如果通过电泳或 HPLC 发现异常血红蛋白，同样，只能给出变异体的推定诊断。人们经常发现个体具有复杂的 α 和 β 珠蛋白基因型，这些基因型可以相互作用产生非典型表型。解读血液学发现是确定分子研究策略和理解 DNA 分析结果的关键。欧洲分子基因诊断质量联盟更新了一套通过 DNA 分析进行血红蛋白病携带者识别和产前诊断的最佳实践指南[21]。

（一）红细胞指数降低，血红蛋白 A₂ 值升高

β 地中海贫血的杂合状态通常与 MCH 值降低有关，其水平为 18～25pg（正常为 26～33pg），且 MCV 值降低，在 60～70fL，以及血红蛋白 A₂ 水平升高（>3.5%）。红细胞还渗透脆性降低，这是进行单管渗透脆性测试的基础，如果没有电子细胞计

数器，单管渗透脆性测试已被用作资源贫乏国家的替代筛选测试方法。表 27-5 列出了不同血红蛋白病携带者的 MCH、MCV 和血红蛋白 A_2 的一些典型血液参数。

（二）血红蛋白 A_2 值正常的红细胞指数降低

当 MCV 和 MCH 水平降低且血红蛋白 A_2 水平正常（<3.5%）时，诊断可能是铁缺乏症、α 地中海贫血、δβ 地中海贫血、$(\varepsilon\gamma\delta\beta)^0$ 地中海贫血、β 地中海贫血合并 δ 地中海贫血表型、血红蛋白 Lepore 或正常血红蛋白 A_2β 地中海贫血表型。血红蛋白 F 水平升高 5%~15% 提示 δβ 地中海贫血。血红蛋白 Lepore（8%~20%）可通过凝胶电泳或等电聚焦电泳等方式进行诊断。正常的血红蛋白 A_2β

地中海贫血和 α 地中海贫血只能通过 DNA 分析来识别。具有正常血红蛋白 A_2β 地中海贫血可能是由于标准 β 地中海贫血突变与 δ 地中海贫血突变的共同遗传或与正常或临界血红蛋白 A_2 水平相关的轻度 β 地中海贫血等位基因的遗传（3.3%~3.8%）。如 IVSI-6（T → C）[HBB:c.92+6T>C] 和 CAP+1（A → C）[HBB:c.-50A>c] 等突变与红细胞指数降低有关。然而，一些较罕见的等位基因，如 -92（C → T）[HBB:c.-142C>T]、IVSII-844（C → G）[HBB:c.316-7C>G] 和 -101（C → T）[HBB:c.-151C>T] 可表现为正常的红细胞指数，因此通过血液学筛查无法检测到。表 27-6 中总结了无症状及正常血红蛋白 A_2β 地中海贫血等位基因相关的 MCH、MCV 和血红蛋白 A_2 的值。

表 27-5 各种杂合情况的比较			
疾病 / 基因型	MCH（fL）	MCV（pg）	血红蛋白 A_2（%）
正 常			
αα/αα	30	90	2.0
ααα/αα	29	85	2.2
α 地中海贫血			
-α/αα	28	85	2.4
--/αα	22	70	3.0
β^0 地中海贫血			
CD 39（C→T）[CD 118C>T]	20	66	4.7
10.329kb 缺失	20	66	7.5
β^+ 地中海贫血			
IVS Ⅰ-110（G→A）[c.93-2G>A]	21	68	4.5
IVS Ⅰ-6（T→C）[c.92+6T>C]	23	72	3.4
CAP+1（A→C）[c.-50A>C]	25	80	3.3
-101（C→T）[c.-151C>T]	28	85	3.3
β^0 珠蛋白生成障碍性贫血性状 + α^+ 珠蛋白生成障碍性贫血性状	22	70	5.7
β^0 珠蛋白生成障碍性贫血性状 + α^0 珠蛋白生成障碍性贫血性状	26	78	6.0

CD. 密码子；IVS. 间插序列；MCH. 平均红细胞血红蛋白含量；MCV. 平均红细胞体积

表 27–6　与临界血红蛋白 A_2 水平相关的基因型：相关血液学和生物合成特征指南					
基因型	HGVS（HBB:c）	MCV（fL）	MCH（pg）	血红蛋白 A_2	α/β
β^A/-101（C→T）	β^A/c.-151C>T	88.5 ± 7.8	30.1 ± 1.0	3.1 ± 1.0	1.3 ± 0.4
β^A/-92（C→T）	β^A/c.-142C>T	83.0 ± 6.0	28.3 ± 2.0	3.5 ± 0.4	1.3 ± 0.8
β^A/+33（C→G）	β^A/c.-18C>T	82.0 ± 9.2	27.1 ± 3.4	2.5 ± 1.4	1.3 ± 0.6
β^A/CAP+1（A→C）	β^A/c.-50A>C	23～26	75～80	3.4～3.8	—
β^A/IVS1-6（T→C）	β^A/c.92+6T>C	71.0 ± 4.0	23.1 ± 2.2	3.4 ± 0.2	1.9 ± 1.0
β^A/IVS2-844（C→G）	β^A/c.316-7C>G	96.0 ± 4.0	30.3 ± 1.8	3.2 ± 0.2	1.0 ± 0.6
β^A/+1480（C→G）	β^A/c.*+6C>G	88.3 ± 9.5	27.9 ± 6.0	2.7 ± 0.8	1.6 ± 0.4
ααα/αα		85.5 ± 7.8	30.4 ± 5.0	2.8 ± 0.6	1.2 ± 0.4
δ 珠蛋白生成障碍性贫血性状和 β 珠蛋白生成障碍性贫血性状		67.6 ± 7.6	21.8 ± 3.6	3.3 ± 0.4	1.7 ± 0.6

IVS. 间插序列；MCH. 平均红细胞血红蛋白含量；MCV. 平均红细胞体积；HGVS 命名法［HBB:c.］

七、胎儿诊断策略

一些国家（地区）已经制定了全面的预防计划，包括提高公众意识和健康教育、携带者筛查和咨询，以及产前诊断和胚胎着床前遗传学诊断。这些国家（地区）有意大利、希腊、塞浦路斯、英国、法国、伊朗、泰国、澳大利亚、新加坡、中国台湾、中国香港和古巴。北欧的一些国家（荷兰、比利时和德国）提供了包括按种族进行产前筛查在内的部分计划，许多资源贫乏的国家也引入了血红蛋白病产前诊断服务[22]。

对于血红蛋白正常的血样，MCH、MCV 降低，以及血红蛋白 A_2 的水平正常则通常可以诊断 α 地中海贫血，除非确定是缺铁引起的贫血。为了产前筛查，实验室可能决定不进一步调查，除非怀疑有 α^0 地中海贫血特征，在这种情况下应筛查伴侣。如果观察到血红蛋白 A_2 水平升高或检测到可疑血红蛋白 S、C、E、Lepore、D-Punjab 或 O-Arab 等血红蛋白变异体，则需要对伴侣进行筛查，若双方都有 α^0 地中海贫血、β 地中海贫血或可能导致严重血红蛋白病的组合，则需要通过 DNA 分析进行进一步的研究。需要注意的是，如果一方出现 α^0 地中海贫血特征，另一方出现 β 地中海贫血特征，则仍需要对夫妇两人进行 DNA 分析。如果一对夫妇表现为正常的血红蛋白 A_2 β 地中海贫血的表型而非 α 地中海贫血特征，那么其胎儿患 β 地中海贫血的风险较高。有一种可能是，这对夫妇，特别是东南亚血统的夫妇，孕育血红蛋白 Bart 胎儿水肿综合征患儿的风险较高，因为 β 地中海贫血的表型可能掩盖了共存的 α^0 地中海贫血症状。

八、产前诊断方法

血红蛋白病的产前诊断首先通过胎儿血液取样和放射性标记评估珠蛋白链合成的相对速率来实现。该方法可直接测量突变珠蛋白的产物，是在 1974 年开发的安全技术，用于在妊娠 18—20 周时进行胎儿血液采样并完成检测。已经有 20 多个中心采用这种方法进行产前诊断，截至 1989 年 12 月，已向世界卫生组织（World Health Organization，WHO）登记处报道了 13 000 多例血红蛋白病。总体而言，此计划非常成功，大约 25% 的胎儿通过此方法被诊断为患儿，胎儿丢失率（流产率）为 3%，诊断错误率为 0.5%[4]。

（一）羊水 DNA

随着基因分析检测血红蛋白病技术的发展，几个产前诊断中心开始使用羊水细胞的胎儿 DNA 进行检测。截至 1982 年，已经向世卫组织登记处报告了 175 例通过羊水细胞 DNA 诊断的病例 [24]。然而，在 1982 年，CVS 组织被证明是用于分子分析的胎儿 DNA 的合适替代来源，使得在妊娠 12 周时就能对几乎所有病例进行产前诊断，到 1989 年，WHO 登记处总共登记在册 4581 例通过 CVS 组织进行诊断的案例，而羊水细胞 DNA 诊断为 1222 例 [4]。如果孕妇就诊时已错过 CVS 的时机，或者因其他特殊情况，无法获得绒毛膜绒毛样本，仍需通过羊水细胞 DNA 进行检测。可直接从羊水细胞或培养后的羊水细胞中制备 DNA 用于染色体分析。

（二）绒毛膜绒毛 DNA

针对 CVS 技术开发的两种主要方法是，超声引导下经宫颈穿刺和超声引导下经腹取样（见第 8 章），这两种方法都为胎儿 DNA 诊断提供了高质量的绒毛膜绒毛样本。必要时可通过两种不同的方法进行穿刺或重复获取样本 2~3 次，以便为两组 PCR 反应获取足够的 DNA，用于诊断突变及分析短串联重复多态性标记，以检查母体 DNA 污染的可能性，此类污染可能源于穿刺时获得的母体蜕膜。然而，借助相差显微镜仔细解剖并去除母体蜕膜，可以获得纯净的胎儿 DNA 样本。在大多数情况下，只要在母体两个等位基因中的一个位点上存在一个以上多态性标记即可以排除污染的可能性 [24]。

（三）无创产前诊断

产前诊断的新进展旨在改进产前诊断的时机和安全性。着床前遗传学检测经过近 25 年的临床应用，已从实验程序演变为针对高危人群的既定生殖替代方案（见第 2 章），其可避免终止妊娠的发生。无创产前诊断（NIPD）方法避免对胎儿进行有创取样，它基于对孕妇循环中存在的胎儿细胞或胎儿游离 DNA 的分析（见第 7 章）[25]。NIPD 针对单基因疾病的常规临床应用仍局限于从父源遗传基因组 DNA 的情况，这些相对于从母源遗传基因组 DNA 具有一些不同的特征，包括基于 Y 染色体检测鉴定胎儿性别，检测 Rh 阴性母亲的 Rh 阳性胎儿妊娠。对于血红蛋白病，已经报道了一些有前景的方法，但常规临床应用仍有待优化和更广泛的验证。

1. NIPD：母体血液中的胎儿细胞　人们早就知道胎儿细胞存在于孕妇的血液中，也正是由于这样可以进行无创产前诊断，前提是它们对正在进行的妊娠具有特异性，并且可以分离出纯净的细胞群进行分析。NIPD 研究了三种类型的胎儿细胞，包括白细胞、滋养层细胞和红细胞［有核红细胞（nucleated red blood cell，NRBC）］[26]。所有类型的细胞都有一些缺点：滋养层细胞可能是无核的，甚至是多核的，另外还有 1% 的胎盘嵌合风险；胎儿出生后，胎儿的白细胞可能会持续存在于母体循环中，这对以前有过妊娠的女性来说是一个不利因素。最后，NRBC 可能同时来自胎儿和母体。然而，最大的限制是胎儿细胞非常罕见，预估每毫升母体血液中只会出现一个胎儿细胞，尽管最近的研究表明这可能被低估了 [27]。

分离胎儿细胞作为胎儿基因分型来源的尝试已使用免疫学方法来利用其相对于母体细胞的独特特征，或者使用一些基于显微镜、微流控技术和光散射谱学的自动细胞分选技术。滋养细胞与母体血细胞相比，其体积相对较大，利用上皮肿瘤 / 滋养层细胞大小分离过滤系统已成功取得一些细胞。然而，在提供足够纯净的细胞用于胎儿 DNA 分析方面仅取得了一定的成功，还没有一种方法被证明适合于常规临床应用。

有几篇报道描述了针对血红蛋白病的 NIPD。一篇是在 30 年前在一对夫妇中检测到父亲的血红蛋白 Lepore 突变，而女方携带不同的 β 地中海贫血等位基因 [28]。另一篇是利用单细胞 PCR 技术，通过对胎儿单个有核红细胞的 DNA 扩增来进行诊断。在富集之后，有核的胎儿红细胞通过染色在显微镜载玻片上用抗 ζ 球蛋白链抗体识别，并在显微镜下通过微操作收集。这种方法被成功地用于有镰状细胞贫血和 β 地中海贫血的风险的两个孕妇的产前诊断 [29]。然而，研究表明，胚胎和胎儿珠蛋白可能在成人红系祖细胞中表达，因此需要更特异的胎儿细胞标志物才能使该技术变得可靠 [30]。该技术的一个成功应用是通过对母血中胎儿红细胞的 α 和 ξ 珠蛋白进行抗体染色来产前检测血红蛋白 Bart 胎儿水肿综合征，因为来自受累胎儿的这些细胞不能表达 α 珠蛋白 [31]。

由于显微操作方法已被证明存在技术困难，以及成本高昂和耗时的问题，因此正在开发其他方法，如非接触式激光捕获显微切割，以分离玻片中单个胎儿有核细胞，并通过流式细胞术分选富集抗体染色的有核红细胞[32, 33]。总体而言，基于胎儿细胞分析的 NIPD 方案尚未实现选择性分离和（或）浓缩产量、纯度和质量都达标的细胞，尽管有些人仍然认为它们在无创产前筛查的应用上很有前景[27]。

2. NIPD：母体血浆中的胎儿 DNA　从母体血浆中分离胎儿游离 DNA 比分离胎儿细胞要简单得多。母体血浆中的游离 DNA 含量相对较低，1997 年发现其中一些是源自凋亡胎盘细胞的胎儿 DNA[34]。在妊娠早期，母体血浆中的少量游离 DNA 是胎儿 DNA（3%～20%，取决于妊娠阶段和状态），其余的是母体 DNA。此外，与母体游离 DNA（其中只有一半片段长度＜300bp）相比，胎儿 DNA 非常碎片化（＜300bp）。因此，最初的研究调查了使用简单大小分离技术选择性富集胎儿 DNA 的效用，但由于耗时且技术要求高，而且样本污染的风险很高，因此不容易转化为常规实践[35]。总体而言，在大量母体 DNA 的背景下，胎儿细胞游离 DNA 的浓度相对较低且体积较小，这对胎儿细胞游离 DNA 的准确基因分型提出了重大的技术挑战（见第 7 章）。如前所述，母体基因组不包含的游离 DNA 中的基因位点相对容易识别。当使用胎儿游离 DNA 诊断常染色体隐性遗传疾病时，情况更具挑战性。由于 50% 的胎儿基因组与母亲一致，因此对父系遗传等位基因的可靠检测仅限于那些与母亲不同的等位基因，无论是直接致病突变，还是相对于受影响和正常父系等位基因的已知相位的单核苷酸变异（SNV）。事实上，当一对夫妇携带相同的致病突变时，分析父系传播的连锁 SNV 是唯一的选择。

NIPD 的初步研究是基于对胎儿游离 DNA 的分析，旨在使用 PCR 产物的限制性酶分析或实时 PCR 等方法检测 / 排除特定的父系遗传突变，后者用于基因分型核苷酸变体或用于量化基因拷贝，这取决于引起疾病的突变类型[36, 37]。随后，报道了更复杂和灵敏的方法，包括各种微阵列平台，如阵列引物延伸[38]和质谱法［基质辅助激光解吸电离 – 飞行时间质谱（matrix-assisted laser desorption/ionization-time of flight，MALDI-TOF）][39]。其他方法已使用富集方案选择性扩增胎儿 DNA 序列，例如，通过用肽核酸"淬灭"母体突变序列的扩增[40, 41]。然而，这些方法很麻烦和（或）需要复杂和昂贵的设备，限制了它们更广泛的应用。

许多研究小组开发了使用微滴数字 PCR 或 NGS 平台的方法[42-46]。这些技术有可能确定与单基因疾病相关的胎儿游离 DNA 中的"完整"胎儿基因型，包括通过相对突变剂量（RMD）[47, 48]或通过相对单倍型剂量（RHDO）的方法。RHDO 是一种更可靠的方法，因为它使用多个信息性单核苷酸多态性（SNP）来推导出亲本的单倍型。它可能适用于所有的单基因疾病，与致病突变的类型无关，因此可用于检测 SNV、缺失、插入，序列重排[48]。这种方法的缺点包括需要进行家族研究，以确定等位基因特异性变体的分型及其与低风险和高风险父母等位基因的联系，最近的一项研究描述了使用软件不需要家庭研究的方法[49]。最后，使用 RHDO 方法必须考虑潜在的重组事件。

数字 PCR 需要将样本 DNA 稀释到一定浓度，使每个反应管 / 孔平均有一个模板分子。然后建立基于 PCR 的突变检测方法（最实际的是在多孔板中），以便每个样本可以分析大量的单分子 PCR。然后可以对结果进行数学分析，以确定每个等位基因的相对频率，而且该方法甚至已被证明可用于无创产前筛查（NIPT）来检测常染色体隐性同源点突变[47]。

10 年前，NGS 首次应用于分析母体血浆中的胎儿等位基因[44, 45]。NIPT 应用程序可以利用超深度扩增子测序的潜力，产生数十万个测序"读数"，然后可以通过复杂的软件进行分析和分类，以支持游离胎儿 DNA 的直接和间接基因分型。该技术潜在的敏感性足以检测母体血浆游离 DNA 中的细微等位基因失衡，最好是在疾病相关区域的多个位点使用支持多态性 SNP 的全基因组靶向捕获和测序的方法[50]。

一种方法结合了靶向位点扩增（TLA），克服了基于一级亲属分析（有时并不可行）推导连锁关系的需要[51]。该方法涉及亲代血样的初始步骤，在提取 DNA 之前，将白细胞内 DNA 的近端序列进行物理交联。随后对交联区进行测序有助于在感兴趣的位点上对数十到数百个千碱基进行测序，从而支持随后的亲本单倍体基因型分型。对来自妊娠母亲的游离 DNA 中的定相变异进行靶向深度测序，然后对数据进行定制的统计分析，可以对胎儿基因型进行可靠的预测[51]。因此，TLA 与靶向 NGS 的结合克服了分析其他一级家族成员的需要，并为单基因疾病的 NIPD 提供了一种潜在的实用、稳健、经济可行的方法。

现在已经有大量研究报道了基于胎儿游离 DNA 分析的 NIPD，专门应用于血红蛋白病，证明了几乎所有这些方法的适用性。尽管现在 NIPT 在非整倍体中的应用已经很常规了，并且有希望将 NIPT 用于单基因遗传性疾病[52]，但在将其纳入常规临床实践之前，仍有大量障碍需要解决。任何所选方法的准确性和可靠性都必须经过充分验证，并为每个阶段建立质量标准。该方法成本居高不下，方法工作量大，并且仍然存在许多技术挑战。然而，根据目前的进展，我们可以预计，在可预见的未来，NIPD 将成为高危夫妇生育的另一种选择。

（四）胚胎着床前诊断

PGT 是一种早期形式的产前检测，适用于高危夫妇的产前检测，如单基因疾病（PGT-M）。PGT-M 代表了一种"最先进"的诊断方法，这项技术的应用能够使得高危夫妇在无须终止受累妊娠的情况下生下无疾病的孩子（第 2 章）。基于 PCR 的诊断方法可适用于 PGT-M，使用三种类型的细胞：来自卵母细胞 / 受精卵阶段的极体，卵裂期胚胎的卵裂球和囊胚的滋养外胚层细胞[54]。虽然这项技术需要生殖医学和分子遗传学领域的综合专业知识，但目前世界各地已建立了少量中心来进行该检测。PGT-M 已成功应用于 α 地中海贫血和 β 地中海贫血[55-57]。对于有过一次或多次选择性堕胎史，以及宗教或伦理信仰不允许终止妊娠的夫妇来说，该方法是一种有用的产前诊断替代方法，尽管一项关于穆斯林女性对 PGT-M 态度的研究表明，父母的担忧很复杂，只有 27% 的受访夫妇可以接受 PGT-M[58]。然而，PGT-M 对于需要接受生育治疗才能妊娠的夫妇来说是被广泛接受的[59]。

PGT-M 是一项技术上具有挑战性、多步骤且昂贵的检测方法，其方案在第 2 章中进行了全面讨论。在早期，PGT-M 的策略仅侧重于检测（或排除）致病突变。第一个方案也是为了监测等位基因脱扣（ADO）的发生而设计，包括使用 PCR 检测基因型的两个等位基因，如变性梯度凝胶电泳（denaturing gradient gel electrophoresis，DGGE）、单链构象分析

（single-strand conformation analysis，SSCA）和实时 PCR[57, 60]。目前的方法包括以多态性标记连锁分析的形式对整个基因组区域的多个靶点进行分析，同时或不同时分析致病突变。多重 PCR 方案经过优化，可高度准确和稳健地对单个（或少数）细胞进行基因分型，最合适的多态性标记是微卫星重复序列，也称为短串联重复（STR）序列。衍生的单倍型可以与高风险和低风险亲本等位基因相关联，这代表了一种稳健的策略，因为它支持通过来自多个基因组区域的结果来确认基因型，从而最大限度地减少发生 ADO 时的错误。最近，已经为 PGT-M 方案引入了阵列或 NGS 平台对 SNP 进行的大规模并行分析[61, 62]。毫无疑问，血红蛋白病是需要 PGT-M 的最常见疾病之一[59, 63]。

健康未受影响婴儿的出生不仅取决于准确的诊断，还取决于辅助生殖程序多个阶段中每个阶段的成功。总体而言，该手术的成功率仅为 20%～30%，这使得 PGT-M 无法成为有生育血红蛋白病儿童风险的夫妇的首选生育选择。PGT 的另一个临床用途是用于 HLA 分型，以确定与需要造血干细胞移植以获得潜在治愈的兄弟姐妹的 HLA 相容的妊娠。可以同时应用胚胎的 HLA 分型来排除家族性血红蛋白病[59]。尽管最初在伦理上存在争议，但 HLA 分型现在已被广泛接受为一种有价值的治疗选择，因为移植成功与供体和受体之间的 HLA 匹配程度密切相关[64]。

九、血红蛋白病的 DNA 诊断

本节将回顾世界各地实验室用于诊断血红蛋白病的各种 DNA 分析技术。最常见的常染色体隐性遗传血红蛋白病具有人群特异性，每个人群都有异常血红蛋白和地中海贫血症的独特组合。大多数人群的突变谱及其频率已经公布，通常由数量有限的常见突变和数量稍多的罕见突变组成[65]。因此，了解患者的种族起源和家族史（包括近亲婚配关系）可能有助于诊断策略，以加快大多数情况下对潜在缺陷的识别。然而，随着全球移民的到来，这一点变得越来越不实际和有用。

诊断血红蛋白病等位基因有两种方法。一种是在其群体等位基因数量有限的实验室使用的简单而廉价的筛选方法，首先检测少量常见的突变，然后

对少数尚未确定的样本采用更昂贵的 DNA 测序方法。另一种方案是针对拥有更大更多样等位基因库的其他实验室，他们转向对每个疑似 β 地中海贫血病例进行通用 DNA 测序，如英国已通过产前筛查计划的常规 DNA 测序确定了 100 多种不同的 β 地中海贫血突变[16]。表 27-7 中列出了全球 46 个参与英国 NEQAS 外部质量保证计划"血红蛋白病中的 DNA 诊断"的实验室正在使用的主要方法。

（一）α 地中海贫血

已经发现 α^+ 地中海贫血是由 5 种不同大小的基因缺失引起的，尽管在实践中通常只遇到两种。它们是 3.7kb 缺失（$-\alpha^{3.7}$），该基因型在非洲、地中海地区、中东、印度等地的人口中具有很高的频率；以及在东南亚和太平洋人群中常见的 4.2kb 缺失（$-\alpha^{4.2}$）。这些缺失是由 α 珠蛋白基因簇中的同源序列之间不平等的交叉互换造成的，导致一条染色体上只有一个 α 基因（$-\alpha$），另一条染色体含有三个 α 基因（$\alpha\alpha\alpha$）。由此产生的染色体之间又发生了一次重组事件，产生一个四倍的 α 基因等位基因（$\alpha\alpha\alpha\alpha$）。各种非缺失缺陷也被发现可导致 α^+ 地中海贫血，目前已鉴定出 100 多种不同的等位基因。

α^0 地中海贫血是由涉及两个 α 珠蛋白基因的缺失引起的，迄今为止已经描述了至少 14 种不同的缺失。获得高基因频率的缺失发现于东南亚和华南地区（$--^{SEA}$）、菲律宾群岛（$--^{FIL}$）、泰国（$--^{THAI}$），

表 27-7 2019 年参与英国 NEQAS 外部质量保证计划的实验室正在使用的血红蛋白病的分子诊断方法

珠蛋白基因疾病	诊断方法
α^0 地中海贫血	Gap-PCR，MLPA
α^+ 地中海贫血（缺失）	Gap-PCR，MLPA
α^+ 地中海贫血（非缺失）	Sanger 测序、ASO、RE-PCR、焦磷酸测序
β 地中海贫血（缺失）	Gap-PCR，MLPA
β 地中海贫血（非缺失）	Sanger 测序、ASO、RDB、ARMS、RE-PCR、实时 PCR
δ 地中海贫血	Sanger 测序
δβ 地中海贫血	Gap-PCR，MLPA
εγδβ 地中海贫血	MLPA
HPFH（缺失）	Gap-PCR，MLPA
HPFH（非缺失）	Sanger 测序、ASO、RE-PCR、焦磷酸测序
所有血红蛋白变异体	Sanger 测序
血红蛋白 S	ASO、RDB、ARMS、RE-PCR、焦磷酸测序
血红蛋白 C	ASO、RDB、ARMS、焦磷酸测序
血红蛋白 E	ASO、RDB、ARMS、焦磷酸测序
血红蛋白 D-Punjab	ASO、RDB、ARMS、RE-PCR、Sanger 测序
血红蛋白 O-Arab	ASO、ARMS、RE-PCR、Sanger 测序
血红蛋白 Lepore	Gap-PCR、MLPA

ARMS. 放大折射突变系统；ASO. 等位基因特异性寡核苷酸；HPFH. 遗传性胎儿血红蛋白持续存在；MLPA. 多重连接探针扩增；PCR. 聚合酶链反应；RDB. 反向斑点杂交；RE. 限制酶

以及一些地中海国家，如希腊和塞浦路斯［$--^{MED}$ 和 $-(\alpha)^{20.5}$ ］的个体中。虽然有一个 α^0 地中海贫血突变（$--^{SA}$）在亚裔印度人中已被描述，但这是极为罕见的，在来自撒哈拉以南非洲的个体中未报道 α^0 地中海贫血缺失。在北欧，由于缺乏自然选择，α地中海贫血偶尔发生，在一个英国家族中报道了几种 α^0 地中海贫血缺失，不过在柴郡和兰开夏郡的一些无关个体中观察到了一种特殊的缺陷（$--^{BRIT}$）。

1. 跨越断裂点的聚合酶链反应诊断　多重跨越断裂点的聚合酶链反应（Gap-PCR）技术被广泛用作常见 α^+ 地中海贫血和 α^0 地中海贫血缺失突变（表27–8）的可靠诊断测试，但由于 AOD 可能导致误诊，因此必须仔细应用产前诊断，这种误诊可能是由于 α-globing 基因簇序列的 GC 含量较高[67]。大多数实验室通过 Gap-PCR 常规诊断的 α^0 地中海贫血缺失是：在东南亚个体中发现的 $--^{SEA}$ 等位基因；在地中海个体中发现的 $--^{MED}$ 和 $-(\alpha)^{20.5}$ 等位基因；在菲律宾个体中发现的 $--^{FIL}$ 等位基因，最后是在泰国个体中发现的 $--^{THAI}$ 等位基因。常规诊断的两个 α^+ 地中海贫血缺失突变是 3.7kb（$-\alpha^{3.7}$）和 4.2kb（$-\alpha^{4.2}$）单 α 基因缺失突变[68–72]。Gap-PCR 还可用于确定新型 α 地中海贫血缺失突变的确切断点，如中国携带者中新型 6.3kb α^+ 地中海贫血缺失的图谱所示[73]。然而，它不能用于许多罕见的缺失，因为它们的断点序列尚未被表征，因此使用多重连接探针扩增技术（MLPA）来检测这些等位基因。

图 27–1 显示了通过该技术诊断 $--^{MED}$ 等位基因。扩增产物仅从缺失等位基因获得，因为两个引物之间的距离太大，无法扩增正常 DNA。使用与缺失序列互补的引物，通过扩增跨越其中一个断点的 DNA 序列来检测正常等位基因（αα）。其中一个引物可以多重检测两个地中海 α^0 地中海贫血等位基因，另一个检测三个东南亚 α^0 地中海贫血等位基因，从而可以根据个体的种族来源筛选携带者。

2. 多重连接探针扩增分析　MLPA 非常有用，因为它允许在单个测试中识别任何 α 地中海贫血缺失（已知或未知）的存在[74, 75]。该技术还用于诊断三倍和四倍 α 珠蛋白基因等位基因[76]。与 Gap-PCR 不同，MLPA 技术不明确缺失的确切断点，因此不提供缺失突变的明确鉴定，仅提供"符合"诊断；但是，在产前诊断中通常不需要对缺失突变进行明确鉴定。

表 27–8　可通过 Gap-PCR 诊断的珠蛋白基因缺失突变

疾病	缺失	分布
α^0 地中海贫血	$--^{SEA}$	东南亚
	$--^{MED}$	地中海
	$-(\alpha)^{20.5}$	地中海
	$--^{FIL}$	菲律宾
	$--^{THAI}$	泰国
α^+ 地中海贫血	$-\alpha^{3.7}$	全世界
	$-\alpha^{4.2}$	全世界
β^0 地中海贫血	290bp	土耳其、保加利亚
	532bp	非洲
	619bp	印度、巴基斯坦
	1393bp	非洲
	1605bp	克罗地亚
	3.485kb	泰国
	10.329kb	印度
	45kb	菲律宾、马来西亚
	血红蛋白 Lepore	地中海，巴西
$(\delta\beta)^0$ 地中海贫血	西班牙人	西班牙
	西西里人	地中海
	越南人	越南
	马其顿人/土耳其人	马其顿、土耳其
$(^A\gamma\delta\beta)^0$ 地中海贫血	印度人	印度、孟加拉国
	中国人	华南地区
HPFH	HPFH1（非洲）	非洲
	HPFH2（加纳）	加纳、非洲
	HPFH3（印度）	印度

HPFH. 遗传性胎儿血红蛋白持续存在

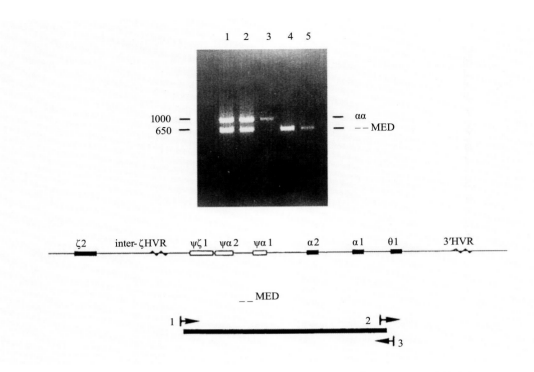

▲ 图 27-1　使用 Gap-PCR 检测 $--^{MED}$ 等位基因的 α^0 地中海贫血产前诊断

琼脂糖凝胶电泳和溴化乙锭染色后的扩增产物如下：泳道 1，母体 DNA；泳道 2，父系 DNA；泳道 3，正常 DNA；泳道 4 和 5，不同浓度的绒毛膜绒毛 DNA；示意图显示了 $--^{MED}$ 缺失相对于 α 珠蛋白基因簇的位置，以及引物 1 和 3（它们扩增 $--^{MED}$DNA 产生了 650bp 产物）、引物 2 和 3（仅扩增正常等位基因以产生 1000bp 产物）的位置

3. 其他技术　其他方法也被开发出来，以提供快速、准确和性价比高的方法来筛查 α 地中海贫血缺失突变。其中包括：实时 PCR 的使用[77, 78]；中国台湾的东南亚 α^0 地中海贫血缺失突变的数字 PCR[79]；全血 PCR[80] 和环介导等温扩增在泰国快速筛查 α^0 地中海贫血[81]；使用变性 HPLC 来诊断中国人中 4.2kb 的 α^+ 地中海贫血缺失基因[82]，使用寡核苷酸微阵列检测东南亚 α^0 地中海贫血缺失及 3.7kb 和 4.2kb α^+ 地中海贫血缺失[83, 84]。

4. 非缺失突变的聚合酶链反应技术　诊断非缺失性 α^+ 地中海贫血（描述两个 α 珠蛋白基因之一的点突变、小缺失或插入的术语）最广泛使用的方法是选择性扩增每个 α 珠蛋白基因，然后分析 PCR 产物。对于未知突变的筛选，DNA 序列分析是金标准方法[85]。对于已知突变的诊断，已经应用了许多其他方法，如扩增产物的限制性内切酶消化（restriction enzyme digestion of amplified product，RE-PCR）、反向斑点杂交（reverse dot blotting，RDB）、扩增受阻突变系统（amplification refractory mutation system，ARMS-PCR）和焦磷酸测序。RE-PCR 已用于诊断血红蛋白 Constant Spring[86] 突变及 α2 基因突变：起始密码子（ATG → ACG）[HBA2:c.2T＞C]和 IVS I 供体位点 5bp 缺失（–TGAGG ）[HBA2:c.95+2_95+6delTGAGG]。图 27-2 说明了使用限制酶 Mse I 检测血红蛋白 Constant Spring 突变。RDB 已用于诊断 6 种地中海地区 α^+ 地中海贫血点突变，扩增受阻突变系统（ARMS）已用于诊断 6 种常见的东南亚点突变[87]。理论上，用于直接检测点突变的任何通用技术，如等位基因特异性寡核苷酸杂交或等位基因特异性启动，均可用于非缺失性 α^+ 地中海贫血突变的诊断[88]。然而，此类策略仅针对主要在单个种族中发现的有限范围的非缺失突变而开发。最接近综合筛选系统的方法是开发一种市售的条带分析法，它使用反向杂交来检测 α1 基因中的两个点突变和 α2 基因中的 11 个点突变[89]。

用于识别 α 地中海贫血突变的技术和诊断策略在很大程度上取决于在目标人群中观察到的突变谱。在多民族人群中进行分子诊断通常需要一种策

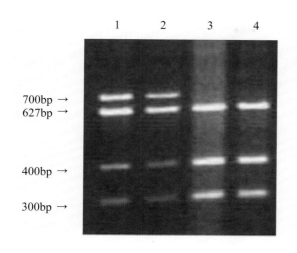

▲ 图 27-2　使用 *Mse* Ⅰ 进行限制性酶切聚合酶链反应分析以诊断血红蛋白 **Constant Spring** 的 α2 终止密码子突变
泳道 1 和 2 显示了载体（基因型 α^{CS}α/αα）的消化扩增产物，泳道 3 和 4 显示了正常个体（基因型 αα/αα）的结果；血红蛋白 Constant Spring 的突变破坏了 *Mse* Ⅰ 位点，这会产生一个更大的 700bp 诊断片段

略，包含 Gap-PCR、MLPA 和 α 珠蛋白基因测序三种当前技术 [90]。

（二）β 地中海贫血

尽管有 200 多种不同的 β 地中海贫血症突变被描述出来，但只有大约 30 种突变在高危人群中频率达到或超过 1%。大多数突变具有区域特异性，现在已经确定了四个特定区域（地中海国家、亚洲印度国家、东南亚和撒哈拉以南非洲）中几乎所有高危人群的突变谱。大多数国家的相对突变频率已经公布和审查 [91]，如果知道患者的种族起源，就很容易成功地筛查出 β 地中海贫血症的突变。在许多诊断实验室中，对有限的突变谱进行筛查的诊断策略是使用一种简单而廉价的基于 PCR 的技术，可以同时检测常见的突变。尽管已经开发并应用了多种令人眼花缭乱的 PCR 技术来筛选 β 珠蛋白基因点突变，但许多诊断实验室仍在使用基于等位基因特异性寡核苷（allele-specific oligonucleotide，ASO）杂交的简单廉价技术，使用 RDB 试剂盒或等位基因特异性启动（如 ARMS）以检测常见突变。这种方法将在 90% 以上的病例中识别出突变，而对已知罕见突变的进一步筛查将在大多数剩余病例中识别出缺陷。在第二次筛选后仍未确定的突变被视为未

知突变，然后通过 DNA 测序进行识别。

然而，在许多欧洲实验室中，具有血红蛋白病高基因频率的不同人群迁移的影响导致需要在产前诊断计划中筛查的 β 地中海贫血携带者的突变范围显著扩大。这就需要实施更全面、更简单的筛查策略，使用 DNA 测序作为主要的分子诊断方法，以检测由此产生的更多种类的常见和罕见突变 [16]。

表 27-9 列出了在这四个主要种族的几个国家中发现的常见突变的频率。在每个族群中，突变的分布仍然存在很大差异。例如，在撒丁岛，最常见的突变是 CD 39（C → T）［HBB:c.118C＞T］，其发生概率为 95%；而在塞浦路斯，它仅占突变的约 2%，最常见的突变是 IVS Ⅰ-110（G → A）［HBB:c.93-21G＞A］，概率为 80%。

1. 等位基因特异性寡核苷酸　RDB 技术是 PCR 发明后第一个获得广泛应用的 PCR 方法，该原理至今仍以商业条带测定的形式在许多实验室中使用。这种方法已成功应用于地中海、非洲裔美国人 [93, 94] 和泰国人的 β 地中海贫血突变诊断 [95]。该技术是为数不多的商业开发的方法之一，在诊断珠蛋白基因突变方面取得了一些成功。维也纳实验室已经销售了使用等位基因特异性寡核苷酸探针的珠蛋白条带检测，该探针与生物素化的 DNA 反向杂交，目前在欧洲的几个诊断实验室中使用。该检测涵盖 21 种 α 地中海贫血突变和 22 种 β 地中海贫血突变，后者分为单独的条带，用于检测常见的地中海、中东和印度 / 东南亚突变。

RDB 的原理已经随着寡核苷酸微阵列的发展而更新，用于同时检测多个 β 地中海贫血突变。这种方法承诺采用一步策略来鉴定所有可能导致 β 地中海贫血和 β 链变异的 β 珠蛋白基因突变 [96]。几个小组现已发布了 DNA 芯片平台的详细信息，该平台已用于对 β 地中海贫血携带者和患者进行基因分型 [97]。已开发了标记的单碱延伸和与玻璃或流通阵列杂交的方法，用于检测 17 种 β 珠蛋白突变 [98]，类似的阵列引物延伸方法已用于检测 23 种突变 [99]。基于微珠的悬浮阵列技术已被证明能够在一次检测中同时检测中国携带者的 3 个 α 地中海贫血缺失、3 个 α 地中海贫血点突变和 17 个 β 地中海贫血点突变 [100]。然而，能够同时识别 β 珠蛋白基因中数千种可能的 DNA 序列变化中的任何一种的单一阵列的开发仍在等待中，并且现在可能永远不会被开发

表 27-9　常见 β 地中海贫血突变的分布，以基因频率占所研究地中海贫血染色体总数的百分比表示

突　变	HGVS（HBB:）	地中海地区			印度地区		中国人		非洲（牙买加）
		意大利	希　腊	土耳其	巴基斯坦	印　度	中　国	泰　国	
−88（C→T）	c.-138C>T					0.8			20.4
−87（C→G）	c.-137C>G	0.4	1.8	1.2					
−30（T→A）	c.-80T>A			2.5					
−29（A→G）	c.-79A>G						1.9		53.7
−28（A→G）	c.-78A>G						11.6	4.9	
CAP+1（A→C）	c.-50A>C					1.7			
CD 5（-CT）	c.17 18delCT		1.2	0.8					
CD 6（-A）	c.20delA	0.4	2.9	0.6					
CD 8（-AA）	c.25 26delAA		0.6	7.4					
CD 8/9（+G）	c.27 28insG				28.9	12.0			
CD 15（G→A）	c.46delT				3.5	0.8			
CD 16（-C）	c.51delC				1.3	1.7			
CD 17（A→T）	c.52A>T						10.5	24.7	
CD 24（T→A）	c.75T>A								1.4
CD 39（C→T）	c.118C>T	40.1	17.4	3.5					
CD 41/42（-TCTT）（TTttttTTTCTT）	c.124 127delTTCT				7.9	13.7	38.6	46.4	
CD 71/72（+A）	c.216 217insA						12.4	2.3	
IVS Ⅰ -1（G→A）	c.92+1G>A	4.3	13.6	2.5	8.2	6.6			
IVS Ⅰ -1（G→T）	c.92+1G>T				26.4	48.5	2.5	4.9	6.8
IVS Ⅰ -5（G→C）	c.92+5G>C	16.3	7.4	17.4					
IVS Ⅰ -6（T→C）	c.92+6T>C	29.8	43.7	41.9					
IVS Ⅰ -110（G→A）	c.93-21G>A	1.1	2.1	9.7					
IVS Ⅱ -1（G→A）	c.315+1G>A						15.7	8.9	
IVS Ⅱ -654（C→T）	c.316-197C>T	3.5	7.1	2.7					
IVS Ⅱ -745（C→G）	c.316-106C>G								9.8
PolyA（T→C）	c.*+110T>C				23.3	13.3			
619bp 缺失									
其他		4.1	2.2	9.7	0.5	0.9	6.8	7.9	7.9

bp. 碱基对；CD. 密码子；IVS. 间插序列

出来，因为研究重点已转向开发 NGS 技术。

2. 引物特异性扩增 已经开发了许多基于引物特异性扩增原理的不同方法来检测 β 地中海贫血突变，但目前仍在使用的且最广泛使用的方法是 ARMS。ARMS 引物已被开发用于筛选在所有主要种族中发现的常见 β 地中海贫血突变，并且已经被复用在一次 PCR 中筛查多种突变。该方法提供了一种廉价的快速筛查分析，不需要高科技或专用仪器，并且对突变筛查（图 27-3）和产前诊断（图 27-4）仍然有用。

3. 点突变的其他诊断方法 已经报道了多种令人目不暇接的其他方法用于诊断 β 地中海贫血点突变。DGGE 是一种间接方法，过去广泛用于识别 β 地中海贫血突变，而无须事先了解分子缺陷[105]。在印度[106]和希腊[107]，DGGE 已被用于 β 地中海贫血症产前诊断，并且在资源匮乏的国家仍然是筛查突变的有用方法[108]。RE-PCR 仅具有有限的诊断作用，因为很少有 β 地中海贫血突变产生或消除限制

性内切核酸酶位点，尽管人工创建包括目标突变的限制性内切酶位点的技术已扩大了其用途[109]。RE-PCR 的主要用途是分析 β 珠蛋白基因单倍型，通过比较在不同种族中发现的单倍体基因型来确定不同单倍体基因型（如镰状细胞突变）上出现的珠蛋白基因突变的起源[110]。单倍体基因型现在由更现代的方法确定，尤其是在 NIPD 中，如在撒丁岛使用半导体测序进行 NIPD[111]。

许多其他技术已用于诊断已知的 β 珠蛋白基因点突变。变性高效液相色谱法（denaturing high-performance liquid chromatography，DHPLC）已被用于分析等位基因特异性启动产生的多态双链体[112]、通过多重微测序分析 5 个常见的东南亚突变、通过多重引物延伸分析 10 个中国台湾省突变[113]和最常见的中国突变[115]，以及 11 种最常见的希腊突变

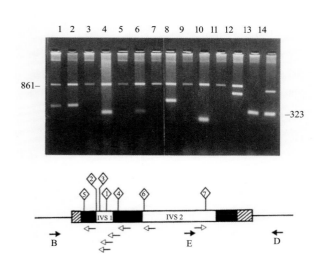

▲ **图 27-3 通过称为扩增受阻突变系统的等位基因特异性启动技术筛选 DNA 样本中的 7 种常见地中海突变**

该图显示了 β 珠蛋白基因和 7 个 β 地中海贫血突变的位置，凝胶奇数泳道显示 β 地中海贫血杂合子 DNA 的扩增产物，偶数泳道显示对照 DNA 产生的产物，用于筛选的每个突变：IVS Ⅰ-110（G→A）（泳道 1 和 2）；IVS Ⅰ-1（G→A）（泳道 3 和 4）；IVS Ⅰ-6（T→C），（泳道 5 和 6）；密码子 39（C→T）（泳道 7 和 8）；密码子 6（-A），（泳道 9 和 10），IVS Ⅱ-1（G→A）（泳道 10 和 11），IVS Ⅱ-745（C→G）（泳道 13 和 14）；在泳道 1~12 中，对照引物 D 和 E 产生了一个 861bp 的片段，在泳道 13 和 14 中，一对不同的对照引物产生了一个 323 bp 的片段

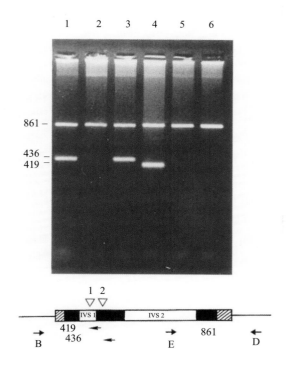

▲ **图 27-4 通过称为扩增受阻突变系统（ARMS）的等位基因特异性启动技术对 β 地中海贫血进行产前诊断**

该图显示了 β 地中海贫血突变 IVS Ⅰ-110（G→A）（1）和密码子 39（C→T）（2）的位置，以及用于诊断这两个突变的引物的位置；凝胶显示了使用突变 ARMS 引物对密码子 39（泳道 1、2 和 3）和 IVS Ⅰ-110（泳道 4、5 和 6）的扩增产物；DNA 样品是：泳道 1，胎儿 DNA；泳道 2，母体 DNA；泳道 3，父系 DNA；泳道 4，母体 DNA；泳道 5，父系 DNA；泳道 6，胎儿 DNA；436bp 产物可诊断密码子 39 突变，419bp 产物可诊断 IVS Ⅰ-110

的筛选[116]。实时 PCR 定量和熔解曲线分析已被用于为一组最常见的地中海突变[117]和 6 个黎巴嫩突变[118]提供快速基因分型。在中国微滴数字 PCR 已用于检测 NIPD 的 CD41-42 突变[119]，以及在伊朗用纳米连接方法检测 IVS Ⅱ-1 突变[120]。所有这些都提供了常见突变的快速和准确的基因分型，目前用作点突变的替代诊断方法。

4. 跨越断裂点的聚合酶链反应和多重连接探针扩增技术检测缺失 目前检测 β^0 地中海贫血的等位基因大片段缺失的诊断策略与检测 α^0 地中海贫血等位基因缺失的诊断策略相同——结合使用 Gap-PCR 和 MLPA。为了通过 Gap-PCR 进行明确诊断，已鉴定并公布了 290bp、532bp、619bp、1393bp、1605bp、3.5kb、10.3kb 和 45kb β^0 地中海贫血缺失 + 血红蛋白 Lepore 等位基因的缺失断点序列引物。

（三）δβ 地中海贫血、血红蛋白 Lepore 和遗传性胎儿血红蛋白持续存在

δβ 地中海贫血和 HPFH 缺失型的特点是纯合子中完全没有血红蛋白 A 和血红蛋白 A_2，而杂合子的血红蛋白 F 水平较高。这两种情况都是由涉及 β 珠蛋白基因簇的大片段 DNA 缺失引起的，这些缺失会影响 β 珠蛋白和 δ 珠蛋白基因，但保留一个或两个完整的 γ 珠蛋白基因。已鉴定出 50 多种不同的缺失突变，它们可分为 $(\delta\beta)^0$ 和 $(^A\gamma\delta\beta)^0$ 地中海贫血、HPFH 健康状况、融合链变异和 $(\varepsilon\gamma\delta\beta)^0$ 地中海贫血。

1. δβ 地中海贫血 $(\delta\beta)^0$ 地中海贫血的特点是血红蛋白 F 由 $^G\gamma$ 和 $^A\gamma$ 珠蛋白链组成，因为在这些情况下两个 γ 珠蛋白基因都保持完整。杂合子具有正常水平的血红蛋白 A_2 和 5%～15% 水平的血红蛋白 F，对于大多数突变，其在红细胞中的分布不均。与 α 珠蛋白相比，非 α 珠蛋白链减少，红细胞呈小细胞低色素性。这种情况的纯合子患有中间型地中海贫血。

$(^A\gamma\delta\beta)^0$ 地中海贫血的特征在于血红蛋白 F 仅包含 $^G\gamma$ 珠蛋白链，因为在这些情况下 $^G\gamma$ 珠蛋白基因被删除。除了这种区别，杂合和纯合状态的表型与 $(\delta\beta)^0$ 地中海贫血的表型相同。

$(\varepsilon\gamma\delta\beta)^0$ 地中海贫血是由几个不同的长缺失引起的病症，这些缺失从 ε 珠蛋白基因上游开始并缺失所有 β 珠蛋白基因簇；或者在两种情况下，

缺失在 δ 和 β 珠蛋白基因之间停止，因此保留了 β 珠蛋白基因，但在这两种情况下都不会发生 β 珠蛋白合成。这是因为缺失移除了位于 ε 珠蛋白基因上游 50kb 的 β 珠蛋白基因簇基因座控制区。这种罕见疾病的杂合婴儿出生时患有严重的溶血性、低色素性贫血和小红细胞症，可能需要输血。该病在出生后 3～6 个月时有所改善，其成年杂合子的血液学特征与 β 地中海贫血性状相似，血红蛋白 A_2 水平正常。推测纯合子状况下胎儿不能存活。

2. 血红蛋白 Lepore 由于珠蛋白基因之间的不等长交叉互换，β 珠蛋白基因簇中的两个缺失会产生异常的血红蛋白链。血红蛋白 Lepore 是由 δ 和 β 珠蛋白基因序列组成的杂合珠蛋白链，而血红蛋白 Kenya 是由 γ 和 β 珠蛋白基因序列组成的。血红蛋白 Lepore 纯合子具有类似于重型地中海贫血或重度中间型地中海贫血的表型。血红蛋白 Kenya 仅在杂合状态下观察到，与杂合 HPFH 相似，个体具有 5%～10% 的血红蛋白 F、正常的红细胞形态和平衡的珠蛋白链合成。

3. 缺失型遗传性胎儿血红蛋白持续存在 HPFH 可被视为一种 δβ 地中海贫血，其中 β 珠蛋白链产生的减少几乎完全被 γ 珠蛋白链产生的增加所代偿。纯合子个体具有 100% 由 $^A\gamma$ 和 $^G\gamma$ 珠蛋白链组成的血红蛋白 F，但与 $(\delta\beta)^0$ 地中海贫血纯合子相比，临床上是正常的。杂合子的血红蛋白 F 水平升高 17%～35%，高于 δβ 地中海贫血杂合子，血红蛋白 F 在红细胞中均匀分布（泛细胞），MCH 和 MCV 值接近正常。

最后，有一组称为非缺失型 HPFH 的情况，其中杂合子个体的红细胞正常，没有临床异常，并且在大多数病例中由于 $^A\gamma$ 或 $^G\gamma$ 珠蛋白启动子区域的点突变导致血红蛋白 F 水平升高。血红蛋白 F 的百分比是可变的，从瑞士型的 1%～3% 到希腊型的 10%～20%。唯一记录的非缺失型 HPFH 纯合子是在单个家庭中描述的英国型。

4. 分子诊断 Gap-PCR 和 MLPA 现在都被常规用于分子诊断。大多数常见的 δβ 地中海贫血和 HPFH 等位基因，包括血红蛋白 Kenya，都可以通过 Gap-PCR 进行诊断（表 27-8）。一些新的方法已经开发了 Gap-PCR 引物，用于在 MLPA 比对后快速诊断，如 163kb 的意大利 $(\varepsilon\gamma\delta\beta)^0$ 缺失[121]。Gap-PCR 提供了一种快速简单的基因型筛选方法，

用于区分血红蛋白 F 水平升高的亚洲印度、非洲和地中海个体的 HPFH 表型和 δβ 地中海贫血表型[122]。MLPA 用于检测罕见或新发的缺失等位基因，但也被证明是一种有用但昂贵的一线筛选方法，特别是用于确定特定人群中 β 珠蛋白基因簇缺失突变谱和突变频率，目前 MLPA 的应用有效性在英国和中国被证实[123, 124]。

十、异常血红蛋白

通过选择性珠蛋白基因扩增和 Sanger DNA 测序可实现对未知异常血红蛋白的阳性鉴定。然而，需要在预防计划中筛查的临床上重要的血红蛋白变体，即血红蛋白 S、血红蛋白 C、血红蛋白 E、血红蛋白 D-Punjab 和血红蛋白 O-Arab，可以通过许多更简单的基于 PCR 的诊断技术来确认，如等位基因特异性杂交、ARMS-PCR 和 RE-PCR[24]。英国的一些实验室也使用微滴数字 PCR 来检测血红蛋白 S 突变，该试剂盒和系统由 Bio-Rad 制造。

（一）血红蛋白 S

血红蛋白 S（β Glu → Val）是由 β 珠蛋白基因的第 6 个密码子的第 2 个核苷酸中的 A → T 取代引起的。β^S 突变可以通过多种基于 PCR 的技术检测，如 ASO/ 斑点印迹、焦磷酸测序或 ARMS。然而该突变破坏了 Mnl Ⅰ、Dde Ⅰ 和 Mst Ⅱ 三种限制酶的识别位点，因此可以使用 Dde Ⅰ 进行 PCR 诊断，因为它是一种常见的 DNA 内切酶，并且在扩增的 β 基因片段中可以包含几个恒定位点作为扩增产物完全消化的对照。图 27-5 显示了对来自正常个体（AA）、具有镰状细胞性状（AS）个体和镰状细胞纯合子（SS）个体的 PCR 扩增 DNA 的 Dde Ⅰ 酶切分析。

（二）血红蛋白 C

血红蛋白 C（β6 Glu → Lys）是由 β 珠蛋白基因密码子 6 的第一个核苷酸中的 G → A 取代引起的。它主要存在于西非黑种人人群中，在加纳的某些地区杂合状态的频率已达到 28%。杂合突变是无症状的，纯合突变的特征是红细胞异常僵硬和寿命缩短而导致的各种溶血性贫血，但不会导致严重的临床症状。血红蛋白 C 的重要性在于它与镰状细胞基因的相互作用。

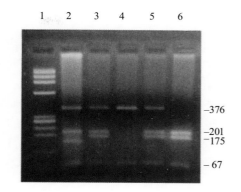

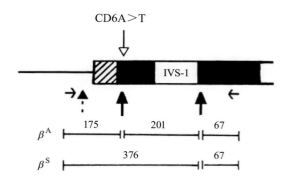

▲ 图 27-5　通过 Dde Ⅰ 酶切扩增 DNA 诊断镰状细胞贫血基因型
该图显示了使用的两个 PCR 引物的位置[24] 及 Dde Ⅰ 位点相对于密码子 6 的 β^S 基因突变的位点；Dde Ⅰ 位点 5' 端到密码子 6，由虚线箭标记，是一个罕见的多态性位点，由 β 珠蛋白基因 –83 位的 G → A 序列改变引起；当出现时，175bp 的片段被切割产生 153bp 和 27bp 的片段，如第 2 泳道所示；凝胶显示的 DNA 片段来自：泳道 1，用 Hae Ⅲ 消化的 φ×174；泳道 2，AS 个体；泳道 3，具有 AS 基因型的胎儿 DNA；泳道 4，SS 个体；泳道 5，AS 个体；泳道 6，AA 个体

血红蛋白 C 突变也发生在密码子 6 的 Mnl Ⅰ、Dde Ⅰ 和 Mst Ⅱ 的识别位点内。但是，它不会消除 Dde Ⅰ 或 Mst Ⅱ 的位点，因为该突变影响识别序列中的非特异性核苷酸。因此，Dde Ⅰ 不能用于 PCR 检测 β^C 突变，必须使用另一种方法，如 ASO/ 斑点印迹、焦磷酸测序或 ARMS。

（三）血红蛋白 D-Punjab 和血红蛋白 O-Arab

与血红蛋白 S 处于复合杂合状态的血红蛋白 D-Punjab（β121 Glu → Gln）和血红蛋白 O-Arab（β121 Glu → Lys）会导致严重程度与纯合镰状细胞病相似

的病症。然而，血红蛋白 D-Punjab 与 β 地中海贫血性状结合的影响很小，观察到的表型与 β 地中海贫血杂合子的表型相似。相比之下，血红蛋白 O-Arab 突变与 β⁰ 地中海贫血基因结合导致中度严重的疾病，其表型与血红蛋白 E 地中海贫血相似。

血红蛋白 D-Punjab 和血红蛋白 O-Arab 突变消除了密码子 121 处的 *EcoR* I 位点，它们的检测可以通过扩增含有该位点的片段并用 *EcoR* I 消化来进行。由于在 β 珠蛋白基因的几千个碱基范围内没有其他 *EcoR* I 位点，因此应始终注意运行适当的对照 DNA 样本。否则，DNA 测序是首选方法。

（四）血红蛋白 E

血红蛋白 E 由 β 珠蛋白基因中密码子 26 处的 G → A 突变引起。这种点突变激活了密码子 24 和 27 之间的隐秘剪接位点，由于产生了两种形式的 β 珠蛋白 mRNA，导致了 β 地中海贫血表型。正常剪接的含有 βᴱ 突变的 mRNA 产量低，导致 βᴱ 珠蛋白缺乏，因为异常剪接的 mRNA 不能产生可识别的 β 珠蛋白。血红蛋白 E 的杂合和纯合状态与无临床残疾相关。血红蛋白 E 的重要性在于它与 β 地中海贫血的相互作用。

血红蛋白 E 突变消除了 *Mnl* I 位点，可以通过 PCR 和限制酶分析进行诊断。然而，目前血红蛋白 E 突变更常通过使用 ASO 探针、DNA 测序或 ARMS 来诊断。

十一、胎儿诊断的诊断陷阱和最佳实践

现在，基于 PCR 的技术为 α⁰ 地中海贫血、β 地中海贫血和镰状细胞病的携带者检测和产前诊断提供了一种快速且相对简单的方法。只要仔细注意潜在的诊断陷阱并遵循最佳实践指南，这些技术已被证明是可靠和准确的[21]。

（一）母体 DNA 污染

与使用 PCR 技术进行产前诊断相关的主要技术问题是 PCR 对母体 DNA 污染存在非常高的敏感性。对于绒毛膜绒毛样本，通过显微镜从胎儿滋养层仔细解剖出母体蜕膜可以避免这种情况。通过 PCR 进行的 STR 多态性分析用于排除母体 DNA 污染胎儿 DNA 样本而导致的错误。这些预防措施增加了实

验室成本，但对于避免产前误诊的严重后果至关重要。这些高度多态的 DNA 区域在重复单元的数量上表现出等位基因变异性。由于存在大量不同的等位基因，这些重复的 DNA 区域提供了信息丰富的遗传标记。由于这些变异是根据孟德尔遗传学遗传的，因此它们可用于测试母体污染，还可以确定非亲子关系和三倍体。有多种适合使用的多态性标记可供选择，但现在可以使用商业试剂盒，最多可多重复用 16 个多态性标记[24]。

（二）技术错误

非实验室错误源于父母的误诊、非亲子关系和报告文书错误。当血液学和 DNA 分析无法确认父母的基因型时，就会观察到父母的误诊，通常发生在产前诊断时父亲不在而有患镰状细胞贫血风险的伴侣中。在这种情况下，不应依赖其他实验室报告的携带者状态的血液学结果，如果伴侣缺席而产前分析提示母体突变阳性，建议对整个 β 珠蛋白基因进行测序。

通过重复测试并尽可能对每个样品使用两种独立的诊断方法，可以最大限度地减少部分消解或 ADO 等实验室错误。当引物或探针的杂交因靶 DNA 序列的意外变化而受损时，也可能导致扩增失败[125]。

（三）诊断错误率

临床医生必须了解直接检测方法仅能用于检测筛选出的特定突变。如果胎儿由于非亲子关系而遗传了一个未知的突变，或者如作者实验室的两次镰状细胞病产前诊断中所发生的那样，当提供了有关父母表型的不正确信息时，可能会出现诊断错误。在这两个案例中，相关伴侣在产前诊断时都无法进行检测。然而，如对英国对 3254 例产前诊断的准确性进行的审计显示，这种情况非常罕见[126]。该研究揭示了总共 10 个非实验室错误及 15 个由于技术问题导致的错误：8 个与胎儿血液采样和珠蛋白链合成相关的诊断错误，5 个 DNA 印记分析错误，以及 2 个与 PCR 技术相关的错误。PCR 方法产前诊断的诊断错误率（包括非实验室和技术错误）为 0.41%，证实它是比以前的 DNA 印记技术（错误率 0.73%）和珠蛋白链合成技术（1.55% 的错误率）更可靠的方法。

总之，PCR 技术的采用和最佳实践指南的使用有助于将误诊率降至最低，但并未将误诊率降至零，所有的临床医生都应该意识到误诊的微风险，并相应地为接受产前诊断的伴侣提供咨询。

（四）最佳实践指南

欧洲分子基因诊断质量联盟（European Molecular Quality Network，EMQN）最佳实践会议于 2012 年通过的关于最大限度减少血红蛋白病产前基因检测错误的指南如下。

1. 确保与胎儿样本一起获得新鲜的亲本血液样本，以检查亲本表型并提供新鲜的对照 DNA 样本。

2. 确保绒毛膜绒毛样本经过仔细的显微解剖，以去除任何污染的母体蜕膜。

3. 始终与胎儿 DNA 一起分析亲本 DNA 和合适的对照 DNA，并始终重复胎儿 DNA 分析以再次检查结果。

4. 在可能的情况下，使用替代诊断方法来确认诊断。

5. 使用有限数量的扩增循环，以尽量减少母体 DNA 序列的共扩增。

6. 在每个案例中检查母体 DNA 的污染情况。

7. 胎儿 DNA 诊断报告应详细说明所使用的 DNA 分析类型，并根据现有数据明确说明因技术错误而导致误诊的风险。

总结

自从地中海国家建立控制 β 地中海贫血的早期项目和 1982 年英国建立 β 地中海贫血和镰状细胞病妊娠早期诊断专项计划以来，用于携带者筛查和预防的血液学和分子学技术已经有了很大的发展。现在，意大利、塞浦路斯、希腊、英国、法国、伊朗、泰国、澳大利亚、新加坡、中国台湾、古巴及中国香港等许多国家和地区都建立了全面的国家预防计划，在几个北欧国家（如荷兰、比利时和德国）和世界上许多其他国家（如中国、印度、斯里兰卡）建立了部分检测筛查项目[127-133]。随着 HPLC 和毛细管电泳技术的广泛应用，通过更准确地测量血红蛋白 A_2 和血红蛋白 F，以及推测鉴定血红蛋白 S、C、D-Punjab 和 E 等具有临床意义的血红蛋白变异体，促进了携带者筛查的发展。许多不同的基于 PCR 的技术现在在世界范围内用于血红蛋白病突变的分子鉴定，每种技术都有自己的优点和缺点，下一代 DNA 测序和数字 PCR 正在推动 NIPD 方法的发展。然而，无论使用哪种技术，对血红蛋白病基因型及其产生复杂和非典型表型的许多相互作用的充分了解仍然是准确的产前预防计划的基本要求。

第28章 遗传性叶酸和钴胺素代谢紊乱的产前诊断

Prenatal Diagnosis of Inherited Disorders of Folate and Cobalamin Metabolism

David S. Rosenblatt　David Watkins　著

孔 菲　卢永杰　译

叶酸和钴胺素（维生素 B_{12}）是两种 B 族维生素，在细胞新陈代谢中发挥作用并相互影响。在嘌呤从头合成、胸苷酸合成、同型半胱氨酸转化为蛋氨酸、一碳单位（来源于甘氨酸、丝氨酸和组氨酸）转移等过程中都需要叶酸还原衍生物的参与。钴胺素衍生物是丙酰辅酶 A 分解代谢所必需的，丙酰辅酶 A 来源于支链氨基酸和单链脂肪酸的分解，以及在使用 5- 甲基四氢叶酸为甲基供体的反应中可将同型半胱氨酸转化为蛋氨酸。表 28-1 汇总了叶酸代谢紊乱[1-4]和钴胺素代谢紊乱[3, 5-7]疾病。已有数篇研究对这些疾病的产前诊断进展进行了总结[8-10]。所有这些疾病的基因都已确定，当已知家系中的致病基因突变时，可以通过分子遗传学分析进行产前诊断。

一、先天性叶酸代谢紊乱

目前公认的影响叶酸代谢的遗传性疾病有 7 种，其中一些疾病极为罕见，包括遗传性叶酸吸收障碍、脑叶酸缺乏症、谷氨酸亚胺甲基转移酶缺乏症、亚甲基四氢叶酸还原酶缺乏症、二氢叶酸还原酶缺乏症、MTHFD1 缺乏症和次甲基四氢叶酸合成酶缺乏症。所有影响叶酸代谢的先天缺陷都是常染色体隐性遗传。影响蛋氨酸合成酶（cblE 和 cblG，

以 5- 甲基四氢叶酸为甲基供体）活性的疾病，将在"先天性钴胺素代谢紊乱"部分进行介绍。

（一）遗传性叶酸吸收障碍

遗传性叶酸吸收障碍由 SLC46A1 基因突变导致，该基因编码肠道和血脑屏障的质子耦联叶酸转运体（proton-coupled high-affinity folate transporter, PCFT）[12-14]，此突变使叶酸在这两个部位的转运过程发生缺陷[11]。此类患者通常会在出生后第一年内因巨幼红细胞贫血、成长受阻和进行性神经恶化而就医。该基因在胎盘中表达[12]，但它的缺失是否会影响叶酸经胎盘的转运尚不清楚。该疾病的治疗目标是将血液和脑脊液（cerebrospinal fluid, CSF）中的叶酸维持在适当的水平。由于叶酸很难进入大脑，尽管有研究报道了长期治疗的成功病例[16]，但系统性亚叶酸治疗只取得了部分成功[15]。PCFT 在培养细胞中不表达，但随着 SLC46A1 基因的鉴定，未来可能通过分子遗传学分析进行产前诊断。

（二）脑叶酸缺乏症

研究报道了大约 20 个家系存在 FOLR1 基因突变，他们的血清叶酸水平在参考范围内但脑脊液中叶酸水平降低[17, 18]。这种疾病需要与其他获得性和

表 28-1　叶酸和钴胺素代谢紊乱	
疾　病	**致病基因**
叶酸代谢紊乱	• *SLC46A1*，编码质子耦联叶酸转运蛋白
• 遗传性叶酸吸收障碍［229050］	• *FOLR1*，编码叶酸受体 α
• 脑叶酸缺乏症［613068］	• *FTCD*，编码谷氨酸亚胺甲基转移酶［EC 2.1.2.5］和亚
• 谷氨酸亚胺甲基转移酶缺乏症［229100］	胺甲基四氢叶酸环化脱氨酶［EC 4.3.1.4］
• 亚甲基四氢叶酸还原酶缺乏症［236250］	• *MTHFR*，编码亚甲基四氢叶酸还原酶［EC 1.5.1.20］
• 二氢叶酸还原酶缺乏症［613839］	• *DHFR*，编码二氢叶酸还原酶［EC 1.5.1.3］
• 亚甲基四氢叶酸脱氢酶 1 缺乏症［617780］	• *MTHFD1*，编码亚甲基四氢叶酸脱氢酶 1［EC 1.5.1.5］
• 次甲基四氢叶酸合成酶缺乏症［618367］	• *MTHFS*，编码次甲基四氢叶酸合成酶［EC 6.3.3.2］
钴胺素代谢紊乱	• *CBLIF*，编码内因子
• 内因子缺乏症［261000］	• *CUBN* 和 *AMN*，编码 cubam 受体的 cubilin 和无羊膜亚
• 维生素 B$_{12}$ 选择性吸收障碍综合征（Imerslund-	单位
Gräsbeck 综合征）［261100］	• *TCN2*，编码转钴胺素
• 转钴胺素缺乏症［275350］	• *MMAA*
• 孤立性甲基丙二酸尿症	• *MMAB*，编码 ATP：CoB（I）丙氨酸腺苷转移酶［EC
－ *cblA*［251100］	2.5.1.17］
－ *cblB*［251110］	• *MMADHC*
－ *cblD* 变异体 2［277410］	• *MMADHC*
• 孤立性同型半胱氨酸尿症	• *MTRR*，编码蛋氨酸合成酶还原酶［EC 1.16.1.8］
－ *cblD* 变异体 2［277410］	• *MTR*，编码蛋氨酸合成酶［EC 2.1.1.13］
－ *cblE*［236270］	• *MMACHC*
－ *cblG*［250940］	• *MMADHC*［277410］
• 甲基丙二酸尿症合并同型半胱氨酸尿症	• *LMBRD1*
－ *cblC*［277400］	• *ABCD4*，编码 ATP 结合盒 D 亚家族，成员 4
－ "经典" *cblD*［277410］	• *HCFC1*，编码寄主因子 C1
－ *cblF*［277380］	• *THAP11*，编码含 THAP 结构域的蛋白质 11
－ *cblJ*［614857］	• *ZINF143*，编码锌指蛋白 143
－ *cblX*［309541］	
－ THAP11 缺乏症	
－ ZNF143 缺乏症	

注：疾病名称后括号内的数字为 McKusick 目录编号；引自 Rosenblatt DS, Watkins D. Prenatal diagnosis of miscellaneous biochemical disorders. In: Milunsky A, Milunsky JM, eds. Genetic disorders and the fetus: diagnosis, prevention and treatment. 7th edn. Hoboken, NJ: John Wiley & Sons, 2016.[170]

遗传性相关的大脑叶酸水平下降进行鉴别[19]。患者通常在出生 4 个月后出现头部生长减慢、发育延迟、易怒和睡眠障碍，常发展为癫痫、小脑性共济失调、痉挛性截瘫和运动障碍，随后出现视力障碍和进行性感音神经性耳聋。这种疾病是由于叶酸受体 α 的功能下降引起的，而叶酸受体 α 与 PCFT 一起参与脉络丛处血脑屏障的叶酸转运。对于 <6 个月的婴儿来说，亚叶酸治疗有时可以显著改善神经

功能，缓解癫痫发作，而对于年龄较大的儿童治疗效果欠佳，不能完全恢复。此疾病的产前诊断尚未见报道，但对于已知 *FOLR1* 基因突变的家系，产前诊断的作用显而易见。

（三）谷氨酸亚胺甲基转移酶缺乏症

谷氨酸亚胺甲基转移酶缺乏症表型多种多样，可以表现为严重的神经系统疾病[20]，也可以表现为

亚胺甲基谷氨酸盐（formiminoglutamate，FIGLU）的良性分泌。该疾病是 FTCD 基因突变的结果。FTCD 基因编码的酶对组氨酸分解代谢过程中生成的甲氨基谷氨酸代谢的连续步骤进行催化：将亚胺甲基转移到四氢叶酸，然后将亚胺甲基四氢叶酸转化为 5,10- 亚甲基四氢叶酸。在培养的成纤维细胞中，该酶不表现这两种功能活性[21]。新生儿筛查会发现一些血清 FIGLU 升高的个体，在大多数情况下，这种疾病是无症状的[22, 23]。已有研究在谷氨酸亚胺甲基转移酶缺乏症的患者中报道了 FTCD 基因突变[22-24]，从而允许在已知突变的家系中进行产前诊断，但由于大多数家系成员的表型较轻，通常不考虑产前诊断。

（四）亚甲基四氢叶酸还原酶缺乏症

亚甲基四氢叶酸还原酶缺乏症是叶酸代谢过程中最常见及最典型的先天缺陷。其表型极为广泛，从婴儿期的癫痫、呼吸暂停、昏迷和死亡[25, 26] 到青春期或成年期较晚发病的轻度智力障碍、癫痫发作或精神病[27, 28]。亚甲基四氢叶酸还原酶严重缺乏的特征不是巨幼红细胞贫血，而是高同型半胱氨酸血症和同型半胱氨酸尿症，但无高蛋氨酸血症。亚甲基四氢叶酸还原酶在培养的成纤维细胞中表达，可以直接测定不同叶酸辅助因子的水平[29]。在培养的成纤维细胞中，亚甲基四氢叶酸的残留率和残留酶活性与疾病的临床严重程度直接相关[26, 29, 30]。

已有报道使用蛋氨酸、叶酸、核黄素和维生素 B_6 等多种方案治疗此疾病。甜菜碱似乎是单一最有效的药物，特别是在早期治疗效果更佳[31, 32]。

亚甲基四氢叶酸还原酶在羊水细胞和绒毛膜绒毛细胞中表达[33]。已有研究通过测定两种细胞提取物中的酶活性，或者测定羊水细胞中 ^{14}C 标记的甲酸盐合成蛋氨酸，来评估妊娠期重度亚甲基四氢叶酸还原酶缺乏的风险[38]。通过测量羊水细胞和绒毛膜绒毛细胞提取物中的酶特异性活性，可以成功地识别出受累的患者、未受累的携带者和未受累的正常胎儿[8]。然而，在一些家系中，患者和携带者之间的酶活性有所重叠，从而使酶检测结果难以解释[35]。在一项研究中，产前测得的酶活性处于杂合范围内，但出生后测得的酶活性却非常低[36]。

目前已在严重的亚甲基四氢叶酸还原酶缺乏症患者中鉴定出 100 多种 MTHFR 基因突变[30]。实际上，几乎所有这些突变仅是在一个或两个家系中被发现的。一个例外是，有一种突变在"旧秩阿米什人"中出现的频率为 30%[31]，由此可以制订筛查程序识别高危妊娠，并从新生儿时期就开始进行甜菜碱治疗。

（五）二氢叶酸还原酶缺乏症

目前已有三个家系报道了二氢叶酸还原酶（一种维持细胞内还原性叶酸池的酶）的缺乏[39, 40]，其中两个家系的重症患者在出生后的前 4 个月即出现巨幼红细胞贫血、严重的发育延迟、脑叶酸缺乏和顽固性癫痫发作，第三个家系的患者似乎受累较轻，表现为巨幼红细胞贫血、脑叶酸缺乏和非典型儿童失神癫痫。1 例受累儿童在 11 岁时没有临床症状，但患有大细胞性贫血，以及轻度脑电图异常。在所有受累个体中都发现了 DHFR 基因的突变。用亚叶酸治疗可以改善患者的血液学参数，但对控制癫痫发作仍然很差，而且受累严重的个体仍有严重的生长发育延迟。

（六）MTHFD1 缺乏症

目前已经报道了 9 例 MTHFD1 基因突变的患者，该基因编码参与四氢叶酸辅酶相互转化的三功能酶[41-46]。此类患者表现为高同型半胱氨酸血症、巨幼红细胞贫血、各种形式的免疫功能障碍（包括几例 SCID）、非典型溶血性尿毒症综合征和神经系统异常。对此类患者的治疗是多种多样的。大多数患者使用叶酸或亚叶酸治疗，以解决血液系统问题，控制免疫缺陷。1 例患者单独使用钴胺素治疗有效[46]。在第一名确诊的患者中，神经系统和免疫系统缺陷只得到部分纠正。

（七）次甲基四氢叶酸合成酶缺乏症

据报道，有 3 例患者存在 MTHFS 双等位基因突变，该基因编码 5,10- 甲基四氢叶酸合成酶，催化 5- 甲酰四氢叶酸（亚叶酸）转化为 5,10- 次甲基四氢叶酸[47, 48]。患者表现为全身发育延迟、小头畸形、肌张力低下、癫痫、痉挛和大脑低髓鞘化，其中亚叶酸治疗对脑叶酸缺乏无效。1 例患者出现大细胞贫血。1 例患者脑脊液中低水平的甲基四氢叶酸对左旋甲基四氢叶酸治疗有反应，但临床表现上神经功能没有改善。

二、先天性钴胺素代谢紊乱

钴胺素的衍生物是人体细胞中两种酶活性所必需的：腺苷钴胺素（adenosylcobalamin，AdoCbl）是甲基丙二酰辅酶 A 变位酶（一种线粒体酶）催化甲基丙二酰辅酶 A 转化为琥珀酰辅酶 A 所必需的；甲钴胺素（methylcobalamin，MeCbl）是蛋氨酸合成酶（一种胞质酶）催化同型半胱氨酸甲基化生成蛋氨酸所必需的。因此，细胞缺乏钴胺素会导致血液和尿液中甲基丙二酸和同型半胱氨酸的积累。甲基丙二酰辅酶 A 变位酶活性降低通常与致命性酸中毒的易感性增加有关，但即使在没有失代偿发作的情况下，也可能产生神经损伤。蛋氨酸合成酶活性降低与巨幼红细胞贫血和神经系统症状有关，包括发育延迟、肌张力低下、癫痫发作和磁共振成像（MRI）检查异常。除了 cblX 是 X 连锁的，目前所有已知的钴胺素摄取和代谢障碍都是常染色体隐性遗传的。

（一）钴胺素摄取障碍

1. 内因子缺乏和维生素 B$_{12}$ 选择性吸收障碍综合征 这两种疾病都会影响肠道对摄入钴胺素的吸收。患者通常在 1—5 岁出现成长受阻、巨幼红细胞贫血和轻微的神经问题[49]。内因子缺乏是 CBLIF 基因突变的结果，导致那些可以与钴胺素在肠道结合并促进其在远端回肠吸收的蛋白质缺乏[50]。维生素 B$_{12}$ 选择性吸收障碍综合征是因 CUBN 基因或 AMN 基因突变引起的[51-53]，这些基因编码内因子-钴胺素复合物的肠道受体 cubam 的蛋白亚单位。这些基因均不在羊水细胞或绒毛细胞中表达。然而，随着潜在致病变异位点的确定，分子诊断成为可能。

2. 转钴胺素缺乏症 转钴胺素（transcobalamin，TC）缺乏症与巨幼红细胞贫血和全血细胞减少，以及免疫、胃肠道和精神疾病有关[54-56]。在细胞水平，可能存在免疫反应性 TC 水平降低（最常见的形式），或者存在不能结合钴胺素的免疫反应性 TC，或者存在结合钴胺素但不能完成钴胺素摄取的免疫反应性 TC。TC 缺乏症患者出生时健康，没有钴胺素缺乏的迹象，这表明 TC 缺乏症在胎儿时期可以没有表型。用药理剂量的钴胺素治疗可以使 TC 缺乏症患者血液指标正常。由于钴胺素治疗会降低不饱和 TC 水平，患者必须在开始治疗前或停止治疗几周后采集血清，进行 TC 缺乏相关数据收集。

胎盘中有 TC-钴胺素受体，这表明母体 TC 向胎儿输送了钴胺素[57]，然而，一位 TC 缺乏的母亲生下了两个正常的孩子[58]。TC 缺乏症的双胞胎脐血中没有可检测的 TC[59]，这表明胎儿 TC 样结合蛋白可能对钴胺素穿过胎盘的转移过程很重要。脐带血中含有的 TC 活性代表胎儿的 TC 活性，而不是母亲的 TC 活性[60, 61]，这难以解释为什么 TC 缺乏症婴儿在出生时是健康的。

由于培养的羊水细胞可以合成并分泌 TC[62, 63]，因此可以通过测定培养的羊水细胞中 TC 进行产前诊断[9, 64]。在几个 TC 缺乏症患者中都发现了 TCN2 基因的突变[54]，因此可以通过分子遗传学分析进行产前诊断。

3. 转钴胺素受体缺乏症 许多此病患者被检查出存在 CD320 基因的变异，该基因编码一种细胞表面受体，识别转钴胺素结合的钴胺素并介导其内吞作用[65-67]。虽然受累个体的血液中甲基丙二酸和同型半胱氨酸水平通常存在中度升高，但大多数人没有任何相关的临床表现。在一组未受累的爱尔兰成年人中，发现了 CD320 常见变异的纯合子个体，这些变异与转钴胺素受体的功能降低有关[68]。

（二）钴胺素利用障碍

目前已经发现了一系列与钴胺素代谢相关的先天缺陷（命名为 cblA-cblG、cblJ 和 cblX），其表现为孤立性甲基丙二酸尿症（cblA、cblB、cblD 变异体 2），孤立性同型半胱氨酸尿症（cblE、cblG、cblD 变异体 1），或者甲基丙二酸尿症合并同型半胱氨酸尿症（cblC、cblF、cblJ、cblX、经典的 cblD），具体型别取决于钴胺素代谢的哪一步受到影响。钴胺素途径分析的传统方法包括：测量 ^{14}C 标记的丙酸盐与细胞大分子的结合，测量完整细胞中甲基丙二酰辅酶 A 变位酶的功能[69]；测量 ^{14}C 标记的甲基四氢叶酸与细胞大分子的结合[70]，或 ^{14}C 标记的甲酸盐与蛋氨酸的结合，测量完整细胞中蛋氨酸合成酶的功能[38]；测定外源性 ^{57}Co 标记的氰钴胺素（cyanocobalamin，CNCbl）转化为 AdoCbl 和 MeCbl 的程度[71]。患者通过体细胞互补分析被分配到不同型别[69, 70, 72, 73]。目前，随着对每一种已知的钴胺素代谢先天缺陷基因的认识，基于二代 DNA 测序的基因组套检测成为确定潜在致病突变并将患者恰当分类的一种一线选择。然而，在某些情况下，当未知序列变异的生理意义不确定时，培养的成纤维细胞的生化测试仍然是一个较为有用的方法。

1. 孤立性甲基丙二酸尿症 甲基丙二酸尿症和甲基丙二酸血症不伴同型半胱氨酸尿症可见于 cblA、cblB 和 cblD 变异体 2 的患者中。cblD 及其变体如下所述。对这三组疾病的细胞进行培养，结果显示其 AdoCbl 合成减少，甲基丙二酰辅酶 A 变位酶功能降低，而 MeCbl 合成和蛋氨酸合成酶功能正常。cblB 病是由 MMAB 基因突变引起的，该基因编码 PduO 家族的钴胺素腺苷转移酶，催化 AdoCbl 合成的最后一步[74]。MMAB 基因产物也可能作为分子伴侣，以活化碱基的形式将 AdoCbl 传递给甲基丙二酰 CoA 变位酶[75]。在 cblB 患者中至少发现了 35 个 MMAB 基因突变位点[76-78]，通过对人钴胺素腺苷转移酶的 X 射线结晶学研究发现，几乎所有突变都影响 AdoCbl 的活性位点。cblA 病是由 MMAA 基因的突变引起的[79]，该基因编码一种金属伴侣蛋白，该蛋白促进 AdoCbl 辅基与甲基丙二酰辅酶 A 变位酶结合，并帮助维持酶结合的 AdoCbl 保持活性形式[80-82]。目前已经在 cblA 患者的 MMAA 基因中发现了 80 多种不同的突变位点[83-86]。

cblB 病患者的临床表现往往比 cblA 患者更为严重，那些存活至儿童时期的患者常发生终末期肾衰竭，需要进行肾移植，这种情况在 cblB 病患者中比在 cblA 病患者中更常见。许多患者进展为代谢性卒中，其主要影响苍白球[87]。对 cblA 和 cblB 患者的治疗包括限制蛋白质摄入和补充羟钴胺（hydroxocobalamin，OHCbl）或 CNCbl。对甲基丙二酸尿症患者的调查显示，超过 90% 的 cblA 患者对治疗有反应，表现为血清或尿中的甲基丙二酸降低；但只有不到一半的 cblB 患者对治疗有反应[88-90]。与 OHCbl 或 CNCbl 相比，AdoCbl 治疗似乎不能改善患者症状[91]，这可能意味着在细胞钴胺素代谢的早期阶段，MMACHC 可以清除上轴位的腺苷基团[92]。尽管代谢性卒中和肾衰竭仍有可能发生，但肝移植已被认为是可以改善临床症状的治疗方法，其表现为甲基丙二酸水平降低（但仍较高），但代谢性失代偿的频率有明显降低甚至消失[93, 94]。

2. 孤立性甲钴胺缺乏 同型半胱氨酸尿症不伴甲基丙二酸尿症可见于 cblE、cblG 和 cblD 变异体 1 病的患者中，患者通常表现为巨幼红细胞贫血和神经系统症状，包括发育延迟和癫痫发作[3, 95, 96]。一些患者有血栓性微血管病变[97, 98]。患者的体外培养细胞 MeCbl 合成减少，蛋氨酸合成酶功能降低，AdoCbl 合成及甲基丙二酰辅酶 A 突变酶功能正常。此类疾病中甲钴胺合成的减少反映了蛋氨酸合成酶活性的降低，在正常情况下，MeCbl 在该酶的催化循环中合成[99]。cblG 病是由 MTR 基因突变引起的，MTR 基因编码蛋氨酸合成酶[100, 101]。无论通过何种检测条件，cblG 患者的细胞提取液中蛋氨酸合成酶的特异性活性均有所降低[73, 95]。cblE 病是由 MTRR 基因突变引起的[102]，该基因编码蛋氨酸合成酶还原酶，该酶是维持蛋氨酸合成酶上钴胺素辅基的活性以及其完全还原状态所必需的。在外源性还原剂存在的情况下，cblE 患者的细胞提取物中蛋氨酸合成酶的特异性活性是正常的，但当还原剂的量减少时，蛋氨酸合成酶的特异性活性就会降低[71]。在 cblG 患者中发现了大约 50 个 MTR 基因突变位点[96, 103]，其中最常见的是 c.3518C → T（p.P1173L）。已经在 cblE 患者中发现了 30 多个 MTRR 基因突变位点[96, 104, 105]，其中最常见的是 c.903+469T → C，导致 mRNA 中出现 140bp 的内含子序列[106]，另外一个 c.1361C → T（p.S545L）突变似乎与一种轻度 cblE 病有关，这种疾病不会累及神经系统[107]。

3. 甲基丙二酸尿症合并同型半胱氨酸尿症 在钴胺素代谢早期步骤中的酶发生突变可以导致甲基丙二酸尿症合并同型半胱氨酸尿症，这些突变同时影响了两种钴胺素辅酶的合成。在 cblF 和 cblJ 疾病中，细胞内总钴胺素升高，但实际上所有这些钴胺素都是困在溶酶体中不可代谢的维生素[108-110]。此疾病的临床表现包括贫血、成长受阻、发育延迟、肌张力低下、嗜睡、肝大、脑病、反复感染、类风湿关节炎和皮肤色素异常。几例 cblF 胎儿表现为小于胎龄儿，其中 4 例胎儿患有先天性心脏病[111]，这提示此疾病影响胎儿发育。甲基丙二酸尿症和同型半胱氨酸尿症通常同时存在，尽管水平可能较低。在一个病例中，没有同型半胱氨酸尿症的表现[108]。对钴胺素治疗的反应通常还不错，但是有 1 例 cblF 患者发生意外死亡[112]。cblF

病是由 *LMBRD1* 突变引起的[111]，最常见的突变是 c.1056delG，它存在于不同种族的患者中。已有 6 例患者中被确诊 *cblJ*，是因 *ABCD4* 基因突变引起的[110, 113-116]。

cblC 是钴胺素代谢最常见的先天性疾病，目前已确诊 900 多例患者。*cblC* 患者细胞中 AdoCbl 和 MeCbl 的合成均受到损害，两种钴胺素依赖性酶的活性均降低。因为钴胺素不能与钴胺素依赖性酶结合而从细胞中丢失，细胞内的钴胺素总量减少[117]。临床上，*cblC* 病的患者通常在生命的最初几个月出现发育延迟、喂养困难、肌张力低下、癫痫发作和小头畸形，但一些患者在童年或成年后出现共济失调、亚急性脊髓联合变性、痴呆或精神病[118, 119]。患者可能会出现血栓性微血管病变，表现为非典型溶血性尿毒症综合征和（或）肺动脉高压[120, 121]。已有研究描述了几例患儿的宫内表现，其存在宫内发育迟缓[122-124]，发育畸形[125] 和先天性心脏病[126, 127]。这种疾病是由 *MMACHC* 基因突变引起[128]，该基因编码的蛋白质可与各种形式从溶酶体中释放出来的钴胺素相结合，并催化上轴配体的去除[92, 129, 130]。在 *cblC* 患者中已发现 110 多个 *MMACHC* 突变位点，且已描绘了其与基因型 / 表型的相关性。已有研究寻找到一些在特定种族群体中常见的突变位点，例如，c.271dupA 是欧洲患者中最常见的突变形式，与严重且早发的表型相关，而 c.609G＞A（p.W203X）突变在中国人群中常见。

最初患有 *cblD* 的两兄弟（姐妹）的细胞表型与 *cblC* 的细胞表型相同[69, 131]。然而，随后发现一些 *cblD* 患者出现孤立性同型半胱氨酸尿症（*cblD* 变异体 1）或甲基丙二酸尿症（*cblD* 变异体 2）[132]。*cblD* 是由 *MMADHC* 基因突变引起的[133, 134]。研究表明，*MMADHC* 蛋白 N 端结构域的突变会导致孤立性甲基丙二酸尿症，而 C 端结构域的突变会导致同型半胱氨酸尿症[133]。经典 *cblD* 与导致 *MMADHC* 基因产物表达减少的突变有关，致使两种钴胺素辅酶衍生物合成减少。

有 10 多例男性被诊断为 *cblC* 病，但是他们不携带 *MMACHC* 基因突变，而是携带位于 X 染色体的 *HCFC1* 基因突变，此基因编码一种转录共调节因子，调控众多基因的表达[135-137]。据报道，这些患者携带的突变影响了 HCFC1 蛋白某个结构域内的残基，该结构域被认为是参与了 HCFC1 与某个 DNA 结合蛋白的相互作用，从而影响了基因的表达。此突变只影响部分 HCFC1 调节基因的表达，包括 *MMACHC*[135]。这些患者通常没有典型的 *cblC* 患者那么严重的生化检查结果，但有更加严重且早发的神经表型，通常在产前即出现症状。与所有其他钴胺素代谢的先天缺陷不同，*cblX* 是 X 连锁遗传。尚未观察到与 *cblX* 疾病相关的杂合子突变的女性具有临床表现。据报道，另外 2 例甲基丙二酸尿症合并同型半胱氨酸尿症的患者存在转录因子的突变，这些转录因子与 HCFC1 存在相互作用，导致 *MMACHC* 表达降低。1 例 *THAP11* 基因纯合突变的患者被诊断为 *cblC*，并与 *cblX* 患者具有相同表型[138]。1 例带有 *ZNF143* 双等位基因突变的患者，其钴胺素的细胞摄取在溶酶体中的转钴胺素释放钴胺素之前就已经受到抑制，提示除了 MMACHC，还有一种在钴胺素摄取的早期步骤中起作用的未知蛋白表达有所减少[139]。

三、产前诊断与胎儿治疗

目前已有多种技术实现了对先天性钴胺素代谢紊乱的产前诊断：通过气相色谱 / 质谱法或串联质谱法测定羊水或母血中的甲基丙二酸；利用氨基酸分析、气相色谱 / 质谱或串联质谱法测定羊水中的同型半胱氨酸；测定绒毛样品、培养的绒毛膜绒毛细胞或培养的羊水细胞的生化参数（¹⁴C 标记的丙酸盐和 ¹⁴C 标记的甲基四氢叶酸与细胞大分子结合，外源性 ⁵⁷Co 标记的钴胺素合成钴胺素辅酶，酶分析）；鉴于各种疾病的致病基因已被确定，目前还可以通过分子遗传学分析进行诊断[9, 10, 140-144]。最近，利用孕妇血中胎儿游离 DNA，已经对 21 例具有 *cblC* 风险的妊娠女性进行了产前诊断[145]。

已有研究报道了针对 *cblA*[9, 10, 146]、*cblB*[9]、*cblC*[9, 10, 145, 147-153]、*cblE*[9, 105, 154]、*cblF*[9] 和 *cblG*[9] 成功进行了产前诊断。此外，还有研究报道了几例未详细说明情况的具有钴胺素反应性甲基丙二酸尿症风险的孕妇的产前诊断[155-165]。由于羊水代谢物测定和羊水细胞或绒毛细胞生化检测均会出现假阳性和假阴性结果，建议所有诊断应采用两种独立的方法[9]。绒毛标本生化检测结果可能不一致，在可能的情况下应采用培养的羊水细胞来评估生化指标[9, 147, 161, 162, 166, 167]。

已有研究通过给母亲肌内注射或口服钴胺素（CNCbl）或 OHCbl，来对一些患有钴胺素反应性甲基丙二酸尿症的胎儿进行产前治疗 [142, 146, 163, 164, 168, 169]。在大多数情况下，治疗可以使母体血浆和尿中甲基丙二酸水平下降，这证明胎儿得到了成功的治疗。治疗后胎儿脐带血和红细胞脂质中的奇链脂肪酸水平接近正常控制范围，但在脂肪组织中未见此现象 [169]，此现象表明在胎儿组织中仍有一定程度的甲基丙二酰辅酶 A 沉积。进行产前治疗后，婴儿可以健康出生，发育情况也基本正常 [146, 163, 168]。

1 例患有 cblE 的胎儿也接受了产前治疗，其母亲每周肌内注射 1mg 羟钴胺 [154]，该婴儿出生时未出现疾病表现，并可以正常发育。

截至目前已经对 3 例患有 cblC 的胎儿进行了产前治疗。在第一个病例中，母亲服用了钴胺素和叶酸补充药，并分娩了一个正常婴儿，他从出生起就接受了肌内注射羟钴胺，以及口服肉碱、叶酸和甜菜碱的治疗。据报道，此患儿在 18 个月大时仍没有疾病受累的表现 [151]。在第二个病例中，母亲从妊娠 24 周开始每周 2 次进行羟钴胺 1mg 肌内注射。此婴儿出生时无疾病表现，并接受了肌内注射羟钴胺，以及口服叶酸、肉碱和甜菜碱的治疗。该儿童发育过程正常，但有眼球震颤、色素沉着性视网膜病变和肌张力低下 [150]。第三个病例中，母亲从妊娠 15 周开始接受高剂量的肌内注射羟钴胺（每周 3 次，每次 10mg），以及口服叶酸，患儿从出生开始就接受肌内注射羟钴胺，以及口服甜菜碱和叶酸的治疗。她的血清总同型半胱氨酸和尿甲基丙二酸有所升高，其出生后不久的 MRI 显示脑白质成熟略有延迟，并有一些脑白质病变。此儿童目前发育正常且在 16 岁时智力正常 [152]。

第 29 章　胎儿手术

Fetal Surgery

Michael A. Belfort　Alireza A. Shamshirsaz　著

魏　瑗　原鹏波　孟新璐　王　颖　齐心童　译

在美国 3% 的新生儿存在先天畸形，20% 的婴儿死亡与先天畸形有关[1]。影像学检查分辨率的提高和产前筛查技术的进展带来了产前胎儿结构畸形诊断的革新[2]。手术设备的创新和微创技术的应用，加之麻醉、围产期保健技术的提高，让我们可以对这些畸形的胎儿进行产前的干预。近 40 年来，胎儿治疗已从经验性观察过渡到临床实施阶段，已成为某些病种的标准治疗手段[3]。本章将从胎儿手术的历史出发，讲述目前临床手术的应用、面临的伦理问题和未来发展的方向。

一、胎儿手术简史

胎儿手术的动物模型研究开始于 20 世纪 20 年代。20 世纪 40 年代，Barcroft 建立了一个著名的山羊模型[4]。这个模型可以模拟人类疾病，并进行各种手术治疗和药物干预。该研究还促进了特定标准的建立，规范了胎儿干预的选择，建立了人类胎儿手术的伦理基础。Sir William Liley 率先对 1 例因母亲 Rh（D）血型出现胎儿同种免疫性溶血性贫血的病例进行了胎儿腹腔内输入红细胞治疗，并获得成功。值得注意的是，这次手术是在 X 线监测下进行的，而不是超声监测。Liley 使用不透射线的染料注入羊膜腔来勾勒胎儿腹腔轮廓[5]。1981 年，加州大学旧金山分校的 Michael Harrison 等开展了人类胎儿的首例开放式手术——膀胱造口术以解决下尿路梗阻（LUTO）[6]。

超声检查在产科筛查中的应用，提高了我们为

胎儿治疗的能力。胎儿影像学、诊断、麻醉、术中监护和术后处理（主要是在控制宫缩方面）的进展进一步促进了胎儿干预的应用，使这些原本可能会承受疾病和死亡的胎儿获益。1982 年，由来自 5 个国家、13 个胎儿医学中心，包括产科、外科、超声、儿科、伦理学家等组成的多学科团队在圣塔尼亚斯山谷举行会议，并提出"出生之前：可矫正的先天性缺陷胎儿的管理"的主题，这是第一批胎儿干预相关的会议之一。Harrison 组织了此次会议，这就是国际胎儿医学和外科学会（International Fetal Medicine and Surgery Society，IFMSS）的前身[7]。这次会议达成了以下原则：①通过同行评审发表作品；②确认对众所周知的致命疾病的干预措施；③严格遵守道德准则；④强调了胎儿治疗中共享病例材料的重要性，以确保该领域的快速循证发展。胎儿手术技术已经从通过子宫切开术对胎儿进行的"开放式手术"发展到使用穿刺针或通过插入子宫壁的套管针进行的微创技术或"封闭式手术"。

在最近 10 年中，对胎儿治疗的认知发生了显著转变，这需要对该领域进行更严格的管理。创新的治疗方法需要接受更多的同行评审才能被接受。一般来说，经过随机对照试验（RCT）考量的创新方法更易被接受。但在某些情况下，出于逻辑和伦理原因，不太严格的 RCT 设计在经过适当的登记和其他监督后也成为可接受的替代方案。如果已经存在相应的动物模型，但没有经过充分的动物模型研究，仅仅在胎儿治疗领域进行人体实验，即使存在生物合理性、接受过相应的培训、专业知识也达

成一致，并受到政府机构的严格监督（如美国食品药品管理局，FDA）及数据安全监测和审查，都是不被接受的。

二、伦理问题

有创胎儿治疗（或诊断）前应进行风险-效益评估，综合评估胎儿、新生儿和母亲的潜在好处及风险。由于所有的胎儿治疗（包括药物和手术）都需通过母体，所以所有操作均应取得母亲知情同意，在保障母婴安全的前提下，并充分考虑母亲和胎儿风险后进行。医生应详细了解病史并向孕妇充分交代治疗成功的可能性及潜在风险。胎儿治疗的独特之处在于可能对母亲和胎儿均造成伤害或获益。所以治疗前应为孕妇提供治疗方案咨询，获得其知情同意，创新性和实验性的治疗方式，平衡希望和现实。在胎儿治疗时代，如何进行高质量的研究是医务人员和患者（及其家人）之间必须进行的具有伦理挑战性的对话。

Chervenak 和 McCullough 指出，胎儿治疗获得伦理许可必须满足以下三个条件：①它应该是用来挽救生命，或者是预防、避免胎儿及新生儿出现严重损伤或残障；②治疗导致胎儿死亡的风险较低，导致胎儿或新生儿出现严重疾病、伤害或残疾风险较低或可控制；③导致孕产妇死亡、伤害或残疾的风险应非常低或可控[8]（见第 37 章）。

尊重孕妇的自主选择权，尊重胎儿作为患者，尊重提供者的个人良知，这些均是在提供胎儿干预之前应予以考虑的伦理问题。评估父母对胎儿状况的了解很重要，提供有针对性的教育和客观的咨询至关重要[9]。这种咨询应该是客观的，不应该让医生与非患者同行保护一致。

胎儿治疗中心应遵循保障母体和胎儿健康，避免并发症的伦理要求。为保障母婴安全，需要一定的基础设施、专门的机构支持，以及客观、无冲突的治理和监管。实施有创胎儿手术的中心必须尽可能报道其母亲、胎儿和新生儿的结局，以便进行持续的科学审查。

目前在美国，选择终止妊娠还是胎儿治疗，存在不同观点，这种情况可能会影响医务人员提供的信息和建议。治疗标准化，以及减少治疗和咨询中的可变性可能会大大提高患者接受治疗的质量和安全性。我们认为，应努力协调机构间的合作与协作，以改善患者护理、成本效益和信息沟通[10]。

学术性胎儿治疗中心的一项重要职责是培训胎儿治疗医师。尽管目前没有胎儿治疗或胎儿手术的委员会认证，但有一些培训项目，每个项目都有自己的课程和培训模式，其中包括母胎医学专业和儿外科医生的培训，这些培训应与当前一代接受的培训截然不同。我们现在所依据的道德准则与以前存在的大不相同。例如，当很少有人知道如何进行激光消融时，我们会在国外的胎儿医学中心进行研修，然后在导师的带领下进行一些案例尝试，然后继续获得经验。在作者看来，如果存在正式的培训计划并且可以获得此类培训，则不再接受此类非正式和不受监管的"培训"。当引入创新疗法，而且其他机构希望学习这些技术时，现在已有很好的指导性说明，其中概述了一种可靠方法，涉及动物模型、模拟器，以及针对特定数量的案例进行的亲自指导，旨在确保新技术的传播符合伦理道德[11]。

三、胎儿介入和外科手术的影像辅助

在手术前尽可能了解母体和胎儿解剖结构至关重要。多数情况需要超声评估，可用于确定目标（胎儿或胎盘）的最佳定位，评估胎儿状况，并发现上次超声扫描后可能发生的任何意外变化。应注意胎盘的位置，并选择离胎盘足够远的子宫切口（优先＞5cm），注意器械/针/套管穿过母体腹壁、子宫的轨迹。在某些情况下，特别是当需要压迫探头或改变角度来充分成像时，母体肠襻可能被压在子宫或附件上，这可能误伤肠道。

仔细选择入路后，应用彩色多普勒检查以确保子宫穿刺处无主要血管，当穿刺区域位于母亲侧面时，这一点尤为重要。因为在手术过程中可能会意外损伤子宫或附件的血管，详细检查胎盘位置至关重要，尤其是在开放式胎儿手术中。在胎儿镜检查过程中，应避免经胎盘进入，因为它可能导致严重出血，这不仅会损害胎儿镜检查的可视性，还会导致胎儿死亡和母体胎盘早剥。在超声引导穿刺过程中，由于存在穿刺胎儿表面血管的风险，应尽可能避免经胎盘穿刺，但我们认识到，在某些情况下，经胎盘穿刺是不可避免的，必须做出知情和个体化的决定[12]。

四、胎儿镇痛

一般来说，无论是局部麻醉、区域阻滞麻醉还是全身麻醉，任何有创性手术都可能导致胎儿疼痛，所以应对胎儿进行麻醉。虽然关于胎儿疼痛性质的数据有限，但疼痛感觉通路和脑电图（EEG）活动在18—20周时就存在了，因此，我们建议在此胎龄或以上进行可能疼痛的胎儿手术时进行胎儿麻醉[13]。通常采取在超声或内镜引导下使用22号针头给胎儿进行肌内或静脉内麻醉，联合注射药物的常用剂量基于对胎儿体重的估计（阿托品20μg/kg、芬太尼15μg/kg和维库溴铵0.2mg/kg），通常每45分钟重复注射一次，以确保充分麻醉。阿托品可抑制心动过缓，维库溴铵可使胎动停止或显著减少，芬太尼被认为可控制手术期间和手术后的任何潜在疼痛（芬太尼在胎儿/早产儿中的半衰期＞12h）。当母亲未处于全身麻醉时，通常也会使用瑞芬太尼静脉滴注用于母亲镇静，也可能提供胎儿镇静[14]。适当时（开腹手术期间或母亲在局部或区域麻醉下无法耐受手术时）使用全身麻醉，同时提供胎儿镇痛和镇静，因为吸入的麻醉药可通过胎盘。但考虑到全身麻醉对胎儿和新生儿大脑发育的影响，使用时间应限制在3h以内[15]。

五、闭合式胎儿治疗

闭合式胎儿治疗是将针或内镜套管针穿过母体腹壁和子宫壁，不需要将子宫切开。大多数闭合式手术在超声引导下进行，通常只进行1次穿刺，使用的穿刺器具包括从22G穿刺针到12Fr血管输液通路或套管，连接塑料双猪尾分流管、可充气的可拆卸式球囊、射频消融装置或带操作通道的半刚性内镜。有时，闭合性胎儿治疗使用超声和胎儿镜引导相结合的方法进行。

可通过薄壁、半柔性、一次性塑料血管通路或可重复使用的刚性金属套管进入羊膜腔，两者都有一个孔道，通过该孔道可以插入不同的仪器。

术前通常预防性使用宫缩抑制药（硫酸镁2g/h，或硝苯地平10～20mg口服，或者吲哚美辛50mg口服）和抗生素（头孢唑啉2g静脉滴注）。

首先介绍胎儿镜置入技术（适用于下文所述的激光消融）。

在消毒铺巾后，使用无菌的超声探头结合胎儿的胎位、羊水量和胎盘位置来确定最佳的腹部和子宫穿刺位置。手术通常在局部麻醉下进行，局部麻醉药沿着进入通路的预期轨迹注射。使用22G针在连续超声引导下麻醉软组织直至肌层。在手术过程中，也可使用瑞芬太尼持续静脉滴注使孕妇镇静。然后在超声引导下将18G针置入宫腔，并将导丝穿过针导入羊膜腔；取下针头后，将导丝留在原位；使用Seldinger技术，将加载在扩张器上的特氟纶套管（Cook® Medical Inc.，Bloomington，IN）推进到导丝上。多数胎儿镜手术通常只需要一次子宫穿刺，端口大小为8～12Fr，胎儿镜直径为1.0～4.0mm，视野0°～70°。当视野被血液或碎片遮挡，可使用温热的乳酸林格液进行羊水置换提高可见度。在作者所在的机构中，他们使用该方法进行双胎输血综合征患者胎盘表面异常血管的激光光凝、经皮放置可拆卸乳胶球囊用于胎儿先天性膈疝（CDH）的内突窥镜气管闭塞术，以及一些罕见疾病的处理，如绒毛膜血管瘤、前置血管和羊膜带综合征（amniotic band syndrome，ABS）。

六、胎儿镜手术的适应证

（一）胎盘激光凝固术治疗双胎输血综合征

单绒毛膜双羊膜囊（monochorionic diamniotic，MCDA）双胎的胎盘往往存在胎盘血管交通支。85%～91%的MCDA可以保持流量/压力平衡，从而没有血液交流或压力转移。但9%～15%的MCDA出现了血液的净交换，从而出现双胎输血综合征（twin-to-twin transfusion syndrome，TTTS）。如果不进行治疗，TTTS两个胎儿的死亡率接近80%～90%[17-20]。常用的治疗方法为胎儿镜直视下激光凝固胎盘血管交通支。这些吻合可以是动脉 - 静脉（AV）、静脉 - 动脉（VA）、动脉 - 动脉（AA）、静脉 - 静脉（VV）或这些类型组合存在。AA和VV（译者注：原文疑有误，已修改）吻合常会造成单向或双向的血液流动。AV和VA吻合是单向的，交通血管通常位于胎盘表面，并通过共同子叶连接时形成，通常（但不总是）在双胞胎之间的血管赤道上。双胎之间血液的不平衡流动是TTTS的病理生理学基础。1985年TTTS首次被报道，产科专家对该疾病非常重视，但当时的人们认为该疾病不能治疗，围产期胎儿丢失率极高[16]。

TTTS 在 MCDA 双胎妊娠中的发病率为 9%～15%，构成了 MCDA 的最重要死因，通常发生在妊娠 16—26 周[17-20]。单绒毛膜单羊膜囊（monochorionic monoamniotic，MCMA）双胎也会出现 TTTS，但比较少见且疾病形式更加复杂[21, 22]。

由于 AV 吻合时血液为单向流动，因此会出现胎盘循环不平衡，进而导致 TTTS。而 AA 吻合被认为可以防止 TTTS 的进展，VV 吻合与严重的 TTTS 相关，尤其是当 AA 吻合不平衡时。血管吻合是 TTTS 发生的解剖学基础，但 TTTS 的发病机制可能比简单的红细胞转移更复杂（涉及肽骨和血管生成因子）。目前认为，这些血管吻合导致的循环血容量不平衡将血液从供血儿输送到受血儿，这会导致供血儿的血容量减低，而受血儿的血容量增高，这经常导致肾脏效应，表现为双胞胎之间的尿量明显不同。供血儿出现羊水过少，受血儿出现羊水过多。此外，循环血容量的不平衡也会导致异常的心血管反应，最终出现心功能异常。供血儿通常保持正常的心脏功能，受血儿的高血容量会导致前负荷增加、右心室肥厚，最终导致高血压和心肌病。血压升高也可能导致右心室后负荷增加和右心排血量减少，导致继发性肺动脉狭窄，甚至胎死宫内[20]。近 10% 的受血儿出现右心室流出道梗阻，出现心脏损害的受血儿通常比供血儿存活率低，而心脏功能正常的受血儿存活率可能会提高[23]。这种

血流动力学变化似乎与肾素 – 血管紧张素系统有关，内皮素和利钠肽的作用具有不同的意义。TTTS 的发病机制比单纯的胎儿间输血要复杂得多，涉及神经内分泌与血流动力学因素，但是确切的病理生理学机制尚不明确[24]。

单绒毛膜双胎妊娠出现羊水过多和羊水过少诊断为 TTTS，Quintero 分期系统定义，受血儿羊水深度（deepest vertical pocket，DVP）≥8cm，供血儿 DVP≤2cm[25]（图 29-1 至图 29-3），再根据超声进一步分类 TTTS。欧洲对 TTTS 的定义则根据胎龄进一步划分，如果妊娠超过 20 周，受血儿 DVP 需要 ≥10cm[26]（表 29-1）。尽管 Quintero 分期系统在一定程度上可以预测预后，但其可作为疾病严重程度的指标，而不是评估疾病进展的指标。另外，两胎儿脐动脉血流阻力的差异，结合有无间歇性或持续性的脐动脉舒张末期血流（umbilical artery end-diastolic flow，UA-EDF）消失或反向可用来激光手术前预测 TTTS 双胎的活产率和产后 30 天的婴儿存活率[27]。

TTTS 的早期识别对于改善胎儿结局提供了最好的机会，因此建议对单绒毛膜双胎进行密切超声监测（16 周后，至少每 2 周 1 次）[26]。妊娠早期胎儿颈后透明层厚度（NT）或顶臀长（CRL）的不一致在预测 TTTS 等不良妊娠结局的价值尚无定论，Kagan[18] 认为，NT 和 CRL 与后续出现 TTTS 有关，但另一项多中心研究发现，NT 和 CRL 并不

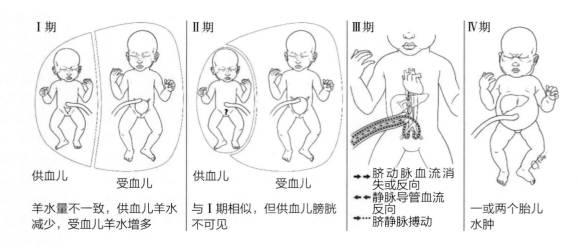

▲ 图 29-1　双胎输血综合征的分期
经许可转载，引自 Texas Children's Hospital

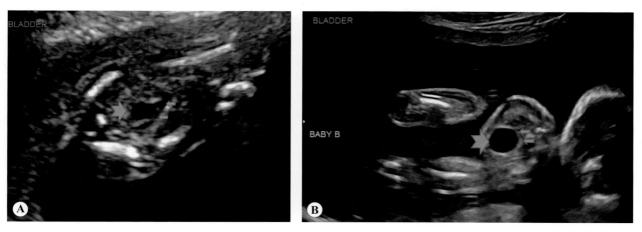

▲ 图 29-2　**A.** 小膀胱和羊水过少的供血儿；**B.** 大膀胱和羊水过多的受血儿

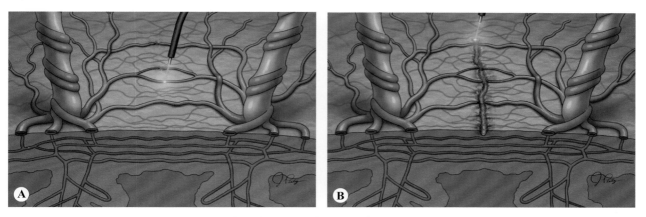

▲ 图 29-3　**A.** 激光消融两胎儿间的动静脉吻合；**B. Solomon** 技术

经许可转载，引自 Texas Children's Hospital

分　期	表　现
表 29-1	双胎输血综合征的 Quintero 分期系统 [25]
Ⅰ 期	存在羊水量的差异，一个胎儿羊水过少（MVP≤2cm）；另一个胎儿羊水过多（MVP≥8cm）ᵃ；供血儿的膀胱可见，且两个胎儿的多普勒血流均正常
Ⅱ 期	供血儿的膀胱不可见（至少观察 1h），但多普勒血流正常
Ⅲ 期	任一（或两个）胎儿出现多普勒血流异常（脐动脉舒张末期血流消失或反向，静脉导管血流消失或反向，脐静脉搏动）
Ⅳ 期	任一（或两个）胎儿出现腹水、心包或胸腔积液、头皮水肿等水肿表现
Ⅴ 期	任一（或两个）胎儿胎死宫内

a. 多数欧洲中心对 20 周及以上的双胎妊娠使用≥10cm 的临界值，早于 18 周发病的诊断标准不一；MVP. 最大羊水深度

能预测不良妊娠结局[17]，同时该团队发现妊娠早中期超声测量腹围（AC）和胎儿估重（estimated fetal weight，EFW）不一致与随后不良产科结局的风险增加有关[28]。目前，由于无法评估血管吻合的模式和血流，并且胎盘可能随时发生不可预测的变化，所以无法可靠地预测 TTTS 的发展。尽管如此，依然建议：从 16 周起，每 2 周对所有单绒毛膜双胎妊娠进行一次超声检查，评估两胎儿的羊水量、膀胱充盈、生长和多普勒血流[26, 29]；并向患者宣教 TTTS 的症状，建议患者在发现腹围迅速增大或宫缩时立即寻求医疗建议。

建议所有 MCDA 双胎在妊娠 20—24 周时进行胎儿超声心动图检查，这是因为 MCDA 双胎发生心脏异常的风险为 2%，比普通人群高 9 倍。合并 TTTS 的双胎妊娠中，先天性心脏异常的患病率为 5%，受血儿的患病率更高[15]。胎儿超声心动对检测细微的心功能变化是有价值的，可以指导 TTTS 的介入治疗时机和总体管理策略[30-33]。

未经治疗的 TTTS，其自然胎死宫内或围产期死亡率高达 90%[34, 35]。存活的新生儿神经发育受损率高达 50%，神经发育受损可能与早产或两胎儿心血管压力 / 灌注突然变化导致的缺血性病变有关[36, 37]。

1973 年，Benirschke 和 Kim 首先提出对 TTTS 进行外科治疗[38]，De Vore 等随后提出使用 Nd：YAG 激光消融胎盘吻合血管[39]。De Lia 等对激光阻断胎盘血管在 TTTS 的应用做出了重要贡献，他们进行了开腹手术以暴露子宫，并将内视镜插入受血儿羊膜腔。他们采用非选择性技术，凝固所有穿过羊膜间（膜赤道）的血管[40]。Nicolaides 和他的团队随后改进了该技术，允许在局部麻醉下进行微创经皮穿刺[41-43]。后来，技术又进一步改进，仅阻断膜赤道上的吻合血管（保护未受影响的胎盘小叶）[44, 45]。目前，激光光凝使用的是二极管 /YAG 激光器和 400μm/600μm 的光纤。在超声引导下将胎儿镜通过 9～12Fr 的血管鞘管置入子宫，激光光纤置入胎儿镜的操作孔道，然后在胎儿镜直视下，确定并消融胎盘血管表面吻合支。后来，Chalouhi 等[46] 率先提出 "Solomon 技术"。Solomon 技术在消融胎盘交通血管后，从胎盘边缘沿 "血管赤道" 激光消融到胎盘边缘的另一端。Solomon 技术可降低 TTTS 的复发和双胎贫血红细胞增多序列（twin anemia polycythemia

sequence，TAPS）的风险[46-48]（图 29-3）。当胎盘位于子宫前壁时，使得激光消融变得困难。为了克服这一难题，人们又设计出可弯曲胎儿镜[49]、转向结构[50]、侧射纤维[51]，甚至通过脐周切开母体腹部，然后从子宫后壁进入[52]。作者的团队使用腹腔镜辅助的方法[53]，在腹腔镜直视下引导胎儿镜从孕妇的背侧插入，然后从子宫后壁进入。在置镜过程中，可以选择侧面的插入点避免损伤母体重要器官，也方便更直接地观察血管吻合情况[53]。

尽管羊水减量术和羊膜腔造口术在延长 TTTS 妊娠方面显示出一定的益处，但迄今为止，胎儿镜下胎盘血管激光凝固（fetoscopic laser coagulation of placental vessels，FLCPV）是唯一的明确解决该综合征病理生理学的治疗方法，并在一项将 FLCPV 与羊水减量术进行比较的 RCT 得到了 I 级循证学证据的支持[44]。这项 RCT 纳入了 142 例妊娠 16—26 周诊断为 TTTS I -IV 期的患者，结果显示，与羊水减量术组相比，FLCPV 组双胎至少一个胎儿存活 28 天的可能性显著提高（76% vs. 56%）。另一项在美国进行的比较 FLCPV 与羊水减量术的 RCT 研究因招募问题而中断，在这项小型试验中，双胎至少一个胎儿存活 30 天的可能性在 FLCPV 与羊水减量术中分别为 65% 和 75%[45]。治疗组存活率低的潜在原因可能与患者数量少和操作人员技术有限有关。

TTTS 激光治疗可能会带来母婴并发症。严重的母体并发症包括胎盘早剥和腹腔内出血，得益于技术的改进，目前这些并发症相对罕见。其他母体并发症包括胎膜早破（preterm premature rupture of the membranes，PPROM）、早产、羊水渗漏，羊水渗漏又会导致羊水过少、绒毛膜 – 羊膜分离，甚至大网膜粘连引起持续腹痛。胎儿并发症包括一个或两个胎儿胎死宫内、TTTS 不缓解甚至发生反向输血，使先前的供血儿成为受血儿、TAPS（见下文），以及脑、其他器官和肢体的缺血性 / 血栓性损伤。

I 期的 TTTS 不首选干预治疗，作者团队建议根据孕妇的腹胀程度、宫颈长度和胎儿超声心动有无心脏损害情况决定治疗方式。没有 RCT 比较 I 期 TTTS 的治疗方法，2016 年一项系统性回顾显示 I 期 TTTS 治疗方式仍 "模棱两可"[54]。对于 II 期或更高的 TTTS，多数中心建议激光光凝，但治疗的孕龄范围各不相同，一些中心的手术孕周限制在 24 周内，而另一些中心建议限制在 25 或 26 周，近期也有人提出妊娠 17 周之前和 26 周之后手术也能取得不错的结果 [55, 56]，然而，这一提议并未被普遍采用，有待进一步研究。在技术可行的前提下，作者团队为最大到 29 周更高 Quintero 分期的 TTTS 病例进行激光治疗，因为在这个胎龄延迟分娩（密切监测下）比早产更可取。

胎 – 胎输血综合征（feto-fetal transfusion syndrome，FFTS）在双绒毛膜和单绒毛膜三胎妊娠中也有报道，高达 5% 的双绒毛膜三胎妊娠和 8% 的单绒毛膜三胎妊娠会发生 FFTS[56]。由于单绒毛膜三胎或双绒毛膜三胎妊娠，FFTS 的围产期死亡风险更高，激光光凝交通吻合血管可能会提高新生儿存活率，但技术上更具有挑战性，成功率也可能更低 [57]。

（二）胎盘激光凝固术治疗 TAPS

TAPS 的发生是由于单绒毛膜双胎存在微小血管吻合，造成胎 – 胎慢性不平衡输血，导致供血儿贫血，受血儿红细胞增多 [58]。与 TTTS 不同，TAPS 可以不存在羊水过少 – 羊水过多序列（oligohydramnios-polyhydramnios sequence，TOPS）。3%～5% 的单绒毛膜双胎会自发 TAPS，2%～16% 的 TTTS 如果激光消融不完全或先前消融的吻合血管再通，也会发生 TAPS[59、60]。对 TAPS 的报道较晚，2006 年才首次被报道 [61]，随后对 TAPS 的病理生理学、诊断和临床结局的认识逐渐增多 [62]。分娩前依靠超声诊断，通过测量胎儿大脑中动脉 – 收缩期峰值速度（middle cerebral artery-peak systolic velocity，MCA-PSV）可发现一个胎儿 MCA-PSV＞1.5MoM，另一个胎儿的 MCA-PSV＜0.8MoM，即可诊断 TAPS[5]；另外两个胎儿的胎盘回声不均可辅助诊断，贫血的供血儿胎盘增厚且回声增强，多血的受血儿胎盘回声正常，两个胎儿胎盘之间界限明显，但该表现并不特异（图 29-4 至图 29-6）。

目前尚无推荐的 TAPS 管理策略 [63-65]。胎儿镜下激光凝固 TAPS 的胎盘血管比 TTTS 困难得多，因为没有羊水过多会阻碍血管赤道的可视性，此时胎盘表面呈扇形，而不是羊水过多时所见的平面，这使得血管吻合难以识别或无法接近。最后，有一层清晰的双胎间膜，掩盖了解剖结构和视野。为方便技术操作，可以给其中一个胎儿进行羊水灌注，产生医源性的羊水过多，但这需要增加穿刺口，增加 PPROM 和早产的机会。还有一个技术难题是吻

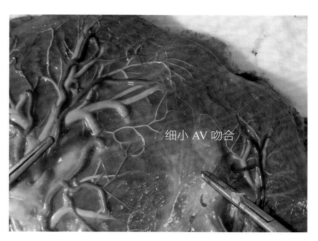

▲ 图 29-4　双胎贫血红细胞增多序列（TAPS）
胎盘交接处的细小、单向的动静脉吻合

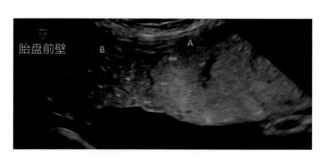

▲ 图 29-5　双胎贫血红细胞增多序列中胎盘的超声
供血儿胎盘（A）增厚、回声增强，而受血儿胎盘（B）较薄、回声较低；两个胎盘之间的分界线明显

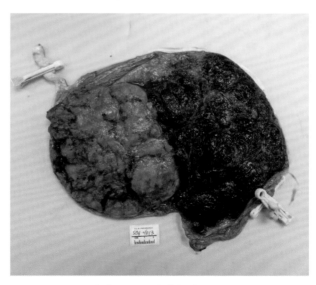

▲ 图 29-6　双胎贫血红细胞增多序列的胎盘，右侧高灌注、左侧低灌注

合血管很细小，更难识别。为了防止吻合血管残留，作者推荐采用激光消融和 Solomon 技术，并认为激光消融是治疗 TAPS 的首选方法。

（三）胎盘激光凝固术治疗选择性胎儿生长受限

选择性胎儿生长受限（selective fetal growth restriction, sFGR）定义为一个胎儿 EFW 小于第 10 百分位，两个胎儿 EFW 不一致≥25%，在 MCDA 双胎妊娠中的发病率为 12%[66]。根据 FGR 胎儿的脐动脉舒张期血流多普勒的特点，分为 I 型、II 型和 III 型。I 型的多普勒血流正常，II 型出现脐动脉 AREDF[67]（图 29-7），III 型出现间歇性 AREDF。当合并 TTTS 时，sFGR 的表现更加复杂。III 型 sFGR 的管理困难，因为经常发生难以预计的胎死宫内，即便超声检查和非应激试验结果正常，短期内仍有可能发生。

sFGR 的发生与两个胎儿的胎盘分布不均有关：一个胎儿的胎盘占比大（通常为正常生长的胎儿），

而 FGR 的胎儿胎盘占比小[68, 69]。另一个因素是脐带插入胎盘的位置，帆状胎盘会影响胎儿的生长，30% 的单绒毛双胎存在帆状胎盘，这与 sFGR 密切相关[70, 71]。另外，当胎盘占比不均时，两个胎儿间的血管吻合数量和大小也不同，这会影响两个胎儿间的血液交换，对营养和氧气的转移产生负面影响[72]。胎盘占比不均增加了两个胎儿之间的净血流量，导致循环更加相互依赖[73]，这会影响疾病病程，使其更不可预测。但是与单胎或 DCDA 双胎的 FGR 相比，MCDA 双胎发生 FGR 的临床恶化要缓慢[74]。

不伴 TTTS 的 I 型 sFGR，其围产期结局较好，可在密切监测下期待治疗[67, 75, 76]。不伴 TTTS 的 II 型和 III 型 sFGR，两个胎儿的围产期死亡和残疾的风险增加。管理策略不尽相同，有期待治疗、提前分娩、FGR 胎儿脐血流阻断，胎儿镜激光手术等，但尚无推荐的最佳治疗方案[77-81]。

如果 II 型和 III 型 sFGR 的情况恶化（如出现静脉导管血流消失或反向），建议进行胎儿镜激光消

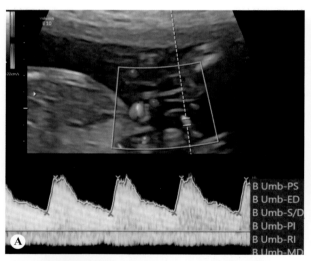

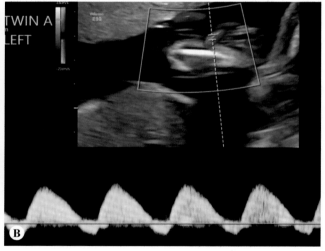

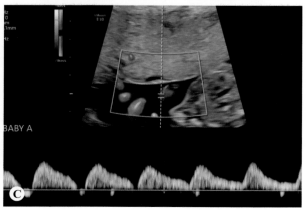

◀ 图 29-7 选择性胎儿生长受限

A. I 型多普勒血流正常；B. II 型脐动脉舒张末期血流持续消失或反向（AREDF）；C. III 型存在间歇性的 AREDF

融。但是应充分告知患者，sFGR 进行胎儿镜激光消融的胎死宫内率高，不能保证正常生长胎儿的存活。胎儿镜激光消融的好处在于减小双胎之一胎死宫内对另一胎儿的影响。对 sFGR 中的胎盘血管进行胎儿镜激光凝固具有挑战性，原因与上述 TAPS 相同。

七、先天性膈疝

先天性膈疝（CDH）是一种罕见的发育异常，其发病率为 1/10 000~4/10 000。在胚胎发育过程中横膈膜缺失[82]，常位于左侧（85%），较少位于右侧（13%），很少位于双侧（2%）。很少有整个膈肌发育不全，多数情况缺损局限于后外侧区（胸腹膜裂口疝），前部（先天性胸骨后膈疝，占 30%）或中部（2%）受累的发生率较低[83]。有时膈肌完整，但膈壁变薄，或者缺少功能性肌纤维，此时称为膈膨出。

当腹部脏器通过缺损的膈肌，移位至胸膜腔时，又构成胸腔的占位性病变，影响肺部的发育时。膈疝常常发生在支气管和肺动脉发育的关键阶段，会对肺部发育造成严重损害，导致细支气管分支减少，总动脉横截面积减少，周围肺动脉肌壁增厚[84]。这些病理变化导致呼吸功能不全和原发性肺动脉高压（primary pulmonary hypertension，PPH），从而导致围产期死亡及长短期并发症[85]。有一个重要影响是对心脏的压迫，导致严重的心脏发育不全和心脏功能障碍。膈疝的新生儿存活率差异很大，与病情的严重程度及当地新生儿的救治条件有关。三级救治中心的存活率较高，其每年最少接诊 10 例以上的患者，并且有标准化的管理方案[86]。手术治疗后的存活率接近 70%[87]。也有文献报道终止妊娠、死产、新生儿死亡的风险为 50%~60%[88]。得益于出生后管理策略，包括温和通气方案、非约束性缺氧和高碳酸血症策略，以及越来越多地使用体外膜氧合（extracorporeal membrane oxygenation，ECMO）等技术的进展与应用，在过去 20 年，CDH 患者的生存率显著提高[89]。但是，随着 CDH 患者长期生存率的提高，神经、营养和肌肉骨骼并发症随之增加，这就要求卫生保健系统提高对此类患者的长期随访和支持[89]。

产前超声可筛查出 2/3 的 CDH 病例[90]，CDH 的典型超声表现[91, 92]包括：胸腔内探及腹部器官（胃、

肠、肝、脾），心脏移位至对侧，心轴移位，羊水过多。超声检查不明确时，磁共振成像有助于确认 CDH 的诊断[93]。准确预测预后至关重要，如今，可以较准确地预测死亡率和短期婴儿发病率[92, 95]。根据缺损的性质（孤立型或复合型）、受累部位、胎儿总肺容积（total lung volume，TLV）与同孕龄总肺容积比值（o/e TLV）、是否存在肝疝，以及胃的位置和方向进行个性化预测[10-13, 94]，根据这些测量结果和肝疝的程度，将 CDH 分为三组（轻度、中度或重度）。

早期的研究是采用肺头比（lung-to-head ratio，LHR）来诊断 CDH，并用来判断疾病的严重程度、预测生存率。LHR 是通过测量四腔心水平的右肺面积除以头周得出。LHR<0.6 时，死亡率 100%，而 LHR>1.35 时，存活率可达 100%[96-99]。但是由于 LHR 的重复性差，近期较少使用。不同的研究小组测量 LHR 的方法不同，也导致报告的存活率差异很大[100]（图 29-8）。由于胎儿头部和肺部的生长速率不同，近期有人建议采用患有 CDH 的 LHR 与同孕龄未患有 CDH 的 LHR 比值进行评估[101]，由于 32 周左右肺部生长停滞，所以 32 周后 LHR 降低。23 周时 o/e LHR 为 32%，33 周时为 23%[102]。左侧 CDH 的胎儿，o/e LHR<25% 时的存活率为 18%，而 o/e LHR 为 26%~45% 时的存活率为 66%，o/e LHR>45% 时的存活率为 89%[101, 103]。尽管 LHR 和 o/e LHR 的应用仍存在争议，但目前仍在使用。

近期，多数研究小组开始采用 o/e TLV 来评

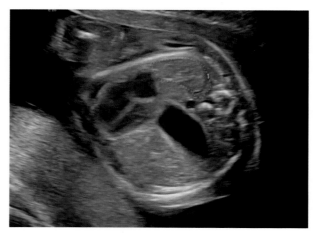

▲ 图 29-8 胎儿左侧先天性膈疝，描勒出右肺区域，用于计算肺头比

估 CDH 的严重程度和预测死亡率。采用标准的胎儿肺容积测量方法，与文献中报道的预期值进行比较，以获得 o/e TLV[104]。预测肺容积（predicted pulmonary volume，PPV）是一种测量方法，计算方法为实际肺容积除以预期肺容积，并将比值表示为百分比，预期肺容积通过胸腔总容积减去纵隔容积来计算[105]。也有人通过 MRI 测量胎儿肝疝出部分的体积和总肝体积来计算疝出程度［肝疝（liver herniation，LH）百分比］[106]。Ruano 等[104] 建议采用 MRI 计算 o/e TLV 和 LH 百分比的方式预测 CDH 死亡率，准确性可达 83%，此比值对预测孤立型 CDH 的新生儿生后是否需要 ECMO 也有临床指导意义。

基于超声和 MRI 的肺部参数测量都需要丰富的经验和技能，并且与操作者有关。操作者对 o/e LHR 进行精确测量的学习曲线较长（至少在学习测量 72～77 次后才能获得准确的精度）[95]。不同水平的操作者在关键参数（如肝脏位置和 o/e LHR）的测量结果上，可能存在不一致[108]。所以建议将此类孕妇转诊至具有治疗该疾病经验的中心进行产前评估和管理。

26%～58% 的 CDH 胎儿还存在其他异常，这些异常可能与遗传综合征有关或无关。相关异常包括心脏、肾脏、中枢神经系统和胃肠道畸形[109]。心血管缺陷最常见，约 33% 的 CDH 患者和 15% 的非综合征患者存在心血管缺陷[110]。由于合并其他异常的 CDH 病例存活率低，通常不进行胎儿治疗。因此，由经验丰富的人员对胎儿进行超声心动图检查尤为重要。另外，因为多达 1/3 的 CDH 患者存在染色体异常[111, 112]，所以强烈建议进行细胞染色体分析（G 带或 Q 带核型）和染色体微阵列分析（CMA）进行基因检测。如果超声异常，CMA 正常时，可进行外显子测序，对家族三代进行全外显子组测序是首选，因为孤立型和复合型的 CDH 中，新发序列变异率都很高[107]。

据临床观察，喉闭锁胎儿的肺异常增大，所以推测宫内气管阻塞可能改善肺发育不全。Wilson 等[113] 进行了一系列实验，其中气管阻塞可预防肾切除术后胎羊的肺发育不良，其机制可能与阻塞上呼吸道后肺液被截留，进而导致肺组织"膨胀"和拉伸，可能与阻塞气道 - 肺血管增殖的途径激活有关（PLUG=plug the lung until it grows，堵塞肺直至其生长）[114]。然而有趣的是，如果阻塞持续至出生，Ⅱ型肺细胞的数量则非常少，进而出现肺表面活性物质缺乏[115]。宫内短时间的可逆性阻塞，似乎既能刺激肺生长，又能重建Ⅰ型和Ⅱ型肺细胞之间的平衡，从而在出生时获得更理想的肺功能。

八、胎儿气道阻塞

胎儿镜下气管球囊阻塞术（FETO）在局部麻醉下进行，采用经皮微创技术将可充气的乳胶球囊送至胎儿气管，置于隆突和声带之间后充气，与导管分离后留在原位[116]。这是一种超声引导下的治疗方法，旨在避免早期开放式手术的并发症，此类手术需要切开子宫暴露和结扎胎儿气管。

FETO 的使用标准相当严格，其原则是确保只有最严重的病例（即假定死亡率高的病例）才有资格纳入研究。

FETO 的实施有赖于对胎盘和胎儿的准确定位，超声对于引导手术医生进行套管插入和胎儿镜操作方面具有重要作用。必要时可通过轻柔的外倒转手法将胎儿调整至合适的位置。选取距胎儿口腔最近的位置，避开胎盘，经皮将一个 10Fr 的套管插入子宫，通过套管置入直径 1.3mm 的胎儿镜，沿胎儿上唇插入胎儿口腔。为确保坚硬的胎儿镜进入胎儿气管，沿胎儿舌头上方的口腔，逐步进入胎儿喉部和会厌，一旦看到声带，将胎儿镜向下穿过声带进入气管，直到隆凸可见。从胎儿镜的操作孔置入一个可拆卸的闭塞性球囊，在气管中部充气以阻塞气管（图 29-9 和图 29-10）。在妊娠 26—29[6/7] 周时插入气囊，并保留至 34—36 周，此时使用穿刺针（首选）经皮穿刺或通过胎儿镜取出气囊。FETO 术后每周进行超声检查，直到球囊取出。羊水量是一个关键的评估指标，因为 CDH 常伴发羊水过多。在一些病例中可能需要因为症状性的羊水过多而需要羊水减量，否则可能引起宫颈缩短和（或）规律宫缩。另外，注意观察胎膜情况，警惕羊膜绒毛膜分离的风险，还应注意球囊的形状和位置，警惕气囊漏气。

FETO 术后，胎儿肺逐渐出现增强的回声（图 29-11）[117]。作者所在中心多在 35—36 周取出球囊，因为多数患者将在球囊取出后 1 周内分娩［平均取出孕周为（34.1±1.1）周，分娩孕周为

（35.3±2.2）周］[118]。取球囊时，最好是在超声引导下，使用 20～22G 穿刺针经皮进行操作。然而，由于胎儿位置的关系，经皮穿刺困难或太危险（血管结构太近），需要使用胎儿镜取出球囊。胎儿镜取球囊时，先用超声定位球囊位置，将一根长针置入操作通道，用于刺穿球囊，然后用抓取器将其取出。球囊取出后，根据产科指征处理直至分娩是安全的。提供 FETO 的机构必须有紧急取出球囊的保护措施，如果球囊取出前意外分娩，持续的气管阻塞将迅速导致新生儿窒息。必须有全天候可用的设备、设施和受过培训、懂得如何移除 FETO 球囊的医师。此外，注意对患者宣教分娩时仍保留球囊的严重性，并让医务人员了解紧急移除球囊所需的方案和流程。如果患者在球囊取出前临产，可进行紧急经皮穿刺或胎儿镜取出。如果此操作不可行，则需要进行产时宫外治疗（EXIT），在保留胎盘循环的情况下解除气管阻塞。在极少数情况下，可通过喉镜或经皮穿刺术，在出生后紧急取出气囊取出或放气[14]。分娩后取出增加了新生儿死亡或窒息的风险。

2010 年启动了一项国际多中心的 RCT 研究，比较胎儿镜下气管内阻塞与期待治疗的预后。这项名为"气管阻塞以加速肺生长（tracheal occlusion to accelerate lung growth，TOTAL）"的研究包括两个平行的 RCT 研究，一个是针对有中度胎肺发育不良风险的女性，另一个是针对重度肺发育不良的胎儿。2019 年 5 月，已招募 196 例患者进入中度不良风险的试验，结果仍需等待[119]。专门针对严重受累胎儿的试验正在进行中，并且仍在积极招募患者。

FETO 的实施，将严重左侧型 CDH 患儿的存活率从 24.1% 提高到 49.1%；重度右侧型 CDH 患儿的存活率从 0% 增加到 35.5%（$P<0.001$）[120, 121]。基于 Ⅱ 级和 Ⅲ 级的循证医学证据表明 FETO 提高了活产率，有研究人员提出扩大 FETO 的使用范围，包括非孤立型 CDH（即包含与 CDH 无关且不致命的其他畸形）。此决定具有争议性，不应常规使用[122]。近期还有证据表明，FETO 可改善早期呼吸道疾病 PPH 的发病率。作者团队最近的研究显示，与未进行 FETO 的严重 CDH 患儿队列相比，经 FETO 治疗后，FETO 组患儿生后一年内肺动脉高压缓解的比例升高［69%（11/16）vs. 28%（7/25）；$P=0.017$］[123]。

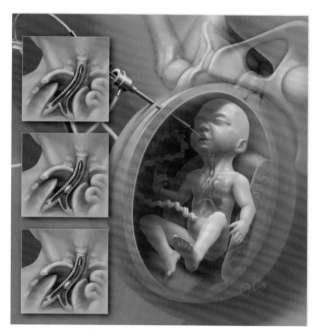

▲ 图 29-9　用于胎儿气道阻塞的胎儿气道球囊置入步骤

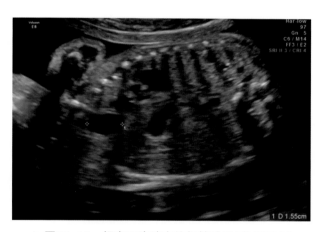

▲ 图 29-10　超声下胸腔内的气管球囊（黄标记内）

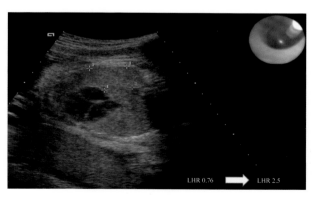

▲ 图 29-11　超声下胎儿镜下气管球囊阻塞术手术后 4 周，右肺的大小和回声增加；此例肺头比从 0.76 增加到 2.5

相关试验已在 Clinicaltrials.gov 注册（https://Clinicaltrials.gov/ct2/show/NCT03980717）。

FETO 的远期并发症有气管扩张，此症无重大影响，仅表现为哮喘样咳嗽，且能随年龄增长逐渐减轻。除需要紧急球囊取出外，胎儿的不良事件和副作用很少。胎儿相关的主要并发症是绒毛膜分离和 PPROM，以及早产[124]。最近，Baschat 等[125] 的一项回顾性病例研究显示，FETO 术后的中位分娩孕周为 39$^{2/7}$ 周（33$^{6/7}$—39$^{4/7}$ 周），57% 的患者足月分娩。根据 TOTAL 试验的结果，该疗法将继续进行试验或将成为主流。

九、尿路梗阻

先天性肾和尿路异常很常见，占所有先天性异常的 21%[126]，发病率为 1/1000～1/250[127]。得益于产前超声的常规应用，使得这些异常可以早期发现，尤其是下尿路梗阻性泌尿系统疾病，这是造成尿路梗阻的主要原因。上尿路梗阻和下尿路梗阻（LUTO）的预后有显著差异。双侧孤立性上尿路梗阻和肾积水预后较好，肾功能正常或接近正常。很少有上尿路梗阻的胎儿生后需要手术治疗[128]。LUTO 为膀胱颈水平的完全梗阻导致时，预后极差，是新生儿死亡或肾衰竭的主要原因。在未经治疗的病例中，由于严重羊水过少及由此导致的肺发育不全，围产期死亡率高达 90%[129]。妊娠中期羊水量正常的 LUTO 病例预后较好（通常由于脐尿管未闭导致尿液排出），生存率约 90%[130]。因为羊水的存在与否（及由此产生的肺发育不全的存在与否）与临床预后有关，宫内干预促进膀胱内尿液引流至羊膜腔被认为是改善预后的有效方法。

LUTO 是一个描述性诊断，指膀胱颈解剖异常相关的疾病。最常见的异常是后尿道瓣膜（PUV），常见的有男性尿道近端瓣膜形成（占 63%），其次是男性或女性胎儿尿道闭锁（10%）[131, 132]。LUTO 通常在妊娠 18—20 周时通过常规超声检查诊断，异常表现包括后尿道扩张（锁孔征）、膀胱增大（巨膀胱）、单侧或双侧肾积水，伴或不伴肾实质囊肿（囊性肾病）[133]（图 29-12 和图 29-13）。然而，这些特征本身都不足以区分梗阻性和非梗阻性尿路疾病。有人提出一种基于超声的评分系统，以提高先天性膀胱颈梗阻的产前诊断和预后预测，包括羊水

量、肾皮质外观、膀胱体积、肾积水的存在和程度、是否有胎儿腹水、输尿管大小、锁孔征、胎儿性别和孕龄[134]（表 29-2）。

妊娠早期，巨膀胱（膀胱纵向直径＞7mm）是先天性膀胱颈梗阻的早期征象[135]。如果 LUTO 持续不缓解或加重，肾脏可出现肾皮质囊肿、回声增强，或者肾皮质分化缺失等异常改变。MRI 可以更好检查输尿管、脐尿管和膀胱，尤其是羊水过少患者。建议采用多学科协作治疗 LUTO，包括胎儿超声、遗传咨询，以及小儿肾病医生和泌尿科医生。

详细的超声检查是为了排除并发的其他异常。可先通过羊膜灌注的方法创造声影窗、改善超声下的可视化程度以更好地观察胎儿解剖结构。首先应明确胎儿性别，因为巨膀胱的女性胎儿往往

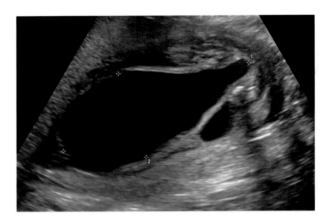

▲ 图 29-12　超声显示增大的胎儿膀胱与锁孔征
数字 1 标记处为上尿道或膀胱颈

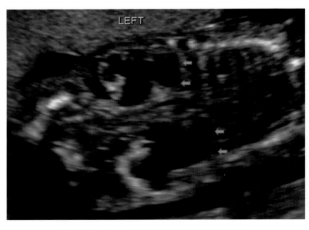

▲ 图 29-13　超声显示胎儿双侧肾积水
可以看到两个肾脏的肾盂扩张、肾皮质变薄

表 29-2 产前诊断的下尿路梗阻（LUTO）的临床评分系统

变 量	得 分
严重巨膀胱	4[a] 分
双侧输尿管直径	输尿管直径 1mm 对应 1.3 分[b]
羊水过少或无羊水	4 分
男性胎儿	4 分
28 周前发现	4 分

得分 >9.5 分提示存在 LUTO；a. 膀胱容量 >35ml 或存在尿腹水；b. 两输尿管直径的和乘以 1.3，如两个输尿管直径和为 7mm，得分为 7×1.3=9.1 分

表 29-3 尿液分析评估胎儿产前干预的预后

变 量	预后好	预后差
钠	<90mmol/L	>100mmol/L
氯	<80mmol/L	>90mmol/L
渗透压	<180mOsm/L	>200mOsm/L
钙	<70mg/L	>80mg/L
总蛋白	<200mg/L	>400mg/L
β_2 微球蛋白	<6mg/L	>10mg/L

根据妊娠 18—22 周连续膀胱引流 24～48h 后获得的末次尿液样本；引自 Muller FI, Dommergues M, Bussières L, et al. Development of human renal function: reference intervals for 10 biochemical markers in fetal urine. Clin Chem, 1996, 42:1855.[136]

存在更复杂的畸形，如尿道闭锁、持续性泄殖腔或巨膀胱 – 微结肠肠蠕动不足综合征，增加了导致 LUTO 的可能性。胎儿核型分析也可用于除外非整倍体畸形，作者所在中心为了确保有足够的组织进行核型分析，通常进行胎盘活检或胎儿脐血穿刺，而不是羊膜腔穿刺术。还可以通过膀胱穿刺收集胎儿尿液来评估肾损害的程度。目前已经制订了正常胎儿尿液的参考范围，并对妊娠 18—22 周采集的样本提出了预后价值（表 29-3）[136]。单次尿液样本可能无法明确胎儿肾功能，可间隔几天进行两次或两次以上连续取样获得准确的预测值。尽管胎儿尿液电解质（Na^+ 和 Ca^{2+}）和 β_2 微球蛋白检测已被广泛应用，2007 年一项包括 23 项研究的系统评价严重质疑了这些指标在预测肾功能方面的准确性及应用价值[137]。因此，如何选择合适的 LUTO 病例进行胎儿干预，非常困难。在作者所在中心，他们获取尿液样本进行生化检测作为初步评估的一部分，同时进行一系列核型、超声心动图和结构畸形筛查，以排除综合征和其他异常。在少数初次尿生化正常的病例中，可进行膀胱羊膜分流术（vesico-amniotic shunting, VAS），不需要二次取样。如果初次胎儿尿液检测结果不理想，则在 48h 后进行第二次检测。在第二次取样时需观察胎儿膀胱充盈时间及尿液的生化结果。如果尿液电解质和 β_2 微球蛋白水平不变是不好的征象，提示分流后病情未得到改善。作者还发现，胎儿肾脏的超声表现和尿生化不一定与 LUTO 相关，因此，在评估胎儿 LUTO 的管理决策时，应独立评估其中每一项[138]。

治疗 LUTO 最常用的方式是 VAS。该术式将双 J 管一端插入胎儿膀胱，另一端留置在羊膜腔内，从而将膀胱内尿液引流至羊膜腔，实现膀胱减压。手术可在局部麻醉下进行，有 / 无静脉镇静。首先在超声引导下将温热的生理盐水或林格乳酸溶液注入羊膜腔。这一过程比较困难，因为缺少羊水，而没有足够空间操作。可以将针推进至肢体的表面，以确保穿透羊膜和绒毛膜，然后回拉针头，同时缓慢注射少量液体。如果注入的液体自由流动，并出现非局限性空间，则缓慢注入更多液体，并确保阻力较低，直到出现正常羊膜腔。通过人工补充羊水，可以更好地通过超声显示胎儿结构，还为双 J 管的留置提供了足够的空间。步骤如下：超声引导下，将套管针穿过母体腹壁和子宫壁，进入胎儿膀胱，然后通过套管针置入双 J 管，近端留置于胎儿膀胱内，然后将套管针轻轻拉回羊膜腔，并展开远端（图 29-14 和图 29-15）。

该手术最常见的并发症是导管因血液或蛋白堵塞引流孔或移位而失效。更严重的母体并发症有胎盘早剥、PPROM 和早产[139, 140]。只有一项 RCT 比较了经皮膀胱羊膜分流术与保守治疗 LUTO，来评估 VAS 治疗 LUTO 的疗效。由于招募不力，这项试验招募了 31 例患者后就停止了，尽管样本较小，

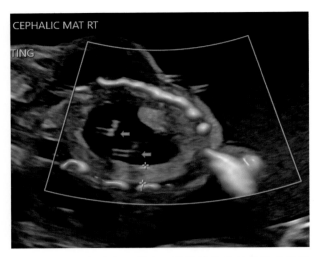

▲ 图 29-14　超声显示带有双猪尾管的膀胱羊膜分流器后膀胱减压

双线表示分流器壁，可见于膀胱内和胎儿腹壁外；可以清楚地看到胎儿膀胱壁增厚；箭指示胎儿膀胱内的猪尾管

但数据表明分流胎儿的存活率高于非分流胎儿。VAS 对长期肾功能的影响，尚无结论[141]，VAS 似乎提高了围产儿存活率，但新生儿存活率及是否对远期肾功能有益，尚不清楚[142]。羊水量正常的轻度 LUTO（部分梗阻）或妊娠晚期发现的梗阻通常不建议 VAS。还有一种干预方式是使用胎儿膀胱镜进行机械或激光电灼 PUV[16]。然而鉴于目前胎儿镜设计不尽完善，这种方式在多数情况下是不可行的

（由于角度限制，无法持续观察 PUV），再加上胎儿膀胱的解剖学限制，使得该术式在技术上非常具有挑战性和风险（前列腺损伤、泄殖腔或膀胱直肠瘘的形成），在小空间内使用激光，可能因能量过大而造成损伤[143, 144]。作者所在中心目前不使用这种模式。

十、胎儿胸腔积液

胎儿胸腔积液的发生率为 1/15 000～1/10 000。胸腔积液可以是孤立的、原发的，或者继发于胎儿畸形或染色体核型异常。大多数孤立性胸腔积液是由乳糜胸引起的，乳糜胸是由于淋巴异常的直接排入胸腔造成的；继发性胸腔积液与胎儿非整倍体、心脏异常、先天性感染、淋巴异常、贫血、先天性囊腺瘤样畸形、支气管肺隔离症、先天性膈疝等有关[145-147]。

严重胸腔积液及其他液性占位性胸部病变可能增加胎儿胸腔内的静水压，导致肺发育不良和（或）胎儿心脏受压，从而导致心脏失代偿和非免疫性水肿。原发性胸腔积液是一种排除性诊断，需排除其他病因，检查包括超声 /MRI 评估有无结构异常，遗传咨询和羊膜腔穿刺术评估有无遗传异常，母体血清检测有无 TORCH 感染，母体血型和抗体检测以排除免疫性胎儿贫血，Kleihauer-Betke 试验以检

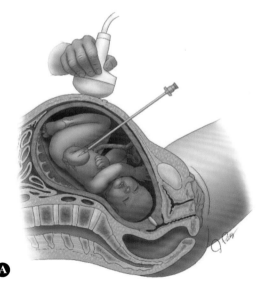

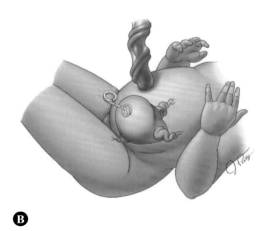

▲ 图 29-15　A. 持续超声引导下经皮放置套管至胎儿膀胱；B. 取下套管后，将分流器沿套管向下展开，将双 J 管的一端留在胎儿膀胱内，另一端留在羊膜腔内

测有无胎母输血[148]。胎儿超声心动图来评估胎儿心脏的结构和功能。如果存在明显的结构异常或致命的染色体异常时，禁止进行胎儿手术。

　　首选的方法是超声引导下胸腔穿刺，尽可能多地清除胸腔积液。积液乳糜状可诊断为乳糜胸，淋巴细胞计数超过所见细胞的80%可诊断。引流后，进行超声检查评估胎儿肺再扩张的速度和程度，还应再次检查肺部，以排除潜在的结构异常。胸腔-羊膜分流术可使快速反复积液的胎儿受益（图29-16）。

　　胸腔积液与大量心包积液的鉴别非常重要，也应与心脏动脉瘤相鉴别，有时，心脏动脉瘤可能与胸腔积液相似[149]。肺的大小和形状是鉴别这些疾病的最好、也是最简单的方法。大量心包积液会挤压肺部，使其紧贴后胸壁，使肺显得非常小。然而，当有胸腔积液时，可以看到肺在液体中绕着心脏自由移动。大量心包积液最常见的原因是右心室壁瘤[150]，引流心包积液可能会产生反作用。除非心功能受损，多数情况下，动脉瘤引起的大量心包积液可以期待处理。使用得克萨斯州儿童胎儿中心开发的临床路径可以有效管理原发性胎儿胸腔积液（图29-17）

　　作者的数据显示，50%以上的原发性胸腔积液病例可以保持稳定或自行消退[151]，即使出现进展，预后通常不差。这些病例通过胎儿干预治疗，存活率可超过80%。同时，作者的数据还显示，多数情况下，即使出现双侧积液或单侧大量积液导致纵隔移位，期待治疗也能有良好的结局。如果超声心动图提示心功能异常或水肿，可采用细针穿刺引流或持续分流的方式（图29-18）。

十一、先天性囊性腺瘤样畸形

　　先天性囊性腺瘤样畸形（CCAM），也称为先天性肺气道畸形（CPAM），是一种支气管肺畸形，通常在胎儿时期经超声诊断为肺内肿块，多局限于一个肺叶。其鉴别诊断包括纵隔畸胎瘤、先天性膈疝、支气管囊肿、先天性肺气肿、局限性囊性支气管扩张和支气管肺隔离症。CCAM在活产中的发病率为1/35 000～1/25 000[152]。这种畸形无正常的肺泡结构，而是以终末呼吸细支气管过度增殖和囊性扩张为特征。CCAM基于超声提示的囊肿大小进行分类[153]。大囊肿型（Ⅰ型）病变包含至少一个直

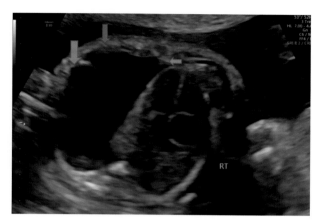

▲ 图29-16　胎儿左侧大量胸腔积液

径>5mm的囊肿，而微囊肿型（Ⅲ型）病变表现为回声增强，无可见的囊肿。Ⅱ型病变为混合型（图29-19和图29-20）。

　　在某些情况下，可以使用彩色多普勒超声确定血液供应和血管分布以区分胎儿肺部病变。支气管肺隔离症通常具有来自主动脉异常分支的血液供应。能看到这种情况的团块通常是支气管肺隔离症。MRI通过将病变定位于特定肺叶并显示受压的正常肺组织，从而有助于区分CCAM与其他胸腔内肿块[154]。胎儿超声心动图有助于排除心脏异常，并评估进展性或突发性的水肿胎儿的心脏功能。除非存在其他畸形，否则染色体核型分析不适用于CCAM。

　　大多数产前发现CCAM的胎儿预后良好，父母通常可以放心。微囊肿型CCAM在妊娠26—28周达到最大后趋于自发消退[155]。在妊娠32—33周的超声检查中，仍然很小、不含直径>1cm的囊肿且未显示胸部肿块效应的CCAM通常不会在出生后引起呼吸道症状，并且可如期得到治疗。然而，大囊肿型病变因囊肿内有积液，通常不会消退。水肿是CCAM胎儿死亡的最佳预测指标。因此，对于大囊肿型病变，需每周进行一次或两次超声监测，以发现水肿征象并检测CCAM的体积变化。

　　CCAM体积比（CVR）已被提议作为发生水肿的预测指标。CCAM体积（毫升）通过使用椭圆公式进行超声测量：CCAM体积=长×高×宽×0.52，CVR=CCAM体积/头围。当CVR>1.6时，预测发生胎儿水肿的风险为80%[156]。作者的超声随访方案基于CVR，对于CVR<1.2的患者每周进行

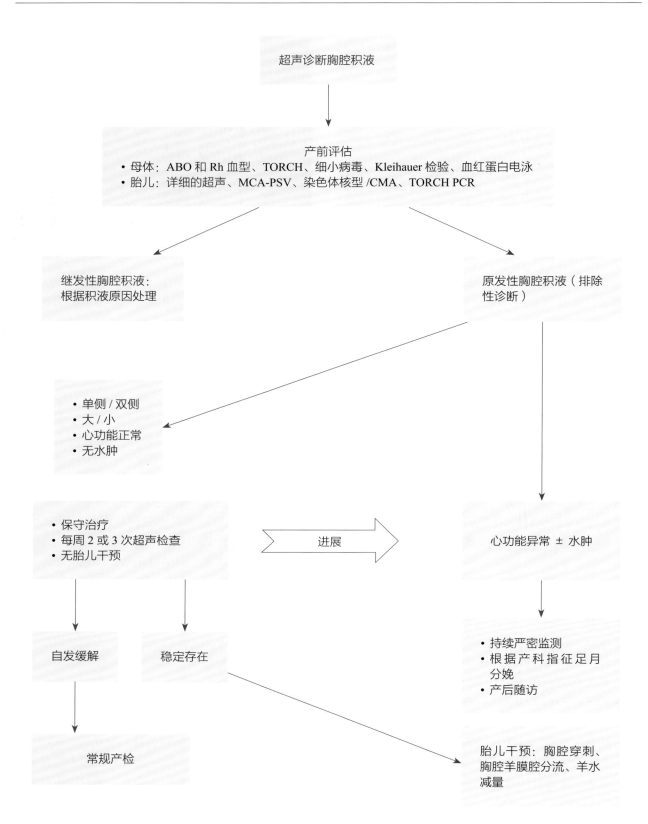

▲ 图 29-17　得克萨斯州儿童胎儿中心处理胎儿胸腔积液流程

TORCH. 弓形虫病、其他风疹、巨细胞病毒和单纯疱疹病毒；MCA-PSV. 大脑中动脉 – 峰值收缩速度；CMA. 染色体微阵列；PCR. 聚合酶链反应

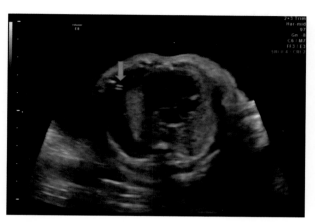

▲ 图 29-18　与图 29-16 为同一胎儿，插入胸羊膜分流器后（箭所指为分流器）

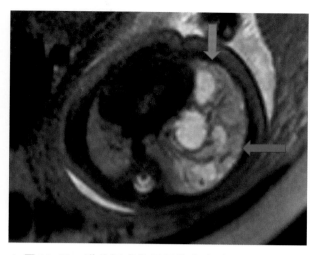

▲ 图 29-20　磁共振成像显示伴大囊肿且主要呈囊性的胎儿肺部病变，符合大囊肿型先天性囊性腺瘤样畸形（CCAM）

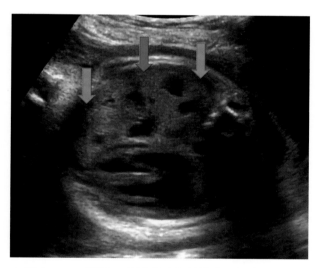

▲ 图 29-19　妊娠 27 周胎儿胸部的横截面超声图像，左侧有一个大的多囊性肺部病变

一次，对于 CVR 为 1.2～1.6 的患者每周 2 次随访，对于 CVR ＞ 1.6 的患者则更为频繁。作者所在团队已经注意到，有胸部肿块的胎儿即使已出现水肿，除非水肿与心功能不全有关，否则可能不需要干预[157]。作者对胎儿有较大且高风险 CCAM 的女性给予倍他米松。一些数据表明，接受 2～4 疗程的倍他米松可能有助于提高这些高危病例的存活率。虽然其机制尚不清楚，但类固醇可能会诱导 CCAM 消退或增强胎儿对相关水肿的耐受性[158]。

当患有大囊肿型 CCAM 的胎儿出现真正的水肿时，应考虑进行胎儿干预（胸腔 - 羊膜腔分流术）以保护剩余的肺组织，因为继续期待治疗不太可能

有帮助。Knox 等在一项综述中表明，宫内治疗与水肿胎儿存活率显著提高有关[159]。极少情况下，开放式胎儿手术适用于极早产胎儿［＜31—32 周，取决于当地新生儿重症监护室（neonatal intensive care unit，NICU）的救治能力］，这些胎儿有广泛肺部肿块，并伴有因心力衰竭或与心力衰竭相关的进行性非免疫性水肿。如前所述，除非水肿是由心力衰竭引起的，否则作者不会进行干预。在心脏功能正常的情况下，最可能导致水肿的原因是淋巴管受压迫。开放式胎儿手术的目标是减压或切除囊性纵隔病变，这仅用于具有大量多囊性、主要为实性 CCAM 的胎儿，或者用于妊娠 32 周以内患有支气管肺隔离症的水肿胎儿。对于妊娠 32 周以上的水肿胎儿，应考虑采用 EXIT 手术策略提前分娩。虽然病例数很少，但得克萨斯儿童医院的结果表明这种方法有效，并且大多数存活儿后续发育正常[160, 161]。通过打开胎儿胸腔、使受累的肺外露、最终切除肿块来瞬间缓解心脏压迫，其可能导致类似于心包填塞紧急缓解后的血流动力学改变，即胎儿血流动力学衰竭及反应性心动过缓。因此，在胎儿开胸手术前，作者的方法是建立胎儿静脉通路，测量胎儿血气值和血细胞压积，并通过静脉注射阿托品和补液对胎儿进行预处理。在危重胎儿复苏方面经验丰富的儿科心脏病专家的参与对于这种手术的计划和执行非常重要。

十二、用胎儿镜手术治疗的其他疾病

（一）羊膜带综合征

羊膜带综合征（ABS）是一种罕见的偶发性疾病，当纤维性羊膜带缠住胎儿（通常是手指或四肢）并形成收缩带时发生。随着胎儿持续生长，通常会导致进行性缺血及自然截肢，或者在脐带受累的情况下导致胎儿死亡。这种综合征在活产儿中的发生率为 1/15 000～1/3000[162]，由于未包含妊娠早期流产，其实际的发生率可能更高。羊膜带的潜在致病因素和病理生理学仍不清楚。自发性还是医源性羊膜破裂可能是大多数病例的病因，但也存在先天性羊膜异常[163]。

病情严重时可导致躯体、头部、腹壁严重畸形，如果脐带绞窄，可导致胎儿死亡[2]。产前诊断 ABS 最常通过超声，典型特征包括颅部、面部、胸廓、腹壁、脊柱或肢体解剖结构不对称。鉴别诊断包括发育性面裂、无脑畸形、脑膨出、脊髓脊膜膨出、脐膨出和肢体 - 体壁异常（尽管这些异常中大部分可能起源于 ABS）。

已有报道胎儿镜下切除或松解羊膜带以保留肢体结构和功能并防止胎儿死亡[164, 165]，并且已证实在大约 50% 的病例中成功保留肢体功能[164]。这种技术，特别是涉及腹腔镜及 CO_2 充气的手术[165]，只能在经验丰富的医疗中心进行，并且仅用于保留功能的获益明显超过导致早产、流产和未足月胎膜早破等风险的病例[164]（图 29-21）。在明显的脐带绞窄可能导致胎儿死亡的情况下，胎儿干预变得尤为重要。

（二）前置血管

前置血管妊娠期发生率约为 1/1700，可分为 1 型（脐带帆状附着伴胎儿血管跨越宫颈内口）或 2 型（双叶胎盘之间胎膜上的胎儿血管跨越宫颈内口）[166]。如果可能，前置血管的产前诊断至关重要，因为在妊娠 35—36 周（如出现宫缩或宫颈开始扩张时更早）进行择期剖宫产是预防脐带血管撕裂出现致命性胎儿失血的潜在方法[167, 168]。

为诊断前置血管，需要高度警惕，尤其是当出现双叶胎盘或副胎盘时。在许多情况下，记录脐带插入位置及其与胎盘边缘距离已成为标准做法。这样做时，有可能发现那些存在脐带帆状附着的胎儿，

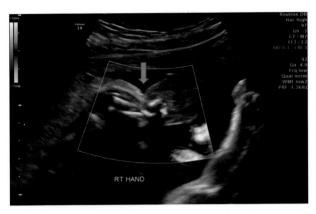

▲ 图 29-21　超声图像显示羊膜带缠绕胎儿右手，远端水肿明显

尽管存在缩窄和水肿，但彩色多普勒超声显示缩窄处存在血流信号，这表明解除缩窄有可能保留部分功能

然后尝试追踪从脐带到插入点的大血管，注意血管是否存在没有保护和（或）跨越宫颈口。最近，作者所在团队对所有产前诊断为前置血管的病例进行了多中心队列研究，主要关注其临床特征和结局。他们的数据表明，产前诊断为前置血管的病例通常预后良好。他们还注意到，如果在妊娠 24 周前做出诊断，随着妊娠进展，其消退率会更高[169]。虽然没有标准方法，但作者建议在妊娠 28—32 周进行密切超声监测，其中包括对宫颈长度进行连续评估。

激光凝固术已经被谨慎地使用并且成功治疗了 2 型前置血管[170, 171]。作者所在团队在妊娠 29^{+4} 周时对 1 例合并胎儿颈部肿块压迫气道的病例进行了宫内激光凝固前置血管术。在这个病例中，他们通过凝固连接血管成功延长孕周。该患者胎膜破裂后在妊娠 34^{+4} 周接受了 EXIT 手术，新生儿预后良好[172]（图 29-22）。

（三）绒毛膜血管瘤

绒毛膜血管瘤是由血管异常增殖形成的胎盘肿瘤。大多数患者无症状，通常不被临床和超声检查发现，尤其是当直径<4cm 时。然而，当直径>4cm，绒毛膜血管瘤可能与不良围产期结局有关，因为它们可能充当外周动静脉的分流器，并可能导致高输出量性的心力衰竭、弥散性血管内凝血、贫血、血小板减少症、心脏肥大，并最终导致非免疫性水肿。其他并发症包括羊水过多、早产和胎儿生长受限。与较大绒毛膜血管瘤相关的围产期总体死

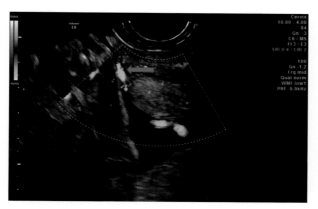

▲ 图 29-22 超声图像显示脐带帆状附着和前置血管

亡率为 30%～40%[173, 174]。

　　绒毛膜血管瘤的诊断具有挑战性。在超声检查中，它们呈实性、局限性肿块，起始于胎盘胎儿表面靠近脐带插入处（图 29-23）。鉴别诊断包括胎盘畸胎瘤、间充质化生和胎盘形成期出血。母体血清甲胎蛋白升高可作为早期诊断指标。建议对患有胎盘绒毛膜血管瘤的胎儿进行严密监测，包括通过超声连续进行生长评估、羊水量测定、多普勒检查及胎儿超声心动图，以识别如胎儿贫血、羊水过多、心力衰竭、水肿及生长受限等并发症。

　　该病通常进行期待管理，其预后良好。极少数情况下可能需要进行干预，可选择旨在延长孕周的措施，如治疗性羊水减量和宫内输血，以及根治性治疗（胎儿镜激光 vs. 间质激光消融术）。作者所在团队将胎儿镜激光消融瘤体血供作为首选方法[175]。

十三、单绒毛膜妊娠选择性减胎

　　在一些单绒毛膜双胎妊娠中，尤其是并发TTTS、sFGR、双胎反向动脉灌注（twin reversed arterial perfusion，TRAP）序列征或 TAPS 时，为提高正常胎儿的存活率，可选择性减去另一胎儿。在这种情况下，由于两胎儿间存在交通血管，传统的氯化钾注射减胎方法将给存活胎儿带来致命风险。进行选择性减胎时，确定绒毛膜性至关重要。选择性减胎的技术包括单极热凝固法、激光、射频消融（radiofrequency ablation，RFA）或微波能量消融[176]。多数情况下，妊娠 18 周前可在超声引导下将一根 14～18G 针置入胎儿腹部邻近脐带插入位点，不同形式的凝固能量（激光、RFA、热疗法）

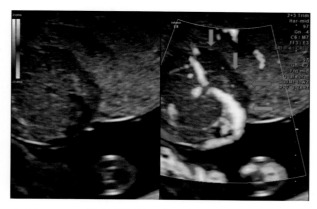

▲ 图 29-23 超声图像显示在胎盘子面脐带插入位点下方有一个 6cm 的实性肿块，由两条主要血管供应到胎盘的下半部分

可用于闭塞血管[177]。在某些孕周需要进行脐血管 / 脐带凝固而 RFA 和激光能量无法有效阻断较大血管内的血流时，可利用双极钳（2.4～3mm）进行阻断，进而凝固脐带[178]。激光凝固胎盘吻合血管，进而向被减胎儿心内注射氯化钾也是一种选择，这种方法可使正常胎儿存活[179]。尽管 RFA 设备的直径较小，但目前的数据并未明确显示其优于双极脐带凝固[178, 180]。

十四、开放式胎儿手术技术及并发症

　　开放式胎儿手术是指通过切开子宫给胎儿实施治疗，在手术完成后闭合子宫切口并继续妊娠。按照哈里森最初提出的基本原则[2]，在开放式胎儿手术用于人体之前先进行动物实验，包括在灵长类动物模型中测试这一构想[181]。选择该模型是因为其他妊娠的大型动物模型，如羊，与灵长类动物相比更容易早产。此外，羊的子宫壁薄，为多子叶、结缔组织上皮绒毛膜型胎盘，这与人类圆盘状、血性绒毛膜型的胎盘截然不同。

　　子宫切开术虽然现在在作者所在医院中使用较少，但在一些不提供内镜技术的中心仍然使用。基于子宫切开进行手术主要适用于修复神经管缺陷，但这种方法也已用于宫内切除骶尾部畸胎瘤和其他肿块。在美国大多数胎儿项目中，进行开放式子宫切开胎儿手术的技术通常如下所示：术前给予吲哚美辛（作为预防性宫缩抑制药）和抗生素。术前放置硬膜外导管，但仅在术后镇痛时使用。首先使用丙泊酚进行全身麻醉，中高浓度（1～3MAC）吸入式麻药（通常为七氟醚）用于最大限度地松弛子宫。超声用于识别胎儿位置和胎盘位置。通常在耻骨联合与脐部连线的下 1/3 处（前壁胎盘时位置更低从而使子宫更易外露）做一横切口。有时，腹直肌需要部分横切以便适当的暴露。进入腹腔后，直接将超声探头置于子宫肌层，识别胎盘边缘并通过电刀进行标记。

通常，子宫切开术应尽可能远离胎盘，子宫切口方向与标记的胎盘边缘平行。这将最大限度减少切口延伸到胎盘的风险。由于胎盘出血不易控制，避免胎盘出血极为重要。如有必要，可以在切开子宫前，从外部转动胎儿使其在目标切口位置下方呈现适合的位置和姿势。这一点很重要，因为考虑到胎儿心功能不全的倾向，一旦切开子宫，对胎儿的操作应该绝对最小化。在超声引导下将两根可吸收单丝缝线平行置于目标切口两侧，穿过子宫壁全层，这有助于进行子宫切开术。通过这种方式，胎膜固定于子宫壁进而限制绒毛膜羊膜分离。在两根缝线之间切开子宫，然后置入并启用子宫吻合器。该装置安装两排平行的由可吸收钉组成的长约 8cm 的线，并在它们之间打开子宫。这能形成止血的子宫肌层切口并使胎膜固定于肌层，以最大限度减少分离的风险。一些机构中将止血缝线而非吻合器置于子宫切口边缘，并且由于吻合器已不再生产，这种方法可能会成为标准技术。有时，子宫肌层边缘出血需要放置无创夹或进行 8 字缝合。在安装缝线时，应借助超声确认没有夹住胎儿或脐带部分。胎膜和子宫壁之间的出血导致绒毛膜下血肿，是子宫切开术潜在的严重并发症，可能导致胎膜剥离甚至胎盘早剥。这种出血可能是灾难性的，需要娩出胎儿和大量母体输血。保持警惕是及早发现此问题并控制出血的关键。

一旦子宫切开术完成，开放性神经管缺陷将得以暴露。通过超声监测胎儿状况，在某些情况下使用脉氧饱和度仪或直接进行胎儿超声心动检查。在开始胎儿手术前，肌内注射镇痛药（芬太尼）、维库溴铵和阿托品以缓解疼痛、固定胎儿并抑制胎儿应激反应（减慢心率）。将用于输注温盐水的导管插入子宫以保持宫腔内的液体量，防止手术过程中脐带受压和胎儿降温。神经外科修复完成后（在其他章节详细描述），外露的胎儿部位将被重新放回子宫。将温热的含抗生素的乳酸林格液注入羊膜腔，用可吸收缝线分两层缝合子宫。首先进行间断缝合，然后连续缝合以闭合子宫切口。连续缝合前，在超声引导下借助导管重新填充羊膜腔至羊水指数达到正常下限（10～12cm）。然后将缝线打结。当确定缝线能够止血并且无液体漏出时，常规分层缝合腹壁。有些情况下，子宫切口上会覆盖网膜瓣。

在作者所在医院，手术开始时便静脉注射硫酸镁以抑制宫缩。术后，患者在高级护理区接受一对一护理，并继续硫酸镁及吲哚美辛保胎治疗共 48h。开放式胎儿手术的并发症包括早产、因宫缩抑制药导致的并发症（主要是肺水肿）、绒毛膜羊膜分离、羊水过少、胎膜破裂、子宫破裂和胎儿失代偿。术后宫缩是开放式胎儿手术的致命问题。羊水渗漏可发生在子宫切开部位，由于绒毛膜羊膜分离或胎膜破裂，其更常见于阴道内流出[182]。

停用硫酸镁和吲哚美辛后，通常长期应用硝苯地平抑制宫缩直至分娩。预防性抗生素持续应用 24h。术后前两日，每日进行超声检查评估胎儿健康状况（生物物理特征和动脉导管通畅情况）、羊水量，在某些情况下如果患者持续宫缩，还会评估宫颈长度。通常术后 4～5 天出院。如果一切顺利，将长期进行每周 1 次的超声监测。必须通过剖宫产终止妊娠，以避免宫缩导致子宫破裂。所有通过上段切口进行开放式胎儿手术的患者，本次及后续所有妊娠均需通过剖宫产来终止。此外，建议两次妊娠间隔 2 年。以胎儿手术为目的的子宫切开术最严重的并发症之一是在随后的妊娠中出现子宫破裂，发生率约为 10%[183]。胎儿手术后多次重复剖宫产的患者的一个潜在风险是胎盘植入，其中植入发生在子宫瘢痕部位更为常见。出于这些原因，作者开发了一种胎儿镜方法，为开放性神经管修复（以及其他手术）提供了可接触胎儿的途径，因此，他们现在很少进行接触开放式子宫切开胎儿手术。作者将开放式方法用于那些更愿意选择开放式而非胎儿镜修复胎儿神经管缺陷（NTD）的患者，以及需要切除骶尾部畸胎瘤（sacrococcygeal teratomas，SCT）和其他肿瘤（心包部位及先天性肺气道畸形）的患者。

十五、用开放式胎儿手术治疗的疾病

（一）脊髓脊膜膨出

脊髓脊膜膨出（myelomeningocele，MMC）是

一种由于神经管闭合不全导致的先天性中枢神经系统缺陷，其特征是脊膜和脊髓通过开放的椎弓突出（图 29-24）。MMC 患者通常存在认知延迟、肠道和膀胱功能障碍、骨科问题和终身瘫痪[184]（见第 10 章）。开放性神经管缺陷（open neural tube defect，ONTD）是一组中枢神经系统异常，包括无脑畸形、脑脊膜脊髓膨出症和 MMC，是全球最常见的一类先天性结构缺陷。

MMC 中的神经损伤主要是由"第一次打击"引起的，包括解剖缺陷及伴随而来的脊髓发育不良（基板形成，以及脊神经的暴露和牵拉）。"第二次打击"是指外露的神经元件因持续暴露于成熟的羊水（随着妊娠进展，其中含有越来越多有毒化学物质）而逐渐受损。此外，"二次打击"包括直接创伤、流体动力压力或这些因素任意组合对外露的神经元件造成的损伤[184]。这种"二次打击"损伤可通过早期宫内手术修复来改善。这一理论得到以下观察结果的支持：只有一半胎儿在妊娠 24 周前出现脑室扩大如果不进行宫内修复，会使 90% 以上的受累胎儿在足月时出现脑室扩大[185]。脑室扩大会增加脑积水的风险和出生后脑室 – 腹腔分流术的需求——这是一个终身问题，不仅会导致严重的疾病，而且会缩短预期寿命。"第二次打击"假说为研究在妊娠中期而不是等到生后修复缺陷提供了理论依据。

关于产前 MMC 修复的权威论文发表于 2011 年[186]。NIH 资助的随机对照试验比较了产前和产后修复 MMC 的结果。建议读者阅读原文以了解详细信息。

正如前文所述，可以使用开放式子宫切开术这种方法进行妊娠中期 MMC 修复。一旦胎儿腰骶神经缺损在子宫切口处暴露，可以在缺损周围做一个椭圆形皮肤切口并向下达到筋膜层。切除多余的皮肤和黏膜。在作者所在中心使用一种改良的方法［与最初脊髓脊膜膨出管理研究（management of myelomeningocele study，MOMS）中描述的方法相比］，将再生补片放置在基板上，并将从椎旁肌肉切下的硬脊膜瓣缝合在补片上进行密封闭合。最后，缝合皮肤。还有其他关于神经外科修复的描述，不同中心已经对所谓 MOMS 试验中描述的原始技术进行了修改。表 29-4 总结了 MOMS 试验中使用的纳入标准，目前仍普遍用于该手术的患者选择。

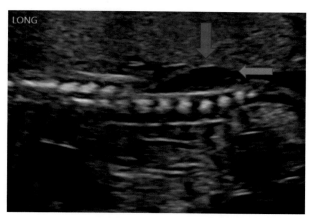

▲ 图 29-24　超声图像显示从 L_2 开始的腰骶部脊髓裂（箭）

MOMS 试验明确表明，与产后修复相比，产前宫内修复 MMC 减少了分流术需求并改善了行走能力。产前手术组和产后手术组实际的分流术比率分别为 40% 和 82%［相对风险（RR）0.48，97.7% 置信区间（CI）0.36～0.64，$P<0.001$］。产前手术还改善了 30 个月时的智力发育和运动功能综合评分（$P=0.007$），并改善了几个次要结局，包括 12 个月时后脑疝的发生率和 30 个月时的行走能力。在生后 12 个月，产前手术组中后脑疝（64%）或中 / 重度后脑疝（25%）的发生率均显著低于产后手术组（分别为 96% 和 67%）。此外，产前手术组脑干扭结症、第四脑室位置异常和脊髓空洞症的发生率较低。产前手术组中一个较为糟糕的发现是，与产后手术组相比，更多儿童需要进行脊髓栓系手术（8% vs. 1%）[186]。自 MOMS 试验发表以来，手术技术和术后护理的各种改进已被采用，甚至报道了更好的结果。前面提到的改良肌筋膜闭合技术就是这些创新之一。因此，需要手术切除的表皮样囊肿发生率有所下降，而后脑疝和脑积水的发生率有升高的趋势[187]。

尽管对胎儿更好，但开放式子宫切开进行 MMC 修复对母体而言风险较大，与之相关的早产、胎盘早剥、胎膜破裂、绒毛膜羊膜分离和分娩时子宫破裂的风险增加。近期数据显示，开放式子宫切开术后再次妊娠时子宫破裂发生率为 10%，其中 50% 出现流产[183]。显然，与母体及胎儿有关的风险 – 收益平衡非常复杂，需要对每位患者进行个性化评估。在进行任何胎儿手术之前，必须获得充分和详尽的知情同意。

表 29-4　前瞻性脊髓脊膜膨出管理研究（MOMS）试验的纳入和排除标准

纳入标准

- 孕妇年龄≥18 岁
- 随机入组时孕周为 19^0—25^6 周
- 核型正常
- S_1 或更高水平病变
- 产前超声和 MRI 检查证实为小脑扁桃体下疝畸形 II 型

排除标准

- 多胎妊娠
- 胰岛素依赖型孕前糖尿病
- 与脊髓脊膜膨出无关的其他胎儿异常
- 胎儿脊柱后凸≥30°
- 宫颈功能不全病史和（或）超声提示宫颈长度 <20mm
- 前置胎盘
- 其他严重的母体疾病
- 肥胖，定义为体重指数≥35kg/m²
- 既往妊娠 37 周前单胎自发早产
- 母胎 Rh 血型不合
- 孕妇 HIV 或乙型肝炎或丙型肝炎阳性
- 没有照护家属在医院陪伴孕妇
- 子宫异常
- 社会心理限制
- 无法遵守随访协议

MOMS 试验排除标准使得 BMI>35kg/m² 的肥胖患者失去手术机会，主要是担心会增加母体并发症和早产风险。在 MOMS 试验后，这一排除标准受到质疑，现在许多中心，包括作者所在中心，已根据伦理审查委员会批准的研究方案为 BMI<40kg/m² 的患者提供胎儿手术。近期发表的一项单中心研究表明，尽管与 MOMS 试验相比，分娩孕周提前 2 周，但没有与母体肥胖相关的不良结局发生 [188]。越来越多的其他排除标准也受到质疑，包括那些排除 HIV、乙型肝炎和（或）丙型肝炎感染的患者。为此，作者提出了一个伦理框架，在该框架下，允许对 HIV、乙型肝炎和（或）丙型肝炎病毒载量低或无法检测到病毒的患者进行母胎手术干预研究 [189]。

对 MOMS 试验中的儿童（*n*=161）在学龄期（5.9—10.3 岁）适应性行为和其他神经行为的长期研究表明，那些接受产前手术的儿童与产后手术组

相比，其活动和独立能力得到改善，分流器放置及二次修复的手术需求降低。然而，认知功能并未得到显著改善 [190]。

有关 MMC 患儿泌尿系统长期预后的争论已持续一段时间，近期有相关数据发表（见第 10 章）。共有 156 例参与 MOMS 试验的儿童接受了评估，平均年龄为 7.4 岁，接受产前手术的儿童在学龄时需要较少的间歇性清洁导尿（clean intermittent catheterization，CIC），尽管原因尚不清楚。尽管大多数儿童（62%）仍然需要尿布或 CIC，但据其父母描述，那些接受产前手术的儿童较产后手术组相比更有可能自主排尿。尽管这些发现很有希望，但仅凭此研究结果推定的泌尿系统预后仍不足以决定为 MMC 患儿提供宫内修复手术 [191]。

（二）骶尾部畸胎瘤

畸胎瘤是最常见的胎儿实体瘤，其中大部分发生在骶尾部区域（图 29-25 和图 29-26）。发生率约为 1/27 000。大约 50% 产前诊断的骶尾部畸胎瘤不需要任何形式的胎儿治疗。然而，在另一半中，当存在大的或高度血管化的肿瘤时，可能会出现严重并发症 [192]。如高排血量心力衰竭、占位效应、动静脉瘘和胎儿死亡，因此，需要对瘤体大小及生长情况、胎儿生长速度和胎儿心功能进行严密产前监测 [193]。手术治疗仅适用于妊娠 28 周以前死亡风险较高的胎儿。超过 28 周时，考虑到目前 IV 级 NICU 治疗后新生儿预后良好，在必要的情况下，给予类固醇激素并终止妊娠已成为首选的一线方案 [192]。胎儿干预的重点是减少畸胎瘤的血管化及由动静脉瘘引起的心力衰竭。微创治疗（利用激光或 RFA）和开放式手术技术均已有报道 [194, 195]。在作者看来，只有那些因心功能不全导致水肿的胎儿（<28 周）才适用开放式胎儿手术（图 29-27）。相关研究数据很少，已发表的研究结果也相互矛盾。因此，需要进行个体化治疗。

十六、其他可能有益的胎儿干预措施

（一）先天性心脏病手术

严重的主动脉瓣狭窄通常出现在妊娠中期，伴有严重的左心室扩张和功能障碍及左心房扩大。随着妊娠进展，如不加以控制，会出现进行性左心室

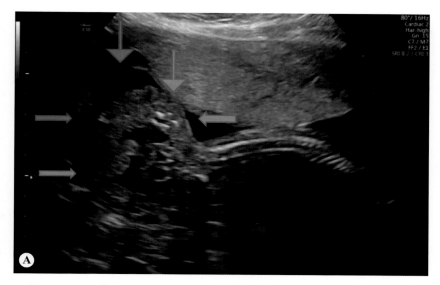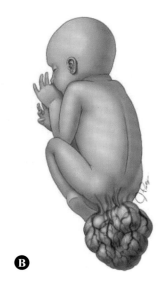

▲ 图 29-25　**A.** 超声图像显示妊娠 **22** 周的胎儿有一个大的、外凸的骶尾部畸胎瘤，包含囊性和实性成分；**B.** 病变示意

图片由得克萨斯儿童医院外科 Shon Bower R 提供

功能障碍和心肌损伤，最终导致左心发育不良综合征（hypoplastic left heart syndrome，HLHS）。尽管新生儿心脏重症监护水平不断提高，但这种疾病仍预后不良，并已成为产前干预的主要指征。尽管产前超声引导下经皮球囊瓣膜成形术最初的结果令人失望，但奥地利林茨和马萨诸塞州波士顿的研究人员坚持对严重主动脉瓣狭窄的病例进行产前干预。他们认为胎儿主动脉瓣成形术可以保留左心室功能以防形成生理性单心室。他们的努力表明，经过他们干预后可能会降低短期和长期发病率及死亡率[196]，并且在有经验的中心提供这种干预是合理的。波士顿儿童医院的研究团队证实，接受这种胎儿心脏干预的活产患者（n=100）中有 43% 实现了双心室循环[197]。

胎儿心脏介入手术通常在局部麻醉下进行，但在某些情况下可能需要全身麻醉。在 HLHS 中，确定胎儿麻醉（联合用药）后，在超声引导下经皮插入一根 17～19G 穿刺针（取决于具体流程和胎儿大小），穿过母体腹壁、子宫壁、胎儿胸部和肺组织，到达胎儿左心室心尖水平，并最终定位于左心室流出道。将一根导丝穿过闭锁 / 狭窄的瓣膜。然后将冠状动脉扩张球囊置于瓣膜水平，在高压下迅速膨胀，破坏瓣膜并扩大瓣环。移除设备后，针对由此产生的心包积液和（或）心律失常进行对症处理。

类似的经皮心脏球囊手术已用于治疗严重的肺动脉狭窄。

HLHS 合并卵圆孔受限 / 闭合时，因需要进行房间隔造口，使得手术难度增加。已有研究尝试使用上述技术进行球囊扩张或隔膜造口[198]，并取得了不同程度的成功。使用当前技术（球囊）在房间隔中制造一个持久的开口既困难又危险。由于隔膜的柔韧特性，当针或球囊被推进时，由于解剖结构变形使得针 / 线 / 球囊穿过隔膜时变得复杂。这使得超声引导变得困难，并且如果无意中刺穿了非预期结构（左心房壁或其他周围组织），针或球囊无法显示时可能会产生破坏性影响。波士顿儿童医院的团队开发了一种技术，将冠状动脉支架穿过隔膜，不尝试球囊扩张，但这种方法的成功率有限。考虑到目前的技术水平，在跳动的胎心内准确并安全地置入一小块金属较为困难，并且支架移动或未能正确放置将导致严重的后果。为了促进手术施行，作者所在团队开发了一种新技术，该技术利用心内铥激光，可在无须任何压力的情况下刺穿房间隔[199]。这种技术显著增强了可视化并减少了穿透隔膜所需的力量。一旦光纤穿过隔膜，穿刺针很容易能借助光纤推入心房，并且能使带有支架的球囊准确定位，进而扩张球囊，展开支架。球囊放气后移除设备，将支架留在隔膜中保障心房间血液流动

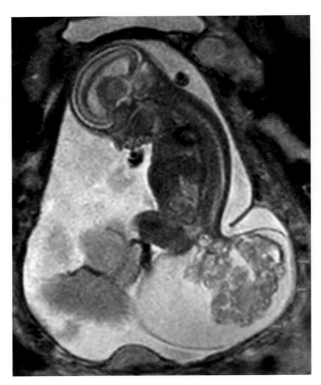

▲ 图 29-26 对图 29-25 中的胎儿进行磁共振检查详细展示了巨大骶尾部畸胎瘤的范围

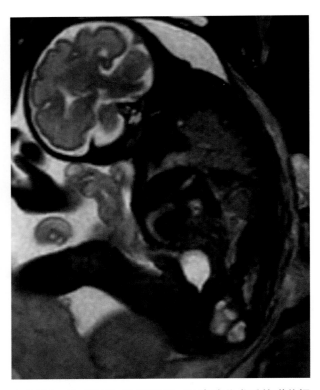

▲ 图 29-27 图 29-25 和图 29-26 中胎儿术后的磁共振图像（术后 6 周）

（图 29-28）。

多数情况下，对胎儿进行心脏手术后会出现心包积液。如果手术导致胎儿心动过缓，或者积液迅速增加，应使用 22G 或 20G 针进行引流。胎儿心动过缓较为常见，可采用心内给予复苏药物进行缓解，包括肾上腺素、阿托品、钙和碳酸氢盐。

心包畸胎瘤是一种罕见的胎儿肿瘤。未出现水肿的胎儿通常预后良好。大多数胎儿在产后接受肿瘤切除，92% 在产后切除肿瘤的患儿预后良好。然而，在诊断时远未足月且出现水肿的胎儿预后不良的风险较高，可考虑进行产前干预。作者所在医院目前常规做法是频繁（至少每周 1 次）进行超声检查，监测肿块大小及胎儿情况。作者仅建议对于远未足月且出现心功能不全的胎儿进行肿瘤切除。同时应仔细权衡心包畸胎瘤患者进行开放式胎儿手术的风险及益处。应详细告知初产妇和未来有生育需求的患者有关大子宫切开术的风险。在考虑进行胎儿干预的情况下，作者建议在明显出现进行性心血管受损时再进行干预，并且一定要在水肿发生前实施。一旦出现水肿变化，预后会较差[200]。

（二）产时宫外治疗

最初开发产时宫外治疗（EXIT）是因为需要有一种紧急措施来解除携带气管球囊的严重 CDH 胎儿产时的气道梗阻。EXIT 旨在经腹分娩时间延续期能够保证持续的子宫胎盘气体交换及胎盘支持。这使得胎儿头部、颈部和部分胸部能够娩出，进而移除气管球囊并插管或通过手术建立气道。EXIT 允许新生儿在没有通畅气道或呼吸机支持的情况下长时间（最多 1h）维持氧合。一旦子宫体积因胎儿部分娩出和羊水流出而减小，为防止胎盘过早与子宫壁分离（早剥），需在深度吸入式全身麻醉使子宫最为松弛的情况下进行 EXIT。母体麻醉方案包括使用丙泊酚、琥珀胆碱和芬太尼进行快速序贯诱导后插管，并利用七氟烷在最低肺泡有效浓度（minimum alveolar concentration，MAC）于 1.5～3h 维持麻醉。七氟烷优于异氟烷，因为其起效更快，并且在断脐后需要使子宫开始收缩时消除更快。在手术结束将胎儿与胎盘分离后，加入氧化亚氮并减少 MAC 以便胎盘娩出后产生有效宫缩。因为有可

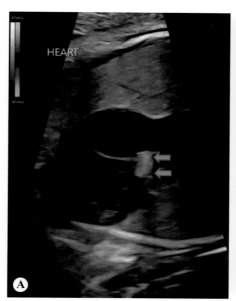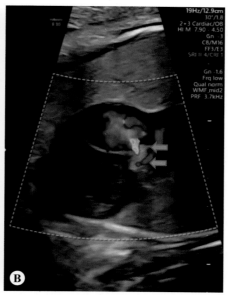

▲ 图 29-28　左心发育不良综合征伴限制性房间隔胎儿进行房间隔造口术后的心脏图像

A. 冠状动脉支架跨房间隔展开；B. 彩色多普勒图像显示有血流通过支架

能会出现明显的子宫收缩乏力，此时团队应准备好积极处理产后出血。手术医生和麻醉师在减少吸入麻醉药和缩宫素给药时间方面的密切协作尤为关键。

EXIT 通过子宫切开术得以完成，在进行手术时使用带有可吸收钉（如前所述）的吻合器，这种吻合器能够在 EXIT 进行时减少子宫切开造成的出血。在最初进入子宫时，将输液导管置入羊膜腔，使温热的乳酸林格液持续注入子宫以补充丢失的羊水。这样做是为了避免宫腔塌陷和可能导致的胎盘早剥，并且减少脐带受压。此时通常会获取一段脐带，以便必要时直接给药。

手术团队（产科医生、护士、麻醉师、小儿外科医生、新生儿科医生、心脏病专家和耳鼻咽喉科医生）必须在胎儿头部和肩部通过切口娩出时完全做好各自的准备工作。成功完成 EXIT 需要大量的协调和团队合作，这种手术只能在支持充分的有经验的医学中心进行。当胎盘仍有功能且胎儿有足够氧合（由外周脉搏氧饱和度仪和连续超声心动图确定）时，可以进行胎儿喉镜或硬质支气管镜检查并尝试插管。如果失败，可能需要切开气管，在某些情况下甚至需要切除肿瘤以建立气道，此时仍然需有胎盘支持。气道一旦建立，便可以进行通气，如果成功的话，外周血氧饱和度将升高至正常范围。

此时可以将胎儿与胎盘分离。

EXIT 的适应证逐渐扩大，目前包括对患有巨大颈部肿块、复杂的肺部或纵隔肿瘤（如 CCAM）、需要 EXIT 进行体外膜氧合（ECMO），以及先天性高气道阻塞综合征（congenital high airway obstruction syndrome，CHAOS——喉或气管缺失或梗阻）的胎儿进行产时管理[201~203]。在某些 CCAM 患儿中进行 EXIT 是由于异常巨大的病变与支气管之间存在气道连接。当新生儿开始呼吸时，CCAM 中有空气进入但无法减压，这使得胸腔内肿块不断扩大，进而压迫心脏，出现类似张力性气胸的表现。对这类患者分娩时进行 EXIT，可以在新生儿开始呼吸之前，借助胎盘支持切除肿块或进行胸腔减压。当胎儿气道建立后，娩出胎儿并转运至 NICU，或者运送至另一间手术室进行 CCAM 切除[203]。

作者近期描述了 45 例接受 EXIT 患者的妊娠过程及母体结局。研究结果强调了这些患者产科管理的复杂性，其中 36% 的患者是在紧急情况下进行 EXIT 手术的。尽管作者拥有一支经验丰富的多学科团队，但在他们的研究中仍有 13.3% 的患者接受了母体输血[204]。

在 1 例完全前置胎盘的案例中，医生们遇到了需要将子宫提出腹部切口外，翻转后经宫底或后壁入路以完成 EXIT 的情况[205]。除非临床团队确保出生时婴儿气道通畅，否则在预计会出现气道梗阻时，EXIT 始终是最安全的选择。对于疑似胎儿气道阻塞的病例，作者之前曾报道过，通过胎儿镜和喉镜探查可以避免进行 EXIT。如果检查提示气道通畅，可以直接通过剖宫产娩出胎儿并交给新生儿团队[206]。

十七、胎儿手术最新进展

复杂的胎儿镜手术

1997 年 Bruner 等总结了他们对前 2 例 MMC 胎儿进行宫内修复的手术经验[207]。他们进行了剖腹手术，暴露子宫，然后使用三孔技术，以妇科手术中的三角形方式安装穿刺器。在每个穿刺器周围的子宫肌层中进行荷包缝合，目的是为了控制大口径（10mm）穿刺孔的出血。通过一个穿刺孔将一小片母体皮肤用纤维凝胶覆盖在暴露于二氧化碳（CO_2）中的神经元件上。1 例胎儿因羊膜炎于术后 1 周分娩，随后死于早产并发症。另 1 例在妊娠 35 周进行择期剖宫产分娩。他们又增加了 2 个病例，并于 1999 年发表了第二篇论文，介绍了他们采用皮肤移植物和纤维凝胶的三孔胎儿镜技术，而结果也相似[208]。2000 年，他们又比较了 4 例使用胎儿镜技术与 4 例接受开放式手术修复的结局[209]。结果表明开放式手术结局较好，其分娩孕周更晚，手术时间更短，MMC 修复后愈合更佳。Farmer 等在 2003 年报道了 3 例进行胎儿镜修复的病例[210]。其中 2 例转为开放式手术，1 例在术后 3 周胎死宫内，而另 1 例在妊娠 35 周分娩。第 3 例于妊娠 31 周分娩，新生儿生后 1 个月死亡。幸存的 2 例新生儿均需进行二次修复。考虑到胎儿镜修复的结果不太理想，美国随后暂停了这项手术，目前大多数团队致力于优化通过子宫切开术进行的开放式修复手术。

然而在欧洲，这项研究仍在继续，Thomas Kohl 开发了一种完全经皮的胎儿镜技术[211]。在 3 例患者中，他描述了使用 Seldinger 技术制造 3～5 个穿刺孔进入宫内的方法。随后引流了部分羊水并充入二氧化碳气体填充子宫以进行可视化。在进行 MMC 修复时，从周围组织中游离基板并广泛切除病变周围皮肤。然后将非吸收性聚四氟乙烯补片放置在神经基板并缝合到活动的皮肤上。其中 1 例补片在子宫内脱落，但在另外 2 例中补片没有移位。

3 例胎儿中有 2 例存活至分娩，其中 1 例需要进行心室分流术。

2014 年，Kohl[212] 发表了他使用经皮技术治疗的 51 例病例的系列研究。在 51 例中，有 36 例"扁平"（脊髓裂）和 15 例囊性病变（MMC），而他们都在术后存活了下来。有 4 例新生儿死亡；1 例是因为在妊娠 24.9 周时极早期早产，2 例是由于小脑扁桃体下疝畸形 II 型导致的严重脑干功能障碍，还有 1 例是由于未确诊的 13 三体。手术时间为 140～315min。

Degenhardt 等[213] 在一篇论文中详细介绍了这些病例的妊娠结局。51 例患者中，有 84.3% 在平均胎龄 29.7 周时出现羊水渗漏。所有患者均经剖宫产分娩，平均分娩孕周为 33 周，51% 的患者在妊娠 34 周前分娩。2016 年，同一小组发表了 71 例接受胎儿镜脊柱裂修复术的新生儿结局[214]。在这些病例中，61% 需要产后神经外科治疗，28% 需要二次修复以覆盖缺损部位，45% 需要放置分流管。

在巴西，Pedreira 等在观察 Kohl 进行修复手术后，对使用经皮技术进行胎儿镜补片修复的方法进行改良[215, 216]。他们对连续 10 例腰骶部开放性脊柱裂病例进行了可行性研究。在全身麻醉下做 3 或 4 个穿刺孔（11～16Fr），使用与 Kohl 等相同的羊膜腔部分充气技术。进入宫腔后，沿周围失访神经基板，然后覆盖生物纤维素补片。切除病损周围的皮肤，覆盖补片并用 2-0 单丝缝线进行连续缝合。10 例胎儿中有 8 例完成了内镜下修复。2 例由于无法进入子宫而未能完成手术。所有患者均出现 PPROM，均通过择期剖宫产终止妊娠，平均分娩孕周为 32.4 周。有 1 例胎死宫内和 1 例新生儿死亡。其中 1 例手术未成功的患者接受了产后修复。在可供分析的 7 例患儿中，3 例需要进行心室腹腔分流术或第三脑室造口术治疗脑积水。最近，Pedreria 还描述了他们如何改良原始技术从而使大的脊柱缺损完成闭合[217]。

尽管进行了完全经皮修复的两个研究小组的结果正在逐步改善，但仍有学者指出，与 MOMS 数据相比，使用 3 个或更多穿刺孔进行经皮胎儿镜修复后 37 周前早产及 PPROM 风险较高［Pedreira：妊娠 30^{+3} 周时 100% 出现 PPROM（10 例均出现）；Degenhardt：妊娠 30^{+3} 周时 84.3% 出现 PPROM（51 例中有 43 例）；Adzick：46%（78 例中有 36 例）

未报道孕周]，围产期死亡率较高[Pedreira：20%（10例中有2例）；Degenhardt：8%（51例中有4例）；Adzick：3%（78例中有2例）]，低于同龄的神经系统发育或需要二次修复和额外的产后手术[Pedreira：29%（7例中有2例）；Degenhardt：未报道；Adzick：3%（77例中有2例）][218]。

在得克萨斯儿童医院，作者开发了一种创新的开腹胎儿镜技术，该技术取得了持续成功，现在与开放式修复手术相比具有优势。作者最初使用低分辨率内镜手术模拟器研究该技术，该模拟器包括一个聚氨酯球、一个塑料玩偶和一些鸡胸组织[219]。使用该模拟器，作者开发了一种外露子宫后进行双孔胎儿镜的方法。经过数百小时的模拟器训练和实践，包括在绵羊模型中测试该技术，作者于2014年在得克萨斯儿童医院进行了第一例胎儿镜下MMC修复手术[220]。

该技术已在2017年和2020年发表的论文中进行了详细描述[221, 222]，简而言之如下：进行剖腹手术并通过低位腹部横切口外露子宫，借助超声明确胎盘边缘。在距胎盘边缘至少5cm的四个位置进行全层缝合，以将胎膜固定于子宫壁上。使用Seldinger技术将12Fr血管套管插入上述4个缝合位点形成的区域内，进行羊水减量（300～500ml）后，在8～10mmHg和0.5L/min的流速下充入温暖湿润的CO_2气体。使用相同的补丁式缝合步骤，借助定制的胎儿镜在可视状态下插入第二个套管。松解基板并使其落入骨缺损处（图29-29A）。在最初的22例患者中，使用单层闭合，将被切开病灶两侧的交界区（包括皮肤和硬脑膜）缝合在一起（图29-29B）。当皮肤不足以覆盖病灶时，在胎儿侧腹壁做松弛切口（图29-30），这样可以使组织在中线聚合。随着时间的推移，这种单层闭合逐渐变为三层闭合，第一层由放置在基板上的牛胶原蛋白补片组成（图29-29C和D），第二层由来自双侧脊旁肌肉的肌筋膜瓣缝合在补片上形成，最后用3-0单丝对皮肤进行间断缝合（有或没有松弛切口），以形成密封闭合（图29-29D）。一旦确认修复完毕，将温热的含有青霉素的乳酸林格液注入子宫，并使CO_2缓缓逸出。移除套管后叠瓦式缝合子宫切口，再将子宫放回母体腹腔，常规关腹。图29-31A显示了最初手术时穿刺孔部位缝合后的情况及该部位在剖宫产分娩时的外观（图29-31B）。

术后直至出院，孕妇在得克萨斯儿童医院的分娩病房留观了1～2天，随后还在产前病房进行了监测。她们需要住在医院附近，并由作者所在团队对其进行定期产检。她们每周都会进行超声评估和常规护理。在术后6周，进行MRI检查记录后脑位置并评估修复的完整性。如果怀疑修复部位有渗漏（没有再发生后脑疝的证据），则在孕妇自然临产或妊娠39—40周时择期进行剖宫产手术。如果病变部位愈合良好，则可以经阴道分娩。剖宫产仍适用于标准的产科适应证。图29-30显示了一组患者分娩时已经愈合的修复部位（有和没有松弛切口）的照片。

综上所述，得克萨斯儿童医院胎儿医学中心开发和使用的技术与其他胎儿镜技术有以下明显的不同：①需要开腹、外露子宫；②与任何目前教授方法均不同的双孔技术和标准的三孔技术相比，通道视图可视化需要更多的协作和培训；③采用具有两点创新的胎膜保护策略，如将胎膜固定于子宫壁和使用加湿和加温的二氧化碳；④使用胶原蛋白补片、肌筋膜瓣和有或没有松弛切口的皮肤进行多层闭合。

作者第1例手术是在2014年8月进行的[220]。从那时起，作者就对母体、胎儿和新生儿结局进行了随访和详细的报道（2017年和2019年）[221, 222]。患者的产科结局良好，平均分娩孕周为（37.6±3.1）周。妊娠37周前PPROM的发生率为29%，平均发生孕周为（32.7±1.9）周。经阴道分娩率达47%，这是与所有患者均需剖宫产的开放式修复术的主要区别。分娩孕周也将作者的胎儿镜技术与完全经皮的胎儿镜技术区分开来。随着时间推移，从单层闭合到三层闭合修复技术也逐渐成熟，出生时脑脊液渗漏的发生率降至0%，术后6周后脑疝的逆转率增至93%（图29-32），明显优于单层闭合[222]。作者仍在研究新的方法以应对这种胎儿镜技术最常见的并发症，即绒毛膜羊膜分离（chorioamniotic membrane separation，CAS）。这种情况发生在高达40%的病例中，尽管其中许多患者能够继续妊娠并在数周后分娩，但CAS会增加更高的早产率和PPROM率的风险，尤其是在妊娠30周前出现时[223]。

作者方法的一个主要优点是，在适当的产科条件下，如果孕妇愿意，可以经阴道分娩——有接近70%的患者是经阴道分娩的[224]。与开放式修复手

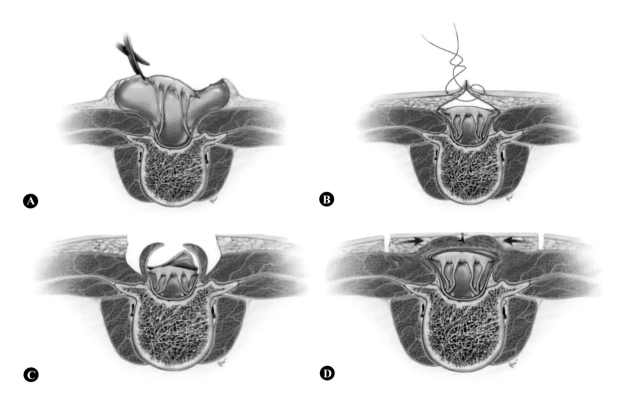

▲ 图 29-29　作者在得克萨斯儿童医院胎儿医学中心进行胎儿镜修复的过程

A. 切开基板，使其从蛛网膜和交界区中游离出来；B. 最初的单层闭合；C. 补片放置和肌筋膜瓣；D. 通过在补片上方缝合肌筋膜瓣及在肌筋膜瓣上方缝合皮肤完成完整的三层修复；图片还显示了实现密封闭合可能需要或不需要的松弛切口

术相比，作者的胎儿镜手术已被证实能够降低剖宫产率及早产率，而从手术至新生儿出院期间的总护理成本没有显著区别[225]。

最初对充入 CO_2 气体可能导致高碳酸血症和胎儿酸中毒风险的担忧在实践中并未得到证实。通过在胎儿镜手术期间进行胎儿心脏活动的监测，作者发现，尽管可能出现暂时的多普勒异常，但这些异常通常局限于脐动脉，表现为短暂的舒张期血流缺失，而静脉导管血流模式并没有明显变化。这种多普勒现象也在开放式胎儿 MMC 修复的案例中有过报道[226]，表明这并不是由于 CO_2 介导的效应，而是与一些手术本身的其他因素有关。作者还研究了接受胎儿镜和开放式 MMC 修复后胎儿的中期结局，结果表明此技术对胎儿期及生后生长参数方面没有明显差异，对羊膜也没有不利影响[227, 228]。此外，作者的胎儿镜病例的早期神经系统结局与他们自己的开放式病例及 MOMS 公布的结果大致相当[229]。最后，Baschat 等[230] 的研究表明，在长时间暴露于

CO_2 后，手术中进行胎儿血气分析并未发现酸中毒。鉴于缺乏证据显示 CO_2 能引发重大风险，许多其他的团队目前也采用这种胎儿镜技术。

宫内脊柱裂修复正迅速成为这类患者的重要选择。MOMS 试验证实宫内修复对新生儿神经系统有益，并预示着在世界范围内，将会有越来越多的病例接受胎儿手术。转诊的 MMC 胎儿中一小部分最终会接受产前手术。逐步评估和多学科团队协作是该手术成功的关键，因此该手术最好在大型的转诊中心进行[231, 232]。从产科和新生儿科非神经系统的角度来看，开放式胎儿手术有许多严重的缺点，包括子宫破裂、本次和后续所有妊娠均需剖宫产，以及重复剖宫产造成的胎盘植入的风险，为避免自发宫缩而导致的医源性早产风险。胎儿镜脊柱裂修复术的优势使其成为有吸引力的选择。随着更多专用仪器的开发和先进技术的引入，作者相信胎儿镜手术将越来越多地取代基于开放式子宫切开术的胎儿手术。

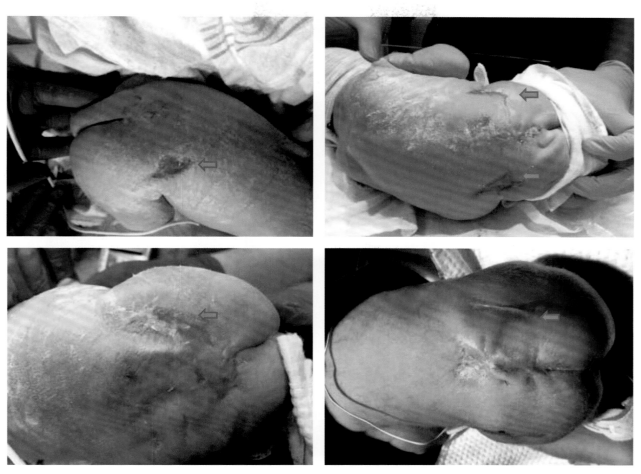

▲ 图 29-30　出生时愈合和部分愈合的松弛切口

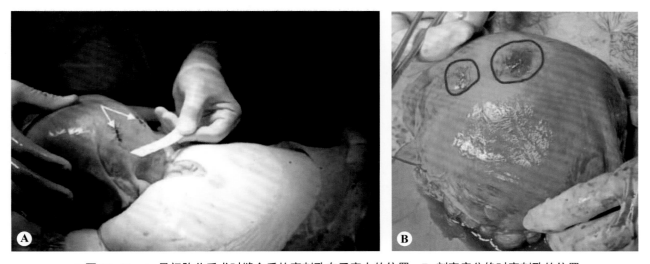

▲ 图 29-31　A. 最初胎儿手术时缝合后的穿刺孔在子宫上的位置；B. 剖宫产分娩时穿刺孔的位置

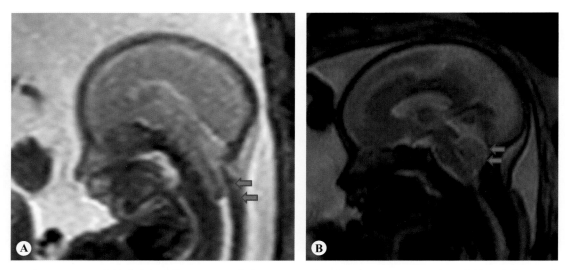

▲ 图 29-32 **A.** 术前磁共振成像展示了后脑疝；**B.** 同一胎儿术后 6 周 MRI 显示颅后窝情况改善，后脑疝逆转，小脑周围的轴外脑脊液增加

显然，作者需要对宫内 CO_2 暴露的长期影响进行更多研究，以明确这种暴露是安全的；不过目前并没有令人信服的人体数据展示出相悖的结论。目前对于 CO_2 暴露后胎儿、新生儿和中期（1 年）人体放射学和神经学检测结果并未证实任何可能由严重的代谢性酸中毒导致的宫内损伤[233]。在胎儿医学基金会支持下创立的国际胎儿镜联盟汇集了目前从事该领域的大多数团队，在这种共同合作和共同努力下，作者相信未来将会得到需要的答案[234]。

第30章　宫内干细胞移植、酶替代治疗和基因治疗

In Utero Stem Cell Transplantation, Enzyme Replacement, and Gene Therapy

Tippi C. MacKenzie　Marisa E. Schwab　著

闫丽盈　任一昕　译

胎儿手术已经在临床应用了几十年，但直到最近，胎儿的分子疗法才进入临床领域。本章介绍了宫内分子治疗的三个主要类别：干细胞移植、酶替代治疗和基因治疗。本章将对这些治疗的临床前研究、临床治疗和研究进展进行讨论。

一、宫内治疗概述

胎儿治疗始于 50 多年前，通过子宫内输血治疗母亲和胎儿的 Rh 血型不相容 [1]。20 年后，加利福尼亚大学旧金山分校的 Michael Harrison 博士开创了开放式胎儿手术，治疗的疾病包括脊髓脊膜膨出、下尿路畸形和骶尾部畸胎瘤等 [2, 3]。目前在世界各地的专业机构针对先天性解剖性疾病有多种宫内手术治疗的方法（见第 29 章）。在本章中，我们介绍目前正在应用的基因病宫内分子疗法，以及为未来临床应用而正在进行的研究。与产后治疗相比，产前诊断和治疗有三个主要的潜在优势：①在疾病发生和（或）发展之前就可对其进行治疗；②能够在血脑屏障关闭之前通过该屏障以进行治疗；③可促进对缺失蛋白的耐受性。

胎儿分子治疗可以通过导管进行，类似于用于 Rh 同种异体免疫的宫内输血治疗。脐静脉进针是最常见的分子治疗方法，在专业大型医院实施该技术安全性较高，但仍有较低的并发症风险，如胎儿死亡（0.9%～4.9%）、早产（0%～1.3%）和绒毛膜羊膜炎（0%～1.0%）[4]。此外，还有产生新的红细胞母体抗体的风险，这可能会引起妊娠后期并发症。开放式胎儿手术有较高的早产风险，而且需要进行剖宫产，因此经脐静脉治疗比开放式胎儿手术安全性高 [5]。本章将讨论三种类型的胎儿分子治疗，即宫内干细胞移植、宫内酶替代治疗和宫内基因治疗。

二、宫内造血干细胞移植

（一）背景及临床前研究

宫内造血干细胞移植（*in utero* hematopoietic stem cell transplantation，IUHCT）的设想始于 1945 年，Owen 发现牛的双胎共享胎盘循环 [6]。同时，Billingham 等证明，胎儿在妊娠早期接触到一种抗原，就会对这种外来蛋白产生耐受性 [7]。他们从同一品系小鼠的不同器官中分离出细胞，并将这些细胞注射到另一品系小鼠的胎儿体内。出生后，受体小鼠能耐受来自供体小鼠品系的皮肤移植，且没有任何排斥反应 [7]。这些研究确定了胎儿具有独特的免疫环境，能够促进耐受建立。

随后，研究人员发现造血干细胞（hematopoietic

stem cell，HSC）巢耗竭对成功移植具有重要意义[8]。向 c-kit 基因突变的贫血小鼠移植胎儿肝脏或成人骨髓（该基因负责 HSC 分化和存活）[9]，贫血的小鼠可成功完成移植，但健康的小鼠未能成功移植。进一步的实验证实了此结论，缺乏干细胞的小鼠和患有重症联合免疫缺陷（severe combined immunodeficiency，SCID）的小鼠在 IUHCT 后成功地完成了移植[10]。缺乏干细胞的小鼠发育出供体来源的多种系移植物，而 SCID 小鼠则只发育出了供体来源的淋巴细胞。总的来说，这些研究确定了宿主细胞的竞争会限制免疫功能正常小鼠的移植潜力。在大型动物模型（包括狗[11, 12]、山羊[13, 14] 和非人灵长类动物[15, 16]）上的早期研究同样表明，免疫系统完整的动物在接受 IUHCT 后，移植物水平与临床无关。然而，低至 1%～2% 的水平就足以导致供体特异性耐受[17]。

这些早期研究提示，可尝试清除造血干细胞或增加供体细胞的竞争优势以提高植入水平。然而，在儿童患者中应用清除宿主干细胞等传统方法，如骨髓消融术，可能会对胎儿造成重大风险。作者尝试开发一种替代方法，通过使用针对造血干细胞上 c-kit 受体的抗体来消耗宿主造血干细胞[18]。将 c-kit 受体的抗体注射到胎儿小鼠肝脏中，注射后 1 周（此时抗体被清除），向受体幼鼠移植同系 HSC。与对照组相比，胎儿 HSC 清除的受体小鼠植入水平显著提高。另外，有研究尝试通过在移植前增加供体 HSC 水平来提高植入水平。例如，用抑二肽素 A（Diprotin A）处理供体 HSC，可提高其在 HSC 微环境中的归巢能力，并提高植入水平[19]。另一种成功的方法是在移植前动员宿主 HSC[20]。通过宫内移植实现耐受，可以在出生后提高移植物水平从而将嵌合体水平提高到临床治愈标准[21]。

尽管胎儿免疫环境在出生后具有独特的发育耐受能力，但母体免疫系统可能干扰胎儿耐受性。例如，当胎鼠移植同种异体 HSC 后，随着时间的推移，它们往往会失去嵌合状态，只有 30% 的胎鼠长期保持嵌合状态[22]。有趣的是，母体免疫反应可能在胎儿细胞移植的排异反应中起作用。Schwab 等发现，在 IUHCT 后，来自免疫功能正常的母亲的 T 细胞进入胎儿体内[23]。然而，当母亲缺乏 T 细胞时，几乎所有的胎儿在同种异体移植后能够保持超过 6 个月的高水平嵌合状态。因此，母体免疫

系统是胎儿 IUHCT 后移植成功的关键决定因素。Merianos 等同样发现，小鼠在 IUHCT 后发生母体致敏，导致出生后由母体抗体介导的供体 HSC 排斥[24]。当 IUHCT 后嵌合水平较低时，宿主 NK 细胞也可能影响移植[25]。人类胎儿的免疫系统成熟早于胎鼠，因此将母体抗原输送给胎儿会导致胎儿产生调节性 T 细胞（Treg 细胞），从而抑制针对母体细胞的免疫反应[26]。人类胎儿 T 细胞对母体抗原预先存在耐受性，可用于宫内移植。母体细胞移植利用胎儿对母体抗原已有的耐受性，能避免对移植细胞产生免疫反应，因此是临床 IUHCT 的最佳策略。

因为供体来源的白细胞可以永久提供缺失或缺乏的酶，因此溶酶体贮积病（LSD）患者可以通过造血干细胞移植（hematopoietic stem cell transplantation，HCT）治疗[27-31]（见第 25 章）。但是，患有 LSD 的患者在接受治疗时通常已经有不可逆的疾病后遗症，包括神经认知障碍、心脏病。此外，患有某些类型 LSD 的胎儿继发水肿导致宫内死亡的风险很高。IUHCT 与宫内酶替代疗法相结合，可以明显提高胎儿的生存率并降低发病率[32]。黏多糖贮积症Ⅶ型（mucopolysaccharidosis type Ⅶ，MPS Ⅶ）是一种经常导致胎儿或新生儿死亡的 LSD（详见第 23 章）。Schwab 团队在 MPS Ⅶ 的小鼠模型中进行了 IUHCT。进行了 IUHCT，可使供体造血干细胞在宿主骨髓内形成多系血液嵌合。此外，供体来源的小胶质细胞移植到宿主的大脑中，可导致组织病理学上的炎症减少。IUHCT 还可以实现外周血单核细胞的交叉校正从而使肝脾中糖胺聚糖累积减少[32]。因此，在血脑屏障形成之前对 LSD 患者进行 IUHCT 可以缓解神经系统及全身性疾病[32]。

（二）大型动物模型的临床前研究

IUHCT 的首批大型动物实验之一是在绵羊模型中进行的，在该实验中 75% 的受体羊腹腔内注射同种异体胎儿 HSC 后移植物水平达 30%[33]，在移植后 9 个月内可见嵌合。没有绵羊患移植物抗宿主病（graft-versus-host disease，GVHD）。随后在猪模型中进行 IUHCT 的研究证明无免疫抑制的供体匹配肾移植后，存在供体特异性耐受[34, 35]。

在其他动物模型中的研究并不成功，而且受到植入水平的限制，这也会成为人类 IUHCT 研究中的一个重要问题。白细胞黏附缺陷是一种没有固有

谱系缺陷的疾病，有研究在白细胞黏附缺陷犬模型中通过腹腔注射进行了 IUHCT[36]。宿主干细胞具有竞争优势，因此尽管植入水平低，但仍然能够改善疾病表型。实验模型犬在出生后移植剂量增加，嵌合体水平可提高到临床显著水平。在发现母体免疫系统对移植的影响后[23]，Vrecenak 等用母体干细胞通过心内注射治疗实验模型犬[37]。该方法明显提高了嵌合水平，24 只实验犬中有 21 只植入水平＞1%（平均植入水平为 11%），这证实了小鼠和大型动物模型之间的母体免疫影响相似。移植受体犬也能耐受来自母体供者的肾移植，再次证明了可诱导产生出生后器官移植的耐受性。

（三）临床研究

Flake 等在绵羊模型中成功实施 IUHCT 后，其他研究者开始尝试对患有各种疾病的患者进行 IUHCT，但是成功率并不如临床前数据预测的那么高。IUHCT 仅在两种疾病中具有明显的疗效，即 X 连锁 SCID[38, 39]（见第 26 章）和裸淋巴细胞综合征[40]。由于母胎转运导致胎儿对母体抗原具有耐受性[26]及母体免疫反应导致对第三方细胞的排斥，这些发现开启了 IUHCT 的新时代。除了使用母体细胞来限制免疫反应外，还必须移植大剂量的细胞以克服移植的"空间"障碍。最后，必须采用血管内而非腹腔内途径进行细胞注射，以最大限度地提高植入率[41]。即使是低植入水平也可以使新生儿对母体细胞产生耐受性，因此可以在最低条件下进行出生后加强移植，正如镰状细胞贫血和地中海贫血小鼠模型中所见[21, 42]。基于这一认识，作者现在正在对重型 α 地中海贫血患者进行 IUHCT 的 I 期临床试验（NCT02986698），详见下文。

1. 血红蛋白病　血红蛋白病是适合利用 IUHCT 治疗的一组疾病[43]，此类疾病的病因是遗传缺陷引起血红蛋白异常或缺乏，包括多种临床疾病[44]（见第 27 章）。有症状的镰状细胞贫血[45]和地中海贫血患者[46]可在产后经同种异体干细胞移植治愈，而 IUHCT 可能比产后移植更有利，可以改善由造血缺陷造成的疾病负担[18, 47-49]。

地中海贫血是世界范围内最常见的遗传性血红蛋白病之一，其中 α 型和 β 型是最常见的类型。根据 α 珠蛋白突变的数量和性质，α 地中海贫血具有广泛的疾病谱，从轻度贫血到导致胎儿水

肿的严重贫血[50]（见第 27 章）。重型 α 地中海贫血（α-thalassemia major，ATM）最为严重，是由四个 α 珠蛋白基因缺失引起的，最常见于东南亚、中东、中国和印度。ATM 通常是在已知父母携带基因变异，或者有超声提示胎儿水肿证据时在产前确诊[50]。若不治疗，以水肿为表型的 ATM 胎儿面临着很高的宫内死亡风险。通过宫内持续输血可以使患病胎儿顺利出生，且不患有神经系统疾病[51]。出生后，ATM 患儿可通过连续输血或干细胞移植进行治疗，并能够彻底治愈。然而，产后移植存在因预处理或 GVHD 而导致死亡的风险，而且通常没有合适的供体[46, 52, 53]。作者团队已经启动了一项 I 期临床试验，基于胎儿对母体细胞具有耐受性，为诊断为 ATM 的胎儿进行 IUHCT，目前正在全球招募患者[54]。由于 ATM 胎儿已经接受宫内输血，所以母体干细胞可以在同一脐静脉通路中进行输送，从而最大限度地减少医源性风险。

β 地中海贫血症是由一系列导致 β 珠蛋白缺乏或缺失的基因突变引起的疾病。与 ATM 患者类似，重型 β 地中海贫血症（β-thalassemia major，BTM）患者需要终身输血和铁螯合治疗[55, 56]（见第 27 章）。由于患者难以坚持或缺乏终身输血的条件，在英国 50% 的 BTM 患者在 35 岁之前死亡，心脏疾病、感染和肝衰竭是早期死亡最常见的原因[56]。异体干细胞移植是 BTM 患者唯一的治愈方法。Peranteau 等在 β 地中海贫血小鼠模型（Thal 小鼠）中进行了 IUHCT，后续继以非清髓性、同一供体产后骨髓移植，由此成功地实现治疗[21]。IUHCT 后＞1% 的嵌合水平足以诱导对同一供体出生后移植的耐受。嵌合体受体的疾病状况得到了功能性改善，包括脾脏缩小和铁沉积减少，并且没有出现 GVHD。这些研究表明，β 地中海贫血患者可以从 IUHCT 中获益。辅助以产后异体骨髓移植，可以改善他们的疾病表型，降低因预处理而导致的发病率和死亡率，减少了等待合适供体的时间。

镰状细胞贫血是最常见的单基因疾病，每年全世界有 300 000 新生儿患有该病，且发病率迅速上升。该病具有广泛的临床表型，几乎每个器官都可能受累[57]（见第 27 章）。镰状细胞贫血患者会因轻微的应激（如寒冷或感染）引发痛苦的血管阻塞性发作[57]。尽管对这些患者的支持性治疗可以显著改善病情，但唯一能治愈镰状细胞病的方法是造血

干细胞移植[45]。由于所需的清髓预处理和伴随镰状细胞贫血患者一生的GVHD风险[58]，此类患者与其他接受造血干细胞移植的患者一样，其发病率和死亡率很高。在镰状细胞贫血小鼠模型中，先进行IUHCT，再进行产后非清髓性、同供体骨髓移植，可达到高植入水平的嵌合体和完全治愈的临床表型，包括尿液浓缩能力增强、铁沉积减少、脾脏体积缩小等[21]。因此，除α地中海贫血外的血红蛋白疾病患者，都可采用IUHCT治疗。

2. 成骨不全　成骨不全（osteogenesis imperfecta，OI）是一种由Ⅰ型胶原蛋白合成缺陷引起的常染色体显性遗传病。OI的临床表现异质性很大，但主要特征都是骨质疏松和骨折[59]。成骨不全在活产婴儿中的发病率为1/20 000～1/5000[59]。目前OI治疗以保证骨强度为目标，但是疗效有限，尤其是在发病后再进行治疗时[59]。OI的产后治疗方式主要使用间充质干细胞（mesenchymal stem cell，MSC）移植并形成新骨[60]。这种方法利用了间充质干细胞的趋化特性及此疾病中骨折较为常见的事实，这使得间充质干细胞可以直接迁移至骨折部位。2003年第一例报道的胎儿时期接受治疗的OI病例，胎儿在妊娠29周时接受了间充质干细胞移植治疗，在后续1年的随访中未发生骨折[61]。第二例同种异体移植是妊娠32周的胎儿，将HLA不匹配的胎儿造血干细胞移植到一个免疫功能正常的OI胎儿身上，成功移植并分化出成骨细胞[62]。考虑到儿童在8岁时自发性骨折的发生率较高，在检查显示患儿对供体胎儿骨髓间充质干细胞没有同种异体反应后，这名儿童接受了同一供体第二次造血干细胞移植。在两年的随访期间，她没有出现任何新的骨折，且能够进行体育运动[63]。目前，一项针对OI的多中心临床Ⅰ期及Ⅱ期试验正在进行中，以研究间充质干细胞对重度OI胎儿的安全性和有效性[64]。这项被称为"增强出生前脆性骨骼（boost brittle bones before birth，BOOST4）"的研究有三个部分：产前和产后HCT、仅产后HCT和历史/前瞻性对照。

（四）宫内造血干细胞移植的前景

在过去的几十年里，产前和产后HCT取得了巨大的进步。许多患有先天性疾病的患者可通过这种胎儿治疗而受益。鉴于在自发校正细胞中观察到的生存优势，有证据表明体细胞嵌合的疾病，如

Fanconi贫血（Fanconi anemia，FA），可能会受益于IUHCT[65]。FA是由DNA修复途径缺陷导致的，进而造成进行性骨髓衰竭和癌症[66]。由于放化疗处理，与其他疾病相比，出生后干细胞移植对FA患者的风险更大。FA患者无法修复DNA损伤，从而导致患实体肿瘤和白血病的风险增加40倍[67-69]。自发校正的HSC单克隆扩增可改善疾病表型，这表明随着骨髓的衰竭，IUHCT有可能取代宿主的造血功能，而且没有出生后移植的预处理毒性[70]。

IUHCT的另一个潜在应用是胎儿肾衰竭。各种胎儿肾脏疾病，包括双侧肾脏缺失、多囊肾和下尿路梗阻等可导致羊水过少。患有肾衰竭的胎儿若能活产，通常需要进行产后肾脏移植和终身的免疫抑制治疗。而免疫抑制药的神经毒性导致大多数患者仅在移植后10～15年就需要进行第二次移植[71]。Vrecenak等在犬类模型中进行IUHCT后建立了长期混合嵌合体。这与四名受者肾移植后的供体特异性耐受性有关：四个受体中的三个高水平嵌合体（＞10%）无排斥，而一个低水平嵌合体（3%～7%）则有轻微的慢性排斥反应。与目前对α地中海贫血IUHCT的Ⅰ期临床试验相似，母体骨髓细胞的IUHCT可以促进胎儿对母体细胞的耐受，并在出生后的前几年实现母婴肾移植。患儿可能不再需要进行免疫抑制，而这可能会对患儿及移植物存活产生巨大影响。

三、宫内酶替代治疗

（一）背景

溶酶体贮积病（LSD）是一组由于缺乏溶酶体代谢功能所需的特定酶而引起的遗传性疾病[72]。溶酶体无法代谢复合物底物，导致毒性代谢物在多个器官沉积，包括中枢神经系统、循环系统和肌肉骨骼系统。全世界范围内每5000名活产婴儿中就有1人发生LSD[73]，而诊断为LSD无法活产的胎儿数未知。在有已知的家族史，即先前有患儿或父母是携带者的情况下，LSD最常在产前诊断时被确诊。LSD，尤其是MPS Ⅶ、Gaucher病2型和婴儿型涎酸贮积症发生胎儿水肿和胎儿死亡的风险很高[74]。此类疾病发病时间和预期寿命根据疾病的不同而不同，但大多数是在儿童早期确诊。一些重组酶已被批准用于患儿的治疗，但是重组酶治疗存

在一些问题，而宫内酶替代疗法（in utero enzyme replacement therapy，IUERT）可以解决这些问题。第一，出生后酶替代疗法（enzyme replacement therapy，ERT）不能应用于胎儿产前诊断为水肿并进展至死亡的情况；第二，出生后ERT通常是在疾病表现出现后进行，且不能扭转已经存在的多器官损害；第三，ERT不能穿过血脑屏障，必须通过鞘内注射给药，因此年幼的患儿可能需要镇静或全身麻醉；第四，外源性酶会被患者的免疫系统视为外来物，机体可能对该酶产生抗体，从而使ERT的有效性下降，且有可能产生变态反应[75]。因此，患者需要在接收免疫抑制后才能继续行ERT[76]。在子宫内使用已批准应用的ERT可以规避产后ERT的限制。

（二）临床前研究

MPS Ⅶ是一种由β葡糖醛酸糖苷酶缺陷引起的LSD，在生命早期即可导致多器官功能障碍（见第23章）。MacKenzie团队最近在MPS Ⅶ的小鼠模型中进行了IUERT[32]。结果显示外源酶只存在于进行宫内治疗的小鼠的小胶质细胞中，这证明IUERT可穿过血脑屏障，而产后ERT则不行。在宫内和产后接受ERT治疗的小鼠的组织病理学显示小胶质细胞炎症减少，神经认知测试结果也得到改善。即使产后多次使用ERT，IUERT也能阻止针对缺失酶的抗体生成。仅行IUHCT而不做任何清髓处理，也可有小胶质细胞的广泛移植。IUHCT可使肝脏Kupffer细胞交叉修正，并减少了多器官系统的细胞沉积量[32]。总之，这些研究表明，用ERT或ERT和HCT的组合进行宫内治疗，可以显著改进目前对MPS Ⅶ和其他LSD的治疗方案。

（三）临床研究

目前尚无应用IUERT的临床研究。然而，宫内的蛋白质替代疗法已在X连锁少汗性外胚层发育不良（X-linked hypohidrotic ectodermal dysplasia，XLHED）的患者中应用。XLHED是一种隐性遗传的汗腺疾病，因一种名为外胚层蛋白A1的蛋白质缺失引起，该蛋白对于汗腺、皮肤、头发和牙齿的正常生长发育至关重要[77]。XLHED从儿童早期开始，可引起危及生命的高热和肺部感染。有2例患者成功接受了子宫内的蛋白质替代治疗，排汗

能力得到恢复，并防止了XLHED相关肺部疾病的发生[77]。

（四）宫内酶替代治疗的前景

诊断为LSD的胎儿IUERT临床试验预计将在近期开始。其他导致酶缺陷或缺乏的代谢性疾病也同样可以从IUERT中受益。虽然IUERT不能治愈这些疾病，但它可能在患者接受HCT或基因治疗之前增加患者的存活率和接受产后治疗的机会。

四、宫内基因治疗

（一）背景

宫内基因治疗（in utero gene therapy，IUGT）有可能是治愈单基因遗传病的理想疗法。为了将基因药物送入胎儿体内，并将遗传物质转入胎儿宿主细胞，科学家已经研究了各种载体，如灭活的病毒载体。目前正在进行几项针对儿童和成人群体的基因治疗临床试验，下面将对其进行探讨。然而，与产后基因治疗相比，IUGT有几个潜在的优势：①具有在多器官疾病发生或发展之前治疗疾病的潜力；②诱导耐受性的可能性；③可穿越血脑屏障；④在造血干细胞迁移到骨髓之前即可发挥早期作用；⑤鉴于胎儿体积小，载体 – 靶标比更大。

1. 在疾病发生或发展之前进行治疗 许多单基因遗传病，如血友病、镰状细胞贫血、地中海贫血和囊性纤维化等，在儿童早期甚至出生前就会引起严重的器官病变。代谢性肝病患者，如尿素循环障碍，通常在新生儿期就会出现严重的疾病后遗症[78]（见第22章）。这些患者和他们的家庭终身面临着极高的发病率和死亡率，若在胎儿时期接受宫内基因治疗，情况会得到改善。

2. 胎儿基因治疗的免疫学优势 产后基因治疗与对病毒载体的免疫反应有关。先天性和适应性免疫系统可能都对这些常见的病毒载体有免疫反应，产生针对病毒的外壳蛋白和其他基因产物的抗体。多达一半的成人对2型腺病毒具有预先存在的体液免疫，35%～80%的成人对2型腺相关病毒（adeno-associated virus，AAV）有抗体[79]。腺病毒和AAV的抗体已被证明可以阻止转导，激活补体系统，并引发炎症反应[80, 81]。在一项对成年恒河猴的研究

中，通过第一代腺病毒运送人凝血因子Ⅸ，目的是了解是否能持续表达典型缺乏的凝血因子[82]。尽管在给药后的几周内可以检测到凝血因子，但随后便消失了。同时，出现了高滴度的抗人类凝血因子Ⅸ抗体[82]。慢病毒和其他逆转录病毒的免疫原性较低，但对人类补体系统仍然比较敏感[83]。

尽管母体可能传播病毒抗体，但胎儿从未接触过这些病毒载体或转基因所编码的蛋白质，不会有预先形成的抗体，因此不会对病毒载体本身产生免疫反应，IUGT 利用了胎儿这一独特的免疫系统。正如几项临床前研究结果显示，宫内治疗也可以使胎儿对转基因编码的蛋白质产生耐受性[84-86]。例如，在小鼠模型中，子宫内注射人类凝血因子Ⅸ的 AAV 转基因载体，导致蛋白产物的持续表达而检测不到抗凝血因子Ⅸ抗体，但仅在小鼠成年后处理则会失去凝血因子Ⅸ的表达，并且有高滴度水平的抗体[85, 86]。同样，通过胎羊腹腔内注射 β 半乳糖苷酶的逆转录病毒载体，并在产后补充缺少的蛋白质，新生羊的淋巴细胞在体外的刺激指数明显降低[84]。实验绵羊对该蛋白产生抗体反应的能力减弱，表明对该蛋白产物的耐受性[84]。进一步对实验绵羊监测 40 个月，发现转基因产物表达稳定，这可能是由于长期的先天性和适应性耐受造成的[84]。在非人灵长类动物中对人类凝血因子Ⅸ进行宫内基因治疗，出生后同样显示了对该因子的耐受性[87]。在恒河猴的妊娠晚期注射 5 型和 8 型 AAV，发现该载体具有肝脏定向性和超过 6 年的稳定因子表达[88]。在这些研究中，没有发现病毒整合、病毒毒性或生殖系传播的证据。8 型 AAV 具有更高的长期转导水平。雄性恒河猴比雌性恒河猴有更高的转基因产物表达[88]，这对 X 连锁遗传病可能是有益的。重要的是子宫内治疗不会对衣壳蛋白本身诱导耐受性，但产后进行加强给药，则可不产生免疫反应。因此，如果最初的胎儿治疗不成功，患者可以重新注入相同的载体以提高基因表达。

3. 宫内基因治疗用于神经系统疾病　已经有许多关于神经系统疾病 IUGT 的临床前研究。例如，在子宫内注射表达 β 葡萄糖醛酸糖苷酶（MPS Ⅶ缺失的酶）的腺病毒，可导致持续 10 个月以上的广泛基因转导，并改善表型[89]。在小鼠和非人灵长类动物模型中，一些 AAV 载体在围产期可成功穿过血脑屏障[90]。脊髓性肌萎缩（spinal muscular atrophy，SMA）是一种由 *SMN1* 基因突变引起的神经退行性疾病[91]，通常在宫内或出生后短期致死。使用 9 型 AAV 对婴儿发病的 SMA 儿童进行产后基因治疗，其存活率和包括运动功能的表型可得到改善[91]。在 SMA 的小鼠模型中使用 IUGT，可以改善肌肉病理并提升运动神经元数量[92]。神经病变型 Gaucher 病是另一种遗传性疾病，胎儿基因疗法已在小鼠模型中得到研究[93]。在 Gaucher 病小鼠模型中颅内注射由 GUSB 启动子驱动的编码绿色荧光蛋白（green fluorescent protein，GFP）的 9 型 AAV 载体，可实现神经元 GC 酶的表达。胎儿基因治疗消除了神经退行性变和神经炎症，而这在产后治疗的小鼠中是无法做到的。全身注射也有可能穿过血脑屏障，但这可能依赖于所使用的病毒载体。

4. 更高的载体与靶标比　载体制造是基因疗法可行性的瓶颈，胎儿的体积较小，因此载体 / 胎儿造血干细胞的比例更高，子宫内基因治疗可以实现更高效的病毒转导。例如，小鼠和狗的模型对比显示，基于体重测定的 2 型 AAV 载体传递凝血因子Ⅸ的剂量在小鼠体内循环蛋白水平更高[94]。从实用性和经济角度来看，这对设计病毒载体是有益的。

（二）子宫内基因治疗的风险

尽管产前和产后的基因治疗对许多疾病都具有显著应用前景，但也有一些潜在的风险。IUGT 用于妊娠中期胎儿和体细胞（非生殖细胞）的治疗，但也可能存在脱靶效应和生殖细胞传播的风险，同时对母亲也可能存在风险。

1. 基因治疗的脱靶效应　"插入突变"是基因治疗产生的一种脱靶效应，发生此突变时整合载体可导致原癌基因的过度表达。这种现象最早见于在 4 例 X 连锁 SCID 的患者中，在接受了携带 γ 链基因的逆转录病毒治疗后，发展为 T 细胞白血病[95]。这些患者的疾病表型有所改善，但几年后被诊断为白血病。逆转录病毒载体插入了 *LMO2* 基因座（已知与白血病相关），并且原癌基因和转基因产物均过表达[96]。用 γ 逆转录病毒载体治疗的 Wiskott-Aldrich 综合征患者，其疾病表型得到了改善，但同样发展为急性白血病，载体在几个癌基因附近均有插入[97]。逆转录病毒，包括人类免疫缺陷病毒、禽肉瘤白血病病毒和鼠类白血病病毒，已知在原癌基因附近有优先整合的位点[98]。尽管目前还未发现慢病毒载体导致"插入突变"的风险，但在直接使用整合载体进行体内运输时，理论上也存在这种现象的风险。例如，在一个 β 地中海贫血小鼠模型中使用慢病毒载体的 IUGT 的研究显示，与对照组相比，治疗后的小鼠体重明显增加。位点整合研究显示其与 Socs6 基因发生整合，这是一个参与胰岛素样生长因子 I 信号传递的基因[99]。

AAV 可能具有较低的脱靶效应风险，因为它们是游离的[100]。然而，这些载体可以在一些细胞中发生整合，并有研究称在其整合部位存在低水平的插入突变和染色体缺失（达 2kb）[101]。AAV 载体也可以在 IUGT 后整合，如对恒河猴胎儿的研究所示，5 型和 8 型 AAV 的 IUGT 在肝细胞发生了整合，但没有任何明显的临床影响[87]。尽管胎儿注射后肝脏呈指数级生长，但治疗剂量凝血因子长期表达仍可能是由于 AAV 的整合所致。

即使没有直接的临床影响，基因治疗的研究，尤其是在子宫内的研究，必须对任何脱靶整合极为谨慎。将基因编辑到一个特定的基因座可能是一种替代方法。子宫内病毒载体介导的 CRISPR-Cas9 或碱基编辑已被用于一些临床前研究。在遗传性酪氨酸血症的小鼠模型中，CRISPR-Cas9 编辑的细胞在出生后长期存在，并挽救了酪氨酸血症的致命表型[102]。子宫内 CRISPR-Cas9 介导引起小鼠间质性肺病致死类型的突变基因失活，改善了肺部形态并提高了生存率[103]。聚合物纳米颗粒是一种可用于特定部位的子宫内基因编辑的载体[104]。将含有多肽核酸和供体 DNA 的纳米颗粒进行宫内给药，使 β 地中海贫血小鼠模型中的 β 珠蛋白突变得到纠正[104]。基因编辑是一种更有针对性且可能更安全的方法。然而由于仍然存在脱靶效应的可能性，因此需要加以监测。

2. 生殖系传递 IUGT 的目的是纠正体内细胞的突变，而不引起基因组的遗传性变化。然而，我们必须保持警惕，因为 IUGT 可能会导致生殖系转导并传递给后代。现有大型动物模型的 IUGT 研究表明这种风险似乎很小，尽管这些研究使用的载体与目前临床上用于产后治疗的载体不同。例如，接受子宫内逆转录病毒载体的公羊在成年后接受检测，在聚合酶链反应（PCR）中发现其精细胞中的前病毒水平非常低[105]。免疫组化显示，尽管总体上精子转导的风险很低，但是在睾丸中多种类型

的细胞均有转导发生[105]。1 例成年后接受 AAV 基因治疗的血友病 A 患者，在其精液中发现载体序列的 PCR 信号呈短暂的阳性，其后的精液样本呈阴性[106]。在一项对 8 例血友病 B 男性患者进行的 AAV 介导的基因治疗的临床试验中，在不同的时间点没有在任何患者的精液中检测到载体序列[107]。尽管应该监测生殖系传递的风险，但将基因编辑传给后代的临床风险可能非常低。

3. 宫内基因治疗对母体的影响 母体安全在任何胎儿治疗工作中都是最重要的。母体是否接触到进入胎儿的基因治疗产物，以及是否有毒性，都是 IUGT 应该考虑的问题。一项关于宫内 AAV 在恒河猴体内传递人类凝血因子 IX 的研究显示病毒载体可经胎盘传播[87]。尽管在几种类型的母体组织中出现了转导，但在母体卵母细胞中没有转导的迹象[87]。在子宫内将携带人类凝血因子 IX 的腺病毒载体注入小鼠血友病 B 模型的羊膜腔内，可在母体血浆中检测到凝血因子 IX[108]。在胎死宫内的母亲身上这种情况尤其明显。作者将这一发现归因于死胎或活胎的直接病毒传播、死亡胎儿的其他蛋白质中凝血因子 IX 的重吸收，或者宫腔注射时母体器官的污染。在人类中，鉴于胎儿与母体循环相比体积小，病毒载体的剂量可能极小。然而，监测母体血浆中载体以寻找通过胎盘的证据和可能产生的免疫反应，应该是未来 IUGT 的一项内容。

（三）宫内基因治疗的临床前研究

1. 血友病 血友病 A 和 B 是一种单基因疾病，在美国大约有 200 000 例患者[109]。每 5000 例活产的男婴中约有 1 例血友病 A 患儿。目前治疗血友病 A 和 B 的方法都是通过浓缩凝血因子，但 1/5 的患者会产生对该因子的抗体[109]。这些患者被称为抑制者，他们不能再接受凝血因子替代治疗，住院治疗的可能性增加了一倍，死亡的可能性增长 70%[109]。

产后基因治疗已被用于治疗血友病患者。7 例患有严重血友病 A 的男子在成年后通过单剂量的重组凝血因子 VIII 转基因治疗成功，该转基因由带有肝脏定向启动子的 5 型 AAV 载体传递[110]。尽管检测到了抗 5 型 AAV 衣壳抗体，但在一年的随访中没有细胞免疫反应的临床证据。在另一项研究中，10 例血友病 B 患者单次注射了携带高功能因子 IX 变异

基因的 AAV，该变异基因带有肝脏定向启动子[111]。注射后患者具有高水平的功能性凝血因子Ⅸ，出血减少，对凝血因子输注和输血的需求有所减少。在一年的随访期间，10 例患者中有 9 例没有发生出血事件，8 例不再需要输注因子。患者对 AAV 的生物工程外壳有较低的抗体滴度，2 例患者出现了无症状的肝脏转氨酶升高，但可以通过类固醇治疗得到缓解[111]。所有患者都有持久的凝血因子Ⅸ活性。

通过用 IUGT 治疗血友病患者，胎儿可以对蛋白质产生耐受性[85, 86, 112]，从而避免与抑制有关的发病和死亡。这种策略还可以避免在婴儿期开始进行常规因子替代治疗之前的出血易感期。

2. 地中海贫血 α 和 β 地中海贫血患者早在子宫内就出现疾病表型，从新生儿期开始就需要进行长期输血。产前治疗有很强的合理性，可以防止与当前产后护理标准相关的高发病率和死亡率。

最近，第一个针对输血依赖性 β 地中海贫血的儿童和成人患者的体外基因治疗临床试验已结束[113]。22 例患者接受了用编码 β 珠蛋白的慢病毒转导的自体 CD34+ 细胞，在清髓后输注细胞。基因治疗两年后，有 15 例不再需要输血，且没有发生任何严重的不良事件[113]。然而，体外基因治疗方法对胎儿来说是很困难的。因此，使用病毒载体对胎儿造血干细胞进行体内转导是一个更佳的选择。在 α 地中海贫血小鼠模型中，通过慢病毒载体进行的胎儿基因治疗显示，α 珠蛋白基因在出生后前 7 个月开始表达，此后表达下降[114]。尽管慢病毒是 α 珠蛋白基因治疗的有效载体，但造血干细胞没有得到充分的转导以维持基因表达。在妊娠早期进行慢病毒转染的基因治疗，可能会改善造血干细胞的转导并维持基因表达水平。

3. 神经病变型 Gaucher 病 神经病变型 Gaucher 病包括婴儿期发病的 2 型和亚急性 3 型，可引起严重的神经变性（见第 21 章）。该病是由 GBA 的突变引起的，该突变使 β 葡糖苷酶的活性降低或消失[115]。在小鼠模型中，AAV-GBA 的宫内给药重建

了神经元酶的表达，提高了生存率，改善了疾病表型，并防止了进一步的神经变性。将相同的基因产物注射到恒河猴胎儿身上，可使其顺利活产，并使基因广泛、持续地传递到它们的中枢神经系统。

4. 脊髓性肌萎缩 由 SMN1 基因突变引起的脊髓性肌萎缩（SMA）早在子宫内就已导致运动神经元的快速退化。在 SMA 小鼠模型中，9 型 AAV 运载的 IUGT 改善了肌肉病理并增加了运动神经元的数量[92]。一种反义寡核苷酸（antisense oligonucleotide，ASO），Nusinersen，最近被批准用于 SMA 的治疗，它可明显改善婴儿期发病的 SMA 患者的运动功能[116]。子宫内给药的 ASO 已经可以纠正其他由错位引起的疾病[117, 118]，并且可以大大改善产前型（0 型）和婴儿型（1 型）SMA 患者的临床结局，而没有生殖系编辑的风险。

（四）宫内基因治疗的临床研究

产后研究表明，基因治疗对许多遗传性疾病有很大的应用前景，而 IUGT 可以为任何必要的产后治疗增加耐受性。慎重考虑 IUGT 的伦理问题对于首次人体试验至关重要。适用 IUGT 的疾病为在儿童早期或胎儿期就有严重表型甚至致死性的疾病，并对基因型 / 表型相关性有充分的了解，以及出色的临床前研究和安全性数据。为确保父母了解潜在的风险（包括未知的风险和对母体的风险），需要进行非指向性。

总结

胎儿分子疗法取得了巨大的进展，包括子宫内造血干细胞移植、IUERT 和 IUGT。这些治疗方法正在迅速进入临床领域，并为患有遗传和代谢疾病的胎儿带来了巨大的希望。继续评估这些治疗方法对胎儿和母亲的风险是至关重要的。研究新型胎儿疗法的同时，也必须进一步发展产前检测并扩大产前护理的范围，以明确基因病患者是否能从宫内治疗中获益。

第 31 章　影响胎儿健康的母源遗传疾病

Maternal Genetic Disorders That Affect Fetal Health

Karin J. Blakemore　著

刘　强　祝费隐　译

在过去的 60 年里，我们在对遗传疾病的理解和治疗方面取得了巨大进步，减轻了患有这些先天性疾病的患者的负担。曾经患有致命或严重致残疾病的患者逐渐长大并有了自己的孩子。同时，由于母胎医学、新生儿学和麻醉学的进步，妊娠对母亲和胎儿来说都已成为一件更安全的事情。

本章讨论了母源遗传疾病对胎儿的影响。如何将这些疾病进行分类以便于研究一个值得思考的问题。妊娠对母源遗传疾病的潜在病理生理学的影响如何影响胎儿？反之亦然，母体疾病如何改变妊娠过程，从而影响胎儿？人们逐渐认识到，遗传性代谢障碍主要表现为底物毒性和能量代谢异常。由于缺陷基因导致的疾病类型可被归于其他的类别——非代谢性遗传病。

本章所讨论的母源遗传疾病可能引起的胎儿结局包括：胎儿畸形、胎儿生长受限、早产，以及最终的不良结局，即胎死宫内。在此类疾病的某些方面，母胎之间的紧密联系作用很大。妊娠的生理过程对于大多数人来说非常重要，在某些情况下，可能会导致母体疾病的初次发作。对于一些疾病来说，母胎之间有趣的相互作用可能会影响两者的结局。

在已患有母源遗传疾病的情况下，对于胎儿而言的最好情况是保持母体健康，保持疾病的平衡稳态，避免代谢危象的产生，以及对可能加重遗传病的妊娠相关疾病（如先兆子痫或产妇心肺功能衰竭）进行预防性管理。这与孕前将孕妇的身体状况调整至最佳状态有关。

在本章中将哪些疾病排除也是一个问题。我们不可能把所有疾病都包括在内。严格来讲，Rh 同种异型免疫作为第一个推动胎儿治疗领域向前发展的疾病，也可以被认为是一种遗传性疾病。毕竟，红细胞同种异型免疫风险的来源是由母体和胎儿基因型决定的。将来其他疾病还会被纳入考虑范畴；例如，随着我们对子痫前期的了解加深，一些子痫前期的亚型可能会被看作遗传性疾病。一些曾经被认为是患有致命疾病或由于体质虚弱而无法妊娠的患者也可以期待妊娠，且可以安全妊娠。然而，有些疾病的不良后遗症在出生前即有显现。正如 Kolodny 多年前所说[1]，未来的某一天，为达到平均寿命及健康妊娠，某些疾病的治疗可能需要从宫内开始。在这一章中，我们将重点关注那些可耐受妊娠的疾病，以及母体天生携带的疾病，而不是那些在妊娠期间由于母亲的遗传背景获得的疾病，以及我们未来将发现的遗传疾病。

一、遗传代谢疾病概述

一些曾经几乎都属于儿科医学范围的遗传代谢疾病，在过去几十年里跨越了成人医学的桥梁，进入了产科领域。通过新生儿筛查的早期识别及对病理生理学的进一步理解，目前已产生了从婴儿期开始具体且有效的管理指南。治疗方法通常包括对饮食进行限制或补充营养，在某些情况下，还需要运用靶向药物进行遗传治疗（如辅助因子或酶替代疗法）。在这些疾病的检测和医疗管理方面取得的进展，使得患者可以存活至生育年龄甚至更久。对于患有遗传代谢疾病的女性，就像患有其他潜在的母源疾病一样，妊娠可能对其疾病产生三种作用：得到改善、保持稳定或使其恶化。此作用因疾病而异，并根据不同孕妇妊娠时的疾病状况而定。

妊娠不仅使孕妇的心血管、肺、肾、肌肉骨骼和血液系统在相对较短的时间内发生了显著的生理变化，同时也使乳腺和盆腔器官发生了重塑。这些生理变化大部分是由内分泌信号引发的，此类信号起初来自卵巢，而后来自胎盘，接着来自母体其他的内分泌器官；同时，这些变化也受到增大的子宫及其内容物、乳腺、肾脏和皮下组织需求的驱动。这些生理变化的发生是为从之前平衡的生理状态转变为潜在的代谢失衡的状态做好准备。如果孕妇缺乏一种在代谢途径中至关重要的酶，可能会对其代偿能力造成影响。对于患有母源性代谢疾病的群体，低血糖被认为是最常见的易引起并发症的失衡状态。因此，在依赖于葡萄糖供应的疾病中，妊娠早期的妊娠剧吐显然是出现代谢危象的一种高危情况。这种常见的妊娠并发症同样会导致一些遗传代谢疾病的代谢危象，严格的饮食控制是这些疾病的主要管理策略。在妊娠早期、中期及晚期的部分时间内，由于机体处于合成代谢状态，孕妇也容易出现低血糖。此后，胎儿始终保持在合成代谢的状态中，这在某种程度上是以改变母体的整体状态，使其处于分解代谢状态为代价的。随着妊娠时间的推移，胎儿每周体重增加的绝对值变大，特别是从妊娠中期到分娩的这段时间。母体的营养供给在妊娠的后期是至关重要的，这不仅是为了孕育胎儿，也是为了维持自身的身体功能和能量储备。

胎儿快速发育所需的能量主要是由葡萄糖提供的。葡萄糖向胎儿的运输是通过促进葡萄糖扩散来实现的，这种方式可以为葡萄糖这种基本"燃料"的持续供应提供了一个广泛的安全范围，即使是在母体低血糖的情况下，这种供应也得以保障。多余的葡萄糖被胎儿转化为脂肪沉积，这主要发生在妊娠晚期。底物转移在妊娠晚期更加活跃，这主要与①胎盘的生长与胎盘表面积的增加；②相比于早期将母体腔隙与胎儿毛细血管分开的厚滋养层，妊娠晚期的滋养层更加菲薄等因素有关。

胎儿和胎盘都有保障其他营养物质正常供给胎儿以促使其存活的机制，即使在母体营养供应不足的情况下，该机制也能正常运作。例如，胎盘中的转铁蛋白受体具有更高的亲和力，因而其能够更有效地从母体血液中提取铁。因此，当母体血清铁水平较低时，铁会优先提供给胎儿，而非母体。在妊娠中期到胎儿足月时，胎儿血清叶酸浓度和红细胞叶酸浓度是母体血液叶酸浓度的两倍以上，因此，叶酸在从母体转移到胎儿时同样是逆浓度梯度进行的。即使母亲有贫血，胎儿也几乎不会继发贫血。一个有利于胎儿正常生长和存活的主要机制与胎儿血红蛋白（fetal hemoglobin，HbF）有关。由于胎儿血红蛋白对 2,3- 二磷酸甘油酸（2,3-diphosphoglycerate，DPG）的亲和力很低，胎儿红细胞中的血红蛋白氧亲和力超过了成人，氧解离曲线左移，因此胎儿具有从母体循环中获得更多氧的优势。重要的是，这意味着当成人血红蛋白在胎盘中与氧气解离时，胎儿血红蛋白仍然会结合氧气。

分娩前，孕妇的血管内容积增加 40%～50%，全身血管阻力降低，心输出量增加 40%，肺容积变化（残气量随着吸气容量的增加而减少）和二氧化碳分压降低，肌酐清除率和肾小球滤过率（glomerular filtration rate，GFR）提高 30%～50%。分娩时，子宫内血液循环时产生的血流动力学压力促进子宫收缩。由于心脏每搏量增加，产妇的基础心排血量也随着分娩的进展而增加。

如果说分娩前的九个半月为显著变化，那么分娩后期的变化更加剧烈。产妇在分娩后调整到孕前水平的过程比在分娩前要快得多。从第三产程开始，母亲在短短几周内经历了一系列快速的血流动力学、肺、肾和结构转变，对某些系统而言，在几天甚至几小时内就发生了极大的生理变化。随着胎儿及胎盘娩出，子宫立即开始收缩，母体血液从子宫和胎盘中被挤压进入血液循环，发生自体输血，这增加了母体心脏收缩的前负荷。胎儿娩出后，子宫复旧会持续数天或数周，而其他过度增大的器官也会恢复到未妊娠状态。因此，这段时间是一个分解代谢的阶段，这意味着许多氨基酸被释放。这是尿素循环酶缺乏症（尿素循环障碍）最有可能出现的时候。虽然在分娩后胎儿不再对母体产生影响，但重要的是，像尿素循环障碍这样的情况确实可能出现产前症状，这是由妊娠期间的分解代谢状态导致的。

根据遗传代谢疾病与产科的相关性，对此类疾病有几种分类的方法。在这里，我们将集中讨论妊娠情况下所遇到的问题。母源性疾病对胎儿的影响在很大程度上取决于代谢控制和体内平衡，也就是取决于母亲的健康状况。确实存在对胎儿造成直接致畸作用的母体疾病，比如母亲糖尿病引起的高血糖，但此类情形很罕见。然而，对于一种疾病，若不进行治疗，积累的代谢物对患者自身的神经发育是有毒性的，它也会穿过胎盘影响发育中的胎儿，发挥致畸作用。这种疾病就是苯丙酮尿症（PKU）。

随着此类疾病的病理生理学机制被逐渐阐明，治疗此类代谢疾病遗传缺陷的方法逐渐发展，新生儿筛查也在各地逐渐普及。对于许多患有既往在婴幼儿阶段就会夭折的疾病患者，目前已可以存活到成年，且为人父母都已成为现实。尽管大多数母源性代谢疾病对胎儿的影响是不致畸的，但这些疾病在妊娠的患者中都会被特别关注。至今只有苯丙酮尿症被证明是致畸的。其他遗传代谢疾病对胎儿的影响是由于母体丧失代谢调节能力导致的代谢失衡，从而产生影响胎儿的并发症。如前所述，妊娠期剧烈孕吐的患者的低血糖状态和饮食摄入不足，是在疾病状态下保持母体代谢平衡的一个常见且严峻的挑战。妊娠时期的另一个重要的挑战是与蛋白质代谢紊乱相关的分解代谢状态。

遗传代谢疾病大多是常染色体隐性遗传的，所以患者会将她的受影响的两个等位基因中的一个传给她所有的后代。（如果一对携带遗传疾病风险夫妇中的男性患病，情况也是如此。）建议对夫妇进行携带者筛查，为胎儿提供更为准确的风险评估（见第1章）。假设该疾病在人群中较为罕见，据估计患病基因携带频率约为 1/200，在未对配偶进行检查前，夫妇中一人患有常染色体隐性遗传疾病时，胎儿受影响的先验风险约为 1/400。若夫妇中一人患病，当另一人为非携带者时，后代患病的风险接近于零；若另一人为携带者，则后代患病的风险为 50%。与过去不同的是，在夫妇无法或不愿意接受检测的情况下，现在可以通过绒毛膜绒毛取样（CVS）或羊膜腔穿刺术（见第9章）进行明确的产前诊断。这种检测方式通过对特定的基因进行测序，可识别或排除母源以外的第二个异常的等位基因。在测序技术应用之前，即使不知道伴侣基因型，也可以对镰状细胞贫血（血红蛋白基因型 SS，

HbSS）进行产前诊断，因为几乎所有 HbSS 个体都具有相同的精确单点突变（GAG → GTG）。现如今，对于常染色体隐性遗传疾病，夫妇双方任意一人患病都应被重视。但是为了避免不必要的产前诊断流程和与流程相关的流产风险，确定未患病的夫妇是否为携带者仍然是首要任务。

在本章中，我们无法涵盖所有的遗传代谢疾病，因为目前生育是一个现实的选择。这里包含的内容代表了患者及其护理人员所面临的问题，阐明了与妊娠引起的代谢失衡问题相关的基本原则，这有助于疾病的咨询和管理。他们所面临的具体挑战强调了多学科协作的重要性，通常包括专门研究遗传代谢疾病的遗传学家和代谢营养师。本章所涵盖的这些疾病对于与其潜在的病理生理学相似的疾病均是有用的。

二、一种对胎儿有致畸作用的遗传疾病：苯丙酮尿症

1957 年 [2] 和 1963 年 [3]，母源性 PKU 首次被认为与胚胎疾病有关，病例报道提示，所有患有 PKU 的女性所生的后代都有不良后遗症。事实上，如果母亲本身有认知迟缓的症状，这些家庭似乎遵循常染色体显性遗传模式，后续生下了多个发育延迟、智力迟钝的孩子。苯丙氨酸羟化酶缺乏引发的代谢缺陷，导致苯丙氨酸的积累，对胎儿大脑和神经系统、心脏的器官发生和胎儿整体生长都有不良影响。在母源性 PKU 未接受治疗时，宫内会发现小头畸形，且其儿童期智力发育迟缓的程度通常是很明显的且不可逆转的。PKU 是一种较为常见的遗传代谢疾病，其人群携带率约为 1/60（见第 22 章）。PKU 患者所缺乏的苯丙氨酸羟化酶可将苯丙氨酸转化为酪氨酸。Guthrie 和 Susi 在 1963 年首次提出，将 PKU 成为第一个在新生儿中进行筛查的遗传代谢疾病 [4]。母源 PKU 的潜在致畸性早在此提议提出的 7 年前就被发现了。患有 PKU 的女性，如果不接受治疗，她们血液中的苯丙氨酸水平会很高。值得注意的是，胎儿血液中的苯丙氨酸水平通常高于母亲。过量的苯丙氨酸在产前和产后对胎儿发育中的大脑都是具有毒性的。在胚胎发育过程中苯丙氨酸对心脏的发育也是有毒性的。妊娠期的治疗目标是使母体血液中苯丙氨酸水平保持在 120～360μmol/L。

这需要严格的饮食管理。

1957 年 Dent[2] 和 1963 年 Mabry 等 [3] 首次描述了未经治疗的妊娠期 PKU 对胎儿的影响，其中包括 90% 以上产生精神运动障碍，70% 以上为小头畸形，40% 出现胎儿生长受限，25% 发生自然流产，10% 以上患先天性心脏病。致畸物的影响是由暴露时间和接触程度决定的。从早期未治疗的母源 PKU 病例报道和 1984 年开始的一项国际母源 PKU 合作研究 [5-7] 所得的相关结果可知，在胚胎形成的关键时期，母体血液中的苯丙氨酸水平较高，由此确定了苯丙氨酸是一种致畸物。该研究建议的母体血液中苯丙氨酸浓度为 120～360μmol/L，以避免对胎儿产生致畸作用。先天性心脏病与妊娠前 8 周的母体血液苯丙氨酸水平呈"剂量依赖性"[8, 9]，其中包括法洛四联症、主动脉缩窄、左心发育不全、二尖瓣和主动脉瓣狭窄、室间隔缺损、房间隔缺损和动脉导管未闭 [8] 等。其他报道的畸形和畸形特征还包括"母源性苯丙氨酸综合征"。轻微的面部异常包括内眦赘皮褶皱、鼻子小而上翘、耳朵畸形、鼻梁低平、人中长而平滑、上唇较薄、上颌骨发育不全和小颌畸形。偶有非心脏方面的异常也曾被报道，在偶发病例中还曾报道过手指融合、无脑畸形、食管和肛门闭锁、肾发育不全和尿道下裂等畸形特征 [8]。

Widaman 等测定了母体血液中的苯丙氨酸的浓度，认为当其浓度为 400μmol/L 时会对后代 IQ 产生阈值效应 [10]，当母体血液中苯丙氨酸的浓度超过 400μmol/L 时，其浓度每增加 60μmol/L，后代 IQ 下降 4.7 分。在未经治疗的母亲所生的后代中，胎儿生长受限的发生率极高。另外，有证据表明，过于严格的饮食控制可能会带来其他风险，如果血液中苯丙氨酸的浓度＜120μmol/L，可能需要增加饮食中的苯丙氨酸，以防止胎儿生长受限 [11]。在妊娠中晚期，母体和胎儿都处于合成代谢状态，这时对苯丙氨酸（一种必需氨基酸）的需求会增加。Tesissier 等证明，妊娠期血液苯丙氨酸水平保持在 120μmol/L 以下的时间越长，胎儿发生生长受限的风险越大。

50 多年来，发达国家的新生儿 PKU 筛查和新生儿膳食管理是全面改善现状的关键。尽管年龄超过了精神运动和认知最脆弱的时期（婴儿期和幼儿期），但育龄期的 PKU 患者仍然受益于推荐的饮食控制。不推荐在儿童晚期逐渐放松饮食控制，饮食控制的放松在青少年和成人中并不罕见，该情况的出现有各种原因：患者的失访，饮食控制使人不悦，青少年的社会心理能力正在向独立的成年人转变，一些 PKU 患者可能会面临与 PKU 相关的行为和认知挑战。当在一个新生儿筛查并不普及的贫困国家，产前超声检测到胎儿小头畸形时，尤其是当该女性存在认知障碍时，那么应在鉴别诊断时考虑母亲可能患有 PKU 疾病。同时，仅在美国，受 PKU 影响的育龄期女性就超过 3000 人 [12]。

针对类似孕前即患有糖尿病的女性来说，进行孕前咨询应包括饮食方案的制订。孕前咨询制订的饮食方案可能比患者的饮食习惯更为严格，该方案会对苯丙氨酸水平进行控制，但要求其达到可接受的水平（120～360μmol/L）。此外，建议在准备好妊娠前进行避孕，并且在结束避孕前至少 2 周内保持良好、稳定的苯丙氨酸水平。在早期胚胎器官发生和整个妊娠期间，应该对孕妇进行饮食限制。事实上，母体苯丙氨酸水平与胎儿畸形的发生率之间存在相关性，一旦发生胎儿畸形是不可逆的。

妊娠早期（前 3 个月），由于孕吐的原因，饮食控制可能是相当具有挑战性的，有时对于这些女性来说需要住院治疗，以达到稳定的蛋白质限制（低苯丙氨酸和无苯丙氨酸的 L- 氨基补充），同时达到足够的营养摄入目标。代谢营养学家的作用必不可少。为了母亲长期的骨骼健康需补充钙和维生素 D。从妊娠期就应该严密跟踪苯丙氨酸的血药浓度，并在整个妊娠期中每周检测一次。还应对母亲的体重增量进行跟踪。对于母源性 PKU 患者应通过早期超声、详细的胎儿解剖超声图、胎儿超声心动图检查，以及随后的一系列妊娠晚期超声检查来跟踪胎儿生物特征参数。在没有发现胎儿异常的情况下，分娩期应由产科进行常规指导，母乳喂养可以照常进行。对于患有 PKU 的女性的后代，通常会在儿童时期进行后续发展评估。

四氢生物蝶呤（Tetrahydrobiopterin，BH4）是苯丙氨酸羟化酶在苯丙氨酸转化为酪氨酸过程中的辅助因子。在苯丙氨酸羟化酶残留活性较高的 PKU 患者中，BH4 可被用作辅助药物。通过激活该酶，BH4 反应的可能性更高，但经典 PKU 患者可从这种疗法中获益，该治疗可帮助降低他们体内苯丙氨酸的水平，同时增加苯丙氨酸 / 蛋白质耐受性。商业药物产品 Kuvan（BioMarin 制药有限公司）中的活性成分——二盐酸沙丙蝶呤被用于对患有 PKU 的孕妇进行前瞻性试验，以更好地控制血液苯丙氨酸水平，并提高对饮食中蛋白质的耐受性。治疗方法的初步结果是有效且安全的 [13-16]。

在母体患 PKU 的情况下（在对患者伴侣进行携带者检测之前），胎儿 PKU 的先验风险为 1/120。可对此类患者进行产前诊断，如果发现伴侣是 PKU 的携带者，胎儿有 50% 的风险患病，但是目前对这种可治疗的疾病通常不进行产前诊断。此外，无论胎儿是 PKU 患者、携带者，还是非携带者，似乎没有差异 [17]。有趣的是，据既往报道，由于胎儿的 PKU 基因型不同，母亲对苯丙氨酸饮食的耐受性也存在明显差异 [18]。

三、分解代谢状态导致的遗传疾病（包括妊娠晚期、分娩期和产褥期）：蛋白质分解障碍

（一）尿素循环障碍

1. 鸟氨酸氨甲酰基转移酶缺乏症 产后是一个异常的分解代谢时期。随着子宫复旧和其他肥大器官和组织的分解，氨基酸被释放出来。这实际上相当于蛋白质负荷。受蛋白质代谢遗传疾病影响的女性在产后尤其容易出现代谢失衡。蛋白质代谢疾病在妊娠期间程度较轻，妊娠晚期和产褥期的母体在生理上是处于分解代谢的状态。这些女性的失代偿风险会因任何促进分解代谢和（或）蛋白质代谢增加的情况而加剧，如感染、手术或创伤，以及某些药物影响等。为了维持母体内环境稳态，可能需要对其饮食进行限制或补充。胎儿的发病风险主要是继发于母体的严重疾病，并取决于其严重程度。

这种关系在患有尿素循环疾病的女性中表现得最为明显（见第 23 章）。通常，由蛋白质和氮分解形成的氨是通过在尿素循环中的五种关键酶进行调节。然而，患有尿素循环疾病的女性，即使是 X 连锁型［如鸟氨酸氨甲酰基转移酶（ornithine transcarbamylase，OTC）缺乏症］携带者，也可能在妊娠时、更多地在产后首次出现高氨血症 [19, 20]。还有一个报道称，1 例女性因患一种罕见的尿素循环酶疾病，而在产后期首次出现严重致命的高氨血症，即氨甲酰磷酸合成酶 I 缺乏症 [21]。

尿素循环有两个作用：用于氨解毒和产生精氨酸 [22]。OTC 缺乏症是最常见的尿素循环疾病，也是唯一一种 X 连锁的疾病，每 3.5 万人中就有 1 人受累。女性携带者患病率的情况尚不清楚。这种酶定位于肝和肠的线粒体中。其底物为鸟氨酸和氨基甲酰磷酸，其产物是瓜氨酸。

尿素循环疾病的一个典型的表现是，1 例女性在几日前分娩，到达急诊室或分娩时处于昏昏欲睡、晕头转向的状态，同时可能伴有口齿不清（构音障碍），患者可能还伴有偏头痛。她的饮食史可能避免摄入蛋白质，并且她可能在产后完全没有食欲，通常伴有恶心、干呕。尽管患有尿素循环疾病的女性既往可能有过正常的阴道分娩或剖宫产史，在 OTC 缺乏的情形下任何重大的外科手术都有可能诱发症状。同样，引起分解代谢状态的潜在感染可能也会诱发症状的产生。虽然她的血氨水平有所升高，但其肝酶水平保持在正常状态。类似这样诊断为高血氨症的围产期患者，不仅应立即采取治疗措施，如①停止蛋白质摄入；②高能量饮食预防内源性蛋白质分解代谢；③通过氨清除药物或透析降低血氨水平，同时对于此前没有进行诊断的患者还需对其是否为 OTC 缺乏症的携带者进行筛查。新生儿筛查通常不能识别杂合女性。此外，在已知的女性携带者中，只有 15% 在儿童时期出现过症状 [24]，这取决于 X 染色体失活的差异和基因突变 [25]。患有新生儿重症早发性疾病的男性的姐妹比患有迟发性更容易出现症状 [26]。然而，在没有出现患病的孩子之前，大多数女性携带者不知道自己的携带者身份。这些女性大多是在孩子病情严重或死亡后才确定诊断的。

已出现症状的 OTC 缺乏症杂合女性妊娠后，应注意其孕前管理方案；一般来说，这包括避免蛋白质摄入，间断补充瓜氨酸。在对妊娠剧吐行全肠外营养治疗时必须进行谨慎和严格监测，适当降低蛋白质摄入量 [27, 28]。分娩时，可积极静脉注射 10% 葡萄糖溶液，为正常液体摄入量 1～1.5 倍。必要时可给予胰岛素以维持血糖在 1000mg/L 左右 [29]。

产前症状不仅可能发生在已知的杂合子携带者身上，也可能发生在迄今为止在感染、手术、创伤或服用类固醇的情况下尚未被确认诊断的女性身上 [28, 30]。后者与产科医生密切相关，因为据报道，在产前给予皮质类固醇以促进胎肺成熟后可能引发

严重的高氨血症[31, 32]。类固醇可促进蛋白质转化，从而增加氮释放；这会增加 OTC 缺乏症携带者及其胎儿的风险。此类患者应避免使用类固醇。

氨是一种弱碱，在机体处于生理 pH 时，98%的氨以 NH_4^+ 的形式存在[22]。这对于机体是一种保护作用，因为细胞膜对 NH_3 的渗透性是 NH_4^+ 的 5 倍。氨对大脑是有害的。血浆氨水平升高可引起神经系统紊乱，最终导致脑水肿和小脑扁桃体疝[19]。正常情况下，NH_3 血浆浓度很低。当氨浓度＞100μmol/L 时，就会出现中毒症状；当浓度为 200μmol/L 时，会发生相关脑病和昏迷。除了母体危重会引发的胎儿风险外，氨还会穿过胎盘影响胎儿健康。虽然证据有限，但在母体血浆氨水平升高的情况下，脐带血中氨水平也会升高，但不会高于母体血液水平。继发于母体高氨血症的短期胎儿暴露可能不会影响妊娠结局。

在既往未确诊的杂合 OTC 缺乏症患者中，产前、产时或产后女性高氨血症的检查包括进行尿液有机酸谱检查（乳清酸升高）、血浆氨基酸谱检查（高谷氨酰胺 / 低瓜氨酸和精氨酸）、通过序列分析对 OTC 基因突变进行分子分析，如果突变为阴性，则应进行基因靶向的缺失 / 复制分析。与代谢遗传疾病方面的专家进行快速咨询十分重要。直接治疗存在高氨血症的 OTC 缺乏症携带者的关键是通过静脉注射高热量的葡萄糖和完全限制饮食中的蛋白质长达 24～48h。在此之后，必需氨基酸的消耗导致分解代谢状态和内源性氮的产生[29, 33]。氨清除剂，苯基丁酸钠、苯甲酸钠和 L- 精氨酸都可以使用。通常，及时治疗可以避免血液透析。长期治疗可能需要限制饮食中的蛋白质，同时补充必需氨基酸，以及高热量饮食。显然，如果一个患者被发现是 OTC 缺乏症的携带者，她有 1/2 的概率会把这种基因传给其后代，遗传给女儿或儿子的概率相同。胚胎着床前遗传学检测[34]（见第 2 章）和产前诊断在未来都将成为可能。

2. 氨甲酰磷酸合成酶Ⅰ缺乏症 产前和产后失代偿发生在母体分解代谢时的尿素循环紊乱中，对胎儿产生潜在风险。这在 1 例常染色体隐性氨甲酰磷酸合成酶Ⅰ缺乏症患者的报道中有进一步说明。该患者 26 岁，一直都有精神错乱的发作史，在分娩前 1 天出现了定向障碍，尽管只是短暂的。在一次本来并不复杂的分娩后，仅仅 10 个小时，她就

变得不知所措和焦躁不安。又过了几个小时，她的情况恶化到昏迷且伴有去脑强直。她的血氨浓度为 1000μmol/L，无肝炎迹象。该患者脑病进展；她出现癫痫发作，脑电活动消失，最终死亡，尸检只发现脑水肿[21]。

3. 高鸟氨酸血症 – 高氨血症 – 同型瓜氨酸尿症综合征 有一种尿素循环疾病可能对发育中的胎儿产生不良影响，即高鸟氨酸血症 – 高氨血症 – 同型瓜氨酸尿症（HHH）综合征（见第 22 章）。所涉及的基因 SLC5A15 编码线粒体鸟氨酸载体 ORC1。和除 OTC 缺乏症外的所有尿素循环疾病一样，HHH 综合征是常染色体隐性遗传疾病。这些患者的代谢危象表现为呕吐、意识混乱、语无伦次和高氨血症，这些症状和其他尿素循环障碍一样，可能有长期的后遗症，如癫痫、共济失调和精神障碍。长期治疗中，患者必须坚持基于氨水平和氨基酸谱的低蛋白饮食，根据需要补充必需氨基酸，如瓜氨酸或精氨酸，可能还需要氨清除药，如苯甲酸钠或苯基丁酸钠。为了减少蛋白质消耗，通常需要补充额外的热量。

对于遗传代谢疾病，近年来 HHH 综合征患者都能够存活到生育年龄，这使得妊娠成为一个具有挑战性的问题。在最近的一份报道中，1 例患有 HHH 综合征的女性在两次妊娠中都无法遵循蛋白质限制和氨基酸补充饮食，其中一次妊娠中胎儿生长受限。在两次妊娠中都给予苯基丁酸钠。第一次妊娠时，她没有出现任何高血氨危象，38 周时生下了一个健康的新生儿，体重 3050g（第 50 百分位），体长 47cm（第 25 百分位）。在她的第二次妊娠中，由于胎儿生长受限，她在 35^{+1} 周时分娩，第一次发现胎儿生长受限是在妊娠 30 周时，在她妊娠的前三个月末出现了高血氨危象。新生儿的出生体重为 1580g（第 3 百分位），身长 39cm（第 3 百分位），头围 31cm（第 50 百分位）。这名儿童在两岁时被诊断患有自闭症和语言发育迟缓。这些作者还回顾了之前报道的 3 个病例；在 4 例患有 HHH 综合征的患者中共报道 7 次妊娠，29%（7 次中有 2 次）的胎儿生长受限，71%（7 次中有 5 次）的胎儿出生时体重与孕龄相符。在 5 例生产了正常发育的胎儿的妊娠过程中没有一例发生严重的高氨血症。在 2 例胎儿生长受限的病例中，产妇在产前都发生过高氨血症。考虑到饮食摄入低于必需氨基酸摄入量

的复杂情况（这种情况是非常少的），母体 HHH 综合征中胎儿生长受限的潜在机制依然不清楚。

（二）其他氨基酸代谢疾病

1. 枫糖尿病　产后代谢失代偿并不是尿素循环疾病所特有的。Grünewald 等[36] 报道了 1 例枫糖尿病（MSUD）患者产后第 9 天亮氨酸水平升高的病例（见第 22 章）。作者提出了几个主要的观点：产后是一个组织分解代谢容易失调的时期。在妊娠中期，由于机体处于合成代谢状态，因此可适当放松对亮氨酸的饮食限制。此外，在 MSUD 等疾病的情况下，没有成年人会因为即将发生的代谢紊乱而不进行 MSUD 治疗，因此与其他一些遗传代谢疾病不同，MSUD 患者通常会接受终身护理，并进行严格的饮食管理。由于新生儿筛查和治疗的出现，即使是没有接受肝移植的典型 MSUD 患者，也有可能活到生育年龄及有成功的妊娠结局[37]。然而，截至 2018 年，仅有 9 例经典 MSUD 患者的妊娠病例被报道[38]。MSUD 是一种支链氨基酸（BCAA）代谢疾病，从而导致亮氨酸、异亮氨酸和缬氨酸水平升高。代谢危象表现为酮症酸中毒、呕吐、神经系统症状和脑病，通常由并发感染、手术或过量摄入 BCAA 引起的分解代谢引起。亮氨酸水平升高会导致昏迷和脑水肿。对于患有 MSUD 的女性而言，在妊娠和产后时期，严格的代谢控制是必不可少的。这需要经常监测血浆氨基酸水平并维持低蛋白饮食，以及补充无 BCAA 的混合饮食摄入，以避免母体代谢危机，同时应考虑亮氨酸对胎儿的有害和（或）致畸影响。将 BCAA 水平维持在 $100\sim300\mu mol/L$，甚至更高，对母亲和胎儿都是可行的。

除感染和手术外，上述分娩和产后与妊娠相关的分解代谢应激时期是母体最易发生代谢失代偿的时期。假设，在母体代谢危机发作期间，由于 BCAA 水平升高，胎儿在宫内可能存在风险。但是，迄今为止，尚未有任何出现不良反应的病例被报道。由于胎盘的主动运输，脐血氨基酸浓度将是母体水平的 1.5 倍。

2. 同型半胱氨酸尿症（胱硫醚 β- 合成酶缺乏症）　由胱硫醚 β- 合成酶（CBS）缺乏引起的同型半胱氨酸尿症是一种常染色体隐性遗传的代谢性疾病，其特征是血浆同型半胱氨酸和甲硫氨酸增加及

半胱氨酸减少（见第 22 章）。这种病症最初是在 1962 年通过尿液氨基酸筛选智力障碍人群时被发现。除了低智商外，其他表现包括漏斗胸、骨质疏松、晶状体异位和血栓栓塞。此后不久，实行了饮食管理，并且限制了甲硫氨酸摄入，对于维生素 B_6（具有突变依赖性）也开始引起重视。即使对那些以前未确诊的成年人而言，晚年治疗依然不能扭转智力缺陷，但治疗后其智商的提高是显而易见的，而早期治疗的效果则更加显著[39]。

1983 年，Mudd 等[39] 描述了来自世界各中心的 60 名对维生素 B_6 应答最强烈女性的 102 例妊娠病例，作为同型胱氨酸尿症问卷调查的一部分。在一些情况下，即使服用维生素 B_6，妊娠流产率仍然很高（超过 20%），特别是与父源同型半胱氨酸妊娠流产率（<1%）相比。出生缺陷似乎并没有在这些病例中发生，但不能排除致畸效应存在的可能性。妊娠患者的 CBS 缺乏较为罕见，因此鲜为人知。McKusick 等[40] 发现，在新生儿筛查之前，50% 的患者在 20 岁之前会死亡；在 30 岁时死亡率达到 75%。如今情况有了改变，阿司匹林、双嘧达莫和其他抗凝血药在维生素 B_6 治疗基础上的叠加效果大大降低了致命性血栓栓塞事件的发生率。

2010 年发表了一篇颇有意思的对关于分子筛查广泛应用后因 CBS 缺乏而导致的同型半胱氨酸尿症的原始调查研究的重新审视[39, 40]。新生儿筛查所得的 1/344 000 的总体患病率被认为是严重低估了，因为在新生儿筛查中使用升高的血液甲硫氨酸水平作为筛查指标，而维生素 B_6 应答患者经常被遗漏。在欧洲各国的研究中，使用 *CBS* 基因的分子筛选，预测纯合子频率为 1/264 000～1/17 800，携带者频率范围为 0.4%～1.5%。这大致相当于美国 6000 多个预期纯合子，其中一半是女性。由于妊娠期和产后母体血栓栓塞的风险进一步增加，因此确定患有这种可治疗性疾病的患者对产科人群尤为重要。如果母亲没有进行维生素 B_6 或甲硫氨酸限制或甜菜碱治疗，就不能完全排除胎儿畸形风险。在一项未服用维生素 B_6 的 CBS 缺乏的纯合母亲的杂合流产病例研究中，胎儿肝脏、大脑，以及羊水中的组织甲硫氨酸浓度升高[42]。对于有纯合胎儿的杂合母亲，其羊水的情况并非如此。正如这些作者和 Bessman 等[43] 所假设的那样，即在患有先天性氨基酸代谢病的纯合女性妊娠期间，若氨基酸在胎儿大脑中积

累，可能会导致神经损伤，这引起了人们的关注。幸运的是，在目前大多数 CBS 缺乏的病例中，这是不可能的，在通过新生儿筛查或血栓栓塞事件确定的个体中都补充了维生素 B_6。在未被确认患有该疾病的女性中，尤其是那些欧洲血统的女性，其突变通常是维生素 B_6 应答的，产前摄入的维生素 B_6 与其摄入的其他膳食相结合可能会抵消这种影响。

Levy 等 [44] 报道了 6 例维生素 B_6 应答和 5 例维生素 B_6 无应答的患有 CBS 缺乏症的女性的 15 次妊娠情况；其中，1 次终止妊娠，2 次妊娠早期流产。在剩下的 12 名活产婴儿中，1 名婴儿患有多种先天性异常：脊柱裂、眼组织缺损和严重的精神障碍及自闭症。还有 1 名患有 Beckwith-Wiedemann 综合征，这似乎与 CBS 缺乏症无关。其余 10 名婴儿正常。只有 1 例女性在胎儿足月时发生了浅表血栓性静脉炎，而 2 例女性在足月时发生先兆子痫。没有发现孕产妇或胎儿结局与维生素 B_6 应答和无应答之间的相关性，但作者确实建议进行治疗，特别是对维生素 B_6 应答的女性，以预防不良结局。

高同型半胱氨酸血症或高甲硫氨酸血症可能会致畸，但伴随同型半胱氨酸尿症的叶酸缺失（及维生素 B_{12} 缺失）也可能导致出生缺陷的发生。在缺乏关于妊娠期 CBS 缺乏症的更好数据支持的情况下，应该继续母体治疗以降低血浆同型半胱氨酸，同时添加叶酸和维生素 B_{12}，并考虑抗凝血治疗，因为产后是血栓事件发生的最高风险时期。尽管继续采用相同的方案来实现产前控制，产后血浆同型半胱氨酸水平可能依然会上升，从产后 24h 内开始，持续到产后 6 周 [44]。对于血栓形成的风险不可掉以轻心，应谨记同型胱氨酸尿可表现为动脉和静脉血栓的形成，它包括矢状窦血栓的形成。

正常血浆同型半胱氨酸水平 $<15\mu mol/L$。中度升高为 $15\sim30\mu mol/L$，中高度升高为 $30\sim100\mu mol/L$，重度升高为超过 $100\mu mol/L$。CBS 缺乏症患者的同型半胱氨酸升高被认为是出现血栓栓塞倾向的基础。典型值，尤其是在早期诊断的患者中，该值 $>100\mu mol/L$，而成人有时会出现 $50\sim100\mu mol/L$ 的值。大约 50% 的 CBS 缺乏症患者对维生素 B_6 有应答，建议长期服用维生素 B_6，剂量不超过 10mg/（kg·d）（最大 500mg/d）[45]。同时，正常饮食摄入的维生素 B_6 可能使大多数维生素 B_6 应答的 CBS 纯合突变个体无症状。然而，应该意识到，71% 的

爱尔兰纯合个体具有维生素 B_6 无应答突变，而有一种维生素 B_6 无应答突变在西班牙、葡萄牙和南美洲非常普遍。虽然这些维生素 B_6 无应答纯合突变个体往往是新生儿筛查更容易检测到的对象，但新生儿筛查对维生素 B_6 无应答患者的敏感性仍然有限。维生素 B_6 无应答的个体需要坚持低蛋氨酸饮食，有时需要补充甜菜碱，这两种饮食方式在妊娠期间可能都需要维持，同时需要补充叶酸和维生素 B_{12}。

（三）蛋白质代谢中的有机酸疾病

1. 丙酸血症 丙酸血症是一种非常罕见的常染色体隐性遗传病，由缺乏丙酰辅酶 A 羧化酶而引起，这种酶在分解异亮氨酸、缬氨酸、苏氨酸、蛋氨酸，以及奇数脂肪酸时是必需的（见第 22 章）。在新生儿时期，代谢性酸中毒和高氨血症的失调常导致严重的神经认知障碍、肌肉张力减退、出生后生长迟缓、贫血和全血细胞减少、长 QT 间期综合征和最终的心肌病。终身膳食管理是必需的。普通感染比高蛋白质摄入更容易引发代偿失调 [46]。据报道，少数患者成功妊娠且胎儿正常。通过产妇超声心动图评估心脏功能，确保分娩期间和围产期液体的谨慎摄入，同时在分娩时使用静脉葡萄糖（10% 的葡萄糖，1.5 倍给患者维持供给）。以及产后补充碳水化合物的低蛋白饮食，以减少蛋白质分解代谢 [47]。在母体没有严重失代偿的情况下，胎儿的生长发育应该是正常的。

2. 甲基丙二酸血症 目前仅有少数报道提到患有甲基丙二酸血症（methylmalonic acidemia，MMA）的孕妇，这是由于缺乏由多个基因编码的甲基丙二酸单酰辅酶 A 和相关酶而引起的，每个都有不同的突变，其中 *MMUT* 基因是最常见的；另外，这种病还可能由缺乏辅酶因子维生素 B_{12}（腺嘌呤二钴胺素）所引起（见第 22 章和第 28 章）。MMA 很罕见，发病率为 1/100 000～1/50 000。在其酶途径中存在某些脂质、胆固醇和四种氨基酸——蛋氨酸、苏氨酸、异亮氨酸和缬氨酸的分解。如果没有上述过程，甲基丙二酸就会在血液中堆积。

像所有已知的有机酸血症一样，MMA 是常染色体隐性遗传的。可能致命的代谢危机通常出现在生命的头几个月，伴随着呕吐，肌张力减低，嗜睡，这是由于高氨水平和癫痫发作引起的，其后果

可包括生长障碍和严重的神经发育迟缓。除了代谢性酸中毒和高氨血症外，出现的显著异常包括低血糖、酮血症、酮尿、高糖血症和高糖尿。新生儿筛查对于在严重代谢危机发生前进行治疗至关重要。

终身治疗包括严格控制蛋白质摄入，限制饮食，避免摄入上述提到的4种氨基酸，通常还包括肉碱和维生素B_{12}，以上所有限制都应在妊娠期间持续维持。一项对12名受影响女性中的17例妊娠的回顾研究发现[48]，不良的胎儿结局与3例早期自然流产、2例早产（由于子痫前期）和1例胎儿生长受限有关。考虑到肾功能障碍在MMA中很常见，胎儿生长受限可能与母体低蛋白饮食所导致的必需氨基酸过度限制有关，也可能与此无关，没有发现出生缺陷。很少有患者在妊娠期间经历代谢紊乱，而这2例患者的病情都不严重。所有病例的产后病程均不明显。作者强调，对于其他母源性遗传代谢疾病，研究方法应该是多学科的，应该由精通生化的遗传学家，代谢营养师，母胎医学专家和产科医生一起工作研究来解决。

四、母胎合成代谢状态加重能量代谢疾病

（一）脂肪酸和脂质代谢紊乱

1. 线粒体β氧化障碍/VLCAD、LCHAD、MCAD和SCAD缺陷 脂肪酸是细胞膜、酶和激素的组成部分，也是心脏、肝脏和肌肉最有效的能量来源之一。发生在线粒体基质中的β氧化是几种脂肪酸氧化降解途径之一。大约有25种酶和转运蛋白参与β氧化途径，其中18种酶和转运蛋白的缺乏会导致疾病，总的发病率为每5000～10 000个新生儿中有1个（见第24章）。这些都是常染色体隐性遗传病，并由长时间禁食、运动、感染、暴露于寒冷或高脂饮食引起。通常，代谢危机的第一个症状是行为改变、易怒或嗜睡和轻度酮症低血糖。呕吐和代谢性酸中毒伴或不伴高氨血症（由于乙酰辅酶A没有被供应而引起的二次尿素循环功能障碍），并可迅速升级为终末器官损害。心脏能量不足可导致心肌病和心律失常。肝脏能量不足会导致脂肪肝、肝大和肝衰竭。肌肉能量不足引起低张力和肌无力，有时伴有横纹肌溶解和肌红蛋白尿；后者会损害肾脏。

避免禁食是治疗的基础，以防止患者对β氧化产生依赖，并阻止脂肪分解。禁食甚至是轻微的感染都会触发内源性脂肪分解，从而产生过量的有毒中间体。对儿童和成人来说，及时发现感染、立即加强治疗和补充静脉葡萄糖（即使血糖水平正常）都至关重要。

胎儿的一些β氧化缺陷可导致母亲患急性妊娠脂肪肝（AFLP）和（或）溶血综合征、肝酶升高和低血小板综合征（HELLP综合征），孕妇及胎儿和新生儿的发病率和死亡率显著增加。这种不同寻常的母胎相互作用可能与胎儿和母亲的遗传背景有关。母亲AFLP表现——恶心、呕吐、低血糖、肝功能异常迅速发展为暴发性肝衰竭、母亲肝脏脂肪堆积（微囊性脂肪变性）——与婴儿常染色体隐性β氧化障碍的表现之间的相似性是相当显著的。AFLP在妊娠期，也就是晚期妊娠的中期到后期，这是胎儿成长过程中能量需求增加的时期之一，胎儿已经开始利用母体酮体来产生脂肪和补充能量。为了满足这一需求，母体代谢向生酮转变。

线粒体内膜上的长链酰基辅酶A脱氢酶（VLCAD）和长链3-羟酰基辅酶A脱氢酶（LCHAD），线粒体基质上的中链酰基辅酶A脱氢酶（MCAD）和短链酰基辅酶A脱氢酶（short-chain acyl-CoA dehydrogenase, SCAD），与其他酶一起降解碳原子数为奇数的脂肪酸。自前两篇复发性AFLP的报道发表以来，作者了解到AFLP和HELLP综合征主要与胎儿LCHAD缺乏症相关[50, 51]，虽然也有关于胎儿受肉碱棕榈酰基转移酶Ⅰ（carnitine palmitoyltransferase Ⅰ, CPT Ⅰ）缺乏症和MCAD和SCAD缺乏症的报道[52-57]。确切的机制尚不清楚，但我们知道孕妇是一个专性杂合子，其脂肪酸β氧化酶活性降低。在能量需求增加的情况下，如在妊娠晚期，再加上由雌二醇驱动的游离脂肪酸水平的生理性上升，由母体和胎儿β氧化障碍累积的过量脂肪酸被认为是一种母体肝毒素。就像儿科医生有充分的理由，在面对LCHAD缺乏的孩子时，可以进行早期诊断和迅速管理，产科妊娠也需要尽快得到早期诊断和管理，以避免母亲和婴儿的不良结局。此外，在AFLP中，为了确保合理的母胎存活，需要立即娩出胎儿[58]。

经历过AFLP的女性可能需要进行脂肪酸氧化障碍突变分析；当然，所有患有AFLP女性的新生儿都应该进行LCHAD缺乏症的筛查，并进行治疗，

直到结果提示指标正常。同样的建议也适用于复发性 HELLP 综合征的孕妇。LCHAD 缺乏症患儿的生存通过先入为首的保守治疗，严格的管理，以及临床医生在发病时的高度关注得到了显著的改善。最后，对已知有风险的未来妊娠进行产前诊断，可用于预先识别一种疾病，这种疾病可能不仅对新生儿的健康有严重影响，而且对可能面临暴发性、危及生命的肝衰竭的母亲也有影响。

2. 肉碱缺乏症 肉碱负责运输长链脂肪酸穿过线粒体内膜，它们是 β 氧化循环的底物。β 氧化是运动和禁食期间最重要的能量来源。左旋肉碱是一种具有生物活性的物质。左旋肉碱的缺乏可由多种因素引起。原发性肉碱缺乏症是一种罕见的常染色体隐性遗传病，由于 SLC22A5 基因突变，通常导致在细胞内转运肉碱的肉碱转运体功能失调。而后，肉碱通过肾排泄丢失，血液和组织内肉碱缺乏。通常，但并非总是如此，原发性肉碱缺乏症患者在儿童早期伴有失代偿和心肌病。婴儿早期代谢危机的特征是低酮症低血糖、高氨血症，伴有转氨酶升高的肝肿大和肝性脑病。有一半儿童病例的典型表现包括进行性心肌病，伴有或不伴有肌无力和肌张力减退，发病年龄在 1—7 岁。心肌病也见于有代谢症状的老年患者。然而，在症状和严重程度方面，原发性肉碱缺乏症有一个广泛的临床谱，其中包括无症状感染者。

口服补充肉碱［100～400mg/(kg·d)］，并滴定至血浆肉碱水平，如果在不可逆器官损伤发生之前就开始治疗，预后良好。我们对母体肉碱缺乏对胎儿的影响所知甚少，但仍有可能在没有补充肉碱的情况下，其严重缺乏会对胎儿生长产生影响。我们知道肉碱可穿过胎盘，母体和胎儿的血液肉碱水平之间有相关性。事实上，患有肉碱缺乏症的新生儿和母亲已经通过新生儿筛查被识别出来[60-62]。人们很快认识到，在某些情况下，新生儿血液肉碱水平低，实际上反映了母亲患有原发性肉碱缺乏症。这使得人们对这种疾病的表现形式的多样性有了更充分的认识。通过这种方式发现的大多数女性都没有症状，而有些人的运动耐受力下降，对禁食不耐受，这些症状可能会因妊娠而加重，也可能不会加重。尽管心肌病是年龄较大的儿童和成人的主要表现，但这些研究中通过新生儿筛查确定的无症状女性的超声心动图均未见异常。尽管如此，似乎合理

的做法是，对一个已知患者进行超声心动图筛查。同时，人们早就知道，从妊娠 12 周开始[63]，正常孕妇的左旋肉碱血浆水平下降到非孕妇对照血浆水平的大约一半，加上妊娠是一种代谢挑战状态，能量消耗显著增加，因此为有原发性肉碱缺乏症的孕妇补充肉碱十分必要。

3. 生物素缺乏症 / 多重羧化酶缺乏症 由于类固醇诱导的 β 氧化加速了生物素分解代谢，孕妇有缺乏生物素的倾向。几组证据表明，妊娠期易出现边缘性生物素缺乏，但一般程度还没有严重到产生生物素缺乏的典型皮肤和行为表现[64]。这对人类妊娠的临床意义尚不清楚，但动物研究已经引起了人们对致畸性的关注。生物素缺乏在某些动物模型中是致畸的，但在其他动物模型中并非如此。在小鼠模型中单独进行母体生物素饮食限制，尽管母体体重正常增加，而且在临床检查中没有发现明显的生物素缺乏，但是其后代中高达 82% 的腭裂、91% 的小颌畸形和 41% 的肢体发育不全的概率与对照组相比显著升高[65]。据推测，胎儿中生物素化酶的显著减少可能是小鼠模型中致畸效应的基础[66]。

母体缺乏生物素可能导致胎儿缺乏生物素。目前提出的机制认为与脂肪酸代谢的几个酶途径有关，其中生物素是一个辅酶。这些生物素依赖的羧化酶，包括乙酰辅酶 A 羧化酶，对维持正常细胞增殖至关重要。科学家进一步提出胎盘向胎儿的生物素转运相对较低，胎儿生物素状态不是以牺牲母体生物素状态为代价的"自我纠正"。幸运的是，就叶酸而言，补充维生素可以很容易地纠正其不足。与 Czeizel 和 Dudás 在预防神经管缺陷的经典人类研究[67]中补充叶酸的效果类似，在生物素缺乏的小鼠模型中，母体生物素膳食补充显著减少了出生缺陷。

辅酶生物素有两种遗传性疾病：全羧化酶合成酶（holocarboxylase，HCS）缺乏症和生物素酶缺乏症。两者都是常染色体隐性遗传，都损害所有生物素依赖性羧化酶的功能，最终结果称为多重羧化酶缺乏症（multiple carboxylase deficiency，MCD）。其表现多种多样，从出生后 1h 危及生命的代谢性酸中毒和严重的有机酸中毒，到隐蔽的发病特征，包括红疹、脱发、听力丧失、精神运动迟缓和视神经萎缩，到无症状形式的生物素酶缺乏症，这只

能通过受累更严重的兄弟姐妹确定。因此，在妊娠前未被诊断出的患有生物素酶缺乏症的女性可能会妊娠。

总的来说，MCD 以神经症状为主。大脑比其他器官受到的影响更早，也更严重[68]。因为生物素可能在出生后的几天内变得缺乏，新生儿筛查对于预防这种可治疗的疾病的永久性损害至关重要。新生儿筛查也发现无症状患者残留生物素酶活性[69]。所有患者需要终身补充生物素。虽然部分生物素酶缺乏（10%～30% 的剩余酶活性）的患者通常没有症状，但在促使分解代谢的压力下，如感染、甚至中度胃肠炎，或者可能由高蛋白质摄入引起的低张力、皮疹和脱发症状可能会出现。因此，谨慎的做法是给予这些患者每日 2.5～5mg 的生物素补充。相比之下，产前维生素可能需要 30μg。HCS 在 1982 年才被发现[70]，而生物素酶缺乏症在 1983 年才被发现[71]，因此对于受影响的育龄女性没有太多指导意见。在整个妊娠期间持续治疗，结果一般是成功的[72]。尚无未接受治疗的女性的报道。由于缺乏全面证据，未经确认、未经治疗的生物素酶缺乏症的正常围产期结局的可能性不应成为削弱已知母体 MCD 治疗重要性的理由。事实上，妊娠会导致生物素的分解代谢。高剂量的生物素在妊娠时的使用应该是谨慎的，所有类型的 MCA 使用的生理剂量与不良反应或不良妊娠结局（包括出生缺陷）没有关联。有趣的是，生物素可以干扰实验室检测结果，包括血清肌钙蛋白 T 水平，以及血清 hCG 的 β 亚单位水平，并可能导致假阴性的尿妊娠测试结果。

（二）鞘脂类代谢疾病

鞘脂是普遍存在于所有哺乳动物细胞膜和血浆脂蛋白中的脂类。鞘脂质是溶酶体储存疾病的一个亚组，其中鞘脂质由于降解途径中缺乏酶或激活蛋白而积聚在血管壁和器官中（见第 25 章）。除了 X 连锁 Fabry 病外，其余均为常染色体隐性遗传。许多但不是全部患者在婴儿期或儿童早期有严重的表现，而晚发型最近才被发现。对于大多数的鞘脂类药物而言，治疗选择往往是有限的，但对其中几种有酶替代疗法（ERT）。对于一些人来说，妊娠是可能的。我们将回顾两种在妊娠期间发生的鞘脂类疾病，这两种疾病均可以接受 ERT 治疗。

1. Fabry 病 Fabry 病或 α 半乳糖苷酶缺乏症是一种由位于 X 染色体上的 GLA 基因突变引起的溶酶体贮积病。典型的 α 半乳糖苷酶 A 活性缺失或活性严重降低，在 22 570 名男性中出现 1 例；而具有不同酶活性水平的晚发型更常见：1390 名男性中出现 1 例[73]（见第 25 章）。GLA 酶负责分解一种叫作球状三酰神经酰胺的脂肪。在没有 GLA 的情况下，这种底物聚集在血管内皮细胞、动脉平滑肌细胞、心肌细胞和肾小球足细胞中。血管收缩导致皮肤、心脏、肾脏和大脑缺血和梗死[74, 75]。在疾病的自然过程中，心肌纤维化、左心室肥厚和慢性肾病（蛋白尿）进展到终末期肾衰竭是死亡的主要原因，同时还伴随着脑卒中。随着时间的推移，能量消耗（运动、发热和炎热的天气），Fabry 病患者表现为手和足的疼痛（肢端感觉异常），皮肤上的小红点（血管角质瘤），角膜混浊，耳鸣和听力损失，少汗症和胃肠道紊乱（腹胀、腹泻、腹痛）。根据残留的 GLA 活性不同，疾病呈现不同的严重程度。晚发的病例病情较轻，但也会逐渐加重，可能只影响心脏和肾脏。注射半乳糖苷酶或半乳糖苷酶的 ERT 已在临床上使用近 20 年，极大地延长了 Fabry 病患者的寿命。半乳糖苷酶 α 在世界上许多国家被批准使用，但美国没有；半乳糖苷酶 β 在美国、欧洲和许多其他国家被批准。新的口服药物伴侣米加司他（Migalastat）已在欧盟和加拿大获得批准，用于部分 Fabry 病患者，即具有易受米加司他影响的 GLA 突变的患者，对这些患者的研究仍在进行中[74]。

大多数 GLA 杂合突变的女性为携带者[76]（见第 1 章）。这是由于 29% 的女性 Fabry 病患者倾向于伴有 X 染色体失活，以及 GLA 突变也与此有关[77, 78]。虽然女性携带者出现的体征和症状通常比男性携带者晚，但这些女性可能会具有许多 Fabry 病的典型症状。严重的症状发生在 43% 的专性携带者中，但在育龄女性中较少见。与大多数 X 连锁隐性遗传病不同的是，只有少数在某条 X 染色体上携带 GLA 突变的女性完全没有 Fabry 病的症状。

如今，建议 Fabry 病患者尽早开始 ERT：男性在 18 岁之前即使仍然无症状，也建议进行 ERT；而对于女性，在症状、蛋白尿或心脏纤维化首次出现时，心脏 MRI 钆扫描为一线诊断方法。越来越清楚的是，对成年 Fabry 病患者的及时治疗应着眼于防止进展为不可逆的组织损伤[74]。基因型 – 表型与疾病发病年龄和严重程度的相关性一直是一个正在广泛进行的研究课题。此外，在女性中，评估 X 染色体失活偏移的方法有望预测经典突变女性的未来临床严重程度[77]。

对于有计划妊娠的女性，考虑到有相当数量的女性携带者出现肾功能不全、短暂性缺血发作、心脏纤维化、心绞痛和心力衰竭，如果可能的话，应该在妊娠前完成适当的基线检测和影像学检查。对于那些已有疾病症状的女性，其妊娠期间持续进行 ERT 治疗，取得了良好的结果。疲劳、胃肠道症状和神经性疼痛在妊娠期总体上没有变化。胎儿的影响仅限于与母亲当时的身体状况有关的终端器官病理学。这可能需要密切监测心脏和肾脏受累情况，而抗凝血的作用尚不清楚。事实上，大多数患有 Fabry 病的女性的妊娠过程都是顺利的。大多数（81%）是足月分娩的，尽管有 11%～34% 的高血压发病率和 37% 的蛋白尿发病率，但它们并不因胎儿生长受限而复杂化[79, 80]。静脉血栓栓塞或脑卒中的风险也并未增加。

在这些患者中没有任何 ERT 的不良反应[81]。通过对女性携带者胎盘的病理研究，报道了典型的 Fabry 病的细胞内变化；并伴有母体血管和蜕膜细胞鞘脂浸润；母体 – 胎盘界面的母体动脉结构值得进一步研究。胎盘研究也证实了在电镜下，受累的半合子男性胎儿的绒毛内、脐动脉和脐静脉内皮细胞和血管平滑肌细胞内的层状包涵体令人印象深刻[82, 83]。这些变化在患有半合子疾病父亲的杂合女婴的胎盘中没有见到，而患病父亲的母亲是健康的。在妊娠期间接受 ERT 治疗的受影响更严重的女性中，目前尚不清楚抗碱性磷酸酶 α 或抗碱性磷酸酶 β 是否穿过胎盘。目前也尚不清楚，在母亲患有 Fabry 病的情况下，ERT 是否可能对受累的男性胎儿有益，和（或）是否可能改变蜕膜组织病理学或任何血管壁，不仅是胎儿血管，而且可能是母体 – 胎盘界面处的母体血管系统[81]。

2. Gaucher 病 Gaucher 病是最常见的遗传性溶酶体储存疾病（见第 25 章）。在阿什肯纳兹犹太人群体中，Gaucher 病的发病率为 1/450（携带率为 1/10）；而在非阿什肯纳兹犹太人群体中，Gaucher 病的发病率为 1/40 000（携带率为 1/100）。Gaucher 病患者缺乏葡糖脑苷脂酶，这是一种将葡糖神经酰胺水解为葡萄糖和神经酰胺的溶酶体酶，由 *GBA* 基因编码。产生 "Gaucher 细胞" 标志着葡糖神经酰胺在网状内皮细胞的溶酶体中积累。这是一种多系统储存障碍，表现为肝、脾的进行性增大，脑、肺和骨髓浸润，伴有明显的脂质巨噬细胞[84]。

Gaucher 病是一种鞘脂症，根据其神经并发症可分为三种亚型：类型 1 为非神经病变型、类型 2 为急性神经病变或 "婴儿" 型、类型 3 为亚急性神经病变或 "少年" 型。类型 1 不涉及大脑，而其他两种类型涉及大脑。类型 2 是致命的，通常在 2 岁之前，并且是泛民族的。类型 3 比类型 2 恶化的速度慢，在中东、埃及、印度、中国、韩国，以及环太平洋地区更常见。在突变分析中存在一些基因型 – 表型相关性，尽管这些相关性并不确切。

由于无法跨越血脑屏障，ERT 治疗对于类型 1 的效果最好，但也用于类型 3 以治疗不涉及大脑的后遗症，如内脏肥大和与骨丢失相关问题。静脉注射 ERT 最初使用巨噬细胞靶向的胎盘来源的葡糖脑苷脂酶（阿糖苷酶），以及最近的重组伊米苷酶（Imiglucerase）或维拉西酶 α（Velaglucerase Alfa），这是目前治疗类型 1 Gaucher 病的主要手段。减少肝脏和脾脏大小，改善贫血和血小板减少及骨密度是成功的关键，并且 ERT 在妊娠中使用的好处大于风险（除非患者无症状），没有证据表明这对人类有致畸作用。在母乳喂养期间也可以继续进行 ERT。

截至 1977 年，据报道只有 31 例患有 Gaucher 病的女性妊娠[85]。1991 年，医院开始提供 ERT 服务[86]。人们很快认识到，由 ERT 引起的临床改善会使得妊娠、分娩和产后期间的并发症减少[87]。今天，大多数想要生育的女性都会通过 ERT 受孕，并将妊娠期延续到足月。因此 ERT 治疗应当继续进行[88-90]。

底物减少治疗（米鲁司他，Miglustat）用于类型 1 非妊娠患者，在这些患者中，伊米苷酶并不是一种治疗选择。然而，米鲁司他由于其潜在的致畸性在妊娠期是禁忌的。

妊娠合并类型 1 Gaucher 病可并发贫血、血小板减少、出血和骨危象。应避免在产前、产时和产后对肿大的肝脏尤其是脾脏的医源性创伤（如果需要剖宫产则应在术中进行）。脾切除的女性感染风险增加，因此，应及时进行孕前免疫。建议在妊娠前进行 ERT 以达到最佳健康状态[91]，包括骨骼健康。ERT 对改善骨骼状况的作用比其对内脏肿大的作用更为迅速，但 ERT 已被明确证明可以逆转因 Gaucher 细胞浸润骨髓而导致的骨质减少，并减少骨危象和梗死、骨折和坏死[84, 92]。这一点很重要，因为在妊娠期，在未经 ERT 治疗的 Gaucher 病患者中，骨并发症将是疾病恶化最常见的表现。当评估母体骨痛时，不应保留 X 线片。在妊娠前应补充钙和维生素 D，并在妊娠期间和哺乳期继续补充。

Gaucher 病的后遗症几乎都因妊娠而加重。在比较经 ERT 治疗的妊娠与以前未治疗或终止 ERT 妊娠的情况下，妊娠期间继续 ERT 已被证明可以减少类型 1Gaucher 病妊娠的所有并发症：自然流产、早产、骨危象、骨质减少，以及产妇产前、产时和产后出血[89]。极少情况下，母亲肺动脉高压会缩短妊娠期[87]。事实上，产妇的风险超过了胎儿的风险。只有当由于血小板异常和有时内脏肿大而导致的母体并发症（如胎盘早剥、脾破裂或肝出血）发生时，早产或自然流产才会改变胎儿结局。

（三）碳水化合物代谢紊乱

1. 糖原贮积症 糖原贮积症（GSD）有多种类型，都是由于影响糖原分解的酶的不同遗传缺陷引起的常染色体隐性遗传（见第 21 章）。正常情况下，糖原在肝脏和肌肉中含量最多。在大多数糖原累积症中，糖原在肝、心脏和骨骼肌（包括呼吸肌）的溶酶体中积累，有时在肾脏中积累，当葡萄糖需求高时，糖原无法维持葡萄糖稳态。

（1）糖原贮积症 I 型或 von Gierke 病：GSD 最常见的类型是 I a 型（von Gierke 病）。GDS I a 是由编码葡萄糖 –6– 磷酸酶（G6Pase）的 *G6PC* 基因突变引起的，该酶催化糖原分解和糖异生的最终反应。GSD I b 型（20% 的 GSD I 是由于 *SLC37A4* 突变）是由葡萄糖 –6– 磷酸（G6P）转运体缺乏引起的。G6P 转运体将 G6P 转运到内质网中，由 G6Pase 水解。这两种疾病都导致内源性葡萄糖生成障碍，而在糖原分解过程中，G6P 分流到各种途径导致高尿酸血症、高甘油三酯血症和高乳酸血症。

GSD I a 会影响 3—4 月龄的婴儿，伴低血糖并发乳酸酸中毒、高尿酸血症和高脂血症。婴幼儿经鼻胃管或胃造口管持续输注葡萄糖，夜间进食生玉米淀粉，老年人日间频繁进食小碳水化合物、生玉米淀粉，是治疗的主要方法。此外，GSD I b 患

者还有严重的炎症性肠病和中性粒细胞减少，可能会因长期使用非格司亭（Filgrastim）[粒细胞集落刺激因子（granulocyte colony-stimulating factor，G-CSF）治疗中性粒细胞减少而继发贫血。然而，I a 型和 I b 型脾大都可能导致血小板减少。

随着 GSD I 患者年龄的增长，由于月经少、患有多囊卵巢，女性可能出现肝大、肾脏肿大、肾功能不全、肾结石、痛风、骨质疏松、身材矮小等不同程度的生育力低下。良性肝细胞腺瘤发生于成人 GSD I 伴罕见的恶性改变。

成功妊娠的 GSD I a 和 GSD I b 均有报道[93, 94]。GSD I a 和 I b 患者妊娠相关的主要问题包括：①妊娠前三个月碳水化合物需求增加，并持续到妊娠中、晚期和产时，以避免代谢紊乱；②肾小球滤过率降低，特别是在妊娠前肾功能不全的情况下；③肝腺瘤破裂的可能性。超声检查肝脏在孕前、孕中、孕后均有应用价值。患者可能正在服用的血管紧张素转换酶抑制药用于治疗肾脏功能障碍和蛋白尿，将需要在妊娠前停止。如果 GSD I b 患者出现严重的中性粒细胞减少，在妊娠期间应当继续或开始 G-CSF。产前及围产期 GSD I b 感染需要及时诊断和治疗。炎症性肠病的管理是 GSD I b 患者的另一个考虑因素，对于两种 GSD I，在整个妊娠期和产后第一周都要跟踪全血计数、肝肾功能、尿酸水平和甘油三酯水平，以及血糖监测和乳酸水平。避免使用类固醇，因为它们会增加糖原分解，从而加重乳酸酸中毒和高甘油三酯血症。妊娠期血小板减少需要仔细监测 1– 脱氨 –8-*D*– 精氨酸血管升压素（1-deamino-8-d-arginine vasopressin，DDAVP）可用于分娩。围产期管理还包括计划分娩前 1~2 天的葡萄糖负荷，以及产时静脉注射 D10 半生理盐水（0.45%），保持乳酸水平 <2mmol/L。胎儿的主要风险包括由于产妇并发症导致的早产，包括分娩过程中的代谢恶化，因为母亲的乳酸酸中毒会对新生儿造成严重的问题。大多数 GSD I 患者（>85%）能够足月分娩，胎儿生长受限的发生率低。

（2）糖原贮积症 II 型或 Pompe 病：GSD II（Pompe 病）是最早发现的溶酶体贮积病。它是由 *GAA* 基因编码的酸性麦芽糖酶缺乏引起的，导致糖原在溶酶体和包括心脏在内的所有组织的细胞质中贮积（见第 21 章）。由于突变的不同，酶缺乏症的程度与发病年龄和几个主要亚型的症状相关，所有亚型的合

并发病率为 1/20 000～1/10 000。婴儿发病型通常会在 1 岁前因肥厚型心肌病或继发于平滑肌功能障碍和吞咽困难的低张力症的吸入性肺炎而致命，而晚发型 Pompe 病（儿童、青少年，尤其是成年期）对心脏的影响要小得多，而且可能与妊娠有关。以髋关节屈肌和下肢其他肌肉的渐进性无力为特征，成年患者最初一般不会出现呼吸功能不全或心脏肿大。ERT 可用于出现阿葡糖苷酶 α 症状的患者。为了更好地理解和为 ERT 的使用提供指导，Pompe 病的整个谱系的数据仍在不断积累[95]。

(3) 糖原贮积症Ⅲ型：由糖原脱支酶缺乏引起的 GSD Ⅲ，通常出现在生命的第一年，但不像 GSD Ⅰ 那么严重。涉及的基因是 *AGL*（见第 21 章）。GSD Ⅲ 患儿对禁食有更好的耐受性，因此不太需要通宵连续进食，但与 GSD Ⅰ 一样，只有一小部分葡萄糖作为糖原贮存在肝脏中，因此这一来源不易用于维持葡萄糖稳态。因此，空腹后会出现明显的低血糖。因为糖异生和脂肪酸氧化不会受到影响，并且可以部分弥补糖原分解的缺陷，所以 GSD Ⅲ 和 GSD Ⅰ 的低血糖与显著的酮症和脂肪酸血症相关。婴儿最初表现为低血糖和酮症，以及高脂血症、肝转氨酶非常高和肝大。此外，还有一种骨骼肌病随着年龄的增长而恶化。成人 GSD Ⅲ 患者也可能发生心肌病。多囊卵巢很常见，但生育力似乎是正常的。治疗的目的是维持正常血糖，使用玉米淀粉和定期饮食可以帮助达到治疗目的。

总体而言，长期结果良好，妊娠顺利进行。产妇超声心动图是必要的，最好在妊娠前进行。建议所有妊娠期 GSD Ⅲ 患者根据孕前体重，睡前按照 1g/kg 服用玉米淀粉。

在一份 7 例女性 15 次妊娠的报道中[96]，所有婴儿都是活产的，27% 是低出生体重（低于第 2 百分位），除了一个有行为/精神问题的婴儿外，所有婴儿发育正常。3 例女性（20%）在妊娠前就有心肌病。其中 1 例女性在妊娠期间和产后期间心肌病恶化。7 例患者中有 5 例有肝脾大，只有这 5 例女性伴有轻度到中度的肝转氨酶升高，但仍保持相对稳定。

对于妊娠期 GSD Ⅲ 胎儿的发育，或者有急性和慢性低血糖倾向的任何疾病，产前应注意以下事项。①当母体血糖水平下降时，胎儿血糖水平也随之下降。在长时间低血糖期间，代谢率是通过胎儿糖原分解产生的葡萄糖的氧化和氨基酸取代急性葡萄糖剥夺来维持的。在慢性葡萄糖剥夺的情况下，胎儿糖异生也会发生。这样一来，蛋白质分解减少以允许蛋白质结构中氨基酸的保存。蛋白质合成方面的净增加减少，导致宫内生长迟缓[97]。②有人认为，宫内长期暴露于低血糖可能导致胎儿代谢的长期变化，这可能是导致在晚年更容易患 2 型糖尿病等疾病的原因[98]。③母体严重低血糖可能导致胎儿严重低血糖和酮症，并可能导致胎儿死亡。

如果产前和围产期处理得当，GSD 期的母亲和孩子的妊娠结局都是好的。需要注意避免可能与宫内发育迟缓和低出生体重有关的产妇低血糖。妊娠剧吐通常需要住院治疗。应仔细监测心功能，特别是那些已有心肌病的患者。在分娩过程中，液体管理是任何心肌病患者的关键，但对于 GSD Ⅲ 患者也必须避免禁食状态。密切监测产时血糖水平，利用生玉米淀粉及等渗运动饮料预防低血糖。10% 的葡萄糖静脉输注，特别是当分娩时间延长或患者无组织功能时（如剖宫产）。

2. 半乳糖血症 典型的半乳糖血症是由于缺乏半乳糖 –1– 磷酸尿苷酰转移酶（galactose-1-phosphate uridyltransferase，GALT），GALT 是半乳糖分解的关键步骤（见第 21 章）。*GALT* 基因突变是这种常染色体隐性遗传病的原因，其发病率约为 1/45 000。半乳糖和葡萄糖一起形成双糖乳糖，是牛奶中主要的碳水化合物。在摄取母乳或配方奶粉后，患有典型半乳糖血症的新生儿会出现呕吐、腹泻和高胆红素血症，随后会出现严重的肝和肾小管功能障碍，会危及生命。

治疗应立即开始，去除所有饮食中的乳糖，包括母乳和以牛奶为基础的配方奶粉，同时改善可能迅速演变为败血症和凝血功能障碍的情况。长期的预后是多样的，可能包括出生后生长受限、骨质减少、白内障、语言迟缓，以及一些精神发育迟缓。

大多数患有典型半乳糖血症的少女会发生卵巢功能不全，但有时可以保留生育力。虽然不常见，但是存在成功妊娠的情况。在对妊娠期间的连续研究表明[99]，红细胞（red blood cell，RBC）半乳糖 –1– 磷酸，即 GALT 的直接底物，在分娩时增加，然后在产后立刻和产后第一周激增。这些较高的半乳糖 –1– 磷酸水平，虽然没有高到足以在母体中引起代谢紊乱，但在选择母乳喂养或不选择母乳喂养的女性中没有差别。选择母乳喂养的女性在产后 2～4 周半乳糖 –1– 磷酸持续轻度增加。围产期及产后红细胞半乳糖 –1– 磷酸的急剧升高曾被认为可能与母乳的产生有关（即乳腺中的乳糖产生）[100]。Schadewaldt 等[99] 的研究表明，在妊娠晚期或产奶前的产程中，这一比例开始上升，甚至在产后更加剧烈，而且，在哺乳期和非哺乳期的女性中都可以观察到。同样地，在产后数周后，母乳喂养或没有母乳喂养的女性的死亡率也逐渐下降。作者推测，这种增加是由产后时期的分解代谢状态触发的，在此期间细胞糖蛋白和糖脂的分解导致内源性半乳糖的释放。他们指出，相对较少的乳糖从乳腺进入循环系统，并由肾脏排泄，这使得这些母亲产后半乳糖代谢物增加的可能性很小。

因此，这种引起母体代谢失衡的产后分解代谢现象不仅与尿素循环和氨基酸代谢紊乱有关，也与经典半乳糖血症（一种碳水化合物代谢紊乱）有关。

五、金属代谢紊乱

Wilson 病

Wilson 病是一种和铜代谢相关的常染色体隐性遗传病，由于 P 型 ATP 酶——ATP7B 缺陷，导致铜不能跨细胞膜转运。尽管少数患者无症状和（或）在妊娠或不孕症检查期间首次发现，但仍会导致中毒性神经和肝脏铜蓄积。更常见的是，会出现神经精神症状和慢性肝衰竭。血液中铜和铜蓝蛋白（在血液中运输铜的蛋白质）的水平相对较低。其治疗包括促进尿铜排泄的铜螯合剂 [青霉胺和曲恩汀（Trientine）] 和抑制肠道吸收的锌盐。青霉胺和曲恩汀分别在 1956 年[101] 和 1969 年[102] 被首次推出。这三种治疗都具有良好的耐受性，并且有证据表明它们在妊娠期间使用是安全的[103]。

经治疗通常会成功妊娠，而且胎儿是正常的。在 20 世纪 60 年代和 70 年代的早期报道中，妊娠期间停止青霉胺会导致肝脏失代偿[104]。尽管妊娠期血液铜水平在生理上正常升高，但一些人认为，由于胎儿对铜的需求，母体游离血浆铜可能会有所改善。对此很快就有了证据，"胎儿的螯合作用不足以替代青霉胺。" 此外，在 Wilson 病的使用剂量下，青霉胺对胎儿没有相关风险。

2018 年的一项研究报道了 130 名 40 岁以上的患者（257 例妊娠），其中大部分患者正在接受持续治疗，研究描述了 14 例妊娠合并肝功能障碍患者的并发症[105]。这些并发症包括血小板减少症、凝血因子水平异常、妊娠胆汁淤积和 HELLP 综合征。所有这些并发症都在产后得到解决。130 名女性中有 3 名出现新发或恶化的神经系统症状：痉挛、进行性震颤、共济失调和构音障碍，这些症状在产后持续存在。44 名女性在诊断出 Wilson 病之前就已妊娠，只有在这个组（未治疗）和一个停止治疗的组中，自然流产率分别显著升高了 41% 和 36%。本研究中出生缺陷的总体发生率与一般人群的预期发生率相当。在本研究中，与之前的报道一样，在接受 Wilson 病持续治疗的患者中，绝大多数母婴结局是正常的[104-106]。

六、结缔组织疾病

（一）Ehlers-Danlos 综合征

Ehlers-Danlos 综合征（Ehlers-Danlos syndrome，EDS）代表一组可能影响不同形式胶原蛋白完整性的疾病，胶原蛋白普遍存在于全身结缔组织中。胶原蛋白是一个蛋白质家族，其成员优先存在于特定组织中；某些类型胶原蛋白参与了子宫颈和（或）子宫的结构完整性。由于这种作用，不同类型的 EDS 具有一系列可能影响围产期结局的产科后果[107]。

有 13 种类型的 EDS，包括 3 种在妊娠期间更常见的类型：经典型、血管型和过度活化型。经典型与 COL5A1 或 COL5A2 基因突变有关。血管型 EDS 的统一生化缺陷是 Ⅲ 型胶原蛋白缺乏，主要是 COL3A1 基因突变。对于过度活化型，尚未确定潜在基因。每种类型都有不同的诊断标准，而且妊娠风险也各不相同。

作为一种影响经典型 EDS 患者宫颈和（或）子宫中胶原蛋白类型结构的疾病，经典型 EDS 患者和一些过度活化型患者的产科考虑因素包括分娩进展迅速、出血和血肿形成风险较高[108-111]，产后出血、晚期会阴撕裂、伤口愈合不良和膀胱 / 子宫脱垂。作为常染色体显性遗传疾病，胎儿有 50% 的风险受到影响；由于羊膜囊的膜含有胶原蛋白，并且在遗传上属于胎儿，因此胎儿的 EDS 可能容易导致胎膜过早破裂。宫颈缩短也可能使受累女性的妊娠复杂化[112]。子宫颈在早产宫缩时可能更容易改变并开始扩张，而分娩的特征可能是宫颈快速扩张。由此产生的影响分别是早产和急产。

在血管型 EDS 中，子宫完整性发生改变，使其在分娩时容易受到子宫破裂的影响。当然，这对胎儿和母亲都会产生灾难性的后果[113-114]。因此，尽管晚期早产剖宫产会带来风险，却是血管型 EDS 的首选。始终需要积极处理预期的子宫收缩乏力（可用血液制品），使用促子宫激素，避免使用可能导致子宫松弛的药物（如布洛芬和硫酸镁），以及使用无创伤缝合材料（如铬）来缝合子宫切除术或破裂部位。不仅子宫缝合需要仔细注意外科手术技巧，一般来说伤口闭合也需要仔细注意，因为真皮的毛细血管脆弱性和易碎性可能会阻碍伤口的最佳愈合。主动脉夹层是一个巨大的风险[115]；对于接受过主动脉瘤修复的患者，与 Loeys-Dietz 综合征或马方综合征不同，血管型 EDS 血管手术后立即出现致命并发症的发生率约为 45%[116]。

过度活化型 EDS 可能具有相关宫颈胶原蛋白缺乏症，对产科过程的影响不太明显，但通常与经典 EDS 中所见相似[117]。就胎儿结局而言，这些风险总体上低于经典型 EDS。关节松弛和妊娠期体重增加可能会加重过度活化性 EDS 的症状，尤其是在妊娠晚期。大多数患者达到足月，但关节疼痛可能会使某些患者非常虚弱，产科管理可能需要相应调整。

（二）马方综合征

马方综合征是一种常染色体显性结缔组织疾病，由 FBN1（编码原纤维蛋白 1 的基因）突变引起。等位基因突变导致原纤维蛋白 1 分子改变，从而干扰细胞外基质中微原纤维的组装[118, 119]。当原纤维蛋白 1 聚合不足时，为心血管、眼部和骨骼系统的组织提供结构和支持的微原纤维就会不稳定。最严重的突变导致新生儿型马方综合征。大多数突变不太严重的患者都能成年，但过去会由于心血管并发症（主动脉夹层、充血性心力衰竭或心脏瓣膜病和心律失常）而导致预期寿命缩短[118, 120]。目前，由于更好的诊断和治疗，包括药物治疗和预防性主动脉根部置换术，马方综合征的预期寿命接近正常[121, 122]。

备孕中的马方综合征患者应在受孕前评估对胎儿和母体健康的影响。大多数患有马方综合征的女性可以安全地妊娠[123, 124]。马方综合征孕妇最严重

的并发症是主动脉夹层形成，所以妊娠是已知的危险因素[125]，特别是在妊娠晚期和产后早期[126, 127]。这种风险会通过母体血容量、心率和每搏量的生理变化而增加[128]。用主动脉根部直径＜40mm 作为评价孕产妇良好结局的指标可用于患者咨询。主动脉根部直径＞40mm 的女性患主动脉夹层的风险高达 10%[129]。妊娠期间应避免使用 β 受体拮抗药和血管紧张素受体拮抗药。当妊娠期间主动脉根部大小变化超过 5mm 时，应考虑手术[130]。建议主动脉根部直径＞40mm 的女性通过剖宫产分娩。

总体而言，在既往接受过主动脉根部置换术的女性中，妊娠期修复远端发生急性主动脉夹层的风险较低[131, 132]。除了可能显著改变妊娠结局的心血管并发症外，在考虑马方综合征母亲的胎儿风险时，主要考虑的是其常染色体显性遗传因素。也就是说，对于每位患有马方综合征的母亲来说，她的胎儿也有 50% 的可能会受到马方综合征的影响，而且表现形式各不相同。

（三）Loeys-Dietz 综合征

Loeys-Dietz 综合征是一种结缔组织疾病，影响母体的子宫、盆腔血管和其他主要血管（包括主动脉）的解剖结构，可能对产科造成潜在的灾难性影响。无论是在妊娠期还是在儿童期，心血管并发症的风险都显著高于马方综合征。Loeys-Dietz 综合征是一种常染色体显性遗传病，由 TGFBR1、TGFBR2、TGFB2、TGFB3、SMAD2 和 SMAD3 的基因突变引起，其新发突变率为 75%。转化生长因子 –β（TGF-β）受体被改变，导致对正常血管壁组成必不可少的 TGF-β 通路下游信号传导受阻。

最典型的临床三联征包括眼距过宽、悬雍垂或腭裂、主动脉瘤伴曲折。然而，广泛性的动脉弯曲和全身弱化的血管壁会变成动脉瘤并有夹层的风险。也可能有容易擦伤和半透明的皮肤。与马方综合征相似，骨骼表现包括漏斗胸、脊柱侧凸和蛛网膜下腔畸形，但在 Loeys-Dietz 综合征中会出现畸形足、关节松弛和颅缝早闭。Loeys-Dietz 综合征另一个主要特征是内脏破裂，脾脏或肠道自发性破裂，在产前、产时或产后立即均有可能发生子宫的灾难性破裂[133, 134]。

理想情况下，从头部到盆腔影像的三维重建可以通过计算机断层扫描和静脉造影剂或磁共振血管

造影获得。约 50% 的 Loeys-Dietz 综合征患者可发现主动脉根部远端的动脉瘤[133]；这些动脉瘤在超声心动图中无法检测到，并且大多数病灶适合进行手术修复。这种成像方法还可以检测动脉迂曲，具有重要的诊断意义，特别对于产科管理，包括产科麻醉方面的考虑更是如此。学界还建议进行产后再成像[135]。

建议对在妊娠前直径＞40mm（儿童直径可偏小）的动脉瘤进行预防性主动脉根部置换术联用氯沙坦，这些是治疗的基础策略。Loeys-Dietz 综合征择期主动脉手术后的术后即刻死亡率较低。值得注意的是，主动脉根部置换术后，Loeys-Dietz 综合征妊娠患者修复远端发生急性主动脉夹层的发生率显著高于马方综合征[136]。

Loeys-Dietz 综合征对母亲和胎儿来说，主要风险是主动脉夹层（1.5%～6%）[137, 138]，其在发生主动脉根部扩张前可能没有预先的警示征兆[133, 136]。该综合征明显的其他不良风险是子宫破裂。然而，对于这些母亲阴道分娩不一定是禁忌证[139]，而剖宫产可能与出血风险增加相关。尽管伴随早产风险增加大多数妊娠总体上表现仍良好，但在患者对所涉及风险的严重性没有明确了解的情况下，不应进行妊娠[138, 140, 141]。

七、母体骨骼发育异常（软骨营养不良）

在骨骼发育异常或软骨营养不良的女性中，妊娠会对健康造成额外风险，主要与心肺和肌肉骨骼问题有关（见第 20 章）[142]。强烈建议进行孕前遗传咨询和全面的医学评估。对于受影响的胎儿，特别是在与大头畸形相关的软骨营养不良，或者母亲糖尿病伴继发性巨大胎儿或羊水过多的类型中，母体骨骼发育异常可能进一步限制母亲已经损害的子宫容纳胎儿生长的能力[143]。这些女性的一般健康状况在妊娠期间可能恶化，表现为呼吸功能受损和肌肉骨骼问题，如退行性关节病和脊柱后侧弯。神经根压迫，如软骨发育不全的腰椎管狭窄，可能因妊娠的进一步腰椎前凸而加重[144]。对于这样患者的分娩，通常是剖宫产，会引起特殊的麻醉风险[142, 145]。

围产期（胎儿）结局主要与母体状态日渐受损所导致的早产有关。在这些疾病中，自发性早产的风险整体上有所增加，而在某些形式的软骨营养不良中，由于母体呼吸功能受损导致的早期分娩医源性干预的需求增加。躯干较短的女性（如脊柱骨骺发育不良、成骨不全和软骨毛发发育不全）通常不能维持妊娠直至足月，因为子宫更早撞击到膈肌。脊柱后侧弯可能进一步加重呼吸功能受损。当这些患者即使在呼吸支持下也无法再维持治疗时，必须对其终止妊娠。正如在最早的一项关于母体软骨营养不良的研究中所观察到的，"产前检查的一个最重要的目标……是识别心肺功能受损"[146]。对于对肢体长度的影响大于躯干和脊柱长度的疾病，如软骨发育不全，这种早期分娩的需求不太确切。事实上，在软骨发育不全患者中，从剑突到耻骨联合的距离测量值为 29cm，比躯干缩短（24cm）的软骨营养不良患者中观察到的该距离更接近正常平均距离 33cm[146]。躯干缩短或严重脊柱后侧弯的软骨营养不良在母体呼吸窘迫的情况下，由于胎儿 – 胎盘氧合的下降，也可能影响胎儿生长。

（一）Turner 综合征（X 染色体单体）

Turner 综合征或 X 染色体单体发病率约为 1/2500 活产女婴（见第 11 章和第 12 章）。子宫内的表型因胎龄而异，而在活产婴儿中最常见的特征是手足背侧面水肿和项蹼，1/3 的患者有左心异常（主动脉缩窄、二叶主动脉瓣畸形）。文献还描述了存在升主动脉扩张；这可能与提示 Turner 综合征特异性血管病变的任何心脏疾病分开独立发生[147]。身材矮小是该综合征的另一个标志，可能是一些女孩的最初表现。特别是由于 Turner 综合征可能以嵌合体和非嵌合体形式存在，其他患者可因卵巢功能不全首先表现为青春期延迟和原发性不孕。

如今，许多 Turner 综合征患者在产前诊断后从出生开始随访。少数（5%～6%）患者可自然受孕。对于性腺功能衰竭和骨骼生长受损的患者，内分泌治疗可使身高增加，以及乳房和子宫发育[150]。通过供卵，受孕成为可能。卵母细胞捐献可避免胎儿中 X 染色体单体的风险增加；尽管胎儿畸形的发生率似乎没有增加，但其自然流产率增加，可能与 ART 或子宫较小有关。最重要的是，这些女性面临着与妊娠加剧的心脏问题有关的产妇死亡风险，特别是主动脉扩张和夹层[151, 152]。显然，这是一种将最深刻影响胎儿结局的母体心血管风险。主动脉尺寸指数＞2.0cm/m² 可特异识别夹层风险增加的患者[153]。主动脉指数＞25cm/m² 的女性禁忌妊娠[154]，但已知的主动脉夹层仍可发生在主动脉尺寸较小的 Turner 综合征女性中[153]。许多女性还患有基础的高血压[147]。胎儿生长受限并不少见[155, 156]，这是潜在的高血压和累加的子痫前期、其他母体心血管损害、ART 或子宫体积缩小导致的。除母体基础高血压和心血管疾病外，胎儿还可由于头盆不称需要剖宫产。

（二）囊性纤维化

囊性纤维化（cystic fibrosis，CF）是一种常染色体隐性遗传病，由位于许多器官上皮细胞细胞膜上的 CF 跨膜传导调节因子 CFTR 基因突变引起。因此，CF 中存在分泌物增加，影响呼吸道、汗腺、外分泌胰腺、消化道和肝胆道（见第 15 章）。在过去 40 年中，CF 的中位预期寿命显著延长（目前约为 46 岁）。CF 超过一半的患者年龄在 18 岁以上[157]，自 20 世纪 60 年代首次报道 1 例 CF 女性患者妊娠以来[158]，在选择继续生育的患者积攒了相当多的经验，且仍在增加。

CF 女性考虑妊娠可能面临的问题和妊娠期间所需的管理策略反映了她们的总体健康状况。肺功能不全是 CF 的主要并发症，也是妊娠期间的主要并发症。通常，复发性鼻窦感染和肺部感染导致慢性炎症和囊性纤维化性支气管扩张。右心室肥大和肺动脉高压是其他并发症。密切监测基线和连续心肺功能，继续肺部治疗，并根据需要进行抗生素治疗，对于可能被证实是 CF 孕妇妊娠至关重要，因为在这些孕妇中，正常的生理呼吸适应妊娠状态是一个挑战。CFTR 调节剂越来越多地被用于特殊 CFTR 突变患者[160]，目前尚未获批用于妊娠。Taylor-Cousar 描述了现有的证据，并报告在妊娠期间停止 CFTR 调节药治疗的女性中，无相关不良胎儿结局和肺功能下降[161]。在妊娠期间继续使用黏液溶解药，包括重组脱氧核糖核酸酶（dornase alfa，链道酶 α），对胎儿无已知不良结局[159]。继发于胰腺外分泌功能障碍的肠道吸收不良，需要注意母亲的营养状况，同时进行胰酶替代和补充，以逆转脂溶性维生素和锌的损失。胰腺纤维化和内分泌胰腺功能性胰岛细胞数量减少导致糖尿病，这种风险随着患者年龄的增长而增加。

由于这些因素，妊娠合并 CF 女性面临的各种并发问题已得到公认[162]。需要通过胎心监护和超声监测胎儿生物物理评分来监测胎儿生长，母体 – 胎盘 – 胎儿氧合、营养需求和母体体重增加不良等问题得到良好保证。对于发生肺相关并发症（包括可能需要早产的肺动脉高压）的母亲，可将其归因于母体 CF 的主要胎儿效应是早产。早产也可能继发于呼吸道感染或胎儿生长受限，这是胎儿的主要不良结局之一。随着目前 CF 患者医疗护理和治疗选择的改善，尽管胎儿情况与母体健康状况直接相关，但胎儿和母亲的总体结局良好。

八、神经肌肉疾病

（一）强直性肌营养不良

没有其他的遗传疾病能像强直性肌营养不良一样描述母亲和胎儿之间密切的相互作用（见第 1 章和第 14 章）。强直性肌营养不良是一种常染色体显性遗传病，对后代的遗传风险为 50%。受影响严重的胎儿由于缺乏吞咽表现为羊水过多；子宫过度膨胀从而既易发生早产，又使受影响的母亲因缺乏子宫收缩力而有出血风险。

作为产科最常见的肌病，强直性肌营养不良 DM1 型和 DM2 型分别通过继发于 DMPK 和 CNPM 基因三核苷酸 CTG 或 CCGT 重复扩增的异常蛋白产生影响骨骼肌和平滑肌收缩力。重复片段的长度大致与疾病严重程度相关：轻度 DM1 重复 50～150 次，经典 DM1 重复 100～1500 次，先天性 DM1 重复 1000～1500 次以上。在雌性配子发生中，早现现象导致从一代到下一代的重复片段的进一步扩展。

先天性 DM1 是一种严重的全身性肌张力减退，几乎完全由受累母亲遗传，伴有呼吸和吞咽困难[163]。在子宫内，这些胎儿相应地表现为严重羊水过多、胎动减少和胎位不正。幸存者表现出精神运动发育迟滞和认知迟缓。

典型 DM1 患者通常在 20—30 岁开始出现症状。除肌无力和肌强直（肌肉松弛延迟）外，这些体征和症状还包括白内障、糖尿病和心脏传导问题。面部可出现无表情，上睑下垂，不能完全闭眼。DM2 以近端肌肉受累为主，成年早期或以后出现症状。

患有强直性肌营养不良的女性在妊娠期间可能

会出现症状恶化，尤其是肌无力和心脏传导缺陷。高达 40% 的患者可在妊娠期间或受影响婴儿出生时确诊[164-166]。一个典型的情况是在受影响的新生儿出生后，临床医生在与母亲常规握手时观察到的握力释放延迟（肌强直握力）[165, 167]。DM2 患者妊娠后症状往往更发生恶化。

根据 DM1 母亲的疾病严重程度[166]，可能在妊娠中期或晚期或产后加重其亚临床心肌病。母亲的呼吸肌无力可能会症状加重。以胎儿患先天性 DM1 为例，羊水过多只能进一步加重此症状。该类患者的严重尿路感染风险增加。DM1 可影响三个产程[166, 168]。DM1 子宫平滑肌可能收缩不良，减缓第一产程；第二产程可能需要辅助手术阴道分娩，这取决于母体的产力消耗，从而导致子宫收缩力差和腹肌无力。在第三产程和产后即刻，母亲有因子宫收缩乏力而出血的风险。这种风险在先天性 DM1 胎儿的情况下增加：羊水过多导致子宫过度膨胀，收缩力下降，相关的胎位异常可能需要剖宫产，这导致出血的风险更大。母亲宫缩乏力通常对催产素反应良好。奇怪的是，DM1 女性在妊娠期间发生前置胎盘的风险增加，并且这发生在胎儿未受累的情况下[166]。孕有未受 DM1 影响的胎儿，并注意各种潜在的妊娠医学、产科和麻醉相关并发症，大多数典型 DM1 女性妊娠通常在足月阴道分娩时会获得良好结局。

（二）Duchenne/Becker 肌营养不良

Duchenne 肌营养不良（Duchenne muscular dystrophy，DMD）和 Becker 肌营养不良（Becker muscular dystrophy，BMD）是 1987 年两位科学家发现的由抗肌萎缩蛋白基因 DMD 突变引起的 X 染色体连锁疾病[169]。抗肌萎缩蛋白在骨骼肌和平滑肌、心脏和大脑中表达。当抗肌萎缩蛋白不产生时，会导致 DMD；产生减少或蛋白产物大小改变时，会导致 BMD；此表型呈突变依赖性。有 2.5%～7.8% 的 DMD/BMD 女性携带者表现出从轻度肌无力到更严重的骨骼肌症状（见第 1 章）。在 18% 的女性携带者中，可见某种类型的心脏受累，最显著的是扩张型心肌病，其发生频率大致相同（BMD 为 6.6%，DMD 为 7%～8%）。这些女性被归类为"有症状携带者"，症状为正常 X 染色体失活导致的结果；该病中症状早发与 X 染色体偏斜失活较多相

关[170, 171]。有症状携带者心肌病的发病率随年龄增长而增加：<20 岁为 20%，21—40 岁为 27%，＞40 岁为 53%[172]。

2/3 的 DMD 和 BMD 携带者的妊娠结局对骨骼肌无力的依赖性较低，其更受是否有心肌病及其严重程度的影响。扩张型心肌病可能使妊娠明显复杂化，特别是在妊娠晚期，而其最有可能出现的时期是在围产期[173]。按照胎儿娩出后发生的正常自体输血，第三产程和产后即刻是母体心血管失代偿的最高风险期。因此，上述疾病中的胎儿风险与母体心血管损害直接相关。当这种情况发生在产前时，母亲可能早产。因此，所有携带这两种疾病的女性均应行母体超声心动图检查，必要时在妊娠期间连续监测，并采取适当的预防措施，尤其是心肌病的液体管理以及对母亲的产科管理。

九、血液病

（一）镰状细胞病

镰状细胞病（sickle cell disease，SCD）是一种常染色体隐性血红蛋白病，包括镰状细胞 HbSS 病和各种复合杂合基因型［如镰状细胞 HbSC 病或镰状细胞 β 地中海贫血症（HbSβ-thal）］，其特征是慢性贫血、溶血和血管病变（见第 27 章）。血红蛋白聚合，导致红细胞刚性和血管阻塞，是这种疾病的病理生理学核心。血管阻塞和炎症的反复发作会导致大多数器官的进行性损伤，包括大脑、肾脏、肺、眼睛、骨骼和心血管系统[174, 175]。SCD 是全球最常见的遗传疾病之一，每年有超过 30 万新生儿患有这种疾病[176]。由于经济发展以及卫生、营养和公共卫生（包括疟疾控制）的改善，高收入国家和中低收入国家的其他常染色体隐性遗传病婴儿和儿童死亡率显著降低，达到生育年龄的女性越来越多。

SCD 是一种遗传疾病，它清楚地说明了不同程度的母体和胎盘补偿机制的影响，即母体 - 胎盘 - 胎儿三方的影响。在长期以来的认知里，"患有镰状细胞病女性的子女中，胎儿畸形和先天畸形并不比正常情况更常见，但婴儿的出生体重往往是低于正常的，可能是由于子宫蜕膜血管中镰状红细胞的红细胞淤积导致胎盘功能不全[177, 178]。"母体终末器官损伤和功能障碍，由此产生的母体高血压、母体贫血，以及母体 - 胎盘界面血管床的血管闭塞性镰状

变现象，都对胎儿的子宫胎盘血流和氧合有深远的影响[179, 180]。胎盘灌注受损导致胎儿生长受限，表现为功能丧失（气体交换、营养供应和废物清除）。胎盘结构的改变也可能促使早期严重子痫前期的发展。

尽管有溶血性贫血、血管闭塞并发症和母体末端器官损伤，胎盘和胎儿的正常生理特性仍可作为胎儿的保护机制。胎盘通过叶酸吸收受体浓缩叶酸并优先输送给胎儿的能力，可以防止胎儿在母体叶酸缺乏的情况下发生贫血，而这是通常伴随 SCD 的[181-183]。

胎儿自身通过对氧的高亲和力和对 2,3-DP 的低亲和力来进行补偿，这是血红蛋白 F 的特征，与氧扩散梯度一起促进胎儿的氧合。此外，胎儿的血红蛋白浓度在妊娠期间逐渐上升，最终超过正常成人血红蛋白浓度——胎儿循环的另一个特性，可以增强向胎儿的氧气传递。

在目前的最佳管理条件下，大多数患有镰状细胞病的女性状况良好，并在接近足月或足月分娩。然而，早产率仍然保持上升，不仅由于胎儿生长受限，而且由于早产以及在产妇共病的情况下分娩的需要，特别是肾功能不全、急性胸综合征和严重子痫前期[184]。母亲和胎儿结局与 HbSC 母亲的母源基因型相关，而那些其他镰状细胞变异的杂合子在妊娠期的病程往往比 HbSS 基因型患者轻[179]。

从围产期结局来看，很难摆脱镰状细胞病复杂多变的个体效应，从而获得治疗的益处。贫血的严重程度反映了母体病情的严重程度，但既往有肾、视网膜、肺和周围血管损伤的孕妇预后更差。然而，贫血本身是可以直接治疗的，补充叶酸和输血（无论是预防性输血，还是在贫血变得严重或危重时输血）已被证明可降低死胎、新生儿死亡和早产率，无论这是否可直接影响胎儿氧合分娩，或者预防妊娠期间除了影响胎盘外，还出现慢性和急性影响母体末端器官的血管闭塞危象。尽管如此，预防性输血并没有显示有益于胎儿生长或减少子痫前期的发生率[185]。这可能是由于开始预防性输血的时间——只有少数研究在妊娠早期到中期开始。考虑到异常早期胎盘在这两种相关疾病的病理生理起源中的作用，这是有很大相关性的。综合跨学科护理，可以解决镰状细胞疾病中潜在的器官损害，为了孕产妇的整体健康，不仅在妊娠期间，而且从长

远角度来看，她们都需要最佳的医疗管理[184, 186]。

重型 β 地中海贫血 β 地中海贫血（β^0）是一种缺乏 β 血红蛋白链产生的疾病（见第 27 章）。在解决与孕妇 β 地中海贫血相关的胎儿问题之前，将介绍与 β 地中海贫血相关的临床特征和术语。

(1) β 地中海贫血是 β 地中海贫血携带状态的同义词，与小细胞贫血有关，但不是一种有医学意义的疾病。

(2) 中间型 β 地中海贫血（β^+）是一种受影响的状态，与某些突变的纯合 / 复合杂合遗传相关，能够产生一些残余 β 球蛋白，导致疾病不那么严重，并可能出现较晚的症状。

(3) 重型 β 地中海贫血（β^0）（也称为 "Cooley 贫血" 或 "地中海贫血"）是一种基于纯合 / 复合杂合遗传的受影响状态，几乎没有残余 β 球蛋白产生，导致儿童期发病的 β 地中海贫血的典型特征。

β^0 地中海贫血由缺失、起始密码子、无义、移码和剪接突变导致 β 链完全缺失导致。疾病表达的严重程度主要与 α 珠蛋白链过剩的程度有关。这些未结合的 α 珠蛋白链沉淀在红细胞前体中，导致无效的红细胞生成。

受 β^0 地中海贫血影响的个体患有严重贫血并依赖输血。在 20 世纪 60 年代中期以前，12 岁前因严重贫血并发感染和（或）脾功能亢进死亡是常见的。20 世纪 60 年代引进的输血疗法会导致心脏、肝脏、内分泌器官大量组织铁沉积，从而导致性发育迟缓和不孕。从 20 世纪 70 年代末开始，β^0 地中海贫血的治疗逐渐发展为高输血和铁螯合治疗。这一时期的少数妊娠报道表明，妊娠早期或晚期流产率很高。

在 20 世纪 70 年代和 80 年代，β 地中海贫血患者的预期寿命增加，而由铁血黄素沉着引起的心力衰竭成为最常见的死亡原因。在此期间，重型 β 地中海贫血患者妊娠的概率仍然很小。1984 年，1 名患有重型 β 地中海贫血的女性出现了 1 例早产病例，1875 年后，第一个案例报道的足月妊娠被发表[188]。患者，27 岁，女性，自 5 个月大以来每 3～4 周输注 1 次。她在 11 岁时接受了脾切除术。在使用枸橼酸克罗米酚（Clomiphene Lcitrate）妊娠后，患者接受了 2 周的红细胞输注，以在整个妊娠期间将她的血红蛋白维持在 100g/L 以上，同时服用叶酸（口服 1mg/d）。她的白细胞计数趋于升高，而血小板计

数正常，肝肾功能测试也正常。每月超声心动图显示左心室轻度增大，心电图正常。监测胎儿生长并正常，由于头盆不称，她在 39 周通过剖宫产分娩了一个 3070g 的男婴。

在 21 世纪前，英国大约 50% 的 β 地中海贫血患者在 35 岁之前死亡：71% 死于心力衰竭或心律失常，主要是因为传统的铁螯合治疗对完全坚持治疗来说负担太重[189]。在过去的 20 年里，随着无创影像学方法的出现，在出现临床症状前就测量器官铁浓度，新的螯合剂，以及输血安全措施的增加，预后显著改善。

进入 21 世纪后，所有这些发展导致了降低心脏死亡率的显著趋势，大多数输血依赖性地中海贫血患者心脏铁含量正常。然而，有相当一部分心脏铁含量正常的患者仍有肝脏铁超载的迹象。在一些欧洲国家，死于肝病的人数已经超过了死于心脏病的人数。特别是，肝细胞癌继发于肝病毒感染、铁负荷过重和更长的生存期的风险逐渐增加[190]。

对于患有 β 地中海贫血的女性，仍建议仅是那些心脏功能正常、曾接受终身输血和去铁胺铁螯合治疗的女性可以妊娠。

剖宫产只适用于产科适应证[191, 192]。今天的产科管理和关注点在过去 20 年里没有明显变化[188, 191-193]。输血、产妇心脏监护、注意肝功能障碍和胎儿监护是目前治疗的基础。既往输血的红细胞同种异型免疫仍然存在风险。然而，并不是所有的结果都是好的，母亲在妊娠时的状况对她和她的胎儿的结果有主要和最直接的影响。正因为如此，随着过去 30 年 β 地中海贫血和妊娠经验的积累，以及新的成像模式的出现，孕前计划不仅强调了基线心脏功能，还强调了心脏和肝脏铁超载的测量。

母体各器官，特别是心脏和肝脏的铁超载，对母亲和胎儿都是最大的风险，因为其后遗症表明胎儿生长受限的潜在风险，这些铁超载将决定产科管理，也将预示早产的可能。除了红细胞同种异型免疫，胎儿生长受限和早产是孕产妇 β^0 地中海贫血胎儿的两大主要考虑因素。地中海地区希望妊娠的女性进行完整的孕前器官铁超载评估，包括肝和心脏磁共振 T_2* 成像和（或）超导量子干涉装置（superconducting quantum interference device，SQUID）[193]。在严重的心脏或肝脏含铁血黄素沉着的情况下，应推迟妊娠，并应考虑加强螯合治疗。理想情况下，妊娠前

心脏 T_2* 值≥20ms，肝脏铁浓度<7mg/g 干重[192]。

强烈建议在妊娠前对心脏功能和心律失常进行全面的评估。如果有明显的左心室功能不全或严重的心律失常，应严格避孕。建议在血液检查肝生化、乙型肝炎和丙型肝炎的同时，也进行肝胆超声检查以发现纤维化和胆结石。此外，双能 X 线骨密度仪（dual-energy X-ray absorptiometry，DEXA）可以用于发现骨质减少。低维生素 D 水平应该在妊娠前治疗，之后保持在正常范围内。应评估甲状腺功能，如果患者有糖尿病，必须在孕前控制血糖。考虑到相关的风险，应强烈建议血糖控制不良的女性避免妊娠。妊娠期对叶酸的需求通常会增加，所有地中海贫血的女性都应该补充叶酸以治疗自身的贫血，并预防胎儿神经管缺陷。

虽然口服铁螯合剂 Deferiprone 或 Deferasirox 或皮下给药去铁胺意外治疗后的成功妊娠已经有报道，但由于缺乏对照数据，不建议孕妇使用铁螯合剂。然而，正如人们在妊娠期间的 β^0 地中海贫血中所预期的那样，由于血液消耗的增加和螯合的中断，这些女性的大多数妊娠中血清铁蛋白增加到孕前值的两倍或三倍[193]（如 600～1400ng/ml 逐步增加到 1300～2700ng/ml）。因此，孕前计划和咨询也必须包括披露和讨论停止使用铁螯合剂，尽管会导致铁积累。

妊娠期间使用铁螯合是 β^0 地中海贫血的一个方面，未经证实但对胎儿有潜在危害，值得进一步研究。目前有三种铁螯合剂：去铁胺、去铁酮（Deferiprone）和地拉罗司（Deferasirox）。去铁胺，已经在临床实践中超过 40 年，第一次明确地证明了铁螯合疗法去除体内多余铁的价值。它是一种大分子，口服有效度低，半衰期短（约 20min），因此治疗需要通过便携式泵缓慢皮下输注，为期 8～12h，每周 5～7 天。去铁胺螯合治疗的主要缺点是由于给药方法烦琐，依从性较低。正如 Modell 等[189] 在 2000 年指出的那样，β^0 地中海贫血患者需要一种更可耐受的治疗方法，以保持铁超载治疗的依从性，铁超载是并且仍然是导致死亡的主要原因。这些限制导致了寻找至少与去铁胺一样有效的口服螯合剂，并具有合理的耐受性和安全性。

第一个获得许可的口服螯合剂是每日 3 次的去铁酮。除了关节病和胃肠道症状外，去铁酮治疗最重要的不良反应——中性粒细胞减少症和粒细胞缺

乏症——也需要被密切监测。然而，脱铁倾向似乎比去铁胺更能保护心脏[190]。第二种口服螯合剂，地拉罗司，被开发为每日 1 次的单一疗法。地拉罗司是有效的，具有明确的安全性，并在临床上是可管理的。它带来的不良反应包括胃肠道紊乱、皮疹和血清肌酐浓度轻度、非进行性升高。此外，使用去铁胺和去铁酮联合或去铁胺和地拉罗司联合的螯合策略对严重铁超载的个体是有效的。回顾性、前瞻性和随机临床研究表明，与其中一种口服药和去铁胺联合铁螯合作用可以迅速降低心肌的铁质沉着，改善心脏和内分泌功能，降低肝脏铁和血清铁蛋白浓度，降低心脏死亡率，并提高生存率。此外，毒性是可控的，患者发现联合方案是可控的。Origa 在 2017 年的综述中对这三种铁螯合剂的疗效和安全性进行了总结[190]。

Diamantidis 等根据动物研究总结，在妊娠期停用这些药物的理由是，在高达人类日最大剂量 5 倍的情况下，有可能发生致畸[194]。尽管有动物方面的数据，但一项关于地中海贫血孕妇的文献综述显示，许多孕妇曾在妊娠数周或数月期间接受去铁胺治疗，没有证据表明其有毒性或致畸作用。另外，特别是去铁胺，由于其较大的分子大小和电荷，它是否能穿过胎盘尚无结论。

在今天的临床实践中，口服螯合剂的育龄女性被建议避免妊娠，或者如果她们计划妊娠，建议从口服药物改为去铁胺。尽管在妊娠完成后仍建议停用去铁胺螯合治疗，但对于严重心脏和肝脏铁负荷过重的患者，当潜在的好处大于对胎儿的潜在风险时，在妊娠中期末考虑重新使用去铁胺螯合治疗可能是合理的[192]。Kumar 等对 32 例主要地中海贫血女性的大病例系列进行了描述，这些女性在妊娠中期和晚期使用去铁胺进行了螯合，并获得了良好的结果[195]。

（二）Fanconi 贫血

Fanconi 贫血是一种常染色体隐性遗传病（X 连锁的 *FANCB* 或常染色体显性的 *RAD51* 除外），与染色体断裂、贫血、血小板减少、再生障碍性贫血、恶性肿瘤和身体异常有关，包括肾和桡骨异常、子宫和生殖器异常，小头畸形、小眼症和咖啡牛乳色斑。此外，这些患者大多身材矮小[196, 197]。目前已经鉴定出 20 多个基因，其中之一是乳腺癌易感基

因 *BRCA2*。预期寿命是多样的，很大程度上取决于风险和恶性肿瘤类型。在 1990 年之前，Fanconi 贫血患者的平均寿命在 16—25 岁[198]，但随着癌症治疗方法的进步，他们的寿命已经增加到中年。

患有 Fanconi 贫血的女性在达到性成熟后可能会经历月经不调、无排卵周期和过早绝经，可能有子宫异常，并增加患妇科和其他恶性肿瘤的风险，所有这些都会损害生育能力。有几个报道显示患有 Fanconi 贫血的女性在妊娠前没有接受造血干细胞移植。

这些报道由 Alter 等[199]于 1991 年汇编，包括 17 例妊娠时 18—26 岁的患者。其中 10 例患者的血液学状况恶化，需要输注红细胞和（或）血小板，而 7 例患者的血液学状况保持稳定。随着时间的推移，大多数患者的血小板和红细胞计数恢复正常。3 例女性发生了严重的子痫前期，其中 2 例在 27 周和 36 周早产；这两名婴儿和另一名婴儿也是仅有的出生时受到明显胎儿生长限制的婴儿。5 例患者因头盆腔比例失调需要剖宫产。所有的母亲都在妊娠期间活了下来。在 26 次妊娠中，有 7 次是早期自然流产。在 19 次持续妊娠中，有 17 次足月分娩。其中一名婴儿患有小头畸形和脑膜膨出，最后死亡。这是唯一一个死亡的婴儿。未发现其他先天性异常。考虑到没有父亲进行携带状况检测，后代有 1/400 的先天概率患 Fanconi 贫血；没有人受到影响。这项研究和后来发表的报道表明，虽然风险不是微不足道的，但对于患有 Fanconi 贫血的女性来说，在特别关注的母胎管理环境下，围产期结果总体上是有利的。现在的患者预期寿命较长[200]，他们此前接受过造血干细胞移植治疗骨髓再生不良，使用减毒调理方案，有时可以保留（甚至恢复）生育能力，排除了典型 Fanconi 贫血、血液学异常等主要产科风险[201, 202]。

（三）遗传性凝血病和遗传性血小板病

有许多遗传性凝血病可能使妊娠复杂化，从而给胎儿带来早产的危险[203-208]。在产妇出血障碍的情况下，起初可能是小的胎盘早剥，但由于其出血体质可能会恶化，并可能导致早产、胎儿宫内窘迫和胎死宫内。显然，这些女性也有产后出血的风险。这些疾病包括因子 V、Ⅶ、Ⅷ、Ⅸ、Ⅺ和 ⅩⅢ 的缺乏，以及血管性血友病，而对于因子 X 缺乏，

出血体质可以通过妊娠期因子Ⅷ生理增加而得到改善。

遗传性血栓形成有可能导致致命的并发症——肺栓塞。妊娠会增加母体血栓形成的风险，其中产后血栓形成的风险最高。这些疾病包括抗凝血酶Ⅲ缺乏症、蛋白S缺乏症、蛋白C缺乏症、因子V莱登突变（活化蛋白C抗性）和凝血酶原20210突变。流产和胎儿死亡在这些疾病中更为常见。在这组继发于血栓并发症的疾病中，早产的风险增加。

一些遗传性血小板紊乱也可能使妊娠复杂化。Bolton-Maggs等[207]综述了这些异常，包括May-Hegglin异常、Bernard-Soulier综合征、Hermansky-Pudlak综合征和Glanzmann血小板功能不全。对于大多数产妇血液病，胎儿效应与其相关的产科管理问题和并发症直接相关。

第1章和第10章讨论了可能影响胎儿健康的其他母体疾病，其中许多疾病的病因是多因素的，包括糖尿病、肥胖、癫痫和甲状腺功能减退症。仔细关注家族史、遗传咨询、孕前计划或转诊到多学科团队，将为可能患有一系列严重单基因疾病的女性提供成功妊娠并生下健康孩子的最佳机会。

第 32 章　因遗传疾病终止妊娠的指征及并发症

Pregnancy Termination for Genetic Disorders: Indications and Complications

Lee P. Shulman　著

赵扬玉　宫晓丽　彭雨旸　译

是否进行产前筛查或诊断与孕妇获取有关胎儿"健康"信息的意愿有关。由于异常的结果可能会使得医生给予孕妇难以接受的妊娠建议，许多情况下不考虑终止妊娠的人可能不会选择接受此类筛查或诊断。相反地，许多人选择进行产前检测正是为了检测其胎儿是否存在异常，以指导父母做出终止妊娠的选择。然而，儿科医疗的发展[1]和产前检测范围的扩大，包括大量的基因组变异在内（见第1章）[2]，都极大地扩展了新生儿和儿科管理的策略[3]，使不接受终止妊娠的孕妇也能通过产前筛查或诊断获得有价值的临床指导。

当孕妇检查后发现孕有常染色体三体、遗传致病性变异、基因组缺失和重复或其他严重解剖结构异常的胎儿时，通常会选择终止妊娠，但是这对于性染色体多体性的情况来说并非这样[4-8]。欧洲的一项研究表明，孕有性染色体多体胎儿的孕妇中，有约36%选择终止妊娠[9]。事实上，Quadrelli和其团队发现，即使在没有合法堕胎的地方也是如此[10]。欧洲[11]、澳大利亚[12]和加拿大[13]的研究进一步表明，扩大产前诊断范围、异常胎儿终止妊娠等措施大大地降低了婴儿死亡率。Van der Palo-de Bruin 及其团队的研究显示，在以产前筛查、诊断和先天性异常为指征，终止妊娠决策上的不同导致了欧洲各地区围产期总死亡率的差异，在允许终止异常妊娠的司法管辖区，围产期死亡率较低[11]。

有许多安全的技术可以在早期和中期终止妊娠，并得到广泛应用；使用哪种技术仍主要基于胎龄和临床医生的经验，在某些情况下还取决于孕妇的个人意愿。另外，由于胎儿畸形或其他指征而选择终止妊娠的决定及方式可能受到过去近10年特定司法管辖区颁布的法律和条例的影响（在首次提交申请后规定的等待期内，需要进行超声检查、听胎心等）。

本章将重点介绍妊娠早期和中期流产的技术、并发症和相关风险。对于各种终止妊娠技术更全面的描述也已发表[14-16]。

一、早期终止妊娠技术

通过绒毛膜绒毛取样（CVS）（见第9章）和早期阴道超声检查（见第17章）可对处于妊娠早期末的胎儿进行细胞遗传学检测和基因组评估。随着微阵列和全外显子组测序（WES）等新的产前诊断方法的使用日益增多（见第14章）[17]及超声技术的不断进步，目前检测出的先天和后天胎儿畸形的种类越来越多。在妊娠早期发现胎儿异常可使孕妇有条件在妊娠早期终止妊娠，比在妊娠后期终止妊娠更加安全，且能够减少情感上的创伤[18]。

（一）负压吸引术

在美国，负压吸引术依旧是最常用的终止妊娠方式[19-21]。该手术通常在妊娠 7—13 周进行，除非是高危病例（如患有出血障碍或严重的孕产妇心血管疾病的患者），否则不需要住院治疗。虽然全球范围内关于药物流产的应用及安全性的文献越来越多，但大多数因胎儿畸形终止妊娠多发生在妊娠早期的后几周，此时可选择的终止妊娠方式十分有限。因此，尽管在过去几年中，妊娠早期终止妊娠的病例有所增加，但大多数在妊娠早期即经产前诊断发现胎儿异常而终止妊娠的病例仍然是通过外科手术完成[21]。

1. 操作方法 进行负压吸引需要准确评估胎龄。基本上所有因胎儿异常而终止妊娠的女性在诊断过程中都接受了超声检查，从而检测胎儿异常。超声能够提供准确的胎龄，以及子宫的大小和位置。然而，如果盆腔检查显示子宫大小与自述孕周明显不符，或者当子宫大小或结构异常使得手术操作更加复杂时（如子宫肌瘤），就需要进行额外的超声检查。术前超声经济有效[22]，并能有效减少妊娠早期流产失败的概率。Goldstein 等[23]发现术前超声和术后妊娠组织（products of conception，POC）检查能够显著降低手术相关并发症。英国伦敦惠廷顿医院的一项随机对照试验表明，超声引导下的妊娠早期负压吸引术可显著降低并发症的发生率[24]，但是目前世界上大多数此类手术都没有超声引导进行辅助[25]。

妊娠早期通过负压吸引术终止妊娠均需扩张宫颈[26]，可以使用直径逐渐增大的器械（如 Pratt 扩张器、Hegar 扩张器）手动扩张，或者渗透性扩张药，例如 Dilapan（聚丙烯腈）宫颈扩张棒、海藻棒或药物（如前列腺素类似物或孕激素拮抗药）常用于在负压吸引前对宫颈进行初步或完全的扩张。Hakim-Elahi 等[27]最初研究显示，在 170 000 余例在妊娠早期终止妊娠患者中宫颈裂伤发生率很低（1/1000），这与 ESHRE Capri 工作组在 28 年后报道的安全性相似[25]。虽然在器械扩张之前使宫颈扩张或软化会增加手术成本，但这种方式可以加快清宫过程。

渗透性扩张药通过吸收宫颈水分来扩张颈管，这种液体吸收和扩张药的机械扩张能够同时软化宫颈，使宫颈管直径扩张到原来的 2～3 倍。

Schulz 等[28]研究表明，与手动扩张相比，海藻棒能够降低近 5 倍的宫颈裂伤；然而，使用海藻棒获得最佳效果需要几个小时，而手动扩张可迅速起效。Hern[29]报道，虽然海藻棒和 Dilapan 宫颈扩张棒在宫颈扩张方面的效果相似，但 Dilapan 扩张器更容易解体、回缩，或者出现与次优扩张相关的小问题（如扩张器卡在宫颈管内）。

最近的实践证明越来越多的药物使用能够扩张和软化宫颈，更便于清宫。宫颈操作和宫颈扩张释放的内源性前列腺素也可软化宫颈；使用某些前列腺素类似物也可以使宫颈软化，促进宫颈扩张[26]。米索前列醇是前列腺素 E_1 的类似物，能够在妊娠早期负压吸引术前有效且安全的促进宫颈扩张[30]。阴道使用和口服米索前列醇都是术前安全有效的宫颈扩张方法[31]。MacIsaac 等[32]在对接受人工流产手术女性进行的随机试验中证明，阴道使用米索前列醇（400mg）在扩张宫颈的效果方面优于口服米索前列醇（400mg），其产生的不适感较海藻棒小。截至 2002 年，18% 的北美医务人员对妊娠 11 周前的女性常规使用米索前列醇进行促宫颈成熟，16% 的医务人员在经产女性中使用米索前列醇。

孕激素拮抗药，如米非司酮（RU486）也被证明在软化宫颈和促进宫颈扩张方面有效[33]。由世界卫生组织资助的一项研究证明，米非司酮在妊娠早期行清宫前有促宫颈成熟的功效[34]。Platz-Christensen 等[35]发现米非司酮与米索前列醇在早期终止妊娠前的促宫颈成熟和扩张效果相似，但米索前列醇比米非司酮更便宜且使用更方便。无论使用器械或化学方法，宫颈软化都可以在术前完成，这有助于促进宫颈扩张，缩短手术时间，从而降低与该操作相关的并发症。然而，一项文献综述认为在妊娠早期流产前常规进行宫颈准备并不能降低妊娠早期负压吸引术相关并发症的风险[26]。

如果需要手动扩张宫颈，术前需进行宫颈旁神经阻滞；不含肾上腺素的利多卡因是一种减轻宫颈扩张和术中操作相关疼痛的常用药物。如果在手术前使用了合成扩张药或海藻棒，需在取出之后再进行宫颈旁阻滞。有些术者会在注射麻醉药中加入合成加压素或其他血管活性物质，以减少术中和术后的出血[36]。尽管有研究表明，妊娠早期负压吸引术前宫颈旁阻滞可以缓解疼痛[37]，但尚无足够的研究数据支持其减少围术期失血量的证据[37, 38]。

血管迷走性晕厥，或者"宫颈休克"，可能在实施宫颈旁阻滞后发生。虽然患者可能表现为癫痫发作，但血管迷走性晕厥是自限性的，并可通过心动过缓、快速恢复及无后遗症与癫痫进行区分。对既往发生过血管迷走性晕厥的女性，加用阿托品可起到预防作用[39]。

2. 手动或电动负压吸引 当宫颈充分扩张且有足够的镇痛，就可以开始负压吸引术。虽然大多数妊娠早期畸形胎儿的流产都是通过刮宫术来完成的，但现在越来越多的手术通过手动负压吸引术（manual vacuum aspiration，MVA）完成。MVA 曾经被用于在资源贫乏的发展中国家秘密地终止早期妊娠（所谓的"月经提取疗法"）。然而，由于 MVA 的便捷和成本效益，过去 10 年中其在妊娠早期人工流产的应用已明显增加。事实上，在美国有大约一半的医务人员使用 MVA 进行手术，特别是在妊娠的前三个月[40]。一项来自中国的研究发现 MVA 和电动负压吸引术在流产成功率和并发症发病率上没有差异[41]。虽然没有使用 MVA 的孕龄限制，但在 9 周后进行的手术经常需要多次排空真空吸引器，从而延长了手术时间。尽管部分术者在妊娠 14 周内选择 MVA 进行手术，但也有许多术者在这个时期或之后选择电动负压吸引[42]。

进行阴道和会阴消毒后，将阴道拉钩放置在宫颈 12 点钟位置，在无吸力的情况下，将 Karman 管或刚性吸引套管（根据操作人员的习惯）通过扩张后的宫颈进入宫腔。吸引刮匙的大小选择取决于胎龄，通常等于妊娠的孕周（以周为单位）。例如，9 周大小的子宫会使用 9 号刮匙（直径 9mm）进行刮除。刮匙进入子宫腔后，将透明聚乙烯管与刮匙连接，管的另一端连接到收集器，随后使用手动负压吸引器（提供高达 60mmHg 的吸力）或电动抽吸吸引器抽吸。刮匙绕其轴线旋转，保持插入的纵轴方向不动，抽吸子宫内容物。

当使用 MVA 时，如仍有宫腔内容物需要抽吸，且抽吸器已满或无真空吸力，则需要清空吸引器并更换。使用电动吸引器时则不需要清空抽吸罐。当已不能吸出其他的残留物时，需在保持负压时拔除刮匙。不再建议使用金属刮匙检查 POC 是否已被全部清除，因为用力刮宫会显著增加产后宫内粘连形成的风险；只有在特殊的临床情况下（如残留的

POC 不方便负压吸引）可用金属刮匙。有一种更加安全可靠的检查和清除宫腔残留 POC 的方法是在超声引导下进一步吸引或使用器械清除。

术后，患者需留观 30~60min，观察出血情况及生命体征。Rh 阴性且未致敏的女性应注射 300μg 的 Rh 免疫球蛋白。预防性使用抗生素（如 5 天疗程的四环素或多西环素）可有效预防感染[43, 44]。然而，尚无证据证明术后常规应用子宫收缩药，如静脉注射催产素或口服麦角新碱，可以减少既往无术后出血的妊娠早期流产术后的出血。在所有病例中，临床医生应检查 POC 以确保手术完成，并评估流产组织是否有明显的胎盘或胎儿异常[23]。

3. 发病率 尽管不安全的流产在发展中国家仍然是并发症发病率和死亡率的主要原因[45]，但在堕胎合法化的发达国家，妊娠早期负压吸引刮宫仍然是一种安全有效的终止妊娠的方法[20, 25, 27]。事实上，早期终止妊娠比继续意外妊娠更为安全[46]。Hakim-Elahi 及其同事[27]研究显示在妊娠 5—14 周进行的 170 000 次负压吸引术中，每 1405 例中仅有 1 例（0.07%）会由于不完全流产、败血症、子宫穿孔、出血、无法完成手术或复合（宫内妊娠合并宫外妊娠）妊娠住院治疗。每 118 例中有 1 例（0.84%）患者会出现轻微感染、不完全流产、宫颈管狭窄或裂伤、局麻药引起的癫痫等轻度并发症[27]。越来越多的研究证实早期终止妊娠仍然是最安全的手术之一[47, 48]。

对潜在的长期后遗症进行的大量、可靠的评估表明，未来发生不良生殖事件可能性没有明显增加（如不孕症、异位妊娠、早产等）[49, 50]。虽然最初有人担心人工流产后的女性患乳腺癌的风险可能增加，但根据对国际数据的全面评估及生物学证据的缺乏，提示人工流产并没有增加患乳腺癌的风险[51]。

4. 并发症 由负压吸引术引起的并发症可能是即时或延时发生，直接的并发症包括出血和子宫穿孔。流产后出血通常由宫颈裂伤、子宫穿孔或子宫收缩乏力引起。可以通过更为谨慎的手动宫颈扩张或使用宫颈渗透性扩张器来降低宫颈裂伤的风险[52]。在妊娠期比非妊娠期更容易发生子宫穿孔，穿孔的位置决定了出血量和患者症状。宫底部的穿孔可能由于没有显性出血或其他症状而不易被发现。而子宫侧壁穿孔可能撕裂子宫动脉或静脉，导致阴道或腹腔内立即大量出血。阔韧带血肿也可能

是由子宫侧壁穿孔导致，表现为弥漫性下腹痛、盆腔肿块或产褥期发热等延迟并发症。应用全身麻醉增加了手术大出血的风险[53]，同时也会增加宫颈裂伤和子宫穿孔的风险[54]。

术后即刻感到疼痛且没有明显的阴道出血可能是由宫腔积液导致。宫腔积液（也称为子宫扩张综合征或流产后综合征）通常表现为下腹隐隐作痛，还可能伴有心动过速、出汗或恶心，通常发生在手术结束后的第一个小时内。盆腔检查会发现子宫增大呈球形，肌紧张且有压痛。需立即清宫使子宫恢复到正常产后大小，肌内注射 0.2mg 麦角新碱收缩子宫。

负压吸引术延迟并发症定义为术后超过 72h 发生的并发症，发生率为 1%～2%，包括发热、感染、出血和 POC 残留（通常合并发生）[27, 55]。残留的 POC 可能表现为流产后出血、发热、盆腔肿物或盆腔 / 腹部疼痛。超声将有助于对流产后延时并发症进行诊断；无论如何，任何 POC 残留的证据（如子宫增大，宫腔内容物）都应促使医生再次进行负压吸引。理论上，许多迟发性并发症是可以预防的。仔细检查通过负压吸引后的组织，应可以发现由宫外孕或清宫困难所导致的单胎终止妊娠失败。

若未能获得胎儿组织或绒毛，需要进行超声检查；如果发现宫内 POC，可通过超声进行定位并吸引。怀疑有异位妊娠的女性应密切监测人绒毛膜促性腺激素（hCG）水平。尽管既往对于异位妊娠的治疗通常采取手术干预方式（如输卵管切除术、输卵管造口术），但现在这种方法主要用于腹腔内出血的急诊病例。目前大多数病情稳定的异位妊娠，无论其妊娠部位如何，通常采取非手术化疗方案（如肌内注射甲氨蝶呤）[56]。

5. 死亡率　在所有终止妊娠的手术方法中，早期负压吸引术的孕妇死亡率最低[57]。已报道的死亡率（每 100 000 例手术中有 0.7 例死亡）远远低于全国产妇死亡率（每 100 000 例活产中有 9 例死亡）[57]。Hakim-Elahi 等[27]研究结果显示在 17 万例妊娠早期负压吸引术中，无孕妇死亡病例。上述研究及最近的评估[21]均证实妊娠早期负压吸引术是最安全的手术终止妊娠方法；而妊娠中期的宫颈扩张和清宫、羊膜内流产药物注射，以及子宫切开术或子宫切除术都具有较高的死亡率。尽管妊娠早期和中期手术的相关发病率和死亡率存在差异，但

在罗伊诉韦德案之后，美国最高法院裁定流产合法化，与其他类型的流产相比（如自然流产），人工流产的死亡率要低得多[58]。

（二）药物流产

药物流产在美国和世界范围内普遍用于妊娠早期和中期流产。2003 年，美国应用药物流产占所有流产方法的 4.6%，2012 年这一比例上升到 30.8%[59]。药物流产通常在妊娠 49 天内使用，此时，大多数胎儿产前诊断方法尚无法应用[60]。因此，此方法目前不适用于因发现胎儿异常而终止妊娠的病例，但是目前通过检测和分析母体血液中胎儿细胞的技术可以更早地对胎儿异常进行产前诊断，从而使发现结果异常的女性可以通过药物终止妊娠。

二、中期终止妊娠技术

尽管产前筛查方式，包括妊娠早期评估，如无创产前筛查技术（见第 6 章至第 8 章），CVS 及阴道超声检查的应用逐渐增多，但大多数产前诊断仍在妊娠早期的后期及妊娠中期进行。尽管在 2010 年进行的流产手术中，只有 12.5% 是妊娠 13 周或 13 周后的女性[21]，但对于产前诊断中心来说，中期终止妊娠技术仍然是一项重要的内容。总的来说，在中期终止妊娠的并发症发病率和死亡率要高于妊娠早期。

一些医疗机构已经开始利用术前或引产前预处理确保胎娩出时已死亡。在宫颈扩宫及清宫术（dilation and evacuation，D&E）之前，可以在胎儿心脏内注射氯化钾（KCl）或使脐带撕脱，其中 KCl 注射可在应用终止妊娠的全身性药物治疗前使用。KCl 注射可以确保胎娩出时已死亡，能够避免胎儿娩出时仍有暂时性生命体征和新生儿护理的问题。尽管许多人认为这类操作会增加成本且不甚安全，但最近州法院和联邦法院的裁决可解释为：如果不执行此类流产操作，可能会使操作人员面临相关风险。强烈建议实施终止妊娠的临床医生查阅其所在地区的相关法律。

（一）宫颈扩张与清宫术

在美国，D&E 是中期终止妊娠最常用的技术[61]。在所有中期终止妊娠操作中，D&E 的死亡率最低，

其并发症发病率与其他中期终止妊娠技术相差无几，甚至更低[19, 61, 62]。妊娠中期 D&E 时在术前使用海藻棒进行宫颈扩张，对未来分娩没有不良影响[63]。女性接受 D&E 通常不需要住院，这与接受引产技术的患者不同；因此，D&E 技术比引产术费用低[64]。许多研究充分证明了日间门诊手术对患者心理的好处。Kelly 等[65]研究显示，接受 D&E 的女性经历的痛苦更少，且过程比采用引产方法的女性更容易让人接受。

D&E 也比引产法需要的时间更少[66]。虽然 D&E 是中期终止妊娠最常用的技术，但引产（如全身使用前列腺素）仍然是因胎儿异常终止妊娠最常用的方法。一项对参与美国绒毛膜绒毛取样合作研究的 7 个产前诊断中心的非正式调查显示，在 7 个参与研究的中心中有 6 个使用引产的方法（主要是依靠阴道前列腺素栓剂）进行妊娠中期胎儿因素的终止妊娠[67]。

D&E 通常不在妊娠中期应用的原因有几个：许多妇产科医生没有接受过系统培训或不愿意进行这种手术；只有少数妇产科医务人员受过安全有效的手术培训。许多医院出于宗教原因或不愿开展中期终止妊娠，这可能会引起反对流产的组织成员的强烈抗议。近年来，由于培训和教育的加强，熟练掌握早期和中期终止妊娠技术的临床医生人数有所增加。首先，在完成妇产科或家庭医生住院医师培训后，发展并继续扩大计划生育研究基金，提供终止妊娠手术、管理，以及其他生殖保健实践方面的培训。其次，增加有操作经验但没有选择当住院医师的妇产科医生数量，这是瑞安项目的促进的结果，该项目在经济上资助高级外科和临床生殖医学的住院医师和计划生育研究员。要实现并保持较低的并发症发病率和死亡率，需要医生接受 D&E 培训并有持续的操作经验[68]。

不使用 D&E 作为因胎儿因素终止妊娠的第二个理由是产前诊断结果的不确定性。通过 D&E 手术得到的 POC 的病理、细胞遗传学或 DNA 分析，结果显示对于异常病例的产前诊断结果还是较为满意的[69-71]。

具体来说，作者所在团队研究了 114 例在诊断胎儿异常后终止妊娠的确认结果[71]。在 114 例研究中，除 1 例外，所有病例均获得了 POC 的遗传学补充信息，而最近的趋势是使用微阵列分析，这

个变化可能会进一步降低诊断的失败率。Boecking 等[72]研究显示，病理学研究实际上纠正了 413 例中的 152 例（37%）的超声诊断，并在 137 例（33%）中作出了额外的诊断。在大多数情况下，不仅可以在 D&E 之后进行产前诊断结果的确认，还可以更准确地评估胎儿异常。尽管如此，几乎所有的病例的胎儿细胞遗传学和分子异常结果都可确认，但与细胞遗传学或基因组异常无关的结构异常不仅需要依赖临床医生的专业知识，还需依赖有能力评估特定胎儿异常的病理学家和遗传学家的专业知识。因此，若需检测以多种异常为特征的结构缺陷病例，应对完整的胎儿进行病理学评估，从而可以识别其综合征类型并为未来妊娠提供最准确的咨询建议。

1. 操作方法　与早期终止妊娠一样，在中期终止妊娠之前必须进行胎龄评估。在妊娠中期因遗传疾病终止妊娠的情况下，产前诊断过程和决定终止妊娠前都应进行超声检查。妊娠中期 D&E 手术需要在清宫前扩张宫颈。虽然手动扩张通常可以使宫颈扩张更为充分，使得清宫更加顺利，但这种方法增加了宫颈裂伤、出血，以及因胎龄较大而出现流产失败的风险[28]。首选的方法是使用宫颈扩张器，通过吸收宫颈水分，逐渐扩张宫颈管（见上文）。一些医师使用海藻棒扩张宫颈，这需要 12～18h 来达到最佳的扩张效果，通常情况下需要 2 天。另外，宫颈扩张器（如 Dilapan）可在 6～8h 内实现对宫颈安全、有效的扩张，整个过程有可能在 1 天内完成，但是这种扩张器的失败率较海藻棒高。

无论术前是否使用器械扩张，越来越多的情况下开始加用药物扩张宫颈。Goldberg 等[73]在妊娠 13—16 周、接受 D&E 的女性中进行了一项随机试验，在术前 3～4h 使用阴道米索前列醇 400μg，与术前一晚使用海藻棒的宫颈扩张效果进行比较。他们发现，米索前列醇组的手术时间稍长，难度较高，但患者更愿意选择一天内可以完成的操作。最重要的是，他们发现在两组中绝大多数手术都是安全的，并且宫颈均已充分扩张。总而言之，其他不太严谨的试验发现海藻棒的扩张作用略大于药物，但这两种方法几乎都能在妊娠中期流产手术时提供足够的术前宫颈扩张度。最新的一项综述[74]发现，越来越多临床医生通过药物方法进行妊娠中期流产前的宫颈准备，在比较药物与渗透性扩张药的使用效率时，两者对宫颈扩张效果相似。

如有可能，应避免全身麻醉，因为麻醉药会引起子宫收缩乏力，增加出血的可能性，从而增加产妇的并发症发病率和死亡率[75]。目前很多麻醉方法，包括椎管麻醉和硬膜外麻醉，以及不需要气管插管的镇静方法，都可以提供安全有效的疼痛管理。即便有足够的镇静药，通常在清宫术前也需进行宫颈旁阻滞。有些术者在麻醉药中加入少量加压素或其他血管活性物质，注入宫颈旁间隙，从而减少术中出血量[38, 39]。在施行宫颈旁阻滞后，患者偶尔会出现血管迷走性晕厥且很快缓解（见上文）。因此，某些心脏疾病（如心律失常）可能成为宫颈旁镇痛的相对禁忌证。宫颈扩张时可预防性给予抗生素，必要时可给予止吐和抗焦虑药。

在妊娠中期，可以使用专门设计的器械取出宫腔内 POC。作者更倾向于使用 Sopher 或 Bierer 钳，并根据孕周和宫颈扩张的程度进行选择。Sopher 钳通常用于早期的手术或在宫颈扩张受限的情况。其他可用卵圆钳列在框 32-1 中。

框 32-1　可用于妊娠中期宫颈扩张和清宫的卵圆钳

- Barrett
- Bierer
- Clemetson
- Forester
- Kelly placental forceps
- Moore
- Peterson
- Sanger
- Sopher
- Van Lith

实时超声引导也有助于清宫[76, 77]，特别是当需要取出完整的特定胎儿器官来确认产前诊断结果时[71, 78]。虽然超声引导不是安全、成功清宫的必要条件，但它往往有助于操作，特别是在较困难的病例中，如孕产妇肥胖、子宫肌瘤或子宫的位置可能会对清宫产生不利影响（如子宫前屈或后屈）时[79]。White 等[80]报道显示，大多数妊娠中期流产手术是在超声引导下进行的。

在大的 POC 被取出后，需要进行负压吸引刮除剩余的组织。与妊娠早期一样，术者必须检查标本确认所有 POC 已被刮出。由于胎儿解剖结构异常进行的流产手术，在进行病理和其他验证性实验分析之前，也应将 POC 交由了解形态学异常的专家进行检查和标记。所选择的验证性分析（如细胞遗传学、遗传学、基因组学）取决于具体的产前诊断结果。

在 D&E 后，需观察患者阴道出血及生命体征情况。需要告知患者可能会出现下腹绞痛、阴道出血（量与月经量类似或少于月经量），或者低热等情况。这些症状体征如果加重可能预示着出现严重的并发症，需要医生立即评估。为防止子宫收缩乏力，手术结束后立即肌内注射麦角新碱（0.2mg），随后每 4 小时口服麦角新碱 0.2mg，共 5 次。尽管米索前列醇、催产素、抗利尿激素和卡孕栓也被广泛应用于临床，但麦角新碱仍然是最常用的预防术后宫缩乏力的药物[80]。未致敏的 Rh 阴性血患者应给予 Rh 免疫球蛋白（300μg）。术后 24～48h 内电话联系患者以确保安全，并在 10 天到 2 周内安排术后随访。

2. 发病率　由经验丰富的术者进行 D&E 时，其并发症发病率明显低于引产或手术治疗（如子宫切开术、子宫切除术）[81]。Robins 和 Surrago[82] 发现，在妊娠 15 周做流产手术的女性中，400 例接受 D&E 的患者其并发症（大量失血、宫颈裂伤、POC 残留、发热、呕吐、腹泻）的发病率低于使用阴道内前列腺素栓剂引产的 112 例患者。Peterson 等[83] 报道，13 周时 D&E 导致的非计划住院率为 0.6%，但在 20—21 周上升到 1.4%。Schneider 等[84] 发现 18—22 周的 D&E 手术并发症发生率低于 1%。因此，在妊娠中期的后期进行的 D&E，其发病率等于甚至可能低于引产。除此以外，其他 D&E 的实质性优势（如门诊手术，费用较低等）使该技术与其他妊娠中期流产技术相比更具优势（即药物流产、子宫切开术或子宫切除术）。Upadhyay 等[85] 最近的一项研究报道称，在妊娠中期或更晚的妊娠期进行手术流产的总并发症发生率为 0.41%[85]。

子宫穿孔是 D&E 的一个主要并发症。与妊娠早期手术中的穿孔一样，症状和体征的严重程度取决于子宫穿孔的位置。子宫两侧的穿孔风险最大，因为这可能会导致子宫动脉或静脉撕裂引起大量出血。同时应用超声引导可降低子宫穿孔的发生率[76]。

其他出血原因包括宫颈或阴道裂伤、子宫收缩乏力、POC 残留和凝血功能障碍（继发于术中组织凝血激酶释放到母体静脉系统）。虽然超声引导下清宫、术后应用麦角新碱或米索前列醇、仔细检查 POC 等操作可降低术中及术后出血的发生率，但仍会出现手术相关并发症。术者必须准备必要的复苏措施以稳定这些患者的生命体征而后处理他们的并发症。

感染是 D&E 另一个严重的并发症。使用预防性抗生素能够在早期和中期终止妊娠时有效降低术后发热的发病率[19, 80]。术后感染通常是由于 POC 残留导致的，如果有任何 POC 残留的证据，需进行超声检查，如果确实存在残留，应立即进行清宫术。

3. 死亡率 总的来说，D&E 是中期终止妊娠最安全的方法。流产联合研究项目（JPSA Ⅲ）显示，与宫腔注射药物、子宫切开术或子宫切除术相比，D&E 的孕妇死亡率最低[81]。美国流产死亡率分析显示，1972—1981 年，各州的死亡率为每 10 万例流产中有 4.9 例死亡与 D&E 有关，9.6 例与宫腔注射药物相关，而与子宫切开术和子宫切除术有关的达 60 例以上。Shaw 和 Lerma[86] 最近的一项研究证实了在妊娠中期阶段手术流产死亡率较低。除了安全外，其他优势（如费用更低，时间更短，患者心理压力更小）使 D&E 成为大多数因胎儿异常终止中期妊娠的可接受的且可能是最佳的方法。

（二）药物流产

药物流产的主要优点是使用方便。其较小的创伤不需要外科专业知识；因此，不擅长 D&E 操作的临床医生可以使用此类药物终止中期妊娠。但至关重要的是，使用药物流产的临床医生必须做好手术准备，以防引产失败或 POC 残留，或者导致子宫破裂这一罕见但危及生命的并发症[87]。

终止中期妊娠最常用的流产药物是前列腺素类似物，最常用的是米索前列醇，它能够刺激子宫收缩，促使 POC 排出[19, 88]。抗孕激素类，如米非司酮（RU486），能够加速药物流产终止妊娠的进程[88, 89]，但是有研究表明单独使用两种药物疗效不如联合使用，如可能导致 POC 排出不全[90]。

各种前列腺素类似物的多种方案中，主要应用的是前列腺素 E_1（prostaglandin E_1，PGE_1；米索前列醇）和前列腺素 E_2（prostaglandin E_2，PGE_2；地诺前列酮），已有可靠的试验评估了给药途径和各种剂量与临床结局的关系，结局包括妊娠物排出时间、手术清宫、不良反应和不良结局[88]。目前已被许多试验所支持，也被专家所认可[88]的妊娠中期流产方案是口服米非司酮（200mg）24h 后给予米索前列醇（每 3～4 小时 400μg），直到胎儿排出体外。然而，米索前列醇的给药途径（口服、口腔黏膜或阴道给药）还没有明确规定，因为药物生物利用度与给药途径有很大差异，患者或术者可能会优先选择一种给药途径。米索前列醇舌下含服的生物利用度最高，而阴道给药的生物利用度是口服给药的三倍。大部分情况下已不选择口服米索前列醇，因为与舌下含服和阴道给药方式相比，口服起效最慢[91]。Al 和 Yapca[92] 比较了米索前列醇（与米非司酮）的舌下含服和阴道给药终止中期妊娠的效果，发现阴道给药组排出 POC 的时间比舌下含服组更短，这两个组的流产完成率相似。

药物流产可以获得完整的流产组织，在某些情况下，这对于诊断是非常必要的。然而，D&E 通常也能提供足够的组织用于确认诊断结果。在胎儿结构异常，特别是在细胞或分子遗传学异常时，情况依然如此。因此，与 D&E 相比，采用药物流产在诊断或产科方面可能没有优势，但是对于不伴有细胞或分子遗传学异常的复杂的胎儿异常，或者医生没有接受过 D&E 培训的情况下可以尝试应用药物流产终止中期妊娠。

发病率和死亡率 在过去，妊娠中期药物流产的并发症发病率和死亡率要高于人工流产。然而，随着药物流产方案不断优化，用于药物流产的药物不良反应越来越小，在提高完全流产率的同时，缩短了从用药到流产的时间，从而大大降低了相关发病率和死亡率[93]。Upadhyay 等[85] 的研究显示妊娠中期流产主要并发症的发生率为 0.41%，包括药物和人工流产手术。尽管此研究中报道的并发症的发病率高于早期妊娠，但它比先前报道的妊娠中期手术并发症发病率要低得多。而最近的一项研究显示在妊娠中期使用药物流产和人工流产手术终止妊娠的结果并无差异[94]。

因此，在妊娠中期出现胎儿畸形的情况下，需根据患者的选择、产前诊断结果、是否需要确认或进一步研究、现有临床医生的技能和经验，以及司法法规来指导选择终止妊娠的药物或手术方法，而不是简单地认为药物流产比手术方式发生严重不良结局的风险更高。

（三）羊膜腔内注射引产术和子宫切开术/子宫切除术

既往非常流行羊膜腔内终止妊娠技术，但由于与该技术相关的并发症发病率和死亡率较高，加上有效诱导子宫收缩的药物发展，目前基本上已不再使用此种方法。只有在药物流产或羊膜腔内注射方法失败后，且无 D&E 培训经验的人员时，才需进行子宫切开术。在非常罕见的情况下，当需要终止妊娠同时伴有子宫病理异常（如癌症）或胎盘异常时（如胎盘植入），才可应用子宫切除术。

三、选择性流产/多胎减胎术

随着超声技术和产前诊断技术（如 CVS、羊膜腔穿刺术）的不断完善，多胎妊娠的胎儿异常可以被更早、更准确地检测出来（见第9章、第17章）。但是这会出现多胎妊娠中的不同胎儿存在正常和异常两种检测结果的难题。在这种情况下，可以选择性流产，目的是使畸形胎儿死亡，正常或未受影响的胎儿继续存活。尽管不孕不育相关医疗水平的变化已经大大减少了多胎妊娠的数量[95]，但对于辅助生殖患者及高龄的产妇仍需考虑到多胎妊娠中出现胎儿异常时进行选择性流产的可能性。

孕有三个或更多胎儿的妊娠自然流产率明显高于单胎或双胎妊娠[96]，多胎婴儿的发病率和死亡率也明显高于单胎婴儿[97]。多胎妊娠（即两个或多个胎儿）选择性流产的另一原因是为了"减少"胎儿的数量（通常为一个或两个）以降低继续妊娠导致早产的可能，我们将这种操作称为"减胎"。然而，在本节中，我们描述的"选择性减胎"是一种类似多胎妊娠减胎手术，适用于有一个或多个胎儿异常的多胎妊娠女性。其他文献[94, 97-99]及本书第37章有关于此类决定的详细伦理讨论。

（一）妊娠早期选择性减胎

妊娠早期的减胎最常应用于减少多胎妊娠（三胎或更多）的胎儿数量，用于降低早产的风险，也有部分人是为了减少双绒毛膜双胎来改善妊娠结局[100, 101]。虽然临床技术的进步已大大减少了在治疗不孕不育的过程中所导致的多胎妊娠数，但这些病例中大多数仍与辅助生殖技术（如人工授精、体外受精）有关。妊娠早期的 CVS 和阴道超声检查可以发现胎儿异常，因此可以在多胎妊娠中选择性减灭异常胎儿。

1. 减胎技术　在选择性减胎中，详细的患者咨询和知情同意是至关重要且必备内容。应对孕有一个或多个异常胎儿的孕妇提供非指向性咨询，内容包括选择性减胎对胎儿和孕妇的影响，以及继续妊娠、产科和儿科管理对多胎妊娠孕妇及受累/未受累胎儿的影响[95, 102]。

医患双方讨论的内容应包括手术的风险，如流产、出血和感染、多胎妊娠的风险，以及减胎对于这些风险因素的降低，以及对于孕妇和围产结局的改善。此外，关于绒毛膜性的讨论也应该包括在内，因为单绒毛膜妊娠不能用传统的手术方式减胎。单绒毛膜妊娠胎盘中有大量的血管连接，因为 KCl 及胎儿降解物质可通过血管转移，对存活胎儿产生不利影响，导致存活胎儿的死亡[103]。这种血液交换不会发生在不同绒毛膜的胎儿中，因为他们无血管连接。可以对单绒毛膜中的患病胎儿进行脐带消融手术完成减胎，但是这种手术会增加不良预后的风险[103, 104]。

除了妊娠丢失，选择性减胎对其余胎儿的风险似乎没有增加。但是考虑到受累胎儿与未受累/保留的胎儿，可能在超声下无法区分，因此需要讨论减灭错误胎儿的可能性。进行 CVS 时，应详细评估孕囊位置、胎盘位置，以及其他母胎特征，因为这是在进行选择性减胎之前准确识别无超声差异的异常胎儿的唯一方法。为了进一步降低发生这种错误的可能性，不建议在没有明确超声检查结果的情况下将 CVS 检测异常的患者转诊进行选择性减胎。相反，鼓励将多胎妊娠且存在胎儿异常风险（例如，无创筛查结果阳性、遗传疾病携带者）的患者转诊到作者所在中心进行 CVS，以便在 CVS 之前对胎儿位置进行准确评估，从而进一步降低出错的可能性。事实上，在作者所在中心25年的手术中，并未发生过此类错误，尽管可能性很小但仍应该告知患者出现这种问题的可能性。

在美国，大多使用经腹心脏注射氯化钾诱导受累胎儿死亡[104]。进行选择性减胎的最佳孕龄尚无定论，有研究认为妊娠 11—13 周是进行该手术的合适时间，因为在此之前很多异常胎儿已经发生自发性流产，且这个孕周有助于识别许多可在妊娠早期发现的胎儿畸形 [104]。然而，与多胎减胎相比，选择性减胎的时间可能会有所推后，因为不仅仅是简单的识别多胎妊娠，确认诊断结果也需要时间，因而也需较多的时间讨论减胎相关问题。

早期选择性减胎的过程包括识别异常胎儿及持续超声引导下经腹心内注射 KCl。作者所在中心使用羊膜腔穿刺针（22G）进行减胎手术。不应通过其他胎儿的孕囊或胎盘进入异常胎儿体内。如果必须通过另一个胎囊进入异常胎儿体内，应尝试通过膀胱充盈或排空的不同位置尝试接近，如果仍然不能进入，应推迟手术时间。通常，需将 1～5ml 的 2mEq/ml KCl 缓慢注入胎儿心脏或胸腔即可引起心脏骤停 [104]。临床医生可调整超声屏幕全方位无死角地观察操作过程，同时避免患者及其伴侣或陪同人员看到手术过程。

一旦发现心搏停止或严重心动过缓，立即取出穿刺针。患者需在房间内观察 15～30min 以监测其生命体征，过后应用超声确认被减胎儿心搏停止，存活胎儿心脏搏动，并对所有不良事件（如血肿）进行评估。未致敏的 Rh 阴性血患者应给予 Rh 免疫球蛋白 300μg。

作者会告知患者术后 24～72h 内出现阴道分泌物的风险为 10%～15%，但这并不会增加流产的风险 [104]。强烈建议患者如发生这种或任何其他不良事件（如发热、阴道出血、腹痛）时与医务人员联系。在这种情况下，应让患者尽快返院进行包括超声检查在内的评估。如果患者离医院较远，建议他们联系其产科医生对所进行的手术和术后评估提供指导。

妊娠早期减胎患者无法行妊娠中期母体血清甲胎蛋白（maternal serum α-fetoprotein，MSAFP）筛查和羊水 AFP（amniotic fluid AFP，AFAFP）分析。Grau 等 [105] 回顾了 40 例在妊娠约 12 周接受减胎的孕妇的 MSAFP 和 AFAFP 分析结果，显示在妊娠中期进行 MSAFP 筛查的 22 例女性中，有 21 例（95.5%）的 MSAFP 水平升高。53 份妊娠中期多胎妊娠羊水样本中，有 13 份（24.5%）的 AFAFP 水平升高（>2.0MoM），1 份（1.9%）的乙酰胆碱酯酶阳性。MSAFP 或 AFAFP 水平异常或乙酰胆碱酯酶阳性的病例均与胎儿异常无关。

尽管有报道表明，妊娠早期减胎手术对 MSAFP、未结合雌三醇和 hCG 的影响会导致减胎术后妊娠中期 MSAFP 水平升高，hCG 和未结合雌三醇水平保持不变，但减胎对细胞游离 DNA（cell-free DNA，ccfDNA）技术（见第 7 章和第 8 章）的影响尚不清楚。因此，在临床研究发表之前，不建议对减胎后的女性使用这种筛查方式。总而言之，由于 MSAFP 缺乏实用性及缺乏减胎对 ccfDNA 结果影响的证据，不支持将多分析物算法用于减胎后的产前筛查。

2. 发病率和死亡率 选择性减胎可能导致意外流产、先兆早产、早产、弥散性血管内凝血（disseminated intravascular coagulopathy，DIC）、感染和心理问题 [98]。Stone 等 [107] 在 2002 年报道其中心在多胎减胎方面的经验中表示，总体流产率稳定在 4.7%，24 周后分娩率为 95.2%，并且从双胎妊娠减为单胎妊娠的女性发生的流产率最低（2.1%）。针对多种适应证的多胎减胎临床结果的研究表明，总体流产风险约 5%，较低的流产率与术者丰富的经验相关 [108] 并与减胎的数量成反比 [104]。最近，Vieira 等 [109] 报道了一项针对 855 例双绒毛膜双羊膜囊双胎妊娠的回顾性对比研究，其中 250 例选择减为单胎，605 例选择继续双胎妊娠。在选择减胎的病例中，有 92% 的进行了 CVS，减胎后单胎与未减胎的双胎妊娠总流产率（24 周和 20 周）相似（4% vs. 2.5%，$P = 0.23$，3.6% vs. 1.7%，$P = 0.09$）；两组间意外流产率（2.4% vs. 2.3%，$P = 0.94$）或超过 24 周的宫内胎儿死亡率（1.2% vs. 0.7%，$P = 0.43$）没有显著差异；宫内发育迟缓、胎盘早剥和妊娠糖尿病的发病率在两组间也无显著差异。而双胎妊娠 37 周前的早产率为减胎后单胎的 5.6 倍 [109]。同样地，来自亚洲的研究也表明，妊娠早期减胎后，流产的风险较低 [96, 110]。

作者所在中心在多胎减胎前常规进行 CVS，其诊断结果可能提供多胎妊娠相关的关键信息。尽管这些信息可能很重要，但部分人质疑是否需要对超声检查未提示异常的多胎妊娠进行产前诊断，以及在减胎前进行 CVS 是否会增加流产的可能性。Rosner 等 [111] 报道了在 470 例多胎妊娠中，超声显示正常的胎儿染色体异常率为 3.1%。Ferrara 等 [112] 发现，行减胎前 CVS 的孕妇和未行 CVS 的流产率没有差别，Evans 等 [113] 的研究结果与此相同。在作者所在中心进行妊娠早期减胎前 CVS 的 145 例患者中，没有发生流产或不准确的诊断结果。过去 17 年里，在芝加哥西北医学院只有 2 例多胎妊娠女性在减胎前不能进行 CVS，但这 2 例也接受了羊膜腔穿刺术，结果显示正常。

值得注意的是，在因超声提示胎儿异常而需要减胎的情况下，我们不对异常的孕囊进行检测，而是评估正常胎儿的染色体 / 基因组是否异常。在多胎妊娠中发现超声异常实际上会导致将多胎妊娠减胎转变为选择性减胎，如果对正常胎儿进行诊断测试需要等待结果。通过这种方式，限制了侵入性手术的数量，在得到临床信息的基础上，减少外界的人为操作。

不管临床医生如何看待产前诊断和减胎的"最佳"方法，减胎前对多胎妊娠进行 CVS 检测与仅行减胎术，这两种方式的结果相近。出于技术或解剖学方面的考虑，一小部分病例无法采用特定的产前诊断方法。然而，对于大多病例而言，减胎前 CVS 或减胎后羊膜腔穿刺术都是可行的，在充分了解了目前的情况及两种方法的利弊后，应主要由患者决定使用哪种方法。

（二）妊娠中期选择性减胎

异常胎儿的选择性流产最初是在妊娠中期进行的，因为早期的产前诊断方法（如羊膜腔穿刺术、超声检查）只允许在妊娠中期进行。Aberg 等 [114] 报道了 1 例患 Hurler 综合征的双胎妊娠，在妊娠 20 周对异常胎儿进行选择性终止妊娠后，妊娠 33 周时分娩一正常婴儿。本例采用超声引导下胎儿心脏穿刺放血的方法终止妊娠。在另一个成功进行选择性减胎的病例中，Beck 等 [115] 在妊娠 22 周时采用子宫切开术取出双胞胎中的一名异常胎儿。Rodeck 等 [116] 也曾报道了成功案例，即在胎儿镜引导下进行脐静脉空气栓塞完成减胎。Antsaklis 等 [117] 采用胎儿镜引导下心内注射葡萄糖酸钙进行妊娠中期选择性减胎。

1. 操作方法 与妊娠早期减胎类似，美国的大部分中心在妊娠中期采用超声引导下注射 KCl 的方法进行选择性减胎 [118, 119]。其他技术的详细描述大多是从历史角度出发，可以在其他研究找到 [120]。

超声可用于定位及鉴别正常和异常胎儿。在胎儿有结构异常的情况下，减胎时使用超声显示胎儿缺陷已足够。然而，对于胎儿已诊断异常，但没有明确超声表现时，如通过羊水细胞 DNA 分析诊断 Duchenne 肌营养不良的胎儿，在羊膜腔穿刺术或 CVS 时需要仔细记录胎儿和胎盘位置，以便选择性流产时区分正常和异常胎儿。

与妊娠早期减胎手术一样，前期咨询对于沟通手术的风险和益处及后续的产科管理至关重要。超声检查可以确认胎儿数量、生存能力、胎龄、胎盘位置以及正常和异常胎儿的位置。通过超声选取最容易接近被减胎儿的位置作为入针点，且不要穿过另一个胎囊。在针插入前，患者可能需要预先接受镇静和减少胎动的药物治疗，但是作者所在团队的手术中并没有使用这些药物 [121]。

在持续超声引导下，消毒铺巾，将 22 或 23G 针经腹穿入异常胎儿的羊膜囊。取下针筒，将 10ml 注射器连接到针上，抽取羊水用于验证研究（如果适用）。随后针尖进入胎儿的胸腔和心脏。每次 2ml 无菌 KCl（2mEq/ml），逐渐增加剂量直到超声显示心脏停搏。在 Golbus 等 [120] 报道的系列研究中，引起心脏停搏所需的 KCl 体积为 2~7ml。一次心内注射 KCl 并不总能导致受累胎儿心跳彻底停搏，可能需要多次注射。虽然大部分手术在单次注射后即可完成，但多次注射的概率尚不确定。如果在一次成功的心内注射后发现严重的胎儿心动过缓，需等待 5~30min 后重新评估，因为许多这样的病例最终会显示为心搏停止，无须额外注射。

手术后，应在记录停搏后的 30min 和 60min 再次进行超声检查，以验证胎儿心脏活动停止。如果胎儿心脏仍有活动，应重复注射。未致敏的 Rh 阴性血患者应注射 300μg Rh 免疫球蛋白。预防性抗生素的益处尚未可知，无论是在妊娠早期还是在妊娠中期，作者所在中心均不应用抗生素。一些中心安排一系列的超声检查来监测存活胎儿，而作者所在中心只在有阴道出血、阴道分泌物增多或出现感染迹象等并发症的情况下进行额外的超声检查。

2. 发病率和死亡率 与妊娠早期手术类似，妊娠中期选择性减胎术也有一些可预见的风险：存活胎儿流产、先兆早产、早产、DIC、感染和心理问题 [103]。选择性减胎后的流产率差异很大。Golbus 等 [120] 报道了 18 例双胎妊娠患者在妊娠中期采用多种方法进行选择性减胎的结果。14 例孕妇分娩了正常的婴儿，4 例孕妇流产，且均为单绒毛膜双胎。因经腹心内注射 KCl 操作简单，目前已成为妊娠中期选择性减胎的标准方法[120]。

关于妊娠中期减胎术安全性的研究对于较小的手术样本量进行了评估，随着携带者筛查的发展、早期产前检测（CVS）和超声技术的改进，使得多胎妊娠胎儿异常的早期诊断及减胎成为可能。Geva 等[122] 对妊娠早期和中期减胎的女性进行了比较，发现流产或其他产科并发症，如妊娠期高血压、双胎体重不一致、宫内发育迟缓和妊娠糖尿病等事件中没有显著差异，接受妊娠中期减胎的女性流产率为 5.2%。上述不良事件在进行妊娠早期减胎手术的女性中发生率更高。Antsaklis 等[123] 还发现，妊娠中期与妊娠早期选择性减胎的风险相似，在妊娠早期组（n=18）中流产率为 5.6%，妊娠中期组（n=48）的流产率为 8.3%。Wang 等[124] 报道了 37 例在妊娠中期进行减胎术的病例中，只有 3 例（8.1%）在术后的 4 周内部分或全部流产。迄今为止，没有报道过妊娠中期选择性减胎导致孕产妇死亡的病例。使用 KCl 的经验表明，妊娠中期选择性减胎可降低围产期发病率[125]。

（三）多胎妊娠选择性减胎咨询

与单胎妊娠相比，多胎妊娠会导致孕产妇和胎儿不良结局的风险显著增加。在一个或多个胎儿中检测出胎儿异常，不仅加重孕妇的焦虑情绪，同时涉及各临床学科的专业知识，如生殖遗传学、儿科遗传学、母胎医学、计划生育和心理学。在这种情况下，应由临床经验丰富的医生提供咨询服务，为纠结于各种妊娠选择的女性和夫妇提供准确信息，包括不采取干预措施继续妊娠、选择性减胎及终止本次妊娠等。作者认为，当患者与在多胎妊娠胎儿异常的临床管理等方面具有丰富经验的临床医生沟通时，最好签署知情同意书。

作者所在中心为所有打算在妊娠早期或中期进行选择性减胎的女性提供有关筛查和诊断，以及选择性减胎手术的咨询。其咨询团队包括遗传咨询师和遗传学家，他们负责提供全面的咨询，包括筛查和诊断检测，分析结果及其影响，以及妊娠期管理。如果诊断结果对目前的儿科医疗有影响，则转交给儿科遗传学部门进行服务。此外，该团队同时请母胎医学专家就维持多胎妊娠及减胎的产科影响

提供详细的建议。在合并特殊产科并发症，如胎盘植入或前置胎盘的情况下，有计划生育的工作人员提供咨询服务。而在所有情况下，对与所有有需求的患者及工作人员认为需要的患者提供心理支持。

关于选择性减胎，最常见的问题是流产的风险。对于妊娠早期的减胎手术，无论所需减少的胎儿数量或胎儿的位置如何，作者认为其风险高达 5%。起初理论认为，减掉先露胎儿（即最靠近宫颈的胎儿）会干扰宫颈附近的胎膜的完整性，易导致胎膜早破或增加细菌感染的风险，进而导致流产[126]。然而，最近的研究认为在妊娠早期减掉先露胎儿不会增加流产的风险。此外，选择性减胎不允许术者"选择"胎儿减胎，相反，无论胎儿在子宫内的位置如何，被减的胎儿都是检测出异常的胎儿。

对于妊娠中期减胎手术，作者认为在妊娠 20 周内进行手术有 5%～10% 的流产风险。在这些手术中，胎位起着重要作用。他们认为，在妊娠中期，减掉先露胎儿（即胎儿"A"）流产的风险可能增加为 10%。对于超过 20 周的妊娠，他们认为如果要减的胎儿非先露胎儿，流产的风险可能高达 10%，如果要减灭的胎儿是先露胎儿，则流产的风险可能高达 15%～25%。

作者还会告知患者，妊娠早期或中期手术的常见不良反应包括抽筋、阴道点滴出血，以及术后 24～72h 内出现少量的阴道透明/粉红色分泌物。10%～15% 的病例可能会出现阴道分泌物，但不会显著增加流产的风险[104]。尽管如此，他们建议患者在发生此类或其他不良事件（如发热、阴道出血、腹痛）时及时联系手术医生，以便进行包括超声检查在内的评估。如果患者手术后没有出现问题，通常不会进行常规超声检查来监测胎儿发育。选择性减胎不会使妊娠变为"高风险"状态，在大多数情况下，初级产科医师可以提供持续的产科管理。如果没有其他的母体或胎儿疾病，可以提供常规产科管理，但不应进行 MSAFP 检测，因为在许多情况下，减胎会导致其水平升高[106]。

结论

用于筛查和诊断的新型分子诊断方法的发展提高了我们对严重的新生儿、儿童、青少年和成人疾

病的检测能力。人们希望这些新技术能够为尽可能多的疾病寻找到有效的治疗方案。然而，目前大多数产前诊断异常只允许孕妇和夫妇双方选择是否继续妊娠。对于那些接受产前评估并发现胎儿异常的人，无论是单胎妊娠还是多胎妊娠，对于终止妊娠或选择性减胎技术的全面了解仍然是向发现胎儿异常的孕妇或伴侣提供咨询的一个重要方面。

致谢：感谢 Davis R. Becker 在撰写本章时提供的宝贵帮助。

第33章　围产期丧失后的社会心理支撑和关怀

Providing Supportive Psychosocial Care to Parents after Perinatal Loss

Marianne H. Hutti　著

魏　瑗　李璐瑶　杨琪琪　译

高质量的围产期丧新关怀主要基于尊重父母的个性和他们悲伤的多样性，尊重他们逝去的婴儿，以及承认人类精神需要恢复和治愈的能力[1]。居丧的父母在围产期丧失期间或之后对医疗护理的满意度是基于服务他们的医疗工作者（如医生、护士、社会工作者、牧师，以及其他人）能够意识到这件事对父母的重要性和意义，并能够聆听与理解他们的想法和担忧[2,3]。高质量的围产期丧亲关怀不仅仅需要医护人员具备妊娠丢失相关事件的医学专业知识，还需要其具备同理心和同情心，以及将这些信息巧妙地传达给父母的能力。这要求医疗工作人员博学多识，对围产期丧失的心理动力学有一定了解，且能够根据父母对丧亲的看法提供相应的帮助[3]。

本章将以论述围产期丧失后悲伤的独特特征和围产期居丧导致的复杂性悲伤在诊断上的争议为始，讨论围产期丧失对居丧父母健康的影响。本文将在围产期居丧的心理动力学背景下，对医护人员面临的常见问题进行研究，如围产期丧失信息的告知、提供支持性关怀、后续护理和筛查，以及将居丧父母引荐给其他医生或提供其他医疗资源。在Hutti围产期悲伤强度理论框架内进行评估所提供的支持性关怀，有助于医疗服务人员更好地理解父母经历围产期丧失后的想法，并为围产期丧失后的关怀提供基于理论的建议和指导[4]。

一、围产期丧失

围产期丧失是指因流产、死产或新生儿死亡而失去孩子的经历[3]。父母可能会经历自发、意外的流产和死产，或者因宫外孕治疗、致死性胎儿异常终止妊娠（termination of pregnancy for lethal fetal anomaly，TOPLFA）或医疗性终止妊娠[5]。新生儿死亡可能是多种原因造成，如早产、先天性异常，也可以作为围产期姑息治疗意料内的结果[6,7]。围产期丧失是父母和产科临床医生面临的最常见问题之一。每经历一次妊娠，大约25%的女性会经历围产期丧失[8,9]。

临床医生很难预测父母经历围产期丧失的反应，因为父母处于一个连续的过程中，从高度紧张、长时间的悲伤到很少或没有悲伤，到相信丧亲是"刚刚发生的事情"[3]。父母是否悲伤，以及其悲伤程度，不仅仅取决于胎龄[4,10,11]，不应认为妊娠早期痛失胎儿的女性比妊娠晚期的女性悲伤程度低[10]。此外，人们无法根据父母的行为准确评估其失去亲人后的悲痛程度[10,12]。父母悲伤的举动可能受到丧亲时感受到的震惊与麻木的影响，同时，性别或文化环境中对于"要坚强"的规范也可能会掩盖父母的真实情感[13,14]。

对许多父母来说，围产期丧失是一种身心创伤。生下一个死婴是一场情感、精神和生理上的悲剧，往往伴随着令人心碎的悲痛与羞愧[13]。许多研究发现，社会支持是围产期丧失后心理社会健康的主要预示因素[15-17]。不幸的是，经历围产期丧失后，丧亲父母普遍缺乏社会支持，因为家人和朋友往往没有意识到这类事件对父母的重要性[12]，使父母经历被剥夺权利的悲伤[18]。被剥夺权利的悲伤是指"悲伤的人遭受的损失没有或不能被公开承认、公开哀悼或得到社会支持"[19]。研究发现，在此类情况下，缺乏社会支持和对已故婴儿持续的感情，会延长和加剧悲伤的过程，使居丧的父母感到愤怒、孤独、孤立和被误解[4, 20-22]。

悲伤是复杂的、高度个体化的过程，这在很大程度上与人们赋予其损失的个人意义相关[23]。正如Cacciatore 和 Thieleman[13] 所指出的，围产期丧失与其他类型的儿童死亡不同，前者使父母的悲伤过程更为复杂。围产期丧失通常发生在胎儿仍在母亲体内的时候，因此它变成了一种"具体化的失去"。这种失去对母亲来说往往是非常私人的，甚至其他亲密的人都意识不到这种情感。父亲也经常可以深切地感受到这种伤痛，但父亲得到的精神支持往往比母亲更少[15, 24]。母亲必须经历与分娩相关的心理生理创伤、激素紊乱和疼痛刺激，只有亲密的家人朋友、社会政策、研究资助和社会态度能减小逝去婴儿对家庭的影响[13]。

二、围产期丧失后的复杂悲伤

临床医生和围产期丧亲研究人员对极度的、持续的和"复杂的"悲伤很感兴趣，因为 1/4 至近 1/3 的围产期居丧父母在围产期丧失后会经历极度的、持续、复杂的悲伤反应[14]。围产期丧失人群长期复杂悲伤的患病率几乎是其他居丧人群的三倍[25]。例如，基于人群的研究表明，在一个丧亲年限平均为 8.8 年的德国居丧人群样本中，发生复杂悲伤的临床阈值为 6.7%[26]；平均丧亲年限为 4.65 年的日本居丧人群中，该阈值为 2.4%[27]；丧亲年限为 6～24 个月的澳大利亚居丧人群中，该阈值为 6.4%[28]。

然而，医学界对这些强烈悲伤的特征还没有达成共识，也没有对其公认的诊断标准[29]。Cacciatore 和 Thieleman[13] 指出，目前精神病学上认为悲伤表现是正常的，但需要尽可能缩短其持续时间。他们以 2013 年《精神疾病诊断和统计手册》第 5 版（*Diagnostic and Statistical Manual of Mental Disorders, 5th Edition*, DSM-V）[30] 的修订为例，该手册被广泛用于疾病诊断，并与第三方治疗费用报销密切相关。2013 年美国精神病学协会取消了以下条例："如果患者是在居丧发生后 2 个月内出现相关临床症状，且症状并不严重，那么临床医生在

诊断重度抑郁症（major depressive disorder，MDD）时应持谨慎态度"[13]。这项警告旨在防止医生将患者不恰当地诊断为 MDD，因为悲伤和抑郁症从症状上几乎无法区分。然而，随着本条例的取消，即使在丧亲后的 2 周内患者的主要问题是悲伤，医生也可以在这段时间内将患者诊断为 MDD[13]。对许多心理健康专业人士来说，取消这一警告条例令人担忧，因为他们担心这会导致 MDD 误诊，特别是在那些长期持续悲伤已成为常态的群体中[13, 31, 32]。

Shear[33] 将"复杂悲伤"描述为：在失去亲人之后，并发症与悲伤同时发生；这些情况（如严重的抑郁、焦虑或创伤后应激）会破坏或阻碍机体的恢复过程，改变对居丧之痛的预期反应，并导致长时间的极度悲伤。根据 Kersting 和 Wagner[14] 及其他学者[5, 9, 33] 所述，复杂悲伤会出现痛苦的、持久的和令人衰弱的症状（如抑郁、焦虑或创伤后应激），在失去亲人后可能持续 5[34]～10[5] 年或更长时间。

DSM-V[30] 引入了一个新的居丧术语诊断标准，"持续性复杂型丧亲障碍"（persistent complex bereavement disorder，PCBD）。PCBD 被列为需要进一步研究的疾病，只能在丧亲 12 个月后诊断。"长期哀伤障碍"（prolonged grief disorder，PGD）是 Prigerson 等[35] 提出的一个术语，用于描述更复杂形式的哀伤，定义为持续的思念、对逝者的眷恋和强烈的情感痛苦。这些痛苦会导致严重的功能损害，并在丧亲后持续 6 个月以上。尽管 PGD 和 PCBD 之间存在一些差异，但人们认为它们基本相同[36]。

"复杂"和"持续"悲伤的概念主要是从配偶死亡后对寡妇的悲伤研究中演变出来的[28]。目前尚不清楚复杂悲伤的最终诊断标准是否适用于创伤性的[18]、复杂[15, 16] 和普遍被剥夺[37] 的围产期悲伤。尽管对于寡妇来说，6～12 个月的悲伤期可能是正常的，但这个持续周期对于围产期丧失的悲伤期并不见得适用。一些研究发现，围产期丧失后的极度悲伤持续 1 年以上[21, 22]，更有研究发现其能够持续 5[34]～10[5] 年或更长时间。由于目前缺少足够的关于围产期丧失后悲伤的研究，我们无法了解围产期丧亲之痛的正常变化。定义围产期丧失后的异常悲伤之前，了解规范性悲伤的各个方面是十分重要的[38]。因此，在对围产期悲伤有更明确的定义之前，我们将使用"极度强烈的悲伤"来涵盖这些难以定义的长期复杂悲伤。

三、极度悲伤和相关健康问题

围产期丧亲的父母可能经历极度悲伤，产生许多心理和身体健康问题。早期和晚期围产期丧失，可使父母双方 [42-44] 发生创伤后应激障碍（post-traumatic stress disorder，PTSD）的风险增加 7 倍以上 [39]，抑郁症状筛查阳性的风险增加 4 倍 [39, 40]，焦虑筛查阳性的风险增加 1 倍 [41]。围产期丧失后的后续健康妊娠中，父母双方普遍存在医疗利用率、焦虑和抑郁增加的情况；与健康的产后人群相比，以前经历过围产期居丧的母亲更容易出现抑郁 [22, 42, 45, 46]。即使之后诞下了健康的婴儿，丧亲导致的抑郁和焦虑也可能会伴随父母多年 [47]。

研究发现，围产期丧亲的父母经历的极度悲伤会严重降低工作效率，增加居丧家庭的经济困难 [16, 17]。此外，极度悲伤还会导致身体健康问题，如高血压、体重增加、糖尿病、心脏病、药物滥用，以及自杀风险增加，使居丧父母过早死亡的风险增加 2 倍，而这一风险可能持续至丧亲后 15 年 [29, 48-50]。丧失事件发生频率的高低，其对父母、家庭和社会身心损害的潜在严重程度。围产期丧失造成的痛苦和长期悲伤往往与无法得到医疗服务人员（healthcare provider，HCP）的关注有关 [16, 44, 50]。

四、因严重或致命胎儿异常终止妊娠

通过产前超声和产前基因检测可发现妊娠期间许多严重或致命的胎儿异常，其中无脑畸形率接近 100%。随着妊娠期胎儿异常的检出能力提升，许多产科医生和父母开始考虑选择性终止妊娠。致死性胎儿异常终止妊娠（TOPLFA）在 20 世纪 90 年代成为常规手段，几乎所有严重或致死性异常胎儿都进行了终止妊娠 [51, 52]。

目前，胎儿异常发生率为 3%，多数采取终止妊娠 [53]。在诊断出严重或致命性胎儿先天性异常后，父母必须做出的决策往往是令人心碎的，打击也是巨大的 [54, 55]。这些胎儿异常可能在妊娠 18—20 周，经过超声筛查后才被诊断出来。如果父母决定终止妊娠，他们通常会在法律允许的最后期限向医护人员提出申请 [53]。由于父母此时面临情感与理智上的双重难题，这个时限压力无疑会雪上加霜 [56]。处于巨大压力下的父母必须对他们即将做

出的终止妊娠决定负责任，而此时的他们恰恰正需要时间去"认识他们目前状况，获取更多信息，并思考各种决策，以便做出明智的决定" [57]。这种巨大的压力可能会对他们的决策产生负面影响，并显著增加其悲伤程度 [55]。终止此次期待已久的妊娠，父母会产生一种真实、明显的耻辱感，产生强烈的痛苦、孤独和社会孤立感 [58]。大多数经历过 TOPLFA 的女性出现了严重的情绪应激症状，包括悲痛、无意义感、孤独、疲惫、极度悲伤、愤怒和沮丧 [56, 58]。

关于 TOPLFA 对其后悲伤程度的影响，我们已知的相对较少。Kersting 等 [59] 研究了 TOPLFA 女性的悲伤反应，其中 14% 的女性达到了复杂悲伤的程度，17% 的女性达到了精神障碍的诊断标准。Korenromp 等 [60] 报道了更高比率的极度悲伤女性。他们发现 20% 经历 TOPLFA 后的女性产生了复杂悲伤和心理障碍后遗症，40% 的人症状持续 1 年以上。此外，他们没有发现 PTSD 或创伤性悲伤在 TOPLFA 后 2～7 年内减少的证据。与其他研究结果相同，他们也报道了 TOPLFA 后女性会经历持续的悲痛和创伤 [61, 62]。

显然，作出 TOPLFA 决定的父母会经历沉重的悲伤，产生心理创伤、社会孤立感和孤独感。研究表明，在所有可以选择围产期姑息治疗的夫妇中，有 40%～85% 决定继续妊娠，其中大多数人追溯过去时，对自己曾经的决定感到满意 [63-66]。尽管仍需要更多的研究，但对父母而言，围产期姑息治疗依然是一个重要的选择，其提供的告别方式有助于避免造成父母额外的创伤 [56]。围产期姑息治疗可以为妊娠预期无望的父母提供必要的尊重和支持 [67]。

父母在经历胎儿善终阶段诊断（life-limiting fetal diagnosis，LFD）相关的围产期丧失和悲伤后，也会有一些积极的收获 [67]。例如，Black 和 Sandelowski [68] 发现，25 例女性中有 18 例经历 LFD 后在围产期姑息治疗中收获了个人成长，其中最早、持续时间最长的变化是与他人共情的能力。女性通常会感受到与伴侣、家庭成员的情感联系增加，以及表达出对陌生人更多的同情。另外两项关于围产期姑息治疗的前瞻性研究表明，父母起初会对 LFD 感到震惊，他们会把自己的孩子当作个体 [67, 69]。一项孕有无脑儿的定性研究中，O'Connell 等 [70] 发现，母亲会在婴儿出生时表现出非常真实

的快乐，也会在后来失去孩子时感到痛苦，同时婴儿存活的这段时间会给母亲的生活起积极作用。

Côté-Arsenault 和 Denney-Koelsch[67] 发现，如果父母在被告知 LFD 后选择继续妊娠，那么对父母来说，充分利用与孩子在一起的时间至关重要。在孩子生命结束之际，父母希望不留遗憾。经历围产期姑息治疗，父母能够适应孩子的 LFD，珍惜妊娠期间与孩子在一起的时间，并在情感上做好孩子出生和死亡的准备[71]。此外，他们发现"大多数父母都很高兴见到他们的孩子，甚至表现出愉悦和平和，即使他 / 她是死胎或在几个小时内死亡"[67]。

HCP 发现婴儿有严重异常时，会表达出同情，但也会从临床角度上看到这些婴儿存在许多异常的健康问题，他们可能很容易忘记父母不会以这种方式看待他们的孩子。父母花了数月的时间爱上自己的孩子，这种爱并不是由于他或她身体健康，而是因为他 / 她是他们的儿子 / 女儿。

O'Connell 等[70] 认为，HCP 可能在不经意间通过指向性告知利弊的方式指导了家长选择 TOPLFA 或围产期姑息治疗。事实上，Hoeldtke 和 Calhoun[72] 认为，TOPLFA 的选择主要是由 HCP 决定，而非家长。HCP 在决策过程中起着重要的作用，因此 HCP 在向父母透露坏消息时需要将此种重要作用牢记于心，所提供的必须是非指向性咨询（见第 1 章），以便父母的决定是基于他们所想——他们的需求、偏好和社会环境[70]——而不是医务人员所认为的对他们最有利的决定[12]。

为了防止给父母造成近远期的不良后果，在围产期丧失期间和之后提供支持性护理至关重要[16, 44, 50]。HCP 在父母如何应对围产期丧失方面发挥着关键作用。一项关于死产经历的系统回顾研究中，Ellis 等[50] 发现临床医生的态度对父母的决策和应对妊娠丢失的能力有重大影响。若居丧的父母没有得到支持性关怀，他们更有可能产生严重和持久的消极心理状态[44, 50, 73]。Engler 和 Lasker[74] 发现，专业支持是预测母亲在新生儿死亡后是否经历与悲伤相关心理并发症最重要的单一变量。

五、医务工作者的需求

HCP 会面临来自知识、情感和体系相关的挑战，使居丧护理变得更加困难[50]。2013 年，美国妇产科医师学会（ACOG）要求其成员在培训和组织准备居丧护理方面进行评分，以进一步满足围产期丧失患者的需求。结果显示大多数机构对患者在这期间的担忧和需求无相应应对措施，同时发现，医学院和住院医师的培训中缺乏关于这一主题的课程。医务人员对围产期丧失相关的流行病学、风险因素和预防干预措施进行知识评定结果仅为一般。在确定围产期丧失原因的测试中，大多被测者的表现十分不稳定，其中 42% 的人甚至没有回顾结果和答案来确定围产期丧失的原因。被测者认为医疗机构在患者护理、推荐检查和婴儿处置流程方面缺乏标准工作流程[75]。

2016 年，Ellis 等[50] 系统回顾了 52 篇改善死产后护理的研究。通过频率效应量表，他们确定了为居丧家庭提供服务的医务人员的以下五大需求：①改良培训手段，提供支持性工作环境，以提升医务人员围产期居丧护理的专业技能和降低此项工作的情感影响（57%）；②认识情感支持对父母的重要性，但担忧与父母交谈会恶化对方情绪，并且不知道如何处理两难局面（43%）；③为居丧的父母提供持续的护理（36%）；④知道对居丧的父母说什么及何时说（21%）；⑤向父母提供信息，使他们能够积极参与决策（21%）。

医务人员意识到了不同父母对围产期丧失的反应有所区别，但不知道如何确定这种居丧对父母的意义，因而他们仍不知该对失去亲人的父母说什么和不该说什么[3]。Hutti 围产期悲伤强度理论框架产生于临床观察，尽管许多女性在流产、死产或新生儿死亡后感到悲伤，但并非所有女性都如此。为了更好地理解这些差异，Hutti[4] 对经历过流产的已婚夫妇进行了定性研究，然后对流产[76]、多次流产、死产和新生儿死亡[10, 77]、流产后妊娠、死产和新生儿死亡后[21, 2] 的后续妊娠进行了定量研究。所有这些研究都支持了这一框架，使其成为了解释围产期丧失后悲伤强度差异的一种方法。

六、Hutti 围产期悲伤强度理论框架

关于依恋和丧失的早期研究中，Bowlby[78] 指出，除非依恋首先出现，否则悲伤不会发生。经历围产期丧失后，悲伤取决于妊娠期间发生产前依恋的次数和父母为未出生胎儿或刚出生的婴儿[10, 21, 22, 76, 77]

赋予的"人格化"程度[79]。胎儿人格是指父母将未出生的婴儿视为个体的程度。随着胎龄的增加，对胎儿人格的认知一般会增加，因为女性开始将婴儿视为具有不同特征和个性的个体，也就是说，婴儿对她们来说是"真实的"。Lumley（如 Wright[80] 所述）是最早描述母亲对婴儿的看法如何在产前阶段发生变化并变得越来越"人性化"或"真实"的研究人员之一。Lumley 断言，当母亲开始将婴儿内在的视为一个与自己不同的人时，就会产生依恋。关于母亲 / 父亲与婴儿之间依恋关系发展的研究表明，无关胎龄大小，将婴儿视为不同个体的父母比尚未形成这种关系的父母更容易经历强烈的悲伤[10, 22, 81]。处于妊娠非常早期的孕妇能够并确实会将她们的胎儿看作具有个性化特征及"真实感"的儿子或女儿[3, 10]。这种情况下婴儿发生丧失后，父母可能会产生强烈、持久的悲伤反应。然而，对一些女性来说，对妊娠和婴儿产生依恋，需要更多的时间。一些女性接受了妊娠测试呈阳性的认知，可能在理论上知道自己妊娠了，但妊娠和胎儿对她们来说可能还没有"真实"的感觉。诸如"但我不觉得妊娠"之类的评论很常见。他们没有时间去关注妊娠和胎儿；她们仍然只习惯于妊娠的想法。如果这样的女性经历围产期丧失，她可能会认为她只不过是在经历一个沉重的时期，几乎完全不会导致悲伤[3, 4, 10, 21, 22, 76, 77]。医务人员了解父母如何看待围产期丧失至关重要，盲目的让一个不悲伤的女性从医院带着记忆盒或泰迪熊回家，让她"永远记住孩子"，等同于忽视悲痛的父母失去了孩子，是十分不合适的[3]。

Hutti 围产期悲伤强度理论框架[4] 的开发是为了帮助临床医生更好地理解为什么一些父母在围产期丧失后经历悲伤，而另一些则没有，并为在丧失后如何与父母互动提供理论上的建议。它有三个基本概念：对现实情况的认知、一致性和对抗能力。Hutti 框架假设，父母在围产期丧失后的行为和行动的最关键影响因素是父母如何感知此次丧失，而不是丧失事件其本身的实际情况。临床医生必须了解围产期丧失患者的三个关键信息，才能在这期间和之后与父母建立有意义且有益的关系。首先，也是最关键的一点，临床医生必须了解父母如何看待妊娠和新生儿 / 未出生婴儿的现实，以及产前依恋对父母悲伤和失落感的影响。

（一）真实化认知

对于妊娠及胎儿的事实认知会随着时间的推移而发展，这种认知的发展是一个连续的过程，从"妊娠和胎儿皆不真实"的认知，发展为"妊娠和胎儿均真实，并将后者看作自己的儿子或女儿"的认知。这一连续的发展变化所需的时间在男性和女性之间、男性和男性之间、女性和女性之间均可以有很大的不同。起初，女性和男性不一定是计划妊娠，但不管怎样，妊娠发生了，并呈现为妊娠试验阳性。此时，女性会在理性上知晓自己妊娠了，但可能会表达诸如"但我没有妊娠的感觉"的话[4, 10, 12]。此时父母既不会认为妊娠，也不会认为妊娠中的婴儿是"真实的"；在他们的认知中，这仍然只是一个概念，而非现实事实，因而此时几乎没有发生产前依恋。无论胎龄如何，如果在这一阶段中发生围产期丧失，父母预期几乎完全不会经历悲伤。父母可能会感到不安，但这种不安往往集中于与丧失有关的恐惧和痛苦上，而不是对孩子的悲伤。在此阶段经历丧失的父母通常会急于"再试一次"以尽快妊娠[4, 10, 12]。

随着妊娠时间推移，女性会出现妊娠症状。早期超声检查后，妊娠对父母来说成了事实，但胎儿仍然被视为概念化的胎儿。母亲们会开始预想给婴儿洗澡，穿孕妇装，被看作准妈妈的事宜。父亲们会考虑将来和孩子一起参与的活动，比如钓鱼、打球或当童子军队长。如果丧失发生在这个中期时间点上，人们会为失去妊娠和对理想化婴儿未来的希望和梦想被终止而感到悲伤，但此种悲伤的反应通常温和且相对短暂。在这一点上迷失方向的父母也通常会急于"再试一次"以尽快妊娠[4, 10, 12]。

逐渐地，妊娠和体内的婴儿对父母来说都会成为"真实的"，父母开始将胎儿视为自己的儿子或女儿。到达这个终末阶段，他们通常会给未出生的婴儿取名，并在孩子出生前给孩子起爱称，并赋予其一些性格特征。Côté-Arsenault 和 Dombeck[79] 将这一过程称为"胎儿人格的母系分配"，并将其确定为产前依恋的证据。这一阶段的围产期丧失无论胎龄大小，通常均会导致强烈、持久的悲伤反应[3, 4, 10]。

（二）一致性

导致高强度悲伤发展的第二个因素是丧失经历

的实际发展过程与父母所预想的其发展过程之间的一致性 [4, 10, 21, 76, 77]。母亲在围产期丧失期间是否感到被支持，取决于其实际丧失经历与其偏好经历之间是否有一致性，或者是否达到了"理想标准"。"理想标准"是父母判断他们与家人、朋友、医护人员之间互动的期望标准，会随着丧失经历的进程而发展 [4]。在经历妊娠丢失过程中，当母亲生命中的重要人物以她喜欢的方式与她互动交流时，母亲可能会感受到良好的支持和关爱。然而，当她生活中的重要人物不能像她所偏好的那样与她互动，"说的和做的都是错的"，也就是说，言行与她所感知的"理想标准"不一致时，她可能会感到不被支持和不被关爱 [4, 10, 21, 76, 77]。

（三）对抗能力

第三个影响极度悲伤发展的因素是，当她对家人、朋友和医务人员的互动不满意时，她是否有能力直接指出他人的问题。如果她能够对至亲直接表达"你这样说伤害了我的感情"或"我不喜欢你那样做；我需要你这样做"，那么她就有可能改变他们会造成伤害的行为，从而使他们更接近她所认为的"理想标准"，通过与他人对抗，她可以帮助她生活中的重要人员以一种她认为更具支持性的方式行事。不幸的是，在围产期丧失的危机中，许多父母无法与他人对抗，无法直接表达诉求，于是他们任由他人的行为摆布，无论这些行为是积极的还是消极的 [4, 10, 21, 76, 77]。

作者的研究表明，父母将婴儿视为一个独特的个体，并声称是自己的儿子或女儿，其程度（高度真实化认知）反映了他们对婴儿的产前依恋。如果在他们开始将婴儿视为儿子或女儿之后发生了围产期丧失，可想而知会发生一次强烈、持久的悲伤经历。拥有"一致性"和"与他人对峙的能力"会使父母的悲伤被减轻，相反情况下，父母的悲伤将被明显加重。例如，如果居丧母亲没有感受到所期望的来自至亲的支持和关心（低一致性），并且无法与他们讨论他们的无益行为（对抗能力低），那么她很可能会感到愤怒、受伤，并容易受到周围人的额外伤害。这种愤怒和受伤的感觉往往会加剧现有的悲伤，使情况更糟糕。然而，如果对居丧母亲其至亲表达出的支持和关心感到认同（高一致性），并且能够与家人、朋友和医务人员沟通，在其出现

无益行为时能表达诉求、解决问题（对抗能力高），那么母亲可能会感觉得到了周围人的关心和支持。在悲伤中感受到爱和支持会降低悲伤程度，从而改善居丧父母的糟糕处境 [4, 10, 21, 76, 77]。Hutti 围产期悲伤强度理论框架 [4] 表明，最强烈的悲伤反应发生在妊娠和婴儿被父母视为一种事实（高度真实化认知），实际丧失体验被父母认为一种不可接受的方式（低一致性），父母认为自己对此无能为力（低对抗能力）时。相反，最不强烈的悲伤反应发生在父母认为妊娠和婴儿还不是真实的（低真实化认知），这种失去的经历是以父母认为被支持的方式发展的（高一致性），父母觉得有能力面对他人来解决丧失过程中出现的问题（高对抗能力）时。图 33-1 描述了 Hutti 围产期悲伤强度理论框架内各概念之间的关系。

七、Hutti 理论框架的临床实践

这一理论框架有助于临床医生提供围产期丧失护理。首先要确定的信息，也是最关键的信息是父母对这一事件的重视程度；也就是说，事件对父母来说意味着什么。是"就是会发生的事情"，还是儿子或女儿的死亡？这次丧失是一次本不被需要的意外妊娠，还是一次渴望已久的、包含对孩子未来的希望和梦想的妊娠？提供高质量的围产期居丧护理关键是理解丧亲之痛对父母的意义 [3]。在临床医生理解丧失之痛对父母的意义之前，他们可能会因为无法理解和承认父母的感受而使情况恶化。

首先，医务人员应该知道，父母在丧失刚刚发生时的行为不能很好地预测其将来的悲伤程度 [4, 10, 12, 76]。更有效的预测因素是父母如何提及丧失这件事。他们是否用名字来称呼婴儿？如果是这样，医护提供者可以假设父母将婴儿视为了自己的儿子或女儿。若临床医生没有听到父母提及婴儿的名字，可以问父母"你为你的婴儿取名字了吗？"如果父母还没有给婴儿命名，临床医生可以通过询

↑悲伤强度 = ↑现实情况 + ↓一致性 + ↓直面他人
↓悲伤强度 = ↓现实情况 + ↑一致性 + ↑直面他人

▲ 图 33-1　Hutti 围产期悲伤强度的理论框架

问来评估父母的"真实化认知程度"，询问"我想知道这段经历中对你来说最困难的部分是什么？"与那些认为是妊娠丢失，尤其是失去婴儿（↑真实化认知）的父母相比，那些仅仅谈论妊娠丢失相关的疼痛、慌乱及出血的父母不太可能感到强烈的悲伤。如果此时妊娠丢失对父母的意义仍不清晰，医务人员可以这样说："为了给你最好的照顾，我想确定我是否了解你是如何感受这一事件的。人们对流产/新生儿死亡的反应各不相同。对一些人来说，这可能感觉像是'有时会发生的事情'，或者感觉更像是失去了妊娠而不是失去了婴儿，而对另一些人来说，这可能感觉像是儿子或女儿的死亡。你能帮我理解这对你来说是怎样的吗？"

父母对此类问题的回答可能有助于医务人员更好地理解围产期丧失对父母的重要性，医务人员能够根据患者对其妊娠丢失的看法调整自身反应，使其与患者所需要的一致。为患者提供尽可能多的护理选择，可以进一步增强医患双方的一致性。父母会根据他们所感知的"理想标准"来选择相应的护理方式。这样一来，如果我们给他们足够的信息，他们会为自己选择最不痛苦的方式来面对这种恶劣境遇[4, 12]。

八、围产期悲伤强度量表

在随访中，医务人员可以考虑使用围产期悲伤强度量表（perinatal grief intensity scale，PGIS）[76]来评估父母的悲伤反应。只有两种围产期居丧量表能够有效、可靠地量化围产期悲伤强度：14 项 PGIS 和 33 项围产期悲伤量表（perinatal grief scale，PGS）[82]。PGS 中极度悲伤的分界点是 91 分，来自四个国家的 22 项研究（共有 2485 名参与者使用 PGS）中 97.5% 的人分数低于该数值[83]。2017 年研究者[10]分析了 PGIS 的受试者操作特征（receiver operating characteristic，ROC），将 PGS 视为"金标准"。PGIS 的 ROC 曲线表明，它在预测/筛查围产期丧失后的严重抑郁症状［曲线下面积（area under the curve，AUC）=0.86，95%CI 0.79～0.94，$P<0.001$］和强烈焦虑（AUC=0.86，95%CI 0.78～0.93，$P<0.001$）阳性方面的重要价值。此外，ROC 分析中 PGIS 对预测严重抑郁症状的敏感性和特异性分别为 97.9% 和 29.6%，预测丧失后 3～5 个月强烈焦虑的敏感性和特

异性分别为 95.2% 和 56.2%。此外，围产期丧失后 8 周内 PGIS 分数≥3.53 分可以预测是否出现严重抑郁症状（OR=1.82，95% CI 1.46～2.18，$P=0.014$）和事件后 3～5 个月是否出现强烈焦虑（OR=1.43，95%CI 1.07～1.82，$P=0.029$）。最后，当作者将 PGI 与"金标准"PGS 进行比较时，发现它们判断极度悲伤的能力没有显著差异（$P=0.754$）[10]。

PGIS 是建立在 Hutti 围产期悲伤强度理论框架基础上[4]，使用真实化认知、一致性和对抗能力的概念来评估悲伤强度。PGIS 发布于 2017 年，是一份 14 项问卷，可在以下网站免费获取：http://uoflnursingpgis.org.。它是为临床而设计，用于筛查当前的悲伤强度、预测未来的悲伤强度、临床水平的焦虑，以及流产、死产或新生儿死亡后的抑郁[3, 10, 77]。PGIS 最初是为了出院后便于 HCP 的随访而开发的。PGIS 有三个分量表：真实化认知（6 项）、一致性（4 项）和对抗能力（4 项）[3, 4, 10, 12, 77]。PGIS 总量表的 Cronbach 阿尔法系数在以前的研究中为 0.75～0.82，分量表系数分别为 0.79～0.80（真实化认知）、0.82～0.82（对抗能力）和 0.70～0.80（一致性）[10, 21, 22, 76, 77]。在以前的研究中，PGIS 可靠、有效地用于识别流产后[76]、流产、死产或新生儿死亡后[77]的强烈悲伤，以及后续的健康妊娠期间[21, 22]的强烈悲伤。已证明其具有优良的结构效度[10, 21, 22, 76, 77]、并发效度[10]、收敛效度[21, 22]、阶乘效度[10, 21, 77]和预测效度[10, 77]。流产、死产或新生儿死亡后 8 周内高 PGIS 评分（>3.53 分）可预测丧失后 3～5 个月内强烈悲伤[10]和严重抑郁和焦虑相关的评分[77]。因此，得分>3.51 分或"强烈"PGIS 悲伤的患者，应转诊至心理健康专业人士进行后续咨询。在缺乏额外支持的情况下，具有如此高评分的患者极有可能发展出更复杂的悲伤、焦虑或抑郁等多种合并的心理健康问题[10, 77]。

九、向父母传达坏消息

围产期向父母传达坏消息有多种情况，往往在妊娠 10—20 周，常规产前筛查高风险，进行确认性检测[84]。沟通可能发生在胎儿生命即将终结、垂危或已丧失的情况下[85]，这一过程可能导致父母经历多重丧亲之痛。即使婴儿有望存活，父母也会丧失正常、健康的妊娠经历，失去未来孩子及对成为

正常健康孩子的父母的期待[84]。其新生儿和未出生婴儿死于儿童癌症的比率约为 18 岁以下儿童的 6 倍[84]，而死产的发生率是婴儿猝死综合征的 10 倍[86]。有时这一过程发生在妊娠晚期，父母在产前检查时预感"出了问题"。医务人员不应忽视父母认为婴儿有问题的直觉，因为这会给父母增加不必要的痛苦[1]。

进入围产期，临床医生需要参与向孕妇或刚分娩的父母传达坏消息。无论提供和接收坏消息的人都认为有必要改进这一过程。2016 年的一项系统回顾研究中，Ellis 等[50]发现，父母通常对向他们传达诊断结果的方式不满意，父母没有充分参与决策，也没有足够的时间来接受这一结果。根据 Bernhardt 等[87]的研究，在遗传咨询门诊中，最令患者感到不安的是被告知坏消息的过程[87]。

如何最好地传递坏消息是很重要的，因为"被告知"只是父母接受事实信息的一部分[88]。得知坏消息即将来临时，他们会寻找一些真实的、确切的线索，他们会关注一些外部线索，比如告知者的面部表情和姿势，并从他们的语调和前言中寻找重要线索，比如"我有一些坏消息要与你分享"。这些代表严重性的线索对父母很有帮助，会让父母"做好准备"以面对现实的坏消息。当坏消息被传递时，即使它可能是预料之中的，消息本身也常常被视为一种外在压力，比如一种打击或重击。患者可能会听不到医生的话，也可能听不懂医生的说话含义。即使父母能听到这些话，这些消息也需要时间才能被理解，甚至消息的结果需要更长的时间才能被记住[88]。因此，这些难以听懂的信息必须重复不止一次，并且最好是在父母家人均在场的情况下传达，以协助强化所说的内容。这也是在传达坏消息时，书面材料如此重要的原因。

发布消息时，将其分解成小部分是很有帮助的，在给出每则消息后，告知者应该暂停一下，以等待父母的反应[2]。确保父母理解所解释的内容，经常问他们"我知道现在很难接受这一点，有时我也无法说得像我希望的那样清楚。你能告诉我你听到了什么吗？这样我才能确保自己说得是否清楚。"[2]在所有的坏消息都给出后，下一步应是总结并讨论接下来的处理："我们已经讨论了婴儿 Anna 的情况及分娩的可能性。这个决定取决于您，但我很乐意在您作出决定之前，为您提供任何

您可能想再次查看的信息。您不需要急于做出这个决定。如果您同意的话，能否今晚花点时间来考虑和讨论您的选择，然后我们计划早上再谈一谈，怎么样？"[2]

孕妇在妊娠期间意外获得胎儿异常的诊断时，医务人员可以采用一些方法来帮助父母接收坏消息。Lalor 等[89]发现，女性希望以共情的方式进行开放、诚实和直截了当的交流。她们希望医务人员能用清晰易懂的语言与之交谈，避免使用医疗术语和含糊不清的描述，因为这些可能会使心烦意乱的父母更加困惑[1]。她们希望与医护人员建立一种信任、持续的关系。此外，女性希望医护人员以一种基于事实、易于理解的方式描述这些异常情况，同时以上信息能够用她们可以理解的书面材料加以补充。如果需要再次转诊，她们希望转诊到可以尽快会诊的专家，并希望尽快安排转诊[1, 89]。

Leuthner 等[84]提出了与父母沟通的几种方法。在发布不幸消息前后，父母最需要的是医护人员的同理心及对父母情绪的承认。根据 Lalor 等[89]所述，直接、开放、诚实沟通是十分必要的，其次是对未出生（或新生）婴儿的重视。可以询问父母是否为他们的宝宝取了名字，然后用这个名字作为代词，或者称呼"你的宝宝"，而不是"胎儿"或"它"。Lalor 等[89]还强调了提供书面材料、持续护理，以及与父母在决策过程中结成伙伴、并建立信任关系的重要性。研究者们都强调了让父母在面对灾难性消息时保持积极和希望的重要性。

Legg 和 Sweeney[90]研究了成年人在告知和接收坏消息中的偏好，发现那些经常传递坏消息的人会试图从告知好消息开始，从而延后传递坏消息的不愉快体验。而此时，接收消息的人会越来越焦虑，因为他们知道坏消息还没有到来。调查人员发现，由此产生的紧张关系可能会影响传递者和接收者间的沟通和信任。医护人员会承受巨大的压力和担忧，因为他们会给父母带来悲伤和痛苦。同时，他们还担心自己无法为父母提供准确的信息，从而使父母的处境恶化。发布坏消息的其他常见情绪反应和恐惧反应包括"害怕被指责、害怕对患者或家属释放情绪、害怕表达自己的情绪，以及害怕对坏消息本身负责"[91]。如果医务人员无法管理这些情绪反应的潜在压力，他们可能会使医患关系产生裂痕，并在患者最需要依靠他们支持时造成彼此之间

的距离[91]。

文献提供了几种借助同情心和同理心传达极度悲伤坏消息的策略，以减轻其潜在压力。

在与父母会面传递坏消息之前，通过有意识地控制自己的情绪反应和恐惧反应，医务人员能一定程度减轻自我压力[91]。可以借助 PRAM 模型应对这种压力情境：进入房间前停留一会（Pause），表达出父母可能需要的同情（Reflect），承认恐惧和犹豫不决的感受（Acknowledge），在患者经历强烈痛苦时充分利用宝贵时间以提供有效帮助（Meaning）[3, 92]。

此外，文献报道了许多用于传递坏消息的方法，如 SPIKES[93] 法、BREAKS 协议[94] 和 ABCDE 记忆法[85]。尽管这些方法可以提供一些有用的指导，但为秉持良好沟通的名义而循规蹈矩不正确。这些方法都没有基于循证依据的，套用完美公式并非是传递坏消息的最佳方法[88]。Nunn[85] 建议使用这些他们的共性作为传递坏消息的方法，包括：①做好自身准备；②做好对方准备；③询问他们的想法和感受，以及他们想知道的内容；④告诉他们你所知道的事实；⑤推敲他们的回应；⑥总结和提供一个书面意见。

重要的是，临床医生必须记住沟通需要付出时间，讨论问题需要具备同理心，认识到这样的消息需要一定消化时间。框 33-1 列出了一些向父母传达坏消息的建议。

十、高质量的围产期居丧关怀的干预措施

高质量的围产期居丧护理要求在整个过程中保持真诚、尊重，并提供支持和沟通。决策必须具有协作性和渐进性，医生必须在每个阶段提供建议并与患者协商[1]，以便尽可能根据患者的"理想标准"提供居丧护理[3, 4, 10]。2016 年，Peters 等[1] 发表了一篇定性研究的 Meta 分析，探索从确诊到死产的整个过程中家庭接受非药物护理的价值。虽然这一研究是针对死产的，但其有助于指导医护人员针对所有类型的围产期丧失的家庭护理。结合 Peters 等[1] 与 Hutti[12] 的建议，列举了围产期居丧后父母护理的干预措施（框 33-2）。此外，表 33-1 中列出了为居丧父母及其医务人员提供的可用资源。

框 33-1　向围产期丧失的父母传递坏消息：给医疗服务工作者的建议

- 为这次传递坏消息的艰难对话做好时间上的准备[2]
- 为这次谈话找一个安静、私密的地方[2]
- 采用非判断性的观察方式来时刻注意自己的感受，继而可以冷静和智慧地作出反应[91]
- 向父母预警即将传达坏消息[2]
- 通过了解父母对孩子的认知程度作为谈话开始，并以此为基础[2]
- 诚实、直接地用通俗语言进行解释[2]
- 如果同时有好消息和坏消息传达，首先告知坏消息[90]
- 将解释分解成小部分进行传达[2]
- 经常检查沟通内容是否被理解，避免封闭式提问，如"你明白吗"，因为这些问题只会引出"是"和"否"回应[2]
- 总结并制订下一步方案[2]
- 准备好在未来的会面中重复信息，因为父母将无法消化他们在第一次会面上听到的全部内容。为父母提供便于理解的书面材料[2]
- 让父母面对灾难性消息时保持乐观和希望。若父母想要第二天再做一次超声检查"只是为了确定"诊断，满足他们这个请求。帮助他们以这种方式重新了解目前的情况[2]
- 以公开、诚实和直接的方式提供信息，富有同情心的分享信息[89]
- 尽可能让医疗服务工作者与父母保持持续接触[89]
- 如果需要转诊，转给能尽快会诊的专家[89]

框 33-2 围产期丧失后对父母关怀的干预措施

一、让父母为围产期丧失的经历做好准备
- 记住，父母希望知道在围产期丧失的经历中该期待的东西
- 提前提供每一步信息
- 确认父母此次妊娠丢失的情绪
- 避免评论父母不应该极度悲伤，比如"你可以拥有其他婴儿"
- 一旦确认婴儿死亡，请勿延迟向父母提供此信息
- 做好频繁重复的沟通准备，因为父母可能在解读信息上会比预期更困难
- 提供坏消息后，不要立刻离开，和父母一起坐一会儿，给他们一个机会，让他们有时间思考问题
- 有时，父母可能会想要了解后续再次妊娠的相关信息。医务人员可以等患者康复时提出这个话题，或者在出院前，可以说"我想再过 __ 周再看看你恢复情况。一般等到那时候，再跟你一起讨论再次妊娠的事，同时也会回顾这次尸检的结果，或者你更愿意现在就尽快沟通。"
- 为父母提供情感支持，让家人、朋友和支持他们的人陪伴他们渡过难关
- 父母喜欢真实的姿态和语言，医务人员要表达出同理心和同情心；这样的行为可以表达父母有悲伤的权利
- 护理过程中随时为父母提供选择
- 情况允许下，同一组产科医护人员提供从诊断到出院的连续护理。因为在这样艰难的时刻，父母很难迅速与新人建立起信任关系，也很难一遍遍地讲述他们的故事

二、生产和分娩
- 提供清晰的信息并让家长参与到分娩决策中
- 在可能的情况下，让父母选择从诊断死亡到引产之间经过的时间长度。一些母亲可能更倾向于立即引产并分娩，而另一些母亲可能希望能够讨论自己的每个选择，比如先回家，然后在做好准备后再返回医院
- 提供关于分娩和分娩情况的逐步信息
- 确保父母知道，如果婴儿足够大，他们可以为婴儿带衣服和使用相机拍照
- 提及婴儿或流产时避免使用医学术语；诸如"妊娠组织""胎儿"和"自然流产"等术语常常让父母感到不安
- 尽可能在父母双方在场的情况下提供信息和讨论
- 特别是在分娩死胎时，医院护理的最佳场所是指定的私人区域，尽可能远离分娩区内的其他新生儿和父母
- 为父母提供准备，让他们知道婴儿在分娩时的状况
- 协助父母决定可能参与分娩的其他家庭成员
- 当婴儿出生时，父母会感激那些抚摸、拥抱和与婴儿交谈的医护人员，就如同对待生下活产的婴儿一样
- 分娩后，父母应该自由选择是否与其他母亲一起待在产后病房，或者待在妇科病房
- 医疗机构应与护理人员密切合作，帮助父母做好准备，决定是否看孩子、抱孩子及如何度过在一起的时间，以及他们想收集什么东西做为纪念品
- 牧师或护理人员协助告知父母一些实际问题，如
  - 如何登记婴儿的出生
  - 如何安排葬礼
  - 如何与其他子女和家庭成员沟通
  - 他们可能经历的情绪、心理、社会和关系问题
- 妊娠晚期经历妊娠丢失的父母需要一些关于健康的信息，如哺乳、性和避孕

三、出院后
- 父母希望在失去孩子后的 2 周和 6 周左右进行适当的随访
- 根据必要的适应证产后 2 周进行随访，将他们转诊到由心理学家、社会工作者、咨询师和同伴组成的后续护理和支持机构，父母可能能更好地听取机构给出的建议

四、后续妊娠
- 认识到父母在下次妊娠期间可能会焦虑和过度警觉
- 作为一种自我保护措施，经历前次妊娠丢失的父母的一种常见反应是试图"推迟"此次对孩子的依恋感，直到他们超过前次妊娠丢失的时间点，有时这种情况会持续整个妊娠期
- 再次妊娠时，父母倾向于获得更频繁的产检和额外的支持

表 33-1　给父母和医疗保健提供者的资源 [3]

资　源	网　站
分享治愈式 ® （RTS）的表亲教育 自 1981 年以来提供居丧服务的非营利组织，为全球医疗专业人员提供悲伤支持材料和业界领先的全面围产期、新生儿、儿科和成人死亡的居丧培训	https://www.gundersenhealth.org/resolve-through-sharing/bereavement-training/perinatal-death/
围产期丧失和婴儿死亡联盟（PLIDA） 提供专业的继续教育，制订立场声明和实践指南，对媒体或立法中的问题做出统一回应，并为专业人士提供一个共享问题、资源、见解和支持的网络	https://www.plida.org
围产期护理与姑息性照护 围产期护理与姑息性照护信息交换场所全世界范围里约有 350 个项目、450 个列表服务，为家庭和专业人士提供大量资源	www.perinetalhospice.org
中心公司 专业出版社；涵盖多种语言	www.centering.org
MISS 基金会 研究、宣传、患者支持、培训	www.missfoundation.org
悲伤观察出版社 提供专业性的出版物和纪念品；涵盖多种语言	www.griefwatch.com
国家共享办公室 提供支持、培训、患者教育材料，涵盖多种语言	www.nationalshare.org
"现在我要躺下休息" 聚集了受过居丧之痛志愿者培训的专业摄影师	www.nilmdts.org
明星遗产基金会 研究和教育组织机构，聚集了发表在《柳叶刀》特刊上的国际专家	www.starlegacyfoundation.org
国际死胎联盟 非营利组织联盟，致力于了解死产的原因，预防死胎，并在全球范围内提高预防意识和提供适当的死产护理的合作	www.stillbirthalliance.org/

重新设定目标

如前所述，Leuthner 等 [84] 强调了让父母在灾难性消息面前保持积极和希望的重要性。这个希望不是"虚假的"，是能让父母应对他们最暗无天日的日日夜夜的依仗。作为医护人员，当父母面临灾难性消息时，我们不需要破坏每一个表面上的希望。当父母说"我希望并祈祷奇迹发生"时，医生可以说："我也希望奇迹发生。在此期间，我将确保你和你的孩子得到我所能给予的最好照顾。"研究表明，在获知令人悲痛的诊断后，大多数父母都能了解婴儿的处境，他们没有对奇迹产生不切实际的希望 [95]。研究表明，父母在获得婴儿生命受威胁或限制的诊断时，他们对孩子的希望和目标会随着时间的推移而改变 [95, 96]。重新设定目标是一个修改、重新评估、放弃，以及修改原先为健康婴儿设定的目标，将其主体调整为患病和濒死婴儿的过程 [97]。父母必须在意识到他们最初的目标无法实现后，才能为他们的孩子和家人树立新的目标、希望和梦想。最初，父母会把他们的期望转移到婴儿能被治愈或者婴儿被误诊上 [95]。当父母清楚地认识到诊断没有错误并且婴儿无法被治愈时，他们就会制订短期目标，比如希望婴儿能够活得足够长久、能够顺利出生等[95]。

当父母放弃旧的目标时，往往会经历深深的绝望。Hill 等[95]认为，制订新目标的能力对于克服这种绝望至关重要。父母制订的新目标必须适合婴儿当前情况，并能让父母在婴儿即使已经死亡的情况下，仍能将自己看作为婴儿尽了最大努力的"好父母"[95]。重新设定目标的过程要求医护人员具有同理心和耐心，并愿意反复告知相关信息。并且要求医护人员给父母必要的时间来适应他们的新情况，让父母对最常见的负面结果保持温和、诚实的态度，同时承认这其中存在不确定性。医护人员的工作是探索父母的目标，并与其讨论可行替代方案。这可以借助开放式提问来开始或延续对话，例如"你如何理解这种情况？你对这个婴儿的期望是什么？你最大的担忧是什么？"[95]，帮助父母找到成为理想"好父母"的新方法，即便在最悲惨的境遇下，也能为自己的孩子设定新的目标和希望。新的目标可能包括亲眼看看并怀抱夭折的婴儿，给他讲故事、沐浴和穿衣。这些目标使父母能够照顾他们的孩子，创造重要的记忆，建立一种更温和的告别方式[95]。

围产期丧失，通常没有必须立即分娩的医学指征。这让经历围产期丧失的父母能够花一些额外的时间来整理他们的家庭事务，获得更多的支持，并了解分娩及其相关的选择，可以帮助迷茫的父母产生可控感；让他们拥有更多时间了解"好父母"的含义是十分重要的[95]。在这种悲痛境遇，被支持、被始终帮助的父母，在未来的几周和几个月内可能会少一些心理内疚感[95]。

结论

提供高质量围产期居丧关怀需要医护人员具备丰富知识、理解围产期丧失心理社会动力学变化，并且能够在提供关怀时充分考虑居丧父母对丧失事件的认知。在花时间了解父母丧亲想法的过程中，医护人员需要尊重父母的个性特质和他们多样的悲伤表现，尊重他们死去的婴儿，认可人类精神具有恢复力和治愈力[1]。此外，了解父母丧亲的心理可以大大减轻医务人员对无意中说错话的恐惧。

切勿低估医护人员与居丧父母沟通质量的重要性。研究表明，医护人员对居丧母亲的支持是母亲在婴儿死亡后是否经历与悲伤相关的心理并发症最重要的单一预测因素[74]。本章提供的信息可帮助医护人员与居丧父母建立真实的、支持性的联系，并将帮助医护人员与居丧的父母在悲痛中共同前行。

第 34 章　胎儿感染的产前诊断
Prenatal Diagnosis of Fetal Infection

Marianne Leruez-Ville　Valentine Faure-Bardon　Yves G. Ville　著

张　龑　李　嘉　徐晓楠　译

胚胎或胎儿经胎盘传播病毒及其他病原体可能导致胚胎停育、流产和死胎、早产或宫内发育迟缓，以及胎儿发育异常。幸运的是，尽管胎儿感染的发病率相对较高，但绝大多数受感染的新生儿没有受到影响。然而，一些宫内感染所致的不良后果可能会在出生后数月至数年才会出现（如耳聋、脉络膜视网膜炎）。

本章将集中讨论可导致胎儿异常最常见的感染，包括弓形虫病、巨细胞病毒（CMV）、水痘、风疹和细小病毒，这些均可通过病原特异性 DNA 检测。尽管我们对这些妊娠期感染了解得越来越多，但目前尚无相关指南。众多的治疗方案也缺乏循证医学证据。

一、胎儿弓形虫病的产前诊断

自 1985 年以来，在妊娠期疑似或确诊弓形虫感染的女性中普遍开展先天性弓形虫病的产前诊断。产前诊断可以通过特定法则来决定产前治疗或终止妊娠，而不是像既往只依据母亲的感染状况决定，这彻底改变了胎儿感染的诊疗。得益于产前诊断的应用及感染孕妇服用乙胺嘧啶联合磺胺类药物治疗宫内感染胎儿，使得现在很少单纯因母亲感染弓形虫而终止妊娠。这些诊断和治疗方面的重大进展也促进了弓形虫病终止妊娠适应证的改变，目前仅适用于超声检查发现严重异常的病例。

20 世纪 90 年代初，应用于羊水（AF）细胞的聚合酶链反应（PCR）技术的引入是一项重大突破，与以前同时需要羊膜腔穿刺和脐血样本的技术相比，可获得更准确、安全、简单和快速的产前诊断结果（表 34-1）。

（一）寄生虫学

弓形虫是一种单细胞寄生原生动物。猫是自然界的最终宿主，弓形虫的卵囊经猫的粪便排泄。通过摄入含有弓形虫卵囊的组织会感染弓形虫病，如食用未煮熟的肉，或者母婴垂直传播。摄入后，卵囊进入生物体内并广泛播散。弓形虫可以感染、复制并在所有组织中形成弓形虫包囊，这些弓形虫包囊可以在宿主的一生中持续存在。

（二）流行病学

在全世界范围内，弓形虫血清阳性率差异非常大，根据环境和社会经济条件的不同发病率可能从 1% 到 100%。影响因素包括饮食习惯和与健康相关的生活习惯、总体卫生水平、宿主易感性、地理位置及土壤湿度[1-3]。温暖潮湿的气候和年龄的增加会使感染率升高[3]。研究显示，越南、英国和美国的血清阳性率最低（<15%）；非洲、南美洲和一些欧洲国家血清阳性率最高（>70%）[1]。近 30 年欧洲弓形虫感染的发病率和患病率显著下降。主要原因可能是饮食习惯的改变及肉类生产卫生措施的改善使人们接触寄生虫的机会减少。

血清学阴性女性的弓形虫病发病率主要取决于普通人群中的患病率，为 0.03%～2.6%。在法国，综合三次全国围产期调查中 42 208 例女性的数据并利、意大利、丹麦、法国和德国[8]。

（三）高危因素

一些研究显示以下几种可能导致妊娠期弓形虫血清转阳的因素[9-13]：食用生的或未煮熟的肉；用切生肉后未清洗的刀具处理其他食物；清洁猫砂箱；生食未清洗的蔬菜或水果；做园艺工作；养猫；到欧洲、美国和加拿大以外的国家旅行；烹调的过程中品尝肉类。每个风险因素的重要性在不同研究中有所不同。一项欧洲的大型多中心病例对照研究纳入252例患者和858例对照，结果显示接触生的或未煮熟的牛肉、羊肉或其他肉类及土壤，是妊娠期弓形虫血清转阳的独立危险因素[13]。进一步分析表明，高达63%的血清转阳是由于食用未煮熟或腌制的肉制品所致，17%是由于接触土壤所致。此外，该研究对接触不同品种的猫也进行了评估，但结果显示接触任何品种的猫都不是弓形虫感染的危险因素。具体而言，在该研究中，家中养一只宠物猫或猫宝宝、清洁猫砂箱，以及养一只捉老鼠的猫都不是弓形虫血清转阳的危险因素。

根据这些已确定的原发性弓形虫病风险因素，孕妇（或备孕女性）的产科医生和初级保健医生应告知她们如何降低先天性弓形虫病的风险。

（四）产前诊断

1. 说明　对于所有在妊娠期间被证实或高度怀疑感染弓形虫的女性，应建议进行产前诊断。由于弓形虫感染后出现临床症状的概率低且缺乏特异性症状，弓形虫感染的诊断最好通过未免疫孕妇的系统血清学筛查来确定。在法国和奥地利，推荐将这种筛查作为妊娠期系统性普遍筛查，以便确诊和早期诊断母体感染。在这两个国家，妊娠期的序贯血清学随访分别为每月1次和每3个月1次[14, 15]。既往血清学阴性的孕妇如果检测出特异性免疫球蛋白G（IgG），或者存在特异性免疫球蛋白M（IgM）的情况下特异性IgG显著升高时，可以判断为母体原发感染。对IgM阳性的解释比较困难。事实上，IgM可能在急性感染后持续数年，因此，单独的IgM阳性不应被视为近期弓形虫感染的绝对证据。应在专门实验室内使用不同的检测方法来测量免疫球蛋白滴度、IgG亲和力和序贯血清学检测结合解释算法来确定血清转阳的日期[16]。出现临床症

表 34-1　先天性弓形虫病产前诊断推荐	
指　征	妊娠期母体原发性弓形虫病
羊膜腔穿刺	妊娠18周以上
	母体感染后4周以上
	羊水样本量10～20ml
PCR 技术	羊水PCR扩增＋小鼠接种羊水
	靶基因：*B1*基因或529bp多拷贝基因组片段
	DNA提取
	敏感性监测（内部控制）
	防止污染（尿嘧啶–DNA–糖苷酶）
检测结果需时间	PCR=24h

PCR. 聚合酶链反应

选择30岁的人群进行统计，易感女性的发病率不断下降，从1980年的7.5‰下降到2000年的3.5‰再到2010年的2.4‰。2010年全国围产期调查中，易感孕妇妊娠期血清转阳率估计为2.1‰（95%CI 1.3‰～3.1‰）。预测2020年的发病率和患病率分别为1.6‰和27%[4]。英国也报道了同样的流行趋势。血清阳性率在移民女性和弓形虫流行且有不良习惯的混合人群中明显增高。故应进行个体风险评估并根据风险酌情进行弓形虫筛查[5]。

Torgerson和Mastroiacovo[6]在一项旨在计算全球先天性弓形虫病疾病负担的系统性综述中指出，全球每年的新发病例约为190 100例，活产儿中的发病率为1.5‰。南美洲的先天性弓形虫病负担最重，那里的弓形虫基因型致病性最强，而中东和非洲的一些国家发病率最高。基于这些流行病学数据，法国进行了妊娠期普遍筛查，并对其中血清学阴性的孕妇进行妊娠期一系列后续的弓形虫筛查。2007年，法国孕妇血清阳性率为40%，先天性弓形虫病活产的总患病率和发病率分别为0.33‰和0.29‰，估算的有症状的先天性弓形虫病发病率为0.034‰[7]。先天性弓形虫病的流行病学监测有待改进，以确定真实的疾病负担情况，并评估现有预防计划的有效性和必要性。在欧洲，只有少数几个国家报道了先天性弓形虫病的监测情况，包括奥地

状的女性不到 40%，且常常因为没有特异性症状如乏力、低热、肌痛和淋巴结肿大 [17] 而被忽视。

鉴于脐带穿刺或羊膜腔穿刺术存在有限但明确的胎儿丢失风险，产前诊断应仅限于确诊或高度可疑母体原发感染的病例。此外，弓形虫母婴传播的风险及胎儿感染的严重程度因母体感染时的孕周而有所不同，在产前诊断操作前应予以考虑。

虽然妊娠早期的垂直传播罕见，但常见会导致严重的胎儿感染，反之，尽管妊娠晚期的垂直传播更高，但大部分婴儿（85%）在出生时是正常的 [17, 19]。一项旨在精确估计感染的协作研究发现，妊娠 13 周前母婴传播的风险较低（约 10%），但随后感染的风险急剧增加（26 周时为 40%，分娩前为 80%）[20]。因此，对于妊娠早期感染患者是否行产前诊断是存疑的，因为对这些患者来说，羊膜腔穿刺术后胎儿丢失的风险（约 0.5%）等于甚至高于先天性弓形虫病的风险 [21]。相反，在妊娠晚期或预产期前夕发生晚期母体感染时，胎儿感染的风险非常高，因此必须考虑在不进行产前诊断的情况下联合使用乙胺嘧啶和磺胺类（见下文）治疗 [22]。

2. 应用 PCR 技术的产前诊断 通过基于 PCR 的分子诊断试验检测羊水中的寄生虫 DNA 已在很大程度上取代了传统方法，如小鼠接种。分子产前诊断的内在敏感性至关重要，因为寄生虫载量通常较低，大部分受感染的羊水中所含弓形虫载量低于每毫升 10 个速殖子 [23, 24]。因此，PCR 检测的优化至关重要，应达到每个反应管至少 0.5 个弓形虫基因组的最佳灵敏度（相当于每毫升羊水中 0.75~2.5 个速殖子）[25]。用于产前诊断的 PCR 检测通常要适应 PCR 操作流程中的重要变化（关于 DNA 提取、DNA 靶点、PCR 引物、扩增条件和扩增子检测）。实验室间的比较研究无法确定哪种 PCR 方案灵敏度更高，但使用重复非编码 Rep529 DNA 作为靶标的 PCR 检测总是比基于 *B1* 基因扩增的 PCR 检测更为敏感 [26]。分子产前诊断的特异性也至关重要。20 世纪 90 年代末，实验室间的比较研究报道了一些假阳性结果 [27]。这种情况主要发生在使用巢式 PCR 的实验室中。实时 PCR 方法已经取代了分子诊断中的"经典"PCR 方法，在 PCR 分析的可靠性方面取得了重大突破，因为在扩增后不再需要打开反应管，从而避免了先前反应中扩增子的污染。

自 20 世纪 90 年代初以来，在不同的研究中对基于羊水 PCR 的产前诊断性能进行了评估，得出的灵敏度和特异度分别为 40%~100% 和 80%~100% [28]。Thalib 等 [29] 提出，即使在熟练的实验室，诊断灵敏度也通常在 80% 以下。一些研究显示，较低的敏感性可能与羊膜腔穿刺术时母体感染间隔时间较短（在检测到特异性 IgG 之前）或进行检测时的孕周过小有关 [30]。既往的研究已经证明寄生虫经胎盘转移延迟的可能性，因此，建议在估计母体感染日期后至少 4 周以上再进行羊膜腔穿刺术，以提高羊水中 DNA 的检出率 [21, 31]。此外，由于未对妊娠 18 周前 PCR 的可靠性进行评估，考虑到羊水中胎儿细胞浓度较低，不推荐此时进行羊水 PCR 检测。Sterkers 等 [26] 报道了在 344 例原发感染病例中，羊水 PCR 检测的灵敏度和阴性预测值分别为 86.3% 和 97.2%，特异度和阳性预测值均为 100%。

（五）宫内治疗的选择

1. 治疗手段 治疗通常需联合不同的药物。有些可以通过胎盘到达胎儿；有些只进入母体循环。乙胺嘧啶是一种叶酸拮抗药，有骨髓抑制作用，可能引起大细胞贫血、中性粒细胞减少或血小板减少。因此，应与叶酸一起服用。磺胺类与乙胺嘧啶和亚叶酸合用是治疗活动性感染的首选治疗方案。螺旋霉素是最常用的大环内酯类，用于防止血清转阳孕妇体内的弓形虫通过胎盘。但它对已经感染的胎儿无效，也不能预防免疫抑制患者的神经性弓形体病。

2. 产前诊断阳性时的治疗指征 羊水中 PCR 检测阳性提示胎儿感染。先天性弓形虫病的严重程度取决于血清转阳时的孕周：早期胎儿感染最有可能导致胎儿死亡或严重后遗症（与脑钙化相关的脑室扩张和脉络膜视网膜炎），而几乎所有在妊娠晚期感染的胎儿在出生时都没有症状 [17]。因此，在通过 PCR 分析证实胎儿感染的情况下，结合超声监测的异常结果，如果评估胎儿确因先天性症状性感染导致不良预后，应考虑终止妊娠。

另外，应为无症状的感染胎儿提供乙胺嘧啶和磺胺类联合的特异性抗寄生虫治疗 [32]（表 34-2）。两种药物具有协同抗弓形虫的作用，可通过母亲口服药物来预防和减少胎儿的感染后遗症 [33]。

指 征	药 物	用 量	时 间
羊水 PCR 检测阳性	乙胺嘧啶	50mg/d	—
	磺胺嘧啶	每日 2 次，每次 1.5g	
妊娠晚期感染	叶酸	每周 50mg	至分娩

表 34–2 弓形体病的产前治疗

PCR. 聚合酶链反应

3. 产前诊断阴性时的治疗指征 由于存在羊膜腔穿刺术后延迟经胎盘传播或弓形虫浓度低于 PCR 检测阈值的可能性，羊水 PCR 检测阴性不能完全排除先天性感染。因此，在产前诊断阴性的情况下，应建议进行详细的超声监测，以发现一些罕见的延迟发病的症状性感染病例 [21, 34]。如果监测到相关症状，应再次进行羊膜腔穿刺术。分娩后，应进行胎盘的病原检测并对孩子进行血清学随访，以排除先天性感染。

4. 产前治疗的有效性 2007 年，一项个体患者数据的 Meta 分析对先天性弓形虫病产前治疗的有效性进行了评估 [35]。研究包括 26 个队列。在通过产前筛查确定的 1438 例接受治疗的母亲中，血清转化后 3 周内开始治疗与 8 周或更长时间后开始治疗相比并不能减少母婴传播（调整后 OR=0.48，95%CI 0.28～0.80；P=0.05）。然而，在通过产前诊断或新生儿筛查确定的 550 例受感染活产婴儿中，没有证据表明产前治疗能显著降低出现临床表现的风险（调整后治疗组与未治疗组 OR=1.11，95%CI 0.61～2.02）。此外，血清转阳时孕周增加与母婴传播风险增加（OR=1.15，95%CI 1.12～1.17）和颅内病变风险降低（OR=0.91，95%CI 0.87～0.95）密切相关。因此，关于早期治疗对降低先天性弓形虫病风险之间相关性的证据还不充分。观察性研究的进一步证据也不太可能改变这些结果，且无法区分这种关联是由于治疗的作用还是由于混杂因素引起的偏倚。作者的结论是，需要一个大规模随机对照临床试验来提供产前治疗有潜在益处的证据。

SYROCOT Meta 分析也表明，感染孕周与胎儿的视力损害之间没有关联。事实上，大多数受感染的新生儿没有临床症状，但在儿童期或青少年期有因脉络膜视网膜炎而发生进行性视力损害的风险 [30]。

研究显示，在未经治疗的先天性感染儿童中，80% 会出现眼部病变 [32, 36, 37]。预防先天性弓形虫病引起的眼部病变最有效的方法仍然存在争议，需要更多的数据来确定可用的预防方案（预防母体感染、孕妇感染的早期治疗、感染婴儿的预防治疗或现有病变的治疗）在多大程度上能有效降低严重视力损害的风险。由于新发病变或已有病变的复发可能在出生后很久才出现，因此有必要进行长期的随访研究，以评估明确的眼部预后。目前随访时间最长的是 Couvreur 等的研究 [38]，在 172 例儿童中，尽管在出生后 12 个月使用乙胺嘧啶和磺胺嘧啶进行了治疗，其中 41 例（24%）在随访 2～11 年后发现了至少一处视网膜病变。然而，文中没有关于视力的数据，也没有明确区分新发病变和已有病变的复发。最近的一项研究显示，在接受过产前治疗的受感染儿童群体中，发生脉络膜视网膜炎的总风险为 26%（107 例中有 28 例）[39]。由于 82% 的脉络膜视网膜炎是不影响视力的周边性病变，所以严重的视力损害很少见。对于先天性感染的儿童，建议进行长期随访以监测眼部预后，因为只有 39% 的脉络膜视网膜炎病例在出生时被诊断，5 岁之前诊断者占 85%，10 岁之前诊断者占 96% [39]，妊娠期间的超声监测正常也不能排除脉络膜视网膜炎的风险 [40]。

Wallon 等报道了对 6 个月至 14 岁的先天性感染儿童进行监测的前瞻性队列研究结果 [41]。该研究纳入了 327 例先天性感染儿童。除 52 例母亲外，其他所有母亲都接受了产前治疗。38% 的胎儿通过母体服用乙胺嘧啶和磺胺嘧啶接受治疗，72% 的新生儿在出生后服用药物治疗。除 2 例儿童外，所有儿童平均服用"凡西达（Fansidar®）"（一种乙胺嘧啶）337 天。中位随访时间 6 年，发现 79 例（24%）儿童有至少一处视网膜脉络膜病变。其中 23 例

（29%）在初次发现病变的 10 年后又出现了新的问题：已有病变的复发（1 例）、先前健康部位的新发病变（19 例）或两者同时存在（3 例）。55 例儿童仅单眼有病变；在有视力数据的 45 例儿童中，31 例（69%）视力正常。24 例儿童双眼均有病变；在有视力数据的 21 例患者中，11 例双眼视力均正常。无双侧视力损害的病例。这项研究强调了晚发性视网膜病变的可能性，并且复发可能发生在出生后很多年。然而，在本研究中，如果及早发现感染并进行相应治疗，先天性弓形虫病的总体眼部预后是令人满意的。该团队最近的一项研究显示，自 1992 年实行月度筛查以来，通过产前治疗来阻止垂直传播及治疗感染的胎儿的措施显著降低了患病风险（妊娠 26 周由 59.4% 降至 46.6%；*P*=0.038），同时使受感染儿童在 3 岁时有更好的结局[42]。

最近一项三期临床试验，比较了产前使用乙胺嘧啶＋磺胺嘧啶（PS）与螺旋霉素降低妊娠期原发感染后弓形虫垂直传播的疗效和耐受性[43]。作者得出结论，与螺旋霉素（30%）相比，使用 PS 治疗后垂直传播率更低（18.5%），但没有统计学意义，可能与统计学效力不足有关（*P*=0.147）。在这项随机对照试验（RCT）中，预防性治疗后，PS 组产前弓形体脑病的发生率也明显低于螺旋霉素组。事实上，所有脑病都出现在螺旋霉素组，这表明尽早开始 PS 可能对先天性弓形虫病胎儿有益[43]。此后，法国多学科工作组在 2019 年发布了先天性弓形虫病产前管理指南[44]。

妊娠 18 周后和母亲感染 4～6 周后，可通过羊膜腔穿刺术进行产前诊断。

（六）出生后管理

出生后管理方法取决于胎儿的感染状况和新生儿检查结果。

如果胎儿感染诊断为阴性，应进行以下检查：①胎盘和胎儿血液的寄生虫学；②神经系统和眼科检查；③中枢神经系统的超声检查；④新生儿免疫状态。

感染的新生儿，无论是有症状还是无症状者，将交替使用乙胺嘧啶 – 磺胺类 – 叶酸治疗 3～4 周，然后使用螺旋霉素治疗 4～6 周，依此类推至少 1 年。乙胺嘧啶 – 磺胺类 – 叶酸也可以单独使用 1 年。接受多个疗程治疗的儿童在出生后 1 年内出现新的

脉络膜视网膜病变的概率似乎较低[38, 45]。芝加哥协作治疗试验进行了长达 10 年的随访研究[45]，结果显示，经过 1 年的治疗，出生时患有严重中枢神经系统和眼科疾病的婴儿中后续发育正常的比例高达 70%。诊断和治疗的延迟可能导致不良预后。值得注意的是，只有 1 例婴儿在宫内被诊断为先天性弓形虫病，其他所有婴儿都是在出生后诊断的。治疗也可以减少颅内钙化的发生和发展。

当胎儿受到感染时，在妊娠期联合应用乙胺嘧啶 – 磺胺类比单独使用螺旋霉素更能降低胎儿生后第一年对感染的免疫反应[46]。乙胺嘧啶、磺胺类和皮质类固醇的联合作用似乎比克林霉素 – 皮质类固醇、复方磺胺甲噁唑 – 皮质类固醇，或者治疗脉络膜视网膜炎都更加更有效。治疗应持续至少 1 年，随访应持续至青春期。

如果胎儿感染诊断为阳性，应进行以下检查以确认诊断并判断预后：①神经系统和眼科检查；②中枢神经系统的超声检查。

治疗应自宫内时开始并维持，同时应进行长期随访。

（七）胎儿弓形虫病的预防：教育

一级预防以教育为基础，要了解已知的感染途径：摄入受污染食物或物体中的卵囊。对于那些在妊娠期常规进行血清学检测的国家，可以将血清学阴性的孕妇作为目标人群开展预防工作。

应对血清学阴性的孕妇进行以下推荐：①肉类食用前必须煮熟；②处理生肉后应洗手，不得触摸眼睛或嘴巴；③食用水果和蔬菜前必须清洗，处理蔬果后必须洗手；④血清学阴性的孕妇应避免接触猫和猫砂箱，避免园艺劳动或在必须做园艺劳动时戴手套。

预防先天性弓形虫病的基础是识别高危女性（如血清学阴性女性），对妊娠期间血清转阳的女性进行治疗，以降低寄生虫垂直传播的风险。如果国家法律允许，在经过充分咨询后，根据父母的意愿终止受严重影响的胎儿[47, 48]。如果肉类冷冻能维持在 –20℃ 以下并持续足够长的时间（>24h），可以有效预防弓形虫感染。如果不能满足这些条件，则不建议将冷冻作为预防弓形虫病的方法[47]。

关于弓形虫病危险因素的知识储备及这种知识储备对疾病预防的影响方面的证据不足。最近的一

项系统性研究表明，90%的女性似乎知道食用生牛肉和未洗沙拉有感染的风险，80%的女性知道处理猫砂的风险。就预防行为而言，尽管90%的人都知道要清洗生吃的蔬菜和水果，但只有50%的人知道在处理生肉后洗手有助于防止感染，只有25%的人在接触潜在污染物后洗手。此外，尽管观察性研究表明产前教育能有效减少先天性弓形虫病，但几乎没有随机对照试验的证据能证明这个观点[42, 48, 49]。

（八）总结

通过实时扩增 PCR 直接检测羊水中的弓形虫 DNA 被认为是目前诊断胎儿感染最敏感、特异、安全和快速的方法。PCR 方法是诊断弓形虫感染的特异性方法，它能可靠地替代其他常规产前诊断方法。然而，由于羊膜腔穿刺术的风险不容忽视，因此该手术仅适用于经血清学证实或高度怀疑原发感染的孕妇。

二、胎儿巨细胞病毒感染的产前诊断

巨细胞病毒（CMV）是妊娠期母婴传播最常见感染源，也是新生儿感染的主要原因。CMV 感染是新生儿耳聋的主要原因[50, 51]，并可导致大脑广泛损伤。感音神经性听觉丧失的儿童需要长期治疗监测及特殊教育。因此，通过预防先天性 CMV 感染、提高妊娠期 CMV 感染的产前诊断、妊娠期和分娩后 CMV 感染治疗、巨细胞病毒疫苗开发等一系列措施来减少 CMV 感染所致疾病的发生十分重要。

（一）病毒学

CMV 是疱疹病毒家族最大的病毒。如其他疱疹病毒（单纯疱疹病毒 1 型和 2 型、水痘病毒、EB 病毒、人乳头瘤病毒 6 型、7 型和 8 型）一样，它分为潜伏期和再激活期。

（二）流行病学

多项研究表明，育龄女性的总体 CMV 血清阳性率与年龄、性别、种族、社会地位、国家和地域有关。低社会经济地位是高 CMV 血清阳性率和先天性 CMV 感染的高危因素[52]。在欧洲，育龄女性的 CMV 抗体阳性率为 40%～70%，与国家和地区的社会经济状况密切相关；欧洲裔女性抗体阳性率

约为 40%，非欧洲裔女性抗体阳性率＞80%[53]。在美国，非西班牙裔白种人、黑种人和墨西哥裔美国人的 CMV 抗体阳性率分别为 51%、76% 和 81%[54]。

在一项研究中，血清阴性的法国孕妇血清阳转率为 0.8%～1%[55]。血清学阴性孕妇接触大量排泄病毒的儿童或免疫功能低下的患者是主要的感染途径。在高比率血清阳性人群中的血清阴性者最大的风险是传染。在日托中心，原发感染的发生率比其他区域高 4～10 倍[52]。高收入人群妊娠期原发感染率（45%）是低收入孕妇（15%）的 3 倍，反映了不同人群的社会经济地位。30%～40% 的原发感染病例会发生胎儿先天性感染。

先天性 CMV 染可以发生在母体原发感染，也可发生在母体原发感染后再激活或再感染的再发感染。再发感染可能与病毒株变异和母体对同种 CMV 病毒株的抗病毒免疫失效有关，以致随后传播给胎儿一种新的毒株[56]。Meta 分析显示，母体原发性感染后胎儿宫内感染率约为 32%，再发性感染后胎儿宫内感染率约为 1.4%[57]。不同孕周 CMV 原发性感染率不同。Picone 等[58] 分析了 238 例原发性感染，发现总体垂直传播率为 24.9%，原发性感染孕周和胎儿感染率密切相关，分别为孕前感染（34 例中有 3 例，8.8%），围妊娠期（78 例中有 15 例，19%），妊娠早期（72 例中有 22 例，30.6%），妊娠中期（39 例中有 14 例，34.1%），妊娠晚期（15 例中有 6 例，40%）。他们发现 9 份文献报道妊娠早期和妊娠晚期传播率的范围差异较大（22%～42% 和 30%～77%）。这与各中心之间患者招募的差异及母体原发性感染的诊断方式不同有关[58]。

在 15 项包含 117 986 例婴儿的研究分析发现，先天性 CMV 总患病率约为 0.7%[59]。婴儿出生时 CMV 感染率与育龄女性 CMV 血清阳性率相关，据报道，母体血清阳性率增加 10% 对应婴儿出生时 CMV 感染率增加 0.26%[57]。因此，对于所有人群，血清阳性率而非母体原发性感染才可能是绝大多数先天性 CMV 感染的罪魁祸首。这一比率随着血清阳性率的增加而增加，血清阳性率为 57%～96% 时，先天性 CMV 感染率增加 30%～95%[60]。

在 Dollard 等[59] 的 Meta 分析中，儿童出生时 CMV 原发性感染率为 12.7%。出生时有症状并出现永久性后遗症的儿童占 40%～58%，出生时无症状而出现永久后遗症的占 13.5%[59]。母体原发性感染

会给新生儿带来更严重后遗症风险[61]。既往及新近的文献分析中发现，在孕前感染者中有严重的胎儿和婴儿感染，在母体原发感染者中听力损失多于非原发感染者[62]。与弓形虫病不同的是，先天性感染严重程度的与母体原发感染的胎龄之间的联系并未明确。Dollard 等[59]发现仅 3 项研究是关于这个问题的，且缺乏妊娠 25 周之后的有症状病例。基于研究案例数很少，数据有限，尚无定论[63]。

美国、英国和法国的每年新生儿先天性 CMV 感染率（表 34-3）。

（三）先天性 CMV 感染的发病机制

CMV 随尿液、唾液、宫颈和口咽分泌物、精液、血液和器官移植及乳汁排出。感染的传播通常需要与感染物密切接触。育龄女性通常从他们的孩子那里获得 CMV，他们的孩子在日托中心被感染。参加日托中心的孩子父母有更高的血清阳性风险，孩子在唾液和尿液中排出 CMV，接触后发生病毒传播。有证据表明巨细胞病毒可以停留在塑料表面数小时并保持传染性，如日托中心的玩具表面。CMV 感染是可以预防的，由于它通过手接触受感染者的体液然后再通过接触敏感的鼻子或嘴巴而被感染，因此，当处理儿童和尿布等物品时，用肥皂水洗手是去除手上病毒的有效措施[17]。

CMV 宫内传播的机制尚未不清楚。胎儿宫内感染源于母体的病毒血症及随后的胎盘和血液播散。Pereira 等从一系列体外研究中提出了一种可能的模型来解释胎盘中的 CMV 感染[63]。病毒在蜕膜、侵入子宫血管的侵袭性细胞滋养层和合体滋养层下面的绒毛细胞滋养层中复制，然后到达绒毛中心血管。在免疫耐受的妊娠子宫中，先天性免疫细胞、巨噬细胞和自然杀伤细胞限制病毒复制，中和活性的高亲和力人 CMV 特异性 IgG 抑制病毒复制。母体 IgG 与新生儿受体结合，抗体 – 病毒复合物可以通过该受体通过合体细胞屏障易位，使病毒进入胎儿循环。在该模型中，如果抗体具有足够高的中和能力和亲和力，则可以阻断病毒传播。因此，抗体似乎在胎盘水平发挥保护作用；然而矛盾的是，CMV 抗体可能通过合体滋养层细胞上新生儿 Fc 受体的表达促进病毒向胎儿的传播。如果母体抗体反应亲和力低或中和活性差，从母亲到胎儿的病毒传播可能增加。胎儿感染发生在母体病毒血症后 2 或 3 周。病毒在胎儿体内的复制需要 2 或 3 周，之后出现胎儿病毒血症并通过尿液排泄病毒。因此，仅在母体原发感染后 5 或 6 周才能通过羊水诊断出病毒感染。

（四）病理学

CMV 可引起多个主要器官受累的多系统疾病。胎儿感染巨细胞病毒最重要的后果是中枢神经系统受损。感染可导致局灶性脑炎、血管炎和室管膜周围炎。急性脑炎会导致细胞坏死、神经胶质增生和钙化。血管炎会导致脑灌注减少和硬化。脑膜脑炎是一种常见的临床表现。脑坏死导致的钙化可以位

数目类别	美 国[17]	英 国[17]	法 国[18]
活产数	4 000 000	7 000 000	750 000
先天性感染数	40 000（1%）	2100（0.3%）	7500（1%）
巨细胞病毒性疾病数	2800（7%）	147（7%）	750（10%）
致死疾病数	336（12%）	18（12%）	75（10%）
后遗症数	2218（79%）	116（80%）	480（64%）
无症状数	37 200（93%）	1953（93%）	6750（90%）
无症状感染并发后遗症数	5580（15%）	293（15%）	675（10%）
受损总数	8134（20%）	427（20%）	1230（16%）

表 34-3　估算的每年巨细胞病毒感染率

于大脑的任何地方，而不仅仅是脑室周围。小头畸形是因血管炎引起的直接细胞坏死和脑灌注减少引起的。也可发生细胞迁移异常（导致异位）和脑旋转异常（导致多小脑回畸形）。脑积水是罕见次要并发症，由导水管周围受累所致。轻度脑积水通常是由脑组织变薄和脑周空间扩大引起的。

在内耳结构中可见携带病毒包涵体的细胞和含有病毒抗原的细胞，包括科蒂器和耳蜗。此外，已证实存在眼睛受累，包括脉络膜视网膜炎、视神经炎、白内障形成和小眼症。已从眼睛前房的液体中分离出 CMV。肝脏受累是先天性 CMV 感染常见表现。有症状的先天性感染的婴儿可出现肝大、血清转氨酶水平升高和直接高胆红素血症。在有症状感染的婴儿中常见血液系统异常包括血小板减少症、贫血和髓外造血。通常会在出生后的第一年消退。

（五）先天性 CMV 感染

1. 有症状感染 胎儿感染的严重程度取决于病毒传播时的胎龄；表现形式因以下两种模式而异 [64, 65]。

大约 10% 的先天性 CMV 感染婴儿在出生时就出现症状。其中一半表现为全身性症状，表现为多器官受累，特别是网状内皮和中枢神经系统，伴有或不伴有眼部和听觉损伤。最常见的表现是生长迟缓、早产、瘀斑、黄疸、肝脾大、小头畸形、嗜睡、肌张力减退、肝酶升高、血小板减少、溶血和脑脊液蛋白增加。在重症感染婴儿中，死亡率高达 30%。神经性耳聋是先天性 CMV 感染最常见的残疾。CMV 感染是儿童期耳聋的最重要原因之一，约占所有原因的 10%[62]。有症状感染者的严重程度比亚临床感染患者更重。近 1/3 的病例为双侧感音神经性听力损失，严重者（损失 50～100dB）可导致严重的语言交流和学习困难。耳聋可能会在出生后第一年加重，多数情况下听力恶化发生在出生后的前 2～3 年，但也有出生后 6 年发病的报道。严重的有症状感染者智力和听力正常的可能性很小，大多数婴儿会出现不同程度的智力低下、癫痫、耳聋和脉络膜视网膜炎，最终导致语言、学习和听力障碍。精神运动发育迟缓通常与小头畸形和其他神经系统并发症同时存在，是常见的并发症，与感音神经性听力损失、眼部病变和智力预后不良有关 [17, 66]。

2. 无症状感染 近 90% 的先天性感染婴儿没有早期临床表现，远期预后良好，但有 10% 的婴儿会出现听力丧失，罕见的，可能会出现小头畸形、痉挛性双侧瘫痪、智力低下和脉络膜视网膜炎等并发症。这些婴儿多诊断为轻症患者（如病毒血症、肝炎、轻度血小板减少症）。应该强调区分无症状和有症状的新生儿 CMV 感染的困难。微小表现如成长受阻、肝脾大、黄疸等，可能无法被识别，即使识别，通常不会直接考虑诊断先天性 CMV 感染。此外，精神运动迟缓、神经功能障碍、听力损失和脉络膜视网膜炎的诊断可能需要数年时间。

（六）孕妇的临床表现

妊娠期母体原发性感染者中约 90% 为无症状感染者，因为体征和症状通常很轻微，大多数患者易被忽略。原发性感染者的临床症状和非特异性生物标志物比复发性感染者更常见。然而，免疫活性宿主中的大多数原发性感染是亚临床感染。Nigro 等 [67] 报道在 42.1% 的原发性感染和 17.1% 的复发性感染出现发热（$P > 0.01$），也可表现为虚弱（原发性感染者 31.4%，复发性感染者 11.4%，$P < 0.001$）、肌痛（原发性感染者 21.5%，复发性感染者 6.7%，$P < 0.001$）、鼻咽炎 – 气管 – 支气管炎（原发性感染者 42.1%，复发性感染者 29.5%，$P = 0.089$）和流感样综合征（定义为同时出现发热和至少一项临床症状，原发性感染者 24.5%，复发性感染者 9.5%，$P < 0.001$）、淋巴细胞比例 ≥40%（原发性感染者 39.2%，复发性感染者 5.7%，$P < 0.001$）、血液中转氨酶水平升高（>40U/L）（原发性感染者 35.3%，复发性感染者 3.9%，$P < 0.001$）。原发性感染时血小板计数显著降低，但仍在正常范围内 [67]。Revello 等在 735 例原发性感染的研究中发现 721 例中有 530 例（73.5%）孕妇出现非特异性症状（发热、头痛、虚弱和上呼吸道症状）和（或）化学 / 血液学参数的改变 [68]。详尽的问诊非常重要，可以了解病情的发生发展情况，以精确确定感染开始的时间。

（七）血清学

在妊娠期间很难做出病毒再激活和再发感染的诊断，并且也不是常规检查内容 [56, 69]。

可在以下两种情况下诊断原发感染：①已存在的母体感染的临床表现，血清学检查诊断；②对存在感染高风险的血清学阴性的孕妇（例如，日托中心婴儿的父母、日托中心的工人）进行血清转化筛查。尽管如此，所有公共卫生当局都不推荐这种系统筛查，并将其称为"野蛮筛查"。据估计，法国的筛查阳性率约为 20%。如果计划进行筛查，应尽早在妊娠开始时或尽可能提前确定母体血清学状态。如果血清中没有病毒特异性 IgG，则孕妇为血清阴性。可以在妊娠期间提供医疗咨询，预防原发性感染[70]。

如果 IgG 和 IgM 呈阳性，则可疑原发感染，病毒特异性 IgM 抗体与活动感染相关。但特异性 IgM 的存在并不足以诊断 CMV 原发感染，因为 CMV IgM 可在原发感染后持续数月，或者由交叉反应或非特异性反应引起[71]。在这种情况下，需要测定 IgG 来确定近期感染[71-73]。该检测基于以下结果，即在原发感染后会在最初几个月内产生病毒特异性低亲和力 IgG，随后逐渐产生更高亲和力的 IgG。高 IgM 水平和低 IgG 亲和力指数高度提示近期（<3 个月）原发感染（取决于每个实验室的技术）。另外，当亲和力指数高时，则高度提示原发感染发生在 3 个月以上。因此，在妊娠期间尽早进行血清学检测非常重要，即使是高亲和性指数在 3 个月后也不能排除在妊娠期间发生的感染（围妊娠期感染）[74]。

作者回顾了他们中心的 4931 例妊娠 12 周的孕妇的 CMV IgG 和 IgM 筛查结果；IgM 阳性的发生率为 4.1%（4931 例中有 201 例），但很大比例（58.7%）的孕妇由于高 IgG 水平可以排除妊娠期原发性感染[75]。在具有低或中等 IgG 水平的女性中，胎儿宫内传播率为 23.6%。在结合血清中抗体亲和力水平和血清 CMV PCR 结果的多元分析中发现，母体血清中 CMV PCR 阳性、亲和力指数下降和低 IgG 滴度均与胎儿传播相关：OR=12.38（95%CI 1.77～86.33），$P = 0.011$；OR=0.16（95% CI 0.03～0.95），$P = 0.044$；OR=0.54（95%CI 0.11～0.88），$P = 0.028$；以及 OR=0.27（95%CI 0.29～0.84），$P = 0.010$。这有助于评估胎儿宫内传播的风险，在此基础上做出正确选择，提高胎儿感染的检出率，同时减少不必要的有创检查操作。

（八）治疗

母亲应该获得关于 CMV 感染的信息以便对进一步检测做出明智的选择[68]。医生应逐步提供合适的信息。在 IgM 阳性的情况下，告知孕妇关于假阳性结果的可能性，由于其他病毒感染引起的交叉反应可以出现 IgM 持续阳性的情况，由亲和力指数评估的孕前感染的可能性，以及原发 CMV 感染所致的风险。应仅在确定诊断时才详细说明原发感染的风险。在这种情况下，应解释不同的问题（如胎儿是否感染、有症状和无症状的先天性感染、羊膜腔穿刺术后假阳性结果的风险，以及超声检查的作用）。如果妊娠时间允许选择羊膜腔穿刺术，则可以在连续超声检查（通常每月 1 次）和产前诊断中做选择。如果胎儿被感染，可考虑脐带血采样以更好地确定受感染胎儿的预后，并每 2 周重复超声检查监测胎儿生长或大脑发育异常。在超声异常且证明有症状的感染的情况下，如果胎儿后遗症的风险很高，也可根据当地法律讨论是否选择终止妊娠。

（九）先天性 CMV 感染的诊断

产前诊断的主要临床指征是母亲的原发性 CMV 感染和（或）超声检查出现胎儿 CMV 感染的征象——宫内发育迟缓（IUGR）、腹水、胎儿肠道强回声、中枢神经系统异常。

如果在考虑原发感染情况下进行羊膜腔穿刺术，则不再推荐再检测母体外周血 CMV DNA。母体外周血 DNA 检测最初是系统进行的，因为理论上母体外周血中 CMV DNA 的存在代表了 CMV 感染传播给胎儿的风险[76]。Revello 等调查了因 CMV 原发性感染而接受产前诊断的 194 例孕妇及其 199 例胎儿，在羊膜腔穿刺术结果为假阴性的 8 个胎儿的 8 位母亲中羊水 DNA 阳性 4 例，DNA 阴性 4 例。因此，母体 CMV DNA 不是医源性 CMV 传播给胎儿的重要风险因素，故现在不常规进行母体外周血 CMV DNA 的检测[77]。

先天性 CMV 感染的产前诊断技术成熟。羊水 CMV PCR 具有高敏感性和特异性，特别是实时 PCR[78, 79]。如果在母体感染后至少 6 周后、妊娠 20—22 周之后，以及在胎儿排尿成熟之后进行，PCR 具有极好的灵敏度（超过 90%）和绝对特异度。然而，即使在这些最佳条件下，羊水中 PCR 阴性和新生儿诊断阳性的假阴性产前诊断率约为 5%。这些假阴性结果被认为是由于病毒在母体感染后超过 6 周的晚期胎儿传播所致——据报道，母体感染与胎儿感染之间存在 19 周的延迟[77]。然而，根据作者和其他研究者的经验，这些迟发性先天性感染是无症状的[77]。最近，已经研究了早期羊膜腔穿刺术的可行性，并且在血清转阳和产前诊断之间超过 8 周的进行羊膜腔穿刺术的女性中，作者没有观察到≥17^{+0}周进行的羊膜腔穿刺术（灵敏度 90.9%；95%CI 71%～99%）和≥20^{+0}周进行的妊娠羊膜腔穿刺术（灵敏度 90.0%；95%CI 68%～99%）之间无显著差异[80]。因此，早期原发性感染女性羊膜腔穿刺术的最佳时机仍需前瞻性研究。

以下两种情况下应进行胎儿尸检：①疑似胎儿宫内感染的死胎（对母体原发感染或与 CMV 胎儿相关的超声异常的回顾性诊断）：胎盘和胎儿组织中存在含有并病毒包涵体的细胞明确诊断及可能的死胎原因。②当出现症状性感染需要终止妊娠时，需要进行尸检以确认病毒感染。

事实上，如果未终止妊娠，仅有组织学异常并不一定反映出不良预后。故应仔细解释组织学检查的结果。这种没有大体解剖发现的单发的组织学异常与器官功能异常相关性并不确定。CMV 感染的胎儿和胎盘，其临床表现呈现出一个谱系的特征。其中一端是无症状感染者。在解释任何有关与出生时的不良结局（基于临床、影像学和实验室异常）和尸检时发现的胎儿感染（仅基于炎症区域的存在或携带 CMV 的细胞）相关的新的产前预后因素时，必须牢记这一点。

在所有母体原发性感染病例中，即使产前诊断为阴性，也建议对所有新生儿进行病毒感染的评估。此外，即使没有母体原发感染，只要临床症状符合先天性 CMV 感染，必须检测新生儿尿液或唾液中是否存在病毒。在出生后的前 10～14 天内通过培养从尿液中分离出 CMV 是诊断的金标准，可排除分娩期间或母乳喂养后发生的新生儿感染。在此之后收集的样本中存在 CMV 可能代表出生后感染，此时无听力损失或神经发育异常的风险。尿液和唾液的 PCR 在诊断先天性 CMV 感染方面具有与培养相似的性能[81]，但是由于 PCR 能提供更快的诊断时限，不易受到储存和运输条件的影响，并且可批量应用，因此 PCR 已经取代了病毒培养。此外，由于唾液标本比尿标本更容易收集，唾液 CMV PCR 越来越多地用于先天性 CMV 感染的诊断。

当先天性 CMV 感染的诊断在出生后很长时间受到质疑时（主要是在婴儿期耳聋的病因学诊断中），可以使用 Guthrie 滤纸上的干血斑进行 PCR 诊断，这已被确立为是一种有用的工具。据报道，这种回顾性诊断的灵敏度为 40%～100%，与所使用的具体技术有关[82]。

1. 超声征象学

（1）中枢神经系统异常：胎儿 CMV 感染中常见的超声检查异常有水肿、小头畸形、腹水、严重 IUGR 伴羊水过少和大脑异常、肝脾大伴腹水和肝脏钙化。在一些情况下，超声检查很难识别，如晚期出现的轻度 IUGR、胎盘非特异性增厚、轻度脑积水伴脑异常（如脑室周围钙化、颅骨偏小）。应在妊娠期通过超声检查连续评估胎儿感染的预后。最典型的改变是头围的增长速度降低，与颅内脑室周围密度、侧脑室增宽、室鼓膜囊肿和丘脑动脉血管周围密度改变相关。坏死的脑组织随后出现钙化并在超声下可见。Sylvius 导水管的阻塞通常在短时间内（1～2 周）导致第三脑室和侧脑室迅速扩张。Monro 孔的阻塞可导致单侧脑积水，但发生率比弓形虫病少得多。

在妊娠晚期通常会诊断出与轻度脑积水和钙化相关的小头畸形。大脑受累迹象出现的时间顺序是众所周知的。早期诊断很困难，但可以通过细致的连续超声检查，旨在确定胎头生长减慢、脑室周围高回声和脑室扩张。常规超声检查可能无法检测到这些迹象。当已知胎儿感染（即产前诊断的阳性结果后）时，这些检查会发现神经发育受损和不良预后。大脑异常是在有症状的胎儿感染病例中最常见的体征，尤其是在妊娠前半段发生的感染[83-86]。连续超声监测在妊娠期间至关重要。当产前诊断为阴性时，经胎盘延迟感染的风险较低，但应每月进行一次超声检查，寻找胎儿感染的细微迹象。当出现这些迹象时，应讨论进行重复羊膜腔穿刺术的必要性。

头部生长缓慢是大脑受累的最重要的、早期的迹象。生长曲线为了检测 IUGR 的发生，必须确定胎儿的发育情况。母体 CMV 原发感染后，必须每月监测胎儿。当胎儿被感染时，建议每 2 周 1 次超声检查。轻度脑室扩张（通常是双侧和对称性）很少是由于导水管阻塞所致，而是由于严重的神经元细胞丢失（因脑动脉受损所致的血液灌注降低）、坏死和硬化。Sylvius 导水管受压首先发生在枕骨区，然后累及整个侧脑室。它的演变可能非常迅速，也可以持续几天，并且预后不良。

在妊娠前半段感染的患者中，脑室扩张可出现在产前诊断时或之后不久。即使在羊膜腔穿刺术时超声检查没有显示异常的证据，也建议连续超声检查。无脑室扩张不一定是一个好的预后标志，因为可以在不涉及 Sylvius 导水管的情况下发生脑部病变。

颅内密度改变比脑室扩张更常见，并且经常位于脑室周围。它们可能与大脑受累的其他迹象有关：①轻度脑积水，脑外积水，不是由压迫引起，而是由神经元细胞丢失引起；②丘脑动脉的血管周围密度；③室鼓膜囊肿；④侧脑室扩张。

胎儿脑的超声检查不仅应在轴向平面内进行，而且应在冠状面、矢状面和旁矢状面通过前囟门进行系统检查，这些平面用作声窗。如果胎儿处于头先露，经阴道探头可以获得高质量胎儿大脑图像成像。随着超声探头质量的提高，以及平面和切片成像的标准化，产生了更为精准的"精细诊断"，这些妊娠期间的图像可与出生后使用高频探头通过前囟门获得的图像相媲美。这些超声呈现的密度无法通过磁共振成像（MRI）看到。出生后计算机断层扫描（CT）可以准确进行神经解剖定位和颅内钙化计数。

(2) 非中枢神经系统异常：胎儿肠道强回声也是胎儿感染（弓形虫和 CMV）的超声标志。可以在两种情况下遇到：①因胎儿肠道强回声而进行羊膜腔穿刺术，不仅针对 CMV 还针对弓形虫病、囊性纤维化和染色体异常进行产前诊断（见第 11 章、第 17 章和 18 章）。②假定未感染胎儿（已进行产前诊断且结果阴性）在随访期间出现肠管强回声：这种情况可能是胎儿感染的标志，应讨论进行再次羊膜腔穿刺术。

其他源于胎盘炎症的超声征象、肝脏受累和腹水表明胎儿 CMV 感染是一种多系统疾病。有些表现是暂时的。常见胎盘增大，表现为磨玻璃样。当胎儿血肝酶升高时，通常会观察到肝大和肝脏密度增加。检查还应包括寻找腹水、胸腔积液和心包积液。单纯的超声检查不足以诊断胎儿感染，因为这些影像体征不是 CMV 感染的特征。尽管晚期并发症（智力低下、严重耳聋和脉络膜视网膜炎）并不少见，但大多数受感染的胎儿并未受到严重损伤且无法识别。

2. 超声评价　Guerra 等 [87] 通过在有症状的先天性 CMV 感染者超声产前预测中的有效性来评估超声检查的价值。在 600 例原发性感染母亲中有 51 例（8.5%）发现超声异常，在 154 例先天性感染胎儿中有 23 例（14.9%）发现超声异常。在 23 例存在超声异常的患者中，有 1 例发生有症状的先天性 CMV 感染，在 131 例没有超声异常的患者中，有 68 例发生有症状的先天性 CMV 感染。超声对来自母体原发感染的有症状的先天性感染的所有胎儿或婴儿阳性预测值为 35.3%，并且 78.3% 的胎儿或婴儿感染是先天性感染。如胎儿感染状态未知，超声异常只能预测 1/3 的有症状先天性感染者。但是，胎儿状态变为高危人群，产前诊断技术能明显增加确诊率。

超声在高危人群中的预后价值得到了进一步评估；这表明当对受感染胎儿的超声检查结果为正常时，出生时严重感染（耳聋和更严重的神经发育异常）的残留风险分别为 1%～5% 和 0%～5%[81-103]。这些风险的评估基于整个妊娠期间的影像学和主要超声检查。大脑受累的严重程度会逐渐恶化直到妊娠晚期，故妊娠前半期 CMV 感染诊断时的超声预测价值预计会低于妊娠后期获得的影像学预后价值。作者的研究团队报道，在诊断时（即妊娠 23 周），超声特征针对出生或终止妊娠迹象的阴性预测值为 93%[104]。这与妊娠期成像的整体表现相当；因此，诊断时的正常超声检查会漏掉 7% 的病例，这些病例最终在妊娠晚期发展为严重受损。因此，这 7% 的不确定性使得在第 23 周时羊膜腔穿刺术为 CMV 阳性但超声检查正常的孕妇，决定是否继续妊娠时面临两难选择[104]。

3. 胎儿颅脑 MRI 的有用性　在胎儿 CMV 感染的情况下，宫内 MRI 是一种可靠的脑部研究工具：可以确认小头畸形、脑室扩张和脑周间隙扩大（见第 15 章）。脑回异常（如多小脑回畸形、巨脑回畸形）和神经元迁移受损（结节性异位），通过 MRI 而不是超声可以发现超声难以发现的影像信息。

有两项关于胎儿颅脑 MRI 与超声的比较研究。Benoist 等 [104] 评估了 49 例经证实的母体原发感染后诊断 CMV 感染的胎儿靶向超声检查和胎儿颅脑 MRI 的相对贡献价值。每例患者都进行了靶向产前超声和 MRI。生后 1 周通过经囟门超声（transfontanelle ultrasound，TFU）获得出生后成像。通过 TFU 检查或尸检观察到 48 例中有 14 例（29.16%）病例存在大脑异常（1 例未在产后进行调查）。妊娠期发现胎儿大脑异常者 49 例中有 19 例（38.77%），其中通过超声发现者 18 例，通过 MRI 发现者 10 例。分别在超声和 MRI 上观察到的由 CMV 引起的最常见的脑损伤包括脑室扩张（9 例 vs. 5 例）、室管膜下囊肿（2 例 vs. 2 例）、小头畸形（5 例 vs. 3 例）、脑室周围钙化（5 例 vs. 0 例）。49 例中有 11 例患者选择了终止妊娠。作者将产前影像分为四类：正常超声 / 正常 MRI（30 例 / 49 例）（61.22%），异常超声 / 异常 MRI（9 例 /49 例）（18.36%），异常超声 / 正常 MRI（9 例 /49 例）（18.36%）、正常超声 / 异常 MRI（1 例 /49 例）（2%）。超声和 MRI 均异常时，胎儿脑损伤的灵敏度、特异度及阳性和阴性预测值分别为 88.9%、93.3%、88.9% 和 93.3%；仅有超声异常时，胎儿脑损伤的灵敏度、特异度及阳性和阴性预测值分别为 85.7%、85.3%、70.6% 和 93.5；仅有 MRI 异常时，胎儿脑损伤的灵敏度、特异度及阳性和阴性预测值分别为 42.9%、91.2%、66.7% 和 79.5%。超声、MRI 和尸检或产后检查与大脑异常的存在一致（6 例）。然而，他们的结论仅在 6 例中有 2 例（33.33%）患者完全一致。在没有大脑异常的情况下，34 例中有 28 例的产前和产后或尸检结果一致。

一名放射科医生在不知道先前研究的结果基础上对 25 例 MRI 结果进行二次研究，对其中有 20 例病例是否存在胎儿脑部异常的判断与第一轮研究结论一致，但在两位放射科医生之间观察图像描述有显著差异。作者得出结论，将 MRI 与超声相结合，增加了单独超声诊断胎儿脑部异常的阳性预测价值。这两种技术是互补的，在高危胎儿中可联合应用，对是否存在大脑病变的高预测价值为产前咨询提供了有用的工具，因为目前对宫内感染预后的评估主要基于是否存在胎儿脑部病变。但是，超声和 MRI 之间缺乏一致性，应尽快建立超声和 MRI 的判读标准，并进行前瞻性评估研究。

Picone 等[88] 回顾性评估了 38 例已证实为先天性 CMV 感染的胎儿。两种技术均在同一周内进行，平均胎龄为 33 周（24—37 周）。转诊指征是母亲血清阳转（19 例）和超声检查阳性发现（19 例）。将影像学结果与胎儿死亡或终止妊娠后的病理学检查

或婴儿神经系统检查进行比较。根据转诊时的超声检查结果，将 38 例病例分为 3 组。第 1 组：无超声特征（n=11）；第 2 组：超声检查无脑异常，但有脑外异常征象（n=13）；第 3 组：超声检查中存在大脑特征征象（n=14）。

在第 1 组中，MRI 始终正常。在第 2 组中，MRI 显示了 6 例（46%）的大脑阳性特征。在第 3 组中，MRI 确认了超声观察到的病变并突出其他脑部阳性特征。作者得出结论，MRI 可以提供有关异常旋转、小脑发育不全或白质异常信号的重要附加信息，它在评估具有脑外阳性特征而无超声发现大脑异常时发挥作用。

（十）胎儿 CMV 感染的预后

胎儿 CMV 感染容易发生在妊娠前半段。几项研究表明，妊娠早期感染可能预后不良。Pass 等在一个 CMV 感染新生儿的前瞻性队列研究发现，妊娠早期母体感染时，胎儿中枢神经系统受损率更高，感音神经性听力损失的发生率尤为显著[92]。最近一项队列纳入 255 例患有原发性感染的孕妇及其 260 例受感染的胎儿 /234 例受感染新生儿：在妊娠早期后发生原发性感染的胎儿未出现后遗症，表明 CMV 病毒仅在胚胎阶段或胎儿发育早期阶段感染胎儿才会造成严重后果[105]。在中位随访 24 个月后，妊娠早期母体原发性感染者，感音神经性听力损失和（或）神经系统后遗症的比例为 32.4%（95%CI 23.72%～42.09%），妊娠中期感染者为 0%（95%CI 0%～6.49%），妊娠晚期感染后为 0%（95%CI 0%～11.95%）（P＜0.0001）[105]。最近的一项听力学儿科研究也支持这些发现，其中感音神经性听力丧失与妊娠 14 周前的母体原发性感染显著相关[106]。

在孕前 IgG 阳性的女性中，原发性感染比复发性感染造成的损害更大[61, 93-95]。但是，也有 IgG 阳性母亲的新生儿出现症状性感染的报道。在一项含 43 例有症状先天性感染者的研究中，有 8 例为复发性感染母亲所生的婴儿，发现母亲感染的类型与婴儿临床异常的严重程度没有关联[64]。尽管原发性感染和复发性感染之间的垂直传播率差异很大（30%～50% vs. 2%～3%）[90, 96, 97]，母体复发感染的情况下，胎儿感染的预后可能更差。尽管目前缺乏关于每种超声异常预后价值的解释，但是颅脑超声检查[84, 85] 仍然是最重要的预后因素[100, 101]。

超声下主要脑异常如下：①头部生长曲线下降；②不仅在脑室周围，任何位置的钙化[107]；③丘脑动脉钙化；④室管膜下囊肿[108]；⑤脑室扩张。

观察到孤立的征象（如单个室管膜下钙化或孤立的囊肿）通常与严重的脑损伤和小头畸形无关。互相关联的超声征象与不良预后相关。因为常规的妊娠晚期检查不够详细，许多婴儿出生时可能患有妊娠期无法识别的小头畸形和全身性疾病。此外，在确定胎儿感染的诊断之前，一些胎儿可能会出现 IUGR，因急性缺氧征象分娩（剖宫产）。

当妊娠期间诊断 IUGR 时，需要进行 CMV 感染和染色体的检查。在已知受感染胎儿的检查期间，发现 IUGR，需要进一步仔细检查，包括详细的超声扫描识别大脑受累的迹象、抽脐带血获得血液学和生化参数，确定病毒载量。当 IUGR 与其他有症状的胎儿感染的超声和生物标志物同时出现时，提示胎儿严重受损。如果没有发现其他指标异常，则需考虑其他原因导致的 IUGR，进行其他仔细检查。

一些看似异常但与胎儿良好结局不矛盾的征象：①一些大脑异常（孤立的）；②孤立的肝大或脾大；③孤立的高回声小肠。

但是，这些体征的出现也可能表明胎儿有宫内全身感染；因此，需要进行胎儿脐带血和颅脑磁共振检查除外异常。

通过 PCR 检测羊水中 CMV DNA 来评估病毒载量存在争议[66, 98, 100]，部分原因是因为羊膜腔穿刺术的胎龄、母体原发感染和羊膜腔穿刺术之间的时间间隔与羊水中 CMV DNA 水平显著正相关[98, 99]。随着时间的推移，羊水中 CMV DNA 载量的增加可能反映了羊水中 CMV DNA 的积累数量，也反映了妊娠期间胎儿尿流量的增加。因此，基于羊水 PCR 结果来预测体内病毒载量是有问题的，因为一些结果显示病毒载量与不良预后之间存在相关性：病毒载量越高，预后越差[66]。针对以上不足，作者所在团队根据羊膜腔穿刺术和母体原发感染的间隔时间矫正了羊水 CMV DNA 载量，并以此评估预后。羊水中高负荷载量的 CMV DNA 与出生时的症状显著相关（M Leruez-Ville，未发表的数据）。生化和血液学参数，以及胎儿血液中的病毒载量能够更准确地预测新生儿受累程度。

首先在受感染的新生儿中进行了血液病毒载量的预测价值研究。Lanari 等对 58 例受感染的婴儿（妊娠期间患有原发性、复发性和未明确 CMV 感染的女性所生）进行研究[109]。均在新生儿期进行临床评估和分类，根据体格检查、仪器检查和实验室检查结果确定为有症状或无症状感染，并进一步前瞻性随访长期后遗症。定量 PCR（qPCR）确定的病毒血液载量在有症状的新生儿中明显增高。

在产前，超声引导下的胎儿采血可以检查胎儿的血液，以确定特定的 IgM 和病毒载量[66, 77, 78, 110]，以及胎儿感染的非特异性迹象（包括血小板减少症、肝酶升高、红细胞增多症和贫血）。两项回顾性研究评估了这些胎儿血液参数的预后价值。第一项研究报道，在 73 例宫内感染的胎儿病例中，35 例（48%）的预后较差，经过单变量和多变量分析，血小板减少症预示不良预后，血小板计数每减少 10 000/mm^3，调整后的 OR 为 1.13。第二项研究报道了在 47 例胎儿病例中，16 例（34%）胎儿结局不良，胎儿血液中的高病毒 DNA 水平、高血小板计数和高 IgM 水平与不良结局显著相关[111]。作者团队最新研究发现，血小板计数 <114 000/mm^3 和 CMV DNA 水平 >4.93log^{10}U/ml 与不良结果显著相关[112]。在产前诊断时，出生时有症状感染者的超声阴性预测值为 93%。超声和羊水病毒载量的联合阴性预测值为 95%，超声和胎儿血液参数的联合阴性预测值为 100%。相反，具有非严重超声特征的胎儿，单独超声的阳性预测值为 60%，而其与羊水中病毒载量或胎儿血液参数相结合的阳性预测值分别增加至 78% 和 79%。

近期，在一组妊娠早期感染的胎儿病例中，这些胎儿理论上存在 32% 的严重后遗症风险，当妊娠期超声未提示异常、脐带穿刺术获得的血小板计数 >114 000/mm^3 同时胎儿脑 MRI 也正常的情况下，妊娠 32 周就可以给出令人放心的产前建议（即没有中度至重度后遗症的风险）[113]。对于这些胎儿，仅残留 16% 的产前无法预测的单侧听力损失风险[113]。

因此，对于受感染胎儿，需要考虑产前采集胎儿血标本监测血小板计数和病毒载量，但也应考虑该操作的相关风险[101]。

（十一）先天性 CMV 感染的治疗

1. 目的　治疗方案会因情况而异[114]。

（1）孕产妇疫苗接种一旦实现，将成为预防孕产妇原发感染的理想工具。近期目标是通过卫生咨询（避免接触婴儿的唾液、尿液、尿布，尤其是在日托中心）预防孕产妇感染。

（2）为防止病毒宫内传播，理论上应在原发感染后、假定传播给胎儿之前进行治疗。减少母体病毒载量可能会降低宫内传播率，也可能会降低传播给胎儿的病毒载量。

（3）受感染胎儿的产前治疗应采用无母儿毒性的抗病毒药。

2. 工具

（1）抗病毒药：更昔洛韦用于治疗免疫功能低下患者重症 CMV 感染已多年。由于其高度的胚胎毒性及其潜在的致畸性，故妊娠期禁忌使用[115]。口服吸收率低，需要静脉给药。尽管胎儿病毒血症在治疗后可以减少，通过脐带或羊水给药的传闻治疗方式一直是被阻止的。提高生物利用度可以让母亲更好地消化吸收，但是毒性限制了妊娠晚期之前使用。然而，胎儿感染和临床表现的发展通常更早出现[116]。出生后更昔洛韦静脉给药 6 周用于治疗有症状的新生儿感染。治疗期间病毒载量下降，但对这种极有可能出现神经系统后遗症的感染新生儿进行治疗是否可以改善临床预后，很难得出结论。

伐昔洛韦（valaciclovir，VACV）毒性较低，其临床试验更容易在妊娠期进行。VAVC 是阿昔洛韦 L- 缬氨酸酯的盐酸盐，通过胃肠道吸收良好，避免消化降解，并在肝脏中通过首过水解迅速转化为阿昔洛韦[117]。口服伐昔洛韦后获得的阿昔洛韦的生物利用度比口服阿昔洛韦获得的高 3～5 倍[118]。阿昔洛韦经肾脏排泄。伐昔洛韦 8g/d 对 HIV 感染者的疱疹和 CMV 感染均比阿昔洛韦 4g/d 更有效[119]，并且不良反应很少。在这些患者中，伐昔洛韦使 CMV 病毒载量从基线减少到 1.3 个对数，并减少内脏并发症[120]。这种降低提高了在母体感染后给药时显著降低胎儿感染率和减少胎儿疾病。

在胎儿 CMV 感染中使用抗病毒药的首要适应证是降低已证实胎儿感染的胎儿后遗症的风险。Jacquemard 等初步报道了这种抗病毒疗法的有效性[121]。20 例孕妇和 21 例胎儿（已确诊 CMV 感染）在妊娠 28 周（中位数，22—34 周）开始持续 7 周（中位数，1—12 周）的口服伐昔洛韦（8g/d）治疗。在羊水和胎儿血液中监测胎儿病毒载量和药物浓度。在母体和胎儿血液中均达到治疗的有效浓度。治疗 1～12 周后，胎儿血液中的病毒载量（viral load in the fetal blood，VLFB）显著降低（Wilcoxon 配对检验 $P = 0.02$）。在 1—5 岁，10 例婴儿发育正常。2 例婴儿（均为 2 岁）患有严重的孤立性单侧耳聋。1 例新生儿出现小头畸形和重度耳聋同时合并色素性失禁症。在终止妊娠的 7 例病例中，有 6 例宫内存在进行性脑损伤恶化的证据。1 例胎儿在宫内死亡。相比之下，24 例中有 14 例（58.3%）未经治疗的有症状感染胎儿的结局更差，要么是终止妊娠，要么是胎死宫内，要么是新生儿严重的先天性感染；其余的婴儿随访健康。该报道强调，母体口服伐昔洛韦会引起母体和胎儿的 VLFB 显著降低，治疗组和未治疗组之间的比较表明，在拒绝终止妊娠的情况下，应推荐使用伐昔洛韦。这些结果在最近的 2 个开放性队列研究中得到证实。与未经治疗的历史队列（43%）相比，在有轻度症状胎儿的妊娠中给予口服伐昔洛韦（8g/d），分娩无症状新生儿机会更大（82%）。从产前诊断到分娩或终止妊娠，这项研究只纳入携带受累胎儿且超声特征不严重［脑外系统超声异常和（或）轻度大脑超声异常］的母亲，使用 8g/d 的伐昔洛韦进行治疗。这项研究的主要终点是接受治疗的母亲所生的无症状新生儿的比例。样本量（43 例胎儿）是根据出生时无症状新生儿的不可接受比例（定义为低于 60%）计算得出的。这些数据来自历史对照组的结果，以及经伐昔洛韦积极影响的可接受证据，其定义为出生时无症状新生儿的比例超过 80%。在这些情况下，如果 43 例病例中至少有 31 例在出生时无症状，则认为伐昔洛韦具有积极作用。这 41 例孕妇（43 例胎儿）接受了平均 89 天的伐昔洛韦治疗，34 例新生儿无症状。在这项研究中，母体对大剂量阿昔洛韦的临床和实验室耐受性非常好，并且在新生儿中没有观察到不良反应。此外，尽管全天服用 16 片药的负担很大，但对治疗的累计依从性超过 90%。这项研究的主要局限在于它不是随机的[122]。

最近该研究的重点是二级预防的有效性，即在妊娠早期通过生物学上证明母体原发性感染后立即给予治疗，以减少母婴传播，从而降低后遗症的风险。在最近的一项随机双盲、安慰剂对照研究中，纳入了 90 例孕妇，治疗组从诊断原发性感染到羊膜腔穿刺术期间给予 8g/d 剂量的伐昔洛韦，治疗组的垂直传播率从 29.8% 降低到 11.1%。这些数据在产前管理 CMV 母体血清转化方面是极其重要的，但仍需更多更大规模的研究来证实。

（2）超免疫球蛋白：Nigro 等报道了一项使用静脉注射 CMV 超免疫球蛋白（hyperimmune globulin，HIG）治疗 CMV 母体原发感染的非随机临床试验结果[124]。在第一组 45 例羊膜腔穿刺术提示 CMV 阳性的女性（治疗组）中，31 例接受了 1～3 次每次 200U 的 HIG 输注，14 例选择不接受治疗。在 31 例接受治疗的女性中，只有 1 例分娩了感染 CMV 的婴儿，而 14 例未接受治疗的女性中有 7 例分娩了伴有神经系统受累的婴儿。在第二组（预防组），37 例原发感染的女性每月接受 100U HIG，直至分娩，65 例未接受治疗。第二组的主要判断标准是受感染的新生儿比例：接受治疗的女性中 16% 分娩了受累的婴儿，而未接受治疗的女性中 40% 分娩了受累的婴儿（P = 0.02）。表明特异性 CMV HIG 对孕妇治疗是安全的，它可能有效治疗和预防先天性 CMV 感染。然而，最近对 123 例女性进行的随机、安慰剂对照、双盲研究显示 HIG 并未显著改变妊娠期间原发性 CMV 感染的病程[125]。

一项双盲随机对照试验解决了 CMV 垂直传播及预防问题，该试验纳入了妊娠 5—26 周（中位数 13 周）的 123 例原发性 CMV 感染者，在 CMV 原发感染后的 5 周内进行 HIG 或安慰剂（盐水）的治疗。61 例女性随机接受了 HIG 治疗，62 例女性每 4 周接受一次安慰剂治疗，直到妊娠 36 周或进行羊膜腔穿刺术。最后，HIG 组和安慰剂组的垂直传播率分别为 29%（61 例中有 18 例）和 43%（62 例中有 27 例）（P = 0.13），其中有症状的新生儿感染者分别为 26%（50 例中有 13 例）和 15%（46 例中有 7 例）（P = 0.22）。此外，HIG 组在妊娠 28 周前有 6 例分娩，而安慰剂组未出现[125]。该研究通过 HIG 解决感染预防的问题，但是，这是根据 Nigro 的观察性研究报道的益处而定的，可能过于乐观且存在不足。因此，自 2012 年以来正在美国进行另一项随机对照试验（参见 clinicaltrials.gov，NCT01376778）。

3. 疫苗　疫苗是预防先天性 CMV 感染的当务之急，预计在不久的将来即将面世[126]。然而，什么构成疫苗的最佳保护策略尚不清楚。CMV 疫苗主要针对青春期少女和育龄女性，旨在保护即将妊娠的女性，以预防先天性感染。对 CMV 是否有免疫的女性在妊娠期间都有感染 CMV 的风险，随后传染给胎儿，因此对 CMV 血清阴性女性进行靶向接种并不能解决先天性 CMV 感染问题[127]。通过"增强"免疫提高 CMV 血清阳性的女性对 CMV 的免疫力来保护胎儿，这一目标是疫苗开发面对的挑战。预防 CMV 感染及减少新生儿并发症的疫苗研制是费力但富有成效的，青春期女性为其目标人群。普遍接种疫苗比不接种疫苗更好，但前提是疫苗有效性不低于 61%[128]。但是，该研究没有考虑疫苗保护的有效持续时间。

研究表明针对包膜糖蛋白 B 的疫苗对高危人群中的 CMV 感染有效。一项关于 CMV 包膜糖蛋白 B（glycoprotein B，gB）疫苗的随机安慰剂对照试验发现，按每 100 人每年的感染率计算，统计到产后 1 年，疫苗预防原发性 CMV 感染的有效性为 50%[129]。先天性 CMV 的糖蛋白疫苗需要优化辅剂。目前尚不能确定疫苗诱导的针对单个病毒糖蛋白靶标的抗体反应是否足以预防胎儿感染。免疫反应成熟、反复无症状再激活、抗体或细胞反应随时间下降等因素也可能影响原发感染后的免疫水平[130]。出于长期风险安全考虑，开发 CMV 减毒疫苗受到限制[131]。

新疫苗需要经过临床试验前的动物实验，但 CMV 具有高度的物种特异性，因此无法在动物模型中评估人 CMV 疫苗。然而，最近在小鼠 CMV 的基因组中发现了决定物种特异性的区域，这为将来在动物模型中直接研究人类 CMV 提供可能。恒河猴 CMV 的免疫调节基因在指导细胞介导的反应方面的作用更接近于人 CMV，也可能为新的疫苗设计策略铺平道路[132]。

（十二）CMV 感染的预防

许多国家制订了针对熟知的传播途径和高危孕产妇 CMV 感染的预防计划。由于需要进行大规模人群研究且存在复发风险，因此很难确定预防的有效性。Adler 等[70] 报道了 1 例血清 CMV 抗体阴性孕妇，在与分泌 CMV 的婴儿接触中采取有效措施，预防了 CMV 原发性感染，给出了有关个人卫生的建议。孕妇可以在互联网获得信息，美国疾病预防控制中心（CDC）关于 CMV 的网页（http://www.cdc.gov/cmv/index.html）对妊娠期 CMV 感染与预防建议如下。

- 在整个妊娠期，尤其是妊娠早期，在接触尿布或口腔分泌物（特别是日托中心的孩子）后使用肥皂水洗手，注意个人卫生。
- 妊娠期间出现单核细胞增多症样疾病的女性应接受 CMV 感染评估，并告知未出生婴儿可能面临的风险。
- 应对妊娠期女性进行 CMV 抗体的实验室检测，以确定是否已经感染 CMV。
- 无须筛查 CMV 或将正在排出 CMV 病毒的儿童排除在学校或相关机构之外，因为该病毒经常见于许多健康儿童和成人。

对婴幼儿 CMV 感染预防保健意见如下。

- 向女员工进行 CMV 传播途径、卫生习惯（如洗手）宣教，最大限度降低感染风险。
- 从事婴儿和儿童工作的易感非妊娠女性不应经常调换工作。
- 应告知从事婴儿和儿童工作的孕妇感染 CMV 的风险及对未出生婴儿可能产生的影响。
- 不建议对女性工作人员常规进行 CMV 抗体的实验室检测，但当需要确定她们的免疫状态，尤其是备孕时，可以进行检测。

（十三）先天性 CMV 感染筛查

几种筛查先天性 CMV 感染的方法：①在妊娠前或妊娠早期确定血清阴性的母亲；②筛查母体原发感染；③在确定母体原发感染后对受感染胎儿进行产前诊断；④识别受感染的新生儿。

据作者所知，没有国家建议对孕妇进行常规 CMV 筛查。但是当怀疑感染或发生 CMV 暴露时，大多数产科医生会对孕妇进行检测[133]。可靠的检测结果可以提示孕妇 CMV 的免疫状态，应告知血清阴性孕妇有关预防措施的信息。很难在大规模人群中证明这些措施的有效性，但个人防护是有效的。产前诊断可以减少终止妊娠的数量。当未发现胎儿感染时，应避免终止妊娠。如果发现胎儿感染，相关损伤评估确定，以助识别可能对胎儿产生不良影响的因素，并根据国家法律终止妊娠或进行宫内治疗。在道德上和法律上层面，均应要求育龄女性告知育龄女性 CMV 相关知识，初步了解 CMV 疾病和筛查[134]。从医学、法律和伦理的角度来看，对于有孩子在日托中心的母亲，应当在妊娠前和妊娠初期确定 CMV 的血清抗体状态。

三、先天性风疹的产前诊断

在强制接种特定疫苗的国家，妊娠期风疹感染很少发生。2011 年，法国已实施全民疫苗接种近 30 年，期间有 8 例妊娠期原发性风疹感染（约 10 万例妊娠中有 1 例），先天性风疹感染新生儿的数量为 10 万活产中 0.1 例。然而，尽管有安全、有效和廉价的疫苗，世界卫生组织（WHO）估计 2010 年有 103 000 例先天性风疹综合征（congenital rubella syndrome，CRS）婴儿出生，主要是在尚未接种风疹疫苗的发展中国家。2011 年，世界卫生组织建议所有国家利用加速麻疹防控的机会引进风疹联合疫苗。到 2012 年，194 个世卫组织成员国中有 132 个（68%）将风疹联合疫苗纳入其常规免疫计划。由于这一国际性的疫苗接种计划，统计数据显示风疹病例减少了 97%，从 2000 年 102 个国家的 670 894 例减少到 2018 年 151 个国家的 14 621 例。2015 年，世界卫生组织美洲地区成为世界上第一个宣布没有风疹地方性传播的地区，而非洲和东南亚地区的疫苗接种率最低，CRS 发病率也最高。

在一些工业化国家，如英国或美国，不再建议在妊娠期间使用风疹特异性抗体进行筛查。但这项筛查在法国仍然是强制性的。

（一）胎儿感染的风险

先天性风疹常发生于妊娠 16 周前的原发感染之后。如果在妊娠 16 周以后发生母体感染，则无须产前诊断，因为病毒导致胎儿畸形的风险为零，而神经系统异常的风险也很小。尽管如此，仍需在出生时对感染新生儿进行诊断性检测，以免产科病房的其他血清阴性的母亲或婴儿感染，因为感染新生儿出生时病毒排泄量非常高。一些研究表明，母亲再次感染风疹病毒会导致胎儿感染和先天性风疹。

母体感染时的孕周是决定胎儿结局的主要因素。胎儿感染发生在母体病毒血症时（感染前 7 天开始，通常在皮疹后 1 或 2 天停止）。风疹病毒在绒毛组织和其他胎儿附属物中已被检出，但并不常见[135]。病毒经胎盘传播的风险在妊娠开始和分娩时达到最大值。表 34-4 显示了按孕周划分的胎儿感染率。

Miller 等[136] 的研究可与作者发表的基于体内产前诊断病例的结果进行比较[137]。作者已有 143

孕周（周）	胎儿感染百分比（来自 Miller 等的数据 [136]）	胎儿感染百分比（来自 Daffo 等的数据 [137]）
0—2	—	35%
4—6	—	57%
7—12	—	66%
12—18	58%	67%
19—20	39%	—
21—24	34%	—
25—32	30%	—
33—38	60%	—
>38	100%	—

表 34-4 不同孕周的风疹胎儿感染

例基于脐血取样的先天性风疹产前诊断的经验；66例母体血清转阳发生在停经 12 周前。在这一组中，胎儿感染的比例为 57%。该研究最初有 1 例假阴性诊断，原因是脐血取样太早（在妊娠 22 周之前，那时一些受感染的胎儿无法合成 IgM）。77 例母体感染发生在妊娠 13—18 周。34 例胎儿（44%）被感染。20 例母亲决定继续妊娠，其中 3 例新生儿在出生后被诊断为重度耳聋。

（二）母体感染的诊断

当既往血清学阴性或未知时，如在妊娠期出现下列三项中的两项，即可确诊原发性母体感染：①明确的风疹病原接触史或临床表现为典型皮疹；②风疹抗体的血清转阳；③风疹 IgM 抗体阳性。

当既往血清学确诊阳性（经两次试验证实）且风疹抗体显著增加时，被认为是母体再感染。在这种情况下，需要进一步检测风疹抗体滴度。再感染病例中，通常只有当母体再次出现 IgM 时才会影响胎儿。妊娠期间接种风疹疫苗不会导致胎儿畸形。

（三）胎儿感染的产前诊断

如果母体感染发生在妊娠 18 周前，产前诊断是可行的，可在妊娠 22 周后通过脐带穿刺抽取胎儿血液 [137]。通过检测特异性胎儿 IgM 来确定是否

感染。这个过程需要严格避免母血对脐血的污染，以免造成胎儿感染的假阳性诊断（母体来源的特异性 IgM 的存在）。此外，胎儿血液中酸性不稳定 α 干扰素的存在可能是胎儿感染的一个非常特异的指标。诊断也可以通过存在非特异性生物综合征推断，包括红细胞增多症、贫血、血小板减少症，以及胎儿 γ 谷氨酰转移酶和乳酸脱氢酶升高。

通过在胎儿组织（如绒毛膜绒毛 [138]、羊水细胞或脐血 [139]）中进行杂交，可以直接检测风疹病毒 RNA。检测风疹病毒 RNA 的技术是逆转录（RT）-PCR。合成 RNA 的分子构造也被提议用作逆转录巢式 PCR 检测 RNA 病毒，以及对样本进行 RNA 半定量检测的第一步扩增的内部控制 [140]。这些技术的敏感性仍在研究中，但是可以用羊水进行更早期、更容易的产前诊断。同时，当这些方法提示产前诊断阴性时，必须在妊娠 22 周时进行脐血检测以确认诊断。

（四）总结

在过去 20 年中，妊娠期母体风疹血清转阳率出现了可喜的下降。但一些女性——由于围产保健不足（第一次妊娠后未行疫苗接种，第二次妊娠时被第一个孩子传染）——仍然会生下感染的新生儿。因此，避免先天性风疹的最佳方法是通过给所有儿童接种疫苗来阻断病毒的传播。将这一战略与孕前或妊娠早期尽早对所有女性进行筛查、产前诊断及对受感染胎儿终止妊娠相结合，将大大降低受影响新生儿的发病率。

四、胎儿水痘感染的产前诊断

妊娠期水痘可导致三种不同类型的并发症。严重的母体疾病包括急性肺炎，可能危及孕产妇生命，应及时予以识别。新生儿水痘相当于母体感染的一种并发症，是在分娩前即刻发生的感染。本章中关注的重点是妊娠早期及妊娠中期的胎儿感染，可导致最严重的先天性水痘综合征，以及出生后第一年的孤立免疫反应或带状疱疹。

（一）病毒学基础

水痘 - 带状疱疹病毒（varicella-zoster virus，VZV）属于 α 疱疹病毒科的一个亚科，其线性双链

DNA 分子由大约 125 000 个碱基对组成[141]。计算机序列分析预测其存在大约 70 个开放阅读框。该基因组与其他 α 疱疹病毒相似，与单纯疱疹病毒 1 型（HSV-1）具有显著的共线性。VZV DNA 被包裹在核衣壳中。这种病毒很脆弱，受热会被迅速破坏，冷冻后会失去传染性。与宿主接触后，潜伏期持续 14～15 天，有两个阶段的病毒血症。病毒在局部淋巴组织中复制，随后在第一次病毒血症期间传播到网状内皮细胞。病毒在肝脏和脾脏中复制，此后发生第二次病毒血症及出现水疱疹。初次感染后，病毒维持潜伏期状态，主要存在于感觉神经组织中。再激活会导致健康患者的带状疱疹或免疫缺陷患者的全身性疾病。

（二）流行病学

大多数女性在妊娠前已经获得了 VZV 免疫（美国 90% 的成年女性[141, 142] 和德国 94.8% 的成年妇女[143, 144]）。妊娠期水痘的发病率与育龄期未免疫女性的比例及其接触病原的风险相关。移民人口接触病原的风险较高，但她们的血清阳性率较低。全球妊娠期水痘发病率估计在 0.7‰至 2‰～3‰[145]。

（三）母体感染的临床表现

典型的皮疹几个进展阶段：黄斑、丘疹、水疱和脓疱。皮损出现在躯干、面部、头皮和四肢。各期病变可同时存在。如未发生继发性细菌感染，病变通常能愈合且不留永久性瘢痕。皮疹通常很严重。7 天之后不再出现新的病变。

妊娠期母体最常见的严重并发症是肺炎。通常在皮疹后 1 周内发生，并可能迅速发展为低氧血症和呼吸衰竭。如果不及时的诊断和治疗，可演变成危及生命的重症。

（四）对妊娠和胎儿的影响

妊娠期感染水痘后自然流产、死产或早产的发生率没有明显增加。根据母体感染时的孕周和胎儿的易感性，妊娠期水痘引起的胎儿感染可导致各种后果，但宫内水痘感染也可能在妊娠的任何阶段发生且无临床后遗症。

先天性水痘综合征是胎儿感染最严重的后果，最早被描述为新生儿先天性异常与妊娠早期水痘感染有关[146]。如果孕妇在妊娠 8 周时出疹，出生的孩子可患有营养不良、足部关节脱位、皮肤损伤、脑积水，大脑皮质萎缩、小脑萎缩和视神经萎缩。多年来，许多先天性水痘综合征病例与在妊娠 24 周前感染水痘有关。这些病例主要发生在妊娠 20 周前，最晚的是妊娠 27 周。与感染相关的胎儿异常包括：①宫内发育迟缓；②脑积水、小头畸形、皮质或小脑萎缩等神经系统受累；③病理检查显示局灶性坏死和实质性囊肿；④自主神经系统受累导致膀胱功能神经性损伤、膈神经麻痹和 Horner 综合征；⑤导致肢体畸形的周围神经病变；⑥眼部病变，包括脉络膜视网膜炎、白内障、视神经萎缩和先天性小眼球；⑦皮肤损伤，较为常见，范围从小瘢痕到大的急性瘢痕；⑧多脏器损伤，可导致肝炎、肠纤维化或肾积水。

最常见表现的发生率见表 34-5。

在分子生物学获得最新进展之前，很难获得胎儿感染的证据，因为病毒培养有很高的假阴性率[147]并且胎儿血液中的 IgM 抗体非常不稳定[148]。

对于超声或产后检查提示水痘宫内感染典型征象的病例，羊水、脐血或胎儿组织中的水痘病毒 DNA 检测可以证明妊娠期母体水痘与先天性水痘综合征之间存在联系，目前，PCR 是宫内感染的基本诊断手段[149-151]。

（五）胎儿 VZV 感染的发病机制

宫内感染 VZV 的确切机制尚不清楚。经胎盘传播可能发生在母体出疹前的病毒血症阶段。先天性水痘综合征的表现表明，胎儿初始感染伴内脏病变与短潜伏期后子宫内多部位带状疱疹引起的病变之间存在关联[152]。这可以解释宫内病变范围广泛及产后带状疱疹的发生。临床表现重者有多系统受累，轻者出生时仅有皮肤瘢痕[153]。大约 1% 宫内感染的胎儿不会立即出现症状，但会在出生后的第一年出现带状疱疹。

（六）胎儿 VZV 感染的诊断

产科超声和分子生物学的技术进步大大简化了妊娠早期水痘 - 带状疱疹病毒孕妇胎儿感染的产前诊断。超声检查可以识别受感染胎儿的严重结构异常，包括：①胎儿生长受限；②肠管、肺、肝的高回声；③肢体错位或挛缩；④小头畸形、心室扩张或先天性小眼球。

表 34-5　先天性水痘综合征：临床表现及发生率

主要异常（*n*=25）	受累胎儿总数（比例）
皮肤：瘢痕性皮肤损伤、挛缩	18（72%）
骨骼：与复位畸形相关的肢体发育不全	18（72%）
眼睛：先天性小眼球、脉络膜视网膜炎、白内障、Horner 综合征	11（44%）
中枢神经系统：小头畸形、脑萎缩、瘫痪、抽搐、脑炎	
其他器官缺陷（如胃肠道、泌尿生殖道）	5（20%）
多器官受累（出血性皮疹和营养不良）	6（24%）
新生儿死亡或之后的死亡	9（36%）

引自 Enders 和 Miller 2000 年发表的数据 [143]

其中一些影像学异常是暂时性的（肠管强回声）；另一些单独通过超声不能明确（如皮肤损伤）；还有一些如果怀疑胎儿感染，最终会被检测出来（如膈神经麻痹）。

在皮肤愈合后至少 4 周对羊水 VZV DNA 进行 PCR 检测是检测胎儿感染最敏感的技术。有研究描述了扩增 VZV 基因组不同区域的引物 [149]。无论样本是胎儿组织 [154]、羊水 [147] 还是脐血 [155]，PCR 已成为诊断胎儿感染的有效工具。

众所周知，VZV 病毒可能在母体外周细胞中持续存在。羊膜腔穿刺术期间母体血液污染羊水的风险可能导致假阳性结果。在对母体淋巴细胞 VZV PCR 阳性持续时间进行短期控制后（M Leruez Ville，未发表的数据），作者团队现在常规在任何有创操作之前控制母体外周血 VZV DNA 阴性，并等待其转阴后再进行羊膜腔穿刺术。

（七）VZV 传播率

大多数关于妊娠前半段 VZV 母婴传播率的研究结果显示，在孕妇出现典型的皮疹后，发生严重损害的风险约为 1% [143]。其中最大样本量的研究是纳入了 1373 例在妊娠期间发生典型皮疹的女性。传播率是根据出生后的发现进行估计的 [148]。唯一依靠羊水 PCR 分析进行产前诊断的大型研究是作者在 1997 年发表的 [147]。这项研究涉及 107 例在妊娠 24 周前出现典型皮疹的女性，母体感染的传播率为 8.4%，先天性水痘综合征的发生率为 2.8%，出生后带状疱疹的发生率为 3.8%。自 1997 年以来，作者对妊娠 24 周前患有水痘的女性的咨询政策是建议即使在没有超声异常的情况下也应开展羊水检测进行产前诊断。

虽然羊膜腔穿刺术对妊娠有一些小的风险（见第 9 章），但可以获得有价值的信息。在羊水中未检测到 VZV DNA 且有正常超声检查记录的情况下，超过 90% 的患者可以不必担心胎儿感染。如羊水 VZV DNA 阳性，应进行高分辨率超声检查以提高检出率。在这些病例中，建议进行 MRI 检查，以便发现大脑或眼部异常。必须强调，羊水 PCR 阳性并不总是预示胎儿异常。

自 1997 年以来，在 Mouly 的队列中增加了 300 多例在妊娠 24 周期间感染后进行羊水 VZV PCR 产前诊断的病例，该队列总数超过了 410 例（Y Ville，未发表的数据）。总体传播率为 5.1%（410 例中的 21 例），其中 1%（21 例中有 3 例）为极严重的先天性水痘综合征病例。在这个队列的 21 例感染胎儿中，每 3 例中就有 1 例 [148] 出现某种损伤（包括皮肤损伤、Horner 综合征和下肢副交感神经损伤）。作者相信，发生轻度病变的信息可能对孕妇非常重要，有助于主诊医生组织一次关于妊娠和围产期保健的深入排查以及时发现问题。

（八）VZV 的治疗和预防

VZV 疫苗是一种由日本学者高桥使用 Oka 毒株开发的减毒活疫苗 [156]。目前该疫苗已被广泛应用，美国自 1995 年以来推荐将其用于 1 岁以上的未免疫儿童。该疫苗对健康儿童的免疫原性和有效性已在双盲法、安慰剂及对照研究中得到证实。孕妇或免疫缺陷患者禁用该疫苗。为了进一步验证疫苗的安全性，Varivax（默克公司生产的水痘疫苗）建立了妊娠登记处，以监测妊娠期或妊娠前 3 个月接触水痘疫苗的女性后代是否有先天性水痘综合征或其他出生缺陷。在 131 例 VZV 血清阴性女性的活产婴儿中，没有证据表明存在先天性水痘综合征（发生率 0%，95%CI 0%～6.7%）[157]，3 例婴儿发生了严重的出生缺陷（发生率 3.7%，95%CI 0.8%～10.7%）。作者指出，尽管因样本量较小而不能完全排除发生率较低的胎儿异常，但迄今为止在妊娠登记处收集的数据不支持妊娠期间水痘疫苗接种与先天性水痘综合征或其他出生缺陷的发生有相关性 [158]。在没有普遍接种疫苗的国家，可对未免疫女性或有接触风险的医务人员进行孕前接种 [156]。

此外，还对 12 例女性进行了检测，包括哺乳期女性接种疫苗后能否在母乳中检测到水痘疫苗病毒，以及母亲接种疫苗后是否有血清学证据表明婴儿有水痘病毒接触史。在第一次接种疫苗后，这 12 例女性都发生血清转阳。在 217 份接种后的母乳样本中，PCR 均未检测到水痘 DNA。无 1 例婴儿血清呈阳性，6 例婴儿的样本通过 PCR 检测 VZV DNA，均为阴性。这些结果表明，产后需要接种水痘疫苗的女性不必因为母乳喂养而推迟接种时间 [159]。

特异性 γ 球蛋白（水痘 – 带状疱疹免疫球蛋白）已被证明可预防免疫功能低下宿主的严重疾病。接触 VZV（家庭接触、面对面接触超过 5min 或在同一房间超过 1h）的未免疫孕妇应在接触后接受抗 VZV 免疫球蛋白的预防性治疗，最好在 96h 内，且不迟于感染后 10 天 [160]。成人建议剂量为 625U。水痘 – 带状疱疹免疫球蛋白可通过预防母体疾病的发生达到控制胎儿感染的风险。

抗病毒药已被证明是治疗水痘的有效药物。阿昔洛韦及其前体药物伐昔洛韦已广泛用于严重的妊娠期母体水痘感染及围产期水痘感染。由于 Glaxo 公司注册的药物没有已知毒性作用，国际疱疹医学论坛建议在妊娠期使用阿昔洛韦，以减少女性严重感染的发生。水痘感染的孕妇在任何孕周都应口服阿昔洛韦（800mg，每天 5 次，连续 7 天）[161]。口服 1g 伐昔洛韦，每天 3 次，可获得相同的阿昔洛韦血浆水平。

许多报道表明，在接触病原后 7 天给予阿昔洛韦，而不是立即给予阿昔洛韦，可预防大多数受试者的临床水痘 [162]。然而，这不是常规建议，因为相关研究的样本量较小。对于妊娠期水痘病例，应考虑早期治疗，因为它还可能降低母婴传播的风险。

阿昔洛韦和伐昔洛韦均可透过胎盘，但需要进一步研究，以探索是否可以通过母体用药达到胎儿治疗的有效水平。

（九）总结

在疫苗接种无法普及的国家，妊娠期水痘的发生率仍然较高。胎儿感染并非总能通过超声检测到，且可能导致胎儿死亡。高度特异性的羊水 PCR 检验是产前诊断的主要工具，但是有创性的操作需要经验丰富的团队来评估可靠性和降低并发症。关于胎儿感染诊断后的治疗还需要大规模的前瞻性队列研究。此外，在妊娠早期，围产保健者应询问孕妇关于 VZV 的免疫状况（个人水痘病史、疫苗接种史、如有疑问可查询血清学处方），以防止她们在妊娠初期曾无意中接触到患水痘的孩子。

五、人类细小病毒 B19 感染的产前诊断

细小病毒 B19 被归类为红细胞病毒。它是一种具有二十面体衣壳的非包膜病毒，其基因组为单链 DNA。细小病毒 B19 的主要靶点是红系前体细胞。宿主细胞受体是 P 抗原（一种球苷血型抗原），它是一种鞘糖脂；因此，红细胞上缺乏这种抗原的患者对细小病毒 B19 有天然的抵抗力 [163]。红细胞糖苷脂 –4 位于红系造血祖细胞（成红细胞）的表面，但也位于其他细胞的表面，如内皮细胞、胎儿心肌细胞、胎盘细胞、成熟红细胞和巨核细胞 [164]。在宿主细胞内，细小病毒 B19 复制并诱导细胞凋亡和细胞的毒性损伤。

（一）细小病毒 B19 的流行病学、母体感染和垂直传播

细小病毒 B19 感染通常发生在温带气候冬春季节感染性红斑的短暂暴发期间。西欧的血清阳性率为 40%～60%。出疹前的前驱期传染性最强。因此，

疾病预防控制中心并不特别建议禁止已经出现皮疹或已明确感染的儿童去学校或日托中心。教师、医护人员和日托人员感染细小病毒 B19 的风险略高。

妊娠期感染细小病毒 B19 的大多数孕妇可能没有症状，或者至少没有明显的临床表现。据估计，易感孕妇在疾病暴发期间感染该病的风险约为1.4%，近85%感染急性细小病毒 B19 的女性可以分娩健康的新生儿。而另一些则需要宫内输血治疗，否则将发生胎死宫内，其疗效取决于发病时的严重程度[165]。

诊断所有产妇感染的唯一方法是实行普遍筛查。然而，鉴于该疾病的罕见性和季节性疫情的发生，不建议进行普遍筛查，但对感染风险较高的孕妇应进行筛查。在证实为原发感染的情况下，建议在母体感染后 4～6 周内（胎儿水肿最常出现的时间）通过每周超声检查进行胎儿评估，但是也有最晚在母体感染后 12 周才出现水肿的报道。

（二）细小病毒 B19 的产前诊断

出现下列两种情况时应考虑进行胎儿细小病毒 B19 感染的产前诊断：①母体感染的临床和（或）血清学证据；②妊娠期超声检查发现非免疫性胎儿水肿（伴有或不伴有腹水）。

在这两种情况下，胎儿感染的产前诊断很容易通过对羊水进行 PCR 检测来实现。

在第一种情况下，病毒存在于胎儿腔隙性结构，检测的目的是预测胎儿严重贫血伴水肿或宫内死亡的风险。病毒经胎盘传播的风险尚不明确，可能约为 30%，母体感染和胎儿水肿之间的间隔时间为 8～20 周[166]。每周随访母亲血液中的血清甲胎蛋白水平及系列超声监测可能有助于发现和预测严重胎儿贫血[167]。

第二种情况是水肿，以前的处理是进行脐血取样，以确认胎儿贫血的程度、再生障碍危象的程度和阶段（红细胞计数）[168]，以及是否需要宫内输血。然而，这些操作存在一定的风险，无论胎儿贫血的原因是什么（如感染、溶血），发展无创性方法诊断胎儿贫血的更为合理。

此外，在大多数情况下，胎儿水肿是常规超声检查中的偶然发现的。在这些病例中，当大脑中动脉多普勒超声显示收缩期峰值速度增加时，应怀疑胎儿贫血[169-171]。这种血流变化是心排血量增加和胎儿血液黏度降低的结果[172]。测量大脑中动脉收缩期峰值速度预测胎儿贫血（MCA-PSV）还可以评估贫血的严重程度。峰值超过中位数（MoM）的 2 倍，需要脐血取样和宫内输血。细小病毒 B19 感染中如存在严重的胎儿水肿但 MCA-PSV 正常，表明胎儿贫血自发缓解或进展为心肌炎。事实上，在一些重症病例中，胎儿心肌炎和心功能不全也会引起水肿，通过超声可以检测心脏的异常。在这种情况下，即使进行紧急宫内输血，胎儿水肿仍然存在，并最终发展成胎死宫内。

胎儿细小病毒 B19 感染病例中也存在血小板减少。据报道，在 30 例接受宫内红细胞和血小板输注治疗的水肿胎儿中，血小板减少症的发生率为 46%[173]。未报道产前脑出血或手术相关出血。总体存活率为 77%。血小板输注后血小板计数增加，单独输注红细胞后血小板计数显著减少。胎儿病毒载量和血小板计数之间没有相关性。

尽管如此，如果存在成红细胞增多症，表明再生障碍性危象已经结束，即使此时胎儿贫血也不需要宫内输血。在这种情况下的几份病例报道表明，期待治疗可能是一种慎重选择[174, 175]。通常发生在胎儿感染时，再生障碍性危象不会持续很长时间，因此无须重复进行胎儿输血。

病毒或其基因组可以在羊水或脐血中检测到。PCR 法进行核酸扩增敏感性非常高。这也适用于缺乏足够抗体介导免疫反应的孕妇。

（三）细小病毒 B19 的治疗

宫内输血（intrauterine transfusion，IUT）治疗细小病毒 B19 感染可纠正胎儿贫血，并可能明显降低与细小病毒 B19 感染相关的围产期死亡率[176]。治疗应仅限于 MCA-PSV 超过 MoM 值，且经脐血取样证实血红蛋白水平<90g/L 的病例。对患有严重水肿的贫血胎儿及时进行 IUT 可降低胎儿死亡的风险[165, 177-179]。在大多数情况下，一次输血就足以使胎儿恢复，而高网织红细胞水平表明贫血正在自行纠正。水肿的缓解可能需要数周时间，可用 MCA-PSV 评估胎儿贫血的纠正情况[170, 171, 180]。成功通过宫内输血治疗细小病毒 B19 导致的胎儿贫血和水肿的儿童似乎具有良好的神经发育预后。然而，严重和长期的胎儿贫血伴有血小板减少，可导致脑室内脑出血及其后遗症。已有研究对使用宫内

红细胞和血小板输注治疗由细小病毒 B19 引起的胎儿水肿的儿童的神经发育状况进行了评估[182]。在本研究中，共对 24 例水肿胎儿进行了 25 次宫内输血治疗。16 例 6 个月至 8 岁的幸存者被纳入了后续研究。11 例儿童（68%）表现正常，5 例儿童（32%）表现出精神运动发育迟缓，神经系统检查不理想（轻度迟缓 $n=3$，严重迟缓 $n=2$）。神经发育状态与 IUT 前血红蛋白、血小板或血液 pH 无关。所有患者的生长和一般健康状况均正常。本研究样本量较少，但提示胎儿细小病毒 B19 感染可能导致中枢神经系统损害。其他作者也强调了这一假设[183]。

六、寨卡病毒的产前诊断

寨卡病毒是黄病毒科的单链 RNA 病毒。20 世纪 50 年代首次在人类发现寨卡病毒，但在 2015—2016 年大规模流行期间，它与严重先天性神经出生缺陷风险的关联才凸显出来[184]。自 2016 年底以来，寨卡病毒感染病例非常罕见，美国 CDC 报道的最后一例病例是 2017 年 9 月[185]。

（一）寨卡病毒的母体感染

母体感染方式主要是通过受感染的伊蚊（埃及伊蚊和白纹伊蚊）叮咬[185]。这些蚊子在白天和夜间均可发生叮咬。然而，体液接触和性接触也存在人传人的风险。

在妊娠期间感染寨卡病毒的风险取决于该病的发病率，不同地域的发病率差异很大（由不到 1% 到 75%）[186]。

在大多数情况下，母体感染都未引起注意。据报道，症状主要是发热、皮疹、结膜炎和关节痛，持续 2～7 天。几乎没有需要住院治疗的严重症状，但已有少数报道了寨卡病毒相关的 Guillain-Barré 综合征病例[185, 187]。总体而言，妊娠期的感染率与非妊娠期相似，妊娠也不会加重感染病情[188]。

初步诊断应基于患者的临床特征、旅行地点和日期及具体活动。实验室诊断通常通过检测全血、血清或血浆来检测病毒、病毒核酸或病毒特异性 IgM 及中和抗体来完成[185]。根据 CDC 对孕妇的建议，不建议对无症状患者进行检测，除非他们从高危区域返回。对于有感染风险的有症状患者，应在症状出现后尽快进行检测，且需要在症状出现后 12 周内完成检测[185]。

（二）寨卡病毒的胎儿感染

根据研究方法估计的母婴传播率为 7%～26%[186]。

寨卡病毒的先天性感染是经胎盘垂直传播的，但具体的病理生理学机制不清。有几个假设，寨卡病毒经胎盘传播的假设途径包括合体滋养层的直接感染、绒毛外滋养层的感染、蜕膜和（或）母体微血管的感染及胎儿胎盘巨噬细胞（Horfbquer 细胞）的感染[189]。

母乳中已分离出寨卡病毒，但尚未证实通过乳汁传播。因此，母乳喂养并非禁忌[184]。

妊娠期感染后发生先天畸形的风险尚不清楚；据估计，在妊娠期间感染寨卡病毒的女性所生的婴儿中，有 5%～15% 有寨卡感染相关并发症。有症状或无症状感染后均可能发生先天畸形[184, 191]。

胎儿感染寨卡病毒后在宫内可能出现感染相关的大脑及脑外体征，但也可能是无症状感染。

在大脑体征中，描述最多、最严重的是小头畸形，据估计，在产前研究中，小头畸形的患病率为 33%～64%[186]。此外，在超过 2/3 的病例中，脑室增大、钙化、皮质发育畸形、胼胝体异常也被广泛报道[186, 192]。小脑和脑干的颅后窝异常也被记录在案，这可能会导致胎儿中枢性关节挛缩[192]。

在一项包含儿科数据的 Meta 分析中，中枢神经系统钙化是与寨卡病毒感染相关的最常见的神经性出生缺陷（112 例中有 104 例，7 项研究中 92.9%）。此外，39.7% 的受感染婴儿出现小头畸形（所有研究中的 3931 例患者中有 1561 例），63.1% 的婴儿出现脑室扩张（12 项研究中分析了 249 例患者，出现了 157 例）[193]。

Pessoa 等[194] 在 144 例经证实的先天性寨卡病毒感染病例队列报道中，癫痫患病率为 67%（141 例中有 95 例），平均发病年龄为 4.9 个月。几乎所有受感染的新生儿都存在锥体和锥体外系运动异常。

关于受感染胎儿的脑外体征，寨卡病毒感染的非特异性体征与其他先天性感染（巨细胞病毒、弓形虫）相似：胎儿水肿、羊水过少/过多、肠管强回声、腹水、胎盘厚、肝脾大。胎儿也可能表现出宫内发育迟缓，这可能与胎盘感染导致胎儿无法获得足够的营养，或者与病毒直接影响胎儿发育有关[195]。寨卡病毒还具有引起眼部异常的特异性，如先天性小眼球、白内障、脉络膜缺损等[196]，据报道，总发病率约为 25%[186]。

羊膜腔穿刺术在寨卡病毒感染诊断中的价值有限。事实上，已经证明寨卡病毒是可以从羊水中清除的，即使胎儿出现寨卡病毒感染相关的超声特征[197]且第一次羊膜腔穿刺术曾显示阳性结果，再次羊水检测也可能是阴性的[198]。同理，脐血样本的结果也不能预测感染[198]。

目前还没有治疗寨卡病毒感染的方法，也没有可用的疫苗[184]。因此，预防先天性寨卡病毒感染的唯一有效措施仍然是妊娠期防护。在疾病流行时期，预防的两个要点是防蚊和防止性传播（使用避孕套和性教育）。

七、新型冠状病毒大流行期间的产前咨询

严重急性呼吸综合征冠状病毒 2（SARS-CoV-2）是一种新型冠状病毒，自 2019 年底以来一直是高发病率和高死亡率大流行的罪魁祸首。SARS-CoV-2 感染通常会导致发热和不同程度的呼吸道症状。其他临床症状也有报道，如胃肠道症状、味觉缺失和嗅觉缺失。在儿童和部分成年人中，感染也可能是轻微或无症状的[199]。关于感染的病理生理学尚不清楚，似乎 SARS-CoV-2 进入靶细胞是受宿主细胞膜上的血管紧张素转换酶 2（ACE2）控制的[200]。

在一项最近发表的倾向评分匹配的病例对照研究中，发现妊娠 20 周以上感染 SARS-CoV-2 的孕妇比未妊娠的对照组病情更严重[201]。此外，孕产妇发病率可能很高，尤其是在妊娠晚期，因为妊娠子宫压迫胸部可能已经导致呼吸困难。有报道称，急性呼吸窘迫综合征的孕妇需要立即终止妊娠[202-204]。

该病毒已被证明能够穿过胎盘屏障[205]。事实上，已经检测到细胞滋养层和合体滋养层中存在该病毒[203]。然而，这些研究的样本量很小，只报道了少数先天性 SARS-CoV-2 感染病例（新生儿 PCR阳性）[206]。传播途径仅有两种可能，血液传播或通过生殖道传播。据报道，只有 1% 的感染且有症状的患者病毒血症呈阳性[207]，在感染患者的阴道标本中未检测到病毒[208]。因此，这些数据令人放心，因为先天性感染的可能性似乎仅限于垂直传播，理论上只有 1% 的病例会发生这种情况[206]。

关于胎儿感染的严重程度，迄今为止尚未报道与先天性 SARS-CoV-2 感染有关的后遗症病例。最近报道了 1 例出生后第一天出现神经系统异常的先天性感染病例[209]，由于反复腰穿时脑脊液中未发现病毒，因此很难断定脑损伤是由于直接的病毒作用所致。最后，神经系统异常自行缓解，孩子在 2个月大时进行了脑部检查结果正常。从免疫组化的角度来看，ACE2 在胎儿中的表达主要在胃肠道、肾脏、嗅觉黏膜和结膜，但从理论上讲，脑和心脏不易感染 SARS-CoV-2，因为 ACE2 在这些器官中不表达。因此，胎儿大脑和心脏中缺乏 ACE2 表达避免了先天畸形的风险，即使这些器官可能暴露于 SARS-CoV-2 的间接致病性，包括通过细胞因子风暴解除对炎症的调控[210]。

抗病毒药和单克隆抗体可用于治疗。几种疫苗目前也正在使用。关于产科管理，怀疑孕妇感染 SARS-CoV-2 应督促其进行筛查[211, 212]。在结果为阳性的情况下，可以向孕妇提供令其安心的产前咨询，如垂直传播的风险低，以及短期和长期的新生儿并发症等内容。然而，应密切随访感染患者，以确保临床病情不会发展为急性呼吸窘迫综合征，如病情较重需要住院治疗及随时准备终止妊娠抢救产妇[202, 203, 213]。因此，必须持续地对所有孕妇进行疾病预防及相关措施的宣传教育，并且只要病毒继续在全世界传播，就必须在妊娠晚期再次加强宣教。

致谢：感谢 Fernand Daffos 博士、Francois Jacquemard 博 士、Philippe Thulliez 博 士 和Guillaume Benoist 博士，用专业知识为本章前一版本奠定了基础。

第 35 章　产前诊断的法医学应用
Medicolegal Aspects of Prenatal Diagnosis

Ellen Wright Clayton　**著**

赵扬玉　姜　海　**译**

自 20 世纪 70 年代初以来，医疗专业技术人员经常陷入有关"不当出生（wrongful birth）"和"不当生命（wrongful life）"的医疗纠纷诉讼中。这些上诉患者所生育的孩子存在严重的精神或身体发育不全，而这些缺陷本可以在受孕前、体外受精（*in vitro* fertilization，IVF）胚胎植入前或产前得到预测或诊断。医学专业人员和相关卫生专业人员因未能跟上新技术的发展、遗传学和基因组学的进步，或者未能及时地根据患者子代遗传因素或环境因素引起的缺陷风险增加而及时采取相应措施被追究责任。最初，针对出生缺陷的预测仅通过听诊器或 X线等方法间接地对胎儿进行检查，或者通过计算遗传风险和其他统计概率判断其遗传风险。然而近年来，随着产前诊断技术的不断发展，现已可以通过胎儿镜、超声和磁共振成像等方法对胎儿进行直接检查，并通过羊膜腔穿刺术、绒毛膜绒毛取样、胎儿组织活检等手段间接判断胎儿的状态。目前，已可以从母体血清中获取胎儿细胞游离 DNA 进行分析诊断。越来越多的存在已知遗传风险的夫妇开始寻求对 IVF 胚胎进行着床前遗传学诊断，从而决定移植哪些胚胎。知识爆炸性的增长极大地增加了医生让患者对其生育选择进行充分知情了解的义务。越来越多的夫妇由于已知的高风险会重新选择对 IVF 胚胎进行植入前基因诊断，以决定移植哪些胚胎。知识的爆炸式增长极大地增加了医生让患者充分了解其生殖选择的责任。重要的是，由于对胎儿进行直接的干预几乎是不可能的，因此在产前诊断发现严重的异常后，夫妇双方仅有的选择就是终止妊娠或选择分娩后并进行后期护理，因此，堕胎的合法性这一颇具争议的问题现在尤为突出。

本章的目的并非提供专业的法律意见，而是对关于不当出生和不当生命等侵权行为的重要原则进行一个综述，以告知生殖医学从业者相关的法律风险。尽管判例法的发展使我们无法对所有已经结案或已送达上诉法院的案件进行总结，但对突出问题和重大案件的总结有助于框定出可能被法官和陪审团视为低于正常医疗标准的专业行为类型。由于本文只是针对医疗事故这一专业领域进行介绍，任何对特定情况存有疑虑的医疗专业人员都应该根据个人情况向律师咨询。

一、医疗事故的基本概念

医疗事故属于侵权行为的范畴，是发生在私人主体之间的民事过错行为。这些诉讼几乎都是由州法律所管辖，这将是本章的重点，州与州之间可能存在很大差异。在下文中，我们将了解一下联邦法律的有限作用。医疗事故诉讼的基础是双方之间的法律关系。这种关系是一种默示合同关系，它产生了双方互负的义务。诉讼本身的法律依据几乎都是根据州法律的过失理论。重点是要认识到，"过失"一词在法律中具有特殊含义。它并不意味着马虎或粗心。相反，要在法庭上认定医疗过失案件成立，原告 / 医疗保健消费者必须证明几个要素：被告 /医疗服务提供方对原告负有必须达到法律规定的、通常是专业的护理标准的义务，被告违反了该义务，并且违反该义务是对原告可赔偿损害的直接原因。原告要求判给损害赔偿金作为对伤害的补偿。这些损害赔偿可能是对身体和情感痛苦的"一般"损害赔偿，也可能是对经济损失的"特殊"损害赔偿，包括医疗费用、误工费和养育费等。有时，当被告的行为性质属于严重疏忽或过分恶劣时，法院可以允许在一般和特殊损害赔偿之外考虑"惩罚性"的损害赔偿。

在原告的主张被提交并送达后，被告 / 医疗服务提供方可以进行适当的抗辩。抗辩可以包括原告的主张没有法律依据，或者原告的主张提出的太晚，因此根据诉讼时效的规定已经无效。被告也可以直接否认部分或全部的诉讼请求。其他的抗辩也可以包括被告对原告不负有义务，医疗机构没有尽到义务的行为不是导致患者受到损害的直接原因，或者赔偿金额无法计算等。

如果案件开庭审理，双方都有责任向法庭提交证据，但原告对自己提出的诉讼请求所依据的事实有证明义务。医疗服务提供方的医疗标准通常与其他临床医生在类似情况下选择的标准一致。此标准通常由其他医生和医疗服务提供方的专家证人的证词来确定（戴维斯诉路易斯安那州立大学监事会，2004）。原告和被告都可以要求法院传唤证人以便实现各自的诉讼请求。任何相关的有形证据，如病历复印件，也可提交法庭商议。最后，法官或陪审团，即"事实审理者"，对此进行考虑并作出决定或裁决。然而，还原事实的真相是很困难的。在大多数诉讼中，案件事实是有争议的，在法庭上通常不存在科学意义上的证明。因此，在此类民事诉讼中，论证更有说服力的一方或提出证据占优势的一方获胜。

败诉一方的当事人如果认为案件根据事实或法律原则判决有误，可以向上诉法院申请对初审法院的判决并进行复审。上诉法院审查初审法院的记录，并允许双方当事人就为什么应该推翻或维持下级法院的裁决提交案情摘要和诉讼依据。上诉法院不审查新证据或"重审"此案。州法院系统通常有两级上诉审查：中级上诉法院和州最高法院，州最高法院通常可以决定它将审查哪些案件。可以提交给联邦法院的医疗事故案件非常有限，即使这样，法院也会根据州法律进行裁决。在联邦法院系统中，联邦地区（审判）法院的判决可以向包括审判所在州在内的联邦巡回上诉法院提起上诉。美国最高法院有权在特定情况下（例如，如果涉及联邦宪法问题或人民权利等问题）审查州最高法院和联邦巡回上诉法院的裁决，但它不会审理只涉及州法律事项的案件。

这份美国法律制度的概述只是一个介绍性的提纲。州法院和联邦法院系统都有程序规则，乍一看，这些规则可能使法律界感到困惑。然而，他们的意图却是为了确保案件得到公平的审判。大多数医疗专业人员完全有能力熟悉这些基本规则，并将有助于诉讼各方理解他们的诉讼请求及整个诉讼的流程。

二、生殖决策中符合宪法规定的隐私权

大多数涉及遗传病儿童的法律案件都源于这样的描述，即父母被剥夺了自行决定妊娠和生育的权利。具体地说，患儿父母声称医疗服务提供方在进行绝育手术前或对生殖风险进行充分、准确的告知方面存在疏忽。因此，他们主张的基本要素在于，他们有权决定不生孩子。在 20 世纪的大部分时间里，关于堕胎甚至避孕的法律禁令在美国相当普遍。

1965 年，美国最高法院裁定康涅狄格州关于禁止已婚夫妇使用避孕药具的法令是违背宪法的。最高法院认为州政府施行该法令是违反了宪法所规定的婚姻卧室隐私权不可侵犯这一条例（格里斯沃尔德诉康涅狄格州案，1965）。7 年后，决定是否选择妊娠或生育的隐私权也延伸到单身人士（艾森斯塔特诉贝尔德案，1972）。此后不久，最高法院扩大了宪法规定的隐私权，将女性在与医生协商后自行决定终止妊娠的权利包括在内（罗诉韦德案，1973）。在这一里程碑式的决定中，在胎儿顺利降生之前，州法律不得禁止堕胎。在此之后，除非母亲的生命或健康受到威胁，否则各州对胎儿的生命变得极为重视。随后这种严格的司法审查标准及罗诉韦德案的可行性分析被逐渐放宽了，因为最高法院后来认定，只要法律不对寻求终止妊娠的女性强加"不适当的负担"，州法律就可以对堕胎进行监管（宾夕法尼亚州东南部计划生育机构诉凯西，1992），并在"女性健康组织诉海勒斯特德案"

（2016）中得到重申。此外，许多女性在堕胎时面临经济困难，因为许多州的医疗补助计划和商业保险并不包含堕胎。

自从罗诉韦德案裁决以来，近年来，许多立法机构都在不同程度上限制了堕胎，并且程度愈演愈烈。立法者通常会制订一系列的程序要求，如等待期、同意程序和诊所结构的限定等。最近的两个动态与依据产前诊断做出决定的能力十分相关。一些州已经颁布了法律，完全禁止堕胎，或者限制堕胎只能在妊娠早期、行胎儿诊断之前进行（国家关于全妊娠期堕胎的禁令，https://www.guttmacher org. org/state-policy/explore/state-policies-laterabortions）（该网站经常更新）。一些州已经通过了法律，明确禁止部分或所有异常胎儿的堕胎〔La. Rev. Stat. Ann. § 40:1061.1.2（2019）；N.D.C.C. Ann. § 14-02.1-04.1（2019）；Vern. Tex. Code Ann. Health & Safety Code § 285.202（2019）；Utah Code Ann. § § 76-70-301 et seq.（2019）〕。许多限制堕胎的极严格法规已被法院禁止，但最高法院可能很快会允许对女性选择堕胎的权利进行更为严格的限制。如果发生这种情况，该国大部分地区则将无法堕胎，这将导致许多选择在产前诊断后终止妊娠的女性前往其他州进行堕胎。

三、知情同意在医疗中的作用

20世纪后半叶普通法的知情同意原则加强了患者获得相关信息和自行做出医疗决策的权利。父母们一致认为，孕前或产前诊断可揭示的生殖相关风险及选择可以阐明子代所面临的风险，而这对于他们做出相关计划生育的决策是非常必要的。在许多不当出生和不当生命的案例中，一个关键问题是医生是否未能披露对于患者决策具有重要意义或可能具有影响的相关信息。

用于衡量医生行为的披露标准因司法管辖区而有所不同。许多州坚持采用专业的披露标准，这种标准是在一般情况下正常医生所能达到的合理的标准（纳坦森诉克莱恩，1960）；其他州则应用由理性患者所衡量的护理标准作为准则，在此标准下，医生应告知可能影响理性判断的相关信息，包括所有风险及替代方案（坎特伯雷诉斯彭斯，1972）。不止一家法院认为，患者有权依靠医生提供所有必要的信息，如果患者不自己寻找信息，就不能追究其责任（热莱尔诉阿卡维，2003）。

四、对不当出生和不当生命的诉讼

在患有遗传缺陷或先天异常的孩子出生后，患儿家属提出的两项主要索赔的依据是不当出生和不当生命。

（一）不当妊娠——父母通常在生了一个健康但不想要的孩子后提出的索赔

在详细分析这些索赔案件之前，我们有必要讨论一下与之相关但可区别的不当妊娠或不当受孕的索赔。在此类指控中，父母声称他们已经通过类似绝育手术等方式来避孕。这些索赔通常是当此类父母后来再次孕育了一个正常且健康的孩子后，并向执行外科手术或行为疏忽的医生要求损害赔偿时提出的。在这些案件中要求的赔偿主要包括因绝育手术、意外妊娠和分娩导致的痛苦，以及服务和财产损失的一般损害赔偿。原告还可以寻求特殊损害赔偿，以支付所有医疗费用和将儿童抚养到成年所需的正常费用。父母是否真的获得损害赔偿及金额多少，取决于提起诉讼所在州的成文法、司法接受程度、先例判决结果及诉讼环境。

多年来，法院给出了一系列理由，以拒绝或限制因绝育失败导致的婴孩出生后的损害赔偿。当父母由于医生在绝育过程中的过失而生下了不想要的孩子而提起诉讼，法院拒绝承认父母受到了伤害。在早期判决中，法院采用"祝福理论"，坚持认为每个孩子都是父母的祝福，而不是伤害（克里斯坦森诉索恩比，1934；特雷尔诉加西亚，1973，1974）。这些观点的典型论据是"谁能给孩子的微笑贴上价格呢？"（宝诉马奇，1964），并且不允许进行损害赔偿。

随着时间的推移，认为孩子是无条件的祝福的观念逐渐让位于以下观点，即采取积极避孕措施的父母确实可能会因孩子的后续出生而受到伤害。在不当妊娠并伴随健康孩子出生的诉讼类别中，现在大多数法院将赔偿限定在失败的绝育手术费用及产前产后相关费用，或许还对因为绝育手术、妊娠和分娩所致痛苦进行赔偿。然而并不支持将一个正常的孩子抚养到成年的正常费用涵盖其中，因为理论上说，将正常孩子抚养成人并不会对父母造成伤害（强森诉克利夫兰大学医院案，1989）。

有一条论据应用了所谓的福利原则，该理由认为，不想要的孩子对父母来说既可能是负担，也可能是好处。根据这一论据，法院会权衡此事对于家庭的负担及给儿童所带来的利益。然后，利弊相互对冲，最后的损失为零。例如，一家法院的结论是，"法律必须考量的是，一个正常且健康的孩子所能提供的欢乐、陪伴和关爱情感的益处可能超过抚养孩子的"（巴特勒诉山丘医院案，1990；同参见罗达托诉卡皮案，2002）。

在最近的几个案例中应用的一种措施是，它承认父母确实因为一个不想要的孩子的出生而受到伤害。例如，威斯康星州最高法院指出，对父母的伤害不是孩子的实际出生，而是伤害了他们为家庭建立经济保障和为已经有的孩子提供良好生活的利益（马西尼克诉伦德堡案，1990）。该法院同意对养育儿童至成年的正常费用进行全额赔偿。

（二）不当出生——父母患有遗传疾病或先天性异常的孩子出生后提出索赔

当父母生下因各种原因需要终身特殊照顾的患儿时，父母会对其不当出生进行起诉。父母妊娠时并不知道他们有可能生出有缺陷的孩子，这可能是因为之前出生的孩子没有被诊断出患有遗传病（施罗德诉佩克尔案，1981；特平诉索蒂尼案，1982），或者他们被误诊（谢尔诺维茨诉德肖，2015）。虽然这些索赔涉及不当妊娠，但这些诉讼通常是因不当出生提出的。

更常见的情况是，因为医生错误地告诉父母其胎儿没有问题，或者医生没有告诉他们可做的检查或已知的风险，或者因检查结果不正确或时间太晚，使得父母误认为自己的妊娠过程并无异常。在患儿出生后，父母可能起诉医生及任何其他相关的医疗服务提供方，指控他们在受影响的孩子出生之前或之后发生的不当行为（渎职）或没有采取行动（不作为）。

在不当出生的诉讼中，原告/父母可以寻求对其损失的一般损害赔偿，以及对全部支出的特殊损害赔偿，包括他们自己的医疗费用、抚养孩子的正常费用，以及与患儿相关的额外费用，但各州在赔偿数额方面差异很大。至少有两个州仍然只同意

赔偿与绝育手术和意外妊娠有关的费用（皮特尔诉奥珀卢瑟斯总医院案，1988；布鲁尔诉达巴斯案，2000）；大多数法院将赔偿限定在与患病儿童相关的特殊费用中（法苏拉斯诉雷米案，1984；利宁格诉艾森鲍姆案，1988；雅情诉美国陆军部案，1990；Me. Rev. Stat. Ann. 24 § 2931），至少有两个法院同意赔偿抚养费及疾病治疗费（罗巴克诉美国案，1981；纳卡什诉伯格案，1982）。关于赔偿的时间跨度，一些法院将索赔金额限制在儿童未成年期间产生的费用（例如，奥克斯诉博雷利案，1982），而其他法院认为父母始终有抚养患儿的义务，因此索赔金额应足以支付抚养孩子一生的费用（加里森诉特拉华州医疗中心案，1989 年；劳埃德诉布劳沃德医院北院区案，1990）。不同法院在是否允许父母为自己的精神损失费索赔方面也是各有不同（汤姆林森诉大都会儿科案，2018）。无论如何，父母有责任证明他们的损失的金额（米肯斯诉拉萨拉案，2004）。

（三）不当生命——孩子的索赔

对不当生命的诉讼是由出生时患有遗传缺陷或后天异常的孩子及其法定代理人提起的，这些异常在受孕前就可以预测或在产前发现。原告可能会声称，与其生来就有缺陷，忍受痛苦，不如干脆不生下来。或者，患儿可以要求通过将他/她受损的生活质量与正常儿童的生活进行比较，来衡量他/她的损害赔偿。患儿可以就他/她的痛苦寻求一般赔偿，也可以就他/她一生中与其缺陷相关的费用寻求特别赔偿。

然而，与因不当出生而起诉的父母相比，患儿在对不当出生的索赔中远没有那么成功。大多数司法管辖区仍然剥夺儿童因出生而获得损害赔偿的权利。一些法院承认儿童对痛苦和苦难的诉求在逻辑和法律上是荒谬的，因为如果此类过失没有发生，儿童就不会有机会起诉。大多数法院指出，拒绝儿童索赔的理由是不可能通过比较受损生命和不存在的生命来衡量损失（格雷特曼诉科斯格罗夫案，1967；利宁格诉艾森鲍姆案，1988；赫斯特诉德维威蒂案，2000；汤姆林森诉大都会儿科，412 P.3d 133，2018）。由于社会对所有生命尊重，一些法院认为，患儿认为根本不出生会更好的说法是违反公序良俗的（史密斯诉科特案，1986；西米尼克诉路

德总医院案，1987）。大多数讨论公序良俗的法院坚持认为，这是一个需要立法解决的问题，因此，在司法机构承认非法生命侵权之前，必须通过法律予以承认（詹姆斯诉卡塞尔塔案，1985；普罗菲特诉巴尔托洛案，1987，1988）。处理过此类问题的立法者已经颁布了法律，禁止所有不当生命的索赔（Ariz. Rev. Stat. Ann. § 12-719; Ark. Code Ann. § 16-120-902; Idaho Code § 5-334; Pa.C.S.A. 42 § 8305; Iowa Code Ann. § 613.15B; Kan. Stat. Ann. § 60-1906; Mich. Comp. L. Ann. § 600.2971; N.D.C.C. § 32-03-43; Pa.C.S.A. tit. 42 § 8305）。

尽管法院普遍不愿认定不当生命相关索赔，但已有四个州的法院得出结论，当一个孩子因其他人的过失而出生且遭受痛苦时，确实存在侵权行为。第一个这样判定的州是加利福尼亚州，1 例患有先天性遗传性耳聋的儿童被允许获得与她的疾病相关的特殊损害赔偿，但不允许因为出生时有缺陷而不是根本未出生而获得一般损害赔偿（特平诉索蒂尼案，1981，1982）。当华盛顿最高法院宣布医生对胎儿和母亲负有责任时，2 例出生时患有先天性胎儿乙内酰脲综合征的儿童被允许终身获得与疾病相关费用的特殊损害赔偿（哈贝森诉帕克－戴维斯案，1983）。因为法院认为医生对于患儿及其母亲负有责任。在哈贝森案判决后不久，新泽西州最高法院允许 1 例患有先天性风疹综合征的儿童为其在婴儿期和成年期所花费的临时费用获得特别赔偿（普鲁卡尼克诉西洛案，1984）。最后一个判定是，1 例因未被发现的 Rh 血型不合而遭受严重损害的患儿在科罗拉多州获得赔偿损失（大陆意外事故公司诉帝国意外事故公司，1985）。

（四）针对父母的不当生命索赔

如果父母不顾生育风险决定继续生育，他们是否应该对受影响的孩子承担损害赔偿责任？加州科伦德法院在判决书中表示，答案是肯定的。

判例法（关于不当生命诉讼）中的担忧之一是，一旦确定这些婴儿拥有法律上被承认的权利，患儿可能起诉其父母允许其出生。在我们看来，这种担心是毫无根据的。我们所关注的"不当生命"的诉讼原因是医护人员有责任告知父母相关情况以便其决定是否生下这个孩子，但因医护人员的疏忽没有这么做。如果出现这样一种情况，即在医护人员已

完成告知，父母完全清楚将会诞育患儿的情况下却仍选择继续妊娠，这种自主选择将成为近身干涉行为，以排除父母以外的人的责任。在这种情况下，这些父母不受任何健全的公共政策的保护，他们必须为他们给予子女造成的痛苦和苦难负责。

尽管少数人赞同这一分析，但许多法学家很快提出了一些反对意见。许多人担心这意味着父母有打掉患儿的法律义务。对于认为从受孕那一刻起就享有生命权或认为胎儿生命神圣的人来说，这种建议将是一种不合理的负担。公民自由主义者同样反对这一想法，因为它违反了父母在生育决策中的自主性。普遍来说，法律通常认为，子女不得起诉父母，特别是对于父母和家庭的决定，其中就包括生育问题的决策。

科伦多意见宣布后不久，加州立法机构迅速采取行动，如果唯一的选择是根本不生孩子，就不允许患儿对父母提起侵权诉讼。加州民法典（1982）的内容如下写道，在某种程度上：①孩子不得因父母不应妊娠或不应让孩子出生而起诉父母。②父母未能或拒绝阻止其孩子出生不得作为起诉第三方的抗辩理由，也不得在任何此类诉讼中裁定损害赔偿时考虑其决定。

该法案②部分提醒医方，他们不能声称父母是导致分娩事件的干预方，如果父母被告知胎儿缺陷的可能性或确定性很高，他们确实有可能会选择不堕胎。

五、堕胎对不当出生和不当生命索赔的影响

堕胎相关法规在关于孕前或产前诊断不足的法律责任中发挥着越来越重要的作用。在女性已孕的情况下，她们必须声明，如果已知自己孩子的缺陷，她们会选择终止妊娠，但是法院并不总是同情这种说法。一些州通过法院判决或立法，明确禁止父母基于被剥夺选择堕胎机会而提起诉讼（阿佐里诺诉丁菲尔德案，1986；Ariz. Rev. Stat. Ann. § 12-719；Ark. Code Ann. § 16-120-901&2；Idaho Code Annotated § 5-334；Indiana Code § 34-12-1-1；Iowa Code Ann. § 613.15B；Kan. Stat. Ann. § 60-1906；Mich. Comp. L. Ann. § 600.2971；Minn. Stat. § 145.424；Vern. Ann. Missouri Stat. § 188.130；N.

Dak. Cent. Code Ann. § 32-03-43；Okla. Stat. Ann. tit. 63 § 1-741.11；Pa.C.S.A. tit. 42 § 8305），这些法案在宪法的限制中幸存下来（伍德诉犹他大学医学中心案，2002；西克曼诉团体健康计划案，1986；谢尔诺维茨诉德肖案，2015）。州立法机构继续推行限制这些主张的法案。法院一般都否认了女性在胎儿有生命后必须堕胎的说法（爱尔莫安诉沙漠医院案，2007；德乔诉北韦斯特切斯特医院中心案，2010；棕榈滩岛妇产科专家诉梅西亚案，2014）。

部分州，在允许堕胎的情况下，允许对于不当出生索赔。例如，明尼苏达州最高法院支持了一项诊断为脆性 X 综合征且年龄较大的儿童的不当出生索赔，认为州法规允许因失去选择堕胎的机会而提出的索赔（莫洛伊诉梅尔案，2004）。因此，在筛选配子捐献者和植入前基因诊断方面的过失可能是一个更有吸引力的索赔，因为父母可以断言，如果他们得到正确有效的信息，他们会选择其他的供体或移植不同的胚胎（帕雷塔诉人类生殖医学办公室案，2003）。

在不当出生索赔出现开始，临床医生就认为，他们不应该因为反对堕胎未发出警告而承担责任（卡尔森诉盖里诺，1977）。这些"有良心的反对者"逐渐占据主流，引发了关于临床医生对其患者职责范围内的伦理和法律问题。至少，应该要求这些临床医生在初次见面时告诉患者，他们不会向其他医务人员一样提供可能导致他们选择堕胎的信息。即便如此，如果在妊娠期间出现问题，这样的临床医生应该要提供转诊服务。

虽然公众对堕胎的关注有时会阻碍原告的索赔，但一些法院明确表示，原告 / 父母不可以通过堕胎（利丁顿诉伯恩斯案，1995）或送养（亚利桑那大学健康科学中心诉亚利桑那高等法院案，1983）来减轻他们的损害。然而不止一家法院规定，如果医务人员已经在 23 周左右警告家属胎儿可能有严重缺陷时，家属本可以堕胎却没有，那么父母就没有权利要求索赔（霍尔诉达特茅斯·希区柯克医疗中心案，2006）。

六、未来形势

正如本书所述，自 20 世纪 60 年代以来，妊娠前和妊娠期间预测和诊断问题的能力明显上升，正如这个社会对共同决策的承诺所说，这一发展可能会使得未来时间里承担更大的责任。与此同时，越来越多的人反对堕胎，这导致许多州通过立法或司法决定，使得父母被剥夺了限制残疾儿童出生的权利，而这更加剧了对于堕胎甚至避孕的限制。人们有理由担心，美国最高法院将限制甚至取消女性的堕胎权，这将把保护她们最终决策的权利交还给各州。此外，越来越多的临床医生以宗教反对为由拒绝提供风险信息。因此，法律将在多大程度上支持女性及其伴侣通过获得孕前和产前诊断以构建其家庭组成还有待观察。

七、不当出生和不当生命诉讼中被指控的过失行为和结果概述

表 35-1 列出了自 1973 年罗诉韦德堕胎案判决以来公布的许多重大不当出生和不当生命案例。州最高法院的判决通常都会定期公布，但在上诉 / 中级法院级别公布不太常见，在初审法院级别公布也很少见。大多数案件都是在审前动议中解决的。因此，下面列出的案件只占提起诉讼总数的一小部分。虽然许多案件是在审判法庭上判决的，但大多数诉讼都是通过医疗事故保险在庭外解决，或者在案情审判真正开始之前，被初步动议驳回。

在法律文献中可以找到对这些案件和涉及的问题更全面的讨论。案件本身发表在各个地区的报告及在线数据库中，而案件报告或摘要、评论等则可以在法律评论期刊上找到。这些案例可以帮助医生、遗传咨询师和其他医疗保健提供者简单了解当前的法律责任，但是需要注意的是，法律通常会随着知识和技术的变化而不断进化。对不当出生和不当生命诉讼中基本问题的理解，可以指导医疗保健人员如何在未来减少或消除过失指控。

八、涉及不当出生和不当生命的索赔及胎儿异常情况下的堕胎的法规

Ariz. Rev. Stat. Ann. § 12-719

Ark. Code Ann. § 16-120-901&2

California Civil Code § 43.6

Idaho Code Annotated § 5-334

案 件	父母的索赔	儿童的索赔	诊 断
表35-1 涉及遗传病儿童出生的特定法律案件——请注意，许多州已通过法律限制或取消此类索赔			
染色体疾病			
亚特兰大妇产科集团诉阿贝尔森案（乔治亚州，1990）	无	无	唐氏综合征
阿尔基杰诉圣卢克医院案（纽约州，1984）	是	无	唐氏综合征
阿佐利诺诉丁菲尔德（北卡罗来纳州，1986）	无	无	唐氏综合征
B.D.H. ex rel. S.K.L. 诉米克尔森案（北达科他州，2010）	无	无	唐氏综合征
贝克尔诉施瓦茨案（纽约州，1978）	是	无	唐氏综合征
伯曼诉艾伦案（新泽西州，1981）	是	无	唐氏综合征
卡尔诉凯齐里安案（加利福尼亚州，1982）	是	N/A	唐氏综合征
富卢提尔曼诉格拉纳塔案（弗吉尼亚州，2008）	是	N/A	唐氏综合征
加里森诉特拉华州医疗中心案（特拉华州，1989）	是	无	唐氏综合征
海蒙诉威尔克森案（华盛顿州，1987）	是	无	唐氏综合征
詹金斯诉医学院医院案（宾夕法尼亚州，1991）	是	N/A	唐氏综合征
乔金森诉米德约翰逊实验室公司（俄克拉荷马州，1973）	N/A	是	唐氏综合征
卡尔森诉盖里诺案（纽约州，1977）	是	无	唐氏综合征
卡萨马诉马加特案（马里兰州，2002）	无	无	唐氏综合征
菲利普斯诉美国案（南卡罗来纳州，1980，1981，1983）	是	无	家族性唐氏综合征
西蒙斯诉西科维纳诊所案（加利福尼亚州，1989）	无	无	唐氏综合征
威尔森诉昆兹案（密苏里州，1988）	无	无	唐氏综合征
伍德诉犹他大学医学中心案（犹他州，2002）	无	N/A	唐氏综合征
约翰逊诉耶什华大学案（纽约州，1977）	无	无	猫叫综合征
坎贝尔诉美国案（乔治亚州，1992）	无	N/A	10q 染色体缺失
戴维斯诉监察委员会案（路易斯安那州，1998）	无	无	9 三体嵌合体
费格尔森诉里安案（纽约州，1981）	无	N/A	染色体疾病
加拉格尔诉杜克大学案（北卡罗来纳州，1988）	是	无	染色体疾病
霍尔诉达特茅斯·希区考克医学中心案（新罕布什尔州，2006）	无	无	部分 9q 三体
劳埃德诉布劳沃德北院区案（佛罗里达州，1990）	是	无	染色体疾病
席尔默诉奥本山妇产科联合公司案（俄亥俄州，2006）	无	无	22 三体
伍斯诉美国实验室公司案（华盛顿州，2018）	是	是	不平衡易位
马泽尔诉莫里蒂（纽约州，2013）	是	N/A	9 三体

（续表）

案　件	父母的索赔	儿童的索赔	诊　断
莱斯顿诉纽约长老会医院 / 威尔·康奈尔案（纽约州，2019）	是	N/A	猫叫综合征
显性基因			
布鲁贝克诉卡瓦诺案（堪萨斯州，1982）	无	无	结肠多发性息肉病
埃利斯诉谢尔曼案（宾夕法尼亚州，1984）	是	无	神经纤维瘤病
约翰逊诉 Superior Ct.（加利福尼亚州，2002）	N/A	无	成人型多囊肾病
斯佩克诉芬格尔德（纽约州，1979，1981）	是	无	神经纤维瘤病
穆尔斯诉卢卡斯案（佛罗里达州，1981）	是	N/A	Larsen 综合征
隐性基因			
科伦德诉生物科学实验室案（加利福尼亚州，1980）	N/A	是	Tay-Sachs 病
克拉克诉儿童纪念医院案（伊利诺伊州，2011）	是，如果没时间限制	无	Angelman 综合征
迪达托诉斯特雷勒案（弗吉尼亚州，2001）	N/A	N/A	镰状细胞 β⁰ 地中海贫血
吉尔迪纳诉托马斯杰斐逊大学医院案（宾夕法尼亚州，1978）	是	无	Tay-Sachs 病
戈尔德堡诉鲁斯金案（伊利诺伊州，1984）	是	无	Tay-Sachs 病
霍华德诉莱彻案（纽约州，1976，1977）	是	N/A	Tay-Sachs 病
纳卡什诉伯格（弗吉尼亚州，1982）	是	N/A	Tay-Sachs 病
鲁宾诉哈默特医疗中心案（宾夕法尼亚州，1984）	N/A	无	Tay-Sachs 病
多兰诉普罗维登斯医院案（密歇根州，1982）	是	无	镰状细胞贫血
卡蒂姆诉美国实验室公司案（弗吉尼亚州，2011）	是	N/A	Cooley 贫血 β 地中海贫血
利宁格诉艾森鲍姆案（爱荷华州，1988）	是	无	Leber 先天性黑矇
帕克诉谢森案（纽约州，1977，1978）	是	无	婴儿型多囊肾病
皮特尔诉奥佩卢萨斯综合医院案（路易斯安那州，1988）	是	无	白化病
普拉特诉明尼苏达大学附属医院和诊所（明尼苏达州，1987）	是	N/A	口面指综合征
施罗德诉佩克尔案（新泽西州，1981）	是	N/A	囊性纤维化
特平诉索蒂尼案（加利福尼亚州，1982）	是	是	遗传性耳聋
威廉姆斯诉罗斯纳案（伊利诺伊州，2014）	是	N/A	镰状细胞病
谢尔诺维茨诉德肖案（宾夕法尼亚州，2015）	无	无	家族性自主神经障碍
金斯堡诉奎斯特诊断公司案（新泽西州，2015，2016）对不同被告适用纽约州和新泽西州法律	是	是（N.J）无（N.Y.）	Tay-Sachs 病

（续表）

案　件	父母的索赔	儿童的索赔	诊　断
格罗斯曼诉创世纪遗传学研究所案（新泽西州，2011，2012）应用纽约法案	是	无	囊性纤维化
富特诉奥尔巴尼医学院案（纽约州，2011）	是	N/A	Joubert 综合征
玛格丽丝诉加德纳案（纽约州，2010）	没有因果关系		Tay-Sachs 病
布劳因诉寇斯特案（罗德岛州，2016）	是	是	囊性纤维化
格罗威尔诉 Charlotte-Mecklenburg Hosp. Auth.（北卡罗来纳州，2018）	是	N/A	囊性纤维化，未能警告携带者状态
克莱因诉比亚勒（纽约州，2010）	是，如果有义务	无	Treacher-Collins 综合征
X 连锁隐性基因			
纳尔逊诉科鲁森（得克萨斯州，1984）	是	无	进行性假肥大性肌营养不良
佩恩诉迈尔斯（犹他州，1987）	是	无	Pelizaeus-Merzbacher 病
西米涅克诉路德总医院案（伊利诺伊州，1987）	是	无	血友病 B
汤姆林森诉大都会儿科案（俄勒冈州，2018）	是	无	进行性假肥大性肌营养不良
威尔逊诉慈爱医院案（密歇根州，2003）	无	无	血友病
B.F. 诉纽约生殖医学协会案（纽约州，2015）	是	无	脆性 X 综合征——未能筛查卵子捐献者
D.D. 诉伊丹特实验室案（第三巡回法庭，2010）（纽约州法律）	N/A	无	脆性 X 综合征
其他疾病			
阿基里斯诉纳尔逊案（纽约州，1980）	无	N/A	Rh 溶血病
大陆意外事故公司诉帝国意外事故公司案（爱荷华州，1985）	N/A	是	Rh 溶血病
戴森诉温菲尔德案（华盛顿州，2002）	是	N/A	出生缺陷
拉泽夫尼克诉门罗县总医院案（宾夕法尼亚州，1980）	是	N/A	Rh 溶血病
伦斯洛诉门诺医院案（伊利诺伊州，1977）	N/A	是	Rh 溶血病
布雷克诉科鲁兹案（爱达荷州，1984）	是	无	风疹
艾斯布伦纳诉 Stanley（密歇根州，1981）	是	无	风疹
普鲁卡尼克诉西洛（新泽西州，1984）	N/A	是	风疹
普罗菲特诉巴尔托洛案（密歇根州，1987，1988）	是	无	风疹
罗巴克诉美国案（伊利诺伊州，1980，1981）	是	N/A	风疹

（续表）

案　件	父母的索赔	儿童的索赔	诊　断
施特罗迈尔诉妇产科助理案（密歇根州，1982）	是	无	风疹
沃克诉马特（亚利桑那州，1990）	是	无	风疹
艾伦诉殖民实验室案（佛罗里达州，1982）	是	无	身体和精神发育不全
安德森诉维纳案（纽约州，1984）	是	N/A	大脑损伤
匿名诉医生案（康涅狄格州，1980）	是	是	身体和精神发育不全
科姆拉斯诉列文案（新泽西州，1982）	是	N/A	缺陷儿童
迪纳塔莱诉利伯曼案（佛罗里达州，1982）	是	无	身体和精神发育不全
多纳迪奥诉克劳斯欧文纪念医院案（纽约州，1980）	无	N/A	早熟和失明
弗利金杰诉范奇克案（宾夕法尼亚州，1994）	无	无	脑积水和脊柱裂
雅倩诉美国陆军部（堪萨斯州，1990）	是	N/A	严重的永久性残疾
埃利奥特诉布朗案（阿拉斯加州，1978）	N/A	无	严重畸形
法苏拉斯诉雷米（佛罗里达州，1984）	是	N/A	严重畸形
哈北森诉帕克戴维斯（华盛顿州，1983）	是	是	胎儿乙内酰脲综合征
棕榈滩妇产科专家诉梅西亚案（佛罗里达州，2014）	无，因为妊娠晚期	N/A	严重畸形
奥克斯诉博雷利案（康涅狄格州，1982）	是	N/A	矫形缺陷
皮内斯诉 Carlos D.Moreno 医生公司案（路易斯安那州，1990）	是	N/A	德朗热综合征
斯特里布林诉纽约州案（纽约州，1981）	无	N/A	同胞小头畸形
斯特里布林诉德克维多案（宾夕法尼亚州，1980）	是	无	右位心
瓦沃伦诉阿斯汀案（爱达荷州，2005）	无	无	严重的出生缺陷
科尔曼诉多格拉案（俄亥俄州，2004）	是	无	全前脑畸形
威利斯诉吴案（南卡罗来纳州，2004）	N/A	无	脑积水
约翰诉德维沃案（纽约州，2020）	没有义务		不明的情况
帕切科诉美国案（华盛顿州，2019）	是	是	围外侧裂多小脑回畸形
西姆斯诉美国案（西弗吉尼亚州，2016）	是	N/A	严重先天畸形
诺尔曼诉 Xytex 公司案（乔治亚州，2019）	无	N/A	ADHD、轻微型地中海贫血和精神障碍——捐献精子
泽尔特诉 Xytex 公司案（乔治亚州，2019）	无	N/A	精子捐献者的虚假陈述
布亚克诉州政府案（康涅狄格州，2014）	是	N/A	CHARGE 综合征
普罗曼诉麦迪逊堡社区医院案（爱荷华州，2017）	是	N/A	严重先天畸形
哈特曼诉拉斯卡尔案（纽约州，2014）	是	无	尾部退化

Indiana Code § 34-12-1-1

Iowa Code Ann. § 613.15B

Kan. Stat. Ann. § 60-1906, constitutionality upheld inTillman v. Goodpasture, 424 P .3d 540（Kan. 2018）

La. Rev. Stat. Ann. § 40:1061.1.2

Maine Rev. Stat. Ann. 24 § 2931

Mich. Comp. L. Ann. § 600.2971

Minn. Stat. § 145.424

N. Dak. Cent. Code Ann. §§ 32-03-43 & 14-02.1-04.1

Okla. Stat. Ann. tit. 63 § 1-741.11

Vern. Ann. Missouri Stat. § 188.130

Pa.C.S.A. tit. 42 § 8305

S. Dak. Cod. L. § 21-55-1-4

Vern. Tex. Code Ann. Health & Safety Code § 285.202

Utah Code Ann. §§ 76-70-301 et seq.

第 36 章　产前诊断和胚胎着床前诊断的国际政策展望

Prenatal and Preimplantation Diagnosis: International Policy Perspectives

Minh Thu Minh Nguyen　Bartha Maria Knoppers　著

乔　杰　闫丽盈　李　烨　译

在过去 10 年中，生殖领域的遗传学检测和人类基因组研究的创新改变了生殖选择相关的政策和法律法规。产前诊断（prenatal diagnosis，PND）和胚胎着床前遗传学检测（preimplantation genetic testing，PGT）等诊断技术可为准父母提供有关表型或遗传特征、健康状况和后代性别的信息。这些信息对生殖决策具有重要的指导意义。

有趣的是，尽管 PND 和 PGT 在用途和结局方面有相似之处，但两者所受的立法审查却并不相同。PGT 也可被视为一种产前检测，但其与 PND 存在差异。这两种诊断技术都涉及与妊娠相关的临床决策：PND 中，女性可以通过超声、绒毛膜绒毛取样、羊膜腔穿刺术或无创产前筛查等技术，去决定其是否要妊娠至足月；PGT 中，女性可以在体外受精（IVF）后选择具有特定遗传特征的胚胎进行移植并妊娠至足月。因此，PND 和 PGT 的主要目标都是避免患有严重遗传病的孩子出生。然而，在 PGT 中，女性必须接受取卵和 IVF，这与 PND 相关的技术相比创伤性更大。

长期以来，人们认为 PND 和 PGT 技术可以使父母选择性地避免生育患有严重遗传病的孩子[1]，从而促进生殖自主权。然而，无论是由于个人、经济、社会还是文化原因，PND 和 PGT 也可用于非医疗的目的（如性别选择）。其他社会议题，包括 PND 和 PGT 在潜在优生学中的应用，以及胚胎／胎儿在特定法律体系中的地位也经常会被提出进行探讨。同样地，降低照顾残疾儿童方面所付出的经济成本对社会是否更有利等议题仍然悬而未决。社会经济议题还集中在对此类技术，或者一般的产前护理的开放性，以及专利对遗传学检测成本的影响，或者因保险公司或雇主获取信息而导致可能出现的歧视等问题，但这并非生殖遗传学所独有。这些广泛的政策问题不是本章的重点。相反，通过对法律和政策的对比总结，我们尝试从国际角度对 PND 和 PGT 的使用进行监管。这些观点并非对当地政策没有影响，它们的多样性往往说明了生殖遗传学中出现的无数选择。

早在 1959 年，《儿童权利宣言》[2]就坚持认为"由于［儿童］身心不成熟，［儿童］在出生前和出生后都需要特殊的保障和照顾，包括适当的法律保护"（前言）。在 PND 的研究中，人们经常忽略 1989 年颁布的《儿童权利公约》[3]，这是一项具有法律约束力的国际文书，其中认为获得适当的产前护理是保护儿童"享受能达到的最高健康标准"的权利。

世界卫生组织指出，对于专业机构来说，无论是否有能力支付这些服务，父母们都应该有在自愿的基础上平等地获得产前诊断检测的资格[4]。国际妇产科联合会（International Federation of Gynecology and Obstetrics，FIGO）在产前诊断的建议书中重申：公平意味着确保 PND 的广泛应用，但同时 FIGO 主张不应将其用于非医学领域的性别选择[5]。

PGT 相比于 PND 的优势在于，使用 PGT 的伴侣不必考虑终止妊娠的艰难决定。然而，PGT 本身有其伦理和法律问题，因为它关系着胚胎的状态及接受试管婴儿的女性的自身风险及负担。欧洲人类生殖与胚胎学学会（European Society of Human Reproduction and Embryology，ESHRE）表示，如果 IVF 的潜在风险、通过 PGT 出生的孩子未来的健康风险、先天性胚胎丢失和手术成本比例能控制在一定范围内，则使用 PGT 来避免受累疾病的胎儿出生是合理的。ESHRE 还补充说，在某些情况下，使用 PGT 进行性别选择旨在避免疾病的"跨代传播"，在道德上可能是允许的，但仅仅因为残疾或缺陷（如耳聋）而特意使用 PGT 去挑选胚胎在道德上是不可接受的[6]。

在这样的国际背景下，各个国家的观点和意见不一。全民医疗保健系统的存在与否，以及在不同政策方法下的人口、文化或社会经济因素的差异，都会使得世界范围内 PND 和 PGT 的监管方式有所差别。例如，某些国家通过立法明确支持或反对这些技术的使用，从而采取了干预性的措施。一个极端是，一些国家采用了一种灵活的方式，即 PND 和 PGT 监管是对服务提供方或专业组织制定的自愿遵守标准中的一部分。而其他国家则选择"混合"监管模式，该模式通过法律为这些做法提供了基础框架，但通过指定的机构切实实施，该机构控制执照的发放并根据具体情况提供特定的批准机制。

因此，本章的目的是概述 16 个不同国家地区关于 PND、PGT 和性别选择的现行法律和政策：澳大利亚、比利时、加拿大、中国、法国、印度、以色列、日本、荷兰、新西兰、新加坡、瑞士、南非、西班牙、英国和美国。我们会通过对法律、准则和政策的分析，重点关注未来可行的主要趋势。我们也将简要讨论诸如无创产前筛查（NIPT）和二代测序（NGS）等新兴技术的相关影响。

一、产前诊断

在研究的几个国家中，产前诊断早已成为妊娠期护理标准的一部分。至少，所有国家都为孕妇提供常规超声检查（或在孕妇单独指定的情况下）作为筛查的一种形式。某些国家 / 地区（中国、法国、印度、以色列和瑞士）依法提供此检查服务，其他国家 / 地区（澳大利亚、比利时、加拿大、德国、日本、荷兰、新西兰、新加坡、南非、英国和美国）则依据专业指南提供。无论如何，这两种依据方法均向孕妇提供 PND 以检测胎儿异常、与母亲年龄、家庭或遗传病史相关的状况，同时可经过此方法挽救孕妇生命。本次研究的国家都没有禁止堕胎。

在以下分析中，需谨记的是，一个国家没有关于 PND 的相关法律或政策并不意味着这就是一个"自由市场"。在拥有全民医疗保健系统的国家，PND 逐渐成为医疗保健的常规部分，因此没有被明确放在某条具体的法律或指令中，而是包含在一般医疗保健法律和法规中，并且由于其可以提供孕妇年龄及胎儿孕周等信息，PND 也很可能受到限制。对于 PND，一般只有少数国家选择通过立法进行监管，大多数国家更依赖于专业指导方针。

二、法律法规

不言而喻，在所研究的国家中，中国和印度作为在生殖保健和相关技术方面最自由的两个国家，都在过去 10 年内颁布了管理产前诊断的立法。对于中国和印度，法律规定使用 PND 是为了检测"严重"遗传疾病或"缺陷"，即对女性[7]（中国）或"异常胎儿"[8]（印度）构成危险的疾病。不同之处在于，中国的《母婴保健法》[7] 是规范性的，因为它要求医生"应该"进行 PND 并"为其提供终止妊娠的医疗建议"（第 17 条和第 18 条）。

相比之下，印度产前诊断技术（滥用的监管和预防）修正案[8] 中使用的措辞旨在防止滥用。其一开始就明确规定："除非是为了发现特定异常，或者女性年龄在 35 岁以上、有自然流产史、接触过致畸药，或者存在致畸因素，或者有智力低下、畸形或'任何其他遗传病'相关的家族史（第 4 条[2]）外，不得进行产前诊断"。印度的法规还要求在检测前需获得孕妇的知情同意。

瑞士颁布了一项基因检测的法律，禁止在没有医学指征的情况下进行产前检测（第 11 条）[12]。所有产前诊断检测必须是自愿的（第 15 条），需根据医疗转诊进行，并辅以遗传咨询服务（第 13 条）。

最后，以色列和法国都通过了覆盖产前诊断的立法条例。以色列的《国民健康保险法》[13]确保国家向所有公民提供免费的产前护理和诊断。尽管法国对 PND 进行了监管，但其法律类似于专业认证法。法国法律认为，产前诊断检测的目的是筛查胎儿是否存在特别严重的疾病。所有孕妇，无论年龄大小，都有权在医疗咨询期间获得有关产前检测的信息（第 L2131-1 条）[14]。此外，任何提供产前诊断服务的中心或诊所都必须获得法国生物医学局的批准和认可。

三、专业指南

此研究中的大多数国家通过采用专业指南和监督来管理 PND。尽管这些国家尚未制定有关 PND 的具体法律，但这并不意味着这些政策或指南可以被忽视或忽略。专业指南通常是法律义务的来源，可以由法院强制执行或受到专业组织的纪律制裁。以加拿大为例，加拿大医学协会明确警告所有医生，必须遵守其产前检测指南，否则可能会面临法庭诉讼[15]。根据加拿大的医疗指南，建议所有孕妇，而不仅仅是 35 岁以上的女性，通过知情咨询流程进行遗传学异常的产前筛查[16]。

有趣的是，在各国采用的指南中，PND 的适应证范围从"罹患特定疾病"的风险增加[17]、具有临床意义的致死性非整倍体疾病[16]、基因病或胎儿畸形[18]到"严重的遗传病"[19]。虽然本综述仅限于所研究国家的法律和指南，且没有审查文献，但应注意，国际上对"严重"的定义没有达成共识[20]。

尽管这种模糊的定义可能允许更大的自由度，但也可能由于解读指南的医生个人理解和价值观的不同，使得应用这些政策时太过随意或产生不一致的意见。此外，所有指南都明确指出医生是许多决定的仲裁员，但是也逐渐强调需要提供检测后咨询，以及女性自愿、自由和知情同意的必要性。所有国家，无论是法律还是指南，都禁止在 PND 中进行性别选择，除非是筛查性连锁疾病（见"产前诊断和胚胎着床前遗传学诊断中的性别选择"）。

南非规范 PND 的模式非常有趣且值得探索。它包含了《联合国儿童权利公约》（1989 年）[3]和世界卫生组织的《遗传性疾病计划》（1995 年）[4]中阐述的基本原则。南非政策的主要目标是提高公众对于南非出生缺陷的流行病学认识，并促使项目通过，以减少家庭心理 - 社会负担和整个社会的财政压力。因此，在南非，无论一名孕妇是否有能力支付相关费用，也要向其无条件地提供遗传服务和医疗保健（指南 #9.1.1）。这与南非宪法中的条款是一致的，该宪法明确规定每个人都有获得健康和福利服务的权利[22]。

南非已做出大量努力，将遗传服务纳入其初级医疗保健（primary healthcare，PHC）计划，并将其注意力集中在教育和预防措施上。这些措施包括确保孕妇获得产前护理和遗传咨询、妊娠期营养教育并鼓励女性适龄（20—35 岁）生育以降低染色体异常的风险。

从作者对 16 个国家的 PND 法规的分析来看，很明显 PND 已被普遍接受并公认为是所有孕妇产前保健的既定程序。所采用的法律或政策是为了提升这些诊断检测的应用范围并确保是基于医疗原因恰当地使用 PND。

考虑到 PND 是女性妊娠历程中的重要组成部分，且它与堕胎等敏感问题密不可分，因此，各国均选择不干预 PND 实施以避免干涉女性对 PND 的获取或者剥夺其生殖的权利[23]。相比之下，PGT 是宫外操作且使用体外技术，因此使得相同的价值选择变得更为明确。PND 和 PGT 都引起了社会对优生学的关注（无论是否有保证）。以下对 PGT 的分析不仅显示了国家之间的监管差异，同时可以发现 PGT 的监管比 PND 更加结构化。

四、胚胎着床前遗传学诊断

总的来说，对 PGT 的监管是通过立法（允许或禁止）、专业指南或遵循混合模式，允许某些有限条件，同时由法律文书和专业指南相结合进行严格监管。

（一）法律途径

1. 允许 PGT 的国家　在法律允许 PGT 的国家中，PGT 目前仅用于高度外显的单基因疾病，并受到咨询委员会或理事会的某些限制及监督机制的约束。例如，1988 年《南澳大利亚辅助生殖治疗法案》允许在"存在严重遗传缺陷、严重疾病或可能通过自然受孕传递给孩子的风险"的情况下进行辅助生殖治疗（s. 9）[24]。在澳大利亚维多利亚州，2008 年《辅助生殖治疗法》允许实施 PGT，在"女性可能将遗传异常或遗传疾病传递给未经治疗出生的孩子，包括女性的伴侣是遗传异常或遗传疾病携带者"的情况下行 PGT（第 10 节）[25]。相反，在西澳大利亚州，生殖技术委员会是一个负责授权和监督辅助生殖技术（assisted reproductive technology, ART）的政府机构，不提供 PGT 的遗传适应证清单，而是批准个别病例"寻求临床遗传学家或遗传学顾问等的帮助，专家已评估待检测病症的风险和严重性并与检测申请人对相关问题进行讨论"[26]。

西班牙法律将 PGT 的使用限于检测早发且无法治愈的严重遗传性疾病[27]。此外，该法律可被扩展到会影响胎儿寿命的"其他异常"。如果因法律未明确提及的任何其他原因进行 PGT，如人类白细胞抗原（human leukocyte antigen, HLA）组织配型或晚发型疾病，法律规定可以由相关区域卫生当局授予特别许可，并由国家辅助人类生殖委员会负责对每个病例进行审查并向卫生当局提供建议。

与西班牙相同，法国法律将 PGT 的使用情况限于：胎儿生后大概率被诊断为无法治愈的极重遗传疾病（《公共卫生法典》，L2131-4 条，第 3 段）[14]。在法国是由生物医学机构负责监督生殖技术中心的许可和 PGT 的适应证[28]，此机构是根据 2004 年《生物伦理法》设立的政府机构[14]。自 1994 年以来，在《生物伦理法》的规范下法国允许 PGT 的实施，该法在 2004 年和 2011 年由《公共卫生法典》进行修订[14]。多年来，法国的 PGT 法规逐渐扩大，包含了许多其他适应证。目前法国各级政府正在审查新的《生物伦理法》，它可能会进一步扩大 PGT 的准入条件。例如，根据旧法律，只有在医生已经证明此异常或遗传疾病曾在父母或直系亲属中发现的情况下，才能进行 PGT（《公共卫生法》，第 L2131-4 条，第 4 段）[14]。新的法律将为单身女性和同性恋伴侣提供接受 IVF 的可能性，同时扩大 PGT 在非整倍体筛查中的应用。修订后的法律还将加强对于 HLA 组织配型的可接受度，以便为了治疗患严重或无法治愈的疾病的孩子，允许母亲孕育可以进行器官或细胞捐献的弟弟和妹妹（见第 2 章

和第 37 章）。与旧法相比，HLA 组织配型将不再被视为"实验性"做法。

荷兰同样也根据《胚胎法》[29]允许 PGT 用于严重和无法治疗的遗传病。然而，与其他允许 PGT 的国家不同，荷兰法律明确禁止使用 PGT 为患有遗传疾病或其他疾病的孩子从中获益。尽管荷兰卫生委员会已建议荷兰政府扩大 PGT 的适应证[30]，但在 2009 年荷兰政府将 PGT 的使用情况限制仅为愿意了解其自身遗传状况的父母。因此，父母无法要求对亨廷顿病进行"排除性"测试，而这项测试可以让父母在不知道自己是否是携带者的情况下选择不携带致病基因的胚胎。这项政策受到严厉批判，因为有人认为父母被剥夺了"不知道"（自主权）和隐私的权利。此外，荷兰法律将 PGT 的使用限制于存在"严重遗传病的高风险"的情况下。有一个多学科的国家适应证委员会负责对该法律进行解释并确保影响疾病严重性的相关因素都被考虑在内（如风险传递、外显率、对生活质量的影响、发病年龄、可采取的治疗 / 预防方法等）[31]。

比利时法律文书中的措辞与其他国家监管 PGT 的法律有所不同，因为比利时的法律范围非常广泛。其法律法规中没有明确规定 PGT 的适应证，而是由每个特定 IVF 中心的当地机构审查委员会确定个例的适当与否。法律明确规定禁止出于以下两个原因进行 PGT：出于"优生"目的或进行性别选择（性连锁疾病除外）[第 67（1）和（2）条][32]。如果其目的是选择或增强非病理性的人类特征，法律则将其视为"优生"范围内[第 67（1）条]。此外，只有在为哥哥姐姐的利益或仅在 PGT 不仅仅是出于此治疗目的时，法律才允许进行 HLA 组织配型（第 68 条）。

2. 曾经禁止 PGT 的国家　德国的情况较为有趣，因为多年来，由于对 1990 年《胚胎保护法》中的禁令，因而未进行 PGT[33]。1990 年的法律禁止在没有移植意图的情况下创造胚胎或将胚胎用于他用[33]。德国法律为人类胚胎提供了很多保护，法律认为胚胎中的每个全能细胞都可在适当的条件下发育成一个新的个体，并且认为不应该对胚胎造成任何伤害来防止其发育成为人类。因此，通过 PGT 从胚胎中去除全能细胞并创造不打算移植的胚胎是违反德国法律的。然而，2010 年，德国联邦最高法院裁定，该法律不妨碍医生在将 IVF 胚胎移植给

女性之前对其进行基因筛查，因为 PGT 的目标是帮助父母拥有健康的孩子。由于这一具有里程碑意义的裁决，德国联邦议院于 2011 年修订了《胚胎保护法》，允许在严格监管下进行 PGT。如果父母有携带遗传缺陷的可能性，或者由于遗传原因导致流产或死产的概率很高，则可以进行 PGT[34]。在进行 PGT 之前需接受强制性的咨询，并且必须获得跨学科伦理委员会的批准。事实上，1990 年的《胚胎保护法》仍然"固若金汤"，除了一些特殊的情况，PGT 在德国基本上是非法的。

与德国一样，瑞士长期以来一直禁止 PGT。《联邦医学辅助生殖法案》禁止从体外胚胎中取出细胞并对这些胚胎进行诊断检测[35]。2005 年和 2007 年，瑞士国家生物医学伦理咨询委员会两次向政府提交了咨询报告，建议修改法律，允许 PGT 用于"严重的遗传性疾病"；且新法律应定义这些术语的具体含义，从而无须制订需要被批准的具体疾病清单。此外，委员会建议瑞士继续禁止为亲属利益进行 HLA 组织配型[36]。经过多年辩论，瑞士政府于 2013 年颁布立法，允许具有某些疾病遗传倾向的父母使用 PGT，同时 PGT 的其他目的，如 HLA 组织配型、唐氏综合征筛查和非医学性别选择，仍然被禁止[37]。因此，2013 年，《联邦医疗辅助生殖法》进行了修订，允许在不孕症的特定情况下使用辅助生殖技术，如其他治疗方法失败或没有成功的希望，或者没有其他方法可以预防严重的遗传疾病向后代传播（第 5 条）[35]。法案严格禁止性别选择，特例的情况包括缺乏防止具有严重疾病遗传易感性的胚胎被植入子宫的替代方案（第 5a 条）[35]。2015 年，瑞士宪法经全民投票修订，取消了对 PGT 的禁令，允许在不孕症或"不能规避传递严重疾病的风险"的情况下进行医疗辅助生殖程序，但其目的不能出于为了孕育具有特定特征的孩子或为进行进一步研究（第 119 条）。

多年来，意大利对 PGT 的监管也引起了激烈的争论。2004 年《辅助生殖法》通过以来[38]，严令禁止使用 PGT。法律规定，ART 只能用于协助或解决生殖问题，如不孕或不育（第 1 条），不能使用 PGT 来判定胚胎是否受到遗传疾病的影响（第 13 条）。因此，遗传病携带者夫妇禁止接受 ART 治疗。此外，法律将成胚数量限制为三个，并要求所有三个胚胎都必须移植［§14（2）］。有趣的是，2006

年，意大利宪法法院裁决支持此项禁令的合法性，但一年后，两个下级民事法院裁决支持在某些情况下使用 PGT，如预防严重的遗传病的传播[39]。2009 年，意大利宪法法院裁定，三个胚胎的最大限制和所有三个胚胎都必须移植的要求是不合理的。自 2004 年法律通过以来，反对者一直试图通过公民投票来废除该法律，但并未成功。2012 年，此案提交欧洲人权法院（European Court of Human Rights，ECHR），其裁定意大利法律侵犯了《欧洲人权公约》（第 8 条）所保护的"尊重个人和家庭生活"的权利[40]。此外，意大利宪法法院在 2015 年裁定，作为遗传病携带者的可育夫妇有权获得医疗辅助生殖的帮助，其中包括 PGT。这一系列的裁决取消了法律的许多限制，总体上允许 PGT 和 ART 更为广泛的使用。然而，真正应用 PGT 并不普遍，围绕这项禁止性立法的许多问题尚未解决。

印度是率先禁止 PGT 的国家，但其破格允许将 PGT 用于检测染色体异常、遗传代谢疾病、性相关遗传病、先天性异常等，或者中央监督委员会（一个监管机构）规定的任何其他异常或疾病。印度也没有专门监管 PGT，将其涵盖在其他产前诊断检测中。《产前诊断技术（滥用的监管和预防）修正法案》[8]的第 2（k）条将"产前诊断检测"定义为"对孕妇或孕体的任何组织或体液进行的所有检测或分析，以检测遗传或代谢疾病、染色体异常、先天性异常、血红蛋白病或性连锁疾病"。"妊娠"被定义为"从受精到出生的任何发育阶段的妊娠产物，包括胚胎外膜、胚胎或胎儿"。

（二）专业指南

与法律允许或禁止 PGT 的国家相反，有些国家虽然正在积极实施 PGT，但缺乏明确的规定。美国正是如此情况。在州一级，有一些特定的州颁布了监管胚胎研究或基因检测的法律，但对于 PGT 有影响[41]。而在联邦一级，没有监管 PGT 的综合系统。PGT 可能属于《食品、药品和化妆品法案》[42]，因为美国食品药品管理局（FDA）对所有被视为"诊断或医疗设备"的实验室检测拥有管辖权。然而，FDA 对 PGT 的监督是有限的，因为许多遗传学实验室会开发自己的检测方法，也称为"家庭作坊"，此种不属于 FDA 的权力范围之内。此外，由于这些被认为是临床医疗实践的一部分，因此 FDA 缺乏监督医生使用该检测的权力。

由于美国缺乏联邦法规监管，某些专业组织，如美国生殖医学会（American Society for Reproductive Medicine，ASRM）[43]、辅助生殖技术协会[44]和美国妇产科医师学会[45]，主动制定自己的PGT政策和指导方针。例如，ASRM指出PGT是一种成熟的技术，尽管有一定的局限性，如诊断错误或对胎儿产生长期影响，但它是产前诊断的实用替代方案。ASRM还建议应向所有寻求PGT的夫妇提供遗传咨询服务[21]。2018年，ASRM伦理委员会就使用PGT治疗成人发病的单基因缺陷发表了立场[46]。根据委员会的说法，当病情严重且没有已知的干预措施，或者可用的干预措施不够有效或被认为是沉重负担时，将PGT用于成人发病的疾病在伦理上是合理的[46]。出于尊重生殖自由，对于不太严重或外显率较低的情况PGT在伦理上也是可以接受的[46]。

日本也缺乏对PGT的具体规定，但有专业组织制定的指导方针。日本许多遗传医学相关组织采用的遗传学检测指南[47]规定了PGT的使用条件。根据这些指南，在适当的时候可以考虑PGT，即当父母一方是染色体异常携带者或严重常染色体显性遗传病携带者时；父母双方都是严重的常染色体隐性遗传病的携带者；或者母亲是严重的性别连锁疾病的携带者，并且不希望由于遗传学原因流产时均可以应用PGT。

PGT在加拿大不受监管，但受专业组织制定的政策指导。2014年，加拿大妇产科医师协会（Society of Obstetricians and Gynaecologists of Canada，SOGC）[48]通过了该指南，建议需要权衡筛查胚胎疾病的益处与接受IVF的医疗风险和经济负担。此外，SOGC不鼓励使用PGT来改善妊娠结局，因为可能出现不一致的结果，并且没有足够的信息说明PGT所进行的胚胎单细胞活检对胚胎未来发育的长期影响[48]（见第2章）。SOGC于2015年发布了指南，其中建议在PGT之前进行遗传咨询。此外，SOGC鼓励通过侵入性产前或产后检测来确认PGT的结果，因为PGT方法存在"技术限制，包括出现错误结果的可能性"。有趣的是，在加拿大魁北克省，该法案尊重与辅助生殖相关的临床和研究活动，授权省级医师学院负责制定规范辅助生殖的指导方针并确保其执行（第10条）。医师学院于2015年发布了监管指南，其中要求在接受此检测之前需向个

人解释PGT的局限性。

总而言之，专业指南提供了方向及与之相配套的技术，但这些指南的权威性受到质疑，因为成员是自愿参与的，并且其缺乏强制执行的权力。然而，如果特定国家的法院将其视为治疗标准，则仍有可能因未能遵守此类准则而承担职业责任。

（三）"混合"监管方法

除了法律明确允许PGT的国家或使用专业指导的国家外，还有其他国家通过管理ART的法律对PGT进行总体规范。然而，这些法律同时可以获得监督机构制定的指导方针或政策的补充，这些指导方针或政策既建立了许可标准，又确定了PGT的适应证。在英国、新西兰、以色列、新加坡和澳大利亚等国家即是这种管理政策。

英国在其1990年颁布的《人类受精和胚胎学法案（HFE法案）》[49]中率先采用了"混合"监管系统，该法案监管其他技术，如试管婴儿、供精受精和胚胎研究。HFE法案中未明确提及有关PGT的内容，但法律规定，任何人未经人类受精和胚胎学管理局（Human Fertilisation and Embryology Authority，HFEA）[49]的许可，无权创建、使用或存储胚胎。HFEA是一个负责对辅助生殖技术进行监督和许可的法定机构。当局还需要建立一个规范守则，规定PGT的条件和适应证。根据HFEA的执业守则，PGT仅适用于严重的遗传病，但这并不是唯一的条件[50]。HFE法案对PGT的要求并没有仅限于执业医师的医学意见，而是强调关注患者的特殊情况和其意见。例如，守则规定，在决定是否应行PGT时，HFEA应考虑以下因素：患者的想法、他们以前的生育经验、病症的痛苦程度、他们的家庭情况及可获得的社会支持等[50]。

2008年11月，英国通过了《人类受精和胚胎学法案》[51]，对1990年的法案进行了修订。2008年法案的一个重要改变在于，明确禁止使用PGT对残疾或疾病进行选择。2008年法案规定，被鉴定为具有已知基因、染色体或线粒体异常的胚胎，"有可能导致严重的精神或身体残疾、严重疾病或任何其他严重的医疗状况"，"不应该比未知疾病的胚胎优先淘汰"［§14（4）］。但是，根据修订后的"胚胎检测"许可条件，新法律允许在胚胎可能具有基因、染色体或线粒体异常的特殊风险情况下使用PGT，

并且同意，在万不得已的情况下，允许为重症哥哥 / 姐姐筛选组织配型（附表 2，§ 3）。2015 年，《人类受精和胚胎学（线粒体捐赠）条例》允许在 IVF 过程中应用线粒体捐献技术，以防止线粒体疾病从母亲传给孩子。

新西兰也根据《人类辅助生殖技术法案》[52] 和《人类辅助生殖技术法令（理事会命令）》[53] 进行 PGT 监管，但 PGT 的适应证由监督机构确定。然而，新西兰监管结构的不同之处在于，它不是只有一个权力机构，而是有两个法定机构：咨询委员会 [54]（辅助生殖技术咨询委员会，Advisory Committee on Assisted Reproductive Technology，ACART），主要负责制定和实施政策，以及一个伦理委员会（辅助生殖技术伦理委员会，Ethics Committee on Assisted Reproductive Technology，ECART），负责根据 ACART 的指导方针评估个人 PGT 请求 [52]。此外，与英国不同的是，英国没有许可要求，其认为所有 PGT 程序都遵守健康和临床标准，并可根据《健康和残疾服务（安全）法》获得认证 [55]。人类辅助生殖技术将 PGT 分为两类：①被视为"既定程序"的 PGT 用途（即 2005 年理事会 HART 指示中规定的既定 PGT 程序清单）[53]；② PGT 的其他用途，这些用途只能在获得 ECART 事先批准的情况下进行。

2008 年，ACART[54] 建议如下：①确定"既定程序"的范围，以允许针对携带者胚胎、低外显率和迟发性疾病进行选择（前提是满足特定标准），以及在存在未受累胚胎且数量严重受限的情况下，筛选出患病胚胎（前提是 PGT 治疗的最初目的不是选择具有遗传疾病的胚胎）；②扩大 PGT 在 HLA 组织配型中的应用，以使患有非遗传疾病（如白血病）的哥哥姐姐受益（卫生部副部长随后接受这些建议）。ACART 于 2014[56] 年发布了新指南，以扩大新西兰 HLA 组织配型的政策范围，以允许其用于为患有非遗传疾病的哥哥姐姐寻找组织匹配。根据这些指导方针，ACART 建议在 HLA 组织配型获得批准之前，ECART 必须保证能够为父母提供适当的遗传咨询和医疗建议，使其能够生育正常的孩子作为患儿的弟妹，临床团队将判断需进行 HLA 组织配型的患病儿童的病情是否足够严重 [56]。

在以色列和新加坡都采用了相同的混合执行方法，以色列的《试管婴儿国家条例》（1987 年）和《遗传信息法》[57] 设立了颁发许可证的权力机构，新加坡也是如此。而新加坡明确允许"出于良心上的拒绝"[19, 58] 且 PGT 的实施必须得到卫生部的批准。

在澳大利亚，由于联邦和州 / 领地之间的权力分离，监管结构略有不同。PGT 部分受州立法监管，部分受《国家健康和医学研究委员会关于临床实践和研究中使用辅助生殖技术的伦理指南》监管 [59]。对于没有对针对 PGT 提出具体规定的州（如塔斯马尼亚州、昆士兰州、澳大利亚首都领地和北领地），则全面执行国家健康和医学研究委员会（National Health and Medical Research Council，NHMRC）指南。另外，对于有明确法律规范 ART 的州来讲（如新南威尔士州、南澳大利亚州、维多利亚州和西澳大利亚州），即使州法律优先，但也要求澳大利亚的所有 IVF 诊所都必须获得由澳大利亚生育协会生殖技术认证委员会（Reproductive Technology Accreditation Committee，RTAC）制定的联邦法律的认可。因此，RTAC 要求必须遵守 NHMRC 指南 [59]，该指南建议 PGT "不得用于优先选择患有严重遗传状况、疾病及异常的儿童，因其会严重限制其生活质量"[59]。

在作者对 PGT 不同监管模式的调查中，越来越多的人倾向于将 PGT 作为一种有效的临床工具。目前，PGT 可以检测到 1000 多种疾病 [60]，随着科学的发展，PGT 可能的用途将继续增加，可能包括所有危及生命的单基因疾病（见第 2 章）。相应地，国家法规或政策也在不断发展和缓慢扩大应用范围以增加 PGT 的适应证数量。例如，多年来，各国一直在修改其法律或许可要求，使 PGT 可以涵盖迟发性疾病和遗传性癌症的检测，或者使用 PGT 来挽救患儿的生命。

然而，即使法律或政策变得越来越灵活，大多数国家仍坚持认为这些技术应继续受到监管或授权监督机构的调控，而不是任其自我管理。长期以来一些人一直认为，严格的监管本质上是家长式的，会阻碍生殖技术领域的科学发展 [61]。但是，反对通过专业指导方针促进自律的观点是，尽管它们提供了更大的灵活性 [62]，但需要考虑另一个重点，即对于公开补贴 PGT 的国家，政府对资金的使用方式施加一定的控制是合理的。事实上，政府对使用 PND 和 PGT 对性别选择问题进行干预就是一个例证。

五、产前诊断和胚胎着床前遗传学诊断中的性别选择

从以上关于 PND 和 PGT 的法规和政策分析中可以明显看出，生殖遗传学检测的主要目的是避免患有严重和危及生命的疾病的孩子出生。然而，这两种技术，尤其是 PGT，它不仅仅可以判断胚胎是否患病或是某种疾病或障碍的携带者，且可提供关于胚胎或胎儿的广泛信息，例如，PGT 可用于非整倍体筛查，以选择最有可能成功妊娠的胚胎，选择具有特定 HLA 类型的胚胎作为患病同胞的组织供体，或者用于性别选择[63]。

2006 年，美国约翰霍普金斯大学遗传学和公共政策中心对美国 190 家试管婴儿诊所提供的 PGT 服务类型进行了调查。据报道，93% 的受访诊所将 PGT 用于非整倍体筛查，28% 用于规避成人发病型的疾病（如亨廷顿病、遗传性癌症或阿尔茨海默病），24% 用于 HLA 分型，3% 用于避免残疾患儿出生，以及 42% 用于非医学性别选择[64]。这些数字很有趣，因为它们展示了在没有正式监管系统的自由制度下发生的行为。在美国等国家，PND/PGT 服务的可接受性是由服务提供商构成的市场，以及公共和私人健康保险公司的意愿或需求所决定的。ESHRE 在 2012 年发布了一份报道，其中包含 16 个不同国家 / 地区 PGT 使用类型的数据[60]。结果与美国报道的结果非常相似，61% 的周期用于非整倍体筛查，17% 用于单基因疾病，16% 用于染色体异常筛查，4% 用于 X 连锁疾病的性别筛查，2% 用于社会性别筛查。

对于已采用法规进行管理的其他国家，需要权衡生育或生育选择与其他社会价值观之间的关系［如尊重产前生命（胚胎 / 胎儿）］。PND/PGT 在许多领域应用存在的一个核心问题是，如果我们原则上允许对某个性状进行遗传选择，这意味着我们也将允许对其他性状进行选择。这通常被称为"滑坡"论点。

对于受调查国家所采用的监管方法背后的价值观或原则并没有明显的指向性。但是从中我们可以看出一个共同点，各个国家对于防止性别相关疾病的传播而进行的性别选择是持肯定态度的，但在研究的 16 个国家中均明确禁止出于非医学目的进行性别选择。这一共同立场反映在国际层面、教科文组织[65]，FIGO[66] 和欧洲委员会批准通过的各种宣言、公约或决议中[67]。

除了应用 PND 或 PGT 进行性别选择，随后选择终止妊娠或不移植之外，还有其他技术可以确定未出世孩子的性别，如精子分选。然而，根据有关产前检查（如中国、印度、南非、日本）或 ART（如澳大利亚、比利时、加拿大、西班牙、瑞士），或者同时监管 PGT（如法国、德国、荷兰、新西兰、新加坡、英国）的法律或专业指南指出，通常禁止出于非医学原因进行性别选择。

具体而言，关于 PND 后终止妊娠的问题，在有明确的法律对流产进行规范的国家是否允许性别选择导致的流产是有争议的。例如，英国的《堕胎法》[68] 允许堕胎，前提是继续妊娠会导致孕妇遭受身体或精神伤害的风险。在确定堕胎风险时，法律规定医生应考虑到女性的"实际或合理可预见的环境"。这是一个非常困难且敏感的问题，需要加以规范，比如，如果一名女性由于外界压力要生一个特定性别的孩子而继续妊娠，她将面临身体或心理伤害的危险[69]。出于非医学原因的性别选择问题只是围绕堕胎争议的众多问题之一。

有两个主要原因可以解释为什么父母会进行非医学性别选择。第一个原因纯粹是基于性别偏好。在大多数案例下，由于重男轻女的习俗，存在着要生男孩的社会文化压力[70]。在印度尤其如此，但印度及中国、日本等国家都采取了积极主动的方法禁止出于非医疗原因进行的性别选择。中国法律禁止"通过技术手段识别胎儿性别"（第 23 条），除非胎儿"被怀疑患有性别相关遗传病"[7]。印度的《产前诊断技术（规范和防止滥用）修正法案》[8] 也依法禁止通过 PND 和 PGT 技术进行非医学性别选择［第 4（5）和 6（b）和（c）条］。印度法律更进一步补充说明，禁止通过"语言、标志或任何其他方式"传达胎儿性别（第 4 条第 2 款）。

在日本，几家日本专业组织发布了指南，谴责除医疗原因之外的胎儿性别确定[47]。在"重男轻女"思想根深蒂固的国家，其相关法律或指南是否适用，以及能否成功执行受到质疑。执行性别选择法困难的原因之一是因为在大多数国家，产前确认性别是非法的，而堕胎却是合法的。印度就是这种情况，据报道，性别选择性堕胎对医疗行业来说是一项有利可图的生意[71]。

一个非医学性别选择的例子是希望选择一个与现有孩子不同性别的胎儿，也被称为是为了家庭平衡而进行的选择[63]。在所有接受调查的国家中，以色列较为不同，其法规规定应允许通过 PGT 进行性别选择以实现家庭平衡。这种观点源于这样一种假设，即并非所有非医学性别选择的请求本质上都是不道德的，特别是如果它没有将一种性别的价值置于另一种之上[72]。

根据以色列卫生部 2005 年的指导方针[73]，在以下特殊情况下，应允许出于非医学原因选择性别：①存在对父母双方，其中一方父母或即将出生的孩子的心理健康或幸福造成损害的真实危险；②除了罕见和特殊的病例，"申请人"至少有四个孩子是同一种性别而没有另一种性别；③"申请人"已针对有关程序、任何可能的危险和未移植胚胎的状态进行了适当和全面的咨询；④"申请人"知晓，如果通过此程序产生的所有胚胎都不是所需的性别，则在这些胚胎用于生殖目的之前，不允许进行第二个周期的辅助生殖[73]。尽管以色列关于非医学性别筛选的观点选择是相当自由的，但它的规定确保了良好的医疗实践的维持。

此外，在欧洲，ESHRE 伦理工作组对围绕使用 PGT 进行性别选择的伦理问题进行了审查。2013 年，ESHRE 发布了关于 PGT 使用的常规建议[74]，但未能就非医学原因的性别选择达成共识。尽管工作组的一些成员反对非医学的性别选择，但其他成员认为性别选择并不是固有的性别歧视观念，应该允许父母更好地管理家庭的组成。尽管如此，ESHRE 建议[74]随着新的产前诊断技术（如无创产前筛查）的出现，可能将为那些想要进行非医学性别选择的人提供了另一种途径，并允许更早地进行性别选择相关的流产，明确的政策和法律应该对于这条备选途径进行严密的规范与管控[74]。

如上所述，目前可能无法预先确定或统一预测有关生殖技术不同监管方法背后的原因。然而，世界范围内的趋势是禁止非医学目的的性别选择，但以色列例外，因为该国在生育选择（如代孕等）方面具有相对自由的传统。禁止非医学性别选择具有极为重要的意义，以至于一些国家甚至在通过关于 PGT 的明确规定之前就已经就这一问题制定了具体的规定，如加拿大 2004 年颁布的《辅助人类生殖法》[75]。对于性别偏见/歧视、侵犯女性权利、胚

胎商品化或对性别选择出生的孩子的福利问题的加剧，都可能影响为非医疗目的的性别筛选的刑事禁令。

尽管国际人权法承认父母在生育选择方面拥有广泛的自由裁量权[76]，但大多数在调研范围内的国家采用的监管方法要求生育选择不应仅仅是理论空想，而应结合其他社会伦理或法律问题。此外，虽然生殖权利要求保护个人选择是否生育，但这一权利是否应决定一个人将拥有什么样的孩子此类实质性要求时仍存在争议[77]。

六、是新技术，还是新问题

虽然结果显示，PND 的法律和政策并不像 PGT 那样多，也不像 PGT 那样严格，但这可能是由于目前认为 PND 是常规产前保健的一部分。然而，其与流产的关联性使其无法在应用条件方面变得"透明"，也无法完全纳入标准治疗范围之内。相比之下，在体外进行的 PGT 出现了与不同适应证和要求相关的棘手政策问题，如用其救助亲属、性别选择或对于某些残疾的特意挑选。然而，有人认为，长期以来对于 PGT 在优生领域或商品化的担忧其实有些危言耸听。自从实施 PGT 以来，除了极少数情况外，该技术因其费用高昂、操作不便及有限的检测范围，其使用仅限于严重和致命的情况[78]。PGT 已成为一种可靠的操作，目前世界上越来越多的国家地区都已开始提供 PGT 的服务[79]。

总的来说，从此国际比较分析中可以看出四个趋势：① PND 已逐渐纳入常规医疗范畴；②存在从限制性到允许性的 PGT 方法分类，但大多数国家都设立了许可和认证监督机构，以监管此类检测的质量和允许的适应证清单；③除与性别连锁性遗传疾病外，严格禁止性别选择；④对于生殖遗传检测已逐步被接受，将 PND 和 PGT 作为表达个人和社会文化选择的合法工具。

希望此研究对基因检测的"正常化"来说是个好兆头，因其是医疗保健的一部分。或许这将减少长期与遗传信息相关的污名化和歧视的风险。然而，随着类似 NIPT（见第 8 章）、胎儿基因组测序等"检测"技术的出现，对这一结论提出了挑战，并且很可能会改变未来十年的选择范围。

尽管 NIPT 是"新兴技术"且尚未成为常规医

疗保健的一部分，但它可以使产前诊断侵入性更小、负担更轻，甚至可以在妊娠早期使用。在通过适当的知情同意和非指向性咨询权衡考虑其临床实施后，认为 NIPT 是有助于生殖选择的[80-82]。所有 NIPT 阳性结果仍需要进行验证性检测[81-84]。

然而，二代测序（NGS）对胎儿诊断的影响却截然不同。NGS 的政策格局已经成熟，但在成人方面的使用仍存在争议[85]。NGS 在儿科领域中的应用更是如此[86]，在产前应用方面更甚。收到胎儿的全基因组 / 外显子组数据不仅仅是"额外"咨询的问题。尽管从法律上讲，胎儿不是一个需将利益最大化放在首位的"孩子"，但毫无疑问，将 NGS 引入产前领域充满了优生的含义（这个术语不能轻易使用）[87]。在儿科学领域中，目前值得探讨的是一个家庭有权了解父母及家庭成员的生物信息而不知晓孩子的情况。例如，NGS 可能会产生高度复杂的信息，并可能解释次要发现、偶然发现，甚至意义未明的变异（VUS）[88]（见第 14 章）。这些发现可能会干扰孩子们享有一个广阔的发展前景，并可能给未来孩子的父母带来"信息泛滥"的负担，这可能会阻碍知情的生殖决策的制订[80, 89]。产前领域生殖自由的旗帜是否会掩盖 NGS 带来的其他政策问题？ NGS 产生的海啸般众多的概率信息对当前的伦理和法律规范进行了挑战，而且不仅仅是在产前诊断方面。事实上，一些国际组织建议在发表足够多的同行评议数据和验证研究之前，不应在临床试验环境之外常规地应用 NGS。此外，胎儿诊断性测序应该被用于"已经进行了标准的诊断性基因检测，如染色体微阵列分析（CMA），但信息不足或根据公认的实践指南建议同时提供测序相关结论，或者专家的遗传学建议认为对现有的胎儿表型来说，标准基因检测不如测序合适"[90]。

通过 NGS 技术，胎儿可以代表个人和家庭健康。此外，遗传决定论可能会再次在生育决策中占据主导地位。NGS 的到来及相关影响带来了大量信息的不确定性、知情可能产生的影响，以及随之而来的个人、社会和经济成本的提高[91]。误解、过度解释的风险，以及阻止胎儿性别选择的不可能性，这些都需要进行严肃的社会思考。NGS 不仅仅是"更多"信息或即将被医疗服务吸收采纳的新技术。儿童可获最大利益决定了 NGS 在儿科领域研究和临床实践中的使用，但 NGS 在胎儿，乃至未来的胚胎大环境中的角色目前尚不清楚。

NGS 已经吸引了公众和专业人士的注意，因为它揭示了一个人未来健康状况的轮廓，尽管目前还不能完全解释其结果。除了这些不确定性之外，胎儿 / 胚胎作为"轮廓"的所在地、未来孩子的健康及生物学亲属的健康，以及经常用作决策基础的"如果有一天"假设情景的情况可能会成为现实，对 NGS 的不公平获取会加剧。此项检测需要更加谨慎，因为这样的公共政策决策不能停留在生殖自由的私人领域，同样它们是必要的、至关重要的并且应该受到尊重。人类的本质和人类的属性处于危险之中，而且更接近于家庭。幸运的是，NGS 所揭示的复杂情况可以为我们进行公共 – 专业 – 政策讨论赢得时间。

第37章 胎儿遗传性疾病诊断与处理的伦理问题

Ethical Issues in the Diagnosis and Management of Genetic Disorders in the Fetus

Frank A. Chervenak Laurence B. McCullough 著

赵扬玉 顾珣可 李佳欣 译

产科医生和遗传学家在胎儿遗传疾病的诊断和管理的过程中面临着各种各样的伦理挑战。产科伦理为临床医生提供了实用的工具来识别、预防和管理产前诊断的伦理问题和受影响的妊娠。为了实现这一目标，本章首先介绍产科的伦理[1]。本文描述了产科伦理的三个相关组成部分：有利原则[1,2]；尊重自主原则[1,2]；以及胎儿作为患者的伦理概念[1,3]。然后部署这些原则，为胎儿遗传疾病的风险评估和诊断、产前诊断和"救命手足"、妊娠合并遗传病的管理，以及改善胎儿遗传性疾病临床管理和预后的研究，提供伦理上合理、临床上适用的指导。

一、产科伦理

产科伦理是医学伦理在产科中的应用。两位18世纪的英国医师 - 伦理学家，苏格兰的 John Gregory（1724—1773）和英格兰的 Thomas percival（1740—1804），提出了将医学伦理学作为一种职业的概念。医学伦理作为一种职业有三个组成部分：①致力于患者护理和研究的科学和临床能力；②承诺使用临床能力主要是为了患者的利益，系统地将个人的自身利益放在次要位置；③承诺使用临床能力主要是为了患者的利益，系统地将群体的自身利益放在次要位置。Percival 将这第三项承诺描述为

维持和加强医学的公信力，而不是一个自身利益的商业协会（现代医学已经是这样了）[1]。

这三项承诺通过有利和尊重患者自主的伦理原则转化为临床实践[1,3]。两者都是表面上的伦理原则，这意味着两者都有伦理上合理的限制[2]。由于这些限制，这两个原则都不是绝对的（即无一例外地优先于其他原则）。

（一）有利的伦理原则

伦理中的有利原则创造了医生的初步伦理义务，即通过对患者病情的管理，权衡利弊，选择对患者更有利的方法。根据严格的临床判断，现代医学（特别是循证医学）的指导，以及对卓越实践的承诺，临床医生应确定可靠的预期策略，以实现临床利益（即保护和促进健康相关利益）与临床危害（即损害这些利益）之间的更好的平衡。这些被称为医学上合理的替代方案，用于对患者病情进行专业负责的临床管理。医学上合理的替代方案应使用基于证据的、严格、透明和负责任的临床判断来确定。

有利原则在全球医学伦理史上有着深厚的渊源。这一原则是在西方医学伦理学中的最早表述的原则之一，至少可以追溯到希波克拉底时代[1,2]。《希波克拉底誓言》要求医生在一个人身上开饮食和运动处方，这将"根据我的能力和判断使患者受益"[4]。

有利原则不应与非恶意原则混淆。后一个原则也被称为"不伤害原则"，或者"首先，不伤害患者"。值得注意的是，Primum non nocere（拉丁语，意思是首先不伤害）既没有出现在希波克拉底誓言中，也没有出现在伴随誓言的文本中。相反，有利原则是希波克拉底誓言作家们的首要考虑。希波克拉底文本《流行病》中是这样解释的："对于疾病，养成两种习惯——帮助或至少不伤害[5]。"

Primum non nocere 的历史起源仍然不清楚。这一看似神秘的观点不仅是历史的，而且是临床的：如果 Prium non nocere 成为临床实践中的主要伦理原则，那么医疗保健几乎所有的侵入性操作，包括绒毛膜绒毛取样和羊膜腔穿刺术，都是不道德的，因为它们对患者造成临床风险。如果临床管理的主要目标是避免伤害，那么即使是为无创产前筛查进行的抽血在伦理上也是存疑的。

有利原则可以被简要地阐释。医生有初步的道德义务，以确定患者的病情和提供合理的临床医疗管理。

（二）尊重自主的伦理原则

尊重自主的伦理原则最早可能是在 Gregory 的职业医学伦理中提出的。他声称，每个患者在其生命或健康方面都有"发言权"。Gregory 补充说，医生应该认真考虑患者的健康信仰和偏好。Gregory 的观点可以用更现代的术语来表达。产科医生应考虑患者对自身健康相关利益的看法[1, 3]。这是因为成年患者已经发展了一套价值观和信仰，根据这些价值观和信仰，他们能够判断什么会保护和促进他们的健康相关利益和患者所理解的其他利益。特别是，应假定所有成年孕妇都具有决策能力，以确定临床诊断和管理其妊娠的哪些临床策略符合她们的利益，哪些不符合她们的利益，除非有可靠证据表明他们的决策过程中存在重大临床缺陷。在决定医疗护理时，孕妇可能会使用远远超出健康相关利益的价值观和信仰（如宗教信仰或关于她想要多少孩子的信仰）。由于基于有利的临床判断受到医学科学和临床能力的限制，因此基于有利的临床判断不允许医生评估孕妇自身非健康相关利益的价值或意义。这些问题最终由孕妇决定。这就是为什么孕妇是临床妊娠管理的最终决策者。

根据尊重自主的伦理原则，将患者的观点转化为临床实践。这一原则要求临床医生授权孕妇有意义地参与有关其医疗保健的决策，向她提供关于临床管理其病情的医学上合理的替代方案信息，支持她充分理解这些备选方案，并根据她的价值观和信仰对其进行评估，并确保她的决定是自愿的（即不受内部或外部影响的控制）[2, 6]。

（三）胎儿作为患者的伦理概念

在产科专业伦理中，慎重的临床判断使产科医生能够审视孕妇的健康相关利益，以及保护和促进其健康相关利益的承诺。这就创造了产科医生对她的有利原则的义务。女性对自身利益的看法和临床医生尊重其价值观和偏好的承诺，创造了产科医生对她的基于自主的义务。

由于胎儿的中枢神经系统发育不充分，所以我们不能有意义地说胎儿拥有价值观和信仰。因此，说胎儿对自己的利益有看法是没有根据的。因此，任何胎龄的胎儿都不可能有基于自主的义务[1, 3]。尽管如此，医生仅当胎儿是患者时，仍然对胎儿的健康相关利益有自己的看法，因此可以对胎儿承担基于有利的义务，但前提是胎儿是患者。由于其在妊娠合并胎儿遗传性疾病的伦理管理中的中心地位，胎儿作为患者的伦理概念作为一项任务需要我们仔细阐明。

Gregory 和 Percival 解释了在医学伦理学中一个人是如何成为患者的。当他或她被介绍给医生或其他医疗保健专业人员，接受可以临床受益的干预措施时，就成了患者[1, 3]。这个概念的特别之处在于，一个人可以在没有权利的情况下成为一名患者。胎儿作为患者的概念的一个重要优势是，胎儿权利或人格的说法没有任何意义，因此，尽管胎儿（权利）在许多国家的公共和政治话语中很流行，但在产科伦理中并不适用。因此，在对胎儿遗传性疾病的妊娠管理进行慎重的临床判断和决策时，可以完全避免目前关于"生命权"的争论。因此，遗传疾病的诊断和管理的伦理不受关于胎儿权利和胎儿作为"未出生的孩子"争议的偏见的影响[7]。从产科职业道德的角度来看，这种思维方式被称为基于胎儿权利的还原论，应该予以拒绝[1]。

当胎儿在出生后能够成为孩子，并且以后能够作为一个人获得独立的道德地位时，对胎儿的基于有利的义务就存在了[1, 3]。当满足两个条件时，胎儿即为患者：①胎儿被呈递给医生或其他临床医生；②存在医疗和其他临床干预措施，无论是诊断性的还是治疗性的，可预期在审慎的临床判断中为胎儿现在和未来带来净临床益处。当胎儿是患者时，产科医生对孕妇负有表面上基于有利和自主原则的义务，对胎儿患者负有表面上基于有利的义务。在所有情况下，必须考虑所有三项伦理义务，当它们相互冲突时，需要进行合理的论证，以确定哪项义务应具有优先权。因此，胎儿作为患者这一概念的伦理意义取决于其后来成为儿童及后来获得独立道德地位的联系 [1, 3]。

1. 可存活的胎儿作为一个患者 成为一名患者的一个环节是生存能力——胎儿在充分技术支持下在子宫外生存的能力。生存能力不应被视为胎儿唯一的生物学特性，而应同时考虑生物学和技术因素。只有通过这两个因素，一个有活力的胎儿才能在子宫外生存，然后成为孩子，然后获得独立的道德地位。生存能力与获得技术能力密切相关。如美国和其他高收入国家的情况一样，当有机会获得此类技术时，约 24 周即可生存 [1, 8, 9]。将生存能力理解为具有技术成分并非产科独有，而是适用于整个医学领域。例如，在偏远地区发生严重内伤、出血无法控制但无法及时快速运送到手术室的患者几乎肯定无法存活，而同样的患者有这种途径可以存活。

2. 无存活能力的胎儿作为一个患者 在胎儿无存活能力和它可能成为的孩子之间唯一可能的联系是孕妇的自主性。这是因为技术因素不能导致这部分胎儿存活：这就是无存活能力的含义。当胎儿无存活能力时，胎儿和以后可能成为的孩子之间的联系只有在孕妇决定将患者身份授予它并决定继续妊娠时才能建立。无存活能力胎儿没有独立于孕妇自主权的患者身份。因此，孕妇可以根据自己的价值观和信仰，自由保留、授予或一旦授予后，撤销其先前胎儿的患者身份。在作出继续妊娠的决定后，该女性仍然可以自由撤销该决定，直至其有存活能力。正如我们稍后将看到的那样，这在临床上直接应用于合并胎儿遗传疾病的妊娠管理。无存活能力胎儿仅作为孕妇自主权的一项功能呈现给临床医生 [2]。

二、产科职业伦理学的临床应用

（一）产前遗传咨询

遗传咨询伦理的标准方法是，对孕妇的咨询应该是非指向性的（见第 1 章）。胎儿作为患者的伦理概念对于遗传咨询具有相当大的临床意义，因为当胎儿是患者时，对胎儿利益的指向性咨询（即推荐一种治疗形式）是合适的，而当胎儿不是患者时，非指向性咨询（即提供但不推荐临床替代方案）是合适的。在产科的职业伦理学中，非指向性咨询，有时也被称为共享决策，并不是产前遗传咨询的通用模式。

1. 关于可存活胎儿的咨询 当可存活胎儿是患者时，为胎儿利益进行指向性咨询在伦理上是合理的。然而，根据基因异常和其他胎儿畸形的存在和严重性，对胎儿有利的指向性咨询的力度各不相同。一般来说，胎儿畸形越严重，咨询对胎儿有益的指导就越少 [10, 11]。特别是，当有"正确诊断的可能性非常高，以及当诊断出异常时导致死亡的可能性非常高，或者当诊断出异常时严重不可逆转的认知发育能力缺陷的可能性非常高" [12]。咨询在提供积极的和非积极性管理之间的选择时应该是非指向性的 [11]。相反，当致死性异常（即使有积极的临床管理也会导致围产期死亡的异常）可以明确诊断时，没有基于有利原则的义务提供积极的治疗 [13-15]。此类胎儿患者应被理解为垂死患者。因此，咨询在提供非积极性管理和终止妊娠之间的选择时应该是非指向性的，但为了母亲的利益，建议不要进行积极管理时，咨询应该是指向性的 [10]。

胎儿作为患者的伦理概念要求，在平衡对可存活胎儿的基于有利原则的义务与对孕妇的基于有利和自主原则的义务情况下，对胎儿利益进行指向性咨询 [2, 16]。这种平衡必须认识到，孕妇只有承担合理的医疗干预风险，才能可靠地预期对胎儿、新生儿或未来的孩子有益。

因此，从伦理上来说，孕妇没有义务接受对自己造成风险的实验性胎儿干预。在知情同意的过程中，应向她明确说明这一点。旨在使单个胎儿患者受益的实验性干预是临床创新。旨在造福于未来的胎儿患者群体的实验性干预是临床研究。

针对胎儿利益的指向性咨询可能会在产科医生的建议和孕妇不接受建议的自主决定之间产生冲突，这种情况很少见。这种冲突应通过知情同意作为整个妊娠期间的持续对话进行预先管理，必要时通过尊重的说服进行补充 [3, 17, 18]。这被称为预防伦理 [1, 17, 18]。

2. 关于无存活能力胎儿的咨询　如果孕妇拒绝向其胎儿授予患者身份，那么就继续妊娠或进行人工流产或选择性非法堕胎而言，为其提供有关无存活能力胎儿遗传疾病管理的咨询应严格非指向性。如果她确实以一种固定的方式授予这种地位，那么在这一点上，对她的胎儿基于有利的义务就存在了，并且针对胎儿有利的指向性咨询对于这些无存活能力的胎儿是合适的。与活胎一样，此类咨询必须考虑到胎儿异常、极端早产，以及对孕妇所负的基于有利和自主的道德义务的存在和严重性。

对于女性不确定是否给予这种地位的可存活妊娠，作者建议暂时将胎儿视为患者[1,3]。这证明指向性咨询对胎儿有利是有理的。

特别是，非指向性咨询适用于围产期胎儿[3]（即胎龄 22—23 周且存活率报告有限的胎儿）[3,8,9]。对于该人群，积极的产科和新生儿管理应视为临床探索，而不是诊疗标准[8]。孕妇没有道德义务将患者身份授予围生儿，因为积极的产科和新生儿管理的效力尚未确定。

（二）胎儿遗传性疾病的诊断

1. 产前诊断的能力和转诊　医学伦理学作为一个职业的伦理概念的第一个组成部分，产生了提供合格的基因诊断的伦理义务，这源于有利和尊重自主原则。无论是任何一种原则，甚至两者结合，都要求产科医生为患者提供准确可靠的临床信息。为了履行这一道德义务，产科医生必须解决以下伦理考虑。

首先，确保适当的能力水平可实施严格的培训和继续教育标准。当产科医生没有保持产前诊断（包括超声和遗传学）能力的基线水平时，就会产生两个问题。临床医生可能会对女性或胎儿患者造成不必要的伤害（例如，由于对胎儿异常的错误诊断或未能诊断出异常），从而违反了基于有利的义务。临床医生向孕妇报告结果不完整或不准确也破坏了对其妊娠进行专业负责管理的知情同意程序。这违反了产科医生对孕妇的基于自主义务。

其次，这些义务对雇用遗传顾问的医生具有重要意义。医生在道德上有义务正确监督遗传顾问的临床工作。为了充分做到这一点，医生应该比遗传咨询师了解更多，特别是关于超声和遗传学发现在胎儿遗传学疾病的诊断和临床管理中的应用。这一

更先进的临床和科学知识对于医生履行他或她的额外道德义务至关重要。此外，医生——雇主应为遗传顾问提供继续教育的机会。

最后，患者适当地依赖于其临床医生的个人和职业操守来获得保护[1]。医生诚信的一个关键方面是，当他们自己的知识接近极限时（例如，检测到罕见的遗传学异常），他们愿意转诊给专科医生。与自我牺牲和同情心等其他美德一样，诚实正直引导医生主要关注患者的利益，以此来冲淡纯粹的私利[1,3]。

2. 产前诊断结果的披露　产前诊断结果的披露引发重大的临床伦理问题。第一个临床伦理话题涉及由于孕妇看到超声图像而导致孕妇与其胎儿明显结合的现象，超声图像通常先于有创基因诊断。这种结合有时有利于即将足月的妊娠，但有时会使终止妊娠的决定复杂化。作者建议与孕妇像异常发现一样讨论这些问题。

第二个话题是一个仍在争论的问题：胎儿性别的披露[3,20]。作者认为，尊重产妇自主权意味着对孕妇有关胎儿性别信息的要求作出坦率的回应。然而，在出现男女不平衡的国家，不披露胎儿性别是一项合理的政策[1]。

基因组分析技术能力的提高带来了伦理挑战。基因组分析，包括全外显子组和全基因组测序，产生四个类别的结果：诊断；风险评估，包括携带者状态形式的生殖风险评估；临床意义不明的变异（先前未报道或尚未解释的已知或假设与疾病途径相关基因的异常等位基因）；与药物选择和剂量相关的药物基因组学信息，这些信息对于可能需要修改治疗计划的孕妇具有临床意义。前三类在其他形式的实验室分析中已经熟知；第四个是新的。

在诊断或鉴别诊断的背景下使用基因组分析时，会出现披露偶然发现（与诊断或鉴别诊断无直接相关的临床意义的结果）的伦理问题。美国医学遗传学和基因组学学会（ACMG）起初认为，将此类偶然发现告知转诊医生是道德上的义务，转诊医生随后有专业责任向患者披露结果[21]。在随之产生的争议后，ACMG 添加了伦理可接受的替代方案，选择不接受偶然或次要发现[22]。专业负责的方法是向患者解释这两种替代方案，并让她决定她希望得到的结果范围。

产前基因组分析通常用于对胎儿进行非靶向评

估。随着分析能力的不断扩大，这将包括无创产前筛查（应标记为无创胎儿基因组分析[1]）。知情同意过程应包括向女性解释，结果将包括诊断和风险评估，以及未知临床意义的变异。由于后者的临床价值（如果有的话）将成为未来研究的功能，这些变异属于医疗记录，但不用于关于计划或当前妊娠的决策目的。

需要传达临床意义未明的变异（VUS）。随着数据的积累，对此类变异的解释可能会发生变化。一个 VUS 的结果可能被重新分类为致病性变异（见第 13 章）。可以对电子病历进行编程，以便在发生这种情况时向医生提供警报，这将促使医师采取合理的方式通知患者。

3. 结果的保密性　保密性涉及医疗专业人员和医疗保健组织保护患者临床信息免遭未经授权访问的道德义务[1, 2]。随着《健康保险携带和责任法案》的实施，这些义务变得尤为重要[23]。保密义务源于有利（患者会乐于接受治疗）和尊重自主权（患者的隐私权受到保护）的原则。其他人，包括孕妇的配偶、性伴侣和家人，就产前诊断结果信息方面而言应被理解为产科医生 – 患者关系之外的第三方（见第 1 章）。有关女性病情或妊娠的诊断信息是保密的。因此，只有在孕妇明确授权的情况下，才可以合理地向第三方披露。这是因为发布机密信息、避免对他人造成严重伤害的潜在可接受条件不适用于这种情况[1, 2]。为避免尴尬情况，临床医生和医疗保健组织应制定明确的政策和程序，以反映对保密道德的分析[24]。这样做可能符合《健康保险携带和责任法案》标准。读者应寻求合适的法律建议并审查此类政策和程序。

4. 常规提供风险评估和有创遗传学诊断　美国妇产科医师学会（ACOG）提供了一个有用的遗传学概述[25]，以及关于基因检测和咨询的一般指导[26]。妊娠中期的超声筛查[27, 28]，有创遗传诊断[29]，以及妊娠早期的风险评估[30] 已成为遗传疾病诊断中提高自主性的重要策略。当这些概念最初分别在 1989 年、1993 年和 2001 年提出时，它们被认为是有争议的[31, 32]。随着 2007 年 1 月 ACOG 实践公报的出版，"染色体异常筛查"，指南现在认可了为所有孕妇提供风险评估和有创遗传学诊断的概念："非整倍体筛查和有创诊断检测应适用于所有在妊娠 20 周前接受产前护理的女性，无论母亲年龄如何。"[26]

此外，ACOG 就应向所有孕妇提供的筛查和检测方法信息提供了有用的指导："无论您决定向患者提供哪种筛查测试，患者都应该能够获得有关检测和假阳性率、优点、缺点和局限性，以及诊断程序的风险和好处的信息，以便他们做出明智的决定。"[26]

考虑到筛查策略的多样性及其可能令人困惑的名称，如"综合筛查""逐步顺序筛查"和"应急筛查"[33]，一种自然的反应是怀疑获得真正知情同意的可行性。这是一个合理的担忧，因为有太多的选择可能会让临床医生感到困惑，而临床医生反过来又可能会无意中向患者提供混淆的信息，从而损害他们的自主权的行使。最近的心理学研究表明，在人类经验的许多领域，如职业选择和购物，为个人提供太多的选择可能会产生混乱，严重损害他们的决策过程[34]。根据这些思路，Menutti 和 Driscoll 认为，患者在妊娠早期的风险评估中有"太多的选择"[35]。非专业媒体报道了为有效和知情的决策提供太多选择所面临的挑战。尽管有人怀疑人们"可以用更少的信息做出更合理的决定"，但研究人员已经证明，事实确实如此[36]。

对增强自主性策略的承诺应指导风险评估和有创诊断的提供，以避免对风险评估提出过多的选择[37]。作者建议采用一种基于透明度的伦理概念的简化方法。

在产科的专业伦理学中，知情同意过程的目的是使患者能够以一种有意义的方式行使其自主权[1, 3]。有效的知情同意程序的关键是为患者提供足够的，但不是压倒性的，根据患者的教育和知识的信息调整。Brody[38] 和 Wear[39] 认为，临床医生在知情同意过程中所起作用的指导临床概念应该是透明的。透明的伦理标准要求临床医生对什么是临床显著信息做出专家判断，然后将这些临床显著信息呈现给患者。透明度要求临床医生防止信息的过度披露，也就是说，太多的信息只会让患者感到困惑，并阻止她以一种有意义的方式行使自主权。透明度要求临床医生确定并向患者提供诊断和临床处理其病情或问题的医学上合理的替代方案。

在遗传性疾病风险评估决策过程中，产科医生应遵循风险评估的透明度[26]。应向所有在妊娠早期的孕妇提供给被公认为可靠的妊娠早期风险评估，如胎儿颈后透明层厚度和生物化学指标[26]，特定条件下胎儿细胞游离 DNA 的胎儿基因组分析。为了尊重患者提出建议的自主性，临床医生不应表达或暗示接受风险评估的任何期望，也绝不应暗示拒绝或接受有创诊断比接受风险评估更不可接受。

无创产前筛查相当于个体妊娠的风险评估。ACOG 指出无创筛查不是诊断性的 [40, 41]，这必须向患者解释一下。重要的是，防止一些患者误以为胎儿细胞游离 DNA 分析技术是诊断性的。这就是为什么我们在上面建议将这种方法称为无创胎儿基因组分析，其目的是风险评估。ACMG 为风险评估提供了关于候选非整倍体的指导 [42]。对单基因疾病有限的无创诊断现在已成为现实 [42, 43]（见第 7 章）。产科医生应该认为这种技术仍在不断发展，并注意其局限性，以防止迷信（在缺乏证据基础的情况下，相信临床益处）[44]。ACOG 发布了一份关于单基因疾病筛查的实践建议，指出："没有足够的数据提供关于一般人群的准确性、阳性和阴性预测价值的信息。因此，目前不建议在妊娠期间进行单基因细胞游离 DNA 筛查。"[41]

尊重自主性意味着应向患者提供关于临床重大科学争议的信息类型和数量，以及披露时间。此类信息应仅在与当前决策相关时提供给患者。当按顺序做出决策时，如 21 三体风险评估，以及当科学争议仅与后来关于有创诊断的决策相关时，不应在决策过程开始时提供有关此类科学争议的信息。

(1) 第一步：女性对非直接风险评估和有创诊断的反应。

可靠风险评估的决策应以知情同意过程为基础，并作为一种增强自主权的战略在知情同意过程中实施。应以严格非指向性的方式向所有孕妇提供三种选择：①无创胎儿基因组分析，对符合当前使用标准的女性进行风险评估；②妊娠早期风险评估和有创遗传诊断；③在没有妊娠早期风险评估或有创诊断的情况下继续妊娠。关于这三个选项，应提供符合 ACOG 实践公告中推荐的披露标准的信息 [26]。产科医生不应该建议孕妇应该选择哪一个，即使被要求这样做。在这种情况下，非指向性咨询是道德标准，因为产科医生缺乏道德权威来决定孕妇是否应该接受其中一种选择。临床医生、内科医生和遗传咨询师都没有能力衡量影响女性自主权行使的许多非医学因素，包括宗教、道德、社会和文化信仰，文化信仰应该形成一种判断，即了解胎儿是否患有遗传疾病的风险，是否值得通过有创检测失去

妊娠的风险 [28-30]。

非指向性咨询意味着产科医生应该强调所做的决定是由患者导向的，而不是由临床医生导向的。与此同时，询问患者什么对她重要，然后如果她表示，帮助她确定支持她价值观的选项，这与非指向性咨询是一致的。应给予孕妇足够的时间来消化所提供的信息，并鼓励她提出任何她认为适当的问题，而不必担心尴尬或被评判。应给予足够的时间，以确保以有效和尊重的方式传达信息。

为了应对这些选择，患者将通过四种方式之一来行使她们的自主权。第一，一些女性会拒绝风险评估和有创诊断。尊重患者的自主权要求产科医生认识到，一些女性在任何情况下都不会认为终止妊娠是可以接受的，因此会发现风险评估和诊断信息与她们继续妊娠的决定无关。宗教和其他道德信仰将在这种决定中起着核心作用，并得到产科医生的尊重。

在这些情况下，道德风险的概念很重要。道德风险发生在患者获得的信息打开了一个选项时，该选项对患者来说在道德上无法接受 [45]。风险评估中的道德风险概念意味着，一些女性不想面对必须根据风险评估和随后的有创测试做出终止或继续妊娠的决定，她们会拒绝这两种情况。基于她们的宗教或其他道德信仰，她们这样做是合理的。

第二，在另一个极端，一些女性会出于各种原因选择无风险评估的有创诊断，如不愿意接受任何可检测到的遗传疾病（包括 21 三体）的孩子的出生。应告知这些女性，首先选择风险评估可能会提供与选择有创诊断相关的信息，但需要一些时间。尽管如此，一些女性还是会选择有创检测，因为它可以迅速排除这种结果，并因此接受有创检测的风险。她们做出这样决定的原因是她们自己的，因此应该得到产科医生的尊重。一旦这些女性做出了有创诊断的知情决定，就应该进行诊断或转诊。对于这些女性和第一组女性，一旦她们做出了明智的决定，建议进行风险评估应被视为不合理的家长作风，也就是说根据产科医生的个人判断孕妇做出了错误的选择，试图干涉女性自主权的行使 [1, 2]。

第三，一些女性不知道该做什么。产科医生应探讨其不确定的原因，并特别注意对所提供信息的不完全理解，以及对风险评估和诊断测试之间区别的混淆。如果由于彻底的知情同意程序，患者希望

推迟决定，则应告知患者推迟决定的时限。临床医生应该肯定地指出，如果她推迟了太长时间的决定，以至于无法进行妊娠早期的风险评估，那么她唯一的选择将是妊娠中期的风险评估、有创诊断，或者两者都没有。

第四类是接受风险评估的女性。她们知道筛查不是诊断性的，并接受风险评估，倾向于在手术前修正胎儿唐氏综合征的风险。接下来将详细介绍对这些组方法的潜在反应。

(2) 第二步：女性对风险评估结果的反应。

接受妊娠早期风险评估作为知情同意过程结果的女性将她们自己分为三个亚组。

其中一个亚组将判断对风险的估计是可接受的，并将选择继续妊娠，而没有进一步的风险评估或有创遗传诊断。在这个系列的另一末端，另一个亚组将判断对风险的估计是她们不可接受的，并将选择有创遗传诊断。临床医生应在患者知情同意的情况下，进行有创遗传诊断或转诊进行有创遗传诊断。

第三个亚组将不确定风险估计是否可接受。应向这些女性提供有关可在妊娠早期和中期进行的其他非有创检测的信息，以更好地确定她们的风险。"ACOG 实践公报"提供了有关这些替代方案的信息 [26]。这是唯一一个知情同意程序应提供目前关于妊娠早期和妊娠中期争议的信息，以更好地评估风险评估。在作者看来，对于所有患者来说，关于争议的信息是无关紧要的，如果提供，由于信息超载，可能会不合理地破坏知情同意程序。因此，作者与那些认为所有孕妇都应该接受所有筛查的人不同 [33]。

仔细阅读"ACOG 实践公报"和相关的科学和临床文献，就可以支持这样的判断，即高质量的知情同意程序对于实施这一增强自主性的策略至关重要。产科医生应确保有足够的时间和人力资源来进行有效的知情同意程序。如果产科医生不能提供时间进行高质量的知情同意程序，那么就应该转诊到一个可以这样做的中心。

有人对患者和产科医生解释筛查结果的能力表示持有保留态度 [46]。有可靠的证据证明存在严重分歧。有证据表明，我们所描述的同意过程导致患者使用复杂的临床风险评估信息作出科学规范的决策。也就是说，随着染色体非整倍体风险的降低，有创检测的选择率也随之降低 [47]。当向所有患者提供所有筛查选项时，可能不需要更复杂的同意程序。

在过去，基于母亲年龄的有创测试设有截止线，虽然出于善意和基于当时最好的数据，但有可能是家长式的，因为它不合理地认为除了接受或拒绝检测之外，患者的自主性在决策中没有任何作用 [29]。在过去，那些反对妊娠中期超声筛查或妊娠早期风险评估的人同样是家长式的 [31, 32]。幸运的是，这些争端已经得到解决 [32]，但家长式作风侵蚀孕妇自主权的风险仍然存在，并在不断演变。正在形成的共识和广泛使用风险评估的道德风险在于，患者将被随意分为风险组，而不考虑影响孕妇自主权行使的价值观和信仰。如果出现这种情况，将以新的方式取代旧的家长式方式。解决方法是在越来越多地实施风险评估和有创诊断时，保持尊重自主性的道德原则。

（三）着床前诊断和"救命手足"

着床前遗传学检测（PGT）已用于体外受精（IVF）和移植过程。通常，PGT 用于识别而不是移植具有已识别遗传疾病的胚胎。一个新的应用是创造胚胎，然后选择移植一个具有特定 HLA 单倍型的胚胎，该单倍型在儿童时期可能成为一个已经存在的患有致命疾病的儿童的匹配供体。这被称为为了有一个"救命手足"而开始妊娠 [48]。

女性为此目的而开始妊娠的要求是行使一项积极的权利，这源于尊重自主的伦理原则。积极权利是要求他人的材料［IVF 实验室和 PGT］和人力资源，以促进个人利益，也就是说现有儿童对他或她的病情进行治疗的明显临床利益。

一些人反对使用 IVF 和 PGT，理由是可能导致的孩子被视为满足他人利益的手段而受到某种程度上的低估 [48]。然而，这一反对意见假设存在一种伦理理论可以权威性地区分女性应该或不应该生育的原因。这一假设是错误的。不应声称这种行使自主权在道德上是不合理的，因为尊重自主权产生了一种表面上的道德义务，即尊重女性想要妊娠和生孩子的理由。

如果 IVF 团队愿意帮助一个想要生育一个"救命手足"的女性，那么应该遵循通常的 IVF、PGT 和胚胎移植的知情同意程序。关于移植的咨询应该是全面的[49]。这应该包括对所有家庭成员进行的关于心理社会挑战的咨询，例如，如果移植不能成功地治疗受者孩子的病情，则会产生内疚、指责或愤怒。这种咨询应该包括具有家族内移植挑战咨询经验的移植团队的专业知识。

（四）妊娠合并遗传疾病的处理

1. 存活前终止妊娠 在胎儿可以存活之前，对遗传性疾病引起的妊娠管理在伦理上是最简单的。正如本章前面提到的，孕妇可以自由地决定是否继续或终止妊娠，包括患有遗传疾病的胎儿。当检测到异常时，医生和其他参与女性护理的临床医生的咨询应该是严格的非指向性的。

临床医生应提供替代方案，但不得提出任何支持或反对任何替代方案的建议。应该让女性在人工流产和继续妊娠直至足月之间做出选择，而不管任何相关临床医生对抚养具有这种异常的孩子或堕胎的个人看法如何（见第1章）。

如果女性选择继续妊娠，她应该被告知以后需要做出的决定，以便她可以开始计划抚养孩子[1, 3]。如果女性选择人工流产，除非她的医生对堕胎有道德上的反对，患者和医生同事应该尊重这一点。因此，不应强制要求进行堕胎培训，尽管有关堕胎及其并发症的教育是强制性的。尽管如此，不愿堕胎的医生也有义务保护孕妇的生命和健康，尊重她的自主权。为了履行两项道德义务，产科医生至少应告知女性有关负责任的医疗机构信息，如计划生育，她可以自由联系并安排进一步护理。这称为间接转诊。在没有这种基于良心的反对的情况下，直接转诊（安排患者与同事见面）是专业负责的行动[1, 50]。

尊重自主权具有重要意义，即临床医生不应判断女性堕胎的原因。尊重自主权还意味着临床医生应该警惕对她关于妊娠临床管理的决定的实质性控制甚至强制影响，如来自她的丈夫、伴侣、潜在的祖父母或宗教顾问的影响，并且应该支持她的偏好，无论是什么，都是为了保护她免受这种实质性的控制和胁迫[3]。

2. 选择性减胎 在存活前终止妊娠的一个重要部分是选择性地终止多胎妊娠中的一个或多个胎儿[51-54]。已经确定了多胎妊娠选择性减胎的三个伦理上合理的适应证。这些都与多胎妊娠的三个可能的目标有关[51]：①使一个或多个婴儿活产，新生儿发病率和死亡率最低；②使一个或多个产前未发现异常的胎儿顺利出生；③实现单胎活产的妊娠。

如上文所述，这些适应证的伦理理由适用于有利和尊重孕妇自主权的伦理原则，以及胎儿作为患者的伦理概念。

(1) 第一个适应证：以最低的新生儿发病率和死亡率实现活产分娩。

在多胎妊娠被送往医院的情况下，产科管理的目标是活产分娩，新生儿发病率和死亡率最低[51]。在三胎妊娠中，胎儿发病率和死亡率的风险显著增加，实现这一目标远非易事。在更多胎妊娠中，取决于胎儿的数量（四个或更多），这一目标更渺茫，甚至不可能实现。选择性减胎使实现或增加实现婴儿活产目标的可能性成为可能，从而使新生儿发病率和死亡率最低[52]。这第一个指示适用于女性的目标是最大化活产概率的情况。在目前的临床判断中，这最好的方法是通过手术保留两个胎儿。

起初，选择性减胎的第一个适应证在伦理上是不合理的，因为它违反了作为胎儿患者的有利义务。然而，经过更仔细地检查，情况并非如此，因为如上文所述，作为患者的道德地位，只是作为孕妇决定这样做的一个功能，才被授予可存活的胎儿。临床现实是，对于这类妊娠，孕妇决定给予所有胎儿这种地位，将危及所有胎儿。对于一些胎儿成为患者，作为患者的道德地位必须对其他人保密。因此，在生存前选择性终止并不涉及杀死胎儿患者，因此，在产科的职业伦理中是合理的[1]。

Evans等提出了一种基于有利的选择性终止理由[52]。这些作者运用了比例伦理原则："比例性是在采取涉及伤害风险的行动时，有责任平衡风险和利益，使行动有最大的机会对直接相关人员造成最小的伤害和最大的利益。"基于这一伦理原则，他们得出结论，在产科实践的临床伦理学中，选择性终止多胎妊娠是允许的。

(2) 第二个适应证：实现无产前异常的婴儿顺利出生。

在某些情况下，产科管理的目标是在产前未检测到胎儿异常的情况下实现活产[51]。鉴于产前诊断和合法堕胎在发达国家的广泛使用，这已经是一种公认的做法。这一类别的伦理挑战是剩余胎儿发病率和死亡率增加的可能性。

当一名女性有选择地终止检测到异常的可存活

胎儿时，她实际上拒绝了该胎儿成为患者的道德地位，因此，在任何情况下，都不能合理地被认为违反对该胎儿的基于有利的义务；执行该过程的医生也不能。据推测，剩余的胎儿将进入足月期，因此通过孕妇的决定赋予其作为患者的道德地位。必须在特殊情况下评估剩余胎儿发病率和死亡率增加的潜在风险，即异常是否严重，以证明对剩余胎儿基于有利义务的可能妥协。目前，对存活胎儿进行选择性终止手术的风险非常少，因此，我们无法证明对剩余胎儿不进行该手术的优先受益义务是合理的[51]。

(3) 第三个适应证：实现单胎活产的妊娠。

很少有病例不涉及选择性减胎作为成功妊娠的手段，如第一个适应证。这些罕见病例也不涉及产前诊断胎儿异常后的选择性终止，如第二个适应证。相反，它们涉及孕妇决定生育一个孩子，而不是在妊娠期间生育一个以上的孩子[51]。

在这些情况下，孕妇拒绝作为一个或多个可存活胎儿患者的道德地位，如上文所述，这是她可以自由做的事，作为行使自主权来设定自己的妊娠目标。孕妇还通过堕胎来给予存活的单胎儿（即她打算分娩的胎儿）作为患者的身份。因此，她和她的产科医生对单胎儿有基于有利的义务，以避免堕胎可能造成的重大伤害。此时的临床判断不支持伤害发生概率高的论点[54]。在选择性减胎的情况下，有必要进行随机临床试验，以明确评估幸存者的情况是否比未经干预的双胞胎稍好或稍差。考虑到选择性终止双胎妊娠的替代方案通常是完全终止妊娠，因此，如果与100%的死亡率相平衡，任何轻微的伤害风险在基于有利的判断下都是没有意义的。因此，对于存活的单胎胎儿，不存在不终止单胎妊娠的基于有利的义务。

3. 有存活能力后终止妊娠 在取得存活能力后，积极的管理是产科实践中护理的伦理标准。积极管理旨在通过使用有效的产前和产中诊断和治疗方法来优化围产期结局。此外，还有其他三种治疗方案：终止妊娠、无创治疗和头颅穿刺术。我们强调，这些选择在伦理上具有挑战性，最好通过早期诊断来避免[1, 3]。

(1) 终止妊娠：在产科伦理中，在胎儿有存活能力后终止妊娠在伦理上是允许的，前提是诊断明确，或者该异常诊断结果是明确死亡或在某些情况

下可短期存活，诊断异常的结果是认知发展能力缺失[1, 3, 13-15]。当满足上述标准之后，保护胎儿患者生命和健康的有利义务就已经达到了其极限。因此建议在无创治疗及终止妊娠之间做出选择，这在伦理上是合理的。无脑畸形是符合上述标准的胎儿畸形的典型例子[1, 13-15]。

一个强有力的伦理论点是，13三体综合征、致死性发育不良、无脑叶型前脑无裂畸形及积水性无脑畸形等畸形也属于可以在妊娠晚期阶段进行流产的情况[12]。这是因为，当胎儿出现这种畸形时，一定会或几乎确定发生死亡，或者认知发展能力确定或几乎确定缺失，基本等同于死亡，因此基于"有利原则"的临床判断而终止妊娠是可以接受的结果。

而对于许多其他畸形（如唐氏综合征、脊柱裂、孤立性脑积水、膈疝、软骨发育不全和大多数心脏畸形）而言，死亡或认知发育能力缺失都不是确定或几乎确定的结果。虽然这类畸形确实涉及认知和发病率和死亡率，但在伦理层面，并不能对妊娠晚期阶段的胎儿进行终止妊娠干预。在没有严格临床评估的情况下，这些情况可以被视为等同于死亡或认知发展能力缺失。因此对于这些畸形，基于"初步认定的有利原则"的禁止终止活胎妊娠的禁令依旧同样适用。任何无法解决并推翻这一"有利原则"禁令的临床判断在伦理层面上都是不适当的，因此这些行为有悖于职业操守方面的要求[1, 13-15]。

孕妇对胎儿负有与产科医生相同的基于"有利原则"义务，因此，在风险处于合理水平的情况下，孕妇就需要履行这些义务[1, 3]。几乎所有情况，继续妊娠到足月的风险是合理的。在女性因健康考虑选择分娩的罕见情况下，应尽一切努力降低围产期死亡率和发病率。因此，女性及其产科医生都应清楚，除上述例外情况外，孕妇自主权会受到基于"有利原则"的晚期终止妊娠禁令的限制。因此，对于患有唐氏综合征等畸形的胎儿，孕妇行使自主权要求在妊娠晚期堕胎缺乏权威性[3]。因此，在职业操守的规限之下，任何医生都不应该执行此类要求。

儿童中的许多异常会给患者、父母、社区、机构和医疗专业人员带来负担。然而，尽管这些负担往往很重，这些问题不同于产科医生保护和促进胎儿利益的"有利原则"的义务。除此之外，根据那些强调人类经验和发展机会平等的正义理论可知，

在伦理层面，社会必须承担这些负担[55]。社会基于"公平义务"，需要照顾这些残疾个体，最大限度地发挥他们的潜能，使他们具备生活自理的能力。因此，除了违反基于利益的禁止晚期终止妊娠外，患有唐氏综合征和上述其他异常的胎儿进行妊娠晚期流产，使医学逃避了父母、机构和社会对残疾患儿和成人的基于正义的合理义务。事实上，这种行为已经严重偏离了职业操守和社会公义。

(2) 无创管理：在符合以下条件的情况下，在伦理上允许进行无创产科治疗：诊断概率已经非常高，但无法完全确定，并且诊断的异常结果死亡概率非常高或者诊断出异常，存活但伴有严重且不可逆转的认知发展能力障碍的概率非常高[1, 13-15]。当符合上述标准时，应在有创管理和无创管理之间做出选择。脑膨出就是符合这些标准的胎儿畸形的典型示例。

(3) 头颅穿刺术：头颅穿刺术可用于对因脑积水导致的胎儿头径增大进行引流处理[56.57]。根据脑积水的性质和相关并发症，头颅穿刺术的伦理理由各不相同。胎儿脑积水是由脑脊液阻塞引起，通过超声检查如侧脑室三角区或侧脑室体部扩张。妊娠在晚期，大头畸形常伴随脑室增大情况[58]。除此之外，超声检查可诊断与预后不良相关的严重异常脑积水，如积水性无脑畸形、小头畸形、脑膨出、脑叶全前脑畸形或伴有三叶草形头颅的致死性发育不良[56]。然而，在没有明确解剖异常的情况下，目前的影响诊断无法预测预后。尽管可通过超声对大脑皮质厚度进行测定，但其作为预后指标的价值尚未确定[56]。

头颅穿刺术应在同步超声引导下实施，为确保穿刺针能够准确进入脑脊液。18G针用于治疗，如继发颅骨塌陷，则需停止引流。排除足够的液体可以缩小胎儿头径，进而可以使其能够通过阴道分娩[59, 60]。头颅穿刺术是一种潜在的破坏性手术。超过90%的病例报道了头颅穿刺术后出现了胎儿围产期死亡[56]。头颅穿刺术中超声检查到的颅内出血及尸检显示的出血，进一步强调了手术的致病性质。不过如果减压可控，可能会减少胎儿死亡率。

即使胎儿患有极端孤立脑积水，他们依旧具有相当大的潜力获得正常智力，有时会具有优越的智力功能[61-64]。然而，作为一个群体，患有孤立性脑积水的胎儿或婴儿比普通人群更容易出现精神发育迟缓及早期死亡。除此之外，相关异常可能尚未被发现，胎儿可能被误诊为孤立性脑积水[58, 65]。在产科伦理学中，有一点是明确的：患有孤立性脑积水的足月活胎是胎儿患者，因为考虑到孤立性脑积水的不同结果，上述两种例外（诊断确定性和预后确定性）都不适用。

在伦理层面上，有令人信服的、基于有利原则的伦理理由可以得出结论，孤立性脑积水胎儿的继续妊娠符合他们的利益。有利原则指导医生预防胎儿患者死亡和发病率，还指导医生采取干预措施，改善智力障碍等致残状况。智力障碍的可能性不会降低孤立性脑积水胎儿患者继续存活的可能性，因为无法预测哪些胎儿患者会出现智力障碍，也无法对智力障碍的严重程度进行预测。

基于"有利原则"下的义务，负责医生需要强烈建议妊娠有大头畸形胎儿的孕妇接受剖宫产手术，并且该等手术的实施需要获得孕妇的同意。因为与在头颅穿刺术干预后进行的阴道顺产相比，剖宫产分娩的胎儿死亡率、发病率及致残风险要低得多。并且即使在最佳的治疗条件下（即超声引导下），头颅穿刺术也不能被视为一种可以有效保护患有孤立性脑积水合并大头畸形的胎儿的健康或能够起到促进健康作用的手段。该手术后围产期死亡率高、胎儿心率减慢，并且存在颅内出血的病理证据[59, 60]。因此，由于头颅穿刺术在伦理上并不能被视为一种合理的管理模式，因为它不符合基于"有利原则"义务以避免增加胎儿的死亡率和发病率风险。头颅穿刺术具有伤害性的意图，与基于"有利原则"的妊娠终止禁令之间呈一种完全对立关系[1, 3]。

产科职业道德，需要在对胎儿患者基于"有利原则"的义务与对孕妇基于"有利原则"和基于"自主原则"的义务之间建立一个适当的平衡[1]。首先，基于"有利原则"，医生应避免对孕妇进行剖宫产，因为其发病率和死亡率均显著高于阴道分娩的产妇。尊重自主原则，医生有义务对孕妇只实施其在自愿知情同意下选择的干预或治疗形式。知情同意权是孕妇能够自主决定其身体状况的权利。尤其是，女性有权授权或拒绝已经提供或建议的手术干预[1, 3]。

胎儿作为患者的伦理概念要求，必须考虑对孕妇的基于"有利原则"和基于"自主原则"的义务，以及对胎儿基于"有利原则"的义务，才能使临床伦理判断完整可靠[1]。如果在知情同意的情况下，女性授权实施剖宫产，则这些义务之间将不再存在冲突。

相比之下，如果孕妇拒绝选择剖宫产，她的医生在伦理层面就面临一个严重而艰巨的挑战。这一冲突应该得到解决，以对胎儿患者基于有利原则，因为对胎儿患者的伤害是不可逆的，即死亡，并且发生概率很高。除此之外，即使胎儿存活（头颅穿刺术不能保证死亡），颅内出血对其造成的伤害可能要显著大于剖宫产。由于孕妇在剖宫产过程中的发病率和死亡率均非常低，因此为保护胎儿患者利益，孕妇应接受这些风险[2]。这种伦理冲突应通过采用知情同意的预防性伦理策略来进行预防[1, 3, 17]。这是一种持续的对话、谈判、尊重的说服，以及合理地使用伦理委员会。

如果这些预防伦理策略未能获得成功，并且孕妇依旧拒绝接受剖宫产，那么医生将处于一个十分窘迫的局面。尽管这种临床情况十分少见，但其依旧是将胎儿作为患者的伦理概念的临床范围和适用性的一个重要说明。

如果不对孕妇实施剖宫产，也不对胎儿实施头颅穿刺术，那么孕妇就可能发生子宫破裂和死亡，而胎儿患者有死亡的风险。这种基于"有利原则"的义务的逻辑就是为了防止出现这种完全和不可逆的伤害。因此，基于对孕妇及其胎儿可能造成的严重后果，由于对拒绝接受手术的孕妇实施外科手术对孕妇产生的危险，以及基于企图进行法律胁迫的陷阱，医生应该在这种极端情况下对孕妇履行基于"有利原则"的义务。无论采用哪种方法，胎儿患者的死亡风险都很高，但至少这名孕妇的死亡是可以避免的。然而，对胎儿实施头颅穿刺术意味着医生和孕妇可能严重违背了他们对胎儿患者所承担的基于"有利原则"的义务，因为其很可能会导致胎儿发生不必要的死亡。这就是这些情况的悲剧所在。为避免这一悲剧发生，必须加大预防性伦理的倡导力度。需要向孕妇仔细解释，头颅穿刺术并不一定会导致胎儿出现死亡，但其可能会产生更为糟糕的结果。在极少数情况下，这种尊重劝说的努力失败了，医生应以破坏性最小的方式对胎儿实施头颅穿刺术，或者进行适当的转诊[1]。

三、临床创新与研究所涉及的伦理问题

（一）基因组改变研究

成簇规律性间隔短回文重复序列（clustered regularly interspaced short palindromic repeat, CRISPR）介导的基因组编辑技术开启了改变基因组的前景。这一技术联合IVF和胚胎移植为基因组改变创造了可能性，以减轻疾病负担。这项研究应在适用管辖范围内的人体受试者研究伦理的要求下进行。这有一个直接的含义：将基因组改变作为安全有效的临床治疗在伦理上是不被允许的。骇人听闻的欺骗行为与知情同意过程中的真正义务并不一致。ACMG在这一点上提供了明确指导，那就是"鉴于尚未回答的科学、伦理和政策问题的性质和数量，进行最终导致人类妊娠的生殖系基因编辑并不合适"[66]。

需要指出的是，做好准备以负责任的方式对在使得调查变得安全的过程中出现的伦理层面的挑战进行管理。关于基因组改变临床试验的协议应解决其对知情同意过程的重大伦理挑战，其中最主要的是防止所谓的"治疗性误解"。关于受试者体验的研究表明，患者并不总是能够意识到他们已经成了研究对象[67]。有人认为，知情同意过程中所使用的语言可能导致了这种扰乱的理解缺失[65]。因此本研究认为，应避免使用"治疗"一词，以防止这种患者出现这种理解缺失。因此，"创新疗法""基因疗法"和"实验疗法"等词语不应在受试者知情同意书中出现，并且不应使用这些词汇与孕妇讨论她们参与基因组改变研究的相关细节。相反，受试者知情同意书和这些讨论过程应清楚说明这样一个事实，即目前胚胎或胎儿基因组改变的临床应用只具有实验研究性质。这就意味着这些实验的结果不能被可靠地预测，因此基因组改变实验可能无法改善胚胎或胎儿的状况。并且这类旨在开创概括性知识而进行的实验属于临床研究，因此只有在获得伦理审查委员会（Institutional Review Board，IRB）（在一些国家称为研究伦理委员会）的前瞻性审查和批准后才能正式进行。

在伦理层面上，对于一个可以同意自己成为研究对象的个人而言，其可以自由决定自己是否参与研究。但未成年孩子的父母没有义务同意其孩子成

为研究对象[5]。因此，在伦理层面上，任何孕妇均无义务同意参与基因组改变或任何其他形式的研究，即使其胎儿存在相应异常。因此，至关重要的是，知情同意程序需要让孕妇和其他可能参与知情同意程序的个体清楚地认识到这一伦理层面的事实，那就是她完全可以拒绝参加这项研究。

IRB 应仔细对知情同意协议进行审查，要求研究人员尽可能消除可能会强迫孕妇做出特定决定的内部因素（如不理智的绝望）和外部因素（如试图以不适当的方式对参与女性决策过程的伴侣和家庭成员进行影响干预）。需要指出的是，这些建议与保护女性避免在决定是否使用辅助生殖技术时受到微妙胁迫的正当做法相一致。

本研究建议，对于知情同意过程而言，首先研究团队需要邀请孕妇陈述其对胚胎或胎儿诊断的理解、由于治疗该诊断所涉及疾病的可用替代方案，以及这些替代方案的益处和风险。如果当前尚无有关特定疾病的可接受干预措施，研究人员应询问孕妇对预后的理解情况。这对于帮助孕妇理解"基因组改变或其他统一致死性疾病的调查干预"和"调查所导致的严重发病"之间的区别非常重要。研究团队应该注意孕妇认知中存在的事实错误和不完整情况。对孕妇进行有关协议的教育应从确保她最初的知识来源准确无误开始，从而为其余的同意过程奠定坚实的认知基础。

并且需要向孕妇解释有关胚胎或胎儿的遗传状况，以及基因组改变研究的设计策略。然后应向孕妇提供相关动物研究结果信息，特别是相关益处和风险信息。除此之外，其还应被告知基因改变的结果可能具有不可预测性，因此存在未知风险（"非预期后果法则"）。

在孕妇需要时，可以向其提供帮助以确定其相关价值观和信仰。这可以通过一些非指向性问题完善，向其问询"这次妊娠""生孩子"及"生下存在潜在严重健康问题的孩子"对其而言什么是重要的。然后，研究人员可以要求孕妇根据其价值观和信仰对相应基因组研究进行评估，从而增强其在知情同意过程中的自主性。

在整个知情同意过程中，并且在知情同意书中，无论孕妇选择流产，还是选择不干预，研究团队都要完全接受。之所以本研究提出这一建议，主要是要更好地避免孕妇在知情同意过程受到研究团队的影响。

需要指出的是，在美国，当前联邦法规仍要求获得胎儿父亲的知情同意[68]。我们将胎儿视为患者，胎儿父亲并不需要决定胎儿的存活与否。在伦理方面，胎儿的父亲和孕妇之间存在着明显不对称性，因此胎儿父亲在决定对胎儿进行干预时的作用依赖于孕妇的自主权。

基因组研究的主要目标是找出能够降低确定致死条件（如 α 地中海贫血）下的死亡率。驱动该类研究的传统"有利原则"在于，死亡率的一点点降低都是值得的，无论可能导致幸存者的何种发病。但是在临床环境中，特别是对于 ICU 患者而言，当用于消除疾病的策略会极大地损害幸存人员的发育能力，那么传统的"有利原则"逻辑就会受到挑战。正如 40 多年前 McCormick 所表述的那样，当所有患者的精力都被投入已经无法逆转的生存斗争时，那么 ICU 干预措施就应该停止[69]。基因组研究的道德性具有双面性。首先，如果动物研究结果显示能降低受试动物的死亡率，但幸存人们却发生了非常高的发病率，那么在动物结果得到改善之前，就不应该开始人体试验。其次，人体试验应将胎儿或新生儿发病发生显著增加的情况作为一条停止规则。

回想一下，无生机胎儿是否需要被视为一个胎儿患者，完全取决于孕妇自主性。一些孕妇可能会在胎儿出现生机之前选择终止妊娠，尤其是当基因组干预措施似乎无法获得目标结果的情况下。IRB 应该提供产前诊断，以便对无生机胎儿进行基因组研究，为孕妇决定是否继续妊娠提供重要信息。

一般而言，相关临床试验应能够有效控制患者偏倚对结果的特殊影响，在大多数研究中，人们在进行设计中多会考虑到这一点。例如，这证明了双盲研究设计的合理性。对于基因组研究而言，研究设计的一般规则为人们提出了重大的伦理问题。一方面，为获得受影响程度最小的结果，研究人员不希望任何参与基因组研究的孕妇出现选择性流产。另一方面，在接受这一选择的研究人群中，可以通过流产来防止基因组研究出现不利结果。

为解决第一个问题，人们需要排除那些表示愿意考虑选择性流产的孕妇，而要解决第二个问题，就应该将明确反对流产的女性排除在外。需要指出的是，这两种解决方案均存在一个无法管理的伦理问题，那就是这些方案会为孕妇决定无生机胎儿是否属于患者，因此这种"指导"会直接干扰孕妇的自主权，这是对研究对象的家长式干预。

为避免出现上述严重的伦理问题，研究中不应存在基于支持选择性流产的意愿的基因组改变的排除标准。因此，研究设计必须包括选择性流产和出生受不利影响的婴儿作为基于自主性的终点。

在一般情况下，涉及基因组改变的研究都会引起公众的高度关注。除此之外，负责赞助相应基因组改变研究的机构也希望这类研究能够让更多的人指导，以提高该机构的知名度。所有这些驱动因素及动机，可能会导致研究人员直接绕过严苛的科学调查（特别是在学术和临床伦理方面所涉及的义务），首先在同行评议文献中对得到的研究结果进行报道。根据接受期刊的政策，相关结果可以以新闻稿和会议论文的形式进行发表。这种方法可以有效防止出现"新闻发布会式科学研究"的不良现象。

健康新生儿的父母心怀感激的轶事报道不能作为胚胎或胎儿基因组改变研究的有效性和安全性的证据。因此，符合上述规定的新闻发布会不应有孩子父母参加，也不应公布后者的姓名。家长可自由地向媒体发布自己的私人信息，但为谨慎起见，应该建议他们不要这样做。独立于父母的机构宣传将有助于保持科学研究和通常忽略事物危害性的轶事报道之间的关键区别。

Fletcher 和 Richter 提出了一个重要的伦理关注问题，即基因转移（基因组改变的一种形式）的未知危害可能造成的种系的危害[70]。研究人员提出："除非动物研究表明载体不会将外源遗传物质的拷贝输送到胎儿的性细胞之中，体细胞基因转移研究不应该得到批准。"[70] 本研究认为，上述建议是一项审慎的建议，因为这防止对子孙后代造成不必要的伤害。随着胚胎和胎儿基因组改变研究的成熟，这一立场可能需要重新考虑，特别是相关研究已经证实，基因组研究对生殖系的好处确实大于其对生殖系的危害，并证明尽管存在未来受益者不同意的事实，干预是一种合理的策略。任何试图解决这个问题的尝试都会存在争议，但不仅应该考虑同意，还应考虑在可接受的临床风险下可预防残疾和疾病的负担程度。

除此之外，Fletcher 和 Richter 还提议授权一个公共机构对基因转移研究进行"监督"，至少是在不久的将来需要实施这一做法[70]。他们相信，现

有的美国国立卫生研究院重组 DNA 咨询委员会（Recombinant DNA Advisory Committee，RAC）可有效发挥这一作用。他们认为，这一公共政策回应将"延续在医学中引入人类基因疗法的科学和伦理约束传统"[70]。RAC 的继任者被称为"创新卓越技术与研究咨询委员会（Novel and Exceptional Technology and Research Advisory Committee，NExTRAC）"[71]。鉴于美国社会中关于流产的激烈辩论，这种公众监督将有助于增强公众的信心，即尽管基因组改变研究不可避免地存在争议，但其依旧会对社会负责。科学界应该欢迎由一个正式监督小组对其进行公众监督，以此作为建立和维持公众对具有伦理争议的科学研究的信任的一种方式。

（二）母胎医学和外科干预对胎儿有益的创新与研究

之所以称为"有益于胎儿的母胎干预"，是因为一切旨在使得胎儿收益的干预同样也是对孕妇的干预，因此这些干预不仅会对胎儿产生风险，同时也会对孕妇产生风险[1]。母胎干预措施可以为内科干预措施（例如，通过使用无创用药治疗胎儿心律失常），也可以是外科手术干预（例如，心脏穿刺术、膈疝修补术）[72]。Antiel 针对母胎外科手术干预方面存在的伦理挑战进行了概述，并且其也确定了一种用于指导母胎干预策略的创新和研究的伦理框架[1,73]。

针对所有残疾和疾病进行的相关母胎研究，对于改善胎儿、新生儿、儿童和成人患者的遗传疾病的临床治疗具有非常重要的作用[73]。研究的第一阶段就是创新。由于创新的结果具有不可预测性，因此在本质上，其属于一种实验，具体而言，这种创新就是一种旨在为胎儿患者产生最终的临床益处而进行的相关实验。在"有益于胎儿的母胎干预"方面进行的临床创新应首先设计干预措施，并在动物模型中实施，然后在单个病例实施该干预手段，进而纳入一系列病例进行相关试验（即 1 期安全性和有效性试验）。这一路线对于验证创新方法的可行性、安全性和有效性而言都是一个必要的过程。需要指出的是，研究伦理学的一个基本原则是，应保护潜在的受试者不受创新中潜在有害因素的影响。为实现这一目标，当相应 IRB 拒绝审查创新方案时，应为此设立一个"围产期创新审查委员会"[1]。并且相应的方案应涉及拟议的母胎干预的科学、临

床和伦理辩护及知情同意过程。

如果想要以一种合乎伦理的方式进行这种初步调查，就必须满足三个标准，也就是需要考虑医生基于"有利原则"对胎儿患者所需承担的义务和其基于"有利原则"对孕妇所承担的义务。在这种情况下，宫内胎儿将被视为患者，因为孕妇已经决定继续妊娠，以获得实验创新性带来的潜在益处。在胎儿被认为有能力在体外存活之前，孕妇仍然可以自由决定是否继续妊娠。

基于先前的动物研究，可以可靠地预期拟行的胎儿干预是否能够挽救生命或防止胎儿患上严重且不可逆转的疾病、伤害或残疾。

在可能的替代设计中，干预设计的方式是将胎儿患者的死亡和发病风险降至最低（这是"有利原则"所要求的作用，并将满足美国研究需要将胎儿风险降至最低的要求）[73, 74]。

基于动物研究，以及对当前和未来妊娠的理论风险分析结果，需要可靠地估计孕妇死亡风险非常低，并且孕妇所涉及的疾病、伤害或残疾风险均很低，并且可以得到治疗[1, 73]。

前两个标准与医生依据"有利原则"对胎儿患者需要承担并履行的义务相一致。并且相关动物模型研究应能够表明，在无不成比例的医源性胎儿患病或死亡的情况下，相关治疗策略应表现出明显的临床效用。如果动物研究导致动物胚胎呈现高死亡率或发病率，那么这些情况在随后的相关动物研究中得到改善之前，不应该将创新后的治疗策略直接引入到人类受试者之中。

第三个标准则强调了母胎干预同样是对孕妇进行干预的事实。需要指出的是，这一标准非常重要，因为这一标准可以让调查人员明白，潜在的创新或研究对象（在这种情况下是孕妇）是否愿意承担风险，本身并不能确定风险收益比是否有利。研究人员具有独立且基于"有利原则"的义务来保护人类受试者不会被纳入到在临床不合理的风险研究之中，并且应该基于"有利原则"而不是基于自主性的风险 / 收益分析。"母胎干预"强调，根据将胎儿作为患者的伦理观的要求，需要对成为研究对象的胎儿和孕妇进行基于"有利原则"的伦理义务的全面分析[1]。

在出现符合临床均势原则时，早期研究应该结束而随机临床试验应该开始，也就是说，在基于证据的推理中，对于研究性母胎干预和目前公认的临床治疗的相对收益和风险已经出现了不确定性。这就是所谓的"循证均衡"[1]。这与"基于意见的均衡"不同，"尽管有证据支持，但临床专家协会对有待测试的干预措施的优点仍存在分歧"[68]。Brody 指出，一个挑战是确定还有多少分歧以维持博弈。Lilford 认为，当可靠衡量的专家群体中 2/3 的人不再持不同意见时，那么均衡就不再令人满意[75]。而循证均衡没有这样的限制，因此应该取代基于意见的均衡[76]。

满足前述三项标准，以及稍作如下修改，在专家群体中应算作均衡。

1. 最初病例系列研究表明，所提出的胎儿干预方案有望挽救生命或预防严重且不可逆转的疾病、伤害或残疾。

2. 在可能替代设计中，干预方案对胎儿的发病率和死亡率风险的影响处于最低水平。

3. 病例系列研究结果表明，孕妇的死亡风险预期可靠性很低，并且导致孕妇的疾病、伤害或残疾风险（包括未来妊娠的风险）均被可靠地预期处于很低水平或处于可治疗水平[1, 73]。

关于用于衡量是否满足第一和第三个标准的一个良好测试是来自早期研究的数据的显著趋势。当在这三个标准的基础上达到均衡时，应开始随机临床试验。它们必须具有相关且定义明确的主要和次要终点，以及足以测量这些终点的设计和样本大小。

上述三个标准也可用于定义此类临床试验的停止规则。当数据支持严格临床判断，即关于第一个或第三个标准未得到满足时，试验就应该停止。

当临床试验完成后，应仔细评估其结果，以确定是否应将为有益于胎儿的研究性母胎干预引入临床实践之中。除满足公认的科学严谨性要求外，试验结果还应满足以下三个标准，以确立新的有益于胎儿的母胎干预措施，并且这是一种公认的临床管控形式。

1. 母胎干预极有可能挽救生命或预防胎儿严重或不可逆转的疾病、伤害或残疾。

2. 母胎干预具有低死亡率，并且导致胎儿出现严重和不可逆转的疾病、伤害或残疾的风险处于很低水平或可控水平。

3. 孕妇的死亡风险处于很低水平，导致其出现疾病、伤害或残疾的风险（包括未来妊娠的风险）

处于很低水平或可控水平[1, 73]。

Brody 着重说明了数据安全及监督委员会在防止调查人员偏倚及保护受试者方面的价值[68]。该机构需要在母胎干预研究中发挥其关键作用，进而确保相关工作能够遵守上述伦理层面的标准。

基于在伦理层面上所需担负的责任，执业医生需要告知其患者相关临床调查所涉及的内容，并在患者同意的情况下将这些信息提供给调查人员。因此，本研究认为，上述义务同样适用于相关母胎干预研究。但是在向孕妇提供相关信息时，不能让其认为该等试验会有益于其或其所孕育的胎儿，这是因为，根据定义，该临床研究并不一定会对患者产生净临床益处。然而，对于未来孕妇、胎儿和新生儿患者来说，医生有义务确定研究性母胎干预措施能否改善合并胎儿异常的妊娠的管理。所有医生都应该认真对待他们对"未来患者"的义务，确保负责任的临床研究，有机会得到科学和伦理的验证，而不是以一种不加管控的方式引入或直接忽视。

（三）人类胚胎干细胞研究

在伦理层面，人类胚胎干细胞（human embryonic stem cell，hESC）研究依旧存在诸多争议[77]。关于 hESC 研究的反对声音主要来自宗教领域，也就是说，这些反对大部分是基于神学的考量[78, 79]。其中，反对的声浪尤其在基督教团体（如罗马天主教）中更高，这些群体认为，无论是"受精卵"，还是"无生机状态下的胚胎"及"有生机的胚胎"，它们都已经具有了"灵魂（即所谓的'赋灵'）"，也就是说，"上帝"完全"主导"了"伦理"。因此，即使是出于一个好的目的（例如，为潜在有益的研究获取 hESC），破坏这些所谓的已经被"赋灵"的"生命体"的行为在他们看来是"罪孽深重"的。但是需要指出的是，并不是所有的信仰团体都反对 hESC 研究，其中的一些群体则认为必须进行该等研究。

人们出于宗教原因反对 hESC 研究的"声音"可以概括为以下几个方面：Sandel 承认宗教中所谓"赋灵"的主张，然后将其错误地等同于胚胎同样具有"人格"或"独立伦理地位"的主张[80]。因此，其所提出的对"胚胎人格"的重要"批判"并不影响神学立场，因为它不需要等同于具有人格的"赋灵"（对于 Sandel 而言，胚胎至少存在知觉，因此

具有完全独立的伦理地位）。对于 Sandel 这种可以避免的错误主要体现于，其认为关于 hESC 研究的负责任的公共政策需要参与并能够在神学争议中占据上风。

Brock 则驳斥了"不依赖于理性论证的宗教教条，因此在很大程度上不受理性论证的影响"[81]。在这样做的过程中，他反映了公共政策哲学文献中的观点，即在一个多元社会中，只有世俗的概念才能塑造公共政策，也就是任何理性的人都应该接受的概念[82, 83]。排除那些与公共政策存在不符但同样诚挚的公民，只会让他们成为别人眼中的异类，而使我们的公共生活变得粗俗。

McHugh 采用了一种定义策略，宣称体细胞核移植（胚胎治疗性克隆）"类似于组织培养"，当然，这并不具有完全的伦理立场[84]。McHugh 没有意识到，关于人类胚胎完全伦理地位的宗教信仰，无论它们如何产生的或无论处于何处，都不会受到这些信仰团体中的人视为某种定义上的花招的影响。这些个人和团体将没有理由不重申他们的主张，即他们将被要求容忍他们认为不可容忍的行为，即无端杀害无辜者，这等同于"谋杀"[85]。

需要指出的是，来自神学领域的反对具有十分强大的政治影响力，因为这些涉及神学的观点在公共政策中可能具有"压倒一切"的力量[71]。例如，在这些影响的限制下，美国总统布什在其于2001年8月颁布的行政命令中进行了以下阐述，即"尽管联邦政府确实为 hESC 研究提供资金支持，但这些联邦政府资金仅资助已经存在的胚胎干细胞株系，不允许用于资助制造胚胎，不允许在没有监管的私营部门进行此类研究"[86]。而奥巴马政府则放松了这些规定[87]，但特朗普政府随后收紧了这些规定[88]。

需要指出的是，无论是临床医生还是科学家，他们都需要对 hESC 研究的宗教反对者作出更为有效的回应，而不是简单地将这些人士拒之门外，并给他们贴上非理性的标签，取消他们在公共政策辩论中的合法地位因为这些处理方式都注定会失败。其后果将进一步恶化，不仅没有解决问题，还会加深生物技术进步在科研与临床方面的分歧。当前，人们也可以采用另外一种策略，那就是采用一种基于公平的方法，认真对待公民群体中存在的宗教信仰，而不参与有关"赋灵"的神秘神学纠纷，并允许患者及其家人、科学和临床研究人员、具有严谨

伦理观念的公民、政策制定者和整个社会对如果其继续存在将会造成的棘手争端和公共政策瘫痪作出合理的反应。

如要实现公共政策的公平性，首先就要防止剥削。当一个小群体获得不成比例的利益份额，而其他所有人都承受着负担，而没有任何机会体验到被抵消的利益（即合理补偿负担的利益）时，就会发生剥削。公平的第二个要求（第一个要求的必然结果）是分摊压力，即承担更大负担者有机会体验抵消或补偿利益。

需要指出的是，上述两个有关公共政策公平性的要求对公共政策而言具有重要影响。需要指出的是，公平并不禁止通过公共政策决定将负担（包括被认为不可被容忍的伦理负担）强加给人们。例如，当我们向和平主义信仰团体的成员征税以维持军事力量，并将他们送进战场时，我们就把这种对于他们而言不可容忍的负担强加给了他们。公平性并不禁止在有机会抵消或补偿利益的情况下强加不能承受的负担。

基于上述两个有关公平性的要求，医生和科学家均需要通过坚持公共政策过程解决了以下四个关键问题对 hESC 研究的宗教反对者作出回应，但截至目前，人们尚没有做到这一点。其中，第一个问题为，"对于那些反对支持生物医学研究的公共政策的人来说，负担的性质是什么？"就 hESC 研究而言，这种负担并不是身体上的负担，也不是社会上的负担，而是关乎伦理的负担，并且这种负担根本无法被人们忽视，因为这是一种不可容忍的负担。hESC 研究的反对者认为，在这类研究中，"摧毁"尚处于"无生机"状态的人类胚胎非常残忍，也非常血腥，这就是无辜受害者的谋杀。需要指出的是，hESC 研究反对者诉诸宗教信仰作为这种判断的基础，这并没有减少他们或临床医生和科学家作为多元社会公民的伦理负担，因为他们有义务尊重这种伦理信念的深度和诚意。

除此之外，hESC 研究的反对者还认为，他们所生活的社会不应向他们身上强加一些无法容忍的负担，后者使用公共资金来支持他们在伦理上感到十分厌恶的活动，其中他们对后者的反对更为激烈。这种来自宗教信仰的推论可以独立于那些信仰的神学渊源来进行理解；当公民的基本道德信念受到拟议的公共政策的威胁时，那么这种推论就一定

可以由其他公民得出。

但是，这一推论仅仅是故事的开始，而不是结束，而 hESC 的反对者并没有意识到这一点。hESC 研究涉及在伦理层面向其反对者施加其无法容忍地负担这一事实既不是一张"王牌"，也不是一种不受理性论证影响的伦理主张。这是一种政治主张，就像多元社会中的所有政治主张一样，要从上述两个公平性要求的角度对其进行针对性及批判性的评估。

需要指出的是，上述两种关乎公共政策公平性的要求并不意味着临床医生和科学家必须认同 hESC 研究对于一些群体而言属于伦理负担的判断，但需要他们非常认真地承担这一伦理负担。该研究所涉及的医生和科学家均不应对反对者表示不尊重，甚至蔑视他们，或者试图定义他们的反对意见。除此之外，上述两个要求还意味着，他们的伦理负担被拥有宗教信仰的反对者抵制并不是事情的全部，人们还必须确定其他与临床相关的负担，说明可以获得抵消或补偿利益的机会。

因此，上述两种关乎公共政策公平性的要求也使得人们有必要提出第二个问题，那就是"通过该等研究来减轻死亡率、发病率、丧失功能状态、残疾和对公认的医疗保健形式的照顾的负担是什么？"这个问题增加了公共政策关于 hESC 研究的争论，一个有义务解决却尚未解决的重要伦理问题：未得到充分治疗的残障、疾病和损失给患者及其家人带来的生物心理学负担，尤其是那些导致患者过早离世，或者给患者带来重大、长期和不可逆转功能丧失的，或者造成家庭巨大养育负担的残障、疾病和损伤。

众所周知，由此产生的负担不仅严重，而且具有十足的广泛性。涉及的诊断包括儿童脑肿瘤、脊髓损伤、糖尿病、充血性心力衰竭、截瘫和阿尔茨海默病等。鉴于疾病的生物易感性的随机分布，以及损伤和生活方式的风险，面临严重但不能得到充分治疗的残疾、疾病和伤害的压力的人口比例，无论作为患者或护理者或两者兼而有之，远远大于那些承担 hESC 研究道德负担的人口比例。

针对上述两种关乎公共政策公平性的要求所提出的第三个问题是："那些负担沉重的人有什么机会能够获得研究的临床益处？"在回答这一问题时，重要的是要避免当前科学界和医学界中出现过分乐

观的现象，不可夸大研究能够对患者产生的潜在好处[79]。生物医学科学及其临床应用的历史告诉我们，有效研究的最常见结果是渐进的、具有临床意义的改善，而不是治愈疾病和损伤。HIV 感染的相关研究就是一个很好的例证。它已从最初（20 世纪80 年代）被认定是一种致死性疾病的状态转变为被认为是一种慢性疾病，患者可以通过服用药物控制病情并维持较高水平的日常功能。HIV 感染尚未被治愈，但在临床上已经得到了有效的治疗，这是一个重大进展。hESC 研究应遵循类似的模式，即为不断增加的患者改善目前未得到充分临床治疗的情况。

对于需要承担 hESC 研究在伦理层面所涉及的负担的个体而言，鉴于他们对残疾、疾病和伤害的易感性，随着研究技术进步，患者的情况有机会得到有效改善。因此，参与这些研究的受试者不应该被理解为正在经受剥削，即只会被负加负担，而研究的成果只会使得其他人受益。因此，支持 hESC 研究进行的公共政策能够满足有关公平性的第一个要求，即使其会产生伦理层面的负担。

对于那些因没有得到充分治疗但存在残疾、疾病和损伤的患者所承受的负担而言，hESC 研究应给予患者抵消这类负担的机会，也许对于某些诊断来说，这种作用非常重要。而如果禁止这类研究进行就无法为患者减轻在残疾、疾病和损伤方面存在的负担，也不能为患者提供抵消这些负担的机会。在这种情况下，这就违反了关乎公平性的第二个要求。尽管避免道德负担让许多人受益，但治疗不够充分的疾病和伤害产生的负担则会被附加到更多个体的身上，这些患者将无望获得抵消这些负担、获得相应补偿的机会。

如果想要解决关乎公共政策公平性的前三个问题，就需要认同以下结论，那就是"尽管临床医生和科学家应认真对待和尊重允许或资助 hESC 研究，这对社会中的许多人带来了巨大的道德负担，通过公开的资助和促进 hESC 研究，可以满足公平性的需求，而不是违反公平性"。之所以得出这一结论，还有另一个原因，这一原因是对第四个也是最后一个关乎公共政策公平性的问题（"当不同的群体以不同的方式负担重大的负担时，如何判断谁所承担的负担更严重、影响更深远、更具有不可逆性？"）的回应。

hESC 研究的道德负担包括深刻的、持续存在的道德压力，甚至是厌恶，必须容忍个人或团体评判为无法被容忍的事情[89]。在多元化的社会中，个人或团体会基于很多原因或背景来作出这样的评判。尽管这些对 hESC 研究的反对声音很多都源于宗教或神学，但这并不会削弱他们的影响。事实上，反对的起源来自宗教或神学，正是可以表示这些反对声音的能量。然而，道德痛苦的根源可以从宗教或神学来源中找到，这并不会使道德痛苦成为一种负担，也不会使其成为一张"王牌"。

尽管 hESC 研究对反对者而言是一种存在于伦理层面的负担，但其确实是一种负担，因此，在进行基于公平性与其他负担进行比较的方面，政治上关于不必承担这种负担的主张也不能幸免。事实上，如果不进行这些比较，可能会被解释为对那些在公共政策话语中提出关乎宗教或神学诉求的个体［即从事政治宗教的个体（这一传统可以追溯到美国建国之初）］的一种不尊重甚至蔑视的形式。

当然，其他负担涉及因当前患者存在的残疾、疾病和伤害未得到充分治疗（管理）而产生的在生理、心理及社会方面的负担。当疾病或伤害导致患者过早死亡时，那么对患者自身及其家人而言，就是产生一种严重、长期且无法逆转的伤害。当残疾、疾病或伤害导致患者出现身体、认知或情感功能丧失，且无法得到治疗时，那么其不仅会对患者本身产生影响，还会影响患者家人和其他非正式的护理人员，进而对他们产生同样严重、长期且不可逆转的伤害。除此之外，这些伤害还可能包括健康和功能状态的严重丧失，甚至导致本身存在重大疾病相关负担的护理人员出现过早死亡，如患有进行性充血性心力衰竭或晚期痴呆症的老年患者的配偶，对这些患者的护理会使得其配偶身心变得不堪重负，甚至会直接病倒而入院。

对于曾经经历过精神层面的痛苦和厌恶的个体而言，这种负担会对他们产生非常严重的影响。然而，人们目前尚不清楚该类负担是否会产生长期的影响，因为当别人（而不是自己）遭受对其而言不可容忍的行为时，这种行为产生的精神痛苦并不会对其自己的生活产生影响。与那些做出令人反感行为的个体生活在一起，和自己被期待做那些令人反感的事是不一样的。尽管如此，那些经历精神痛苦或厌恶的人可能抵挡不住有资格获得 hESC 研究潜在好处的诱惑。对于宗教团体而言，他们可能拥有一些仪式，通过这些仪式，个体在精神层面上存在的痛苦和厌恶可以被体面地忍受，如模仿十字架上受苦的基督，从而使之可以忍受，而不是对其产生不可逆转的影响。最后，过早死亡带来的后果明显要比精神痛苦甚至是最令人不安的伦理反感要更加糟糕。因此，这样就可以对上述第四个问题作出以下回应：虽然容忍 hESC 研究的伦理负担（包括资助）对于那些因其严重的道德信念而经历这些研究的个体而言并不是一件容易的事情，但从影响是否具有长期性及是否具有不可逆转性的标准来看，这种在伦理层面带来的影响远没有目前因残疾、疾病和伤害未得到充分治疗而产生的负担严重。关乎公共政策公平性的第二个要求现在直接体现在：生活在一个允许但又资助和推动全面 hESC 研究的社会中所涉及的伦理负担不是一张"王牌"，而是满足这两种公平需求的次要伦理考量。

用于回答关乎公共政策公平性要求的四个问题的答案支持了这样一个结论，那就是 hESC 研究不应被禁止，并且对其提供资助并不会违反公平性。鉴于当前因残疾、疾病和伤害未得到充分治疗而产生的重大负担，需要在保证公平性的前提下，通过公共资金迅速推进这项研究，缓解在公平性方面存在的压力。

结论

对于产科临床医生而言，"产科职业道德"为其提供了必要概念和临床工具，借助这些支持，医生可以负责任地应对胎儿遗传性疾病的诊断，以及风险评估过程中存在的伦理挑战，并通过合理的母婴干预对这些疾病进行临床管控，然后对此类干预进行研究[1]。从本章内容可以看出，事实上，在妇产科领域，这些挑战范围非常广泛，其包括从如何就产前诊断筛查和测试及其结果向孕妇提供咨询，到开始妊娠以使孩子成为受累哥哥姐姐的移植来源，再到管理合并胎儿畸形的无生机和有生机的妊娠，到基因组改变和在母胎研究中直接对胎儿和孕妇进行有利于胎儿的手术。当前生物伦理学文献开始讨论这样的话题，声称生物医学技术及其临床应用的发展有可能超出我们的道德观念和能力，这是当前常见的现象。不过，本章内容并不是基于如此假设来进行"构建"。在妇产科领域，相应的职业道德已经发展出一套非常强大的观念，其中主要的一点就是将胎儿视为"患者"，因此这些工具一定足以帮助人们理解和应在对胎儿遗传疾病诊断和管理中遇到的各种伦理挑战[1]。

对于产科医生而言，将胎儿视为患者的伦理观念能指导临床医生，在其对孕妇所承担的基于"有利原则"和"自主原则"的义务，和对胎儿患者所承担的基于"有利原则"的义务之间建立一个适当的平衡。这些义务可以在临床上概况为以下三类：无生存能力胎儿的妊娠管理，有生存能力胎儿的妊娠管理，以及母胎创新和研究。对于处于无生存能力胚胎阶段的妊娠，应要尊重孕妇的自主权，这是一个决定性的伦理问题，包括选择性终止多胎妊娠。对于处于有生存能力胚胎阶段的妊娠，医生基于"有利原则"对胎儿患者所承担的义务支持对胎儿患者实施积极的产科治疗，但是在一些诊断明确例外情况下，可以实施终止妊娠、无创治疗和头颅穿刺术等干预手段。对于母胎创新和研究而言，通过伦理审核的关于临床研究设计、实施和评估的标准必须将医生对孕妇和胎儿患者承担的义务同时纳入考量。

相 关 图 书 推 荐

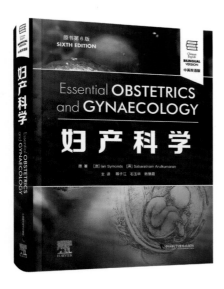

原著 [澳] Ian Symonds 等

主译 陈子江 石玉华 杨慧霞

定价 458.00 元

本书引进自 Elsevier 出版社，由澳大利亚产科专家 Ian Symonds 和英国产科专家 Sabaratnam Arulkumaran 共同编写。本书为全新第 6 版，是教科书级别的妇产科著作，包括基础生殖科学、产科学和妇科学三篇，共 21 章，主要阐述了女性骨盆解剖，妊娠期的生理变化，胚胎及胎儿生长发育，围产期孕产妇死亡率，妇科、产科疾病，母体医学，先天性异常与胎儿健康评估，正常妊娠、早孕、产前、产后和新生儿护理，妇科肿瘤，泌尿道脱垂和疾病等主题。为了便于阅读，本书在每章的结尾均总结了要点，既包括了基础知识阐释又涵盖了临床常见问题。本书为中英双语版，临床场景、要点、图表等内容丰富，可作为妇产科专业研究生及住院医师的案头参考书。

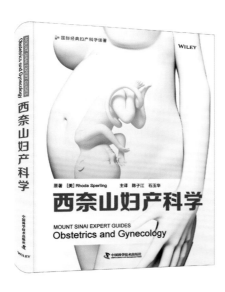

原著 [美] Rhoda Sperling

主译 陈子江 石玉华

定价 198.00 元

本书引进自 WILEY 出版社，由西奈山伊坎医学院妇产科和生殖科学系 RhodaSperling 博士领衔编写，是一部系统介绍妇产科疾病的实用性指导用书。全书分为产科学、妇科学、生殖内分泌学、妇科肿瘤和计划生育五篇，共 45 章，内容全面，涵盖妇产科学各个领域。本书从妇产科学各种疾病的背景入手，详细介绍了疾病的定义、发病率、病因学、病理机制和危险因素等基础知识，展开阐述了疾病筛查和早期预防的方法，重点强调了疾病的诊治及预后，同时还加入不同疾病的循证依据和全新的国际 / 国家指南。本书内容丰富、图文并茂，深入浅出、紧扣临床、条理分明，便于速查和系统学习，可作为妇产科相关专业学生及临床工作者的参考用书。